H. Rieger
Sportverletzt – was jetzt?

H. Rieger

Sportverletzt – was jetzt?

Ursachen, Behandlung, Vorbeugung

Unter Mitarbeit von Anna Rieger und Tim Hartwig
sowie mit Beiträgen von Maria Baumgart, Ralf Buhl, Reiner Dege,
Alexander Heflik, Cornelius Müller-Rensmann und Klaus Quante

Illustrationen von Julius Wenger

Mit 418 Abbildungen in 576 Einzeldarstellungen
und 20 Tabellen

Deutscher Ärzte-Verlag Köln

Prof. Dr. med. Horst Rieger
Klinik für Unfallchirurgie,
Orthopädie und Handchirurgie
Sportmedizin
Clemenshospital GmbH
Düesbergweg 124
48153 Münster

ISBN 978-3-7691-0603-9

aerzteverlag.de

Bibliografische Information der Deutschen Nationalbibliothek
Die Deutsche Nationalbibliothek verzeichnet diese Publikation in der Deutschen Nationalbibliografie; detaillierte bibliografische Daten sind im Internet über http://dnb.d-nb.de abrufbar.
Die Wiedergabe von Gebrauchsnamen, Handelsnamen, Warenbezeichnungen usw. in diesem Werk berechtigt auch ohne besondere Kennzeichnung nicht zu der Annahme, dass solche Namen im Sinne der Warenzeichen- oder Markenschutz-Gesetzgebung als frei zu betrachten wären und daher von jedermann benutzt werden dürften.

Wichtiger Hinweis:
Die Medizin und das Gesundheitswesen unterliegen einem fortwährenden Entwicklungsprozess, sodass alle Angaben immer nur dem Wissensstand zum Zeitpunkt der Drucklegung entsprechen können.
Die angegebenen Empfehlungen wurden von Verfassern und Verlag mit größtmöglicher Sorgfalt erarbeitet und geprüft. Trotz sorgfältiger Manuskripterstellung und Korrektur des Satzes können Fehler nicht ausgeschlossen werden.
Der Benutzer ist aufgefordert, zur Auswahl sowie Dosierung von Medikamenten die Beipackzettel und Fachinformationen der Hersteller zur Kontrolle heranzuziehen und im Zweifelsfall einen Spezialisten zu konsultieren.
Der Benutzer selbst bleibt verantwortlich für jede diagnostische und therapeutische Applikation, Medikation und Dosierung.
Verfasser und Verlag übernehmen infolgedessen keine Verantwortung und keine daraus folgende oder sonstige Haftung für Schäden, die auf irgendeine Art aus der Benutzung der in dem Werk enthaltenen Informationen oder Teilen davon entstehen.

Umschlagkonzeption: André Meinardus
Titelgrafik: André Meinardus
Satz: Plaumann, 47807 Krefeld
Druck/Bindung: Kösel, 87452 Altusried-Krugzell

5 4 3 2 1 0 / 614

Vorwort

Heutzutage besitzt Sport einen sehr hohen Stellenwert und hat unbestritten überwiegend positive Auswirkungen für die Sporttreibenden und die Gesellschaft. Die Kehrseite der Medaille, quasi der Wermutstropfen, sind sportbedingte Verletzungen und Überlastungsschäden. Sport und Medizin sind also eng miteinander verknüpft und sollten deshalb ein vernünftiges Miteinander pflegen. Dazu möchte ich mit diesem Buch einen Beitrag leisten und alle ansprechen, die sich der Sportmedizin verbunden fühlen:

Sportlerinnen und Sportler, Trainer, Sportlehrer, Betreuer und Manager, Physiotherapeuten, Mediziner, Sport- und Medizinstudenten, Sportjournalisten sowie Sportbegeisterte, die selbst nicht (mehr) aktiv sind oder sein können.

Darüber hinaus umfasst der Text auch krankhafte Veränderungen, die nicht sportbedingt sind, aber die Sportfähigkeit beeinflussen. Das Buch kann aber ebenso nicht Sport treibende Interessierte ansprechen, weil praktisch alle aufgeführten Verletzungen und Krankheiten auch außerhalb des Sports im Alltag angetroffen werden. Und schließlich mögen sich vielleicht auch Menschen auf dem Laufenden halten, die den Sport kritisch betrachten.

Um diese zweifellos große Zielgruppe zu erreichen, habe ich Fachbegriffe soweit möglich vermieden bzw. im Text erläutert. Die Ausführungen sollen aber keineswegs bei Nichtmedizinern falsche Ambitionen zur Selbstdiagnostik und Eigenbehandlung wecken, um den Gang zum Arzt zu „ersparen"! Die angemessene Therapie von sportbedingten Verletzungen und Überlastungsschäden ist grundsätzlich immer individuell für die betroffene Sportlerin bzw. den Sportler abzustimmen. Die Betroffenen und ihr Umfeld erwarten generell die optimale Wiederherstellung in kürzester Zeit. Bei der Behandlung darf es aber keine falschen Kompromisse mit letztendlich nachteiligen Folgen geben, also keine kurzfristigen Scheinerfolge! Und noch etwas ist wesentlich: Für manche Verletzungen und Schäden gibt es – trotz vieler Möglichkeiten der heutigen Sportmedizin – Grenzen seitens des Körpers. Deshalb kann leider nicht in jedem Fall eine „Reparatur" gelingen.

Dieses Buch will zu einem umfangreichen Themenkomplex möglichst komplett informieren. Die Darstellung beruht auf der aktuellen Fachliteratur sowie eigenen langjährigen Erfahrungen in der Behandlung von Breiten-, Leistungs- und Berufssportlerinnen und -sportlern. Die praktischen Empfehlungen sollen so objektiv wie möglich sein; sie sind aber natürlich subjektiv gefärbt und erheben nicht den Anspruch auf Vollständigkeit. Sofern ein diagnostisches Verfahren oder eine Therapiemethode bzw. -option nicht genannt sind, bedeutet dies nicht zwangsläufig eine Abwertung. Letztendlich ist das Behandlungsziel bei Sportlerinnen und Sportlern die vollständige Rehabilitation – oder wie mein geschätzter Lehrer und Freund Erwin Brug gerne zu sagen pflegt:

„Wer heilt, hat Recht!"

Mein Projekt wäre ohne tatkräftige Unterstützung nicht zu realisieren gewesen: Ich verdanke zahlreiche Anregungen und Korrekturen vor allem meiner Tochter Anna sowie Dr. Tim Hartwig, aber auch Dr. Maria

Baumgart, Privatdozent Dr. Ralf Buhl, Dr. Reiner Dege, Alexander Heflik, Dr. Cornelius Müller-Rensmann sowie Dr. Klaus Quante. Julius Wenger hat mit seinem großen künstlerischen Geschick in den Illustrationen nicht nur meine Vorstellungen hervorragend verwirklicht, sondern eine Fülle eigener Ideen eingebracht. Dr. Doris Wetterkamp und Dr. Dirk Wetterkamp bin ich für den „griffigen" Buchtitel dankbar, Ingrid Klimke und Prof. Dr. Klaus Völker für die mehr als wohlwollenden Geleitworte.

Für ihre Hilfe bei der Zusammenstellung des umfangreichen Bildmaterials danke ich Otmar Austrup, Dr. Karl Balhorn, Prof. Dr. Erwin Brug, Detlev Bruns, Privatdozent Dr. Ralf Buhl, Dr. Wilhelm Dée, Marius Engelke, Prof. Dr. Rainer Erlemann, Gerald Faiß, Prof. Dr. Arnt-René Fischedick, Dr. Bernhard Frye, Prof. Dr. Stefan Gesenhues, Carsten Gockel, Prof. Dr. Bernd Greitemann, Dr. Jörn Günther, Dr. Gero Hengst, Dr. Francis Holmenschlager, Dolores Jazy, Alfred Jazy, Dr. Bernd Kirchner, Ingrid Klimke, Philipp Klaus, Norbert Kockmeyer, Eva Köckemann, Dennis Kreul, Dietmar Kupfernagel, David Lauretta, Hans-Peter Lehner, Nina Lengers, Dr. Carsten Lüdinghaus, Daniel Nillies, Dr. Christoph Peuker, René Penno , Dr. Benedikt Prümer, Barbara Rieger, Constantin Rieger, Franziska Rieger, Dr. Peter Robotta, Peter Samulski, Dr. Ursula Schnepper, Dr. Karl-Heinz Schnieder, Astrid Schöppner, Prof. Dr. Michael Semik, Prof. Dr. Abolghassem Sepehrnia, Tobias Stock, Christoph Sudmann, Henning Timpe, Florian Voß, Dr. Gerhard Weigl, Renate Wermes, Pia Westrup und Björn Wiegers.

Das Team des Deutschen Ärzte-Verlags hat meine Ideen in hervorragender Weise realisiert. Bei Marie-Luise Bertram und Jörg Schmitz sowie ihren Kolleginnen und Kollegen, insbesondere auch Traudel Lampel und Marko Roeske, bedanke ich mich für die außergewöhnlich zuvorkommende, freundliche und konstruktive Zusammenarbeit, ferner für die exzellente Ausstattung des Buchs. Als Autor kann man sich das Alles nicht besser wünschen.

Nicht zuletzt würdige ich ausdrücklich die große Zahl von Sportlerinnen und Sportlern bzw. Patienten, die mir das Vertrauen in ihre Behandlung schenken. Außerdem gilt meine Wertschätzung den Kolleginnen und Kollegen der unterschiedlichsten Berufsgruppen im Clemenshospital, die sich mit sehr viel Engagement und großer Kompetenz ebenfalls für diese verantwortungsvolle Aufgabe einsetzen – von der Telefonzentrale bis zur Geschäftsführung; auf die Zusammenarbeit mit dieser „eingespielten Mannschaft" möchte ich nicht verzichten. Selbstverständlich bin ich auch den Menschen verbunden, die außerhalb der Klinik in die sportmedizinische Behandlung einbezogen sind, z.B. als Ärzte, Physio- und Ergotherapeuten, Sportlehrer, Trainer, Betreuer oder Manager.

Die abschließende, dankbare Feststellung, dass dieses Buch ohne meine Eltern nie entstanden wäre, ist nicht nur als biologisches Fakt zu verstehen. Meine Mutter und mein Vater, der zum „Sportler des Jahrhunderts" unserer Heimatstadt gewählt wurde, befürworteten nicht nur meine eigenen sportlichen Aktivitäten. Sie haben letztendlich auch dafür gesorgt, dass ich – entgegen meiner eigenen Planung – heute den aus meiner Sicht besten und schönsten Beruf ausüben darf.

Ich widme dieses Buch meiner Frau Barbara und unseren Kindern Anna, Franziska und Constantin: Wie sie mich unterstützen und was sie mir bedeuten, kann ich nicht in Worten ausdrücken. Ihnen gebührt mein tiefster Dank!

Horst Rieger

Wichtige Hinweise

- Dieses Buch möchte seine Leserinnen und Leser gleichermaßen ansprechen. Bitte haben Sie Verständnis dafür, dass für eine bessere Lesbarkeit die grammatikalisch männliche Sprachform gewählt wurde.
- Bei den Abbildungen in diesem Buch wird, um möglichst viele Fallbeispiele zu geben, regelmäßig nicht die komplette Dokumentation dargestellt (z.B. Röntgendiagnostik, Ultraschalluntersuchung, Kernspintomographie und Computertomographie). Daher wird beispielsweise bei Röntgenaufnahmen auch meist auf die Wiedergabe der zweiten Bildebene verzichtet.
- Um den Lesefluss zu erleichtern, kommt es im Text teilweise zu Wiederholungen. So werden z.B. etablierte Prinzipien der Diagnostik und Behandlung an mehreren Stellen des Buchs, also bei verschiedenen Erkrankungen und Verletzungen, beschrieben und bewusst wiederholt.

Geleitwort von Professor Klaus Völker

Sport für die Gesundheit – Wahrheit oder Widerspruch?

Als Laie lässt sich vielleicht noch kontrovers darüber diskutieren, ob Sport gesund ist oder krank macht. Für die Wissenschaft ist die Frage ziemlich eindeutig beantwortet: Sportliche Aktivität hat mehr positive Effekte auf die Gesundheit als sie Risiken birgt.

Natürlich ist z.B. das Verletzungsrisiko bei sportlicher Aktivität größer, als wenn man sich dem „Nichtstun" hingibt. Inaktivität ist aber auch nicht unproblematisch. In Deutschland steht körperliche Inaktivität in den Statistiken der WHO, was die bedeutsamsten Risikofaktoren für Herz-, Kreislauf- und Stoffwechselerkrankungen betrifft, auf dem Platz Nummer fünf. Inaktivität ist zudem auch für den Bewegungsapparat ein nicht wegzudiskutierendes Problem. „Unter dem Schreibtisch und Sofatisch kommt es zu mehr degenerativen Schäden als auf der Joggingstrecke." Bewegungsreize sind für die gesundheitliche Integrität unabdingbar.

Ein wichtiger Teilaspekt des Erlebnisses Sport besteht darin, seinen Körper zu fordern und dadurch zu fördern. Gelegentlich werden dabei die Grenzen der persönlichen Belastbarkeit nicht nur erreicht, sondern auch überschritten. Es kommt zu Überlastungen, die akut als Verletzungen, chronisch als Schäden offenkundig werden. Als Ursache werden zumeist die berühmten äußeren Umstände angeschuldigt, jedoch zeigen alle Analysen, dass wesentliche Ursachen für viele Verletzungen beim Sportler selbst zu suchen sind: mangelnde Voraussetzungen, falscher Ehrgeiz, Unachtsamkeit und Ermüdung, um nur einige zu nennen.

Was alles passieren kann, wie es zu erklären und zu bewerten ist, aber auch wie es zu behandeln, wiederherzustellen und zu kompensieren ist, erklärt dieses Buch. Es setzt dabei nicht erst beim Schadensreport ein und thematisiert nur die „Reparaturseite", sondern liefert auch hilfreiche Hinweise für prophylaktische und präventive Maßnahmen. Die auch für den Laien verständliche Sprache trägt dazu bei, die Vorgänge im Zusammenhang mit Sportverletzungen zu verstehen und für sich persönlich werten zu können.

Die in diesem Buch vermittelte Kompetenz wird Betreuern, Ersthelfern und Therapeuten aber auch den Verletzten selbst helfen, das Phänomen Sportverletzung nicht passiv erleiden zu müssen, sondern sich aktiv damit auseinandersetzen zu können.

Münster, im Juni 2009

Prof. Dr. med. Klaus Völker
Direktor des Instituts für Sportmedizin,
Universitätsklinikum Münster
Vizepräsident der Deutschen Gesellschaft
für Sportmedizin und Prävention

Geleitwort von Ingrid Klimke

Es ist eine Freude und zugleich Ehre für mich, ein Wort zum Geleit für das Buch von Horst Rieger zu verfassen.

Zum einen, weil der Münsteraner Unfallchirurg und Orthopäde mir selbst und auch etlichen meiner Reiterkollegen schon sehr wirkungsvoll, zielgerichtet und mit viel Einfühlungsvermögen bei manchen – leider entstandenen – Verletzungen geholfen hat. Zum anderen aber auch, weil das Buch, das er vorlegt, aus meiner Sicht für Sportler, aber auch für Betreuer und Trainer sehr hilfreich sein und daher ausdrücklich von mir empfohlen werden kann.

Beim ersten Durchblättern hat mich natürlich sofort der „Pferdekuss" angezogen, das Lächeln darüber ist mir aber sogleich vergangen, als ich lesen musste, dass ein Viertel aller tödlichen Sportunfälle beim Reiten, vor allem durch Kopfverletzungen, entsteht.

Also Helm auf beim Reiten und Hut ab vor Horst Rieger, denn er hat ein Buch vorgelegt, das mit manchen überkommenen Vorstellungen aufräumt und neue Behandlungsmaßnahmen, die auf aktuellen sportmedizinischen Erkenntnissen beruhen, vorstellt.

Anders als andere sportmedizinische Literatur gliedert sich das Buch nicht nach Sportarten, sondern nach verletzten Körperzonen und nach dem verletzten Gewebe, zum Beispiel Muskel oder Knochen. Da bei unterschiedlichen Sportarten viele Verletzungen durchaus gleichartig sind, kann man als Betroffener schneller einen Überblick gewinnen.

Hilfreich ist die Hervorhebung von Merksätzen oder auch von Aussagen, die landläufigen Meinungen entgegenstehen. In diesen Fällen folgt eine fundierte Begründung.

Der feinsinnige westfälische Humor, der gelegentlich auch die Kapitelüberschriften kennzeichnet, macht Spaß beim Lesen und erleichtert ebenfalls das Verständnis.

Last, but not least dürfen natürlich nicht die hervorragenden farbigen Zeichnungen von Julius Wenger und die vielen Fotos, Röntgen- und MRT-Bilder unerwähnt bleiben. Sie sind nicht bloße Illustration, sondern liefern weitere, tiefer gehende Erkenntnisse und ergänzen den Text auf ideale Weise.

Im Epilog fordert Rieger zu Sport mit Augenmaß auf. Dieses Augenmaß kennzeichnet auch seine sportmedizinischen Empfehlungen. Seine therapeutischen Prinzipien folgen den biologischen Überlegungen, die heilenden Reaktionen des Körpers nach Verletzungen oder Überlastungen zu unterstützen und zu fördern.

Der engagierte Arzt appelliert aber auch immer wieder an die Einsicht von uns Sportlern, dass auch modernste Medizin keine Wunderheilungen bewirken kann. Gleichzeitig spürt man, dass der Autor dem großen Problem in der Sportmedizin, dem Problem der fehlenden Zeit zur Therapie, mit Verständnis gegenübersteht. Seine Therapieempfehlungen sind davon sehr beeinflusst.

Nehmen Sie also das Buch zur Hand, betreiben Sie die empfohlenen präventiven

Maßnahmen, damit Verletzungen möglichst nicht entstehen. Wenn doch einmal eine Verletzung auftreten sollte, richten Sie sich nach den Empfehlungen des Buches und nicht nach dem, was man Ihnen am Sportlerstammtisch über wundersame Heilungen erzählt!

Münster, im Juni 2009

Ingrid Klimke
Goldmedaillengewinnerin Vielseitigkeit (Mannschaft) bei den Olympischen Spielen 2008
Mannschaftsweltmeisterin Vielseitigkeit 2006
Bronzemedaillengewinnerin bei der Europameisterschaft 2005
Mehrfache Deutsche Meisterin

Inhaltsverzeichnis

II Die Sportverletzungen und Überlastungsschäden von Kopf bis Fuß

III Besondere Verletzungsmuster und sportmedizinische Herausforderungen

Epilog

Anhang

I Ursachen, Behandlungsprinzipien, allgemeine Darstellung von Sportverletzungen und Überlastungsschäden nach ihrer anatomischen Funktion

1 Die 3 großen „W" – Ursachen und Bedeutung von sportbedingten Verletzungen und Überlastungsschäden

Der Sport hat in unserer Gesellschaft eine herausragende Bedeutung. Etwa 27 Mio. Sporttreibende sind im Deutschen Sportbund organisiert, der jährlich etwa 500 000 Neumitglieder gewinnt. Daneben gibt es weitere 15 Mio. Individualsportler, die in ihrer Freizeit bspw. joggen (s. Abb. 1.1) oder Rad fahren.

Etwa 13 Mio. Schulkinder nehmen am Sportunterricht teil. Sport hat zahlreiche positive Aspekte und Facetten: Motivationsförderung, Erfolg, Anerkennung, Kommunikation, soziale Integration, Vergessen des Alltagsstresses, Vermittlung eines positiven Lebensgefühls, Verbesserung der Koordination und der Konzentration, Vitalität, Fitness, Stärkung des Immunsystems, Krankheitsvorbeugung, Behandlung sowie Rehabilitation bei Verletzungen und Erkrankungen.

Aber: Die Kehrseite der Medaille sind – sowohl im Breiten- als auch im Leistungssport – Sportverletzungen und Überlastungsschäden.

Die 3 großen „W" im Zusammenhang mit Sportverletzungen und -schäden bedeuten: **Wer? Was? Warum?** Oder genauer: Wer wird verletzt? Was sind die Folgen? Warum kommt es dazu?

Der menschliche Körper kann beim oder durch Sport auf verschiedene Weise in Mitleidenschaft gezogen werden:

Eine **Verletzung** ist definitionsgemäß auf ein akutes Ereignis zurückzuführen – auf einen Unfall, auf ein (Makro-)Trauma. Dagegen entsteht ein **Schaden** infolge chronischer Überbeanspruchung bzw. Überlastung während eines längeren Zeitraums – durch wiederholte Mikrotraumen. Die Begriffe „Verletzung"

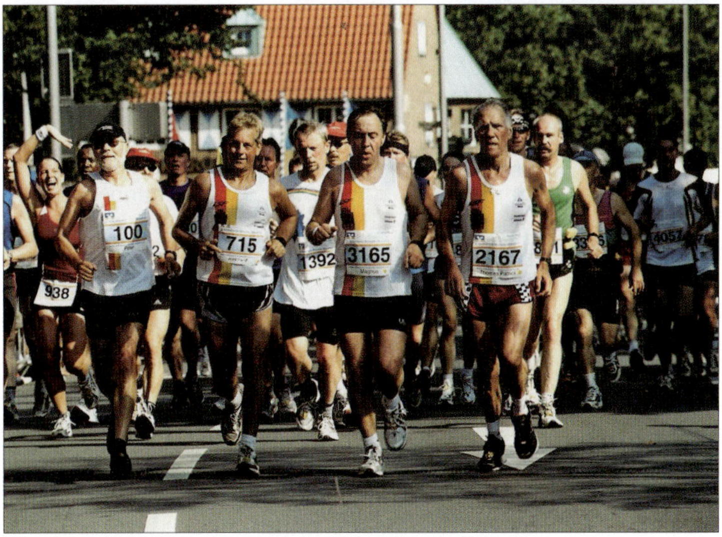

Abb. 1.1: Laufen ist eine der beliebtesten und populärsten Sportarten und aus unfallchirurgisch-orthopädischer Sicht vergleichsweise „ungefährlich".

und „Schaden“ bzw. „Schädigung“ werden aber sowohl in der medizinischen Fachliteratur als auch in der Laienpresse synonym verwendet, die Übergänge sind außerdem teilweise fließend. Als Oberbegriff findet sich häufig der Terminus **„Läsion“**.

Etwa 20% aller Unfälle in Deutschland ereignen sich beim Sport, das sind etwa 1,5 Mio. Sportunfälle pro Jahr. Die durch diese Sportunfälle und deren Folgen verursachten Kosten werden auf mindestens 2,5 Mrd. € geschätzt. Dies kann allerdings nicht als Argument gegen den Sport gelten, da es dessen positive Auswirkungen ignorieren würde; die Kosten durch zivilisationsbedingten Bewegungsmangel werden auf etwa 25 Mrd. € veranschlagt.

Der Mensch unterliegt bei praktisch jeder Sportart einer potenziellen Gefährdung. Einige Gründe dafür sind – ohne Anspruch auf Vollständigkeit – falsche Trainingsgestaltung, unzureichende Ausbildung der sportlichen Fähigkeiten, ungeeignete Ausrüstung, falscher Ehrgeiz und Selbstüberschätzung: Nach einer Mitteilung von Exadaktylos [2005] sind bspw. 80–90% aller Rettungseinsätze bei Wassersportlern deshalb erforderlich, weil diese das eigene Können und die eigene Kondition falsch eingeschätzt haben – hier bezogen auf alle Wassersportarten.

Weitere Ursachen sind erhebliche Gewichtsabnahme zwecks Einhaltung der Gewichtsklasse (z.B. im Kampfsport), massiver Leistungsdruck, hohe Wettkampfbelastung, und mangelhafte Regeneration. Viele Sportler missachten die Warnsignale des Körpers und verkennen, dass zu einem gezielten Training die gezielte Entlastung gehört, weil auch Pausen „Training“ bedeuten. Auch die Einnahme von Medikamenten bis hin zum Doping kann die Belastbarkeit, die Koordination und die Reaktionsfähigkeit beeinträchtigen und die Gesundheit schädigen – ja sogar lebensgefährlich sein. Nicht zuletzt ist die Missachtung des Fair Play mit bewusster Inkaufnahme einer Verletzung des sportlichen Gegners durch überhartes „Einsteigen“ in einen Zweikampf keine Seltenheit.

Männer erleiden deutlich öfter Sportverletzungen als Frauen. Zahlenmäßig am häufigsten werden in Deutschland verletzte Fußballspieler, (Alpin-)Skiläufer, Hand- und Volleyballspieler behandelt. Die absoluten Zahlen stehen in Kontrast zum relativen Risiko: Bezogen auf die Verletzungshäufigkeit rangiert bspw. der Fußball nur im Mittelfeld, an der Spitze liegen Sportarten wie Basketball oder Rugby, die also als wesentlich gefährlicher einzustufen sind. Die mit einer Sportart verbundenen Gefahren und Risiken variieren und stehen meist auch in direktem Zusammenhang mit der jeweiligen sportartspezifischen Technik. Beim Inline-Skating beispielsweise sind 45–70% der Verletzungen und Schäden im Bereich der Hand und des Handgelenks lokalisiert. Bei vielen Sportarten ist das Verletzungsrisiko im Wettkampf höher als beim Training, bspw. bei Kontaktsportarten wie Handball (s. Abb. 1.2); beim Rugby ist die Gefahr im Wettkampf um den Faktor 10–20 erhöht!

Jedoch verletzen sich Sportler auch „außerhalb“ ihres eigentlichen Sports, z.B. durch Unfälle beim Ausgleichstraining. Beispiele hierfür sind Ruderer, Bobsportler oder Handballer, die sich beim Fußball oder Fahrradfahren verletzen. Schwimmer erleiden häufiger als vermutet Schäden außerhalb des Schwimmbeckens, z.B. durch Stürze auf nassen Fliesen am Beckenrand.

Insgesamt kann man *sportartspezifische* von *sturzbedingten* Verletzungen und Schäden unterscheiden. Dies findet manchmal in der Terminologie Berücksichtigung. So wird bspw. der Riss der Strecksehne über dem Fingerendgelenk auch als „Basketball-“, „Handball-“ oder „Baseballfinger“ bezeichnet. Der Begriff „Joggerknie“ weist auf eine Problematik im Bereich der Kniescheibensehne (Patel-

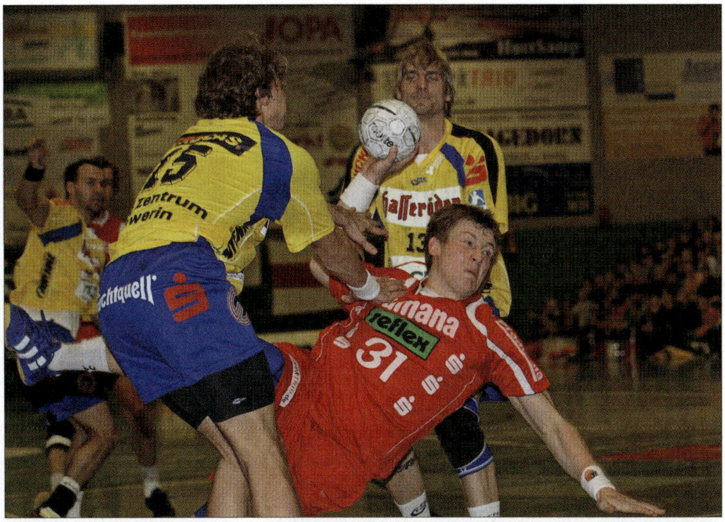

Abb. 1.2: Sportarten wie Handball sind im Hinblick auf das Verletzungsrisiko anders zu bewerten als Disziplinen ohne direkten Kontakt zum sportlichen Gegner (Foto: René Penno).

larsehne, lat.: *Ligamentum patellae*) hin. Sturzbedingte Verletzungen entstehen bei Sportarten, die aufgrund ihrer großen Dynamik mit einer hohen kinetischen Energie verbunden sind wie (Motor-)Radfahren, Eislauf, Rugby, Football, Fußball, Skilaufen und Trendsportarten wie Inline-Skating, Snowboarden oder Downhill-Biking. Bei der letztgenannten Sportart, einer Variante des Mountainbikens über Stock und Stein, sind Spitzengeschwindigkeiten um 100 km/h „normal“! Beim Extreme-Freeriding, einer Snowboard-Wettkampfdisziplin, werden Steilhänge mit einer Hangneigung von über 50° befahren.

Die Therapie bei Sportlern sollte nicht grundsätzlich anders sein als bei sportlich nicht aktiven Menschen. Eine besondere Problematik ergibt sich jedoch durch die Tatsache, dass Sportverletzungen oft nicht adäquat und konsequent behandelt werden. Auch soll die Therapie nicht selten auf Wunsch des Sportlers oder seines Umfeldes (Trainer, Betreuer, Eltern, Mannschaft) modifiziert werden, um die Sportpause zu verkürzen. Ferner werden Verletzungen bagatellisiert, weil eine Trainings- oder Wettkampfunterbrechung unerwünscht ist.

> In der Sportmedizin fehlt meistens etwas sehr Wesentliches für die Therapie: Zeit!

Auf diese Weise besteht die **Gefahr einer bleibenden Schädigung** mit nicht mehr zu reparierendem Funktionsverlust. Eine dauerhafte Schwellung, eine schmerzhafte Bewegungseinschränkung oder die verminderte Belastbarkeit sind mögliche Folgezustände. Diese können dann nicht nur das sportliche Aus bedeuten, sondern auch eine erhebliche Behinderung im Alltag und im Beruf darstellen. Insofern bedarf es einer konsequenten Behandlung von Sportverletzungen, da Kompromisse nicht selten zum Nachteil für den Patienten gereichen.

Die Therapie von Sportverletzungen erfordert des Weiteren sportmedizinische Kenntnisse, außerdem das Wissen um sportartenspezifische Bewegungsformen und Handlungsabläufe sowie deren Risiken und Gefahren. Dementsprechend ist auch eine spezielle unfallchirurgische bzw. orthopädische Erfahrung notwendig. Zudem ist bei vielen Sportverletzten internistisch-allgemeinmedizinische Fachkompetenz gefragt, z.B. nach vorausgegangenem Herzinfarkt oder Schlaganfall sowie bei anderen Risikofaktoren wie Bluthochdruck oder Übergewicht. Im Wachstumsalter sollte der Kinderarzt mitbehandeln. Je nach Verletzungsmuster sind weitere medizinische Fachdisziplinen einzubeziehen, z.B. Augenheilkunde, Neurologie,

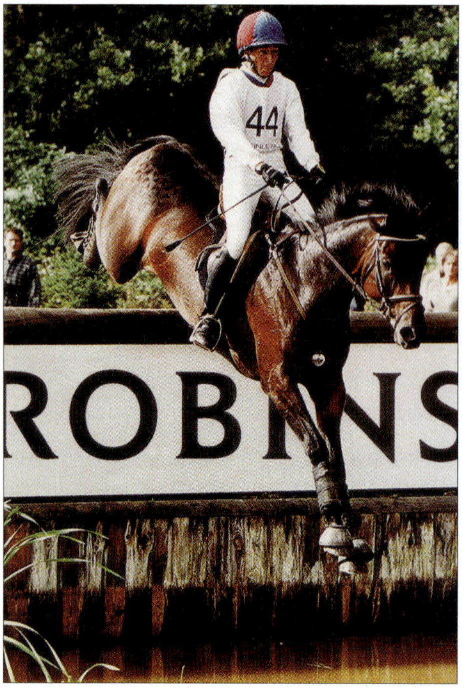

Abb. 1.3: Prävention beim Sport durch Schutzkleidung: Nicht zuletzt dank sportmedizinischer Untersuchungen wird im Reitsport ein Helm getragen – wie hier von Olympiasiegerin Ingrid Klimke aus Münster.

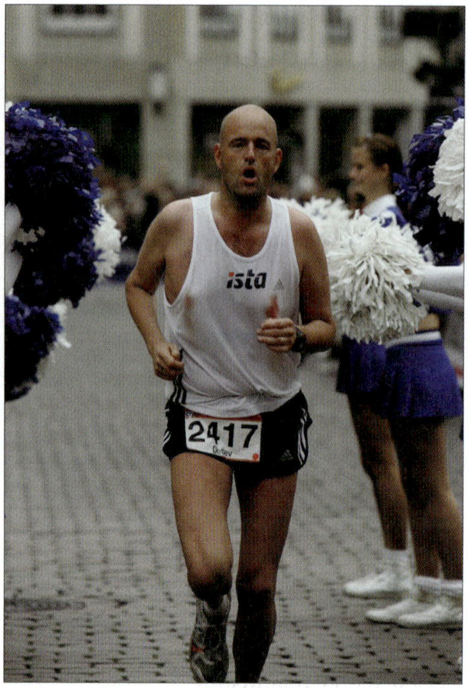

Abb. 1.4: Erfolgreich am Ziel: „geschafft“ im doppelten Sinne – und unverletzt!

Gynäkologie, Urologie oder Hals-Nasen-Ohren-Heilkunde.

Die unverzügliche adäquate Behandlung von Sportverletzungen liefert fast immer bessere Ergebnisse als spätere therapeutische Maßnahmen, die teilweise sehr aufwändig sind und für die oft ein Vielfaches der Zeit einer angemessenen primären Therapie erforderlich ist. Nicht wenige Sportler mit einem medizinischen Problem kommen aber erst nach Wochen oder Monaten zum erfahrenen Sportmediziner. Das Ziel ist stets die vollständige Rehabilitation und damit die vollständige Wiederherstellung nicht nur der sportspezifischen Belastbarkeit, sondern auch für die Belastungen des Alltags.

Noch besser als die Behandlung einer Verletzung oder Schädigung ist naturgemäß deren Vorbeugung (s. Abb. 1.3). Daher sind präventive Maßnahmen ebenfalls eine sportmedizinische Aufgabe. Sportlicher Erfolg – wie auch immer dieser individuell definiert wird – ohne Verletzung, das ist für Sportler die größte Belohnung (s. Abb. 1.4)!

2 „Entscheidend is auf'm Platz!" – Erstbehandlung von Verletzungen an der Sportstätte bzw. am Unfallort

Die richtigen Erstmaßnahmen bei einer Sportverletzung sind entscheidend und stellen die Weichen für die weitere Diagnostik und Therapie. Deshalb ist es von enormer Bedeutung, zur richtigen Zeit das Richtige zu tun.

2.1 Warum PECH kein Pech bedeutet

Die PECH-Regel ist eine sehr wichtige Leitlinie für die Erstmaßnahmen bei Sportverletzungen.

> Zwar bedeutet jede Verletzung für den betroffenen Sportler zunächst einmal großes Pech. Dies ist allerdings nicht mit der **PECH-Regel** gemeint. Vielmehr bezeichnet sie die 4 elementaren Behandlungsprinzipien: **P**ause, **E**is, **C**ompression und **H**ochlagerung.

Bei einer Verletzung wird – als erstes Prinzip der PECH-Regel – die sportliche Aktivität beendet, also eine **Pause** eingelegt. Ist der Sportler bspw. mit dem Fuß umgeknickt und verspürt Schmerzen im Bereich des Sprunggelenks, so sollte er dieses nicht mehr belasten.

Was hat es mit dem **Eis** auf sich? Dieses zweite Prinzip bedeutet, dass eine Sportverletzung frühzeitig dosiert gekühlt wird. Die Kälteanwendung, die sog. Kryotherapie, hat eine schmerzlindernde Wirkung, außerdem wird einer stärkeren Schwellung vorgebeugt. Durch die Kühlung kommt es zu einer Vasokonstriktion, d.h. feine Blutgefäße ziehen sich zusammen, eine Einblutung in das verletzte Gewebe wird gemindert. Außerdem hat die Kühlung eine antiphlogistische Wirkung – entzündliche Gewebereaktionen auf die Verletzung werden gemildert und der Austritt von Gewebsflüssigkeit wird reduziert. Je geringer eine Schwellung ausgeprägt ist, umso kürzer ist die Heilungszeit!

Die Kühlung kann z.B. mit einem **Eislolli** („Eis am Stiel") durchgeführt werden. Alternativ können **Eiswürfel** gewählt werden, die in einen Plastikbeutel gegeben werden. Besonders günstig ist es, die Würfel in einem Beutel, einer Socke o.Ä. zu zerschlagen; dieser **Eisbrei** kann dann als leicht formbare Masse in einem Handtuch, einem Plastikbeutel, einer Socke oder einem Stutzen der verletzten Körperregion anmodelliert und mit einer Binde fixiert werden. Sog. **Eiswasser-** oder **Cool-Packs** bestehen aus 2 oder mehr Komponenten, die aktiviert werden, wenn man auf die Packung schlägt oder diese „bricht". Dadurch kommt es zu einer chemischen Reaktion, bei der Kälte erzeugt wird. Für diese gilt ebenso wie für **Kühlgel-Packungen** aus dem Kühlschrank oder der Kühlbox, dass sie nicht in direkten Kontakt mit der Haut kommen dürfen. Es empfiehlt sich, zur Vermeidung einer Erfrierung ein (Hand-)Tuch (oder eine elastische Binde, s.u.) zwischen Packung und Haut zu legen.

Beim Boxen hat sich das **Kühleisen** als wichtiges Hilfsmittel etabliert. Dieses Gerät ist aus Metall („Eisen"), steht in unterschiedlichen Größen zur Verfügung und wird in einer Kühlbox eiskalt aufbewahrt. Es wird im Gesicht angewendet und ist so geformt, dass es sich den Rundungen der Stirn, der Augen-

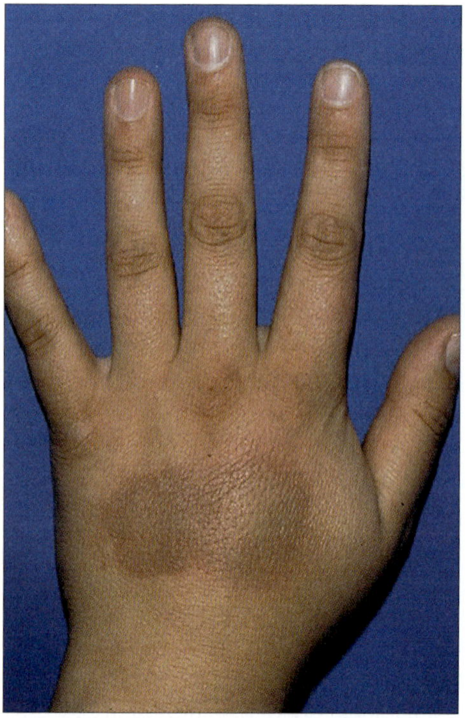

Abb. 2.1: Erfrierung am Handrücken bei einer Fußballtorhüterin, der eine Gegenspielerin auf die Hand getreten war. Die eigentlich harmlose Prellung wurde von einem übereifrigen Ersthelfer mit Chloräthyl „vereist". Durch die konzentrierte Anwendung ist ein Dauerschaden entstanden.

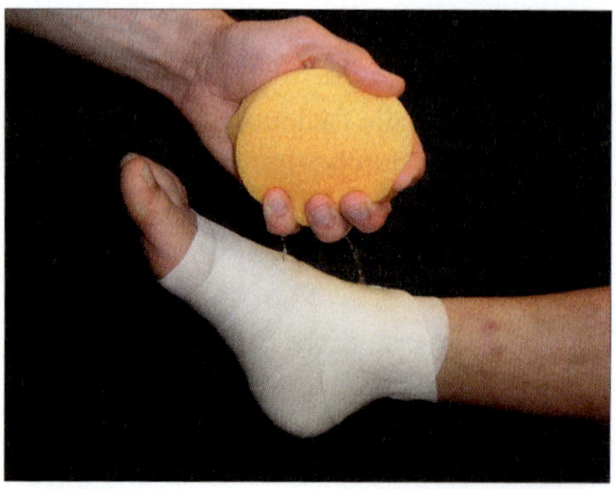

Abb. 2.2: Beispiel für die Anwendung von „Hot Ice" als Kompressionsverband bei einem Fußballprofi, der einen Tritt gegen die Innenseite des Fußes bzw. Sprunggelenks erhalten hat. Eine Eiswasserbox enthält kaltes Leitungswasser mit Eiswürfeln, mindestens 2 Schwämme und mehrere eingelegte elastische Binden unterschiedlicher Breite. Aus der Box wird eine elastische Binde entnommen und am verletzten Fuß bzw. Sprunggelenk angelegt. Der Verband wird dann mithilfe des Schwamms regelmäßig mit Eiswasser beträufelt.

brauen oder des Jochbeins anpasst. Bei einem (drohenden) Bluterguss drückt der Cutman das Kühleisen ganzflächig auf und streicht das Gewebe „glatt". Achtung: Für diese Form der Kälteanwendung ist wegen der Gefahr der Gewebeschädigung sehr viel Erfahrung notwendig!

Auch bei sog. Kältesprays besteht die Gefahr einer lokalen Erfrierung. Riskant ist v.a. die „Vereisung" mit dem leider immer noch gebräuchlichen Chloräthyl (s. Abb. 2.1).

> Die Kälteanwendung ist unter Sportmedizinern ohnehin nicht unumstritten. Insbesondere über die Dauer der Kryotherapie bestehen unterschiedliche Meinungen. Grundsätzlich gilt, dass die Sportler die Kühlung nicht als unangenehm empfinden dürfen. Bei Sensibilitäts- oder Durchblutungsstörungen muss die Kälteanwendung unterbleiben. Außerdem: Kein Eis auf offene Wunden!

Ein weiteres Prinzip der PECH-Regel ist die **Kompression** (Compression), also das Anlegen eines Druckverbands: Mit einer Bandagierung soll ebenfalls eine Schwellung verhindert werden. Eine Kompression ist auch deshalb wichtig, weil es nach der Kälteanwendung zu einer gesteigerten Durchblutung (reaktive Hyperämie) kommt, welche die Schwellung ohne Kompression wiederum verstärken würde. Die elastische Binde darf nicht zu fest gewickelt und sollte immer von der Peripherie nach zentral angelegt werden.

Eine sehr gute Kombination von Eis und Kompression ist der sog. **Hot-Ice-Verband** (s. Abb. 2.2): In einem Eimer, einer Schüssel oder besser einer Kältebox wird kaltes Leitungswasser mit Eiswürfeln versetzt. Außerdem werden dazu einige Idealbinden unterschiedlicher Breite (8, 10 oder 12 cm) und einige Schwämme gelegt. Wenn die Eiswürfel gerade so geschmolzen sind, hat das „hot ice" die richtige Temperatur von etwa 1 °C.

Eine so gekühlte Idealbinde wird um die verletzte Region gewickelt. Die Breite der Idealbinde richtet sich nach dem Umfang der verletzten Körperstelle (also bspw. am Handgelenk 8 cm, am Oberschenkel 12 cm). Zusätzlich kann ein kalter Schwamm mit dosiertem Druck (nicht zu stramm) mit angewickelt werden.

Der Hot-Ice-Verband wird dann regelmäßig mit Eiswasser beträufelt und bleibt für etwa 15–20 min angelegt. Danach wird er entfernt, damit die Weichteile sich „erholen" können. Nach etwa 5–10 min kann die Prozedur wiederholt werden – insgesamt 3–4-mal. Damit es in der „Kompressionspause" nicht durch die reaktive Mehrdurchblutung (s.o.) zu einer stärkeren Schwellung kommt, empfehlen manche Sportmediziner, in der Kühlungspause eine trockene Idealbinde locker anzuwickeln.

> ! Achtung: Der Verletzte darf den Verband niemals als unangenehm empfinden, es gilt: **nicht zu kalt** und **nicht zu eng**! Bei Stauungszeichen bzw. Durchblutungsstörung muss der Verband gelöst bzw. lockerer angewickelt werden, wenn es also vor (körpernah) oder hinter (körperfern) dem Verband zu einer Schwellung oder einer Blau- bzw. Weißverfärbung der Haut kommt. Auch wenn ein Taubheitsgefühl, Kribbeln oder zunehmende Schmerzen vom Verletzten geäußert werden, muss der Verband entfernt werden!

Kühlmanschetten bzw. **-bandagen** (z.B. Cryo Cuff) sind ebenfalls eine gute Kombination von Kältetherapie und Kompression. Diese sind für verschiedene Gelenke und Körperregionen wie bspw. den Oberschenkel erhältlich und passen sich der Anatomie gut an. Die Bandage wird über einen Schlauch mit Kühlwasser aus einer Kühlkanne, in der sich Eis und Wasser befinden, gefüllt. Die Kühlwirkung entfaltet sich auf der Innenseite der Bandage. Kühlmanschetten werden aus Praktikabilitätsgründen meist nicht direkt am Unfallort, sondern erst in der Behandlungsphase danach eingesetzt, z.B. in der Kabine bzw. auch im Rahmen der Nachbehandlung oder der Rehabilitation nach einer Operation wie bspw. der Arthroskopie des Kniegelenks.

Die vierte „Säule" der PECH-Regel ist die **Hochlagerung**. Diese soll bei Verletzungen am Bein oder am Arm ebenfalls der weiteren Einblutung und damit auch Schwellung entgegenwirken. Außerdem wird der „Abtransport" von Flüssigkeit im Gewebe erleichtert („Wasser kann nur den Berg hinunterlaufen!"). Dies bedeutet, dass der Fuß oberhalb der Ebene des Kniegelenks gelagert wird bzw. die Hand oberhalb der Ebene des Ellbogengelenks, idealerweise sogar höher als die Ebene des Schultergelenks.

> Wichtiger Hinweis: Die 4 Prinzipien der PECH-Regel werden im anglo-amerikanischen Sprachgebrauch **„RICE"-Regel** genannt: **Rest – Ice – Compression – Ele**vation.

2.2 Wunden und Blutungen

Bei offenen Wunden wird direkt an der Sportstätte je nach Größe der Wunde ein **Pflaster** oder ein **steriler Verband** angelegt, der locker angewickelt werden soll. Es darf keine Stauung auftreten.

> ! Achtung: Im Rahmen der Ersten Hilfe sind Wundsalben und Wundtinkturen überflüssig oder sogar schädlich und dürfen nicht zur Anwendung gelangen!

Eine Desinfektion wird nur durchgeführt, wenn ein geeignetes Mittel zur Verfügung steht, das (schleim-)hautverträglich ist und

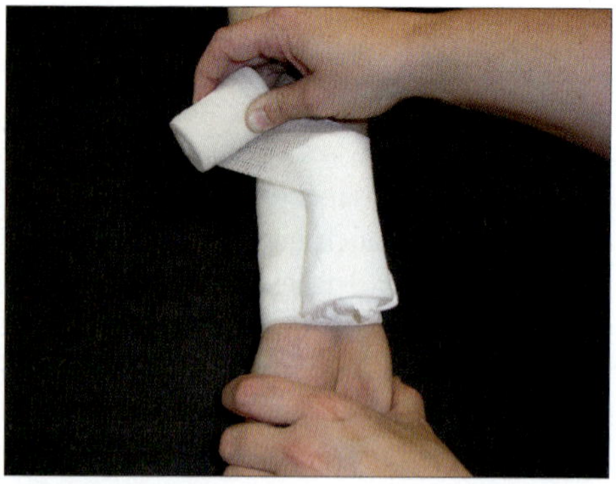

Abb. 2.3: Anlegen eines Druckverbands. Bei einer stärkeren Blutung – bspw. am Handgelenk – wird die Wunde mit einer oder mehreren Kompressen steril abgedeckt. Weitere Kompressen werden dann zu einem Druckpolster geformt und als Druckverband mit einer elastischen Binde fixiert.

keine zusätzlichen Schmerzen verursacht (z.B. Octenisept). Bei verschmutzten Wunden sind ausgedehnte, schmerzhafte Reinigungsversuche zu unterlassen (s. Kap. 4.2).

Bei einer stärkeren Blutung im Bereich des Armes, des Beines oder am Kopf wird ein **Druckverband** angelegt (s. Abb. 2.3). Die Hand bzw. der Fuß sind dabei möglichst über Herzhöhe zu halten und es muss schnellstens professionelle Hilfe gerufen werden.

Tipps zum **Anlegen eines Druckverbands** bei starker Blutung:

- Keine Zeit verlieren – Verblutungsgefahr!
- Hinlegen des verletzten Sportlers.
- Bei Blutung an Arm oder Bein betroffene Extremität nach oben halten.
- Einmalhandschuhe anziehen.
- Mehrere Kompressen auf die blutende Wunde legen und mit einer Mullbinde oder elastischen Binde 2- bis 3-mal umwickeln.
- Dann ein Druckpolster in den Verband direkt über die Wunde legen und weiterwickeln.
- Als Druckpolster geeignet sind z.B. ein Verbandspäckchen oder (zu einem Druckpolster geformte) Kompressen.
- Bei Druckverband am Kopf (z.B. Platzwunde) darf die Mundöffnung (und damit die Atmung) nicht verdeckt werden.

Durch das Druckpolster im Verband wird gezielt Druck auf die blutende Wunde ausgeübt. Die Blutgefäße im Bereich der Wunde werden zusammengepresst, die Blutung stoppt.

Man kann als Ersthelfer fast jede Blutung stoppen, indem man Verbandmaterial direkt auf die Wunde presst. Wenn **kein Verbandmaterial** zur Verfügung steht, dann kann auch ein Handtuch, ein Trikot oder ein anderes Kleidungsstück dafür herhalten. Als Druckpolster können notfallmäßig auch Gegenstände wie verpackte Papiertaschentücher oder sogar volle Zigarettenschachteln verwendet werden. Als provisorische elastische Binde benutzt man bspw. ein Tuch oder einen Schal. Denn eines ist sicher: Nichts zu tun ist in jedem Fall falsch!

Allerdings ist ein Abbinden des Armes oder Beines bei einer starken Blutung, wie oft in Actionfilmen oder Western gezeigt, gefährlich und darf nicht erfolgen. Mit einer seltenen Ausnahme: Das Abbinden ist erlaubt, wenn der Druckverband alleine bei Verblutungsgefahr nicht ausreicht – aber auch dann nicht über längere Zeit. Besser ist es in diesem Fall, eine Blutdruckmanschette (sofern vorhanden) körpernäher als die Wunde anzulegen und aufzupumpen – und zwar höher als der sog. systolische („obere") Blutdruckwert liegt. Dann ist der Blutstrom unterbrochen.

Tipp: Bei **Nasenbluten** muss beruhigend auf den Sportler eingewirkt werden, er sollte sich vornübergebeugt mit offenem Mund hinsetzen und ruhig atmen. Beide Nasenflügel werden dann etwa 5–10 min mit Daumen und Zeigefinger zusammengedrückt. Hilfreich ist es, ein kaltes, feuchtes Tuch, einen kalten, nassen Schwamm oder eine Eiskrawatte in den Nacken zu legen. Wenn die Blutung nicht stoppt, wird eine entsprechend zugeschnittene Kompresse als Tamponade in das betroffene Nasenloch gestopft.

Früher wurde fälschlicherweise empfohlen, bei Nasenbluten den Kopf nach hinten zu nehmen („Kopf in den Nacken") und das Blut zu schlucken. Allerdings können größere Mengen an geschlucktem Blut Brechreiz auslösen. Daher gilt: Kopf nach vorne, das Blut sollte ausgespuckt werden!

! Achtung: Wer als Ersthelfer mit **Blut** eines verunfallten oder verletzten Sportlers direkt in Berührung kommt, sollte dies so früh wie möglich abspülen (z.B. mit Leitungswasser) und die betroffene Stelle – wenn möglich – mit einem geeigneten Mittel desinfizieren. Vorsicht bei der Desinfektion von Blutspritzern am Auge bzw. an anderen Schleimhäuten: Das Präparat muss dafür zugelassen sein.
Das Risiko einer **Infektion** (Leberentzündung, HIV) ist zwar außerordentlich gering, dennoch sollte der Fremdblutkontakt in einer Arztpraxis oder Klinik dokumentiert werden; außerdem wird dort eine Blutentnahme durchgeführt und evtl. Termine für weitere Blutkontrollen festgelegt.
Dieses Vorgehen gilt übrigens auch für Sportler, die mit dem Blut eines Trainingspartners oder Wettkampfgegners direkt in Berührung gekommen sind, z.B. bei kampfbetonten Sportarten wie Boxen oder Fußball.

Weitere Hinweise zum Wundverband an der Sportstätte finden sich in Kapitel 4.2.

2.3 Ruhigstellung und Schienung

Das Prinzip „Pause" der PECH-Regel (s.o.) bedeutet im erweiterten Sinne auch, dass bei einer Sportverletzung oft eine **Ruhigstellung** schon direkt vor Ort erforderlich ist.

Besteht der Verdacht auf das Vorliegen eines Knochenbruchs oder einer Gelenkverletzung, so sollte eine Ruhigstellung durch eine **Schienung** durchgeführt werden. Die Auswahl des Schienungsmaterials richtet sich nach der Unfallsituation. Je nach Lokalisation gibt es verschiedene Möglichkeiten, die auch in den speziellen Kapiteln dargestellt werden. Mögliche Druckstellen müssen vor der Schienung gut gepolstert werden. Bei Frakturen an Arm und Bein stehen **Cramer-Schienen** zur Verfügung, das sind gepolsterte Drahtleiterschienen, die für die speziellen anatomischen oder verletzungsbedingten Gegebenheiten zurechtgebogen werden und sich der Körperform anpassen. Hierbei sollte die unverletzte Extremität „Modell stehen" (s. Abb. 2.4).

Sehr bewährt hat sich auch die von Sam Scheinberg (daher die Bezeichnung **„SAM-Splint"**) entwickelte kunststoffummantelte Aluminiumschiene (s. Abb. 2.5). Diese ist

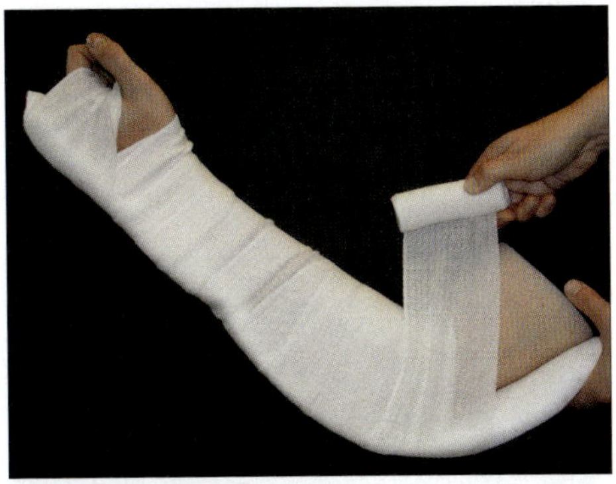

Abb. 2.4: Anwendung einer Cramer-Schiene am Beispiel des Ellenbogengelenks. Die Cramer-Schiene ist ein mit Rollwatte gepolstertes „Drahtgitter". Eine Schiene geeigneter Dimension wird passend gebogen und angewickelt.

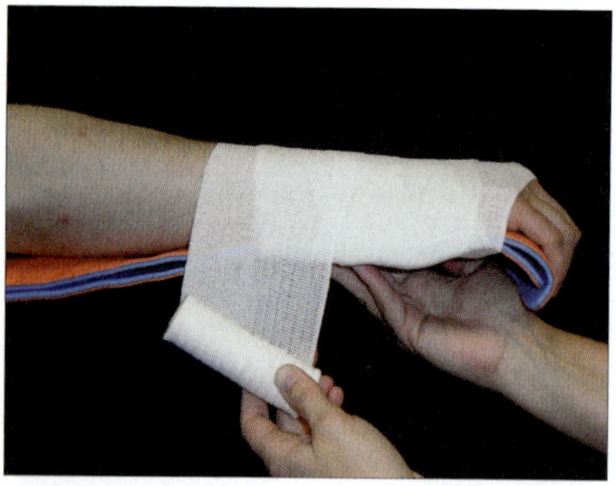

Abb. 2.5: Der „SAM-Splint" eignet sich vorteilhaft zur Ruhigstellung bei Sportverletzungen. Die kunststoffummantelte Aluminiumschiene ist sehr gut biegsam bzw. verformbar und in verschiedenen Größen erhältlich. Die Stabilität der Alu-Polsterschiene wird erhöht, wenn sie „doppelt" gelegt wird. Hier ein Beispiel für die Schienung eines gebrochenen Handgelenks.

nach dem „Vorbild" eines Kaugummis, der in Stanniolpapier gewickelt ist, konzipiert. Sie wird, wie auch die Cramer-Schiene, mit einer Binde oder einem Pflaster fixiert. Der Aluminiumkern dieser Schiene bedeutet als wesentlicher Vorteil nicht nur ein geringes Gewicht, sondern auch eine exzellente Verformbarkeit, die den individuellen anatomischen Erfordernissen entgegenkommt. Außerdem ist das Material sowohl bei sehr hohen als auch sehr tiefen Temperaturen voll einsatzfähig, d.h. noch formbar. Dies bedeutet einen geringen Platzbedarf, da die Schiene wie eine Mullbinde aufgerollt und verpackt werden kann. Daher wird der SAM-Splint auch gerne in unwegsamem Gelände eingesetzt, z.B. bei der Bergung verletzter Kletterer und Bergsteiger. Der Kunststoffmantel hat eine isolierende Wirkung, ist flüssigkeits- und daher auch blutabweisend und leicht zu reinigen. Ein weiterer Vorteil ist, dass diese Schiene röntgenstrahlendurchlässig ist und deshalb die Diagnostik nicht behindert – im Gegensatz bspw. zur Cramer-Schiene, dessen Drahtgitter auf dem Röntgenbild sichtbar ist. Ähnliche Produkte sind der **Koch-Splint** sowie der **DocCheck-Splint**.

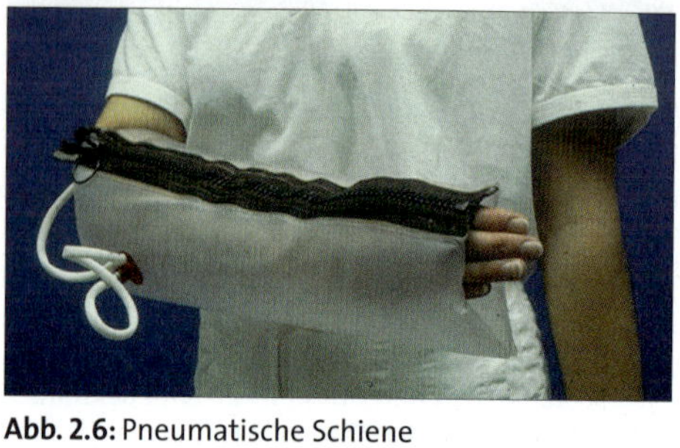

Abb. 2.6: Pneumatische Schiene

> Ein unerfahrener Ersthelfer sollte in der Regel einen offensichtlich verschobenen Knochenbruch weder einrenken noch richten. Der Verunfallte ist so wenig wie möglich zu bewegen, bis die Schienung der Fraktur durchgeführt worden ist.

Zur Schienung muss je nach Lokalisation der Fraktur eine ausreichende Zahl von Helfern vorhanden sein: So werden bspw. bei einer Unterschenkelfraktur der Oberschenkel und der Fuß möglichst von je einem Helfer stabil und achsengerecht gehalten, sodass möglichst keine Unruhe im Frakturbereich entsteht. Ein weiterer Helfer legt dann eine Oberschenkelschiene an – also vom hüftnahen Oberschenkel bis hinunter zum Fuß. Diese wird mit einer oder mehreren breiten elastischen Binden (ca. 10–12 cm breit) angewickelt.

Die sog. **pneumatische Schiene** (Luftkammerschiene, s. Abb. 2.6) wird nicht angewickelt, sondern funktioniert ähnlich wie eine Luftmatratze. Sie wird wie eine Hülle um die zu stabilisierende Extremität gelegt und dann aufgeblasen. Die Luftkammerschiene darf nicht zu stark aufgepumpt werden, da es sonst zu Druckschäden und Blutumlaufstörungen kommen kann. Beim Transport des Verletzten müssen die Durchblutung und die Sensibilität an den Finger- bzw. Zehenspitzen ständig kontrolliert werden.

Für Verletzungen der Halswirbelsäule stehen spezielle **Halskrawatten** zur Verfügung, die aus 2 Teilen bestehen, einem Kinn- und einem Kragenteil (s. Abb. 2.7). Diese beiden

Teile werden einzeln angelegt und z.B. durch Klettverschlüsse aneinander fixiert. Der Kopf des verletzten Sportlers wird beim Anlegen der Halskrawatte von einem Helfer in neutraler Position unter leichtem Zug gehalten.

Die **Vakuummatratze** ist ein weiteres professionelles Schienungsmittel, das idealerweise bei Schwerstverletzten, Mehrfachverletzungen, Oberschenkel-, Unterschenkel-, Wirbelsäulen- und Beckenbrüchen sowie auch bei Kopfverletzungen einsetzbar ist (s. Abb. 2.8). Sie besteht aus einer flexiblen und luftdichten Kunststoffhülle, die mit Styroporkügelchen gefüllt ist. Durch ein spezielles Ventil kann mittels einer Pumpe Luft abgesaugt werden. Dadurch verdichten sich die Kügelchen und die Matratze wird hart. Sie ist sehr gut verformbar und kann bspw. auch zu einer Kniestütze (bei Bauchverletzungen) oder einer Rückenstütze (bei Brustkorbverletzungen) geformt werden.

> Ein Tipp zum Improvisieren: Da Schienen leider nur in Ausnahmefällen zur Verfügung stehen, kann eine **provisorische Ruhigstellung**, z.B. bei einem verletzten Hand- oder Fußgelenk, mit einer entsprechend gefalteten und dann angewickelten dicken Zeitung oder Illustrierten erfolgen (s. Abb. 2.9). Ebenso kann auch ein Brett verwendet werden, wobei auf eine ausreichende Polsterung zur Vermeidung von Druckstellen zu achten ist. Bei Fingerverletzungen kann für die Notfallschienung ein einfacher Holzspatel angewickelt werden. Ein Dreiecktuch kann auch aus einem Trikot, einem Halstuch oder einem Schal angefertigt werden. Ein großes Duschhandtuch, das zu einem Schal geformt wird, kann – um den Hals gewickelt – als provisorische Halskrawatte eingesetzt werden.

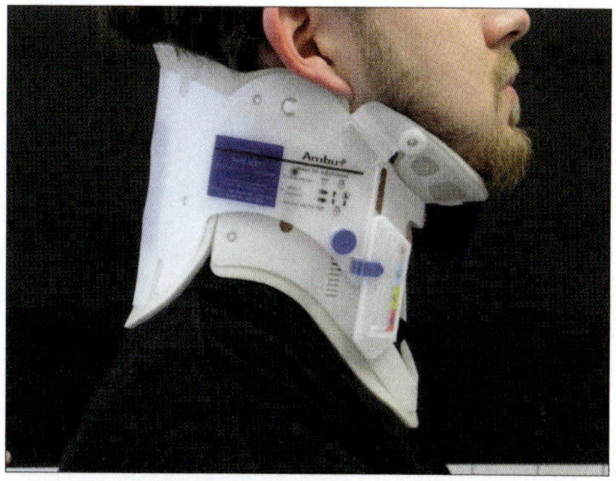

Abb. 2.7: Stabile Halskrawatte

Bei Schulter-, Schlüsselbein- oder Oberarmbrüchen sollte der Verunfallte eine möglichst schmerzfreie Haltung einnehmen. Zur Ruhigstellung ist hierbei das **Dreiecktuch** hilfreich, in dem der Arm der verletzten Seite gelagert wird.

Abb. 2.8: Vakuummatratze

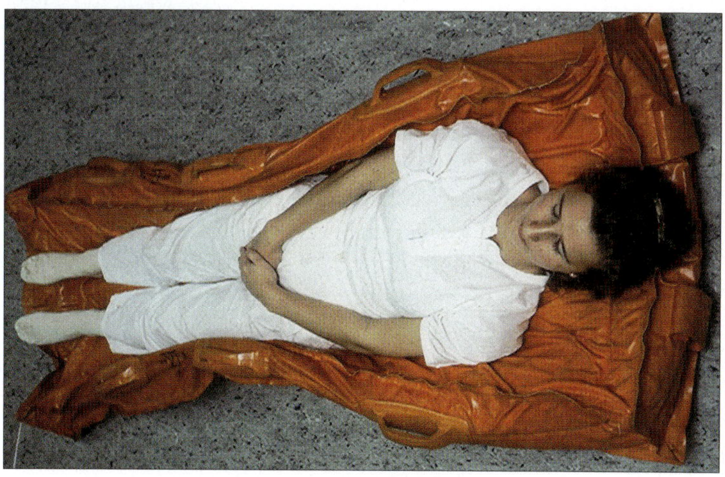

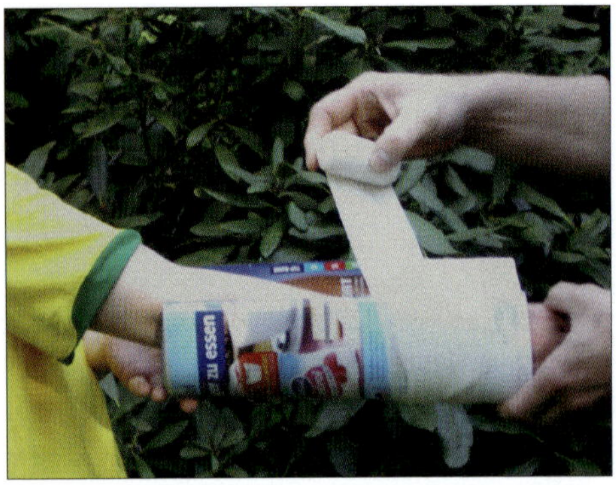

Abb. 2.9: Provisorische Schienung des Unterarms mit einer Illustrierten

2.4 Unterkühlung, Nüchternheit, Medikamente und Salben

Falls eine Verletzung vorliegt, die einen Abbruch der sportlichen Betätigung erforderlich macht, muss darauf geachtet werden, dass der Sportler nicht unterkühlt. Verschwitzte und nasse Sportkleidung muss ausgezogen werden. Falls keine passende trockene Kleidung vorhanden ist, wird der Verletzte mit anderen Textilien oder einer Decke eingehüllt.

Tipp: Ein sehr guter Schutz vor Unterkühlung, direkter Sonneneinstrahlung oder Nässe ist auch eine **Rettungsdecke**, die in jedem Kfz-Verbandskasten vorhanden sein muss!

Die Rettungsdecke ist eine dünne, reißfeste, wasserdichte und Wärmestrahlen reflektierende Folie, die mit je einer gold- und einer silberfarbenen Metallschicht überzogen ist. Sie wird als kleines Päckchen geliefert. Die Wärmedecke ist keine Wundauflage, ersetzt also nicht den Verband – daher nicht direkt auf die Haut legen! Durch Kleidung oder lockeres Auflegen muss immer ein Luftpolster erhalten bleiben, welches die vom Körper abgegebene Wärme speichert. Die silberne Seite hat dabei Kontakt zum Patienten (liegt also innen), während die goldene Schicht nach außen zeigt.

Im Verletzungsfall muss immer auch an eine evtl. notwendige Operation gedacht werden, für die der Sportler **nüchtern** sein sollte.

Dementsprechend ist trinken oder gar essen nach einer Verletzung nicht sinnvoll.

Sportler sollten – und dies gilt nicht nur im Verletzungsfall – **keine Medikamente** oder Schmerzmittel ohne ärztliche Anweisung einnehmen. Ausnahmen sind bspw. gegeben bei langer Transportdauer zur nächsten Arztpraxis oder Klinik, genannt sei hier die Laienhilfe im Gebirge.
Allerdings gilt: keine Medikamente oder Salben, die zu Blutgerinnungsstörungen führen!

Grundsätzlich **verboten** sind Schmerzmittel mit dem Wirkstoff **Acetylsalicylsäure** (z.B. in Aspirin). Diese Substanz, die bspw. auch in manchen Grippe-Medikamenten enthalten ist, verzögert die Blutgerinnung und kann zur Vergrößerung eines Blutergusses beitragen; außerdem steigert sie bei einer evtl. notwendigen Operation das Blutungsrisiko.

Aus eben diesem Grund sollte bei akuten Verletzungen (z.B. Muskelfaserriss) auch die Einreibung mit Salben oder Gelen unterbleiben, die Substanzen enthalten, welche – insbesondere bei großflächiger Anwendung – die Blutgerinnung stören können, z.B. Heparin-Salben.

Und noch ein Hinweis: Erste Hilfe ersetzt **nicht** die notwendige ärztliche Behandlung!

2.5 Psychische Unterstützung nicht vergessen

Eine Verletzung, auch wenn es sich scheinbar nur um eine Bagatelle handelt, ist für den betroffenen Sportler nicht selten mit Unsicherheit oder gar Angst verbunden. Nicht zuletzt deshalb ist auch **psychische Erste Hilfe** wichtig. Dazu gehört nach Schomaker [2007], dass der Ersthelfer sich dem Verletzten – sofern dieser bei Bewusstsein ist – vorstellt und ihm sein Handeln sachlich und in ruhigem Ton erläutert, andererseits aber auch selbst zuhört. Berührungen an der Hand oder der Schulter, d.h. also vorsichtiger Körperkontakt, wird von manchen Betroffenen in dieser Ausnahmesituation als beruhigend empfunden; dagegen sind Berührungen am Kopf oder an anderen Körperregionen nicht zu empfehlen. Ratsam ist, sich auf gleiche Körperhöhe mit dem zu versorgenden Sportler zu begeben und ihn nicht „von oben herab" zu behandeln. Ganz wichtig ist es außerdem, Schaulustige fernzuhalten.

2.6 Schock – was ist gemeint, was ist zu tun?

Bei der Fraktur eines großen oder mehrerer Knochen, bei großen Weichteilschäden oder inneren Verletzungen besteht die Gefahr eines Schocks. Der verletzte Sportler darf nicht alleingelassen werden. Bei der Lagerung ist darauf zu achten, dass im Falle eines Schocks genügend Bewegungsspielraum für entsprechende intervenierende Maßnahmen besteht.

> Der Begriff „**Schock**" beschreibt nicht etwa einen psychischen Zustand als Reaktion auf eine Sportverletzung, sondern ein **akutes** und **lebensgefährliches Kreislaufversagen**.

Beim Schock kommt es zur Durchblutungsstörung lebenswichtiger Organe mit Sauerstoffmangel und Übersäuerung der Gewebe und des Blutes. Es gibt verschiedene Formen des Schocks, bspw. den allergischen Schock als Reaktion auf einen Insektenstich oder den kardiogenen Schock beim Herzinfarkt. Aus einem schweren Unfall mit einer oder mehrerer Frakturen kann der **hypovolämische Schock** (Volumenmangelschock) resultieren, dessen Hauptursache der Blutverlust im Frakturbereich ist (hämorrhagischer Schock). So können bspw. bei einer Oberschenkelfraktur bis zu 2–3 l Blut (bei einem offenen Oberschenkelbruch ggf. noch mehr) in die umgebenden Weichteile verloren werden. Der Blutverlust bei einer Beckenfraktur kann sogar 3–6 l betragen, was nahezu dem gesamten Blutvolumen eines erwachsenen Mannes entspricht: Beim Erwachsenen rechnet man etwa 70 ml Blut pro Kilogramm Körpergewicht, daher entsprechen 75 kg einem Blutvolumen von 5 l.

Mögliche **Symptome** (bzw. **Warnsignale**) eines Schocks:

- Blässe oder bläuliche Hautfarbe (Zyanose), bei sonnengebräunter Haut nicht sichtbar
- Kalte und feuchte Haut (kalter Schweiß)
- Kältezittern
- Starker Durst
- Unruhe und Angst
- Teilnahmslosigkeit, Bewusstseinsstörung (z.B. Verwirrtheit wegen Minderdurchblutung des Gehirns) bis hin zur Bewusstlosigkeit
- Schneller Puls (normal sind beim Erwachsenen ca. 60–90 Schläge pro Minute)
- Blutdruckabfall
- Versiegen der Harnproduktion

Es droht ein Kreislauf- und Atemstillstand mit Versagen lebenswichtiger Organe (Multiorganversagen), z.B. der Niere, der Leber, der Lunge, des Herz-Kreislauf- und Gerinnungssystems.

Die Sofortmaßnahmen beim Schock infolge Blutverlusts sollen den Kreislauf des

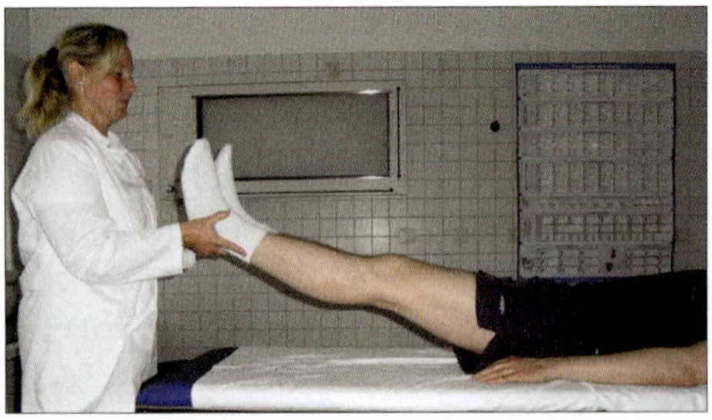

Abb. 2.10: Schocklagerung

Verletzten aufrechterhalten, bis ärztliche Hilfe eintrifft:

- Blutverlust – wenn möglich – stoppen, z.B. Anlegen eines Druckverbands
- Schienung von Extremitätenfrakturen
- Verhinderung einer Unterkühlung (z.B. Rettungsdecke)
- In den meisten Fällen empfiehlt sich die Schocklagerung, die sog. Autotransfusionslage (s. Abb. 2.10): Die Beine des Verletzten werden durch Hochhalten oder Unterlegen von geeigneten Materialien (z.B. Sporttasche, Stuhl) etwa 20–30° höher gelagert als der Oberkörper. So wird das in den Beinen befindliche Blut den lebenswichtigen Organen Gehirn, Herz, Leber, Niere und Lunge zur Verfügung gestellt

Vorsicht ist geboten bei der Lagerung von Verletzten mit Wirbelfrakturen, mit Frakturen an den Beinen oder mit Lungenverletzungen, ebenso bei Kopfverletzungen. Bei Bewusstlosigkeit besteht in Rückenlage die Gefahr, dass der Verletzte an seiner eigenen Zunge erstickt, wie auch durch Blut, Speichel oder Erbrochenes (sog. Aspiration, d.h. Fremdkörper gelangen in die Atemwege). Deshalb sollte ein bewusstloser Sportler bei erhaltener Atmung in die stabile Seitenlage gebracht werden. Bei Atemstillstand ist unverzüglich mit Wiederbelebungsmaßnahmen zu beginnen.

> Die regelmäßige Teilnahme an Erste-Hilfe-Kursen ist von immenser Wichtigkeit! **Jeder** sollte die Sofortmaßnahmen zur Wiederbelebung (**ABC-Maßnahmen**) kennen und beherrschen:
> Freimachen der Atemwege (engl.: ***airway***), Beatmung (***breathing***) und Wiederherstellung des Kreislaufs (***circulation***).

Weitere Maßnahmen durch den Notarzt bzw. Rettungsdienst:

- Sauerstoffgabe, ggf. Beatmung nach Intubation (Einbringen eines Schlauchs durch den Mund in die Luftröhre)
- Anlegen mehrerer Infusionen
- Monitoring mit verschiedenen technischen Hilfsmitteln, z.B. Überwachung von Puls, Blutdruck, EKG („Herzschrift"), Atmung und Sauerstoffsättigung des Bluts
- Transport in eine geeignete Unfallklinik

2.7 Was gehört in den Erste-Hilfe-Koffer für Sportverletzungen?

Der Erste-Hilfe-Koffer für Sportverletzungen sollte so wenig Inhalt wie möglich und so viel wie nötig enthalten. An dieser Stelle soll daher auch nicht auf den professionellen Notfallkoffer für den Rettungssanitäter oder Arzt eingegangen werden, sondern die **„Basisausrüstung"** für den Laienhelfer, also z.B. Trainer, Sportler, Betreuer oder Sportskamerad beschrieben werden. Eine gute Orientierung bietet dabei zunächst der Verbands- bzw. Erste-Hilfe-Kasten, wie er für Fahrzeuge im Straßenverkehr vorgeschrieben ist.

Wichtige Bestandteile eines Erste-Hilfe-Koffers zur **unmittelbaren Behandlung** von Sportverletzungen sind:

- Einmalhandschuhe (mehrere Paare in verschiedenen Größen)
- Sterile Kompressen (ca. 10 x 10 cm)
- Mullbinden (verschiedene Breiten, ca. 4–10 cm)

- Elastische Binden (Idealbinden, verschiedene Breiten, ca. 6–12 cm)
- Mehrere Verbandpäckchen (Wundauflage mit Mullbinde in Papier oder Folie verpackt)
- Wundpflaster in verschiedenen Größen
- Fixierpflaster (mehrere Rollen in verschiedenen Größen), z.B. Leukosilk (hautfreundlich, z.B. bei Pflasterallergie) oder Leukoplast (klebt besser; nicht bei Pflasterallergie)
- Mehrere Rollen Tape
- Verbandschere
- Schienen in unterschiedlicher Länge und Breite, z.B. Cramer-Schiene oder SAM-Splint
- Dreiecktücher
- Sicherheitsnadeln (verschiedene Größen)
- Desinfektionsmittel (schmerzfrei, schleim-/hautverträglich, z.B. Octenisept)
- Rettungsdecke
- Evtl. (Splitter-)Pinzette
- Evtl. mehrere selbsthaftende Fixierbinden

Verbandmittel besitzen ebenso wie Medikamente ein Verfallsdatum, bis zu dem sie genutzt werden dürfen, die Anwendungshinweise des Herstellers sind zu beachten. Zur Basis-Ausrüstung des Ersthelfers gehört auch eine **Eiswasserbox** mit mindestens 2 Schwämmen und mehreren eingelegten elastischen Binden unterschiedlicher Breite. Sinnvoll ist eine weitere **Kühlbox**, die mehrere Eislollis und Kühlgel-Packungen enthält (s.o.).

! Achtung: keine Medikamente ohne ärztliche Verordnung (s. Kap. 2.4)! Das gilt auch für die bei Sportlern sehr populären nicht steroidalen Antiphlogistika wie Diclofenac oder Ibuprofen:
Diese Präparate werden häufig in der Sportmedizin eingesetzt, bspw. bei Gelenk- oder Muskelverletzungen bzw. Sehnenscheidenentzündungen. Es handelt sich um hochwirksame Medikamente, die eine Schmerzlinderung bewirken und das Fortschreiten der Entzündungsreaktion verhindern sollen. Antiphlogistika dürfen aber nicht bei Magen- oder Zwölffingerdarmgeschwüren eingenommen werden und sollten bei Neigung zu Magenschleimhautentzündungen bzw. bei längerer Anwendung mit einem Magenschutzpräparat kombiniert werden.
Wichtig ist auch, dass Antiphlogistika nicht z.B. aus eigenen Restbeständen oder dem Medikamentenvorrat von Sportskameraden bzw. Trainern oder Betreuern „übernommen" werden. Des Weiteren ist eine prophylaktische oder gar routinemäßige Einnahme vor einer sportlichen Belastung wie einem Wettkampf oder Meisterschaftsspiel, bspw. zur Vorbeugung eines Muskelkaters oder von Gelenkbeschwerden, abzulehnen. Der unkritische Gebrauch kann neben den genannten Nebenwirkungen am Magen-Darm-Trakt u.a. auch zu schweren Nierenschäden führen!

3 Allgemeine Maßnahmen in der Arztpraxis, Klinik oder Reha

Auf spezifische Maßnahmen bei Sportverletzungen und Überlastungsschäden wird in Teil II ausführlich eingegangen. Im Folgenden sollen zunächst die Grundsätze der Behandlung dargestellt werden.

3.1 Anamnese und körperliche Untersuchung – nicht zu ersetzen

Die Behandlung von Sportverletzungen und sportbedingten Überlastungsschäden setzt eine exakte Diagnose voraus. Viele Patienten wünschen vom Arzt sofort „einen Kernspin" oder andere High-Tech-Untersuchungen. Jedoch stehen auf dem Weg zur richtigen Diagnose zunächst andere Dinge im Vordergrund, v.a. die **Anamnese** – also die Befragung des Betroffenen, u.a. zur Vorgeschichte:

Neben der sportspezifischen Belastung (Art und Umfang der Trainings- und Wettkampfaktivitäten) sowie einem möglichen Unfallereignis fragt der Arzt nach den persönlichen Daten und Lebensumständen, z.B. nach Beruf und evtl. Begleiterkrankungen. Der Sportler soll seine Symptome, deren Häufigkeit und erstmaliges Auftreten sowie deren Lokalisation schildern – ebenso vorausgegangene Untersuchungen und Behandlungsmaßnahmen. In dem Gespräch sollen auch Art und Umfang der Beeinträchtigung erörtert werden, letztendlich also die Sportfähigkeit, aber ebenso die Arbeitsfähigkeit. Auch die soziale Situation sowie Erfolge und Misserfolge in der sportlichen Karriere spielen eine nicht zu unterschätzende Rolle, da der Körper als „Spiegel der Seele" bei psychischen Belastungen mitreagiert. Eine „Rarität" unter Sportlern sind sog. Artefakte, also Verletzungen, die sich Patienten mit psychischen Störungen selbst zufügen.

Die **ärztliche Untersuchung** bei Sportlern orientiert sich am individuellen Verletzungsmuster bzw. am vorliegenden Überlastungsschaden. Dabei wird oftmals besonders der Lokalbefund berücksichtigt (z.B. Untersuchung des Kniegelenks bei Verdacht auf eine vordere Kreuzbandverletzung); jedoch ist bei manchen Beschwerdekomplexen die Ausdehnung der Untersuchung auf andere Körperregionen erforderlich (z.B. bei Rückenschmerzen Überprüfung der Beinlänge, da bspw. eine einseitige Beinverkürzung die Ursache sein könnte).

> Es gibt eine Vielzahl von Untersuchungsmethoden, auf die an dieser Stelle orientierend und in den speziellen Kapiteln dieses Buchs je nach Wertigkeit eingegangen wird. In zahlreichen Fällen kann eine exakte Diagnose ohne „Apparate-Medizin" gestellt werden!

Der Arzt führt zunächst eine **Inspektion** durch. Bei dieser Betrachtung wird auf Hautveränderungen und -verletzungen, Hautfärbung, Schwellungen oder Dellenbildung, Narben und Fehlstellungen geachtet.

Mit der **Betastung** (Palpation) können z.B. schmerzhafte Druckpunkte diagnostiziert und Schwellungen, Hauttemperatur und Schweißbefeuchtung erfasst werden. Der Puls einer Schlagader wird gefühlt, Sensibilitätsstörungen werden überprüft. So ist es möglich, dass ein Sportler bei einem Bandscheibenvorfall im Bereich der Lendenwirbelsäule über ein Taubheitsgefühl bei Berührung berichtet („wie eingeschlafen"). Bei Nervenverletzungen oder -schäden können durch gezieltes Beklopfen elektrisierende Missempfindungen ausgelöst werden.

Besonders wichtig im Rahmen der Untersuchung ist die Überprüfung der **aktiven** und **passiven Beweglichkeit**, z.B. bei Gelenkverletzungen. Es wird auch die **Gelenkstabilität** überprüft. Bspw. ergibt der Lachman-Test bei einer Verletzung des vorderen Kreuzbands eine Instabilität des Kniegelenks, die als „vordere Schublade" bezeichnet wird: Der Untersucher kann den Unterschenkel bei fixiertem Oberschenkel abnorm – wie eine Schublade – nach vorne ziehen (s. Abb. 3.1).

Durch gezielte **manuelle Funktionsprüfung** können Nerven-, Muskel- und Sehnenschäden erkannt werden. Eine wichtige Untersuchungstechnik zur orientierenden Kraftmessung ist die Prüfung einer Bewegung gegen Widerstand, entweder gegen den Widerstand des Untersuchers oder gegen die Schwerkraft: Hat sich ein Sportler bspw. einen Riss der Achillessehne zugezogen, so kann er mit dem betroffenen Bein nicht mehr auf den Zehen stehen, den sog. Zehenstand nicht mehr ausüben.

3.2 Sinn und Nutzen der „Apparate-Medizin"

Bei vielen Sportverletzungen und sportbedingten Schäden ist eine apparative Untersuchung erforderlich und durchaus sinnvoll. Dabei bedeutet „Apparate-Medizin" nicht zwangsläufig High-Tech-Medizin: Manchmal erfolgt die Befundobjektivierung durch simple Geräte, die auch in anderen Berufen eingesetzt werden.

Bei problematischen Verletzungen und Erkrankungen sowie komplizierten Verläufen sollte der Befund fotodokumentiert werden. Eine **Digitalkamera** ist heute preisgünstig zu erwerben, die Archivierung der Bilder ist problemlos auf dem PC möglich.

Mit einem **Maßband** werden im Rahmen der Untersuchung Umfangmessungen im Seitenvergleich vorgenommen; auf diese Weise wird bspw. ein geschwollenes Kniegelenk ausgemessen. Die Beurteilung der Gelenkbeweglichkeit erfolgt mit einem **Winkelmesser** (s. Abb. 3.2). Mit einem am Winkelmesser integrierten **Lineal** kann z.B. die Länge einer Narbe oder der sog. Fingerkuppen-Hohlhand-Abstand bei einem gestörten Faustschluss ermittelt werden.

Die Sensibilität an den Fingerkuppen kann mit der sog. **2-Punkte-Untersuchung** (2-Punkte-Diskrimination) gezielt geprüft werden. Dabei wird eine Büroklammer zu-

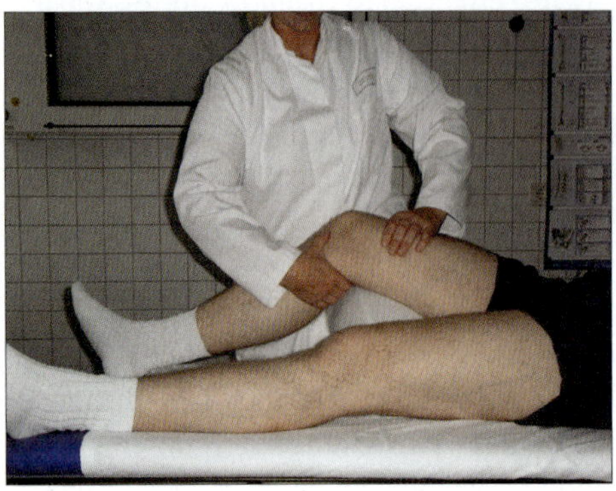

Abb. 3.1: Lachman-Test zur Prüfung des vorderen Kreuzbands

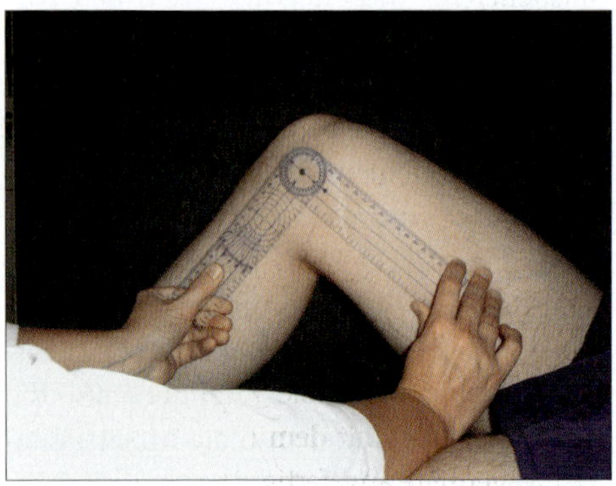

Abb. 3.2: Mit einem Winkelmesser wird die Gelenkbeweglichkeit bestimmt. Auf dem Bild beträgt die Beugung des Kniegelenks 90°.

rechtgebogen und der Abstand zwischen den Drahtenden ermittelt. Mit anderen Worten: Das Vermögen des Sportlers zur Unterscheidung zwischen 2 Berührungspunkten wird überprüft. Als Normalwert können etwa 4–6 mm im Bereich der Fingerkuppen angenommen werden. Bei einer Sensibilitätsstörung ergeben sich höhere Werte. Diese Testung ist natürlich nur aussagekräftig bei kooperativen und glaubwürdigen Patienten (s. Abb. 3.3).

Sofern der Brustkorb oder der Bauchraum bei einem Sportler untersucht werden muss, kann der Arzt mit einem **Stethoskop** „abhören" (Auskultation), z.B. die Herztöne, das Lungengeräusch oder die Darmaktivität. Das Stethoskop wird neben der Blutdruckmanschette auch zur Blutdruckmessung eingesetzt, bei modernen Geräten ist es heute nicht mehr erforderlich.

Eine der bei Sportlern am häufigsten durchgeführten apparativen diagnostischen Maßnahmen ist die **Röntgenuntersuchung**, die auch als Direktradiografie bezeichnet wird.

Bei allen Erkrankungen oder Verletzungen, die mit einer Knochenbeteiligung (z.B. Fraktur) oder knöchernen Veränderungen (z.B. Arthrose) einhergehen, ist diese Diagnostik erforderlich. Dabei werden i.d.R. mindestens 2 Aufnahmen gemacht, das bedeutet, die zu untersuchende Region wird mindestens in 2 Ebenen abgebildet. In bestimmten Fällen sind Spezialaufnahmen erforderlich, z.B. die sog. Kahnbeinserie bei Verdacht auf Vorliegen einer oft – nicht nur bei Sportlern – schwer zu diagnostizierenden Kahnbeinfraktur der Hand. Sog. gehaltene Röntgenaufnahmen (Stressaufnahmen) dokumentieren die Instabilität eines Gelenks, z.B. bei Knie- oder Sprunggelenkverletzungen. Sie werden meistens im Seitenvergleich mit dem unverletzten Gelenk der Gegenseite angefertigt (s. Kap. 27.2.1).

Die Röntgenschichtuntersuchung ist heute weitgehend durch die Computer- und die Kernspintomografie ersetzt worden (s.u.). Auch die **Arthrografie**, d.h. die Röntgenuntersuchung eines Gelenks nach Einspritzung eines Kontrastmittels, ist heute durch die Kernspintomografie verdrängt worden.

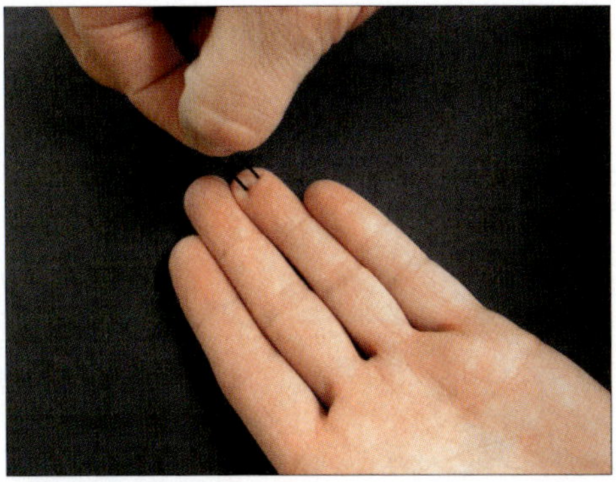

Abb. 3.3: Bestimmung der 2-Punkte-Diskrimination mit einer Büroklammer

Die **Ultraschalluntersuchung** (Sonografie) hat in der Diagnostik von Sportverletzungen einen sehr hohen Stellenwert.

Sie ermöglicht eine Beurteilung v.a. von Weichteilverletzungen, z.B. der Muskeln (s. Abb. 3.4, Abb. 3.5) oder Sehnen. Das Verfahren ist schnell, kostengünstig und erlaubt eine Verlaufskontrolle. Außerdem ist die Untersuchung für den Sportler nicht belastend – auch keine Strahlenbelastung wie die Röntgendiagnostik – und ermöglicht eine dynamische Beurteilung bei Bewegungen. Die Methode ist aber von der Geschicklichkeit und Erfahrung des Untersuchenden abhängig. Spezielle Formen der Ultraschalluntersuchung sind die in der Herzdiagnostik eingesetzte **Echokardiografie** sowie die **Duplex-Sonografie** zur Untersuchung von Blutgefäßen.

Die **Kernspintomografie** (Magnetresonanztomografie, MRT) ist – nicht nur in der Sportmedizin – zu einer der wichtigsten diagnostischen Maßnahmen geworden.

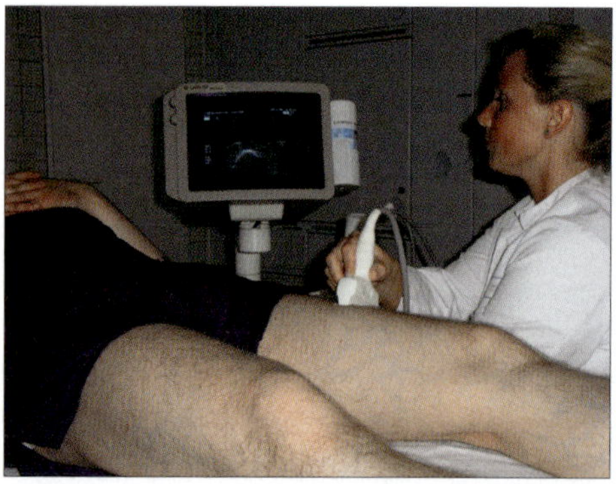

Abb. 3.4: Ultraschalluntersuchung des Oberschenkels beim Verdacht auf einen Muskelfaserriss

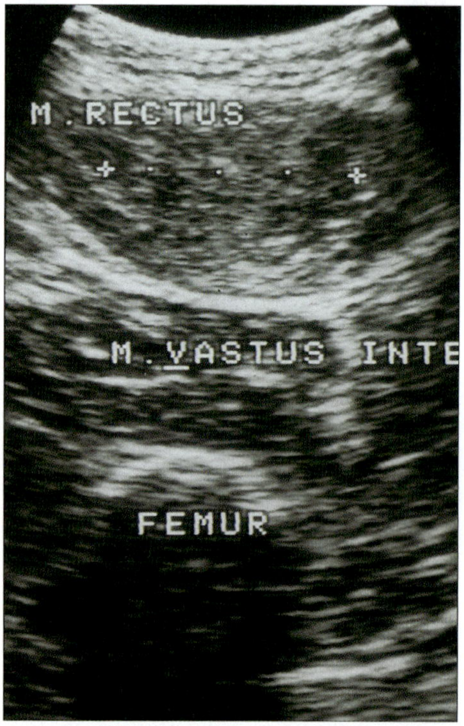

Abb. 3.5: Ultraschallbild eines Blutergusses im vorderen Oberschenkelmuskel (lat.: *Musculus rectus femoris*) bei einem Muskelbündelriss

Die MRT ist ein röntgenstrahlenfreies Schnittbildverfahren, bei dem Weichteile, Knorpel und Knochenstrukturen in einem Magnetfeld ohne oder mit Kontrastmittel dargestellt werden können (s. Abb. 3.6). Das Kontrastmittel dient der besseren Darstellung anatomischer Strukturen und wird meistens

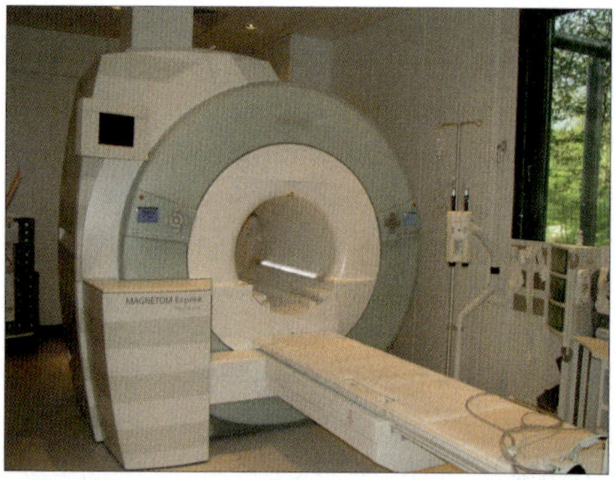

Abb. 3.6: Ein moderner Kernspintomograf ist heute keine „enge Röhre" mehr, deshalb haben die Untersuchten nur selten Platzangst (Klaustrophobie). Sofern der Patient aber Probleme bekommt, kann die Untersuchung in bestimmten Fällen auch in einem komplett offenen Gerät durchgeführt werden.

in eine Vene (z.B. am Arm) gespritzt, bei Gelenkverletzungen und spezieller Fragestellung auch direkt in das Gelenk (sog. MR-Arthrografie). Mögliche Indikationen für die Kernspintomografie sind Gelenk-, Bänder-, Muskel- und Sehnenverletzungen. Knochenbrüche, die im Röntgenbild nicht sichtbar sind, z.B. weil sie unverschoben sind (s. Abb. 3.7), oder Ermüdungsbrüche werden mit hoher Sicherheit dargestellt. Auch Durchblutungsstörungen von Knochen, z.B. des Mondbeins der Hand bei Boxern (Mondbeinnekrose), lassen sich nachweisen. Nachteile der Methode sind die hohen Kosten sowie die fehlende Möglichkeit einer dynamischen Beurteilung. Da es sich um eine Untersuchung in einem Magnetfeld handelt, müssen die Patienten metallische Gegenstände ablegen (z.B. Hosengürtel mit Schnalle, Münzen); befindet sich das Metall im Körper (z.B. Hüftprothese), muss vorher abgeklärt werden, ob die Untersuchung möglich bzw. sinnvoll ist. Menschen mit einem Herzschrittmacher dürfen nicht untersucht werden!

Die **Angiografie** ist eine spezielle radiologische Diagnostik, bei der mithilfe eines Kontrastmittels eine Blutgefäßdarstellung in einer Röntgenbildserie möglich ist. Diese Methode bleibt speziellen Fragestellungen

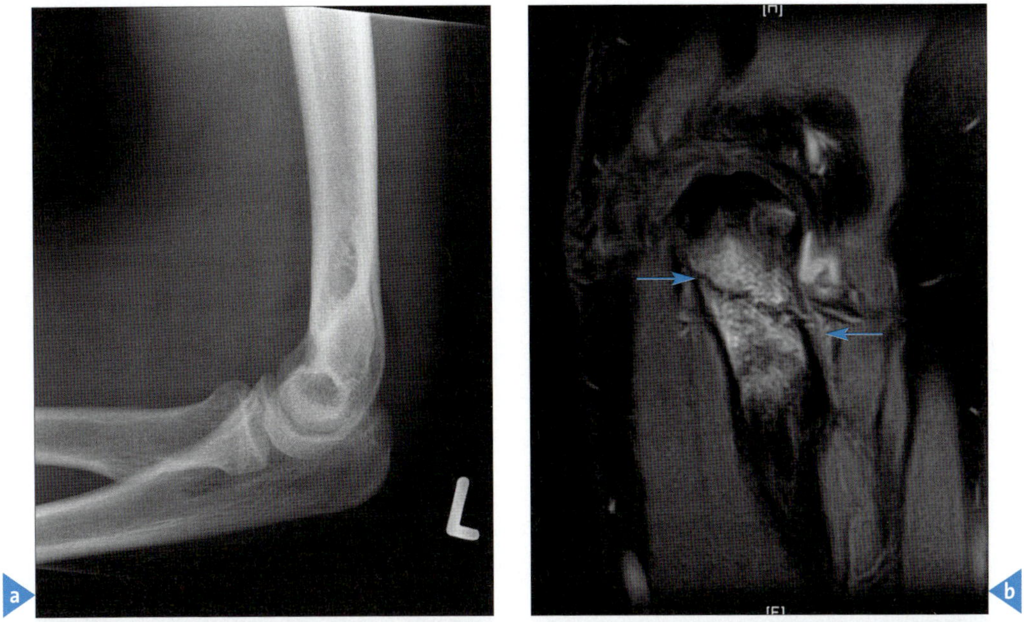

Abb. 3.7: Fraktur des Ellenhakens bei einem 15-jährigen Skater nach Sturz in der Halfpipe. **a)** Das Röntgenbild (seitliche Ansicht) lässt keinen Knochenbruch erkennen, **b)** in der Kernspintomografie (Frontalansicht) deutlich erkennbar.

vorbehalten, z.B. zur Vorbereitung rekonstruktiver Eingriffe, bei denen die Darstellung der Durchblutung erforderlich ist (z.B. beim Hypothenar-Hammer-Syndrom von Kampfsportlern, bei denen ein Verschluss der Ellenarterie der Hand vorliegt; s. Kap. 18.8).

Die **Computertomografie** (CT) ist eine Röntgenschichtuntersuchung mit computerbasierter Auswertung einer Vielzahl aus verschiedenen Richtungen aufgenommener Röntgenaufnahmen; die Methode ist bspw. zur detaillierten Darstellung von Frakturen in speziellen anatomischen Regionen wie Gelenken geeignet.

Die CT kann auch Knochenbrüche verdeutlichen, die im konventionellen („normalen") Röntgenbild manchmal nicht eindeutig zu beurteilen sind, wie z.B. die Fersenbeinfraktur. Ferner werden vorher nicht diagnostizierte Frakturen sichtbar, z.B. der Kahnbeinbruch der Hand. Dabei ist heute mit der Computertomografie auch eine dreidimensionale Darstellung möglich (s. Abb. 3.8), in Kombination mit der Gabe eines Kontrastmittels z.B. auch die Abbildung von Blutgefäßen (sog. Angio-CT, s. Abb. 3.9).

Die **Szintigrafie** ist ein nuklearmedizinisches Untersuchungsverfahren, bei dem mit einer radioaktiven Substanz (Radiopharmakon) bspw. Entzündungen, im Röntgenbild nicht sichtbare Knochenbrüche oder Absiedlungen (Metastasen) von bösartigen Geschwülsten aufgedeckt werden können. Spezielle Sensoren messen die unterschiedliche Strahlung. Das Verfahren wird auch bei Verknöcherungen in der Muskulatur nach einem Muskel(faser)riss (s. Kap. 5.2.8) oder bei Erfrierungen, z.B. bei Bergsteigern, zur Abschätzung der Prognose eingesetzt. Eine spezielle Untersuchungsform ist die Leukozytenszintigrafie. Dabei werden dem Patienten weiße Blutkörperchen entnommen, radioaktiv markiert und wieder injiziert. Auf diese Weise kann bspw. eine bakteriell bedingte Entzündung aufgedeckt werden.

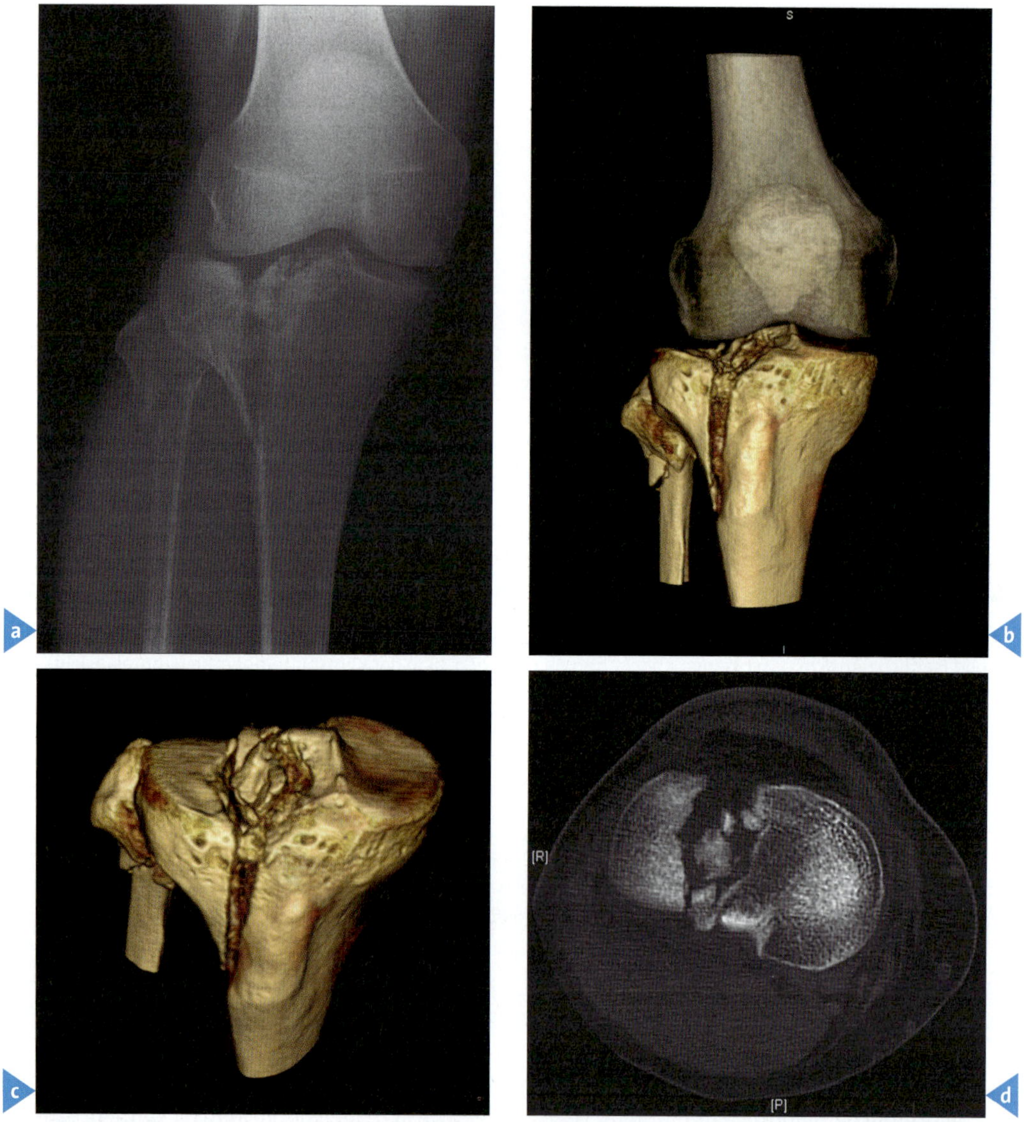

Abb. 3.8: Rechtes Kniegelenk mit einem Trümmerbruch des gelenkbildenden Anteils des Schienbeins (Schienbeinkopf) und des Wadenbeins eines verunfallten Motocross-Fahrers. **a)** Röntgenbild. **b)** Dreidimensionale Computertomografie (CT) der Verletzung in der Ansicht von vorne. **c)** Mit dem Computerprogramm kann der Oberschenkelknochen „entfernt" und die Verletzung genauer analysiert werden, hier z.B. Ansicht von vorne-oben. **d)** Dieser CT-Querschnitt durch den Schienbeinkopf verdeutlicht, wie ausgeprägt der Knochen geschädigt ist.

Ein röntgenstrahlenfreies Verfahren ist die **dreidimensionale Wirbelsäulenvermessung**, die auf Lichtprojektion auf die Rückenoberfläche des Patienten beruht. Das 3-D-Vermessungssystem ermöglicht durch Kombination von Video- und Datentechnik, die Form des Rückens bzw. der Wirbelsäule und die Stellung des Beckens darzustellen. Das Verfahren kann bspw. bei Beckenschiefständen und Beinlängenunterschieden mit dadurch bedingter Fehlstellung der Wirbelsäule eingesetzt werden, um die Wirksamkeit von Korrekturmaßnahmen wie Schuhausgleich zu überprüfen. Ebenso wird es zur Vermessung und Verlaufskontrolle bei Wirbelsäulenverkrümmungen (z.B. Skoliosen, s. Kap. 19.8) eingesetzt.

Die **Gang-** und **Laufbandanalyse** kann zur Diagnostik bei Sportverletzungen, z.B. des Beines und Fußes eingesetzt werden, ebenso aber auch zur Bewegungsanalyse im Rahmen der Trainingsgestaltung, zur Optimierung von Sportgeräten – speziell der Schuhe – und auch zur Überwachung einer Rehabilitation.

Das **Elektrokardiogramm** (EKG, „Herzschrift“) stellt eine Registrierung der elektrischen Aktivität des Herzens dar und wird bei speziellen Fragestellungen bzgl. der Leistungsfähigkeit des Herzens angefertigt, z.B. auch im Rahmen der Vorbereitung einer Operation. Ein EKG in Ruhe ist dabei Standard und kann durch ein Belastungs-EKG, z.B. auf einem Fahrrad- oder Laufbandergometer, ergänzt werden.

Mit der **Ergometrie** wird v.a. die Leistungsfähigkeit des Herz-Kreislauf-Systems beurteilt. Die **Spirometrie** ist ein Verfahren zur Lungenfunktionsprüfung. Im Rahmen der **Leistungsdiagnostik** erfolgt eine definierte Belastung des Sportlers auf dem Fahrrad oder Laufband mit gleichzeitiger Messung der Laktatkonzentration (s.u.) und/oder der maximalen Sauerstoffaufnahme (**Spiroergometrie**).

Das EKG wird zu den sog. elektrophysiologischen Verfahren gezählt; dazu gehören auch die beiden folgenden Untersuchungsmethoden, mit denen es möglich ist, Nervenschädigungen zu objektivieren. Bei der **Elektroneurografie** werden die motorische und die sensible Nervenleitgeschwindigkeit gemessen. Mit der **Elektromyografie** wird die Muskulatur bzw. indirekt die Funktion des den Muskel innervierenden (steuernden, versorgenden) Nervs überprüft, das Verfahren wird bspw. auch mit einer Kraftmessung kombiniert.

Im Rahmen der Diagnostik, aber auch in der Rehabilitation von Sportverletzungen, spielt die **Kraftmessung** eine ganz wesentliche Rolle. Dafür gibt es zahlreiche Apparate und Untersuchungsmethoden, z.B. die **Isokinetik** (griech. *iso*: gleich, *Kinetik*: Bewegung): Hierbei handelt es sich um ein computergestütztes System, das dem zu untersuchenden Sportler genau definierte Bewegungen bei einer konstanten Bewegungsgeschwindigkeit vorgibt bzw. diese selbst ausführen lässt. Auf diese Weise werden Daten über die Leistungsfähigkeit einer Muskelgruppe erhoben, z.B. bei Muskeldysbalancen (s. Kap. 5.2.3), oder in der Gelenkdiagnostik Störungen eines Bewegungsablaufs erfasst, z.B. des Kniegelenks bei einem Riss des vorderen Kreuzbands.

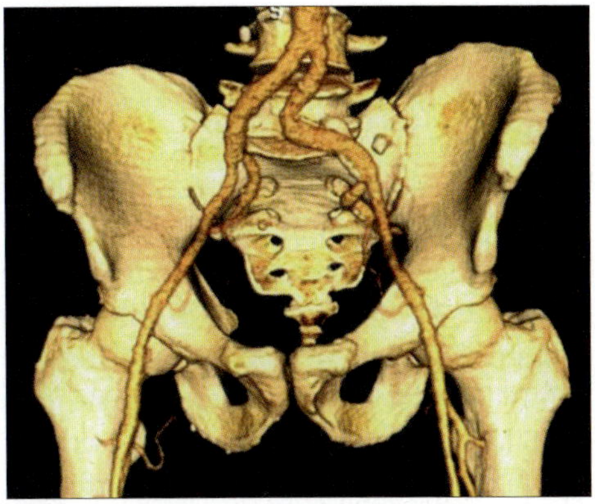

Abb. 3.9: Becken-CT mit Blutgefäßen. Bei dem Bild handelt es sich um eine sog. dreidimensionale Rekonstruktion.

Es gibt viele Gründe, beim Sportler eine **Labordiagnostik** (z.B. Bestimmung von Blutwerten oder Urinuntersuchung) durchzuführen, wie etwa beim Verdacht auf eine innere Erkrankung, bei Entzündungen oder zur Vorbereitung einer Operation. Auch bei einer sportärztlichen Untersuchung vor Aufnahme einer sportlichen Aktivität oder bei der Einstellungsuntersuchung eines Profisportlers können solche Laboruntersuchungen erforderlich sein. Ein häufig angewendetes Verfahren ist die **Laktatbestimmung**. Diese erfolgt nach Entnahme von Blut aus dem Ohrläppchen, in das mit einer feinen Lanzette gestochen wird. Warum geschieht dies?

Laktat ist ein Salz der Milchsäure. Es entsteht bei der sog. anaeroben Glykolyse, dem Abbau von Glukose (Zucker) in Abwesenheit von Sauerstoff. Die Glukose wird z.B. in der Muskulatur benötigt. Wenn die Muskulatur beim Sport eine Leistung erbringen soll, die einen höheren Sauerstoffbedarf erfordert, als durch die Atmung und das Herz-Kreislauf-System zugeführt werden kann, dann gewinnt der Muskel die fehlende Energie über die Bildung von Milchsäure. Aus dieser wiederum entsteht Laktat. Mit anderen Worten: Bei niedrigen Belastungen steht genügend Sauerstoff zur Verfügung (aerobe Bedingungen), es fällt kaum Laktat an. Dagegen entsteht bei sehr hoher Belastung eine „Sauerstoffschuld" (anaerobe Bedingungen), die sich in einer Erhöhung der Laktatkonzentration im Blut widerspiegelt.

Der Laktatwert ist also ein Maß für die Übersäuerung des Körpers als Folge von zu viel produzierter Milchsäure. So ist eine Aussage über den Trainingszustand und die Leistungsfähigkeit eines Sportlers möglich. Je besser ein Sportler (ausdauer-)trainiert ist, desto niedriger ist der Laktatwert.

Auch bei einer **Doping-Kontrolle** werden Laborwerte, z.B. im Urin, bestimmt, um nach verbotenen Medikamenten bzw. Substanzen zu fahnden, die leider von manchen „Sportlern" zur Leistungssteigerung eingesetzt werden (s. Kap. 39).

Die **Arthroskopie** nimmt unter den verschiedenen diagnostischen Verfahren insofern eine Sonderstellung ein, dass sie eine Operation darstellt (s. Kap. 8.5). Bei dieser „Gelenkspiegelung" werden die Strukturen z.B. des Kniegelenks mithilfe des mit einer Optik versehenen Arthroskops auf einem Bildschirm dargestellt. Die Arthroskopie wird in Regionalanästhesie oder Vollnarkose durchgeführt. Mit speziellen feinen Instrumenten (z.B. Stanzen, motorisierten Messern) kann die Operation über kleine Schnitte vorgenommen werden, z.B. am Kniegelenk die Entfernung von geschädigten Meniskusanteilen.

Die Arthroskopie sollte also nicht nur diagnostisch, sondern auch therapeutisch eingesetzt werden.

Am häufigsten werden heute das Knie- und Schultergelenk arthroskopiert, daneben aber – wenn auch weniger oft – das Ellenbogen-, das Hand- und das Sprunggelenk, seltener das Hüftgelenk, in Ausnahmefällen sogar Finger- und Zehengelenke. Weitere Einzelheiten dazu finden sich in den entsprechenden Kapiteln über die Verletzungen und Schäden der verschiedenen Gelenke.

Zusammenfassung: Die „Apparate-Medizin" ist heute ein wichtiger Bestandteil der Sportmedizin, die aber eine sorgfältige körperliche Untersuchung nicht ersetzen kann. Die aufgeführten apparativen Verfahren gehören zu den wichtigsten, es gibt aber noch viele andere. Dieses Kapitel soll lediglich einen Einblick geben – ohne Anspruch auf eine vollständige Darstellung. Weitere Methoden sowie Details zu den genannten Untersuchungsverfahren sind in den speziellen Kapiteln bei den einzelnen Erkrankungen und Verletzungen beschrieben.

3.3 Allgemeine Hinweise zur Therapie – die Grundlagen

Nachdem ärztlicherseits die exakte Diagnose aufgrund der Anamnese sowie der erfolgten Untersuchungen gestellt worden ist, wird das Therapiekonzept festgelegt. Dabei wird entschieden, ob im Rahmen der Behandlung eine Operation erforderlich bzw. sinnvoll ist oder nicht (konservative Therapie). Die speziellen konservativen und operativen Behandlungsmethoden werden bei den einzelnen Sportverletzungen und Schäden dargestellt. Zunächst folgen einige grundsätzliche Ausführungen, die allgemein gültig sind und beachtet werden sollten, um ein optimales Therapieresultat zu erzielen.

3.3.1 Tetanus – nicht zu unterschätzen

Bei einer Verletzung der Haut muss unbedingt der Impfschutz des verletzten Sportlers gegen **Wundstarrkrampf** (Tetanus) überprüft werden. Dies gilt ebenso bei einer Infektion im Weichteilbereich, auch wenn eine Verletzung der Haut als Eintrittspforte für Erreger nicht identifiziert werden kann.

Bei fehlendem oder unsicherem Impfschutz gegen Tetanus wird prinzipiell eine Impfung durchgeführt!

Warum? Der Wundstarrkrampf ist eine **lebensgefährliche Erkrankung**, ausgelöst durch ein von Bakterien produziertes Gift. Diese Bakterien (Tetanus-Clostridien) sind besonders widerstandsfähig, können Sporen (Dauerformen) bilden und überall in unserer Umwelt vorkommen, z.B. auf Sportplätzen, in Feld-, Wald- und Gartenböden, im Straßendreck und Zimmerstaub, sogar an der Kleidung. Eintrittspforte der Tetanusbakterien bzw. ihrer Sporen sind Wunden, in denen dann unter anaeroben (sauerstofffreien) Bedingungen die Giftproduktion erfolgen kann.

Derartige Verhältnisse herrschen nicht nur – wie oft fälschlicherweise angenommen wird – in stark verschmutzten oder „spektakulären" Wunden mit ausgedehnter Gewebeschädigung und Durchblutungsstörung vor. Ebenso kann es sich um scheinbar harmlose Schürfungen (z.B. durch Sturz beim Fußballspiel oder Skateboardfahren), Stichverletzungen (z.B. durch eine Pflanze bei Kletterern) oder Wunden durch einen Tierbiss (z.B. bei Nordic-Walkern oder Joggern) handeln. Die Tetanus-Clostridien gedeihen auch in infizierten Wunden, in denen andere Bakterien den Sauerstoff verbrauchen und anaerobe Bedingungen schaffen.

! Achtung: Es gibt keine Verletzungen ohne potenzielles Tetanusrisiko, jede Wunde ist eine potenzielle Eintrittspforte!

Das Tetanusgift wirkt krampferregend. Ist die Erkrankung erst einmal ausgebrochen, dann beträgt die Sterblichkeit bis zu 50%, auch unter optimalen Behandlungsbedingungen auf einer modernen Intensivstation! Wegen dieser schlechten Prognose hat die Vorbeugung durch aktive Immunisierung entscheidende Bedeutung.

Jede Sportlerin und jeder Sportler sollte gegen Wundstarrkrampf geimpft sein!

3.3.2 Verbände und Ruhigstellung bei Sportverletzungen – was uns verbindet

Das Leben ist Bewegung – und Bewegung ist Leben! Gelenke sind zum Bewegen da. Allerdings kann bei verschiedenen Sportverletzungen und sportbedingten Schäden eine befristete Ruhigstellung (**Immobilisation**) erforderlich werden, z.B. im Gips- oder Kunststoffverband. In den speziellen Kapiteln dieses Buchs wird darauf detailliert eingegangen, bei welchen Verletzungen und Erkrankungen eine Ruhigstellung sinnvoll bzw. notwendig ist. An dieser Stelle sollen einige allgemein gültige Regeln für die Immobilisation dargestellt werden, die sich u.a. aus der Anatomie ergeben.

Ziel der anatomiegerechten Immobilisation ist die Heilung der verletzten Strukturen, ohne dass gleichzeitig gesunde Strukturen geschädigt werden, z.B. durch Schrumpfung der Gelenkkapsel mit der Folge einer Bewegungseinschränkung bis hin zur Einsteifung.

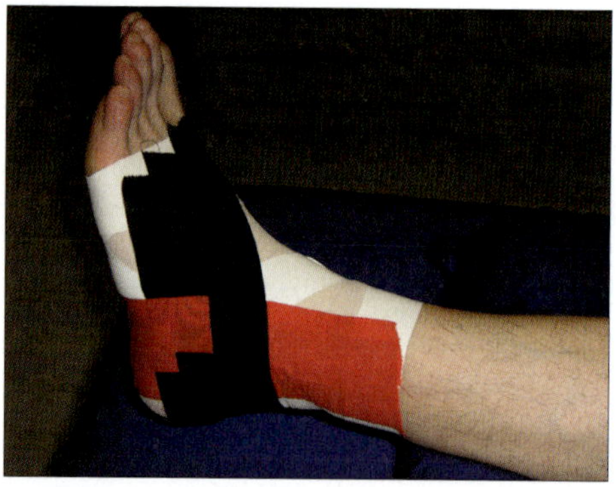

Abb. 3.10: Tape-Verband für das Sprunggelenk

Und noch etwas ist von Bedeutung: Erfahrungsgemäß wird zu lange ruhiggestellt, z.B. bei einem Knochenbruch. Dies erklärt sich aus dem Sicherheitsbedürfnis, dass der „Bruch auch wirklich fest verheilt" ist, damit „bloß nicht noch etwas Schlimmeres passiert". Jede Immobilisation sollte aber so kurzzeitig wie möglich und notwendig erfolgen, weil sie

- nachteilig für die spätere Beweglichkeit der angrenzenden Gelenke sein kann,
- zum Muskelabbau und
- zur „Entkalkung" (Demineralisierung) des Knochens führt.

Das Spektrum der möglichen Verbände und Verbandanordnungen in der Sportmedizin ist sehr groß und reicht vom einfachen Pflaster über die Schiene bis zum teilweise aufwändigen Gips- oder Kunststoffverband. Grundsätzlich haben Verbände verschiedene Aufgaben, bspw.

- sterile Abdeckung bei Wunden
- Kompression als Vorbeugung eines Hämatoms
- Ruhigstellung, z.B. bei Knochenbrüchen oder Infektionen an Arm oder Bein
- Schutz bei gleichzeitiger Bewegungsmöglichkeit, z.B. Tape-Verbände
- Nicht zu unterschätzen ist auch der Signalcharakter eines Verbands, der Sportler und Umwelt auf die Verletzung aufmerksam macht und bspw. den Fans die Wettkampfpause „erklärt"

Einzelheiten zu besonderen Verbänden und zur Verbandstechnik finden sich in den speziellen Kapiteln dieses Buchs. An dieser Stelle sei aber bereits auf die **Tape-Verbände** hingewiesen, das sind sog. funktionelle Verbände, die nicht nur in der Sportmedizin von sehr großer Bedeutung sind (s. Abb. 3.10).

Die funktionelle Verbandstechnik (Taping) ist eine in der Praxis seit vielen Jahren bewährte Methode zur Behandlung, aber auch zur Vorbeugung von Verletzungen und Erkrankungen des Bewegungsapparats.

Die Bedeutung dieser Verbandstechnik wird von Montag und Asmussen [2001] folgendermaßen auf den Punkt gebracht:

Der funktionelle Verband erhält oder schafft das physiologische Gleichgewicht zwischen Stabilität und Mobilität. Er schützt und stützt sowohl passiv als auch aktiv und entlastet selektiv die gefährdeten, gestörten oder verletzten Anteile einer Funktionseinheit, erlaubt die funktionelle Belastung im schmerzfreien Bewegungsraum, verhindert extreme Bewegungen und unterstützt die Ausheilung.

Das Prinzip des funktionellen Verbands lässt sich im Bereich der Hand sehr gut mit dem sog. **Twin-Tape-Verband** oder **Twin-Taping** (engl. *twin*: Zwilling) veranschaulichen, der bspw. bei Zerrungen und Verstauchungen der Fingergelenke – besonders an den Mittelgelenken – eingesetzt wird. Viele Ballsportler wenden das Twin-Taping auch prophylaktisch an. Die Verbandanordnung hat sich bei Sportlern auch in der Rehabilitation, z.B. nach Fingerfrakturen, bewährt:

Dabei wird ein verletzter Finger durch Taping mit dem Nachbarfinger verbunden und für die Übungsbehandlung bzw. sportliche Aktivität freigegeben. Der unverletzte –

wenn möglich der längere – Nachbarfinger mobilisiert den verletzten, bei Bewegungen „nimmt er ihn mit". Er schützt gleichzeitig vor erneuter Verletzung, indem er den verletzten Finger schient und dadurch stabilisiert. Im anglo-amerikanischen Sprachgebrauch spricht man auch von „buddy tape" oder „buddy taping" (engl. *buddy*: Kamerad, Kumpel; dabei ist der „buddy" der unverletzte Nachbarfinger). Ein Mull- oder Schaumstoffstreifen zwischen den Fingern polstert und soll die Mazeration der Haut, d.h. die Aufquellung bzw. „Aufweichung" der Weichteile z.B. durch Schweiß, verhindern.

Von diesem „klassischen" Taping unterscheidet sich das **Medical Taping Concept (Kinesiotape)**, das in Asien entwickelt wurde (s. Abb. 3.11). Dabei handelt es sich um mehrere elastische, verschiedenfarbige Arten von Tapes, die u.a. über eine Stimulation feiner Nervenendigungen – die sog. propriozeptive Wirkung bzw. neuro-reflektorische Beeinflussung – wirken und die Muskeln und Gelenke in ihrer Funktion unterstützen sollen. Das Spektrum der Einsatzmöglichkeiten in der Sportmedizin ist sehr groß; positive Mitteilungen gibt es bspw. bei Muskelzerrungen, Gelenkverstauchungen und Wirbelsäulenblockierungen, beim Tennisellenbogen oder nach Operationen wie der Kreuzbandplastik.

3.3.3 Wichtige Informationen rund um die Operation

Sofern bei einer Sportverletzung oder -erkrankung eine Operation notwendig ist, gibt es in der Praxis oder Klinik standardisierte Handlungsabläufe, die sich wie folgt untergliedern lassen:

- Präoperative Untersuchungen
- Aufklärung
- Operationsvorbereitung
- Anästhesieverfahren
- Operation und postoperative Weiterbehandlung

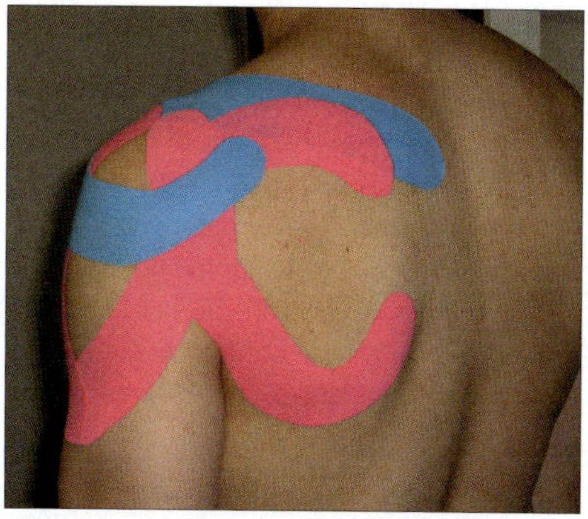

Abb. 3.11: Kinesiotape im Bereich der Schulter

In Abhängigkeit von der Art und der Dringlichkeit der Operation sowie dem Alter und den Begleiterkrankungen des Sportlers (z.B. Diabetes mellitus) sind neben der verletzungsspezifischen Diagnostik (vgl. die speziellen Kapitel) weitere **präoperative Untersuchungen** erforderlich, bspw. Laboruntersuchungen, ein Elektrokardiogramm (EKG) oder ein Röntgenbild des Brustkorbes.

> ! Achtung: Ein sehr wichtiger und unbedingt erforderlicher Bestandteil der Operationsvorbereitung ist die **Aufklärung**.

Der Patient sollte, am besten vom Operateur selbst, in verständlichen Worten über die Art und Schwere seiner Sportverletzung oder -erkrankung sowie den geplanten operativen Eingriff aufgeklärt werden. Bei geplanten Operationen wird außerdem mitgeteilt, wann vorher die letzte Nahrungs- und Flüssigkeitsaufnahme erfolgen darf. Der Sportler sollte auch über den möglichen Spontanverlauf und die Heilungschancen ohne Operation informiert werden. Darüber hinaus muss er wissen, dass manchmal die Schwere der Verletzung bzw. Erkrankung erst bei der Operation beurteilt werden kann. Die Aufklärung soll auf potenzielle allgemeine Komplikationen hinweisen, z.B. eine Infektion oder die Möglichkeit einer unbeabsichtigten

Verletzung von wichtigen Strukturen (z.B. Nerven, Sehnen, Blutgefäße). Der zu operierende Sportler muss darüber hinaus die Folgen derartiger ungewollter Schädigungen kennen, z.B. Taubheitsgefühl oder elektrisierende Schmerzen nach einer Nervendurchtrennung. Spezielle Komplikationen sind ebenfalls zu nennen, z.B. die bei Knochenbrüchen ausbleibende knöcherne Heilung.

Vor einer Operation, sofern sie nicht wegen einer lebensgefährlichen oder dringlichst zu versorgenden Verletzung notwendig ist, möchten viele Patienten im Rahmen des Aufklärungsgesprächs auch **allgemeine Informationen** zum grundsätzlichen Operationsablauf:

Die Operation wird i.d.R. am liegenden Patienten durchgeführt. Bei Eingriffen am Arm oder an der Hand sind die zu operierende Hand bzw. der ganze Arm auf einem Handtisch gelagert. Für andere Operationen sind manchmal spezielle Lagerungen erforderlich: So erfolgt bspw. die Naht einer gerissenen Achillessehne in Bauchlage des Patienten, Schulterarthroskopien werden in der sog. Liegestuhlposition oder in Seitenlage vorgenommen. Je nach Eingriff ist auch spezielles Instrumentarium erforderlich, z.B. besonders feine Instrumente für die Handchirurgie. Werden sehr feine Strukturen operiert, z.B. am Fuß oder eben an der Hand, dann setzen viele Operateure eine Lupenbrille auf. Bei manchen Operationen ist die optische Vergrößerung eines Mikroskops notwendig, z.B. bei Nervennähten. Bei arthroskopischen Operationen wird ein optisches System verwendet, der Operateur sieht sein Operationsgebiet auf einem Fernsehmonitor.

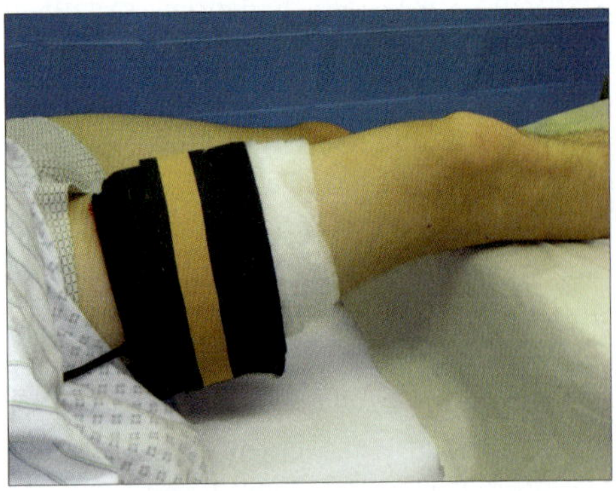

Abb. 3.12: Pneumatische Manschette am Oberschenkel, bspw. vor der Operation eines verletzten Knie- oder Sprunggelenks

> Viele Operationen an Arm oder Bein, z.B. handchirurgische Eingriffe, werden zu besseren Übersicht für den Operateur in Blutleere oder Blutsperre durchgeführt.

Bei einer **Blutleere** wird der Arm oder das Bein mit einer Gummibinde (Esmarch-Binde) von der Hand bis zum Oberarm bzw. vom Fuß bis zur Leiste blutleer ausgewickelt. Eine am Oberarm bzw. Oberschenkel angelegte watteunterpolsterte pneumatische Manschette (Druckmanschette, s. Abb. 3.12) verhindert das Einfließen des Blutes in den Arm bzw. das Bein während der Operation. Bei einer **Blutsperre** wird der Arm bzw. das Bein vor dem Aufpumpen der Manschette lediglich kurzzeitig hochgehalten und nicht vorher ausgewickelt (z.B. bei Infektionen). Der Druck in der Manschette beträgt in Abhängigkeit von Blutdruck und Alter des Patienten zwischen 200 und 300 mmHg am Arm bzw. 400–500 mmHg am Bein, bei Kindern weniger. Die Dauer der Blutleere oder -sperre sollte 2 Stunden nicht überschreiten, weil sonst Gewebeschäden aufgrund der fehlenden Blutzufuhr auftreten, z.B. an der Muskulatur.

Bei auf den Finger oder Daumen begrenzten Operationen, die in Oberst-Anästhesie (s.u.) operiert werden, kann wird die Blutleere durch Überkrempeln eines oder zweier Gummiringe oder mit einem aufgerollten Operationshandschuhfinger erreicht werden, zur Blutsperre gelangt ein weiches Gummischläuchlein zur Anwendung. Hierfür ist die Zeit auf 20–30 min begrenzt.

Nach der Durchführung der geplanten Maßnahme (z.B. Achillessehnennaht oder Verschraubung eines Knochenbruchs) wird vor dem Wundverschluss meistens eine **Drainage** (z.B. Redon-Drainage, s. Abb. 3.13) eingelegt, damit Wundsekret abgesaugt werden bzw. abfließen kann.

Die Operation endet mit einem Verband, eine evtl. Ruhigstellung hat anatomie- und funktionsgerecht zu erfolgen (s. Kap. 3.3.2).

Im Rahmen des Aufklärungsgesprächs wird die postoperative Weiterbehandlung ebenfalls erläutert. Dazu gehört auch eine unverbindliche Einschätzung des Zeitraumes der Behandlungsbedürftigkeit sowie der Dauer der Sport- bzw. auch Arbeitsunfähigkeit. Auf die Notwendigkeit oder Möglichkeit weiterer Operationen sollte ebenfalls hingewiesen werden, z.B. eine Metallentfernung nach Knochenbruchstabilisierung. Bei bleibenden Schäden können zu einem späteren Zeitpunkt Folgeoperationen zur Verbesserung der Funktion sinnvoll bzw. notwendig sein.

Die Aufklärung sowie die Einverständniserklärung des Patienten erfolgen grundsätzlich schriftlich und werden von Arzt und Patient bzw. dessen gesetzlichem Vertreter unterschrieben. Von dieser Regel wird nur in absoluten, lebensbedrohlichen Notfällen abgewichen, wenn keine Zeitverzögerung gerechtfertigt ist. Zumindest, wenn die Operation eine besonders drastische Maßnahme darstellt (z.B. Amputation), sollte die Aufklärung unter Zeugen vorgenommen werden. Bewährt haben sich spezielle Aufklärungsbögen, die von Medizinern und Juristen entwickelt wurden.

Für jede Operation ist eine sorgfältige **Operationsvorbereitung** wichtig: Die Körperreinigung wird bei geplanten Operationen vom Patienten selbst vorgenommen, bei einem Akuteingriff ggf. vom medizinischen Personal durchgeführt (soweit dies für den Patienten schmerzfrei erträglich ist). Die Fingernägel sollten gereinigt und gekürzt sein, Nagellack ist zu entfernen. Entsprechendes gilt für die Fußnägel. Eine vorsichtige Rasur des Operationsgebiets wird bei starker und störender Behaarung vom medizinischen Personal vorgenommen, soweit dies erforderlich ist. Die Enthaarung ist auch mit Hilfe spezieller Cremes möglich.

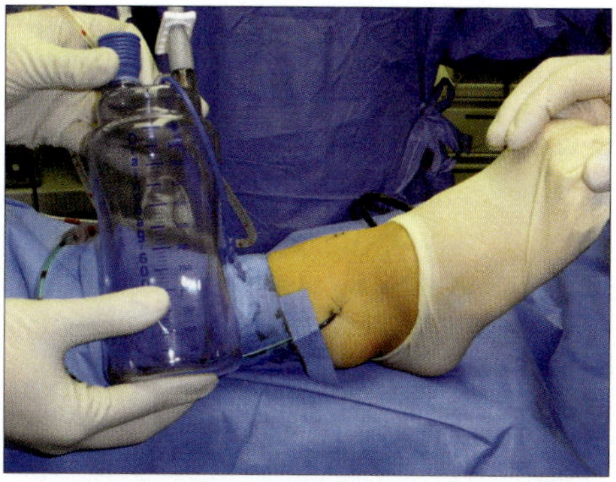

Abb. 3.13: Sog. Redon-Drainage, die am Ende einer Arthroskopie („Spiegelung"; hier: des Sprunggelenks) in das Gelenk eingebracht und meist nach 1 Tag entfernt wird.

Die Rasur sollte nicht am Vorabend durchgeführt werden, weil sich dabei versehentlich zugefügte kleine Verletzungen entzünden können und sich dann ein Wahleingriff wegen der Infektionsgefahr verbietet.

Zu jeder Operation gehört natürlich auch das geeignete **Anästhesieverfahren**: Die Versorgung kleinerer Wunden kann durch Einspritzen eines Lokalanästhetikums (örtliches Betäubungsmittel) in **Lokalanästhesie** (örtliche Betäubung) durchgeführt werden. Häufig gelangt eine **Leitungsanästhesie** zu Anwendung. Auf diese Weise wird bspw. ein Finger oder ein Zeh betäubt (Oberst-Anästhesie), einzelne Nerven oder der gesamte Arm (Plexusanästhesie) bzw. das Bein (Spinal- oder Periduralanästhesie). Ein anderes Verfahren ist die **intravenöse Regionalanästhesie**; dabei wird das Lokalanästhetikum in eine Vene injiziert, nachdem zuvor eine Blutleere (s.o.) erzeugt wurde. In manchen Fällen ist es besser, die Operation in **Allgemeinanästhesie** (Vollnarkose) durchzuführen – z.B. bei kleinen Kindern, unruhigen Patienten oder einer Allergie gegen örtliche Betäubungsmittel. Eine Lokalanästhesie wird i.d.R. vom Operateur selbst vorgenommen; Einzelheiten zu den anderen genannten Anästhesieverfahren und die für den konkreten Eingriff zu wählende Methode sollten vorher mit dem Anästhesisten abgesprochen werden.

Die Operation ist keineswegs mit dem Anlegen des Verbandes abgeschlossen; wesentlich für den Operationserfolg ist auch die **postoperative Weiterbehandlung**!

Die Drainage wird in der Regel nach 1–2 Tagen entfernt, der Verband regelmäßig gewechselt. Die Hautfäden verbleiben meistens für etwa 10–14 Tage, im Gesicht werden sie früher entfernt. Der Patient wird nach Hand- oder Fußoperationen angehalten, zur Vorbeugung einer Schwellung die Hand bzw. den Fuß nicht hängen zu lassen, sondern über Herzniveau zu halten bzw. zu lagern.

Nicht in einen Verband einbezogene Gelenke müssen mehrfach täglich in allen Bewegungsebenen selbständig beübt werden, ggf. auch unter ärztlicher bzw. krankengymnastischer Anleitung, um spätere Bewegungseinschränkungen zu verhindern. Nach Operationen am Bein, bei erforderlicher Ruhigstellung von Beingelenken oder Entlastung des Beines, ferner bei Notwendigkeit von Bettruhe, wird eine Thromboseprophylaxe durchgeführt, z.B. mit einem täglich injizierten Heparin-Präparat (s. Kap. 3.3.4).

Die Rehabilitation ist ebenfalls wichtig für den Operationserfolg, allgemeine Ausführungen sowie spezielle Informationen dazu finden sich in den jeweiligen Kapiteln dieses Buchs.

3.3.4 Was ist eine Thrombose und wie kann man dieser vorbeugen?

Eine Thrombose ist eine **Blutgefäßerkrankung**, bei der sich ein **Blutgerinnsel** bildet und das Blutgefäß verstopft. Dies kann grundsätzlich in allen Gefäßen geschehen, umgangssprachlich – und meistens auch unter Medizinern – ist damit meistens eine Thrombose **in den Venen** (Phlebothrombose) gemeint, in denen das Blut zum Herzen zurückfließt. Eine Thrombose spielt sich meist in den Bein- und Beckenvenen ab.

Ursachen für eine Thrombose sind – nicht nur bei Sportlern – Verletzungen und Operationen v.a. des Beckens und der unteren Extremität, insbesondere auch bei längerer Ruhigstellung oder Entlastung, z.B. durch Bettlägerigkeit oder Gips (s. Abb. 3.14). In diesen Fällen kann nämlich die Beinmuskulatur den Blutrückfluss nicht oder nur unzureichend gegen die Schwerkraft unterstützen, die sog. Muskelpumpe arbeitet nicht wie gewohnt, es kommt zum Blutstau. Das Risiko ist auch erhöht bei Bewegungsmangel und langem Sitzen mit angewinkelten Beinen, etwa im Flugzeug, besonders bei engen Sitzen („Touristenklasse-Syndrom"), Bus oder Auto. Als weitere Risikofaktoren gelten u.a. Krampfadern, Blutgerinnungsstörungen, Flüssigkeitsverlust (Schwitzen), Schäden an den Wänden der Venen, Blutstau durch Abschnürung von Gliedmaßen und Hormonschwankungen (z.B. in der Schwangerschaft), die Einnahme der „Pille", Rauchen, zunehmendes Alter, Übergewicht und eine Thrombose in der Vorgeschichte (auch bei Eltern oder Geschwistern). Besonders hoch ist das Risiko, wenn mehrere dieser Faktoren zusammenkommen.

Wenn eine Thrombose in den großen tiefen Venen der Beine oder des Beckens entsteht, die als Hauptleitungen das Blut zum Herzen zurücktransportieren, so kann dies **lebensgefährlich** werden: Der Blutpfropf kann sich lösen und in die Lunge gespült werden, es kommt zur **Lungenembolie**. Dagegen besteht bei Thrombosen in kleinen oberflächlichen Venen oder auch in den Armen in der Regel keine Emboliegefahr.

Diagnose

Venenthrombosen betreffen überwiegend die Beine und das Becken, die Arme und der Schultergürtel sind hingegen selten betroffen. Die Symptome können sehr unterschiedlich sein. Manche Thrombosen machen so geringe Beschwerden, dass sie sogar unentdeckt bleiben. Zumindest bei einer ausgeprägten Venenthrombose bestehen eine Schwellung und ein Wärmegefühl im betroffenen Körperteil, die Haut ist gespannt, evtl. gerötet oder auch blau verfärbt. Die Patienten geben ein Spannungsgefühl und Schmerzen im Fuß, in der Wade, der Kniekehle oder der Leiste an.

! Achtung: Besteht der Verdacht auf eine Thrombose, so muss diese entweder diagnostiziert oder ausgeschlossen werden. „Abwarten und Tee trinken" ist falsch und kann lebensgefährlich sein!

Zur sicheren Diagnose verwendet man die Ultraschalluntersuchung (Doppler-Sonografie, s. Kap. 3.2) und die Röntgenuntersuchung der Venen mit einem Kontrastmittel (Phlebografie). Spaltprodukte eines Gerinnsels durch dessen Abbau können im Blut mit dem sog. D-Dimer-Test nachgewiesen werden. Von der Thrombose abzugrenzen ist die **Thrombophlebitis**, die Venenentzündung, bei der nicht die Gefahr einer Lungenembolie gegeben ist.

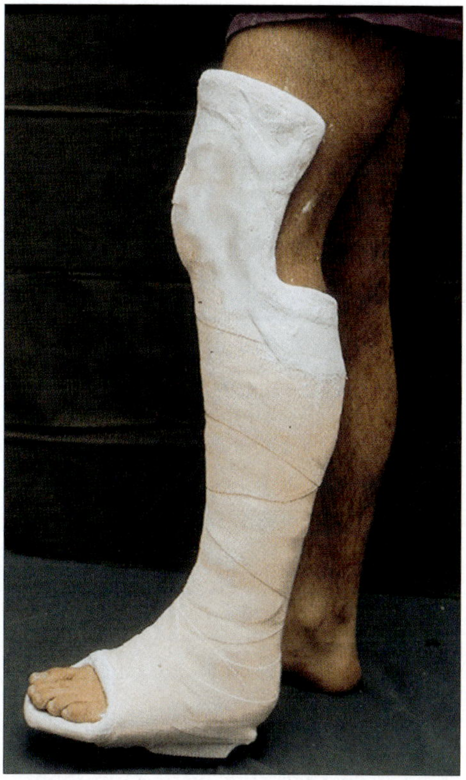

Abb. 3.14: Bei einer Ruhigstellung des Fußes bzw. des Sprunggelenks, wie z.B. hier im Unterschenkelgehgips, besteht ein erhöhtes Thromboserisiko.

Therapie

Die Thrombose ist ein medizinischer Notfall und muss sofort ärztlich behandelt werden!

Die Behandlung erfolgt unter anderem medikamentös durch Gabe blutverdünnender Mittel zur Hemmung der Gerinnbarkeit des Bluts, in Ausnahmefällen auch operativ oder durch gerinselauflösende Medikamente. Wichtig ist ferner die Kompression (des oder) der betroffenen Gliedmaßen mithilfe einer elastischen Wickelung oder von Kompressionsstrümpfen bzw. -strumpfhosen. In der akuten Phase wird evtl. für kurze Zeit – wegen der Gefahr, dass sich ein Gerinnsel löst – Bettruhe erforderlich, dies muss aber im Einzelfall in Abhängigkeit vom Befund

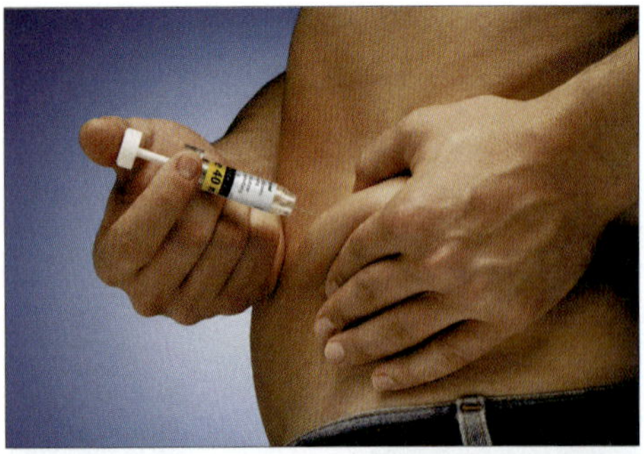

Abb. 3.15: Verabreichung einer Heparinspritze (z.B. Clexane-Sicherheitsspritze). Hier spritzt der Patient sich selbst in die Bauchhaut.

ärztlicherseits entschieden werden. Wichtig ist außerdem, dass bei einer Therapie mit **blutverdünnenden Medikamenten** wegen der Gefahr einer gefährlichen Blutung (z.B. im Gehirn) **keine Kontaktsportart** oder Disziplin mit einem **hohen Sturzrisiko** betrieben wird.

Prognose

Wird eine Thrombose nicht erkannt und nicht fachgerecht therapiert, dann droht – als langfristige Komplikation – ein sog. postthrombotisches Syndrom, eine bleibende Störung des Blutabflusses: geschwollene, schwere Beine, Schmerzen, Krampfadern oder Beingeschwüre, auch „offene Beine" genannt. Die am meisten gefürchtete akut auftretende Komplikation der Venenthrombose ist aber – wie schon erwähnt – die potenziell lebensgefährliche Lungenembolie.

Prävention

Gerade für die Thrombose gilt: Vorbeugen ist besser!

Die genannten Risikofaktoren müssen – wenn möglich – ausgeschaltet werden. Die wichtigste Vorbeugung ist Bewegung zur Aktivierung der Muskelpumpe und Vermeidung eines Blutstaus. Sofern ein Sportler durch eine Verletzung in seiner Beweglichkeit behindert und dadurch thrombosegefährdet ist, z.B. bei einem Bänderriss am Kniegelenk oder bei einer Gipsruhigstellung des Fußes, sollte eine medikamentöse Prophylaxe durchgeführt werden. Dazu werden in den meisten Fällen zumindest bei Jugendlichen und Erwachsenen Heparinspritzen – sog. **niedermolekulares Heparin** – zur „leichten Blutverdünnung" verordnet, die i.d.R. einmal tgl. subkutan (in das Unterhautfettgewebe, z.B. die Bauchhaut; s. Abb. 3.15) zu verabreichen sind. Der Sportler sollte lernen, sich diese Spritze selbst zu applizieren. Nebenwirkungen dieser Prophylaxe, z.B. eine massive Gerinnungsstörung, sind sehr selten; zur Überwachung der Heparin-Therapie sind Blutkontrollen erforderlich, v.a. der Anzahl der Blutplättchen (Thrombozyten): Beim seltenen HIT-Syndrom (heparininduzierte Thrombozytopenie) kommt es zur Verminderung der Anzahl der Blutplättchen.

! Achtung: Keine Angst vor der Spritze! Den kleinen Stich hat noch jeder Sportler überlebt, aber nicht jeder Sportler überlebt eine Thrombose!

Neuere Entwicklungen in der medikamentösen Thromboseprophylaxe sind orale Präparate, die aber zunächst nur zur Vorbeugung nach einer Hüft- oder Kniegelenkersatz-Operation (Prothese) zugelassen sind.

Weitere Tipps zur Vorbeugung, nicht nur für Sportler:

- Flüssigkeitsmangel macht das Blut „dickflüssiger" und kann so die Gerinnungsneigung erhöhen. Also genug trinken – mindestens 1,5 bis 2 l täglich sollten es sein, bei starkem Schwitzen mehr! Alkohol ist nicht geeignet, weil er dem Körper Flüssigkeit entzieht.
- Bei langen Flugreisen, Bus- oder Autofahrten die Beine bewegen! Pausen machen, zwischendurch aufstehen und herumlaufen. Ist das nicht möglich, sollten zumindest die Füße des Öfteren auf und ab bewegt werden.

- Bei Bettlägerigkeit wegen einer Verletzung oder Krankheit: Fußgymnastik, Anspannen der Fuß- bzw. Beinmuskulatur, sofern möglich die Füße gegen die untere Bettkante drücken oder „Luftfahrrad" fahren. Die Hochlagerung der Unterschenkel etwa auf Herzhöhe, z.B. mit einem Kissen oder im Krankenhaus mit einer speziellen Lagerungsschiene, erleichtert den Blutrückfluss.
- Kompressionsstrümpfe oder auch das Wickeln der Beine kann helfen, einen Blutstau zu vermeiden. Damit wird das Risiko für eine Thrombose ebenfalls gesenkt. Wenn der Arzt diese Maßnahme empfiehlt, dann sollte dies akzeptiert werden – selbst wenn das Tragen dieser Strümpfe oder das Wickeln unangenehm ist, bspw. im Sommer.

Zusammenfassung: Durch vorbeugende Maßnahmen kann jeder sein individuelles Thromboserisiko senken. Jeder Sportler sollte sich bewusst sein, dass im Falle einer Verletzung im Bein- oder Beckenbereich ein Thromboserisiko besteht, und zwar mit und ohne operative Behandlung. Deshalb ist die Prophylaxe so wichtig!

3.4 Rehabilitation ist wichtig – auch wenn nicht operiert wird

Das Ziel der Therapie einer Sportverletzung ist klar: Jeder Sportler will, dass seine sportliche Zwangspause so kurz wie möglich andauert. Oder mit anderen Worten: eine frühzeitige Wiederaufnahme der sportlichen Aktivitäten bei normaler Funktion. Selbstverständlich gehört dazu auch, dass der Sportler im Alltag und Beruf wieder voll belastbar ist. Um diesen Anspruch zu verwirklichen, ist die Rehabilitation nach einer Verletzung von entscheidender Bedeutung, unabhängig davon, ob operiert wurde oder nicht.

Für die Rehabilitation ist ein angemessener Zeitraum erforderlich, die Heilung unterliegt gewissen Gesetzmäßigkeiten und braucht Zeit!

Ist die Trainings- und Wettkampfpause zu kurz, kann es zu Komplikationen kommen. Es besteht die Gefahr eines Rückfalls, manchmal sogar das Risiko eines Dauerschadens durch falschen Ehrgeiz – nicht nur seitens des Sportlers, sondern auch durch Leistungsdruck seitens des Trainers oder übertriebenen Anspruch bspw. von Eltern hoffnungsvoller Talente.

An der Rehabilitation sind – je nach Bedarf – verschiedene Berufsgruppen beteiligt, unter anderem z.B. ein Arzt, Physiotherapeut, Sportwissenschaftler oder Psychologe. In diesem Abschnitt finden sich einige allgemeine Ausführungen zu verschiedensten Möglichkeiten im Rahmen der Rehabilitation nach Sportverletzungen; die Maßnahmen werden oft kombiniert eingesetzt. Bezüglich der Details wird auch auf die speziellen Kapitel mit den jeweiligen Verletzungen verwiesen, ebenso auf weiterführende Literatur zum Thema.

Je nach Verletzung oder Erkrankung des Sportlers wird die Rehabilitation entweder ambulant oder im Rahmen einer stationären Behandlung durchgeführt. V.a. bei Leistungssportlern wird zur Therapie- und Trainingsplanung oft eine biomechanische Leistungsdiagnostik durchgeführt, z.B. mit Kraftdiagnostik, Gang- und Sprunganalyse sowie Überprüfung des Herz-Kreislauf-Systems (s. Kap. 3.2).

Eine wesentliche Säule der Rehabilitation ist die **physikalische Medizin** bzw. **Therapie.** Was ist damit gemeint?

Zunächst einmal gibt es dafür keine allgemein akzeptierte Begriffsbestimmung. Eine mögliche Definition für physikalische Therapie ist die **„Anwendung therapeutischer Übungen sowie von Licht, Kälte, Elektrizi-**

tät, Wasser, Massage" [Koletzko 1999]. Gemeint sind damit nach Freiwald [2006] medizinische Behandlungsformen, die auf physikalischen Methoden beruhen und die meistens – aber nicht ausschließlich – von Physiotherapeuten bzw. speziell ausgebildeten Sportphysiotherapeuten angewendet werden. Die verschiedenen Verfahren werden teilweise auch im Rahmen der Vorbeugung von Sportverletzungen eingesetzt, nach einer Verletzung dienen sie auch der Unterstützung der Selbstheilungskräfte.

Zu den Maßnahmen der physikalischen Therapie gehören – ohne Anspruch auf eine vollständige Aufzählung – die Krankengymnastik, Ergotherapie, manuelle Therapie, Thermotherapie (Wärme- oder Kälteanwendungen), Massage, Elektrotherapie, Anwendungen auf naturheilkundlicher Basis (z.B. Quark-Umschläge) und die Bädertherapie. Dazu einige Details:

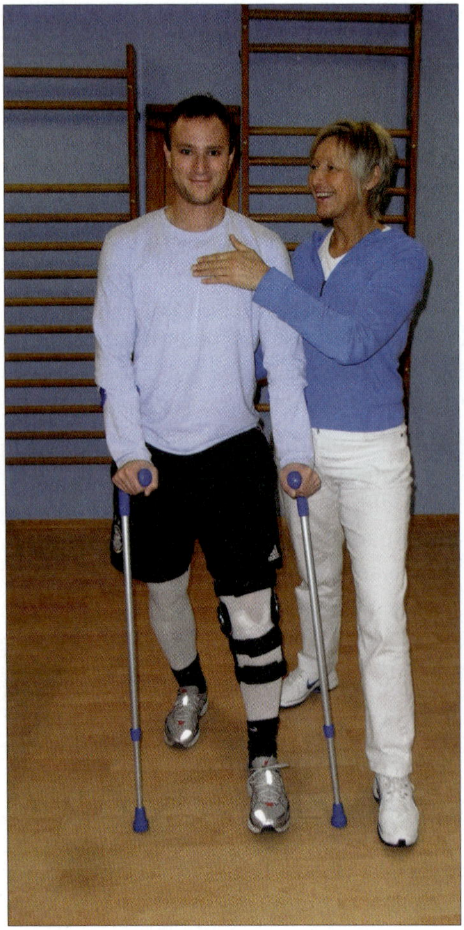

Abb. 3.16: Bei der Physiotherapie lernt der verletzte Sportler bspw. das Gehen mit Unterarmgehstützen.

- Für die Rehabilitation von Sportverletzungen hat die **Krankengymnastik** einen besonders hohen Stellenwert; bevorzugt wird heute oft der Begriff „**Physiotherapie**" verwendet (s. Abb. 3.16). Eines der Hauptziele der Physiotherapie ist es, dem Patienten – in diesem Fall dem verletzten Sportler – wieder ein normales Bewegungsmuster zu vermitteln. Dazu gehören u.a. auch die Gang- und Haltungsschulung sowie die Rückenschule. Ein spezielle Form der krankengymnastischen Ganzkörperbehandlung ist die propriozeptive neuromuskuläre Faszilitation (PNF, die sog. Komplexbewegungstechnik); dabei werden vom Therapeuten Reize zur Verbesserung des Zusammenspiels zwischen Nerv und Muskel gesetzt mit dem Ziel der (Wieder-)Erlangung eines normalen Bewegungsmusters.
- Die Physiotherapie soll vor allen Dingen aus aktiven Bewegungsübungen (aktive Techniken) bestehen, die eine willkürliche Muskelaktivität beim Patienten auslösen. In manchen Fällen können passive Übungen erforderlich sein, bei denen der Patient also keine eigene motorische Aktivität entwickelt. Passive Übungen werden vom Patienten selbst, vom Therapeuten oder mit speziellen Geräten durchgeführt, z.B. sog. **Motor-** oder **Bewegungsschienen**. Dabei handelt es sich um orthopädische Hilfsmittel, die eine **kontinuierliche passive Bewegung** (engl. *continuous passive motion*; daher auch der Begriff „CPM-Schiene") ermöglichen. Bspw. kann nach einer Kreuzbandplastik die Kniebewegungsschiene eingesetzt werden: Das operierte Bein ist auf der Schiene gelagert, der Bewegungs-

spielraum für das Knie wird eingestellt (bspw. Beugung bis 60° bei freier Streckung). Dann schaltet der Patient oder Therapeut den Elektromotor der Schiene ein und das vom Arzt festgelegte Bewegungsprogramm wird durchgeführt, das Kniegelenk wird über einen bestimmten Zeitraum mit einer festgelegten Geschwindigkeit passiv durchbewegt.

- Derartige CPM-Schienen gibt es für viele Gelenke, bspw. für das Kniegelenk (s. Abb. 3.17), das Schultergelenk oder das Handgelenk. Ziel ist die Erhaltung bzw. Wiedererlangung der Gelenkbeweglichkeit, z.B. nach einer Operation, narbenbedingte Bewegungseinschränkungen sollen vermieden werden. Wichtig ist, dass passive Maßnahmen nicht unkontrolliert eingesetzt werden und evtl. bestehende Schmerzen nicht verstärken dürfen.
- Die **manuelle Therapie** ist wörtlich übersetzt die „Heilbehandlung mit den Händen" und als systematische *physiotherapeutische* Untersuchung und Therapie des Bewegungssystems zu verstehen. Es gibt verschiedene Schulen der manuellen Therapie, z.B. nach Cyriax oder Brügger. **Osteopathie** ist ebenfalls eine spezielle Ausrichtung der manuellen Therapie mit besonderen Lockerungs- und Grifftechniken, die von dem US-amerikanischen Arzt Andrew Still begründet wurde. Dagegen ist die **manuelle Medizin** bzw. **Chirotherapie**, bei der ebenfalls mit den Händen manipuliert wird, in Deutschland eine *ärztliche* Untersuchung und Behandlung, die eine spezielle Qualifikation voraussetzt! Bestimmte Teile der manuellen Medizin sind entsprechend den Richtlinien an Physiotherapeuten delegierbar. Im Kontrast dazu wird die **Chiropraktik** von Nichtmedizinern durchgeführt, bspw. von Heilpraktikern.
- Die **Massage** ist eine Methode der manuellen Therapie und dient der Beeinflussung der Haut, des Bindegewebes und der Muskulatur. Es gibt verschiedene Formen der Massage, z.B. die „klassische" Massage als Ganz- oder Teilkörpermassage, die Bürstenmassage, die Unterwasserdruckstrahlmassage, die Sportmassage zur Vor- und Nachbereitung sportlicher Tätigkeiten im Training bzw. Wettkampf oder die manuelle Lymphdrainage zur Beseitigung von Schwellungen.

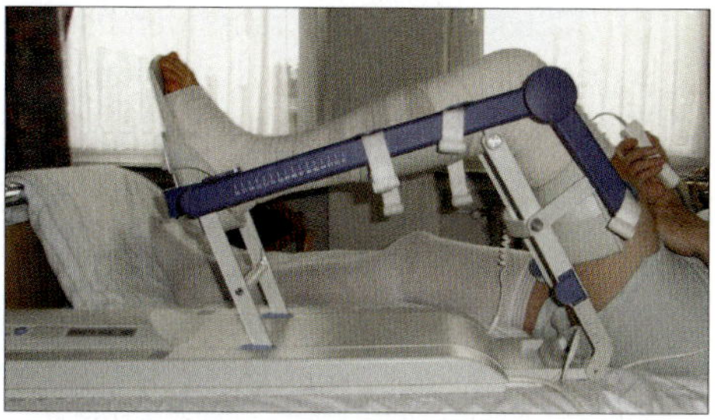

Abb. 3.17: Knie-Bewegungsschiene

- Bei der **Ergotherapie** werden beeinträchtigte Fähigkeiten und Funktionen eines Patienten verbessert, wiederhergestellt oder kompensiert, um eine möglichst große Selbständigkeit und Handlungsfreiheit für den Alltag zu erreichen (Aktivitäten des täglichen Lebens, engl. *activities of daily living*, ADL) – natürlich ebenso für den Sport. Dabei werden auch Hilfsmittel eingesetzt, z.B. für die Arbeitsplatz- und Wohnraumgestaltung, aber eben wiederum auch für den Sport. Eine besondere Form der Ergotherapie ist die **Handtherapie** durch spezifisch ausgebildete Therapeuten für die Behandlung nach Handoperationen bzw. bei Erkrankungen oder Verletzungen der Hände.
- Unter **Thermotherapie** versteht man im Rahmen der Rehabilitation Kälte- oder Wärmebehandlung, z.B. mit Umschlägen oder Kompressen. Zur **Wärmetherapie** gehören bspw. Fango, Moor, Heißluft, heiße Rolle oder auch Sauna, zur **Kältetherapie (Kryotherapie)** verschiedene Eisanwendungen, z.B. Eislollis, Kaltluft oder die Ganzkörperkältebehandlung in

der Kältekammer. Oft muss der Patient selber herausfinden, ob ihm Kälte oder Wärme Linderung verschafft. Denn was beim dem einem hilft, kann beim anderen schaden und Schmerzen manchmal sogar noch verstärken. Meistens ist Kälte bei akuten Beschwerden angezeigt, Wärme im chronischen Stadium besser. Wichtig ist, bei der Anwendung Erfrierungen oder Verbrennungen unbedingt zu vermeiden.

- Bei einer **Photo**- bzw. **Lichttherapie** wird optische Strahlung eingesetzt; mit anderen Worten handelt es sich dabei um die Anwendung von natürlichen oder künstlichen Lichtquellen. Bspw. kann die Infrarot-Strahlentherapie zur Erwärmung bei Erkrankungen des Bewegungsapparats eingesetzt werden, lässt sich demnach also auch der Thermotherapie zuordnen. Zur Lichttherapie gehört auch der Einsatz der Ultraviolett-Strahlung (UV-Licht). Von Bedeutung ist dabei der Schutz der Augen (Patient und Therapeut) durch geeignete Brillen; außerdem sollte man sich bewusst sein, dass unkritischer Einsatz zu Verbrennungen der Haut und langfristig zu Hautkrebs führen kann.
- Bei der **Ultraschalltherapie** werden Schallwellen oberhalb der menschlichen Hörschwelle zur Behandlung eingesetzt – und zwar zur Gewebeerwärmung, Durchblutungsförderung und Schmerzlinderung, bspw. nach Muskelverletzungen.
- Unter **Elektrotherapie** versteht man im Rahmen der Rehabilitation die therapeutische Anwendung von Gleich- oder Wechselstrom. Es gibt zahlreiche Verfahren, z.B. Reizstrom bei Muskellähmungen, Hochfrequenztherapie zur Wärmebehandlung oder die transkutane elektrische Nervenstimulation (TENS) zur Schmerzbehandlung. Bei der Iontophorese können mit niederfrequentem elektrischen Strom durch Ionenwanderungen Medikamente durch die Haut in die Blutbahn und das Gewebe eingebracht werden. Das Präparat – z.B. eine Salbe oder ein Gel – wird unter eine Elektrode gegeben und durch eine angelegte Spannung entweder negativ oder positiv aufgeladen. Positiv aufgeladene Medikamenten-Ionen werden an der Pluspol-Elektrode aufgebracht und vom Minuspol angezogen. Negative Ionen wandern vom Minuspol in Richtung des Pluspols. Auf diese Weise soll die Eindringtiefe der Präparate vergrößert und damit ihre Wirkung verstärkt werden. Wenn der Patient Metall im Körper (z.B. Implantate nach Stabilisierung eines Knochenbruchs) oder einen Herzschrittmacher hat, muss der behandelnde Arzt dies wissen und entscheiden, ob eine Elektrotherapie verboten ist oder nicht.
- Auch **Tapen** und **Bandagieren** sind Maßnahmen der physikalischen Therapie.
- Im Rahmen der Rehabilitation von Sportverletzungen spielt die **Kraftmessung** eine wichtige Rolle. Dafür gibt es zahlreiche Apparate und Untersuchungsmethoden, z.B. die **Isokinetik** (s.o.). Mit einem isokinetischen System kann der Heilungsfortschritt im Rahmen der Rehabilitation nach einer Verletzung objektiv überprüft werden. Außerdem ermöglicht die Isokinetik eine Leistungsdiagnostik und Trainingssteuerung. Auch hierbei wird das Prinzip der Isokinetik genutzt, nämlich Training bei konstanter Winkelgeschwindigkeit mit variablem Widerstand – also genau das gegensätzliche Prinzip jedes mechanischen Trainingsgerätes. Mit dem isokinetischen System wird die Belastung computergestützt exakt gesteuert und dosiert, der Sportler kann sich während des Trainings am Bildschirm selbst kontrollieren.
- **Hydrotherapie** ist die Anwendung von kaltem und warmem Wasser (Bäder, Duschen, Güsse, Dämpfe, Sauna). Das **Bewe-**

gungsbad ist eine besonders häufig nach Sportverletzungen eingesetzte Behandlungsmethode der Hydrotherapie: Dabei werden die Vorteile und speziellen Eigenschaften des Wassers genutzt, z.B. der Auftrieb (Gewichtsentlastung), der Strömungswiderstand (Aqua-Jogging) und die Wassertemperatur (je wärmer das Wasser, desto größer die Kreislaufbelastung).

- Die **Gang- und Laufbandanalyse** kann ebenfalls zur Überwachung einer Rehabilitation nach Sportverletzungen, z.B. des Beines und Fußes, eingesetzt werden. So ist auch eine Optimierung von Sportgeräten – speziell der Schuhe – sowie der Trainingsgestaltung durch eine Bewegungsanalyse möglich.
- **Atemtherapie** ist nicht nur bei Lungenerkrankungen sinnvoll, sondern bspw. auch bei Erkrankungen oder Verletzungen des Skelettsystems, die zu einer Beeinträchtigung der Atmung führen können, z.B. schwere Rippenprellungen oder starke Verkrümmungen der Wirbelsäule wie die Bechterew-Krankheit.
- Anwendungen auf **naturheilkundlicher Basis**, z.B. Umschläge mit Quark oder Schröpfen mit Gläsern im Bereich von Schmerzpunkten, gehören ebenfalls zum Spektrum der physikalischen Therapie.
- Bei manchen verletzten Sportlern sind **Entspannungsmethoden** wie das autogene Training oder die progressive Muskelrelaxation sinnvoll.
- **Manche Verfahren** der physikalischen Therapie wie die Laser-Anwendung, die Magnetfeldtherapie, die pulsierende Signaltherapie und die Fußreflexzonenmassagen sind hinsichtlich ihrer Wirksamkeit **sehr umstritten**.

Auch **Laborwerte**, z.B. durch Blutuntersuchungen, können im Rahmen der Rehabilitation nach Sportverletzungen eine Rolle spielen, um bspw. Überlastungsreaktionen des Körpers zu erkennen. So kann die Laktatdiagnostik eine Aussage über den Trainingszustand machen (s. Kap. 3.2).

Eine vollständige Darstellung der in der Rehabilitation eingesetzten Maßnahmen und diagnostischen sowie therapeutischen Möglichkeiten würde den Rahmen dieses Buchs sprengen. Hier sei auf die spezielle Literatur hingewiesen. Von entscheidender Bedeutung für die Rehabilitation eines verletzten Sportlers sind die Kommunikation und Kooperation innerhalb eines therapeutischen Teams, in dem je nach Art und Schwere der Verletzung verschiedene Berufsgruppen zusammenarbeiten, z.B. Physiotherapeuten, Psychologen, Mediziner, Sportwissenschaftler, Trainer.

Insgesamt führt die adäquate Behandlung einer Sportverletzung einschließlich einer angemessenen Rehabilitation in den meisten Fällen zu einer folgenlosen Ausheilung. Manchmal verbleibt jedoch trotz aller Fortschritte in der Sportmedizin ein Dauerschaden, der den Sportler dazu zwingt, seine sportlichen Ansprüche zu reduzieren oder sogar die Karriere zu beenden. Es ist eine der schwierigsten Aufgaben eines Sportarztes, seinem Patienten dies mitzuteilen. Dazu gehört auch, den Sportinvaliden zu begleiten: Es braucht i.d.R. viel Zeit, bis ein Sportler – und zwar sowohl im Breiten- als auch im Leistungssport – akzeptieren kann, dass er seinen geliebten Sport nur noch eingeschränkt oder gar nicht mehr ausüben kann und am Ende seiner Laufbahn ist. Der Weg bis dahin ist geprägt von Hoffen und Bangen sowie vorübergehenden Erfolgen im Rahmen der Rehabilitation mit anschließenden Rückschlägen. Manchmal ist es hilfreich, sportliche Alternativen aufzuzeigen und auf Sportarten „umzusteigen", die trotz gesundheitlicher Beeinträchtigung noch möglich sind.

4 Verletzungen und Schäden der Haut sowie der Finger- und Zehennägel

4.1 Bedeutung der Haut beim Sport und Einführung in die Anatomie

Die Haut ist das größte Organ des Menschen und hat zahlreiche Funktionen: Sie ist Schutzorgan und Körperhülle, übernimmt Stoffwechsel- und Abwehrfunktionen, ist Kontakt- und Sinnesorgan. Sie hat verschiedene Anpassungsmechanismen, so kommt es z.B. bei hohen Außentemperaturen oder bei sportlicher Aktivität zur Absonderung von Schweiß; auf diese Weise wird der Körper durch die Verdunstung gekühlt. Die Haut verändert ihre Farbe bei UV-Einstrahlung und wird gebräunt oder aber durch einen Sonnenbrand gerötet. Die Haut reagiert bei manchen inneren Erkrankungen, als Beispiel sei die „Gelbsucht" bei einer Leberentzündung genannt. Sie gilt als „Spiegelbild der Seele", bei Emotionen oder Stress errötet man oder wird schneeweiß im Gesicht.

Die menschliche Haut besteht aus mehreren Schichten. Haare und Nägel gehören ebenso wie die Schweißdrüsen zu den Hautanhangsgebilden. Aufgrund ihrer „exponierten" Lage sind Hautverletzungen beim Sport sehr häufig und werden oft zunächst als Bagatelle abgetan; erst wenn Komplikationen auftreten, z.B. eine Wundinfektion, werden die verletzten Sportler eines Besseren belehrt. Daher dürfen in einem Buch über Sportverletzungen die der Haut nicht fehlen.

4.2 Wunden – richtiges Verhalten bei Rissen, Schnitten, Platzwunden und Schürfungen

Die meisten Hautverletzungen beim Sport sind sog. Gelegenheitswunden. Sie werden z.B. bei kampfbetonten Ballsportarten wie Fußball oder Rugby beobachtet. Der „Cut" beim Boxen, also eine Platzwunde im Augen(brauen)bereich ist ebenso bestens bekannt. Beim Eislaufen bzw. Eisschnelllauf oder Eishockey können Schnittwunden durch die Schlittschuhkufen entstehen, insbesondere auf überfüllten öffentlichen Bahnen, wenn keine Handschuhe getragen werden. Beim Weitsprung können die Spikes bspw. bei der Landung schmerzhafte Risswunden verursachen. Hautabschürfungen beim Judo („Mattenbrand") oder an der Oberschenkelaußenseite beim Fußballer nach einer Grätsche sind keine Seltenheit. Risswunden am Schienbein werden durch die Stollen der Fußballschuhe des Gegenspielers bei fehlenden Schienbeinschonern verursacht. Schnitt- oder Risswunden können beim Basketball oder Handball auch durch überlange Fingernägel des Kontrahenten entstehen. Schnittverletzungen und Platzwunden ereignen sich beim Segeln am häufigsten beim Wenden oder Halsen sowie im Fall einer Kenterung.

Diagnose. I.d.R. sind bei diesen Wunden außer der Haut keine anderen Strukturen geschädigt, sie heilen bei sachgerechter Behandlung problemlos ab. Eine exakte Untersuchung dient der **Abklärung** von evtl. vorhandenen **Begleitverletzungen**. Insbesondere eine kleine Wunde verleitet wegen ihres harmlosen Aussehens dazu, einen möglichen Fremdkörper oder die Mitverletzung tiefer liegender Strukturen (z.B. Sehnen, Nerven) zu vergessen.

Therapie

Was muss der medizinische Laie als Ersthelfer beim Wundverband an der Sportstätte beachten?

- Wundversorgung nur mit gründlich gesäuberten Händen!
- Wunde nicht mit den Händen berühren!
- Wenn vorhanden, sollten bei der Versorgung einer Wunde – auch zum eigenen Schutz – Einmalhandschuhe getragen werden.
- Salben, Cremes, Gels oder Tinkturen haben bei der Erstbehandlung auf der Wunde grundsätzlich nichts zu suchen!
- Verschmutzte Wunden können – sofern sie nicht zu stark bluten – mit einem nicht „brennenden" Desinfektionsmittel (z.B. Octenisept) bzw. mit Wasser und Kompressen gereinigt werden. Manche Sportler reinigen ihre Wunden selbst unter fließendem Wasser.
- Meistens reicht ein Standardpflaster, am besten mit einer hautfreundlichen Klebeschicht („Sensitivpflaster", „hypoallergenes" Pflaster), v.a. aber bei empfindlicher Haut.
- Die Wundauflage des Pflasters muss immer größer sein als die Wundfläche.
- Das Pflaster sollte möglichst spannungs- und faltenfrei aufgelegt werden. Wenn es nämlich Zug auf die Haut in der Umgebung der Wunde ausgeübt, können sog. Spannungsblasen entstehen.
- Bei größeren Wundflächen oder stärkerer Blutung reicht ein Pflaster nicht aus. Dann ist ein Wundverband notwendig: Die Wunde wird mit einer oder mehreren sterilen Mullkompressen abgedeckt und mit Heftpflaster oder besser einer Mullbinde, einer elastischen Binde oder einem Dreiecktuch aus dem Verbandskasten fixiert.
- Bei starker Blutung ist ein Druckverband erforderlich (s. Kap. 10.2).
- Bei kleinen Wunden kann der Verband aus der Sprühflasche bzw. Spraydose eine Alternative sein. Aber Achtung: Nicht in die Augen oder andere Körperöffnungen sprühen! Diese „Sprühpflaster" haben außerdem den Nachteil, dass sie nicht selten schwer zu entfernen sind. Im Zweifelsfall sollte auf ihre Anwendung verzichtet oder vorher ärztlicher Rat eingeholt werden.
- Je länger mit der professionellen Behandlung einer Wunde gewartet wird, desto größer ist das Infektionsrisiko.

Und wie geht es weiter? Die fachgerechte endgültige Behandlung sollte – wie bei allen Verletzungen – so früh wie möglich erfolgen. Verschmutzte Wunden werden mit einem nicht „brennenden" Desinfektionsmittel und Kompressen gereinigt (s.o.), kleinere oberflächliche Fremdkörper, wie z.B. Schmutzpartikel, werden entfernt.

! Achtung: Äußerlich sichtbare, tiefsitzende Fremdkörper dürfen bei der Ersten Hilfe an der Sportstätte nicht entfernt werden, sondern erst im Rahmen der Operation; die Wunde wird lediglich steril verbunden. Der Fremdkörper, z.B. ein Pfeil, könnte bspw. in einem Blutgefäß oder gut durchbluteten Organ stecken und die Stelle gewissermaßen „abdichten"; bei einer Fremdkörperentfernung ohne Operationsbereitschaft besteht das Risiko einer unstillbaren Blutung.

An der Wettkampfstätte hat der Arzt eine Wunde mit einem Klammergerät evtl. provisorisch versorgt („getackert"); diese Klammern werden dann entfernt. Schnitt-, Riss- und Platzwunden werden als definitive Therapie vom Arzt meist in örtlicher Betäubung genäht (s. Abb. 4.1). Bei sehr großen Wunden oder bei Kindern ist in manchen Fällen eine Allgemeinanästhesie (Vollnarkose) notwendig. Vor der Wundnaht werden gequetschte und minderdurchblutete Wundränder sparsam ausgeschnitten, evtl. wird vor dem Wundverschluss eine Drainage eingelegt. Bei der Operation wird auch geprüft, ob weitere anatomische Strukturen (z.B. Sehnen oder Nerven) verletzt sind, die ebenfalls rekonstruiert werden müssen. Das Ziel der Behandlung ist die komplikationsfreie, primäre Wundheilung. Der Tetanusimpfschutz wird überprüft und ggf. vervollständigt. Die Hautfäden werden etwa 10–14 Tage später entfernt, im Gesicht früher.

In einigen Fällen werden auch spezielle Wundverschlussstreifen, sog. Klammerpflaster, eingesetzt, deren Haftwirkung aber bei schweißnasser Haut des Sportlers reduziert ist. Bei relativ kleinen Wunden und insbesondere bei Kindern wird manchmal auch Gewebekleber eingesetzt.

> **!** Achtung: Bei einer genähten Wunde ist die Anzahl der „Stiche", die von medizinischen Laien oft als Maß für die Schwere der Verletzung angesehen wird, von völlig untergeordneter Bedeutung. In manchen Körperregionen werden die einzelnen Nähte in sehr engem Abstand vorgenommen, bspw. im Gesicht (ca. 2 mm), was viele Stiche bedeutet. Entscheidend ist, dass die Wunde professionell versorgt wird und die Wundränder stufenlos angenähert werden; Unebenheiten könnten bspw. am behaarten Kopf beim Kämmen stören. Selbstverständlich werden bei einer Wundnaht aber nicht nur funktionelle Gesichtspunkte, sondern auch kosmetische Aspekte berücksichtigt.
> Und noch ein Hinweis: Auch Hautwunden im Rahmen einer operativen Versorgung, bspw. bei der Stabilisierung eines Knochenbruchs mit einer Platte und Schrauben, werden meistens genäht. Manche Operateure bevorzugen es, die Haut zu klammern. Diese Metallklammern sind dann nicht nur äußerlich sichtbar, sondern auch auf einem Röntgenbild zu erkennen (vgl. Abb. 25.28c).

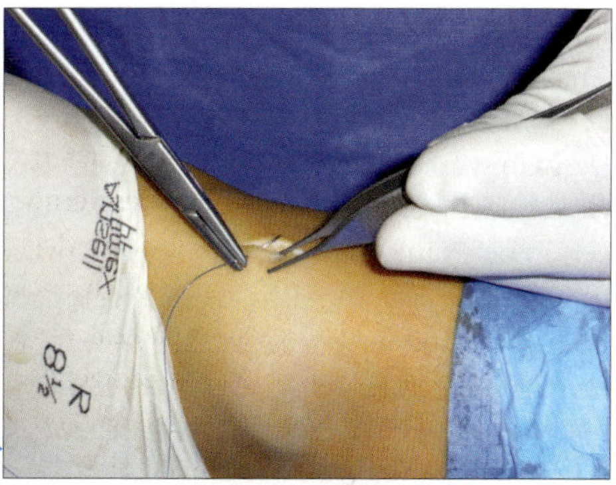
a

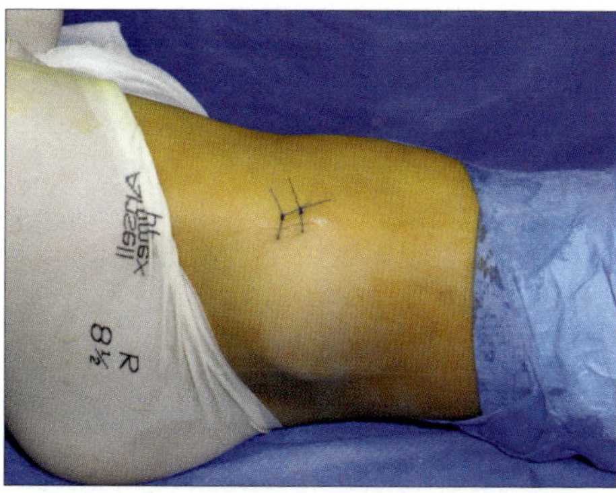
b

Abb. 4.1: Naht einer Hautwunde, in diesem Fall am Sprunggelenk. **a)** Die gebogene Nadel mit dem daran befindlichen Faden wird mit einem Nadelhalter durch die Wundränder geführt. Dann wird der Faden geknotet und abgeschnitten. **b)** Hier wurde noch eine 2. Naht gemacht, diese Wunde wurde also „mit 2 Stichen" genäht.

Manche Wunden, wie bspw. Hautabschürfungen, sondern sehr viel Wundflüssigkeit ab, sodass der Verband festklebt. Der Verbandswechsel wird dann erleichtert und ist für den Sportler weniger schmerzhaft, wenn unter die sterile/n Kompresse/n eine spezielle Wundauflage platziert wird, z.B. eine Salbengittertüllgaze. Dies ist eine Art Netz oder Gitter, das mit einer hautneutralen Salbenmasse imprägniert ist (z.B. Branolind mit Vaselin).

Sofern bei einer Wunde bereits Zeichen einer Entzündung bestehen oder Fremdkörper (Verschmutzung!) entfernt wurden, darf kein Wundverschluss erfolgen. In diesem Fall wird nach der Wundbehandlung je nach Lokalisation der Wunde meistens eine Ruhigstellung durchgeführt, außerdem oftmals auch ein Antibiotikum verordnet (s.u.). Sind die Weichteilverhältnisse dann reizfrei, kann evtl. sekundär, das bedeutet einige Tage später, ein Wundverschluss vorgenommen werden. Bei Defektwunden, die als Sportverletzung glücklicherweise selten sind, sind manchmal plastisch-rekonstruktive chirurgische Maßnahmen erforderlich; entscheidend für die Art und Weise der Defektdeckung sind Lokalisation und Ausdehnung der Wunde einerseits und Beschaffenheit der Wunde andererseits. Das Spektrum der verschiedenen Behandlungsmöglichkeiten reicht von der einfachen Hauttransplantation bis zu aufwändigen mikrochirurgischen Techniken.

Hinweise zur medikamentösen Behandlung bei Wunden:
Es wird eine Vielzahl von Präparaten beworben, die angeblich zur Wundheilung beitragen sollen; oftmals ist ihre Wirksamkeit nicht gesichert, Nebenwirkungen sind aber nicht ausgeschlossen. Viele Sportler und Ärzte haben dagegen positive Erfahrungen mit **Arnika** gemacht. **Schmerzmittel** müssen meist nur bei größeren Wunden verordnet werden. Treten einige Tage nach Entstehung einer Wunde erneute Schmerzen auf, so hat eine genaue Untersuchung zu erfolgen, da Komplikationen wie eine Blutergussbildung oder Infektion eingetreten sein können. **Antibiotika** werden bei „normalen" Wunden in der Regel nicht verabreicht, sondern erst, wenn es zur Infektion kommt. Eine prophylaktische Antibiotikagabe erfolgt aber bei problematischen Wunden, wenn durch die Wunde z.B. ein Gelenk eröffnet wurde.

Wasserabweisende Pflaster („Duschpflaster") und viele Kinderpflaster weisen meist noch eine Kunststofffolie auf. Sie sollten jedoch nur verwendet werden, wenn die betroffene Wunde auch tatsächlich mit Wasser in Kontakt kommt. Durch Wasser unter der Folie – oder auch Schweiß – entsteht ein feuchtwarmes Klima, das Bakterienwachstum und damit eine Entzündung fördert. Die Wunde heilt dann schlecht.

Grundsätzlich sollten Pflaster, wie erwähnt, möglichst spannungs- und faltenfrei aufgelegt werden. Bei Wunden im Bereich von Gelenken empfiehlt es sich, den Kleberrand des Pflasters an mehreren Stellen etwas einzuschneiden (in Richtung der Wundauflage). Dann wird das Pflaster anmodelliert, und zwar so, dass es bei Bewegungen nicht spannt. Beispiel: Bei einer Wunde über der Kniescheibe wird das Pflaster *nicht* bei gestrecktem Kniegelenk angelegt, weil es dann bei Kniebeugung (z.B. im Sitzen) spannt. Deshalb wird das Pflaster bei gebeugtem Gelenk geklebt. Die Alternative für Verletzungen in der Nähe von Gelenken sind dehnbare Textilpflaster, die sich den Bewegungen und Körperrundungen anpassen. Bei größeren Wunden, bei denen ein Pflaster nicht reicht, darf der Wundverband nicht zu eng sein bzw. zum Blutstau führen.

! Achtung: Die im Rahmen der Wundheilung entstandenen Narben sollten für etwa 3 Monate vor direkter und intensiver Sonneneinstrahlung geschützt werden, z.B. durch die Kleidung oder Sonnencreme mit hohem Lichtschutzfaktor. Die Sonne bzw. das UV-Licht werden für eine Keloidbildung, also eine ausgeprägte und verbreiterte Narbenbildung, mitverantwortlich gemacht (s. Abb. 4.2). Das bedeutet auch, dass im genannten Zeitraum die Sonnenbank tabu ist!

Die Besonderheiten bei einer Bissverletzung werden an anderer Stelle beschrieben (s. Kap. 29.6).

4.3 Blasen und Schwielen – was ist zu tun?

Durch Reibung und Druck kommt es bei manchen Sportarten zur Bildung von **Blasen**, z.B. **an den Händen** – beim Turnen, Gewichtheben, Rudern, Fechten und Bogenschießen oder bei sog. Schlägersportarten wie Tennis, Golf oder Baseball. **An den Füßen** entstehen Blasen durch falsche bzw. neue Schuhe, nicht selten in Verbindung mit ungeeigneten Socken. Andere Lokalisationen für Blasen sind selten, aber z.B. durch einen Sonnenbrand (Verbrennung!) nach Sport im Freien ohne Sonnenschutz möglich.

Durch Gewöhnung und Anpassung entstehen bei „manuellen" Sportarten **Schwielen** v.a. in der Hohlhand; sie können sich aber auch an den Fußsohlen ausbilden, z.B. bei Judoka. Die Schwielen stellen einen natürlichen Schutz dar.

Therapie. Die **Blasen** werden unter sterilen Bedingungen punktiert, die Blasendecke sollte zunächst nicht entfernt werden, da sie

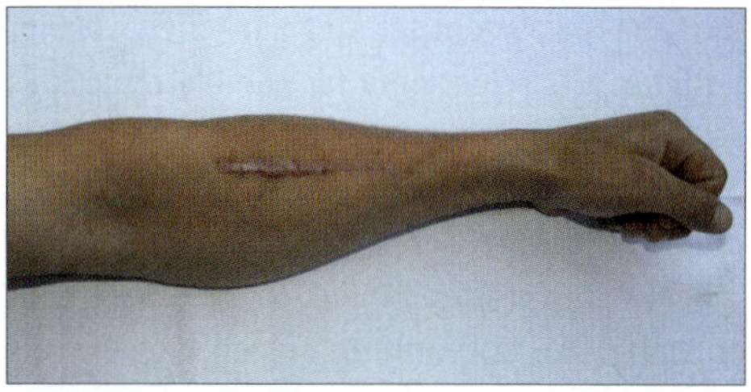

Abb. 4.2: Das Keloid ist eine Narbenwucherung, die – wie hier am Unterarm – für die Betroffenen sowohl kosmetisch störend als auch funktionell behindernd sein kann.

einen biologischen Verband darstellt – sie wird erst nach einigen Tagen abgetragen. Anfangs eignet sich ein steriler Verband, bei kleineren Blasen genügt ein einfaches Pflaster. Später wird dann am besten „Luft" an diese Form der Hautverletzung gelassen. Bei sportlicher Aktivität wird die Region vorübergehend gepolstert.

Die Behandlung von Verbrennungen wird in einem speziellen Kapitel (s. Kap. 30.2) abgehandelt.

Bei **Schwielen** ist eine sorgfältige Hautpflege empfehlenswert; eingerissene Schwielen werden in warmem Wasser aufgeweicht und abgetragen, damit keine behandlungsbedürftige Infektion entstehen kann (Schwielenabszess, s. Kap. 18.10.1).

! Achtung: An den Füßen sollte bei ausgeprägter Schwielenbildung eine professionelle Fußpflege erfolgen, da selbst zugefügte ungewollte Verletzungen beim Abtragen von Schwielen gefährliche Infektionen verursachen können.

4.4 Nagelverletzungen richtig behandeln

Als wesentliches konstruktives Element finden sich an den Fingern und Zehen die Finger- bzw. Zehennägel. Sie sind Hautanhangsgebilde und werden beim Sport wegen ihrer exponierten Lage am Endglied häufig verletzt.

Der Nagel schützt das Endglied, ferner bildet er ein Widerlager für die tastende und greifende Fingerbeere bzw. für die Zehe. Der Nagel liegt auf dem Nagelbett, das sehr gut durchblutet ist – daher seine rötliche Färbung – und zahlreiche Nervenendigungen enthält. Der körpernahe Anteil des Nagels wird auch als Nagelwurzel bezeichnet und liegt in der Nageltasche. Die den Nagel umgebende Haut wird Nagelwall genannt und umgibt den Nagel hufeisenförmig.

Die Haut des Nagelwalls ist sehr dünn und leicht verletzbar. **Nagelwallverletzungen** entstehen bspw. an den Händen bei Kontaktsportarten, an den Füßen durch schlechtes Schuhwerk – aber auch durch falsche Mani- oder Pediküre – und können sich entzünden. Die Infektion umläuft dann den Nagel entlang des Nagelwalls oder breitet sich unter dem Nagel aus (s. Kap. 18.10).

Ein besonderes Problem am Fuß ist der **„eingewachsene Zehennagel"**, bei dem aber eigentlich nicht der Nagel „ins Fleisch wächst", sondern umgekehrt der Nagelwall in den Nagel. Meistens ist die Großzehe betroffen. Ursachen hierfür sind unter anderem falsche Nagelpflege und schlecht sitzendes Schuhwerk.

Die Nagelbildungszone (lat.: *Matrix*) befindet sich im Grund der Nageltasche sowie im Bereich der halbmondförmigen blassweißlichen Zone am hinteren Rand des Nagels, der Lunula. Wird diese Zone geschädigt, droht eine Wachstumsstörung des Nagels. Der Nagel wächst langsam vorwärts in Richtung der Finger- oder Zehenkuppe. Die Wachstumsgeschwindigkeit des Nagels ist individuell verschieden, auch zwischen den Nägeln eines Individuums. Sie ist u.a. abhängig von der Jahreszeit bzw. vom Lebensalter und verlangsamt sich im Laufe des Lebens. Die Wachstumsgeschwindigkeit beträgt etwa 0,1 mm tgl., sodass sich ein Finger- bzw. Zehennagel innerhalb von 4–6 Monaten erneuert.

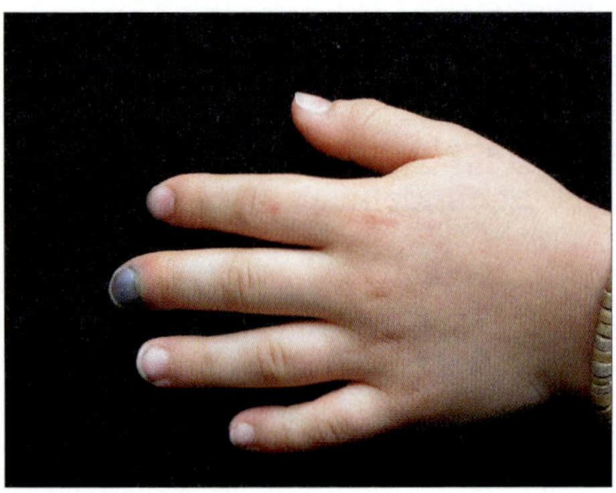

Abb. 4.3: Bluterguss unter dem Fingernagel

Ein **Bluterguss** unter dem Nagel (subunguales Hämatom, s. Abb. 4.3) entsteht meist durch eine Quetschung des Fingers oder der Zehe bzw. durch einen Tritt auf den Fuß (z.B. beim Basketball oder Fußball) und führt zu erheblichen pochenden Schmerzen. Oft ist das Nagelbett ebenfalls verletzt. Eine evtl. Endgliedfraktur (z.B. Nagelkranzfraktur, s. Kap. 18.4.2) wird im Rahmen der Röntgenuntersuchung diagnostiziert. Manchmal kommt es im Rahmen einer Verletzung zu einem **Abheben (Luxation)** oder kompletten **Abriss des Nagels**.

Therapie. Wird der **Bluterguss** unter dem Nagel durch den Arzt **entlastet**, so führt dies meist zu einer raschen Linderung der Beschwerden. Unter sterilen Bedingungen werden ein oder zwei Bohrlöcher außerhalb der Lunula angelegt, und zwar mit Hilfe einer Kanüle, einer Skalpellspitze, einer speziellen Bohrmaschine oder – auch das ist möglich – mit einer glühenden (!) Büroklammer. Manche Sportler tolerieren gerade die Entlastung mit der Büroklammer sogar ohne Betäubung des Fingers bzw. der Zehe. In den ersten Tagen nach diesem Eingriff empfiehlt sich ein leichter Druckverband.

Überschreitet die Größe des Blutergusses ein Viertel des Nagels, so liegt an der Hand eine versorgungsbedürftige **Nagelbettverlet-**

zung vor. In Betäubung des Fingers (Oberst-Anästhesie) wird der Fingernagel vorsichtig abgehoben und das Nagelbett am besten unter optischer Vergrößerung (Lupenbrille) mit feinem selbstauflösenden (resorbierbaren) Nahtmaterial genäht. Der Nagel wird im Anschluss als biologische Schiene replatziert und durch eine oder mehrere Nähte für 2–3 Wochen gehalten. Ein **abgehobener** oder **komplett abgerissener Nagel** sollte ebenfalls nach sorgfältiger Nagelbettversorgung wieder an Ort und Stelle platziert und mit einer oder mehreren Nähten fixiert werden. Der Sportler muss wissen, dass es nach einer Nagelbettverletzung zu einer Wachstumsstörung des Nagels kommen kann.

Beim **eingewachsenen (Groß-)Zehennagel** sind zunächst einmal adäquates Schuhwerk und richtige Nagelpflege wichtig: Den Nagel vorne nicht abgerundet, sondern eckig und nicht zu kurz schneiden! Entsprechendes gilt für die Nagelpflege an der Hand.

Genügt dies nicht oder kommt es zur Entzündung, dann hilft oft ein Verband mit einer Desinfektionslösung, z.B. Octenisept. Eventuell verordnet der Arzt ein Antibiotikum. Reicht die konservative Behandlung nicht aus, dann muss operiert werden: Meistens wird eine sog. Keilexzision (Emmert-Plastik) durchgeführt, bei der Teile des Nagelwalls und des Nagels mit dem Nagelbett entfernt werden (s. Kap. 28.6.4).

5 Verletzungen und Schäden der Muskulatur

5.1 Bedeutung der Muskeln beim Sport und Einführung in die Anatomie

Die Skelettmuskulatur macht etwa 50% des menschlichen Körpergewichts aus. Unter sportmedizinischen Gesichtspunkten darf man das Organ „Muskulatur" eigentlich nicht isoliert betrachten, sondern als funktionelle Einheit aus dem Muskel und seinem Hüllgewebe (Faszie), der zugehörigen Sehne und dem Ansatzbereich der Sehne am Knochen (tendoossärer Übergang). Es gibt daher verschiedene Einteilungen bzw. Klassifikationen der Muskelverletzungen. Aus Gründen der Systematik werden in den folgenden Abschnitten die Muskelverletzungen und muskulären Probleme eher „klassisch" dargestellt, weil dies praxisnäher und damit auch verständlicher ist.

Je nach Statistik und Sportart betreffen 10–55% aller Sportverletzungen die Muskulatur. I.d.R. handelt es sich um geschlossene Muskelverletzungen, bei denen die Haut – im Gegensatz zur offenen Muskelverletzung – nicht durchtrennt ist. Diese geschlossenen Verletzungen entstehen entweder durch eine direkte Prellung (Kontusion) oder eine plötzliche, heftige Überdehnung, z.B. beim abrupten Stoppen einer Beschleunigungsbewegung oder durch eine plötzliche Beschleunigung selbst.

Besonders verletzungsanfällig ist der Muskel immer dann, wenn er an eine Belastung nicht adaptiert ist. Es gibt – ohne Anspruch auf Vollständigkeit der nachfolgenden Auflistung – eine Vielzahl von Risikofaktoren:

- Übermüdete Muskulatur
- Unterkühlte bzw. nicht genügend aufgewärmte und damit unzureichend durchblutete Muskulatur, d.h. „der Motor hat nicht die richtige Betriebstemperatur"
- Unzureichender Trainingszustand oder Übertraining
- Flüssigkeits- und Elektrolytmangel bzw. unausgewogene Ernährung
- Einnahme von den Muskelaufbau fördernden Präparaten (s. Kap. 39)
- Muskuläre Dysbalancen (s. Kap. 5.2.3)
- Gestörte Innervation der Muskulatur, z.B. bei Bandscheibenschäden der Lendenwirbelsäule
- Nicht sanierter Zahnstatus

Die sachgemäße Behandlung von Muskelverletzungen ist auch unter dem vorbeugenden Aspekt wesentlich, weil andernfalls das Risiko einer erneuten Verletzung oder einer dauerhaften chronischen Schädigung erhöht ist. Die Zeitdauer für einen vollständigen Heilungsprozess beträgt je nach Schwere der Verletzung etwa 3 Wochen bis 3 Monate! Nach einer Muskelverletzung entsteht innerhalb des Muskels eine Bindegewebsnarbe, dieser Bereich kann anfällig bleiben für eine erneute Verletzung.

5.2 Geschlossene Muskelverletzungen bzw. muskuläre Probleme

Bei einer geschlossenen Muskelverletzung besteht **keine Verletzung der Haut**, keine Wunde, also auch keine Verbindung zwischen der verletzten Muskulatur und der Außenwelt.

5.2.1 Die Muskelverhärtung – der Muskel hat „zugemacht“

Als Muskelverhärtung oder Muskelhartspann wird die „Verspannung“ eines Muskels (oft der rückseitigen Oberschenkelmuskulatur) bezeichnet, die vom Sportler als ungewohntes, unangenehmes und leistungsbehinderndes Spannungsgefühl empfunden wird.

Die erhöhte Muskelspannung (Muskeltonus) ist zwar nicht akut schmerzhaft, kann aber unter weiterer Belastung immer schmerzhafter werden. Nicht selten hat der Betroffene die – nicht unberechtigte – Sorge, dass „etwas reißen kann“. Im Prinzip versucht der Muskel durch seine „Verhärtung“ einer schwerwiegenderen Verletzung vorzubeugen.

Häufigste Ursache der Muskelverhärtung ist eine zu hohe Trainingsintensität (Übertraining) bzw. eine zu hohe Wettkampfbelastung. Bei Fußballspielern tritt das Problem bspw. in „englischen Wochen“ auf, wenn die Ruhe- bzw. Erholungsphasen zu kurz sind. Weitere Gründe sind die Reizung von Nervenfasern („Nerv eingeklemmt“), Wirbelsäulen- oder Gelenkschäden, aber auch ungeeignete oder neue Sportschuhe.

Diagnose. Es lässt sich trefflich darüber streiten, ob ein Muskelhartspann vom Untersucher getastet werden kann. Die Diagnose der Muskelverhärtung, die ja eigentlich ein Symptom ist, wird im Wesentlichen aus der Schilderung des Sportlers gestellt. Eine objektive Nachweismethode, wie bspw. die Ultraschalluntersuchung, gibt es nicht. Bei sekundären Ursachen einer Muskelverhärtung, z.B. bei einer Arthrose des Hüftgelenks, erfolgt die Diagnostik entsprechend den Ausführungen in den jeweiligen Kapiteln dieses Buchs.

Therapie

Die wichtigste Maßnahme bei einer Muskelverhärtung ist es, den Wettkampf oder das Training zu beenden. Falscher Ehrgeiz schadet!

Hilfreich ist die Anwendung von Wärme, z.B. in Form einer Wärmflasche oder eines Bades mit angenehmer Temperatur (etwa 10 min). Auf diese Weise wird die Muskeldurchblutung verbessert, der Muskel kann entspannen. Ob Dehnen hilfreich ist, wird heute unterschiedlich beurteilt; wenn gedehnt wird, sollte es auf alle Fälle sehr vorsichtig erfolgen (s. Kap. 5.3). Hilfreich ist das Anlegen einer „feuchten Kammer“ an die betroffene Muskulatur; dabei wird eine mit warmem Wasser leicht angefeuchtete Kompresse auf die Muskelverhärtung gelegt, mit einer Plastikfolie abgedeckt und zusätzlich mit einem Frotteehandtuch umwickelt. Auch eine wohltuende, nicht allzu kräftige Massage hat sich bewährt.

Unterstützend können ärztlicherseits, insbesondere in hartnäckigen Fällen, Medikamente verordnet werden, z.B.:

- Entzündungshemmer wie z.B. Diclofenac oder Ibuprofen (nicht bei Magenbeschwerden).
- Muskelrelaxanzien, also Substanzen, welche die Muskulatur entspannen – aber auch müde machen können; daher nicht Auto fahren oder ein anderes Fahrzeug führen!
- Andere Präparate wie Magnesiumtabletten (z.B. Biomagnesin-Lutschtabletten) oder Vitamin E gehören zwar nicht unbedingt zum Behandlungsspektrum der Schulmedizin, weil ein entsprechender Mangel dieser Substanzen in unseren Breitengraden nicht vorliegt bzw. auch nur schwer nachzuweisen ist, jedoch werden damit in Einzelfällen durchaus positive Erfahrungen gemacht. Ob dabei mehr die psychologische Komponente

eine Rolle spielt (Placeboeffekt), sei dahingestellt.
- Auch das Einspritzen eines örtlichen Betäubungsmittels in die Haut („Quaddeln“) – nicht direkt in den Muskel – kann eine Schmerzlinderung bewirken.

Ist die Muskelverhärtung das Symptom einer anderen Erkrankung (z.B. eines Gelenkschadens), so muss natürlich das verursachende Grundleiden behandelt werden.

Prävention. Nach Abklingen der Beschwerden sollte ein schonender Belastungsaufbau im Rahmen eines Trainings mit zunächst nur geringer Intensität erfolgen. Erst bei vollständiger Beschwerdefreiheit kann ohne Einschränkungen trainiert werden, wobei das Trainingsprogramm exakt analysiert und ggf. geändert werden sollte, um Fehler und damit erneute Probleme zu vermeiden. Empfohlen wird auch eine konsequente Physiotherapie, um muskuläre Ungleichgewichte zu vermeiden (s. Kap. 5.2.3).

5.2.2 Was ist eine Myogelose?

Als Myogelose wird definitionsgemäß eine **umschriebene** Verhärtung in der Muskulatur bezeichnet, also *nicht* des gesamten Muskels wie bei der Muskelverhärtung (Muskelhartspann, s. Kap. 5.2.1).

Manchmal werden die beiden Begriffe „Myogelose“ und „Muskelverhärtung“ auch nicht scharf gegeneinander abgegrenzt.

Nach dem Duden ist der Terminus zusammengesetzt aus dem griechischen Wort *myos* (Muskel) und dem lateinischen *gelare* (gefrieren machen, zum Gefrieren bzw. Erstarren bringen). In anatomischen Untersuchungen an Leichenpräparaten – Myogelosen bleiben auch nach dem Tod tastbar – wurden feingewebliche und biochemische Veränderungen in den Muskelfasern nachgewiesen. Die Interpretation dieser Befunde ist aber umstritten.

Manche Mediziner bestreiten die Existenz von Myogelosen gänzlich.

Dementsprechend werden auch die Ursachen von Myogelosen kontrovers diskutiert, angenommen werden bspw. eine Überlastung, eine nervale Fehlsteuerung der Muskulatur oder lokale Durchblutungsstörungen mit Veränderungen des Muskelstoffwechsels.

Diagnose. Die Myogelose ist eine tastbare Wulst- oder Knotenbildung in der Muskulatur mit umschriebenem Druckschmerz („Triggerpunkt“), die auch in Narkose bestehen bleibt. Bevorzugte Lokalisationen sind der Rücken und der Nacken, also die Muskulatur der Wirbelsäule. So können diese Veränderungen bspw. bei Gewichthebern oder Bodybuildern beobachtet werden. Die Diagnose wird im Rahmen der körperlichen Untersuchung gestellt. Mit bildgebenden Verfahren (Röntgen, Ultraschalluntersuchung oder Kernspintomografie) gelingt die Darstellung nicht. Bei sehr derbem Tastbefund muss daran gedacht werden, dass es sich nicht um eine Myogelose, sondern um einen „echten“ Weichteiltumor handeln kann, der weitere Diagnostik mit den genannten Untersuchungsverfahren erforderlich macht.

Therapie. Die Behandlung erfolgt entsprechend den bei der Muskelverhärtung genannten Regeln und Maßnahmen, also u.a. durchblutungsfördernde Maßnahmen, Wärme, vorsichtige Massagen („Gelotripsie“), evtl. Medikamente und Injektionen. Auch die Akupunktur oder die sog. Triggerpunkt-Behandlung können sinnvoll sein. Wichtig ist, die Ursache von Myogelosen herauszufinden, damit diese ebenfalls mitbehandelt werden kann.

5.2.3 Muskuläre Dysbalancen – wenn die Muskulatur aus dem Gleichgewicht gerät

Unter einer muskulären Dysbalance versteht man – vereinfacht ausgedrückt – ein Ungleichgewicht zwischen verschiedenen Muskelgruppen. Dies führt zu einer Einschränkung der Leistungsfähigkeit des Bewegungsapparats.

Zur weiteren Erläuterung: Die Muskeln eines Menschen bzw. einer Körperregion entfalten ihre Aktivität bei einer Kontraktion (Anspannen eines Muskels) in verschiedene Bewegungsrichtungen. Normalerweise besteht ein muskuläres Gleichgewicht zwischen **Agonist** (griech.: der Tätige, Handelnde) und **Antagonist**, seinem Gegenspieler. Dazu seien als Beispiel für die Agonisten die Rückenmuskeln genannt, deren Antagonisten die Bauch- und Brustmuskeln sind (oder umgekehrt). Bei einer Schwächung der Rückenmuskulatur kann durch das muskuläre Ungleichgewicht, die muskuläre Dysbalance, eine Fehlhaltung entstehen, z.B. im Sinne eines Rundrückens. Bei nicht wenigen Kunstturnern findet sich eine Muskelverkürzung im Bereich des Schultergürtels mit ungünstiger Auswirkung auf die Wirbelsäule.

Muskuläre Dysbalancen sind ein häufiges Problem bei Sportlern. Sie können einerseits die Ursache einer sportlichen Leistungsminderung sein, andererseits aber auch für die Entstehung und Unterhaltung von Schäden am Haltungs- und Bewegungsapparat verantwortlich sein. Dysbalancen entstehen bspw. durch einseitiges Training, Überbeanspruchung und ungenügende Regeneration, falsche Bewegungsausführung sowie Verletzungen am Bewegungsapparat. Dazu ein Beispiel:

Die wesentliche Funktion der Muskeln auf der Oberschenkelrückseite, der ischiokruralen Muskelgruppe, ist die Beugung im Kniegelenk sowie die Streckung im Hüftgelenk. Der Gegenspieler (Antagonist) ist auf der Vorderseite der aus 4 Anteilen bestehende Quadrizepsmuskel. Dieser ist als Strecker im Kniegelenk für den aufrechten Stand und Gang unentbehrlich; sein gerader Anteil, der Rektusmuskel, ist zusätzlich ein Beuger im Hüftgelenk. Bei einer Knieverletzung kann es durch die vom Verunfallten über längere Zeit eingenommene Schonhaltung – mit einer Beugung des Kniegelenks von etwa 25° – zu einer „Verkürzung" der rückseitigen Oberschenkelmuskeln kommen (die „Verkürzung" ist wahrscheinlich eher als Muskelminderung bzw. muskuläres Ungleichgewicht oder erhöhte Muskelspannung zu interpretieren); dies wiederum hat – wenn es länger bestehen bleibt – eine Gangstörung zur Folge. Daraus können langfristig weitere Störungen resultieren, bspw. Hüft- oder Rückenprobleme.

Ob eine mangelhafte Muskeldehnung ebenfalls Ursache einer Dysbalance sein kann bzw. welchen Stellenwert in diesem Zusammenhang das Dehnen hat, wird unter Sportmedizinern lebhaft diskutiert (s. Kap. 5.3).

Diagnose. Das **Hauptsymptom** der muskulären Dysbalance ist der **Schmerz**, anfangs nur unter Belastung, später – sofern keine Behandlung erfolgt – auch in Ruhe. Für die Diagnose einer muskulären Dysbalance ist die Apparatemedizin zunächst nicht erforderlich: Durch eine sorgfältige Untersuchung kann der erfahrene Sportmediziner bspw. eine Muskelminderung oder eine erhöhte Muskelspannung (Muskeltonus) feststellen. Fehlhaltungen und Bewegungseinschränkungen können ebenfalls erfasst werden. Sind muskuläre Dysbalancen Folge anderer Erkrankungen oder Verletzungen des Bewegungsapparats, dann ist dies im Rahmen der Diagnostik natürlich zu berücksichtigen. Hat der Arzt bspw. bei einer „Verkürzung" bzw. Schwächung der Hüftbeugemuskulatur den Verdacht auf eine Arthrose („Verschleiß") des Hüftgelenks, so lässt sich diese im Röntgenbild feststellen. Im Übrigen sollte auch – oder gerade – bei Sportlern daran gedacht werden, dass muskuläre Dysbalancen eine psychische Ursache haben können; als Beispiel sei hier die gebückte Haltung eines unglücklichen Menschen genannt.

Therapie

Die Behandlung von muskulären Dysbalancen setzt voraus, dass die Ursachen bekannt sind und mitbehandelt werden.

Für die Behandlung der Muskulatur sollten je nach Befund die verschiedensten Möglichkeiten der physikalischen Therapie genutzt werden, z.B. gezielte Muskelkräftigung im Rahmen der Krankengymnastik und schonende manuelle Therapie oder vorsichtige Massagen. Bei akuten Schmerzen kann evtl. Kälteanwendung hilfreich sein, während bei chronischen Schmerzen meistens Wärme (z.B. Fango) als angenehm empfunden wird. Dehnübungen im Rahmen der Physiotherapie sind umstritten (s. Kap. 5.3).

Manchmal sind Medikamente erforderlich, z.B. Entzündungshemmer wie Diclofenac bzw. Ibuprofen, oder Muskelrelaxantien, also Präparate, welche die Muskulatur entspannen (s. Kap. 5.2.1). Auch das Einspritzen eines örtlichen Betäubungsmittels in die Haut („Quaddeln") – nicht direkt in den Muskel – kann eine Schmerzlinderung bewirken, weil sich die Muskulatur reflektorisch entspannt.

Prävention. Im sportlichen Bereich ist es ganz wesentlich, dass muskulären Dysbalancen vorbeugend entgegengewirkt wird, z.B. durch ein vielseitiges Trainingsprogramm mit spezifischem Krafttraining. Zum Stellenwert von „vorbeugenden" Dehnübungen werden in der Literatur sehr unterschiedliche Meinungen vertreten, daher ist eine abschließende Beurteilung nicht möglich.

5.2.4 Der Muskelkrampf – eine schmerzhafte Angelegenheit

Der Muskelkrampf (Krampf, lat.: *Spasmus*) ist eine ungewollte, schmerzhafte Anspannung (Kontraktion) eines Muskels unterschiedlicher Stärke und Dauer, also ein extremer Spannungszustand der Muskulatur.

Man nimmt an, dass die Eiweißfäden Aktin und Myosin, die zur Kontraktion eines Muskels dienen, ineinander „verhakt" bleiben und sich nicht lösen können. Mögliche Ursachen sind Übermüdung und Überanstrengung der Muskulatur – und zwar seltener im Training, sondern meistens im Wettkampf, in dem der psychische Stress eine zusätzliche Rolle spielt. Flüssigkeitsverlust und Elektrolytstörungen (z.B. Magnesiummangel) können beteiligt sein, bspw. bei schweißtreibender sportlicher Aktivität oder Kampfsportlern, die „abgekocht" haben, um in einer niedrigeren Gewichtsklasse starten zu können. Muskuläre Dysbalancen können ebenfalls eine ursächliche Rolle spielen (s. Kap. 5.2.3). Weitere mögliche Gründe für einen Muskelkrampf sind falsches Schuhwerk oder ungünstige Ausrüstung, z.B. bei Fußballspielern zu enge Stutzen oder mit Gummibändern „festgezurrte" Schienbeinschoner.

Diagnose. Betroffen ist meistens die Wadenmuskulatur, bspw. bei Fußballspielern häufig in der zweiten Halbzeit des Spiels, nicht selten bei hohen Außentemperaturen. Die Muskulatur ist **steinhart** und **schmerzt sehr.** Grundsätzlich kann es in jedem Muskel zum Krampf kommen, weitere „bevorzugte" Lokalisationen sind der Oberschenkel oder die Zehen.

Die Diagnose wird aufgrund der typischen Symptome sowie der Vorgeschichte gestellt. Grundsätzlich ist daran zu denken, dass Muskelkrämpfe auch im Rahmen einer Epilepsie (Krampfleiden) auftreten können.

Derartige Krämpfe sind aber i.d.R. nicht auf eine Muskelgruppe begrenzt, ferner bestehen weitere Symptome wie z.B. Desorientiertheit, Zungenbiss und Einnässen.

Therapie. Der Muskelkrampf muss an Ort und Stelle entweder durch den Sportler selbst oder durch einen Sportkameraden behandelt werden. Als Sofortmaßnahme wird die betroffene, verkrampfte Muskulatur passiv – und falls möglich aktiv – gegen ihre Kontraktionsrichtung bewegt: So wird z.B. bei einem Wadenkrampf der Fuß schonend aus der Spitzfußstellung gebracht (der Begriff „dehnen" wird in diesem Zusammenhang bewusst vermieden, s. Kap. 5.3).

Nach Lösen des Krampfes empfiehlt es sich, die Region (z.B. Wade) mit einem eiswassergetränkten Schwamm abzureiben. In hartnäckigen Fällen oder bei kurzfristig erneutem Auftreten des Krampfs kann für 10–15 min ein nasser Verband mit Eiswasser angelegt werden. Wichtig ist eine ausreichende Flüssigkeitszufuhr, z.B. Mineralwasser, Apfelsaftschorle oder ein elektrolythaltiges Getränk. Der Nutzen von Mineralpräparaten als Nahrungsergänzung ist umstritten.

> ! Achtung: Bei einem Muskelkrampf sollte die getrunkene Flüssigkeit eine angenehme Temperatur haben und auf keinen Fall eiskalt sein. Alkohol hat zwar eine entspannende und entkrampfende Wirkung. Als Getränk ist es aber zur „Erstbehandlung" beim Muskelkrampf ungeeignet!

In hartnäckigen Fällen kann ärztlicherseits eine Infusion angelegt werden, evtl. wird für 2–3 Tage ein muskelrelaxierendes (muskelentspannendes) Medikament verordnet. Wärmeanwendung wie Fango oder ein Entmüdungsbad werden vom Sportler oft als angenehm empfunden.

Prävention. Zur Vorbeugung von Muskelkrämpfen gelten die allgemeinen Empfehlungen zur Vermeidung von Muskelverletzungen, also Aufwärmübungen, Vermeidung von muskulären Dysbalancen und Ausgleich eines Flüssigkeits- und Elektrolytdefizits. Sofern Mineralsalztabletten eingenommen werden, sollte vorher und im Verlauf eine sportmedizinische Beratung bzw. Überwachung erfolgen.

Bei häufig auftretenden Krämpfen, auch nächtlichen Wadenkrämpfen, ist eine weitere Abklärung erforderlich, z.B. durch Blutuntersuchungen. Insbesondere bei älteren Sportlern sollte dann auch nach Durchblutungsstörungen („Raucherbein") gefahndet werden.

5.2.5 Überlastungssyndrom der Muskulatur – existiert dies überhaupt?

Der Begriff „Überlastungssyndrom" ist **umstritten**, weil es sich letztendlich nicht um eine Diagnose handelt, sondern um die Beschreibung eines Zustands. Bekannt ist das Phänomen bspw. an der Hand:

Die Muskulatur der Hand kann bei „manuellen" Sportarten, bei denen ein „Gerät" – z.B. ein Schläger – erforderlich ist bzw. verwendet wird, überlastet werden, bspw. beim Rudern, bei Schlägersportarten wie Tennis oder Golf oder beim Kraftsport.

Die Symptome sind eher unspezifisch: **Diffuse Schmerzen**, **Verkrampfung**, **Kraft-** und **Kontrollverlust**. Insgesamt weiß man noch wenig über das sog. Überlastungssyndrom der Hand, das bspw. auch bei Musikern auftritt. Die Diagnose sollte erst gestellt werden, wenn **andere Ursachen** der Beschwerden **ausgeschlossen** wurden – bspw. Nervenreizungen oder -schäden oder Sehnenscheidenentzündungen.

Die Behandlung besteht einerseits in einer Sportpause, andererseits werden die bereits beim Muskelkrampf dargestellten Maßnahmen empfohlen (s. Kap. 5.2.4). Außerdem sollten die Technik und das Sportgerät überprüft und ggf. korrigiert werden; bspw. kann ein anders dimensionierter Griff eines Schlägers sinnvoll sein.

5.2.6 Der Muskelkater – warum der Muskel nicht „brennen" soll

Der Muskelkater (engl.: *muscle soreness*) ist eine **schmerzhafte Muskelsteifheit**, verbunden mit einer erheblichen Muskelspannung, die sich innerhalb von 1–3 Tagen nach ungewohnter Belastung in untrainierten Muskelpartien entwickelt.

Über die Ursachen wird auch heute noch viel diskutiert. Man geht heute überwiegend von einer Mikrotraumatisierung der Muskelfibrillen (Myofibrillen) aus, also der Einheit, die der Muskelzelle die aktive Kontraktion ermöglicht.

> Der Muskelkater soll also das Resultat zahlreicher kleinster Muskelrisse auf zellulärer Ebene sein. Die früher vertretene These einer Übersäuerung des Muskels durch Milchsäure (Laktat: Salz der Milchsäure) sowie einer Reizung durch „Schlackenstoffe" lässt sich heute nicht mehr halten.

Diagnose. Die durch den Muskelkater eingeleitete Entzündungsreaktion (Katarrh; davon leitet sich möglicherweise die Bezeichnung „Kater" ab) soll – vereinfacht ausgedrückt – durch das Eindringen von Wasser zum Anschwellen des Muskels führen. Dies bewirkt die Steifigkeit (engl.: *muscle stiffness*) und einen Dehnungsschmerz der Muskulatur. Die Diagnose wird gestellt aufgrund der Vorgeschichte mit ungewohnter Belastung, oft nach längerer Trainingspause und ungenügender Vorbereitung. Die Beschwerden erreichen ihr Maximum 1–2 Tage nach der körperlichen Anstrengung. Ein typisches Beispiel ist der untrainierte Bergwanderer, der insbesondere nach längerem Bergabgehen am Morgen danach „nicht aus dem Bett kommt". Das Bergabgehen, um bei diesem Beispiel zu bleiben, ist eine exzentrische Muskelbelastung (Abbremsen); dagegen ist der Berganstieg eine konzentrische Muskelarbeit, die eher zur Muskelermüdung als zum Muskelkater führt.

Therapie. Wärmebehandlung, z.B. für 10–15 min im Entmüdungsbad, evtl. mit Badezusätzen, oder 1–2 kurze Saunagänge, kann durch Steigerung der Muskeldurchblutung zu einer schnelleren „Reparatur" beitragen.

Wichtig: Vor dem Saunagang muss ausgeschwitzte Flüssigkeit ersetzt werden. Nicht „ausgetrocknet" in die Sauna, vorher also dosiert trinken. Geeignet sind Mineralwasser, Apfelsaftschorle oder ein elektrolythaltiges Getränk. Keinen Kaffee oder Alkohol, die zu einem zusätzlichen Flüssigkeitsverlust über die Nierenausscheidung führen!

Darüber hinaus können lockeres Training und Gymnastik, welche die Durchblutung fördern, hilfreich sein. Geeignet ist bspw. auch leichtes Jogging auf weichem Boden oder Radfahren auf dem Ergometer. Ist die schmerzende Muskulatur erst einmal aufgewärmt, fallen die Bewegungen leichter.

Auf eine ausreichende Flüssigkeitszufuhr ist zu achten. Medikamentös werden in schlimmen Fällen bspw. nicht steroidale Antiphlogistika wie Diclofenac eingesetzt. Viele Sportler und Ärzte haben positive Erfahrungen mit Arnika gemacht.

> ! Achtung: Aspirin gegen den „Kater" lindert zwar den Schmerz, der Wirkstoff Acetylsalicylsäure stört aber die Blutgerinnung. Dies kann bei anderen Verletzungen nachteilig sein, z.B. wenn es sich doch nicht um einen Muskelkater, sondern um einen Muskelfaserriss handelt, oder im Fall der Notwendigkeit einer Operation.

Auch Enzympräparate sind umstritten, ebenso durchblutungsfördernde Mittel, die lokal als Salbe oder Lotion aufgetragen werden. Sie führen lediglich zu einer gesteigerten Hautdurchblutung, gelangen aber nicht in die Tiefe zum Muskel.

! Achtung: Massagen bedeuten eine zusätzliche mechanische Irritation des Muskels und sind abzulehnen! Dagegen kann eine schonende Lymphdrainage Linderung bewirken.

Außerdem ist zu beachten: Der Muskelkater beeinträchtigt die körperliche Leistungsfähigkeit sowie die Koordination. Daher besteht eine **erhöhte Verletzungsgefahr** nicht nur für die Muskulatur selbst, sondern auch für die umgebenden Gelenke (z.B. Gefahr der Verdrehung des Kniegelenks oder des Umknickens mit dem Sprunggelenk bei Muskelkater in den Beinen) bzw. andere Körperregionen (z.B. Handgelenkbruch durch Sturz bei abgeschwächter muskulärer Kontrolle in den Beinen).

Prävention

Während man früher der Auffassung war, dass der Muskelkater ein Indiz für ein „ordentliches" Training ist („der Muskel muss brennen"), ist man heute gegenteiliger Ansicht!

Im Vordergrund der vorbeugenden Maßnahmen steht ein angemessenes und der körperlichen Fitness angepasstes Training. Die Bedeutung von Dehnungsübungen vor bzw. nach einem Training wird nach neueren Untersuchungen wohl überschätzt; dem vorherigen „Aufwärmen" wird eine gewisse Schutzwirkung zugeschrieben (s. Kap. 5.3). Dennoch sollte nach jedem Training oder Wettkampf eine angemessene Regeneration Standard sein, mit einer „Cool down"-Phase" am Ende einer sportlichen Belastung.

5.2.7 Muskelzerrung, Muskelfaserriss, Muskelbündelriss und Muskelriss

Muskelzerrungen, Muskelfaserrisse, Muskelbündelrisse und Muskelrisse sind **geschlossene Verletzungen** der Muskulatur, d.h. die Haut ist nicht verletzt. Sie gehören zu den häufigsten Sportverletzungen, können je nach Lokalisation und Schweregrad sehr schmerzhaft sein und zur Sportpause zwingen. Diese Verletzungen entstehen nicht durch ein direktes Trauma (wie die Muskelprellung).

Während die Muskelzerrung sich meistens allmählich entwickelt, entstehen der Muskelfaserriss, der Muskelbündelriss und der Muskelriss durch eine plötzliche Belastungssteigerung bei nicht belastungsadaptierter Muskulatur.

Ein typisches Beispiel ist die Verletzung der Adduktorenmuskulatur auf der Innenseite des Oberschenkels (s. Abb. 5.1), die sich der Fußballer beim Grätschen nach dem Ball zuzieht. Eine wichtige Rolle bei der Entstehung dieser Verletzungen spielen übermäßige Dehnung bzw. plötzliche Kontraktion, also ein schnelles Anspannen des Muskels (s. Kap. 22.3.2).

Häufig kommt es zu Verletzungen bei nicht ausreichend erwärmter Muskulatur oder aber bei Ermüdung des Muskels, wenn zusätzlich die Bewegungskoordination gestört ist. Insgesamt spielt der Trainingszustand eine entscheidende Rolle, dazu gehört auch die richtige „Betriebstemperatur" der Muskulatur, was eine entsprechende Aufwärmung voraussetzt (s.u.).

! Achtung: Auch bei warmen Temperaturen besteht die Gefahr einer Muskelverletzung!

Weitere mögliche Ursachen bzw. „Wegbereiter" sind ein schlechter Allgemeinzustand

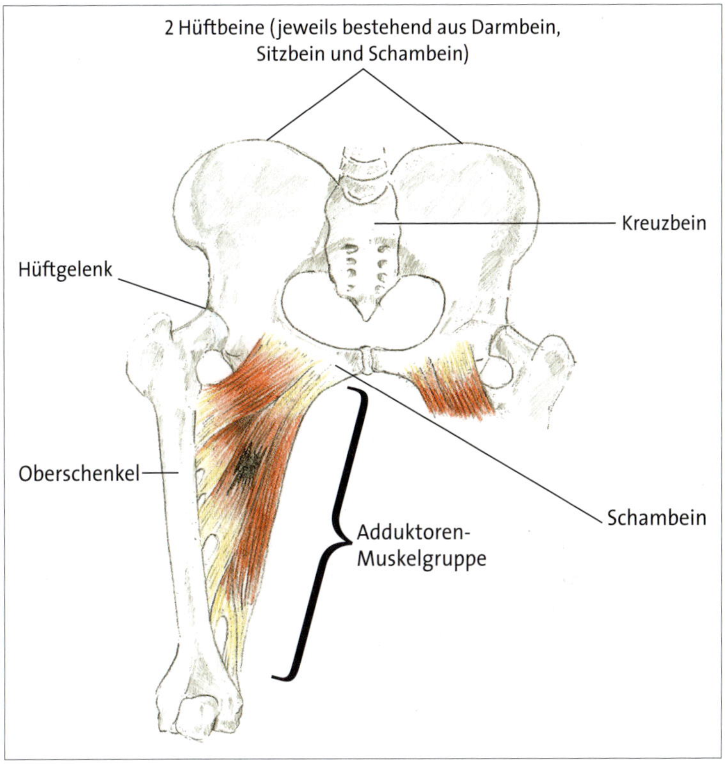

Abb. 5.1: Adduktorenverletzung

(z.B. Grippe), ungewohnte Bodenverhältnisse, falsches Schuhwerk oder Probleme seitens der Körperstatik (z.B. Senk-Spreiz-Fuß). Darüber hinaus wirken sich auch Flüssigkeits- und Elektrolytmangel negativ aus, ebenso unausgewogene Ernährung.

Zum Risikofaktor „falsche Ernährung" gehören im weiteren Sinne auch Präparate, die von manchen Sportlern zum raschen Muskelaufbau gewählt werden, also Anabolika. Diese Substanzen stehen auf der Doping-Liste und sind abzulehnen (vgl. Kap. 39)! Unter Sportmedizinern wird kontrovers diskutiert, ob die Aufnahme von Kreatin ebenfalls die Verletzungsanfälligkeit der Muskulatur erhöht. Kreatin wird von manchen Athleten zum Muskelaufbau und damit zur Leistungssteigerung eingenommen, stellt aber kein Doping dar.

Diagnose. Im Vordergrund des Beschwerdebildes dominiert eine schmerzhafte Funktionsbeeinträchtigung, evtl. verbunden mit einem Muskelkrampf. Die **Muskelzerrung** ist in der bildgebenden Diagnostik (Ultraschalluntersuchung, Kernspintomografie) *nicht* darstellbar, feingewebliche Veränderungen bestehen nicht. Die Schmerzen werden durch die verletzungsbedingte Freisetzung von schmerz- und entzündungsauslösenden endogenen (körpereigenen) Substanzen erklärt. Nach Müller-Wohlfahrt [2004] handelt es sich um eine „Entgleisung der Muskelspannungsregelung". Die Muskelzerrung entwickelt sich nicht selten langsam. Sie beginnt mit einem unangenehmen Gefühl im betroffenen Muskel, z.B. in der Wade, das sich zu einem ziehenden und manchmal krampfartigen Schmerz steigert. Der Sportler versucht i.d.R., die vermehrte Spannung zu „lösen", z.B. durch Ausschütteln der Muskulatur, aber ohne Erfolg.

! Achtung: Die Muskelzerrung entsteht meistens nicht akut. Es kommt auch nicht – wie beim Faserriss – zu einer Einblutung. Allerdings kann ein Muskelfaserriss als Komplikation auftreten, wenn die Zerrung nicht angemessen behandelt wird!

Im Gegensatz zur Muskelzerrung besteht beim **Muskelfaserriss** eine Unterbrechung der Kontinuität der Muskelfasern. Es blutet in die Muskulatur ein. Bei Anstrengung und damit stark beanspruchter Muskulatur ist die Muskeldurchblutung mehrfach höher als in Ruhe, daher ist an der Verletzungsstelle mit einer vermehrten Blutung zu rechnen. Dieser Bluterguss (Hämatom) ist i.d.R. äußerlich – zumindest anfangs – nicht sichtbar, er kann aber bei entsprechender Größe mit der Ultraschalluntersuchung schnell und ohne große Kosten nachgewiesen werden (s. Kap. 3.2). Daher ist diese Methode auch sehr gut zur Verlaufsbeurteilung geeignet. In Problemfällen ist die Kernspintomografie hilfreich, insbesondere wenn intravenös Kontrastmittel gegeben wird.

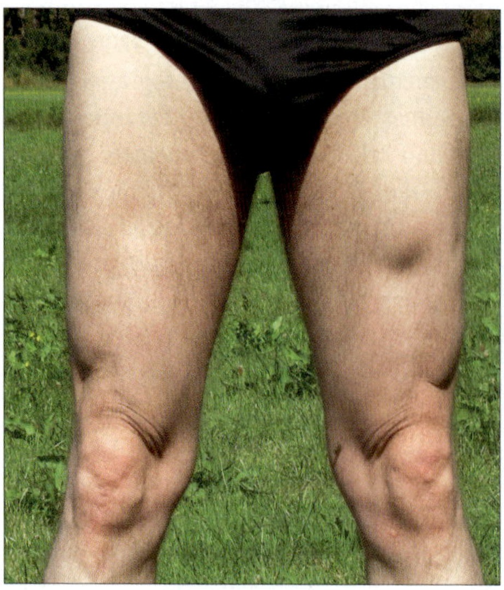

Abb. 5.2: Muskelriss im Bereich des geraden Anteils des Quadrizepsmuskels links, die Lücke ist deutlich zu erkennen.

Während für die Muskelzerrung meistens langsam zunehmende Schmerzen charakteristisch sind, ist für den Faserriss der akut einsetzende, stechende Schmerz typisch! Je nach Ausmaß des Risses hat der Sportler das Gefühl eines Messer- oder Nadelstichs mit einer deutlichen Funktionseinschränkung, es besteht ein eindeutig zu lokalisierender Schmerzpunkt.

Wenn gleichzeitig mehrere Muskelfasern verletzt werden, sind die Beschwerden noch ausgeprägter: Es kommt zum **Muskelbündelriss** oder **Muskelriss**, bei dem unmittelbar nach der Entstehung oftmals eine Lücke („Delle“) in der Muskulatur zu tasten ist. Ein typisches Beispiel dafür ist der Riss in der vorderen Oberschenkelmuskulatur (Quadrizepsmuskel, s. Abb. 5.2), der beim Antritt zum Sprint entstehen kann, z.B. beim Kurzstreckenläufer oder Ballsportler, der zum Ball startet. Kurze Zeit nach Eintreten der Verletzung entsteht ein Bluterguss, der den Defekt „auffüllt“, die Muskellücke ist dann nicht mehr tastbar. Im Verlauf bildet sich eine schmerzhafte Schwellung aus. Langfristig wird der Defekt durch eine Narbe ersetzt; insbesondere bei Anspannung des Muskels kann dieser Bereich dann als Defekt sichtbar werden.

Hinweis: Unter Sportmedizinern gibt es keine allgemein anerkannte Definition bzw. Abgrenzung der vorgenannten Muskelverletzungen. Für die Praxis kann man sich aber merken, dass letztendlich ein fließender Übergang zwischen einem Muskelfaserriss, einem Muskelbündelriss und einem Muskelriss besteht.

Therapie. Je akuter das Ereignis, desto schneller ist zu handeln:

Die Erstbehandlung bei einer Muskelverletzung erfolgt nach dem **PECH-Schema**: **P**ause, **E**is, **C**ompression, **H**ochlagern (vgl. Kap. 2.1).

Jegliche weitere sportliche Aktivität muss sofort unterbleiben. Die verletzte Extremität, meistens das Bein, soll hochgelagert werden.

Durch dosierte Kühlung werden Schmerzen gelindert und (beim Faser-, Bündel- oder Muskelriss) nicht nur die Blutung reduziert, sondern auch die weiteren Gewebereaktionen wie Entzündung und Ödembildung – also eine Schwellung infolge „Wasser"-Bildung, d.h. eine Einlagerung von Flüssigkeit ins Gewebe.

! Achtung: Insbesondere beim Muskelfaserriss, Muskelbündelriss und Muskelriss ist die frühzeitige Kompression durch einen Druckverband mit einer elastischen Binde von besonderer Bedeutung, um eine vermehrte Einblutung in die Muskulatur zu vermeiden. Je größer das Muskelhämatom, desto größer ist die entstehende Narbe und desto ungünstiger sind die Bedingungen für die Muskelregeneration und Rehabilitation. Schlimmstenfalls kann das Muskelhämatom sogar verknöchern (s.u.).

Wann immer möglich, empfiehlt sich die Kombination von Kühlung und Kompression, z.B. Anwickeln einer Eispackung (nicht direkt auf die Haut zur Vermeidung einer lokalen Erfrierung!) für etwa 20 min (s. Abb. 5.3). Eine andere Möglichkeit ist die Kompression mit einer in Eiswasser getränkten Binde, darüber wird Eisbrei (engl.: *crash ice*) im Plastikbeutel mit einer Binde fixiert.

Tipp: Eine sehr gute Kombination von Eis und Kompression ist der sog. **Hot-Ice-Verband** (vgl. Kap. 2.1)!

Erst danach sollte der Sportler kurz und nicht zu heiß duschen – und zwar mit angelegtem Kompressionsverband! Anschließend wird ein neuer Druckverband in Kombination mit einem kühlenden Sportgel angelegt. In den ersten drei Tagen dürfen keine blutverdünnenden heparinhaltigen Salben aufgetragen werden. Ein Druckverband darf nicht abschnüren und muss, wenn er zu eng wird, sofort komplett aufgeschnitten werden. Hinweise dafür können v.a. zunehmende Schmerzen, Gefühls-, Motorik- oder Durchblutungsstörungen sein. Es besteht das Risiko eines Kompartmentsyndroms (s. Kap. 5.2.9).

Als **Medikamente** werden ärztlicherseits orale nicht steroidale Antiphlogistika wie Ibuprofen oder Diclofenac verordnet. Diese Präparate verschaffen Schmerzlinderung und verhindern das Fortschreiten der Entzündungsreaktion. Außerdem dienen sie der Vorbeugung von Muskelverknöcherungen (s.u.). Sie dürfen aber nicht bei Magen- oder Zwölffingerdarmgeschwüren eingenommen

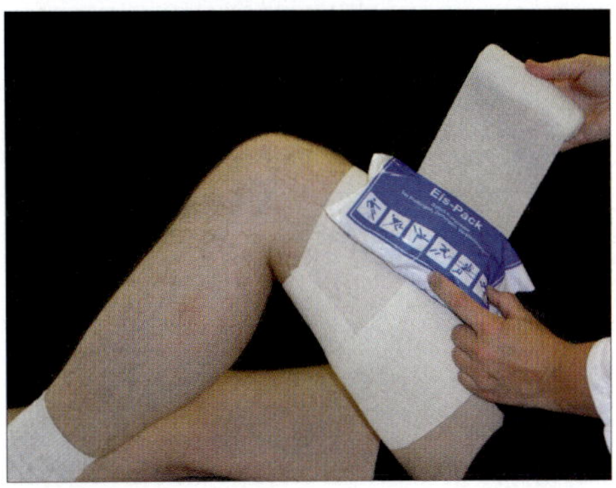

Abb. 5.3: Anlegen eines Kompressionsverbands mit Kühlpackung am Oberschenkel beim Verdacht auf einen Muskelfaserriss. Zur Vermeidung einer lokalen Erfrierung wird der Oberschenkel zunächst mit einem Teil der elastischen Binde bandagiert, sodass die dann aufgebrachte und angewickelte Kühlpackung nicht direkt auf der Haut liegt.

werden und sollten bei Neigung zu Magenschleimhautentzündungen bzw. längerer Anwendung mit einem Magenschutzpräparat kombiniert werden. Sog. COX-2-Hemmer können wegen ihrer besseren Verträglichkeit evtl. eine Alternative sein, dürfen jedoch bspw. nicht bei Herzproblemen eingenommen werden. Unterstützend können auch muskelrelaxierende Medikamente gegeben werden, die den Muskeltonus senken. Positive Erfahrungen gibt es über den Einsatz von Arnika bei Muskelverletzungen. Enzympräparate (z.B. Wobenzym N, Phlogenzym) sind umstritten, manche Sportler und auch Ärzte „schwören darauf". Wichtiger ist, den verletzten Sportler auf eine ausreichende Flüssigkeitszufuhr hinzuweisen (z.B. Mineralwasser, Apfelsaftschorle oder Elektrolytgetränke), um eine „Bluteindickung" infolge Flüssigkeitsmangel zu vermeiden.

Da meistens die untere Extremität verletzt ist, empfiehlt sich für einige Tage eine Teilbelastung und das Gehen mit zwei Unterarmgehstützen. Sinnvoll ist eine dosierte physikalische Therapie, u.a. mit Lymphdrainage, Kryotherapie und Krankengymnastik mit Techniken zur Detonisierung der Muskulatur, d.h. Reduktion des erhöhten Muskeltonus (Muskelspannung). Auf diese Weise wird der Regenerationsprozess gefördert und beschleunigt. Die Übungsbehandlung dient auch der Krafterhaltung nicht betroffener Muskelgruppen.

> ! Achtung: Sämtliche Maßnahmen der physikalischen Therapie müssen im schmerzfreien Bereich durchgeführt werden und dürfen die Muskulatur nicht zusätzlich traumatisieren!

Wenn die genannten Maßnahmen nicht in wenigen Tagen zur Schmerzlinderung und Detonisierung führen, kann eine Injektionsbehandlung sinnvoll sein, z.B. die perifokale Infiltration mit einem örtlichen Betäubungsmittel (Lokalanästhetikum) in die Umgebung der Verletzung. Alternativ wird ein homöopathisches Mittel gespritzt (z.B. Traumeel). Ein anderes Verfahren zur Beschleunigung des Heilungsprozesses, das aber keine allgemeine Anerkennung findet, ist die lokale Injektion von Serum mit Blutplättchenwachstumsfaktoren (Platelet-derived Growth Factor, PDGF) in den Bereich des Muskelrisses. Dies gilt auch für Präparate, welche die Narbenbildung hemmen sollen.

> ! Achtung: Unbedingt unterbleiben müssen in der akuten Phase die Erwärmung der verletzten Körperregion (z.B. durch Fango) und Massagen, weil sie eine weitere Einblutung in die Muskulatur provozieren können. Schlimmstenfalls entsteht aus dem Bluterguss eine Verknöcherung in der Muskulatur (Myositis ossificans, heterotope Ossifikation, Muskelverkalkung, s. Kap. 5.2.8), die zu einer bleibenden Funktionsstörung führen kann. Glücklicherweise sind derartige Veränderungen nach Muskelverletzungen selten. Es muss aber nochmals betont werden, dass Massagen in den ersten 2 Wochen nach einer Muskelverletzung verboten sind.

Nach Ablauf von etwa 48–72 Stunden lassen sich bei entsprechender Erfahrung der Verletzungsumfang und damit der Verlauf beurteilen. Wichtig sind im Rahmen der Behandlung **engmaschige Kontrollen**, auch mit Hilfe des Ultraschalls. Bei entsprechender Größe ist nämlich eine Entlastung des Blutergusses sinnvoll, z.B. durch eine Punktion, die unter Sonografiekontrolle erfolgen kann. Ist das Hämatom nicht mehr flüssig und das Blut fest geronnen, wird es durch einen i.d.R. kleinen Schnitt operativ entfernt. Meistens genügt dazu eine örtliche Betäubung, das zusätzliche Einlegen einer Drainage für 1–2 Tage ist empfehlenswert und verhindert ein „Nachlaufen" des Blutergusses. Dieses

Vorgehen ist effektiver als die Überführung eines festen Hämatoms in den flüssigen Zustand durch Injektion eines Präparats (Plasminogenaktivator) direkt in das Hämatom mit erneutem Punktionsversuch etwa 12–24 Stunden später.

Eine Operation ist auch angezeigt beim Muskelriss mit Funktionsverlust, also bei großen Muskelverletzungen mit Kontinuitätsunterbrechung bzw. Muskelabrissen, bspw. dem Abriss des großen Brustmuskels. Derartige Verletzungen sind glücklicherweise selten und dann bspw. im sehnigen Ansatzgebiet eines Muskels am Knochen lokalisiert.

Prognose. Je nach Verletzungsumfang und -lokalisation sollte eine etwa 5-tägige Ruhephase eingehalten werden. Die Belastungssteigerung richtet sich nach dem Ausmaß der Verletzung und sollte allmählich erfolgen, der Schmerz limitiert dabei die Belastungsintensität. Zunächst sollten nur statische und keine dynamischen Übungen erfolgen. Günstig sind auch Aqua-Jogging oder Training mit dem Fahrradergometer. Nach einer Übungseinheit ist eine dosierte Kryotherapie empfehlenswert, z.B. auch ein Hot-Ice-Verband.

Für den Heilungsprozess und die Muskelregeneration sind je nach Ausmaß der Verletzung etwa 3 Wochen bis 3 Monate zu veranschlagen. Volle Belastbarkeit besteht nach einer Muskelzerrung nach etwa 2–3 Wochen, nach einem Faserriss nach etwa 3–6 Wochen und nach einem Muskelriss nach 6–12 Wochen. Natürlich gibt es auch günstigere Verläufe, insbesondere bei frühzeitig einsetzender professioneller Behandlung.

Aber: „Wunderheilungen“ gibt es nicht. Wenn ein Sportler nach einem „Muskelriss“ 10 Tage später wieder unter Wettkampfbedingungen voll belasten kann, dann kann die Diagnose nicht gestimmt haben!

Wichtig ist, wie schon erwähnt, dass sich die Übungsbehandlung unbedingt im schmerzfreien Bereich abspielt. Der Belastungsaufbau muss entsprechend der zunehmenden Schmerzfreiheit erfolgen. Sofern eine perifokale Injektion unter Verwendung eines Lokalanästhetikums durchgeführt wurde, darf die durch das Medikament erreichte Schmerzfreiheit den Sportler nicht verleiten, sofort übermäßig im Training oder gar Wettkampf zu belasten. Darauf muss ärztlicherseits unbedingt hingewiesen werden.

Ferner müssen die behandelten Sportler wissen, dass nicht selten wiederholte Blutungen in den verletzten Bereich auftreten, die dann mehrfach zu punktieren sind. Nach jeder Muskelverletzung entsteht eine Bindegewebsnarbe. Die Narben-Muskel-Grenze ist ein Bereich verminderter Elastizität, der verletzungsanfällig bleiben kann. Außerdem können diese Narben zu Koordinationsstörungen der Muskulatur sowie Beschwerden führen, die der betroffene Sportler als Ziehen, Druck oder Verkrampfung empfindet. In diesen Fällen kann – wenn auch selten – eine operative Narbenentfernung sinnvoll sein; dabei ist aber zu bedenken, dass auch die Operation selbst eine Narbe hinterlässt.

Zusammenfassung: Jeder Muskelverletzung muss ausreichend Zeit zur Ausheilung gegeben werden, sie darf nicht bagatellisiert werden. Übermotivation seitens des Sportlers, Trainers, Physiotherapeuten oder Arztes schadet! Die verfrühte Wiederaufnahme der Sportaktivität kann zur Verletzung derselben Muskelgruppe mit Bildung weiterer Narben im Muskel führen.

Prävention. Eine geringe Umgebungstemperatur prädestiniert zu Muskelverletzungen. Dies bedeutet aber nicht, dass bei warmer Witterung diese Gefahr nicht besteht; manche Sportmediziner vertreten sogar die Auffassung, dass dann das Risiko sogar höher ist – Schwitzen und Mineralverlust beeinträchtigen die Muskelfunktion. Zur Prophylaxe spielt dementsprechend die Erwärmung der Muskulatur eine wichtige Rolle – als absolutes Minimum an Vorbereitungszeit gelten etwa 15 min.

Die sorgfältige Erwärmung der Muskulatur kann nicht durch Einreibung mit „durchblutungsfördernden" Salben, Cremes oder Lösungen zeitsparend ersetzt werden. Die Substanzen bewirken aufgrund ihrer geringen Eindringtiefe lediglich eine vermehrte Durchblutung der Haut – sichtbar an der auftretenden Rötung –, aber nicht der Muskulatur. Dies vermittelt dem Sportler das trügerische Gefühl der optimalen Vorbereitung!
Aus diesem Grund wird im Übrigen auch abgeraten, sich in luftundurchlässiger Kleidung warmzulaufen: Die Betriebstemperatur der Körperhülle, also der Haut, steigt schnell an durch ein vermehrtes Schwitzen, die Muskeln sind aber noch kalt.

Der Nutzen von Dehnungsübungen zur Vorbeugung von Muskelverletzungen wird heute kontrovers diskutiert und oft angezweifelt (s. Kap. 5.3).

Weitere wesentliche Punkte für die Vorbeugung sind eine geeignete Ausrüstung – also sportartgerechte Bekleidung, insbesondere aber auch das richtige Schuhwerk – und bei statischen Problemen wie bspw. Plattfüßen die Verordnung von Einlagen.

! Achtung: Zur Vorbeugung von Muskelverletzungen sollte die unmittelbare Vorbereitung des Wettkampfs auch dessen äußere Bedingungen berücksichtigen. Dies bedeutet für Fußballer also z.B. kein Warmlaufen auf weichem Boden wie Rasen, wenn das Spiel auf einem Hartplatz stattfindet – oder umgekehrt. Sinngemäß sollten sich Leichtathleten bspw. direkt vor dem Lauf an die Tartanbahn gewöhnen.

5.2.8 Intramuskuläre Verknöcherungen – wenn im Muskel Knochen entsteht

Eine glücklicherweise seltene Störung des Heilungsprozesses nach einer Muskelverletzung, z.B. Faserriss oder Prellung, sind Verknöcherungen in der Muskulatur, auch als Verkalkungen oder intramuskuläre Verknöcherungen bezeichnet. Ein anderer Fachbegriff ist **Myositis ossificans**, d.h. knochenbildende oder verknöchernde Muskelentzündung, wobei die Ursache allerdings keine Infektion (z.B. durch Bakterien) ist. Ferner nennt man die Veränderungen auch **heterotope Ossifikationen**, das bedeutet „Verknöcherungen bzw. Knochenbildung am falschen Ort", die auch bei der Kombination einer Muskelverletzung mit einem Knochenbruch oder einer Gelenkverrenkung vorkommen können.

Die Verknöcherung von Muskelgewebe kann als „Fehlsteuerung" der Heilung interpretiert werden, sie entwickelt sich aus dem Bluterguss im Muskel. Mögliche Ursachen für diese Komplikation sind **Behandlungsfehler**, z.B. ungenügende Ruhigstellung, zu früher Trainingsbeginn oder frühzeitige und schmerzhafte Massagen nach einer Muskelverletzung. Wiederholte Mikrotraumen sind wiederum wohl die Ursache von derartigen Veränderungen in der Adduktorenmuskulatur der Oberschenkel bei Reitern (s. Kap. 24.2.3). Diskutiert wird auch eine genetische Veranlagung.

Diagnose. Die Symptome sind Schmerzen, Schwellung und Funktionseinschränkung des betroffenen Muskels, z.B. im Oberschenkelbereich (s. Kap. 24.2.4). Im akuten Stadium besteht manchmal eine Rötung, die eine Entzündung vermuten lässt. Im Röntgenbild (s. Abb. 5.4), in der Computer- sowie in der Kernspintomografie sind die Verknöcherungen sichtbar und lassen einen Knochentumor vermuten. Bei einer Blutuntersuchung können Entzündungswerte erhöht sein, ebenso die alkalische Phosphatase, ein Enzym (Eiweiß), das auf einen erhöhten Knochenstoffwechsel hinweist.

Therapie. Die heterotopen Ossifikationen können zu einer bleibenden schmerzhaften Behinderung führen und die sportliche Leistungsfähigkeit beeinträchtigen. Nur dann sollten sie chirurgisch entfernt werden, wobei die Operation erst durchgeführt wird, wenn der Prozess zum Stillstand gekommen ist. Dies lässt sich in **Röntgenverlaufskontrollen**, mit der **Szintigrafie** (Untersuchung mit einer radioaktiven Substanz, die sich im verknöchernden Gewebe anreichert; s. Kap. 3.2) und durch die Laborwerte feststellen. In der Computertomografie kann die Ausdehnung der Knochenmasse bestimmt werden. Wichtig ist, dass der Eingriff nicht zu früh erfolgt, i.d.R. sollte mindestens 6 Monate gewartet werden. Andernfalls erreicht man mit dem Eingriff den gegenteiligen Effekt, und er führt möglicherweise zur Ausbildung einer neuen, noch größeren Muskelverknöcherung.

Nach einer derartigen Maßnahme empfiehlt sich die Verordnung eines nicht steroidalen Antiphlogistikums wie Diclofenac zur Prophylaxe einer erneuten Verknöcherung. Alternativ oder ergänzend kann eine Röntgenbestrahlung eingesetzt werden, aber nicht bei Sportlern im Wachstumsalter oder jungen Sportlerinnen mit Kinderwunsch.

Prävention. Die beste Therapie ist die Vorbeugung einer derartigen Komplikation durch adäquate Behandlung von Muskelverletzungen, also u.a. eine angemessene Trainingspause, keine frühzeitigen und schmerzhaften Massagen und Verhinderung bzw. ggf. auch die Entfernung eines größeren Blutergusses. Medikamentös kann zur Prophylaxe einer Muskelverknöcherung – wie erwähnt – Diclofenac oder Ibuprofen eingesetzt werden.

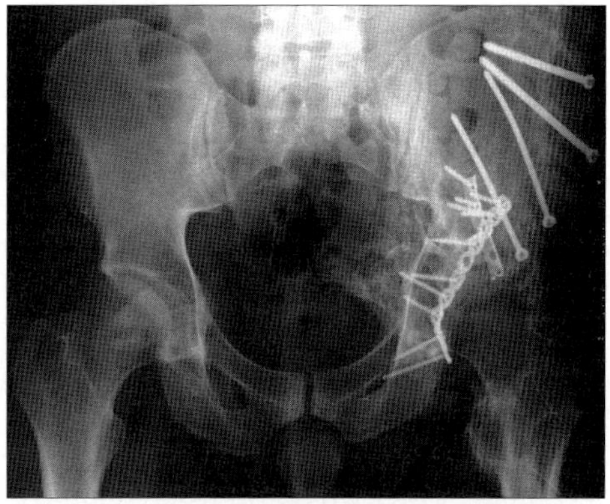

Abb. 5.4: Ausgedehnte heterotope Ossifikationen (Myositis ossificans) am Becken, Zustand nach Hüftgelenkbruch links und operativer Stabilisierung mittels 2 Platten und zahlreichen Schrauben. Der „Knochen am falschen Ort" ist als wolkige Verschattung rechts im Bild deutlich erkennbar.

5.2.9 Die Muskelprellung und das akute Kompartmentsyndrom – was aus einem „Pferdekuss" entstehen kann

Die Muskelprellung entsteht durch eine stumpfe Gewalteinwirkung, die prinzipiell auf jeden Muskel einwirken kann. Jeder Sportler kennt als spezielle Lokalisation den „Pferdekuss", bei dem die Außenseite des Oberschenkels durch einen Tritt (z.B. Fußball), Stoß (z.B. Knie des Gegners beim Handball oder Judo) oder bei Kontakt mit einer Sportplatzbegrenzung (z.B. Zaunpfahl, Baum am Rande der Skipiste) geprellt und gequetscht wird.

Diagnose. Meistens ist die **Muskelprellung**, unabhängig von der betroffenen Körperregion, sehr schmerzhaft mit rascher Entwicklung eines Spannungsgefühls sowie einer Funktionseinschränkung. Je nach Schwere und Lokalisation der Muskelprellung ist die weitere Sportausübung oft nicht mehr möglich, weil es durch das Trauma zum Einriss von Muskelblutgefäßen kommt. Sehr rasch kann sich ein mehr oder weniger ausgeprägter Bluterguss entwickeln.

Dieser Bluterguss sowie eine begleitende Schwellung sind von außen oft nicht oder nur wenig sichtbar, weil die Muskeln oder Muskelgruppen von relativ festen und kaum dehnbaren Bindegewebshüllen, den sog. Faszien, umgeben sind. Dennoch darf die Muskelprellung auf keinen Fall unterschätzt werden!

Durch die Faszien entsteht nämlich eine räumliche Unterteilung in sog. Kompartments oder Muskellogen. Infolge der Einblutung und Muskelschwellung kann es zur Erhöhung des Gewebedrucks innerhalb eines oder mehrerer Kompartments kommen. Dies wiederum führt zu einer Durchblutungsstörung, es entwickelt sich ein **akutes Kompartment-** oder **Muskellogensyndrom**, das unbehandelt eine Gewebeschädigung bis hin zur Muskelnekrose (Untergang von Muskulatur) bedingt.

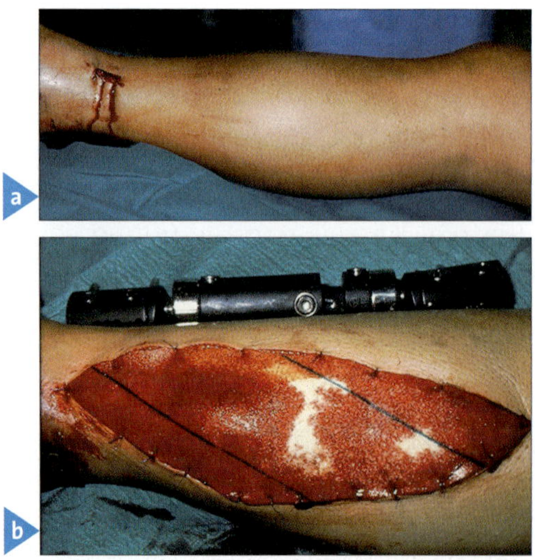

Abb. 5.5: Kompartmentsyndrom des Unterschenkels nach schwererer Quetschung mit gleichzeitiger Unterschenkelfraktur (Bruch des Schienbeins und des Wadenbeins). **a)** Die Weichteile sind maximal gespannt. **b)** Die Detailansicht zeigt den Unterschenkel von der Außenseite nach Kompartmentspaltung und Deckung des durch diese Maßnahme entstandenen Hautdefekts mit einem synthetischen Hautersatz („Kunsthaut") sowie Stabilisierung der Fraktur mit einem Fixateur externe.

Die führenden Symptome sind neben starken Schmerzen und Gefühlsstörungen eine meist erhebliche harte Schwellung der Muskulatur und Funktionsstörung mit Ausfall von Nerven, die innerhalb des Kompartments verlaufen. Häufige Lokalisationen eines akuten Kompartmentsyndroms sind der Unterschenkel (s. Abb. 5.5) sowie der Unterarm, aber auch der Oberschenkel. Der Puls kann auch im fortgeschrittenen Stadium tastbar bleiben, weil zuerst der venöse Blutrückfluss zum Herzen gestört wird!

Ursachen dieser schwerwiegenden Komplikation sind nicht nur eine Muskelprellung, sondern z.B. auch Knochenbrüche, abschnürende Verbände wie ein zu enger Gips (Blutstau!) oder Insektenstiche.

Therapie. Die **Muskelprellungen** werden im Prinzip wie Muskel(faser)risse behandelt (s. Kap. 5.2.7), dies gilt sowohl initial als auch für die Weiterbehandlung. Für die akute Phase an der Sportstätte gilt selbstverständlich die PECH-Regel, wobei besonders die Ausbildung oder Vergrößerung eines Blutergusses verhindert werden muss. Sehr gut ist z.B. ein Hot-Ice-Verband, der bspw. bei einem **Pferdekuss** vom Knie bis zur Leiste angelegt wird. Der Kompressionsverband darf aber nicht zu eng sitzen und abschnüren, weil er dann das Gegenteil bewirkt und eben durch die Abschnürung der Blutzirkulation zum Kompartmentsyndrom führen kann.

Die **Therapie** des **akuten, unfallbedingten Kompartmentsyndroms** besteht in der notfallmäßigen Operation mit einem großzügigen Hautschnitt und Spaltung der die Kompartments umhüllenden Faszien. Geschieht dies nicht rechtzeitig, besteht die Gefahr des Arm- oder Beinverlusts, weil Muskelnekrosen eine Amputation erforderlich machen können. Natürlich muss bei einem Kompartmentsyndrom auch die Ursache mitbehandelt werden, z.B. die Versorgung einer Fraktur (s. Kap. 7.3).

Besteht der Verdacht auf ein akutes Kompartmentsyndrom, so kann der Arzt den erhöhten Gewebedruck mit einer speziellen Drucksonde messen. Es gilt aber die Regel, dass im Zweifelsfall operiert wird! Die Verabreichung eines Schmerzmittels und Zuwarten sind falsch!

Prognose. Der Verlauf nach einer **Muskelprellung** richtet sich nach dem Ausmaß und der Lokalisation der Verletzung. Im Prinzip gelten die zu den Muskel(faser)rissen gemachten Ausführungen und zeitlichen Abläufe. Als Komplikation ist auch bei einer Muskelprellung die Ausbildung einer Muskelverknöcherung auf der Grundlage des Hämatoms möglich (s. Kap. 5.2.8).

Beim **akuten Kompartmentsyndrom** ist die Operation zwingend erforderlich. Die Haut, die zunächst – bedingt durch die Schwellung – weit auseinanderklafft, bleibt unverschlossen und wird einige Tage später genäht (sog. Sekundärnaht). Ist dies nicht möglich, dann wird eine Hauttransplantation durchgeführt. Bei rechtzeitiger Operation ist die vollständige Wiederherstellung der Funktion und damit auch der Sportfähigkeit möglich. Ist es allerdings zur Muskelnekrose gekommen, so bleibt ein dauerhafter Schaden. Am Unterarm kann eine sog. Volkmann-Kontraktur entstehen, die eine schwere Funktionsstörung des Unterarms und der Hand darstellt.

Schlimmstenfalls droht nach einem verschleppten Kompartmentsyndrom sogar die Amputation oder durch Muskelzerfall die Schädigung anderer Organe (z.B. Nierenversagen).

5.2.10 Chronisches oder funktionelles Kompartmentsyndrom

Das relativ seltene chronische Kompartmentsyndrom betrifft meistens die untere Extremität, besonders den **Unterschenkel**, weniger häufig den **Fuß**. Der Begriff „funktionell" macht deutlich, dass es durch erhebliche Überlastung verursacht wird, z.B. beim Jogging, Marathon, Biathlon, Triathlon oder Tanzen. Die Problematik wird durch ungünstige Rahmenbedingungen verstärkt, z.B. Langstreckenlauf auf hartem Untergrund. Selten kann diese Form des Kompartmentsyndroms die Folge von nicht fachgerechter Massage oder falschen Dehnübungen sein. Am Fuß entsteht das chronische Kompartmentsyndrom auch durch zu enges oder zu eng geschnürtes Schuhwerk. Als Rarität ist beim Sport auch die Entstehung eines belastungsinduzierten Kompartmentsyndroms der **Hand** möglich, wenn bspw. ein Sportgerät mit festem Griff gehalten wird, wie dies bei Schlägersportarten, Rennrad fahren, Rudern sowie beim Kanu- und Kajaksport erforderlich ist.

Diagnose. Betroffen sind – wie erwähnt – i.d.R. der Unterschenkel oder der Fuß. Die meistens krampfähnlichen Schmerzen sowie ein erhebliches Spannungsgefühl in der Muskulatur treten immer wieder unter Belastung auf und sind funktionsbehindernd, sie können bspw. zur Beendigung eines Lauf- oder Tanztrainings zwingen. Nach Abbruch der sportlichen Betätigung bilden sich die **Schmerzen** typischerweise wieder zurück. Insgesamt ist die Symptomatik keineswegs so dramatisch wie beim akuten Kompartmentsyndrom.

Die Diagnosestellung ist aber schwierig, weil an dieses Syndrom meistens nicht gedacht wird. Sie wird durch eine Kompartmentdruck-Messung vor, während und nach Belastung gestellt – in spezialisierten medizinischen Einrichtungen ist es möglich, den Druck im Kompartment auch unter Belastung zu messen (in Ruhe bestehen ja keine Beschwerden).

Therapie. Die initiale Behandlung besteht in einem **Abbruch der sportlichen Belastung**

und dem **Anlegen eines Hot-Ice-Verbands**. Wichtig ist dabei, dass die elastische Binde in diesem Fall ausnahmsweise nur ganz locker angelegt wird und **keine Kompression** ausüben darf. Die **Hochlagerung** der Extremität darf **nicht über Herzniveau** erfolgen.

Zur **definitiven**, also ursächlichen **Therapie** des chronischen Kompartmentsyndroms gehören:

- Umstellung des Trainingsprogramms und der Technik, z.B. die Optimierung des Lauf- oder Tanzstils
- Auswahl geeigneter Sportschuhe
- Modifikation des Sportgeräts, z.B. Paddel mit geringerem Schaftumfang beim funktionellen Kompartmentsyndrom der Hand
- Korrektur einer Fehlstatik des Körpers (z.B. Beinlängendifferenz)

Prognose. Manchmal reichen die genannten konservativen Maßnahmen beim chronisch-funktionellen Kompartmentsyndrom nicht aus und bringen keine Besserung. In diesen hartnäckigen Fällen kann dann eine Faszienspaltung erforderlich werden. Bei einer extremen Überlastung kann aus dem funktionellen ein akutes Kompartmentsyndrom werden, das eine unverzügliche Operation erfordert.

5.3 Muskulatur und Dehnen – Martyrium, Mythos und Meinung

Sowohl im Sport und als auch in der Physiotherapie ist das **Dehnen** (Verlängern, engl.: *stretching*) traditionell etabliert. Eine Diskussion dieses Themas ist schon allein deshalb schwierig, weil es **keine allgemein anerkannte Definition** der Fähigkeit zu dehnen oder zu verlängern gibt. Gemeint ist hier, wie sehr Ursprung und Ansatz eines Muskels voneinander entfernt werden können. Diese Fähigkeit ist sehr wesentlich davon abhängig, ob die betreffende Person bereit ist, die Unbehaglichkeit einer Dehnung zu tolerieren (s.u.).

Bevorzugt wird heute i.d.R. das statische Dehnen, das kontrolliert und langsam über eine bestimmte Zeit erfolgt, meist 15–30 s.

Das Dehnen wird heute von Sportmedizinern und Sportwissenschaftlern sehr unterschiedlich und zunehmend kritischer beurteilt. Früher galt es als unumstößliche Wahrheit, dass Dehnen vor einer sportlichen Aktivität das Verletzungsrisiko für die Muskulatur senkt. Aber:

> Es gibt ernsthafte Hinweise, dass Stretching *keine* der folgenden Auswirkungen hat:
> - Verhinderung von Verletzungen
> - Verringerung der Muskelspannung
> - Verminderung von Muskelungleichgewichten
> - Reduktion von Muskelverkürzungen
> - Steigerung der Muskelleistung

Heute gibt es mehrere Argumente, die **gegen Stretching** vor einer sportlichen Aktivität als Verletzungsprophylaxe sprechen:

- Auch leichte Dehnübungen können zu Schäden in der Muskelzelle führen. Stretching kann erhöhte Blutspiegel der Kreatinkinase verursachen, einem Indikator für geschädigtes Muskelgewebe.
- Die Schmerzempfindlichkeit wird durch Stretching herabgesetzt. Dies bedeutet, dass die „Warnlampe“ Schmerz später leuchtet und die Verletzungsgefahr steigt.
- Die meisten Muskelverletzungen ereignen sich innerhalb der normalen Bewegungsreichweite. Deshalb erscheint es unlogisch, dass die Vergrößerung der Reichweite durch Dehnübungen vor Verletzungen schützt.
- Stretching vor (oder nach) dem Training bzw. Wettkampf schützt nicht vor Muskelkater. Im Gegenteil: Statisches Dehnen kann das Auftreten von Muskelkater, der ja heute als Mikroverletzung in der Muskulatur angesehen wird, fördern. Insofern ist auch umstritten, ob Dehnen

nach dem Wettkampf oder Training der Regeneration dient.

Ferner kann Stretching die sportliche Leistung beeinträchtigen, weshalb mehrheitlich die Meinung vertreten wird, zumindest unmittelbar vor Schnellkraftleistungen die entsprechenden Muskeln *nicht* mit einem kurzzeitigen Dehnungsprogramm zu behandeln.

Allerdings gibt es Hinweise, dass **Aufwärmübungen** im Gegensatz zum Stretching eine **schützende Wirkung** haben. Aufwärmen bewirkt eine bessere Durchblutung der Muskulatur und damit eine Verletzungsprophylaxe. Die Kombination von Aufwärmen und Stretching bringt nicht mehr Verletzungsschutz als Aufwärmen alleine.

Auch in der **Physiotherapie** ist es heute **umstritten**, Dehnungsübungen zur Behandlung muskulärer Dysbalancen anzuwenden (s. Kap. 5.3): Es gibt keinen Beweis für die heilende Wirkung des Dehnens, eher sogar Hinweise für einen gegenteiligen Effekt. Nach überwiegender sportmedizinischer bzw. sportwissenschaftlicher Meinung sollten Muskelungleichgewichte nicht dadurch behandelt werden, den verkürzten Muskel zu „verlängern", sondern durch Stärkung seines Antagonisten, also seines Gegenspielers. Ein nach Dehnung erzieltes größeres Bewegungsausmaß bedeutet demnach nicht eine größere Muskellänge, sondern eine größere Dehnungstoleranz. Mit anderen Worten: Die Bereitschaft der betreffenden Person, das unbehagliche Gefühl einer Dehnung zu ertragen, ist gestiegen.

Im Übrigen gibt es keine allgemein anerkannte Definition der sog. Muskelverkürzung, die möglicherweise eher im Sinne einer erhöhten Muskelspannung (erhöhter Muskeltonus) bzw. einer Dysbalance zwischen Agonist und Antagonist zu verstehen ist (s. Kap. 5.2.3). Außerdem ist in nicht wenigen Fällen, bei denen eine Bewegungseinschränkung vorliegt, eine kontrakte („geschrumpfte") Gelenkkapsel die Ursache und nicht ein verkürzter Muskel.

Zusammenfassung: Dehnen ist bei nahezu allen Sportarten vorbereitender Teil des Trainings und Wettkampfs sowie der Regeneration, außerdem wird es in der Physiotherapie eingesetzt. Dehnen hat heute seinen Mythos als absolutes „Muss" verloren, sein Stellenwert bleibt umstritten. Die Forschungsergebnisse sind teils widersprüchlich. Die Beurteilung ist in vielen Publikationen und Diskussionen durch subjektive Meinungen gefärbt. Sicherlich ist das Dehnen für die verschiedenen Sportarten mit ihren unterschiedlichen Anforderungen weitaus differenzierter zu betrachten, als hier dargestellt. Diese Ausführungen sollen lediglich orientierenden Charakter haben und zur kritischen Auseinandersetzung mit einer Thematik anregen, die problemlos ein eigenes Buch füllen könnte.

5.4 Offene Muskelverletzungen

Offene Verletzungen der Muskulatur – das sind solche mit Verletzung der umgebenden Haut – sind beim Sport selten. Sie entstehen i.d.R. zufällig, bspw. eine tiefe Risswunde am Bein mit Muskelbeteiligung durch Fußballstollen oder eine Schnittverletzung der Daumenballenmuskulatur, z.B. durch Sturz in eine Glasscherbe beim Skaten oder durch Schlittschuhkufen. Auch bei einem Knochenbruch können die umgebenden Muskeln geschädigt werden (s. Kap. 7.3).

Im Rahmen der Diagnostik von offenen Muskelverletzungen ist auf Begleitschäden wie Sehnen- oder Nervendurchtrennungen zu achten. Am Unfallort sollte ein steriler Verband angelegt werden, bei starker Blutung ein Druckverband. Bei gleichzeitig bestehendem Knochenbruch muss eine Schienung erfolgen. Die definitive Behandlung erfolgt operativ.

6 Verletzungen und Schäden der Sehnen und Sehnenscheiden

6.1 Bedeutung der Sehnen beim Sport und Einführung in die Anatomie

Eine Sehne ist das Bindeglied zwischen der Muskulatur und einem Knochen bzw. einem Gelenk. Mit anderen Worten: Die Kraftübertragung eines Muskels erfolgt über die zugehörige Sehne (s. Abb. 6.1).

Verletzungen und Schäden der Sehnen und Sehnenscheiden sind häufige sportmedizinische Probleme, die im Folgenden in einer allgemeinen Übersicht mit verschiedenen Beispielen dargestellt werden. Detaillierte Ausführungen zum Thema finden sich in den speziellen Kapiteln zu den verschiedenen Körperregionen.

6.2 Offene Sehnendurchtrennungen – zum Glück selten

Eine offene Sehnenverletzung ist die teilweise oder komplette Durchtrennung einer Sehne, bei der die Haut ebenfalls durchtrennt wird.

Diese offenen Verletzungen sind beim Sport selten und meistens zufallsbedingt, z.B. durch einen Sturz mit der Hand in eine Glasscherbe beim Jogging oder eine Schnittverletzung an einem scharfkantigen Gegenstand wie bspw. an der scharf geschliffenen Laufschiene eines Schlittschuhs.

Diagnose. Die Wunde kann auf eine gleichzeitige Sehnenverletzung hinweisen, wenn diese Wunde bspw. direkt über oder in der Nähe einer (oder auch mehrerer) Sehne(n) liegt, z.B. im Bereich der Achillessehne beim Eisschnelllauf.

! Achtung: Eine kleine Hautwunde bedeutet nicht zwangsläufig, dass der Schaden gering ist!

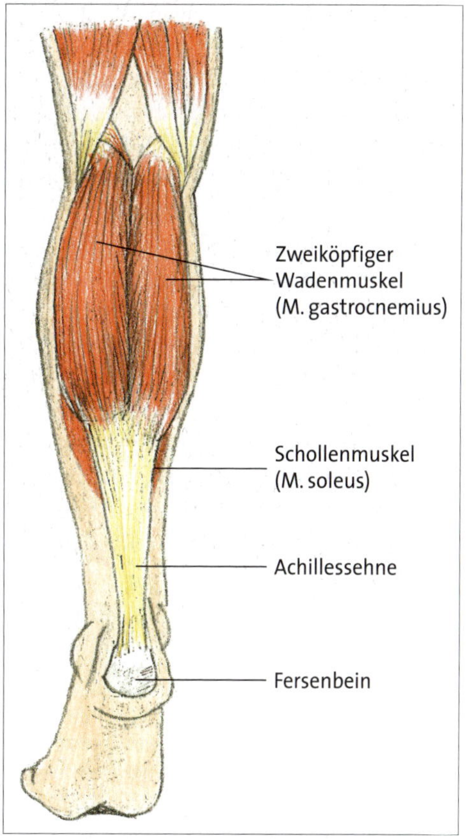

Abb. 6.1: Darstellung der Funktionseinheit Sehne/Muskel am Beispiel der Achillessehne, die am Fersenknochen ansetzt (Ansicht des linken Unterschenkels von hinten). Bei einer Anspannung der Wadenmuskulatur erfolgt die Kraftübertragung von der Sehne auf den Knochen und der Zehenstand ist möglich.

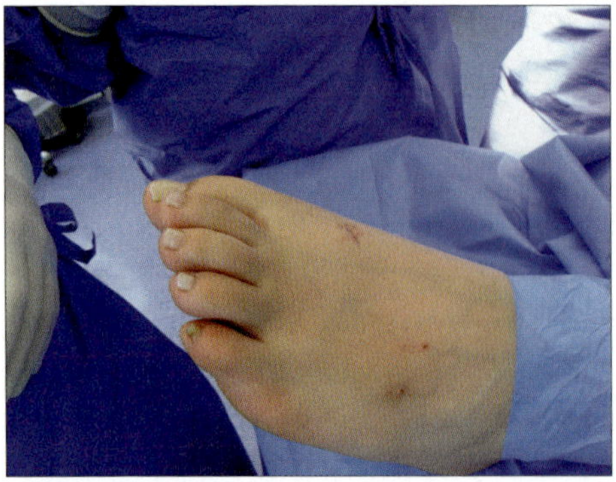

Abb. 6.2: Offene Durchtrennung der Großzehenstrecksehne am Fußrücken durch eine zerberstende Mineralwasserflasche. Die Großzehe „hängt" und kann nicht mehr gestreckt werden. Diese Sehnenverletzung war im Rahmen der Erstbehandlung nicht erkannt und lediglich die Hautwunde genäht worden. 2 Wochen nach dem Unfallereignis wurde dann die Sehnennaht durchgeführt.

Die Diagnose einer Sehnenverletzung kann aus dem Funktionsausfall heraus gestellt werden (s. Abb. 6.2), wobei bei einer unvollständigen Sehnendurchtrennung die Gefahr besteht, diese wegen des fehlenden Funktionsausfalls zu übersehen. In manchen Körperregionen sind die Ultraschalluntersuchung oder die Kernspintomografie für die exakte Diagnose zwar hilfreich, wegen der offenen Wunde ist es aber sicherer und zeitsparender, die Sehne im Rahmen der Wundversorgung exakt zu inspizieren und zu überprüfen. Dabei ist manchmal bei der Operation eine Schnitterweiterung, also die Vergrößerung der Wunde, erforderlich. Immer muss auch daran gedacht werden, dass noch weitere anatomische Strukturen in Mitleidenschaft gezogen wurden, z.B. Nerven oder Blutgefäße.

Therapie. Die teilweise oder komplett verletzte Sehne wird genäht, anschließend ebenfalls die Haut. Die Weiterbehandlung richtet sich nach dem Verletzungsausmaß sowie der Lokalisation der Sehnendurchtrennung; hier wird auf die speziellen Kapitel verwiesen.

6.3 Geschlossene Sehnenverletzungen – nicht immer leicht zu erkennen

Im Gegensatz zur offenen Sehnenverletzung besteht beim geschlossenen oder gedeckten Sehnenriss keine Wunde! Die Sehnenverletzung liegt unter der geschlossenen Haut (lat.: *cutis*), daher spricht man auch vom subkutanen Riss (lat. *sub*: unter).

Bei einem subkutanen Sehnenriss liegt entweder eine komplette oder – seltener – eine teilweise Unterbrechung der Sehne vor. Insgesamt handelt es sich um häufige Verletzungen bei Sportlern, die folgendermaßen eingeteilt werden bzw. entstehen können:

- **Traumatischer (unfallbedingter) Sehnenriss** durch eine **indirekte** Gewalteinwirkung als häufige Entstehungsursache beim Sport, z.B. unvorhergesehenes Auftreffen eines Balles auf die Spitze des gestreckten Fingers und dessen gewaltsame Beugung. Dabei reißt die Strecksehne über dem Fingerendgelenk (s. Kap. 18.2.1.1). Seltener führt eine **direkte** Gewalteinwirkung zur geschlossenen Sehnenverletzung, z.B. durch einen Schlag oder Tritt gegen die Achillessehne.
- **Schleichender traumatischer Sehnenriss**, sog. Spätriss bzw. zweizeitiger Riss, durch direkte chronische Irritation, z.B. der Riss der langen Daumenstrecksehne einige Wochen oder Monate nach einem Speichenbruch im Handgelenkbereich.
- **Pathologischer Sehnenriss**, auch Spontanriss genannt, bspw. als Ergebnis einer chronischen Schädigung bei einer rheumatischen Entzündung: Dies hat im Prinzip mit einer Sportverletzung im eigentlichen Sinne nichts zu tun. Der Riss entsteht nur zufällig beim Sport bzw. die sportliche Betätigung gibt der bereits geschädigten Sehne nur „den Rest".

Eine besondere Schwierigkeit bei den geschlossenen Sehnenrissen von Sportlern ist die Tatsache, dass die klare Abgrenzung zwischen einem durch einen „echten“ Unfall bedingten Riss und dem Riss durch „Verschleiß“ bzw. chronische Überlastung oft schwierig und manchmal gar nicht eindeutig möglich ist.

Dieses Problem der sog. Degeneration hat manchmal auch haftungsrechtliche Konsequenzen und führt evtl. dazu, dass eine Versicherung ihre Leistungspflicht ablehnt, z.B. beim Riss der Achillessehne (s. Kap. 27.6.1.1). Deshalb wird i.d.R. bei einer operativen Versorgung auch eine Gewebeprobe zur feingeweblichen Untersuchung (sog. Histologie) entnommen.

Diagnose. Die Diagnose bzw. die Beurteilung eines geschlossenen Sehnenrisses kann schwierig sein, insbesondere bei einem inkompletten Riss, wenn kein oder nur ein geringer Funktionsausfall vorliegt, der leicht zu übersehen ist. In manchen Fällen ist die Ultraschalluntersuchung als diagnostisches Hilfsmittel geeignet, besser ist meistens die Kernspintomografie.

Therapie. Die Behandlung richtet sich nach dem Ausmaß sowie der Lokalisation des Sehnenrisses, hier wird auf die speziellen Kapitel verwiesen.

6.4 Insertionstendopathie – wenn der Sehnenansatz am Knochen gereizt ist

Eine Sehne ist – wie bereits festgestellt – das Bindeglied zwischen dem Muskel und einem Knochen bzw. einem Gelenk.

Durch hohe und vor allem dauerhafte Belastungen kann es zu schmerzhaften Entzündungsreaktionen und Veränderungen im Ursprungs- oder Ansatzbereich von Sehnen am Knochen bzw. an der Knochenhaut (Periost) kommen. Für derartige Probleme gibt es verschiedene medizinische Fachausdrücke, die meistens mehr oder weniger dasselbe bedeuten, z.B. Insertionstendopathie, Insertionstendinose, Tendoperiostitis, Sehnenansatzentzündung oder -reizung. Ein besonders bekanntes Beispiel für eine derartige Problematik ist der Tennisellenbogen (s. Kap. 15.5.1).

Der Übergang zu den Sehnenscheidenentzündungen ist manchmal fließend (s. Kap. 6.5).

Therapie. Die Behandlung der Insertionstendopathien bei Sportlern erfolgt überwiegend **konservativ**, z.B. durch Schonung oder kurzfristige Ruhigstellung, Änderung bzw. Optimierung der Technik und des Trainings, Verordnung von entzündungshemmenden Medikamenten wie Antiphlogistika sowie physikalische Therapie. Schon jetzt sei darauf hingewiesen, dass bei einer manchmal durchgeführten Kortisoninjektion das Risiko des Sehnenrisses besteht; sofern diese Maßnahme durchgeführt wird, muss auf alle Fälle eine meistens mehrwöchige Sportpause eingehalten werden. In **therapieresistenten Fällen** kann eine **Operation** angezeigt sein.

Detaillierte Ausführungen zu dieser Problematik finden sich in den speziellen Kapiteln.

6.5 Sehnenscheidenentzündungen – ein häufiges Problem

Die Sehnen des menschlichen Körpers werden in bestimmten Abschnitten von Seh-

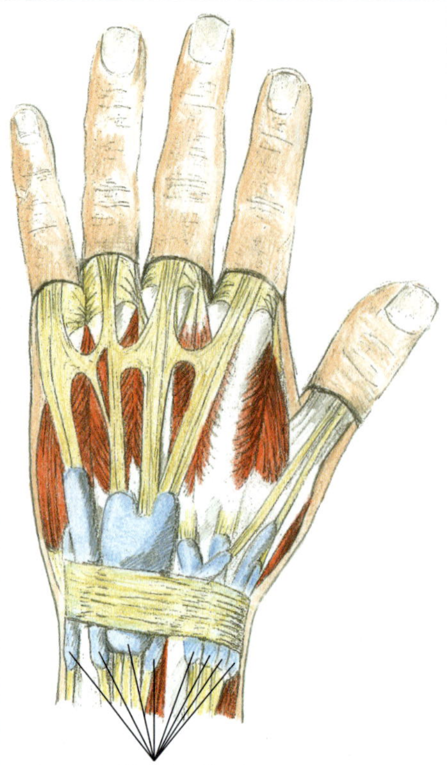

Abb. 6.3: Sehnenscheiden am Beispiel des streckseitigen Handgelenks

nenscheiden umgeben, und zwar dort, wo die Möglichkeit einer mechanischen Schädigung der Sehne infolge von Reibung oder Druck durch Knochenvorsprünge, Richtungsänderung oder oberflächliche Lokalisation gegeben ist – bspw. im Bereich des Handgelenks (s. Abb. 6.3). Eine Sehnenscheide ist eine mit Flüssigkeit gefüllte „Hülle", die eine oder mehrere Sehnen schützt. Außerdem ist die Sehnenscheide zur exakten Führung der Sehne(n) erforderlich.

Eine Sehnenscheidenentzündung (Tendovaginitis) ist ein Entzündungs- und Reizzustand des Sehnengleitgewebes und nicht nur bei Sportlern ein häufiges Problem. Sie ist meistens die Folge einer akuten oder chronischen Überlastung, z.B. am Handgelenk.

Selten handelt es sich bei Sportlern um eine Entzündung durch bakterielle Erreger im Sinne einer Infektion oder um eine rheumatische Entzündung.

Diagnose. Die Diagnose einer Tendovaginitis wird i.d.R. aufgrund der Beschwerden des betroffenen Sportlers sowie des körperlichen Untersuchungsbefundes gestellt. Manchmal kann man ein Reiben bei Bewegungen der in der entsprechenden Sehnenscheide verlaufenden Sehne(n) ertasten. Das Röntgenbild bringt meistens keine zusätzlichen Informationen und zeigt manchmal die dann auch mit bloßem Auge sichtbare Weichteilschwellung, selten sind Verkalkungen im Sehnenbereich abgebildet. In Ausnahmefällen, insbesondere bei hartnäckigem Verlauf, kann eine Kernspintomografie durchgeführt werden, die entsprechende Veränderungen im Bereich der Sehnenscheide bzw. der Sehne(n) zeigt.

Therapie. Detaillierte Ausführungen zur Behandlung von Sehnenscheidenentzündungen unterschiedlicher Lokalisation finden sich in den speziellen Kapiteln.

6.6 Verletzungen im Bereich der Sehnenscheide

Sehnenscheidenverletzungen bei Sportlern sind sehr selten. Bei **offenen Sehnendurchtrennungen** kommt es, sofern eine Sehnenscheide vorhanden ist, zu einer Verletzung derselben. Im Rahmen der operativen Versorgung wird dann nicht nur die Sehne, sondern möglichst auch die Sehnenscheide genäht, wobei die Sehnenscheidennaht nicht zur Einengung und damit zur Störung des Sehnengleitens führen darf. **Geschlossene Sehnenscheidenverletzungen**, also ohne gleichzeitige Verletzung der Haut, sind ebenfalls eine Rarität, nicht nur im Sport. Ein Beispiel dafür ist die Ringbandverletzung, eine Fingerverletzung bei Felskletterern (s. Kap. 18.3.3.2).

7 Verletzungen und Schäden der Knochen

7.1 Bedeutung der Knochen beim Sport und Einführung in die Anatomie

Das Skelett des Menschen besteht aus etwa 200 Knochen, die je nach Lokalisation verschiedene, oft mehrere Aufgaben wahrnehmen: Das Knochengewebe hat eine Stützfunktion, weil der Knochen das stabilste Gewebe des Organismus ist; auf die Problematik der nachlassenden Knochenstabilität wird in diesem Buch bei den Ausführungen zur Osteoporose eingegangen (s. Kap. 33). Außerdem sind die Knochen ein Hebelsystem für die muskulären Kräfte. Manche Knochen bieten inneren Organen Schutz, bspw. die Schädelknochen für das Gehirn oder die Rippen für das Herz und die Lunge. Im roten Knochenmark findet die Blutbildung statt.

Die menschlichen Knochen sind gerade beim Sport, insbesondere bei Sportarten mit großer Dynamik, enormen Belastungen ausgesetzt. Bei den Sportverletzungen und -schäden des Skeletts kann man die **Prellungen** bzw. **Verstauchungen** (Kontusionen) von den **Knochenbrüchen** (Frakturen) unterscheiden.

7.2 Prellungen und Verstauchungen der Knochen – durchaus schmerzhaft

Knochenprellungen bzw. -verstauchungen (Kontusionen) entstehen beim Sport meistens entweder im Rahmen eines Sturzes oder durch eine direkte Gewalteinwirkung: Jeder Fußballspieler weiß, wie schmerzhaft der Tritt vors Schienbein ist.

> Die Begriffe „Prellung", „Verstauchung" und „Kontusion" sind nicht exakt definiert, bis auf die Tatsache, dass im Röntgenbild keine knöcherne Veränderung im Sinne einer Fraktur zu sehen ist (s.u.).

Diagnose. Diese Verletzungen können – je nach Lokalisation – sehr schmerzhaft sein und mit einer deutlichen Schwellung und Funktionseinschränkung einhergehen.

> Auf alle Fälle ist eine Röntgenuntersuchung sinnvoll, damit ein Knochenbruch nicht übersehen wird. Allein aufgrund der Intensität der Schmerzen lässt sich nicht zwischen einer Prellung und einer Fraktur unterscheiden!

Wichtig ist der sichere **Ausschluss** einer Bandverletzung oder einer Fraktur. Dies bedeutet, dass insbesondere bei anhaltenden Beschwerden eine erneute Röntgenkontrolle erfolgen muss. Manchmal zeigt sich dann doch eine Fraktur, die auf den Erstaufnahmen nicht sichtbar war und nun zu sehen ist, weil der Frakturspalt „entkalkt" ist oder es zu einer Knochenverschiebung gekommen ist. Wenn die erneute Röntgenkontrolle keinen Knochenbruch erkennen lässt, dann sollte bei weiter bestehendem Verdacht ärztlicherseits je nach Situation eine Computer- oder eine Kernspintomografie veranlasst werden – in speziellen Fällen eine Szintigrafie (s. Kap. 3.2). Auf diese Weise lässt sich auch eine unverschobene Fraktur, z.B. des Kahnbeins der Hand, diagnostizieren, die im Röntgenbild leicht übersehen wird.

Bei einer schweren Kontusion sieht man in der Kernspintomografie manchmal eine

Knochenreaktion, die als Ödem oder „bone bruise“ bezeichnet wird und als „Wasser“-Einlagerung, gelegentlich aber auch als Fraktur in der Feinstruktur des Knochens gedeutet wird (z.B. bei Stressfrakturen, s. Kap. 32). Bei Verdacht auf Vorliegen einer Bandverletzung ist ebenfalls weitere Diagnostik angezeigt, z.B. eine Kernspintomografie.

Therapie. Für die Akutbehandlung gelten die Prinzipien der **PECH-Regel** (s. Kap. 2.1):

- Pause
- Eis, also Kühlung
- Compression, d.h. Anlegen eines Kompressionsverbands, wenn die Lokalisation der Prellung es erlaubt
- Hochlagerung (bei Verletzungen an Arm oder Bein)

Im Rahmen der Behandlung kann – abhängig von der geprellten Körperregion – ein abschwellender Verband angelegt werden (z.B. mit Voltaren Emulgel), außerdem empfiehlt sich eine kurzfristige Schonung.

> ! Achtung: Bei anhaltenden Beschwerden, also länger als etwa 8–10 Tage, muss die Diagnose „Prellung“ angezweifelt und nochmals überprüft werden!

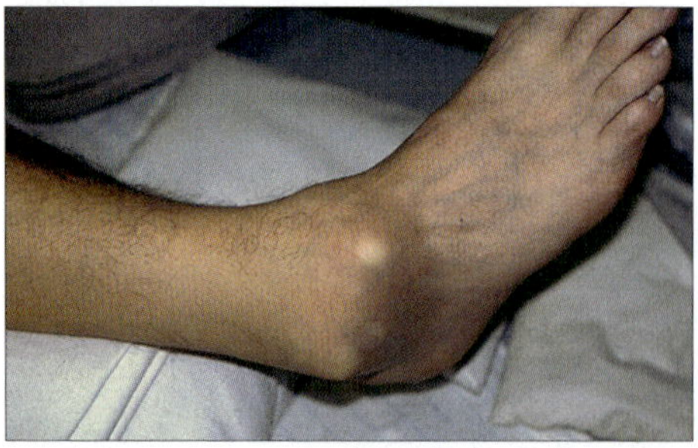

Abb. 7.1: Bruch des Sprunggelenks als Beispiel für eine geschlossene Fraktur. In diesem Fall handelt es sich um einen Verrenkungsbruch mit deutlich sichtbarer Fehlstellung. Der gebrochene Knochen „drückt“ von innen gegen die Haut und verursacht eine Weichteilschädigung. Die Fehlstellung muss – auch wegen des Risikos einer Durchblutungsstörung des Fußes – so früh wie möglich beseitigt werden.

7.3 Knochenbrüche – meistens tut es richtig weh

> Ein Knochenbruch, auch als Fraktur bezeichnet, ist eine **abnorme Unterbrechung** eines **Knochens** bzw. der **Knochenstruktur**. Eine unfallbedingte Fraktur geht immer mit einer Schädigung der den Knochen umgebenden Weichteile einher. Dementsprechend unterscheidet man zwischen **geschlossenen** und **offenen Frakturen**.

Die Fraktur mit **geschlossenem Weichteilschaden** wird in verschiedene Schweregrade unterteilt (s. Abb. 7.1). Das Spektrum reicht von einer kaum nennenswerten Hautschädigung bis zum Kompartmentsyndrom; Letzteres geht mit einer massiven Gewebedrucksteigerung in den Muskellogen einher, ist mit der Gefahr einer schweren Durchblutungsstörung verbunden und kann auch ohne begleitende Fraktur vorkommen (s. Kap. 5.2.9). Bei einem Knochenbruch mit **offenem Weichteilschaden** (offene Fraktur, s. Abb. 7.2) ist der Knochen im Bereich einer Wunde sichtbar; es besteht also gleichzeitig eine Verletzung der Weichteile, deren Schädigung von einer relativ unkomplizierten Durchspießungswunde bis hin zur kompletten Amputation reicht. Bei einer offenen Fraktur besteht ein erhöhtes Infektionsrisiko. Diese offenen Frakturen sind beim Sport glücklicherweise selten und stets auf eine erhebliche Gewalteinwirkung zurückzuführen, bspw. durch Stürze beim Motorradsport oder durch das gestreckte Bein des Fußballers gegen das Schienbein seines Gegenspielers.

Bei **Kindern** und **Jugendlichen** im Wachstumsalter gibt es neben dem vollständigen Knochenbruch einige besondere Frakturformen: Manchmal kommt es „nur“ zu einem Biegungsbruch, der eine **elastische Verbiegung** des Knochens ohne im Röntgenbild sichtbaren Bruchspalt darstellt. Bei einem **Wulstbruch**, entstanden durch axiale Kraft-

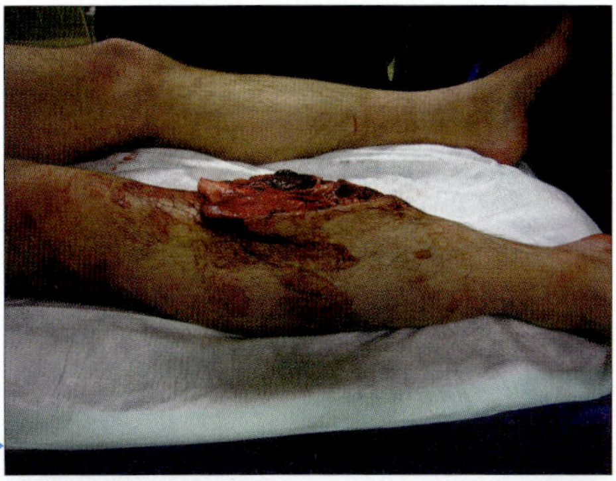

a

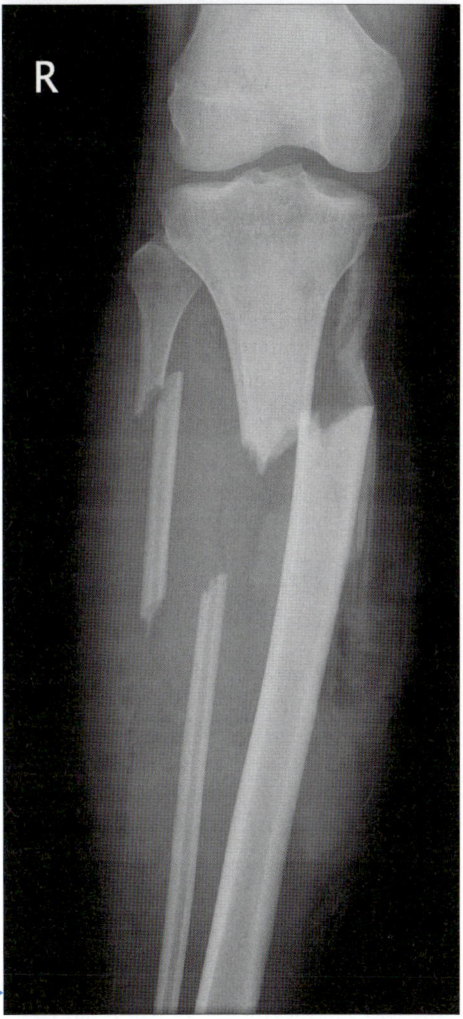

b

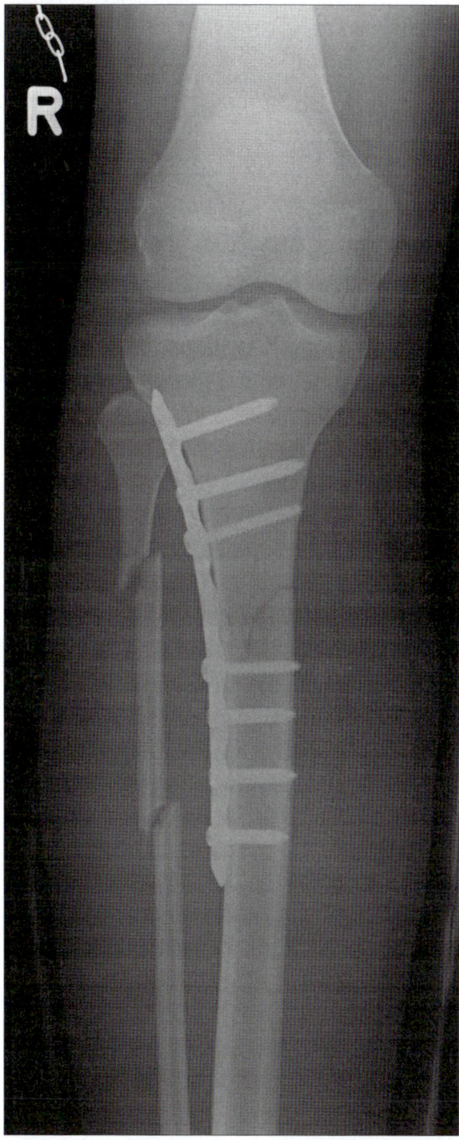

c

Abb. 7.2: Offene Unterschenkelfraktur nach Snowboard-Unfall. **a)** Massiver Weichteilschaden. Der gebrochene Knochen ist in der Wunde deutlich sichtbar (es handelt sich um das Schienbein). **b)** Die Röntgenaufnahme zeigt die Frakturen beider Unterschenkelknochen, also des kräftigeren Schienbeins sowie des dünneren Wadenbeins. **c)** Im Rahmen der Operation erfolgte neben der Weichteilversorgung die Stabilisierung mit einer Spezialplatte und Schrauben.

einwirkung, zeigt das Röntgenbild lediglich eine Knickbildung (Aufwulstung, s. Abb. 7.3) der äußeren Knochenschicht, der Kortikalis. Durch Zunahme der Biegekräfte entsteht der **Grünholzbruch**, der durch Stauchung einer Kortikalis und eine Fraktur der gegenüberliegenden Kortikalis bei intakter Knochenhaut gekennzeichnet ist; der Knochen knickt wie ein frischer „grüner Ast", ohne komplett durchzubrechen. Am häufigsten findet sich die Grünholzfraktur im Bereich der handgelenknahen Speiche, sie entsteht bei einem Sturz auf die ausgestreckte Hand. Gelenknah kann es im Wachstumsalter zu Verletzungen im **Bereich der Wachstumsfuge** (Epiphyse) des Knochens kommen, die eine Störung des Knochenwachstums zur Folge haben können.

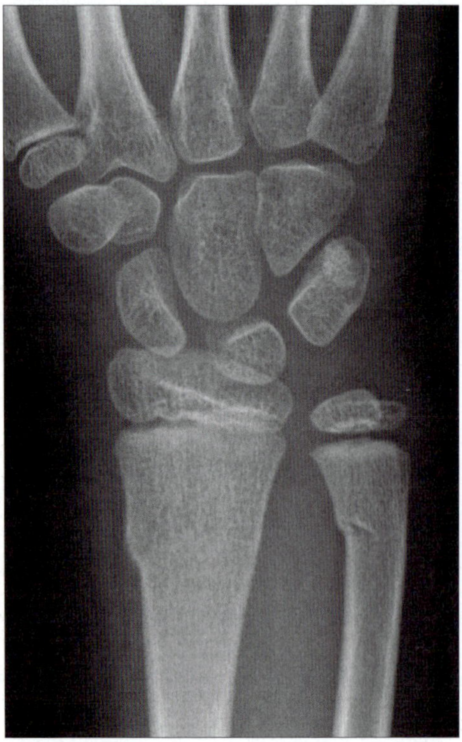

Abb. 7.3: Wulstbruch der handgelenknahen Speiche und Grünholzbruch der Elle beim Kind. Die Wachstumsfugen beider Knochen sind ebenfalls gut sichtbar.

Pathologische Frakturen können durch ein vergleichsweise geringes Trauma entstehen, wenn die Knochenstruktur verändert bzw. vorgeschädigt ist, z.B. bei einem Knochentumor (s. Abb. 7.4) oder bei Osteoporose (s. Kap. 33). Eine Sonderform der pathologischen Fraktur ist der **Ermüdungsbruch** – auch **Stressfraktur, schleichende Fraktur** oder **Stressreaktion des Knochens** genannt – als Folge einer chronische Überbeanspruchung des Knochens (s. Kap. 32).

Besonders häufig gibt es sportbedingte Ermüdungsfrakturen bei Läufern bzw. Laufsportarten. Wegen ihrer besonderen Bedeutung ist dieser Problematik ein separates Kapitel dieses Buchs gewidmet (s. Kap. 32), außerdem wird darauf – sofern relevant – bei der Darstellung der Verletzungen der einzelnen Körperregionen eingegangen.

Diagnose. Die Symptome und Beschwerden sind abhängig von der Art und der Lokalisation der Fraktur. Man unterscheidet **unsichere** und **sichere Frakturzeichen**.

Unsichere Frakturzeichen sind Schwellung, Bluterguss oder eingeschränkte Beweglichkeit bzw. Funktion und Schmerzen. Aber Achtung: Nicht jede Fraktur wird als schmerzhaft empfunden!
Sichere Zeichen sind Formabweichung und Achsenfehlstellungen (z.B. „Knick" im Unterschenkel nach „gestrecktem Bein" des Gegenspielers beim Fußballspiel), abnorme Beweglichkeit, Knirschen der Bruchstelle (Knochenreiben, Krepitation) und aus einer Wunde ragende Knochenstücke bzw. auch die teilweise oder vollständige Amputation. Auch der Nachweis der Fraktur im Röntgenbild ist ein sicheres Frakturzeichen.

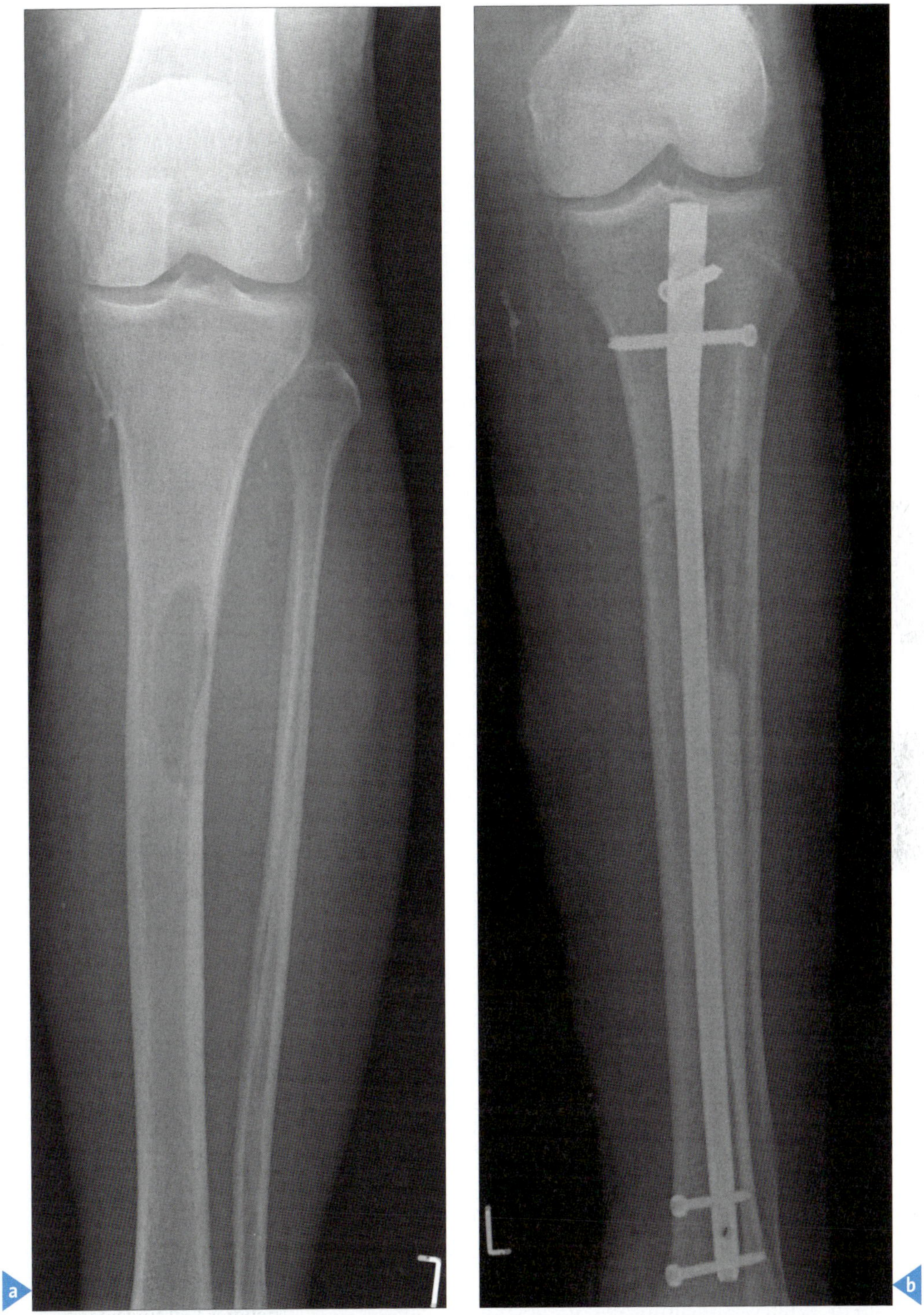

Abb. 7.4: Lungenkrebs mit Metastase (Absiedlung) im Schienbeinknochen. **a)** Der Knochen ist bereits angebrochen im Sinne einer pathologischen Fraktur. **b)** Stabilisierung mit einem Verriegelungsnagel. Die Metastase wurde nicht operativ entfernt, sondern strahlentherapeutisch nachbehandelt.

Bei Verdacht auf das Vorliegen einer Fraktur sollte eine Röntgenuntersuchung durchgeführt werden. Lässt sich damit kein Knochenbruch erkennen, dann sollte bei weiter bestehendem Verdacht ärztlicherseits je nach Situation eine Computertomografie, eine Kernspintomografie oder – seltener – eine Szintigrafie veranlasst werden (s. Kap. 3.2). Auf diese Weise lassen sich auch unverschobene Frakturen oder Fissuren (Haarrisse) diagnostizieren, die leicht im Röntgenbild übersehen werden.

Die Ultraschalluntersuchung (Sonografie) ist in der Frakturdiagnostik von untergeordneter Bedeutung, wird aber bspw. im Kindesalter gelegentlich zur Verlaufskontrolle eingesetzt, nicht zuletzt aus Strahlenschutzgründen.

Bei einem Ermüdungsbruch sind die Beschwerden meistens nicht so akut und ausgeprägt wie bei einer frischen, unfallbedingten Fraktur. Oft wird zunächst eine Verstauchung oder Prellung vermutet. Die Diagnose kann mit der konventionellen Röntgenuntersuchung v.a. im Frühstadium schwierig sein, ist aber dann schon mit der Kernspintomografie oder der Knochenszintigrafie möglich (s. Kap. 3.2).

Therapie. Die **Erstbehandlung** an der Sportstätte beim Verdacht auf einen Knochenbruch stellt entscheidende Weichen für die weitere Therapie.

> Für den medizinischen Laien gelten folgende Regeln für die Erste Hilfe bei Frakturen: Ruhigstellung der Fraktur, Wundverband, Verhindern einer Unterkühlung, Kontrolle von Atmung und Puls bei Schwerstverletzten.

Die **Ruhigstellung** eines Knochenbruchs soll Folgeschäden verhindern. Ein Sportler mit einer Fraktur nimmt – sofern er bei Bewusstsein ist – eine Schonhaltung ein. Bspw. wird bei einem Schlüsselbeinbruch der Arm auf der Seite der Fraktur mit der Hand der gesunden Seite am Oberkörper fixiert. Wenn möglich, sollte die spontan eingenommene Schonhaltung durch den Ersthelfer unterstützt werden.

Je nach Lokalisation eines Knochenbruchs gibt es verschiedene Hilfsmittel für die Ruhigstellung, von denen einige auch vom Laienhelfer sehr gut eingesetzt werden können. Details dazu wurden bereits im Kapitel über die Erstbehandlung bei Sportverletzungen dargestellt (Kap. 2.3):

- Für Frakturen an den Extremitäten (Arm, Bein) eignen sich verschiedene **Schienen**, z.B. Cramer-Schienen, kunststoffummantelte Aluminiumschienen (z.B. „SAM-Splint") oder pneumatische Schienen (Luftkammerschienen).
- Zur Ruhigstellung von Schulter-, Schlüsselbein- und Oberarmbrüchen kann man ein **Dreiecktuch** verwenden.
- Bei Frakturen der Halswirbelsäule werden spezielle **Halskrawatten** angelegt.
- Ein weiteres professionelles Schienungsmittel ist die **Vakuummatratze**, die bspw. bei Schwerstverletzten, Oberschenkel-, Wirbelsäulen- und Beckenbrüchen eingesetzt wird.

> ! Achtung: Die Erfahrung zeigt, dass die genannten Hilfsmittel für den Ersthelfer leider häufig nicht zur Verfügung stehen. Dann gilt es zu improvisieren! Als „Dreiecktuch" eignet sich bspw. auch ein Trikot, ein Halstuch oder ein Schal. Zur provisorischen Ruhigstellung einer Handgelenk- oder Sprunggelenkfraktur kann eine dicke Zeitung oder Illustrierte entsprechend gefaltet und dann als Schiene angewickelt werden – oder auch ein Brett; wichtig ist eine ausreichende Polsterung zur Vermeidung von Druckstellen. Bei Fingerfrakturen reicht für die Notfallschienung auch ein einfacher Holzspatel.
> Der Fantasie für eine **provisorische Ruhigstellung** sind zwar keine Gren-

zen gesetzt, die verwendeten Hilfsmittel dürfen aber dem verletzten Sportler selbstverständlich keinen zusätzlichen Schaden zufügen!

Bei einem offenen Knochenbruch wird ein **steriler Wundverband** angelegt, bei stärkerer Blutung ein Druckverband. Hervorstehende Knochenteile sind mit dem Verband abzupolstern. Der Ersthelfer sollte Einmalhandschuhe tragen. Anschließend erfolgt die Schienung.

Ein unerfahrener Ersthelfer sollte i.d.R. einen offensichtlich verschobenen Knochenbruch weder einrenken noch richten. Der Verunfallte ist so wenig wie möglich zu bewegen, bis die Schienung der Fraktur durchgeführt worden ist.

Zur Schienung muss je nach Lokalisation der Fraktur eine ausreichende Zahl von Helfern vorhanden sein: Bspw. werden bei einer Unterschenkelfraktur der Oberschenkel und der Fuß möglichst von je einem Helfer stabil und achsengerecht gehalten, sodass möglichst keine Unruhe im Frakturbereich entsteht. Ein weiterer Helfer legt dann eine Oberschenkelschiene an – also vom hüftnahen Oberschenkel bis zum Fuß. Die Schiene wird mit einer oder mehreren breiten elastischen Binden (ca. 10–12 cm breit) angewickelt.

Eine **Unterkühlung** des verletzten Sportlers muss verhindert werden, z.B. durch warme Kleidung oder eine Rettungsdecke (s. Kap. 30.3). Seltener ist der Schutz vor Überhitzung erforderlich (Schatten!).

Bei der Fraktur eines großen Knochens oder mehrerer Knochen, bei großen Weichteilschäden oder inneren Verletzungen besteht die Gefahr eines Schocks. Der verletzte Sportler darf nicht alleingelassen und muss beobachtet werden. Bei der Lagerung ist darauf zu achten, dass im Falle eines Schocks genügend Platz für entsprechende Gegenmaßnahmen besteht.

Der Begriff „**Schock**" ist nicht etwa ein psychischer Zustand, sondern ein akutes und lebensgefährliches Kreislaufversagen.

Beim Schock kommt es zur Durchblutungsstörung lebenswichtiger Organe mit Sauerstoffmangel und Übersäuerung der Gewebe und des Blutes. Es gibt verschiedene Formen des Schocks (s. Kap. 2.6). Aus einem schweren Unfall mit einer oder mehreren Frakturen kann der **hypovolämische Schock** resultieren, dessen Hauptursache der Blutverlust im Frakturbereich ist (**hämorrhagischer Schock**). Bspw. können bei einer Oberschenkelfraktur bis zu 2–3 l Blut in die umgebenden Weichteile verloren werden – ggf. noch mehr bei einem offenen Oberschenkelbruch. Der Blutverlust bei einer Beckenfraktur kann sogar 5–6 l betragen, was nahezu dem gesamten Blutvolumen eines erwachsenen Mannes entspricht.

Mögliche **Symptome** bzw. Warnsignale des Schocks sind Blässe oder bläuliche Hautfarbe (Zyanose), kalte und feuchte Haut (kalter Schweiß), Kältezittern, starker Durst, Unruhe und Angst, Teilnahmslosigkeit, Bewusstseinsstörung (z.B. Verwirrtheit wegen Minderdurchblutung des Gehirns) bis hin zur Bewusstlosigkeit, schneller Puls, Blutdruckabfall und Versiegen der Harnproduktion. Es droht der Kreislauf- und Atemstillstand mit Versagen lebenswichtiger Organe (Multiorganversagen), z.B. der Niere, der Leber, der Lunge, des Herz-Kreislauf- und Gerinnungssystems.

Die Sofortmaßnahmen beim Schock infolge Blutverlusts sollen den Kreislauf des Verletzten aufrechterhalten, bis ärztliche Hilfe bzw. der Rettungsdienst eintrifft. Sobald der Schwerverletzte in einem transportfähigen Zustand ist, wird er in eine geeignete Unfallklinik gebracht. Bzgl. der Einzelheiten der Schockbehandlung wird auf das entsprechende Kapitel dieses Buchs verwiesen.

Die **weitere Behandlung** eines Knochenbruchs ist abhängig von der Art des Bruchs (z.B. offen oder geschlossen), der Lokalisation und dem Allgemeinzustand des verletzten Sportlers. Viele Frakturen werden **konservativ** behandelt, also ohne Operation: In einigen Fällen kann die Therapie **funktionell** erfolgen, das bedeutet, der Patient darf den gebrochenen Bereich nach Maßgabe seiner Schmerzen bewegen und entsprechend seinen Beschwerden belasten. Dies ist bspw. bei stabilen Wirbelbrüchen möglich oder auch bei manchen Fingerfrakturen, bei denen der verletzte Sportler unter dem Schutz eines Tape-Verbands den gebrochenen Finger bewegen darf. Andere Knochenbrüche erfordern eine **Ruhigstellung**, z.B. in einem Gips. Durch die Ruhigstellung soll es zur Ausheilung der Fraktur kommen, die Dauer ist abhängig davon, welcher Knochen gebrochen ist und auch, wie dieser gebrochen ist (z.B. stabiler oder instabiler Bruch, also ohne oder mit dem Risiko einer Verschiebung der Bruchstücke). Ebenso ist eine Ruhigstellung erforderlich, wenn eine Einrichtung des Bruches (z.B. in Narkose) erfolgen musste, weil er verschoben war (**Reposition**).

Es kann aber auch passieren, dass eine **Operation** erforderlich ist, um die Fraktur zu stabilisieren, evtl. muss sie dabei vorher auch eingerichtet werden. Die operative Knochenbruchstabilisierung wird auch **Osteosynthese** genannt. Dabei werden je nach Fraktur meistens Implantate aus Metall verwendet, z.B. Platten, Schrauben, Drähte oder Nägel. Diese Implantate bestehen aus „chirurgischem" Stahl, der in der Legierung u.a. Nickel enthält – oder es handelt sich um eine Titan-Legierung. Titan-Implantate werden bspw. auch bei einer Nickel-Allergie eingesetzt.

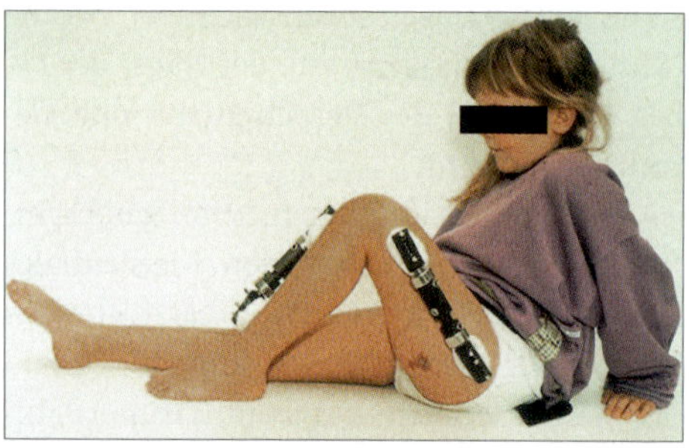

Abb. 7.5: Knochenbruchbehandlung durch externe Fixation: Stabilisierung eines Oberschenkel- sowie Unterschenkelbruchs bei einem kleinen Mädchen mit jeweils 1 Fixateur externe. Die Knochenschrauben sind mit Verbandsmaterial abgedeckt

Der Patient weiß nicht immer, ob er eine **Nickelallergie** hat – die sich bspw. als Hautreaktion auf Jeansknöpfe, Ohrringe oder eine Armbanduhr gezeigt haben könnte. Daher sollte er diesbezüglich auch vom Operateur vor einer Operation gefragt werden.

Manchmal wird auch operiert, um einem Sportler eine schnellere Rehabilitation zu ermöglichen, da eine Ruhigstellung durchaus auch Nachteile besitzt, z.B. den Abbau der Muskulatur. Hierbei müssen allerdings auch die potenziellen Risiken einer Operation berücksichtigt werden, z.B. die Möglichkeit einer Infektion.

Auch der begleitende Weichteilschaden bestimmt die therapeutischen Maßnahmen: Frakturen mit einem höhergradigen geschlossenen oder offenen Weichteilschaden stellen eine dringliche Operationsindikation dar.

In bestimmten Fällen wird die Frakturstabilisierung mit einem sog. äußeren Festhalter oder **Fixateur externe** durchgeführt (s. Abb. 7.5). Dabei ragen die in den Knochen eingedrehten Schrauben aus der Haut heraus und sind außen über ein „Gestell" verbunden. Der Fixateur lässt sich relativ schnell anbringen und wird bspw. bei manchen offenen Brüchen, im Kindesalter oder bei lebensgefährlich Verletzten (Polytrauma, s. Kap. 37.2) gewählt, bei Letzteren nicht selten zur Vermeidung einer zeitaufwändigen Operation. Die Fraktur wird dann entweder mit dieser Methode ausbehandelt oder es erfolgt ein

Verfahrenswechsel, bei dem der Fixateur entfernt und dann bspw. genagelt wird.

Die meisten **Ermüdungsfrakturen** werden konservativ behandelt: Dies bedeutet Vermeidung der sportartspezifischen lokalen Belastung für mehrere Wochen – manchmal für mehrere Monate – und anschließende langsame Belastungssteigerung. In Ausnahmefällen kann eine Ruhigstellung erfolgen. Ebenso sind Operationen die Ausnahme. Jedoch gibt es Brüche mit schlechter Heilungstendenz, bei denen man dem betroffenen Sportler frühzeitig die operative Stabilisierung empfehlen sollte; darauf wird in den jeweiligen speziellen Kapiteln eingegangen werden.

In einigen Fällen, wenn sich bei einer Fraktur eine verzögerte Knochenbruchheilung zeigt, kann eine **extrakorporale Stoßwellentherapie** (ESTW) durchgeführt werden. Bei dieser Methode sollen Schalldruckwellen, die bspw. auch zur Zertrümmerung von Nierensteinen eingesetzt werden, die Frakturdurchbauung unterstützen. Das Verfahren ist nicht unumstritten und nicht bei jedem Knochenbruch erfolgreich, kann aber manchen Patienten die Operation ersparen.

Prognose. Bei jeder Fraktur wird seitens des behandelnden Arztes festgelegt, welche Form der Behandlung für den verletzten Sportler besonders geeignet ist. Dabei werden auch die Risiken einer konservativen Frakturtherapie gegen das Risiko einer Operation abgewogen.

Grundsätzliche Risiken und Komplikationen, die sowohl bei **konservativer** als auch bei **operativer Behandlung** auftreten können:

- Nichtheilen des Bruchs, was als Pseudarthrose bezeichnet wird („Falschgelenk"). Durch den „wackeligen", instabilen Knochen entsteht ein zusätzliches „Gelenk" (s. Abb. 7.6)
- Ausheilung in einer Fehlstellung
- Möglichkeit eines vorzeitigen Verschleißes bei einem Gelenkbruch (posttraumatische Arthrose)
- Wachstumsstörung bei Kindern und Jugendlichen
- Infektion als Folge eines offenen Knochenbruchs
- Thrombose, insbesondere bei Frakturen des Beckens und der unteren Extremität sowie bei Vorliegen von weiteren Risikofaktoren (s. Kap. 3.3.4)
- Insbesondere bei Frakturen der Hand – selten auch des Fußes – kann es zu einer schmerzhaften und evtl. verbleibenden Funktionsstörung kommen, der sog. sympathischen Reflexdystrophie (Morbus Sudeck, s. Kap. 18.12)

Allgemeine Risiken und Komplikationen der **konservativen** Behandlung:

- Muskel- und Knochenrückbildung (sog. Atrophie) als Folge der Ruhigstellung, z.B. im Gipsverband
- Bewegungseinschränkungen von Gelenken, die durch eine Fraktur betroffen sind oder in der Nachbarschaft einer Fraktur liegen, bis hin zur Versteifung, ebenfalls als Folge der Ruhigstellung
- Bei Frakturen, insbesondere an der unteren Extremität, ist durch eine Ruhigstellung das Risiko einer Thrombose erhöht

Allgemeine Risiken und Komplikationen der **operativen** Behandlung:

- Verletzung von wichtigen anatomischen Strukturen, z.B. von benachbarten Organen, Nerven oder Blutgefäßen, bei der Operation mit sich daraus ergebenden Funktionsstörungen, z.B. Lähmung
- Nachblutung und Ausbildung eines Blutergusses, der evtl. entlastet werden muss
- Lockerung oder Bruch der eingebrachten Metallteile
- Überschießende und kosmetisch störende Narbenbildung

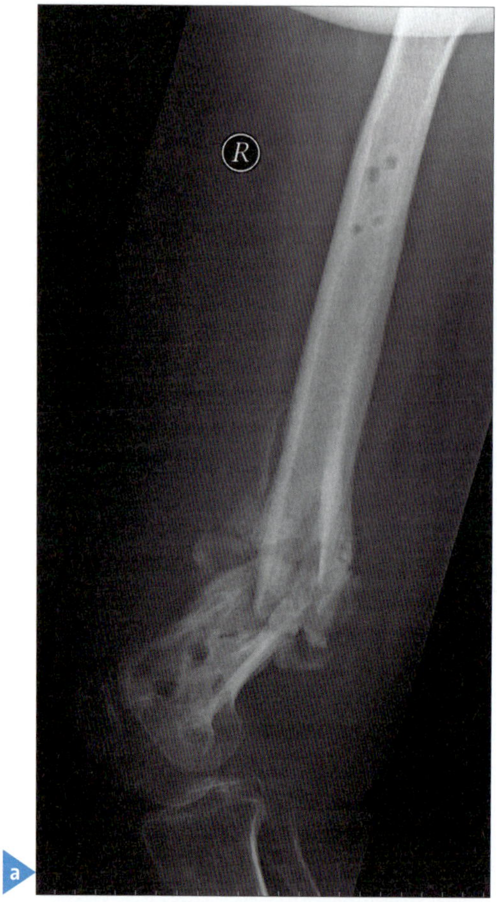

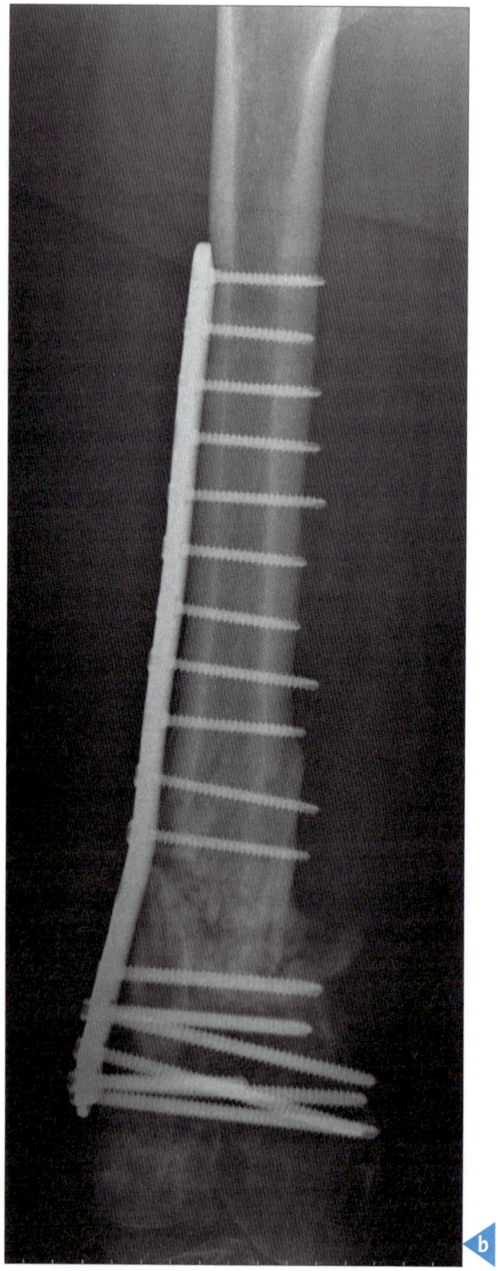

Abb. 7.6: Pseudarthrose („Falschgelenk") des Oberschenkelknochens bei einer kniegelenknahen Fraktur nach Nagelung und vorzeitiger Metallentfernung. **a)** Erhebliche Fehlstellung des nicht verheilten Knochenbruchs. **b)** Operative Versorgung mit Entfernung des die Knochenheilung störenden Gewebes (Débridement, Pseudarthrosenresektion), Achskorrektur und Stabilisierung mit einer speziellen Titanplatte mit winkelstabilen Schrauben (Fa. Königsee/Allendorf) und Knochentransplantation vom Beckenkamm

- Infektion der Weichteile und des Knochens als Operationsfolge (postoperative Infektion): Dies kann mit einem sehr langwierigen Verlauf verbunden sein; möglicherweise mit weiteren operativen Eingriffen, wenn die alleinige Behandlung mit Antibiotika nicht ausreicht, z.B. bei der chronischen Knocheneiterung.
- Fettembolie bzw. Knochenmarkembolie: Fett- bzw. Knochenmarksgewebe kann in den Blutkreislauf gelangen und in die Lunge verschleppt werden. Dies wiederum kann lebensgefährliche Kreislaufstörungen und Organschäden verursachen.
- Eine Thrombose kann auch bei einer operativen Behandlung, die meistens eine Frühmobilisation erlaubt und damit das Thromboserisiko verringert, nicht mit letzter Sicherheit verhindert werden.
- Obwohl die modernen Anästhesieverfahren als sehr sicher und schonend gelten, bleibt letztendlich bei jeder Operation ein gewisses Narkoserisiko.

Darüber hinaus gibt es **spezifische Risiken**, die sich in Abhängigkeit von der Lokalisation des Knochenbruchs ergeben und in den speziellen Kapiteln thematisiert werden.

Werden zur operativen Frakturbehandlung „Metalle“ wie Schrauben, Nägel oder Platten eingesetzt, so ist später oft eine **Metallentfernung** – also eine weitere Operation – erforderlich; der Zeitpunkt richtet sich v.a. nach der Art der Fraktur sowie des Implantates. Bspw. werden im Kindesalter oft sog. Kirschner-Drähte verwendet, die nicht selten schon nach etwa 6 Wochen entfernt werden; dagegen wird ein Nagel im Schienbein eines Erwachsenen etwa 18–24 Monate verbleiben. Manchmal wird das Metall auch belassen, wenn die Entfernung dem Patienten potenziell mehr schaden als nutzen könnte, z.B. nach Versorgung eines Becken- oder Hüftpfannenbruchs.

Prävention. Obwohl es keine absolute Sicherheit gibt, können Sportler das Risiko einer Fraktur vermindern. Das allgemeine Verletzungsrisiko und damit auch die Gefahr eines Knochenbruchs werden durch einen guten Allgemein- und Trainingszustand sowie ein verantwortungsvolles Handeln reduziert. Dies lässt sich sinnvoll durch sportartspezifische Protektoren ergänzen: Helm, Handgelenkschützer, Schienbeinschoner oder manche Schutzverbände (z.B. Taping der Finger) bieten zwar – wie erwähnt – keinen absoluten Schutz, haben aber schon so manche Fraktur verhindert.

Weitere Details zur Vorbeugung finden sich in den speziellen Kapiteln.

8 Verletzungen und Schäden der Gelenke

8.1 Bedeutung der Gelenke beim Sport und Einführung in die Anatomie

Ein Gelenk ist die mehr oder weniger bewegliche Verbindung von 2 oder mehr Knochen.

Umgeben ist das Gelenk von einer bindegewebigen Hülle, der Gelenkkapsel, die meistens zusätzlich durch Bänder verstärkt wird (s. Abb. 8.1). Gelenkkapsel und Bänder sind funktionell eine Einheit, daher spricht man auch vom **Kapsel-Band-Apparat**.

Der menschliche Körper besitzt einerseits **echte Gelenke**, die tatsächlich beweglich sind, sog. **Diarthrosen**. Zu diesen echten Gelenken gehören bspw. das Knie-, das Hüft- oder das Schultergelenk. Die ein echtes Gelenk bildenden Knochen, die Gelenkpartner, sind mit Knorpel überzogen. Den Gelenkinnenraum bezeichnet man als Gelenkhöhle oder Gelenkspalt, der mit „Gelenkschmiere" gefüllt ist, der Synovialflüssigkeit. Die Gelenkform entscheidet über die Beweglichkeit. Es gibt unterschiedliche Gelenkformen. Bspw. lässt sich ein Kugelgelenk wie das Schultergelenk in alle Richtungen bewegen (dreiachsiges Gelenk). Ein Scharniergelenk wie z.B. das Endgelenk eines Fingers hat nur eine Bewegungsachse, kann also nur gebeugt oder gestreckt werden.

Dagegen sind **unechte Gelenke**, auch **Synarthrosen** genannt, durch Bindematerial so fest miteinander verbunden, dass die Beweglichkeit praktisch aufgehoben ist. Bei-

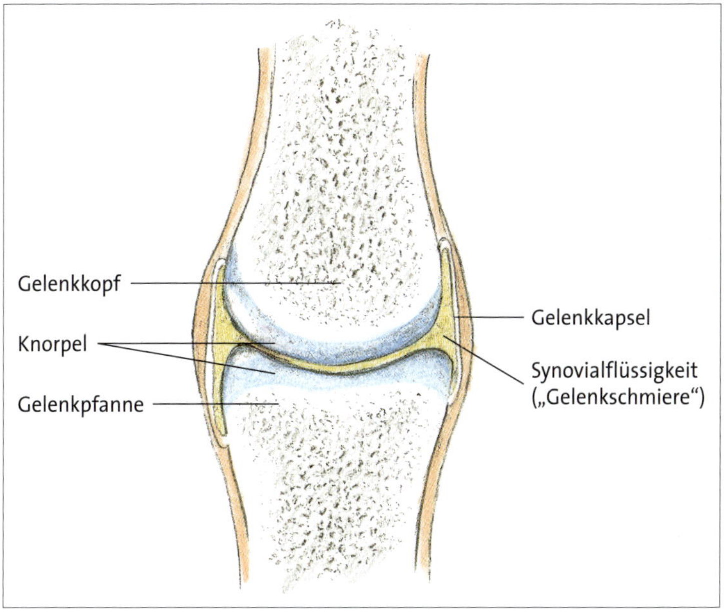

Abb. 8.1: Allgemeine schematische Darstellung eines Gelenks

spiele sind die straffe Bindegewebsverbindung zwischen Schien- und Wadenbein am Unterschenkel (Syndesmose oder Bandhaft) oder die bindegewebsknorpelige Verbindung der Schambeinfuge (Symphyse) des Beckens.

Unter einem **Falschgelenk** oder **Pseudogelenk (Pseudarthrose)** versteht man den beweglich gebliebenen Knochenbereich nach einem nicht verheilten Knochenbruch (s. Kap. 7.3). Ein typisches Beispiel, gerade bei Sportlern, ist die Kahnbeinpseudarthrose der Hand, da der Kahnbeinbruch eine schlechte Heilungstendenz hat, insbesondere bei unangemessener Behandlung (s. Kap. 17.3.1).

8.2 Kapsel und Bänder – gezerrt, geprellt, verstaucht, gerissen, verrenkt

Gelenkkapsel und Bänder bilden – wie bereits erwähnt – eine funktionelle Einheit, bei einem Sportunfall werden oft beide verletzt. Daher ist die Unfallfolge präzise ausgedrückt eine „Kapsel-Band-Verletzung". Sowohl Ärzte als auch medizinische Laien sprechen aber oft vereinfachend von einer „Bandverletzung". Diese entsteht, wenn der „normale" Bewegungsspielraum eines Gelenks unfallbedingt überschritten wird.

> **Bandverletzungen** können nach der „American Medical Association" in **3 Schweregrade** eingeteilt werden: die Zerrung (Grad 1), den teilweisen Bänderriss (Grad 2, Partialriss) und den vollständigen Riss (Grad 3, Totalriss).
> Eine Sonderform der Bandverletzung ist der knöcherne Bandabriss, bei dem das Band ein Knochenstück aus seinem Ursprungs- oder Ansatzbereich ausreißt. Dieses Bruchstück bleibt dann entweder unverschoben – an Ort und Stelle – oder es ist verlagert; das Band selbst bleibt bei einem knöchernen Ausriss in der Regel intakt.

Die Folge der Verletzung eines oder mehrerer Bänder für das Gelenk ist, dass dieses stabil bleibt oder nicht. Also lassen sich Verletzungen **ohne** und **mit Instabilität** unterscheiden. Im letztgenannten Fall wird der natürliche Bewegungsspielraum überschritten. Bleibt das Gelenk dagegen stabil, so handelt es sich entweder um eine **Zerrung** („Bänderzerrung") oder höchstens um einen teilweisen Riss; bei einem vollständigen Bänderriss ist das Gelenk nicht mehr stabil. Das Unfallgeschehen kann nicht nur zu einer Verletzung des Bandapparats, sondern auch des Knorpels führen. Ein Beispiel hierfür ist das Umknicken mit dem Sprunggelenk, bei dem – wenn auch relativ selten – eine Knorpelabsprengung oder Knorpel-Knochen-Absprengung vom Sprungbein möglich ist (s. Abb. 8.2).

Die **Prellung (Kontusion)** entsteht durch direkt auf das Gelenk einwirkende Gewalt – es handelt sich also lediglich um die Angabe des Unfallmechanismus: Dabei bleibt das Gelenk entweder stabil oder nicht.

> Der Begriff „Bänderdehnung" wird oft mit der „Bänderzerrung" gleichgesetzt. Erst bei einem **Bänderriss** wird – je nachdem, ob ein kompletter oder teilweiser Riss vorliegt – das Gelenk mehr oder weniger instabil. Bei einem Gelenktrauma kann es zur **Knorpelverletzung** kommen; ein Knorpelstück kann auch abgetrennt werden und damit ein „freier Gelenkkörper" werden. Die **Verrenkung (Luxation)** bedeutet ein „Auskugeln" des Gelenks, womit das Höchstmaß an Instabilität erreicht ist.

Die Luxation stellt eine schwere Gelenkschädigung dar. Die das Gelenk bildenden Knochen sind komplett gegeneinander verschoben, ein funktioneller Verbund besteht nicht mehr (s. Abb. 8.3). Dabei reißen Bänder und Gelenkkapsel, weitere Verletzungen zum Beispiel am Knorpel sind möglich. Ein typisches Beispiel ist die besonders häufige Schulterluxation (s. Kap. 13.2). Besteht noch ein gewisser Kontakt der Gelenkpartner, bezeichnet man dies als **unvollständige Luxation** oder **Subluxation**.

Bei manchen Menschen, insbesondere auch kleinen Kindern, ist es möglich, dass die Gelenke weit über den normalen Bereich hinaus gedehnt werden können – dies wird auch **Bandlaxizität** oder **Hypermobilität** genannt. Die generalisierte Hypermobilität kann ohne erkennbare Ursache angeboren sein, es kann sich aber auch um eine angeborene Bindegewebserkrankung wie bspw. das Marfan-Syndrom handeln. Eine lokale Hypermobilität ist auf einen bestimmten Körperabschnitt begrenzt, dies ist als Verletzungsfolge möglich, sodass in diesem Fall der Begriff „Instabilität" eher zutreffend ist.

Eine Luxation kann mit einem Knochenbruch kombiniert sein, dann spricht man von einer **Luxationsfraktur (Verrenkungsbruch)**.

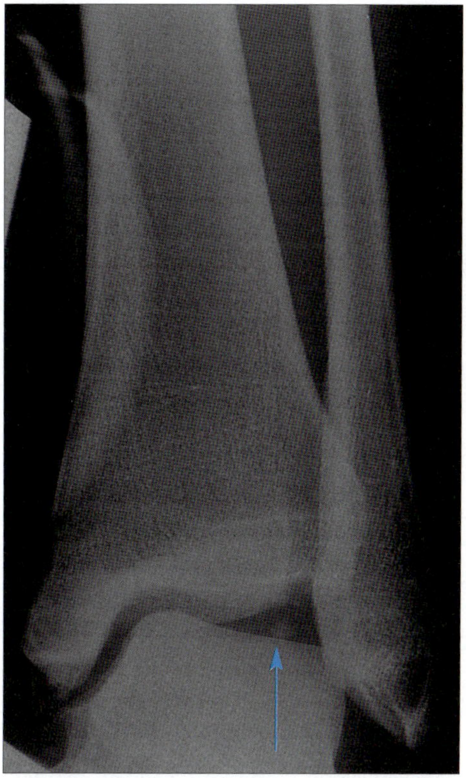

Abb. 8.2: Röntgenaufnahme des oberen Sprunggelenks mit Darstellung einer Knorpel-Knochen-Absprengung, wobei das Röntgenbild nur deren knöchernen Anteil darstellt, weil der Knorpel wegen seiner Strahlentransparenz nicht abgebildet wird. Diese Verletzung wurde erst in den – relativ selten durchgeführten – sog. gehaltenen Aufnahmen erkannt (die zur Prüfung der Bandstabilität angefertigt wurden).

> ! Achtung: Der Begriff **„Verstauchung"** für eine Gelenkverletzung ist nicht exakt definiert, zumal er ja auch bei Knochenverletzungen, die nicht zur Fraktur führen, angewendet wird. Ebenso ungenau ist der Terminus **„Distorsion"**. Auch die Distorsion ist keine Diagnose, sondern beschreibt lediglich einen Verletzungsmechanismus und nicht dessen Auswirkung: Gemeint ist eine indirekte Gewalteinwirkung auf ein Gelenk, eine übermäßige Bewegung, bspw. ein Umknicken, eine Verdrehung oder eine Überstreckung. Oft verbirgt sich hinter einer „Distorsion" oder einer „Verstauchung" eine Teil- oder Totalzerreißung des Kapsel-Band-Apparats.

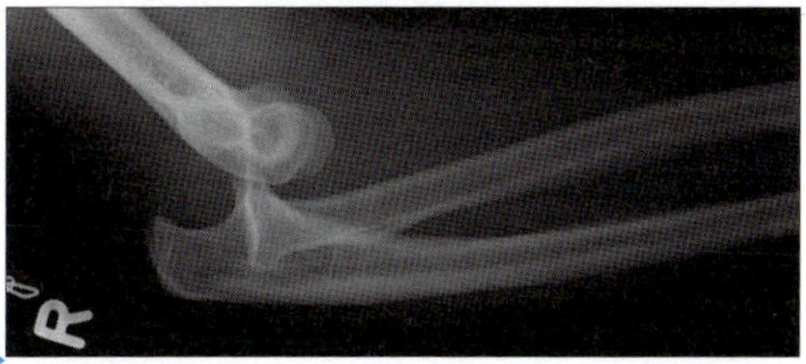

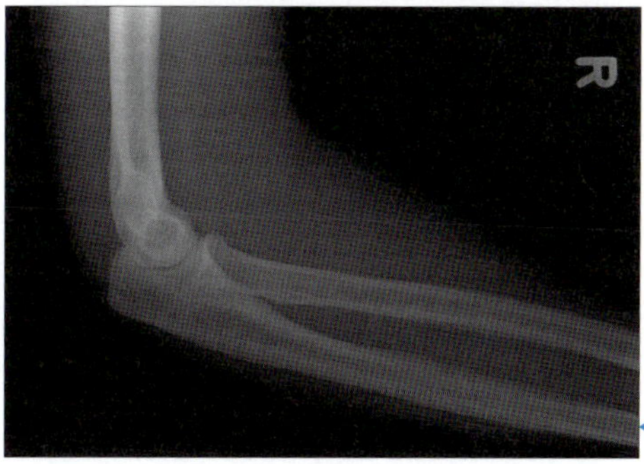

Abb. 8.3: Beispiel für eine Luxation. **a)** In diesem Fall handelt es sich um das „ausgekugelte" Ellbogengelenk eines gestürzten Fußballspielers. **b)** Röntgenbild mit adäquater Stellung der Gelenkpartner nach der Einrichtung (Reposition)

Im Hinblick auf den Schaden an den ein Gelenk umgebenden Weichteilstrukturen werden – ebenso wie bei den Knochenbrüchen – geschlossene und offene Gelenkverletzungen unterschieden. Bei einer offenen Verletzung des Kapsel-Band-Apparats oder einem offenen Gelenkbruch besteht durch eine Wunde eine Verbindung des Gelenks mit der Außenwelt; dies bedeutet ein hohes Infektionsrisiko, weil Krankheitserreger (in erster Linie Bakterien) ins Gelenk eindringen können. Offene Gelenkverletzungen sind besonders bedrohlich, beim Sport aber glücklicherweise selten. Sie kommen jedoch z.B. bei kampfbetonten Ballsportarten wie American Football vor.

8.3 Gelenk verletzt – allgemeine Hinweise zur Therapie und Prognose

Neben den speziellen Maßnahmen, die in den einzelnen Kapiteln genannt werden, gibt es einige allgemeine **therapeutische Spielregeln** bei Gelenkverletzungen:

Jede **Verrenkung (Luxation)** muss zur Vermeidung von Begleitverletzungen bspw. an Nerven und Blutgefäßen so schnell wie möglich wieder eingerenkt werden – dies ist eine ärztliche Aufgabe, vorher muss geröntgt werden! Ausnahmen von dieser Regel sind selten, wenn sich bspw. eine Schulterluxation im Gebirge ereignet, fern der nächsten Klinik oder Praxis und ein erfahrener Laienhelfer oder Arzt vor Ort ist.

Bei **Knorpelverletzungen** richtet sich die Therapie nach dem Ausmaß der Schädigung. Abgetrennte Knorpelteile werden – falls möglich – wieder fixiert oder entfernt.

Gelenkfrakturen werden notfallmäßig geschient und ruhiggestellt, die definitive Behandlung besteht meist in einer Operation. Die seltenen offenen Gelenkverletzungen müssen steril verbunden, geschient und wegen des erhöhten Infektionsrisikos unverzüglich operativ versorgt werden.

Die Therapie von **Bänderrissen** ist abhängig vom Schweregrad sowie von der Lokalisation. Bspw. werden Außenbandrisse am Sprunggelenk oft funktionell ohne Operation behandelt, dagegen sollte der „Skidaumen" – ein Bänderriss am Daumengrundgelenk (ellenseitig) – operiert werden.

Sofern eine **Ruhigstellung** erforderlich ist, sollte diese möglichst kurzzeitig erfolgen. Andernfalls vergrößert sich das Risiko einer bleibenden Bewegungseinschränkung durch ungünstige Narbenbildung sowie Schrumpfung der Gelenkkapsel. Wichtig ist dann v.a. auch eine anatomiegerechte Immobilisation, das bedeutet in einer für das Gelenk und die Verletzung günstigen Position. In einigen Fällen können auch individuell angefertigte Schienen hilfreich sein, z.B. aus thermoplastischem Material, das sich der Anatomie und der Körperform anpassen lässt.

Tape-Verbände, also funktionelle Verbände, die ein verletztes Gelenk nicht ruhigstellen, sind ebenfalls im Rahmen der Rehabilitation etabliert (s. Abb. 8.4). Der Tape-Verband kann oftmals auch als primäre Maßnahme eingesetzt werden, wobei zu berücksichtigen ist, dass der Verband schwellungsbedingt sekundär zu eng werden kann. Eine spezielle Form ist das propriozeptive neuromuskuläre Tapen (Kinesiotape, s. Kap. 3.3.2).

Sinnvoll kann auch der Einsatz von **Orthesen**, also industriell vorgefertigten Schienen (s. Abb. 8.4), oder **Bandagen** sein, bspw. für das Knie- oder das Sprunggelenk. Diese Hilfsmittel haben für die betroffenen Sportler teilweise auch einen psychologischen Effekt und sind deshalb insbesondere auch im

Rahmen der Rehabilitation bzw. bei Wiederaufnahme der sportlichen Betätigung wertvoll.

Die **Rehabilitation** im Anschluss an eine Gelenkverletzung ist entscheidend, eingesetzt werden verschiedene Maßnahmen und Methoden der physikalischen Therapie (s. Kap. 3.4). Meistens ist bspw. **krankengymnastische Übungsbehandlung** sinnvoll. Wichtig ist aber auch, an die Eigenverantwortung des verletzten Sportlers zu appellieren: Bewegungsübungen müssen auch selbständig durchgeführt werden. Insbesondere bei Gelenkverletzungen des Armes bzw. der Hand ist Ergotherapie wichtig, sportartspezifische Bewegungen können zielgerichtet durchgeführt bzw. wieder erlernt werden.

Schwellung, Bewegungsbeeinträchtigung und Schmerzen werden positiv durch **manuelle Therapie** und **Lymphdrainage** beeinflusst. Lokale **Kühlung** und abschwellende **Salben** und **Gele** können unterstützend eingesetzt werden. **Antiphlogistika** (z.B. Diclofenac, Ibuprofen) sind als hochwirksame Medikamente in der Therapie von Gelenkverletzungen etabliert, dürfen aber z.B. nicht bei Magen- und Zwölffingerdarmgeschwüren eingenommen werden.

Insbesondere nach einer Operation können oft auch sog. **Bewegungsschienen** (Motorschienen, CPM-Schienen) eingesetzt werden (s. Kap. 3.4). Dabei handelt es sich um spezielle, durch einen Motor angetriebene Geräte, die kontinuierlich passive Bewegungen eines Gelenks in einem vorher festgelegten Bewegungsausmaß ermöglichen. Derartige CPM-Schienen gibt es bspw. für das Knie-, das Schulter-, das Ellenbogen- oder das Handgelenk. So wird nach manchen Operationen am Kniegelenk das Bein auf dieser Schiene gelagert und für einige Zeit (z.B. 20 min) bewegt, meistens mehrmals am Tag. Die Schiene kann vom Sportler selbst ein- und ausgestellt werden. Diese kontinuierliche passive Bewegung (engl. *continuous passive motion*; CPM) durch CPM-Schienen hat

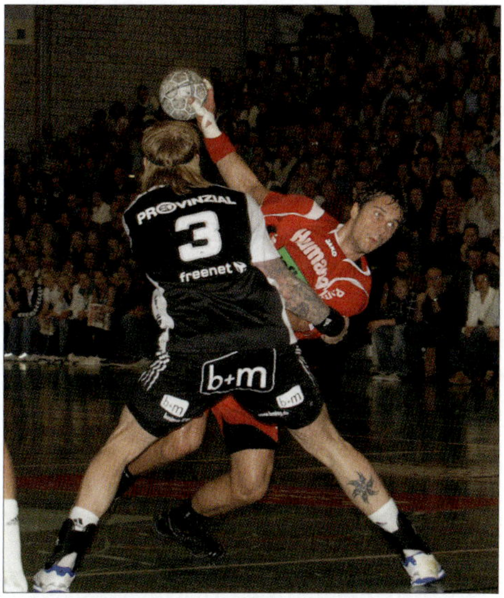

Abb. 8.4: Bei vielen Sportarten werden Tape-Verbände, wie hier an der Hand, und Orthesen, z.B. am Sprunggelenk, als Prophylaxe oder in der Rehabilitation eingesetzt (Foto: René Penno).

sich vielfach bewährt, kann aber natürlich nicht eine gezielte Übungsbehandlung unter krankengymnastischer Anleitung ersetzen.

Noch einige Anmerkungen zu passiven Übungen und Mobilisationen, die also nicht vom verletzten Sportler selbst aktiv durchgeführt werden, sondern durch eine Bewegungsschiene oder einen Therapeuten: Derartige passive Bewegungen müssen schonend durchgeführt werden und dürfen auf keinen Fall schmerzhaft sein. I.d.R. abzulehnen ist auch die sog. **Narkosemobilisation**, die früher regelmäßig bei bewegungseingeschränkten Gelenken eingesetzt wurde. Dabei wollte man ein Gelenk in Narkose „mobil machen", man erreichte aber genau das Gegenteil. Zerreißungen von Anteilen des Kapsel-Band-Apparats und noch stärkere Vernarbung waren regelmäßig die Folgen, sodass diese Methode heute nur noch ausnahmsweise angewendet wird. In diesen Fällen ist es besser, durch eine Operation gezielt die Beweglichkeit zu verbessern, z.B. durch Beseitigung von Verwachsungen und Vernarbungen im Gelenkbereich. Diese sog. **Ar-**

throlyse kann z.B. bei einer Arthroskopie (Gelenkspiegelung) durchgeführt werden.

Prognose

- **Bänderzerrungen** und **Gelenkprellungen** heilen meistens innerhalb weniger Wochen folgenlos aus. Wichtig ist, auch diese „Bagatellverletzungen“ ernst zu nehmen.
- Bei **Bänderrissen, Gelenkverrenkungen oder Knochenbrüchen mit Gelenkbeteiligung** ist die Heilungsphase abhängig von der Lokalisation der Verletzung. Bleibende Schäden sind auch bei optimaler Therapie möglich.

Die Behandlung jeder Gelenkverletzung muss konsequent erfolgen, daran müssen Sportler und Arzt bzw. Therapeut gemeinsam mitwirken. Dies bedeutet u.a., dass die Maßnahmen der Rehabilitation fachkundig erfolgen, mit spezieller Berücksichtigung der ausgeübten Sportart. Seitens des verletzten Sportlers muss aber auch die verordnete Trainings- bzw. Wettkampfpause eingehalten werden. Andernfalls wird das Risiko einer langwierigen oder gar dauerhaften Funktionsstörung des betroffenen Gelenks vergrößert. Folgen sind dann bspw. eine Schwellung und eine schmerzhafte Bewegungseinschränkung oder Instabilität mit permanentem Unsicherheitsgefühl – der Sportler kann sich nicht mehr auf das Gelenk „verlassen“.

8.4 Chronische Gelenkprobleme, Knorpelschaden und Arthrose – was „Verschleiß“ bedeutet

Die Knochenenden in einem Gelenk sind mit einer glatten Knorpelschicht bedeckt. Dieser sog. **hyaline Gelenkknorpel** hat die Fähigkeit der mechanischen Dämpfung und ermöglich ein fast reibungsloses Gleiten der Gelenkflächen. Der Gelenkknorpel hat eine hochspezialisierte Architektur und ist ein bradytrophes Gewebe. „Bradytroph“ bedeutet, dass der Stoffwechsel „langsam“ verläuft, mit wenigen bzw. keinen Blutgefäßen. Die Ernährung erfolgt aus der Synovialflüssigkeit, der Gelenkflüssigkeit („Gelenkschmiere“).

Der Gelenkknorpel kann, wenn er geschädigt wird, aufgrund seiner Struktur nicht oder zumindest nicht vollwertig regenerieren.

Bei einer Verletzung des Knorpels bis in den subchondralen Knochen, also die Schicht unter dem Knorpel, werden Blutgefäße im Knochen eröffnet. Dies kann letztendlich zur Ausbildung eines minderwertigen Reparaturgewebes führen, das als Faserknorpel bezeichnet wird.

Der Gelenkknorpel kann durch verschiedene Faktoren geschädigt werden. Ein **Knorpelschaden** kann **relativ begrenzt** und klein sein, z.B. bedingt durch eine Knorpelabsprengung im Rahmen eines Umknicktraumas des Sprunggelenks. Schreitet der zunächst lokalisierte Knorpelschaden fort oder betreffen die Veränderungen **ausgedehnte Anteile** eines Gelenks, so entwickelt sich eine Arthrose.

Bei der **Arthrose** handelt es sich um einen übermäßigen und vorzeitigen Knorpelabrieb, umgangssprachlich „Verschleiß“ genannt. Nach der Definition der Weltgesundheitsorganisation (**WHO**) ist die Arthrose eine „nicht entzündliche Erkrankung mit entzündlichen Episoden“. Letztendlich kommt es dabei zur „Erweichung, Auffaserung und zur Zerstörung der Gelenkoberfläche, sowie zum Verlust von artikulärem Knorpel (Gelenkknorpel) und einer Sklerose des subchondralen Knochens (Verhärtung der Knochenschicht unter dem Knorpel) mit Ausbildung von Osteophyten.“ Die

Osteophyten sind knöcherne Randwülste als, meist wenig erfolgreicher, Versuch des Körpers, die Auflagefläche des kranken Gelenks zu verbreitern und damit den Auflagedruck zu verringern.

Eine der **Ursachen** einer Arthrose an der unteren Extremität ist bspw. Übergewicht; bei massiver Fettleibigkeit senkt eine Reduktion des Körpergewichts um 10% das Arthroserisiko bereits um 50%! Weitere Risikofaktoren sind hormonelle Störungen und bestimmte Stoffwechselerkrankungen, ebenso auch eine ständige Überlastung, z.B. auch durch übermäßige sportliche Aktivitäten. Ebenso spielen Erbfaktoren und das zunehmende Lebensalter eine Rolle, außerdem Achsabweichungen, also Fehlstellungen: So sind Menschen mit O- oder X-Beinen prädestiniert, eine Kniegelenkarthrose zu entwickeln.

Die Arthrose ist als eine chronische Gelenkerkrankung zu verstehen, die mit einer zunehmenden Schädigung des Gelenks und Deformierung der Gelenkflächen verbunden ist. Systematisch betrachtet kann man die primäre von der sekundären Form der Arthrose unterscheiden. Bei einer **primären** oder idiopathischen **Arthrose** ist die genaue Ursache nicht bekannt.

Die **sekundäre Arthrose** kann entstehen:

- als Folge einer Gelenkverletzung, z.B. einer Gelenkfraktur mit Schädigung der Gelenkfläche oder einer Bandverletzung mit verbleibender Instabilität (posttraumatische Arthrose). In diese Gruppe sind auch chronische Schädigungen einzuordnen wie wiederholte Stauchungen, Verdrehungen oder extreme Bewegungen in endgradigen Bewegungsausmaßen, bspw. beim Boxen oder anderen Kampfsportarten, beim Turnen, Klettern oder Volleyball.
- durch eine Infektion mit Zerstörung der Gelenkflächen (postinfektiöse Arthrose)
- bei angeborenen Gelenkdeformitäten und Fehlbildungen
- als Folge der relativ seltenen Osteochondrosis dissecans, einer umschriebenen Knorpel-Knochen-Schädigung unbekannter Ursache meist bei Jugendlichen (s. Kap. 15.6.1.2)

Dies bedeutet, dass die Arthrose oftmals, aber nicht ausschließlich eine „typische Alterserscheinung“ ist. Eine Arthrose, bspw. des Kniegelenks, tritt zwar meist im höheren Lebensalter auf. Der natürliche Verschleiß der Gelenke beginnt allerdings schon in jungen Jahren, etwa ab dem 20. Lebensjahr. Es kann daher auch im jüngeren Alter zu Arthrose kommen.

Als vorläufiges **Fazit** bleibt also zum Wesen der Arthrose festzuhalten:

Jede Erkrankung oder Verletzung des Knorpels, des gelenknahen Knochens, der Gelenkschleimhaut, der Gelenkflüssigkeit oder des stabilisierenden Bandapparats kann zu einer Arthrose führen. Bei jedem Gelenk müssen die Form und die Achsen gut aufeinander abgestimmt sein, wenn es ein Leben lang ohne nennenswerte Abnutzung funktionieren soll. Dazu gehört auch, dass die bewegenden und gleichzeitig die haltenden Muskeln und Bänder störungsfrei funktionieren bzw. arbeiten müssen. Ist diese komplexe Funktionskette gestört, nimmt der Verschleißprozess deshalb seinen Lauf, weil der Mensch keinen Gelenkknorpel nachbilden kann, zumindest nicht den „normalen“, qualitativ hochwertigen hyalinen Knorpel.

Diagnose. Die Arthrose entwickelt sich meistens **über viele Jahre** oder sogar Jahrzehnte hinweg. Die Beschwerden treten also keinesfalls sofort auf. Irgendwann hält der Knorpel aber den Belastungen nicht mehr stand, oftmals früher bei sportlicher Belastung als im normalen Alltag. Der eigentlich glatte Knorpel wird rau und fasert auf. Kleine Knorpelstückchen lösen sich ab und reizen als Abrieb

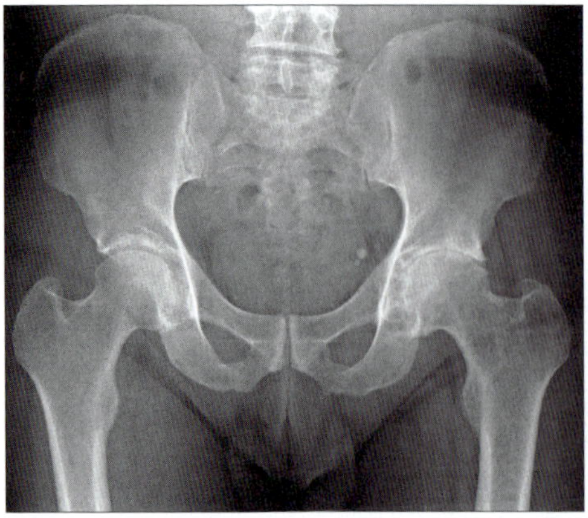

Abb. 8.5: Röntgenaufnahme des Beckens mit einer Arthrose des linken Hüftgelenks (rechts in der Abbildung) bei relativ „normaler" Darstellung der rechten Hüfte

die Gelenkinnenhaut. Es kommt zu einer Reaktion der Gelenkinnenhaut, in deren Folge – vereinfacht ausgedrückt – eine Gelenkentzündung und ein **Erguss** („Wasser im Gelenk") entstehen. Daraus resultiert dann eine **Störung des Bewegungsablaufs**. Diese Prozesse sind mit zunehmenden **Schmerzen** verbunden, wobei Knorpelschäden lange Zeit schmerzlos bestehen können, weil der Knorpel selbst keine Nervenfasern enthält.

Grundsätzlich können alle Gelenke des Körpers betroffen sein. Meistens entwickelt sich eine Arthrose aber an den **Gelenken des Beines**, die schon durch das Körpergewicht stark belastet sind, also am Hüft-, Knie- und Sprunggelenk; am häufigsten betroffen ist das Kniegelenk. Ein typisches Symptom ist der **„Anlaufschmerz"**: Morgens nach dem Aufstehen oder tagsüber nach längerem Sitzen fallen die ersten Schritte schwer, das betroffene Gelenk ist wie eingerostet.

Die Folge der Arthrose sind also wie erwähnt Schmerzen, zuerst nur bei Belastung, bspw. wird die Jogging- oder Gehstrecke immer kürzer. Schließlich verspüren die Betroffenen auch im Ruhezustand kaum noch Linderung. Auch die Gelenkbeweglichkeit nimmt ab. Es kann durch Abscheren von Knorpelstückchen zu **Gelenkblockierungen** kommen. In ausgeprägten Fällen „knirscht" das betroffene Gelenk bei Bewegungen, was man als **Krepitation** bezeichnet, weil die Knochen wegen des fehlenden Gelenkknorpels aufeinander „reiben". Zwangsweise muss das Gelenk geschont werden. Die mangelnde Bewegung und Belastung wiederum schwächt die Muskulatur, die ihre Aufgabe als aktiver Gelenkstabilisator nicht mehr optimal wahrnehmen kann. Die Ernährungssituation des Knorpels verschlechtert sich immer mehr, weil der Knorpel Bewegung und Belastung benötigt, damit er ausreichend ernährt wird.

Letztendlich resultiert aus einer Arthrose eine zunehmende Verformung und Gebrauchsunfähigkeit des betroffenen Gelenks.

Ärztlicherseits wird bei vermuteter Arthrose eine **Röntgenuntersuchung** veranlasst (s. Abb. 8.5). Zwar ist der Knorpelüberzug eines Gelenks im Röntgenbild nicht erkennbar. Die umgebenden Knochenstrukturen lassen aber auf den Zustand des Knorpels schließen. Der Gelenkspalt wird durch den Knorpelverlust schmaler oder verschwindet ganz. Ein gesundes Gelenk mit intaktem Knorpel hat einen glatten, gleichmäßig ausgeprägten, weiten Gelenkspalt.

Im Röntgenbild sieht man bei einer Arthrose außer einer Gelenkspaltverschmälerung auch eine Verdichtung der Knochenstruktur an der Grenze zwischen Knorpel und Knochen (subchondrale Sklerosierung), später Knochensporne (sog. Randwulstbildung oder Osteophyten) und eine zunehmende Fehlstellung der das Gelenk bildenden Knochen zueinander (Subluxation). Diese Veränderungen lassen sich auch in der **Kernspintomografie** nachweisen, die zusätzlich Weichteilveränderungen im Bereich der Gelenkkapsel, der Bänder und der Gelenkinnenschicht bzw. evtl. auch einen Gelenkerguss zeigen kann, ebenso Auskunft über die Durchblutungssituation des Knochens gibt.

Bei einer **Gelenkspiegelung (Arthroskopie)** sind die krankhaften Veränderungen ebenfalls zu sehen und der Knorpelschaden besonders exakt durch Prüfung mit einem sog. Tasthaken zu beurteilen; das Verfahren sollte aber nicht nur zur Findung der Diagnose, sondern möglichst auch zur Behandlung der Arthrose eingesetzt werden (s. Kap. 8.5).

Zusammenfassung: Arthrose ist ein weit verbreitetes Problem – nicht nur in der Sportmedizin. Sofern die Betroffenen keine Beschwerden haben, handelt es sich um eine „ruhende“ oder „latente“ Arthrose, die also zunächst keinen Krankheitswert hat. Dieser Prozess kann langsam, schleichend oder rasch fortschreiten. Die „aktivierte“ oder „entzündete“ Arthrose ist dann die manifeste Erkrankung, die mit Schmerzen, Schwellung, Bewegungseinschränkung sowie Kraftverlust verbunden ist. Dies wiederum führt zu einer Beeinträchtigung der allgemeinen und sportlichen Leistungsfähigkeit, deren Ausmaß vom Schweregrad sowie der Lokalisation der Arthrose bestimmt wird.

Der Verlauf einer Arthrose ist individuell unterschiedlich und u.a. abhängig von der Lokalisation, der (sportlichen) Belastung des Gelenks und der gewählten Behandlungsform. Die Ursachen der primären oder idiopathischen Arthrose sind letztendlich nicht bekannt. Vorbeugende Maßnahmen sind aber ganz wichtig, bspw. eine korrekte Technik bei der Ausübung einer Sportart, um eine Gelenküberlastung zu vermeiden. Von Bedeutung ist auch eine adäquate Therapie von Verletzungen und Erkrankungen, die sekundär zur Arthrose führen können. Dementsprechend müssen bspw. Gelenkfrakturen oder Bandverletzungen sofort optimal behandelt werden, da bestehende arthrotische Veränderungen nicht mehr rückgängig zu machen sind.

Die Arthrose ist **abzugrenzen** von der **Arthritis**: Dabei handelt es sich um eine Gelenkentzündung, meistens zunächst der Gelenkkapsel, die unterschiedliche Ursachen haben kann, z.B.

- Infektionen, meistens durch Bakterien, seltener Viren, Pilze oder Parasiten
- Rheuma (chronische Polyarthritis, rheumatoide Arthritis)
- Gicht (Gichtarthritis)
- Schuppenflechte (Psoriasisarthritis)

! Achtung: Auch eine Arthritis kann zu einer schwerwiegenden Gelenkschädigung und letztendlich zur Arthrose führen.

8.5 Knorpelschaden und Arthrose – es muss nicht immer gleich ein künstliches Gelenk sein

Vorab die schlechte Nachricht: Trotz aller Bemühungen der Wissenschaft und ärztlichen Kunst ist es bis heute nicht möglich, einen umschriebenen, also lokalisierten Knorpelschaden oder eine Arthrose zu heilen! Der Gelenkknorpel, der hyaline Knorpel, hat derart außergewöhnliche Eigenschaften, dass er bisher weder ersetzt noch wiederhergestellt werden kann.

Aber die gute Nachricht lautet: Der Verlauf einer Knorpelschädigung kann verzögert werden, um damit zumindest für lange Zeit einen erträglichen, weitgehend schmerzfreien Zustand zu erreichen. Es bestehen verschiedene Optionen, um dieses Behandlungsziel zu erreichen:

Eine **medikamentöse Behandlung** ist auf verschiedene Weise möglich. Die Entzündung der Gelenkinnenhaut – und damit auch der Schmerz – kann mit oral einzunehmenden Mitteln wie nicht steroidalen Antiphlogistika bekämpft werden. Diese Präparate sind besser als reine Schmerzmittel, weil sie die Ursache des Schmerzes angehen, den Reizzustand des Gelenks.

Auch die lokale Verabreichung von Salben oder Gelen – z.B. mit Antiphlogistika mit Diclofenac bzw. Ibuprofen oder mit Capsaicin (spanischer Pfeffer; aus den Früchten verschiedener Paprika-Arten) – kann Linderung verschaffen.

Das oft in den Medien „verteufelte" Kortison kann ebenfalls hilfreich sein; wird es ins Gelenk gespritzt (intraartikuläre Injektion), macht der Arzt dies unter absolut sterilen Bedingungen, da andernfalls das Risiko einer Infektion besteht. Sog. Knorpelaufbau- oder Knorpelschutzpräparate (Chondroprotektiva) werden in der Laienpresse oft als Heilsbringer gepriesen. Sie sind aber unter Medizinern umstritten, da keine der zahlreichen Substanzen eine Wiederherstellung des Knorpels oder einen langfristigen Nutzen bewiesen hat. Manche Sportler bzw. auch Patienten allgemein berichten aber durchaus von einem positiven Effekt. Unter diesen Mitteln gibt es Wirkstoffe, die intraartikulär verabreicht werden, z.B. Hyaluronsäure, die eine Verbesserung der Gelenkfunktion und damit Schmerzreduktion bewirken soll. Oral einzunehmende Präparate wie Glukosamin oder Hyaluronsäure haben allenfalls eine krankheitsmodifizierende Aktivität.

Von Bedeutung ist auch gezielte **Krankengymnastik**, die das Gelenk beweglich hält und die führende und stützende Muskulatur kräftigen soll. Wichtig ist, dass das Gelenk gezielt bewegt wird, ohne es zu überlasten. Die Krankengymnastik stellt eine wichtige Basis dar, muss aber durch selbständige Übungen begleitet werden; hier wird also an die Eigenverantwortung des Sportlers für sein krankes Gelenk appelliert. Gelenkschonendes Verhalten dokumentiert sich auch in der Auswahl **entlastender Sportarten**, bspw. Radfahren oder Kraulschwimmen bei einer Arthrose des Hüft- oder Kniegelenks statt Jogging oder Tennis. Dies bedeutet, dass Disziplinen mit ruckartigen Bewegungen („Stop-and-go-Sportarten") – wie Ballspiele – bei einer Arthrose ungeeignet sind.

Daneben gelangen **weitere Maßnahmen der physikalischen Therapie** zur Anwendung, wie Wärmebehandlung oder Kältetherapie. In akuten Phasen der Arthrose („aktivierte" Arthrose, bspw. nach einer sportlichen Belastung) können Kälteanwendungen Linderung verschaffen. Wärmeanwendungen wie Fangopackungen sind dagegen im chronischen Stadium indiziert und sollen die Durchblutung und den Gelenkstoffwechsel fördern. Weitere Behandlungsmethoden sind bspw. Ultraschallbehandlung oder Elektrotherapie. Bei der Iontophorese wird versucht, Wirkstoffe mit Hilfe von Strom in das Gelenk zu bringen.

Pufferabsätze und **Einlagen** sollen bei einer Arthrose der Hüfte, des Knie- oder des Sprunggelenks eine bessere Druckverteilung im Gelenk und damit Beschwerdereduktion erreichen. **Orthesen**, also spezielle Schienen, und **Bandagen** können für die Betroffenen ebenfalls hilfreich sein, schränken aber die sportlichen Aktivitäten manchmal deutlich ein. Die komplette Ruhigstellung eines Arthrosegelenks sollte möglichst vermieden werden, weil dies innerhalb weniger Tage zu einer Verschlechterung der Beweglichkeit führt. Daher ist die Ruhigstellung allenfalls in der akuten Phase eines Gelenkreizzustands für kurze Zeit gerechtfertigt.

Manche Patienten erfahren eine Linderung durch **Akupunktur**, wobei die Erfolge unterschiedlich sind (s. Abb. 8.6). Andere, allerdings besonders umstrittene Verfahren sind bspw. die Anwendung von Lasern, die Stoßwellentherapie, das Vibrationstraining oder die pulsierende Signaltherapie.

Durch einen operativen Eingriff kann in vielen Fällen eine Linderung der Beschwerden erreicht werden, zumindest für eine gewisse Zeit. Die zu diesem Zweck am häufigsten durchgeführte Operation ist die **Arthroskopie** (griech. *arthros*: Gelenk, *skopie*: umschauen; s. Abb. 8.7). Bei dieser „Gelenkspiegelung" handelt es sich um eine minimalinvasive Operation eines Gelenks mit

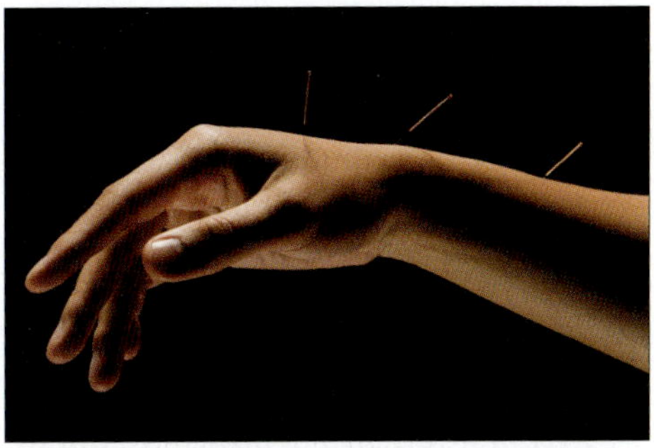

Abb. 8.6: Für die Akupunktur gibt es zahlreiche Anwendungsmöglichkeiten, z.B. bei Gelenkbeschwerden oder zur Schmerztherapie, auch nach einer Operation.

Hilfe eines Endoskops (Arthroskop). Das Endoskop enthält eine Optik und eine Kamera, es wird über einen kleinen Schnitt (Stichinzision) in örtlicher Betäubung (Regionalanästhesie) oder Vollnarkose (Allgemeinanästhesie) in das Gelenk eingeführt. Das Gelenkinnere wird dann nach Auffüllen des Gelenks mit einer Flüssigkeit (z.B. Ringer- oder Purisole-Lösung) am Monitor betrachtet (s. Abb. 8.8).

> ! Achtung: Eine Arthroskopie bedeutet aber mehr als nur „Hineinschauen“, sie kann sowohl diagnostisch wie auch therapeutisch eingesetzt werden. Unter einer diagnostischen Arthroskopie versteht man das reine Betrachten ei-

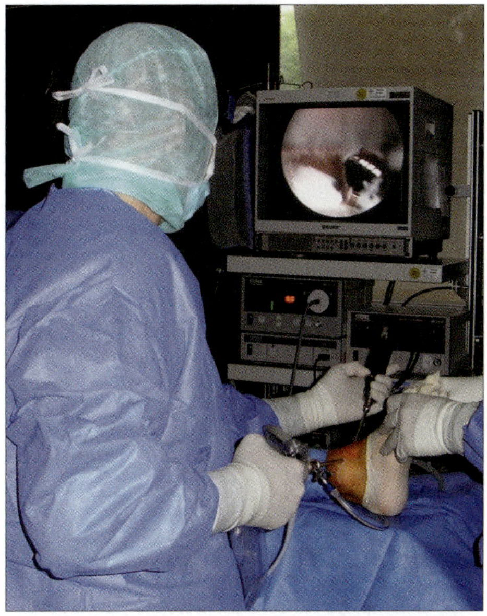

Abb. 8.7: Arthroskopie am Beispiel eines rechten Sprunggelenks. Der Patient liegt auf dem Rücken unter einer sterilen Abdeckung, das Sprunggelenk und der Fuß sind frei beweglich. Über den Fuß ist ein Operationshandschuh gezogen. Der Operateur steht vor dem rechten Unterschenkel des Patienten und hält in seiner rechten Hand das Arthroskop. Dieses ist vor dem Außenknöchel in das Sprunggelenk eingeführt und ermöglicht eine Betrachtung des Gelenkinneren auf dem Monitor. In seiner linken Hand hält der Operateur einen sog. Rosenberg-Resektor. Dabei handelt es sich um ein motorgetriebenes Instrument. An dessen Handstück befindet sich ein aufsteckbarer Aufsatz, ein dünnes, starres Rohr mit einem rotierenden Messer. Damit kann Gewebe (z.B. entzündete Gelenkinnenhaut) abgetrennt, sofort angesaugt und auf diese Weise entfernt werden.

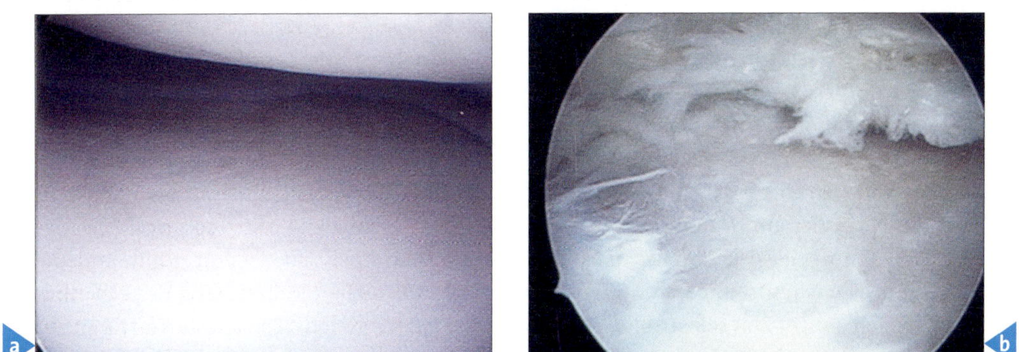

Abb. 8.8: Verschiedene Knorpelqualitäten. **a)** Arthroskopisches Bild von normalem Knorpel im Bereich des Kniegelenks mit glatter Oberfläche. **b)** Zum Vergleich Bild bei einer Arthrose mit „Knorpelglatze“ (der Knochen des gelenkbildenden Anteils des Schienbeins liegt frei und hat keinen Knorpelüberzug mehr) und erheblicher Schädigung des Innenmeniskus, der völlig zerfranst ist.

nes Gelenks, um eine bereits bestehende Diagnose oder eine Verdachtsdiagnose zu bestätigen bzw. auszuschließen. Die ausschließlich diagnostische Arthroskopie gehört aber der Vergangenheit an! Eine Arthroskopie sollte heute grundsätzlich auch **gleichzeitig** zur Therapie erfolgen, bspw. zur arthroskopischen Entfernung der entzündeten Gelenkinnenhaut. Dementsprechend wird bei jeder Arthroskopie mindestens ein zweiter kleiner Schnitt gemacht, der sog. Instrumentenzugang, über den „Werkzeuge" wie Fräsen, Stanzen oder motorgetriebene Messer eingeführt werden können.
Am häufigsten werden heute das Knie- und Schultergelenk arthroskopiert, daneben aber auch das Sprung-, das Ellenbogen- und das Handgelenk, seltener das Hüftgelenk, in Ausnahmefällen sogar Finger- und Zehengelenke.

Gerade Sportlerinnen und Sportler knüpfen an diese **„Schlüsselloch-Chirurgie"** hohe Erwartungen, sodass die Arthroskopie heute ein fester und segensreicher Bestandteil der sportmedizinischen Behandlung ist. Leider sind diese Erwartungen der Betroffenen teilweise sehr unrealistisch. Die arthroskopische Therapie soll in den speziellen Kapiteln bei den Erkrankungen und Verletzungen der jeweiligen Gelenke detailliert dargestellt werden. Bei Knorpelschäden bzw. einer Arthrose gibt es verschiedene grundsätzliche Behandlungsmöglichkeiten:

- Die **Knorpelrefixierung** ist eine Maßnahme, bei der ein umschriebener abgelöster Knorpelbezirk wieder befestigt wird, z.B. mit resorbierbaren Stiften, die sich nach einiger Zeit selbst auflösen (z.B. Ethipin, s. Kap. 34.1). Leider besteht diese Möglichkeit nur relativ selten, weil der Zustand des Knorpels dies meistens nicht zulässt oder bereits eine Arthrose besteht.
- Die arthroskopische **Gelenkspülung** (Lavage; manchmal wird auch der unschöne Begriff „Gelenktoilette" verwendet) und das **Débridement** (Ausschneiden von geschädigtem oder abgestorbenem Gewebe) dienen der Entfernung von „Gelenkabrieb" und entzündlich veränderter Gelenkinnenhaut. Diese Maßnahmen haben nur einen zeitlich begrenzten Wert und verschaffen manchmal nur für wenige Wochen Linderung.
- Bei einer arthroskopischen **Knorpelglättung** werden in den Gelenkinnenraum vorstehende und mechanisch störende Knorpelanteile (z.B. Knorpelfransen, Knorpellappen) bspw. mit einem motorisierten Messer („Shaver") entfernt, weil diese Partikel etwa zu einer Gelenkblockade führen können. Die Knorpelglättung wird heute nur sehr defensiv, vorsichtig und nicht radikal durchgeführt, weil die Gefahr der zusätzlichen Knorpelschädigung besteht (s. Abb. 8.9).
- Letzteres gilt auch für die arthroskopische **„Knorpelstabilisierung"**, die bspw. mit dem Laser oder der Hochfrequenzkoagulation durchgeführt wird. Mit dieser Methode soll verhindert werden, dass sich weitere Knorpelbezirke ablösen.
- Wie mehrfach erwähnt ist es nicht möglich, geschädigten Gelenkknorpel zu heilen oder fehlenden Knorpel durch gleichwertigen zu ersetzen. Es gibt verschiedene Verfahren, die das Ziel haben, einen **Ersatzknorpel** zu „produzieren". Dieser Ersatzknorpel ist ein sich bildendes faseriges Narbengewebe (Faserknorpel), der leider nicht die herausragenden Eigenschaften des „normalen", also des hyalinen Gelenkknorpels hat, aber oft zumindest eine vorübergehende Besserung der Gelenksituation erreicht. Das älteste Verfahren zur Induktion von Ersatzknorpel ist die **Pridie-Bohrung**, bei welcher – meistens im Rahmen einer Arthroskopie, aber auch bei einer konventionellen Gelenkeröff-

nung – der Knochen mit einem Draht angebohrt wird. Bei einer **subchondralen Abrasionschondroplastik** wird der freiliegende Knochen mit einer arthroskopisch eingeführten kleinen Kugelfräse bearbeitet, bis feine Blutfäden sichtbar werden (sog. Pfeffer-und-Salz-Phänomen). Aus diesem „Blutkuchen" kann ebenfalls durch Zellumwandlung und Reparaturprozesse Faserknorpel entstehen. Dieses Ziel hat auch die **Mikrofrakturierung** (Microfracture-Technik, s. Abb. 8.10), die ebenfalls ein knochenmarkstimulierendes Verfahren ist; dabei werden bei einer Arthroskopie die knorpelfreien Knochenbezirke mit speziellen, in das Gelenk eingebrachten kleinen Meißeln „aufgebrochen". Leider hat sich gezeigt, dass die genannten Verfahren, insbesondere die Mikrofrakturierung, zwar für Kinder und Jugendliche wertvoll sind, aber bei Erwachsenen bspw. am Kniegelenk trotz zunächst eingetretener Besserung nach etwa 18 Monaten die zunehmende Knorpelschädigung oft nicht aufhalten können.

Die Knorpeltransplantation ist heutzutage auf verschiedene Weise möglich. Die

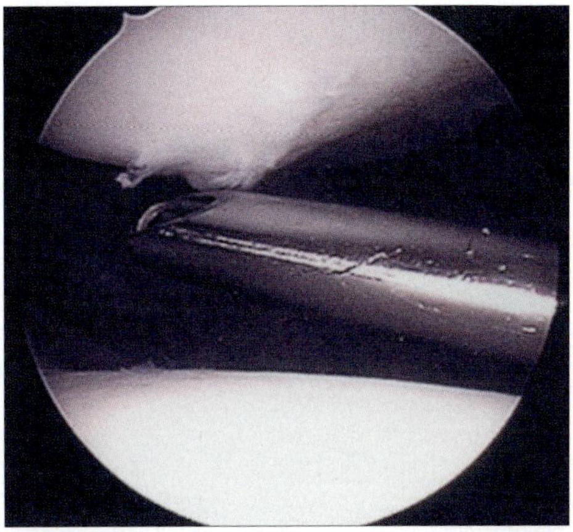

Abb. 8.9: Knorpelglättung im Rahmen einer Kniearthroskopie. Der „Shaver" ist ein motorisiertes Messer, das in einem Schaft rotiert, über den das abgeschnittene Knorpelstück sofort abgesaugt wird.

Knorpel-Knochen-Transplantation (osteochondrale Transplantation, OCT, OATS) wird am häufigsten am Kniegelenk durchgeführt (s. Abb. 8.11). Dabei werden mit einer Hohlfräse die geschädigten Knorpelbezirke ausgefräst. Dann werden (ebenfalls mit der Hohlfräse) von einer weniger belasteten Stelle des Kniegelenks ein oder mehrere Knorpel-Knochen-Zylinder mit intaktem Knorpel entnommen (meis-

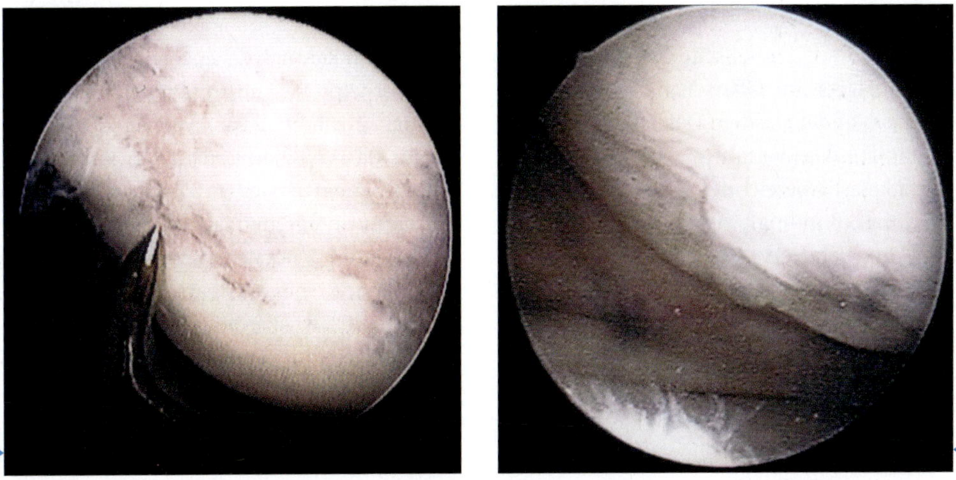

a b

Abb. 8.10: Mikrofrakturierung im Rahmen einer Arthroskopie des Kniegelenks. **a)** Knorpeldefekt am Oberschenkelknorren. Der Knochen liegt frei („Knorpelglatze"). Mikrofrakturierung mit einem speziellen Meißel (Chondropik), dessen Spitze in den Knochen getrieben wird. Der Defektbereich wird auf diese Weise „aufgebrochen". **b)** Bei der Kontrollarthroskopie 8 Monate später hat sich ein „Ersatzknorpel" (Faserknorpel) gebildet.

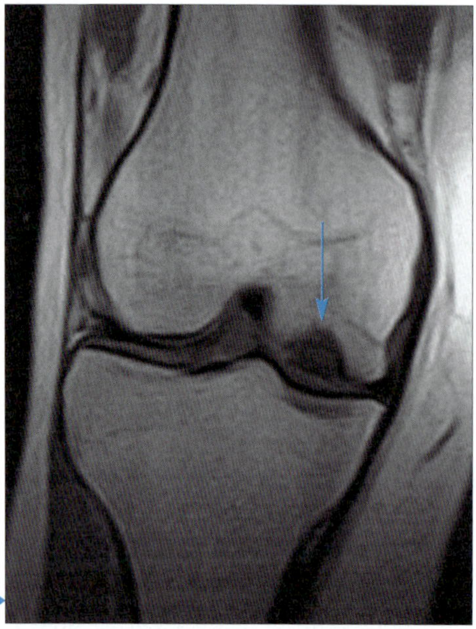

a

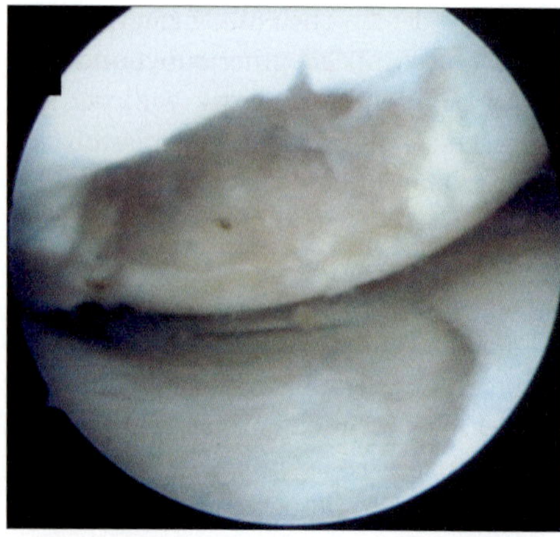

b

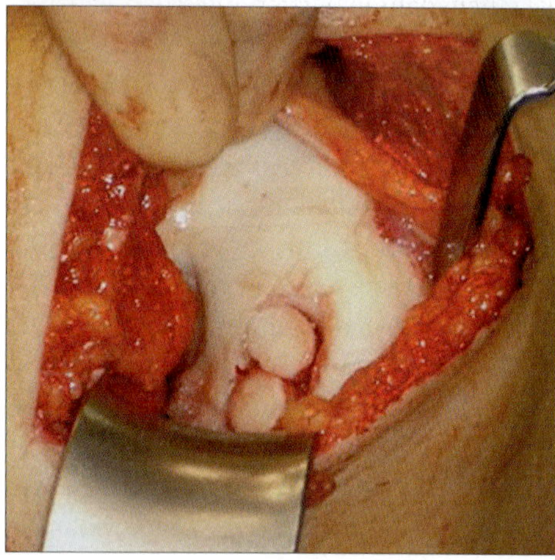

c

Abb. 8.11: Knorpel-Knochen-Transplantation am Beispiel des Kniegelenks bei einer Volleyballerin mit einem umschriebenen Knorpelschaden an der äußeren Oberschenkelrolle. **a)** Kernspintomografie **b)** Arthroskopisches Bild. Der Knorpeldefekt reicht bis auf den Knochen und hat einen Durchmesser von etwa 1,5 cm. **c)** Im Rahmen der Knorpel-Knochen-Transplantation wurden von einer weniger belasteten Stelle des Kniegelenks 2 Knorpel-Knochen-Zylinder mit einer Hohlfräse entnommen und gegen die Zylinder aus dem Defektbereich ausgetauscht. Die Rehabilitation nach einer derartigen Operation dauert 6–12 Monate.

tens von der Außenseite des Kniescheibengleitlagers am Oberschenkel) und gegen die Zylinder aus dem Defektbereich ausgetauscht. Das Verfahren wird auch als Mosaikplastik bezeichnet. Eine direkte Anbindung (Bonding) zu den angrenzenden Knorpelarealen erfolgt nicht, in den Lücken zwischen den eingebrachten Stanzzylindern bildet sich Faserknorpel aus. Probleme und Beschwerden können sich bei dieser Methode an der Entnahmestelle ergeben, außerdem ist das Verfahren nur bei Knorpeldefekten bis etwa 4 cm^2 möglich. Bei größeren Defekten wird eine **Knorpelzellentransplantation** (autologe Chondrozytentransplantation, ACT) durchgeführt. Bei der klassischen Methode wird im Rahmen der ersten Operation eine Knorpelprobe arthroskopisch entnommen. Nach etwa 2–3 Wochen werden die aus der Probe angezüchteten Knorpelzellen bei einer zweiten offenen Gelenkoperation unter einen zuvor über den Defekt genähten Knochenhautlappen gespritzt. Das nach einer ACT entstehende Knorpelgewebe hat allerdings eine verminderte Festigkeit im Vergleich zum gesunden hyalinen Knorpel. Die Weiterentwicklung dieses Verfahrens ist die **matrixgekoppelte Knorpelzellentransplantation**, bei der ein Biomaterial zur Defektabdeckung oder als Trägermaterial für die Zellen dient. Auf diese Weise können die operativen Zugangswege kleiner gehalten werden, was weniger belastend für die Patienten ist. Es sei an dieser Stelle nochmals betont, dass die osteochondrale Transplantation und die Knorpelzellzüchtung und -transplantation Techniken sind, die **nur bei umschriebenen Knorpelschäden** angewendet werden können, bei denen die angrenzende Knorpelfläche intakt ist, aber leider **nicht bei einer Arthrose**.

Parallel zur Knorpelrekonstruktion sollte die **Beseitigung von Band- bzw. Meniskusschäden** durchgeführt werden, weil bspw. bei einem bandverletzten, nicht stabilen Gelenk keine optimale Last- und Druckverteilung zwischen den Gelenkflächen möglich ist. Außerdem ergibt eine Knorpelzellen- oder Knorpel-Knochen-Transplantation nur dann Sinn, wenn die Ursache des Knorpelschadens beseitigt wird.

Eine weitere Operationsmethode bei Knorpelschäden oder einer Arthrose ist die **Korrektur bei einer Fehlstellung**. So wird z.B. bei einem X- oder O-Bein durch die Korrektur der Beinachse wieder eine gleichmäßige Belastung des Kniegelenks erzielt (s. Abb. 8.12). Die Schmerzen lassen sich damit meist für einige Zeit vermindern.

Die **Denervierung** ist ein bewegungserhaltender Eingriff, der v.a. bei der Handgelenkarthrose, aber auch bei schmerzhaften Arthrosen an den Fingergelenken durchgeführt werden kann. Dabei werden schmerzleitende Nervenfasern durchtrennt, der „Verschleiß" wird also nicht ursächlich behandelt oder aufgehalten. Die Denervierung verfolgt lediglich das Ziel einer Schmerzlinderung und wirkt auch nur über einen gewissen Zeitraum, bei günstigem Verlauf einige Jahre. Der Eingriff ist wenig belastend und ist – bildlich gesprochen – einem Regenschirm vergleichbar, der vor Regen schützt, ohne dass es aufhört zu regnen.

Die **Resektionsarthroplastik** ist eine bewegungserhaltende Operation, bei dem Teile eines durch den Knorpelschaden bzw. die Arthrose veränderten Gelenks entfernt werden. Auf diese Weise wird „Platz geschaffen", sozusagen ein neues Gelenk gebildet. Oft wird in das neu gebildete Gelenk körpereigenes Gewebe platziert, eine sog. Resektions-Interpositions-Arthroplastik durchgeführt. Bevorzugt werden Resektionsarthroplastiken bei Arthrosen an der Hand vorgenommen, z.B. am Daumensattelgelenk, das vom Trapezbein (einer der 8 Handwurzelknochen) und dem ersten Mittelhandknochen gebildet wird (s. Kap. 18.6).

Die **Gelenkversteifung (Arthrodese)** in funktionsgerechter Stellung führt bei einer Arthrose meistens zur Schmerzfreiheit, allerdings auf Kosten der Beweglichkeit (s. Abb. 8.13). Das Operationsprinzip ist die Herstellung einer knöchernen Verbindung bzw. Überbrückung der Gelenkpartner nach Entfernung des durch die Arthrose geschädigten Knorpels. Die Stabilisierung bis zur Ausheilung erfolgt, je nach Lokalisation der Arthrodese, durch verschiedene Implantate, bspw. Schrauben, Drähte, Nagel oder Platte. Fallweise ist zusätzlich eine Knochentransplantation erforderlich, meistens erfolgt die Knochenentnahme vom Beckenkamm. Häufiger werden Arthrodesen bspw. bei Arthrosen der Fingerendgelenke durchgeführt, seltener an der Schulter, an der Hüfte oder am Knie, weil eine Versteifung dieser großen Gelenke eine erhebliche Behinderung darstellt.

Als letzter Ausweg bei einer Arthrose bleibt der – im Vergleich zur Versteifung – insgesamt sehr viel häufiger durchgeführte Gelenkersatz, die **Gelenkprothese**. Diese Operation erhält die Beweglichkeit. Der künstliche Gelenkersatz wird im folgenden Kapitel sowie detailliert an anderer Stelle dieses Buchs beschrieben werden (s. Kap. 36.3).

Zusammenfassung: Der Verlauf bei einem Knorpelschaden bzw. einer Arthrose ist individuell unterschiedlich und u.a. abhängig von der Lokalisation und der (sportlichen) Beanspruchung des be-

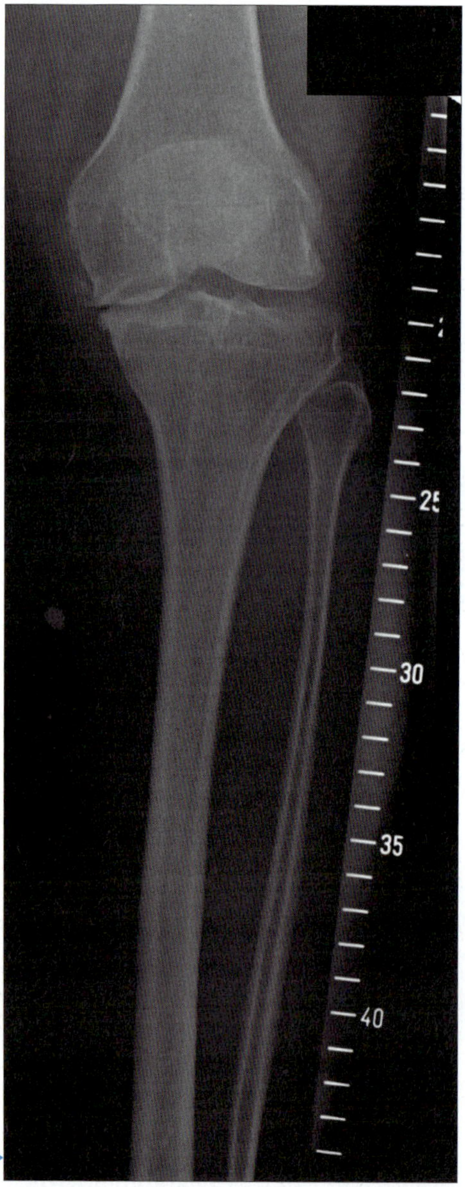

a

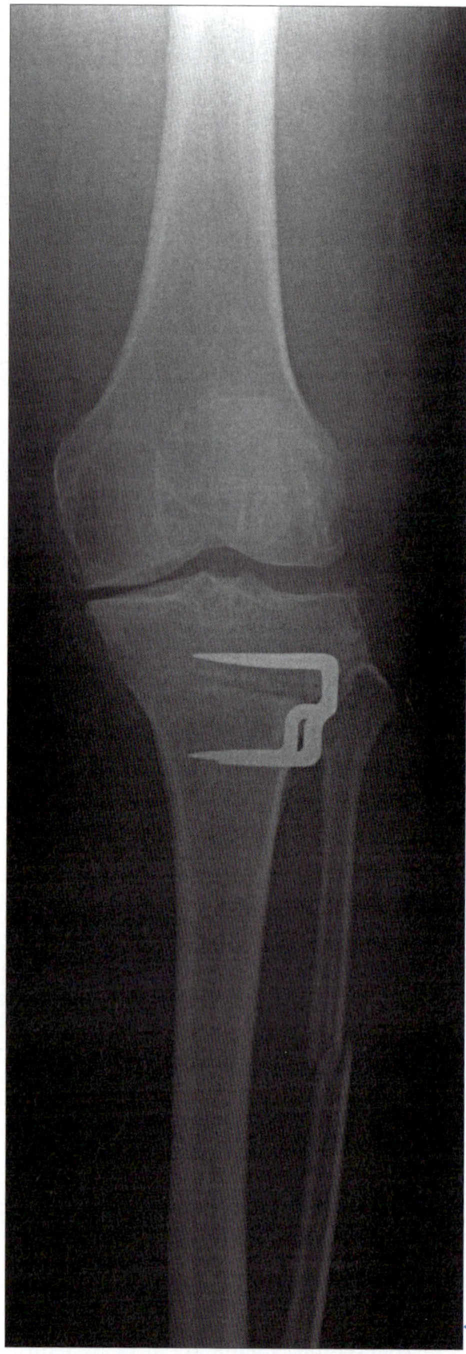

b

Abb. 8.12: Operative Behandlung einer Kniegelenkarthrose, die durch Fehlbelastung bei einer Achsfehlstellung entstanden ist. **a)** O-Bein mit Kniearthrose im inneren Gelenkbereich, sog. medial betonte Gonarthrose. Ausschnitt aus einer Röntgen-Ganzbeinaufnahme unter Belastung. **b)** Im Rahmen der operativen Achskorrektur wurde aus dem kniegelenknahen Teil des Schienbeins ein Knochenkeil mit nach außen gerichteter Basis des Keils entfernt, die Stellung „begradigt" und dann der „künstlich gebrochene" Knochen durch Knochenklammern stabilisiert (oftmals wird auch eine Platte mit Schrauben angelegt). Durch die Korrektur der Beinachse ist der innere Kniegelenkspalt weiter geworden und damit der Knorpel entlastet.

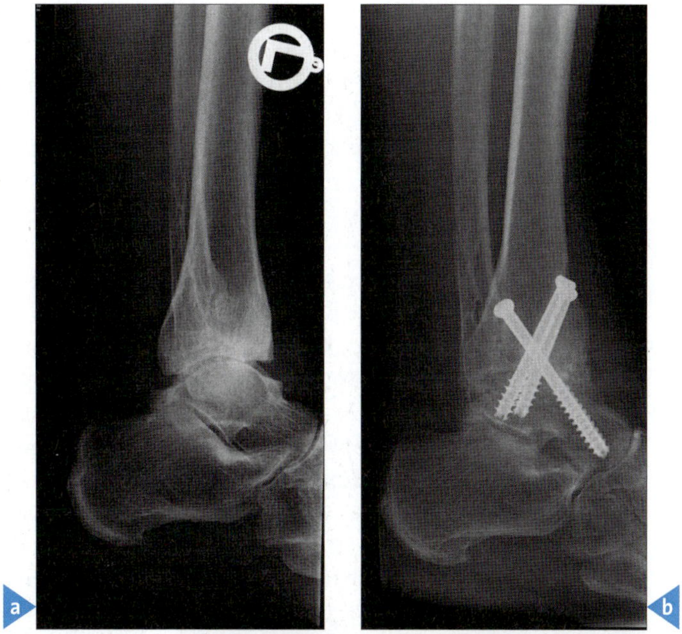

Abb. 8.13: Operative Gelenkversteifung (Arthrodese). **a)** Arthrose des oberen Sprunggelenks nach Sprunggelenkfraktur vor 15 Jahren (sog. posttraumatische Arthrose), Ansicht von der Seite. **b)** Wegen massiver Schmerzen in Ruhe und unter Belastung wurde die Versteifung des oberen Sprunggelenks durchgeführt, in diesem Fall mit Schrauben.

troffenen Gelenks, aber auch von der gewählten Behandlungsform. Für die Therapie bei Knorpelschäden stehen konservative und operative Methoden zur Verfügung. Weder mit konservativen Mitteln (z.B. Medikamente, Salben, Krankengymnastik) noch durch eine Operation ist es bis heute möglich, einen umschriebenen Knorpelschaden oder eine Arthrose zu heilen. Der Verlauf kann aber oft sehr positiv beeinflusst werden. Bei der operativen Behandlung können bewegungserhaltende und versteifende Operationstechniken unterschieden werden.

8.6 Die Prothese – das „neue“ Gelenk?

Manchmal ist ein Gelenk durch „Verschleiß“ oder als Folge eines komplizierten Knochenbruchs so erheblich geschädigt, dass es „ersetzt“ werden muss, weil massive Beschwerden bestehen (s. Abb. 8.14).

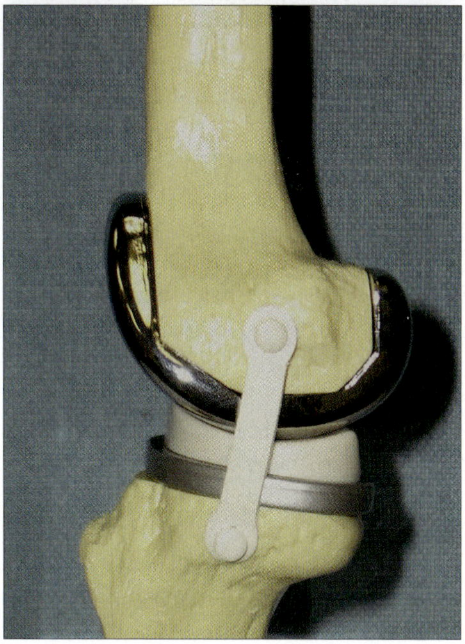

Abb. 8.14: Endoprothetik des Kniegelenks am anatomischen Modell, Ansicht von der Seite. Die Kniescheibe ist bei diesem Knochenmodell entfernt, sie bleibt selbstverständlich beim Menschen erhalten. Meistens werden die Gelenkflächen des Oberschenkels und des Schienbeins prothetisch ersetzt, nicht aber die der Kniescheibe.

Der **künstliche Gelenkersatz (Alloarthroplastik)** erfolgt durch eine Prothese, genauer gesagt durch eine **Endoprothese**, die dauerhaft in („endo") den Körper „eingebaut" (implantiert, d.h. „eingepflanzt") wird. Die Endoprothetik hat für die verschiedenen Gelenke des menschlichen Körpers einen unterschiedlichen Stellenwert: Besonders häufig werden Hüft- und Kniegelenke ersetzt, seltener bspw. Sprunggelenk- oder Schulterprothesen.
Wird ein Gelenk komplett ersetzt, spricht man von einer **Totalendoprothese** (auch: Totalprothese), im medizinischen Sprachgebrauch „TEP". Es gibt aber auch **Teilprothesen**, die gesunde Regionen eines Gelenks belassen – nur die geschädigten Gelenkflächen werden quasi „überkront". Im Bereich des Hüftgelenks kennt man bspw. die Hemiprothese (HEP) mit Ersatz des Hüftkopfs bei erhaltener natürlicher Gelenkpfanne, diese Prothesenvariante wird bspw. bei der Oberschenkelhalsfraktur alter Menschen eingesetzt. Am Kniegelenk kann bei einer Arthrose der inneren Gelenkseite eine unikondyläre Gleitprothese (Schlittenprothese) als Teilprothese implantiert werden.

Gelenkprothesen können mit oder ohne Knochenzement verankert (implantiert) werden; der Zement ist ein Pulver, das bei der Operation mit einer Flüssigkeit gemischt wird. Die entstehende Plastikmasse härtet innerhalb von etwa 10 min aus. Dementsprechend werden **zementierte Prothesen** und **zementfreie Prothesen** unterschieden, letztere werden mit direktem Knochenkontakt eingebaut, damit sie im Laufe der Zeit einwachsen. Nachteil der zementfreien Prothese ist, dass sie anfangs meistens nicht (mit vollem Körpergewicht) belastet werden darf, was insbesondere älteren Patienten oft schwer fällt. Die zementfreie Verankerung wird daher v.a. bei jüngeren Menschen gewählt, auch, weil im Falle einer späteren Prothesenlockerung kein alter Knochenzement entfernt und damit der Prothesenwechsel technisch leichter und für den Patienten weniger belastend ist. Bei einer **Hybrid-Prothese** wird ein Teil der Prothese zementiert und ein anderer Teil zementfrei implantiert; bspw. kann bei einer Hüftgelenkarthrose die Pfanne zementfrei sein und der Prothesenschaft zementiert werden.

Das funktionelle Ergebnis einer Prothese hängt wesentlich davon ab, wie exakt diese eingesetzt wird, wie gut die Prothese „sitzt". Mit anderen Worten: Wenn die Prothese nicht günstig platziert ist, wird sie fehlbelastet, es kommt zur frühzeitigen Abnutzung oder vorzeitigen Lockerung. Die **computergestützte Navigation** ist eine sehr moderne Technik, die dazu beitragen kann, eine möglichst exakte Position der Prothese zu erreichen (s. Abb. 8.15, 8.16). Mit der Navigation werden alle entscheidenden Operationsschritte überprüft und präzisiert. Studienergebnisse haben den Vorteil dieser Technologie, die wegen der hohen Kosten bisher nur an relativ wenigen Kliniken angewendet wird, belegt. Dank der Optimierung der Operationstechnik können die Patienten von einer längeren „Lebensdauer" der Prothese profitieren. Im Gegensatz zur Roboterchirurgie, die sich als Irrweg erwiesen hat, ist bei der Navigation der Operateur stets „Herr der Lage". Abweichungen der Realität von der Planung können unmittelbar bei der Operation berücksichtigt werden. Warum?

Die orthopädische Navigation entspricht nicht einem Operationsroboter, sondern funktioniert ähnlich wie die Navigation beim Auto, wobei heute – wenn möglich – ein System verwendet wird, das ohne eine vor der Operation durchgeführte Computertomografie auskommt, also ohne Strahlenbelastung für den Patienten. Zwischen dem Patienten, den Operationsinstrumenten und

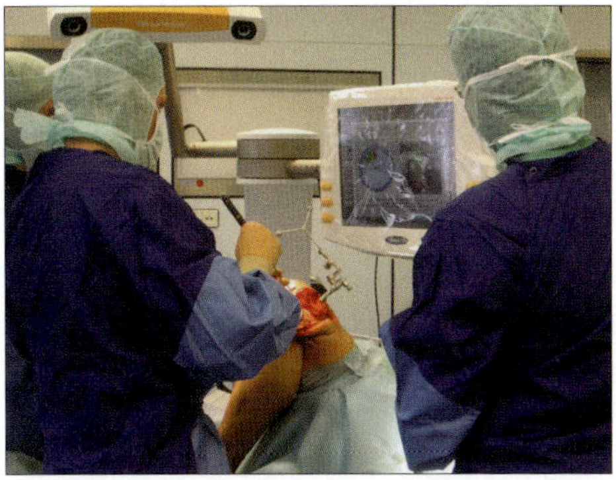

Abb. 8.15: Implantation einer Knieprothese mit Hilfe der Navigation. Links oben im Bild ist die Spezial-Infrarotkamera zu sehen. Auf dem Monitor werden die einzelnen Operationsschritte dargestellt.

einer Spezial-Infrarotkamera werden Infrarotsignale ausgetauscht, sodass ein Computer die Position der Operationswerkzeuge bzw. der Prothese in Beziehung zu den individuellen knöchernen Gegebenheiten des Patienten darstellen kann. Mit dieser modernen Technologie kann der Gelenkersatz mit erhöhter Präzision und Sicherheit für den Patienten durchgeführt werden. Das System stellt die Patientenanatomie dreidimensional am Monitor dar. Diese 3-D-Darstellungen werden anhand anatomischer Landmarken, also ohne Strahlenbelastung für den Patienten, während der Operation errechnet. Dann wird die optimale Prothesengröße und -position ermittelt. Der Operateur kann den vom System vorgeschlagenen Behandlungsplan individuell für jeden Patienten anpassen und dabei auch die Bewegungsabläufe mit einer Probeprothese berücksichtigen.

Mit anderen Worten: Während des operativen Eingriffs werden die vom Chirurgen durchgeführten Operationsschritte und -schnitte mit dem Navigationscomputer überprüft. Der Computer unterstützt somit die Orientierung im Operationsgebiet, insbesondere auch dann, wenn eine Prothese minimalinvasiv eingesetzt werden soll, also über einen kleinen Operationsschnitt. Mögliche Positionierungsfehler können auf diese Weise korrigiert werden. Damit wird das Risiko einer Fehlpositionierung durch die ausgefeilte Navigationstechnik reduziert. Das System kann auch bei Revisionseingriffen verwendet werden, wenn sich bspw. eine vor Jahren implantierte Prothese gelockert hat und ersetzt werden muss.

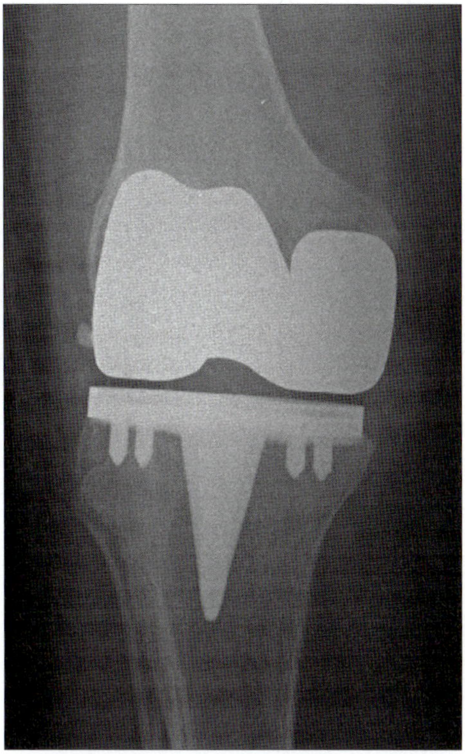

Abb. 8.16: Röntgenbild mit ungünstiger Position einer Knieprothese in Bezug auf die Beinachse, Ansicht von vorne (s. auch Abb. 36.4)

> Es gibt zahlreiche Prothesenmodelle für die verschiedenen Gelenke des menschlichen Körpers. Endoprothesen sind heute – insbesondere bei Knie- und Hüftgelenkarthrosen – segensreiche Lösungen, die eine Wiedererlangung der Beweglichkeit bei weitgehender Schmerzfreiheit ermöglichen. Dennoch ist ein künstliches Gelenk niemals so gut wie das gesunde körpereigene, sondern bleibt immer nur ein Ersatz. Längst sind nicht alle Probleme bei der prothetischen Versorgung gelöst, bspw. die dauerhafte Veran-

kerung im Knochen und das ideale Material. So können sich Prothesen lockern oder ausrenken, auch unterliegt das verwendete Material dem Verschleiß. Daher ist nach einem Gelenkersatz von erheblichen sportlichen Belastungen („Stop-and-go-Sportarten") oder schwerer körperlicher Arbeit abzuraten. Einzelheiten zu den künstlichen Gelenken finden sich auch in den jeweiligen Gelenkkapiteln sowie im Kapitel 36.3.

9 Verletzungen und Schäden der Nerven

9.1 Bedeutung der Nerven beim Sport und Einführung in die Anatomie

Die Nerven des menschlichen Körpers bestehen aus Bündeln unterschiedlicher Nervenfasern, die für den Informationsaustausch im menschlichen Körper zuständig sind. Also kein Sport ohne Nerven (s. Abb. 9.1):

Die kleinste Untereinheit einer Nervenzelle ist das **Axon (Achsenzylinder)**. Die Axone sind von sog. Schwann-Zellen umgeben (Hüllzellen). Diese Strukturen bilden zusammen die anatomische Einheit einer **Nervenfaser**. Zwischen den Nervenfasern liegt Bindegewebe, das jede einzelne Nervenfaser umgibt und Endoneurium genannt wird. Wenige bis Hunderte von Nervenfasern bilden ein **Nervenfaserbündel (Nervenfaszikel)**. Ein Nervenfaserbündel ist ebenfalls von Bindegewebe umgeben, das als Perineurium bezeichnet wird.

Das Nervenfaserbündel stellt die Struktureinheit dar, die bei einer Nervendurchtrennung unter mikrochirurgischen Bedingungen mithilfe des Operationsmikroskops rekonstruiert wird.

Der mit bloßem Auge sichtbare **Nerv** besteht letztendlich aus einem oder mehreren Nervenfaserbündeln. Der Nerv ist ebenfalls von Bindegewebe umgeben, dem Epineurium, das also die Außenhülle des Nervs darstellt. Die Dicke der menschlichen Nerven ist unterschiedlich: Der Ischiasnerv am Gesäß hat etwa den Durchmesser des kleinen Fingers, ein Fingernerv selbst hat einen Durchmesser von ca. 1–2 mm.

Die Nerven verzweigen sich in ihrem Zielgebiet immer weiter auf und haben in diesem Innervationsbereich unterschiedliche Funktionen bzw. Aufgaben:

- **Sensible Nerven** leiten Empfindungen und haben feine Endorgane, die Rezeptoren. Diese Nerven sind bspw. für das Gefühl in der Hand zuständig und geben – vereinfacht ausgedrückt – dem Gehirn des Tennisspielers die Rückmeldung, wie er den Schläger umgreift, oder vermitteln dem Handballspieler, der sich einen Finger bricht, den Schmerz.
- **Motorische Nerven** steuern Muskeln. Sie sind das Bindeglied zwischen Rückenmark bzw. Gehirn und den zugehörigen

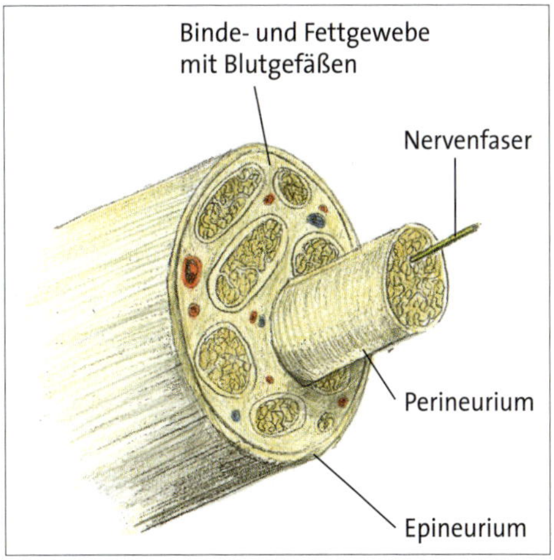

Abb. 9.1: Anatomischer Aufbau eines peripheren (außerhalb des Rückenmarks gelegenen) Nervs

Muskeln, wenn Bewegungsaktionen ausgeführt werden sollen. Mit anderen Worten: Der motorische Nerv gibt „seinem“ Muskel, für den er zuständig ist, einen Impuls. Dieser Impuls wird über die sog. motorische Endplatte des Nervs auf den Muskel übertragen, sodass der Muskel „arbeitet“, sich kontrahiert.

- **Vegetative Nerven** gehören zum unwillkürlichen (autonomen) Nervensystem, regulieren bspw. die Schweißbildung oder die Darmtätigkeit.

Die meisten Nerven sind gemischte Nerven, haben also verschiedene Anteile und übernehmen mehrere Funktionen, bspw. für Sensibilität und Motorik.

Das ordnungsgemäße Funktionieren von Nerven bzw. eine Schädigung kann der Neurologe mit verschiedenen diagnostischen Methoden erkennen:

- Bei der **Elektroneurografie** wird ein Nerv mit einem elektrischen Impuls gereizt; gemessen werden dann die motorische und die sensible Nervenleitgeschwindigkeit. Die elektrische Nervenreizung wird vom Untersuchten meistens nicht als schmerzhaft, aber doch als unangenehm empfunden. Jedoch können auf diese Weise die Funktion und der Ort einer Störung von Nerven an den Armen oder Beinen erkannt werden. Außerdem kann bestimmt werden, wie gut eine elektrische Nervenreizung auf den entsprechenden Muskel übertragen wird.
- Eine Beurteilung motorischer Nerven ist auch mit der **Elektromyografie** möglich. Dabei wird die Muskulatur bzw. indirekt die Funktion des den Muskel innervierenden (versorgenden, steuernden) Nervs überprüft. Die Ableitung der elektrischen Muskelaktivität erfolgt bei Verletzungen und Schädigungen meistens mit Nadelelektroden, was – obwohl die Nadeln sehr dünn sind – nicht angenehm ist. Bei sportmedizinischen Fragestellungen werden i.d.R. aufklebbare Oberflächenelektroden verwendet.

Elektroneurografie und Elektromyografie werden meistens im Seitenvergleich durchgeführt, also z.B. als Untersuchung der verletzten und der gesunden Hand.

- Manchmal ist zur Beurteilung der Funktion sensibler Nerven für die körpernahen Abschnitte und die Weiterleitung im Rückenmark und Gehirn die **Ableitung evozierter Potenziale** erforderlich. Dabei handelt es sich um eine spezielle neurologische Untersuchungsmethode, mit der die Leitfähigkeit und damit die Funktionsfähigkeit von Nerven(-bahnen) getestet werden kann. Das Prinzip dieser Methode beruht darauf, dass jeder Sinnesreiz in der Großhirnrinde eine elektrische Aktivität auslöst – genauer gesagt elektrische Potenzialänderungen. Bei der Untersuchung erfolgt eine gezielte Reizung eines Sinnesorgans oder eines Nervs unter Beobachtung des dadurch ausgelösten elektrischen Potenzials in der verarbeitenden Region des Zentralnervensystems.
- Die fehlende Schweißsekretion, z.B. bei einer Handnervenverletzung, ist sichtbar an der trockenen Haut; sie wird mit dem **Ninhydrin-Test** objektiv nachgewiesen. Diese Untersuchung beruht darauf, dass die Nervenversorgung der Schweißdrüsen bei einer Nervendurchtrennung meistens im gleichen Bezirk gestört ist wie das Gefühl. Dazu wird ein Finger- oder Handabdruck auf Papier mit einer fertigen Lösung übersprüht und anschließend unter Wärmeeinwirkung „entwickelt“. Schweißspuren stellen sich durch eine Papierverfärbung dar.

9.2 Nervenverletzungen beim Sport

Nervenverletzungen durch ein stumpfes oder scharfes Trauma sind beim Sport insgesamt selten und i.d.R. nicht sportartspezifisch, sondern Zufallsverletzungen. So kann es bspw. beim Joggen im Rahmen eines Sturzes in eine zufällig auf dem Boden liegende Glasscherbe zu einer Schnittverletzung der Hand mit Nervendurchtrennung kommen.

Grundsätzlich kann man **3 Formen** bzw. Schweregrade **der Nervenschädigung** mit unterschiedlicher Prognose unterscheiden: die Neurapraxie, die Axonotmesis und die Neurotmesis.

Die **Neurapraxie** ist eine unfallbedingte Unterbrechung der Leitfähigkeit des Nervs ohne erkennbare Zerstörung der Nervenstruktur. Diese Form der Nervenverletzung entsteht bspw. durch Zerrung oder Quetschung des Nervs oder einen Schlag bei Kampfsportarten.

Im Verlauf von einigen Tagen bis Wochen bilden sich bei einer Neurapraxie die Ausfallerscheinungen wieder zurück.

Bei einer **Axonotmesis** handelt es sich um eine traumatische Unterbrechung der Axone bei erhaltener Bindegewebshülle, z.B. durch erhebliche Quetschung oder Zerrung. Diese Durchtrennung der Axone bei erhaltener Hülle führt zu einem kompletten Nervenausfall und lässt sich äußerlich nicht von einer kompletten Nervendurchtrennung (s.u.) unterscheiden. Bei der Operation zeigen sich intakte Faszikelstrukturen. Im Rahmen der Nervenregeneration kommt es zu einem Auswachsen der Axone in die peripher der Verletzung gelegenen Nervenanteile, sofern dies nicht durch eine Vernarbung verhindert wird.

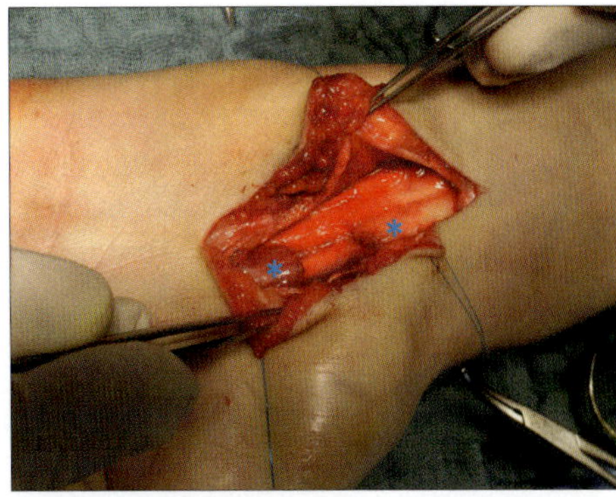

Abb. 9.2: Schnittverletzung des Handgelenks mit Durchtrennung des Mittelnervs (Nervus medianus) nach Sturz in ein Glasfenster beim Jogging. Die beiden Nervenstümpfe sind in der Abbildung markiert (*).

Bei komplikationslosem Verlauf einer Axonotmesis ist mit einer Regeneration und Wiederaufnahme der Funktion des Nervs zu rechnen, die aber in Abhängigkeit von der Lokalisation der Verletzung mehrere Monate bis zu etwa 2 Jahren dauern kann.

Bei einer **Neurotmesis** sind sämtliche Nervenstrukturen einschließlich der Bindegewebshülle vollständig durchtrennt (s. Abb. 9.2). Eine spontane Erholung des Nervs, wie bei einer Axonotmesis, ist nicht möglich.

Eine zufriedenstellende Regeneration bei einer Neurotmesis kann nur nach einer korrekt ausgeführten Nervennaht unter mikrochirurgischen Bedingungen mit dem Operationsmikroskop (evtl. Lupenbrille) erfolgen.

Diagnose. Bei einer geschlossenen Nervenverletzung, bspw. durch einen Schlag, kann diese aufgrund der Ausfallserscheinungen zumindest vom Arzt vermutet werden (s.u.). Handelt es sich um eine offene Nervenverletzung, dann sollte sich der Verdacht auch aufgrund der Lokalisation der Wunde in Nervennähe ergeben, bei der operativen Revision ist der durchtrennte Nerv sichtbar.

Bei einer Nervenverletzung – unabhängig davon, ob es sich um eine geschlossene oder offene Verletzung handelt – sind die Störungen und Ausfallerscheinungen **abhängig von der Funktion** des Nervs.

Es kann zu sensiblen Störungen kommen, z.B. zu einem Taubheitsgefühl im Ausbreitungsgebiet des Nervs. Bei einem motorischen Nerven, der die Muskulatur versorgt, kommt es zu einer Schwäche bzw. Lähmung der betroffenen Muskeln. Sofern die Verletzung länger besteht, d.h. veraltet ist, verkümmert die betroffene Muskulatur und es kommt zur Muskelatrophie. Ferner werden bei Beklopfen der Verletzungsstelle des Nervs elektrisierende Missempfindungen angegeben (sog. positives Hoffmann-Tinel-Zeichen), weil sich ein überempfindlicher Nervenknoten (Neurom) entwickelt hat. Da Nerven nicht selten auch vegetative Funktionen haben, kann außerdem die Schweißsekretion gestört sein, die Haut ist trocken mit auffälliger Schuppung, oder es entwickeln sich Behaarungsanomalien und Nagelwachstumsstörungen.

Im Rahmen eines Sportunfalls können in seltenen Fällen auch mehrere Nerven geschädigt werden. Bekannt ist z.B. beim American Football die Verletzung des Armnervengeflechts (lat.: *Plexus brachialis,* s. Kap. 12.3).

Eine vollständige Darstellung der Symptome bei Verletzungen der verschiedenen Nerven des menschlichen Körpers würde den Rahmen dieses Buchs sprengen. Die Symptome lassen sich ableiten, wenn man das Versorgungsgebiet der betroffenen Nerven kennt. In den speziellen Kapiteln wird auf die wichtigsten Nervenverletzungen eingegangen.

Im Rahmen der Diagnostik sollte eine **neurologische Untersuchung** durchgeführt werden; Standardverfahren sind die **Elektroneurografie** mit Untersuchung der Nervenleitung und die **Elektromyografie** zur Überprüfung der vom betroffenen Nerv gesteuerten Muskulatur. Bzgl. der Einzelheiten wird auf die Ausführungen am Anfang dieses Kapitels verwiesen.

Therapie

Bei einer vollständigen Nervendurchtrennung (Neurotmesis) sollte so früh wie möglich die Operation mit mikrochirurgischer **Nervennaht** unter dem Operationsmikroskop durchgeführt werden. Nerven werden meistens mit speziellen Nylonfäden genäht, die feiner als ein Haar sind. Bei einer veralteten Verletzung ist eine **Nerventransplantation** erforderlich, d.h. das geschädigte Nervenstück wird entfernt und ein anderer Nerv „dazwischen" genäht.

Für die Transplantation werden Hautnerven ausgewählt, die „weniger wichtig" sind als der verletzte Nerv. Geeignet ist bspw. aus dem Unterschenkelbereich der Wadennerv (lat.: *Nervus suralis*). Nach einer Nervennaht oder -transplantation erfolgt i.d.R. eine vorübergehende Ruhigstellung, z.B. mit einem Gips- oder Kunststoffverband. Anschließend wird evtl. eine Übungsbehandlung unter krankengymnastischer oder ergotherapeutischer Anleitung veranlasst. Der Wert einer Elektrisierungsbehandlung ist umstritten (Reizstrom, s. Kap. 3.4).

Sofern eine äußerlich nicht erkennbare Schädigung des Nervs im Sinne einer Neurapraxie oder Axonotmesis vorliegt, kann die spontane Nervenregeneration abgewartet werden. In diesen Fällen wird Krankengymnastik durchgeführt, evtl. erfolgt eine Schienung (s.u.). Die Reizstrombehandlung wird – wie erwähnt – kontrovers diskutiert. Ergeben sich im Rahmen der neurologischen Verlaufskontrollen innerhalb von etwa 6–12 Monaten keine Zeichen der Erholung, dann ist eine operative Behandlung angezeigt. Dabei erfolgt ebenfalls unter mikrochirurgischen Bedingungen eine **Neurolyse**, das ist die Nervenfreilegung und Beseitigung von Vernarbungen, oder aber eine Nerventransplantation nach Entfernung des geschädigten Nervenabschnitts.

Prognose. Die Prognose nach einer mikrochirurgischen Nervennaht ist von zahlreichen Faktoren abhängig, z.B. von der Auswahl des Nahtmaterials und der Durchblutung. Auch die Qualität der Operationstechnik spielt eine ganz entscheidende Rolle. Die Chancen für eine Nervenregeneration sind also unterschiedlich, in etwa 60% der Fälle ist mit einem positiven Ergebnis zu rechnen, im Kindesalter sind die Ergebnisse besser.

Sofern ein motorischer Nerv nach einer Nervennaht oder -transplantation seine Funktion nicht wieder aufnimmt, kann die Gebrauchsfähigkeit der Extremität durch eine **Schienenbehandlung** verbessert werden:

Bspw. kommt es bei einer Schädigung des Speichennervs (lat.: *Nervus radialis*) am Arm zu einer „Fallhand“, das Handgelenk und die Finger können nicht mehr richtig gestreckt werden; als Hilfsmittel eignet sich dann eine sog. Radialisschiene. Die Verletzung des Wadenbeinnervs (lat.: *Nervus peroneus*) führt zu einem „Fallfuß“ mit einem gestörten Gangbild, einem sog. „Steppergang“; hier hilft die Peroneusschiene. Der Nervenschaden selbst bleibt von der Schienenbehandlung unbeeinflusst.

Als operative Behandlungsmöglichkeit bei einem Nervendauerschaden bietet sich in geeigneten Fällen eine **motorische Ersatzoperation** an. Dabei werden bspw. an der oberen Extremität intakte Hand- und Armmuskeln umgesetzt. Die verlagerten Muskeln übernehmen dann ausgefallene Muskelfunktionen.

9.3 Nervenverletzungen „am Ursprung“ – bis ins Mark

Eine besondere Form der Nervenverletzung ist eine solche im Bereich ihrer „Grundsubstanz“, d.h. im Bereich des Gehirns bzw. des Rückenmarks. Hinsichtlich der Häufigkeit hat hier beim Sport die Gehirnerschütterung den größten Anteil. Schäden am Rückenmark mit Querschnittlähmung entstehen – glücklicherweise selten – vor allem bei Kontaktsportarten, die mit hoher Rasanz ausgeübt werden, bspw. American Football, Eishockey oder Motorsport, ebenso durch Stürze aus größerer Höhe, z.B. beim Reiten oder Klettern. Zu dieser Thematik gibt es spezielle Abschnitte in diesem Buch (s. Kap. 11.2, 19.11).

9.4 Nervenkompressionssyndrome – wenn der Nerv „Druck“ bekommt

Viele Nerven des menschlichen Körpers durchziehen in ihrem Verlauf anatomische Engpässe, z.B. am Arm, an der Hand, am Bein oder am Fuß. Kommt es in diesen physiologischen Engstellen zu einem Missverhältnis zwischen der Größe des Nervs und der Weite des Nervenlagers, so entsteht eine Nerveneinengung oder ein sog. **Nervenengpasssyndrom**, auch als **Nervenkompressionssyndrom** bezeichnet.

Bspw. kann es bei einem Kraftsportler durch entzündetes und verdicktes Beugesehnenscheidengewebe zu einer Einengung des Mittelnervs an der Hand kommen, zum sog. Karpaltunnelsyndrom (s. Kap. 18.7.2.1). Als volleyballspezifisch wird die Schädigung des oberhalb des Schulterblatts verlaufenden Nervs (lat.: *Nervus suprascapularis*) angesehen, und zwar ausschließlich auf der dominanten Seite. Dies führt zu einer Rückbildung (Atrophie) des Untergrätenmuskels (lat.: *Musculus infraspinatus*), der zur Muskelmanschette der Schulter gehört (s. Kap. 13.4).

In diesem Abschnitt finden sich allgemeine Ausführungen zu den Nervenkompressionssyndromen, die wichtigsten sind in den speziellen Kapiteln detailliert beschrieben.

Diagnose. Die betroffenen Sportler bzw. Patienten geben **Schmerzen** und – je nach Nervenfunktion – **Gefühlsstörungen** an, die dem Versorgungsgebiet des entsprechenden Nervs zuzuordnen sind. Neben diesen sensiblen Störungen können **motorische Ausfälle** mit Bewegungsstörung oder Lähmung der von dem Nerv versorgten Muskulatur vorhanden sein, bspw. an der Hand bei der „Radfahrerlähmung" (s. Kap. 18.7.2.2). Die Diagnose eines Nervenkompressionssyndroms ergibt sich aus dem Beschwerdebild, außerdem durch eine **neurologische Untersuchung**. Dabei wird bei der Elektroneurografie die Nervenleitgeschwindigkeit vor und nach der Engstelle getestet. Durch die Elektromyografie wird die betroffene Muskulatur bzw. indirekt die Funktion des den Muskel steuernden Nervs überprüft (s. Kap. 3.2).

Bei unklarer Symptomatik müssen andere Ursachen ausgeschlossen werden, z.B. Nervenirritationen bei Veränderungen im Bereich der Halswirbelsäule.

Therapie. Die Behandlung eines Nervenkompressionssyndroms richtet sich nach den Beschwerden und den damit verbundenen Ausfällen. Bei eindeutiger Symptomatik oder Veränderungen der Nervenleitgeschwindigkeit und des Elektromyogramms sollte operiert werden. Die Indikation zur Operation kann auch gegeben sein, wenn bei belastungsabhängigen Beschwerden die genannten elektrophysiologischen Untersuchungen noch normal oder grenzwertig sind, da diese Diagnostik unter Ruhebedingungen erfolgt. Nicht selten treten die Nervenkompressionsbeschwerden bei Sportlern erst unter funktioneller Beanspruchung auf, die Bestimmung der Nervenleitgeschwindigkeit sowie die elektromyografischen Ableitungen werden aber unter Ruhebedingungen durchgeführt:

Ein typisches Beispiel für ein derartiges **dynamisches Nervenengpasssyndrom** ist das oben erwähnte Karpaltunnelsyndrom bei Kanu- und Kajaksportlern sowie anderen Sportarten, bei denen die Hand eingesetzt wird. Dabei handelt es sich um eine Einengung des Mittelnervs (lat.: *Nervus medianus*) an der Hand, meistens verursacht durch eine chronische Beugesehnenscheidenverdickung bzw. -entzündung. Im Anfangsstadium haben die Sportler ihre Beschwerden – das sind v.a. Gefühlsstörungen in der Hand – nur beim bzw. nach einem intensiven Training oder Wettkampf (s. Kap. 18.7.2.1).

> Das Prinzip der Operation bei einem Nervenkompressionssyndrom ist die Dekompression des betroffenen Nervs, d.h. die Beseitigung der Einengung.

Prognose. Bei frühzeitiger Operation ist die Prognose in der Regel gut, der Nerv kann sich vollständig erholen. Wichtig ist, dass die sportliche Belastung nicht zu früh aufgenommen wird, andernfalls kann eine überschießende Narbenbildung zur erneuten Nerveneinengung führen. Bzgl. der Einzelheiten wird auf die Darstellung der verschiedenen Nervenkompressionssyndrome im speziellen Teil des Buchs verwiesen.

10 Verletzungen und Schäden der Blutgefäße

10.1 Bedeutung der Blutgefäße beim Sport und Einführung in die Anatomie

Bei den Blutgefäßen wird zwischen Venen und Arterien unterschieden. **Venen** – auch Blutadern genannt – führen das Blut zum Herzen; dabei transportieren die Venen des Körperkreislaufs sauerstoffarmes Blut, die des Lungenkreislaufs (Lungenvenen) sauerstoffreiches Blut. **Arterien** – auch als Schlag- oder Pulsadern bezeichnet – transportieren das Blut vom Herzen weg. In den Arterien des Körperkreislaufs ist sauerstoffreiches Blut („arterielles Blut"), nur in den Lungenarterien ist sauerstoffarmes Blut.

10.2 Offene Gefäßverletzungen

Offene Gefäßverletzungen, bei denen also eine gleichzeitige Verletzung der Haut vorliegt, sind beim Sport selten. Sie sind i.d.R. zufallsbedingt, entstehen bspw. durch einen Sturz in eine Glasscherbe, und sind nicht selten mit weiteren Verletzungen wie Sehnen- oder Nervendurchtrennungen vergesellschaftet.

Diagnose. Die Symptomatik ist abhängig von der Lokalisation der Verletzung und der Funktion des oder der durchtrennten Gefäße. Leitsymptom ist meistens die mehr oder weniger stark ausgeprägte **Blutung**, die je nach Höhe des Blutverlustes unbehandelt bis zum Schockzustand führen kann (s. Kap. 2.6). Daher sollte unbedingt – neben weiteren Maßnahmen (s.u.) – der Blutdruck gemessen werden. Bei einer **arteriellen Verletzung** ist evtl. ein pulssynchrones Spritzen von hellrotem Blut sichtbar, während bei **Verletzung einer größeren Vene**, z.B. am Handrücken, das Blut eher kontinuierlich fließt. Bei einer Arteriendurchtrennung, bspw. am Handgelenk, kann die Blutung aber auch durch einen reflexbedingten Gefäßspasmus („Zusammenziehen" des verletzten Blutgefäßes) oder durch Thrombosierung in den durchtrennten Gefäßstümpfen (Blutgerinnselbildung) spontan zum Stillstand gekommen sein. Deshalb ist im Rahmen der Untersuchung die **Überprüfung des Pulses** wesentlich (fehlender Puls?). Wichtig ist auch, an der Hand oder am Fuß die **Nagelbettdurchblutung** der Finger bzw. Zehen zu beachten. Dabei wird beobachtet, ob sich nach Druck auf den Fingernagel das blasse Nagelbett rasch oder verzögert füllt.

Indirekt lässt sich eine Minderdurchblutung der Hand durch eine **Pulsoxymetrie** am Fingerendglied nachweisen. Dabei wird über einen Fingerkuppenclip mit einem speziellen Gerät die prozentuale Sauerstoffsättigung im Blut gemessen. Zur objektiven Diagnostik und Lokalisation einer arteriellen Verletzung können außerdem die **Doppler-Sonografie** (Ultraschalluntersuchung) und die **Angiografie** mit Röntgenkontrastmitteldarstellung des Gefäßes herangezogen werden (s. Kap. 3.2).

> ! Achtung: Bei sehr starker Blutung wird auf diese Diagnostik verzichtet und zur Vermeidung weiteren Blutverlustes unverzüglich operiert.

Es sei auch noch betont, dass im Rahmen der Untersuchung auch auf die Symptome von **Begleitverletzungen** geachtet werden muss, z.B. Störungen der Beweglichkeit bei Sehnendurchtrennungen.

Therapie. Die Sofortmaßnahmen bei Blutungen können lebensrettend sein und wurden detailliert im Erste-Hilfe-Kapitel (s. Kap. 2) beschrieben. Zusammenfassend nochmals folgende Kernpunkte:

Bei einer stärkeren Blutung, z.B. am Arm bzw. Bein, wird **als Erstmaßnahme** ein **Druckverband** angelegt und die Hand bzw. der Fuß über Herzhöhe gehalten. Ausnahmsweise kann, wenn auf diese Weise die Blutung nicht zum Stehen gebracht wird, eine Blutsperre durch eine aufgepumpte Blutdruckmanschette angelegt werden. Diese Manschette darf dann aber nicht zu locker angelegt werden, weil sonst eine venöse Blutstauung mit zusätzlichem Blutverlust resultiert. Der Druck der Manschette muss also über dem arteriellen Blutdruck des Verletzten liegen und sollte bei Erwachsenen maximal 300 mmHg am Arm und maximal 500 mmHg am Bein betragen, bei Kindern weniger.

! Achtung: Ein Abbinden der Hand bzw. des Armes oder des Fußes bzw. Beines – womöglich mit einem „Knebel" – ist gefährlich und darf nicht erfolgen (ausnahmsweise, wenn die vorgenannten Maßnahmen nicht ausreichen, bei Gefahr der Verblutung, dann aber nicht über längere Zeit)!

Die definitive Behandlung richtet sich nach der Lokalisation und der Bedeutung des betroffenen Gefäßes. Die notwendige Operation bedarf **gefäßchirurgischer Erfahrung**, weil u.a. zu entscheiden ist, ob eine Unterbindung oder eine Rekonstruktion des Gefäßes erforderlich bzw. möglich ist. Grundsätzlich kann man heute mit speziellen Nahttechniken die meisten verletzten Blutgefäße rekonstruieren, wobei der Operateur oft mit optischer Vergrößerung durch eine Lupenbrille arbeitet. Bei Verwendung des Operationsmikroskops ist es möglich, auch sehr kleine verletzte Gefäße mit einem geringen Durchmesser wie die Fingerarterien bis in den Bereich der Fingerendgelenke, selten sogar bis zur Mitte der Fingerendglieder, wiederherzustellen (sog. mikrochirurgische Operation). Selbstverständlich müssen auch die **Begleitverletzungen** versorgt werden, z.B. Sehnendurchtrennungen oder Nervenverletzungen.

Die Nachbehandlung muss differenziert auf das Verletzungsmuster abgestimmt werden, eine pauschale Zeitangabe hinsichtlich der Sportpause bzw. Arbeitsunfähigkeit ist daher nicht möglich.

10.3 Geschlossene Gefäßverletzungen – eine Rarität

Bei geschlossenen Blutgefäßverletzungen ist die Haut unverletzt, äußerlich müssen keine Hinweise vorhanden sein. Die Verletzungen entstehen durch ein akutes Trauma wie einen Schlag auf das Gefäß oder durch eine chronische Schädigung. Betroffen sind i.d.R. Arterien (Schlagadern), die Verletzungen sind nicht nur beim Sport, sondern auch im Alltag **sehr selten**. Es gibt einige Sportarten, die prädestiniert sind, z.B. Ball- oder Kampfsportarten. Bspw. werden arterielle Durchblutungsstörungen im Bereich der Finger durch wiederholte, chronische Prellungen der Hand bei Ballsportarten wie Volleyball beschrieben. Ein weiteres Krankheitsbild ist das sog. Hypothenar-Hammer-Syndrom; dabei handelt es sich um eine geschlossene Schädigung der Ellenarterie an der Hand (s. Kap. 18.8). Im Radsport werden belastungsabhängige Durchblutungsstörungen an den Beinen durch Gefäßabknickung im Becken- bzw. Hüftgelenkbereich bis hin zu fast kompletten Gefäßverschlüssen beobachtet.

Die Schädigung von Venen bedingt eine Störung des Blutrückflusses zum Herzen. Beispielsweise wurde bei Volleyballspielern der Verschluss (Thrombose) der unter dem Schlüsselbein verlaufenden Vene (lat.: *Vena subclavia*) beobachtet (s. Abb. 10.1).

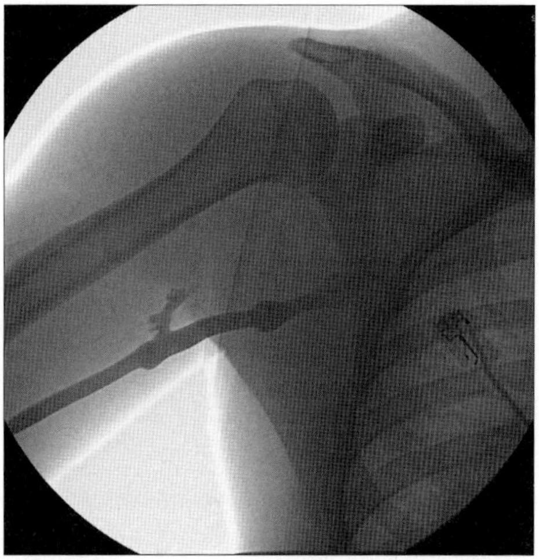

Abb. 10.1: Verschluss der im oberen Brustkorbbereich unter dem Schlüsselbein verlaufenden Vene (lat.: *Vena subclavia*) bei einem Bodybuilder nach exzessivem Training. In der Röntgenuntersuchung der Vene mit einem Kontrastmittel (Phlebografie) zeigt sich ein Kontrastmittelstopp; dies bedeutet, dass eine erhebliche Störung des Blutflusses zum Herzen vorliegt.

II Die Sportverletzungen und Überlastungsschäden von Kopf bis Fuß

11 Verletzungen und Schäden des Kopfs

11.1 Bedeutung des Kopfs beim Sport und Einführung in die Anatomie

Der Kopf wird bei etwa 10% der Sportverletzungen von Frauen und bei 15% bei Männern in Mitleidenschaft gezogen. Kopfverletzungen betreffen vor allem Sportler, die Kontaktsportarten wie Fußball, Eishockey oder Kampfsport betreiben; sie kommen aber auch in Sportarten vor, die mit hohen Geschwindigkeiten verbunden sind wie alpines Skilaufen, Snowboarden oder Motorsport. Die Verletzungen entstehen einerseits durch direkte Gewalteinwirkung, z.B. durch einen Fauststoß oder Tritt, andererseits im Rahmen eines Sturzes, bspw. mit dem Rennrad oder beim Zweikampf um den Ball. Im Reitsport kommt es ebenfalls häufig zu Kopfverletzungen, und zwar nicht nur bei Stürzen, sondern auch durch Hochschlagen des Pferdekopfs beim Reiten oder durch Ausschlagen des Tiers.

Die **Verletzungen** können auch durch das **Sportgerät** verursacht werden: Sehr genaue Daten gibt es dazu über den Fußball, dessen Gewicht nach den derzeitigen Regeln zwischen 410 und 450 g beträgt. Wird dieser Ball mit voller Härte „gehämmert", so kann er eine Geschwindigkeit von über 100 km/h erreichen. Bspw. gelang es dem deutschen Nationalspieler Andreas Möller beim Elfmeterschießen während der Europameisterschaft 1996, eine Geschwindigkeit von rund 130 km/h zu erzielen. Bei Freistößen des Brasilianers Roberto Carlos wurden sogar bis zu 150 km/h gemessen! Trifft ein stramm geschossener Fußball den Kopf, so bedeutet dies eine erhebliche Gewalteinwirkung, insbesondere dann, wenn der Spieler den Ball vorher nicht gesehen hat und unvorbereitet ist; in dieser Situation ist bspw. die Nackenmuskulatur nicht angespannt. Nach Berechnungen des Physikers John Wesson bewegt sich dann der Kopf bei einem 80 km/h schnellen Ball innerhalb von nur einer Hundertstelsekunde um ein paar Zentimeter, und die auf ihn einwirkende Kraft macht ungefähr das 50-Fache seines Gewichts aus. Daraus wird verständlich, dass der Spieler bei einer so hohen Beschleunigung des Kopfs das Bewusstsein verlieren kann.

Ähnliche Berechnungen kann man bspw. für einen Golfball anstellen, der nicht mehr als etwa 45 g wiegen darf und – sofern er gut getroffen wird – eine Geschwindigkeit von mehr als 200 km/h erreichen kann. Ein Handball wiegt etwa 450 g und wird von einigen Spielern auf 130 km/h beschleunigt. Ein Tennisball erreichte bei einem Aufschlag des Amerikaners Andy Roddick im Jahre 2004 eine Geschwindigkeit von 249,4 km/h. Man mag des Weiteren gar nicht daran denken, was geschieht, wenn der Kopf gar von einem Golf- oder Baseballschläger getroffen wird (s. Abb. 11.1).

Das Spektrum der **akuten Sportverletzungen** im Bereich des Kopfs ist groß, es reicht von der Schädelprellung über die Kopfplatzwunde, die Gehirnerschütterung bis zu Frakturen und schweren Blutungen sowie lebensgefährlichen Schäden des Gehirns. Hinzu kommen Verletzungen der Augen, der Nase, der Ohren sowie im Mund- und Zahnbereich. **Sportbedingte Langzeitschäden** kommen v.a. am Gehirn vor, aber

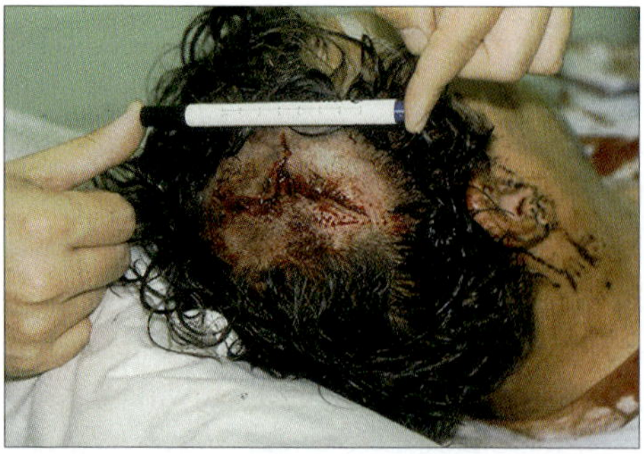

Abb. 11.1: Große Kopfplatzwunde mit schwerem Schädel-Hirn-Trauma durch Schlag mit einem Baseballschläger

auch an der Nase (z.B. Boxernase) oder an den Ohren (Blumenkohlohren bei Ringern oder Judoka).

Die **Symptome** bei Kopfverletzungen richten sich nach ihrer Lokalisation. Aus Gründen der Systematik werden die Verletzungen in diesem Kapitel separat dargestellt, bspw. die der Augen in einem eigenen Abschnitt. Dennoch muss selbstverständlich bei der Untersuchung eines betroffenen Sportlers der Kopf in seiner Gesamtheit gesehen und untersucht werden. Grundsätzlich ist bei entsprechend hoher Gewalteinwirkung auch an eine gleichzeitige Verletzung der Halswirbelsäule (s. Kap. 19.11) oder anderer Körperregionen zu denken: Nicht selten ist der Kopf bei polytraumatisierten Sportlern mitbeteiligt; beim Polytrauma (griech. *poly*: viele) bestehen definitionsgemäß mehrere Verletzungen, von denen eine oder die Kombination der Verletzungen potenziell tödlich ist (s. Kap. 37.2).

11.2 Kopfplatzwunden und Schädel-Hirn-Trauma

Kopfplatzwunden bzw. **Kopfschwartenverletzungen**, die bspw. bei einem Zusammenprall, im Rahmen eines Sturzes oder beim Eishockey durch den Puck entstehen, können sehr stark bluten. Das menschliche Gehirn wird durch den knöchernen Schädel und eine umgebende Flüssigkeit (Hirnwasser, lat.: *Liquor*) geschützt. Bei einer **Schädelprellung** nimmt das Gehirn keinen Schaden, es kommt zu keiner Funktionsstörung. Die Gewalteinwirkung auf den Kopf mit einer Hirnfunktionsstörung unterschiedlicher Schwere wird als **Schädel-Hirn-Trauma (SHT)** bezeichnet. Die Schweregrad-Einteilung des SHT erfolgt heute nach der sog. Glasgow-Koma-Skala (engl.: *Glasgow Coma Scale, GCS*); dabei handelt es sich um eine Punktewertung, die verschiedene Reaktionen des Verletzten erfasst. In diesem Kapitel soll aus Gründen der besseren Verständlichkeit auf die „klassische" Einteilung zurückgegriffen werden:

Die **Gehirnerschütterung** (lat.: *Commotio cerebri*) ist eine **reversible Funktionsstörung**, bei der kein organischer Schaden am Gehirn nachweisbar ist – bspw. durch eine Computer- oder eine Kernspintomografie (s. Kap. 3.2). Der Patient war nicht oder nur kurzzeitig bewusstlos. Meistens besteht eine Gedächtnisstörung bzw. Erinnerungslücke (Amnesie), die einen gewissen Zeitraum vor dem Unfall (rückwirkende oder retrograde Amnesie) und/oder nach dem Unfall (vorwärtswirkende oder anterograde Amnesie) betreffen kann. Weitere mögliche Symptome sind Übelkeit, Erbrechen und Kopfschmerzen.

Bei der **Gehirnprellung** oder **Gehirnkontusion** (lat.: *Contusio cerebri*) sind organische Schäden nachweisbar, z.B. ein Bluterguss. Die Symptome sind meist ausgeprägter als bei einer Gehirnerschütterung, mit längerer Bewusstlosigkeit und Ausfallerscheinungen wie z.B. Bewegungsstörungen – je nachdem, welche Gehirnregion betroffen ist.

Die **Gehirnquetschung** oder **Gehirnkompression** (lat.: *Compressio cerebri*) ist eine Schädigung des Gehirns durch einen erhöhten Druck, der bspw. durch einen Bluterguss entsteht. Da das Gehirn – zu seinem Schutz – praktisch vollständig von Knochen umgeben ist, kann es bei einer Blutung nicht „ausweichen". Es besteht das Risiko, dass das gesamte Gehirn durch den Druckanstieg im Schädel leidet und eingeklemmt wird. Dies wiederum bedeutet für den Verletzten Lebensgefahr bzw. die Möglichkeit bleibender Schäden.

Kopfverletzungen sollten grundsätzlich als potenziell schwerwiegend angesehen werden, bis das Gegenteil bewiesen ist!

Die genannte Einteilung ist aus verschiedenen Gründen sehr schematisch: Gehirnerschütterung und Gehirnprellung können gemeinsam vorliegen, weshalb die Diagnostik bei Kopfverletzungen standardisiert erfolgen muss (s.u.). Außerdem gibt es noch das beim Sport seltene offene Schädel-Hirn-Trauma, bei dem es unfallbedingt zu einer Verbindung zwischen Außenwelt und Gehirn kommt, z.B. bei einer Schädelfraktur oder als Folge einer Schussverletzung beim Schießsport. Ferner gibt es chronische Gehirnschäden, die in erster Linie aus dem Boxsport bekannt sind; sie entstehen durch die Summierung von wiederholten kleineren Schädel-Hirn-Traumen („Punch-Drunk-Syndrom", Boxer-Demenz). Bei Fußballspielern besteht die Möglichkeit von bleibenden Hirnschäden durch das Kopfballspiel.

Diagnose. Mögliche Symptome beim Schädel-Hirn-Trauma sind – je nach Art und Ausmaß der Verletzung – Übelkeit, Erbrechen, Erinnerungslücken, Ausfallerscheinungen wie Bewegungsstörungen, Pupillendifferenz (unterschiedliche Größe der Pupille des rechten und linken Auges), Krampfanfall oder Bewusstlosigkeit bis zum Koma. Das Koma stellt dabei die schwerste Form der Bewusstseinsstörung dar, der Betroffene kann nicht mehr geweckt werden, auch nicht durch stärkste Schmerzreize. Ein schweres Schädel-Hirn-Trauma kann unmittelbar zum Tod durch Atem- oder Kreislaufstillstand führen.

! Achtung: Ein Bluterguss im Innern des Hirnschädels kann auch ohne Knochenbruch auftreten und in wenigen Minuten eine Druckschädigung des Gehirns bewirken. Eine ernsthafte Verletzung muss nicht sofort mit einer Bewusstlosigkeit einhergehen. Wichtig ist in diesem Zusammenhang, dass auch der medizinische Laie das **„freie Intervall"** kennt; dieses ist z.B. typisch bei einer sog. epiduralen Blutung zwischen dem Schädelknochen und der Hirnhaut: Der Patient ist nach einem Schädel-Hirn-Trauma völlig wach und ansprechbar, bevor es zur Bewusstseinstrübung kommt. Hier besteht Lebensgefahr nach dem Motto: „Reden und sterben" (engl.: *talk and die*)!
Und noch eins: Redet ein Sportler mit einer Kopfverletzung wirres Zeug oder hat Ausfallerscheinungen, muss auch an die Kombination von Schädel-Hirn-Trauma und Alkohol gedacht werden – leider keine Seltenheit gerade im Skisport. Der Alkohol kann die Symptome einer Gehirnverletzung verschleiern!

Wichtig ist es, bei Verhaltensstörungen auch daran zu denken, dass evtl. keine Gehirnverletzung vorliegt, sondern z.B. eine Unterzuckerung des Bluts bei Diabetes mellitus („Zuckerkrankheit") oder Medikamenten- bzw. Alkoholeinfluss.

Das A und O bei Sportlern mit Kopfverletzungen sind eine sorgfältige Befragung (so möglich, den Betroffenen selbst, falls keine Bewusstlosigkeit besteht, ansonsten Zeugen) und die ärztliche Untersuchung, und zwar nicht nur des Kopfs, sondern auch der Hirnfunktionen, der Halswirbelsäule und des gesamten Körpers, wenn die Gewalt großflächig eingewirkt hat, z.B. bei der Kollision eines Skiläufers mit einem Baum. Bei einem Austritt von Blut aus der Nase oder den Ohren liegt evtl. ein Schädelbasisbruch vor, ebenso, wenn es sich um relativ klare Flüssigkeit handelt, die dann nämlich Hirnwasser (lat.: *Liquor*) sein kann.

Die apparative Diagnostik richtet sich nach dem Befund. Bei Verdacht auf eine Schädelfraktur erfolgt eine Röntgenuntersuchung, wobei Knochenbrüche meistens in einer **Computertomografie** (computergestützte Röntgenschichtuntersuchung, s. Abb. 11.2) besser erkannt werden. Beim Schädel-Hirn-Trauma wird ebenfalls eine Computertomografie veranlasst, weil diese auch eine schnelle Beurteilung des Gehirns ermöglicht und bspw. die Diagnose eines Blutergusses innerhalb des Schädels erlaubt. Bei speziellen Fragestellungen wird evtl. eine Kernspintomografie durchgeführt, wobei dieses Untersuchungsverfahren in der akuten Diagnostik wegen seines erhöhten Zeitaufwands nicht eingesetzt wird. Ggf. erfolgen Spezialuntersuchungen, z.B. die Aufzeichnung der Hirnströme (Elektroenzephalografie, EEG).

Therapie. Grundsätzlich gelten für die Erstbehandlung beim **Schädelhirntrauma** durch den medizinischen Laien die Erste-Hilfe-Richtlinien, im Zweifelsfall wird der Notarzt verständigt. Sofern der Verletzte am Unfallort normal atmet und nicht bewusstlos ist, sollte bspw. ein **Schutzhelm** (z.B. bei Motorradfahrern, Radfahrern, Footballspielern, Skatern, Bobfahrern oder Kletterern) nicht von Laien entfernt werden. Anders ist die Situation bei einer bewusstlosen Person, die nicht atmet oder bei der eine Verlegung der Atemwege (bspw. durch die Zunge) droht. Hier sind für die Entfernung des Helms mindestens 2 Helfer erforderlich, von denen einer die Stabilisierung der Halswirbelsäule übernimmt, deren Verletzung nie ausgeschlossen werden kann. Wenn erforderlich, müssen auch Laien mit den sog. ABC-Sofortmaßnahmen zur Wiederbelebung beginnen (s. Kap. 38).

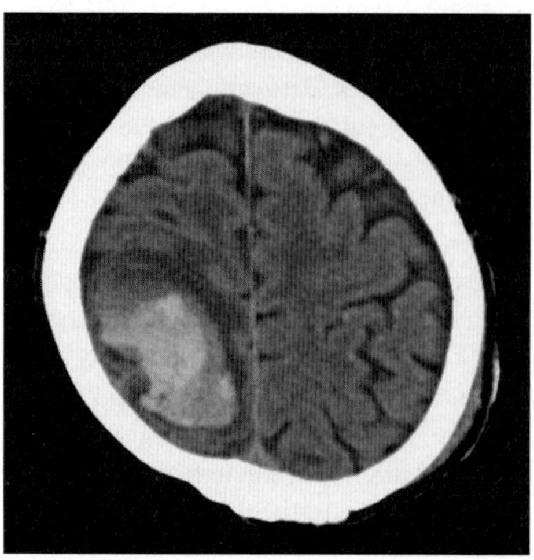

Abb. 11.2: Computertomogramm mit Gehirnblutung in der rechten Hirnhälfte (links im Bild) bei einem Radfahrer, der von einem Auto angefahren wurde und ohne Helm auf den Kopf stürzte.

Beim **schweren Schädel-Hirn-Trauma** und **bewusstlosen Sportler** steht nämlich an der Sportstätte die Sicherung der lebenswichtigen Funktionen im Vordergrund. Der Notarzt führt z.B. beim Atemstillstand eine Intubation (Einbringen eines Schlauchs durch den Mund in die Luftröhre) zur künstlichen Beatmung des Patienten durch. Die Halswirbelsäule wird bis zum Ausschluss einer Verletzung durch eine feste Halskrawatte geschützt (z.B. Stifneck-Halswirbelsäulenkragen, s. Kap. 2.3). Die Weiterbehandlung erfolgt in der Klinik. Ein Bluterguss im Innern des Hirnschädels, der in wenigen Minuten zu einer Druckschädigung des Gehirns führen kann, bedarf unverzüglich der operativen Eröffnung des Schädels (Trepanation). Schädelbrüche werden – zumindest, wenn sie verschoben sind – meistens stabilisiert, z.B. mit feinen Plättchen und Schräubchen.

Auch bei einer vermeintlich harmlosen **Gehirnerschütterung** wird eine stationäre Beobachtung im Krankenhaus von 24–48 Stunden empfohlen.

Einfache **Kopfplatzwunden** sollten steril mit Verbandskompressen abgedeckt und mit einer elastischen oder selbsthaftenden Binde verbunden werden („Turban"). Ist ein offenes Schädel-Hirn-Trauma – eine Verbindung der Wunde über eine Fraktur zum Gehirn –

sicher ausgeschlossen, kann die Wunde evtl. vom Arzt auch schon am Spielfeldrand oder in der Kabine genäht werden. Alternativ kann eine Wunde an der Wettkampfstätte mit einem Klammergerät provisorisch verschlossen werden („Tackern"), was schneller geht; diese Klammern werden nach dem Wettkampf entfernt, die Wunde wird dann erst in der Praxis oder Klinik genäht.

Nach Versorgung einer Kopfplatzwunde darf die sportliche Aktivität nur fortgesetzt werden, wenn der Allgemeinzustand des Sportlers nicht beeinträchtigt ist und keine Bewusstlosigkeit bestand!

Bei relativ kleinen Wunden und insbesondere bei Kindern wird manchmal auch Gewebekleber eingesetzt. Größere Wunden werden besser in der Klinik oder in der Arztpraxis versorgt, evtl. muss nämlich eine Drainage eingelegt werden. Wichtig ist auch, dass ausreichender Tetanusschutz besteht. Außerdem müssen Wunden wegen des Risikos einer Infektion im weiteren Verlauf grundsätzlich kontrolliert werden. Hautfäden am Kopf werden nach etwa 10 Tagen entfernt, im Gesicht früher (s. Kap. 4.2).

Grundsätzlich müssen die Angehörigen einen Sportler mit einer Kopfverletzung – selbst, wenn sie harmlos erscheint – sorgfältig beobachten, weil sich schwerwiegende Symptome auch erst später entwickeln können:
Diese sind z.B. verstärkte Müdigkeit, zunehmende Verwirrtheit („redet dummes Zeug") und Benommenheit, ungewohnte Reaktionen, Unruhe, Schwindelgefühl, Kopfschmerzen, Übelkeit und Erbrechen, Bewegungsstörungen, Krampfanfall oder Bewusstlosigkeit.
Dies bedeutet auch, dass Patienten mit nicht gesicherter häuslicher Versorgung zunächst stationär im Krankenhaus behandelt werden.

Prognose. Einige grundsätzliche Anmerkungen:

- Bei einer einfachen Schädelprellung ohne Symptome einer Hirnbeteiligung (z.B. Übelkeit) kann der Sport – Training, Spiel bzw. Wettkampf – nach einer kurzen Erholungspause weiter ausgeübt werden; notwendig sind die sorgfältige Eigenbeobachtung durch den Sportler selbst sowie kontrollierende Blicke des Trainers, Betreuers bzw. anderer Sportler. Entsprechendes gilt für Sportler mit einer angemessen behandelten Kopfplatzwunde.
- Nach kurzer Bewusstlosigkeit sollte mindestens eine ein- bis zweiwöchige sportfreie Beobachtungsphase abgewartet werden, bei unauffälligem Verlauf kann der Sport dann – in Absprache mit dem behandelnden Arzt – langsam wieder aufgenommen werden.
- Ein Kopf-Knockout bei Kampfsportarten wie Boxen, Taekwondo oder Karate erfordert eine Wettkampf- und Sparringpause sowie fachärztliche Kontrolluntersuchungen einschließlich Verlaufsbeurteilung durch die Kernspintomografie und Aufzeichnung der Gehirnströme (Elektroenzephalografie).
- Nach einem schweren Schädel-Hirn-Trauma, evtl. mit neurochirurgischer Operation, sollten keine Körperkontaktsportarten mehr ausgeübt werden.

Nach einem Schädel-Hirn-Trauma kann ein Bluterguss manchmal auch erst nach einigen Wochen oder Monaten Symptome verursachen. Typisches Beispiel ist der Sportler, der auf den Kopf gestürzt ist und dies nicht als schwerwiegend wahrgenommen hat. Zunehmende Kopfschmerzen, Verhaltensänderungen, Gangstörung oder Lähmungserscheinungen sind hinweisend und müssen umgehend ärztlich abgeklärt und behandelt werden.

Prävention. Das Thema „Vorbeugung“ ist im Hinblick auf die Vermeidung von Kopf- sowie speziell von Hirnverletzungen sehr umfangreich und könnte ein eigenes Buch füllen. Deshalb an dieser Stelle nur einige wichtige Hinweise:

In den Niederlanden gibt es die Empfehlung, dass Kinder unter 16 Jahren beim **Fußball** zur Vermeidung potenzieller Hirnschäden weder Kopfbälle spielen noch Kopfballtraining absolvieren sollen; allerdings hapert es in der Praxis an der Umsetzung dieser Empfehlung.

Durch das **Tragen eines Helms** wird bei Radfahrern (und bei verwandten Sportarten wie Mountainbiken) das Risiko einer Kopf- bzw. Gesichtsschädelverletzung um bis zu 88% verringert (s. Abb. 11.3). Auch beim Football haben Schutzhelm und Regeländerungen die Zahl der Kopfverletzungen deutlich reduziert, entsprechend gilt dies für Eishockey und Skilaufen. Bei Sportarten wie Rennrodeln, Skeleton oder Reiten darf auf den Helm nicht verzichtet werden. Für den Schlagmann (Batter) und den Fänger (Catcher) beim Baseball besteht Helmpflicht.

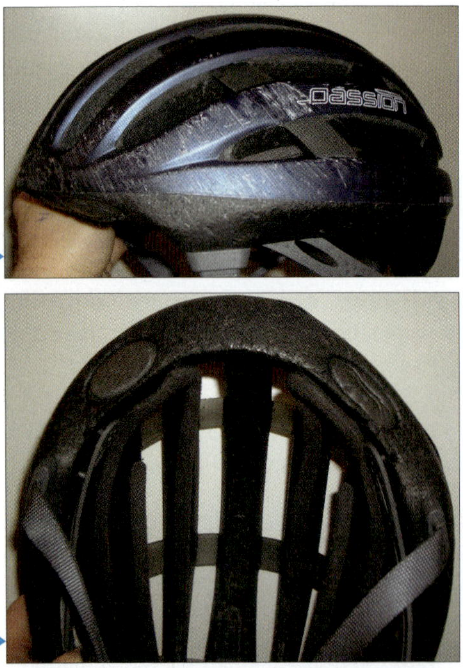

a b

Abb. 11.3: Helm eines Radsportlers, der beim Training bei einer Kollision mit dem Kopf auf die Straße stürzte und, weil geschützt, keine schwere Kopfverletzung, sondern „nur“ eine relativ harmlose Schädelprellung erlitt. Die linke Seite des Helms ist beschädigt und eingedrückt. **a)** Ansicht der linken Helmseite. **b)** Innenansicht vorne

Im **Kampfsport** wie Boxen oder Taekwondo kann ein Kopfschutz das Verletzungsrisiko verringern – beim Boxen bspw. ist er zumindest bei Amateuren vorgeschrieben. Der Ringrichter erklärt einen Boxer für technisch k.o., wenn dieser körperlich kampfunfähig ist, bspw. taumelt oder Probleme mit seiner Körperbeherrschung hat. Dies ist auch möglich, wenn er noch nicht zu Boden gegangen ist. Der Ringrichter nimmt den Boxer also aus dem Kampf, um einen schweren Knockout zu verhindern. Durch die Schutzsperre nach Kopf-Knockout oder bei erheblichen Erschöpfungszuständen sollen ebenfalls weitere bzw. bleibende Schäden vermieden werden.

(Profi-)Boxer haben den sog. Cutman in der Ringecke, der sich ausschließlich um die Vermeidung bzw. Pflege von Wunden kümmert. Ist eine Blutung bzw. Verletzung zu stark, muss der Ringrichter den Kampf abbrechen.

11.3 Ursachen von Augenverletzungen und ihre Behandlung – wenn etwas ins Auge geht

Die menschlichen Sehorgane liegen gut geschützt in den beiden knöchernen Augenhöhlen des Schädels und werden – je nach Öffnungszustand – durch die Augenlider mit ihren Wimpern bedeckt (s. Abb. 11.4). Das Auge ist bei 0,7–1,6% aller Sportverletzungen betroffen, je nach Sportart. Bis zu 70% der Augenverletzungen entstehen bei Sportarten, bei denen ein Gegenstand bewegt wird, z.B. ein Ball oder eine Hartgummischeibe beim Eishockey, der Puck. Verursacht werden die Verletzungen meistens

Abb. 11.4: Schematische Darstellung der Anatomie des Auges

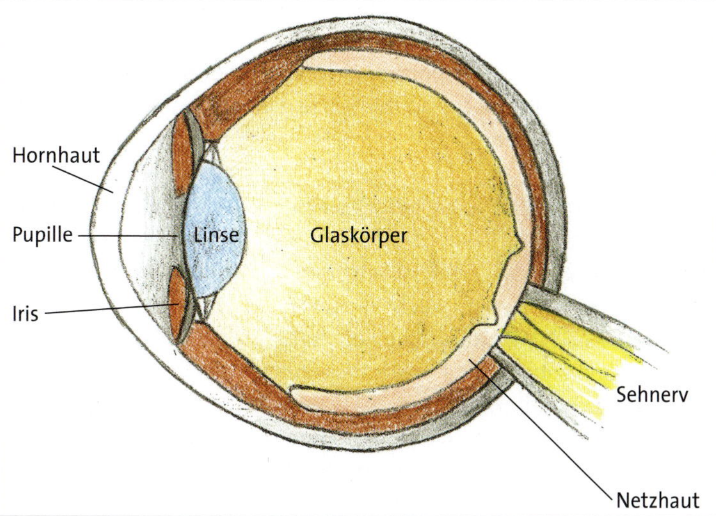

durch kleine Bälle (wie beim Tennis oder Squash, auch Pucks), jedoch nicht, weil sie besser ins Auge „passen" als große, sondern weil sie mit höherer Geschwindigkeit und aus kürzerer Distanz auftreffen. Bspw. erreicht ein Puck beim Eishockey eine Geschwindigkeit von bis zu 160 km/h, ein Baseball beim Wurf bis zu 150 km/h. Der kleine Gummiball beim Squash hat Augengröße und kann bis zu 300 km/h schnell werden, ein Golfball über 200 km/h, der Federball beim Badminton sogar über 300 km/h. Beim Tennis, bei dem ebenfalls Ballgeschwindigkeiten von über 200 km/h gemessen werden können, treten Augenverletzungen besonders beim Doppel auf: Weil sowohl die Gegner als auch der Mitspieler oft in sehr geringen Abstand zueinander stehen, trifft der Ball das Auge, bevor eine Schutzreaktion möglich ist.

Aber auch große Bälle können „voll" treffen und erhebliche Augenverletzungen bewirken, zumal sie sich beim Auftreffen verformen und in der Rückprallphase eine Sogwirkung auf das Auge entfalten; ein Fußball oder ein Handball kann eine Geschwindigkeit von über 100 km/h erreichen. Beim Paintball (Gotcha), bei dem mit Farbkugeln geschossen wird, sind Augenverletzungen möglich, wenn ohne den empfohlenen Gesichts- oder Augenschutz „gespielt" wird. Höchste Gefahr besteht, wenn ein Airsoft-Geschoss das ungeschützte Auge trifft.

Weitere Ursachen einer stumpfen oder spitzen Gewalteinwirkung auf das Auge sind z.B. Schläger, Skistöcke, Ellenbogen, Faust (mit oder ohne Handschuh), Finger oder Pfeile. Äste und Zweige gefährden die Augen beim Reiten oder Joggen im Wald bzw. beim Orientierungslauf. Beim Fechten entstehen relativ häufig Augenverletzungen, vor allem beim Abdrehen des Kopfs oder Verlust der Maske. Augenlidverletzungen kommen bspw. bei Schwimmern vor durch einen Tritt oder Schlag auf die Schwimmbrille, aber ebenso bei Joggern, die von Hunden angefallen werden. Seltener kommt es aber auch indirekt zu Augenverletzungen, z.B. zur Netzhautablösung (s.u.), durch Erschütterung des Kopfs bspw. im Rahmen eines Sturzes beim alpinen Skilaufen. Augenschäden werden auch beim Bungee-Jumping beobachtet, z.B. an der Netzhaut (s.u.); eine große Rolle spielt dabei der Blutandrang im Kopf mit hohem Druck.

Insgesamt werden in Deutschland die **meisten sportbedingten Augenverletzungen** beim Fußball beobachtet, weil dieser

Sport (außer Laufen) am häufigsten betrieben wird. Durchschnittlich stehen allerdings die seltener betriebenen Sportarten Wasserball, Squash und Eishockey an der Spitze der Verletzungshäufigkeit.

Dieses Kapitel gibt nur einen orientierenden Überblick, denn das Spektrum der Unfallfolgen am Auge ist sehr groß. Es sollte grundsätzlich, auch wenn der Schaden noch so gering erscheinen mag, eine augenfachärztliche Untersuchung und ggf. Behandlung erfolgen. Das Sehvermögen ist ein hohes Gut, das nicht aufs Spiel gesetzt werden sollte! Weltweit führen etwa 7–12% der Augenverletzungen beim Sport zur Erblindung.

Diagnose. Wie bereits erwähnt, kann ein Trauma beim Sport verschiedene anatomische Strukturen des Auges schädigen (s. Abb. 11.5). Das äußere Bild bei einer Augenverletzung könnte trügen und muss nicht spektakulär sein. Durch eine Prellung des Auges (Kontusion), z.B. durch einen Tennisball, ist eine Erblindung ebenso möglich wie bei einer offenen Verletzung – etwa durch einen Pfeil, der ins Auge eindringt.

Irritationen des Auges können harmlos sein, bspw. **Fremdkörper** wie Sand oder kleine Fliegen, die Joggern die Sicht trüben. Die betroffenen Sportler haben ein unangenehmes Gefühl im Auge oder Schmerzen. Instinktiv wird versucht, den Fremdköper durch Reiben des Auges zu entfernen. Fremdkörper setzen sich besonders gern unter dem Oberlid fest, scheuern bei Lidbewegungen über die Hornhaut und verursachen Hornhautdefekte (Anmerkung: Die Hornhaut ist der vordere, glasklare Teil der äußeren Augenhaut, die von Tränenflüssigkeit benetzt wird). Verbleibt der Fremdkörper, so resultiert daraus das „rote Auge" mit Lichtscheu, Blinzeln und Tränenfluss – mit etwas Glück wird der „Übeltäter" weggeschwemmt. Bei der fachärztlichen Untersuchung wird auch geprüft, ob der Fremdkörper die Hornhaut verletzt hat. Eine Hornhautverletzung kann ebenso durch Kontaktlinsen, die viele Sportler tragen, verursacht werden.

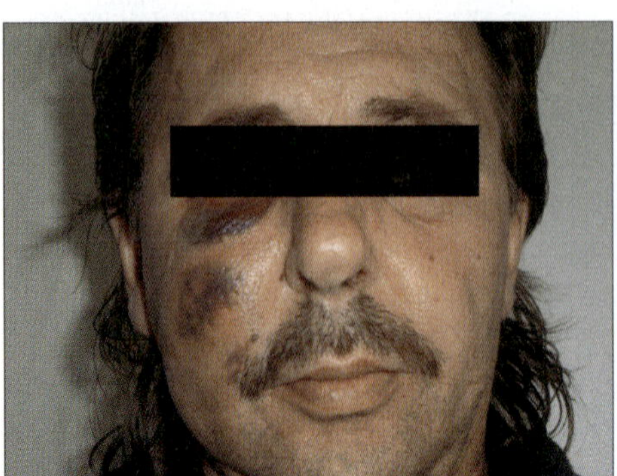

Abb. 11.5: Bluterguss im Bereich des rechten Auges sowie der Wange

Lidwunden bluten meistens relativ stark. Die **Tränendrüse** kann dabei mit verletzt werden; sie liegt jeweils im oberen, seitlich äußeren Teil der Augenhöhle bzw. dort, wo die Bindehaut des Auges in das Oberlid übergeht. Bei Verletzungen im inneren Augenwinkel können die sich dort befindenden **Abflüsse für die Tränenflüssigkeit** betroffen sein. Normalerweise wird die Tränenflüssigkeit über den Tränennasengang in die Nase weitergeleitet. Die Eingänge der Tränenkanälchen, die sog. Tränenpünktchen, sind von außen gut sichtbar und liegen oberhalb und unterhalb des inneren Augenwinkels.

In der augenärztlichen Statistik handelt es sich bei etwa der Hälfte der sportbedingten Augenverletzungen um eine **Prellung des Auges (Kontusion)**, bspw. durch einen Schlag beim Boxen oder einen Squashball.

Dabei gibt es eine Fülle von Unfallfolgen: vom leichten Bluterguss, der Verletzung der Hornhaut, dem Einriss der Pupille über die Berstung des Augapfels, den Einriss der Netzhaut (s.u.) bis hin zur Fraktur der knöchernen Augenhöhle („Blow-out-Fraktur"). Dementsprechend vielfältig können die Symptome und Verletzungsmuster sein, z.B. Probleme beim Sehen, Blutergussbildung in den verschiedenen Strukturen des Auges und dessen Umgebung sowie Verschiebung oder Abriss der Linse; deren Aufgabe ist die Bündelung des durch die Pupille eintretenden Lichts, sodass an der Netzhaut ein scharfes Bild entstehen kann. Zwischen Linse und Netzhaut liegt eine gelartige, durchsichtige Substanz, der Glaskörper, der bei stumpfer Gewalteinwirkung einbluten kann. Die Augenmuskeleinklemmung in einen Knochenbruch („Blow-out-Fraktur") führt zur Bewegungsstörung des Auges mit Doppeltsehen (Doppelbilder). Auch der Sehnerv, die Verbindung des Auges zum Gehirn, kann geschädigt werden.

Ein ringförmiger Bluterguss um ein Auge (Monokelhämatom) oder um beide Augen (Brillenhämatom) kann Hinweis auf einen Knochenbruch im Bereich der Schädelbasis oder der Nasennebenhöhlen sein.

Eine besondere Form der Augenverletzung ist die **Verblitzung**, die durch intensive Sonneneinstrahlung entsteht, z.B. die Hochgebirgssonne bei Kletterern oder Skiläufern – daher auch die Bezeichnung „Schneeblindheit". Der Schädigungsmechanismus ist ähnlich wie beim Sonnenbrand. Die Verletzung wird durch die ultraviolette Strahlung hervorgerufen und ist eine Schädigung der Hornhaut (s. Kap. 30.2.2).

Schwimmer oder Wasserballer haben relativ häufig – bedingt durch den Chlorgehalt des Wassers – eine **Bindehautentzündung (Konjunktivitis)**. Die Bindehaut ist die Schleimhaut im vorderen Augenabschnitt. Sie überzieht die Rückseite der Augenlider, d.h. deren hintere, dem Augapfel zugewandte Fläche. In der Tiefe der Augenhöhle schlägt die Bindehaut nach vorn um und verbindet sich mit der Sklera, der „weißen Augenhaut", die schützend den Augapfel fast vollständig umgibt. Anders ausgedrückt überzieht die Bindehaut den vorderen Teil der Sklera bis zum Beginn der Hornhaut. Typische Symptome sind „rote Augen" mit Lichtscheu, Kratz- oder Fremdkörpergefühl, Tränenfluss und Sehbehinderung. Insbesondere bei Leistungssportlern der Disziplinen Schwimmen oder Wasserball werden **Augeninfektionen** beobachtet, v.a. mit Adenoviren, Bakterien oder Pilzen. Infektionen können im Übrigen auch nach Verletzungen des Auges auftreten.

Neben den genannten Verletzungen gibt es auch Augenerkrankungen, die bei sportlicher Aktivität mehr oder weniger **zufällig** auftreten:

- Eine **Bindehautentzündung** kann auch durch eine Allergie (z.B. gegen Pollen) bedingt sein. Eine **Unterblutung der Bindehaut (Hyposphagma)** kann nicht nur als Unfallfolge, sondern auch spontan bei starker sportlicher Anstrengung oder starkem Pressen entstehen. Sie verursacht dann i.d.R. keine Beschwerden und bildet sich ebenso spontan wieder zurück. Das Hyposphagma ist meist harmlos, kann aber auch bei Bluthochdruck oder einer Blutungsneigung auftreten.
- Ein plötzlicher Sehverlust kann die Folge einer **Netzhautablösung** sein. Die Netzhaut (lat.: *Retina*) ist die innere Augenhaut, welche die Lichtsinneszellen (Photorezeptoren) enthält und über den Sehnerv mit dem Gehirn verbunden ist; das Gehirn ist letztendlich die Zentrale, wo das Gesehene empfunden und eingeordnet wird. Mögliche Symptome einer Netzhautablösung sind zunehmende Schatten, Blitze beim Herumschauen oder in der Dämmerung, aufsteigender Rauch, schwarze Flecken oder Punkte bzw. fadenartige Strukturen im Gesichtsfeld, evtl. sogar die totale Blindheit auf einem Auge. Derartige akute Sehproble-

me können auch bei Durchblutungsstörungen wie z.B. dem **Zentralarterienverschluss** des Auges auftreten.

- Die plötzliche Erhöhung des Drucks im Augeninnern (**akutes Glaukom, akuter Glaukomanfall**) bewirkt ebenfalls einen drastischen Sehverlust des betroffenen Auges, das bei vorsichtiger Betastung steinhart ist. Die Schmerzen können so massiv sein, dass sie Übelkeit und Erbrechen auslösen.

> ! Achtung: Nicht alles, was wir zu sehen glauben, findet wirklich im Auge statt; es kann sich bspw. auch im Sehzentrum im Gehirn abspielen. Deshalb können Sehprobleme wie Schwarzwerden vor den Augen oder Doppeltsehen (Doppelbilder) auch durch Erkrankungen außerhalb des Auges bedingt sein, bspw. einen Schlaganfall oder eine massive Blutdruckerhöhung. Außerdem können Veränderungen am Auge auf Krankheiten oder Verletzungen in anderen Körperregionen hinweisen; eine Pupillendifferenz, d.h. die unterschiedliche Größe der Pupille am rechten und am linken Auge, ist nach einem Schädel-Hirn-Trauma beim Sport ein Warnsignal für eine Gehirnblutung.

Der Augenspezialist hat neben seiner ärztlichen Erfahrung eine Vielzahl von **technisch-diagnostischen Möglichkeiten**, die je nach Vorgeschichte und Befund eingesetzt werden. Dazu gehören z.B. die Spiegelung des Augenhintergrunds (Ophthalmoskopie), die Ultraschalluntersuchung, die Messung des Augeninnendrucks, die Perimetrie zur Prüfung des Gesichtsfelds oder die Spaltenlampenuntersuchung – bei dieser ist eine Lampe an einem Mikroskop befestigt, die ein schmales, spaltenförmiges Lichtbündel aussendet. Bei Frakturverdacht ist Röntgendiagnostik erforderlich, meistens auch eine Computertomografie. Bestimmte Fragestellungen machen eine Kernspintomografie notwendig.

Therapie. Als **Erstmaßnahme** bei einer Verletzung wird das Auge lediglich mit einem trockenen Verband abgedeckt. Manche Augenärzte empfehlen, nicht nur das verletzte Auge steril zu verbinden, sondern beide Augen abzudecken. Der Grund dafür ist, dass sich beide Augen synchron bewegen, und die Bewegungen des gesunden Auges unangenehm für das verletzte sind. Diese Empfehlung kann natürlich nicht eingehalten werden, wenn der Betroffene den beidseitigen Verband nicht akzeptiert oder allein ist. Je nach Allgemeinzustand des Sportlers und Schwere der Verletzung, z.B. wenn das Auge durchbohrt wurde (Perforation), sollte ggf. der Notarzt gerufen werden.

Evtl. vorhandene **Fremdkörper** müssen verbleiben, vom medizinischen Laien wird lediglich der Verband angelegt. Ausnahmen sind kleine oberflächliche „Störenfriede“ wie z.B. kleine Fliegen, diese können vorsichtig mit einer mit Wasser angefeuchteten, sauberen Tuchspitze – alternativ einer feuchten Kompresse oder einem feuchten Wattestäbchen – entfernt werden. Dabei wird in Richtung des inneren Augenwinkels gewischt. Ebenso kann versucht werden, das Auge mit viel Wasser zu spülen, wenn es sich bspw. um mehrere Fremdkörper wie Sandkörner handelt.

Führen diese Maßnahmen nicht zum Erfolg, so wird ein Augenarzt aufgesucht. Dieser beherrscht das für die Fremdkörpersuche wichtige Ektropionieren, das „Umdrehen“ des Ober- oder Unterlids. Dabei werden die Augenlider „umgestülpt“ bzw. „aufgeklappt“, sodass die Innenseite des Lids sichtbar wird. Sicherheitshalber sollte der Augenspezialist auch nach erfolgreicher selbständiger Fremdkörperentfernung kontaktiert werden. Dies gilt auch für alle übrigen Augenverletzungen! Nur der Spezialist kann über die endgültig notwendige Therapie entscheiden. Nicht selten sind operative Maßnahmen erforderlich. Bspw. müssen **Riss-** oder **Platzwunden** im Bereich der **Augenlider** sorgfältig genäht werden, damit später der Lidschluss ungestört ist. Am inneren Augenwinkel verläuft der Tränenkanal, der bei einer Verletzung sorgfältig rekonstruiert werden muss. Bei Wunden an den Augenbrauen sollte eine Rasur möglichst nicht oder bei sehr starker Behaarung nur sehr sparsam erfolgen, weil die Haare evtl. nicht regelrecht nachwachsen.

Auch ein **plötzlicher Sehverlust** beim Sport ohne vorausgegangenen Unfall, z.B. bei einer Netzhautablösung, einem Zentralarterienverschluss oder einem akuten Glaukom, ist ein absoluter Notfall, bei dem rasch gehandelt werden muss. Hier entscheiden Minuten über Erblindung oder Wiedererlangung der Sehfähigkeit!

> Augensalben und -tropfen nur auf ärztliche Anweisung verwenden!

Prävention. Im Rahmen von Sporttauglichkeitsuntersuchungen sollten nicht nur der Bewegungsapparat und das Herz-Kreislauf-System gecheckt werden; sinnvoll ist auch eine augenärztliche Untersuchung zur Optimierung des Sehens bzw. der Brille oder der Kontaktlinsen. Nach augenärztlicher Meinung sind über 90% aller Augenverletzungen beim Sport durch vorbeugende Maßnahmen vermeidbar: Die Voraussetzung dafür ist aber, dass **Schutzbrillen**, **-masken** oder **-helme** getragen werden! Dies gilt nicht nur für besonders augengefährdende Sportarten wie Squash, Federball, Eishockey, Wasserball oder Mountainbiken.

Für die **Ausstattung einer Sportbrille** gibt es gewisse Anforderungen hinsichtlich Sitz, Zerbrechlichkeit und Polsterung; hier sollte man sich fachlich beraten lassen. Bspw. muss eine Sportbrille für Kontaktsportarten wie Handball stabil, bruchsicher und rundum abgepolstert sein. Sie darf keine scharfen Kanten haben und muss sicher am Kopf befestigt werden können, z.B. mit Gummibändern. Selbstverständlich darf die Brille das Gesichtsfeld nicht einschränken und den Blick behindern. Die Brillenfassung muss sich beim Anprall eines Balls von vorne an den Knochenrändern der Augenhöhle abstützen, damit es nicht zur Augenprellung kommt. Deshalb müssen die Gläser nach außen gewölbt und natürlich bruchsicher sein. Die Gläserfassung ist so konstruiert, dass die Scheiben – wenn überhaupt – nach außen herausfallen und nicht nach innen.

Vor einer Verblitzung (Sonnen-, Schneeblindheit) bzw. bei Sportausübung in der Sonne wird das Auge durch eine geeignete **Sonnenbrille** geschützt. Schwimmer können die Beschwerden einer Bindehautentzündung (ebenso wie Augenverletzungen) durch die Benutzung einer **Schwimmbrille** vermeiden. Gerade bei Schwimmbrillen ist es unter Sicherheitsaspekten bedenklich, wenn diese kleiner als die Augenhöhle sind, nur damit der Wasserwiderstand gering gehalten wird; derartige Brillen sind aus augenärztlicher Sicht nicht empfehlenswert, insbesondere nicht bei Sportarten wie Wasserball, Surfen oder Kite-Surfen.

> So manchem erfolgreichen Sportler ist der Spaß durch den Korken einer Sekt- oder Champagnerflasche verdorben worden, der bei der Siegesfeier das Auge traf. Daher sollte man die Korken nicht knallen lassen, sondern die Flasche vorsichtig öffnen und das unkontrollierte Entweichen des Korkens mit einem Tuch verhindern.

Abschließend kann nicht oft genug wiederholt werden, dass nach jeder Augenverletzung eine **fachärztliche Untersuchung** erforderlich ist, um eine exakte Diagnose zu stellen und um Spätschäden möglichst zu vermeiden. Ebenso entscheidet der Augenarzt über die Wiederaufnahme der sportlichen Aktivität nach einer Verletzung. Auch bei Augenkrankheiten sollten die Betroffenen ihren Sport in Absprache mit dem behandelnden Augenarzt ausüben.

11.4 Was Gesicht, Nase, Mund und Ohren beim Sport passieren kann

Gesichtsverletzungen entstehen z.B. durch Schlagwirkung oder einen Kopfstoß bei Kontaktsportarten wie Boxen, Fußball, Handball, Feld- oder Eishockey, außerdem im Rahmen eines Sturzes, bspw. vom Fahrrad, Pferd oder beim Skilaufen.

> ! Achtung: Augenverletzungen wurden bereits dargestellt (s. Kap. 11.3). Nicht selten besteht bei Verletzungen des Gesichts auch ein Schädel-Hirn-Trauma (s. Kap. 11.2), sodass die Bewusstseinslage verändert und der verletzte Sportler evtl. nicht ansprechbar ist, schlimmstenfalls sogar ein Atemstillstand besteht. Ebenso muss an eine Mitbeteiligung der Halswirbelsäule gedacht werden.

Wunden – beim Boxen auch als „Cut" bezeichnet – können relativ stark bluten, v.a. auch im Bereich der Ober- oder Unterlippe. Bei einem versehentlichen Biss auf die Zunge kann diese verletzt werden; man muss aber auch daran denken, dass der Zungenbiss Symptom eines Krampfanfalls sein kann. Bei Wunden vor dem Ohr muss an eine Verletzung der dort gelegenen Ohrspeicheldrüse (lat.: *Parotis*) gedacht werden. Besonders hässliche Wunden entstehen durch Hundebisse, bspw. bei Joggern. Speziell beim Eishockey entstehen Gesichtswunden auch durch den Puck.

Bei **Gesichtsschädelfrakturen** besteht oft eine starke Schwellung, das Gesicht wirkt entstellt. Bei einem verschobenen Bruch kann eine Stufe tastbar sein, z.B. bei einer Fraktur am Unterrand der knöchernen Augenhöhle. Dann klagt der verletzte Sportler evtl. über Doppelbilder, er „sieht doppelt". Manchmal wird über ein Taubheitsgefühl in einer Gesichtshälfte berichtet. Sind der Ober- oder Unterkiefer betroffen, können der Mundschluss oder die Mundöffnung gestört sein (s. Abb. 11.6), die Zähne „passen nicht aufeinander", sind gelockert oder gar abgebrochen (s. Abb. 11.7). Kiefergelenkfrakturen entstehen meist indirekt durch eine Krafteinwirkung auf das Kinn, bspw. einen Aufwärtshaken beim Boxen. Bei einem Bruch des Jochbeins, das zwischen der Wange und dem Ohr liegt, bestehen meist Druckschmerz und eine Schwellung in dieser Region, das Kauen schmerzt. Auch das Auge kann betroffen sein, da das Jochbein Teil der knöchernen Augenhöhle ist.

Nicht nur bei Kampfsportarten wie Boxen ist die Nase aufgrund ihrer „exponierten Stellung" gefährdet, sondern bspw. auch beim Basketball durch den gegnerischen Ellenbogen. Anatomisch betrachtet besteht die Nase aus knöchernen und knorpeligen Anteilen. Sie ist Teil der äußeren Atemwege und unser Riechorgan. Das Innere der Nase, die Nasenhöhle, ist durch die Nasenscheidewand (lat.: *Septum nasi*) in 2 Abteilungen getrennt, die jeweils 3 Nasenmuscheln enthalten. Bei **Nasenprellungen** oder **Nasenbeinbrüchen (Nasengerüstfrakturen)** tritt **Nasenbluten** auf. Die Nase schmerzt, ist mehr oder weniger geschwollen und bei verschobenen Frakturen deformiert und schief. Die Nasenatmung ist behindert. Nasengerüstfrakturen zählen zu den häufigsten Knochenbrüchen im Gesichtsbereich, wobei zwischen offenen und geschlossenen Frakturen unterschieden wird. Bei Letzteren liegt der Knochen frei, es besteht ein hohes Infektionsrisiko. Außerdem können in der Nase die Scheidewand und die Nasenmuscheln verletzt sein.

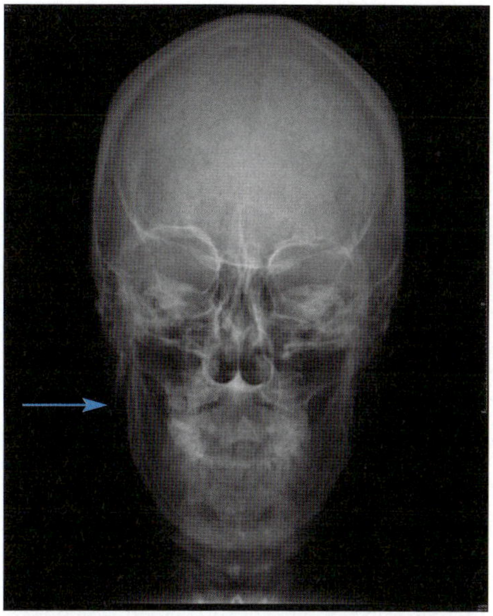

Abb. 11.6: Unterkieferfraktur rechts (Verletzung beim Boxen)

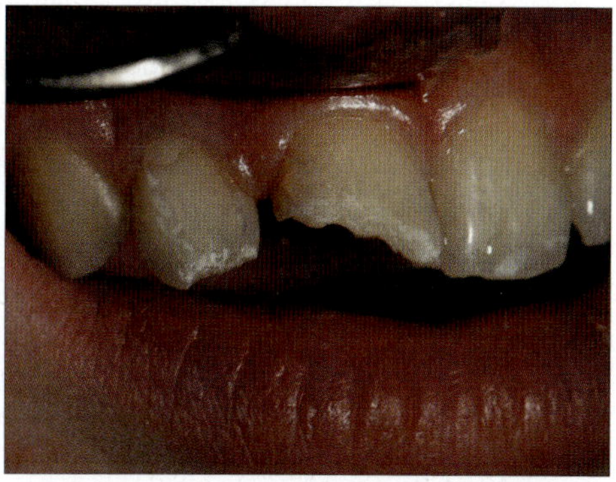

Abb. 11.7: Frontzahntrauma, u.a. mit Schneidezahnabbruch bei einem 12-Jährigen nach Sturz auf einer Skaterrampe. Detailansicht im Rahmen der operativen Versorgung

Nasenbluten während oder nach dem **Tauchen** entsteht meist als Folge eines Barotraumas der Nasennebenhöhlen. Eine Blutung aus der Nase kann auch Hinweis auf einen **Schädelbasisbruch** sein, bei dem aber gelegentlich auch der Austritt von wasserklarer Hirnflüssigkeit (Liquor) aus der Nase oder dem Ohr beobachtet wird, evtl. mit Blut vermischt (s.u.).

Verletzungen des Ohres betreffen verschiedene Anteile (s. Abb. 11.8): Das Außenohr besteht aus dem äußeren Gehörgang und der Ohrmuschel, die besonders exponiert ist. Die Größe und die Form der Ohrmuschel werden durch die Ausbildung des elastischen Ohrknorpels bestimmt, der von einer dünnen Haut bedeckt wird. Das Ohrläppchen enthält keinen Knorpel.

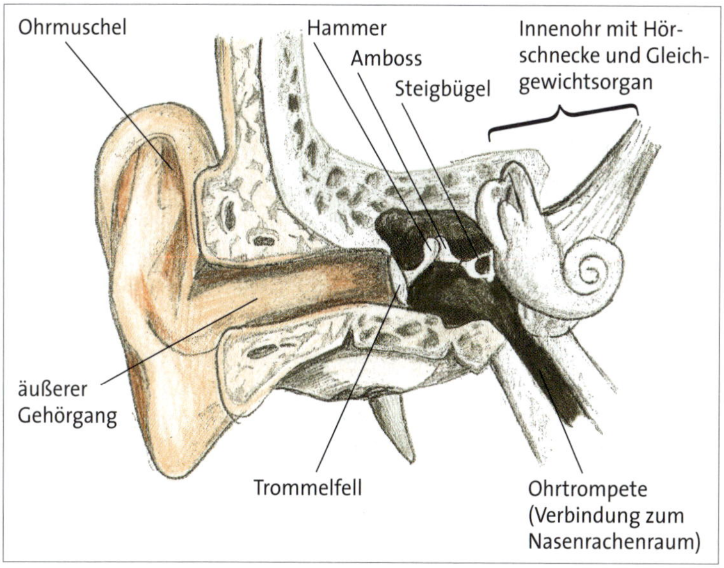

Abb. 11.8: Schematische Darstellung des menschlichen Ohrs

Die **Quetschung der Ohrmuschel**, z.B. beim Rugby, Ringen oder im Bodenkampf beim Judo, kann das Ohr stark anschwellen lassen. Durch einen Bluterguss im Bereich der Ohrmuschel ist die Schädigung des Ohrknorpels möglich (Blumenkohlohr, s.u.). **Erfrierungen der Ohrmuschel** (oder der Nase) treten bei Bergsteigern auf, die in großer Höhe mit ungeeigneter Ausrüstung von einem Wetterumschwung überrascht werden. Häufiges Schwimmen bzw. Tauchen kann zur schmerzhaften **Entzündung des äußeren Gehörgangs** führen.

Eine andere Ursache für die Gehörgangsentzündung bei Sportlern ist die völlig überflüssige und gefährliche Anwendung von **Ohrstäbchen**: Die „Reinigung" des Gehörgangs mit Wattestäbchen entspricht einem falsch verstandenen Hygieneempfinden und führt zu kleinsten Verletzungen, sodass sich Bakterien und Pilze einnisten können. Außerdem kommt es durch die Verwendung von Ohrstäbchen regelmäßig zu Verletzungen des Trommelfells.

Das hauchdünne Trommelfell ist die Barriere zwischen äußerem Gehörgang und dem Mittelohr. Es kann durch einen Schlag auf das Ohr (auch einen Flossenschlag bei einer Wassersportart wie bspw. Unterwasserrugby), einen Ball, einen Sprung ins Wasser oder eine Druckwelle beim sog. Explosionstrauma platzen; dann entsteht ein **Trommelfellriss** (Trommelfellruptur, -perforation). Im **Mittelohr** befinden sich die winzigen Gehörknöchelchen Hammer, Amboss und Steigbügel – dies sind die kleinsten menschlichen Knochen mit einem Gesamtgewicht von nur etwa 50–60 g. Sie sind außerordentlich wichtig, weil sie die auf das Trommelfell auftreffenden Schallwellen zum **Innenohr** übertragen, von wo die Signale dann zum Gehirn geleitet werden. Deshalb ist das Hörvermögen bei einem „Loch im Trommelfell" geschädigt; außerdem besteht Infektionsgefahr im Sinne einer Mittelohrentzündung, die sogar zur Hirnhautentzündung (Meningitis) führen kann. Darüber hinaus enthält das Innenohr das menschliche Gleichgewichtsorgan, sodass ein Trommelfellriss mit gleichzeitiger Verschiebung (Luxation) oder Fraktur der Gehörknöchelchen zu Schwindel und Ohrgeräuschen (Tinnitus) führt.

Beim Sportschießen können Hörschäden auftreten, wenn kein ausreichender Gehörschutz getragen wird. Das sog. **Knalltrauma**, z.B. beim Abfeuern einer Handwaffe, ist durch einen sehr hohen Schallpegel von 160–190 dB(A) und eine kurze Dauer der Schalldruckspitze von 1–3 s definiert. Die Folge ist eine Innenohrschädigung, das Trommelfell und das Mittelohr bleiben intakt. Das **Explosionstrauma** unterscheidet sich vom Knalltrauma durch die länger als 3 ms andauernde Schalldruckwelle; die Intensität von 160–190 dB(A) ist gleich. Dabei kommt es zu einer kombinierten Schwerhörigkeit durch Schädigung des Mittelohrs (z.B. Trommelfellverletzung und Gehörknöchelchenluxation) und des Innenohrs. Explosionsschäden am Gehör treten neben den oben genannten Ursachen auch beim Automotorsport durch Airbags auf; das schlagartige Füllen des schützenden Prallkissens ist mit einem Explosionsknall verbunden. Dies ist besonders gefährlich, wenn das Ohr dem Airbag zugewandt ist.

Von sportmedizinischer Bedeutung ist das sog. **Barotrauma**, das ist eine durch Luftdruckwechsel bedingte Gesundheitsstörung, die das Ohr betreffen kann.

Dazu einige anatomische Vorbemerkungen: Das Mittelohr ist über die sog. **Ohrtrompete** (Eustachische Tube oder Röhre) mit dem Nasenrachenraum verbunden. Diese Tube ist für den Druckausgleich wichtig und normalerweise nach jedem Schluckakt wieder geschlossen.

Beim **Tauchen** entsteht ein Unterdruck im Mittelohr: Der Umgebungsdruck erhöht sich im Rahmen des Abtauchens (Kompression), während gleichzeitig das Volumen der im Mittelohr hinter dem Trommelfell enthaltenen Luft (bzw. des Gases) sinkt. Aufgrund dieser physikalischen Gegebenheiten wird das Trommelfell durch das Wasser in Richtung des Mittelohrs gepresst. Durch ein Valsalva-Manöver – das Ausatmen in die zugehaltene Nase – wird durch den erhöhten Druck und den Verschluss durch das Gaumensegel im Rachenraum ein Druckausgleich herbeigeführt. Oder anders ausgedrückt wird vom Taucher der Druck im Mittelohr durch die Zuführung von Luft oder Gas durch die Eustachische Röhre erhöht. Tritt der Unterdruck im Mittelohr bei einem schnellen Abtauchvorgang sehr rasch auf, ohne dass ein Druckausgleich erfolgt, dann kann es zum Trommelfellriss kommen. Dies wird als **Barotrauma beim Tauchen** bezeichnet. Durch den Riss im Trommelfell strömt in das Mittelohr Wasser, das wiederum das Gleichgewichtsorgan im Innenohr reizt und Schwindel auslöst. Wenn der betroffene Taucher dann panisch reagiert und einen unkontrollierten Notaufstieg durchführt, besteht Lebensgefahr durch einen Lungenriss (s.u.) bzw. die **Dekompressionskrankheit (Caisson-, Taucherkrankheit)**; Letztere bewirkt das Auftreten stickstoffhaltiger Gasblasen im Blut bzw. im Gewebe (s. Kap. 37.4).

Ein Barotrauma des **Mittelohrs** ist auch beim **Tauchaufstieg** möglich, bei dem der Umgebungsdruck relativ zum Druck im Mittelohr sinkt. Dies führt zu einer Volumenvergrößerung im Mittelohr, das Trommelfell wölbt sich in den Gehörgang vor. Bei funktionsfähiger Ohrtrompete strömt die Luft passiv über die Ohrtrompete in den Nasen-Rachen-Raum, der Druckausgleich wird hergestellt. Andernfalls kann es zum Trommelfellriss kommen.

Ein Barotrauma kann im Übrigen, wenn auch seltener, das **Innenohr** betreffen, ausgelöst meistens durch ein forciertes Valsalva-Manöver. Hörverminderung bis hin zur Ertaubung, Drehschwindel und Ohrgeräusche (Tinnitus) sind die typischen Symptome dieser Form der Innenohrschädigung.

> Bei einem Schnupfen oder einer Mittelohrentzündung ist der Druckausgleich über die Tube behindert oder blockiert (Schleimhautschwellung). Damit steigt das Risiko eines Barotraumas.

Ein Barotrauma des Mittelohrs beim **Fliegen** kann auf zweierlei Weise entstehen: durch Dekompression zu Beginn eines Fluges (Steigflug) und – wie beim Abtauchen – durch Kompression am Ende eines Fluges (Sinkflug). Nach dem Start wird in einem Verkehrsflugzeug der Kabineninnendruck mit steigender Flughöhe abgesenkt. Während der Landung wird dagegen der Kabineninnendruck erhöht und wieder auf das Niveau des Umgebungsdrucks gebracht. Durch bewusstes Schlucken oder Kaugummi kauen, bzw. den Einsatz eines abschwellenden Nasensprays vor dem Start und der Landung (nur auf ärztliche Anordnung), kann man dem Barotrauma beim Fliegen vorbeugen, weil sich die Tube öffnet und ein Druckausgleich hergestellt werden kann.

> Wichtiger Hinweis: Allgemein bedeutet das **Barotrauma** eine Gesundheitsstörung wegen Über- oder Unterdrucks in einer luftgefüllten Körperhöhle durch schnellen Luftdruckwechsel, z.B. wie erwähnt beim Fliegen oder Tauchen. Neben dem Ohr kann bspw. auch die Lunge betroffen sein: Wenn ein Taucher auftaucht, dann wird der Umgebungsdruck bei abnehmender Wassertiefe geringer. Die in der Lunge enthaltene Luft dehnt sich aus; wird sie nicht kontrolliert ausgeatmet, dann wird – vereinfacht ausgedrückt – die Elastizität der Lunge bzw. die ihrer Hülle überschritten und es

kommt zum Lungenriss. Es kann sich auch ein sog. Pneumothorax entwickeln, wenn Luft in den Pleuraspalt eindringt (s. Kap. 20.2). Vom Barotrauma zu unterscheiden ist die Dekompressionskrankheit (s. Kap. 37.4).
Achtung: Über die Tube kann eine **Infektion im Nasen-Rachen-Raum** zum Mittelohr aufsteigen und eine Mittelohrentzündung bewirken. Da außerdem die Nase in Verbindung mit den Nasennebenhöhlen steht, ist bspw. auch die Entwicklung einer Stirnhöhlenentzündung möglich.

Eine besonders problematische Sportverletzung im Bereich des menschlichen Ohrs ist der **Felsenbeinbruch**, der eine **spezielle Form** des **Schädelbasisbruchs** darstellt. Zur Erläuterung der Anatomie: Die Schädelbasis bildet gewissermaßen den knöchernen „Boden" im Schädel, auf dem sich das Gehirn befindet. Mit anderen Worten ist sie die knöcherne Basis des Hirnschädels, dessen Grenze zum Gesichtsschädel sie bildet. Durch die Schädelbasis ziehen der untere Teil des Gehirns (das „verlängerte Mark") und zahlreiche Nerven und Blutgefäße zum Gesichtsschädel bzw. Nasen-Rachen-Raum oder zum Hals. Das Innenohr wird umgeben von dem als Felsenbein oder Felsenbeinpyramide bezeichneten Schädelknochen. Das Felsenbein ist ein Teil des Schläfenbeins und befindet sich an der Schädelbasis. Unter funktionellen Gesichtspunkten wird auch der Teil des Schläfenbeins, der das Mittelohr umgibt, zum Felsenbein gezählt.

Es gibt verschiedene Formen des Felsenbeinbruchs, bei dem es zu diversen **Symptomen** kommen kann, z.B. Schmerzen, Trommelfellriss mit Schädigung der Gehörknöchelchen, Schwerhörigkeit, Schwindel und Gesichtsnervenlähmung mit Störung der Mimik, die sog. Fazialisparese. Evtl. können willkürlich nicht zu kontrollierende, ruckartige Bewegungen der Augen zu sehen sein, die als Augenzittern oder Nystagmus bezeichnet werden. Auch die Entwicklung einer Gehirnhautentzündung ist möglich. Wie schon erwähnt, kann eine Blutung aus Ohr oder in den Rachen ein Hinweis auf diesen Schädelbasisbruch sein, bei dem auch der Austritt von wasserklarer Hirnflüssigkeit (Liquor) möglich ist, evtl. mit Blut vermischt.

Diagnose

Bei Verletzungen im Gesicht, bzw. an Nase, Ohren oder Mund, werden – außer dem Unfallchirurgen – je nach Verletzungsmuster Spezialisten verschiedener medizinischer Fachrichtungen hinzugezogen, z.B. ein Facharzt für Hals-Nasen-Ohren-Heilkunde bzw. für Mund-, Kiefer- und Gesichtschirurgie oder ein Zahnarzt. Sind die Augen beteiligt, bedarf es des Augenarztes. Beim Schädel-Hirn-Trauma sollten ein Neurochirurg bzw. Neurologe nicht fehlen.

Die **technisch-apparative Diagnostik** wird in Abhängigkeit von den verletzten Strukturen durchgeführt. Bspw. sind bei Knochenbrüchen eine Röntgenuntersuchung und oft auch eine Computer- bzw. Kernspintomografie erforderlich, bei Zahnverletzungen sog. Zahnfilme. Der Hals-Nasen-Ohren-Arzt kann das Ohr durch eine Spiegelung (Otoskopie) untersuchen und mit einem sog. Stimmgabeltest unterscheiden, ob eine Schwerhörigkeit durch einen Mittelohr- oder Innenohrschaden bedingt ist. Bei der Audiometrie wird ebenfalls das Hörvermögen getestet. Evtl. ist eine Spiegelung der Nase und des Nasen-Rachen-Raums (Endoskopie) sinnvoll, bspw. bei Nasenbluten oder Verdacht auf einen Bluterguss in der Nasenscheidewand.

Therapie. Im Rahmen der Erstbehandlung an der Sportstätte ist bei Gesichtsverletzungen grundsätzlich an die Möglichkeit eines Schädel-Hirn-Traumas zu denken. Es gelten für den medizinischen Laien die Erste-Hilfe-Richtlinien, im Zweifelsfall wird der Notarzt verständigt (s. Kap. 11.2). Bei stärker blutenden Wunden im Mund- und Rachenbereich besteht für Bewusstlose Erstickungsgefahr!

Bei **Gesichtswunden** wird zum Nähen besonders feines Nahtmaterial verwendet, neben funktionellen Aspekten sind auch kosmetische Gesichtspunkte zu berücksichtigen. Manchmal werden auch spezielle Wundverschlussstreifen, sog. „Klammerpflaster", eingesetzt, deren Haftwirkung aber bei schweißnasser Haut des Sportlers reduziert ist. Bei relativ kleinen Wunden und insbesondere bei Kindern wird manchmal auch Gewebekleber eingesetzt. Wichtig ist die Überprüfung und Vervollständigung des Impfschutzes gegen Wundstarrkrampf (Tetanus). Hautfäden werden im Gesicht frühzeitig wieder entfernt, oft schon nach 3–5 Tagen. Kleine Wunden der Zunge sind unproblematisch und heilen spontan, größere werden vom Arzt genäht. Bei Verletzungen der Ober- oder Unterlippe wird beim Nähen sehr sorgfältig auf einen korrekten Lippenrot-Lippenweiß-Übergang geachtet.

Tipp: Bei **Nasenbluten** wird beruhigend auf den Sportler eingewirkt. Er sollte sich aufrecht mit nach vorne gebeugtem Kopf und offenem Mund hinsetzen und ruhig atmen. Beide Nasenflügel werden etwa 5–10 min mit Daumen und Zeigefinger zusammengedrückt. Hilfreich ist es, ein kaltes feuchtes Tuch, einen nassen, kalten Schwamm oder eine Eiskrawatte in den Nacken zu legen. Das Gesicht wird gereinigt. Wenn die Blutung nicht stoppt, wird eine entsprechend zugeschnittene Kompresse als Tamponade in das betroffene Nasenloch gestopft.

Früher wurde fälschlicherweise empfohlen, den Kopf bei Nasenbluten nach hinten zu nehmen („Kopf in den Nacken") und das Blut zu schlucken. Größere Mengen von geschlucktem Blut können aber Brechreiz auslösen. Daher: Kopf nach vorne, das Blut soll ausgespuckt werden! Bei anhaltender oder wiederholter Blutung ist der Hals-Nasen-Ohren-Arzt zu konsultieren, der auch die gebrochene Nase behandelt und richtet, wenn sie schief und deformiert ist.

Noch ein Hinweis: Vorsicht mit handelsüblichen Nasentropfen oder -sprays! Manche enthalten Substanzen, die auf der Dopingliste stehen!

Gesichtsschädelfrakturen und **Schädelbasisbrüche** bedürfen je nach Lokalisation der Hals-Nasen-Ohren-ärztlichen, kiefer- oder neurochirurgischen oder augenärztlichen Behandlung und ggf. der Operation (s. Abb. 11.9). Bei verschobenen Gesichtsschädelfrakturen, z.B. auch bei Nasenbeinbrüchen, wird oft erst nach einigen Tagen operiert, wenn das Gesicht nicht mehr so stark geschwollen ist. Wenn eine schiefe Nase bzw. eine schiefe Nasenscheidewand nicht korri-

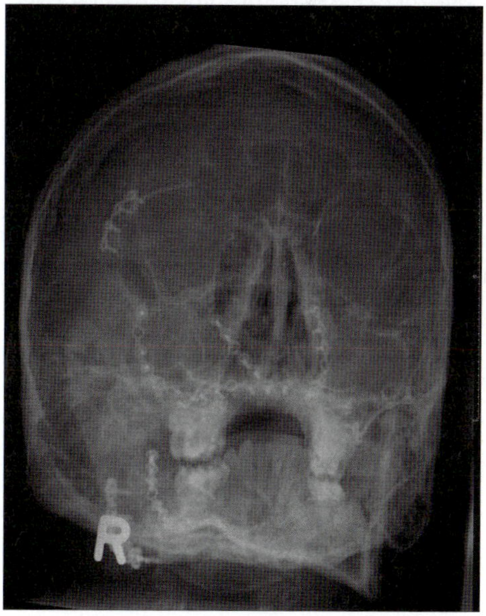

Abb. 11.9: Röntgenbild nach operativer Versorgung zahlreicher Frakturen des Gesichtsschädels

giert wird, so können die Nasenatmung oder der Geruchsinn und die Belüftung bzw. der Sekretabfluss der Nasenebenhöhlen dauerhaft beeinträchtigt sein. Offene Nasenfrakturen und solche mit einem Bluterguss in der Nasenscheidewand (Septumhämatom) müssen wegen des hohen Infektionsrisikos sofort operiert werden. Bei Gesichtsverletzungen können auch die mit Schleimhaut ausgekleideten Nasennebenhöhlen betroffen sein, die an die Nase angeschlossen sind, und von denen die Oberkieferhöhle und die paarig angelegte Stirnhöhle besonders groß sind.

Zahnverletzungen sind meist mit einer mehr oder weniger starken Blutung aus dem Mund verbunden. Gelockerte Zähne bedürfen, damit sie erhalten werden können, der umgehenden zahnärztlichen Behandlung. Grundsätzlich sollte – wegen der Erstickungsgefahr – der Mund bzw. Rachen vom Verletzen selbst oder vom Ersthelfer nach losen Zähnen oder Zahnstücken abgesucht werden. Diese Maßnahme ist besonders wichtig bei bewusstlosen Sportlern oder bei Kindern; im Übrigen gelten natürlich die Erste-Hilfe-Notfallregeln. Möglichst schnell sollte der Zahnarzt konsultiert werden – dieser kann ausgebrochene Zähne wieder einpflanzen. Wesentlich für den Heilungserfolg sind die Lagerung bzw. der Transport derartiger Zähne, die nicht eintrocknen dürfen.

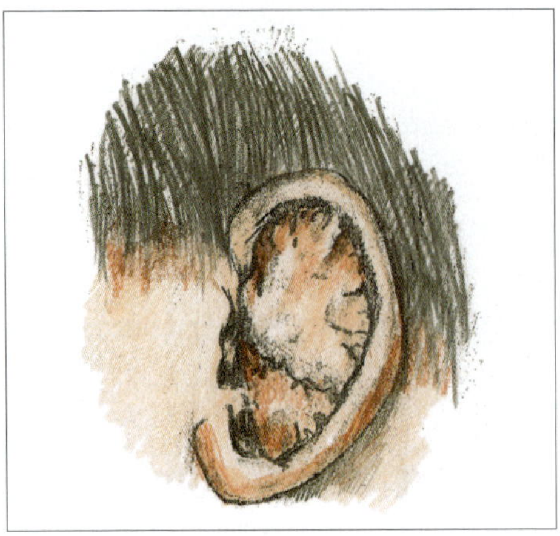

Abb. 11.10: Blumenkohlohr

Als Aufbewahrungsort für Zähne sind beim Transport geeignet:

- der Mund des Patienten (Wangentasche; nur beim wachen, kooperationsfähigen Patienten)
- eine sog. „Zahnrettungsbox"
- ein Behälter mit Salzwasserlösung (1 EL Salz auf 1 l Wasser)

Bei **Entzündungen** oder **Verletzungen des Ohres** ist umgehend der Hals-Nasen-Ohren-Arzt aufzusuchen. Beispielsweise bedarf der Bluterguss im Bereich der Ohrmuschel (Othämatom) der unverzüglichen Entlastung, und zwar innerhalb von Stunden. Unbehandelt sind als chronische Schädigungsfolge bei Ringern, Judoka und Boxern die „Blumenkohlohren" („Ringerohr", „Kohlblattohr", s. Abb. 11.10) bekannt. Als Erstmaßnahme bei einer Ohrmuschelquetschung wird gekühlt (Kälte nicht direkt auf die Haut!) und, ebenso wie bei einer offenen Verletzung, ein Druckverband („Turban") angelegt. Auch beim Ein- oder Abriss der Ohrmuschel muss so schnell wie möglich operiert werden, nicht zuletzt wegen des Infektionsrisikos für den Ohrknorpel. Trommelfellverletzungen müssen ebenfalls frühzeitig behandelt werden, weil andernfalls außer einer Infektion des Mittelohrs eine dauerhafte Hörminderung die Folge sein kann.

Prävention. Direkte **Sonneneinstrahlung auf frische Narben** am Kopf bzw. im Gesicht sollte für mehrere Wochen vermieden werden, weil das intensive UV-Licht die Ursache für eine unschöne Narbenbildung sein kann (Narbenkeloid). Deshalb wird die Abdeckung der Narbe durch eine Mütze oder ein Pflaster empfohlen, außerdem für das Gesicht eine Sonnencreme mit hohem Lichtschutzfaktor.

Bei Sporttauglichkeitsuntersuchungen sollte auch der **Hals-Nasen-Ohrenarzt** konsultiert werden, und zwar nicht nur von Tauchern.

Tauchen ist bei nicht oder nicht optimal funktionierender Ohrtrompete wegen des Risikos eines Barotraumas verboten, das bedeutet: Raus aus dem Wasser bei Schnupfen oder bei einer Nasennebenhöhlenentzündung!

Nach Gesichts- bzw. Nasenbeinfrakturen tragen manche Sportler im Wettkampf eine speziell angefertigte Nasen- bzw. Gesichtsmaske; allerdings sind diese martialisch aussehenden Gebilde nicht besonders bequem und bieten allenfalls einen gewissen, aber keinen absoluten Schutz (s. Abb. 11.11).

Jeder Sportler sollte sich **regelmäßig zahnärztlich** untersuchen lassen. Die Ansicht, dass ein kranker Zahn als „Fokus" die Ursache anderer körperlicher Beschwerden sein kann (z.B. Muskelverletzungen), ist zwar nicht unumstritten. Die Erfahrung zeigt jedoch: Nicht wenige „Dauerverletzte" sind nach einer Zahnsanierung wieder beschwerdefrei.

Speziell beim Tauchen kann es bei kranken Zähnen sogar zu einem Barotrauma kommen. Bei Karies entstehen nämlich in den Zähnen kleine luftgefüllte Hohlräume. Bei fehlender oder versperrter Verbindung zur Mundhöhle ist dann kein Druckausgleich möglich. Beim Abtauchen kommt es zu einem Druckanstieg in den Zähnen mit Volumenverringerung in dem kariös veränderten Zahn und der Gefahr einer „Implosion", weil der Zahn nicht elastisch ist. Wenn sich beim Auftauchen dieser Hohlraum bspw. durch Essensreste verschließt, resultiert aus abfallendem Umgebungsdruck eine Druckerhöhung im Zahn. Dies kann zur „Sprengung" (Explosion) der Zahnfüllung oder sogar des ganzen Zahns führen. Da ein Barotrauma bei gesunden Zähnen und fehlerfreien Füllungen und Implantaten nicht vorkommt, ist für Taucher ein sanierter Zahnstatus von besonderer Bedeutung. Im Übrigen ist ein Barotrauma der Zähne – wenn auch seltener – ebenso beim Fliegen bzw. im Flugsport möglich.

Ein Mundschutz kann das Risiko einer Zahnverletzung bei Kontaktsportarten wie Boxen, Karate, Eishockey oder Handball reduzieren (s. Abb. 11.12). Außerdem wurde festgestellt, dass der Mundschutz neben seinem eigentlichen Zweck des Zahnschutzes durch Kraftabsorption beim Kinnhaken sowie durch eine verminderte Kraftübertragung vom Kinn auf das Gehirn auch in Zusammenhang mit einem Schädel-Hirn-Trauma eine protektive Wirkung haben kann. Allerdings empfinden nicht wenige Sportler den Zahnschutz als hinderlich, bspw. beim Atmen. Speziell im Taekwondo befürchten die Kämpfer eine Einschränkung ihrer „Schreifähigkeit", die bei verschiedenen Techniken eingesetzt wird.

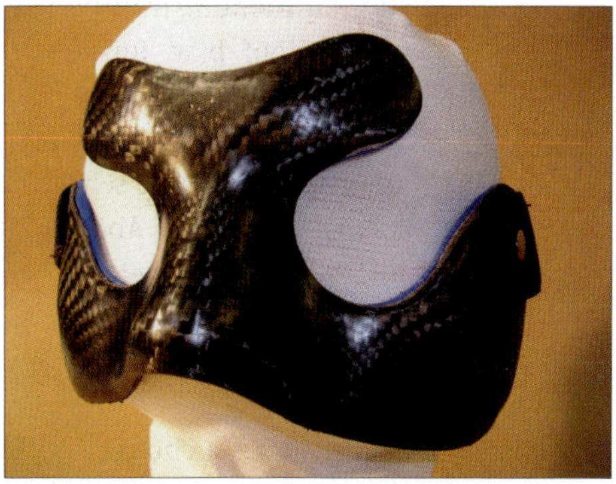

Abb. 11.11: Nasenmaske (Spezialanfertigung) für einen Fußballspieler mit einer Nasengerüstfraktur

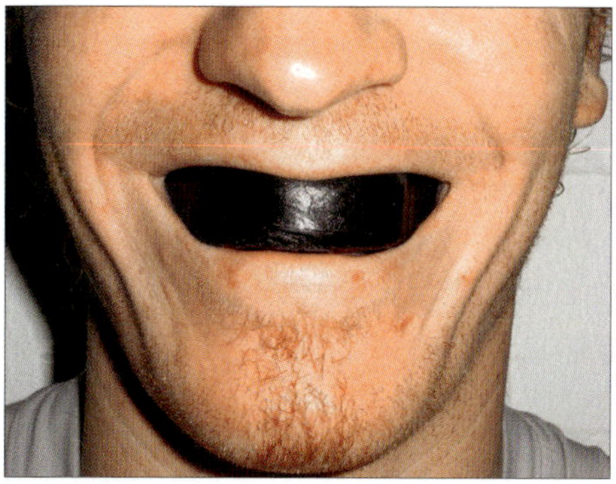

Abb. 11.12: Zahnschutz eines Bundesligahandballers

12 Verletzungen und Schäden des Halses

12.1 Bedeutung des Halses beim Sport und Einführung in die Anatomie

Der Hals ermöglicht aufgrund seiner guten Beweglichkeit dem Kopf (bzw. dem Menschen) die volle Ausnutzung seiner Sinnesorgane für die Orientierung in der Umwelt, und damit auch beim Sport. Außerdem übernimmt der Hals eine Vermittlerrolle zwischen dem Kopf einerseits und dem Rumpf und den Extremitäten andererseits (s. Abb. 12.1). Sein „Gerüst" bildet die Wirbelsäule, die aus 7 Halswirbeln mit den zugehörigen Bandscheiben besteht. Zahlreiche Muskeln sind nicht nur für die Bewegungen des Kopfs bzw. der Halswirbelsäule zuständig; sie stellen auch – abgesehen von der Haut – die „Hülle" für Eingeweide (z.B. Schilddrüse, Luft- und Speiseröhre), Nerven sowie Blutgefäße dar. Etwa 1–3% aller Sportverletzungen betreffen den Hals, und zwar meistens die Wirbelsäule.

12.2 Erkrankungen und Verletzungen des Halsskeletts

Das Spektrum der akuten Halswirbelsäulenverletzungen beim Sport reicht von der Prellung über das sog. Schleudertrauma bis hin zu Frakturen, evtl. sogar mit Querschnitt-

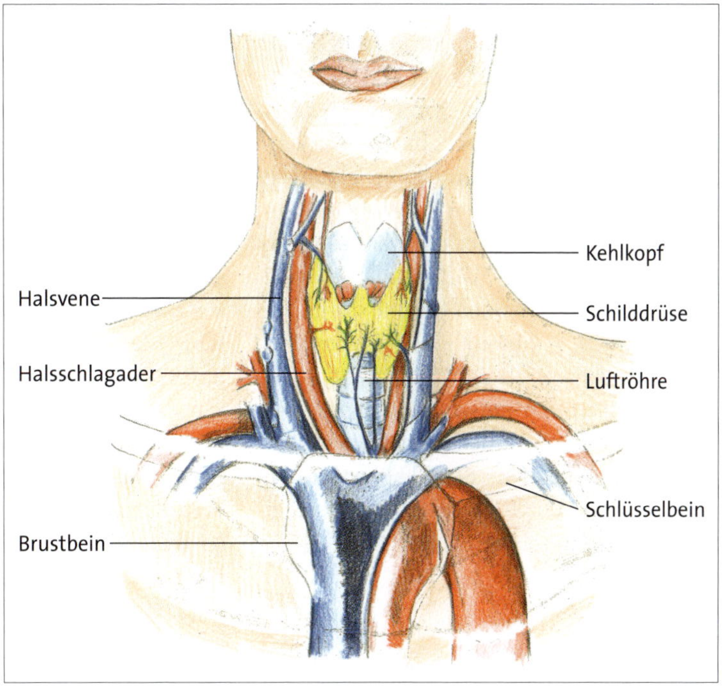

Abb. 12.1: Anatomische Strukturen des Halses

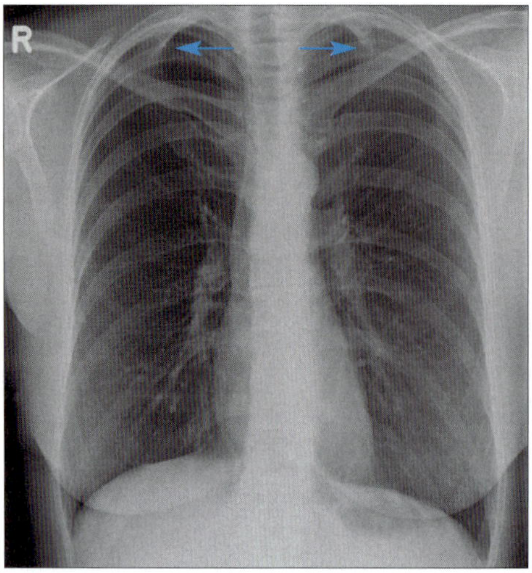

Abb. 12.2: Röntgenaufnahme des Brustkorbs mit beidseitigen Halsrippen bei einer jungen Joggerin, die über Gefühlsstörungen im rechten Arm klagte

symptomatik. Bei den nicht durch einen Unfall bedingten Problemen überwiegen bei Sportlern Muskelverspannungen und chronische Beschwerden degenerativer Natur („Verschleiß"), z.B. Bandscheibenprobleme oder Veränderungen im Sinne einer Arthrose. Bei einer Überlastung kann außerdem ein Ermüdungsbruch eines Dornfortsatzes an der Halswirbelsäule („Schipper-Fraktur") entstehen; dieser kündigt sich oft durch tagelang bestehende und zunehmende Nackenschmerzen an. Die genannten Verletzungen und Erkrankungen werden im Wirbelsäulen-Kapitel dargestellt (s. Kap. 19). Hals- bzw. Nackenschmerzen mit Ausstrahlung in den Arm und entsprechenden Gefühlsstörungen können auch Symptom eines Engpasssyndroms im oberen Brustkorbbereich sein: Dabei handelt es sich um eine Einengung des Nervengeflechts bzw. der unter dem Schlüsselbein verlaufenden Blutgefäße für den Arm, die bspw. durch eine Halsrippe bedingt sein kann (s. Abb. 12.2, Kap. 20.4).

12.3 Das Burner-Syndrom – wenn der Arm „brennt"

Das Burner-Syndrom, auch Stinger-Syndrom genannt, ist eine Sportverletzung, die bei Kontaktsportarten wie American Football oder Ringen bzw. Wrestling keine Seltenheit ist, aber bspw. auch beim Hockey vorkommt. Bis zu $^{2}/_{3}$ aller Football-Spieler haben im Laufe ihrer Karriere mindestens einmal Erfahrung mit einem „Burner" gemacht. Dieser entsteht beim Tackling durch Gewalteinwirkung auf den Hals bzw. Kopf-Hals-Bereich oder die Schulter, z.B. durch einen Schlag, Stoß oder eine Verdrehung. Dabei kommt es zu einer plötzlichen Überdehnung des Nervengeflechts zwischen Schulter und Nacken (Armnervengeflecht, lat.: *Plexus brachialis*) bzw. der zugehörigen Nervenwurzeln im Bereich der Halswirbelsäule.

Diagnose. Der Sportler verspürt **brennende Schmerzen** (engl.: *burn*) und Missempfindungen wie Kribbeln oder Taubheit in der Schulter bzw. im Arm, evtl. verbunden mit einem Schwäche- oder Schweregefühl und motorischen Defiziten, bspw. einer Bewegungsstörung im Bereich der Hand. Manche Spieler berichten, dass sich der Arm „wie tot" anfühle. Oft verschwinden die Symptome innerhalb einiger Minuten. Nicht wenige Betroffene setzen dann sogar ihre sportliche Aktivität fort, oftmals werden Trainer oder gar der Arzt nicht einmal über das Ereignis informiert. In seltenen Fällen halten die Beschwerden an. Zur Diagnostik gehören je nach Befund auch bildgebende Verfahren wie Röntgen, Computer- und Kernspintomografie. Ganz wichtig ist eine exakte neurologische Untersuchung, auch im Rahmen der Verlaufskontrolle. Durch die Elektromyografie wird die elektrische Muskelaktivität bestimmt und indirekt die Funktion der für die Muskeln des Arms zuständigen Nerven überprüft.

Therapie. Die Behandlung besteht in vorübergehender Schonung. Eine Rehabilitation ist bei anhaltenden Problemen angezeigt. Als Notfalltherapie an der Sportstätte ist bei einer Gewalteinwirkung auf den Hals eine Ruhigstellung erforderlich, möglichst mit einer festen Halskrawatte (z.B. Stifneck-Halswirbelsäulenkragen, s. Kap. 2.3), da z.B. gleichzeitig eine Fraktur der Halswirbelsäule vorliegen kann (s. Kap. 19).

12.4 Der Schiefhals – keine Diagnose, sondern ein Symptom

Der Schiefhals (Torticollis) ist eine Fehlstellung bzw. -haltung des Kopfs, die angeboren oder erworben sein kann. Mögliche Ursachen sind:

- Veränderungen der Halsmuskulatur, speziell des schräg am Hals verlaufenden Muskels zwischen Brustbein, Schlüsselbein und Schädelbasis (Kopfwender, lat.: *Musculus sternocleidomastoideus*): Der muskuläre Schiefhals entsteht meist schon in den ersten Lebenstagen
- Neurologische Erkrankungen, z.B. bei einseitigen Muskellähmungen oder Veränderungen im Gehirn mit unkontrollierten Bewegungen
- Entzündungen und Rheuma
- Erkrankungen des Auges (Schielen)
- Erkrankungen des Ohres (Einohrschwerhörigkeit)
- Angeborene Fehlbildungen der Halswirbelsäule, z.B. Verschmelzungen mehrerer Halswirbel
- Veränderungen der Haut am Hals, z.B. Verbrennungs- oder Operationsnarben
- Psychische Erkrankungen (sog. hysterischer Schiefhals)
- Bei Sportlern v.a. **Verletzungen** und **degenerative Erkrankungen** („Verschleiß", z.B. Bandscheibenvorfall) **der Halswirbelsäule** sowie **Blockaden**, die zum schmerzbedingten Schiefhals führen (s. Kap. 19)

Die Behandlung richtet sich nach der Ursache. In diesem Zusammenhang, also unter sportmedizinischen Gesichtspunkten, sei auf Folgendes hingewiesen:

> Beim Sportler mit einem akuten Schiefhals ist ärztlicherseits zunächst zu klären, ob diese Fehlhaltung des Kopfs im Zusammenhang mit einem Unfall steht oder mehr oder weniger spontan aufgetreten ist. Neben einer sorgfältigen Untersuchung ist eine Bildgebung der Halswirbelsäule erforderlich, je nach Entstehung Röntgendiagnostik, Kernspin- und/oder Computertomografie. Manipulationen an der Halswirbelsäule („Einrenken") ohne Bildgebung sind gefährlich und können z.B. bei einer nicht erkannten Fraktur schlimmstenfalls sogar zur Querschnittlähmung führen!

12.5 Seltene Sportverletzungen der Halsweichteile

Offene Verletzungen der **Blutgefäße** am Hals durch einen scharfen Gegenstand sind beim Sport eine Rarität. Sie können beim Eishockey durch einen Schlittschuh oder auch beim Motorsport entstehen. Es besteht akute Verblutungsgefahr. Als Erstmaßnahme kann versucht werden, die Wunde durch Druck bspw. mit einem Handtuch zu stoppen. Bei erheblicher Gewalteinwirkung auf den Hals, z.B. durch einen Sturz beim Radfahren, kann es zu einem Einriss der Gefäßinnenwand der Halsschlagader kommen – mit der Folge eines Schlaganfalls wegen der Durchblutungsstörung des Gehirns.

Beim Judo gibt es Würgetechniken, die den Gegner zur Aufgabe zwingen sollen. Mit diesen „Würgern" wird Druck auf die neben dem **Kehlkopf** verlaufenden Blutgefäße bzw. den Kehlkopf selbst ausgeübt. Die Folgen sind Minderversorgung des Hirns und Atemnot.

Kehlkopfverletzungen können auch die Folge eines Schlages oder Stoßes sein, z.B. mit dem Schläger beim Hockey oder Eishockey, durch einen Baseball, Puck oder ein Airsoft-Geschoss. Auch bei einer scheinbar harmlosen Kehlkopfprellung sollte umgehend ein Hals-Nasen-Ohren-Arzt aufgesucht werden, da innerhalb kurzer Zeit Atemnot möglich ist. Heiserkeit ist ein Warnsignal! Beim Eishockey ist ein Pucktreffer im Halsbereich mit akuter Luftnot ein absoluter Notfall, der schon auf der Eisfläche eine Intubation (Einbringen eines Schlauchs durch den Mund in die Luftröhre) oder sogar einen Luftröhrenschnitt zur künstlichen Beatmung erfordern kann.

Bei einem Schlag gegen die Halsweichteile ist auch eine Verletzung der **Luftröhre** oder der **Schilddrüse** möglich. An der Halsschlagader, im sog. **Karotissinus**, findet sich ein winziger biologischer „Messfühler“, eine Art Nervenzentrum, das Blutdruck und Puls reguliert; ein Schlag auf diese Region oder ein Würgemanöver beim Judo kann zum Blutdruckabfall oder sogar Herzstillstand führen.

Wie bereits erwähnt sind die genannten Verletzungen beim Sport glücklicherweise sehr selten, machen aber notfallmäßige ärztliche Hilfe erforderlich.

13 Verletzungen und Schäden des Schultergelenks

13.1 Bedeutung des Schultergelenks beim Sport und Einführung in die Anatomie

„Überleget euch lang', was eure Schultern zu tragen sich weigern und was sie tragen können." Dieses Zitat stammt von dem 65 v.Chr. geborenen römischen Dichter Horaz, der damit sicherlich nicht primär Sportler angesprochen hat. Jedoch:

Etwa 5–8% aller akuten Sportverletzungen betreffen das Schultergelenk. „Opfer" sind v.a. männliche Sporttreibende von der Pubertät bis zum 45. Lebensjahr. Die Häufigkeit von Überlastungsschäden, die Sportlern das Leben schwer machen können, beträgt etwa 3%. Akute Schulterverletzungen und chronische Schäden treten gehäuft bei Kontakt- und Kampfsportarten wie Handball, Eishockey, Rugby, Football und Ringen auf, ferner u.a. bei Rückschlagsportarten, Turnen, Gewichtheben, Klettern, Windsurfen. Sturzbedingte Verletzungen sind bei dynamischen Sportarten wie alpinem Skilaufen, Fußball, Trendsportarten (Inline-Skating, Snowboarden u.a.) oder (Motor-)Radfahren keine Seltenheit.

Was aber ist eigentlich die Schulter bzw. das Schultergelenk?

Die **Schulter** besteht aus **3 echten Gelenken** (s. Abb. 13.1):

1. dem eigentlichen Hauptgelenk (**Schulter-** bzw. **Glenohumeralgelenk**) zwischen Oberarmkopf und der Gelenkpfanne am

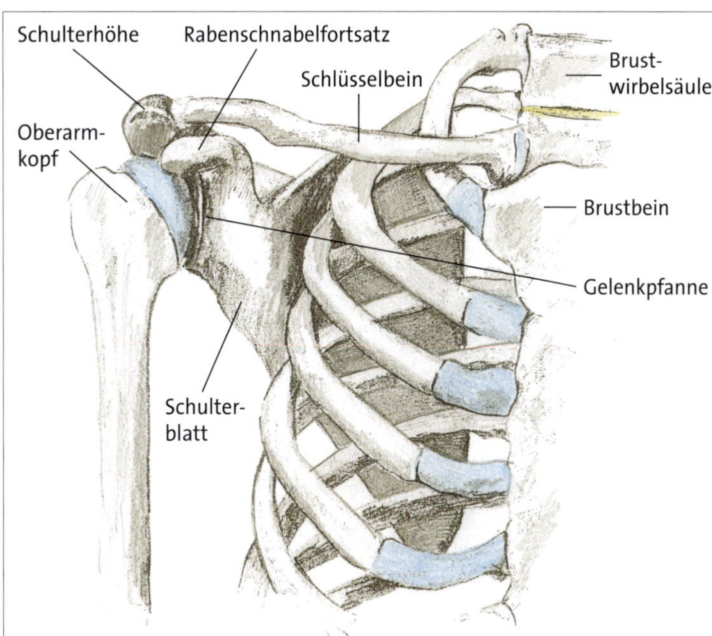

Abb. 13.1: Anatomie der knöchernen Schulter in der Ansicht von vorne (hier: rechte Schulter)

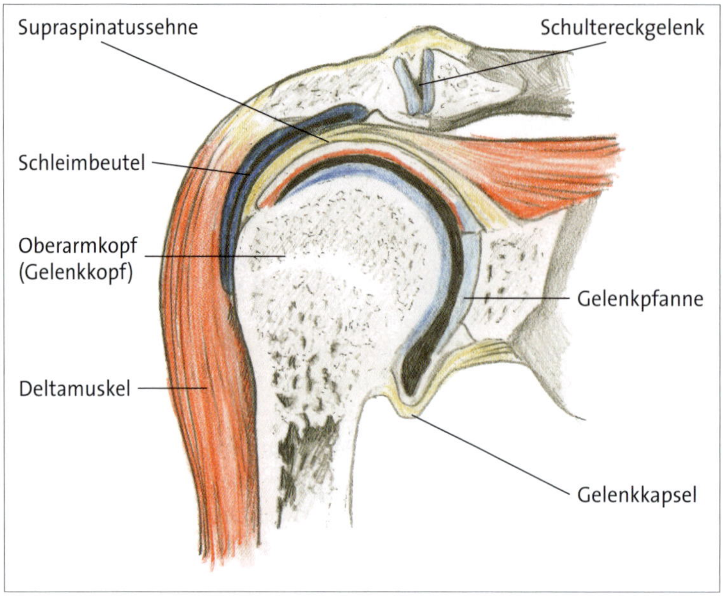

Abb. 13.2: Frontalschnitt durch die rechte Schulter

Schulterblatt und zwei weiteren Gelenken

2. dem Gelenk zwischen der Schulterhöhe am Schulterblatt (**Schultereck-** bzw. **Akromioklavikulargelenk**)
3. dem Gelenk zwischen Schlüsselbein und Brustbein (**Brustbeinschlüsselbein-** bzw. **Sternoklavikulargelenk**)

Zwei weitere sog. Nebengelenke sind ebenfalls an den Bewegungen der Schulter beteiligt: das **subakromiale Nebengelenk** unter der Schulterhöhe sowie das **Gleitlager** zwischen Schulterblatt und Brustkorb.

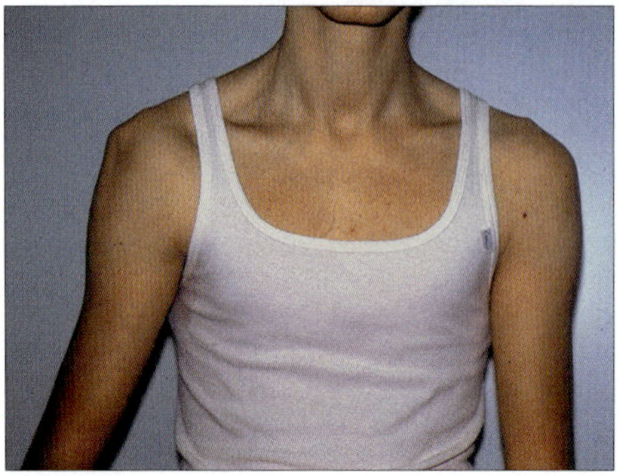

Abb. 13.3: Luxation des Schultergelenks rechts

13.2 Die Verrenkung oder Luxation des Schultergelenks – wenn die Schulter „auskugelt"

Das Schultergelenk ist wegen der vielfältigen Aufgaben des Armes und der Hand das beweglichste Gelenk des Menschen. Es handelt sich dabei um ein Kugelgelenk, dessen Gelenkpfanne nur ein Viertel der Fläche des Oberarmkopfs besitzt und diesen somit schlecht umfasst. Am Rand der Gelenkpfanne findet sich vorne eine knorpelige Leiste, das vordere Labrum. Die Hülle des Gelenks besteht aus einer schlaffen Gelenkkapsel, die durch Bänder und Muskeln bzw. deren Sehnen verstärkt wird (s. Abb. 13.2). Allerdings ist diese Sicherung insgesamt vergleichsweise schlecht angelegt. Dies führt dazu, dass sich das Schultergelenk von den großen Gelenken am häufigsten (ca. 50%) verrenkt („auskugelt", s. Abb. 13.3).

> Das Auskugeln des Schultergelenks (Verrenkung, Schulterluxation) ist mit etwa 30% die häufigste akute Sportverletzung der Schulter.

Es entsteht meistens durch einen Sturz mit Abfangen des gesamten Körpergewichts am nach oben ausgestreckten Arm, z.B. bei kampfbetonten Sportarten wie Eishockey oder Football. Typisch ist die Schulterverrenkung auch beim Kanu-Sport im Rahmen der Stützbewegung bei der Kenterung. Ein anderer Unfallmechanismus ist die gewaltsame Außenrotation und Abspreizung des Arms, beispielhaft beim Handballspieler, der durch „in den Wurfarm greifen“ am Torwurf gehindert wird, d.h. der Wurfarm wird gegriffen und nach hinten gedrückt.

Häufige **Begleitverletzungen** bei einer Schulterluxation sind der Abriss des knorpeligen Pfannenrandes (Gelenklippe, lat.: *Labrum*; sog. Bankart-Verletzung oder -Läsion) oder eine Pfannenrandfraktur, die Knocheneinstauchung am Oberarmkopf (Hill-Sachs-Delle) oder eine Fraktur im knöchernen Ansatzbereich der Muskel-Sehnen-Hülle des Schultergelenks, der sog. Rotatorenmanschette. Bei Patienten über 40 Jahre kommt es in 30–80% der Fälle zu einem Riss dieser Muskel-Sehnen-Hülle. Seltener sind die Perthes-Läsion (Abriss der Kapsel mit Knochenhaut vom Schulterblatt ohne Beschädigung des knorpeligen Pfannenrandes) und die HAGL-Läsion (humerale Avulsion der glenohumeralen Ligamente; Abriss der von der Pfanne zum Oberarmkopf verlaufenden Bänder). Ebenfalls selten sind Verletzungen von Nerven und Blutgefäßen des Arms.

Potenziell lebensgefährlich wird die Schulterluxation, wenn sie im Wasser auftritt, bspw. beim Kite-Surfen.

Diagnose. In 95% der Fälle handelt es sich um eine vordere Schulterluxation: Der Oberarmkopf verrenkt nach vorne-unten vor die Gelenkpfanne unter den Rabenschnabelfortsatz des Schulterblatts, was sehr schmerzhaft ist. Die **Röntgenuntersuchung** (s. Abb. 13.4) objektiviert das Verletzungsmuster.

Therapie. Als **Notfallbehandlung** an der Sportstätte wird der Arm mit einer breiten elastischen Binde oder dem Trikot am Ober-

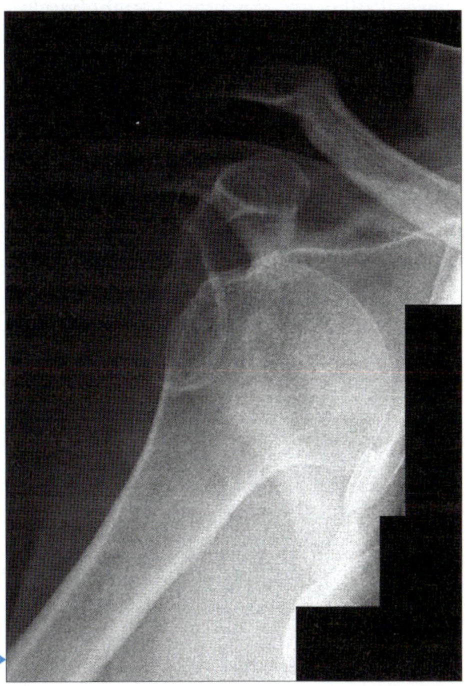

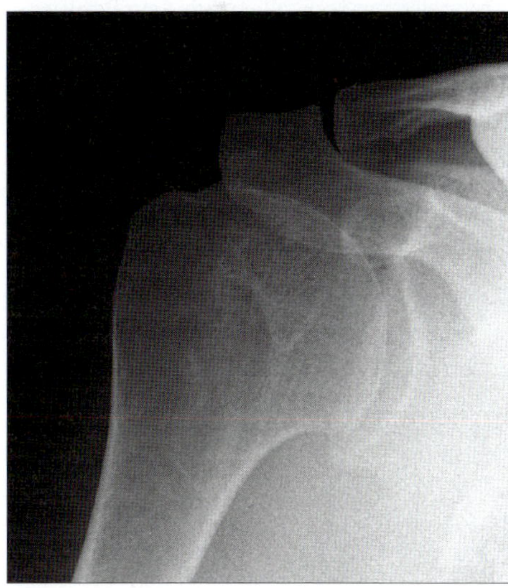

Abb. 13.4: Röntgenbilder einer Schulterluxation **a)** vor und **b)** nach Einrichtung der Schulter

körper mit gebeugtem Ellenbogengelenk angewickelt, ähnlich wie bei einem Oberarmschaftbruch (s. Kap. 14.3). Die weitere Therapie besteht in der **unverzüglichen Einrenkung (Einrichtung, Reposition)** der Schulter. Diese Maßnahme setzt eine ausreichende ärztliche Erfahrung voraus und erfordert zuvor eine angemessene Schmerztherapie.

Bei muskelkräftigen Sportlern, die schmerzbedingt nicht entspannen können, ist für die Reposition nicht selten eine Narkose erforderlich. Wichtig ist, dass vor und nach der Einrichtung des Schultergelenks der Puls und die Nervenfunktion des Armes überprüft werden. Begleitende Durchblutungsstörungen oder Nervenschäden sind zwar selten, müssen aber erkannt und behandelt werden.

Es wird unter Sportmedizinern lebhaft diskutiert, ob die Reposition direkt am Unfallort, also an der Sportstätte, erfolgen sollte oder nicht. Sofern eine Klinik oder ärztliche Praxis in der Nähe ist, ist es meistens sinnvoller, den Arm in einer möglichst schmerzarmen Position zu lagern (z.B. mit einer elastischen Binde am Körper fixieren) und vor der Reposition eine Röntgenuntersuchung durchzuführen.

Durch die Röntgenuntersuchung wird ein evtl. vorhandener Knochenbruch am Oberarmkopf festgestellt. Wird diese Fraktur erst nach der Einrichtung des Schultergelenks diagnostiziert, so könnte dies dem Behandler angelastet werden: Mit anderen Worten könnte der Vorwurf entstehen, die begleitende Fraktur sei nicht Verletzungsfolge, sondern durch eine fehlerhafte Einrenkung verursacht.

Die Röntgenuntersuchung nach der Einrenkung dient der Dokumentation der anatomischen Stellung des Oberarmkopfs in der Gelenkpfanne, außerdem gibt sie Hinweise auf knöcherne Begleitverletzungen. Ein Riss in der Rotatorenmanschette wird durch die **Ultraschalluntersuchung (Sonografie)** erkannt. Für die Weiterbehandlung wird außerdem eine **Kernspintomografie** veranlasst. Diese gibt umfangreiche Informationen und deckt Begleitverletzungen, z.B. am knorpeligen Pfannenrand (Bankart-Verletzung), am Oberarmkopf (Hill-Sachs-Delle) oder an der Rotatorenmanschette auf. Die **Computertomografie** wird bspw. bei einer knöchernen Absprengung von der unteren Schultergelenkpfanne eingesetzt (knöcherne Bankart-Verletzung).

Grundsätzlich besteht nach einer Schulterluxation das Risiko einer verbleibenden Instabilität des Schultergelenks mit der Gefahr, dass die Schulter immer wieder auskugelt, und zwar nicht nur bei sportlicher Belastung, sondern auch im Alltag, z.B. bei sog. Überkopfarbeiten wie dem Greifen nach einer Tasse im Wandschrank.

Dieses Risiko der erneuten Ausrenkung der Schulter ist abhängig vom Alter der Betroffenen und den Begleitverletzungen, bei jugendlichen Überkopfsportlern finden sich in der Literatur Häufigkeiten von bis zu 95%. Als Risikosport sind Kontakt-, Wurf- und Überkopfsportarten (Fußball, Handball, Tennis, Badminton, Golf, Kampfsport) sowie Roll- und Gleitsportarten (Skifahren, Snowboarden, Inline-Skaten etc.) einzustufen.

Daher wird bei ambitionierten Sportlern, Menschen bis etwa zum 30.–40. Lebensjahr und festgestelltem Abriss des Labrums die **operative Schulterstabilisierung** empfohlen, meistens im Rahmen einer Arthroskopie (s. Abb. 13.5). Dabei wird das abgerissene Labrum mit speziellen Knochenankern, an denen sich ein Faden befindet, wieder am knöchernen Gelenkpfannenrand fixiert (s. Abb. 13.6). Somit wird die Gefahr einer erneuten Luxation signifikant verringert, allerdings nicht vollständig ausgeschlossen. Auch begleitende Rotatorenmanschettenverletzungen sind i.d.R. operativ zu behandeln, oft ist dies ebenfalls im Rahmen einer Arthroskopie möglich.

Bei einer knöchernen Absprengung am Pfannenrand (Bankart-Fraktur, s. Abb. 13.7) wird das Bruchstück wieder angeschraubt, und zwar meist in offener Operationstechnik. Die Weiterbehandlung nach einer Operation richtet sich nach den durchgeführten Maßnahmen, zunächst wird die Schulter ruhiggestellt.

Sofern die Entscheidung gegen eine Operation fällt, wird die Schulter für 3–4 Wochen ebenfalls ruhiggestellt (s. Abb. 13.8). Dabei hat sich für etwa eine Woche eine Schulterbandage bewährt, mit welcher der Arm vor der Körperachse fixiert wird (eine Alternative dazu, aber komplizierter anzulegen, ist der Gilchrist-Verband). Auf diese Weise wird das Risiko einer erneuten Luxation in den ersten Tagen gesenkt. Danach sollte ein Schulterabduktionskissen verordnet werden; Untersuchungen haben gezeigt, dass die Ruhigstellung mit einer Innenrotation (Innendrehung) des Arms von 0–30° und einer Abduktion (Abspreizung) von 30° am ehesten die Chance bietet, dass das abgerissene Labrum bei konservativer Therapie

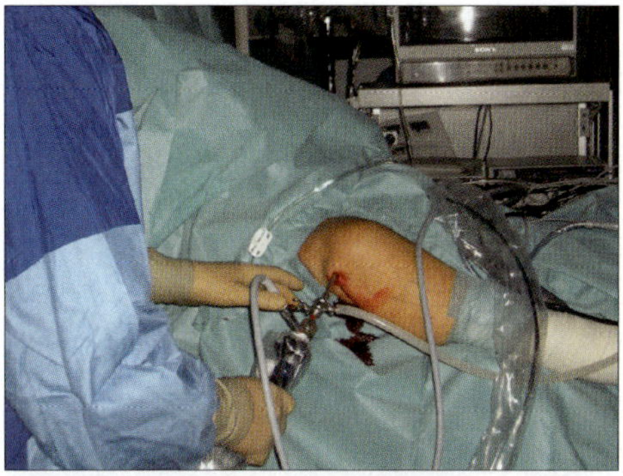

Abb. 13.5: Arthroskopie des Schultergelenks (hier: rechte Schulter). Lagerung des Patienten in der sog. Liegestuhlposition mit steriler Abdeckung. Der Operateur hat über einen kleinen Hautschnitt von etwa 1 cm das Arthroskop von hinten in die rechte Schulter eingebracht. Im Hintergrund rechts ist teilweise der Monitor zu erkennen, auf dem das „Innere" der Schulter sichtbar wird.

an den knöchernen Pfannenrand zurückgebracht (reponiert) wird und dann in anatomischer Stellung verheilt.

Etwa ab der 4. Woche nach der Luxation beginnt die Rehabilitation der Schulter mit Krankengymnastik und zunehmender Freigabe des Bewegungsumfangs. Dabei bleibt v.a. die Außenrotation des Armes bis mindestens zur 8. Woche begrenzt, da bei dieser Bewegung das Risiko der erneuten Luxation besonders groß ist. Ziel der Rehabilitation ist die Optimierung der dynamischen Gelenk-

a

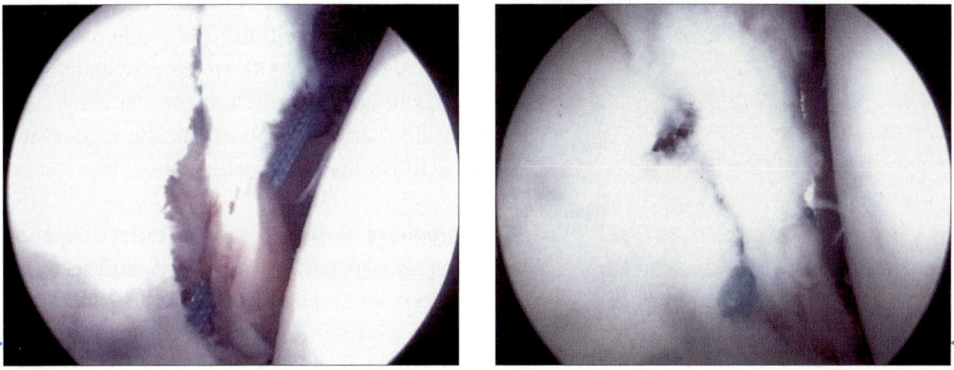

b

Abb. 13.6: Arthroskopische Bilder einer sog. Bankart-Operation. Die halbmondförmige Struktur am rechten Bildrand ist der Oberarmkopf, links im Bild die Gelenkpfanne. **a)** Der abgerissene vordere Gelenkkapselkomplex, das Labrum, wird durch mehrere Knochenanker mit Fäden wieder befestigt. **b)** Die Fäden wurden arthroskopisch geknotet.

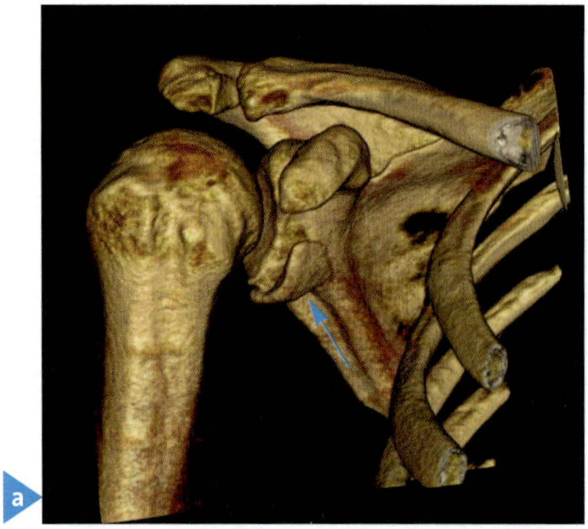

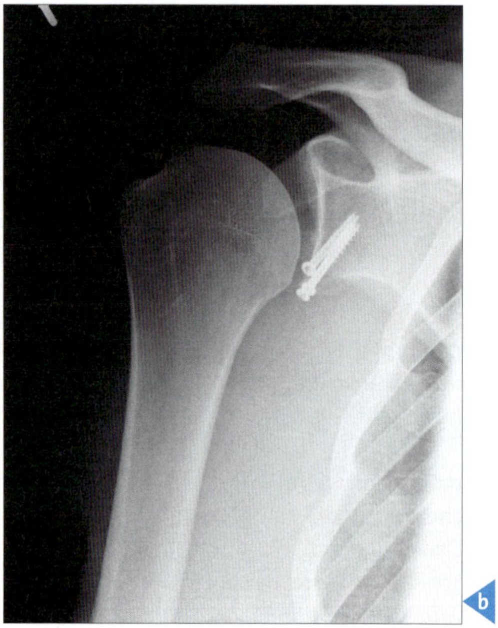

Abb. 13.7: Pfannenrandbruch (sog. Bankart-Fraktur) nach Schulterluxation. a) Dreidimensionale Computertomografie. b) Röntgenbild nach operativer Stabilisierung mittels Schrauben

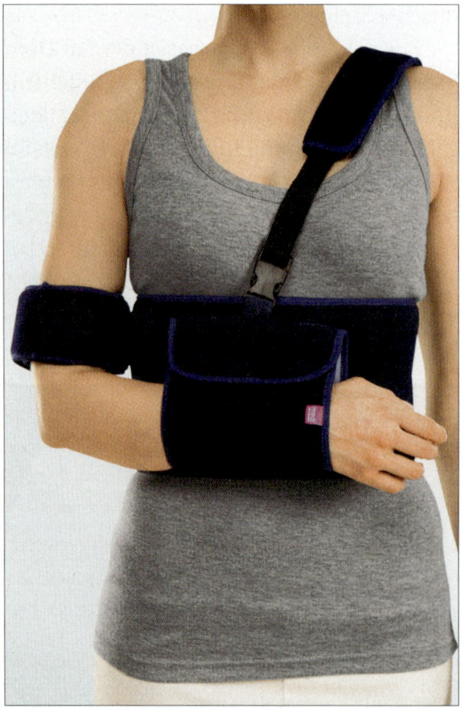

Abb. 13.8: Ruhigstellung nach einer Schulterluxation durch eine einfach anzulegende Bandage, die auch bei anderen Verletzungen oder nach Arthroskopien bzw. Operationen der Schulter zur Anwendung gelangt (Schulter-Immobilisations-Bandage Medi Arm fix, Fa. Medi/Bayreuth).

stabilität mit Verbesserung der Muskel- und Grundlagenausdauer durch Training der Schultermuskulatur, insbesondere der Rotatorenmanschette. Nach etwa 3 Monaten können im Rahmen der Rehabilitation sportspezifische Bewegungselemente in die Physiotherapie einfließen.

Das Behandlungskonzept bei der sehr seltenen hinteren Luxation ist sinngemäß ähnlich. Die Reposition ist erheblich schwerer als bei einer vorderen Luxation. Die Ruhigstellung der Schulter erfolgt in der sog. „Hand-shake-Position" (20° Außenrotation, 20° Abduktion). Oft ist eine operative Behandlung erforderlich, bspw. bei einer „verhakten" hinteren Luxation, die konservativ nicht zu reponieren ist.

Prognose. Sowohl nach operativer als auch bei konservativer Behandlung sind schultergelenkbelastende Sportarten, also z.B. Überkopf- und Kontaktsportarten, erst nach etwa 6 Monaten wieder uneingeschränkt möglich: Bedingungen sind die freie Beweglichkeit und seitengleiche Kraft. Außerdem muss der Sportler ein „sicheres Gefühl" auch bei provokanten Gelenkstellungen bzw. Bewegungsabläufen haben, z.B. beim kraftvollen Wurf eines Balles. Für andere Sportarten besteht ein Sportverbot für 3–4 Monate.

Auch bei optimaler Behandlung kann nach einer Schulterluxation eine Instabilität mit erneuter Gefahr einer Auskugelung verbleiben (s. Kap. 13.3).

13.3 Die chronische Instabilität – wenn die Schulter nicht (mehr) stabil ist

Insgesamt beträgt die Wahrscheinlichkeit einer erneuten Schulterluxation nach konservativ behandelter unfallbedingter Luxation 18–26%. Das Risiko sinkt mit zunehmendem Lebensalter, ab dem 40. Lebensjahr liegt die Reluxationsrate bei 6%.

Wenn die Schulter wiederholt auskugelt, spricht man – bei einem Unfall in der Vorgeschichte – von einer traumatischen rezidivierenden Instabilität.

Diese Instabilität ist unidirektional, das bedeutet, der Oberarmkopf verrenkt immer wieder in eine Richtung, meistens nach vorne. Dann liegen strukturelle Veränderungen vor, eine konservative Behandlung ist nicht Erfolg versprechend, es sollte operiert werden.

Es gibt verschiedene Operationsmethoden zur Schulterstabilisierung, die teilweise im Rahmen einer Arthroskopie durchgeführt werden können. Das zu wählende Verfahren ist abhängig von den vorgefundenen anatomischen Veränderungen. Ziel der Operation ist es, den Oberarmkopf bei sportlicher Belastung der Schulter richtig in der Gelenkpfanne zu zentrieren. Auch die operative Behandlung ist natürlich keine Garantie, dass die Schulter nicht wieder auskugelt, minimiert aber das Risiko erneuter Luxationen, die letztendlich auch zur Arthose des Schultergelenks (Instabilitätsarthrose) führen können.

Die traumatische Instabilität, die also durch Gewalteinwirkung im Rahmen eines Unfalls bedingt ist, muss von der **atraumatischen Instabilität** abgegrenzt werden: Als Ursachen für die immer wiederkehrenden Luxationen **ohne Unfall** in der Vorgeschichte werden bspw. angeborene Kapsel- bzw. Bandhyperlaxizität („Kapsel-Band-Schwäche“) und angeborene knöcherne Veränderungen der Gelenkpfanne (zu kleine Pfanne) genannt. Bei Sportlern kann es sich auch um eine erworbene Hyperlaxizität der Kapsel handeln, die in gewissem Maße erwünscht und sogar antrainiert wird, um das Bewegungsausmaß zu vergrößern, bspw. bei Baseball-Pitchern oder Hochleistungsschwimmern. Die atraumatische Schulterinstabilität ist gewöhnlich multidirektional, der Oberarmkopf kann in mindestens 2 Richtungen nicht im Gelenk zentriert werden und luxieren. Häufig sind beide Schultergelenke betroffen. Die Behandlung der atraumatischen Schulterinstabilität erfolgt hauptsächlich durch rehabilitative Maßnahmen wie gezielte Kräftigung und koordinatives Training der Rotatorenmanschette, Beseitigung muskulärer Dysbalancen und Verbesserung der Gelenkwahrnehmung (Propriozeption). Erst wenn die mindestens 6 Monate konsequent durchgeführte konservative Therapie versagt, kommt eine Operation in Betracht; die Erfolgsrate operativer Maßnahmen ist leider relativ niedrig, bei atraumatischer und multidirektionaler Instabilität werden in der Fachliteratur Fehlschläge von bis zu 68% angegeben.

Eine Besonderheit ist die **seltene willkürliche multidirektionale Instabilität**: Die Patienten können, oft bereits im Kindes- oder Jugendalter, die Schulter aktiv luxieren, was meistens nicht einmal schmerzhaft ist. Therapeutisch ist hier eine Verhaltensänderung mit Unterlassen der willkürlichen Ausrenkung angezeigt und nicht eine Operation!

13.4 Die Rotatorenmanschette – wichtige Muskeln und Sehnen der Schulter

Das Schultergelenk wird durch die Gelenkkapsel, Bänder, Muskeln und ihre Sehnen gesichert und stabilisiert. Diese Stabilisierung ist erforderlich, weil der knöcherne Kontakt des großen Oberarmkopfs zur verhältnismäßig kleinen Schultergelenkpfanne nur gering ist. Der Oberarmkopf wird durch diese Weichteile in der Gelenkpfanne zentriert und gehalten.

> Eine funktionell besonders wichtige Muskelgruppe ist die Rotatorenmanschette („Schultersehnenkappe"), die aber nicht nur eine schulterstabilisierende Funktion hat; die Muskeln sind mit anderen, z.B. dem Deltamuskel, bei der Drehung und Hebung des Armes aktiv.

Die Rotatorenmanschette besteht aus 4 Muskeln, die ihren Ursprung am Schulterblatt haben, sich wie eine Manschette rund um den Oberarmkopf legen und mit ihren Sehnen an Knochenvorsprüngen im Oberarmkopfbereich ansetzen (s. Abb. 13.9):

- Vorne der Unterschulterblattmuskel (lat.: *Musculus subscapularis*, entspringt von der Vorderseite des Schulterblatts)
- Oben der Obergrätenmuskel (lat.: *Musculus supraspinatus*, entspringt von der Rückfläche des Schulterblatts oberhalb einer als Schultergräte bezeichneten Knochenleiste)
- Hinten oben der Untergrätenmuskel (lat.: *Musculus infraspinatus*, entspringt von der Rückfläche des Schulterblatts unterhalb der Schultergräte)
- Hinten unten der kleine runde Armmuskel (lat.: *Musculus teres minor*)

Die **Rotatorenmanschette** unterliegt im Laufe des Lebens und beim Sport einer **enormen Belastung.** Etwa ab dem 30. Lebensjahr setzt ihre **Degeneration** ein. Begünstigt wird dieser „Verschleiß" nicht nur durch die enorme Belastung dieser Muskeln, bspw. beim Rudern, Kunstturnen, Wasserspringen, im Kraftsport oder bei Überkopfsportarten wie Handball, Tennis, Basketball und Golf. Zwischen Oberarmkopf und Schulterdach (lat.: *Acromion*) besteht auch eine anatomische Enge. Hier entsteht ein erheblicher Druck insbesondere auf die Supraspinatussehne mit Einklemmung, das sog. Impingement (s.

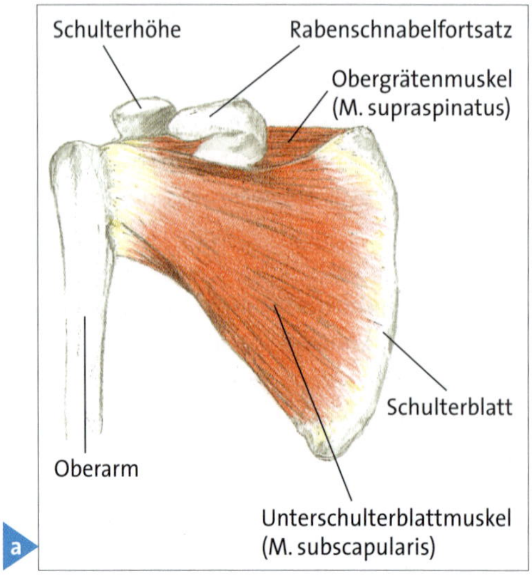

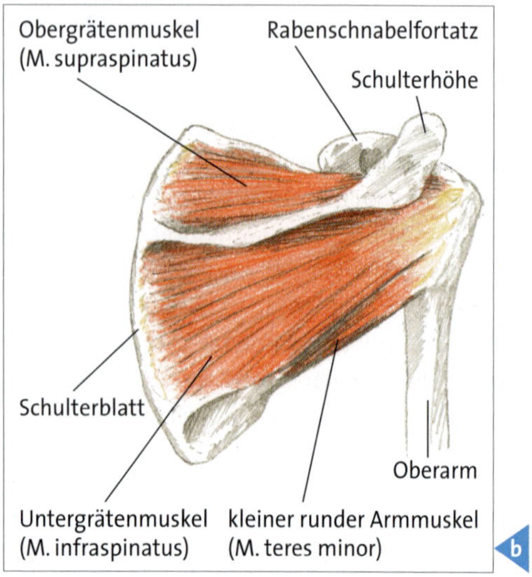

Abb. 13.9: Rotatorenmanschette, hier: rechte Schulter. **a)** Ansicht von vorne. **b)** Ansicht von hinten

Kap. 13.5). Darüber hinaus wurde in anatomischen Untersuchungen nachgewiesen, dass die Rotatorenmanschette in ihrem Ansatzbereich relativ schlecht durchblutet und damit auch nicht so gut ernährt wird.

Diese Zusammenhänge werden immer wieder diskutiert, wenn bei Rotatorenmanschettenveränderungen bspw. für eine Unfallversicherung die Frage zu klären ist, ob ein Unfall oder doch eher der „Verschleiß" die Ursache eines Risses (Rotatorenmanschettenruptur, s. Abb. 13.10) ist.

Beim Sport kann es nämlich bspw. im Rahmen eines Sturzes oder bei einer Verdrehung des Armes zu einem teilweisen oder kompletten Riss einer oder mehrerer Sehnen der Rotatorenmanschette kommen. Am häufigsten betroffen ist die Supraspinatussehne.

Der im Schultergelenk verlaufende Anteil der langen Bizepssehne wird funktionell ebenfalls zur Rotatorenmanschette gerechnet. Die Bizepssehne verläuft im Zentrum der schwächsten Stelle der Rotatorenmanschette, dem Rotatorenintervall, das zwischen Subscapularissehne und Supraspinatussehne liegt. Die Sportverletzungen und Schäden der Bizepssehne werden in einem separaten Kapitel dargestellt (s. Kap. 13.6).

Diagnose. Die Symptome eines Rotatorenmanschettenrisses sind abhängig vom Ausmaß der Veränderungen, je nachdem, ob es sich um eine Sehnenentzündung als mögliches Vorstadium, um einen Teilriss oder um einen kompletten Riss einer oder mehrerer Sehnen der Rotatorenmanschette handelt. Eine Rolle spielt auch, über welchen Zeitraum sich die Veränderungen entwickeln. Die Hauptsymptome sind **Schmerzen** bei Bewegungen und unter Belastung, aber auch ohne Belastung des Armes.

Beim Sehnenriss durch chronischen Verschleiß entwickeln sich zunehmende Be-

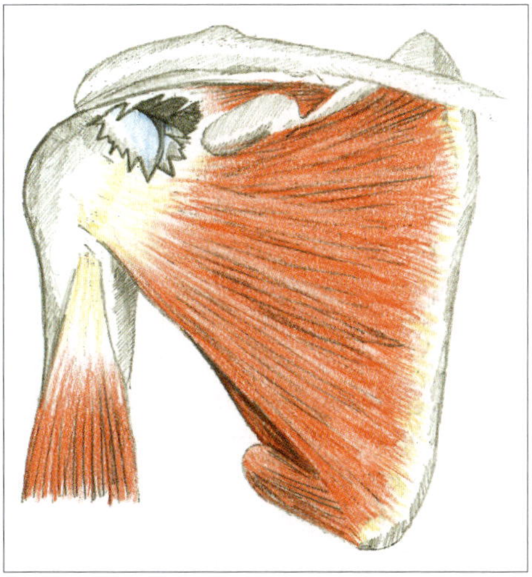

Abb. 13.10: Riss der Rotatorenmanschette

schwerden unter Belastung, später auch in Ruhe, besonders auch nachts. Die Schmerzen können in den Arm und in den Nacken ausstrahlen, was manchmal zu der falschen Annahme führt, die Halswirbelsäule sei die Ursache des Problems. Der Rotatorenmanschettenriss kann aber auch akut auftreten, dies bedeutet dann eine hochgradige **Bewegungseinschränkung**. Bei einem ausgedehnten Riss (sog. Massenruptur) kann der Arm im Rahmen der ärztlichen Untersuchung aktiv gegen die Schwerkraft nicht gehalten werden, wenn er durch den Untersucher seitlich bis zu einem Winkel von 90° angehoben und dann nicht mehr unterstützt wird: Der Arm „fällt" quasi herunter, das sog. „drop arm sign". Dies bezeichnet einen von mehreren Funktionstests, die zur Stellung einer exakten Diagnose durchgeführt werden.

Im **Röntgenbild** ist die Rotatorenmanschette nicht zu sehen, dementsprechend auch nicht ein Riss derselben. Ausnahme ist der Abriss der Rotatorenmanschette aus dem Ansatzbereich mit einem Knochenstück, was letztendlich einer Fraktur entspricht (s. Kap. 13.10.3). Dies geschieht aber vergleichsweise selten. Als indirektes Zeichen eines Rotatorenmanschettenrisses kann bei ausgedehntem Befund ein „Hochstand" des Oberarmkopfs im Röntgenbild zu sehen sein, wenn der Arm nicht mehr richtig durch diese Muskeln in der Gelenkpfanne zentriert werden kann. Eine Schädigung der Rotatorenmanschette kann auch vermutet werden, wenn unter dem Schulterdach (lat.: *Acromion*) ein Knochensporn zu sehen ist, der zu einer chronischen Einklemmung der Sehne(n) geführt hat (s. Kap. 13.5).

Direkt sichtbar wird der Riss der Rotatorenmanschette in der **Ultraschalluntersuchung** und v.a. auch in der **Kernspintomografie**, ebenso im Rahmen einer Gelenkspiegelung (Arthroskopie, s.u.).

Therapie. Die Behandlung ist von zahlreichen Faktoren abhängig, u.a.:

- Ausmaß der Rotatorenmanschettenruptur (teilweise oder komplett, eine oder mehrere Sehnen) und der damit verbundenen Funktionseinschränkung
- Alter des Risses (veraltete Risse, die mehrere Wochen oder Monate zurückliegen, können infolge Muskelverkürzung zu einem größeren Defekt führen)
- Stärke der Schmerzen (kleine Risse sind häufig schmerzhafter als eine Massenruptur)
- Anspruch und Alter des Patienten
- Sportliche und berufliche Aktivitäten
- Dauer der Beschwerden

Therapieziele sind die Wiederherstellung der Funktion und der Kraft sowie Schmerzfreiheit. Die konservative Behandlung kommt in Betracht bei erhaltener Funktion, wenn die Schmerzen im Vordergrund stehen; dann werden z.B. entzündungshemmende Medikamente und Schmerzmittel, Injektionen unter das Schulterdach und gezielte Physiotherapie eingesetzt. Nicht unerwähnt sei an dieser Stelle, dass die Injektion von Kortison unter das Schulterdach mit dem Risiko einer weiteren Sehnenschädigung verbunden sein kann.

> Bei ausgeprägtem Funktionsausfall, erfolgloser konservativer Therapie und bei Sportlern, insbesondere wenn sie „Schultersportarten“ wie Golf, Tennis, Handball, Basketball, Volleyball oder Kampfsport betreiben, empfiehlt sich meistens die Operation.

Methode der Wahl ist heute die **Arthroskopie**, also die Spiegelung des Schultergelenks, bei der zunächst eine Bestandsaufnahme durchgeführt und das Ausmaß der Schädigung exakt beurteilt werden kann, z.B. Form und Größe des Risses, Qualität des Sehnengewebes und Mobilität der Sehnenplatte (s. Abb. 13.11). Die Arthroskopie sollte aber, wie auch an anderen Gelenken, nicht nur zur Diagnostik, sondern auch zur Therapie eingesetzt werden. Manchmal kann es ausreichend sein, einen kleinen Riss mit einem speziellen arthroskopischen Instrument zu glätten und „anzufrischen“, mit dem Ziel einer Vernarbung. In vielen Fällen wird arthroskopisch eine **Naht der gerissenen Sehne(n)** durchgeführt, also als sog. Schlüssellochoperation. Dabei werden spezielle Fadenanker und Knotentechniken verwendet. In anderen Fällen erfolgt die Naht über einen Minizugang („mini open repair“), nur selten ist ein größerer operativer Zugang erforderlich.

Als zusätzliche Maßnahme wird bei einer Rotatorenmanschettennaht oft der Subakromialraum erweitert: Diese Region unter dem Schulterdach (Acromion) ist – wie erwähnt – das Gleitlager der Rotatorenmanschette. Sofern hier eine Einengung besteht, erfolgt eine **endoskopische subakromiale Dekompression**. Dabei wird zunächst meistens entzündlich verändertes Schleimbeutelgewebe arthroskopisch entfernt. Der subakromiale Gleitraum wird dann durch Entfernung von knöchernen Veränderungen des Schulterdachs (z.B. eines Knochensporns) mithilfe einer motorgetriebenen walzenförmigen Präzisionsfräse („Acromionizer“) vergrößert. Dies-

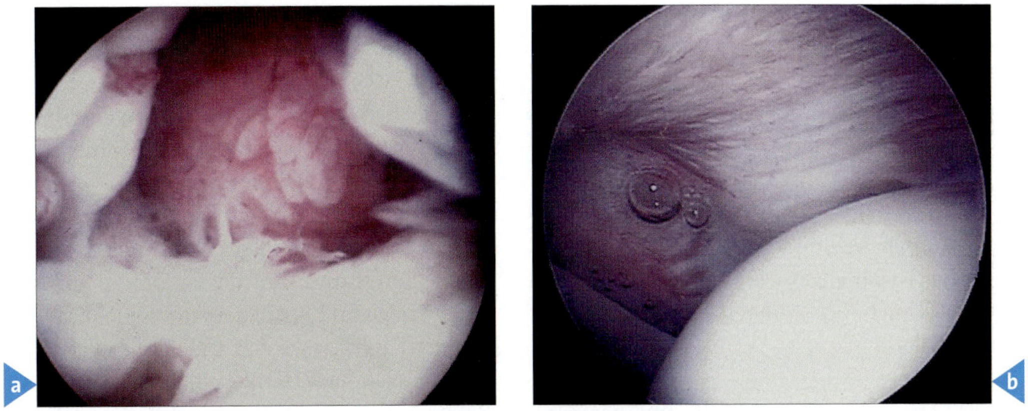

Abb. 13.11: Darstellung der Rotatorenmanschette bei der Schulterarthroskopie. **a)** Arthroskopisches Bild eines Risses der Rotatorenmanschette. **b)** Zum Vergleich Darstellung einer intakten Rotatorenmanschette, rechts unten im Bild befindet sich der Oberarmkopf.

bezüglich wird auch auf die Ausführungen zum Impingement (s. Kap. 13.5) verwiesen.

Die Rehabilitation nach einer Rotatorenmanschettennaht ist langwierig und kann durchaus 3–6 Monate dauern. Zunächst wird der Arm mit einer Schulterbandage oder auf einem Abspreizkissen (Schulterabduktionskissen) ruhigstellt. In den ersten 6 Wochen werden meistens nur passive Übungen unter physiotherapeutischer Anleitung gestattet, erst danach wird der Arm zur aktiven Mobilisierung freigegeben.

In ausgedehnten Fällen mit erheblicher Degeneration und Verkürzung des Sehnengewebes kann die Naht und Rekonstruktion unmöglich sein. Dann werden manchmal als Notlösung sog. Muskeltransfers durchgeführt, bei denen andere Muskeln operativ versetzt werden, welche die Funktion der Rotatorenmanschette zumindest teilweise übernehmen sollen.

Erwähnt sei noch, dass der seltene knöcherne Abriss der Rotatorenmanschette bei relevanter Bruchverschiebung operiert und angeschraubt wird (s. Kap. 13.10.3).

Prognose. Der unbehandelte Riss der Rotatorenmanschette kann je nach Ausmaß bis zur Arthrose des Schultergelenks führen, zur sog. Defektarthropathie. Gelingt die Rekonstruktion der Rotatorenmanschette, dann dürfen und können schulterbelastende Sportarten nach etwa 6 Monaten wieder ausgeübt werden, dies gilt übrigens natürlich auch für Berufe mit schwerer körperlicher Arbeit.

Wie eingangs aber dargestellt, handelt es sich beim Riss einer oder mehrerer Sehnen der Rotatorenmanschette oft nicht um eine Verletzung im eigentlichen Sinne, sondern um einen im Wesentlichen auf „Verschleiß" beruhenden Schaden, ähnlich wie beim Riss der Achillessehne (s. Kap. 27.6.1.1). Dies erklärt auch, warum nicht wenige Sportler nach konservativer oder operativer Behandlung und Rehabilitation nicht vollständig beschwerdefrei werden. Ferner ist der degenerative Vorschaden auch ein Grund dafür, dass es nach einer Rotatorenmanschettennaht im Verlauf zum erneuten Riss (Re-Ruptur) kommen kann. Die Rate der Re-Rupturen wird je nach Vorschaden leider mit bis zu 70% angegeben, wenn es sich um ausgedehnte Risse handelt, durchschnittlich ist das Risiko mit etwa 25% zu veranschlagen.

13.5 Das Impingement – es „klemmt“ in der Schulter

Das Impingement oder Impingement-Syndrom (Engpass-, Einklemmungssyndrom) ist ein Sammelbegriff für schmerzhafte Funktionsstörungen der Schulter, bedingt durch Einklemmung von Weichteilgewebe. Der Begriff wird aber auch bei anderen Gelenken verwendet.

Die Ursachen des Schulter-Impingement sind vielfältig, sodass die Diagnose „Impingement“ unbedingt weiter zu präzisieren ist. Beim **subakromialen Impingement** kommt es durch eine Einengung des Raums unter dem Schulterdach (lat.: *Acromion*) zu einem Anstoßen (engl.: *to impinge*) bzw. zu einem Anschlagen oder Einklemmen der Strukturen des Subakromialraums am Schulterdach, also zur Einklemmung der Rotatorenmanschette und des Schleimbeutels (lat.: *Bursa subacromialis*). Das subakromiale Impingement lässt sich differenzieren in ein **Outlet-Impingement** und ein **Non-outlet-Impingement**.

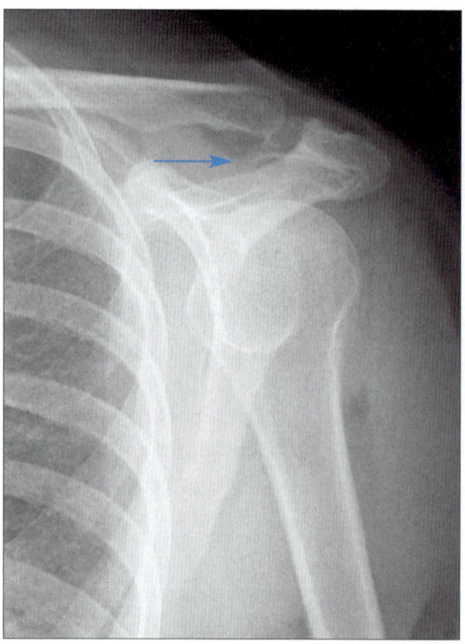

Abb. 13.12: Einengung des Raums unter dem Schulterdach durch einen Knochensporn

Ursachen eines **Outlet-Impingements** sind bspw. ein Knochensporn am Schulterdach (ventraler Akromionsporn, s. Abb. 13.12), eine hakenförmige Veränderung oder eine zu starke Neigung des Acromions sowie Entwicklungsstörungen des Acromions und die Bildung von Knochenvorsprüngen (Osteophyten) im Bereich des Gelenks zwischen Schulterdach und Schlüsselbein (Akromioklavikulargelenk, AC-Gelenk) bei einer Arthrose.

Ein **Non-outlet-Impingement** kann bspw. bei einem Oberarmkopfbruch entstehen, wenn der knöcherne Ansatzbereich der Rotatorenmanschette (lat.: *Tuberculum majus*) höher tritt. Bei einem Riss der Rotatorenmanschette kommt es zu einem Höhertreten des Oberarmkopfs, weil die defekte Muskulatur den Oberarmkopf nicht mehr richtig im Gelenk zentrieren und stabilisieren kann. Schäden an der langen Bizepssehne (SLAP-Läsion, s. Kap. 13.6) können ebenfalls zu einer Einklemmung der knorpeligen Gelenklippe an der Gelenkpfanne zwischen Oberarmkopf und Pfanne führen (intraartikuläres oder inneres Impingement). Auch die Schrumpfung oder Einsteifung der (hinteren Anteile der) Gelenkkapsel führt über eine Dezentrierung des Oberarmkopfs zu einem Anschlagen der Rotatorenmanschette und des Schleimbeutels unter dem Acromion. Weitere Ursachen des Non-outlet-Impingement sind die chronische Schleimbeutelentzündung (lat.: *Bursitis subacromialis*) sowie Kalkeinlagerungen in den Sehnen der Rotatorenmanschette (lat.: *Tendinosis* oder *Tendinitis calcarea*) im Ansatzbereich am Oberarmkopf.

Bei einer muskulären Dysbalance kommt es ebenfalls zu einer Dezentrierung des Oberarmkopfs und damit zu einem sog. Instabilitätsimpingement. Dies ist v.a. bei jüngeren Sportlern mit Überkopfsportarten eine

Hauptursache des Impingement-Syndroms. Es handelt sich beim Impingement durch eine muskuläre Dysbalance um ein **funktionelles Impingement-Syndrom**. In diese Gruppe werden auch noch das posterosuperiore Impingement, das anterosuperiore Impingement und das posturische Impingement eingeordnet.

Das posterosuperioren Impingement betrifft Überkopfsportler (z.B. Tennis, Volleyball, Baseball, Handball): Es kommt es zu einem Einklemmen von Teilen der Rotatorenmanschette (Supraspinatus, Infraspinatus) zwischen dem oberen hinteren Gelenkpfannenrand und dem knöchernen Ansatzbereich der Rotatorenmanschette (lat.: *Tuberculum majus*) bei maximaler Ausholbewegung (Außendrehung, Abspreizung und Anhebung) des Armes. Beim anterosuperioren Impingement führt die forcierte Innendrehung des herangeführten Armes in der Endphase eines Wurfs oder in der Durchzugsphase beim Tennisaufschlag zu einer chronischen Schädigung (Mikrotraumatisierung) des vorderen oberen Gelenkabschnitts, z.B. des vorderen Labrums, der langen Bizepssehne oder der Subscapularissehne. Unter einem posturischen Impingement versteht man sekundäre Schulterbeschwerden, die durch eine Fehlhaltung und -stellung der Brustwirbelsäule verursacht werden.

Diagnose. Die betroffenen Sportler klagen über **belastungs- und positionsabhängige Schmerzen**, häufig auch nachts. Ein Liegen auf der Schulter ist nicht möglich. Schmerzbedingt besteht ein Kraftdefizit. Der betreuende Arzt muss sich die schmerzauslösenden Faktoren exakt schildern lassen. Im Rahmen der körperlichen Untersuchung werden verschiedene Tests durchgeführt, um die Ursache(n) des Impingement zu erkennen. Bspw. weisen Schmerzen bei einer Abspreizung (Abduktion) des Armes in einem Winkel zwischen 60° und 120° auf ein subakromiales Impingement hin (sog. schmerzhafter Bogen). Eine weitere Differenzierung erfolgt durch die **Röntgenuntersuchung**, die **Ultraschalluntersuchung** und eine **Kernspintomografie**. Bei frakturbedingten Ursachen kann eine **Computertomografie** sinnvoll sein. Die Schmerzlinderung nach Injektion eines örtlichen Betäubungsmittels unter das Schulterdach weist auf ein subakromiales Impingement hin.

Therapie

> Nach den genannten Ausführungen kann das Impingement viele Ursachen haben, also muss sich die Therapie nach der Ursache richten.

Beim **Outlet-Impingement** ist, wenn konservative Maßnahmen wie entzündungshemmende Medikamente, Krankengymnastik und Injektionen nicht ausreichen, die sog. **endoskopische subakromiale Dekompression (ESD)** die Behandlungsmethode der Wahl:

Im Rahmen der Schulterarthroskopie wird auch der Raum unter dem Schulterdach beurteilt. Über einen weiteren Mini-Schnitt, den Instrumentenzugang, erfolgt die Dekompression, die Entlastung. Entzündetes Schleimbeutelgewebe wird entfernt. Mithilfe einer motorgetriebenen walzenförmigen Präzisionsfräse („Acromionizer", s. Abb. 13.13) wird Knochensubstanz an der Vorder-, Unter- und Außenseite abgetragen (Acromioplastik) und „Platz" geschaffen für ungestörte Gleitbewegungen der Rotatorenmanschette. Die Weiterbehandlung und die Rehabilitation richten sich nach den krankhaften Veränderungen und ob evtl. weitere Maßnahmen durchgeführt wurden, bspw. die Naht der Rotatorenmanschette. Nach alleiniger ESD ist eine Ruhigstellung des Armes i.d.R. nicht notwendig, frühzeitig wird mit Physiotherapie begonnen. Die Wiederaufnahme des Sports kann bei „Schultersportarten" nach etwa 4–6 Wochen erfolgen.

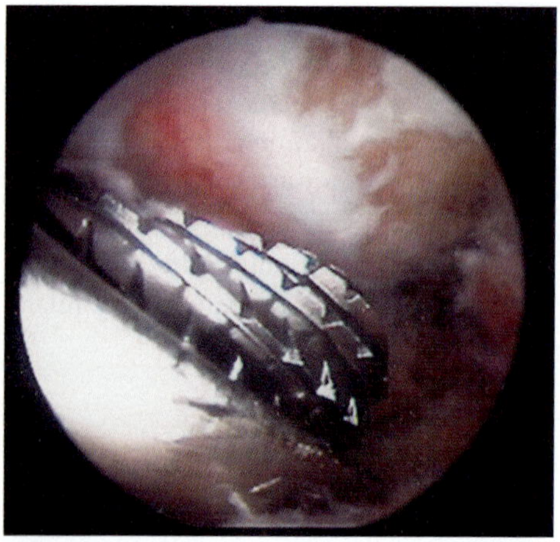

Abb. 13.13: Bei einer Schulterarthroskopie wird mit dem Acromionizer – einer Knochenfräse – ein Knochensporn unter dem Schulterdach entfernt.

Beim **Non-outlet-Impingement** sollte keine Acromioplastik durchgeführt werden, eine derartige Operation führt zur Vergrößerung der Beschwerden. Die Behandlung ist speziell auf die Entstehung der Beschwerden abzustimmen. Bei einer Kalkschulter wird die Kalkentfernung im Rahmen einer Arthroskopie durchgeführt, was zu einer raschen Beschwerdelinderung führt, mit Wiederaufnahme des Sports je nach Sportart innerhalb weniger Wochen. Die Therapie **funktioneller Impingement-Syndrome** ist schwierig und erfordert sehr viel Erfahrung. Bei einer muskulären Dysbalance wird selbstverständlich nicht operiert. Die Beschwerden sollten z.B. durch Änderung der Wurf- oder Schlagtechnik, Umstellung der Muskelaktivität und gezielte Kräftigung minder ausgebildeter Muskeln beseitigt werden. Dies gestaltet sich nicht selten schwierig, da vom betroffenen Sportler ein Höchstmaß an Mitarbeit, Selbstdisziplin und Verständnis verlangt wird.

Beim posterosuperioren und beim anterosuperioren Impingement wird zunächst ein konservativer Therapieversuch unternommen. Dabei kommt es darauf an, den schmerzauslösenden Kontakt zu eliminieren. Dabei ist es bei Überkopfsportarten wesentlich, die Wurf- oder Schlagtechnik umzustellen. Bei Versagen der konservativen Behandlung wird operiert. Leider gibt es kein operatives „Patentrezept“: Die Operation wird arthroskopisch durchgeführt und berücksichtigt die verursachende Pathologie, z.B. Behandlung eines veränderten Labrum oder Verkleinerung einer ausgeweiteten Gelenkkapsel. Die Rehabilitation dauert je nach durchgeführter Maßnahme mindestens 3 Monate.

13.6 Sportverletzungen und Schäden der langen Bizepssehne

Der Bizepsmuskel an der Vorderseite des Oberarms (lat.: *Musculus biceps brachii*, s. Abb. 13.14) hat zwei Muskelbäuche oder -köpfe (lat. *biceps*: zweiköpfig). Beide beginnen im Schulterbereich; der kurze Muskelbauch entspringt vom Rabenschnabelfortsatz des Schulterblatts, der lange mit der langen Bizepssehne am überwiegend knorpeligen Oberrand der Schultergelenkpfanne (lat.: *Labrum*), also innerhalb des Schultergelenks. Diese Region wird auch als Bizepsanker bezeichnet. Der im Schultergelenk verlaufende Abschnitt der langen Bizepssehne wird funktionell zur Rotatorenmanschette gerechnet. Die lange Bizepssehne verläuft im Zentrum der schwächsten Stelle der Rotatorenmanschette, dem Rotatorenintervall, das zwischen Subscapularissehne und Supraspinatussehne liegt (s. Kap. 13.4). Die Sehne zieht dann über den Oberarmkopf in eine Rinne an der Vorderseite des Oberarmknochens (lat.: *Sulcus intertubercularis*) und geht dann in den zugehörigen Muskelbauch über.

Die beiden Muskelbäuche der langen und der kurzen Sehne sind im Schulterbereich durch den Deltamuskel verdeckt. Sie vereinigen sich am Oberarm dort, wo sie sichtbar werden, zu einem gemeinsamen Muskelbauch, der mit einer Sehne im Bereich der Ellenbeuge an der Speiche ansetzt. Die Verletzungen und Schäden der Bizepssehne im Bereich des Ellenbogengelenks werden in dem entsprechenden Kapitel dargestellt.

> Hinweis zur Funktion: Der Bizepsmuskel unterstützt die Rotatorenmanschette bei Bewegungen in der Schulter. Ferner beugt er den Unterarm im Ellenbogengelenk, außerdem wird der Unterarm supiniert, d.h. es erfolgt eine Unterarmdrehung, sodass der Daumen von innen nach außen um die Hand rotiert („Hand aufhalten").

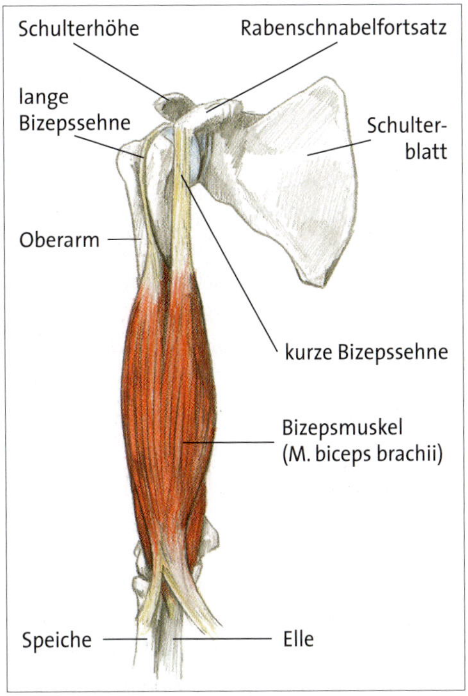

Abb. 13.14: Anatomie des Bizepsmuskels

Der im Bereich des Schultergelenks verlaufende Abschnitt der langen Bizepssehne wird insbesondere bei den sog. Überkopfsportarten wie Tennis, Basketball, Handball, Golf oder Turnen oder anderen Disziplinen mit Einsatz des Arms (z.B. Rudern) enorm belastet. Daher sind Verletzungen und Schäden der langen Bizepssehne bei Sportlern keine Seltenheit und lassen sich wie folgt klassifizieren:

Der chronische Verschleiß, die Degeneration der Sehne mit zunehmendem Alter sowie beim Sport wird auch als **Tendinose** bezeichnet. Diese wiederum geht meistens mit einer mehr oder weniger stark ausgeprägten Entzündung der Sehne (**Tendinitis**) bzw. der Sehnenscheide (**Tendosynovitis**) einher. Außerdem bestehen oft auch degenerative Veränderungen an der Rotatorenmanschette, v.a. an der Supraspinatussehne.

Bei einer **Instabilität der langen Bizepssehne** kann man unterscheiden: Ursprungsnahe Veränderungen am Gelenkpfannenrand, Schäden im Bereich des Rotatorenintervalls und die Luxation der Sehne, die aus der knöchernen Rinne an der Vorderseite des Oberarmknochens nach innen „springt". Im Detail sind zu nennen:

- Krankhafte Veränderungen im Ursprungsbereich der langen Bizepssehne an der oberen (superioren) knorpeligen Lippe (Labrum) der Gelenkpfanne werden als **SLAP-Läsionen** bezeichnet: superiores Labrum von anterior (vorne) nach posterior (hinten). Es gibt verschiedene Typen, die eindeutig erst durch eine Gelenkspiegelung zu klassifizieren sind. Als Ursache sind v.a. Überlastungsschäden durch wiederholte Mikrotraumen zu nennen, v.a. bei Werfern. Die SLAP-Läsion kann aber auch durch einen echten Unfall, also ein Makrotrauma, bedingt sein, z.B. durch einen Sturz oder eine gewaltsame Außendrehung mit gleichzeitiger Abspreizung des Armes, wobei zusätzlich eine Verletzung des vorderen knorpeligen Gelenkpfannenrandes möglich ist (Bankart-Läsion, s. Kap. 13.2).
- Die **Andrews-Läsion** ist eine Verletzung v.a. bei jungen Überkopf-Werfern. Dabei kommt es zu einer Ablösung des anterosuperioren Labrums, also der Knorpellippe vorne oben.
- Die **Instabilität** der langen Bizepssehne im **Gelenkabschnitt** nach ihrem Ur-

sprung – dieser Sehnenanteil ist die zentrale anatomische Struktur **im Rotatorenintervall** – wird als **Rotatorenintervall-Läsion (Pulley-Läsion)** bezeichnet. Sie entsteht durch eine chronische Schädigung oder akute Verletzung von Bändern und Sehnenfasern der Subscapularissehne und der Supraspinatussehne. Diese Bänder und Sehnenfasern wirken als Schlinge und haben die Aufgabe, ein „Abrutschen" (Dislokation) der Bizepssehne nach innen zu verhindern. Die Schlinge (engl. *pulley*: Seilrolle, Flaschenzug) ist also ein Führungs- und Sicherungsorgan zur Stabilisierung der langen Bizepssehne vor ihrem Eintritt in die knöcherne Rinne. Je nach Ausmaß des Schadens kommt es entweder zur vollständigen oder unvollständigen Verrenkung der Bizepssehne (Luxation oder Subluxation). Die Rotatorenintervall-Läsion geht meistens mit einer Schädigung der Supraspinatussehne und der Subscapularissehne einher.

- Die **Instabilität** der langen Bizepssehne auf Höhe der **knöchernen Rinne** (lat.: *Sulcus intertubercularis*) an der Vorderseite des Oberarmkopfs ist fast immer mit einer Schädigung der Subscapularissehne verbunden. Bei Rotation des Oberarms lässt sich ein schmerzhaftes „Schnappen" reproduzieren, wenn die Bizepssehne den Sulcus verlässt und nach innen „springt".

Der **Riss der langen Bizepssehne** im Schulterbereich (Bizepssehnenruptur, s. Abb. 13.15) ist nur selten durch ein adäquates Makrotrauma im Sinne eines Unfallgeschehens bedingt. Meistens handelt es sich um eine chronische Schädigung infolge wiederholter Mikrotraumen beim Sport, z.B. bei Wurfsportarten. Der komplette Riss muss nicht einmal Schmerzen verursachen, wird manchmal vom Sportler nur als „Muskelkrampf" wahrgenommen. Andererseits kann der unvollständige Sehnenriss mit erheblichen entzündungsbedingten Schmerzen einhergehen, die dann verschwin-

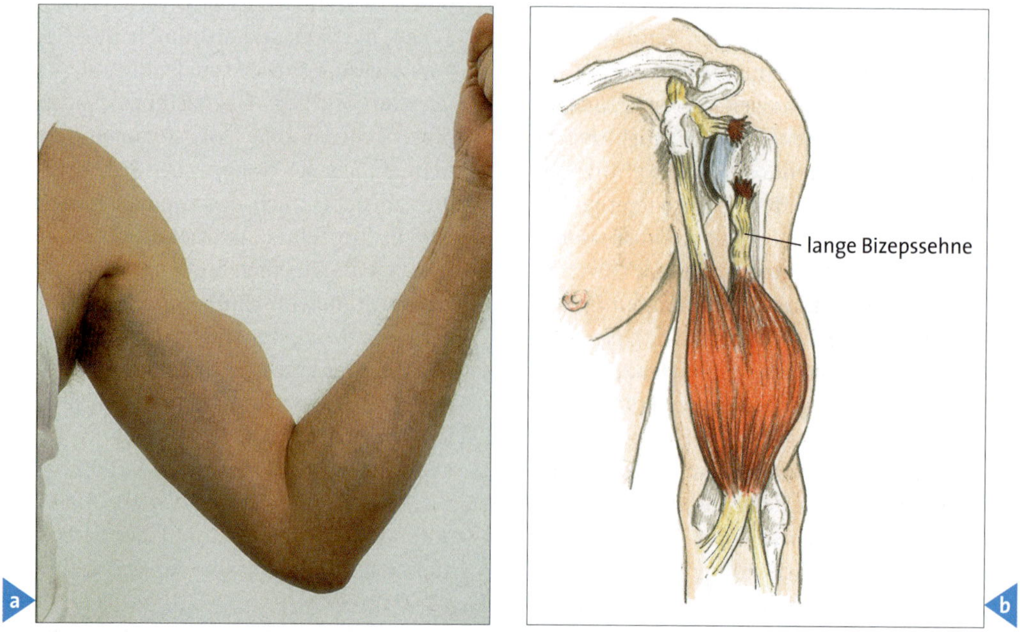

Abb. 13.15: Riss der langen Bizepssehne im Schulterbereich. Der Bizepsmuskel „rutscht" in Richtung der Ellenbeuge. **a)** Klinisches Bild. **b)** Schema

den, wenn die Sehne „endlich" komplett reißt. Sportmediziner nennen dies die schmerzbefreiende Spontanruptur. Wichtig ist die Information, dass bei bis zu 90% gleichzeitig eine Schädigung der Rotatorenmanschette (Supraspinatussehne) vorliegt.

Eine eher seltene sportbedingte Ursache für eine Verletzung der Bizepssehne sind Frakturen im Bereich des Oberarmkopfs (s. Kap. 13.10.3), die akut zum Riss an einer Knochenbruchkante oder chronisch zu einem „Durchscheuern" der Sehne führen können.

Diagnose. Zur Diagnostik von Verletzungen und Schäden der langen Bizepssehne gehört zunächst eine sorgfältige **Befragung** des Sportlers:

- Welche Beschwerden und Schmerzen bestehen und wie haben sie sich entwickelt?
- Welche Funktionsbeeinträchtigung besteht?
- Erfolgte bereits eine Behandlung?

Im Rahmen der sportmedizinischen Untersuchung wird die Schulter genau inspiziert. Äußerlich sind die meisten Veränderungen der Sehne nicht zu erkennen – mit Ausnahme des Bizepssehnenrisses: Dieser ist kaum zu übersehen ist, weil der Muskelbauch **„nach unten in die Ellenbeuge rutscht"** (Popeye-Zeichen). Die Schulter wird abgetastet, ob bspw. ein Druckschmerz im Verlauf der Sehne an der Vorderseite des Oberarmkopfs besteht, was auf eine Entzündung hinweisen kann. Schmerzen und Beschwerden im Bereich der vorderen Schulterregion sollten an ein Bizepssehnenproblem denken lassen. Mit speziellen Funktionstests und Untersuchungsmanövern wird versucht, die Sehne unter Spannung und Zug zu setzen, bspw. bei Überkopfbewegungen des Armes. Da nicht selten auch Sehnen der Rotatorenmanschette mitgeschädigt sind, wird bspw. auch untersucht, ob ein Impingement vorliegt (s. Kap. 13.5). Eine Testinjektion mit einem örtlichen Betäubungsmittel kann weiteren Aufschluss über die Art des Bizepssehnenproblems geben.

Im Röntgenbild ist die Bizepssehne natürlich nicht sichtbar. Dennoch ist die Röntgendiagnostik unerlässlich, um bspw. einen evtl. gleichzeitig bestehenden Knochensporn unter dem Schulterdach, der die Rotatorenmanschette schädigt, aufzudecken. Mit der Ultraschalluntersuchung lässt sich die Bizepssehne darstellen, noch besser in der Kernspintomografie, v.a. bei zusätzlicher Gabe eines Kontrastmittels. Manche Veränderungen werden erst exakt im Rahmen einer Arthroskopie diagnostiziert.

Therapie. Die Behandlung richtet sich nach der Art der Verletzung bzw. Schädigung der Bizepssehne und ist natürlich auch vom Ausmaß der Beschwerden des Sportlers abhängig. Zum Behandlungsspektrum gehört die konservative Behandlung einschließlich der physikalischen Therapie; hierfür wird auf die Ausführungen in den vorhergehenden Kapiteln zur Rotatorenmanschette sowie zum Impingement verwiesen.

> Bei erfolgloser konservativer Behandlung wird die Operation empfohlen, wobei gerade bei Sportlern die Arthroskopie heute in vielen Fällen die Methode der Wahl ist.

So ist bei einer schmerzhaften Bizepssehnenentzündung die Durchtrennung der Sehne im Gelenk mit erneuter Anheftung (Tenodese) im Eingangsbereich der knöchernen Rinne im Bereich des Oberarmkopfs möglich. Gleichzeitig müssen Veränderungen der Rotatorenmanschette mitbehandelt werden, z.B. wird eine geschädigte Supraspinatussehne genäht. Die Behandlung der SLAP-Läsion, der Andrews-Läsion und der Pulley-Läsion erfolgt ebenfalls durch eine arthroskopische Operation. Der komplette Abriss der Bizepssehne im Schulterbereich ist auch beim

Sportler nicht zwangsläufig eine Operationsindikation, da sich gezeigt hat, dass der Kraftverlust relativ gering und meistens gut zu kompensieren ist. Sofern operiert wird, empfiehlt sich ggf. die Tenodese. Der noch im Gelenk gelegene Bizepssehnenanteil (Sehnenstumpf) wird dann arthroskopisch entfernt, da er manchmal Beschwerden verursachen kann. Begleitende Schäden der Rotatorenmanschette sind – wie erwähnt – ebenfalls zu behandeln.

An dieser Stelle sei bereits festgestellt, dass der Bizepssehnenriss in der Ellenbeuge, also im Bereich des Sehnenansatzes, operiert werden sollte (s. Kap. 15.5.3).

Rehabilitation. Je nach Schädigung, durchgeführter Therapie und ausgeübtem Sport muss mit einer Sportpause von bis zu 6 Monaten bei Überkopf- und Kontaktsportarten gerechnet werden.

13.7 Was ist eigentlich eine „Kalkschulter"?

Die „Kalkschulter" ist weder eine Sportverletzung noch eine chronische sportbedingte

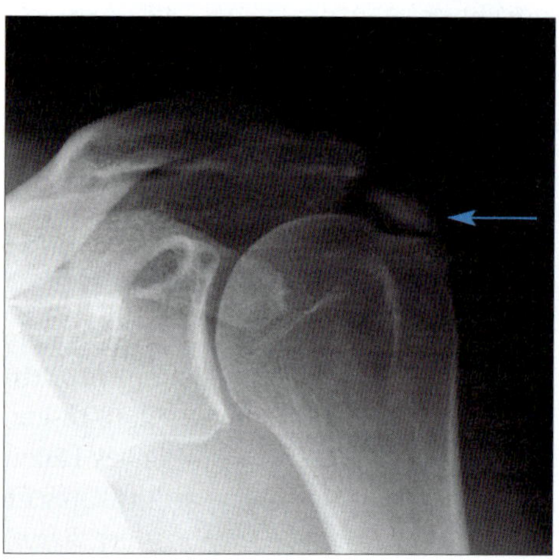

Abb. 13.16: Röntgenbild einer „Kalkschulter"

Schädigung. Es handelt sich um eine **Kalkeinlagerung in den Sehnen der Rotatorenmanschette** (Tendinosis calcarea, Tendinitis calcarea). Die mit einer Häufigkeit von 3–20% auftretenden Verkalkungen können eine erhebliche Einschränkung der sportlichen Belastbarkeit des Armes zur Folge haben und sollen deshalb auch beschrieben werden. Der Grund der Verkalkung des Sehnengewebes – meistens der Supraspinatussehne – ist letztendlich nicht geklärt. Betroffen sind meistens Menschen im 4. und 5. Lebensjahrzehnt.

Diagnose. Oft verursachen die Kalkeinlagerungen **keinerlei Beschwerden**, sie können aber auch zu **Schmerzen** sowohl **unter Belastung** als auch **in Ruhe** führen. Die Symptome entsprechen dem eines Engpasssyndroms unter dem Schulterdach (Impingement, s. Kap. 13.5). Eine akute Verschlimmerung ist möglich durch den Einbruch eines Kalkherdes in den Schleimbeutel unter dem Schulterdach mit Entzündung dieser Struktur (Bursitis subacromialis).

Die Diagnose wird durch eine Röntgenuntersuchung gestellt (s. Abb. 13.16), wo die Verkalkung des Sehnengewebes besser zu sehen ist als mit der Kernspintomografie. Auch die Ultraschalluntersuchung ist nicht so aussagekräftig wie das Röntgenbild, kann aber v.a. vor einer arthroskopischen Kalkentfernung zur Lokalisation hilfreich sein.

Therapie. Oft wird der Kalkherd im Laufe von etwa 12 Monaten mehr oder weniger vollständig vom Körper abgebaut. Daher ist eine Behandlung **nur bei Beschwerden** notwendig. Zunächst erfolgt eine konservative Behandlung, z.B. mit einem entzündungshemmenden Präparat (Antiphlogistikum) wie Diclofenac und lokal entzündungshemmenden Maßnahmen wie der Kältetherapie, v.a. bei akuter Schmerzhaftigkeit. Alternativ oder ergänzend kann das Kalkdepot unter Röntgendurchleuchtung identifiziert und in örtlicher oder allgemeiner Betäubung mit einer Kanüle punktiert werden („Needling"). Insbesondere bei einer Verkalkung im flüssigen Stadium kann dann eine Entfernung gelingen. Eine andere Möglichkeit ist die extrakorporale Stoßwellentherapie, ein Verfahren, mit dem auch Nierensteine zertrümmert werden. Durch Schalldruckwellen wird der Kalk verkleinert und kann dann vom Körper besser abgebaut werden. Die Methode ist relativ teuer und führt auch nicht immer zum Erfolg.

Insgesamt wird etwa die Hälfte der Patienten mit einer „Kalkschulter" unter konservativer Therapie weitgehend beschwerdefrei. Bei erfolgloser Behandlung ist eine Operation sinnvoll, wobei der Kalk meistens im Rahmen einer Arthroskopie entfernt wird (s. Abb. 13.17).

Wichtig ist es, vorher darüber aufzuklären, dass bei der Operation zur Schonung der Sehne(n) evtl. gewisse Kalkreste verbleiben müssen und dann auch im Röntgenbild zu sehen sind.

Prognose. Nach der Arthroskopie sollte der Arm für etwa 3 Wochen geschont werden, wobei vorsichtige physiotherapeutische Bewegungen zur Vermeidung einer Schultersteife (s. Kap. 13.12) durchgeführt werden. Danach kann eine zunehmende Belastung erfolgen. Fast 90% der Operierten sind mit dem Behandlungsergebnis zufrieden.

13.8 Verletzung des Schultereckgelenks

Das Schultereckgelenk (Akromioklavikulargelenk) wird von der Schulterhöhe des Schulterblatts und dem äußeren Anteil des Schlüsselbeins gebildet, dazwischen befindet sich eine Knorpelscheibe (lat.: *Discus*). Das Gelenk wird durch Bandverbindungen gesi-

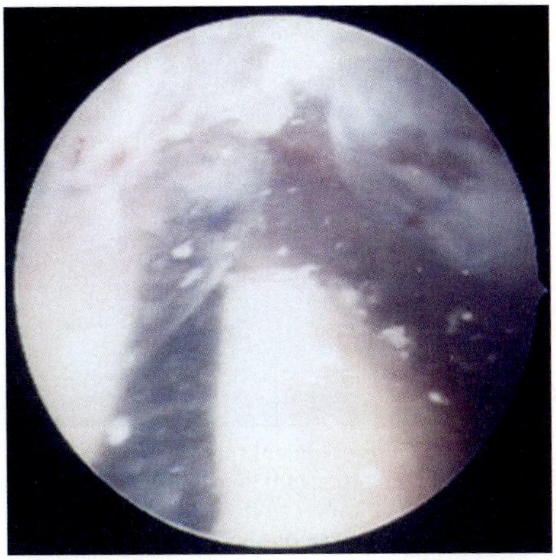

Abb.13.17: „Kalkschulter": Während der Schulterarthroskopie sieht man bei der Eröffnung des Kalkdepots ein „Schneegestöber" durch den sich in der Arthroskopieflüssigkeit verteilenden Kalk, der dann abgesaugt wird.

chert, die von der Schulterhöhe und vom Rabenschnabelfortsatz des Schulterblatts zum Schlüsselbein ziehen, die akromioklavikulären und die korakoklavikulären Bänder.

Etwa **20% der akuten Schulterverletzungen** betreffen das Schultereckgelenk und das Schlüsselbein (s. Kap. 13.10.1). Durch einen Sturz auf die Schulter bzw. auf den Arm (z.B. bei Kampfsportarten wie Judo, Ringen, Fußball, Handball, Eishockey) kann es zu einer teilweisen oder kompletten Verrenkung (Luxation) des Schlüsselbeins im Schultereckgelenk kommen, je nach Ausmaß der begleitenden Bandverletzungen. Man spricht auch von einer **Schultereckgelenksprengung** (Akromioklavikulargelenksprengung, AC-Gelenk-Sprengung, s. Abb. 13.18). Nach Tossy werden 3 Schweregrade, nach Rockwood sogar 6 Schweregrade eingeteilt.

Diagnose. Je nach Ausmaß der Verletzung ist ein **Hochstand des äußeren Anteils des Schlüsselbeins** sichtbar und auch tastbar: Bei der ärztlichen Untersuchung kann durch Druck auf das äußere Schlüsselbeinende das sog. **Klaviertastenphänomen** ausgelöst werden. Die Röntgendiagnostik objektiviert den

a
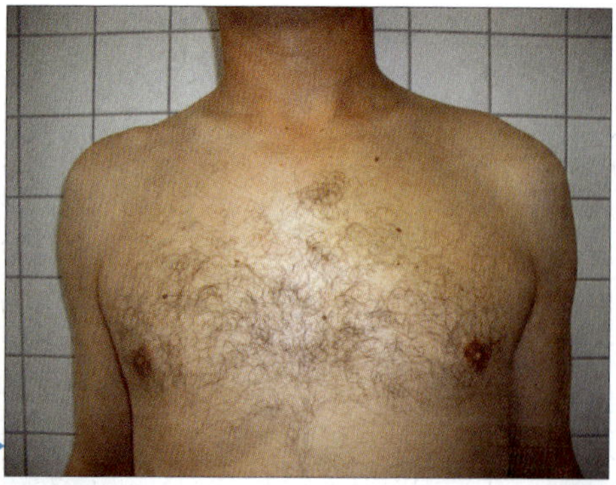

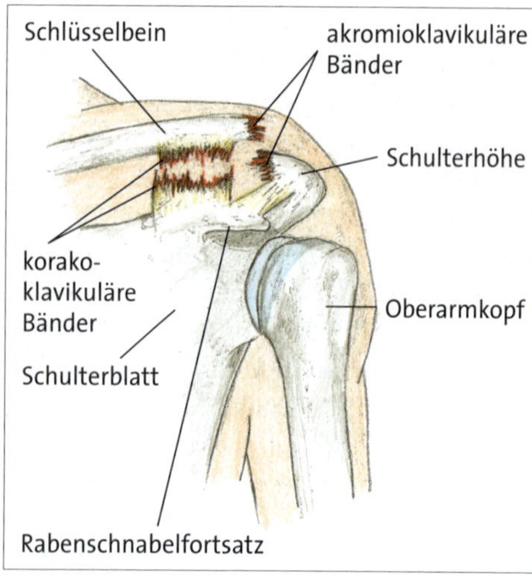

b

Abb.13.18: Schultereckgelenksprengung links bei einem Reiter nach Sturz vom Pferd. **a)** Klinisches Bild. **b)** Schema: Nicht immer sind, wie hier dargestellt, alle Bandverbindungen des Schultereckgelenks zerrissen.

Befund (Abb. 13.19a). Dabei können bei unklarer Diagnose auch gehaltene Aufnahmen angefertigt werden, bei denen beide Schultern des stehenden Patienten mit 10 kg Gewicht an den Händen geröntgt werden: Im Seitenvergleich mit der unverletzten Schulter wird der Schlüsselbeinhochstand besonders deutlich. Auch in der Ultraschalluntersuchung lässt sich die Verletzung darstellen. Eine Kernspintomografie ist zwar nicht zwingend erforderlich, wird aber – insbesondere bei Sportlern – oft durchgeführt, auch um evtl. Begleitverletzungen z.B. an der Rotatorenmanschette zu erfassen.

Therapie

Die Behandlung dieser Verletzung ist abhängig vom Grad der Schädigung und wird unter Sportmedizinern sehr kontrovers diskutiert. Meistens genügt die **konservative Behandlung** mit kurzfristiger Ruhigstellung der Schulter für einige Tage, z.B. mit einer Schulterbandage oder im Gilchrist-Verband, und anschließender Übungsbehandlung unter krankengymnastischer Anleitung.

Es sind zahlreiche Spezialbandagen auf dem Markt, die Druck auf den äußeren Anteil des Schlüsselbeins ausüben und damit das Schlüsselbein in eine anatomische Position bringen sollen; diese Reposition gelingt allerdings nicht wirklich, sodass derartige Bandagen überflüssig sind und die Prognose nicht verbessern (s.u.).

Bei den höhergradigen Schultereckgelenksprengungen (ab Typ Tossy III bzw. Rockwood III) wird in Abhängigkeit von den sportlichen Ansprüchen oft – aber nicht immer – operiert. Beim sehr seltenen Verletzungstyp Rockwood VI muss dringend operiert werden, da das ausgerenkte Schlüsselbein an den Blutgefäßen bzw. Nerven für den Arm Schäden verursachen kann.

Es gibt es zahlreiche (mehr als 100!) Operationsmethoden. Die arthroskopische Operationstechnik für das verletzte Schultereckgelenk wird bisher relativ selten durchgeführt, die Methode kontrovers diskutiert. Insgesamt zeigt sich, dass **keine eindeutig favorisierte Operationstechnik** existiert und für die Auswahl des Verfahrens auch die Erfahrung des Operateurs und seine persönliche Einstellung zur Verletzung eine Rolle spielen. Bei der Operation wird das Schlüsselbein wieder in seine anatomische Position gebracht, die

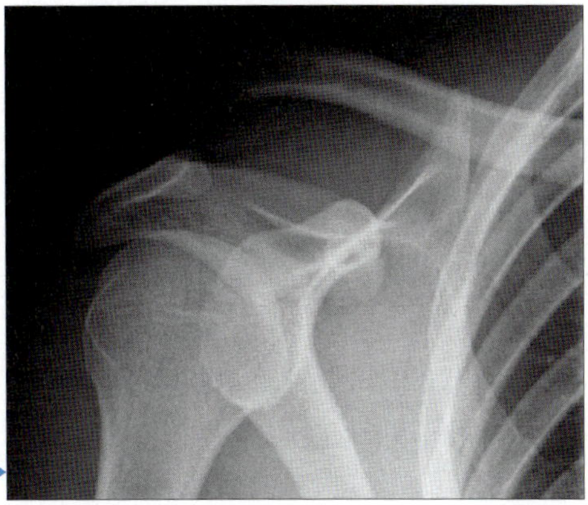

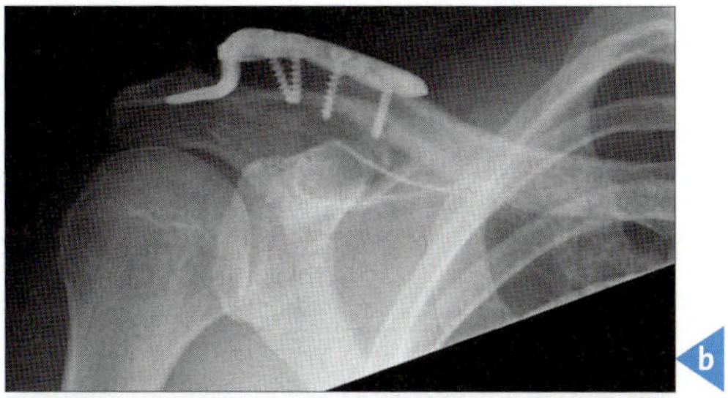

Abb. 13.19: Schultereckgelenksprengung rechts. **a)** Im Röntgenbild sieht man deutlich den Hochstand des äußeren Schlüsselbeinendes. **b)** Versorgung mit einer Hakenplatte, außerdem wurden die Bandverbindungen genäht.

Stellung wird dann bspw. durch resorbierbare Kordeln (die sich nach einer gewissen Zeit auflösen) oder durch metallische Implantate (z.B. Drähte oder eine Hakenplatte, s. Abb. 13.19b) gehalten. Falls der im Schultereckgelenk gelegene Discus („Meniskus") erheblich geschädigt ist, wird er entfernt. Die gerissenen Bandverbindungen werden genäht.

Prognose

Die Prognose der Schultereckgelenkverletzung ist gut mit meistens folgenloser Ausheilung bis auf eine evtl. sichtbare Konturveränderung der Schulter durch das höher stehende Schlüsselbein.

Dieser Schlüsselbeinhochstand kann auch nach operativer Behandlung verbleiben! Beim Entschluss zur Operation sollte dies berücksichtigt werden, ebenso die Möglichkeit einer kosmetisch störenden Narbenbildung sowie die – je nach Operationstechnik – evtl. notwendige Metallentfernung nach durchschnittlich 8 Wochen. Die sportspezifische Belastbarkeit richtet sich nach dem Ausmaß der Verletzung und der durchgeführten Behandlung; nach einer Operation muss mit einer Pause für Überkopfsportarten wie Tennis, Handball oder Golf von etwa 4 Monaten gerechnet werden.

Relativ selten resultiert nach einer Schultereckgelenkverletzung eine schmerzhafte Instabilität, die zu einer muskulären Fehlsteuerung oder zu einem Instabilitätsimpingement durch Einklemmung der Rotatorenmanschette und des subakromialen Schleimbeutels führen kann. Dann sollte die operative Stabilisierung und Rekonstruktion angestrebt werden – eine operative Maßnahme mit i.d.R. guten Ergebnissen; es sollte dem Patienten im akuten Verletzungsfall gesagt werden, dass es durchaus auch die Möglichkeit einer sekundären Rekonstruktion bei Versagen einer primär konservativen Therapie gibt. Entwickelt sich eine Arthrose des Schultereckgelenks, so bedarf diese nur bei entsprechenden Beschwerden einer Behandlung (s. Kap. 13.11.2).

13.9 Verletzung des Brustbein-Schlüsselbein-Gelenks

Die teilweise oder komplette Verrenkung des inneren Anteils des Schlüsselbeins aus seiner gelenkigen Verbindung zum Brustbein (Sternoklavikulargelenk) ist eine **Rarität**, da das Gelenk durch einen kräftigen Kapselbandapparat gesichert ist.

Diagnose. Durch eine direkte Gewalteinwirkung bspw. bei Kampfsportarten oder einem Sturz auf den ausgestreckten Arm kann das Schlüsselbein nach vorne (s. Abb. 13.20) oder nach hinten luxieren. Im letztgenann-

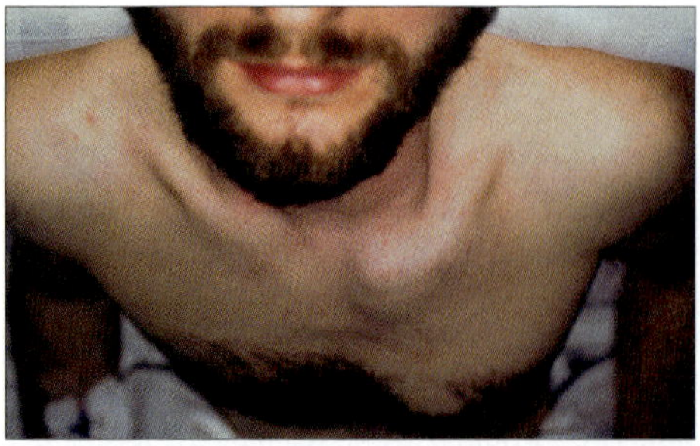

Abb. 13.20: Komplette Verrenkung des linken Brustbein-Schlüsselbein-Gelenks nach vorne

ten Fall sind Begleitverletzungen z.B. an der Luftröhre oder an den großen Blutgefäßen möglich. Zur sicheren Diagnose werden neben der Röntgenuntersuchung auch die Computer- oder die Kernspintomografie eingesetzt, da im konventionellen Röntgenbild die Verletzung nicht unbedingt eindeutig zu beurteilen ist.

Therapie. Die Behandlung wird sehr kontrovers diskutiert. Je nach Art und Ausmaß der Verletzung konkurrieren die konservative und die operative Behandlung, weil insbesondere die vordere Luxation trotz Operation nicht selten erneut luxiert. Bei einer hinteren Luxation ist hier die frühzeitige Einrichtung des Schlüsselbeines wegen der Gefahr von Begleitverletzungen (s.o.) dringlich.

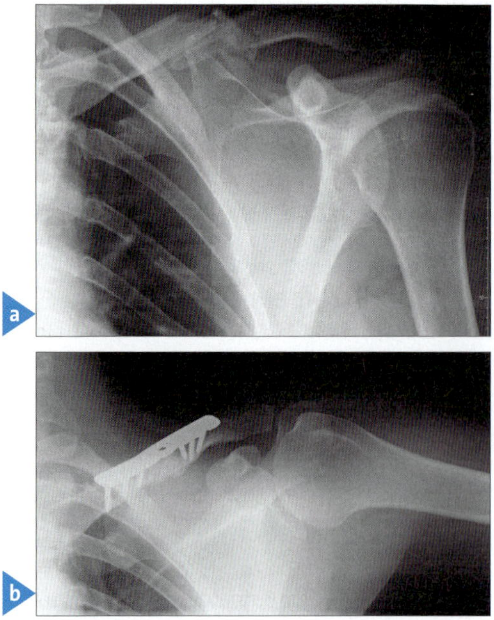

Abb. 13.21: Schlüsselbeinbruch bei einem gestürzten Rennradfahrer. **a)** Unfall-Röntgenbild. **b)** Stabilisierung durch eine Platte und Schrauben. Bild der verheilten Fraktur vor der geplanten Metallentfernung 13 Monate später

13.10 Knochenbrüche im Schulterbereich

13.10.1 Die Schlüsselbeinfraktur

Der Schlüsselbeinbruch ist **sehr häufig** und entsteht oft durch einen Sturz auf die Schulter (z.B. Radfahrer, Judoka) oder im Automotorsport bei einer Kollision durch Einwirkung des Sicherheitsgurts.

Diagnose. Meistens ist der Bruch gut sichtbar, weil er in der Mitte des Schlüsselbeins lokalisiert und verschoben ist. Das Röntgenbild zeigt die Fraktur (s. Abb. 13.21).

Nicht mit einem Schlüsselbeinbruch **verwechselt** werden sollte die bei Bodybuildern relativ typische Überlastung des Schultereckgelenks, die zu einer **Osteolyse** („Entkalkung“, „Knochenauflösung“) **des äußeren Schlüsselbeinendes** führt.

Therapie

Mehr als 90% der Schlüsselbeinfrakturen werden nicht operiert und konservativ behandelt.

Besonders populär ist der Rucksackverband, der für etwa 3 Wochen getragen wird (s. Abb. 13.22).

Verschiebungen des Bruchs geringeren Ausmaßes sind keine Seltenheiten und können toleriert werden.

Operationsindikationen sind die drohende Durchspießung der Haut durch ein Bruchstück, offene Frakturen, zusätzliche Verletzungen der unterhalb des Schlüsselbeins gelegenen Arterie oder Vene bzw. des Armnervengeflechts (lat.: *Plexus brachialis*), starke Verschiebungen sowie die Fraktur am äußeren Schlüsselbeinende, eine begleitende Schulterblattfraktur („flottierende Schulter") und die ausbleibende knöcherne Heilung (Pseudarthrose). Manche Sportler werden operiert, um die Rehabilitation zu beschleunigen.

Die Stabilisierung erfolgt dann mit einer Platte und Schrauben, manchmal auch mit einem Nagel. Wichtig ist der Hinweis, dass es bei operativer Behandlung zu einer kosmetisch störenden Narbenbildung kommen kann, die im Schulterbereich keine Seltenheit ist.

Prognose. Die Prognose des Schlüsselbeinbruchs ist gut. Bei konservativer Behandlung und ungestörtem Verlauf ist eine kraftvolle sportliche Belastbarkeit meistens nach 3–4 Monaten gegeben; nach einer Operation geht es meistens etwas schneller, jedoch gibt es gewisse Risiken wie Entzündungen (ca. 1–2%) oder unschöne Vernarbung. Nach einer Nagelung oder Plattenstabilisierung und erfolgter Frakturheilung wird die Metallentfernung nach etwa 1 Jahr durchgeführt, bei sehr dünner Haut und störendem Metall gegebenenfalls auch früher.

13.10.2 Die Schulterblattfraktur

Schulterblattfrakturen sind **selten** und Folge einer massiven direkten Gewalteinwirkung, z.B. beim Reitsport durch einen Sturz vom Pferd auf die Schulter. Begleitverletzungen im Brustkorbbereich können bspw. Rippenfrakturen sein.

Diagnose. Es besteht eine schmerzhafte Bewegungseinschränkung im Schultergelenk mit lokalem Druckschmerz. Die Diagnose wird mittels Röntgenuntersuchung und durch eine Computertomografie objektiviert (s. Abb. 13.23).

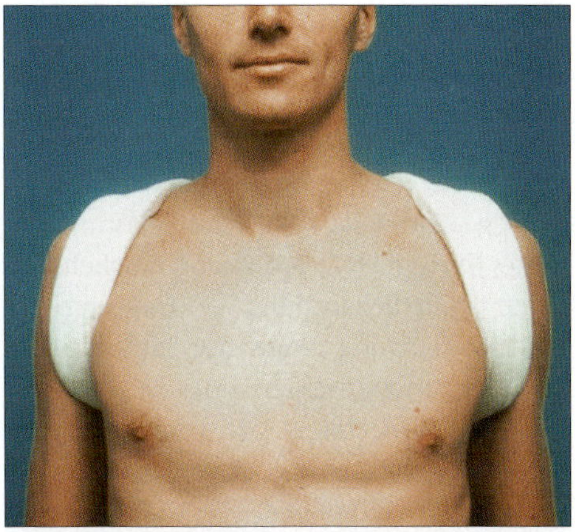

Abb. 13.22: Rucksackverband zur konservativen Behandlung eines Schlüsselbeinbruchs

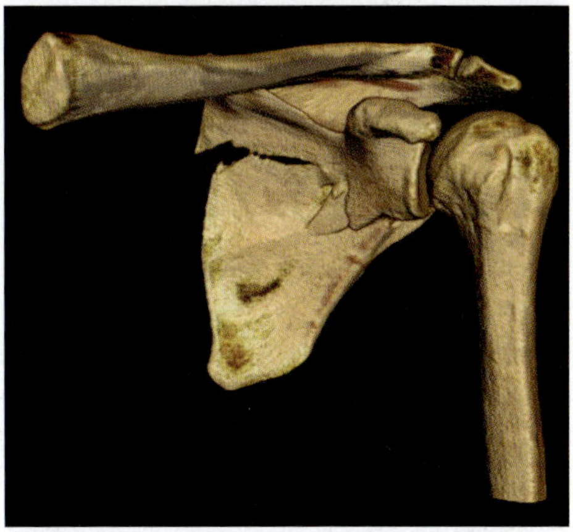

Abb. 13.23: Computertomogramm einer Schulterblattfraktur als sog. dreidimensionale Rekonstruktion. Ansicht von vorne

Therapie. Meistens können Schulterblattfrakturen konservativ behandelt werden, d.h. nach Ruhigstellung des Armes für einige Tage wird mit Bewegungsübungen begonnen. Bei verschobenen Schultergelenkpfannenbrüchen ist die operative Versorgung (Schrauben, Platte) erforderlich, ebenso bei verschobenen Brüchen des Rabenschnabelfortsatzes (lat.: *Processus coracoideus*) oder der Schulterhöhe (Schulterdach, lat.: *Acromion*). Auch bei der Kombination einer Schulterblatt- bzw. Hals-Fraktur mit einem Schlüsselbeinbruch wird operiert, weil die Schulter hochgradig instabil ist („flottierende Schulter"). I.d.R. genügt dann zur Stabilisierung die Versorgung des Schlüsselbeins, z.B. mit einer Platte.

Prognose. Die Prognose bei Schulterblattfrakturen ohne Beteiligung der Gelenkpfanne ist günstig, eine volle sportliche Belastung des Armes ist nach etwa 3 Monaten möglich. Dagegen ist die Behandlung von Frakturen mit Gelenkbeteiligung langwierig, eine bleibende Bewegungseinschränkung ist möglich. Die Metallentfernung wird nach operativer Versorgung meistens nicht vorgenommen.

13.10.3 Die Oberarmkopffraktur

Der Oberarmknochen besteht aus dem Oberarmkopf, der mit der Gelenkpfanne des Schulterblatts das Schultergelenk bildet, dem langen Schaft und dem das Ellbogengelenk bildenden Knochenteil. Oberarmkopfbrüche entstehen beim Sport meistens indirekt durch einen Sturz auf den ausgestreckten Arm bzw. die Hand. Insgesamt sind diese Frakturen häufiger bei älteren Menschen mit begleitender Osteoporose. Bei jungen Sport-

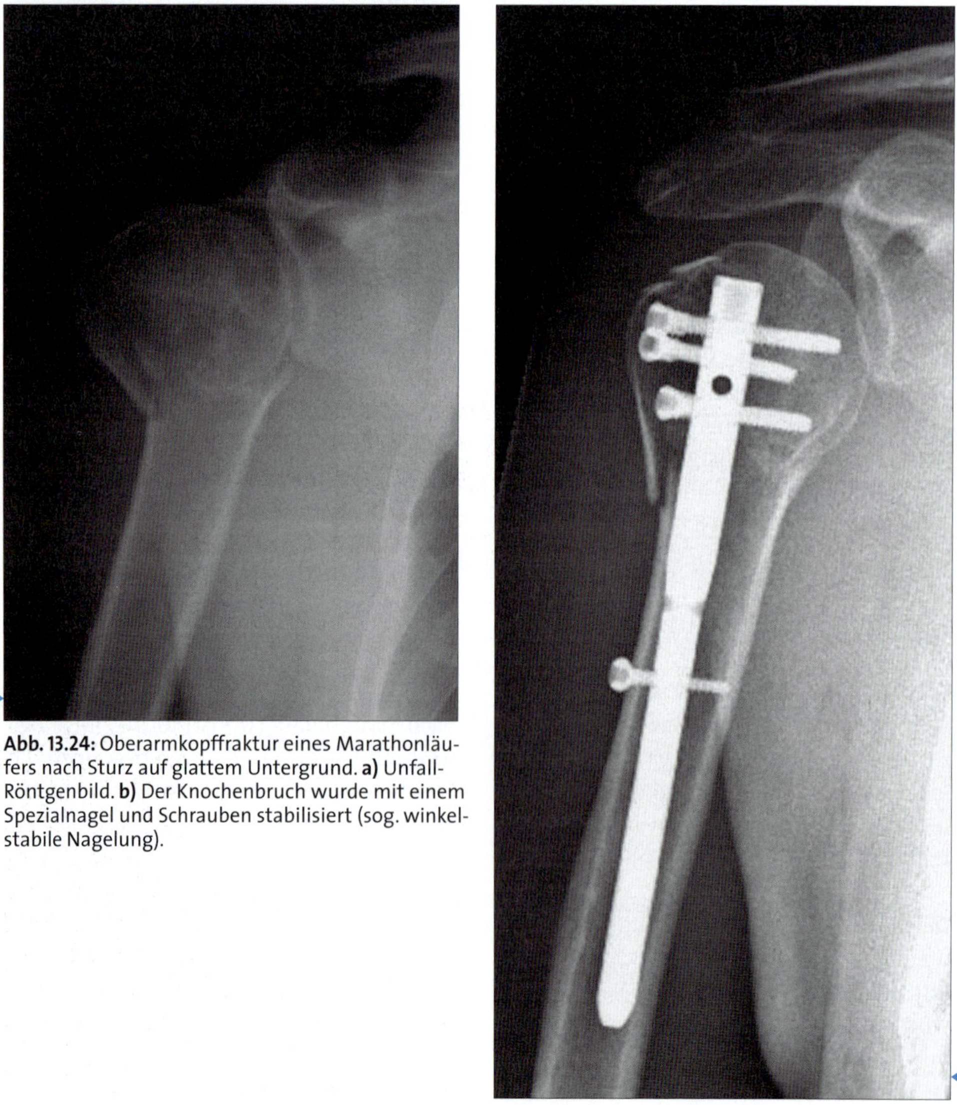

a

b

Abb. 13.24: Oberarmkopffraktur eines Marathonläufers nach Sturz auf glattem Untergrund. **a)** Unfall-Röntgenbild. **b)** Der Knochenbruch wurde mit einem Spezialnagel und Schrauben stabilisiert (sog. winkelstabile Nagelung).

lern handelt es sich i.d.R. um Rasanztraumen, z.B. ein Sturz beim alpinen Skilaufen.

Diagnose. Es besteht eine **schmerzhafte Bewegungseinschränkung** des Schultergelenks, meistens bildet sich ein deutlicher **Bluterguss** aus, der sich nach einigen Tagen auch auf die Brustwand und bis zum Ellenbogenbereich ausdehnt.

Die Diagnose wird durch eine Röntgenuntersuchung objektiviert (s. Abb. 13.24, 13.25). Oft wird auch eine Computertomografie veranlasst, da nicht selten Mehrfragmentbrüche vorliegen, was wiederum für die Therapie bedeutsam ist.

Therapie. Als **Notfallbehandlung** an der Sportstätte wird der Arm mit einer breiten elastischen Binde oder dem Trikot am Oberkörper mit gebeugtem Ellenbogengelenk angewickelt (s. Kap. 14.3). Zur weiteren Therapie: Unverschobene Brüche können konservativ behandelt werden, nach Ruhigstellung für einige Tage mit einer Schulterbandage wird mit vorsichtiger Übungsbehandlung begonnen. Dabei sind Röntgenverlaufskontrollen erforderlich, da es sekundär zur Bruchverschiebung kommen kann. Verschobene (Mehrfragment-)Brüche bedürfen der operativen Behandlung, z.B. mittels Schrauben- bzw. Plattenosteosynthese oder Nagelung.

Prognose. Die Rehabilitation ist langwierig und dauert oft mehrere Monate.

> Die Prognose des Oberarmkopfbruchs wird maßgeblich durch den Frakturtyp beeinflusst. Je mehr Bruchstücke vorliegen, desto größer ist das Risiko einer bleibenden Schädigung infolge einer Durchblutungsstörung des Oberarmkopfs (Oberarmkopfnekrose) mit Bewegungseinschränkung und Schmerzen. Bei nicht rekonstruierbaren Frakturen kann sogar die Versorgung mit einer Prothese notwendig werden.

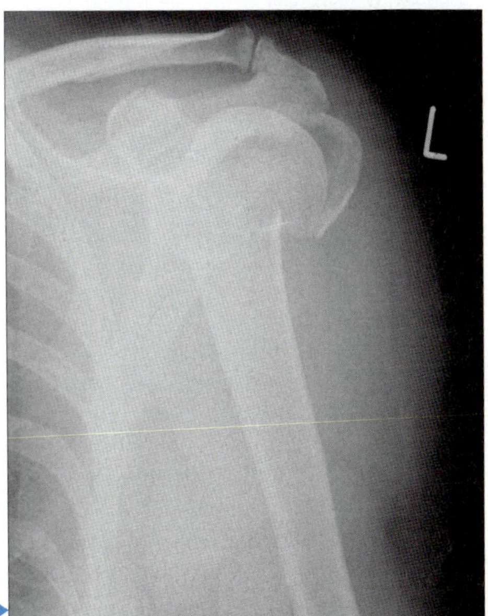

a

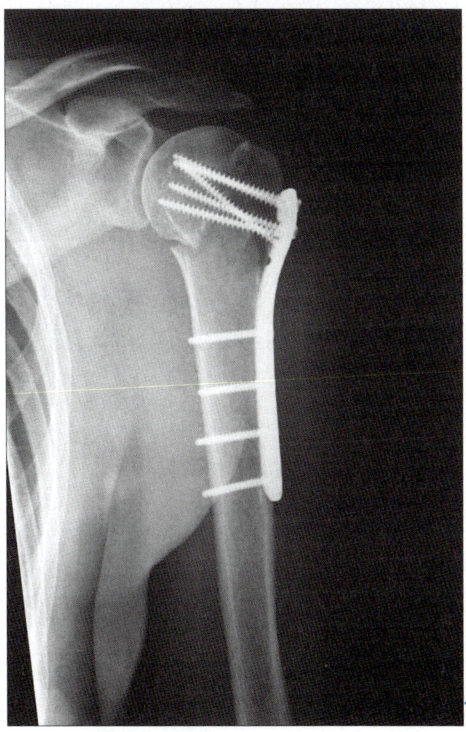

b

Abb. 13.25: Trümmerbruch des Oberarmkopfs. **a)** Unfall-Röntgenbild. **b)** Stabilisierung mit einer winkelstabilen Plattenosteosynthese (Fa. Königsee/Allendorf)

13.11 Die Arthrose – die „verschlissene" Schulter

Der „Verschleiß" des Gelenkknorpels kann das Schulterhauptgelenk zwischen Oberarmkopf und Gelenkpfanne (Omarthrose, die „eigentliche" Schultergelenkarthrose), das Schultereckgelenk (Akromioklavikulargelenk, AC-Arthrose) und selten das Brustbein-Schlüsselbein-Gelenk (Sternoklavikulargelenk, SC-Arthrose) betreffen.

13.11.1 Die Schultergelenkarthrose

Die Arthrose des „eigentlichen" Schultergelenks, die Omarthrose, ist seltener als am Knie- oder Hüftgelenk. Dies begründet sich durch die Tatsache, dass die Schulter kein gewichttragendes Gelenk ist. Bei der **primären** oder **idiopathischen Arthrose der Schulter** ist die Ursache des Knorpelschadens nicht bekannt. **Sekundär** kann die Schultergelenkarthrose nach Verletzungen wie einem Oberarmkopfbruch oder einer chronischen Instabilität auftreten, ebenso nach jahrelang bestehender Schädigung der Muskel-Sehnen-Hülle, der Rotatorenmanschette, was als Rotatorenmanschetten-Defekt-Arthropathie bezeichnet wird. Auch beim Rheuma ist die Entwicklung einer Schultergelenkarthrose möglich, ebenso als Folge einer Mangeldurchblutung des Oberarmkopfs (Oberarmkopfnekrose); deren Ursache ist meistens unbekannt (idiopathisch), die Nekrose kann sich auch bei Stoffwechselstörungen oder nach Oberarmkopfbrüchen entwickeln.

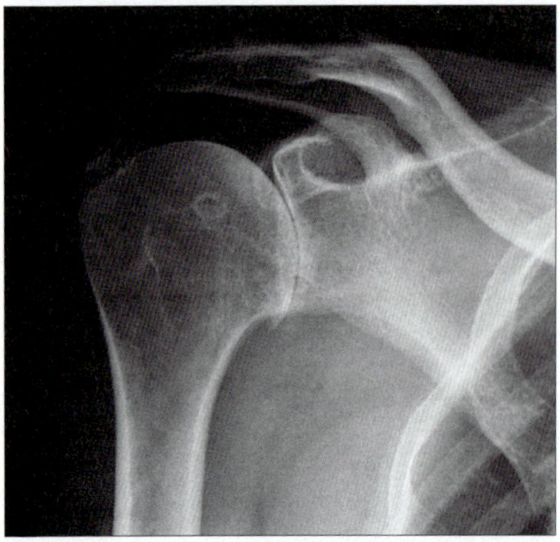

Abb. 13.26: Schultergelenkarthrose im Röntgenbild. Es besteht kein Gelenkspalt mehr zwischen Oberarmkopf und Pfanne, außerdem sieht man Verkalkungen der Rotatorenmanschette.

Diagnose. Menschen mit einer Schultergelenkarthrose haben zunehmende **Schmerzen**, zunächst **unter Belastung** beim Sport und im Alltag, später **auch in Ruhe**, v.a. nachts. Die Beweglichkeit ist immer mehr eingeschränkt. Im Röntgenbild ist der Gelenkspalt verschmälert, es entwickelt sich eine zunehmende Deformierung des Oberarmkopfs und der Gelenkpfanne mit Ausbildung von Knochenspornen (Osteophyten) und Zysten, also Hohlräumen, in denen die Knochensubstanz fehlt (s. Abb. 13.26).

Therapie. Es gelten die **allgemeinen Behandlungsprinzipien** einer Arthrose (s. Kap. 8.5):

Im Vordergrund steht die **konservative Therapie** mit Gabe von entzündungshemmenden Medikamenten (Antiphlogistika, z.B. Diclofenac, nicht bei Magen- oder Zwölffingerdarmgeschwüren) und physikalischer Therapie, u.a. Krankengymnastik. Injektionen in das Gelenk, z.B. mit Kortison, können bei sehr starken Schmerzen zumindest vorübergehend Linderung verschaffen, müssen aber wegen des Risikos einer Infektion unter sterilen Bedingungen durchgeführt werden. Der Nutzen von sog. Knorpelaufbaupräparaten wird sehr kontrovers diskutiert.

Wenn die Beschwerden sehr ausgeprägt sind und die konservative Behandlung ausgeschöpft ist, kann in manchen Fällen durch eine **Arthroskopie** Linderung verschafft werden, z.B. mit einer Durchtrennung der langen Bizepssehne, wenn diese entzündet ist. Als letzte Möglichkeit besteht auch am

Schultergelenk die Versorgung mit einer **Prothese**, die an anderer Stelle dieses Buchs besprochen wird (s. Kap. 36.3.3).

13.11.2 Die Arthrose des Schultereckgelenks

Der Verschleiß zwischen dem äußeren Ende des Schlüsselbeins und dem Schulterdach (Akromioklavikulargelenk, AC-Arthrose) entsteht meistens ohne erkennbare Ursache, seltener nach Verletzungen, z.B. Schlüsselbeinfrakturen, in diesem Bereich oder Schultereckgelenksprengungen.

Diagnose. Es entwickeln sich zunehmende Schmerzen bei der Armhebung, bei schlanken Patienten ist eine deutliche Schwellung des AC-Gelenks sichtbar.

Im Röntgenbild sieht man eine Gelenkspaltverschmälerung. Die Gelenkflächen am Schlüsselbeinende und am Acromion sind deformiert, nicht selten mit Ausbildung eines Knochensporns, der zu einer Einklemmung mit Schädigung der Rotatorenmanschette führen kann (Impingement, s. Kap. 13.5).

Bei vielen Sportlern etwa ab dem 40. Lebensjahr sieht man als Zufallsbefund (z.B. nach einem Unfall) im Röntgenbild oder in der Kernspintomografie Zeichen einer Schultereckgelenkarthrose, ohne dass dies die Ursache von Schulterbeschwerden ist. Daher muss im Rahmen der ärztlichen Untersuchung auch nach anderen Gründen für den Schulterschmerz geforscht werden.

Therapie. Eine Behandlung der Schultereckgelenkarthrose sollte **nur bei Beschwerden** erfolgen und nicht, wenn diese zufällig diagnostiziert wird. Hilfreich können antientzündliche Salben oder Gele sein, auch in Kombination mit der Iontophorese (s. Kap. 3.4), ebenso weitere Maßnahmen der physikalischen Therapie, z.B. Ultraschall. Wenn die Schmerzen durch die konservative Behandlung nicht beherrschbar sind, kann operativ das äußere Ende des Schlüsselbeins entfernt werden (Resektionsarthroplastik), was durch eine Arthroskopie möglich ist. Danach werden die meisten Patienten beschwerdefrei und können auch schulterbelastende Sportarten wieder ausüben.

13.11.3 Die Arthrose des Brustbein-Schlüsselbein-Gelenks

Der Verschleiß des Sternoklavikulargelenks (SC-Arthrose) ist **äußerst selten**, nicht nur bei Sportlern. Im Rahmen der Untersuchung ist eine schmerzhafte Schwellung zu sehen. Der Befund muss immer auch an eine Geschwulst denken lassen. Ähnliche Beschwerden macht das sog. Tietze-Syndrom, das ist eine schmerzhafte Verdickung der Rippenknorpel am Brustbeinansatz unbekannter Ursache.

Die konservative Behandlung der SC-Arthrose entspricht der bei einer Schultereckgelenkarthrose. Bei Nichterfolg ist die operative Entfernung des inneren Endes des Schlüsselbeins zu diskutieren: Dies ist allerdings eine Operation, die – im Gegensatz zur Entfernung des äußeren Schlüsselbeinendes (s. Kap. 13.11.2) – nicht routinemäßig durchgeführt wird.

13.12 Die Schultersteife – wenn die Schulter „eingefroren" ist

Unter einer Schultersteife (engl.: *frozen shoulder*) versteht man eine erhebliche **aktive** und **passive Bewegungseinschränkung** der Schulter, die meistens mit erheblichen Schmerzen einhergeht. Beim Sportler kann die Schultersteife primär oder sekundär bedingt sein.

Diagnose. Die **sekundäre Schultersteife** wird bspw. verursacht durch eine Fraktur im Schulterbereich, eine Rotatorenmanschettenschädigung oder Kalkschulter, eine Schultergelenkarthrose oder auch durch eine Infektion, die möglicherweise als Folge einer Injektion in die Schulter aufgetreten ist. Diesbezüglich wird auf die entsprechenden Abschnitte dieses Buchs verwiesen.

Dagegen ist die Ursache der **primären Schultersteife** nicht geklärt. Die Erkrankung ist langwierig, sie verläuft in mehreren Stadien. In Phase 1 (engl.: *freezing phase*) kommt es zum „Einfrieren" der Schulter, also zu einer zunehmenden schmerzhaften Bewegungseinschränkung. Der Arm wird in einer Schonhaltung am Körper gehalten, auch in Ruhe bestehen Schmerzen. Dann, in Phase 2 (engl.: *frozen phase*) nach 1–12 Monaten, ist das Schultergelenk „eingefroren" und steif, bedingt durch erhebliche Verwachsungen (Adhäsionen) der Gelenkkapsel. Dies hat dem Krankheitsbild den Namen „adhäsive Kapsulitis" gegeben. Die Phase 3 (engl.: *thawing phase*) ist gekennzeichnet durch ein „Auftauen" der Schulter mit zunehmender Besserung des Bewegungsumfangs und rückläufigen Schmerzen.

Im Rahmen der Diagnostik müssen sekundäre Ursachen einer Schultersteife ausgeschlossen werden, z.B. durch verschiedene bildgebende Verfahren wie Röntgen, Ultraschalluntersuchung oder Kernspintomografie. Die primäre Schultersteife ist eine Ausschlussdiagnose! Die Abgrenzung gegenüber einer Schulterinfektion kann manchmal schwierig sein (s. Kap. 13.13).

Therapie. Die Behandlung der **primären Schultersteife** erfolgt zunächst **konservativ**: Dazu gehören Krankengymnastik, Schmerztherapie, entzündungshemmende Medikamente (Antiphlogistika, z.B. Diclofenac; nicht bei Magen- oder Zwölffingerdarmgeschwüren), manchmal auch Kortisoninjektionen ins Gelenk.

Wenn nach mehrmonatiger konservativer Therapie noch eine erhebliche, schmerzhafte Bewegungseinschränkung besteht, kann eine Narkosemobilisation in Erwägung gezogen werden. Dabei wird die Schulter in Vollnarkose vorsichtig durchbewegt mit dem Ziel, Verwachsungen zu lösen. Diese Maßnahme darf nur von einem erfahrenen Arzt durchgeführt werden, da bei falscher Durchführung das Risiko eines Knochenbruchs besteht. Oftmals ist es sinnvoller, die Verwachsungen operativ durch eine Arthroskopie zu beseitigen.

Bei einer **sekundären Schultersteife** muss die zugrunde liegende Ursache bzw. Verletzung therapiert werden, wie dies in den jeweiligen Kapiteln dieses Buchs dargestellt ist.

Prognose. Die primäre Schultersteife hat eine relativ gute Prognose wegen ihrer Spontanheilungstendenz, aber es kann eine endgradige Bewegungseinschränkung verbleiben. Meistens ist der Verlauf langwierig. Bei etwa 20% der Patienten erkrankt auch die andere Schulter.

Die Prognose der sekundären Schultereinsteifung ist abhängig von der Ursache.

13.13 Die Schulterinfektion

Die Infektion des Schultergelenks durch Bakterien ist glücklicherweise nicht häufig und betrifft dann i.d.R. das Hauptgelenk zwischen Oberarmkopf und der Gelenkpfanne am Schulterblatt (Glenohumeralgelenk). Eine nicht ganz seltene Ursache bei Sportlern sind Spritzen ins Gelenk (Injektionen, z.B. mit Kortison), weitere Ursachen sind eine vorausgegangene Arthroskopie oder Gelenkoperation, z.B. wegen einer Fraktur oder Prothese; seltener ist die Beteiligung des Schultergelenks durch eine Infektion in der unmittelbaren Nachbarschaft oder in einer anderen Körperregion, wobei die Erreger auf dem Blutweg ins Gelenk gelangen. Eine Infektion kann sich auch nach einer offenen Schultergelenkfraktur entwickeln, weil dann primär eine Verbindung zwischen Gelenk und Außenwelt vorhanden und damit eine Eintrittspforte für Bakterien gegeben ist.

Diagnose. Charakteristische **Symptome** beim akuten Verlauf einer Infektion sind zunehmende Schmerzen, Funktionseinschränkung, Schwellung und Gelenkergussbildung, z.B. innerhalb von etwa 24–48 Stunden nach einer ärztlich durchgeführten Injektion in das Gelenk oder nach einer Arthroskopie. Aber Achtung: Insbesondere bei einer kräftigen Muskulatur oder übergewichtigen Menschen ist die Gelenkschwellung nicht offensichtlich. Fieber kann, muss aber nicht unbedingt vorhanden sein; der Allgemeinzustand leidet, der Sportler fühlt sich schlecht.

In der Blutuntersuchung steigen meistens die Entzündungswerte an, bspw. die weißen Blutkörperchen (Leukozyten) oder das C-reaktive Protein (CRP). Die Verdachtsdiagnose kann der Arzt durch eine **Punktion der Gelenkflüssigkeit** erhärten, dabei findet sich ein trüber oder gar eitriger Gelenkerguss. Diese Flüssigkeit wird im Labor analysiert: Als verursachende Bakterien werden meistens Staphylokokken gefunden, wobei dann auch eine Austestung von verschiedenen Antibiotika erfolgt, um ein oder mehrere möglichst geeignete Präparate einzusetzen. Nicht immer gelingt ein Keimnachweis.

Bildgebende Verfahren können diagnostisch weiterhelfen. In der Ultraschalluntersuchung ist bspw. der Gelenkerguss darstellbar, ebenso in der Kernspintomografie. Letztere deckt im fortgeschrittenen Stadium auch Knorpelschäden auf. Das Röntgenbild ist anfangs oft unauffällig. Besonders in unklaren Fällen kann eine Leukozytenszintigrafie durchgeführt werden; dabei werden dem Patienten weiße Blutkörperchen entnommen, radioaktiv markiert und wieder injiziert. Bei einer Infektion kommt es zu einer Anreicherung der markierten Leukozyten im Gelenkbereich.

Therapie. Unbehandelt führt die Schulterinfektion zu einer schwersten Schädigung des Knorpels und zur Zerstörung des Gelenks. Nur durch die frühzeitige Behandlung kann ein bleibender Schaden verhindert werden. Wenn eine Untersuchung auf Bakterien veranlasst wurde, dann darf bei begründetem Verdacht die Erregeridentifizierung nicht abgewartet werden – dies würde einen nicht akzeptablen Zeitverlust von oft mehr als 24 Stunden bedeuten, weil die Diagnostik meist so lange dauert.

> ! Achtung: Die antibakterielle Therapie mit Antibiotika ist unbedingt erforderlich, aber alleine für sich nicht ausreichend!

Es muss operiert werden, wobei das Schultergelenk intensiv ausgespült und gereinigt wird. Sämtliches durch die Infektion geschädigtes Gewebe, z.B. die Gelenkinnenhaut, muss entfernt werden. Diese operativen Maßnahmen können oft im Rahmen einer Arthroskopie durchgeführt werden, insbesondere wenn die Infektion durch eine Spritze in das Gelenk oder eine Arthroskopie entstanden ist. In manchen Fällen werden Antibiotikaträger (z.B. Gentamicin-Kollagen-Vlies) in das Gelenk eingebracht oder es ist eine größere Eröffnung erforderlich, v.a. auch nach einer vorausgegangenen offenen Gelenkoperation. Dabei kann dann auch die Entfernung von Metall, das z.B. zur Stabilisierung eines Knochenbruchs eingebracht wurde, notwendig werden. Nicht selten sind zur Beseitigung der Infektion mehrere Operationen erforderlich.

Prognose. Wie bereits dargestellt kann nur eine frühzeitige Behandlung die Gelenkzerstörung aufhalten!

Prävention. Eine Schulterinfektion kann das sportliche Aus bedeuten und zum Schicksal werden. Potenzielle Folgen sind zahlreiche Operationen und eine erhebliche Funktionseinschränkung bis hin zur Gelenksteife, bei besonders tragischen Verläufen sogar die Schädigung anderer Organe durch die Bakterien. Aus diesen Gründen darf es erst gar nicht dazu kommen:

Entsprechend einer der häufigsten Infektionsursachen beim Sportler wird der Arzt Schultergelenkpunktionen und Spritzen ins Gelenk nur unter sterilen Bedingungen durchführen, das bedeutet u.a. ausgiebige Desinfektion, sterile Handschuhe und Abdeckung, also unter höchster Vorsicht!

14 Verletzungen und Schäden des Oberarms

14.1 Bedeutung des Oberarms beim Sport und Einführung in die Anatomie

Etwa 1–3% der Sportverletzungen betreffen den Oberarm, also den körpernahen Anteil des Arms zwischen Schulter und Ellenbogengelenk (s. Abb. 14.1). Der Oberarmknochen wird von einem Muskelmantel umgeben, wobei der **Bizepsmuskel** (lat.: *Musculus biceps brachii*, s. Abb. 13.14) nicht nur Bodybuildern bekannt und besonders auffällig ist: Er befindet sich an der Vorderseite des Oberarmes und hat zwei Muskelbäuche oder -köpfe (lat. *biceps*: zweiköpfig). Diese beginnen mit jeweils einer Sehne im Schulterbereich und vereinigen sich am Oberarm zu einem gemeinsamen Muskelbauch. Die gemeinsame Endsehne setzt im Bereich der Ellenbeuge in der Nähe des Speichenkopfs an. Dementsprechend ist die Beugung des Unterarms im Ellenbogengelenk eine der wichtigsten Funktionen des Bizepsmuskels (s. Kap. 13.6). Auf der Rückseite des Oberarms befindet sich sein Gegenspieler (Antagonist), der **Trizepsmuskel** (lat.: *Musculus triceps brachii*, s. Abb. 14.2), der drei Anteile (lat. *triceps*: dreiköpfig) hat und mit einer gemeinsamen Sehne am Ellenhaken, dem hinteren „Höcker“ am Ellenbogengelenk, ansetzt. Seine

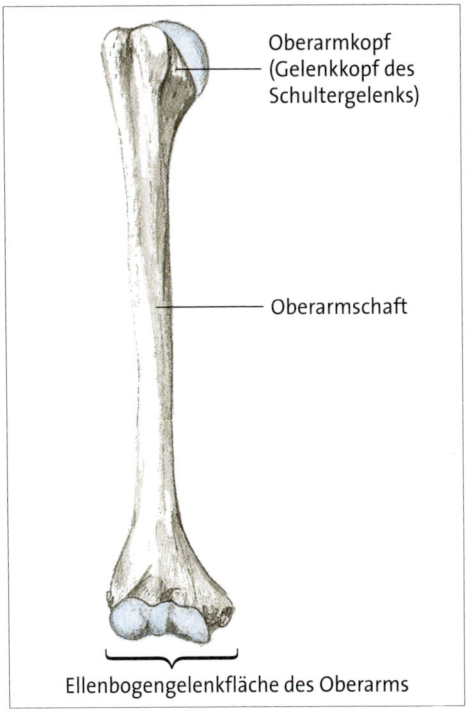

Abb. 14.1: Knöcherne Anatomie des Oberarms

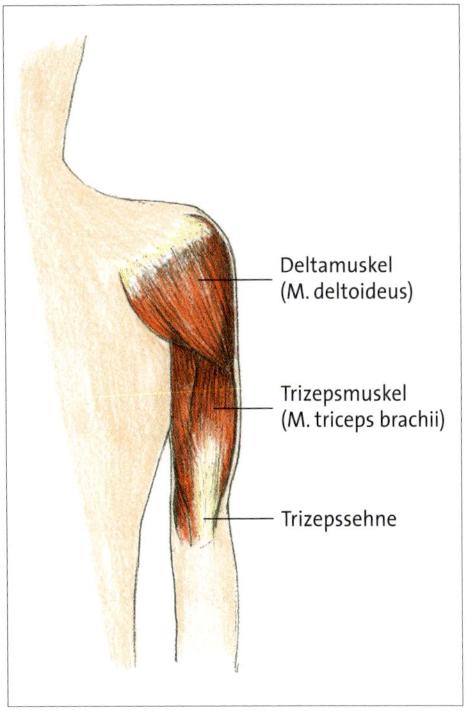

Abb. 14.2: Muskulatur der Rückseite des Oberarms

wichtigste Funktion ist die Streckung des Unterarms, mit anderen Worten: Der Trizeps zieht den durch den Bizeps gebeugten Unterarm nach hinten, bis das Ellenbogengelenk „anschlägt“, also voll gestreckt ist.

Außerdem verlaufen am Oberarm verschiedene **Nerven**, von denen der Mittelnerv, der Speichennerv und der Ellennerv die wichtigsten sind. Die **Hauptschlagader** befindet sich auf der Innenseite und zieht zur Ellenbeuge, der Blutrückfluss zum Herzen erfolgt über mehrere **Venen**.

14.2 Weichteilverletzungen am Oberarm

Geschlossene Weichteilverletzungen, also ohne Verletzung der Haut, sind beim Sport in Form von **Prellungen** der Haut und Muskulatur relativ häufig, z.B. bei Kontaktsportarten wie Handball oder Karate. Die Behandlung ist meist unproblematisch und besteht vor v.a. in Kühlung und vorübergehender Schonung. Eine schwere stumpfe Gewalteinwirkung kann in seltenen Fällen zum **Kompartmentsyndrom** des Oberarms führen (s. Kap. 14.2.1). Nervenverletzungen werden separat dargestellt (s. Kap. 14.2.2).

Verletzungen des Bizepsmuskels wie bspw. Zerrungen oder Faserrisse sind relativ selten und werden nach den im allgemeinen Kapitel über Muskelverletzungen dargestellten Prinzipien diagnostiziert und behandelt (s. Kap. 5.2). Häufiger sind **Verletzungen** und **Schäden der Bizepssehnen**, entweder an der Schulter oder im Ellenbogenbereich. Sie werden in den jeweiligen Kapiteln dargestellt.

Verletzungen des Trizepsmuskels reichen von der Zerrung bis Muskelriss und treten bspw. bei Handballspielern auf, sind aber eher selten. Die betroffenen Sportler klagen über belastungsabhängige Beschwerden, z.B. bei rascher Streckung des Gelenks, wie dies im Rahmen eines Ballwurfs erfolgt. Diagnose, Behandlung und Prognose entsprechen den Ausführungen im allgemeinen Kapitel über die Muskelverletzungen (s. Kap. 5.2). Häufiger sind Beschwerden im Bereich der gemeinsamen Endsehne, also **Schäden der Trizepssehne** am Ellenhaken; daher werden diese auch dort abgehandelt (s. Kap. 15.5.4).

Nahezu keine Bedeutung in der sportmedizinischen Praxis haben Verletzungen und Schäden weiterer, ebenfalls am Oberarm lokalisierter Muskeln. Es sind dies der Hakenarmmuskel (lat.: *Musculus coracobrachialis*), der Armbeuger (lat.: *Musculus brachialis*) und der Knorrenmuskel (lat.: *Musculus anconeus)*. Die Verletzungen der Oberarmmuskeln an der Schulter, v.a. der sog. Rotatorenmanschette, werden im Schulterkapitel dieses Buchs ausführlich beschrieben (s. Kap. 13).

Offene Weichteilverletzungen ohne gleichzeitige Fraktur sind am Oberarm selten. Sie entstehen bspw. sturzbedingt durch ungewollten Kontakt mit einem Drahtzaun beim Skilaufen, Snowboarden oder Radfahren. Raritäten sind Schussverletzungen (Bogensport, Luftgewehr). Jede offene Weichteilverletzung wird operiert. Als Erstmaßnahme wird ein steriler Verband angelegt, bei einer stärkeren Blutung ein Druckverband. Die operative Therapie richtet sich nach den allgemeinen Regeln der Wundbehandlung, z.B. Wundausschneidung, Drainage, wenn möglich Wundverschluss, allerdings kein primärer Wundverschluss bei starker Verschmutzung (s. Kap. 4.2). Im Rahmen der Operation werden natürlich alle verletzten Strukturen versorgt, bspw. wird eine verletzte Schlagader rekonstruiert. Dies gilt auch für Sehnendurchtrennungen und Muskelverletzungen.

14.2.1 Das Kompartmentsyndrom des Oberarms – selten, aber gefährlich

Die Muskeln der vorderen und hinteren Oberarmregion werden, ebenso wie z.B. am

Unterschenkel, von kaum dehnbaren Bindegewebshüllen, den Faszien, umgeben. Auf diese Weise entstehen im Wesentlichen zwei Kompartments: für die vordere Oberarmbeugemuskulatur (Beugerloge) und die hintere Oberarmstreckmuskulatur (Streckerloge). Bei einer erheblichen Gewalteinwirkung, z.B. einem Schlag, kann es zum **akuten Kompartmentsyndrom** kommen. Dieses ist im Vergleich zum Unterschenkel relativ selten, stellt aber einen absoluten **Notfall** dar. Mögliche Ursachen sind eine starke Einblutung in die Muskulatur bzw. in das vordere und/ oder hintere Kompartment, ein Oberarmbruch oder eine Verletzung der auf der Innenseite des Oberarms verlaufenden Schlagader. Auf diese Weise kommt es zur Druckerhöhung im betroffenen Kompartment, was unbehandelt zur irreversiblen Muskelschädigung führt (s. Kap. 5.2.9).

Diagnose. Grundlegende Ausführungen zu dieser Problematik finden sich im allgemeinen Teil dieses Buchs (s. Kap. 5.2.9) sowie speziell beim Kompartmentsyndrom am Unterschenkel (s. Kap. 26.3), es folgen einige spezielle Ergänzungen.

„Brettharte" Oberarmweichteile und heftige Schmerzen nach einem Sportunfall müssen unbedingt den Verdacht auf ein akutes Kompartmentsyndrom lenken!

Zur **technisch-apparativen Diagnostik** gehört die Röntgenuntersuchung zwecks Diagnose oder Ausschluss eines Knochenbruchs. Mit der Ultraschalldiagnostik (Sonografie) kann eine Einblutung in die Muskulatur bzw. die übrigen Weichteile festgestellt werden. Bei Verdacht auf eine Verletzung der Oberarmschlagader als Ursache des Kompartmentsyndroms können die Duplex-Sonografie als spezielle Form der Ultraschalluntersuchung oder die Angiografie (Röntgenkontrastmitteldarstellung von Blutgefäßen) weiterhelfen. Ebenso wie am Unterschenkel kann auch am Oberarm eine Kompartmentdruck-Messung vorgenommen werden.

Therapie. Grundsätzlich gilt wie auch an anderen Körperregionen: Bei begründetem Verdacht auf ein akutes Kompartmentsyndrom am Oberarm, erst recht aber bei erhöhten Druckwerten, muss eine **notfallmäßige Operation** mit Faszienspaltung zur Druckentlastung erfolgen. Andernfalls kommt es durch die Muskelschwellung und den erhöhten Gewebedruck zu einer zunehmenden Einengung und Durchblutungsstörung der Muskulatur mit Gefahr des Muskeluntergangs (Muskelnekrose). Schlimmstenfalls kann der Sportler sogar seinen Arm verlieren!

Durch den Muskelzerfall droht auch die Schädigung anderer Organe, z.B. der Nieren mit möglichem Nierenversagen. Selbstverständlich wird bei der Operation auch die Ursache des Kompartmentsyndroms behandelt wird, z.B. Entfernung eines größeren Blutergusses oder Stabilisierung einer Oberarmfraktur.

14.2.2 Nervenverletzungen und Nervenschäden am Oberarm

Für die sportmedizinische Praxis ist vor allem der **Speichennerv** (lat.: *Nervus radialis*, s. Abb. 14.3) von Bedeutung. Dieser ist Teil des Armnervengeflechts und verläuft spiralförmig um den Oberarmknochen. Im ellenbogengelenknahen Unterarmbereich teilt sich der Nerv in einen motorischen tiefen Ast (für verschiedene Muskeln am Unterarm) und einen sensiblen oberflächlichen Ast.

Eine Schädigung des Speichennervs am Oberarm ist nicht nur beim Sport eher selten. Möglich ist sie durch Druck von außen – bspw. wenn der Arm im Schlaf „falsch gelegen" hat, sog. Parkbanklähmung – oder durch einen Bluterguss oder Oberarmbruch (s. Kap. 14.3). Weitere mögliche Ursachen

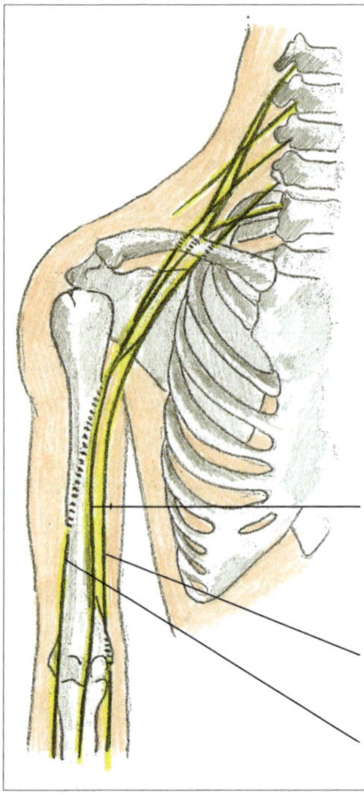

Abb. 14.3: Verlauf der Hauptnerven am Oberarm

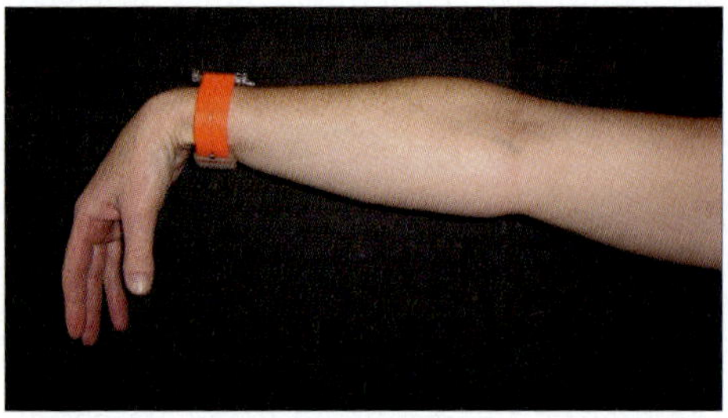

Abb. 14.4: Durch eine Schädigung des Speichennervs am Oberarm können das Handgelenk und die Finger nicht gestreckt werden, es entsteht die sog. Fallhand.

sind Schläge oder Tritte gegen den Arm bspw. bei Kampfsportarten, ebenso Einengungen durch Bindegewebsstränge oder Muskelmassenzunahme (Muskelhypertrophie) sowie beim Sportschießen mit dem Gewehr die Kompression durch den Schießriemen am Oberarm. Außerdem kann der Nerv akut oder chronisch in der Achselhöhle geschädigt werden, bspw. durch Gehstützen („Krückenlähmung") oder beim Barrenturnen.

Hinweis: Die meist vorübergehende Schädigung des Armnervengeflechts („Burner-Syndrom"), bspw. bei Kontaktsportarten, wird in Kapitel 12.3 dargestellt.

Diagnose. Die Symptome variieren und können bspw. aufgrund der Schmerzen mit einem **Tennisellenbogen verwechselt** werden. Darüber hinaus können **Gefühlsstörungen** wie Missempfindungen oder Taubheitsgefühl im Versorgungsgebiet des Speichennervs an der Hand bestehen. **Bewegungsstörungen** betreffen eine Schwächung der Handgelenk- und Fingerstreckung bis zur kompletten Lähmung, der sog. Fallhand (s. Abb. 14.4).

Im Rahmen der Diagnostik wird der Oberarm geröntgt; das Röntgenbild gibt Hinweise auf knöcherne Ursachen der Nervenschädigung, bspw. eine Fraktur. Die Ultraschalluntersuchung kann einen größeren Bluterguss nachweisen, der auf den Nerv drückt. Noch genauer ist die Kernspintomografie, mit der bspw. Geschwülste als mutmaßliche Ursache dargestellt werden. Ferner sollte der betroffene Sportler neurologisch untersucht werden. Mit der **Elektroneurografie** werden die motorische und die sensible Nervenleitgeschwindigkeit gemessen. Durch eine **Elektromyografie** kann die elektrische Muskelaktivität bestimmt und indirekt die Funktion des für den Muskel zuständigen (innervierenden) Nervs überprüft werden.

Therapie. Die „Parkbanklähmung" bildet sich üblicherweise innerhalb weniger Wochen spontan zurück. Bei anderen Ursachen, Nichtbesserung oder Fortschreiten der Symptomatik wird der Speichennerv meistens operativ freigelegt, auslösende Faktoren werden beseitigt; bspw. wird eine Oberarmfraktur stabilisiert (s. Kap. 14.3).

Prognose. Die Prognose ist abhängig von der Ursache und der Dauer der Nervenschädigung. Bei muskulärer Schwäche und Lähmungserscheinungen ist eine oft mehrmonatige Übungsbehandlung notwendig (Krankengymnastik, Ergotherapie), ebenso bei einem begleitenden Knochenbruch. Nicht immer kommt es zur Erholung der Nervenfunktion.

14.3 Der Oberarmschaftbruch – Vorsicht beim Armdrücken

Anatomisch betrachtet besteht der Oberarmknochen aus dem Oberarmkopf, der mit der Gelenkpfanne des Schulterblatts das Schultergelenk bildet, dem langen Schaft und dem das Ellenbogengelenk bildenden Knochenteil. Frakturen können in diesen 3 Regionen auftreten. Die **Oberarmkopffraktur** wurde bereits im Schulterkapitel (s. Kap. 13) dargestellt, da es sich um einen Gelenkbruch handelt. Aus diesem Grund wird auch der **Oberarmbruch** im Bereich des **Ellenbogengelenks** in dem entsprechenden Kapitel beschrieben.

Die **Oberarmschaftfraktur** ist beim Sport vergleichsweise selten und entsteht entweder durch direkte oder indirekte Gewalteinwirkung, z.B. beim Baseball oder durch einen Sturz auf den Arm.

> Relativ typisch ist der Oberarmbruch bei Kraftsportlern, die sich die Verletzung beim Armdrücken zuziehen. Aufgrund des dann vorliegenden Unfallmechanismus handelt es sich um einen Spiralbruch, d.h. der Frakturverlauf im Bereich des Oberarmknochens ist spiralförmig.

Diagnose. Typisch sind erhebliche Schmerzen, Schwellung, Deformierung und Funktionseinschränkung des Armes. Der verletzte Sportler versucht spontan, den Arm mit der anderen Hand an den Brustkorb zu halten und auf diese Weise zu schienen.

Bei bis zu 27% der Verletzten besteht eine **Verletzung** des am Oberarmknochen verlaufenden **Speichennervs**, dies führt zu einer sog. **Fallhand**: Das Handgelenk und die Finger können bei dieser durch die Nervenschädigung ausgelösten Bewegungsstörung nicht gestreckt werden (s. Kap. 14.2.2). Selten, aber bedrohlich, ist eine begleitende Verletzung der Oberarmarterie, die zur Durchblutungsstörung der Hand führen kann: fehlender Puls am Handgelenk!

Geschlossene Oberarmbrüche mit Kompartmentsyndrom sind selten (s. Kap. 14.2.1). Dies gilt auch für Frakturen mit offenem Weichteilschaden, die aber bspw. beim Motorradsport oder bei Kollisionen von Radfahrern mit Pkws vorkommen.

Die Diagnose des Oberarmschaftbruchs wird durch eine **Röntgenuntersuchung** bestätigt (s. Abb. 14.5). Damit lassen sich auch die seltenen Knochentumoren aufdecken, die als Schwachstelle im Knochen zur sog. pathologischen Fraktur führen können (s. Kap. 7.3). Die Knochentumoren müssen nicht zwangsläufig bösartig sein, bei Kindern und jugendlichen Sportlern kann auch eine gutartige juvenile Knochenzyste vorliegen. Bei Verdacht auf eine Schädigung der Oberarmarterie wird eine spezielle Form der Ultraschalldiagnostik durchgeführt (Duplex-Sonografie) oder eine Blutgefäßdarstellung mittels Angiografie, einer speziellen Röntgenuntersuchung mit Kontrastmittel (s. Kap. 3.2).

Therapie. Als **Notfallbehandlung** an der Sportstätte wird der Arm mit einer breiten elastischen Binde oder dem Trikot am Oberkörper mit gebeugtem Ellenbogengelenk angewickelt (s. Abb. 14.6). Die weitere Therapie wird bei unkomplizierten Oberarmschaftbrüchen **konservativ** – also ohne Operation – durchgeführt, z.B. mit einem Brace nach Sarmiento. Dabei handelt es sich um eine Kunststoffmanschette (meistens bestehend aus 2 Halbschalen mit Klettverschlüssen), die den Oberarm schient. Ellbogen-

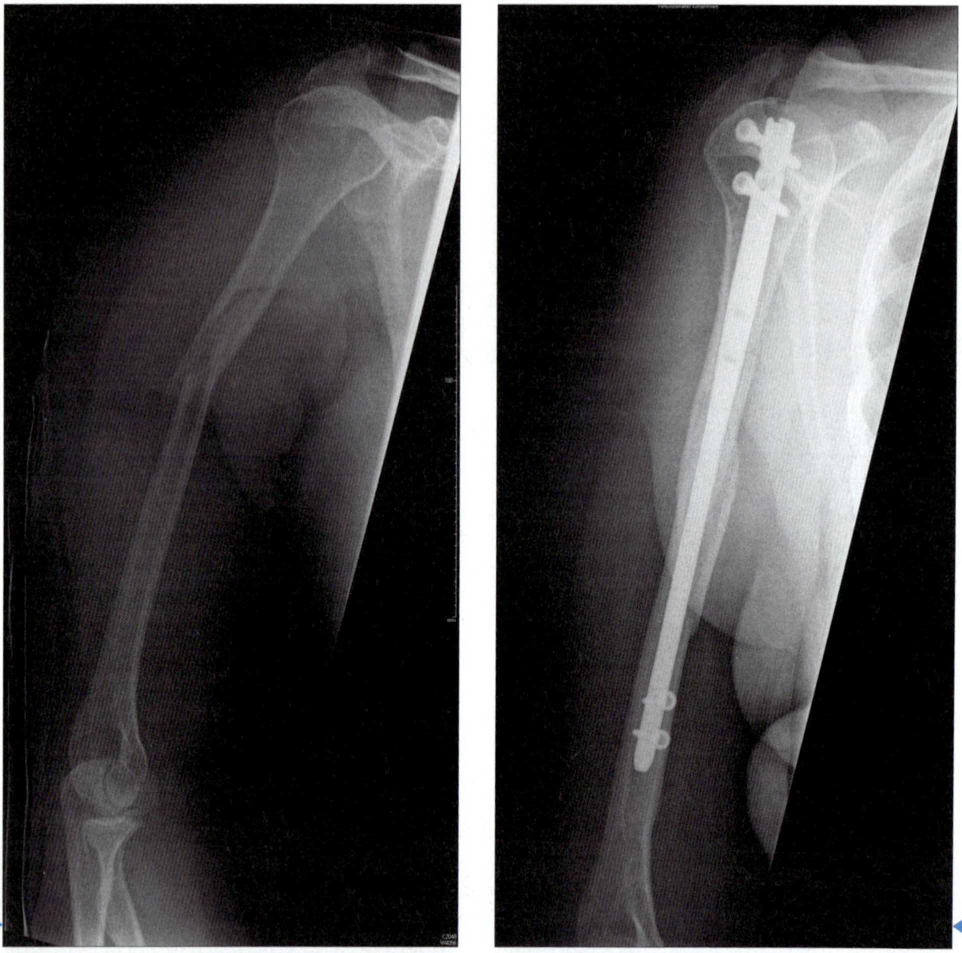

Abb. 14.5: Oberarmschaftfraktur. **a)** Unfall-Röntgenbild. **b)** Stabilisierung mit einem Verriegelungsnagel. Dabei werden durch Löcher im Nagel zusätzliche Schrauben eingebracht, um die Stabilität der Versorgung zu erhöhen.

und Schultergelenk bleiben frei beweglich. Der Brace verbleibt 2–3 Monate und wird bei guter Kallusbildung im Röntgenbild entfernt. Im Brace können Übungen für Schulter- und Ellbogengelenk durchgeführt werden, allerdings oft erst bei deutlicher Kallusbildung, weil vorher die Patienten den Arm schmerzbedingt schonen. Leichte Verschiebungen der Bruchstücke sowie ein geringer Achsenknick des Oberarmknochens sind tolerabel, fallen äußerlich nicht auf und sind funktionell für die weitere sportliche Betätigung ohne Bedeutung. Denn „man läuft nicht auf dem Arm!“

Aber: Die konservative Behandlung ist langwierig und fordert von den betroffenen Sportlern viel Geduld und Zeit; die Wahrscheinlichkeit der ausbleibenden knöchernen Heilung liegt bei 2–3%. Daher wünschen Sportler oft eine Operation, die insbesondere auch sinnvoll ist bei übergewichtigen oder sehr kräftigen Sportlern, bei denen der Brace nicht adäquat befestigt werden kann. Allerdings sind als Risiken der Operation eine Infektion (ca. 1%) und die Verletzung des Speichennervs (ca. 7%) zu nennen.

Bei komplizierten Frakturen, z.B. mit Nerven- oder Schlagaderverletzungen, bei offenen Knochenbrüchen oder bei Schwerstverletzten (Polytrauma, s. Kap. 37.2), wird operiert. Die Stabilisierung kann durch eine Platte mit Schrauben oder durch eine Nagelung erfolgen.

Prognose. Die Prognose bei Oberarmbrüchen ohne Nervenschäden ist ausgesprochen gut. Eine sportliche Vollbelastung des Arms, z.B. bei Kontakt- und Kampfsportarten, ist erst nach knöcherner Heilung etwa 5–6 Monate nach dem Unfall möglich. Die Rehabilitation ist meistens nach einer operativen Stabilisierung kürzer, weil frühzeitiger funktionell nachbehandelt werden kann. Bei Frakturen mit Nervenschaden (v.a. des Speichennervs) sind die Ergebnisse leider nicht so gut.

Eine Metallentfernung wird speziell nach einer Plattenstabilisierung i.d.R. nicht durchgeführt, weil die Gefahr besteht, dass dann der Speichennerv bei dieser Operation geschädigt wird.

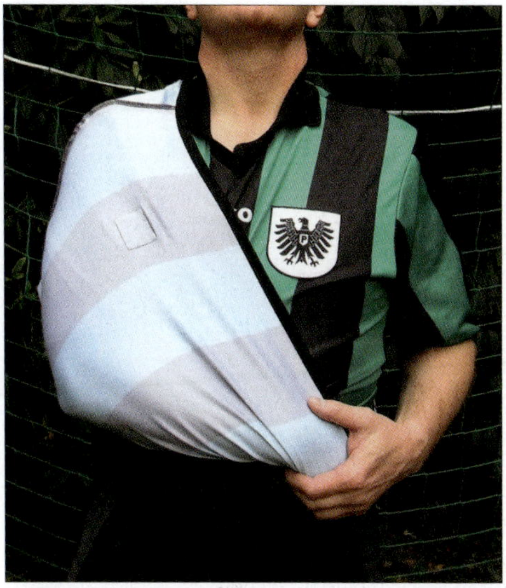

Abb. 14.6: Provisorische Schienung eines Oberarmbruchs am Oberkörper mit einem Trikot

15 Verletzungen und Schäden des Ellenbogengelenks

15.1 Bedeutung des Ellenbogengelenks beim Sport und Einführung in die Anatomie

Das Ellenbogengelenk wird von den beiden Unterarmknochen Elle und Speiche sowie dem Oberarmknochen gebildet (s. Abb. 15.1). Es handelt sich um ein **Drehwinkelgelenk** oder **Drehscharniergelenk**, das aus 3 Teilgelenken mit einer gemeinsamen Gelenkkapsel mit mehreren Bändern besteht. Zu Letzteren gehören ein inneres und ein äußeres Seitenband sowie ein Ringband, das den Speichenkopf an die Elle fixiert. Verschiedene Muskeln wirken als dynamische Gelenkstabilisatoren, bspw. der Bizeps an der Vorderseite des Oberarms oder der Trizeps an seiner Rückseite.

Im Ellenbogengelenk sind Dreh- und Scharnierbewegungen möglich:

- In der Gelenkverbindung zwischen Oberarm und Elle werden ausschließlich Scharnierbewegungen durchgeführt, also **Beugung** und **Streckung** des Unterarms. Viele Menschen, v.a. Frauen, können das Ellenbogengelenk sogar etwas überstrecken.
- Das Gelenk zwischen Oberarm und Speiche, genauer dem Speichenkopf (ältere Bezeichnung „Speichenköpfchen"), ermöglicht einerseits Scharnierbewegungen, andererseits Drehbewegungen des Unterarms. Die Drehbewegungen, also die Umwendbewegungen des Unterarms gegen den Oberarm, werden Supination und Pronation genannt. Bei der **Supination** wird die Handinnenfläche nach oben bzw. auswärts gedreht, bei der **Pronation** wird der Handrücken nach oben bzw. einwärts gedreht (s. Abb. 15.2, s.a. Abb. 16.1).
- Damit diese Umwendbewegungen möglich sind, muss nicht nur eine Bewegung zwischen Oberarm und Speichenkopf stattfinden, sondern gleichzeitig auch im dritten Teilgelenk zwischen Elle und Speichenkopf. Dabei dreht sich die Speiche um die Elle, allerdings nicht nur im Bereich des Ellenbogengelenks, sondern zeitgleich auch im Handgelenk.

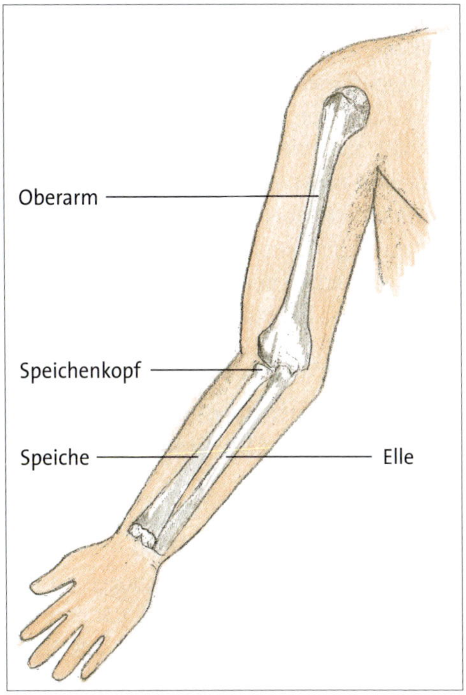

Abb. 15.1: Der Oberarmknochen sowie die Unterarmknochen Elle und Speiche bilden das Ellenbogengelenk. Supinationsstellung des Unterarms bzw. der Hand.

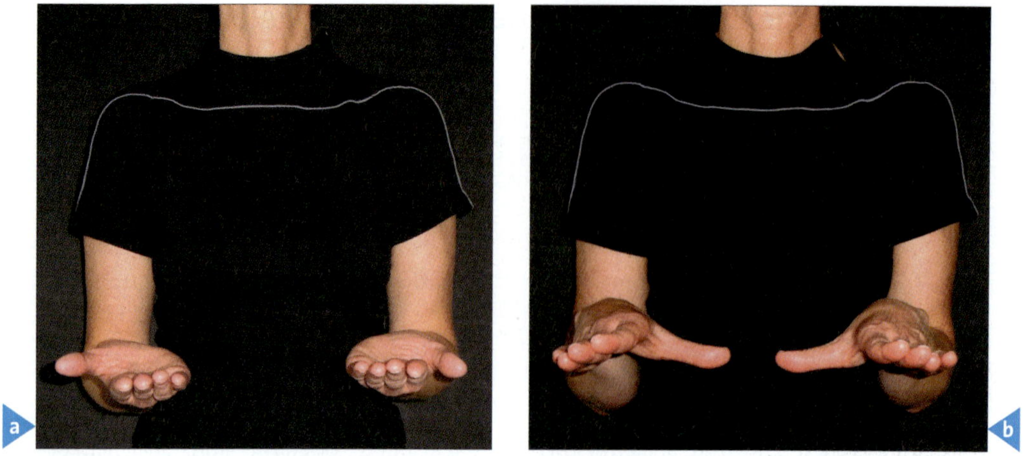

Abb. 15.2: Umwendbewegungen des Unterarms bzw. der Hand, dargestellt bei einer Beugung im Ellenbogengelenk von 90°. **a)** Supination. **b)** Pronation

Ellenbogenprobleme bei Sportlern finden sich in einer Häufigkeit von etwa 2%. Damit liegt die Gefährdung dieses Gelenks deutlich hinter der von Schulter, Knie oder Sprunggelenk. Die Häufigkeit schwankt in Abhängigkeit von der ausgeübten Sportart: Spezielle Probleme ergeben sich besonders bei Rückschlagsportarten (z.B. Tennis, Baseball, Hockey) oder bei Wurfsportarten (Handball, Baseball, Speerwerfen, Fußballtorhüter). Außerdem können sich auch wie bei anderen Sportarten sturzbedingte Verletzungen ergeben, entweder durch eigenes „Verschulden" (z.B. Ausrutschen beim Jogging) oder Fremdeinwirkung (z.B. Foulspiel beim Fußball).

15.2 Die Ellenbogenluxation – wenn das Ellenbogengelenk „auskugelt"

Durch einen Sturz auf die Hand bei gebeugtem oder überstreckten Ellenbogen, bspw. beim Turnen am Gerät, oder durch eine gewaltsame Verdrehung des Arms – z.B. beim Ringen oder Judo – kann eine Verrenkung des Ellenbogengelenks entstehen. Dabei geht die normale anatomische Beziehung zwischen Elle, Speiche und dem gelenkbildenden Anteil des Oberarms verloren. Die Ellenbogenluxation ist mit einer Häufigkeit von etwa 20% die **zweithäufigste Auskugelung** eines großen Gelenks, an erster Stelle steht die Schulter.

Diagnose. Es besteht ein **schmerzhaft deformiertes** und **bewegungseingeschränktes Ellenbogengelenk** (s. Abb. 15.3). Selten ist eine Nervenbeteiligung, z.B. des Ellennervs, mit Gefühls- oder Bewegungsstörungen der Hand. Auch die gleichzeitige Schädigung der Schlagader (Arterie) in der Ellenbeuge ist glücklicherweise selten (Puls am Handgelenk fühlen!). Im **Röntgenbild** zeigt sich meistens eine Verschiebung von Elle und Speiche nach hinten und zur Speichenseite (sog. dorsoradiale Luxation, s. Abb. 15.4), begleitende Frakturen v.a. am Speichenkopf oder am Kro-

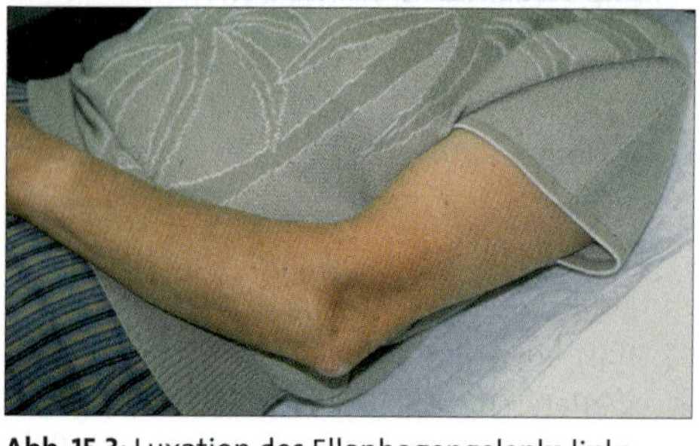

Abb. 15.3: Luxation des Ellenbogengelenks links

a
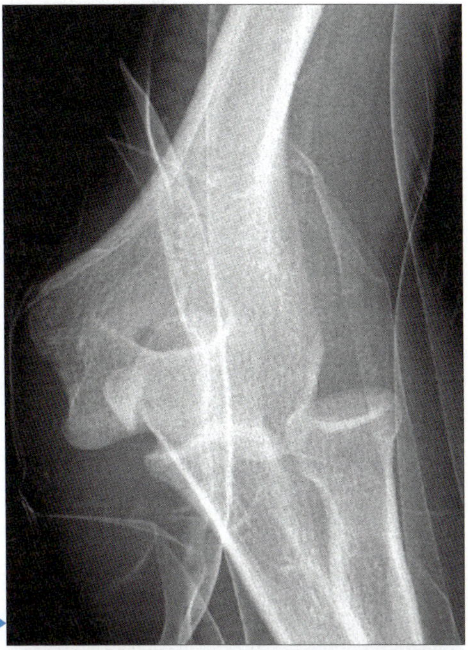

b
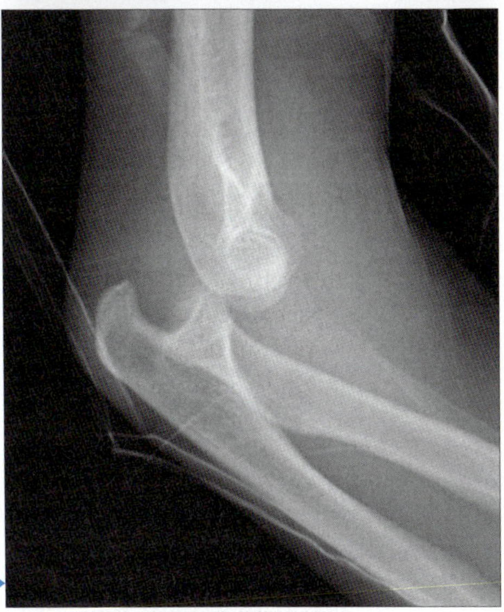

c
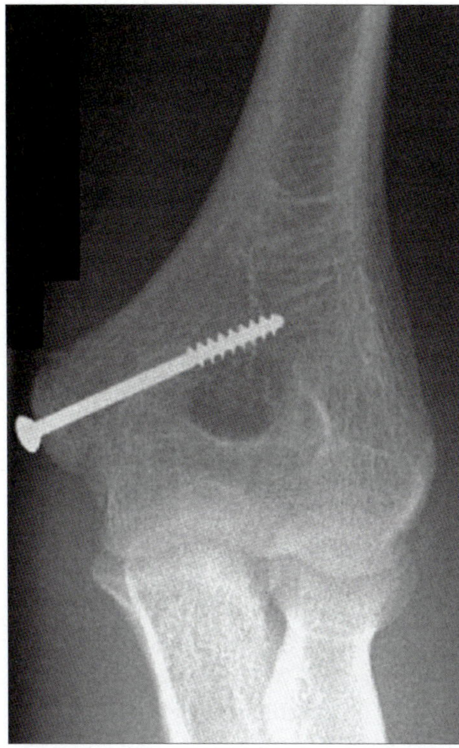

Abb. 15.4: Röntgenaufnahmen eines 18-jährigen Handballspielers nach Sturz. Luxation des Ellenbogengelenks mit Abrissfraktur des inneren Oberarmhöckers (des sog. medialen Epikondylus, der die sehnige Anheftung der Handgelenk- und Fingergelenkbeugemuskulatur ist). Unfallbilder in der **a)** Ansicht von vorne und **b)** von der Seite. **c)** Nach Einrichtung des Gelenks und Gipsschienung zeigte sich eine adäquate Stellung der Gelenkpartner (Oberarm, Elle und Speichenkopf), jedoch ist das abgebrochene Knochenstück verschoben. Deshalb erfolgte die Operation mit Fixierung des Bruchstücks in anatomischer Position mit einer Schraube.

nenfortsatz der Elle sind möglich. Das innere Seitenband ist – ebenso wie die Gelenkkapsel – meistens gerissen.

Therapie. Am Unfallort erfolgt die Schienung und Ruhigstellung in einer schmerzarmen Position, meistens hält der verletzte Sportler den verletzten Arm mit Unterstützung des gesunden an den Oberkörper.

> ! Achtung: Die Einrichtung (Reposition) des ausgekugelten Ellenbogengelenks sollte von einem erfahrenen Arzt nach Röntgendiagnostik so früh wie möglich in adäquater Schmerzfreiheit erfolgen, nicht selten ist dafür – insbesondere bei muskelkräftigen Sportlern – eine Narkose erforderlich.

Nach der Reposition wird die Stabilität geprüft und bspw. untersucht, ob das Gelenk spontan zur erneuten Luxation neigt. Dann erfolgt die Schienung und Röntgenkontrolle, ob wieder eine adäquate Stellung der Gelenkpartner zueinander besteht. Je nach Befund empfiehlt sich die zusätzliche Durchführung einer Computer- oder Kernspintomografie, um bspw. Begleitfrakturen des Speichenkopfs oder des Kronenfortsatzes der Elle zu erkennen.

In unkomplizierten Fällen wird **frühzeitig**, d.h. nach wenigen Tagen, mit Bewegungsübungen **„aus der Schiene heraus"** begonnen; die Schiene wird zur Übungsbehandlung entfernt und danach wieder angelegt. Alternativ kann in geeigneten Fällen auch eine Bewegungsorthese angelegt werden, die Ober- und Unterarm mit einem Scharnier überbrückt. Eine komplette Ruhigstellung ist eher die Ausnahme und nur selten über etwa 3 Wochen hinaus gerechtfertigt, weil die Gefahr einer Gelenkeinsteifung relativ groß ist.

Eine **Operation** wird **notwendig**, wenn die Reposition anders nicht möglich ist, oder wenn Begleitverletzungen dies erforderlich machen, bspw. bei erheblicher Instabilität mit spontaner Tendenz zur erneuten Auskugelung oder bei verschobenen Frakturen wie der des Kronenfortsatzes der Elle oder des Radiuskopfs (s. Kap. 15.3).

Prognose. Bei unkompliziertem Verlauf ist eine volle Belastbarkeit für bspw. Rückschlag- oder Wurfsportarten nach etwa 3–4 Monaten gegeben. Je nach Verletzungsmuster und begleitenden Schäden kann aber eine bleibende Bewegungseinschränkung, z.B. eine gewisse Streckhemmung, resultieren. Die Störung der Beweglichkeit kann auch durch Verknöcherungen in den das Gelenk umgebenden Weichteilen bedingt sein (sog. heterotope Ossifikationen oder Myositis ossificans, s. Kap. 5.2.8). Verbleibt eine Instabilität, evtl. mit erneuter Luxation, sind operative Maßnahmen erforderlich.

Der „Ammenellenbogen" als Komplikation beim Mutter-Kind-Sport

Dies ist eine sehr häufige und an sich harmlose Verletzung bei Kindern zwischen dem 1. und 4. Lebensjahr. Der Unfallmechanismus ist ein plötzlicher Zug an der Hand bzw. am Arm des Kindes, bspw. bei spielerischer Betätigung, beim Mutter-Kind-Sport (z.B. „Unterstützung" bei Sprung) oder wenn das an der Hand eines Erwachsenen gehaltene Kind zu stolpern droht und der Sturz verhindert werden soll. Der Begriff **„Ammenellenbogen"** (engl.: *nurse elbow*) entstand aufgrund der Tatsache, dass die Verletzung auch durch das – eigentlich fürsorglich gemeinte – Verhalten des Kindermädchens „verschuldet" wird. Nach seinem Erstbeschreiber wird die Verletzung auch als **Chassaignac-Lähmung** bezeichnet.

Diagnose. Die Diagnose wird aus der „Unfall"-Vorgeschichte und der typischen Armhaltung gestellt (s. Abb. 15.5).

> Der betroffene Arm wird schmerzbedingt in Innendrehung des Unterarms (Pronation) am Körper gehalten, mit dem Handrücken nach oben. Daher stammt auch die medizinische Diagnose „Pronatio dolorosa" (lat.: *schmerzhafte Pronation*). Dies erweckt den Eindruck einer Lähmung, weil das Kind Gegenstände – bspw. Süßigkeiten – nicht mehr greifen will.

Als Ursache dieser Verletzung wird angenommen, dass es zu einer teilweisen Verrenkung des Speichenkopfs (der sich noch im Wachstum befindet und in dieser Altersgruppe noch aus Knorpel besteht) unter das ihn umgebende Ringband kommt. Im Röntgenbild ist dies nicht zu sehen, der Röntgenbefund ist normal! Oft wird geröntgt, um eine Fraktur sicher auszuschließen. Manche Ärzte führen eine Ultraschalldiagnostik durch.

Therapie. Die Behandlung ist einfach, bedarf aber entsprechender **ärztlicher Erfahrung** – auch im Umgang mit Kindern: Der pronierte Unterarm wird von der einen Hand des Arztes unter leichtem Zug schnell supiniert – also nach außen gedreht, sodass die Handinnenfläche jetzt nach oben zeigt – und gleichzeitig gestreckt; mit der anderen Hand, die das kindliche Ellenbogengelenk unterstützt, kann man ein „Knacken" fühlen, das meist auch hörbar ist. Gelingt das Manöver, so schreit das Kind oft für kurze Zeit, kann aber den Unterarm wieder frei bewegen. Für manche besorgte (und evtl. schuldbewusste) Eltern sieht die Maßnahme „rabiat" aus, sie ist es in Wirklichkeit aber nicht.

Prognose. Die Prognose ist sehr gut, nach der Einrichtung (Reposition) wird nicht selten für 2–3 Tage eine Oberarmschiene angelegt. Eine Schiene wird auch angelegt, wenn die Reposition nicht ohne Weiteres gelingt; dabei sollte der Unterarm auch möglichst eine Supinationsstellung haben (also Handrücken nach unten), nach etwa 3 Tagen ist die Verletzung ausgestanden.

Prävention. Wichtig ist, dass Eltern oder Kindesbetreuer den Unfallmechanismus kennen und nicht plötzlich und für das Kind unerwartet an dessen Hand bzw. Arm ziehen: Die Verletzung kann durch Ankündigung des Armzugs vermieden werden, weil das Kind so die Chance erhält, den Ellenbogen muskulär zu stabilisieren.

15.3 Ellenbogenfrakturen

Grundsätzlich können beim Sport Knochenbrüche an den 3 Knochen, die das Ellenbogengelenk bilden, entstehen, also am Oberarm, an der Elle und an der Speiche.

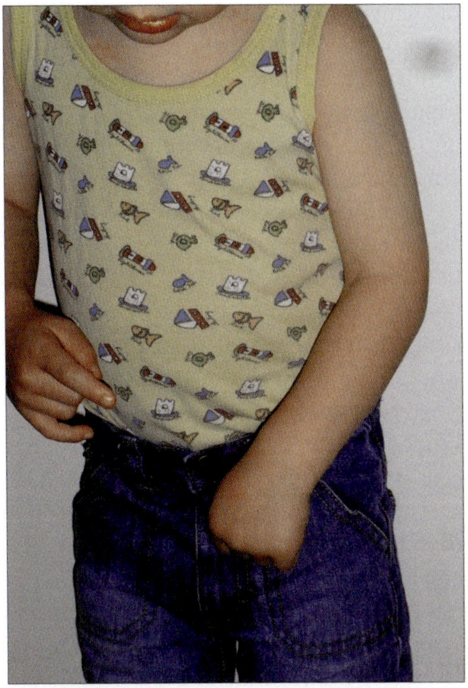

Abb. 15.5: Typische Armhaltung bei einem Kleinkind mit einer Chassaignac-Lähmung links

15.3.1 Oberarmbrüche im Ellenbogenbereich

Der Bruch des körperfernen Abschnitts des Oberarmknochens im Bereich des Ellenbogengelenks entsteht durch einen Sturz auf den Arm. Meistens bricht bei dieser Fraktur auch die Ellenbogengelenkfläche des Oberarms, nicht selten handelt es sich um einen Trümmerbruch.

Diagnose. Der Sportler hat starke **Schmerzen**. Es besteht eine erhebliche **Schwellung** des Ellenbogengelenks mit hochgradiger Bewegungseinschränkung bis hin zur Bewegungsunfähigkeit. Das Gelenk wirkt deformiert und instabil. Manchmal handelt es sich um einen offenen Bruch, bei dem die Verletzung der Haut bis an die Fraktur heranreicht. Mögliche Begleitschäden sind Nervenverletzungen und die Schädigung der Schlagader in der Ellenbeuge mit Gefahr einer schweren Durchblutungsstörung des Unterarms. Die Fraktur wird im Röntgenbild sichtbar, in manchen Fällen mit starker Zertrümmerung empfiehlt sich für die Operationsplanung die Durchführung einer Computertomografie.

Im **Kindes-** bzw. **Wachstumsalter** gibt es verschiedene Frakturformen, am häufigsten ist die sog. suprakondyläre Oberarmfraktur (s. Abb. 15.6). Der Abriss des inneren Oberarmhöckers, des medialen Epikondylus (der sehnigen Anheftung der Handgelenk- und Fingergelenkbeugemuskulatur, s. Abb. 15.4) kann nach einer Verrenkung des Ellenbogens entstehen; die Fraktur ist aber auch eines der Verletzungsmuster beim jugendlichen Werferellenbogen (**„little leaguer's elbow"**, s. Kap. 15.6.1.2). Der in unmittelbarer Nähe zum Epikondylus gelegene Ellennerv kann dabei verletzt werden, was sich bspw. in einer Gefühlsminderung im Bereich des Kleinfingers zeigen kann.

Therapie

Da es sich meistens um verschobene Brüche handelt, muss operiert werden, insbesondere auch, um die Gelenkfläche exakt wiederherzustellen. Bei Weichteilschäden oder Nerven- und Gefäßverletzungen muss die Operation ohne Zeitverzögerung durchgeführt werden.

Die Stabilisierung erfolgt bei erwachsenen Sportlern meistens durch eine oder mehrere Platten mit Schrauben. Im Wachstumsalter werden Drähte verwendet, wobei anschließend für 3–4 Wochen ruhiggestellt wird. Die Abrissfraktur des medialen Epikondylus wird je nach Alter des Verletzten und Größe des Bruchstücks verschraubt oder mit Drähten stabilisiert.

Prognose. Nach der Operation sollte bei **Erwachsenen** möglichst frühzeitig mit der Übungsbehandlung unter physiotherapeuti-

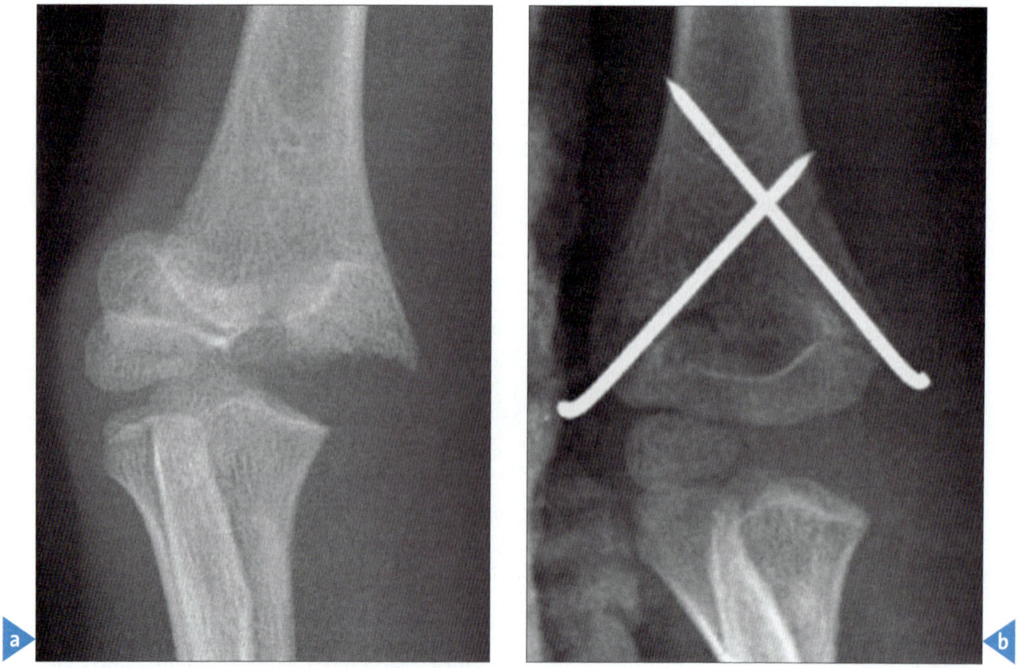

Abb. 15.6: Verschobener Oberarmbruch im Ellenbogenbereich (suprakondyläre Fraktur) bei einem 6-jährigen Jungen nach Sturz beim Klettern. **a)** Unfall-Röntgenaufnahme. **b)** Versorgung mit Kirschner-Drähten und zusätzlicher Gipsschiene

scher Anleitung begonnen werden, um Störungen der Beweglichkeit zu vermeiden. Eine Vollbelastung des Ellenbogens ist meist erst nach etwa 5–6 Monaten möglich. Jedoch sind **bleibende Schäden**, z.B. Bewegungseinschränkungen, leider nicht selten; diese können auch durch Verknöcherungen in den Weichteilen bedingt sein (heterotope Ossifikationen, s. Kap. 5.2.8, Kap. 15.8). Die Entwicklung einer Ellenbogenarthrose ist ebenfalls möglich.

Im **Wachstumsalter** ist die **Prognose gut**, wenn durch die Operation eine anatomische Wiederherstellung gelingt. Grundsätzlich muss aber auch, wie bei allen Frakturen im Wachstumsalter, mit einer Wachstumsstörung des Arms bzw. Ellenbogens gerechnet werden (s. Abb. 15.7).

Die Metallentfernung erfolgt bei Erwachsenen etwa 1 Jahr nach der Operation, bei Kindern frühzeitig oft schon nach etwa 6–8 Wochen.

15.3.2 Die Ellenhakenfraktur

Einer der 3 Knochen des Ellenbogengelenks ist die Elle; der Anteil der Elle, der in Verlängerung der Rückseite des Oberarms liegt, wird als Hakenfortsatz oder Ellenhaken (lat.: *Olecranon*) bezeichnet. Die Ellenhakenfraktur entsteht beim Sport meistens durch einen Sturz auf den Ellenbogen oder Unterarm bei gebeugtem Ellenbogengelenk.

Diagnose. Es findet sich eine **schmerzhafte Schwellung** an der Rückseite des Ellenbogengelenks. Die Beweglichkeit ist eingeschränkt; insbesondere kann der betroffene Sportler den Arm **nicht mehr kräftig strecken**, weil die Kraft der am Ellenhaken ansetzenden Sehne des Trizepsmuskels (lat.: *Musculus triceps brachii*, an der Rückseite des Oberarms) nicht mehr angemessen auf den Unterarm übertragen wird. Die Fraktur ist im Röntgenbild gut sichtbar und meistens

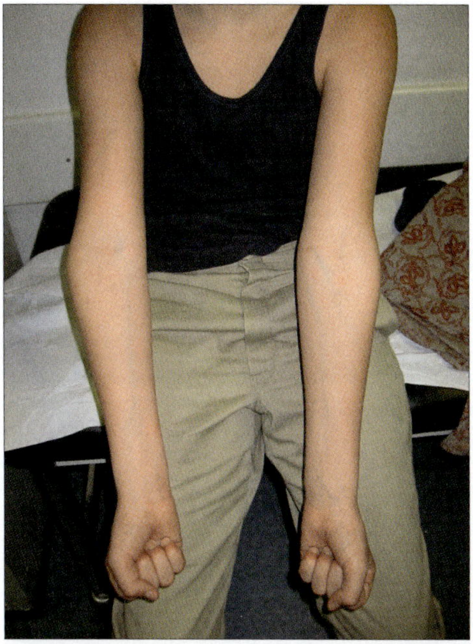

Abb. 15.7: Achsabweichung des rechten Ellenbogens, sog. Cubitus varus, bei einem 12-jährigen Jungen nach Fraktur mit 6 Jahren. Die Funktion des Ellenbogengelenks ist auch beim Sport meistens nicht beeinträchtigt, jedoch kann die Fehlstellung insbesondere bei Mädchen als kosmetisch störend empfunden werden.

durch den Zug der Trizepssehne am Bruchstück verschoben, d.h. der Bruchspalt wird auseinandergezogen (s. Abb. 15.8).

Therapie

Da – bedingt durch den Trizepssehnenzug – meistens eine Verschiebung der Ellenhakenfraktur vorliegt, muss operiert werden, weil das Bruchstück sonst nicht mehr an ursprünglicher Stelle anheilen kann.

Bei der Operation erfolgt die anatomische Einpassung des Ellenhakens mit anschließender Stabilisierung, bspw. mit speziellen Drähten (Kirschner-Drähte), und einer um die Drähte in einer Achtertour geführten Drahtschlinge; dies ist die sog. Zuggurtungsosteosynthese. Alternativ – insbesondere bei mehreren Bruchstücken – wird eine Platte

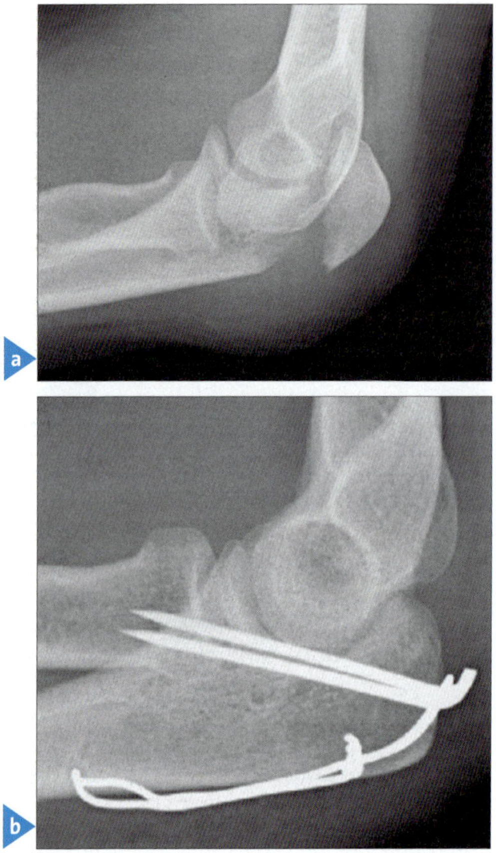

Abb. 15.8: Ellenhakenfraktur. **a)** Unfall-Röntgenaufnahme. **b)** Operative Versorgung durch eine Zuggurtungsosteosynthese, d.h. mit sog. Kirschner-Drähten und einer Drahtschlinge, die als Achter-Tour gelegt wird.

mit Schrauben eingesetzt. Die Nachbehandlung erfolgt funktionell mit frühzeitigen Bewegungsübungen zur Vermeidung einer bleibenden Bewegungseinschränkung.

Prognose. Bei anatomisch korrekter Ausheilung ist die Prognose gut, eine sportliche Vollbelastung des Ellenbogengelenks ist nach etwa 3–4 Monaten möglich. Die Metallentfernung wird nach Frakturheilung etwa 1 Jahr später durchgeführt. Manchmal verbleibt eine Bewegungseinschränkung, bspw. in Form eines Streckdefizits. Insbesondere bei Trümmerbrüchen besteht aber auch die Gefahr der Entwicklung einer Arthrose, da die Fraktur einen großen Anteil des Ellenbogengelenks betrifft.

15.3.3 Die Speichenkopffraktur

10–30% aller Verletzungen des Ellenbogengelenks betreffen den Speichenkopf (Radiuskopf, früher als „Radiusköpfchen" bezeichnet; lat.: *Caput radii*). Unfallursache ist meistens ein indirektes Trauma (Verletzung) mit Sturz auf die Hand, also eine Gewalteinwirkung entlang der Speichenachse. Es gibt natürlich viele Sportarten mit Sturzgefährdung, ein nicht unbeträchtlicher Anteil der Speichenkopffrakturen geht aber zu Lasten von Trendsportarten. Beim Inline-Skating stehen z.B. die Frakturen des Radiuskopfs hinter den Speichenbrüchen im Handgelenkbereich und den Kahnbeinfrakturen der Hand an dritter Stelle.

Interessant ist eine Studie von Böstman [1994], der bei Patienten mit verschobener Speichenkopffraktur den Body Mass Index (BMI) bestimmte. Dieser Index ist ein etabliertes Maß und berechnet sich aus dem Quotienten von Körpergewicht (in Kilogramm) und dem Quadrat der Körpergröße (in Metern), der Normalwert beträgt 20–25 kg/m^2. Verglichen mit gleichaltrigen und gleichgeschlechtlichen Menschen ohne Fraktur hatten die Patienten mit einer Radiuskopffraktur einen deutlich höheren Index. Mit anderen Worten: Übergewicht und Dickleibigkeit sind nicht nur prädisponierend für eine Reihe von internistischen Erkrankungen, sondern auch für die Entstehung einer Radiuskopffraktur.

Diagnose. Es besteht eine **schmerzhafte Bewegungseinschränkung** im Ellenbogengelenk mit Druckschmerz über dem Speichenkopf. Die Diagnose wird durch eine **Röntgenuntersuchung** gestellt (s. Abb. 15.9). Es gibt verschiedene Frakturformen des Radiuskopfs: von der einfachen Meißelfraktur, bei der nur ein Teil des Radiuskopfs abgebrochen ist, bis hin zur Trümmerfraktur. Auch ist es möglich, dass die Fraktur unterhalb des Speichenkopfs lokalisiert ist, am sog. Speichenhals.

Begleitverletzungen sind keine Seltenheit, bspw. der Riss des Innenbands des Ellenbogengelenks. Etwa 10% der Patienten mit einer Radiuskopffraktur haben eine Ellenbogengelenkluxation – in diesen Fällen ist die Fehlstellung des „ausgekugelten" Gelenks deutlich zu sehen (s. Kap. 15.2). Ebenso ist die gleichzeitige Fraktur des Kronenfortsatzes der Elle möglich, ohne oder mit Luxation des Ellenbogengelenks. Je nach Verletzungsmuster wird evtl. auch eine Computer- oder Kernspintomografie durchgeführt.

Die Fraktur des Radiuskopfs kann – wenn auch selten – mit einer Verrenkung zwischen Speiche und Elle im Handgelenkbereich kombiniert sein (sog. Essex-Lopresti-Verletzung). Dabei ist dann auch die Bindegewebshaut (Membran) geschädigt, die am Unterarm Elle und Speiche miteinander verbindet; ferner betrifft die Verletzung dann den „Meniskus" des Handgelenks (s. Kap. 17.1). Aus diesem Grund muss bei einem Sturz mit Schmerzen im Bereich des Ellenbogens auch die Hand untersucht werden.

Therapie. Bei einer Radiuskopffraktur mit begleitender Ellenbogenluxation muss die Luxation unverzüglich in adäquater Anästhesie reponiert werden.

Bei unverschobenen Speichenkopfbrüchen erfolgt eine konservative bzw. funktionelle Behandlung.

Dies bedeutet, dass das Ellenbogengelenk nach kurzfristiger Ruhigstellung für einige Tage in einer Schiene frühzeitig bewegt wird. Manche Ärzte empfehlen eine Gelenkpunktion zur Entfernung des blutigen Gelenkergusses, ggf. mit Einbringung eines Lokalanästhetikums (örtliches Betäubungsmittel).

Bei verschobenen Frakturen wird operiert, Ziel ist die anatomische Rekonstruktion des Speichenkopfs und eine Stabilisierung, meistens mit feinen Schräubchen.

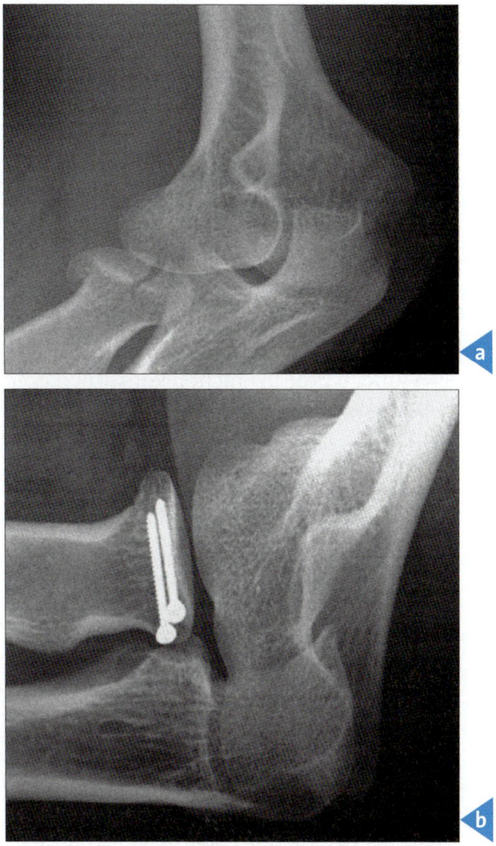

Abb. 15.9: Speichenkopffraktur, oft auch als „Speichenköpfchen-" oder „Radiusköpfchenfraktur" bezeichnet. **a)** Verschobener Bruch des Speichenkopfs, **b)** mit 2 Schräubchen stabilisiert

In geeigneten Fällen können auch Stifte eingebracht werden, die resorbierbar sind, also vom Körper abgebaut werden. Bei höhergradiger Frakturierung muss die Stabilisierung evtl. mit einem Plättchen und Schrauben erfolgen. Bei manchen Trümmerfrakturen kann der Radiuskopf nicht wiederhergestellt werden, dann wird er entfernt und durch eine Prothese ersetzt. Bei verschobenen Speichenhalsbrüchen kommen manchmal auch spezielle Nägel zur Anwendung.

Prognose. Die Heilungsaussichten sind **abhängig** von der **Frakturform** und den **Begleitverletzungen**. Bei unkompliziertem Verlauf ist von einer vollen Belastbarkeit des

Ellenbogengelenks nach etwa 3–4 Monaten auszugehen. Jedoch ist in Abhängigkeit von der Schwere der Verletzung auch ein Dauerschaden möglich, z.B. in Form einer bleibenden Bewegungseinschränkung oder einer unfallbedingten Arthrose. Falls operiert wurde, so können einzelne Schräubchen verbleiben, weil der Schraubenkopf im Knochen versenkt wird. Andernfalls wird nach ca. 1 Jahr, evtl. auch früher, die operative Metallentfernung erforderlich.

Früher wurde bei nicht rekonstruierbaren Trümmerfrakturen häufig eine ersatzlose Entfernung des Speichenkopfs durchgeführt; dies führt zu einer Verschiebung der Speiche mit Beschwerden im Handgelenk, daher wird heute meistens eine Prothese eingesetzt. Damit ist dann allerdings eine sportliche Vollbelastung des Ellenbogengelenks wegen der Gefahr der Prothesenlockerung oder -verschiebung abzulehnen.

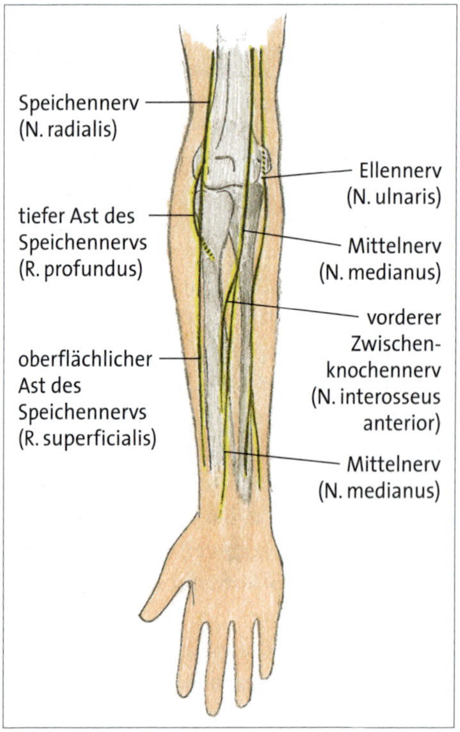

Abb. 15.10: Nervenanatomie am Ellenbogen

15.3.4 Ermüdungsfrakturen am Ellenbogen – Schluss mit dem Stress

In seltenen Fällen kann bei ungewohnter bzw. übermäßiger sportlicher Beanspruchung des Ellenbogengelenks eine Ermüdungsfraktur auftreten – auch unter den Begriffen Stressfraktur oder knöcherne Stressreaktion bekannt (s. Kap. 32). Bspw. werden derartige Stressreaktionen am Ellenhaken bei Speerwerfern, Tennisspielern und Baseball-Pitchern beobachtet.

Diagnose. Der betroffene Sportler klagt über belastungsabhängige Schmerzen, manchmal ist eine äußerliche Schwellung vorhanden.

> Das Röntgenbild zeigt bei einer Ermüdungsfraktur zu Beginn der Beschwerden meistens keine sicheren knöchernen Veränderungen, sodass die Diagnose zunächst nicht gestellt wird.

Die Knochenszintigrafie oder – häufiger durchgeführt, auch aus Strahlenschutzgründen – die Kernspintomografie sichern die Diagnose.

Therapie. Oberstes Behandlungsprinzip ist die Vermeidung der sportartspezifischen lokalen Belastung für etwa 6–8 Wochen mit anschließender langsamer Belastungssteigerung. In Ausnahmefällen kann eine Ruhigstellung in einer Schiene erfolgen, die Operation kommt seltener in Betracht, v.a. bei erfolgloser konservativer Behandlung.

15.4 Nervenreizungen und Nervenschäden im Ellenbogenbereich

Im Bereich des Ellenbogengelenks verlaufen zahlreiche Nerven. Die Hauptnerven sind der Ellennerv, der Speichennerv und der Mittelnerv (s. Abb. 15.10), deren Schädigungsmuster beim Sport beschrieben werden sollen. Es handelt sich um Nerveneinengungen, sog. Nervenkompressionssyndrome.

15.4.1 Das Sulcus-ulnaris-Syndrom – die Schädigung des Ellennervs

Hierbei handelt es sich um eine relativ häufige Nerveneinengung im Ellenbogenbereich. Betroffen ist der Ellennerv (lat.: *Nervus ulnaris*, s. Abb. 15.10). Dieser verläuft auf der Innenseite in einer knöchernen Rinne (lat.: *Sulcus nervi ulnaris*), die von einem straffen Bindegewebsdach gedeckt wird. Eine Nervenschädigung in diesem Bereich kann nach einem direkten Trauma beim Sport mit hartem Anprall des Ellenbogens („Musikantenknochen") erfolgen, z.B. durch einen Sturz, ebenso bei knöchernen Deformierungen, z.B. nach Knochenbrüchen, Verrenkungen oder bei einer Arthrose. Das Sulcus-ulnaris-Syndrom ist als Überlastungsschaden bei Wurf- und Schlägersportarten bekannt (s. Kap. 15.5.2). Es entsteht nicht selten auch bei Auto- bzw. Lkw-Fahrern, die ihren Ellenbogen während der Fahrt auf den Fensterrahmen ablegen. Manchmal ist die Nerveneinengung auch nicht direkt im Bereich der Knochenrinnne lokalisiert, sondern im Bereich der ellenbogennahen Unterarmmuskulatur, weshalb manche Ärzte den umfassenderen Begriff **„Kubitaltunnelsyndrom"** bevorzugen. Nicht immer lässt sich eine Ursache der Nervenschädigung finden.

Diagnose. Es bestehen Sensibilitäts- und Bewegungsstörungen im Bereich der Hand sowie vom Ellenbogen ausstrahlende Schmerzen zur Kleinfingerseite der Hand. Im fortgeschrittenen Stadium besteht eine sog. **Krallenhand** mit Überstreckung der Finger in den Grundgelenken sowie Beugung in den Mittel- und Endgelenken (s. Kap. 18.7.2.2). Im typischen Fall werden bei Beklopfen des Ellennervs auf Höhe der Knochenrinne elektrisierende, in die Kleinfingerseite der Hand ausstrahlende Missempfindungen angegeben (**positives Hoffmann-Tinel-Zeichen**); diese Untersuchung sollte im Seitenvergleich mit dem anderen Ellenbogengelenk erfolgen. Das **Froment-Zeichen** ist positiv: Dabei wird der Sportler aufgefordert, ein Blatt Papier zwischen Daumenendglied und Zeigefingergrundglied fest einzuklemmen. Bei einer Schädigung des Ellennervs ist diese als Adduktion bezeichnete Bewegung nicht möglich; der Sportler „mogelt" unbewusst und hält das Papier durch Beugung des Daumenendgelenks (Funktion des Mittelnervs, der ja intakt ist).

Eine **neurologische Untersuchung** sollte immer durchgeführt werden, dabei wird die herabgesetzte Nervenleitgeschwindigkeit gemessen. Die Elektromyografie zeigt eine veränderte elektrische Muskelaktivität als indirektes Zeichen einer Nervenschädigung. Röntgenaufnahmen des Ellenbogengelenks mit einer sog. Sulcusaufnahme decken evtl. vorhandene knöcherne Veränderungen auf.

Therapie. Bei leichteren Symptomen kann bei Schonung und abschwellender Therapie zugewartet werden in der Hoffnung auf spontane Besserung. Bei ausgeprägtem Beschwerdebild und Befund ist eine Operation erforderlich. Das Prinzip ist die **Dekompression** des Nervs durch Spaltung des bindegewebigen Dachs bis zum Eintritt des Nervs in die Unterarmbeugemuskulatur. Da die Nervenschädigung zuweilen auch nicht direkt im Bereich der Knochenrinne liegt, sondern weiter unterarmwärts, muss der Nerv bei der Operation genau überprüft werden.

Früher wurde der Ellennerv häufig in die Ellenbeuge vorverlagert. Diese Maßnahme wird heute seltener durchgeführt, z.B. bei knöchernen Veränderungen nach Frakturen. Eine noch junge Operationsmethode ist die endoskopische Technik (vergleichbar der Arthroskopie bei Gelenken), die aber noch nicht weit verbreitet ist und deren Wert nicht abschließend beurteilt werden kann.

Meistens wird im Anschluss an die Operation eine 7–10-tägige Ruhigstellung des Ellenbogengelenks in einer Schiene durchgeführt, dann erfolgen selbstständige Bewegungsübungen.

Prognose. Bei frühzeitiger Operation ist die Prognose i.d.R. gut. Die volle sportliche Belastbarkeit des Armes und der Hand ist nach etwa 6–8 Wochen gegeben, wenn der Nerv vorher nicht zu stark geschädigt war. Manchmal kommt es nach einer Operation zu Vernarbungen mit erneuter Nerveneinengung.

Ist die Reizung des Ellennervs durch eine Instabilität verursacht, bspw. durch eine chronische Schädigung des Innenbands, so hat die Operation dies zu berücksichtigen; zur Innenbandrekonstruktion wird dann bspw. ein Sehnentransplantat verwendet (s. Kap. 15.2)

15.4.2 Das Supinator-Syndrom – die Schädigung des Speichennervs

Der Speichennerv (lat.: *Nervus radialis*, s. Abb. 15.10) teilt sich in Höhe des Ellenbogengelenks in einen oberflächlichen sensiblen und einen tiefen motorischen Nervenast. Das Supinator-Syndrom ist das **häufigste Engpasssyndrom** des Speichennervs; betroffen ist dessen motorischer tiefer Ast (lat.: *Ramus profundus nervi radialis*) ellenbogengelenknah im Bereich seiner Eintrittsstelle in den Supinatormuskel. Deshalb spricht man vom Supinatorlogen-Syndrom oder auch vom Nervus-interosseus-posterior-Syndrom: Der Nervus interosseus posterior wiederum ist nämlich der rein sensible Endast des Ramus profundus nervi radialis und zieht zum Handgelenk.

Häufigste Ursache dieses Nervenkompressionssyndroms ist ein Sehnenspiegel im Bereich der Eintrittstelle des Nervs in den Supinatormuskel, die sog. **Frohse-Arkarde**. Die betroffenen Sportler betreiben meistens Sportarten, die den Arm und die Hand intensiv beanspruchen bzw. eine Muskelzunahme anstreben, z.B. Tennisspieler oder Bodybuilder. Allerdings erkranken auch Nichtsportler, bspw. Menschen mit körperlicher Arbeit oder Computertätigkeit. Weitere Ursachen sind Unterarmverletzungen, Speichenkopffrakturen oder Tumoren.

Diagnose. Die Patienten haben **belastungsabhängige Schmerzen** im Bereich des speichenseitigen, ellenbogengelenknahen Unterarmes, vorwiegend bei Unterarmdrehbewegungen. Diese Schmerzen strahlen typischerweise auch in den Handgelenkbereich aus und es besteht eine Kraftlosigkeit und Streckschwäche der Finger.

Bei der Untersuchung findet sich ein **Druckschmerz** über der Nerveneintrittstelle in den Supinatormuskel. Der **Supinationstest** ist ein spezieller Widerstandstest; dabei reicht der Arzt dem Patienten die Hand, dieser versucht, den Unterarm gegen den Widerstand des Untersuchers mit der Handinnenfläche nach oben zu drehen (supinieren), was Schmerzen im Supinatorbereich auslöst. Auch der sog. **Mittelfingertest** ist positiv: Der Patient streckt den Arm im Ellenbogen, im Handgelenk und im Fingerbereich. Nun drückt der Untersucher auf den Mittelfinger, der Patient versucht dem Druck des Untersuchers Widerstand zu leisten. Bei einem Supinator-Syndrom kommt es hierbei zu Schmerzen im Bereich des Supinatormuskels. Diese Schmerzen sind nicht so ausgeprägt, wenn der Untersucher versucht, andere Finger gegen Widerstand herunterzudrücken.

> ! Achtung: Der Mittelfingertest ist auch positiv beim Tennisellenbogen, der allerdings auch mit einem Supinator-Syndrom kombiniert sein kann (s. Kap. 15.5.1)!

Die Röntgenuntersuchung kann knöcherne Veränderungen und Ursachen aufdecken.

Durch eine Kernspintomografie werden bspw. komprimierende Weichteiltumoren erkannt.

Eine neurologische Untersuchung sollte unbedingt erfolgen. Leider ergibt die Überprüfung der Nervenleitgeschwindigkeit und der elektrischen Muskelaktivität (Elektromyografie) nicht selten einen unauffälligen Befund. Dies spricht jedoch nicht gegen die Diagnose eines Supinator-Syndroms, weil die Nerveneinengung oftmals erst unter Belastung und Anspannung der Muskulatur auftritt, was als **dynamisches Kompressionssyndrom** bezeichnet wird.

Therapie. Die Behandlung richtet sich nach der Ursache. Manche Sportler profitieren von einer Schonung des Armes, außerdem werden abschwellende Medikamente verordnet, z.B. Diclofenac. Bei **fortbestehenden** Beschwerden sollte operiert werden, und zwar auch, wenn keine neurologisch messbaren Veränderungen vorliegen (s.o.). Bindegewebige Faserzüge, Sehnenspiegel oder Geschwülste, die den Nerv einschnüren, werden entfernt.

! Achtung: An dieser Stelle soll nochmals ausdrücklich betont werden, dass der Tennisellenbogen mit einem Supinator-Syndrom kombiniert sein kann. Wenn ein Sportler trotz korrekt durchgeführter Tennisellenbogen-Operation nicht beschwerdefrei wird, dann kann zusätzlich ein – operationsbedürftiges – Supinator-Syndrom vorliegen!

15.4.3 Das Pronator-teres-Syndrom – die Schädigung des mittleren Armnervs

Diese Einengung des Mittelnervs (lat.: *Nervus medianus*, s. Abb. 15.10) in der beugeseitigen Ellenbogengelenksregion im Bereich des Pronatormuskels (lat.: *Musculus pronator teres*) ist relativ selten. Ursache kann der scharfe Rand einer Bindegewebsplatte (lat.: *Lacertus fibrosus*) sein, die zum Bizepsmuskel des Oberarmes gehört. Auch eine muskuläre Einengung des Nervs in seinem Verlauf im Bereich des ellenbogengelenknahen beugeseitigen Unterarms durch übermäßiges Muskeltraining ist möglich. Eine seltene Ursache ist ein atypischer Knochenvorsprung im Bereich des ellenbogengelenknahen Oberarmknochens (lat.: *Processus supracondylaris*), von dem ein straffes Band (Struthers' Ligament) zum Epicondylus ulnaris humeri (innenseitiger Knochenvorsprung des Oberarmes) zieht und den Mittelnerv mechanisch einengt.

Diagnose. Das Beschwerdebild tritt v.a. bei Menschen auf, welche die Hand bzw. den Arm intensiv belasten. Bei Sportlern sind dies bspw. Tennisspieler oder Ruderer. Die Beschwerden beginnen mit einem Schwere- und Müdigkeitsgefühl im Unterarm nach intensiven Belastungen. Im weiteren Verlauf kommt es zu **Schmerzen** v.a. im Ellenbogen- bzw. ellenbogengelenknahen Unterarmbereich. Direkt über der Nerveneinengung besteht ein lebhafter Druck- und Klopfschmerz mit elektrisierenden Missempfindungen (positives Hoffmann-Tinel-Zeichen). Die Innendrehung der Hand (Pronation: Hohlhand nach unten) gegen den Widerstand des Untersuchers löst ebenfalls lokale Schmerzen aus. Bei Kompression des Mittelnervs durch den Lacertus fibrosus des Bizepsmuskels ist die Unterarmbeugung gegen Widerstand schmerzhaft. Zusätzlich können Sensibilitätsstörungen sowie motorische Störungen wie beim Karpaltunnelsyndrom vorhanden sein, also einer Schädigung des Mittelnervs im Bereich der Hand (s. Kap. 18.7.2.1).

Eine neurologische Untersuchung sollte erfolgen; dabei werden auch die herabgesetzte Nervenleitgeschwindigkeit und die veränderte elektrische Muskelaktivität (Elektromyografie) als indirektes Zeichen einer Nervenschädigung gemessen. Röntgenaufnahmen des Ellenbogengelenks und auch die Kernspintomografie sind meistens unauffällig.

Therapie. Sind die Beschwerden geringer Natur, dann kann bei Schonung und abschwellender Therapie zugewartet werden in der Hoffnung auf eine spontane Besserung. Bei schweren Ausfällen ist die operative Freilegung des Nervs mit Beseitigung der Einengung erforderlich.

Die Überprüfung der Nervenleitgeschwindigkeit und der elektrischen Muskelaktivität (Elektromyografie) ergibt nicht bei jedem Pronator-teres-Syndrom einen auffälligen Befund. Dies spricht jedoch nicht gegen die Diagnose. Die Nerveneinengung tritt oftmals erst unter Belastung und Anspannung der Muskulatur auf, dies bezeichnet man als ein dynamisches Kompressionssyndrom. Auch in diesen Fällen sollte bei entsprechendem Leidensdruck operiert werden.

Prognose. Bei frühzeitiger Operation ist die Prognose i.d.R. gut. Die volle sportliche Belastbarkeit des Armes und der Hand ist nach etwa 8–12 Wochen gegeben, wenn der Nerv vorher nicht zu stark geschädigt war. Manchmal kommt es nach einer Operation zu Vernarbungen mit erneuter Nerveneinengung sowie dauerhafter Gefühlsstörung und Kraftminderung am Unterarm und an der Hand.

15.5 Sehnenprobleme am Ellenbogen

Im Bereich des Ellenbogengelenks befinden sich Ursprung oder Ansatz zahlreicher Sehnen, die als Bindeglied zwischen der zugehörigen Muskulatur und dem Knochen für die Bewegungen im Ellenbogengelenk sowie des Unterarmes und der Hand verantwortlich sind. Diese Sehnen werden beim Sport, z.B. bei Rückschlag- und Wurfsportarten, enorm beansprucht. Überlastungsschäden sind daher nicht selten. Teilweise findet sich die „schuldige“ Sportart in der Bezeichnung für die Erkrankung wieder: „Tennisarm“ oder „Golferellenbogen“ sind populäre Begriffe, die in diesem Abschnitt ebenso wie die Probleme mit der Bizeps- und Trizepssehne erläutert werden sollen.

15.5.1 Was der Tennisarm und der Schreibkrampf gemeinsam haben

Der Tennisarm oder Tennisellenbogen ist wahrscheinlich die bekannteste Überlastungsschädigung, die durch Sport verursacht wird.

Jedoch: 90–95% der Patienten mit einem Tennisellenbogen spielen gar kein Tennis!

Was also steckt dahinter? Um dies zu erörtern, sind einige grundlegende anatomische Vorbemerkungen sinnvoll:

Am Oberarm im Ellenbogenbereich befindet sich auf der Außenseite – der Seite, auf der am Unterm der Speichenknochen bzw. Daumen liegt – ein Knochenvorsprung, der äußere Oberarmhöcker (lat.: *Epicondylus humeri lateralis* oder *Epicondylus humeri radialis*). Dieser kann auch bei kräftigen oder dicken Armen gut getastet werden und ist der Ursprung der Hand- und Fingerstreckmuskulatur (s. Abb. 15.11). Durch hohe und v.a. dauerhafte monotone Belastungen kann es zu schmerzhaften Entzündungsreaktionen und Veränderungen am Knochen bzw. an der Knochenhaut (Periost) des Epikondylus bis hin zu Mikrorissen im Sehnenursprung bzw. in den hier lokalisierten Kollagenfasern kommen (Kollagen: Struktureiweiß des Bindegewebes).

Für derartige Veränderungen gibt es verschiedene allgemeine Begriffe wie **Insertionstendopathie** (Insertion: Ansatz, Tendo: Sehne, Pathie: Krankheit), **Insertionstendinose, Tendoperiostitis** (Periost: Knochenhaut), **Sehnenansatzentzündung** oder **-reizung**. Da die angrenzende Muskulatur mit betroffen ist, handelt es sich zum anderen auch um eine **Myotendinose**, eine Erkrankung der Funktionseinheit Muskel/Sehne (Myo: Muskel).

Konkret bezogen auf diese Ausführungen spricht man beim Tennisellenbogen von der radialen Epikondylopathie oder Epicondylitis humeri radialis (lateralis).

Allerdings muss man feststellen, dass diese „Entzündungstheorie" (-itis: Entzündung) das Problem sehr stark vereinfachend – aber anschaulich – darstellt, weil eine Entzündung im eigentlichen Sinne nicht vorliegt, sondern ein komplexes Krankheitsgeschehen. Letztendlich ist nämlich auch nicht endgültig geklärt, warum der Tennisarm entsteht. Häufiger scheint der Gebrauchsarm betroffen, bei Rechtshändern also der rechte Arm. Allerdings kann auch die Gegenseite erkranken, was das Verständnis für die Entstehung nicht einfacher macht.

Es handelt sich also um einen **erworbenen schmerzhaften Reizzustand**, eine akute oder chronische **Überlastung**, die bereits im Jahre 1873 von Runge als „Schreibekrampf" beschrieben wurde. Dies entspricht der Tatsache, dass Sekretärinnen und Menschen, die viel schreiben bzw. (heute:) mit der Maus am Computer arbeiten müssen, sehr häufig betroffen sind („Maus-Arm"). Ferner entsteht dieser schmerzhafte Überlastungsschaden nach länger dauernden ungewohnten Tätigkeiten wie Gartenarbeit, die den Arm und speziell die für jeden Handgriff wichtige Streckmuskulatur beanspruchen. Zu den Betroffenen gehören auch Geigenspieler, Hausfrauen (Bügeln, Rasenmähen, Putzen), Be-

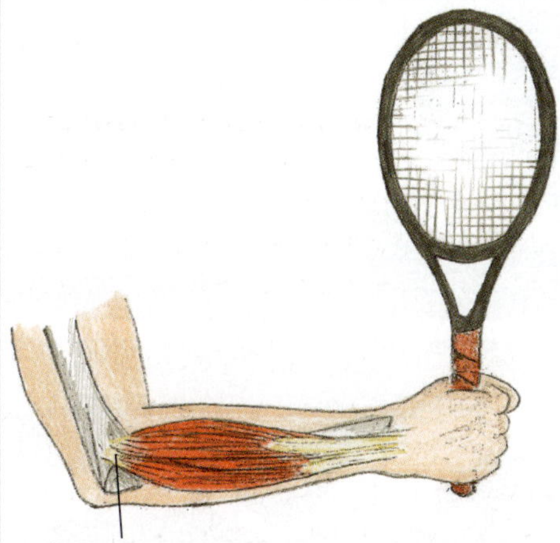

Abb. 15.11: Anatomie beim Tennisellenbogen im Sinne einer Überlastung der Hand- und Fingerstreckmuskulatur im Bereich ihres Ursprungs

rufskraftfahrer, Bauarbeiter, Hand- und Heimwerker. Typisches Beispiel ist der klassische „Büromensch", der das gesamte Wochenende die Wände gestrichen oder stundenlang Regale aus dem Baumarkt zusammengeschraubt hat („Handwerkerarm").

Bei Sportlern tritt der Tennisarm natürlich auch bei Tennisspielern auf, wenn auch verhältnismäßig selten bezogen auf die Gesamtzahl der Patienten. Interessanterweise sind unter den Tennissportlern häufiger Freizeit- als Spitzenspieler betroffen, was als Hinweis für eine ungenügende Technik zu werten ist – oftmals bei der Rückhand (s.u.). Ansonsten entwickelt sich der Tennisellenbogen auch bei Golfern – bei denen allerdings die ulnare (mediale) Epikondylopathie häufiger ist – und Boxern, weitere „schuldige" Sportarten sind Squash, Badminton, Tischtennis, Diskuswerfen, Segeln, Surfen, Kanusport, Darts, Kunstturnen und Fechten („Bowling-", „Surfer-", „Dartspieler-", „Fechterellenbogen").

Gelegentlich gibt es keine eindeutig fassbare Ursache für die Erkrankung. Die meisten Patienten sind über 30 Jahre alt, Männer sind häufiger betroffen als Frauen.

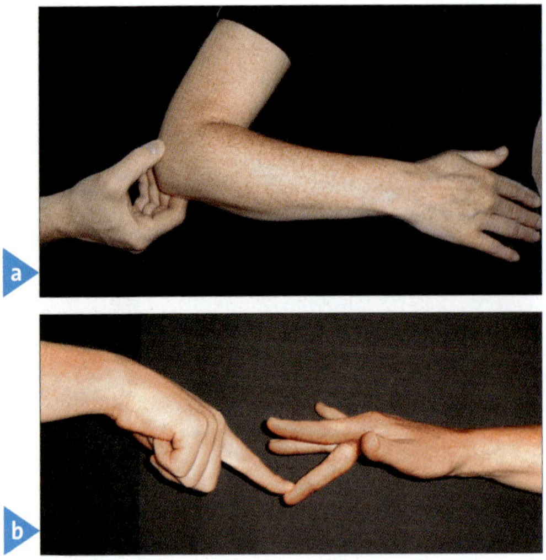

Abb. 15.12: Untersuchungen beim Tennisellenbogen. **a)** Druckschmerz am äußeren Epikondylus, auf den der Untersucher hier mit dem Daumen drückt. **b)** Mittelfinger-Provokationstest

Diagnose. Wenn der Verdacht auf eine radiale Epikondylopathie besteht, dann interessiert den Arzt zunächst die Patientenvorgeschichte. Wichtig sind Fragen nach der Entstehung, Lokalisation, Ausstrahlung und Belastungsabhängigkeit der Schmerzen sowie nach der Funktionseinschränkung, ebenso die Erörterung der Berufs-, Freizeit- und Sportaktivitäten.

> Patienten mit einem Tennisarm berichten über **Schmerzen** an der **Außenseite des Ellenbogens**, in ausgeprägten Fällen auch bei ganz banalen alltäglichen Aktivitäten, z.B. schon beim Anheben einer Tasse, beim Öffnen einer Tür, beim Händedruck, beim Schreiben, Türöffnen, Flaschenöffnen, Getränkeeingießen, häufig mit Ausstrahlung in den Unterarm und Schwächegefühl. Sofern die Betroffenen Sport treiben und z.B. Tennis spielen, sind sie natürlich auch diesbezüglich eingeschränkt.

Im Rahmen der Untersuchung zeigt die schmerzhafte Region, der äußere Oberarmhöcker (lat.: *Epicondylus radialis*), meistens keine sichtbaren Veränderungen, selten besteht eine Schwellung. Manchmal können Hautveränderungen auf vorausgegangene Injektionen hinweisen (z.B. Bluterguss oder lokal ausgedünntes Unterhautfettgewebe nach Kortisoninjektion), da die Patienten wegen des nicht selten hartnäckigen Verlaufs bereits mehrere Ärzte aufgesucht haben. Typischerweise besteht ein Druckschmerz am äußeren Epikondylus (s. Abb. 15.12a). Charakteristisch ist der **Mittelfinger-Provokationstest**. Dabei soll der Patient alle Finger strecken und leicht spreizen. Der Arzt drückt auf das Endglied bzw. den Fingernagel des Mittelfingers, während der Patient mit dem Mittelfinger Widerstand leistet und dagegen drückt. Beim Tennisarm löst dieser Test einen Schmerz am äußeren Oberarmhöcker des Ellenbogens aus (s. Abb. 15.12b).

Ähnlich wie der Mittelfinger-Provokationstest wirkt der **Stuhlhebetest** (engl.: *chair test*), bei dem der Patient mit gestrecktem und innengedrehten Arm einen Stuhl an der Lehne anheben soll. Dies gelingt entweder gar nicht oder nur unter heftigen Schmerzen wie beim Mittelfingertest. Ebenso ist die Handgelenkstreckung bei innengedrehtem Arm gegen den Widerstand des Untersuchers schmerzhaft. Beim **Thomsen-Handgriff** werden Schmerzen beim Herabdrücken der im Handgelenk nach oben gestreckten Hand bzw. Faust angegeben.

Das Röntgenbild ist i.d.R. unauffällig, selten finden sich Verkalkungen oder Knochenunregelmäßigkeiten im Sehnenansatzbereich. Eine Kernspintomografie ist für die Diagnostik nicht zwingend notwendig, manchmal zeigt sie Veränderungen im Bereich des Muskel- bzw. Sehnenursprungs am Epikondylus (s. Abb. 15.13). Selten wird eine Szintigrafie durchgeführt (s. Kap. 3.2).

> Die Diagnose eines Tennisellenbogens lässt sich i.d.R. aus der Vorgeschichte (Anamnese) und dem Untersuchungsbefund stellen.

Es gibt allerdings seltene Fälle, in denen eine **Verwechslung** mit anderen Krankheitsbildern möglich ist, bei denen ähnliche Beschwerden bestehen. Bspw. kann der Mittelfinger-Provokationstest bei einer Einengung des Speichennervs im Ellenbogenbereich ebenfalls positiv sein; dieses sog. **Supinator-Syndrom** (s. Kap. 15.4.2) tritt manchmal sogar in Kombination mit der radialen Epikondylopathie auf. Erkrankungen der Halswirbelsäule (Zervikalsyndrom) und der Schulter mit ausstrahlenden Schmerzen sind von einem Tennisarm abzugrenzen, ebenso andere schmerzhafte Ellenbogenerkrankungen wie der **Golferellenbogen**, die Arthrose oder blockierende freie Gelenkkörper. Die genannten Differenzialdiagnosen (mögliche Diagnosen, die zur Erklärung eines oder mehrerer Symptome in Betracht kommen könnten; Unterscheidung ähnlicher Krankheitsbilder oder Verletzungen) werden an anderer Stelle dieses Kapitels genauer beschrieben.

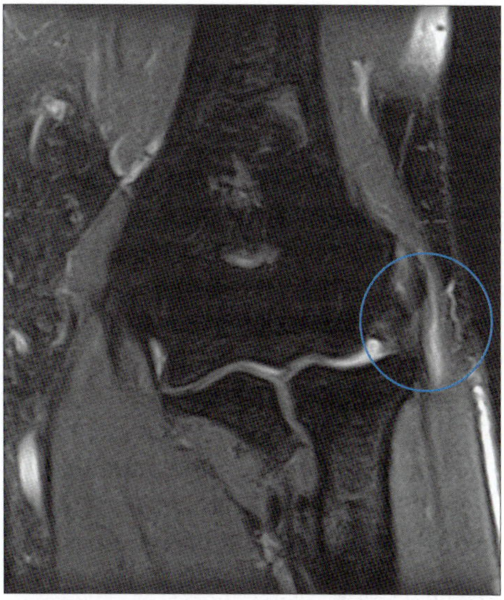

Abb. 15.13: Kernspintomografie beim Tennisellenbogen mit Mikrorissen im Ursprungsbereich der Muskulatur bzw. Sehnen am Epicondylus radialis und Gelenkerguss (Frontalansicht)

Therapie

Der Tennisellenbogen wird – wie auch andere Insertionstendopathien – überwiegend konservativ behandelt, also ohne Operation (und zwar zu etwa 90%).

Die Therapie beginnt mit einer Aufklärung über das Wesen des Tennisarms und seinen nicht selten problematischen und langwierigen Verlauf. Die Betroffenen müssen **Überanstrengungen**, **Fehlbelastungen** und **wiederkehrende Bewegungsabläufe** im Alltagsleben, Beruf und Sport vermeiden – so weit dies möglich ist. Dabei gelten speziell für den **Sport** folgende Empfehlungen (ohne Anspruch auf Vollständigkeit):

- Beim Tennis korrekte Schlagtechnik, evtl. Wechsel des Schlägers, Optimierung der Griffstärke, Anpassung der Besaitung (vibrationsabsorbierend), Wahl eines „langsamen" Bodenbelages (z.B. Sandplatz, der die Ballgeschwindigkeit reduziert), geeignete Bälle (Vermeidung von nassen, schweren oder drucklosen Bällen zwecks allgemeiner Belastungsreduzierung)
- Entsprechend ist bei anderen Rückschlagsportarten (z.B. Squash, Badminton) zu verfahren
- Langsamer Trainingsaufbau und Aufwärmen
- Trainerstunden, idealerweise durch einen in der Sportart erfahrenen Physiotherapeuten oder Sportmediziner
- Dehnen der Muskulatur ist umstritten (Stretching, s. Kap. 5.3)

Wichtige Tipps für den **Alltag** und **Beruf** sind (ebenfalls ohne Anspruch auf Vollständigkeit):

- Arme und Hände vor einer Belastung aufwärmen, zwischendurch Hände lockern und ausschütteln
- Beim Arbeiten auf das richtige Werkzeug achten, z.B. statt Schrauben von Hand einzudrehen besser einen Akkuschrauber benutzen

- Bei Computertätigkeit bequem und aufrecht sitzen, der Monitor steht auf Augenhöhe. Hände und Unterarme ablegen, nicht freihändig tippen, eine geknickte Haltung der Hände vermeiden. Ergonomische Tastatur und Maus. Die Maus so wenig wie möglich benutzen, besser sind Kurzbefehle mit der Tastatur. Tippen mit 10 Fingern ist schonender als das „2-Finger-Suchsystem".

Diese Maßnahmen stehen an erster Stelle und werden **ärztlicherseits** – neben der Beratung über das Wesen der Krankheit – durch folgende Therapiemöglichkeiten ergänzt (ebenfalls ohne Anspruch auf Vollständigkeit):

- Lokale Anwendung von Salben, Cremes, Gelen oder Lösungen mit antiphlogistischen (antientzündlichen) Wirkstoffen, z.B. Voltaren-Emulgel, auch mithilfe der Iontophorese, s.u.
- Medikamente gegen die Entzündung und Schmerzen (z.B. Diclofenac, Ibuprofen)
- Muskelrelaxantien, also Medikamente zur Entspannung der Muskulatur
- Homöopathie, z.B. Arnika

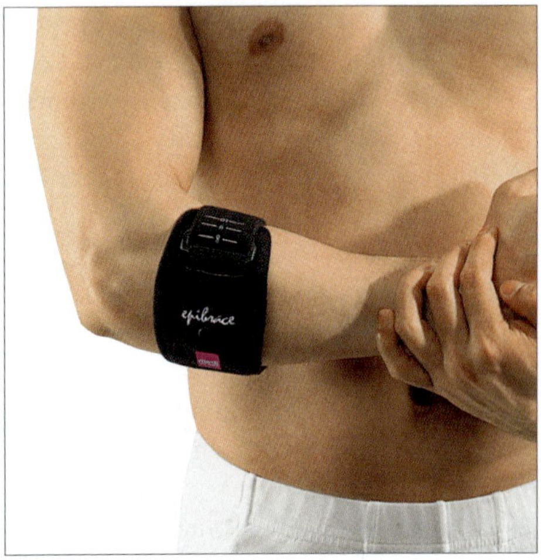

Abb. 15.14: Epikondylitis-Spange (Epibrace, Fa. Medi/Bayreuth)

- Orthopädietechnische Maßnahmen: Epikondylitis-Bandagen haben bspw. ein eingearbeitetes Gelkissen und sollen einen gewissen Massageeffekt auf die betroffene Region haben. Mit einer Epikondylitis-Spange (Pelotte) soll durch gezielten Druck auf den ellenbogennahen Sehnen-Muskel-Bereich der Sehnenansatz entlastet werden, auch durch Beeinflussung der Zugrichtung der Sehnen (s. Abb. 15.14). Eine Bandage oder Pelotte darf nicht zu fest sitzen, weil es sonst zur venösen Stauung kommen kann.
- Lokale Injektionen, bspw. mit einem Lokalanästhetikum (örtliches Betäubungsmittel) oder einem homöopathischen Präparat (z.B. Traumeel), evtl. auch in Kombination
- Lokale Kortison-Injektionen führen meistens zu einer Linderung für mehrere Wochen, oft ist die Wirkung aber nicht von Dauer, weil die Patienten ihr Verhalten nicht ändern und Sportler unvermindert weiter trainieren. Außerdem hat die Kortison-Behandlung noch andere Risiken, z.B. besteht die Möglichkeit einer Gewebeschädigung. Wird Kortison als Kristall-Suspension verabreicht (Zubereitung in Kristallform wegen seiner längeren Wirkdauer), dann können die Kristalle selbst entzündungsauslösende Abbauprozesse in Gang setzten. Wenn Kortison eingesetzt wird, dann geschieht dies im Allgemeinen höchstens 2–3-mal.
- Ein relativ neuer Trend ist die lokale Injektion von Botulinus-Toxin.
- Akupunktur
- Funktionelle Verbände, z.B. Anlegen eines „klassischen" Tape-Verbands oder eines Kinesiotapes (s. Kap. 3.3.2)
- In Einzelfällen ist auch zu diskutieren, ob ein Tennisarm psychosomatisch bedingt ist – also als „Verarbeitung" eines psychischen Problems – und dementsprechend therapiert werden muss.

> ! Achtung: Eine Ruhigstellung des Armes, d.h. des Ellenbogen- und Handgelenks, mit einem Gips oder einer Kunststoffschiene ist nur in wenigen Ausnahmefällen sinnvoll, wenn die Entzündung hoch akut ist, und auch dann nur für einige Tage: Die Schonung des Armes ist zwar sehr wichtig, aber nicht mittels Gips; die Entzündung klingt zwar ab, aber die betroffene Muskulatur atrophiert („wird abgebaut") und wird geschwächt. Nach Gipsentfernung und Wiederaufnahme der alten Tätigkeit kommen die Schmerzen wieder, die geschwächte Muskulatur ist noch anfälliger.

Ein weiteres Verfahren, das ebenfalls kaum noch angewendet wird, ist die Röntgenbestrahlung des Tennisellenbogens.

Ganz wichtig sind verschiedene Maßnahmen der **physikalischen Therapie** (ebenfalls ohne Anspruch auf Vollständigkeit):

- Krankengymnastik
- Antagonistentraining, d.h. Übungen zur Kräftigung der „Gegenspieler" der gereizten Streckmuskulatur, also Training der Beugemuskeln am Unter- und Oberarm
- Manuelle Therapie
- Kälte- und Wärmebehandlung, z.B. mit Umschlägen oder Kompressen. Allerdings muss jeder Patient selber herausfinden, ob ihm Kälte oder Wärme Linderung verschafft. Denn was beim einem hilft, kann beim anderen schaden und die Schmerzen manchmal sogar noch verstärken. Meistens ist Kälte bei akuten Beschwerden angezeigt, Wärme ist im chronischen Stadium besser. Wichtig ist, bei der Anwendung Erfrierungen oder Verbrennungen unbedingt zu vermeiden (Einzelheiten s. Kap. 3.4).
- Die lokale Behandlung mit Salben oder Gelen ist weit verbreitet und kann hilfreich sein, allerdings gelangen die Wirkstoffe aufgrund ihrer geringen Eindringtiefe nicht immer an den Ort der Veränderungen. Aus diesem Grund können lokale Präparate auch in Kombination mit einer Iontophorese eingesetzt werden. Bei diesem Verfahren können mit niederfrequentem elektrischem Strom Medikamente mittels Ionenwanderungen durch die Haut in die Blutbahn und das Gewebe eingebracht werden. Das Präparat, z.B. eine Salbe oder ein Gel, wird unter eine Elektrode gegeben und durch eine angelegte Spannung entweder negativ oder positiv aufgeladen. Positiv aufgeladene Medikamenten-Ionen werden an der Pluspol-Elektrode aufgebracht und vom Minuspol angezogen. Negative Ionen wandern vom Minuspol in Richtung des Pluspols.
- Ultraschallbehandlung, Elektrotherapie (Einsatz von Strömen)
- Verschiedene Formen der Massage (z.B. tiefe und quere Friktionsbehandlung nach Cyriax), auch Massage des Rückens und der Halsmuskulatur
- Anwendungen auf naturheilkundlicher Basis, z.B. Umschläge mit Quark, Schröpfen mit Gläsern im Bereich der Schmerzpunkte
- Die Wertigkeit der extrakorporalen Stoßwellentherapie, also der Einsatz von Schalldruckwellen ähnlich wie beim Nierensteinzertrümmerer, wird unter Sportmedizinern kontrovers diskutiert.
- Manche Verfahren wie die Laser-Anwendung, die Magnetfeldtherapie, die pulsierende Signaltherapie und Fußreflexzonenmassage sind hinsichtlich ihrer Wirksamkeit sehr umstritten.

> Insgesamt werden natürlich nicht alle genannten medizinischen Maßnahmen beim Tennisarm angewendet, sondern i.d.R. verschiedene Behandlungsverfahren kombiniert. Es gibt leider keine Standardbehandlung und **kein Patentrezept** beim Tennisarm! So entsteht bei man-

chen Patienten das Gefühl, dass „ausprobiert“ wird. Dieses Empfinden ist auch nicht unbedingt falsch: Was dem einen Patienten hilft, erweist sich beim nächsten als wirkungslos, manchmal sogar verschlimmernd.

Dies bedeutet aber auch, dass Patient und Arzt oft sehr viel Geduld brauchen. Nicht selten wird dann die Frage nach einer operativen Therapie gestellt. Diesbezüglich ist festzustellen:

Eine **Operation** ist erst bei Ausschöpfung und Versagen einer konsequenten konservativen Behandlung über etwa 6 Monate angezeigt, also erst in **therapieresistenten Fällen** bei erheblichem Leidensdruck!

Die verbreitetste und etablierte Operationstechnik ist die **Sehneneinkerbung nach Hohmann**, dabei wird über einen 3–5 cm langen Schnitt der Ursprung der Streckmuskulatur am Epikondylus bogenförmig umschnitten und die Muskulatur bzw. deren Sehnen kurzstreckig vom Knochen abgeschoben. Diese Hohmann-Operation wird **kombiniert** mit der **Denervierung nach Wilhelm**, bei der schmerzleitende Nervenfasern durchtrennt werden. Seltener ist die Entfernung von krankhaft verändertem Gewebe notwendig. Falls der Tennisarm mit einer Einengung des Speichennervs am Ellenbogen kombiniert ist (Supinatorlogen-Syndrom, s. Kap. 15.4.2), muss der operative Eingriff erweitert und eine Druckentlastung des Nervs erfolgen (Dekompression des Supinatorschlitzes).

Manche Ärzte wählen die endoskopische Operationstechnik, die aber insgesamt nur wenig verbreitet ist und keine allgemeine Anerkennung findet. Entsprechendes gilt für die als „Mini-OP“ beworbene sog. minimalinvasive Tenomyotonie.

Prognose

Der Tennisarm kann äußerst hartnäckig sein.

Die Behandlungsziele sind wie bei jeder Erkrankung bzw. Verletzung die Beschwerdefreiheit und der vollständige Funktionsgewinn. Bei kompetenter und konsequenter konservativer Behandlung liegen die Erfolgsaussichten bei 80–90%.

Jedoch: Bei halbherziger und inkonsequenter Therapie des Tennisellenbogens besteht die Gefahr eines chronischen Verlaufs mit manchmal jahrelangen Schmerzen!

Die Beschwerden können dabei durchaus episodenweise auftreten, manchmal mehr, manchmal weniger. Das Problem ergibt sich insbesondere bei Sportlern wie Tennisspielern, die nicht vorübergehend pausieren und ihre Technik nicht umstellen wollen oder können. Deshalb muss sich jeder Patient von vorneherein auf eine **Rehabilitationsdauer** von mindestens **3–6 Monaten** einstellen, auch nach einer Operation! In der Fachliteratur werden die Erfolgsaussichten der operativen Behandlung mit 70–90% angegeben, jedoch ist im Anschluss ebenso wie bei konservativer Therapie die Ausschaltung verursachender Faktoren entscheidend – sonst ist der Operationserfolg nur von kurzer Dauer! Komplikationen der operativen Behandlung sind selten, die Patienten müssen aber vorher über die Risiken informiert werden, z.B. Wundheilungsstörung, Blutergussbildung und Wundinfektion.

Bei fortbestehenden Schmerzen trotz korrekt ausgeführter Tennisellenbogen-Operation ist auch daran zu denken, dass gleichzeitig eine ebenfalls zu operierende Einengung des Speichennervs vorliegen kann (Supinator-Syndrom, s. Kap. 15.4.2)!

Prävention. Die Erkrankung kann die Funktion des Armes und die Lebensqualität der Betroffenen erheblich einschränken. Deshalb ist es – wie schon beschrieben – ganz besonders wichtig, bereits bei den leisesten Anzeichen für einen Tennisarm therapeutisch zu reagieren, um einen langwierigen Verlauf zu verhindern. Das bedeutet: frühzeitig zum Arzt! Noch besser ist es allerdings, vorbeugende Maßnahmen zu ergreifen, damit es gar nicht erst zu dem Problem kommt. Zur Vorbeugung eines Tennisarms gehören u.a.:

- Handstärkende Übungen, zwischendurch Hände locker lassen und ausschütteln
- Gezielte Kräftigung der Muskulatur, um muskulären Dysbalancen sowie einem dauerhaft erhöhten Muskeltonus (Spannungszustand) vorzubeugen
- Sog. ergonomische Arbeitsbedingungen, die ein möglichst komfortables Arbeiten ermöglichen, z.B. eine spezielle Computermaus oder Armablage
- Dehnungsübungen zur Prävention einer „Muskelverkürzung“ sind umstritten (s. Kap. 5.3)

Am wichtigsten aber – sozusagen „das A und O“ beim Tennisarm – ist die Vermeidung einer Überlastung und Fehlbelastung, nicht nur beim Sport!

15.5.2 Der Golferellenbogen – Handicap nicht nur für Golfer

Seltener als der Tennisellenbogen ist die Erkrankung auf der „anderen“ (inneren) Seite, der **Golferellenbogen** („golfer's elbow“), der auch **Werferellenbogen** genannt wird. Betroffen sind nicht nur Golfer, sondern auch andere Ballsportler, z.B. der Werfer (Pitcher) beim Baseball (**„pitcher's elbow“**, **„pitching arm“**) oder Handballer, aber z.B. auch Sportler in der Leichtathletik (Diskus- und Speerwerfer), Tennis-, Squash- und Badmintonspieler sowie Kunstturner, Ringer, Bodybuilder, Skilangläufer und Sportkletterer (**„Kletterellenbogen“**, **„climber's elbow“**).

Einige Daten, welche die enorme Belastung des Ellenbogengelenks bei Sportlern zeigen: Die gemessenen Spitzengeschwindigkeiten für das jeweilige „Sportgerät“ erreichen bspw. beim Speerwerfen weit über 100 km/h, beim Baseball 150 km/h, beim Squash oder Tennis 240 km/h und mehr, beim Badminton fast 400 km/h. Zu bedenken ist außerdem die Tatsache, dass die entsprechende sportartspezifische Bewegung im Training und im Wettkampf stereotyp wiederholt wird, beim Handballspieler bspw. über 50 000 Würfe pro Jahr.

Daneben findet sich diese Krankheitsproblematik auch bei Nichtsportlern. Ursächlich angeschuldigt werden ebenso wie bei Sporttreibenden stereotype Hand- und Unterarmbewegungen.

Beim Golfer- oder Werferellenbogen können verschiedene anatomische Strukturen allein oder kombiniert geschädigt sein.

Meistens verbindet man den Begriff des Golfer- oder Werferellenbogens mit einer sog. **Insertionstendopathie** – ähnlich wie beim Tennisellenbogen: Allerdings besteht beim Golferellenbogen eine Überlastung der Handgelenk- und Fingergelenkbeugemuskulatur an der sehnigen Anheftung am inneren Oberarmknorren (innerer Oberarmhöcker, lat.: *Epicondylus humeri medialis* oder *Epicondylus humeri ulnaris*, s. Abb. 15.15), während ja beim Tennisarm die Streckmuskulatur am äußeren Ellenbogen betroffen ist (s. Kap. 15.5.1). Daher wird das Krankheitsbild auch Epicondylopathia humeri ulnaris bzw. **mediale Epikondylopathie** genannt. Der Begriff mediale „Epicondylitis“ ist zwar ebenfalls sehr populär, vereinfacht aber die komplexe Problematik, da er – wie beim Tennisellenbogen – das Geschehen als Entzündung („-itis“) interpretiert. Denn ebenso er-

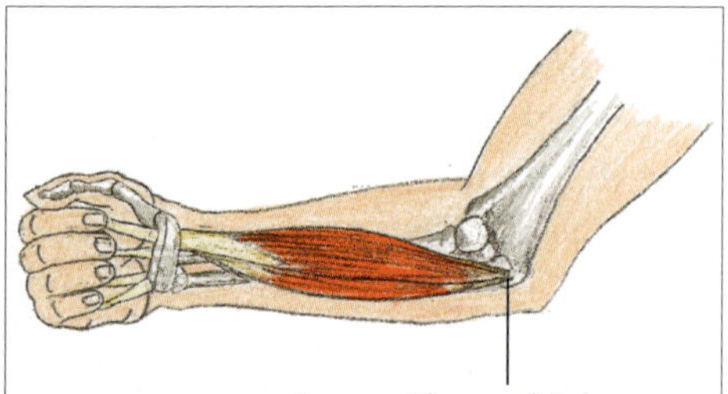

Abb. 15.15: Anatomie beim Golferellenbogen im Sinne einer Überlastung der Handgelenk- und Fingergelenkbeugemuskulatur im Bereich ihres Ursprungs

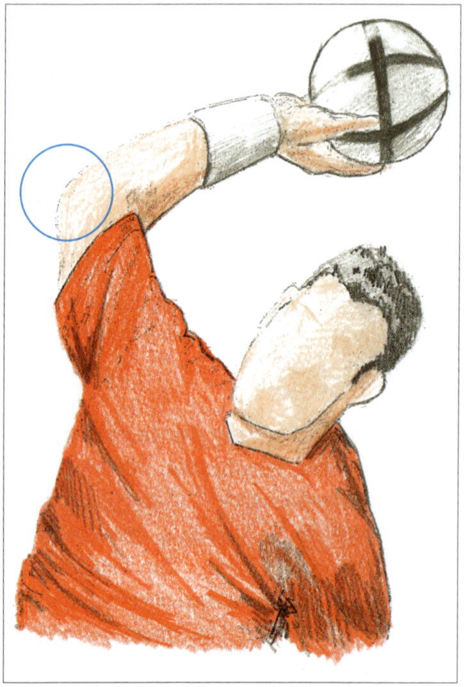

Abb. 15.16: Sog. Valgusüberlastung des Ellenbogens, z.B. beim Wurf eines Handballs

klärt sich die Entstehung auch durch den sportartspezifischen Bewegungsablauf bei Wurfdisziplinen oder beim Golf:

In der Ausholphase kommt es zum Valgusstress auf das Ellenbogengelenk, das Gelenk gerät in eine „X-Stellung", der Unterarm wird nach außen abgeknickt (Valgisation, s. Abb. 15.16) – hierbei definiert man „innen" und „außen" bei nach vorne gerichteter Handinnenfläche, der Daumen zeigt dann nach außen. Dies führt zu einer **Überdehnung** der Gelenkkapsel und des inneren (ulnaren: medialen) Seitenbands bis hin zur Zerrung oder gar zum Riss desselben mit der Folge einer Instabilität, die evtl. chronisch wird. Die Beschleunigungs- bzw. Wurfphase ist gekennzeichnet durch eine peitschenschlagartige Einwärtsdrehung (Pronation) des Unterarms mit ruckartiger Ellenbogenstreckung. Durch ständige Wiederholungen ist die Schädigung infolge chronischer Mikrotraumatisierung vorprogrammiert, verschlimmert bspw. beim Handball durch ein Blocken des Wurfarms. Bei Jugendlichen kann es, da es sich um eine Wachstumszone handelt, neben Überlastungsbeschwerden sogar – als besonders schwerwiegende Stressreaktion – zum **Abriss des medialen Epicondylus** kommen. Dies wird z.B. bei jungen Baseballspielern dem Begriff des **„little leaguer's elbow"** zugeordnet.

Die Ellenbogenbeschwerden können auch bedingt sein durch eine **Irritation des Medianusnervs**. Der Nerv wird in diesem Bereich durch einen Muskel (lat.: *Musculus pronator teres*) eingeengt, gleichsam abgedrückt. Daher kommt auch die Bezeichnung Pronator-teres-Syndrom, das an anderer Stelle beschrieben ist (s. Kap. 15.4.3). Hinter dem inneren Epikondylus verläuft außerdem der Ellennerv in einer Rinne (lat.: *Sulcus ulnaris*). Diese **Einengung des Ellennervs**, das sog. Sulcus-ulnaris-Syndrom, kann ebenfalls Ellenbogenbeschwerden verursachen, die bis in die Kleinfingerseite der Hand ausstrahlen (s. Kap. 15.4.1).

Diagnose

> Wie aus den bisherigen Ausführungen hervorgeht, ist der „Golfer-" bzw. „Werferellenbogen" eine Art Sammelbegriff, der im Rahmen der sportmedizinischen Untersuchung mit einer exakten Diagnose belegt werden muss!

Wichtig ist zunächst die Patientenvorgeschichte (Anamnese) mit Fragen nach der Entstehung, Lokalisation, Ausstrahlung und Belastungsabhängigkeit der Schmerzen sowie nach der Funktionseinschränkung, ebenso die Erörterung der Berufs-, Freizeit- und Sportaktivitäten. Die Patienten berichten über **Schmerzen an der Innenseite des Ellenbogens**, häufig mit Ausstrahlung in den Unterarm und Schwächegefühl, evtl. verbunden mit einer Bewegungseinschränkung.

Bei einer **medialen Epikondylopathie** (Epicondylitis humeri medialis) – also einer Überlastungsreaktion der Handgelenk- und Fingergelenkbeugemuskulatur an der sehnigen Anheftung am inneren Oberarmknorren – besteht ein ausgeprägter Druckschmerz genau an diesem Punkt (s. Abb. 15.17). Sichtbare Veränderungen sind an diesem Knochenvorsprung auf der Innenseite des Ellenbogens meistens nicht vorhanden. Bei chronischen Beschwerden ist die betroffene Unterarmmuskulatur atrophiert, d.h. es besteht eine im Seitenvergleich deutliche Muskelminderung. Unter Sportlern sind Golfspieler betroffen, nicht selten relativ unerfahrene (die „mehr den Boden als den Ball" treffen), aber auch Tennisspieler. Andere verursachende Sportarten sind Squash, Badminton, Kunstturnen und Baseball. Der Arzt kann die Schmerzen durch spezielle muskuläre Widerstandstests provozieren, bspw. wenn der Patient mit geschlossener Faust das Handgelenk gegen Widerstand handflächenwärts beugt.

Bei einem **Sulcus-ulnaris-Syndrom**, also einer Einklemmung oder chronischen Reizung des Ellennervs (lat.: *Nervus ulnaris*) in der knöchernen Rinne an der Innenseite des Ellenbogengelenks, werden in diesem Bereich Schmerzen angegeben. Bei Beklopfen des Nervs in dieser Region entstehen elektrisierende Missempfindungen (s. Kap. 15.4.1).

Bei einem **Pronator-teres-Syndrom**, also der Einengung des mittleren Armnervs (lat.: *Nervus medianus*) beim Durchtritt unter dem

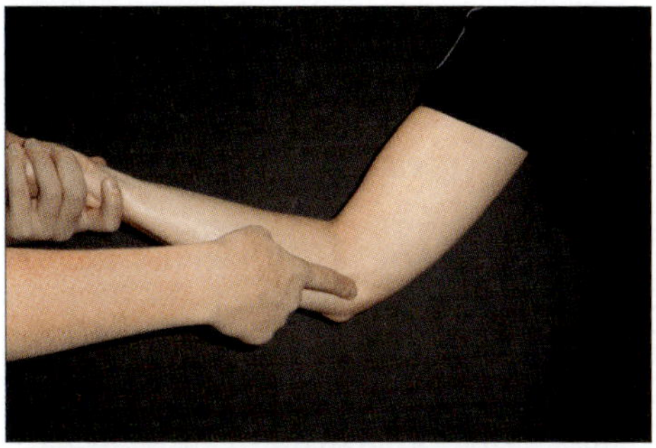

Abb. 15.17: Typischer Druckschmerz beim Golferellenbogen am inneren Epikondylus (mediale Epikondylopathie)

Pronatormuskel am ellenbogennahen Unterarm, werden Gefühlsstörungen am Daumen, am Zeigefinger und am Mittelfinger, teilweise auch am Ringfinger angegeben. Die Daumenballenmuskulatur ist geschwächt (s. Kap. 15.4.3).

Bei einer **Schädigung** der **inneren (medialen) Gelenkkapsel** und des **Seitenbands** geben die betroffenen Sportler bspw. Schmerzen in dieser Region beim Werfen in der Ausholphase oder beim Tennis während des Aufschlags an, manchmal verbunden mit einem „Gefühl des Aufklappens". Dies wird auch als „Giving way" bezeichnet, ein Phänomen, das man nicht nur bei einem instabilen Ellenbogengelenk, sondern auch bei einem bandverletzten Kniegelenk kennt, z.B. nach einem vorderen Kreuzbandriss. Der Innenbandverlauf ist druckempfindlich, der Instabilitätstest (Valgusstresstest) ist positiv.

Zur **apparativen Diagnostik**: Im Röntgenbild finden sich gar nicht so selten Verkalkungen der Gelenkkapsel oder des inneren Seitenbands, manchmal auch Knochenunregelmäßigkeiten, eine Osteochondrosis dissecans (s. Kap. 15.6.1.2) oder – beim Werferellenbogen des Jugendlichen – ein Abriss des medialen Epikondylus (s. Kap. 15.3.1). Meistens wird auch eine Kernspintomografie durchgeführt, seltener eine Szintigrafie (s. Kap. 3.2). Beim Verdacht auf eine Nervenschädigung wird der Neurologe die Nervenleitgeschwindigkeit (Elektroneurografie) überprüfen, außerdem die elektrische Aktivität der Muskulatur messen (Elektromyografie), was indirekt Informationen über den die Muskulatur versorgenden Nerv gibt.

Die Präzisierung der **Diagnose** eines Golferellenbogens gelingt meistens **eindeutig**, und zwar aus der Vorgeschichte (Anamnese) und dem Untersuchungsbefund. Eine **Abgrenzung** zu anderen Krankheitsbildern sollte erfolgen, z.B. zu Erkrankungen der Halswirbelsäule (Zervikalsyndrom) oder dem Tennisellenbogen.

Therapie. Die Behandlung erfolgt i.d.R. zunächst konservativ und richtet sich nach den krankhaften Veränderungen. Wichtig ist es, den betroffenen Sportlern zu vermitteln, dass der Verlauf insbesondere bei einer nicht konsequenten Therapie langwierig sein kann und dann auch eine chronische Schädigung möglich ist.

Deshalb ist für die Behandlung des Golferellenbogens unbedingt etwas erforderlich, was den meisten Sportlern oft fehlt: Geduld!

In der **akuten Phase** gelten sinngemäß die bereits beim Tennisarm aufgeführten Behandlungsmaßnahmen (s. Kap. 15.5.1), also v.a. **Schmerzausschaltung** durch Schonung und Sportpause, ferner z.B. Kälteanwendung, Salbenverbände, entzündungshemmende Substanzen und verschiedene Formen der physikalischen Therapie. Die Stoßwellentherapie scheint schlechtere Ergebnisse zu haben als beim Tennisarm.

Bei einer **medialen Epikondylopathie**, also der Überlastung und Ansatzreizung der Handgelenk- und Fingergelenkbeugemuskulatur an der sehnigen Anheftung am inneren Oberarmhöcker, kann zusätzlich ein orthopädisches Hilfsmittel verordnet werden, wobei es verschiedene Möglichkeiten gibt: Eine sog. Aktivbandage übt eine intermittierende Kompression aus, während durch eine Stabilorthese eine gezielte Kompression auf die überlastete Muskulatur unterhalb des Epikondylus erfolgen soll.

Die sportliche Belastung darf nicht zu früh wieder aufgenommen werden und muss mit geringer Intensität im schmerzfreien Bereich beginnen. Wichtig ist ein konsequentes Training der Handgelenkbeuger. Das Training muss außerdem auf ein muskuläres Gleichgewicht zwischen der Handgelenkbeugemuskulatur und der -streckmuskulatur abzielen. Der Nutzen von Dehnübungen, z.B. Überstreckung des Handgelenks im Handgelenk mit der Handfläche nach oben bei gestrecktem Ellenbogen, ist umstritten (s. Kap. 5.3).

Sofern ärztlicherseits bei der medialen Epikondylopathie Kortison gespritzt wird, gelten auch hier die beim Tennisellenbogen gemachten Ausführungen. Zwar kann durch Kortison, meistens kombiniert mit einem örtlichen Betäubungsmittel, oft eine kurzfristige Besserung erzielt werden. Jedoch darf dies dann nicht vom Sportler so interpretiert werden, dass er sofort wieder – jetzt „ungebremst" durch den Schmerz – den Ellenbogen voll belastet. Auch sollten nicht mehr als 2 Injektionen im Abstand von 6 Wochen erfolgen. Der Arzt wird auch bei der Injektion die Nähe des hinter dem Epikondylus in einer Knochenrinne verlaufenden Ellennervs beachten; sollten bei der Spritze starke elektrisierende Schmerzen mit Ausstrahlung bis in den Kleinfinger angegeben werden, muss die Injektion sofort abgebrochen werden. Bei einer gleichzeitigen Zerrung oder chronischen Schädigung des inneren Seitenbands darf kein Kortison verabreicht werden, da das Band dann reißen kann, besonders bei Werfern.

Die konsequent durchgeführte konservative Therapie ist bei 90% der Patienten erfolgreich. Andernfalls – frühestens nach etwa 6 Monaten – ist eine Operation zu diskutieren. Dabei wird über einen 3–5 cm langen Schnitt der Ursprung der Beugemuskulatur am Epikondylus bogenförmig umschnitten und die Muskulatur kurzstreckig vom Knochen abgeschoben (Sehneneinkerbung nach Hohmann). Der hinter dem Epikondylus verlaufende Ellennerv muss sorgfältig geschont werden. Im Anschluss an die Operation ist eine schrittweise Rehabilitation von mindestens 3 Monaten empfehlenswert mit langsam zunehmender sportlicher Belastung; außerdem ist ebenso wie bei der konservativen Therapie die Ausschaltung verursachender Faktoren entscheidend, sonst sind erneute bzw. bleibende Beschwerden vorprogrammiert.

Bei einer ausgeprägten **Kapselverkalkung** mit schmerzhafter Bewegungseinschränkung ist die operative Entfernung empfehlenswert, auch bei dieser Operation muss die anatomische Beziehung zum Ellennerv sorgfältig beachtet werden. Die Dauer des postoperativen Aufbautrainings beträgt etwa 3 Monate.

Bei einer **Schädigung des inneren Seitenbands** mit **Instabilität des Gelenks** kommen operative Maßnahmen in Betracht; die Rekonstruktion kann aufwändig sein, manchmal ist zur Verstärkung ein Sehnentransplantat erforderlich. Erst der weitere Verlauf kann zeigen, ob der Ellenbogen wieder sportlich voll belastbar wird.

Der **Werferellenbogen** bei Kindern und Jugendlichen (**„little leaguer's elbow"**) stellt ein besonderes Problem dar. Schon bei geringsten Beschwerden muss verantwortungsvoll gehandelt und den jungen Sportlern unbedingt eine Sportpause verordnet werden, um einen Dauerschaden zu verhindern. Zeigt das Röntgenbild bereits einen **Abriss des medialen Epicondylus**, dann sollte bei entsprechender Verschiebung (Dislokation) die operative Refixation erfolgen, je nach Alter des Kindes bzw. Jugendlichen z.B. mit einem feinen Edelstahlstift (Kirschner-Draht) oder Schräubchen (s. Kap. 15.3.1).

Bei Ellenbogenbeschwerden durch eine **Irritation des Medianusnervs** (Pronator-teres-Syndrom) oder durch eine **Einengung des Ellennervs** (Sulcus-ulnaris-Syndrom) kommt bei ausgeprägtem Befund eine Operation in Frage (s. Kap. 15.4).

Prävention. Von entscheidender Bedeutung beim Golfer- bzw. Werferellenbogen sind vorbeugende Maßnahmen bzw. die Ursachenbeseitigung. Dies bedeutet bei Sportlern eine Verbesserung der Technik in der „schuldigen" Sportart, was wiederum eine exakte Analyse der Schlag-, Wurf- und Grifftechnik voraussetzt.

> Wie wichtig eine gute Technik ist, zeigt bspw. die Tatsache, dass der Golferellenbogen bei Anfängern sehr viel häufiger auftritt als bei Golfprofis. Spätschäden am Ellenbogengelenk sind bei Sportlern, die als Kinder oder Jugendliche fehlende Kraft durch exzellente Technik ausgeglichen haben, seltener als bei solchen, die erst nach dem Wachstumsalter begonnen haben und mehr mit Kraft als mit Technik ihren Sport betreiben.

Daneben spielt für die Prävention auch die Trainingsintensität eine Rolle, bspw. eine Limitierung der Zahl der Würfe beim Handball oder Baseball, was im Übrigen nicht nur für das Wachstumsalter gilt. Diesbezüglich gibt es für die verschiedenen Sportarten aktuelle Trainingsempfehlungen, die aus sportmedizinischer Sicht unbedingt beachtet werden sollten. Hier wird auf die entsprechende Fachliteratur verwiesen, auch im Hinblick auf die Bedeutung von gezielten Aufwärm- und Kräftigungsübungen für die Muskulatur.

Wesentlich im Rahmen der Prävention sind natürlich auch die Optimierung der Ausrüstung und die Benutzung von Sportgeräten, die eine Belastung des Ellenbogengelenks minimieren.

15.5.3 Wenn die Bizepssehne in der Ellenbeuge reißt

Der Bizepsmuskel an der Vorderseite des Oberarmes (lat.: *Musculus biceps brachii*, s. Abb. 13.14) hat zwei Muskelbäuche oder -köpfe (lat. *biceps*: zweiköpfig). Beide beginnen mit jeweils einer Sehne im Schulterbereich, die beiden zugehörigen Muskelbäuche vereinigen sich am Oberarm zu einem gemeinsamen Muskelbauch, der mit einer Sehne im Bereich der Ellenbeuge an der sog. Speichenrauhigkeit (lat.: *Tuberositas radii*) in unmittelbarer Nachbarschaft zum Speichenkopf ansetzt.

Zur Funktion: Der Bizeps unterstützt die Rotatorenmanschette bei Bewegungen in der Schulter und beugt den Unterarm im Ellenbogengelenk. Außerdem supiniert er den Unterarm, d.h. er dreht den Unterarm, sodass der Daumen von innen nach außen um die Hand rotiert („Hand aufhalten", Supination).

Verletzungen des Bizepsmuskels sind relativ selten und werden nach den im allgemeinen Kapitel über Muskelverletzungen dargestellten Prinzipien diagnostiziert und behandelt (s. Kap. 5.2).

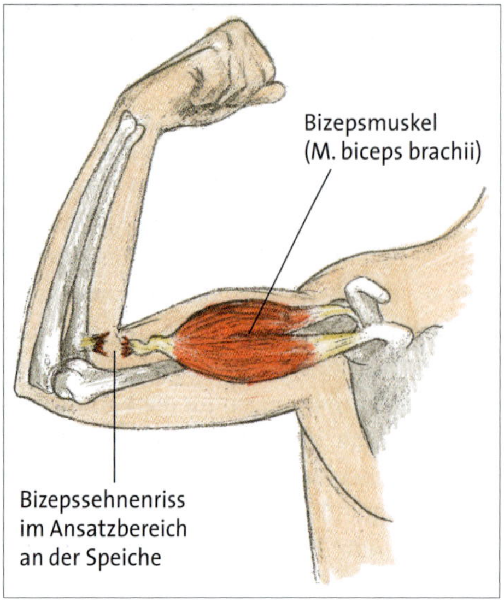

Abb. 15.18: Riss der Bizepssehne in der Ellenbeuge

Bizepssehnenverletzungen und **-schäden** in der Schulterregion werden in dem entsprechenden Kapitel detailliert dargestellt. Während 97% der Bizepssehnenrisse im Schulterbereich auftreten (s. Abb. 13.15), ist der Riss der Bizepssehne in der Ellenbeuge selten (s. Abb. 15.18). I.d.R. reißt die Sehne bei einer ruckartig durchgeführten Bewegung beim Sport oder im Alltag – bspw. beim Baggern eines Volleyballs oder beim Anheben einer Getränkekiste – ohne adäquates Trauma; dementsprechend wird auch der Begriff des spontanen Risses verwendet. Dies bedeutet, dass wie auch bei den Bizepssehnenrissen im Schulterbereich **degenerative Sehnenveränderungen („Verschleiß")** meistens eine wesentliche Rolle spielen. Daher sind i.d.R. Sportler jenseits des 5. Lebensjahrzehnts betroffen. Der Missbrauch von Anabolika erhöht das Risiko des Bizepssehnenrisses, die betroffenen Sportler sind dann jünger. Eine echte Verletzung im eigentlichen Sinne bei jüngeren Sportlern auf der Grundlage eines adäquaten Unfalls ist selten.

Diagnose. Der betroffene Sportler verspürt im Moment des Reißens der Sehne einen mehr oder weniger ausgeprägten Schmerz in der Ellenbeuge. Der **Muskelbauch tritt höher** und verlagert sich am Oberarm **in Richtung der Schulter**, was im Rahmen der Untersuchung besonders gut bei Anspannung des Muskels im Vergleich zur Gegenseite zu diagnostizieren ist.

In der Ellenbeuge entwickelt sich ein Bluterguss mit Schwellung. Entsprechend der Funktion des Muskels sind die Beugung des Ellenbogens sowie die Supination des Unterarms stark abgeschwächt. Das Röntgenbild ist unauffällig, weil die Sehne sich nicht abbildet und der Abriss der Sehne gemeinsam mit einem Stück Knochen – was sichtbar wäre – eine Rarität ist. Mit der **Ultraschalluntersuchung** kann man den Sehnenriss meistens feststellen, in unklaren Fällen gelingt dies in der **Kernspintomografie**.

Therapie. Der Riss der Bizepssehne in der Ellenbeuge bei Sportlern sollte **operiert** werden, weil andernfalls ein deutlicher Kraftverlust bleibt. Die abgerissene Sehne wird im Ansatzbereich fixiert; es gibt verschiedene Operationstechniken, bspw. unter Anfertigung eines Knochenkanals in der Speiche oder unter Verwendung spezieller Knochenanker (Fadenanker), die auch in der Schulterchirurgie etabliert sind. Bei der Operation muss der Chirurg den im Operationsgebiet verlaufenden Speichennerv sorgfältig schonen, weil eine Nervenschädigung zu einer schweren Bewegungsstörung der Hand führen würde, zur sog. Fallhand. Nach der Operation erfolgt eine etwa 6-wöchige Ruhigstellung in einer Oberarmschiene, anschließend wird mit Bewegungsübungen begonnen. Eine sportliche Vollbelastung des Arms ist erst nach 5–6 Monaten erlaubt.

15.5.4 Verletzungen des Trizepsmuskels sowie Überlastungsreaktionen und Riss der Trizepssehne

Auf der Rückseite des Oberarms befindet sich der Trizepsmuskel (dreiköpfiger Muskel, lat.: *Musculus triceps brachii*), der mit seinen 3 Anteilen vom Schulterblatt sowie vom Oberarm entspringt und mit einer gemeinsamen Sehne am Ellenhaken (Ellenbogenhöcker, lat.: *Olecranon*) ansetzt. Der Trizepsmuskel ist Gegenspieler (Antagonist) des Bizepsmuskels und führt als wichtigste Funktion die Streckung des Unterarms im Ellenbogengelenk aus. Mit anderen Worten: Der Trizeps zieht den durch den Bizeps gebeugten Unterarm nach hinten, bis das Ellenbogengelenk „anschlägt“, also voll gestreckt ist. Daneben unterstützt er Bewegungen in der Schulter (s. Kap. 14.1).

Verletzungen des Trizepsmuskels reichen von der Zerrung bis zum Muskelriss und betreffen bspw. Handballspieler, sind aber eher selten. Die betroffenen Sportler klagen über belastungsabhängige Beschwerden, z.B. bei rascher Streckung des Gelenks, wie dies im Rahmen eines Ballwurfs erfolgt. Diagnose, Behandlung und Prognose entsprechen den Ausführungen im allgemeinen Kapitel über die Muskelverletzungen (s. Kap. 5.2).

Häufiger sind Beschwerden im Bereich der gemeinsamen Endsehne, also **Schäden der Trizepssehne**, die ein relativ breitflächiges anatomisches Gebilde ist. Die Probleme sind dann meist im Ansatzbereich der Sehne am Ellenhaken lokalisiert. Durch hohe und v.a. dauerhafte Belastungen, z.B. bei Schnellkraftsportarten wie Handball, Kugelstoßen bzw. beim Wrestling oder Bodybuilding, kann es zu einer schmerzhaften Entzündungsreaktion und Veränderungen v.a. im Ansatzbereich der Sehne am Knochen bzw. an der Knochenhaut (Periost) kommen. Für derartige Probleme gibt es verschiedene medizinische Fachausdrücke, die meistens mehr oder weniger das Gleiche meinen, z.B. Insertionstendopathie, Insertionstendinose, Tendoperiostitis, Sehnenansatzentzündung oder -reizung.

Überschreitet die Belastung die Belastbarkeit der Sehne, so kommt es zum **Riss der Trizepssehne.** I.d.R. reißt die Sehne bei einer ruckartig durchgeführten Streckung, meistens ohne adäquaten Unfallmechanismus. Dies bedeutet, dass der Trizepssehnenriss meist auf der Grundlage **degenerativer Veränderungen („Verschleiß“)** entsteht, wie dies bspw. auch beim Achillessehnenriss oft der Fall ist. Der Missbrauch von Anabolika erhöht das Risiko des Trizepssehnenrisses, die betroffenen Sportler sind dann jünger.

Diagnose. Bei **Überlastungsproblemen** klagen die betroffenen Sportler über Schmerzen im hinteren Ellenbogenbereich. Bei der Untersuchung ist der Bereich druckschmerzhaft, insbesondere der Sehnenansatz am Ellenhaken. Das Röntgenbild ist meistens unauffällig, manchmal finden sich aber Verkalkungen im Bereich der Sehne. Die Kernspintomografie hat in der Diagnostik einen höheren Stellenwert als die Röntgenuntersuchung und kann nicht nur chronische Veränderungen, sondern auch einen **Riss der Sehne** abbilden. Im letztgenannten Fall kann das Ellenbogengelenk nicht mehr kraftvoll gegen Widerstand gestreckt werden, meist ist beim Trizepssehnenriss eine „Lücke" oberhalb des Ellenhakens tastbar.

Therapie. Die Behandlung der Sehnenansatzreizung erfolgt **überwiegend konservativ**, z.B. durch Schonung oder kurzfristige Ruhigstellung in einer Oberarmschiene, Änderung bzw. Optimierung der Technik und des Trainings, Verordnung von entzündungshemmenden Medikamenten wie Antiphlogistika sowie physikalische Therapie. In der akuten Phase lindert Kälteanwendung die Beschwerden. Die manchmal durchgeführte Kortisoninjektion ist nicht unproblematisch: Die Schmerzen sind zwar – zumindest für einige Wochen – rückläufig, jedoch ist das Risiko eines Sehnenrisses erhöht, auch aufgrund der Tatsache, dass die Sportler das Ellenbogengelenk oftmals nach Kortisongabe unvermindert belasten und nicht die notwendige mehrwöchige Sportpause einhalten. In **therapieresistenten Fällen** kann bei chronischen Beschwerden **eine Operation** erforderlich werden. Auch beim Trizepssehnenriss wird operiert. Die Rehabilitation danach ist langwierig, die Wiederaufnahme der sportlichen Aktivität in vollem Umfang ist meist erst nach mehreren Monaten möglich.

15.6 Knorpelschäden am Ellenbogengelenk

Die Schädigung des Gelenkknorpels kann entweder generalisiert das gesamte Gelenk oder lokal begrenzt einen Teil des Gelenks betreffen. Umschriebene Knorpelschäden können am Ellenbogengelenk, ebenso wie an anderen Gelenken, auf verschiedene Weise entstehen. Infolge einer chronischen Überlastung durch repetitive Mikrotraumen, also regelmäßige Mikroverletzungen, kommt es zu Einrissen in der Knorpeloberfläche mit letztendlich dem Risiko der Arthrose („Gelenkverschleiß").

Besonders bekannt ist die chronische Valgusüberlastung des Ellenbogengelenks bei Wurfsportarten, bspw. beim Handball oder Baseball.

Bei der Wurfbewegung wird der Ball v.a. durch die Schultermuskulatur beschleunigt. Gleichzeitig kommt es, wie schon bei der Entstehung des Golferellenbogens beschrieben (s. Kap. 15.5.2), zu einer Valgusbelastung des Ellenbogens, das Gelenk gerät in eine „X-Stellung", der Unterarm wird nach außen abgeknickt:

Der innenseitige Gelenkanteil, gebildet aus dem Oberarm und der Elle, wird mit seinem ulnaren – d.h. inneren – Seitenbandapparat gedehnt. Gleichzeitig wird auf der gegenüberliegenden Seite des Gelenks der Speichenkopf gegen den außenseitigen Anteil des Oberarms (lat.: *Capitulum humeri*) gestaucht. Nach dem Abwurf wird der Wurfarm abgebremst, dann kehrt sich dieser Belastungsmechanismus um. Die Folgen dieses chronischen Überlastungsschadens beim Wurfsportler sind daher zunächst Knorpelschäden im außenseitigen Anteil des Ellenbogengelenks zwischen Oberarm und Speichenkopf bei gleichzeitigem Dehnungsschaden am innenseitigen (ulnaren) Seitenband mit zunehmender Instabilität, wodurch die Valgusbelastung noch gesteigert wird; der Unterarm knickt noch mehr nach außen ab. Der Ellenhaken (lat.: *Olecranon*) stößt an den innenseitigen Rand seines Lagers am Oberarm (lat.: *Fossa olecrani*); dies wiederum führt zur Bildung von Knochenspornen (Osteophyten), die Einklemmungserscheinungen verursachen können, was als dorsomediales Impingement bezeichnet wird.

15.6.1 Morbus Panner und Osteochondrosis dissecans

Die beiden Begriffe werden oft ungenau verwendet, obwohl sie genau definiert sind. In beiden Fällen handelt es sich um lokalisierte Knorpelschäden am Ellenbogen.

15.6.1.1 Morbus Panner

Diese Erkrankung ist nach dem dänischen Radiologen Hans Jessen Panner (1871–1930) benannt. Es handelt sich um eine avaskuläre Nekrose, das bedeutet, es ist zum Gewebeuntergang bzw. Gewebstod (Nekrose) gekommen, weil ein Bezirk aus ungeklärter Ursache von der Blutgefäßversorgung abgeschnitten wurde. Auch der Begriff „aseptische" Knochennekrose ist gebräuchlich, was darauf hinweist, das keine Entzündung der Grund dafür ist.

Konkret betroffen ist beim Morbus Panner das Capitulum humeri, also der speichenseitige Ellenbogengelenkanteil des Oberarmknochens; dieser Bezirk ist oft komplett verändert.

Betroffen sind Kinder im Alter von 6–10 Jahren, die über Schmerzen im Ellenbogengelenk klagen. Die Diagnose ergibt sich aus dem Röntgenbild und einer Kernspintomografie. Die Behandlung erfolgt konservativ. Erforderlich sind Entlastung und konsequente Sportpause, was sowohl den Kindern als auch ihren Eltern oft nur schwer zu vermitteln ist. Nach **1–3 Jahren** ist die Erkrankung **ausgeheilt** mit normal erscheinendem Röntgenbild, die Langzeitergebnisse und damit die Prognose sind i.d.R. also gut.

15.6.1.2 Osteochondrosis dissecans des Ellenbogens

Die Osteochondrosis dissecans ist ebenfalls eine aseptische Knochennekrose und – im Gegensatz zum Morbus Panner – eine Erkrankung bei Jugendlichen; sie betrifft ebenfalls das Capitulum humeri, also den speichenseitige Anteil des Oberarmknochens, allerdings nur einen Teil davon.

Im anglo-amerikanischen Sprachgebrauch hat sich der Begriff „Osteochondritis" eingebürgert, dieser ist aber irreführend, da es sich nicht um eine Entzündung („-itis") handelt. Letztendlich ist die Ursache nicht geklärt, diskutiert werden aber wiederholte Mikrotraumen wie die oben erwähnte chronische Valgusüberlastung beim Wurfsportler. In den USA gibt es den Begriff **„little leaguer's elbow"**, dazu gehört neben anderen Ellbogenerkrankungen des jugendlichen Baseballspielers auch die Osteochondrosis dissecans. Als Risikofaktoren werden in der sportmedizinischen Literatur neben den repetitiven Mikrotraumen ein rasches Wachstum in der Pubertät sowie eine schlechte Wurftechnik genannt. Es kommt zur Abgrenzung (Demarkierung) eines Knorpel-Knochen-Stücks aus der Gelenkfläche, die als freier Gelenkkörper („Gelenkmaus", Dissekat) abgestoßen werden kann und dann evtl. zur Gelenkblockierung durch Einklemmung führt.

Die Jugendlichen klagen über **Schmerzen** und **Schwellneigung** des Gelenks, bei einem eingeklemmten freien Gelenkkörper besteht eine schmerzhafte Gelenksperre. Die Diagnose wird objektiviert durch **Röntgenuntersuchung** und **Kernspintomografie**, evtl. wird auch eine **Computertomografie** durchgeführt.

Es gibt verschiedene Stadien der Osteochondrosis dissecans, die aufgrund der bildgebenden Diagnostik klassifiziert werden (s. Tab. 15.1).

Hinweis: Die Osteochondrosis dissecans kommt auch an anderen Gelenken vor, z.B. am Knie- oder Sprunggelenk.

Tab. 15.1: Stadien der Osteochondrosis dissecans

Stadium I
Knochennekrose ohne Beteiligung des Knorpels und ohne Abgrenzung zum umgebenden Knochen
Stadium II
Knochennekrose mit Erweichung des zugehörigen Gelenkknorpels und Abgrenzung zum umgebenden Knochen durch einen Sklerosesaum (Sklerose: Verdichtung der Knochenstruktur)
Stadium III
Von dem umgebenden Knochen abgetrenntes Knorpel-Knochen-Stück, das in seinem Bett verbleibt
Stadium IV
Frei im Gelenk befindliches Knorpel-Knochen-Stück (Gelenkmaus) mit zugehörigem Defekt in der Gelenkfläche

Therapie. Die Behandlung hat entsprechend dem Stadium der Erkrankung zu erfolgen, leider gibt es **kein allgemein anerkanntes Therapiekonzept**. Als konservative Maßnahme wird die Schonung des Gelenks empfohlen. Zum operativen Behandlungsspektrum gehören die Arthroskopie mit Knorpelglättung, die Anbohrung der Region zur Verbesserung der lokalen Durchblutung, die Entfernung der Gelenkmaus, die Anfrischung und Refixation des Knorpel-Knochen-Stücks sowie Maßnahmen zum Knorpelersatz (Mikrofrakturierung, Knorpel-Knochen-Transplantation oder Knorpelzellentransplantation, s. Kap. 8.5).

Prognose. Die Prognose ist abhängig vom Stadium der Veränderungen und dem Zeitpunkt der Diagnosestellung sowie dem Therapiebeginn. **Je früher** die Behandlung beginnt, **desto besser** ist die Prognose. Unbeeinflusst kann sich aus dem lokalisierten Knorpelschaden eine Arthrose des Ellenbogengelenks entwickeln.

15.6.2 Die Arthrose – der „verschlissene" Ellenbogen

Die Ellenbogengelenkarthrose ist eine chronische Gelenkerkrankung, die mit einer **zunehmenden Schädigung** des Gelenks und **Deformierung** der Gelenkflächen verbunden ist. Es handelt sich um einen übermäßigen und vorzeitigen Knorpelabrieb an den Gelenkkörpern, umgangssprachlich „Verschleiß". Die **Ursachen bei Sportlern** sind ungünstig verheilte knöcherne Verletzungen, also Frakturen mit Gelenkbeteiligung und chronische Gelenküberlastungen mit Knorpelschädigung oder freien Gelenkkörpern, z.B. bei Boxern oder Judoka („Judoellenbogen", s.u.). Die Verschleißerkrankung kann das gesamte Gelenk betreffen oder aber auch nur eng begrenzte Abschnitte des Gelenks, bspw. die Kontaktzone zwischen Oberarm und Speichenkopf nach einer Speichenkopffraktur. Die Arthrose kann sich auch aus einem lokalisierten Knorpelschaden wie bei der Osteochondrosis dissecans entwickeln (s. Kap. 15.6.1.2).

Bei der Ellenbogengelenkarthrose können auch – unabhängig vom Sport – anlagebedingte Erkrankungen eine Rolle spielen, ebenso Stoffwechselerkrankungen und Rheuma (s. Kap. 36.4).

Diagnose. Der betroffene Sportler klagt über **Schmerzen**, v.a. bei Belastung, ferner **Bewegungseinschränkung** und **Schwellung** des Ellenbogengelenks, manchmal auch über eine Blockierung oder Reibegeräusche. Die Symptome entwickeln sich über Monate und Jahre, die Beschwerden nehmen allmählich zu.

Die **Röntgenuntersuchung** zeigt bei einer Ellenbogenarthrose außer einer Gelenkspaltverschmälerung auch eine Verdichtung der Knochenstruktur an der Grenze zwischen Knorpel und Knochen (subchondrale Sklerosierung). Später finden sich Knochensporne, die sog. Randwulstbildungen oder Osteophyten. Manchmal sieht man freie Gelenkkörper, sofern diese nicht nur aus Knorpel bestehen, sondern auch knöcherne Anteile haben.

Diese Veränderungen lassen sich auch in der **Kernspintomografie** nachweisen, die zusätzlich Weichteilveränderungen im Bereich der Gelenkkapsel, der Bänder und der Gelenkinnenschicht und evtl. auch einen Gelenkerguss und knorpelige freie Gelenkkörper zeigen kann; diese sind im Röntgenbild nicht sichtbar.

Therapie. Grundsätzlich gelten die allgemeinen Behandlungsprinzipien der Arthrose (s. Kap. 8.5). Die Therapie erfolgt meistens **konservativ**. So werden bspw. Medikamente (z.B. Antiphlogistika wie Diclofenac), lokale Kühlung und Physiotherapie verordnet. Eine unter sterilen Bedingungen ins Gelenk gesetzte Kortisonspritze kann bei akuten Beschwerden ebenfalls Linderung verschaffen. Manche Sportler erfahren Besserung durch das Tragen einer Bandage.

> Wichtig bei einer Arthrose ist natürlich auch die Reduktion der Belastung des Ellenbogengelenks: Dies ist Sportlern, die dieses Gelenk für ihren Sport „brauchen" (z.B. Tennis, Kraftsport, Volleyball), verständlicherweise nur schwer zu vermitteln.

Als operative Maßnahme kommt v.a. die **Arthroskopie** in Betracht, z.B. mit Entfernung freier Gelenkkörper (s. Abb. 15.19), Beseitigung von Verwachsungen (Arthrolyse), Abtragung eines störenden Knochensporns oder Knorpelglättung. Sind derartige Maßnahmen auf arthroskopischem Weg nicht möglich, so kommen sie auch im Rahmen einer konventionellen offenen Operation in Betracht. Manchmal wird bei einer isolierten Arthrose zwischen Oberarm und Speichenkopf Letzterer operativ entfernt, was aber später zu Problemen im Bereich des Handgelenks führen kann. Ellenbogengelenkprothesen haben sich langfristig noch nicht bewährt und werden nur ausnahmsweise eingesetzt, in Deutschland schätzungsweise nur etwa 100-mal pro Jahr (zum Vergleich: 190000 Hüftprothesen!). Daher wird bei schwerer Arthrose manchmal eine Versteifung (Arthrodese) durchgeführt.

Prognose. Letztendlich kann aus der Ellenbogengelenkarthrose ein hochgradiger Funktionsverlust resultieren. Jedoch ist es oft auch möglich, dass der „Verschleiß" über viele Jahre relativ wenig Beschwerden macht, da der Ellenbogen kein gewichttragendes Gelenk ist. Probleme ergeben sich dann v.a. bei Sportarten mit hohen Belastungen für das Ellenbogengelenk wie Handball, Schlägersportarten, Boxen oder Turnen.

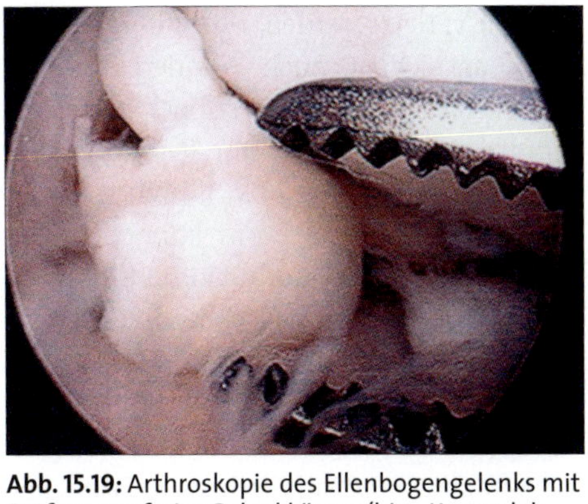

Abb. 15.19: Arthroskopie des Ellenbogengelenks mit Entfernung freier Gelenkkörper (hier: Knorpelabsprengungen), die regelmäßig zu Gelenkblockierungen geführt hatten.

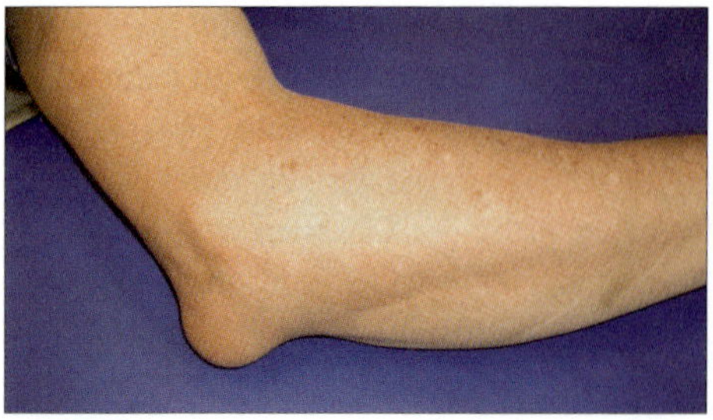

Abb. 15.20: Akute Schleimbeutelentzündung im Bereich des Ellenhakens nach Sturz

15.7 Entzündungen im Ellenbogenbereich

Entzündungen im Ellenbogenbereich können bei Sportlern an unterschiedlichen Stellen **innerhalb** und **außerhalb des Gelenks** auftreten und verschiedenste Ursachen haben. Bei einer Entzündung im Gelenk (Ellenbogenarthritis) kann diese durch eine Infektion bedingt sein, aber auch andere Ursachen haben.

15.7.1 Die Schleimbeutelentzündung

Im Bereich des Ellenhakens (lat.: *Olecranon*) liegt direkt unter der Haut ein Schleimbeutel (lat.: *Bursa olecrani*), der eine Art Polsterung darstellt und bei manchen Sportarten einer starken mechanischen Belastung ausgesetzt ist. Wegen seiner oberflächlichen Lage kann er leicht verletzt werden, bspw. durch einen Sturz oder Schlag. Auch Wunden in dieser Region, bspw. Schürf-, Riss- oder Platzwunden, haben nicht selten eine Verbindung zu diesem Schleimbeutel bzw. führen zu einer Eröffnung desselben. Dann können Bakterien eindringen und zur Infektion führen.

Besonders belastet wird die Ellenbogenrückseite bzw. der Schleimbeutel bei Torhütern („Torwartellenbogen") und Sportarten wie Sportschießen mit dem Gewehr, Ringen, Judo, Rugby, Handball, Volleyball, Eishockey oder Inline-Skating.

> Der Schleimbeutel hat keine Verbindung zum Gelenkinneren, daher ist bei einer Schleimbeutelentzündung das eigentliche Gelenk primär nicht betroffen. Sekundär kann es aber zu einer Gelenkentzündung (Ellenbogenarthritis) kommen (s.u.).

Diagnose. Die **Schwellung** – in manchen Fällen so groß wie ein Hühnerei – im Bereich des Ellenhakens ist gut sichtbar und tastbar, meistens schmerzhaft (s. Abb. 15.20). Manchmal ist ein Knirschen fühlbar, das mit dem Knirschen eines Schneeballs, den man zerdrückt, vergleichbar ist.

> Man kann zwischen einer akuten und einer chronischen Schleimbeutelentzündung (Bursitis olecrani) unterscheiden. Die akute Form kann bakteriell bedingt sein, insbesondere bei gleichzeitig vorhandener Wunde. Dann besteht meist auch eine erhebliche Rötung sowie Schwellung auch in der Umgebung, evtl. auch eine Lymphknotenschwellung in der Achselhöhle.

In der Ultraschalluntersuchung (Sonografie) ist die Schleimbeutelentzündung deutlich sichtbar. Röntgenaufnahmen werden zum Ausschluss knöcherner Veränderungen angefertigt.

Durch eine Punktion unter sterilen Bedingungen und Untersuchung der abgezogenen Flüssigkeit lassen sich Bakterien als Infektionserreger feststellen. Bei einer bakteriellen Schleimbeutelentzündung sind außerdem manchmal die Entzündungswerte im Blut erhöht, bspw. die weißen Blutkörperchen (Leukozyten) oder das C-reaktive Protein (CRP).

Therapie. Bei einer **nicht bakteriellen** akuten Entzündung reicht manchmal eine **konservative Behandlung**: Schonung mit Trainingspause, Kühlung sowie abschwellende Salbenverbände, evtl. Medikamente. Jegliche Form der Wärmeanwendung, z.B. Fango, Rotlicht usw. hat wegen der Gefahr der Aktivierung von entzündlichen Reaktionen zu unterbleiben. Handelt es sich um eine **Einblutung nach einem Sturz**, dann gelingt es manchmal durch eine Punktion, den Bluterguss zu entfernen; diese Maßnahme wird unter sterilen Bedingungen durchgeführt, weil hierdurch die Gefahr des Eindringens von Bakterien mit eitriger Entzündung besteht.

Bei Erfolglosigkeit der konservativen Therapie einer akuten Schleimbeutelentzündung am Ellenbogen, bei offenen Schleimbeutelverletzungen und bakteriellen Entzündungen wird die operative Schleimbeutelentfernung notwendig, bei einer Infektion zusätzliche Antibiotikatherapie.

Wird der Schleimbeutel **immer wieder traumatisiert** (z.B. wiederholte Stürze oder Schläge auf den Ellenbogen), resultiert eine **chronische Schwellung**. Die entstehende Flüssigkeit kann vom Arzt zwar, natürlich unter strikter Beachtung der Sterilität, punktiert werden – mit anschließendem Druckverband, nicht selten jedoch läuft der Schleimbeutel wieder „voll“. Der Kompressionsverband darf nicht zu fest angelegt werden, da sonst ein Blutstau an Fingern und der Hand auftreten kann. Manchmal ist eine Injektion in den Schleimbeutel hilfreich, wobei der Arzt nur dann Kortison (evtl. in Kombination mit einem örtlichen Betäubungsmittel) spritzen wird, wenn eine Infektion sicher ausgeschlossen ist. Bei Erfolglosigkeit und störender Schwellung bleibt nur die Operation mit Entfernung des Schleimbeutels.

Prognose. Die chronische Reizung kann manchmal sehr hartnäckig sein, sodass man in diesen Fällen nicht zu lange mit der Operation warten sollte, zumal es sekundär durch Eindringen von Bakterien durch kleinste Hautschäden zur Infektion kommen kann (z.B. Hautabschürfungen durch die Judomatte). Ohnehin muss bei einer Infektion auch deshalb frühzeitig operiert werden, damit eine Ausbreitung der Bakterien in das Ellenbogengelenk verhindert wird. Nach einer Schleimbeutelentfernung kann es manchmal zu einer vorübergehenden Flüssigkeitsansammlung kommen (sog. Serom mit „Wundwasser“), die punktiert werden muss; anschließend wird ein Druckverband angelegt, evtl. vorübergehend auch eine Oberarmschiene.

Zusammenfassung: I.d.R. ergeben sich langfristig keine Probleme durch den fehlenden Schleimbeutel; Narbenbeschwerden sind selten.

Prävention. Vorbeugend können Ellenbogenschoner bzw. Schutzbandagen wirken, die bei einem Sturz eine Einblutung in den Schleimbeutel oder eine Weichteilverletzung verhindern, z.B. beim Handball oder Inline-Skating.

15.7.2 Die Ellenbogengelenkinfektion – schnelles Handeln ist entscheidend

Die **Infektion des Ellenbogengelenks**, also die Entzündung durch Bakterien, ist glücklicherweise selten. Unbehandelt führt sie aber zu einer schwersten Schädigung des Knorpels und Zerstörung des Gelenks mit erheblicher Funktionseinschränkung bis hin zur Gelenksteife. Eine häufige Ursache bei Sportlern sind Spritzen ins Gelenk (Injektionen), weitere Ursachen sind eine vorausgegangene Arthroskopie oder Gelenkoperation, z.B. wegen einer Fraktur oder Prothese; seltener ist die Beteiligung des Ellenbogengelenks durch eine Infektion in der unmittelbaren Nachbarschaft (Schleimbeutelentzündung!) oder in einer anderen Körperregion, wobei die Erreger auf dem Blutweg ins Gelenk gelangen. Eine Infektion kann sich auch nach einer offenen Ellenbogengelenkfraktur entwickeln, da ja primär eine Verbindung zwischen Gelenk und Außenwelt vorhanden und damit eine Eintrittspforte für Bakterien gegeben ist.

Diagnose. Charakteristische Symptome beim akuten Verlauf einer Infektion sind zunehmende Schmerzen, Funktionseinschränkung, Schwellung und Gelenkergussbildung, z.B. innerhalb von etwa 24–48 Stunden nach einer ärztlich durchgeführten Injektion in das Gelenk oder nach einer Arthroskopie. Fieber kann, muss aber nicht unbedingt vorhanden sein; der Allgemeinzustand leidet, der Sportler fühlt sich schlecht.

In der Blutuntersuchung steigen meistens die Entzündungswerte an, bspw. die weißen Blutkörperchen (Leukozyten) oder das C-reaktive Protein (CRP). Die Verdachtsdiagnose kann der Arzt durch eine **Punktion der Gelenkflüssigkeit** erhärten, dabei findet sich ein trüber oder gar eitriger Gelenkerguss. Diese Flüssigkeit wird im Labor analysiert: Als verursachende Bakterien werden meistens Staphylokokken gefunden, wobei dann auch eine Austestung von verschiedenen Antibiotika erfolgt, um ein oder mehrere möglichst geeignete Präparate einzusetzen. Allerdings gelingt nicht immer ein Keimnachweis, insbesondere nicht bei einem chronischen Verlauf, bei dem auch die Beschwerden des Sportlers nicht so stark ausgeprägt sind.

Bildgebende Verfahren können diagnostisch weiterhelfen. In der Ultraschalluntersuchung ist bspw. der Gelenkerguss darstellbar, ebenso in der Kernspintomografie. Letztere deckt im fortgeschrittenen Stadium auch Knorpelschäden auf. Das Röntgenbild ist anfangs oft unauffällig. Besonders in unklaren Fällen kann eine Leukozytenszintigrafie durchgeführt werden; dabei werden dem Patienten weiße Blutkörperchen entnommen, radioaktiv markiert und wieder injiziert. Bei einer Infektion kommt es zu einer Anreicherung der markierten Leukozyten im Gelenkbereich.

Therapie. Nur durch die **frühzeitige Behandlung** kann ein bleibender Schaden verhindert werden. Wenn eine Untersuchung auf Bakterien veranlasst wurde, darf bei begründetem Verdacht die Erregeridentifizierung (dauert oft mindesten 24 Stunden) nicht abgewartet werden.

> ! Achtung: Die Behandlung mit Antibiotika, welche die verursachenden Bakterien abtöten sollen, ist unbedingt erforderlich, aber alleine für sich nicht ausreichend!

Es muss operiert werden, wobei das Ellenbogengelenk intensiv ausgespült und gereinigt wird. Sämtliches durch die Infektion geschädigtes Gewebe, z.B. die Gelenkinnenhaut, muss entfernt werden. Diese operativen Maßnahmen können oft im Rahmen einer Arthroskopie durchgeführt werden, insbesondere wenn die Infektion im Anschluss an eine Arthroskopie oder an eine Spritze in das Gelenk entstanden ist. In manchen Fällen ist eine weite Eröffnung des Gelenks erforderlich, v.a. auch nach einer vorausgegangenen offenen Gelenkoperation. Dabei kann dann auch die Entfernung von Metall, das bspw. zur Stabilisierung eines Knochenbruchs eingebracht wurde, notwendig werden.

Nicht selten sind zur Beseitigung der Infektion mehrere Operationen erforderlich.

Prognose. Wie bereits dargestellt, kann nur die frühzeitige Therapie eine Gelenkzerstörung aufhalten!

Prävention. Eine Ellenbogengelenkinfektion kann das sportliche Aus bedeuten und zum Schicksal werden. Potenzielle Folgen sind zahlreiche Operationen, ein bewegungseingeschränkter oder steifer Ellenbogen, bei besonders tragischen Verläufen sogar die Amputation oder die Schädigung anderer Organe durch die Bakterien. Aus diesen Gründen hat die Verhinderung einer Infektion eine zentrale Bedeutung:

Entsprechend einer der häufigsten Infektionsursachen beim Sportler darf der Arzt Ellenbogengelenkpunktionen und Spritzen ins Gelenk nur unter sterilen Bedingungen durchführen, das bedeutet u.a. ausgiebige Desinfektion, sterile Handschuhe und Abdeckung, also unter höchster Vorsicht.

15.7.3 Weitere Formen der Ellenbogengelenkentzündung

Die Entzündung des Ellenbogengelenks (Ellenbogenarthritis) kann **verschiedene Ursachen** haben. Grundsätzlich kann man zwischen infektiösen und nicht infektiösen Formen unterscheiden. Zu den nicht durch eine Infektion bedingten Entzündungen gehören z.B. die

- Gelenkentzündung im Rahmen einer **Arthrose** – man spricht dann von einer aktivierten Arthrose – oder durch **freie Gelenkkörper** wie Knorpelabsprengungen, die zu einem permanenten Reizzustand führen
- **rheumatische Gelenkentzündung** (rheumatoide Arthritis, primär chronische Polyarthritis)
- **Gichtentzündung** des Ellenbogengelenks (Gichtarthropathie)

Bezüglich der Gelenkentzündung bei einer Arthrose oder freien Gelenkkörpern wird auf die entsprechenden Kapitel verwiesen.

Diagnose. Bei einer **rheumatischen Ellenbogengelenkentzündung**, bei der oft auch andere Gelenke betroffen sind, ist die Ursache nicht bekannt; angenommen wird eine Autoimmunerkrankung, also ein Vorgang, bei dem der Körper fälschlicherweise „gegen sich selbst" reagiert und körpereigenes Gewebe zerstört. Mögliche Symptome sind leichtes Fieber, wechselnde Schwellung – auch anderer Gelenke – Ergussbildung und Bewegungseinschränkung, v.a. auch morgens (Morgensteifigkeit). Zur Diagnostik gehören verschiedene Untersuchungen, z.B. das Röntgenbild und die Bestimmung verschiedener Blutwerte (u.a. der sog. Rheumafaktor).

Die **Gichtentzündung** ist bedingt durch eine Stoffwechselstörung mit Steigerung der Harnsäurekonzentration im Blut. Im Gelenk sondern sich Harnsäurekristalle ab und erzeugen eine heftige Entzündungsreaktion. Oft handelt es sich um übergewichtige Menschen, die sich einseitig ernähren, v.a. sehr fleischreich; dabei können eben auch Sportler betroffen sein, die sich vom Leistungssport verabschiedet und dann zugenommen haben. Häufiger ist zwar das Großzehengrundgelenk betroffen, jedoch ist auch ein Befall des Ellenbogengelenks möglich: Typisch sind plötzliche heftige Schmerzen, verbunden mit einer Ellenbogenschwellung und starker Bewegungseinschränkung. Die Beschwerden treten oft akut nach einem Diätfehler (fette, deftige Mahlzeit) oder Alkoholgenuss im Übermaß auf. Zur Diagnostik gehört v.a. die Blutentnahme, die i.d.R. eine deutliche Erhöhung der Harnsäure zeigt. Standardmäßig wird auch geröntgt.

Therapie. Die Behandlung der **rheumatischen Gelenkentzündung** sollte in enger Abstimmung mit einem Rheumatologen erfolgen, also einem entsprechenden Spezialisten. Zum Behandlungsspektrum gehören Medikamente, Kühlung beim Entzündungsschub sowie physikalische Therapie. In manchen Fällen erfolgt eine Radiosynoviorthese, das ist die Entfernung der Gelenkschleimhaut durch Einspritzen einer radioaktiven Substanz. Die Gelenkinnenhautentfernung kann auch im Rahmen einer Arthroskopie oder einer offenen Operation erfolgen, am besten im Frühstadium, wenn die Entzündung noch nicht die Gelenkstrukturen – v.a. den Knorpel – zerstört hat. In weit fortgeschrittenen Fällen muss auch an den Einbau einer Prothese gedacht werden, wobei die Ergebnisse der Ellenbogenprothetik heute immer noch längst nicht so gut sind wie bspw. die beim Hüftgelenk (s. Kap. 36.3.4).

Bei der **Gicht** wird eine medikamentöse und diätetische Senkung der Harnsäurekonzentration im Blut angestrebt. Im akuten Schub werden antientzündliche Präparate wie bspw. Diclofenac verabreicht, außerdem Kühlung und physikalische Therapie. Bei chronischem Verlauf wird die Entfernung der Gelenkinnenhaut sowie von Ablagerungen durchgeführt, entweder im Rahmen einer Arthroskopie oder einer offenen Operation.

Prognose. Beim **Rheuma** kann sich ein zunehmender, schmerzhafter Verlust der Gelenkfunktion entwickeln. Einerseits kann

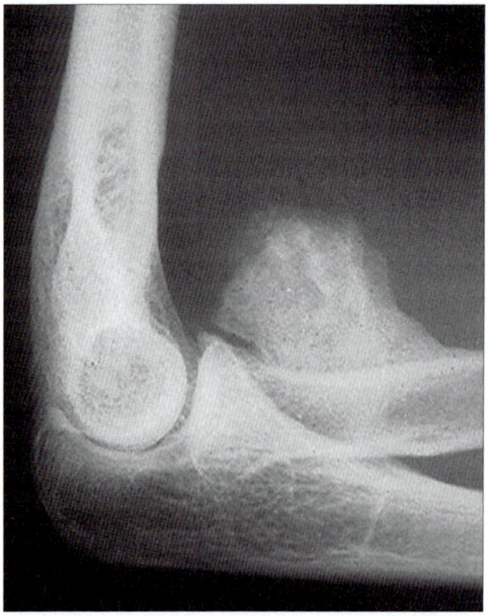

Abb. 15.21: Weichteilverknöcherungen, sog. heterotope Ossifikationen, die sich innerhalb von wenigen Monaten nach Verrenkung des Ellenbogengelenks (Luxation) entwickelt haben.

eine erhebliche Bewegungseinschränkung resultieren, jedoch auch ein instabiles Schlottergelenk, also eine völlige Haltlosigkeit des Gelenks. Die Gicht mit chronischer Harnsäureerhöhung kann zu einer allmählichen Zerstörung des Gelenks und den Übergang in eine Ellenbogengelenkarthrose mit Bewegungseinschränkung und Minderung der Belastbarkeit führen. In beiden Fällen lässt sich ein Voranschreiten der Krankheit durch frühzeitige, auch medikamentöse, Therapie herauszögern.

15.8 Die Ellenbogensteife – nichts geht mehr?

Bewegungseinschränkungen des Ellenbogengelenks werden oft unter dem Sammelbegriff „Ellenbogensteife" zusammengefasst und können bei Sportlern verschiedene Ursachen haben, z.B.

- Veränderungen an den das Gelenk umgebenden Strukturen wie Kapsel, Bänder oder Sehnen
- Weichteilverknöcherungen (heterotope Ossifikationen, s. Abb. 15.21, s.a. Kap. 5.2.8)
- Verwachsungen im Gelenk (z.B. nach Entzündungen)
- freie Gelenkkörper (z.B. Knorpelabsprengungen), die zum Impingement (engl. *to impinge*: einklemmen) führen
- Gelenkdeformierungen, z.B. nach Frakturen
- Ellenbogengelenkarthrose

Diagnose. Im Vordergrund steht die mehr oder weniger **ausgeprägte Bewegungseinschränkung** des Ellenbogengelenks; diese ist meistens mit **Schmerzen** verbunden, v.a. bei sportlicher Belastung, aber natürlich auch im täglichen Leben. Je nach Ursache finden sich weitere Symptome, z.B. eine Gelenkblockade bei freien Gelenkkörpern. Das **Röntgenbild** zeigt je nach Ursache der Gelenksteife mehr oder weniger ausgedehnte knöcherne Veränderungen, bspw. freie Gelenkkörper, fehlverheilte Frakturen oder Weichteilverknöcherungen. Ergänzend können je nach Ursache und Befund eine Computer- oder eine Kernspintomografie veranlasst werden.

Therapie. Die Behandlung richtet sich nach der Ursache. Manchmal kann durch eine konsequente Übungsbehandlung eine Verbesserung der Beweglichkeit erreicht werden, jedoch wird oft eine Operation notwendig.

> Es gibt es keine Standardoperation bei einer Ellenbogensteife, sondern es wird je nach Befund vorgegangen.

Durch eine **Arthroskopie** können bspw. freie Gelenkkörper entfernt und Verwachsungen im Gelenk gelöst werden, in anderen Fällen ist dafür eine **offene (konventionelle) Operation** notwendig. Die Entfernung von Weichteilverknöcherungen ist eine anspruchsvolle Operation wegen der Nähe zu mehreren Nerven und Blutgefäßen im Bereich des Ellenbogens. Bei einer in Fehlstellung verheilten Fraktur kann die operative Korrektur in manchen Fällen die Beweglichkeit verbessern. In manchen Fällen wird als operative Maßnahme ein sog. Bewegungsfixateur angelegt. Dabei handelt es sich um ein äußeres, bewegliches „Gestell", das mit Knochenschrauben im Oberarm und in der Elle befestigt ist und die Gelenkkapsel „aufdehnt" (Distraktionsarthrolyse).

Nach einer arthroskopischen oder offenen Operation ist eine intensive Nachbehandlung und Rehabilitation erforderlich, u.a. mit Krankengymnastik, speziellen Schienen, bspw. auch dem Einsatz einer motorgetriebenen Bewegungsschiene (s. Kap. 3.4).

Prognose. Die Prognose hängt von der Ursache der Bewegungseinschränkung ab. Leider lässt sich ein zunächst durch die Operation erzieltes Bewegungsausmaß nicht immer halten, sodass es wieder zur Verschlechterung der Beweglichkeit kommt.

Prävention. Wichtig ist bei einem Sportler mit einer Ellenbogenverletzung, einer Bewegungseinschränkung konsequent vorzubeugen. Dies bedeutet bspw., dass nach einer Verletzung – sofern dies möglich ist – möglichst frühzeitig mit Bewegungsübungen begonnen wird. Noch besser ist es, bei Sportarten, die das Ellenbogengelenk belasten, eine konsequente Technikschulung zu betreiben, um akute Verletzungen und langfristige Schäden zu verhindern.

16 Verletzungen und Schäden des Unterarms

16.1 Bedeutung des Unterarms beim Sport und Einführung in die Anatomie

Der Unterarm hat 2 nebeneinander liegende Röhrenknochen, die Speiche (lat.: *Radius*) und die Elle (lat.: *Ulna*). Die beiden Knochen haben eine bindegewebige Verbindung (lat. *Membrana interossea*: Haut zwischen den Knochen), die Elle und Speiche gegen Längsverschiebung sichert. Elle und Speiche bilden die Verbindung zum Ellenbogengelenk (s. Kap. 15.1) und zum Handgelenk (s. Kap. 17.1). Am Unterarm werden eine vordere (hohlhandseitige, beugeseitige, palmare) und eine hintere (handrückenseitige, streckseitige, dorsale) Region unterschieden. Dementsprechend werden die Unterarmmuskeln in die Beuge- und Streckmuskulatur unterteilt.

Elle und Speiche bzw. die Muskeln mit ihren Sehnen vermitteln die Bewegungen zwischen dem Oberarm und der Hand; dies ist nicht nur wichtig für Sportarten, bei denen die Hand direkt eingesetzt wird (z.B. Handball, Tennis, Golf), sondern auch für alle Disziplinen mit Lauf- oder Sprungelementen (z.B. Joggen, Walking, Aerobic), bei denen die Bewegungen der Arme unterstützend wirken.

- **Beugung** und **Streckung** des Unterarms sind Scharnierbewegungen im Ellenbogengelenk, die in der Gelenkverbindung zwischen Oberarm und Elle sowie zwischen Oberarm und Speiche (genauer gesagt Speichenkopf, ältere Bezeichnung „Speichenköpfchen“) ausgeführt werden.
- Das Gelenk zwischen Oberarm und Speichenkopf ermöglicht aber nicht nur Scharnierbewegungen, sondern auch die Drehbewegungen des Unterarms, also die Umwendbewegungen des Unterarms gegen den Oberarm. Diese Drehbewegungen werden als Supination und Pronation bezeichnet (s. Abb. 16.1): Bei der **Supination** wird die Handinnenfläche nach oben bzw. auswärts gedreht, bei der **Pronation** wird der Handrücken nach oben bzw. einwärts gedreht.
- Damit diese Umwendbewegungen möglich sind, muss nicht nur eine Bewegung zwischen Oberarm und Speichenkopf stattfinden, sondern gleichzeitig auch zwischen Elle und Speichenkopf. Dabei dreht sich die Speiche um die Elle, und zwar nicht nur im Bereich des Ellenbogengelenks, sondern zeitgleich auch im Handgelenk.

> Hinweis: Die Begriffe **Supination** und **Pronation** werden auch bei Bewegungen des Sprunggelenks bzw. des Fußes verwendet.

Die meisten Sportverletzungen und Überlastungsschäden am Unterarm betreffen die gelenknahen Bereiche und werden daher im Ellenbogen- bzw. Handgelenkkapitel dieses Buchs dargestellt. Allerdings gibt es mit einer Häufigkeit von etwa 3–5% Verletzungen und Schäden „zwischen den Gelenken“, die in den folgenden Abschnitten beschrieben werden.

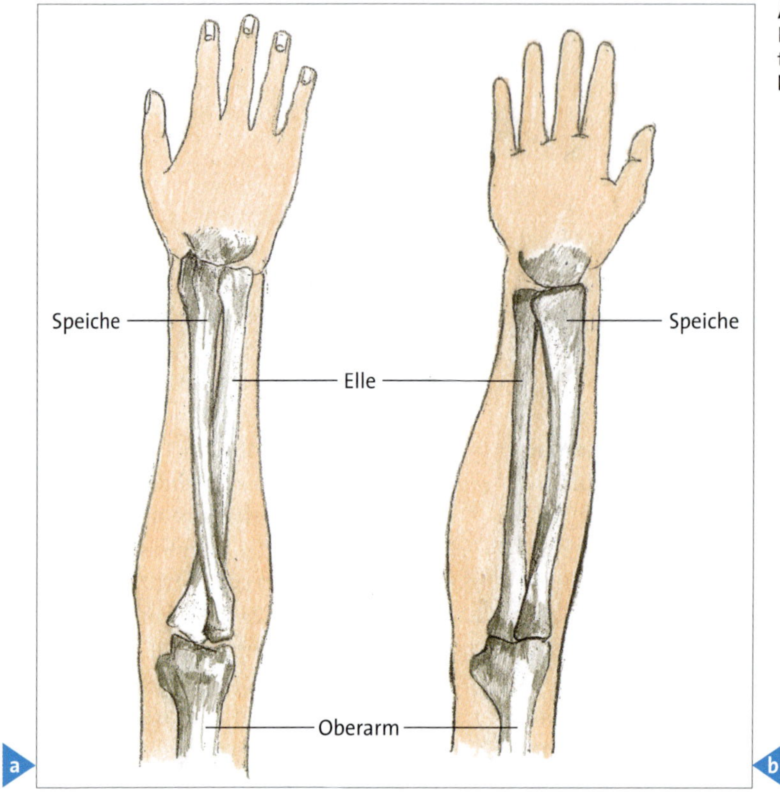

Abb. 16.1: Die Umwendbewegungen des Unterarms. **a)** Pronation. **b)** Supination

16.2 Weichteilverletzungen am Unterarm

Die beiden Unterarmknochen Elle und Speiche werden von einem Weichteilmantel umgeben, der unter der Haut aus der Beuge- und Streckmuskulatur mit den zugehörigen Sehnen, zahlreichen Blutgefäßen und Nerven besteht. Weichteilverletzungen am Unterarm ohne begleitende Fraktur ereignen sich beim Sport z.B. durch ungewollten Kontakt mit einem Sportgerät (Squashschläger, Fußballstollen, Pfeil, Degen), bei Kampfsportarten oder im Rahmen eines Sturzes. Es können geschlossene (durch Prellung oder Quetschung) oder offene Verletzungen (durch Schnitt, Riss oder Stich) entstehen. Bei Verletzungen mit einem geschlossenen Weichteilschaden ist insbesondere daran zu denken, dass sich bei einer massiven Prellung ein Kompartmentsyndrom entwickeln kann (s. Kap. 16.3). Offene Weichteilverletzungen sind seltener, können aber insbesondere im mittleren und handgelenknahen Drittel des Unterarms zur Durchtrennung von Sehnen, Nerven- oder Blutgefäßen führen.

Diagnose. Bei geschlossenen Weichteilverletzungen ist der Schaden wegen der intakten Haut nicht immer offensichtlich, Schwellung und Blutergussbildung sind je nach Ausmaß der Gewalteinwirkung mehr oder weniger ausgeprägt. Die Symptomatik variiert, im Vordergrund stehen i.d.R. **Schmerzen** und **Bewegungseinschränkung** im Bereich des Ellenbogens und der Hand. Ist die Schwellung sehr massiv und bestehen Gefühlstörungen, so muss an ein **Kompartmentsyndrom** gedacht werden (s. Kap. 16.3).

Aus der Größe der Hautverletzung kann bei offenen Weichteilverletzungen nicht unbedingt auf die Schwere der Verletzung in der Tiefe geschlussfolgert werden, da sich bspw. hinter einer kleinen Stichwunde eine Sehnen- oder Nervendurchtrennung verbergen kann („Volltreffer").

Bei einem pulssynchronen Spritzen von hellrotem Blut ist von einer Schlagaderverletzung auszugehen; es kann eine der beiden auf der Unterarmbeugeseite verlaufenden Hauptarterien, die Ellenarterie oder die Speichenarterie, betroffen sein. Bei Verletzung einer größeren Vene fließt das Blut eher kontinuierlich. Wichtig ist, dass entsprechend der Lokalisation der Wunde eine exakte Funktionsprüfung der dort gelegenen Sehnen, Nerven und Gefäße erfolgt; die Funktionsausfälle betreffen meist die Hand bzw. den Handgelenkbereich.

Zur **Diagnostik** sowohl bei geschlossenem als auch bei offenem Weichteilschaden gehört die Röntgenuntersuchung, sofern aufgrund des Unfallmechanismus auch ein Knochenbruch möglich ist. Die Kernspintomografie ermöglicht bei speziellen Fragestellungen eine exakte Darstellung der Weichteilstrukturen und kann Begleitverletzungen des Ellenbogen- oder Handgelenks aufdecken. Beim Verdacht auf ein Kompartmentsyndrom lässt sich der erhöhte Gewebedruck mit einer speziellen Drucksonde messen. Mit der Ultraschalluntersuchung (Sonografie) kann bspw. ein Bluterguss in der Muskulatur diagnostiziert werden. Eine spezielle Form des Ultraschalls ist die Duplex-Sonografie, die beim Verdacht auf eine arterielle Verletzung wertvolle Informationen liefert; ggf. kommt in solchen Fällen auch die Angiografie zum Einsatz, bei der mithilfe eines Kontrastmittels eine Blutgefäßdarstellung in einer Röntgenbildserie erfolgt.

Therapie. Geschlossene Weichteilverletzungen des Unterarms werden i.d.R. konservativ behandelt (z.B. Verband mit einem abschwellenden Gel, lokale Kühlung), sofern kein Kompartmentsyndrom vorliegt; im letztgenannten Fall muss die notfallmäßige Faszienspaltung erfolgen (s. Kap. 16.3). Beim **offenen Weichteilschaden** wird operiert. Als Erstmaßnahme wird ein steriler Verband angelegt, bei einer stärkeren Blutung ein Druckverband. Die operative Therapie richtet sich nach den allgemeinen Regeln der Wundbehandlung, z.B. Wundausschneidung bei gequetschten Wundrändern, Drainage, wenn möglich Wundverschluss durch Naht, aber kein primärer Wundverschluss bei starker Verschmutzung (s. Kap. 4.2). Bei der Operation werden alle verletzten Strukturen versorgt, bspw. wird eine verletzte Schlagader rekonstruiert; dies gilt auch für Sehnen- und Nervenverletzungen.

16.3 Das Kompartmentsyndrom am Unterarm als seltene akute oder chronische Folge beim Sport

Die Muskeln des Unterarms werden, ebenso wie z.B. am Unterschenkel, von Faszien umgeben; dies sind kaum dehnbare Bindegewebshüllen. Es gibt am Unterarm eine räumliche Unterteilung in 10 isolierte Kompartimente (Muskellogen). Bei einem Trauma wie z.B. einer Ellenbogen- oder Unterarmfraktur oder einer schweren Prellung oder Quetschung mit Blutergussbildung, aber auch durch einen zu engen und abschnürenden Gipsverband, kann es zu einem **akuten Kompartmentsyndrom** kommen. Grundlegende Ausführungen zu dieser Problematik finden sich im allgemeinen Teil dieses Buchs sowie im Kapitel über das Kompartmentsyndrom am Unterschenkel (s. Kap. 26.3), es folgen einige spezielle Ergänzungen.

Das Unterarm-Kompartmentsyndrom ist seltener als bspw. das des Unterschenkels. „Brettharte“ Unterarmweichteile und heftige Schmerzen nach einem Sportunfall müssen unbedingt den Verdacht auf ein akutes Kompartmentsyndrom lenken, z.B. in Kombination mit einem Unterarmbruch!

Die **Diagnostik** umfasst die Röntgenuntersuchung zum Ausschluss bzw. zur Diagnose eines Knochenbruchs und die Ultraschalldiagnostik (Sonografie), wobei diese geeignet ist, eine Einblutung in die Muskulatur bzw. die übrigen Weichteile festzustellen. Bei Verdacht auf eine Blutgefäßverletzung, z.B. einer Schlagader, als Ursache des Kompartmentsyndroms können die Duplex-Sonografie als spezielle Form der Ultraschalluntersuchung oder die Angiografie (Röntgenkontrastmitteldarstellung von Gefäßen) weiterhelfen. Zwar kann am Unterarm eine Kompartmentdruck-Messung vorgenommen werden, es gilt aber wie auch an anderen Körperregionen:

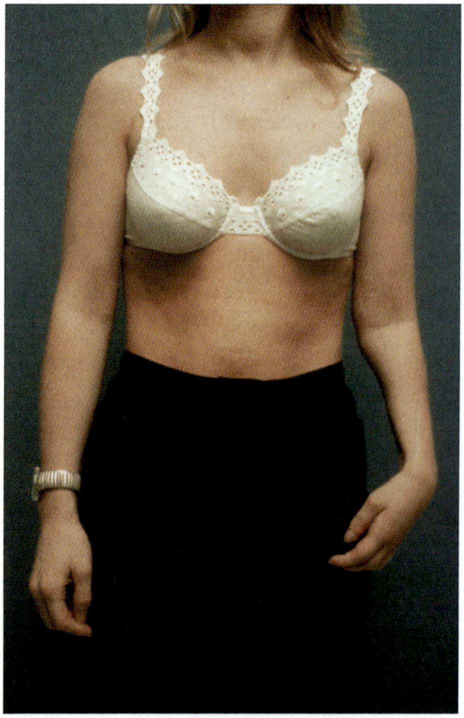

Abb. 16.2: Volkmann-Kontraktur bei einer jungen Frau nach Ellenbogengelenkbruch links im Wachstumsalter infolge eines Sturzes beim Klettern

Bei begründetem Verdacht auf ein **akutes Kompartmentsyndrom** am Unterarm, erst recht aber bei erhöhten Druckwerten, muss eine notfallmäßige Operation mit Kompartmentspaltung zur Druckentlastung erfolgen. In diese Maßnahme muss evtl. auch die Hand des Verletzten einbezogen werden, da die Kombination mit einem Kompartmentsyndrom der Hand möglich ist. Andernfalls kommt es durch die Muskelschwellung und den erhöhten Gewebedruck zu einer zunehmenden Einengung und Durchblutungsstörung der Muskulatur mit Gefahr der Muskelnekrose (Untergang von Muskulatur). Schlimmstenfalls kann der Sportler sogar seinen Arm bzw. die Hand verlieren! Durch den Muskelzerfall droht auch die Schädigung anderer Organe, z.B. der Nieren mit möglichem Nierenversagen.

Es ist selbstverständlich, dass bei der Operation die Ursache des akuten Kompartmentsyndroms ebenfalls behandelt wird, z.B. Entfernung eines größeren Blutergusses oder Stabilisierung einer Fraktur.

Die **Volkmann-Kontraktur** ist der – heute glücklicherweise seltene – Langzeitschaden nach einem akuten Kompartmentsyndrom des Unterarms, wenn nicht rechtzeitig operiert wird (s. Abb. 16.2): Durch die Minderdurchblutung und Schädigung sowie Vernarbung von Muskeln, Sehnen, Gelenkkapseln und Nerven kommt es zu einer mehr oder weniger ausgeprägten Bewegungseinschränkung von Ellenbogen-, Hand- und Fingergelenken. In schweren Fällen bedeutet die Volkmann-Kontraktur einen weitgehenden Funktionsverlust, man spricht von einer „Bio-Prothese“.

Eine Rarität ist das sportbedingte **chronische** oder **funktionelle Kompartmentsyndrom am Unterarm**. Es kann bei Überlastung der Muskulatur im Rahmen des Trainings- oder Wettkampfs auftreten und äußert sich in Schmerzen, Schwäche und einem Druck- bzw. Spannungsgefühl, manchmal verbunden mit Taubheit im Unterarm. Die Symptomatik kann in einzelnen Muskellogen auftreten, z.B. auf der Beugeseite beim Motocrossfahren. Die Diagnose ist sehr schwierig, deshalb haben die betroffenen Sportler oft bereits mehrere Ärzte und zahlreiche Untersuchungen hinter sich.

Manchmal hilft die Druckmessung weiter; diese sollte möglichst unter Belastung erfolgen, da in Ruhe meist keine Beschwerden bestehen. Andere Ursachen von Unterarmschmerzen, wie z.B. Nerveneinengungen, sind auszuschließen. Die Behandlung der Wahl ist die operative Faszienspaltung.

16.4 Verletzungen und Schäden der Unterarmnerven

Im Bereich des Unterarms verlaufen zahlreiche Nerven. Die Hauptnerven sind der Ellennerv, der Speichennerv und der Mittelnerv (s. Abb. 16.3). Verletzungen dieser Nerven beim Sport durch ein stumpfes oder scharfes Trauma sind insgesamt selten und i.d.R. nicht sportartspezifisch. Sie können bspw. in Kombination mit einer Unterarmfraktur oder einer Schnittverletzung entstehen.

Es gibt außerdem Nervenschäden infolge Nerveneinengung, sog. **Nervenkompressionssyndrome**. Letztere sind insgesamt zwar häufiger im Ellenbogen- bzw. Handgelenkbereich (vgl. die entsprechenden Kapitel), können aber – wenn auch selten – am Unterarm auftreten. Je nach Aufgabe bzw. Versorgungsgebiet des betroffenen Nervs entstehen Beschwerden im Bereich des Unterarms bzw. der Hand mit entsprechenden Funktionsausfällen. Die **Diagnosestellung** ist **nicht einfach**. Grundsätzlich sollte eine fachneurologische Untersuchung mit elektrophysiologischer Diagnostik erfolgen, z.B. mit Messung der Nervenleitgeschwindigkeit. Dabei ist aber zu bedenken, dass die Einengung der betroffenen Nerven teilweise in Muskellogen erfolgt und die Beschwerden dann nur unter sportlicher Belastung oder im Alltag bei der Arbeit auftreten. Die Behandlung besteht bei ausgeprägtem Beschwerdebild in der operativen Beseitigung der Einengung (Dekompression des Nervs, Neurolyse). Im Folgenden soll näher auf das **Nervus-interosseus-anterior-Syndrom (Kiloh-Nevin-Syndrom)** und das **Wartenberg-Syndrom** eingegangen werden.

16.4.1 Das Nervus-interosseus-anterior-Syndrom (Kiloh-Nevin-Syndrom)

Der Mittelnerv (lat.: *Nervus medianus*) gibt etwa 5 cm unterhalb des Ellenbogens einen

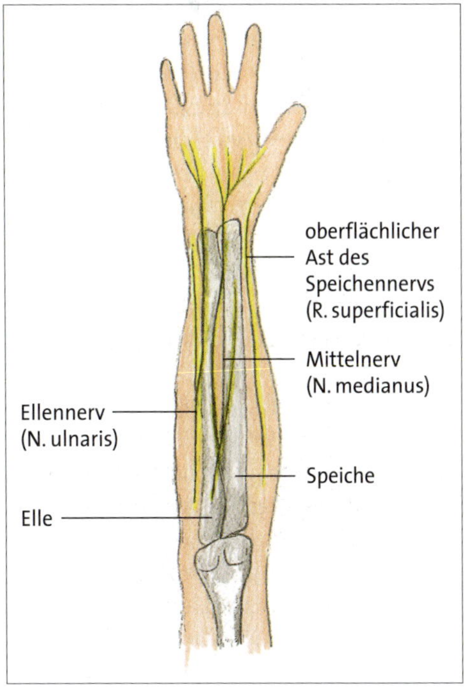

Abb. 16.3: Nervenanatomie am Unterarm

Nervenast ab, den vorderen Zwischenknochennerv (lat.: *Nervus interosseus anterior*, s. Abb. 16.3). In diesem Bereich oder weiter unterhalb kann der Nerv durch Bindegewebsfasern, atypische Sehnenspiegel, kreuzende Blutgefäße oder zusätzlich ausgebildete Muskeln eingeschnürt sein. Unfallbedingt ist im Kindesalter eine Nervenschädigung bei einem ellenbogengelenknahen Oberarmbruch (suprakondyläre Oberarmfraktur, s. Kap. 15.3.1) möglich.

Diagnose. Das Syndrom beginnt mit Schmerzen im Bereich des ellenbogengelenknahen Unterarms, gefolgt von Ausfällen der durch den Nervenast versorgten Muskulatur. Der Interosseus-anterior-Nerv ist für die Funktion des langen Daumenbeugemuskels, des tiefen Beugemuskels für den Zeigefinger, teilweise auch für den Mittelfinger, und den quadratischen Pronatormuskel verantwortlich:

Typisch ist die **Aufhebung des normalen Spitzgriffs** zwischen Daumen und Zeigefinger. Die Patienten können keinen Kreis mit dem Daumen und dem Zeigefinger bilden. Dies ist bedingt durch den Verlust oder eine Schwäche der Endgliedbeugung des Daumens und des Zeigefingers, manchmal auch des Mittelfingers. Die Diagnose ist schwierig, weil durch Varianten in der Nervenanatomie, die sog. Martin-Gruber-Nervenverbindung, sowie in der Nervenversorgung der Muskulatur bspw. nur die Beugung des Daumenendglieds aufgehoben sein kann.

Im typischen Fall ist auch der quadratische Pronatormuskel (lat.: *Musculus pronator quadratus*) betroffen, der für eine kraftvolle Pronation des Unterarms verantwortlich ist (s. Kap. 16.1): Bei der Untersuchung wird bei gebeugtem Ellenbogengelenk die pronierte Hand (Handrücken nach oben) des Patienten gegen seinen Widerstand durch den Untersucher supiniert (Handinnenfläche nach oben). Bei einem Interosseus-anterior-Syndrom ist die Kraft im Seitenvergleich wesentlich herabgesetzt.

Es sollte unbedingt eine fachneurologische Untersuchung mit elektrophysiologischer Diagnostik (Messung der Nervenleitgeschwindigkeit und Elektromyografie, s. Kap. 3.2) veranlasst werden. Das Kiloh-Nevin-Syndrom kann mit einem Beugesehnenriss am Daumen oder Zeige- bzw. Mittelfinger verwechselt werden, der bspw. unfallbedingt bei Kletterern oder spontan bei Rheumatikern auftreten kann. Auch eine Entzündung des Armnervengeflechts (Plexusneuritis) kann den vorderen Zwischenknochennerv betreffen, meistens sind dann aber auch andere Nerven betroffen.

Therapie. Nach einer kindlichen suprakondylären Oberarmfraktur erholt sich der Nerv i.d.R. innerhalb von wenigen Wochen. Ansonsten sollte bei kompletter Lähmung und Ausschluss anderer Ursachen mit der Operation allenfalls 3–4 Monate gewartet werden. Kommt es dann nicht zu einer spontanen Besserung, so ist eine Operation mit Freilegung des Nervs durchzuführen. Die **Prognose nach einer Operation** ist fast immer **gut** mit vollständiger Wiederkehr der Nervenfunktion.

16.4.2 Das Wartenberg-Syndrom

Dabei handelt es sich um eine Irritation des sensiblen oberflächlichen Nervenasts des Speichennervs (lat.: *Ramus superficialis nervi radialis*, s. Abb.16.3, Abb.16.4a). Der Ort der Schädigung findet sich speichenseitig ca. 8 cm am Unterarm oberhalb des Handgelenks. In diesem Bereich durchdringt der sensible Nervenast die Unterarmfaszie (Bindegewebshülle) und verläuft zwischen dem Oberarmspeichenmuskel (lat.: *Musculus brachioradialis*) und dem langen speichenseitigen Handstreckmuskel (lat.: *Musculus extensor carpi radialis longus*) zur Streckseite. Hier

Abb. 16.4: Sensibler oberflächlicher Nervenast des Speichennervs (lat.: *Ramus superficialis nervi radialis*). **a)** Nervenverlauf im Bereich der Hand. **b)** Schmerzhaftes bzw. empfindliches Hautareal beim Wartenberg-Syndrom

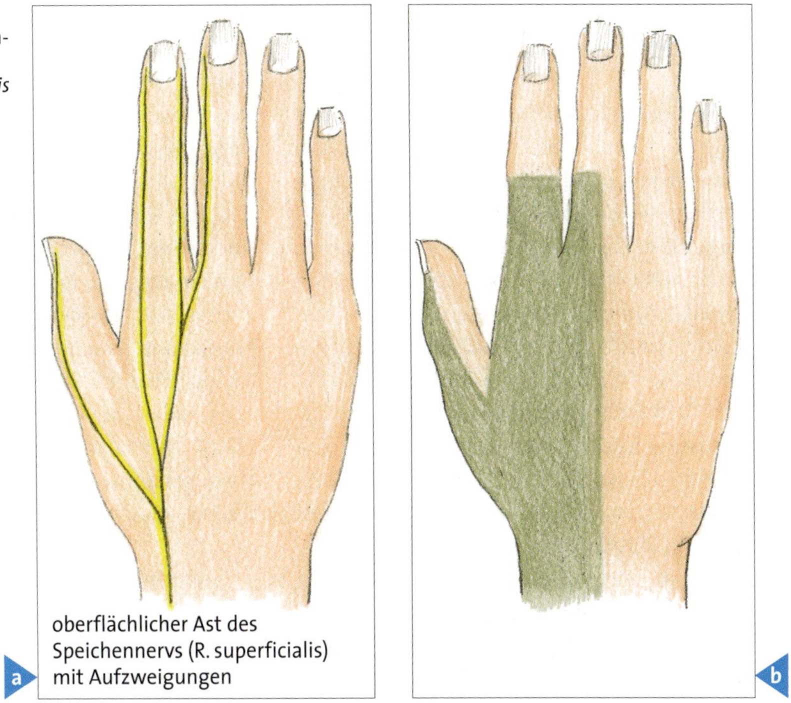

kann der Nervenast durch den Rand des Brachioradialis-Muskels komprimiert werden. Ebenso kann ein Trauma die Ursache sein, z.B. ein Schlag oder Tritt bei Kampfsportarten wie Karate oder Kickboxen und anschließender Blutergussbildung und Vernarbung.

Diagnose. Die betroffenen Sportler haben **Schmerzen** und **Missempfindungen** im streckseitigen Daumen- und Zeigefingerbereich, was dem sensiblen Versorgungsgebiet des oberflächlichen Nervenasts des Speichennervs entspricht. Die Schmerzen können bis in den speichenseitigen Handbereich ausstrahlen und sich unter Belastung verstärken (s. Abb. 16.4b).

Bei Beklopfen der Kompressionsstelle werden elektrisierende Missempfindungen angegeben, die in den Daumen und Zeigefinger ausstrahlen (positives **Hoffmann-Tinel-Zeichen**). Eine Röntgenuntersuchung ist nur erforderlich, wenn knöcherne Veränderungen vermutet werden. Die neurologische Untersuchung mit elektrophysiologischer Diagnostik (sensible Neurografie) kann das Wartenberg-Syndrom objektivieren, da die Symptomatik bei einer De-Quervain-Sehnenscheidenentzündung **(Tendovaginitis stenosans de Quervain)** ähnlich ist. Letztere ist eine einengende Sehnenscheidenentzündung im Bereich des ersten Strecksehnenfachs am Handgelenk; dabei ist das Hoffmann-Tinel-Zeichen negativ, jedoch der sog. Finkelstein-Test positiv (s. Kap. 18.3.1.3).

Therapie. Manchmal kann eine kurzfristige Ruhigstellung auf einer Unterarmschiene oder einer Orthese zur Besserung führen. Bei **anhaltenden, nicht tolerablen Beschwerden** ist die operative Freilegung mit Beseitigung der Nerveneinengung angezeigt. Postoperativ kann für etwa 1 Woche eine Unterarmschiene angelegt werden. Danach erfolgen eigentätige Bewegungen mit zunehmender Belastung bis zur Vollbelastung innerhalb von etwa 6 Wochen.

16.5 Frakturen der Unterarmknochen

Die Unterarmknochen Elle und Speiche sind Teile des Ellenbogen- bzw. Handgelenks, in den entsprechenden Kapiteln dieses Buchs werden die Frakturen in diesen Regionen dargestellt. Das „Mittelstück" der Elle bzw. der Speiche wird als Schaft bezeichnet. Etwa 18% der beim Sport auftretenden Knochenbrüche betreffen den Unterarm, meistens sind beide Knochen frakturiert, d.h. Elle und Speiche. Kinder sind häufiger verletzt als Erwachsene. Knochenbrüche im Schaftbereich entstehen beim Sport meist durch eine direkte Gewalteinwirkung auf den Unterarm, bspw. im Rahmen eines Sturzes beim Radfahren, beim Reiten oder bei Kontaktsportarten wie Handball, Fußball oder Rugby, wenn ein Spieler auf den Arm des Gegenspielers fällt. Ein relativ häufiger Unfallmechanismus ist, z.B. bei Kampfsportarten, die Abwehr eines Schlags oder Tritts mit dem Unterarm; dabei kann eine isolierte Ellenfraktur entstehen, die sog. Parier-Fraktur. Eine typische, wenn auch seltene Verletzung beim Turnen am Reck ist die handgelenknahe Unterarmfraktur durch Hängenbleiben mit den Reckriemchen (engl.: *grip lock injury*).

Einige Definitionen: Bei einer **Unterarmfraktur**, auch komplette Unterarmfraktur genannt, sind beide Knochen, also Elle und Speiche, gebrochen, andernfalls spricht man von einer **(isolierten) Ellen- bzw. Speichen(schaft)fraktur**. Die **Monteggia-Verletzung bzw. Monteggia-Fraktur** ist eine Sonderform der ellenbogennahen Ellenschaftfraktur, bei der gleichzeitig der Speichenkopf im Ellenbogengelenk ausgerenkt ist. Bei einer **Galeazzi-Verletzung bzw. Galeazzi-Fraktur** handelt es sich um die Kombination eines Speichenschaftbruchs mit einer Verrenkung der Elle im Bereich des Handgelenks.

Diagnose. Die Hauptsymptome sind **Schmerzen** und **Funktionseinschränkung** des Unterarms mit einer – bei unverletzter Haut – mehr oder weniger ausgeprägten **Schwellung**, die sich zum akuten Kompartmentsyndrom entwickeln kann (s. Kap. 16.3). Frakturen mit einem offenen Weichteilschaden sind selten. Bei der ärztlichen Untersuchung werden auch die Nervenfunktion des Unterarms sowie die Durchblutung geprüft. Die Röntgenuntersuchung gibt exakten Aufschluss über die Art der knöchernen Verletzung; dabei müssen Ellenbogen- und Handgelenk ebenfalls dargestellt werden, um die oben genannten Verrenkungsbrüche zu erkennen (s. Abb. 16.5–Abb. 16.8).

! Achtung: Die Verrenkung (Luxation) der Speiche bei der Monteggia-Verletzung bzw. die Verrenkung der Elle bei der Galeazzi-Verletzung werden nicht selten übersehen, weil nur auf die augenfällige Fraktur der Elle bzw. der Speiche geachtet oder Ellenbogen- und Handgelenk nicht geröntgt werden.

Therapie. Bei erwachsenen Sportlern ist i.d.R. die **Operation** und Stabilisierung der Fraktur(en) angezeigt, meisten mittels Platte(n) und Schrauben. Im Kindesalter werden nicht verschobene Brüche im Gips- oder Kunststoffverband geschient und ruhiggestellt, bei Verschiebung erfolgt die Stabilisierung, oftmals mit elastischen Nägeln.

Frakturen mit einem offenen Weichteilschaden oder einem Kompartmentsyndrom müssen notfallmäßig operiert werden, Begleitverletzungen von Sehnen, Nerven oder Blutgefäßen werden ebenfalls versorgt.

Prognose. Die Aussichten sind günstig, wenn eine Frakturheilung in anatomischer Stellung erfolgt; dann sind nur geringe oder keine funktionellen Einschränkungen beim Sport zu erwarten. Allerdings vergehen bis zur knöchernen Heilung oft mehrere Mona-

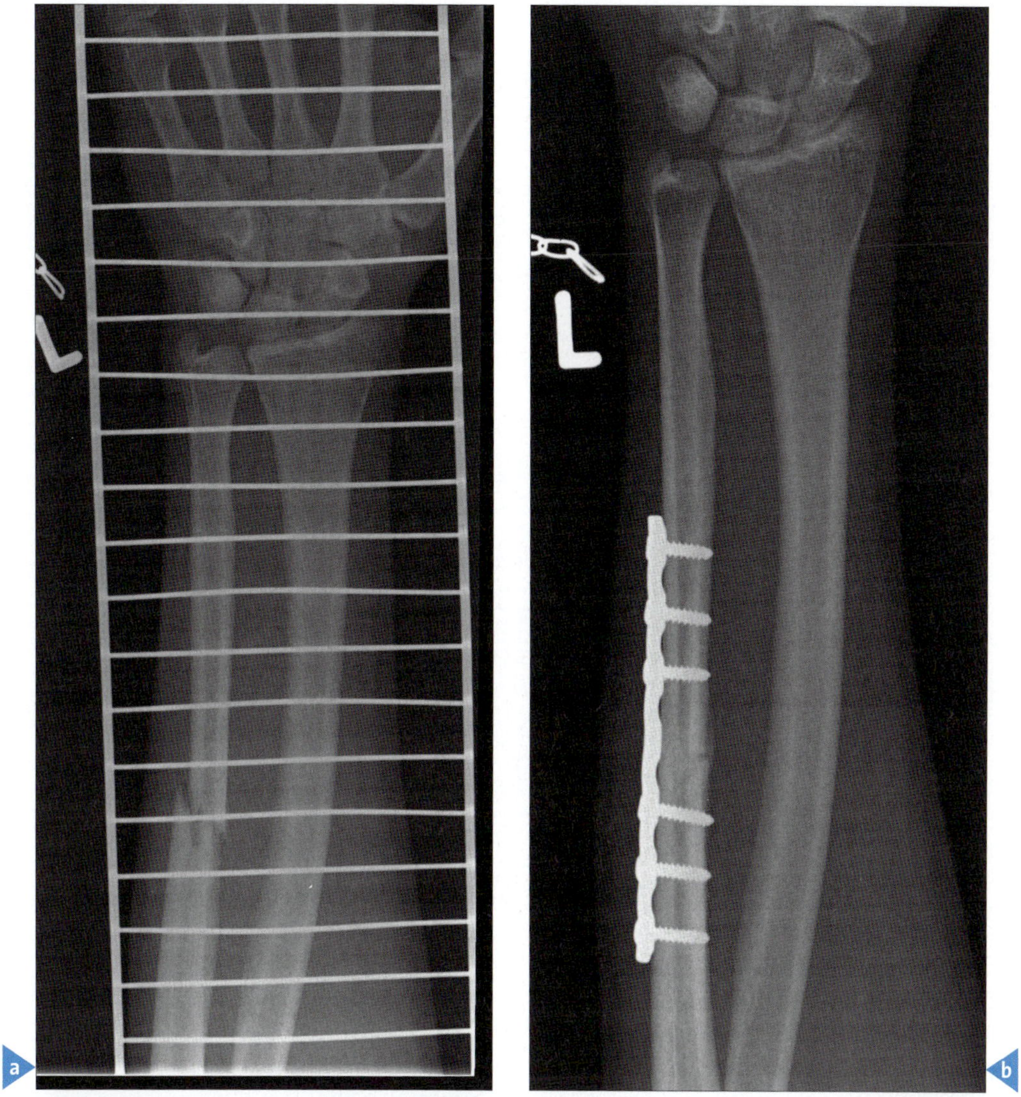

Abb. 16.5: Ellenschaftfraktur im Sinne einer sog. Parierfraktur der Elle, die beim Abblocken eines Fußtritts beim Taekwondo entstanden ist. **a)** Die „Drahtleiter" ist eine gepolsterte Unterarm-Cramer-Schiene zur notfallmäßigen Schienung. **b)** 10 Wochen nach Stabilisierung durch 1 Platte und 6 Schrauben ist der Bruch bereits fast verheilt.

te, vorher darf der Arm zwar bewegt, aber nicht belastet werden. Wichtig ist auch zu wissen, dass die Metallentfernung bei Erwachsenen frühestens nach 18–24 Monaten durchgeführt wird, wenn der Knochen sicher durchbaut ist. Außerdem sollte nach der Metallentfernung für etwa 2–3 Monate keine Maximalbelastung erfolgen wegen des Risikos eines erneuten Bruchs (sog. Refraktur). Im Kindesalter erfolgt die Metallentfernung je nach Patientenalter und Knochenbruch früher, bei elastischen Nägeln oft schon nach wenigen Monaten.

Manchmal entsteht nach einem Unterarmbruch eine knöcherne Brücke zwischen Elle und Speiche, die als Brückenkallus bzw. Synostose bezeichnet wird; dann sind die Umwendbewegungen (Drehbewegungen) des

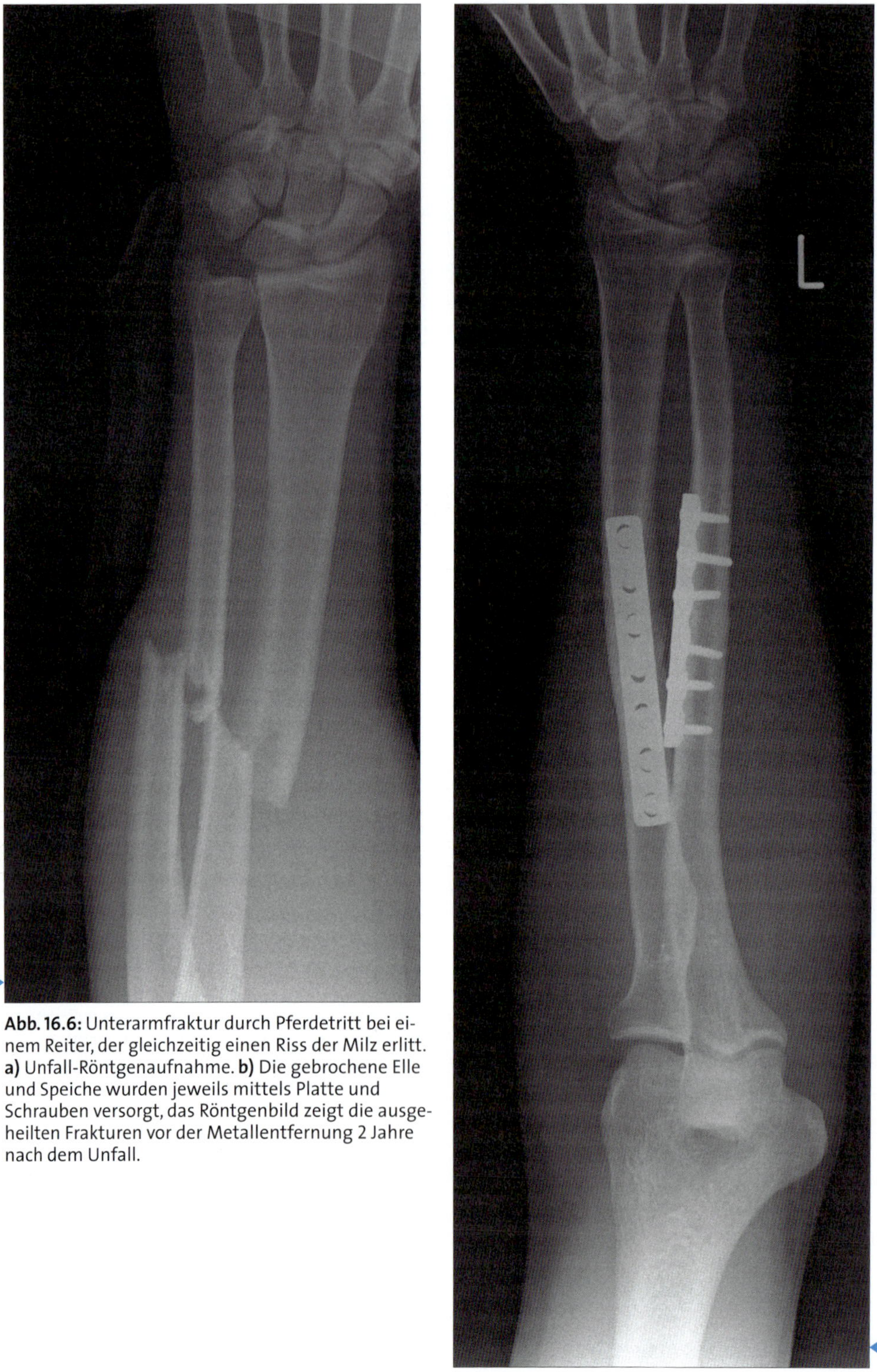

a b

Abb. 16.6: Unterarmfraktur durch Pferdetritt bei einem Reiter, der gleichzeitig einen Riss der Milz erlitt. **a)** Unfall-Röntgenaufnahme. **b)** Die gebrochene Elle und Speiche wurden jeweils mittels Platte und Schrauben versorgt, das Röntgenbild zeigt die ausgeheilten Frakturen vor der Metallentfernung 2 Jahre nach dem Unfall.

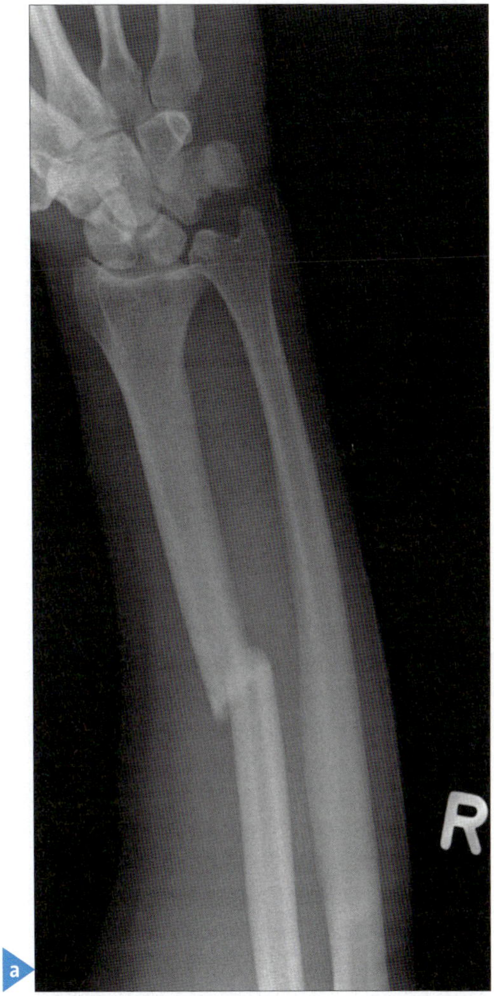

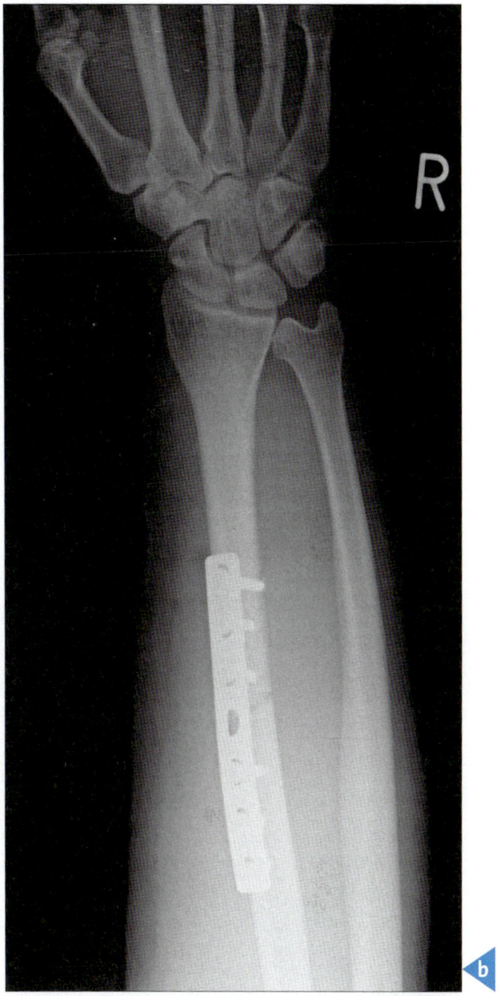

Abb. 16.7: Galeazzi-Verletzung. **a)** Der Schaftbruch der Speiche mit Ausrenkung der Elle im Handgelenk wird als Galeazzi-Verletzung bezeichnet. **b)** Nach anatomischer Stabilisierung mit einer Platte und Schrauben ist die Stellung der Elle im Handgelenk wieder adäquat.

Unterarms mehr oder weniger stark eingeschränkt, sodass gegebenenfalls die operative Entfernung der Knochenbrücke sinnvoll ist.

Stressreaktionen und Ermüdungsbrüche am Unterarm

Eine Rarität sind **Stressreaktionen** bzw. **Stressfrakturen** (Ermüdungsbrüche) an der Elle oder Speiche, die z.B. bei Tennisspielern, Baseball-Pitchern oder Speerwerfern vorkommen können, meist in der Nähe des Ellenbogen- oder Handgelenks. Dabei handelt es sich um die Folge einer andauernden Überlastung bei ungewohnter bzw. übermäßiger Beanspruchung des Knochens (s. Kap. 32).

Diagnose. Wenn Wurf- oder Rückschlagsportler über chronische, belastungsabhängige Unterarmbeschwerden klagen, dann sollte auch an eine Stressreaktion bzw. Stressfraktur der Elle oder Speiche gedacht werden.

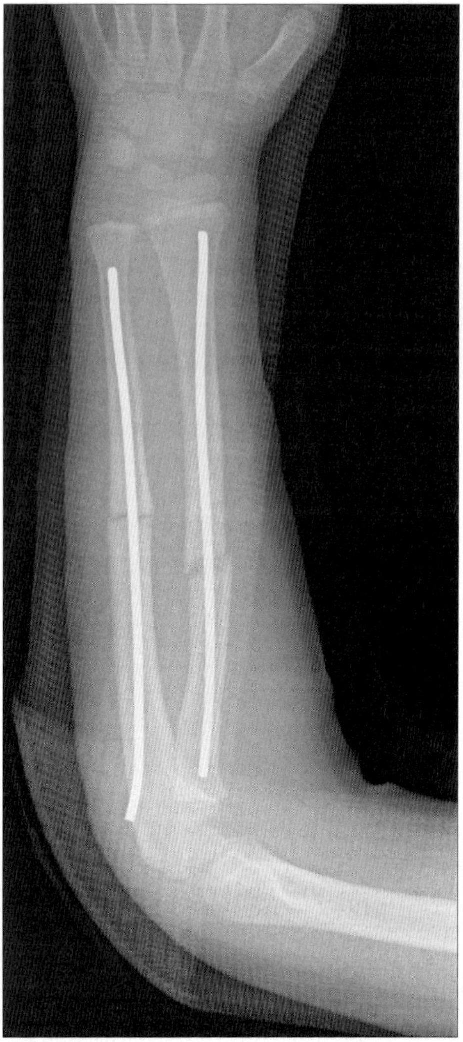

Abb.16.8: Nagelung der Elle und der Speiche beim Unterarmbruch eines 6-jährigen Jungen

Diese Veränderungen sind auf dem Röntgenbild oftmals nicht zu erkennen, die Diagnose wird durch eine Kernspintomografie oder Knochenszintigrafie gestellt.

Therapie. Die Behandlung erfolgt konservativ, und zwar durch Verordnung einer Sportpause, d.h. die Vermeidung der sportartspezifischen Belastung für 6–8 Wochen. Anschließend wird die Belastung langsam innerhalb von etwa 6 Wochen gesteigert. Wichtig sind auch die Optimierung der Technik und die Anpassung des Trainings.

17 Verletzungen und Schäden des Handgelenks

17.1 Bedeutung des Handgelenks beim Sport und Einführung in die Anatomie

Das Handgelenk hat aufgrund seiner sehr guten Beweglichkeit für die sportliche Betätigung mit der Hand eine Schlüsselposition (s. Abb. 17.1, Abb. 17.2). Daher können einerseits natürlich bei „Hand-Sportarten" wie bspw. Tennis, Badminton, Handball, Basketball, Volleyball, Rudern, Radfahren oder Nordic Walking (Stockeinsatz) Verletzungen und chronische Überlastungen des Handgelenks auftreten. Andererseits ist das Handgelenk aber auch bei anderen Sportarten gefährdet, bei denen eigentlich keine Handgelenkbelastung entsteht, z.B. beim Fußball, Jogging, Hürdenlauf oder Inline-Skating – nämlich durch Stürze (s. Abb. 17.3).

Anatomisch betrachtet besteht das Handgelenk aus 3 „Unterabteilungen", die eine funktionelle Einheit bilden.

1. Das **körpernahe (proximale) Handgelenk** wird gebildet von Speiche, Elle sowie den Handwurzelknochen Kahnbein, Mondbein und Dreieckbein. Ein wichtiger Bestandteil dieses Gelenkanteils ist der ellenseitig gelegene „Meniskus" des Handgelenks (Discus articularis oder Discus ulnocarpalis). Dieser Meniskus ist Teil des TFCC (triangulärer fibrokartilaginärer Komplex oder ulnokarpaler Komplex), einer komplizierten anatomischen Struktur, die bei handgelenkbelastenden Sportarten akut oder chronisch geschädigt bzw. bei Stürzen verletzt werden kann.
2. Das **körperferne (distale) Handgelenk**, das sog. **Interkarpalgelenk** oder **Mediokarpalgelenk** befindet sich zwischen den Handwurzelknochen Kahnbein, Mondbein, Dreieckbein und Erbsenbein (erste oder proximale Handwurzelknochenreihe) und den anderen Handwurzelknochen, nämlich dem großen Vieleckbein (Trapezbein), dem kleinen Vieleckbein (Trapezoidbein), dem Kopfbein und dem Hakenbein (zweite oder distale Reihe der Handwurzelknochen).
3. Funktionell ist auch die gelenkige Verbindung zwischen der körperfernen Elle,

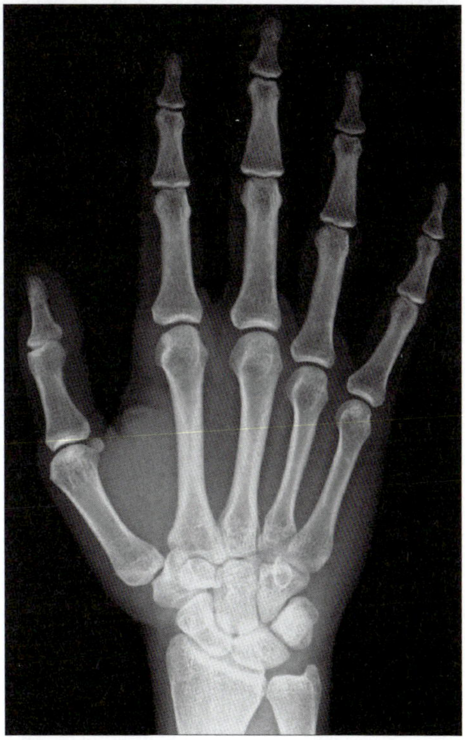

Abb. 17.1: Röntgenaufnahme der Hand

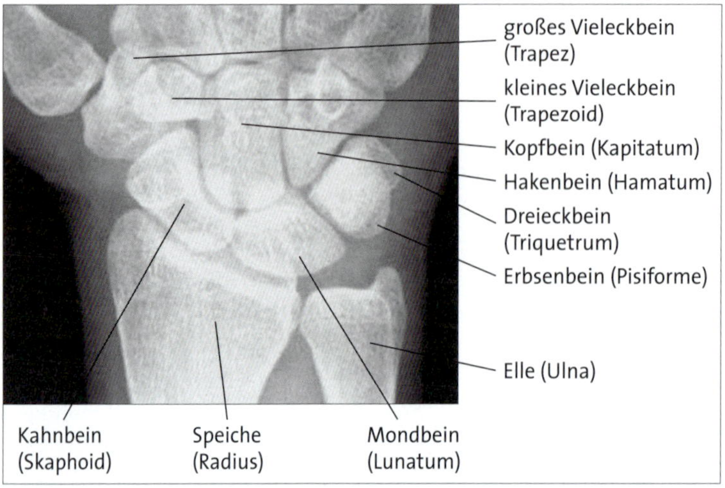

Abb. 17.2: Detailaufnahme des Handgelenks im Röntgenbild

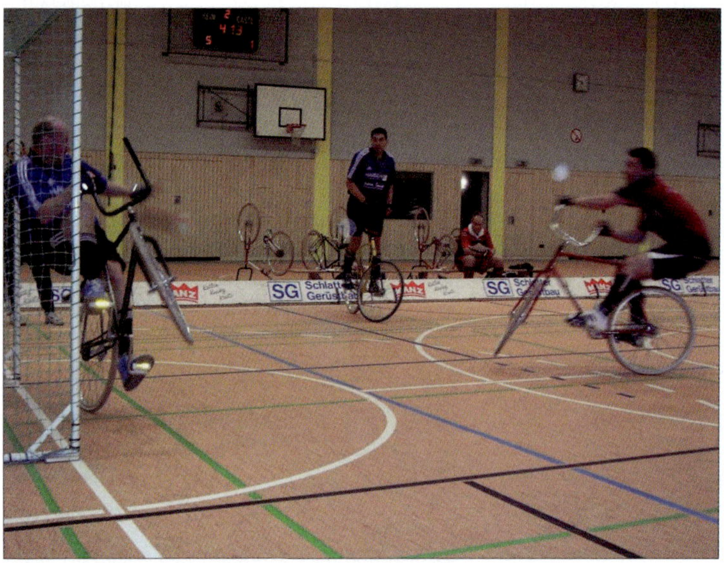

Abb. 17.3: Radball ist eine dynamische Sportart mit hohen Anforderungen an die Koordinationsfähigkeit und das Gleichgewichtsvermögen. Bei einem Sturz sind v.a. die Handgelenke gefährdet.

genauer gesagt dem Ellenkopf, und der Speiche – das **distale Radioulnargelenk** – dem Handgelenk zuzuordnen.

17.2 Der Speichenbruch im Handgelenkbereich – typische Sportverletzung mit Spätfolgen

Der Speichenbruch im Handgelenkbereich entsteht durch einen Sturz auf die ausgestreckte oder (seltener:) gebeugte Hand, z.B. bei Trend-, Wintersportarten, bei Läufern als Folge eines Stolperns oder Erschöpfungszustands, beim Ballsport, Mountainbiken oder Reitsport, bei Kollisionen im Rennsport, aber erstaunlicherweise auch beim Tanzsport.

Der Speichenbruch im Handgelenkbereich, die sog. distale Radiusfraktur an typischer Stelle, ist der häufigste Knochenbruch überhaupt, also nicht nur beim Sport.

Die Häufigkeit dieses Knochenbruchs wird allgemein mit bis zu 25% angegeben, beim Inline-Skating sogar bis zu 57%.

Diagnose. Meistens werden erhebliche Schmerzen im Bereich des Handgelenks angegeben, auch bei unverschobenen Brüchen. I.d.R. besteht eine deutliche Schwellung, bei einer Verschiebung der Fraktur außerdem eine Fehlstellung mit Deformierung des Handgelenks: Typisch ist – bei seitlicher Betrachtung – die sog. **Gabelstellung** durch eine Abkippung zur Handrückenseite (s. Abb. 17.4); bei Frontalansicht sieht man die **Bajonettstellung** der Hand, bedingt durch den Längenverlust der eingestauchten Speiche. Die Beweglichkeit im Handgelenk ist eingeschränkt, manchmal ist sogar bei Bewegungen ein Knochenreiben als sicheres Frakturzeichen zu hören. Gefühlsstörungen können auf eine Beeinträchtigung des im Handgelenkbereich verlaufenden Mittelnerven (Medianusnerv) hindeuten. Radiusfrakturen mit einer offenen Weichteilverletzung sind selten. Die **Röntgenuntersuchung** bestätigt die Diagnose (s. Abb. 17.5).

Es gibt beim Speichenbruch **Begleitverletzungen**, die einen wesentlichen Einfluss auf die Prognose haben können, bspw. Frakturen oder Verrenkungsbrüche der Handwurzelknochen, insbesondere des Kahnbeins, Verletzungen der Handwurzelbänder (sog. skapholunäre Dissoziation, s. Kap. 17.5.1) oder der Abriss des Griffelfortsatzes der Elle sowie die Schädigung des Meniskus des Handgelenks (s. Kap. 17.5.3). Zu beachten ist ferner, dass beim Sturz auf das Handgelenk die Gewalt auch auf das Ellenbogengelenk fortgeleitet werden kann, sodass dort Verletzungen möglich sind. Bei Schwerstverletzten (z.B. Mountainbikern) können Verletzungen auch in anderen Körperregionen auftreten, die eine höhere Priorität haben als die Radiusfraktur.

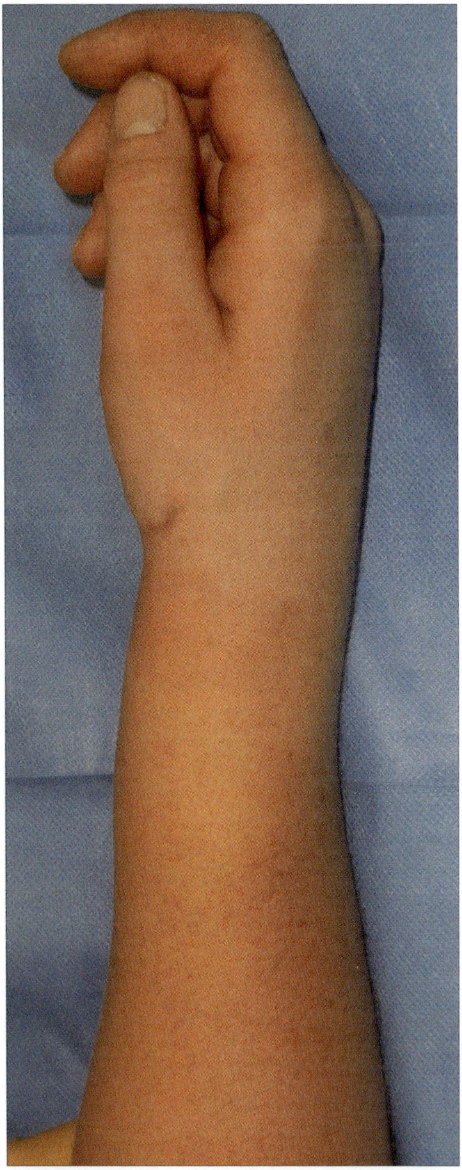

Abb. 17.4: Typische Fehlstellung beim Speichenbruch im Handgelenkbereich (sog. Radiusfraktur Typ Colles)

Therapie. Es gibt verschiedene Methoden, den Speichenbruch im Handgelenkbereich zu behandeln. Kein Verfahren ist unter Fachleuten allgemein akzeptiert.

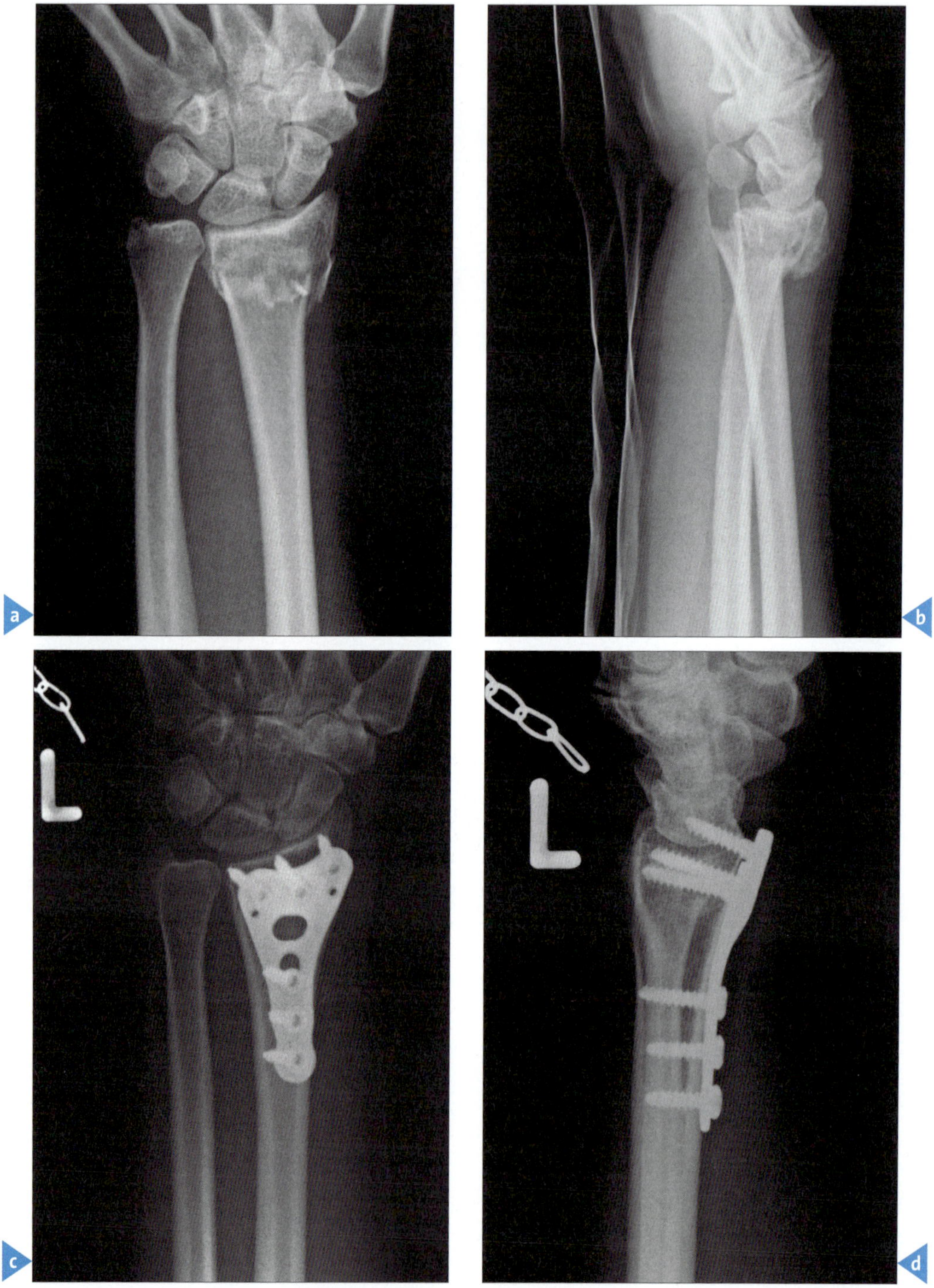

Abb. 17.5: Speichenbruch im Handgelenkbereich. **a)** und **b)** Unfallaufnahmen in 2 Ebenen. Das seitliche Röntgenbild **b)** zeigt die typische Fehlstellung besonders gut, außerdem ist die an der Sportstätte notfallmäßig angelegte Schiene als „Schleier" zu sehen. **c)** und **d)** Stabilisierung mit einer winkelstabilen Platte und Schrauben (Fa. Königsee/Allendorf). Die Bilder sind 16 Monate später angefertigt und zeigen die verheilte Fraktur vor der Metallentfernung.

Bei unverschobenen Brüchen dominiert die konservative Behandlung mit 4–6-wöchiger Ruhigstellung im Gips- oder Kunststoffverband. Bei verschobenen Brüchen wird operiert, wobei der Bruch anatomisch gestellt werden sollte, anschließend erfolgt eine Stabilisierung.

Dabei setzt sich immer mehr die Verwendung einer winkelstabilen Platte durch, die mit Schrauben den Knochen fixiert. Andere Methoden sind bspw. die Kirschner-Drähte, das sind Edelstahlstifte, die in den Knochen eingebohrt werden. Bei Trümmerbrüchen muss manchmal der sog. äußere Festhalter verwendet werden, bei dem die den Knochen stabilisierenden Schrauben aus der Haut herausragen und außen über ein „Gestell" (Fixateur externe) verbunden sind.

Die Therapie hat sich nicht allein auf die Behandlung des Speichenbruchs zu beschränken, auch die Begleitverletzungen sind angemessen zu berücksichtigen. Das Behandlungsziel muss sein, die Anatomie möglichst vollständig wiederherzustellen.

Prognose. Nur bei unkompliziertem Verlauf besteht nach etwa 3–4 Monaten die Belastbarkeit für „manuelle" Sportarten. Allerdings ist der Speichenbruch im Handgelenkbereich eine **Problemfraktur**: Bei 20–30% der Verletzten resultiert leider, nicht selten auch bei fachgerechter Therapie, eine unbefriedigende anatomische und funktionelle Ausheilung mit Schmerzen, Bewegungseinschränkung, Kraftminderung, Schwellung und Handgelenkdeformierung. Dies kann die Sportfähigkeit insbesondere bei manuellen Sportarten erheblich einschränken oder gar zur Sportinvalidität führen. Es wird aber auch die Lebensqualität der Betroffenen bei fundamentalen Tätigkeiten des alltäglichen Lebens beeinträchtigt, z.B. beim Essen oder bei der Körperhygiene.

Ein spezielles Problem ist das Risiko der sog. **Algodystrophie**, deren Häufigkeit mit bis zu 18% angegeben wird. Diese auch als Sudeck-Krankheit bekannte Reaktion der Hand auf das Trauma kann bis zur völligen Gebrauchsunfähigkeit führen. Hauptursache ist der Schmerz, wobei nicht korrekt angelegte oder schwellungsbedingt zu enge Gipsverbände eine wesentliche Rolle spielen (s. Kap. 18.12).

Eine der häufigsten Komplikationen mit bis zu 20% ist das **Karpaltunnelsyndrom**, eine Einengung des Medianusnervs mit der Folge von Gefühls- und Bewegungsstörungen und der Notwendigkeit der Operation (s. Kap. 18.7.2.1).

Noch häufiger ist bei bis zu 30% der unfallbedingte **Knorpelschaden** bis hin zur Entwicklung einer Arthrose, wobei Veränderungen im Röntgenbild oder in der Kernspintomografie für die betroffenen Sportler nicht unbedingt mit Beschwerden verbunden sein müssen (s. Kap. 17.7).

Selten kommt es nach einem Speichenbruch zu einem **Riss der langen Daumenstrecksehne** (0,2–0,7%). Dies stellt aber eine erhebliche Behinderung nicht nur beim Sport dar und fällt auf, weil der Daumen nicht mehr gestreckt werden kann. Größere Gegenstände zu umgreifen, bspw. einen Ball, ist praktisch nicht möglich (s. Kap. 18.2.1.4).

Nicht unerwähnt bleiben sollen aber auch die **möglichen Komplikationen einer operativen Behandlung**, z.B. Lockerung, Fehllage bzw. Bruch von Schrauben, Drähten oder Platten. Weitere Risiken sind Infektionen, die Verletzung von anatomischen Strukturen im Operationsgebiet – bei etwa 5–7% ist der oberflächliche Ast des Speichennervs betroffen mit der Folge von Missempfindungen am Handgelenk – und die kosmetisch oder funktionell störende Narbenbildung.

Prävention. Stürze als häufigste Ursache des Speichenbruchs lassen sich beim Sport nicht immer verhindern. Wegen der zahlreichen Probleme, die diese Fraktur nach sich ziehen kann, sollte aber bei jeder Sportart auf geeignete Maßnahmen zur Vorbeugung geachtet werden. Allgemein sind ein guter Trainingszustand und eine adäquate Technik wesentlich. In verschiedenen Disziplinen steht Schutzausrüstung zur Verfügung. So können Handgelenkprotektoren, z.B. im Snowboardhandschuh, eingesetzt werden. Speziell (Inline-)Skater sollten ebenfalls einen Handgelenkschutz mit Versteifungsschiene („wrist guard") tragen; auf diese Weise wird das Risiko einer Handgelenkfraktur deutlich gemindert: Der Verzicht auf Handgelenkprotektoren erhöht das Verletzungsrisiko um den Faktor 10!

17.3 Frakturen der Handwurzelknochen

17.3.1 Der Kahnbeinbruch der Hand – oft übersehen oder als Verstauchung verkannt

Das Kahnbein (Skaphoid) hat unter den 8 Handwurzelknochen eine zentrale Bedeutung. Es vermittelt die Kraftübertragung zwischen Speiche und Daumen. Eine weitere Besonderheit dieses Knochens ist seine relativ schlechte Blutversorgung, die bei einem Kahnbeinbruch noch mehr gestört wird und damit die Heilungsaussichten verschlechtert.

Der Kahnbeinbruch, die Skaphoidfraktur ist mit etwa 80% die **häufigste Fraktur im Bereich der Handwurzel**. Die Verletzung entsteht meistens durch einen Sturz auf die ausgestreckte Hand. Die Fraktur ist relativ häufig bei Kontaktsportarten wie Fußball, Handball, Rugby, Football, Eishockey und Trendsportarten wie z.B. Inline-Skating. Besonders gefährdet sind Torhüter, bei denen der Kahnbeinbruch auch durch den harten Anprall des Balles gegen die Hand entstehen kann. Bei Kampfsportarten kann der Kontakt mit dem Gegner (z.B. Fauststoß) zum Kahnbeinbruch führen, beim Eis- oder Feldhockey durch einen Schlag mit dem Sportgerät auf die Hand. Selten ist ein Ermüdungsbruch des Kahnbeins als Folge einer chronischen Überlastung, z.B. beim Turnen, man spricht dann auch von einer Stressfraktur (s. Kap. 32).

Diagnose

> Der Kahnbeinbruch der Hand ist die am häufigsten übersehene Fraktur! Nicht selten gehen die betroffenen Sportler bzw. auch andere Patienten davon aus, dass die Hand „nur verstaucht" ist.

Außerdem ist die Diagnose oft schwierig, weil der Bruch, sofern er nicht verschoben ist, im Röntgenbild primär nicht oder kaum zu erkennen ist. Diese Tatsache und die nicht besonders gute Blutversorgung des Kahnbeins sind die Ursachen dafür, dass bei der Kahnbeinfraktur das Risiko der ausbleibenden knöchernen Heilung sehr hoch ist. Dann entsteht eine **Pseudarthrose**, das ist eine Falschgelenkbildung, deren Behandlung sehr aufwändig ist und meistens eine Knochentransplantation, z.B. aus dem Beckenkamm, erfordert (s.u.).

Die Schwellung, die Schmerzen sowie die Einschränkung der Handgelenkbeweglichkeit müssen bei einem Kahnbeinbruch nicht sehr stark ausgeprägt sein. Manchmal werden im Rahmen der Untersuchung Schmerzen bei Stauchung des Daumens angegeben. Relativ typisch, aber nicht immer vorhanden, sind Schmerzen bei Druck in die sog. Tabatière (Tabakdose) der Hand: Das ist der durch mehrere Sehnen begrenzte Bereich zwischen dem Griffelfortsatz der Speiche und dem ersten Mittelhandknochen, der bei Streckung des Daumens wie eine Tabakdose vertieft ist und aus dem Tabak geschnupft werden kann – daher auch der Name (s. Abb. 17.6).

Grundsätzlich wird die Hand geröntgt (s. Abb. 17.7). Etwa 70% der Kahnbeinfrakturen sind im mittleren Drittel dieses Knochens lokalisiert. Da auf den üblichen Röntgenaufnahmen in 2 Ebenen aber ein unverschobener Bruch oftmals nicht zu erkennen ist, müssen 4 spezielle Röntgenaufnahmen angefertigt werden, die Kahnbein-Serie, das sog. Skaphoid-Quartett, evtl. auch noch weitere Spezialaufnahmen. Ist auf diesen Röntgenaufnahmen eine Fraktur des Kahnbeins nicht zu erkennen und besteht der Verdacht weiter, dann empfiehlt sich die Ruhigstillung des Handgelenks einschließlich des Daumens mit Gips oder Kunststoff für 8–10 Tage. Dann wird erneut geröntgt, durch Knochenabbau im Frakturbereich lässt sich dann ein Bruch oft besser sehen. Evtl. müssen aber zusätzlich eine Kernspintomografie, eine Computertomografie oder eine Szintigrafie durchgeführt werden, um eine Fraktur sicher zu diagnostizieren bzw. auszuschließen.

Auf alle Fälle muss eine sichere Diagnose erzwungen werden! Dies bedeutet, dass der Kahnbeinbruch entweder festgestellt oder ausgeschlossen wird.

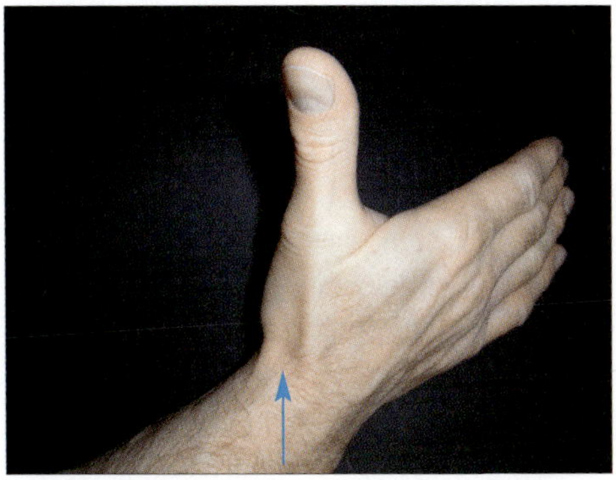

Abb. 17.6: Das Kahnbein befindet sich in der Tabatière der Hand (Pfeil). Bei einem Kahnbeinbruch werden oft Schmerzen in dieser Region angegeben, insbesondere bei direktem Druck oder bei Stauchung des Daumens

Therapie. Bei den meisten Kahnbeinbrüchen, auch den unverschobenen, wird heute die **operative Behandlung** durch eine **Verschraubung** empfohlen, weil dann die Chance der knöchernen Heilung bei über 90% besteht, außerdem eine Ruhigstellung nicht oder nur wenige Tage erforderlich ist. Wird nicht operiert, so wird für etwa 3 Mona-

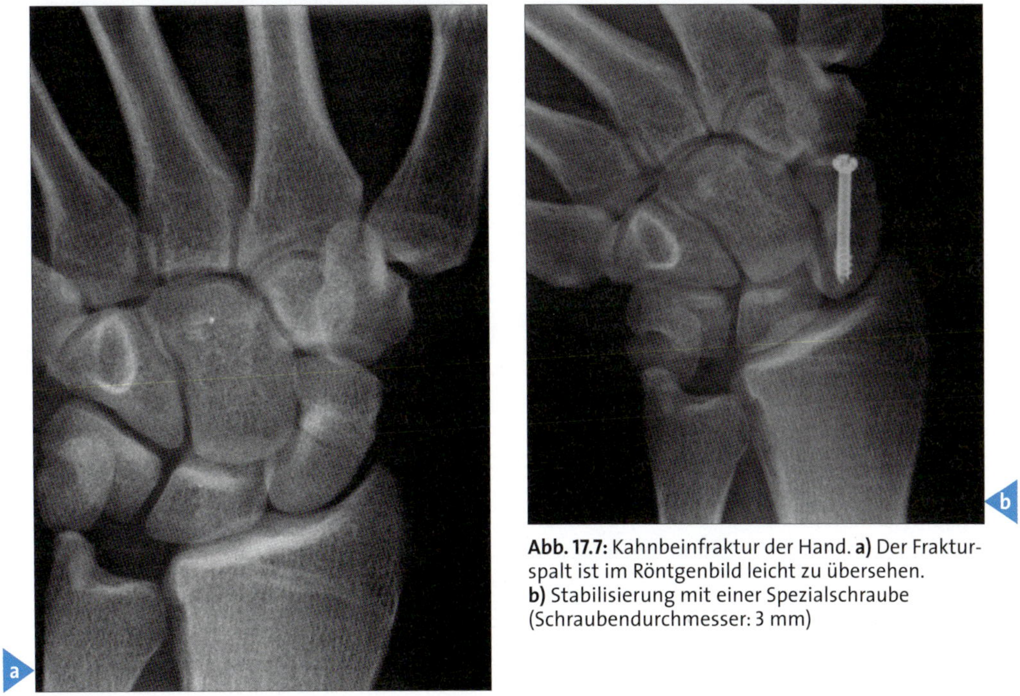

Abb. 17.7: Kahnbeinfraktur der Hand. **a)** Der Frakturspalt ist im Röntgenbild leicht zu übersehen. **b)** Stabilisierung mit einer Spezialschraube (Schraubendurchmesser: 3 mm)

te (!) ein Unterarmgips (bzw. aus Kunststoff) unter Einschluss des Daumengrundgelenks angelegt, manche Ärzte empfehlen sogar einen Oberarmgips. Diese lange Ruhigstellung bei konservativer Behandlung wird von den meisten Sportlern verständlicherweise nicht gewünscht, zumal auch nach dieser Zeit die Heilung ja nicht garantiert werden kann.

Prognose. Bei ungestörtem Verlauf darf das Handgelenk nach etwa 3–4 Monaten wieder voll belastet werden, wenn die Röntgenuntersuchung zeigt, dass der Kahnbeinbruch verheilt ist. Eine spätere Entfernung der Schraube ist meistens nicht notwendig und nur erforderlich, wenn das Implantat stört. Leider kann es auch nach korrekt ausgeführter Behandlung zum Ausbleiben der knöchernen Heilung kommen.

> Der nicht verheilte oder nicht erkannte Kahnbeinbruch führt zur Pseudarthrose, d.h. zu einer unerwünschten Gelenkbildung zwischen den beiden Bruchstücken (Falschgelenkbildung).

Diese Kahnbeinpseudarthrose wiederum führt in den meisten Fällen im Verlauf von mehreren Jahren zur Arthrose des Handgelenks und zur Gefügestörung im Bereich der Handwurzelknochen, dem sog. Handwurzelkollaps (engl. *SNAC-wrist*: scaphoid nonunion advanced collapse).

Meistens kommt es bei einer Kahnbeinpseudarthrose im Laufe der Zeit zu allmählich zunehmenden Handgelenkschmerzen. Die Pseudarthrose kann jedoch auch über Jahre keine Probleme verursachen, insbesondere bei Sportlern, die keine handgelenkbelastenden Sportarten ausüben. Gelegentlich wird eine Kahnbeinpseudarthrose auch als Zufallsbefund entdeckt, wenn nach einem Sturz oder aus anderen Gründen die Hand geröntgt wird. In diesen Fällen darf die Pseudarthrose dann nicht mit einem frischen Kahnbeinbruch verwechselt werden.

Die Kahnbeinpseudarthrose sollte **möglichst frühzeitig**, also bevor eine Handgelenkarthrose besteht, operiert werden, dann betragen die Heilungschancen 80–90%. Bei der Operation werden minderwertiges Narben- und Knochengewebe entfernt in Kombination mit einer Knochentransplantation (z.B. Knochenspanverblockung in der Technik nach Matti-Russe, Entnahme des Knochentransplantats vom Beckenkamm) und einer Verschraubung. Ist es aber erst zur Arthrose des Handgelenks gekommen, so bleibt manchmal nur die operative Versteifung des Handgelenks (Arthrodese) zur Linderung der Beschwerden.

17.3.2 Weitere Handwurzelknochenbrüche

Frakturen der anderen Handwurzelknochen in der Umgebung des Kahnbeins, also des Mondbeins, Dreieckbeins, Erbsenbeins, Trapezbeins, Trapezoidbeins, Kopfbeins oder Hakenbeins sind vergleichsweise selten. Manchmal sind diese Knochenbrüche mit Bandverletzungen kombiniert. Unfallursache beim Sport sind meistens Stürze auf die gestreckte Hand. Im Röntgenbild sind die Frakturen oft nur schwer zu erkennen, deshalb wird häufig eine Computer- oder Kernspintomografie durchgeführt.

- Die **Mondbeinfraktur** (Lunatumfraktur) ist mit einer Häufigkeit von 1,4% aller Handwurzelknochenfrakturen selten. Meistens handelt es sich um kleine knöcherne Kapsel- und Bandausrisse. Manchmal sind die Frakturen Teil einer Kombinationsverletzung, z.B. im Rahmen von Bandzerreißungen im Bereich der Handwurzel (karpale Instabilität, s. Kap. 17.5). Unerkannte Mondbeinfrakturen scheinen zumindest für einen Teil der Mondbeinnekrosen verantwortlich sein (Morbus Kienböck, s. Kap. 17.4.1). Die Diagnose ist schwierig. Es werden Schmerzen im

Bereich des Handgelenks angegeben, meistens besteht eine schmerzhafte Bewegungseinschränkung. Schwellung und lokaler Druckschmerz können bei schalenförmigen Abrissfrakturen wenig ausgeprägt sein. Bei Kombinationsverletzungen besteht eine Fehlstellung im Handgelenk. Im Allgemeinen erfolgt eine nichtoperative Behandlung der Mondbeinfraktur mit Ruhigstellung im Unterarmgips bzw. Kunststoffverband für etwa 4–5 Wochen. Die operative Behandlung ist bei verschobenen Frakturen oder Kombinationsverletzungen angezeigt.

- Die Häufigkeit der **Trapezbeinfraktur** (Os-trapezium-Fraktur) beträgt 2,3% aller Handwurzelfrakturen. Meistens besteht eine schmerzhafte Bewegungseinschränkung des Daumens mit lokaler Schwellung und Druckschmerz. Die fachgerechte Behandlung ist von wesentlicher Bedeutung, da das Os trapezium gemeinsam mit der Basis des ersten Mittelhandknochens das Daumensattelgelenk bildet, das für die Beweglichkeit des Daumens entscheidend ist. Unverschobene Brüche werden für 4 Wochen im Unterarm-Daumengips ruhiggestellt. Verschobene Brüche werden operiert und mit feinen Kirschner-Drähten oder Minischrauben stabilisiert.
- Die **Kopfbeinfraktur** (Kapitatumfraktur) macht etwa 1% der Handwurzelknochenfrakturen aus und kann mit einer Handwurzelverrenkung oder einer verschobenen Kahnbeinfraktur kombiniert sein. Die Symptome sind davon abhängig, ob es sich um eine isolierte Kapitatumfraktur oder um eine Kombinationsverletzung handelt. Bei einer isolierten Fraktur bestehen ein lokalisierter Druckschmerz und meistens auch eine Schwellung, bei einer Kombinationsverletzung ist evtl. eine Fehlstellung sichtbar. Isolierte, nicht verschobene Kopfbeinfrakturen werden konservativ im Unterarmgips für ca. 4–5 Wochen ruhiggestellt. Bei Kombinationsverletzungen ist eine operative Behandlung erforderlich, die Osteosynthese erfolgt mit feinen Kirschner-Drähten oder Minischrauben.
- Die **Trapezoidbeinfraktur** (Trapezoidfraktur) ist extrem selten (0,2% aller Handwurzelknochenfrakturen). Meistens bestehen Schmerzen und ein lokaler Druckschmerz. Die Behandlung erfolgt meistens konservativ mit Ruhigstellung im Unterarmgips für etwa 4–5 Wochen.
- Die **Dreieckbeinfraktur** (Triquetrum-Fraktur) ist mit 13,8% der Handwurzelknochenfrakturen relativ häufig. Die Verletzung entsteht durch Sturz auf die gestreckte Hand. Meistens handelt es sich um knöcherne Bandabrisse. Frakturen des Knochenkörpers sind seltener und können mit einer Handwurzelknochenluxation verbunden sein. Bei knöchernen Bandausrissen oder isolierter Fraktur des Knochenkörpers bestehen Schwellung und lokaler Druckschmerz, bei Kombinationsverletzungen erkennt man die Fehlstellung des Handgelenks. Die Behandlung von knöchernen Bandausrissen des Dreieckbeins erfolgt durch eine kurzfristige Ruhigstellung mit einer Unterarmgipsschiene für 1–2 Wochen. Unverschobene Frakturen des Knochenkörpers werden für etwa 4–5 Wochen ruhiggestellt, bei verschobenen Frakturen oder Kombinationsverletzungen ist eine operative Behandlung angezeigt.
- Die **Erbsenbeinfraktur** (Os-pisiforme-Fraktur) macht etwa 1% der Handwurzelfrakturen aus und entsteht ebenso wie diese durch einen Sturz auf die gestreckte Hand, z.B. beim Skilaufen oder Inline-Skating. Seltener kommt dieser Knochenbruch bei Schlägersportarten vor, die Ursachen entsprechen dann denen bei der Hakenfraktur des Hakenbeins (s.u.). Bei der Untersuchung besteht ein Druckschmerz im Bereich des Erbsenbeins. We-

gen der anatomischen Nachbarschaft zum Ellennerv geben die betroffenen Sportler in seltenen Fällen Gefühlsstörungen, insbesondere im Kleinfingerbereich, an. Eine Behandlung mit Ruhigstellung für 4 Wochen im Unterarmgips ist i.d.R. ausreichend. Nur bei einer erheblich verschobenen Fraktur ist in seltenen Fällen eine Osteosynthese erforderlich, z.B. mit einem feinen Kirschner-Draht. Zur Prognose ist zu erwähnen, dass sich eine schmerzhafte Arthrose zwischen dem Dreieckbein und dem Erbsenbein entwickeln kann. In diesem Fall führt dann die operative Entfernung des Erbsenbeins zur Linderung.

- Die Häufigkeit der **Hakenbeinfraktur** (Hamatumfraktur) wird mit 1,5% aller Handwurzelknochenfrakturen angegeben. Frakturen des Knochenkörpers entstehen durch direkte Gewalteinwirkung oder indirekt durch eine Längsstauchung des vierten oder fünften Mittelhandknochens, bspw. bei einem Sturz oder Faustschlag. Beim Sport kommt es gelegentlich zur **Fraktur des Hakens des Hakenbeins**: Dieser Haken hat dem Hakenbein den Namen gegeben und ist ein langer dünner Knochenfortsatz, der vom Körper des Hakenbeins in den Kleinfingerballen ragt. Die Hakenfraktur entsteht durch Stürze beim Motorrad- oder Radsport und bei Schlägersportarten, z.B. Golf (s. Abb. 17.8), Tennis, Squash oder Baseball. Durch eine direkte Gewalteinwirkung des Griffendes bricht der Haken, z.B. am Ende der Schwungphase, beim Auftreffen des Schlägerkopfs auf den Ball oder v.a. auch bei einem unbeabsichtigten Schlag mit dem Golfschläger in die Erde oder gegen eine Wurzel. Beim Golf oder Baseball ist typischerweise die nicht dominante Hand betroffen, beim Tennis die dominante Seite: Das Ende des Schlägergriffs drückt nämlich gegen die Handwurzel der nicht dominanten Hand beim Golf oder Baseball bzw. der dominanten Hand beim Tennis und nimmt so Kontakt mit dem Haken auf.
  - Die Diagnose ist schwierig: Nicht selten werden die Beschwerden als Sehnenscheidenentzündung oder Verstauchung fehlinterpretiert. Manchmal wird die Fraktur erst verspätet im Stadium der Pseudarthrose erkannt (Falschgelenkbildung, das bedeutet, zwischen den beiden Bruchstücken entsteht ein „Gelenk"). Das feste Umgreifen eines Schlägers oder das Aufstützen der Hand führt dann zu Schmerzen. Wegen der anatomischen Nähe zum Ellennerv werden manchmal Gefühlsstörungen insbesondere im Kleinfingerbereich angegeben, auch eine Schädigung der benachbarten Ellenarterie kommt vor (s. Kap. 18.8). Ein Riss der tiefen Beugesehnen des Ring- oder Kleinfingers ist ebenfalls möglich; diese Sehnen verlaufen neben dem Haken und können an den

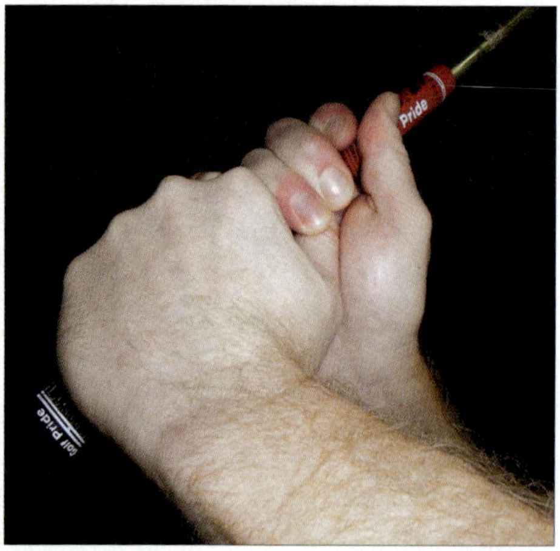

Abb. 17.8: Entstehung der Hakenfraktur des Hakenbeins beim Golf: Beim „überlappenden Griff", dargestellt bei einem Rechtshänder, drückt das Ende des Golfschlägergriffs gegen die Handwurzel der nicht dominanten Hand (hier: linke Hand) und nimmt Kontakt mit dem Haken des Hakenbeins auf. Bei einem unbeabsichtigten Schlag in die Erde oder gegen eine Wurzel kommt es zu einer großen Gewalteinwirkung auf den Haken mit dem Risiko der Fraktur.

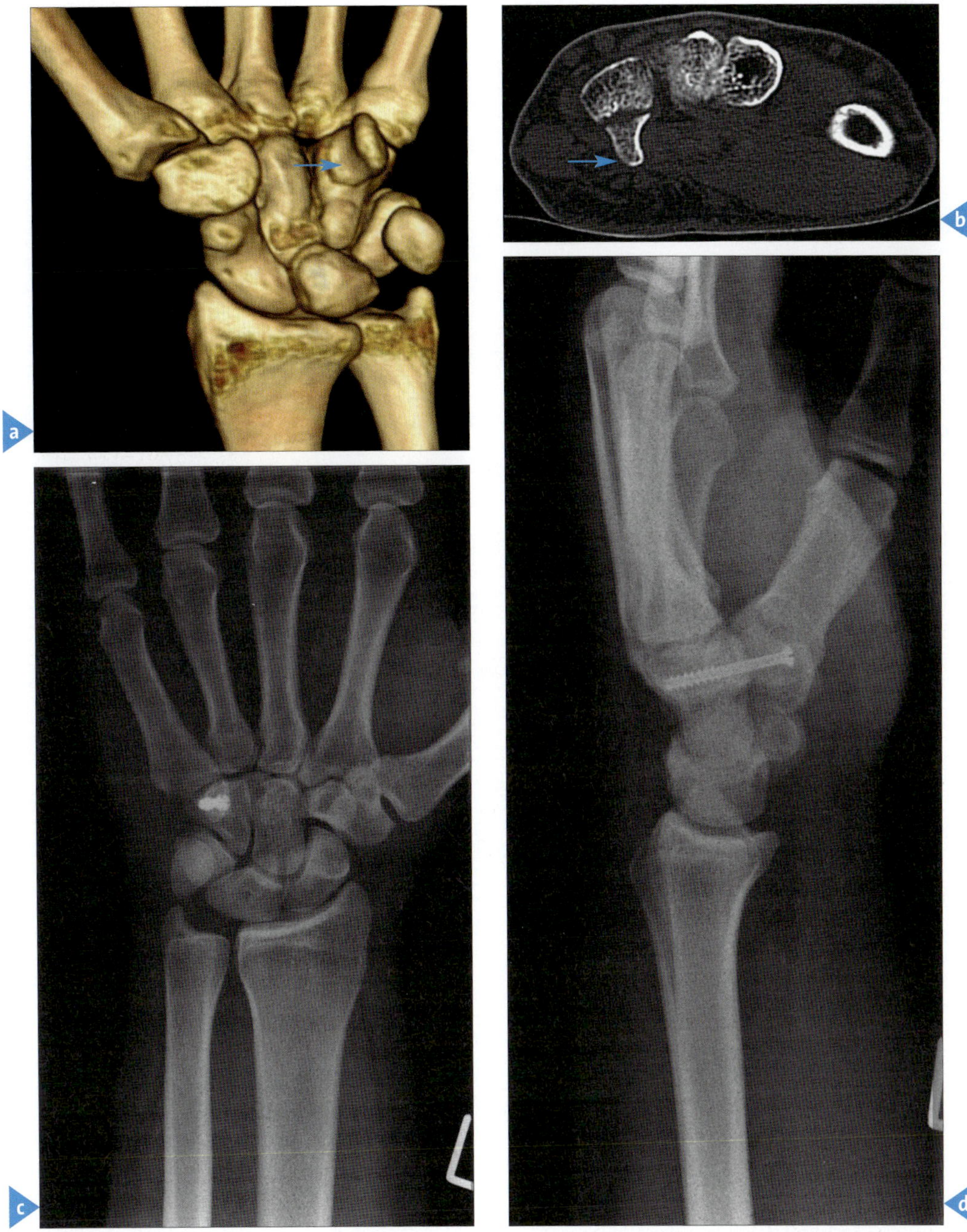

Abb. 17.9: Hakenfraktur des Hakenbeins bei einem Golfspieler nach Abschlag in die Erde. Auf den konventionellen Röntgenaufnahmen der Hand ist die Fraktur nicht sichtbar. **a)** Dreidimensionale computertomografische Rekonstruktion mit Ansicht der Knochen von der Hohlhandseite (Handinnenseite), der Pfeil markiert den Haken des Hakenbeins. **b)** Der abgebrochene Haken ist im Querschnitt-Bild der Computertomografie gut zu erkennen. Die Hohlhand ist in der Abbildung unten, der Handrücken oben.
c) und **d)** Röntgenbilder nach Verschraubung (Schraubendurchmesser: 3 mm)

Frakturkanten geschädigt werden (s. Kap. 18.2.2.1).
- Da dieser Bruch leicht zu übersehen ist, wird bei der Röntgenuntersuchung auch eine sog. Karpaltunnelaufnahme angefertigt. Ist dann keine Fraktur sichtbar und besteht weiterhin der Verdacht, dann wird eine Computertomografie, seltener eine Kernspintomografie oder eine Szintigrafie veranlasst (s. Abb. 17.9).
- Zur Therapie: Unverschobene Frakturen des Knochenkörpers werden für etwa 4–5 Wochen ruhiggestellt, verschobene operiert. Die Hakenfraktur zeigt eine schlechte Heilungstendenz, deshalb kann eine Operation notwendig werden, wobei die Fixation mit einem feinen Schräubchen oder Kirschner-Draht technisch nicht einfach ist. Insbesondere bei einer Pseudarthrose sowie bei einer Begleitschädigung, z.B. der Beugesehnen, des Ellennervs oder der Ellenarterie, ist auch die operative Hakenentfernung in Erwägung zu ziehen. Diese Maßnahme wird von einigen Handchirurgen sogar prophylaktisch zur Verhinderung der genannten Komplikationen vorgenommen.

17.4 Chronische Schäden der Handwurzelknochen – wenn der Knochen „stirbt“

Neben den akuten Verletzungen der Handwurzelknochen im Sinne eines Knochenbruchs gibt es chronische Schäden, die eine sportliche Betätigung der Hand erheblich einschränken oder gar unmöglich machen. Dies ist zum einen die Arthrose („Verschleiß“), die verschiedene Ursachen haben kann, z.B. in Fehlstellung verheilte Frakturen oder Bänderrisse (vgl. die entsprechenden Kapitel). Zum anderen sind als chronische Veränderungen die Mondbeinnekrose und die Kahnbeinnekrose zu nennen. Beide Erkrankungen sind zwar selten, aber sportmedizinisch durchaus wichtig.

Unter einer Nekrose versteht man den Untergang bzw. Tod eines Gewebes, konkret an dieser Stelle des Knochens, nämlich des Mondbeins oder des Kahnbeins. Knochennekrosen können aber auch in anderen Bereichen des Körpers auftreten, z.B. am Fuß. Sofern diese Nekrosen von sportmedizinischer Bedeutung sind, werden sie in den entsprechenden Kapiteln dieses Buchs aufgeführt.

17.4.1 Die Mondbeinnekrose

Die **Mondbeinnekrose** (Lunatumnekrose, Lunatummalazie, Morbus Kienböck, „Mondbeintod“) verläuft anfänglich symptomlos oder symptomarm. Allmählich entwickeln sich Handgelenkbeschwerden, zunächst nur bei Belastung. Später treten eine Bewegungseinschränkung und eine Kraftminderung hinzu mit Schwellneigung oder chronischer Schwellung des Handgelenks. Die **Ursache** der Erkrankung ist **nicht geklärt**. Vermutet werden akute oder chronische Schädigungen des Handgelenks, ferner Durchblutungsstörungen. Auch die sog. Minusvariante der Elle soll als eine der Ursachen eine Rolle spielen: Dabei ist die Elle im Bereich des Handgelenks deutlich kürzer als die Speiche, die relative Überlänge der Speiche soll zu einer hohen Druckbelastung des Mondbeins führen. Stürze beim Sport auf das Handgelenk können zur Fraktur des Mondbeins führen (s. Kap. 17.3.2), deren Diagnose insbesondere beim unverschobenen Knochenbruch schwierig ist. Die nicht erkannte Lunatumfraktur wird als ein ursächlicher Faktor für die Entstehung einer Mondbeinnekrose diskutiert.

Im Sport treten chronische Traumatisierungen des Mondbeins insbesondere bei Kampfsportarten auf, z.B. beim Boxen. Hierbei erfolgt die Kraftübertragung von der Mittelhand über das Kopfbein direkt auf das Mondbein. Beim Boden- oder Geräteturnen sowie beim Gewichtheben wird ebenfalls die teilweise extreme Überstreckung im Handgelenk für eine Durchblutungsstörung des Mondbeins verantwortlich gemacht. In diesem Zusammenhang sei auch erwähnt, dass chronische Schädigungen des Mondbeines bei Menschen, die beruflich mit Presslufthämmern oder Schlagbohrmaschinen arbeiten, auftreten können und dann als Berufserkrankung anerkannt werden.

Die **Diagnose** der Mondbeinnekrose wird durch eine Röntgenuntersuchung sowie eine Kernspintomografie (Magnetresonanztomografie, MRT) gestellt (s. Abb. 17.10). Mit der MRT ist die Frühdiagnose möglich, es können verschiedene Stadien der Erkrankung eingeteilt werden. Anfangs sieht man keine oder nur geringe Veränderungen bzw. Durchblutungsstörungen, die Knochenstruktur wirkt verdichtet. Später tritt eine Deformierung des Mondbeins auf, der Knochen zerfällt, das Gefüge der benachbarten Handwurzelknochen wird ebenfalls gestört (karpaler Kollaps). Schließlich besteht eine Handgelenkarthrose. Damit es nicht soweit kommt, sollte bei jedem Sportler mit unklaren Handgelenkschmerzen nicht nur ein normales Röntgenbild, sondern auch eine Kernspintomografie durchgeführt werden: zum Ausschluss oder zur Früherkennung einer Mondbeinnekrose.

> ! Achtung: Die Behandlung der Mondbeinnekrose ist schwierig und problematisch, unter den Fachleuten wird eine Vielzahl von Verfahren diskutiert. Dies zeigt, dass es keine ideale Methode gibt.

I.d.R. wird ein stadienangepasstes Vorgehen empfohlen, vom Abwarten bis zur operati-

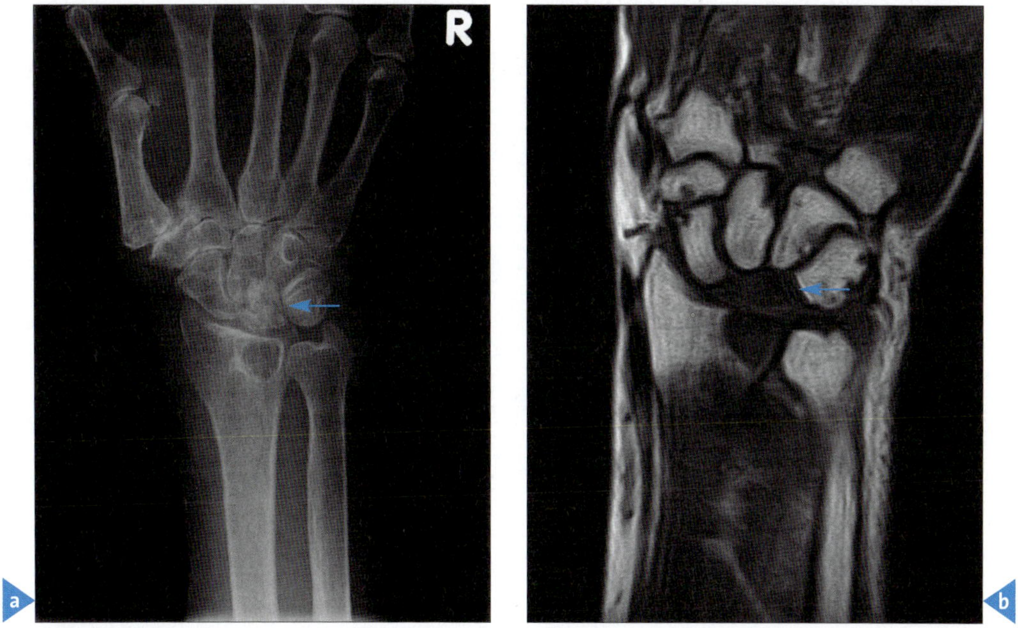

Abb. 17.10: Mondbeinnekrose. **a)** Röntgenaufnahme des Handgelenks mit einer fortgeschrittenen Mondbeinnekrose (Pfeil). Außerdem sieht man eine Knochenzyste in der Speiche sowie eine Arthrose des Daumensattelgelenks (Rhizarthrose). **b)** Die Kernspintomografie zeigt die schwere Durchblutungsstörung des Mondbeins. Unter der Zyste in der Speiche ist als Schatten ein Ganglion zu erkennen (Weichteilgeschwulst).

ven Versteifung des Handgelenks: Im Frühstadium ist bei weitgehender Beschwerdefreiheit eine abwartende Haltung mit regelmäßigen Verlaufskontrollen gerechtfertigt, evtl. auch eine vorübergehende Ruhigstellung im Unterarmgips bzw. Kunststoffverband für einige Wochen. Liegt allerdings eine Minusvariante der Elle vor, so empfiehlt sich im Frühstadium die operative Verkürzung der Speiche zur Druckentlastung des Mondbeins, insbesondere bei Kindern und Jugendlichen. Auf alle Fälle sollte kein handgelenkbelastender Sport bzw. keine schwere körperliche Arbeit durchgeführt werden, was oft nur schwer akzeptiert wird.

Weitere Therapiemethoden sind, ohne Anspruch auf eine vollständige Aufzählung, je nach Stadium und Schwere der Erkrankung:

- STT-Arthrodese: Hierbei erfolgt eine Verblockung von Kahnbein (Scaphoid), Trapezbein (Trapezium) und Trapezoidbein (Trapezoideum), also eine teilweise Versteifung der Handwurzel mit dem Ziel einer Umleitung der axialen Belastungskräfte auf die speichenseitige Handwurzel.
- Operationen, welche die Durchblutung des Mondbeins verbessern sollen, z.B. die Einbringung des blutgefäßgestielten Erbsenbeins oder eines gefäßgestielten Knochenspans in Kombination mit einer Knochentransplantation (Spongiosaplastik).
- Mondbeinentfernung bei Deformierung des Mondbeins. Diese Maßnahme sollte allerdings mit einer STT-Arthrodese (s.o.) kombiniert werden, da andernfalls ein Kollaps der Handwurzel droht.
- Entfernung des Mondbeins und Ersatz durch eine Prothese: Dazu werden heute Prothesen aus Titan verwendet; früher wurden Silikonprothesen eingesetzt, die Jahre später zu einer Entzündung des Handgelenks durch den Silikonabrieb führten.
- Entfernung des Mondbeins gemeinsam mit dem Kahnbein und dem Dreieckbein (engl.: *proximal row carpectomy*), bei der quasi ein neues Handgelenk zwischen Kopfbein und Speiche geschaffen wird.
- Komplette Versteifung des Handgelenks, die Handgelenkarthrodese, bei einer ausgeprägten Arthrose und starker Bewegungseinschränkung sowie Schmerzhaftigkeit.
- Handgelenkdenervierung nach Wilhelm. Diese wird allein oder in Kombination mit einer der genannten operativen Maßnahmen durchgeführt. Hierbei werden schmerzleitende Nervenfasern durchtrennt, was dann vorübergehend zur Schmerzlinderung führen kann (in günstigen Fällen für einige Jahre). Das Verfahren kann auch als alleinige operative Methode angewendet werden, hat aber den Nachteil, dass das Warnsignal des Schmerzes, ähnlich wie bei einem Schmerzmittel, ausschaltet wird.

Insgesamt betrachtet ist die **Prognose** der Mondbeinnekrose leider nur sehr **schwer einzuschätzen.** Bei Kindern und Jugendlichen ist nach einer Speichenverkürzung ein Stillstand der Erkrankung möglich. Die oben genannten Operationen führen meistens zu einer Beschwerdebesserung, i.d.R. aber nicht zu einer Beschwerdefreiheit, ausgenommen die Handgelenkarthrodese.

> Letztendlich muss aus sportmedizinischer Sicht bei der Diagnose „Mondbeinnekrose“ von einer handgelenkbelastenden Sportart abgeraten werden. Dies wird von Sportlern erfahrungsgemäß meistens nicht akzeptiert.

17.4.2 Die Kahnbeinnekrose

Ähnlich problematisch ist die ebenfalls seltene **Kahnbeinnekrose** (Kahnbeinmalazie, idiopathische avaskuläre Nekrose des Kahnbeins, Morbus Preiser, „Kahnbeintod“). Die

Ursache der Erkrankung ist unbekannt, diskutiert werden ähnliche Entstehungsfaktoren wie bei der Nekrose des Mondbeins. Schwierig, aber wichtig für die Therapie, ist es, die Kahnbeinnekrose von einer Kahnbeinpseudarthrose abzugrenzen, also einem nicht verheilten Kahnbeinbruch (s. Kap. 17.3.1). Der Untersuchungsbefund und die Beschwerden bei einer Nekrose des Kahnbeins entsprechen denen bei der des Mondbeins. Die Behandlung wird kontrovers diskutiert. Bei geringen Beschwerden kann eine vorübergehende Ruhigstellung mit einem Gips- oder Kunststoffverband oder einer speziellen Handgelenkbandage angezeigt sein. Als operative Behandlungsmöglichkeit wird bei starken Schmerzen und erhaltener Beweglichkeit die Kahnbeinresektionsarthroplastik durchgeführt, das bedeutet, das Kahnbein wird entfernt. Diese Maßnahme sollte mit einer Mediokarpalarthrodese kombiniert werden, das ist eine teilweise Verblockung der Handwurzelknochen Mondbein, Kopfbein, Dreieckbein und Hakenbein. Bei starken Schmerzen und ausgeprägter Arthrose wird die Handgelenkversteifung empfohlen. Auch die Denervierung nach Wilhelm, also die operative Durchtrennung schmerzleitender Nervenfasern (s.o.), kommt in Frage; diese kann mit den vorgenannten Eingriffen kombiniert werden.

> Insgesamt ist die Prognose der Kahnbeinnekrose zweifelhaft, die Erkrankung kann das sportliche Aus für „Handsportler" bedeuten.

17.5 Bänderrisse, Verrenkungen und Meniskusschaden des Handgelenks – Sportverletzungen mit Langzeitwirkung

Eine wesentliche Voraussetzung für die Funktion des Handgelenks ist die Stabilität. Diese wird gewährleistet durch die Handgelenkkapsel, also die Gelenkhülle, die durch eine Vielzahl von Bändern verstärkt wird. Diese Bandverbindungen und die Gelenkkapsel bilden eine funktionelle Einheit und werden auch als Kapsel-Band-Apparat bezeichnet. Bei einem Sturz auf die ausgestreckte Hand oder bei einer gewaltsamen Verdrehung des Handgelenks, z.B. bei Kampfsportarten wie Judo, kann es zu einem Riss einzelner Bänder zwischen den Handwurzelknochen kommen. Dies wiederum kann zur Gefügestörung der betroffenen Knochen sowie zu einem Stabilitätsverlust führen, der unbehandelt die Arthrose des Handgelenks zur Folge haben kann.

Daher sind Bandverletzungen, Überdehnung, teilweise oder komplette Risse, und Verrenkungen des Handgelenks **sehr problematische Sportverletzungen**. Auch durch eine chronische – sportliche – Überbeanspruchung kann es zur Lockerung der Bänder kommen. Je nach Ausmaß der Schädigung ist die Gelenkstabilität entweder erhalten oder nicht. Hinzu kommt, dass die Diagnosestellung und v.a. auch die Behandlung nicht selten sehr schwierig sind. Daher ist auch die Prognose zurückhaltend zu stellen, Dauerschäden sind häufig.

17.5.1 Die skapholunäre Dissoziation – warum eine „Zahnlücke" ein wichtiger Hinweis sein kann

Ein sehr großes handchirurgisches und auch sportmedizinisches Problem ist die **skapholunäre Dissoziation**: Sie entsteht durch eine Verletzung der Bänder, die das Kahnbein (Skaphoid) und das Mondbein (Lunatum) verbinden und zusammenhalten. Es kommt zu einer mehr oder weniger ausgeprägten Trennung des Kahnbeins vom Mondbein, beide Knochen verändern ihre Position in der Handwurzel. Dadurch verkleinert sich die Kontaktzone zwischen Kahnbein und Speiche.

> ! Achtung: Bei der skapholunären Dissoziation „springt" das Kahnbein manchmal bei Bewegungen des Handgelenks über die Speiche, was die betroffenen Sportler als schmerzhaftes „Klicken", „Knacken" oder „Einschnappen" empfinden oder gar hören können, „wie wenn etwas aus- und wieder einrastet".

Diagnose. Die **akute skapholunäre Dissoziation** entsteht als Folge eines Sturzes auf die gestreckte Hand oder durch ein Anpralltrauma, z.B. durch einen Ball (Torhüter) oder bei Kampfsportarten. Der Befund ist abhängig vom Ausmaß und vom Schweregrad der Bandschädigungen. Im Rahmen der Untersuchung besteht meistens neben einer Schwellung ein Bewegungsschmerz des Handgelenks mit Druckschmerzhaftigkeit im Bereich zwischen Kahnbein und Speiche. Der sportmedizinisch und handchirurgisch erfahrene Arzt kann eine spezielle Untersuchung der Hand durchführen, den sog. **Watson-Test** (*scaphoid shift test*; engl. *shift*: bewegen, verschieben): Dabei wird das durch die Verletzung abnorm bewegliche Kahnbein durch den Untersucher manipuliert, bei einem positiven Test ist ein Klicken oder Schnappen tastbar.

Ohne Röntgenuntersuchung ist es nicht möglich, z.B. einen Kahnbeinbruch oder einen Speichenbruch von der skapholunären Dissoziation abzugrenzen. Im Röntgenbild sieht man – bei ausgeprägter Bandverletzung – eine Verbreiterung des Gelenkspalts zwischen Mondbein und Kahnbein (s. Abb. 17.11). Die Lücke zwischen diesen beiden

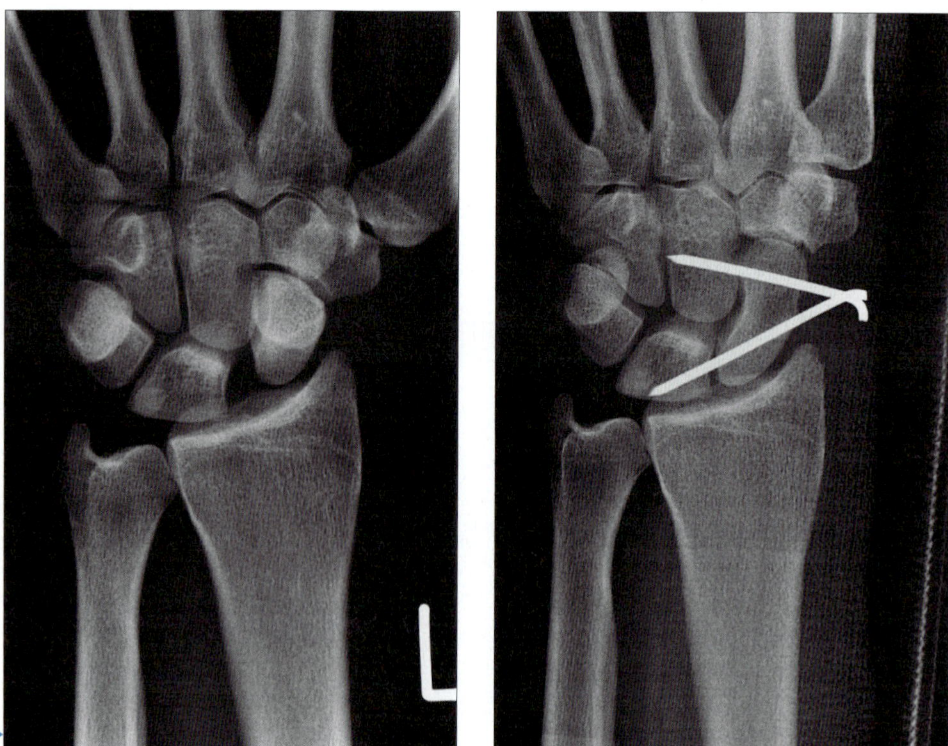

a b

Abb. 17.11: Skapholunäre Dissoziation. **a)** Der Abstand zwischen Kahnbein und Mondbein ist verbreitert wie bei diesem Fußballspieler, der gefoult wurde und auf die Hand stürzte. **b)** Operative Einrichtung mit Stabilisierung durch 2 Kirschner-Drähte (sog. Transfixation) und Bandnähte, anschließend Schiene. Die Drähte verbleiben für 8 Wochen.

Knochen wird „**Terry-Thomas-Zeichen**" genannt, in Anlehnung an die Zahnlücke des gleichnamigen britischen Schauspielers und Komikers (s. Abb. 17.12). Außerdem sieht man durch die Kippung des Kahnbeins das sog. Ringzeichen am Kahnbein.

Die **Diagnose** einer skapholunären Dissoziation ist **nicht einfach** und wird oftmals verspätet gestellt, wenn der Röntgenbefund nicht eindeutig ist und keine weitere Diagnostik erfolgt. Der Spalt zwischen Kahnbein und Mondbein zeigt sich manchmal erst deutlich in Funktionsaufnahmen, z.B. bei einer Röntgenaufnahme mit Faustschluss oder bei Abspreizung der Hand ellenwärts (ulnare Abduktion). Das Kernspintomogramm kann ebenfalls Hinweise auf eine Schädigung des skapholunären Bandapparats geben, die Aussagefähigkeit des Verfahrens ist aber umstritten. Eine sichere Beurteilung ist mit Hilfe der Arthroskopie (Gelenkspiegelung) möglich (s. Kap. 17.3.3).

Therapie

> Die Behandlung der skapholunären Dissoziation ist schwierig und muss vom Spezialisten durchgeführt werden.

Bei eindeutigem Befund wird operiert, die Stellung von Kahnbein und Mondbein wird korrigiert und mit Kirschner-Drähten zur Sicherung der dann durchgeführten Nähte der zerrissenen Handwurzelbänder stabilisiert. Im Anschluss an die Operation ist eine Ruhigstellung für 8 Wochen erforderlich, danach werden die Drähte wieder entfernt. Anschließend ist eine oft mehrmonatige Übungsbehandlung erforderlich.

Prognose. Restbeschwerden sind leider auch nach einer fachgerechten Behandlung keine Seltenheit, sodass die Ausübung von handbelastenden Sportarten problematisch sein kann.

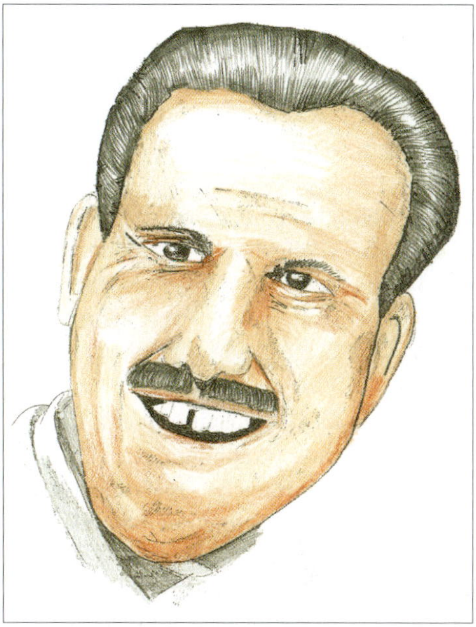

Abb. 17.12: Terry Thomas (1911–1990)

> ! Achtung: Bedauerlicherweise wird die skapholunäre Dissoziation oft als „Handgelenkverstauchung" verkannt und im Frühstadium nicht festgestellt, weil die Sportler die Schmerzen oder die notwendigen Untersuchungen ignorieren und damit die erforderliche Behandlung nicht konsequent durchgeführt werden kann.

Je später aber die Operation durchgeführt wird, desto schlechter sind die Ergebnisse, weil durch Narbenbildung und Kapsel-Band-Schrumpfung die normale Anatomie nicht mehr hergestellt werden kann. Unbehandelt kommt es zur **chronischen skapholunären Dissoziation** mit zunehmender Gefügestörung der Handwurzelknochen („Handwurzelkollaps", engl. *SLAC-wrist*: scapholunate advanced collapse) und letztendlich schmerzhaft fortschreitender Arthrose des Handgelenks. Wichtig ist es an dieser Stelle zu wissen, dass diese chronische Bänderverletzung nicht nur Folge eines akuten Traumas sein kann, sondern beim Sport auch durch eine dauerhafte erhebliche Überbeanspruchung des Handgelenks entstehen kann, z.B. durch Geräte- oder Bodenturnen, Gewichtheben, Boxen oder Basketball („Rimrocker-Handgelenk").

Die Behandlung im chronischen Stadium ist noch schwieriger als bei der akuten Verletzung, das Ergebnis für die Hand ist dann meistens das sportliche Aus.

Es gibt kein ideales Operationsverfahren bei der chronischen skapholunären Dissoziation, sondern zahlreiche Operationstechniken, je nach Ausprägung des Befundes z.B. Bandplastiken, die teilweise oder komplette Versteifung des Handgelenks oder die Entfernung der ersten Reihe der Handwurzelknochen, von Kahnbein, Mondbein und Dreieckbein („proximal row carpectomy").

17.5.2 Weitere Verletzungsmuster im Handgelenkbereich

Es gibt noch andere Sportverletzungen, die einen akuten schmerzhaften Stabilitätsverlust im Handgelenk bewirken können, also ebenfalls eine karpale Instabilität wie die skapholunäre Dissoziation, und meistens bei einem Sturz auf die ausgestreckte Hand entstehen. Die im Folgenden aufgezählten Verletzungen sind i.d.R. mit einer auch für medizinische Laien sichtbaren Fehlstellung bzw. Schwellung verbunden und insgesamt selten. Sie können aber leider auch bei fachgerechter Operation durch den Spezialisten, anschließender Ruhigstellung und nachfolgender Rehabilitation über mehrere Monate das sportliche Aus für handbelastende Sportarten bedeuten, weil das Risiko einer bleibenden Funktionsstörung bis hin zur Arthrose besteht.

Wichtig ist, dass die Behandlung unverzüglich zu beginnen hat, sofern eine Verrenkung (Luxation) besteht, weil andernfalls bspw. die Durchblutung der Hand gefährdet sein kann oder Nervenfunktionsstörungen drohen. An der Sportstätte wird notfallmäßig geschient. In der Klinik erfolgt in Regional- oder Allgemeinanästhesie die Einrichtung (Reposition), die weiteren Maßnahmen, z.B. Bandnähte, richten sich nach dem jeweiligen Verletzungsmuster:

- **Verrenkung des Mondbeins** (Mondbeinluxation)
- **Perilunäre Handwurzelverrenkung** (perilunäre Luxation, s. Abb. 17.13), bei der alle Handwurzelknochen ausrenken, lediglich das Mondbein bleibt in normaler Position
- **De-Quervain-Verrenkungsbruch**, das ist die Kombination einer Kahnbeinfraktur mit einer perilunären Luxation (perilunäre transskaphoidale Handwurzelluxationsfraktur)
- **Verletzung der Bandstrukturen**, die Mondbein und Dreieckbein stabilisieren (lunotriquetrale Bandverletzung). Diese Verletzung bereitet Schmerzen im Bereich des ellenseitigen Handgelenks. Meistens begeben sich die betroffenen Sportler erst mehrere Wochen nach einem Sturz oder einer Verdrehung des Handgelenks in ärztliche Behandlung. Die Diagnose kann, wie auch bei anderen karpalen Instabilitäten, schwierig sein, wobei insbesondere der Arthroskopie eine besondere Bedeutung zukommt.

Es gibt noch weitere seltene Formen von Verrenkungen oder Verrenkungsbrüchen (Luxationsfrakturen) im Bereich der Handwurzel, die an dieser Stelle nicht aufgeführt werden sollen. Es ist aber wichtig zu wissen, dass bei der Mondbeinluxation oder anderen Verrenkungen im Bereich der Handwurzel eine spontane Einrichtung (also eine Reposition ohne Manipulation) möglich ist. Dann ist die Diagnose besonders schwierig. Die Röntgenaufnahmen müssen exakt ausgewertet

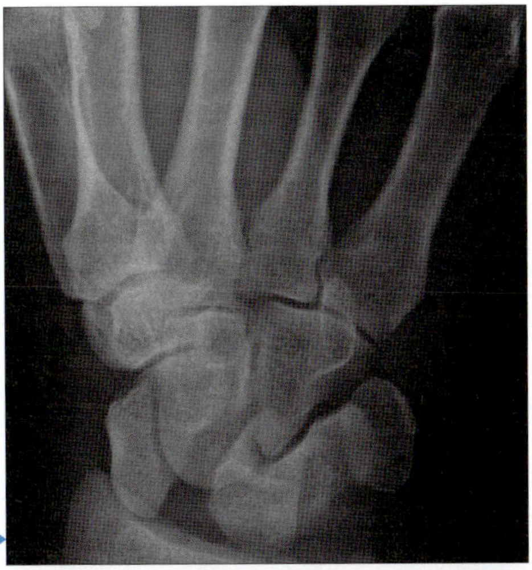

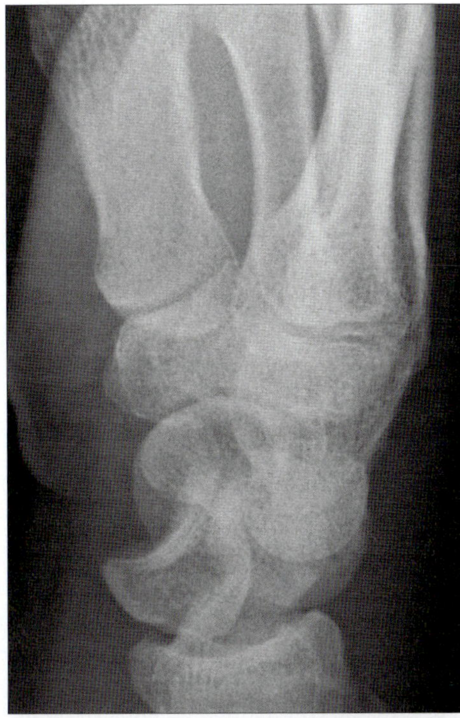

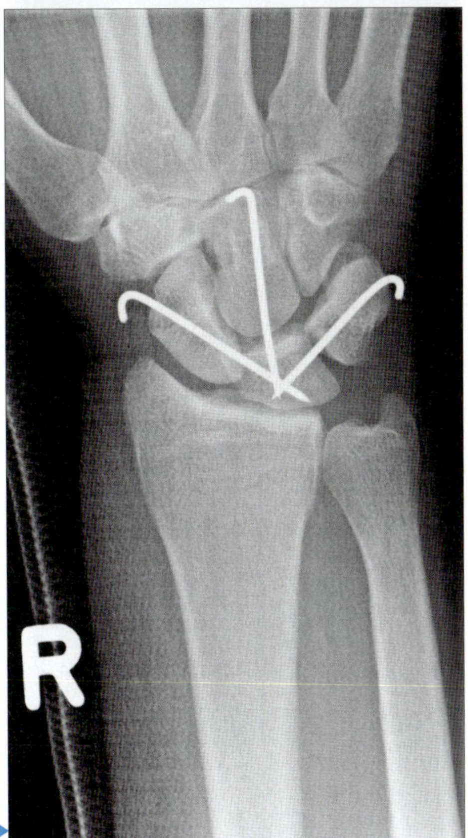

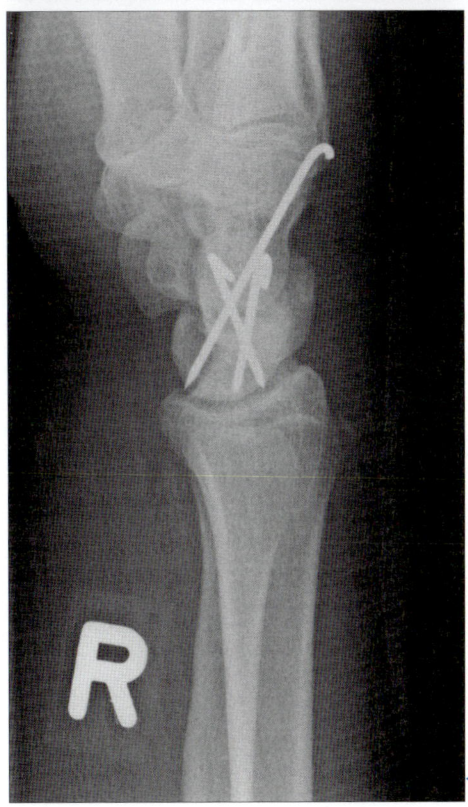

Abb. 17.13: Perilunäre Handwurzelverrenkung. **a)** und **b)** Unfall-Röntgenaufnahmen. **c)** und **d)** Operative Einrichtung mit Stabilisierung durch 3 Kirschner-Drähte (sog. Transfixation) und Bandnähte, anschließend Schiene. Die Drähte verbleiben für 8 Wochen.

werden, evtl. bestehen indirekte Zeichen wie eine Kahnbeinfraktur oder eine nicht ganz korrekte Stellung eines einzelnen Handwurzelknochens. Zur Aufdeckung dieser okkulten Verletzungen können dann neben „normalen" Röntgenaufnahmen auch Stressaufnahmen hilfreich sein, z.B. mit Zug an der Hand. Auf die Bedeutung der Kernspintomografie und auch der Arthroskopie wurde bereits hingewiesen.

17.5.3 Sportverletzungen im Bereich des Ellenkopfs – auch das Handgelenk hat einen Meniskus

Der Ellenkopf ist, aus anatomischer Sicht, an zwei Gelenken beteiligt, und zwar am Handgelenk (Ulnokarpalgelenk) sowie am körperfernen Speichenellengelenk (distales Radioulnargelenk). Funktionell bilden diese beiden Gelenke eine Einheit (s. Kap. 17.1), die beim Sport akut oder chronisch verletzt werden kann. Die Beweglichkeit und zugleich Stabilität des Ellenkopfs wird u.a. durch verschiedene Bänder gewährleistet, die sich zwischen Ellenkopf und Speiche bzw. Handwurzel befinden.

Als Folge eines Sturzes kann es zu einer **Verrenkung** und **Instabilität des Ellenkopfs** sowohl isoliert als auch kombiniert mit einer Fraktur (z.B. Speichenbruch) kommen, wobei nicht selten eine Abrissfraktur des Griffelfortsatzes der Elle entsteht, an dem der „Meniskus" des Handgelenks haftet.

Dieser Meniskus ist, wie schon erwähnt, Teil einer komplizierten anatomischen Struktur, des TFCC (triangulärer fibrokartilaginärer Komplex; vereinfachend wird häufig nur vom Diskus gesprochen – lat. *Discus articularis*: Gelenkscheibe). Die Beschwerden richten sich nach dem Ausmaß der Verletzung, die Beweglichkeit ist schmerzhaft eingeschränkt. Das Röntgenbild deckt bei einer kompletten Verrenkung die Fehlstellung des Ellenkopfs auf. Insbesondere bei weniger ausgeprägter Schädigung ist die Kernspintomografie hilfreich. Die Behandlung erfolgt operativ, die Maßnahmen sind dem Befund anzupassen, z.B. Kapsel-Band-Nähte und Behandlung des Speichenbruchs, ggf. mit Refixation des abgerissenen Griffelfortsatzes der Elle.

Durch einen Sturz oder eine Verdrehung des Handgelenks, bspw. beim Tennis, Golf oder Kunstturnen, kann es zu einer **Meniskusverletzung des Handgelenks** kommen. Aber auch die chronische Überbelastung und Stauchung dieser Region des Handgelenks, z.B. beim Seitpferdturnen, kann zu Einrissen des Meniskus (Diskus) führen.

Bei der ärztlichen Untersuchung eines Handgelenks mit einer akuten oder älteren (chronischen) Meniskusverletzung findet sich eine schmerzhafte Funktionsstörung. Neben konventionellen Röntgenaufnahmen wird meistens eine Kernspintomografie durchgeführt.

Es ist umstritten, ob bei akuten Einrissen des Diskus eine konservative Behandlung durch eine mehrwöchige Ruhigstellung ausreichend ist, bei einer chronischen Schädigung ist diese Maßnahme nicht sinnvoll.

Im Rahmen der Behandlung von Diskusveränderungen spielt die Arthroskopie eine ganz entscheidende Rolle.

Bei akuten Einrissen des Diskus erfolgt je nach Lokalisation und Art des Risses eine arthroskopische Naht oder Teilentfernung. Bei chronischen Schäden des Diskus wird eine Teilentfernung durchgeführt, weil dann wegen des chronischen „Verschleißes" eine Naht nicht Erfolg versprechend ist. Eine vollständige Entfernung des Diskus wird nicht durchgeführt, weil dieser wie ein Stoßdämpfer funktioniert und für eine gleichmäßige Verteilung von Druck- und Stoßkräften auf

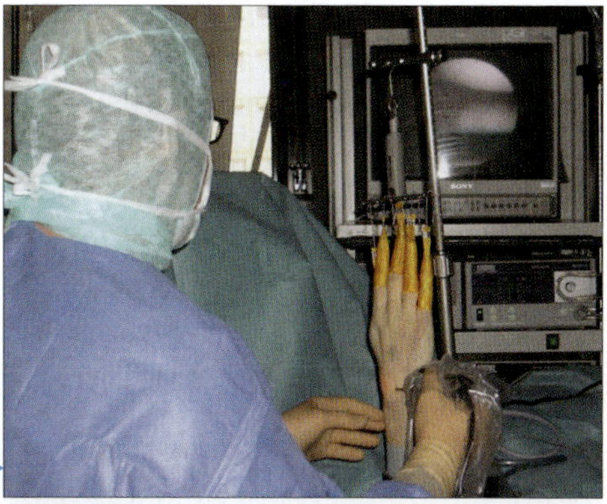

a

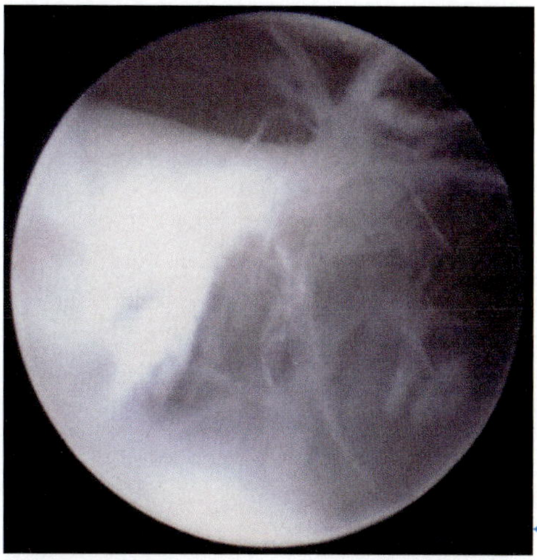

b

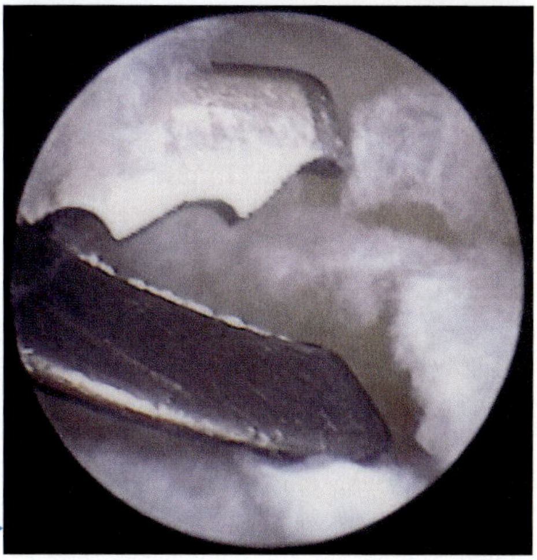

c

Abb. 17.14: Arthroskopie des Handgelenks. **a)** Die Hand ist unter sterilen Bedingungen in einer speziellen Vorrichtung („traction tower“) befestigt. Mit einer Videokamera im Arthroskop, auf dem Foto in der rechten Hand des Operateurs, wird das Bild vom Inneren des Handgelenks auf einen Monitor übertragen. Über einen oder mehrere zusätzliche kleine Schnitte können mit speziellen Instrumenten operative Maßnahmen durchgeführt werden. Dementsprechend dient die Arthroskopie, wie auch an anderen Gelenken, nicht nur zur Diagnostik, sondern auch zur gleichzeitigen Therapie. **b)** und **c)** Chronische Schädigung des Meniskus des Handgelenks (Diskus), der mit einer Stanze arthroskopisch teilentfernt wird.

die Handwurzelknochen sorgt. Normalerweise verteilt sich der Druck zu 60% auf die Speiche und zu 40% auf die Elle; nach einer Diskusentfernung liegen 95% des Gesamtdrucks auf der Speiche und nur noch 5% auf der Elle, dies ist ein arthrosebegünstigender Faktor (s. Abb. 17.14).

17.6 Weitere chronische Handgelenkschäden durch Sport – „Turnerhandgelenk“ und andere

Bei verschiedenen Sportarten kommt es zu einer chronischen Belastung des Handgelenks in Überstreckung mit Einwirkung v.a. von Druck- und Scherkräften (Einkeilungs-, Impaktionssyndrom) auf die erste Handwurzelknochenreihe bzw. auf die Speiche und Elle: Dies führt zu streckseitig lokalisierten Handgelenkbeschwerden, bspw. bei Turnern („Turnerhandgelenk“), Kampfsportlern, Gewichthebern, Kugelstoßern und in Wurfsportdisziplinen („Werferhandgelenk“) sowie bei Rückschlagsportarten wie Tennis (s. Abb. 17.15).

Im Rahmen der Diagnostik hat eine exakte Einordnung der Problematik zu erfolgen, auch in Hinblick auf die Tatsache, ob die eingetretenen Schäden noch reversibel sind, bspw. die Durchblutungsstörung eines Handwurzelknochens. Hier wird auf die bisherigen Abschnitte dieses Handgelenkkapitels verwiesen. Die Behandlung besteht in erster Linie aus einer vorübergehenden Entlastung, das bedeutet – leider aus Sicht des Betroffenen: Trainings- und Wettkampfpau-

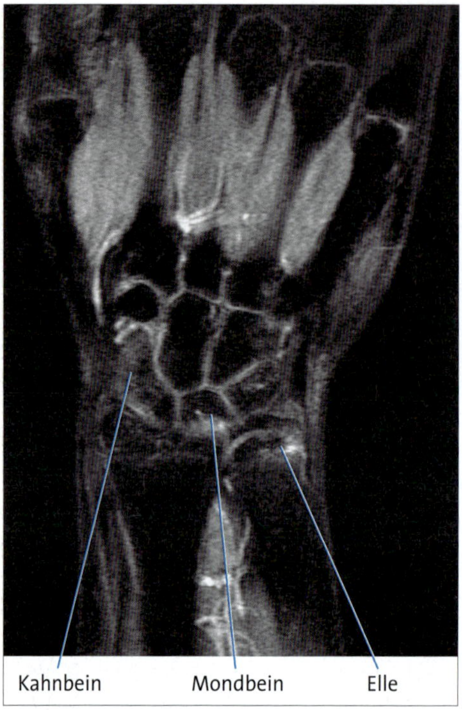

Abb. 17.15: Kernspintomografie des Handgelenks einer 18-jährigen Auswahl-Tennisspielerin mit Handgelenkbeschwerden, sog. Knochenödem im Sinne einer chronischen Stressreaktion des Knochens am Kahnbein, am Mondbein und an der Elle

se. Außerdem ist danach eine Trainings- und Technikumstellung, soweit möglich, sinnvoll.

17.7 Die Handgelenkarthrose – wenn das Handgelenk „verschlissen" ist

Die Arthrose, mit anderen Worten der „Verschleiß", kann verschiedene „Abteilungen" des Handgelenks betreffen und unterschiedliche Ursachen haben.

Die **STT-Arthrose** (Skaphoideo-trapezio-trapezoidale Arthrose) entwickelt sich meistens idiopathisch, das bedeutet, ohne erkennbare Ursache in der Vorgeschichte wie bspw. einem Unfall. Diese Form der Handgelenkarthrose spielt sich an der speichenseitigen Handwurzel ab, und zwar zwischen Kahnbein (Skaphoid), Trapezbein (großes Vieleckbein) und Trapezoidbein (kleines Vieleckbein). Die betroffenen Sportler haben – meistens belastungsabhängige – Schmerzen in diesem Bereich bei Bewegungen des Handgelenks oder des Daumens. Manchmal besteht zusätzlich eine Arthrose des Daumensattelgelenks (Rhizarthrose, s. Kap. 18.6), mit der die STT-Arthrose auch verwechselt werden kann.

Die **piso-triquetrale Arthrose** zwischen Erbsenbein (lat.: *Os pisiforme*) und Dreieckbein (lat.: *Os triquetrum*) ist der häufigste Grund für chronische Schmerzen im Bereich der ellenseitigen Handwurzel. Sie entsteht gehäuft bei Sportlern, die Schlägersportarten betreiben („raquet player's pisiforme"), wie Tennis, Squash, Badminton, Baseball oder Golf, aber auch bei Volleyballsportlern sowie Gewichthebern und Turnern. Die chronische Belastung führt zu einer Gelenkkapsellockerung und Fehlstellung des Erbsenbeins; diese Probleme werden durch die am Erbsenbein ansetzende Sehne des ellenseitigen Handgelenkbeugemuskels (lat.: *Musculus flexor carpi ulnaris*) verstärkt. Die Betroffenen haben Schmerzen im Bereich des Erbsenbeins bei Überstreckung oder kraftvoller Beugung im Handgelenk; lokaler Druck, z.B. durch den Griff des Tennisschlägers, beim Handstand oder bei Liegestützen, verstärkt die Beschwerden.

Die Arthrose des körpernahen (proximalen) Handgelenks, kurz oft als **Handgelenkarthrose** bezeichnet, ist zwischen Speiche, Elle und den Handwurzelknochen Kahnbein, Mondbein und Dreieckbein lokalisiert (s. Kap. 17.1). I.d.R. ist auch der „Meniskus" des Handgelenks (lat.: *Discus*, s. Kap. 17.5.3) geschädigt, der manchmal sogar im Röntgenbild sichtbare Verkalkungen zeigt. Man spricht von einer **Radiokarpalarthrose**, wenn insbesondere die Speiche (lat.: *Radius*) und die angrenzenden Handwurzelknochen (Handwurzel, lat.: *Carpus*) in Mitleidenschaft gezogen sind (s. Abb. 17.16), bzw. von einer

Ulnokarpalarthrose, wenn der ellenseitige Gelenkanteil (Elle, lat.: *Ulna*) hauptsächlich betroffen ist. Die Handgelenkarthrose findet sich gehäuft bei Kampfsportlern, v.a. bei Boxern und Karateka, sowie bei Turnern; sie kommt eigentlich erst im höheren Alter vor. Die arthrotischen Veränderungen werden aber auch schon bei jugendlichen Leistungssportlern beobachtet und sind wohl keine Frage des Lebensalters, sondern vielmehr abhängig von der Zeitdauer und Intensität der Sportausübung.

Eine wesentliche Ursache sind aber nicht nur chronische sportliche Überlastungen, sondern auch Verletzungen durch Sportunfälle wie Stürze, die zu Bandverletzungen oder Knochenbrüchen führen: Bänderrisse führen unbehandelt zu einer zunehmenden Instabilität des Handgelenks, ein Beispiel dafür ist die durch eine skapholunäre Dissoziation bedingte Gefügestörung (engl. *SLAC-wrist*: scapholunate advanced collapse, s. Kap. 17.5.1). Gelenkbrüche wie die Speichenfraktur können ebenfalls zur Handgelenkarthrose führen. Das gilt auch für den nicht verheilten Kahnbeinbruch, also die Kahnbeinpseudarthrose; diese bewirkt unbehandelt wie die Bandverletzung eine schwere Gefügestörung der Handwurzel (engl.: *SNAC-wrist*: scaphoid nonunion advanced collapse, s. Kap. 17.3.1).

Die **Arthrose des körperfernen Ellenspeichengelenks** (distales Radioulnargelenk) entsteht als Folge einer Fraktur, meistens eines Speichenbruchs.

> „Handgelenkarthrose" ist nicht gleich „Handgelenkarthrose", erst die exakte Lokalisierung und Diagnose ermöglicht eine sachgerechte Behandlung.

Diagnose. Neben der sorgfältigen **Untersuchung des Handgelenks** gehört zur exakten Lokalisierung und Einordnung der Handgelenkarthrose die **Röntgendiagnostik** sowie die **Kernspintomografie**, die nicht nur knöcherne Veränderungen darstellt, sondern zusätzlich Knorpelschäden und Weichteilveränderungen im Bereich der Gelenkkapsel bzw. der Synovialis (Gelenkinnenschicht) und evtl. auch einen Gelenkerguss zeigen kann.

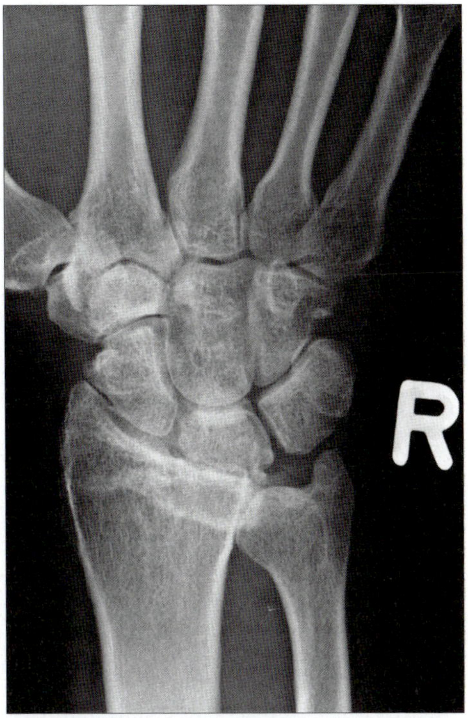

Abb. 17.16: Arthrose des Handgelenks, massiver „Verschleiß" v.a. im proximalen Handgelenk

Die Arthrose ist abzugrenzen von der **Arthritis**. Dabei handelt es sich um eine Gelenkentzündung, die unterschiedliche Ursachen haben kann, bspw. Infektionen – meistens durch Bakterien, Rheuma, Gicht oder Schuppenflechte. Auch eine Arthritis kann trotz fachgerechter Behandlung zu einer schwerwiegenden Gelenkschädigung führen.

Therapie. Zum Behandlungsspektrum bei einer Arthrose gehören konservative und operative Maßnahmen (s. Kap. 8.5). Als **Medikamente** werden neben Schmerzmitteln v.a. nicht steroidale Antiphlogistika (z.B. Voltaren resinat) eingesetzt. In der akuten Phase kann auch eine Kortisoninjektion Linderung verschaffen.

Sehr wichtig ist auch die **physikalische Therapie**. Krankengymnastik bzw. Ergotherapie stellen dabei die Basis dar, müssen aber durch selbständige Übungen begleitet sein, z.B. Kneten von Therapiekitt. In akuten Phasen der Arthrose („aktivierte" Arthrose, bspw. nach einer sportliche Belastung der Hand) können Kälteanwendungen Linderung verschaffen. Wärmeanwendungen sind dagegen im chronischen Stadium indiziert und sollen die Durchblutung und den Gelenkstoffwechsel fördern. Weitere Behandlungsmethoden sind bspw. Ultraschallbehandlung, Elektrotherapie, Iontophorese und Handbäder. Eine Handgelenkbandage oder -schiene bzw. Orthese kann im Alltag ebenfalls hilfreich sein, wird aber – je nach Modell – bei sportlichen Aktivitäten der Hand nicht selten als hinderlich empfunden.

Eine komplette Ruhigstellung des Handgelenks (z.B. Gipsschiene) sollte immer nur kurzfristig für wenige Tage, z.B. bei einer aktivierten Handgelenkarthrose, und in anatomiegerechter Position erfolgen, weil nach längerer Ruhigstellung die Beschwerden oft noch stärker ausgeprägt sind („Bewegung ist Leben, Leben ist Bewegung").

Wenn die Schmerzen durch die konservative Therapie nicht zu beherrschen sind und der Leidensdruck für den betroffenen Sportler die Lebensqualität erheblich einschränkt, dann kommt eine Operation in Betracht.

Bei der **operativen Behandlung** einer Arthrose des Handgelenks können bewegungserhaltende und versteifende Operationstechniken unterschieden werden, wobei sich die Auswahl des Verfahrens nach dem Schweregrad und der Lokalisation der Veränderungen, dem Ausmaß der Beschwerden und dem Wunsch des Patienten richtet. Eine „ideale" Operationsmethode gibt es leider nicht!

Die **Denervierung** in der Technik nach Wilhelm ist ein bewegungserhaltender Eingriff, dabei werden schmerzleitende Nervenfasern durchtrennt. Diese Operation wird v.a. bei einer Radiokarpalarthrose durchgeführt und kann die Beschwerden für einen längeren Zeitraum – manchmal über Jahre – lindern. Der „Verschleißprozess" wird durch die Denervierung natürlich nicht aufgehalten, sondern schreitet fort, sodass später meistens die **Gelenkversteifung (Arthrodese)** in funktionsgerechter Stellung erforderlich wird. Diese führt dann meistens zur Schmerzfreiheit, allerdings auf Kosten der Beweglichkeit.

Das Operationsprinzip einer Arthrodese ist die Herstellung einer knöchernen Verbindung bzw. Überbrückung der Gelenkpartner nach Entfernung des durch die Arthrose geschädigten Knorpels. Die Stabilisierung bis zur Ausheilung erfolgt, je nach Lokalisation der Arthrodese, durch verschiedene Implantate, bspw. Schrauben, Kirschner-Drähte oder Platten. Fallweise ist zusätzlich eine Knochentransplantation erforderlich, meistens erfolgt die Knochenentnahme vom Beckenkamm. Die Arthrodese wird v.a. bei einer Arthrose des Radiokarpalgelenks oder im Bereich der Handwurzel als STT-Arthrodese (zwischen Skaphoid, Trapezium und Trapezoid, s.o.) durchgeführt.

Eine besondere Form der Arthrodese ist das **Verfahren nach Sauvé-Kapandji**, das bei einer Arthrose des körperfernen Ellenspeichengelenks (z.B. bei einem in Fehlstellung verheilten Speichenbruch) vorgenommen werden kann; bei dieser Methode erfolgt eine Verblockung in diesem Gelenk, zusätzlich wird ein Knochenstück aus der körperfernen Elle entfernt, um die Umwendbewegungen des Unterarms bzw. Handgelenks zu ermöglichen, sodass es sich nicht um eine Ver-„steif"-ung im eigentlichen Sinne handelt.

Seltener durchgeführte bewegungserhaltende Gelenkeingriffe sind die **Entfernung des Erbsenbeins** bei einer piso-triquetralen

Arthrose oder die **Entfernung der ersten Reihe der Handwurzelknochen**, und zwar von Kahnbein, Mondbein und Dreieckbein („proximal row carpectomy") bei einer Arthrose nach skapholunärer Bandverletzung oder Kahnbeinpseudarthrose.

Mit einem **künstlichen Gelenkersatz (Alloarthroplastik)**, z.B. bei einer Radiokarpalarthrose, wird ebenfalls die Handgelenkbeweglichkeit erhalten. Zahlreiche Probleme bei der Handgelenkprothese sind allerdings noch nicht gelöst, bspw. die dauerhafte Verankerung im Knochen (Prothesenlockerung!) und das Verwenden des geeigneten Materials. Von schweren manuellen Tätigkeiten und sportlichen Belastungen nach einer prothetischen Versorgung ist abzuraten. Aus diesen Gründen sehen die meistens Handchirurgen und Orthopäden Handgelenkprothesen sehr kritisch, oftmals wird einer Arthrodese der Vorzug gegeben, weil auf diese Weise langfristig zufriedenstellende Ergebnisse erzielt werden können.

Prognose. Der Verlauf bei einer Arthrose ist **individuell unterschiedlich** und u.a. abhängig von der Lokalisation, der Beanspruchung der Hand und der gewählten Behandlungsform. Nach einer Arthrodese ist oftmals ein weitgehend schmerzfreier sportlicher Einsatz der Hand auf Kosten der Beweglichkeit möglich. Die Denervierung dagegen hat – wie erwähnt – meistens nur einen vorübergehenden schmerzlindernden Effekt. Mit einer Prothese sollten wegen des Risikos der Prothesenlockerung alle sportlichen Aktivitäten der Hand unterbleiben, die mit erheblichen Belastungen und Belastungsspitzen verbunden sind, bspw. Ballsportarten.

Prävention. Die Ursache der idiopathischen Handgelenkarthrose ist nicht bekannt. Daher ist lediglich eine Vorbeugung durch korrekte Technik bei „manuellen" Sportarten sowie v.a. auch eine adäquate Therapie von Verletzungen und Erkrankungen möglich, die sekundär zur Arthrose führen können. Dies bedeutet, dass bspw. Handgelenkbrüche (z.B. der Speiche oder des Kahnbeins) oder Bandverletzungen sofort optimal behandelt werden müssen, da bestehende arthrotische Veränderungen nicht mehr rückgängig zu machen sind.

17.8 Die Infektion des Handgelenks

Die Infektion des Handgelenks ist nicht nur bei Sportlern selten und wird aus Gründen der Systematik bei den Handinfektionen dargestellt (s. Kap. 18.10.1).

18 Verletzungen und Schäden an der Hand

18.1 Bedeutung der Hand beim Sport und Einführung in die Anatomie

Die menschliche Hand unterliegt nahezu bei jeder Sportart einer Gefährdung, also nicht nur bei Disziplinen, bei denen die Hände unmittelbar für die Sportausübung erforderlich sind. Einerseits gibt es relativ sportartspezifische Verletzungen und Schäden, bspw. bei Kampfsportarten, bei Ballspielen wie Handball oder Volleyball und beim Geräteturnen. „Boxerknöchel", „Skidaumen", „Handgrifflähmung" oder „Basketball-Finger" sind nur einige der zahlreichen Diagnosen. Andererseits entstehen Verletzungen auch im Rahmen eines Sturzes, insbesondere bei dynamischen Disziplinen wie z.B. Fußball, Skilaufen, Inline-Skating oder Radfahren.

Insgesamt betreffen etwa 20% aller Sportverletzungen und Überlastungsschäden die Hand bzw. das Handgelenk. Je nach Sportart und Statistik steigt diese Häufigkeit z.B. beim Handball auf 30% und beim Inline-Skating auf bis zu 70%. Beim Sport können die verschiedensten anatomischen Strukturen verletzt bzw. geschädigt werden, da an der Hand neben 27 Knochen eine Vielzahl von Gelenken, Muskeln, Sehnen, Blutgefäßen und Nerven auf engstem Raum vereinigt sind.

18.2 Sehnenverletzungen der Hand beim Sport

Die vielfältigen Bewegungen der Hand werden durch zahlreiche Sehnen vermittelt, deren „Motoren", die Muskeln, sich entweder an der Hand oder am Unterarm befinden.

18.2.1 Strecksehnenverletzungen der Hand

Sehnenverletzungen der Hand beim Sport betreffen meistens die **Strecksehnen**, die ihren muskulären Ursprung im Unterarmbereich haben. I.d.R. handelt es sich beim Sport um **geschlossene Strecksehnenverletzungen**, bei denen die Haut unverletzt ist, sog. subkutane Risse oder spontane Risse.

Die Hauptaufgabe der zahlreichen Strecksehnen besteht darin, je nach Lokalisation eine Streckung bzw. Abspreizung der Finger und des Daumens sowie die Streckung des Handgelenks zu ermöglichen. Im Handgelenkbereich verlaufen die Strecksehnen in 6 Sehnenfächern, von Sehnenscheiden geschützt. Dies ist für die Entstehung von Sehnenscheidenentzündungen als typische Überlastungsschäden bei Sportlern von wesentlicher Bedeutung, z.B. bei Golf- oder Tennisspielern. Am Handrücken sind die Sehnen teilweise untereinander verbunden. Im Bereich des Handgelenks bzw. des Handrückens sind die Strecksehnen noch als Stränge mit einem mehr oder weniger runden Querschnitt angelegt, dagegen haben sie im Fingerbereich eine flache bzw. flächige Struktur (Streckaponeurose) mit komplexem Aufbau (s. Abb. 18.1).

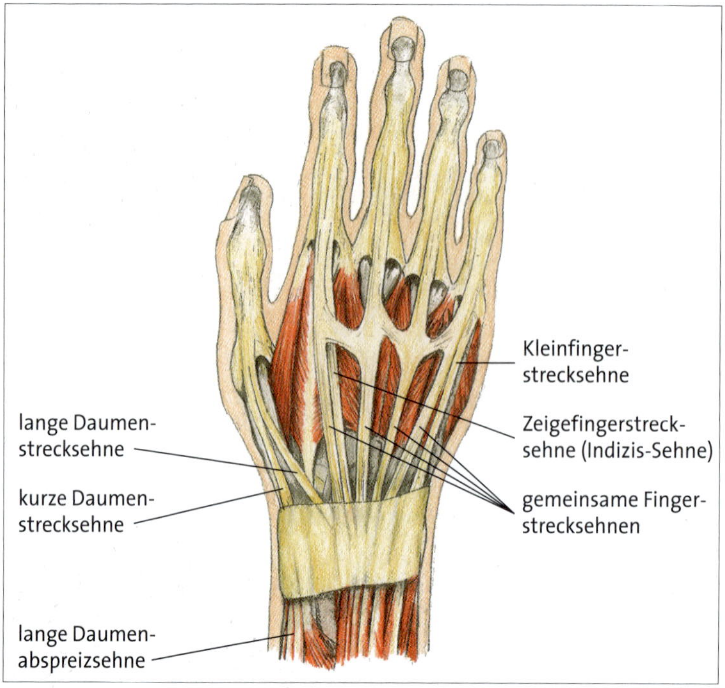

Abb. 18.1: Strecksehnen der Hand

18.2.1.1 Der Strecksehnenriss am Fingerendgelenk – typisch beim Ballsport

Der Strecksehnenriss im Bereich des Fingerendgelenks ist die **häufigste Sehnenverletzung** beim Sport überhaupt. Die Verletzung kann bei einem Sturz oder unbeabsichtigten Anstoßen des Fingers entstehen. Typischerweise kommt es aber dazu bei Ballsportarten. Dementsprechend wird die Verletzung dann z.B. als **„Basketball-“**, **„Handball-“** oder **„Baseball-Finger“** bezeichnet. Der Sehnenriss entsteht, wenn der Ball den Finger trifft und das gestreckte Endgelenk gewaltsam beugt (s. Abb. 18.2). Die Sehne kann auch mit einem kleinen Knochenstück ausreißen; man spricht dann von einer **Busch-Fraktur** (s. Abb. 18.3).

Diagnose. Nicht selten gehen die betroffenen Sportler zunächst von einer „Verstauchung“ aus. Typisch ist jedoch, dass eine **aktive Streckung** des Fingerendgelenks **nicht mehr möglich** ist. Das Endglied hängt wie ein Tropfen (engl.: *drop*) oder hammerartig herab, daher auch die Begriffe „Drop-Finger“ oder „Hammer-Finger“ (s. Abb. 18.4). Der verletzte Bereich ist geschwollen und druckempfindlich. Im Röntgenbild ist der reine

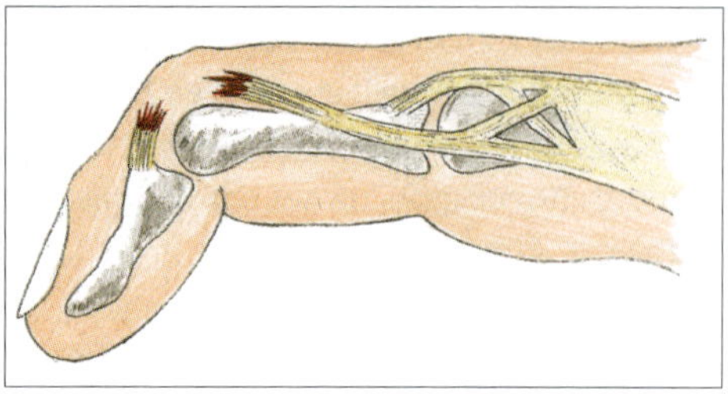

Abb. 18.2: Schematische Darstellung eines subkutanen Strecksehnenrisses über dem Fingerendgelenk

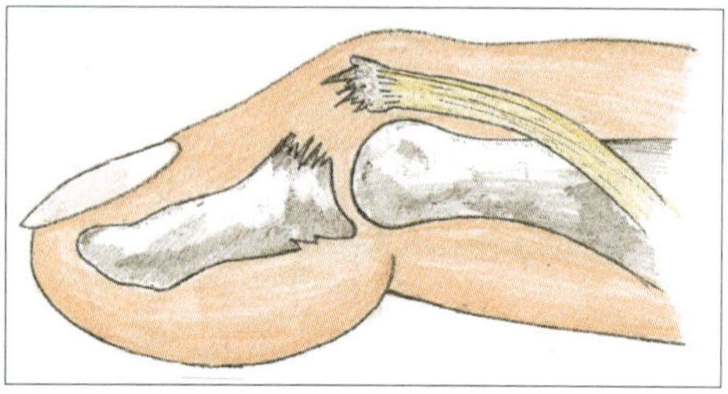

Abb. 18.3: Schema eines knöchernen Strecksehnenausrisses am Fingerendgelenk (Busch-Fraktur)

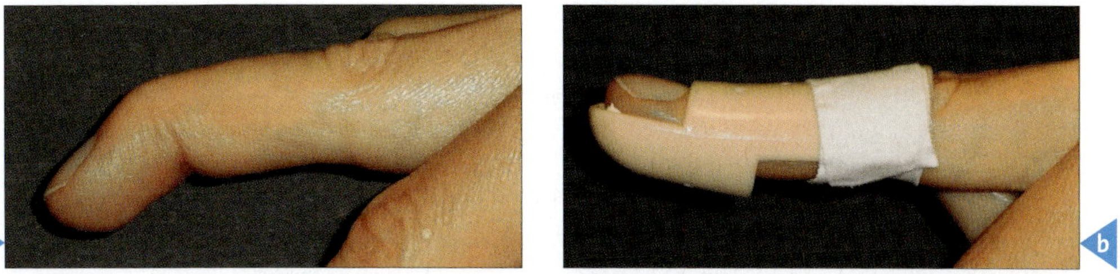

Abb. 18.4: Drop-Finger. **a)** Die Strecksehne über dem Endgelenk ist gerissen. Das Fingerendglied kann nicht mehr aktiv gestreckt werden und hängt herab. **b)** Kunststoffschiene nach Stack

Sehnenriss nicht zu sehen. Dagegen kann man den knöchernen Sehnenabriss bei einer Busch-Fraktur im Röntgenbild erkennen (s. Abb. 18.5).

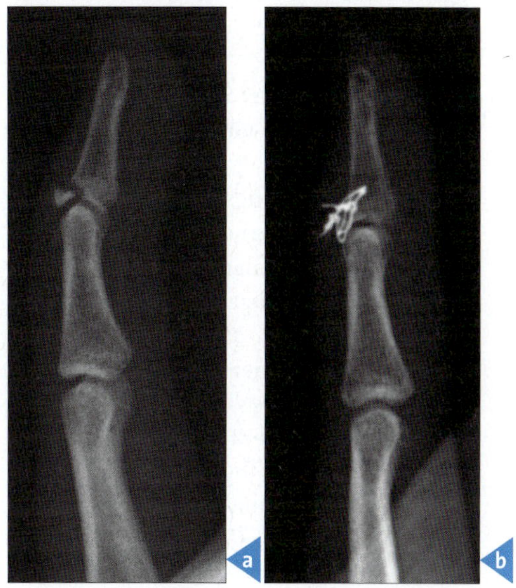

Abb. 18.5: Busch-Fraktur. **a)** Unfall-Röntgenaufnahme. **b)** Operative Versorgung durch 2 Drahtnähte

Therapie. Es gibt eine Vielzahl von Behandlungsverfahren.

> Die Therapie der reinen Sehnenverletzung erfolgt konservativ durch Schienung, z.B. mit der Stack-Schiene (s. Abb. 18.4b).

Da es unter der Schiene zu Hautproblemen infolge Schweißbildung kommen kann, sollte die Schiene regelmäßig gewechselt und die Haut gepflegt werden. Dabei muss das Fingerendgelenk unbedingt passiv gestreckt gehalten (am besten durch einen Helfer) und darf auf keinen Fall gebeugt werden. Andernfalls wird die Sehnenheilung gestört, es kommt zur Dehnung der frischen Sehnennarbe. Die Stack-Schiene bleibt ununterbrochen für 7–8 Wochen angelegt, ausgenommen die kurzen Phasen der Hautpflege.

> Auf keinen Fall darf während der Schienenbehandlung geprüft werden, ob der Sehnenriss geheilt ist und das Fingerendglied nicht mehr „hängt".

Die **Busch-Fraktur** (also der knöcherne Sehnenausriss) kann, sofern sie nicht wesentlich verschoben ist, ebenfalls mit der Stack-Schiene behandelt werden. Andernfalls wird das Bruchstück **operativ** refixiert, z.B. durch eine Drahtnaht (Drahtschlinge, s. Abb. 18.5b) mit anschließender Schienung für 4 Wochen.

Prognose. Beim reinen Sehnenriss beginnt der Sportler nach der 7–8-wöchigen Ruhigstellungsphase mit selbständigen Bewegungsübungen. Für weitere 4 Wochen sollte die Schiene jetzt noch nachts als Schutz getragen werden. I.d.R. ist der Finger etwa 4 Wochen nach Freigabe gut beweglich, dann besteht sportartspezifische Belastbarkeit, z.B. für Ballsportarten. Trotz konsequenter Behandlung kann ein **Streckdefizit** im Endgelenk verbleiben. Fühlt sich dann die Sportlerin oder der Sportler beeinträchtigt, so kann eine operative Raffung der unter narbiger Verlängerung verheilten Strecksehne durchgeführt werden. Diese Operation sollte aber frühestens 5–6 Monate nach der Verletzung durchgeführt werden, weil man in diesem Zeitraum noch mit einem Streckgewinn von etwa 10° durch Narbenschrumpfung rechnen kann.

Bei der Busch-Fraktur ist von einer 10–12-wöchigen Rehabilitationsphase auszugehen. Das eingebrachte Metall wird nach etwa 8 Wochen entfernt.

18.2.1.2 Was haben der Strecksehnenriss am Mittelgelenk und ein Knopfloch gemeinsam?

Dies ist die zweithäufigste Sehnenverletzung bei Sportlern: Es handelt sich um einen Strecksehnenriss, genauer gesagt den des Strecksehnenmittelzügels im Bereich des Fingermittelgelenks. Manchmal reißt die Sehne auch mit einem kleinen Knochenstückchen aus der Basis des Mittelgliedes aus. Die Verletzung entsteht durch einen Anprall oder Schlag auf den Finger, meistens verbunden mit einer abrupten Beugung des Mittelgelenks, z.B. bei Ballsportarten oder im Kampfsport.

Diagnose. Anfangs zeigt sich oft nur eine Schwellung im Mittelgelenkbereich mit schmerzhafter Bewegungseinschränkung. Bei der Kontrolluntersuchung einige Tage später besteht ein aktives Streckdefizit im Mittelgelenk. Unbehandelt entwickelt sich nach einigen Tagen bis Wochen das typische Bild: Der Finger steht **in Beugung** des Mittelgelenks bei **gleichzeitiger Überstreckung** des Endgelenks. Diese sog. **Knopflochdeformität (Boutonnière-Deformität)** erklärt sich durch die Anatomie. Im Mittelgelenkbereich besteht die Strecksehne aus einem Mittelzügel und 2 Seitenzügeln. Reißt der Mittelzügel, dann schlüpft das Mittelgelenk durch die beiden Seitenzügel wie durch ein Knopfloch, dies bedingt eine Beugung im Mittelgelenk bei gleichzeitiger Überstreckung im Endgelenk.

Das Röntgenbild lässt einen knöchernen Sehnenausriss erkennen.

Therapie. Die Behandlung kann **konservativ** oder **operativ** erfolgen. Die konservative Therapie erfolgt mit einer Spezialschiene für etwa 6 Wochen. Diese Schienenbehandlung ist nur bei zuverlässigen Sportlern zu empfehlen: Die Schiene darf nur kurz zur Hautpflege entfernt werden, dabei muss das Mittelgelenk am besten durch einen Helfer gestreckt gehalten werden, andernfalls wird die Sehnenheilung gestört.

Bei Entschluss zur Operation wird der gerissene Sehnenzügel genäht. Die Sehnennaht muss gesichert werden. Dies erfolgt bspw. durch eine Fixierung des Mittelgelenks in Streckstellung mit einem sog. Kirschner-Draht, der nach 6 Wochen wieder entfernt wird. Der verschobene knöcherne Sehnenausriss sollte operiert werden.

Prognose. Nach 6-wöchiger Ruhigstellung des Mittelgelenks sind zunächst nur dosierte selbständige Bewegungsübungen angezeigt, evtl. mit gleichzeitigem Twin-Taping (s. Kap. 3.3.2). Verbleibt eine Bewegungseinschränkung, wird Ergotherapie (Handtherapie) eingeleitet. Die volle sportliche Belastbarkeit der Hand besteht nach etwa 10–12 Wochen.

Manchmal bleibt ein Streckdefizit zurück, dann sollte durch eine Operation der Versuch unternommen werden, das unbefriedigende Ergebnis zu verbessern.

18.2.1.3 Der „Boxerknöchel" – eine Strecksehnenverletzung im Knöchelbereich

Durch eine Gewalteinwirkung auf den Fingerknöchel (Köpfchen des jeweiligen Mittelhandknochens) über dem Fingergrundgelenk, z.B. durch einen FaustStoß beim Karate oder Boxen, durch einen Schlag auf die Hand oder einen Sturz, kann es zu einem Einriss im Bereich der seitlichen Anteile des Sehnenhäubchens kommen.

Diagnose. Die Verletzung wird auch als „**Boxerknöchel**“ bezeichnet: Bei geschlossener Faust ist trotz Schwellung meistens deutlich zu sehen, dass sich die Strecksehne nicht mehr exakt über dem Grundgelenk zentriert. Sie weicht ab zu der Seite, auf der das Strecksehnenhäubchen intakt ist. Anders ausgedrückt: Die Strecksehne gleitet nicht mehr zentral über das Mittelhandköpfchen, sondern rutscht in die Vertiefung zum benachbarten Mittelhandköpfchen. Der betroffene Finger kann nicht mehr komplett gestreckt werden.

Zum Ausschluss einer Fraktur sollte geröntgt werden.

Therapie. Es sollte **operiert** werden, der ursprüngliche Verlauf der Sehne muss wiederhergestellt werden, je nach Alter der Verletzung z.B. durch eine Naht des Sehnenhäubchens. Anschließend erfolgt eine Schienenruhigstellung für etwa 4 Wochen. Da es Sehnenverbindungen am Handrücken gibt, müssen die Nachbarfinger ebenfalls ruhiggestellt werden.

Prognose. Ab der fünften Woche wird mit einer vorsichtigen Übungsbehandlung begonnen, volle Belastbarkeit der Hand besteht nach 10–12 Wochen.

18.2.1.4 Die „Trommlerlähmung“ – der Riss der langen Daumenstrecksehne

Der Riss der Sehne des langen Daumenstreckmuskels (lat.: *Musculus extensor pollicis longus*, s. Abb. 18.1) ist bei Sportlern gar nicht so selten. Er kann bspw. nach einem Schlag auf das Handgelenk oder einige Zeit nach einem Speichenbruch im Bereich des Handgelenks auftreten, bedingt durch eine chronische Schädigung der Sehne im Frakturbereich. Interessant ist in diesem Zusammenhang, dass dieser spontane Sehnenriss auch bei Schlagzeugern und Trommlern durch chronische Überlastung auftreten kann, die sog. Trommlerlähmung.

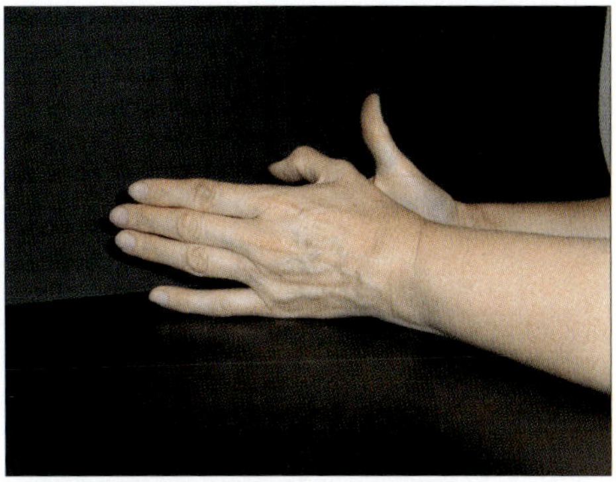

Abb. 18.6: Riss der langen Daumenstrecksehne links nach Speichenbruch 3 Monate zuvor

Diagnose. Der Daumen kann nicht mehr komplett gestreckt werden, die **Streckfähigkeit** im Daumenendgelenk **ist aufgehoben** (s. Abb. 18.6). Größere Gegenstände zu umgreifen, bspw. einen Handball, ist nicht mehr möglich. Betrachtet man den Versuch der Daumenstreckung im Vergleich zur unverletzten Hand, so fällt auf, dass die sog. Tabatière fehlt: Diese „Tabakdose“ der Hand befindet sich zwischen dem Griffelfortsatz der Speiche und dem ersten Mittelhandknochen und wird durch mehrere Sehnen begrenzt; der Bereich ist bei Streckung des Daumens vertieft, sodass daraus Tabak geschnupft werden kann, daher auch der Name. Die ellenseitige Begrenzung der Tabatière wird durch die intakte lange Daumensehne gebildet. Das Röntgenbild zeigt zwar nicht den Sehnenriss, lässt aber knöcherne Veränderungen erkennen, z.B. den Speichenbruch.

Therapie. Der Riss der langen Daumenstrecksehne sollte **operiert** werden. Die gerissenen Sehnenenden können aber nicht direkt miteinander vernäht werden, weil es sich meistens nicht um eine Verletzung im eigentlichen Sinne handelt, sondern um eine degenerative Schädigung („Verschleiß“): Die beiden Sehnenstümpfe müssten bei der Operation für eine direkte Naht zunächst bis in gesundes Sehnengewebe angefrischt werden, sodass ein Sehnendefekt verbliebe.

Daher ist das heute bevorzugte Operationsverfahren eine sog. Sehnentransposition, die **Indizis-Plastik**. Dabei wird eine der beiden Zeigefingerstrecksehnen auf Höhe des Mittelhandköpfchens, also im Knöchelbereich, abgetrennt (lat.: *Musculus extensor indicis*) und mit dem daumenseitigen Sehnenende der Daumenstrecksehne vernäht. Danach wird für 3–4 Wochen ein Unterarmdaumengips in Abspreizhaltung und Streckstellung des Daumens angelegt.

Prognose. Nach Beendigung der Ruhigstellung und Freigabe des Daumens „lernt" dieser sehr schnell. Die Zeigefingerstreckung kann vorübergehend etwas beeinträchtigt sein. Das Operationsverfahren bringt bei exakter Technik fast immer ein **gutes funktionelles Ergebnis**, sodass die sportartspezifische Belastbarkeit der Hand nach etwa 10–12 Wochen erreicht wird.

18.2.1.5 Offene Strecksehnendurchtrennungen der Hand

Offene Strecksehnendurchtrennungen, bei denen also die Haut über der Sehne verletzt ist, sind beim Sport **selten** und i.d.R. nicht sportartspezifisch. Sie entstehen meistens zufallsbedingt, bspw. bei einer Schnittverletzung an einem scharfkantigen Gegenstand wie einer Schlittschuhkufe.

Eine besondere Form der offenen Strecksehnenverletzung ist die Durchtrennung über dem Grundgelenk durch eine Zahnschlagverletzung, z.B. beim Karate durch Kontakt mit den Schneidezähnen des Gegners oder Trainingspartners. Diese „**Verletzung der geballten Faust**" wird im Kapitel 29 bei den Bissverletzungen abgehandelt.

Diagnose

> Bei jeder Wunde am Handrücken oder im Fingerbereich muss an eine Strecksehnenverletzung gedacht werden.

An der Sportstätte wird ein steriler Verband angelegt. Anschließend sollte eine ärztliche Untersuchung mit genauer Funktionsprüfung erfolgen. Die Symptome sind abhängig von der Lokalisation und dem Ausmaß der Sehnenverletzung, je nachdem, ob es sich um eine teilweise oder vollständige Durchtrennung handelt oder ob eine oder mehrere Strecksehnen verletzt sind. Bspw. kann die Streckung eines Fingers beeinträchtigt sein, dies muss aber nicht sein, weil bspw. die Sehnen am Handrücken untereinander verbunden sind und die Funktion evtl. von einer unverletzten Nachbarsehne übernommen wird.

Therapie. Bei Verdacht auf eine Strecksehnenverletzung oder bei eindeutiger Diagnose sollte eine **frühzeitige Operation** durchgeführt werden, möglichst primär nach dem Unfall oder – sollte dies nicht möglich sein – innerhalb von 7–10 Tagen. Durchtrennte Sehnen werden genäht. Damit die frisch genähte Sehne nicht erneut reißt, erfolgt meistens eine Ruhigstellung, z.B. in einem Gips- oder Kunststoffverband für etwa 5–6 Wochen.

Prognose. Die funktionellen Ergebnisse sind meistens sehr gut. Volle sportliche Belastbarkeit der Hand besteht nach etwa 10–12 Wochen.

18.2.2 Beugesehnenverletzungen der Hand – im „Niemandsland"

Die Beugesehnen der Hand weisen anatomische Unterschiede zwischen den Langfingern (Zeige-, Mittel-, Ring-, Kleinfinger) und den Daumen auf (s. Abb. 18.7, Abb. 18.8, Abb. 18.9). Im Bereich der **Langfinger** finden sich 2 Sehnen: die oberflächliche und die tiefe Beugesehne. Die zugehörige Muskulatur befindet sich in der Region des Ellenbogengelenks bzw. des Unterarms. Die oberflächliche Fingerbeugesehne ist für die Beugung des Mittelgelenks verantwortlich, die

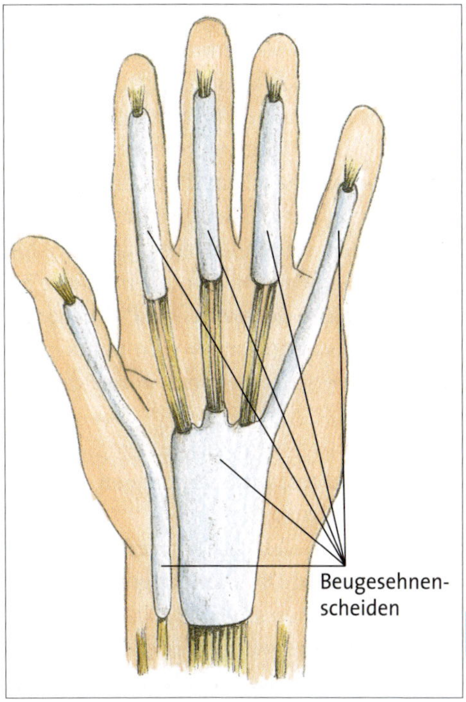

Abb. 18.7: Die Beugesehnen der Langfinger und des Daumens mit ihren Sehnenscheiden. Außerdem sind in diesem Schema die beiden Sehnen der Handbeugemuskeln dargestellt (ellenseitiger bzw. speichenseitiger Handbeugemuskel, lat.: *Musculus flexor carpi ulnaris* bzw. *Musculus flexor carpi radialis*).

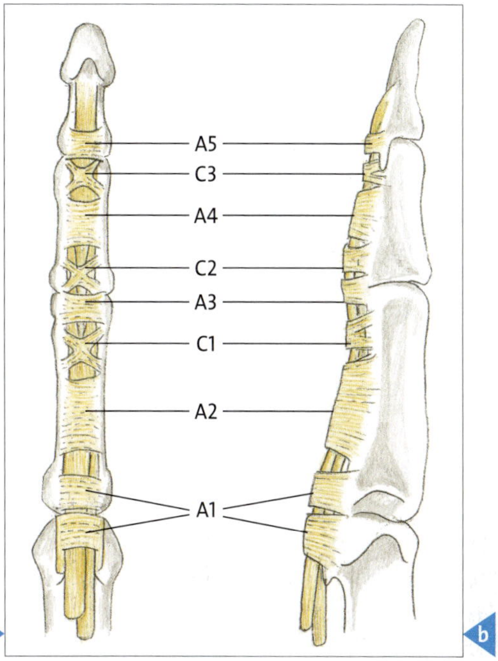

Abb. 18.8: Oberflächliche und tiefe Beugesehne eines Langfingers mit Beugesehnenscheide, die durch 5 Ringbänder (A1–A5) und 3 Kreuzbänder (C1–C3) verstärkt wird. **a)** Ansicht von der Beugeseite (Handinnenseite, Hohlhand). **b)** Ansicht von der Seite

tiefe Beugesehne für die Beugung des Endgelenks. Der **Daumen** besitzt eine lange Daumenbeugesehne, der zugehörige Muskel befindet sich am Unterarm. Die Sehne beugt den Daumen im Endgelenk und wird unterstützt durch den zur Daumenballenmuskulatur gehörenden kurzen Daumenbeuger. Neben den Langfinger- und Daumenbeugesehnen gibt es noch mehrere Beugesehnen mit muskulärem Ursprung im Ellenbogen- bzw. Unterarmbereich, die eine Beugung des Handgelenks bewirken.

Die Beugesehnen sind in bestimmten Abschnitten des Handgelenks und der Hand von **Sehnenscheiden** umgeben, und zwar dort, wo die Möglichkeit einer mechanischen Schädigung der Sehne infolge von Reibung oder Druck durch Knochenvorsprünge, Richtungsänderung oder oberflächliche Lokalisation gegeben ist. Ferner ist die Sehnenscheide zur exakten Führung der Sehne erforderlich. Im Fingerbereich sind die Beugesehnenscheiden zusätzlich mit Verstärkungsbändern versehen, und zwar mit 5 Ringbändern (A1–A5) und 3 Kreuzfasersystemen (C1–C3). Der Sehnenscheidenkanal des Daumens wird ebenfalls durch 2 Ringbänder und einen schrägen Faserzug über dem Grundglied verstärkt.

Beugesehnenverletzungen beim Sport sind seltener als Strecksehnenverletzungen und führen zu einem mehr oder weniger ausgeprägten Verlust der Beugefähigkeit der Finger, des Daumens oder des Handgelenks.

Ebenso wie bei den Strecksehnenverletzungen unterscheidet man **offene** (bei denen

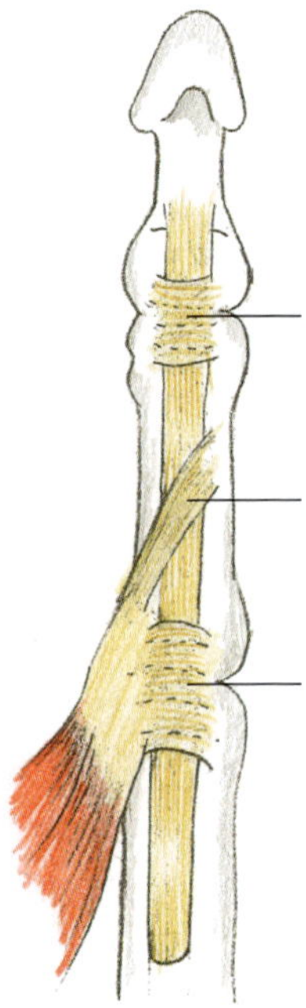

Abb. 18.9: Die lange Daumenbeugesehne mit der zugehörigen Daumenbeugesehnenscheide. Diese wird verstärkt durch ein Ringband über dem Grundgelenk, ein schräges Band über dem Grundglied sowie ein weiteres Ringband nahe des Endgelenks.

auch die Haut durchtrennt ist) und **geschlossene Beugesehnenverletzungen** (auch gedeckte, subkutane Verletzungen genannt). Die offenen Beugesehnenverletzungen beim Sport entstehen zufallsbedingt, z.B. bei einem Sturz in eine Glasscherbe oder durch eine Schnittverletzung an einem scharfkantigen Gegenstand (Schlittschuhkufe). Geschlossene Beugesehnenverletzungen sind dagegen für einige Sportarten typisch, bspw. American Football, Rugby, Eishockey, Judo, Kugelstoßen oder Klettern.

Verletzungen der Beugesehnen sind schwieriger zu behandeln als die der Strecksehnen und bedürfen spezieller Erfahrung.

Besonders problematisch sind Beugesehnenverletzungen im Bereich der Langfinger- bzw. Daumenbeugesehnenscheide. Hier besteht nach einer Sehnennaht ein hohes Risiko, dass es zu Verwachsungen mit einer sich daraus ergebenden Bewegungseinschränkung kommt. Daher wurde dieser Bereich früher als **„Niemandsland"** bezeichnet, eine Tabuzone, in der die Beugesehnen nicht genäht werden sollten – wegen der ohnehin schlechten Ergebnisse. Heute wird dieser Bereich **„Nichtjedermannsland"** genannt, d.h. die Versorgung muss vom handchirurgisch erfahrenen Operateur vorgenommen werden.

18.2.2.1 Geschlossene Beugesehnenverletzungen

Der **Riss der tiefen Langfingerbeugesehne** oder **der langen Daumenbeugesehne** in ihrem Ansatzbereich am Finger- bzw. Daumenendglied ist eine seltene Verletzung, die bei kampfbetonten Mannschaftssportarten wie Fußball, Rugby, American Football, Eishockey, aber auch beim Kugelstoßen, Klettern oder Judo vorkommt. Der Unfallmechanismus ist eine gewaltsame und ruckartige Streckung bzw. Überstreckung des gebeugten Fingers bzw. des Daumens im Endgelenk. Dies geschieht bspw., wenn ein Footballspieler regelwidrig beim „jersey tackle" nach dem Trikot (engl.: *jersey*) des Gegners greift. Daher spricht man auch vom **„Jersey-Finger"** oder **„Sweater-Finger"** (engl. *sweater*: Pullover).

Diagnose. Die Diagnose wird meistens erst **verspätet** gestellt (s. Abb. 18.10). Nicht selten wird die Verletzung von den betroffenen Sportlern zunächst nicht beachtet, gelegentlich wird das Reißen verspürt oder sogar als „Knacken" gehört. Der gesamte Finger schwillt an und es kommt zur Blutergussverfärbung. Die Schmerzen können entsprechend dem Beugesehnenverlauf bis in die Hohlhand reichen. Typischerweise ist die **aktive Beugung** des Endgelenks **nicht mehr möglich**. Die Röntgenuntersuchung des Fingers erlaubt es zu differenzieren, ob ein Sehnenabriss oder ein Ausriss der Sehne mit einem Knochenstück vorliegt. Bei den nichtknöchernen Verletzungen können im Rahmen der Diagnostik auch die Ultraschalluntersuchung und die Kernspintomografie eingesetzt werden.

Therapie. Bei dieser Verletzung muss **frühzeitig operiert** werden, möglichst primär oder nach Abschwellung innerhalb von 7–10 Tagen. Je später operiert wird, desto größer ist das Risiko, dass sich die abgerissene Sehne verkürzt und evtl. bis in die Hohlhand zurückzieht. Dann ist es evtl. nicht mehr möglich, die abgerissene Sehne wieder an der Endgliedbasis zu fixieren, bspw. mit einer Drahtnaht (Ausziehdrahtnaht). Ist die Beugesehne mit einem Knochenstück ausgerissen (Ausrissfraktur), erfolgt die Refixation je nach Größe des Bruchstücks mit einem feinen Schräubchen oder Draht (Kirschner-Draht).

Die Nachbehandlung und die Rehabilitation sind abhängig von der Art der Verletzung sowie der gewählten Operationstechnik. Eine Ausziehdrahtnaht wird bspw. meistens nach etwa 6 Wochen entfernt, ein kleines Schräubchen kann belassen werden, sofern es nicht stört. Die sportliche Belastbarkeit des Fingers ist nach etwa 10–12 Wochen gegeben.

Geschlossene Beugesehnenverletzungen **außerhalb des Endgliedbereichs** sind Raritäten. Die oberflächliche Beugesehne kann von ihrem Ansatzbereich am Mittelglied reißen, meistens reißt gleichzeitig die tiefe Beugesehne, bspw. bei Football-Spielern. Außerdem treten geschlossene Beugesehnenrisse der oberflächlichen und tiefen Beugesehne des Kleinfingers bzw. Ringfingers im Gefolge einer Fraktur des benachbarten Hakenfortsatzes des Hakenbeins auf, bspw. bei Tennis-, Golf- oder Baseball-Spielern (s. Kap. 17.3.2). Die Therapie der Wahl ist die frühzeitige Operation.

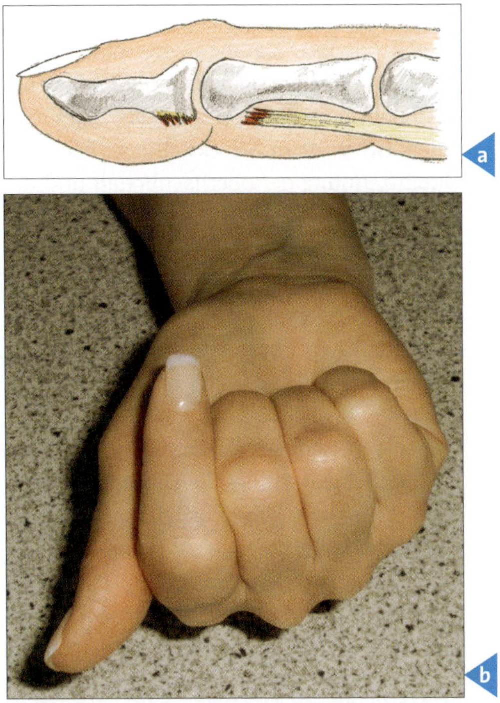

Abb. 18.10: Beugesehnenriss im Ansatzbereich der Beugesehne am Endglied. **a)** Schema. **b)** Bei der Hand dieser Patientin ist die tiefe Beugesehne des Zeigefingers gerissen, das Endglied kann beim Faustschluss nicht gebeugt werden.

18.2.2.2 Offene Beugesehnendurchtrennungen

Offene Beugesehnenverletzungen sind beim Sport **selten** und i.d.R. nicht sportartspezifisch. Sie entstehen zufallsbedingt, bspw. durch Sturz in einen spitzen oder scharfen Gegenstand.

Diagnose. Die Diagnose kann manchmal schwierig sein.

> Auch die kleinste Wunde im Bereich der Hand oder der Finger bzw. des Daumens muss ernst genommen wird, weil sie mit einer Beugesehnendurchtrennung vergesellschaftet sein kann.

Deshalb erfolgt im Rahmen der ärztlichen Untersuchung eine gezielte Testung der aktiven Beweglichkeit. Bspw. führt die isolierte

Durchtrennung der tiefen Fingerbeugesehne oder der langen Daumenbeugesehne zu einer aufgehobenen Beugung im Endgelenk; das Endgelenk, das normalerweise leicht gebeugt ist, steht in Streckstellung. Bei einer Durchtrennung der oberflächlichen und der tiefen Beugesehne befindet sich der betroffene Finger in einer pathologischen Streckhaltung und kann nicht aktiv im Mittel- und Endgelenk gebeugt werden. Die Sensibilität ist ebenfalls zu überprüfen, weil häufig **Begleitverletzungen der Nerven** vorkommen.

Therapie. Bei **sicherer Diagnose**, aber auch **im Zweifelsfall**, sollte die frühzeitige operative Revision erfolgen, möglichst primär oder – falls dies nicht möglich ist – innerhalb von 7–10 Tagen nach dem Unfall. Findet sich eine Verletzung einer oder mehrerer Beugesehnen, so wird eine Sehnennaht durchgeführt werden. Diese bedarf einer speziellen handchirurgischen Erfahrung („Nichtjedermannsland", s.o.). Die bei einer Beugesehnendurchtrennung miteröffnete Sehnenscheide wird, wenn möglich, ebenfalls genäht. Gleichzeitige Verletzungen anderer Strukturen, z.B. von Fingernerven, werden mitversorgt.

Die **Nachbehandlung** ist ebenso anspruchsvoll wie die Sehnennaht und muss engmaschig ärztlicherseits überwacht werden. Standard ist heute die sog. dynamische Fixierung nach Kleinert: Es wird eine streckseitige Unterarmgipsschiene (oder -kunststoffschiene) angelegt mit einer am Fingernagel aufgeklebten Gummibandzügelung. Im Rahmen dieser Nachbehandlung übt der verletzte Sportler unter Anleitung, indem er die Fingerstreckung aktiv ausführt, während die Beugung passiv vom Gummiband übernommen wird. Auf diese Weise sollen Verwachsungen der genähten Sehne(n) mit ihrer Umgebung (z.B. Sehnenscheide) verhindert werden. Meistens erfolgt diese dynamische Fixierung für 3 Wochen in der Gipsschiene und für weitere 2–3 Wochen über eine Handgelenkbandage. Alternativ können an Stelle der Gummizügel feine, in Plastikröhrchen geführte Spiralfedern verwendet werden.

Prognose. Volle sportliche Belastbarkeit der Hand besteht frühestens nach 10–12 Wochen. Je nach Lokalisation und Ausmaß der Verletzung ist mit einer standardisierten Therapie bei etwa 70–80% mit einem sehr guten oder guten funktionellen Ergebnis zu rechnen. Kommt es nach einer Sehnennaht zur Bewegungseinschränkung in Folge von Verwachsungen und Vernarbungen, so können diese ggf. operativ beseitigt werden (Tendolyse). Andernfalls ist evtl. eine Sehnentransplantation möglich, für die 2 Operationen erforderlich sind: Bei der ersten Operation wird ein flexibler Kunststoffstab (Silastikplatzhalter) zur Wiederherstellung eines geeigneten Sehnengleitlagers eingelegt. Etwa 10–12 Wochen später wird die eigentliche Sehnentransplantation durchgeführt. Dabei wird bspw. eine entbehrliche Sehne vom Unterarm (Palmaris-longus-Sehne) verwendet.

18.3 Sehnenscheidenentzündungen, Sehnenansatzentzündungen und Verletzungen der Sehnenscheiden der Hand

Sowohl die Beugesehnen als auch die Strecksehnen werden in bestimmten Regionen der Hand und des Handgelenks von Sehnenscheiden, dem Sehnengleitgewebe, umgeben (s. Kap. 6.5, Kap. 18.2.2). Akute und v.a. chronische Probleme im Bereich der Sehnenscheiden sind nicht nur bei Sportlern häufig.

18.3.1 Sehnenscheidenentzündungen – es reibt, knirscht und springt

Eine Sehnenscheidenentzündung (Tendovaginitis) ist ein **Entzündungs- und Reizzustand des Sehnengleitgewebes**. Es handelt sich um eine **häufige Erkrankung**, nicht nur bei Sportlern. Meistens sind sie im Sinne einer akuten oder chronischen Überlastungsreaktion zu interpretieren, Entzündungen durch bakterielle Erreger im Sinne einer Infektion sind glücklicherweise selten. Auch bei Rheumatikern kann es zur Sehnenscheidenentzündung aufgrund des Rheumas kommen.

Allgemein wird die **Diagnose** einer Sehnenscheidenentzündung i.d.R. aufgrund der Beschwerden des Patienten sowie des körperlichen Untersuchungsbefundes gestellt. Manchmal kann man ein Reiben bei Bewegungen ertasten. Das Röntgenbild bringt meistens keine zusätzlichen Informationen und zeigt in einigen Fällen die dann auch mit bloßem Auge sichtbare Weichteilschwellung, selten sind Verkalkungen im Sehnenbereich sichtbar. In Ausnahmefällen, insbesondere bei hartnäckigem Verlauf, kann eine Kernspintomografie durchgeführt werden, die entsprechende Veränderungen im Bereich der Sehnenscheide bzw. manchmal auch im Sehnenbereich zeigt.

18.3.1.1 Die Beugesehnenscheidenentzündung im Bereich des Handgelenks

Die Sehnenscheidenentzündung der Beugesehnen im Handgelenkbereich (s. Abb. 18.7, s.a. Kap. 18.2.2) entsteht oft nach einer akuten, ungewohnten oder chronischen Belastung. Prädestinierend sind Rückschlagsportarten wie Tennis, Squash, Golf, der Kanu- und Kajaksport sowie das Rudern („rower's wrist"; engl. *rower*: Ruderer; *wrist*: Handgelenk), begünstigt durch falsche Rudertechnik. Bei den genannten Sportarten können ebenso die Strecksehnenscheiden betroffen sein (s. Abb. 6.3, s.a. Kap. 18.3.1.3–Kap. 18.3.1.5).

Diagnose. Lokale **Schmerzen** im beugeseitigen Handgelenkbereich und eine **Schwellung** in unterschiedlichem Ausmaß sind die führenden Symptome. Gelegentlich kann man beim Betasten des schmerzhaften Bereiches ein **Reiben, Knarren oder Knirschen** fühlen. Manchmal besteht gleichzeitig ein Karpaltunnelsyndrom, das ist eine Einengung des Medianusnervs im Bereich der Hand (s. Kap. 18.7.2.1).

Therapie

Wichtigstes Behandlungsprinzip ist zunächst die **Schonung** der Hand bzw. des Handgelenks nach dem Motto: „Bewegen ja, belasten nein!"

Dies wird von Sportlern nur ungern akzeptiert. Lokal werden antiphlogistische Salben oder Gele (z.B. Voltaren Emulgel) unter einem elastischen Verband aufgetragen, evtl. werden Medikamente verordnet (Diclofenac, z.B. Voltaren). Kurzfristig kann für etwa 2 Wochen eine Gips- oder Kunststoffschiene bzw. Orthese zur Ruhigstellung verordnet werden (s. Abb. 18.11).

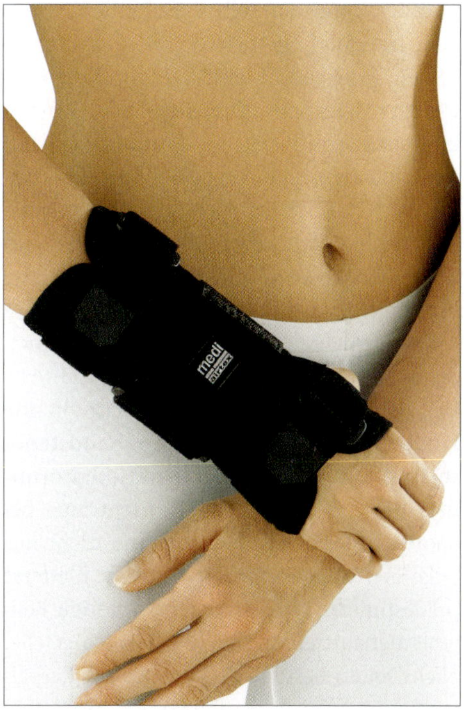

Abb. 18.11: Handgelenkorthese zur Entlastung, bspw. bei einer Sehnenscheidenentzündung (Manumed, Fa. Medi/Bayreuth)

Kortisoninjektionen sind umstritten. Sie sollten sehr hartnäckigen Verläufen vorbehalten bleiben. Wichtig ist, dass nicht direkt in eine Sehne, sondern nur in das Gleitlager gespritzt wird. Auch der beugeseitig verlaufende Medianusnerv, der etwa den Durchmesser eines Bleistifts hat, darf bei der Injektion nicht getroffen werden; falls es dennoch geschieht, werden sofort heftige elektrisierende Schmerzen angegeben.

Die Prognose ist bei akutem Auftreten und konsequenter Therapie gut. Jedoch sind auch hartnäckige Verläufe möglich. Gerade in diesen Fällen sind bei handgelenkbelastenden Sportarten die Bewegungsabläufe zu optimieren, bspw. die Rudertechnik.

18.3.1.2 Einengende Sehnenscheidenentzündung der Langfinger- oder Daumenbeugesehnen – der „Schnappfinger"

Wie schon erwähnt sind die Beugesehnen in bestimmten Abschnitten des Handgelenks und der Hand von **Sehnenscheiden** umgeben. Im Langfingerbereich, also am Zeige-, Mittel-, Ring- und Kleinfinger, sind die Beugesehnenscheiden zusätzlich mit Verstärkungsbändern versehen, und zwar mit 5 Ringbändern (A1–A5) und 3 Kreuzfasersystemen (C1–C3). Der Sehnenscheidenkanal des Daumens wird ebenfalls verstärkt: durch 2 Ringbänder sowie einen schrägen Faserzug über dem Grundglied (s. Kap. 18.2.2).

Bevorzugter Bereich dieser Sehnenscheidenentzündung ist das erste Ringband (A1). Der daraus resultierende sog. **schnellende Finger** oder Daumen (auch **Ringbandstenose**) ist eine der **häufigsten Funktionsstörungen der Hand** überhaupt, nicht nur bei Sportlern. Dementsprechend sind nicht nur „manuell" tätige Sportler wie bspw. Kletterer prädestiniert. Typisch ist eine knotige Beugesehnenauftreibung vor der Engstelle. Nicht selten besteht gleichzeitig ein Karpaltunnelsyndrom (s. Kap. 18.7.2.1) oder eine De-Quervain-Sehnenscheidenentzündung (s. Kap. 18.3.1.3).

Diagnose. Im Frühstadium bestehen Schmerzen v.a. im beugeseitigen Grundgelenkbereich, es können auch mehrere Finger betroffen sein. Später kommt es **dann zum typischen Schnappen** oder **Schnellen** des Fingers bzw. des Daumens:

Dieses Phänomen kommt dadurch zustande, dass je nach Stellung des Fingers die knotig verdickte Sehne vor oder hinter dem Ringband hängenbleibt. Mit erhöhtem Kraftaufwand bei Beugung oder Streckung des Fingers gelingt es dem Sportler, dass die verdickte Sehne die Blockade überwindet. Da dies von vielen Betroffenen als schmerzhaft empfunden wird, schonen sie den betroffenen Finger, der in Beuge- oder Streckstellung fixiert stehenbleibt (blockierter Finger oder Daumen). Manchmal ist der Finger geschwollen. Bei der Untersuchung ist die knotige Sehnenauftreibung deutlich tastbar und gleitet bei Fingerbewegung, sofern dieser nicht blockiert ist.

Therapie. Die konservative Behandlung besteht in der Schonung der Hand und evtl. Verordnung eines Antiphlogistikums, z.B. Diclofenac. Kortisoninjektionen sind kritisch zu betrachten, es besteht die Gefahr des Sehnenrisses. Meistens hilft nur die **Operation** (s. Abb. 18.12). Dabei spaltet man in örtlicher Betäubung das erste Ringband, evtl. wird ein schmaler Streifen entfernt. Die Sehnen werden genau inspiziert und auf freie Gleitfähigkeit überprüft.

Dieser Eingriff führt fast immer zur Beschwerdefreiheit. Nur wenn der Finger vor der Operation schon längere Zeit blockiert war, kann eine Streckbehinderung verbleiben. Postoperativ wichtig sind frühe selbständige Bewegungen, damit es nicht zu Verwachsungen der Sehnen kommt. Die Hautfäden werden nach etwa 10–14 Tagen entfernt, volle sportliche Belastbarkeit der Hand besteht 3 Wochen nach dem Eingriff.

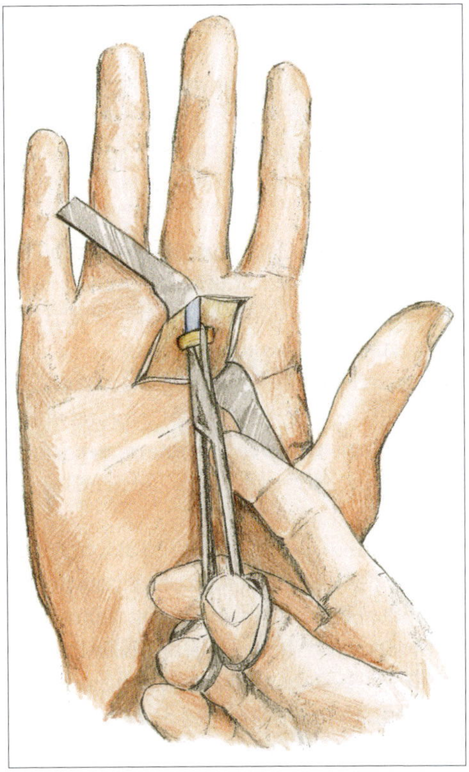

Abb. 18.12: Bei der Operation eines schnellenden Fingers wird das 1. Ringband der Beugesehnenscheide durchtrennt und auf diese Weise die Einengung beseitigt.

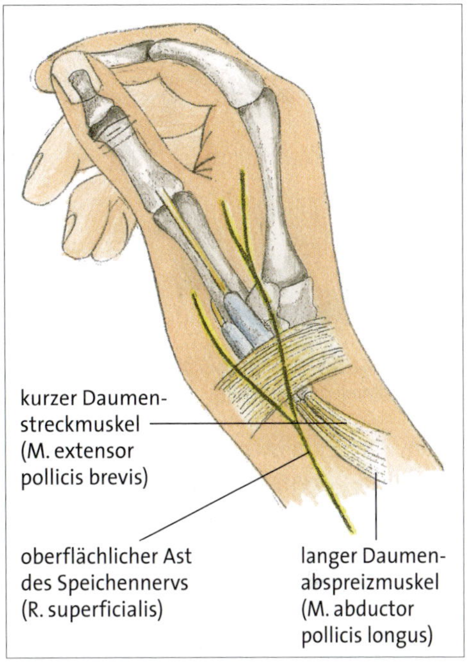

Abb. 18.13: De-Quervain-Sehnenscheidenentzündung

18.3.1.3 De-Quervain-Sehnenscheidenentzündung – 1895 entdeckt, aktueller denn je

Dieses Krankheitsbild kommt vor bei sportlicher Betätigung mit intensiver Beanspruchung des Handgelenks, z.B. bei Rückschlagsportarten wie Tennis oder Badminton, beim Golf, Bowling, Kegeln, Gewichtheben, Kanusport und Rudern („Paddlergelenk"). Dabei handelt es sich um eine nicht nur bei Sportlern **sehr häufige Form** der Sehnenscheidenentzündung, die 1895 von dem Chirurgen Fritz de Quervain beschrieben wurde (Tendovaginitis stenosans de Quervain, s. Abb. 18.13). Betroffen ist das erste Strecksehnenfach auf der Speichenseite am Handgelenk, das Gleitlager der Sehnen des langen Daumenabspreizers (lat.: *Musculus abductor pollicis longus*) sowie des kurzen Daumenstreckers (lat.: *Musculus extensor pollicis brevis*).

Diagnose. Die Sportler haben **Schmerzen** auf der **Speichenseite des Handgelenks**, die meistens allmählich beginnen und im Verlauf der Erkrankung an Intensität zunehmen. Die Beschwerden strahlen in den Daumen sowie Unterarm aus und sind belastungsabhängig. Im späteren Stadium ist die Schwellung des Sehnenfachs deutlich sichtbar. Das sog. **Finkelstein-Zeichen** ist positiv: Der Sportler schließt die Hand zur Faust, der Daumen wird von den anderen Fingern umschlossen. Nun wird die Hand vom Untersucher rasch ellenwärts geführt, wobei die auf diese Weise resultierende Bewegung und Anspannung im ersten Strecksehnenfach zu lebhaften Schmerzen führt (s. Abb. 18.14).

Das Krankheitsbild kann manchmal mit einer Sehnenansatzreizung der Sehne des Oberarmspeichenmuskels (Styloiditis radii,

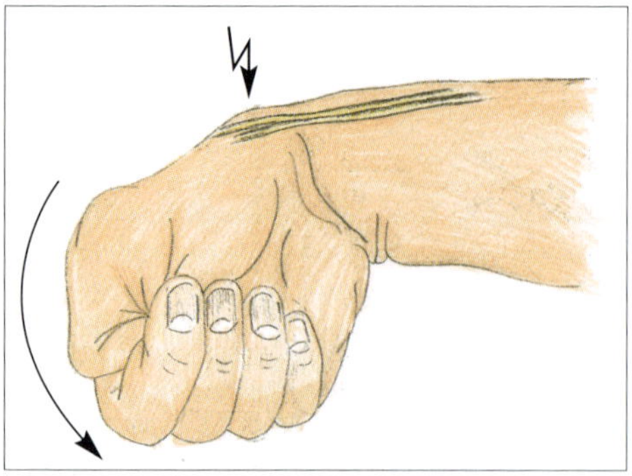

Abb. 18.14: Finkelstein-Test bei der De-Quervain-Sehnenscheidenentzündung

s. Kap. 18.3.2) verwechselt werden. Die Einengung des oberflächlichen Nervenasts des Speichennervs (Wartenberg-Syndrom, s. Kap. 16.4.2) oder das sog. Intersektions-Syndrom (s. Kap. 18.3.1.4) können zu ähnlichen Beschwerden führen. Bei Arthrosen des Hand- oder Daumensattelgelenks sind die Schmerzen im Bereich des betroffenen Gelenks lokalisiert, außerdem zeigt das Röntgenbild Veränderungen.

Therapie. Im Frühstadium kann manchmal durch Schonung, kurzfristige Ruhigstellung für etwa 1–2 Wochen oder Verordnung einer Handgelenkbandage bzw. -orthese eine Besserung der Beschwerden erreicht werden. Zusätzlich erfolgt eine lokale (z.B. Voltaren Emulgel) und medikamentöse Behandlung (Antiphlogistikum wie Diclofenac, z.B. Voltaren). Sinnvoll sind auch Modifikationen im Rahmen der Trainingsbelastung, der Technik sowie der Sportausrüstung, z.B. ein ergonomischer Griff des Golfschlägers. Kortisoninjektionen sollten die Ausnahme sein: Einerseits besteht die Gefahr des Sehnenrisses, andererseits ist dabei der oberflächliche Nervenast des Speichennervs (lat.: *Ramus superficialis nervi radialis*) gefährdet. Die Nervenverletzung kann zu quälenden Missempfindungen führen, dass bspw. der durch ein langärmeliges Trikot, eine Sportjacke oder einen Pullover ausgeübte Druck am Handgelenk nicht zu ertragen ist.

Allerdings sind bei einer De-Quervain-Sehnenscheidenentzündung die Beschwerden oft durch eine konservative Therapie nicht dauerhaft zu beseitigen. Dann sollte operiert werden.

Das Prinzip der Operation ist die komplette Spaltung des ersten Strecksehnenfachs, weil bei einer unvollständigen Sehnenfachspaltung die Beschwerden anhalten. Dabei finden sich häufig 3 Sehnen statt der 2 in anatomischen Lehrbüchern angegebenen. Wichtig ist, dass der Operateur den oberflächlichen Nervenast des Speichennervs sorgfältig schont (s.o.).

Nach der Operation werden aktive Bewegungen des Daumens und der Finger sofort erlaubt, um Verwachsungen der Sehnen zu verhindern. Volle sportliche Belastbarkeit der Hand besteht meistens nach etwa 5–6 Wochen. Mehr als 80% der Sportler werden durch die Operation vollständig beschwerdefrei, bei anderen verbleiben gewisse Restbeschwerden, z.B. unter Belastung oder bei Sensibilitätsstörungen im Narbenbereich.

18.3.1.4 Das Handgelenkkreuzungssyndrom „squeaker's wrist"

Die Sehnen des langen Daumenabspreizers (lat.: *Musculus abductor pollicis longus*) und des kurzen Daumenstreckers (lat.: *Musculus extensor pollicis brevis*) überkreuzen vor dem Handgelenk die unter ihnen verlaufenden Sehnen des langen und kurzen speichenseitigen Handgelenkstreckers (lat.: *Musculus extensor carpi radialis longus, Musculus extensor carpi radialis brevis*), bevor sie in das erste Strecksehnenfach ziehen, während die Handgelenkstrecker zum zweiten Sehnenfach des Handgelenks verlaufen (s. Kap. 6.5, Kap. 18.2.1). Im Bereich dieser Überkreuzung (Intersektion) kann es zu einer entzündlichen Überlastungsreaktion kommen, evtl. mit Ausbildung eines Schleimbeutels, unter Einbeziehung des zweiten Sehnenfachs. Das Intersektions-Syndrom tritt bspw. bei Rückschlagsportarten, beim Golf, Rudern und Gewichtheben auf.

Diagnose. Im Vordergrund stehen Schmerzen und lokale Schwellung etwa 2–4 cm vor der Tabatière („Tabakdose" an der Daumenbasis, s. Kap. 18.2.1.4). Die Schmerzen verstärken sich bei einer Streckung des Handgelenks gegen Widerstand. Evtl. ist im Kreuzungsbereich der Sehnen ein Quietschen oder Knirschen tast- oder hörbar, daher wird diese Form der Sehnenscheidenentzündung auch **„squeaker's wrist"** genannt (engl. to *squeak*: quietschen; *wrist*: Handgelenk). Der Finkelstein-Test kann wie bei einer De-Quervain-Sehnenscheidenentzündung positiv sein (s. Kap. 18.3.1.3), daher können beide Krankheitsbilder miteinander verwechselt werden.

Therapie. Ein konservativer Behandlungsversuch wie bei einer De-Quervain-Sehnenscheidenentzündung kann unternommen werden, wobei die Ruhigstellung den Daumen einbeziehen muss. Bei Erfolglosigkeit der konservativen Therapie ist die Operation erforderlich: Dabei wird im Bereich der Sehnenkreuzung entzündliches Gewebe entfernt. Die Muskelhüllen (Faszien) des langen Daumenabspreizers und des kurzen Daumenstreckers werden zur Entlastung der Muskulatur gespalten. Das zweite Strecksehnenfach wird ebenfalls eröffnet und inspiziert, auch hier wird entzündliches Gewebe entfernt.

18.3.1.5 Weitere Formen der Strecksehnenscheidenentzündung am Handgelenk

In den Strecksehnenfächern 3–5 (s. Kap. 18.2.1) können ebenfalls Reizzustände auftreten, jedoch eher selten. Die Behandlung entspricht den Ausführungen zur De-Quervain-Entzündung und zum Intersektions-Syndrom. Dabei ist aber wichtig, dass bei einer Entzündung des dritten Strecksehnenfachs, typisch z.B. beim Wasserspringen (Kunst- bzw. Turmspringen), die Operation bei erfolgloser Behandlung innerhalb von 6 Wochen durchgeführt wird: In diesem Fach verläuft die lange Daumenstrecksehne, die zu reißen droht (s. Kap. 18.2.1.4)!

Ähnliches gilt für die Entzündung im sechsten Strecksehnenfach, hier verläuft die Sehne des ellenseitigen Handgelenkstreckers (lat.: *Musculus extensor carpi ulnaris*) mit ihrer Sehnenscheide. Die Sehne setzt an der Basis des fünften Mittelhandknochens an. Entzündungen in diesem Bereich werden bei Sportarten beobachtet, die regelmäßige und häufige Handgelenkbewegungen erfordern, bspw. Rudern, Tennis, Squash, Golf, Polo, aber auch Turnen, Volleyball, Gewichtheben und Ringen. Die betroffenen Sportler haben Schmerzen auf der Ellenseite des Handgelenks, wo manchmal eine Schwellung besteht, evtl. sogar ein Reiben fühlbar ist. Die Diagnose ist nicht immer einfach, da ein Schaden am Diskus, dem „Meniskus" des Handgelenks, ähnliche Symptome verursachen kann.

18.3.2 Insertionstendopathien – Entzündungen im Bereich des Sehnenansatzes

Eine Sehne ist das Bindeglied zwischen der Muskulatur und dem Knochen bzw. einem Gelenk. Durch hohe und v.a. dauerhafte Belastungen kann es zu schmerzhaften **Entzündungsreaktionen** und **Veränderungen** im Ansatzbereich der Sehnen **am Knochen bzw. an der Knochenhaut (Periost)** kommen. Für derartige Probleme werden verschiedene Begriffe verwendet, z.B. Insertionstendopathie, Insertionstendinose, Tendoperiostitis, Sehnenansatzentzündung oder -reizung. Der Übergang zu den Sehnenscheidenentzündungen ist manchmal fließend.

Die **Behandlung** der Insertionstendopathien erfolgt überwiegend konservativ, z.B. durch Schonung oder kurzfristige Ruhigstellung bzw. Verordnung einer Bandage oder Orthese, Änderung bzw. Optimierung der Technik und des Trainings, Verordnung von entzündungshemmenden Medikamenten wie Antiphlogistika sowie physikalische Therapie. Bei einer Kortisoninjektion besteht das Risiko des Sehnenrisses; sofern diese Maßnahme durchgeführt wird, muss auf alle Fälle eine Sportpause von mindestens 4 Wochen eingehalten werden. In therapieresistenten Fällen kann eine Operation notwendig werden.

Tab. 18.1: Insertionstendopathien der Hand und des Handgelenks

Brachioradialis-Tendopathie (Styloiditis radii) Vorkommen z.B. bei Turnern, Golfern, Baseballspielern oder Kanuten	Sehnenansatzreizung der Sehne des Oberarmspeichenmuskels (lat.: *Musculus brachioradialis*), die am Griffelfortsatz der Speiche am Handgelenk ansetzt (lat.: *Processus styloideus radii*): Die Symptome sind ähnlich wie bei der De-Quervain-Entzündung, der Finkelstein-Test ist aber negativ (s. Kap. 18.3.1.3). Der Schmerzpunkt ist direkt über dem Griffelfortsatz der Speiche. Die Schmerzen strahlen aus im Muskelverlauf an der Speichenseite des Unterarmes und werden bei Dreh- und Beugebewegungen im Ellenbogengelenk verstärkt.
Extensor-carpi-radialis-Insertionstendopathie Entstehung durch „manuelle“ Sportarten wie Werfen („thrower's wrist“: engl. *thrower*: Werfer, *wrist*: Handgelenk), Kugelstoßen, Schlägersportarten, Kampfsportarten, Kanufahren, Gewichtheben, Geräteturnen, Wasserspringen (Kunst- bzw. Turmspringen)	Entzündung am Handrücken an der Basis des zweiten bzw. dritten Mittelhandknochens: Hier setzen die Sehnen des langen und des kurzen speichenseitigen Handstreckmuskels (lat.: *Musculus extensor carpi radialis longus* und *Musculus extensor carpi radialis brevis*) an. Neben den Schmerzen im Ansatzbereich findet sich hier gelegentlich auch eine deutliche Schwellung, die dem sog. Handwurzelbuckel ähnlich ist (Carpe bossu, s. Kap. 18.11.4.3).
Flexor-carpi-ulnaris-Insertionstendopathie Entstehung z.B. durch Golf, Tennis, Squash, Badminton, Kanufahren, Rudern, Fechten, Karate, Boxen, Kunstturnen sowie Turmspringen	Entzündung des Sehnenansatzes des ellenseitigen Handbeugemuskels (lat.: *Musculus flexor carpi ulnaris*): Die Sehne setzt unter Zwischenschaltung des Erbsenbeins am Haken des Hakenbeins und dann an der Basis des fünften Mittelhandknochens an. Die Beschwerden sind ähnlich wie bei einer Arthrose zwischen Erbsen- und Dreieckbein (piso-triquetrale Arthrose, s. Kap. 17.7): Schmerzen bei Bewegung und Belastung des Handgelenks sowie Druckschmerz im Bereich des Erbsenbeins. Neben den oben erwähnten konservativen Maßnahmen wird bei ausgeprägten Beschwerden ebenso wie bei der Arthrose die operative Entfernung des Erbsenbeins empfohlen.
Insertionstendopathie der oberflächlichen Beugesehne Vorkommen bei Sportkletterern	Entzündung im Ansatzbereich der oberflächlichen Beugesehne an der Basis des Fingermittelgliedes. Eine Sehnenscheidenentzündung und eine Schädigung des A2-Ringbands können ähnliche Beschwerden verursachen (s. Kap. 18.3.3.2).
Longier-Finger Vorkommen bei Reitern, die mit der Longe arbeiten	Beschwerden an den Basen der Grundglieder des Mittel- und Ringfingers. Die Ursache der Schmerzen ist nicht eindeutig geklärt. Möglicherweise handelt es sich dabei um eine Insertionstendopathie der Zwischenknochenmuskeln (lat.: *Musculi interossei dorsales*), die hier ansetzen.

In der Tabelle 18.1 sind verschiedene Insertionstendopathien der Hand und des Handgelenks genannt.

18.3.3 Sehnenscheidenverletzungen

18.3.3.1 Die Luxation der Extensor-carpi-ulnaris-Sehne – „Schnappen am Handgelenk"

Die Sehne des ellenseitigen Handgelenkstreckers (lat.: *Musculus extensor carpi ulnaris*) zieht durch einen eigenen Kanal im sechsten Strecksehnenfach um den Ellenkopf herum (s. Kap. 6.5, Kap. 18.2.1). Durch eine abrupte Bewegung im Handgelenk kann die Wand dieses Sehnenfachs reißen, dann kommt es zur Luxation („Verrenkung") der Sehne. Dies kommt bspw. bei Schlägersportarten wie Tennis, Golf, Baseball, Softball, Squash oder Polo vor, aber auch beim Volleyball, Gewichtheben, Ringen oder Rodeoreiten.

Diagnose. Die Extensor-carpi-ulnaris-Sehne verlässt ihr normales Gleitlager und „schnappt" bei Umwendbewegungen im Handgelenk schmerzhaft über den Griffelfortsatz des Ellenkopfs. Sofern keine starke Schwellung vorhanden ist, kann dies bei schlanken Weichteilen gut gesehen werden bzw. ist tastbar. **Vor allem anfangs** kann die **Diagnosestellung schwierig** sein: Schwellungsbedingt wird der Befund mit einer „Handgelenkverstauchung" verwechselt. Auch die Schädigung des „Handgelenkmeniskus" oder eine Sehnenscheidenentzündung in diesem Bereich können ähnliche Beschwerden verursachen, wobei die chronische Sehnenscheidenentzündung auch infolge einer Vorschädigung zur Luxation der Extensor-carpi-ulnaris-Sehne führen kann.

Therapie. Behandlungsmethode der Wahl ist die operative Rekonstruktion des Sehnenfachs.

18.3.3.2 Die Ringbandverletzung – was Felsklettern und ein Bogen gemeinsam haben

Die Beugesehnen der Langfinger (Zeige-, Mittel-, Ring- und Kleinfinger) sind, wie schon erwähnt, in bestimmten Abschnitten des Handgelenks und der Hand von Sehnenscheiden umgeben (s. Kap. 18.2.2). Im Fingerbereich sind die Beugesehnenscheiden zusätzlich mit Verstärkungsbändern versehen, und zwar mit 5 Ringbändern (A1–A5) und 3 Kreuzfasersystemen (C1–C3). Im Bereich des Fingergrundgliedes befindet sich das **A2-Ringband**, seine **Verletzung ist typisch beim Felsklettern** und mit einem Anteil von etwa 20% die häufigste kletterspezifische Verletzung:

Die Finger müssen bei höheren Schwierigkeitsgraden aufgestellt werden, andernfalls können die Griffe nicht gehalten werden (s. Abb. 18.15). Die hierdurch entstehen-

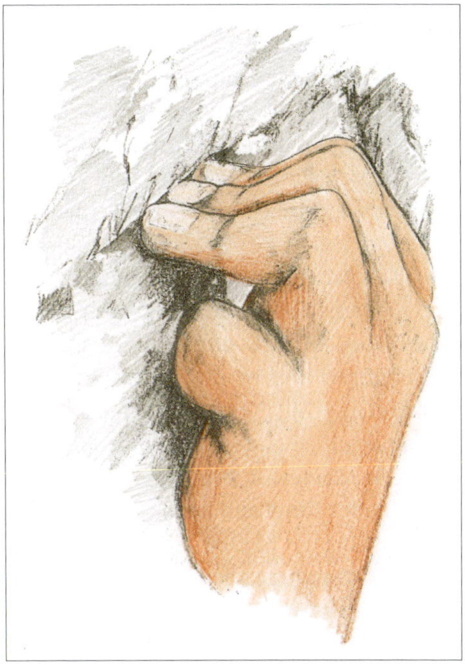

Abb. 18.15: Beim Klettern kommt es durch das Aufstellen der Finger an schmalen Felsvorsprüngen zu einer erheblichen Belastung der Ringbänder der Beugesehnenscheide, und zwar insbesondere des A2-Ringbands.

de maximale Beugesehnenspannung bringt das A2-Ringband am Fingergrundglied unter starken Zug. Auf diese Weise kann es zu dessen Riss kommen, manchmal kombiniert mit dem A3-Ringband in Höhe des Fingermittelgelenks. Der Riss entsteht akut durch eine extreme Spannung bei Halt an kleinen Felsvorsprüngen oder bei zusätzlichem Stress durch Abrutschen der Füße, Verkanten in Fingerlöchern, Schnappen oder Springen nach Griffen. Die Ringbandschädigung kann aber auch eine chronische Überlastungsfolge sein durch Überdehnung und längeres Klettern an der Leistungsgrenze.

Diagnose. Meistens ist der Mittelfinger oder der Ringfinger betroffen. Die Kletterer berichten evtl. über ein knackendes, schnalzendes oder krachendes Geräusch. **Schmerzen** werden im Bereich der Beugeseite des Fingergrundgliedes angegeben, wo eine **Schwellung** und manchmal auch eine **Blutergussverfärbung** sichtbar sind. Bei einem kompletten Riss des A2-Ringbands sind die Beugesehnen direkt unter der Haut wie die Sehne eines Flitzebogens zu tasten, dies ist die sog. **Bogensehnenstellung**. Sie kann in der Ultraschalluntersuchung bzw. in der Kernspintomografie objektiviert werden.

Therapie. Bei einem unvollständigen Riss wird meistens konservativ behandelt mittels eines Tape-Verbands und Schonung. Beim vollständigen Riss ist die operative Rekonstruktion angezeigt, eine sog. Ringbandplastik, mit anschließender Kletterpause für etwa 3 Monate. Leider ist zweifelhaft, ob ein rekonstruiertes Ringband wirklich der erneuten Belastung des Kletterns standhält.

Zur Vorbeugung dieser Verletzung wird das Tapen des Fingergrundgliedes empfohlen, um die Beugesehnen von außen zu unterstützen; der Wert dieser Maßnahme wird allerdings sowohl unter Kletterern als auch Sportmedizinern kontrovers diskutiert.

18.4 Handfrakturen beim Sport

Knochenbrüche der Hand sind beim Sport keine Seltenheit. Die Frakturen der Handwurzel bzw. des Handgelenks wurden bereits dargestellt (Kap. 17.2, Kap. 17.3), an dieser Stelle sollen die Mittelhand-, Finger- und Daumenbrüche abgehandelt werden.

18.4.1 Mittelhandknochenbrüche – die „Boxerfraktur“

Die menschliche Hand hat 5 Mittelhandknochen, diese sind ähnlich aufgebaut. Das körpernahe Ende wird als Basis bezeichnet, das körperferne Ende als Köpfchen, dazwischen befindet sich der Schaft. Mittelhandbrüche sind beim Sport relativ häufig, etwa 25% betreffen den ersten Mittelhandknochen. Die Frakturen entstehen durch direkte oder indirekte Gewalteinwirkung, z.B. Stauchung der Hand bei Torhütern oder bei Kampfsportarten, Kollision der Hand mit dem Brett oder der Plattform beim Wasserspringen, Schlag auf die Hand mit einem Hockeyschläger, Sturz beim Jogging, bei Ballsportarten, beim alpinen Skilauf oder Snowboarden. Greifen und Halten beim Judo oder Ringen mit Verdrehung kann zu Spiralbrüchen des Schafts führen. Wenn mehrere Mittelhandknochen brechen, so spricht man von Serienfrakturen, meistens bedingt durch ein Rasanztrauma wie ein Sturz beim Radfahren oder Motorradsport.

Die **Bennett-Fraktur** an der Basis des ersten Mittelhandknochens ist ein Verrenkungsbruch des Daumensattelgelenks: Dieses Gelenk garantiert den großen Bewegungsumfang des Daumens, es wird aus der Basis des ersten Mittelhandknochens und dem Trapezbein gebildet. Der Knochenbruch entsteht durch einen Sturz oder einen Faustschlag oder -stoß bspw. bei Kampfsportarten wie Taekwondo, Karate, Boxen, aber auch im Rahmen von Schlägereien. Bei der Bennett-

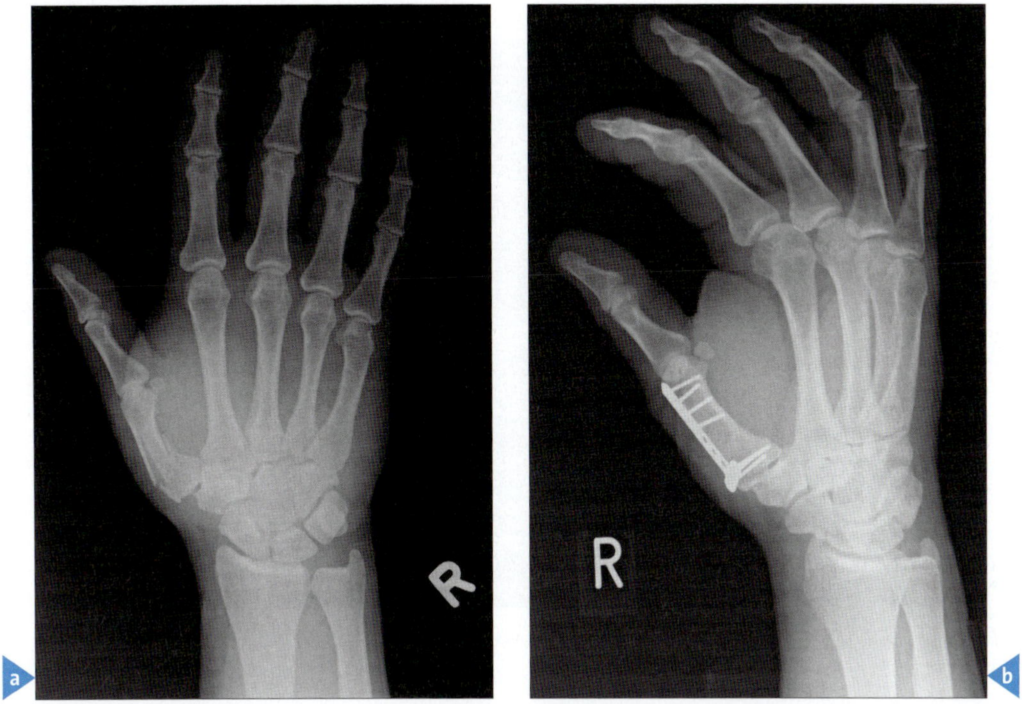

Abb. 18.16: Die sog. Winterstein-Fraktur, wie hier bei einem Handballer, ist eine Fraktur des 1. Mittelhandknochens direkt oberhalb des Sattelgelenks. **a)** Unfall-Röntgenaufnahme. **b)** Röntgenbild 1 Jahr nach Stabilisierung mit Mini-Plättchen und -Schrauben vor der Metallentfernung. Keine Beeinträchtigung der Funktion

Fraktur verbleibt ein mehr oder weniger kleines Bruchstück der Knochenbasis an anatomischer Stelle, während der Rest des ersten Mittelhandknochens durch den Sehnenzug des langen Daumenabspreizmuskels abrutscht. Weitere Bruchformen im Basisbereich des ersten Mittelhandknochens sind die Y-förmige **Rolando-Fraktur**, die ebenfalls ein Gelenkbruch ist, und die **Winterstein-Fraktur** ohne direkte Beteiligung des Sattelgelenks (s. Abb. 18.16).

Köpfchennahe (subkapitale) Mittelhandfrakturen entstehen bspw. bei Kampfsportarten, aber auch bei Prügeleien. Am häufigsten ist die **„Boxerfraktur“** am 5. Mittelhandknochen, wenn beim Fauststoß das Köpfchen des fünften Mittelhandknochens trifft – anstelle des Köpfchens des 2. und 3. Mittelhandknochens (s. Abb. 18.17). Hat der Sportler in diesem Bereich zusätzlich eine Wunde, so kann eine Zahnschlagverletzung mit hohem Infektionsrisiko vorliegen („clenched fist injury“, s. Kap. 29.6.2).

Diagnose. Meistens bestehen eine erhebliche **Schwellung** und **Blutergussverfärbung**, nicht selten auch eine Fehlstellung: Normalerweise zeigen die Fingerspitzen beim versuchten Faustschluss auf das Kahnbein. Verschobene Brüche des zweiten bis fünften Mittelhandknochens führen beim Faustschluss zu einer Drehfehlstellung des zugehörigen Fingers. Bei einer subkapitalen Fraktur kippt das Mittelhandköpfchen und sinkt ab. Die Röntgenuntersuchung lässt Mittelhandfrakturen meistens deutlich erkennen.

Therapie. Unverschobene Mittelhandbrüche werden in einer Unterarmgips- oder Kunststoffschiene ohne Fingereinschluss konservativ behandelt, 3 Wochen Ruhigstellung sind meistens ausreichend. **Verschobene**

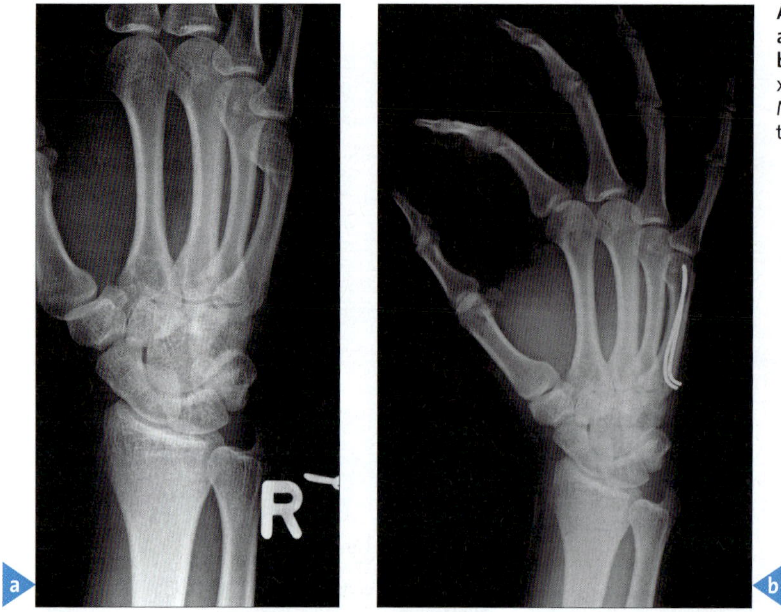

Abb. 18.17: Boxerfraktur. **a)** Unfall-Röntgenbild. **b)** Die abgekippte Boxerfraktur wird durch Mini-Nägel aufgerichtet und stabilisiert.

Mittelhandbrüche werden i.d.R. **operiert.** Dies gilt insbesondere auch für die Bennett-Fraktur, die auf konservative Weise nicht in anatomischer Stellung zu halten ist. Verbliebene Stufen im Daumensattelgelenk führen zu frühzeitigem Gelenkverschleiß (Arthrose). Die operative Frakturstabilisierung soll eine anatomische Stellung erreichen und möglichst frühzeitige Bewegungen erlauben. Je nach Frakturtyp werden kleine Schrauben und Plättchen, Mini-Nägel oder Kirschner-Drähte verwendet.

Prognose. Mittelhandbrüche haben meistens eine gute Prognose, wenn sie in anatomischer Stellung verheilen und die Bewegung möglichst frühzeitig wieder aufgenommen wird. Andernfalls besteht das Risiko der Gelenkeinsteifung oder der Arthrose, besonders bei der verschobenen Bennett-Fraktur. Bei gutem Verlauf kann die Hand nach etwa 3 Monaten voll belastet werden.

Prävention. Zwecks Vorbeugung müssen Kampfsportler auf eine exakte Schlagtechnik achten. Boxer sollten die Hand korrekt bandagieren. Sinnvoll ist außerdem das Tragen von Boxhandschuhen, bei denen ein gewaltsames Abspreizen des Daumens durch eine Verbindung des Daumens mit dem zweiten Strahl am Handschuh verhindert wird (Daumensteg, Schlaufe), der Daumen ist quasi „angenäht“.

18.4.2 Frakturen der Finger und des Daumens – keine Bagatelle

Der Daumen und die Langfinger bestehen aus insgesamt 14 Knochen. Der Daumen hat ein Grundglied sowie ein Endglied. Zeige-, Mittel-, Ring- und Kleinfinger sind dreigliedrig und setzen sich aus einem Grund-, Mittel- und Endglied zusammen. Das körpernahe Ende der Daumen- bzw. Fingerglieder wird wiederum als Basis bezeichnet, an die sich der Schaft anschließt. Das körperferne Ende der Daumen bzw. Fingerglieder wird an den Grund- und Mittelgliedern Köpfchen genannt, an den Endgliedern Nagelkranz.

Knochenbrüche im Finger- und Daumenbereich beim Sport sind häufig. Sie entstehen entweder durch direkte Gewalteinwirkung, z.B. durch einen Schlag oder Tritt, oder durch indirekte Gewalt wie axiale Stauchung, Verdrehung oder Überstreckung, z.B. durch Auftreffen eines Balles oder bei Kampfsportarten.

Diagnose. Meistens ist der gebrochene Finger oder Daumen deutlich **geschwollen** und **schmerzhaft bewegungseingeschränkt**. Die Frakturen sind **oft verschoben**, die Fehlstellung – evtl. mit Verdrehung des Fingers und Übereinanderschlagen der Finger beim versuchten Faustschluss – ist dann sichtbar. Bei Nagelkranzfrakturen (Fraktur im Bereich der Spitze des Daumen- oder Fingerendglieds) sieht man meistens einen Bluterguss unter dem Nagel. Im Röntgenbild kann der Knochenbruch exakt lokalisiert werden (s. Abb. 18.18).

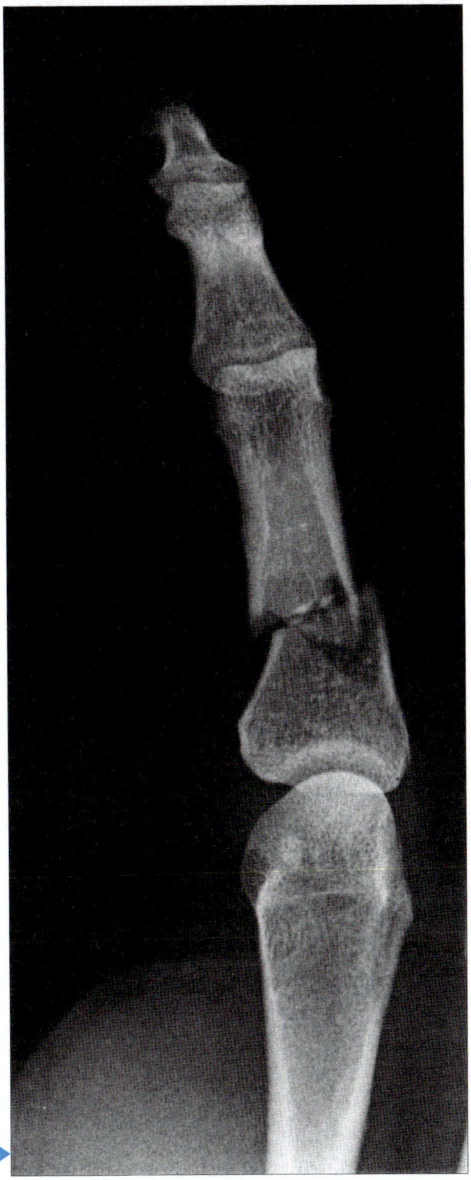
a

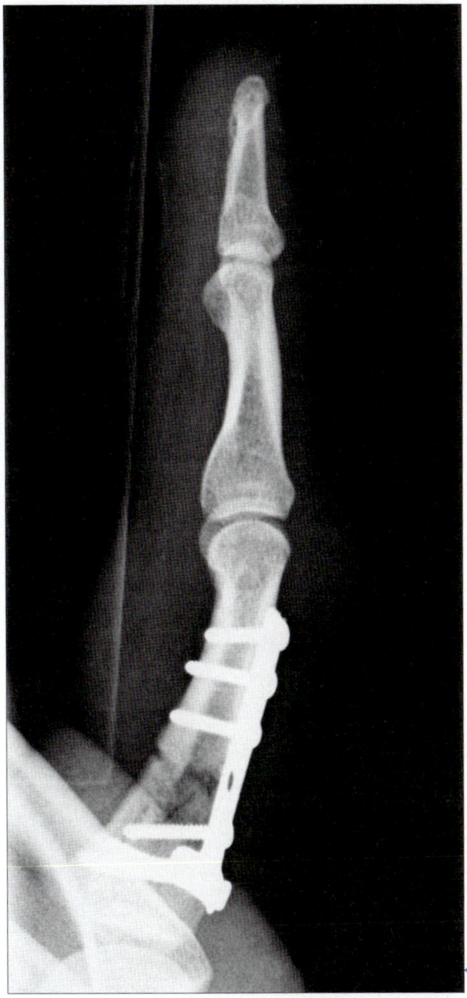
b

Abb. 18.18: Verschobene Grundgliedfraktur des Zeigefingers. **a)** Unfall-Röntgenaufnahme. **b)** Operative Versorgung mit einem Mini-Plättchen und -Schrauben. Der Schraubendurchmesser beträgt nur 1,5 mm.

Therapie

Die meisten Knochenbrüche der Finger bzw. des Daumens können, sofern sie nicht verschoben sind, konservativ behandelt werden. Das ist die gute Nachricht! Die schlechte Nachricht ist, dass die Frakturen oft unterschätzt werden („Ist ja nur der Finger!"). Dabei können diese „banalen" Brüche die Funktion der gesamten Hand erheblich stören.

Bei der konservativen Therapie muss eine lange Ruhigstellung vermieden werden, weil andernfalls bleibende Bewegungseinschränkungen möglich sind. Fingerfrakturen sind im Röntgenbild oft mehrere Monate sichtbar. Eine Ruhigstellung von mehr als 3 Wochen ist aber fast nie erforderlich. Der Gipsverband mit einer eingearbeiteten Aluminiumschiene in Sicherheitsstellung darf unverletzte Finger nicht einbeziehen. Stabile Frakturen können primär funktionell durch einen Tape-Verband (Twin-Taping, s. Kap. 3.3.2) behandelt werden. Dies erlaubt eine raschere sportliche Rehabilitation.

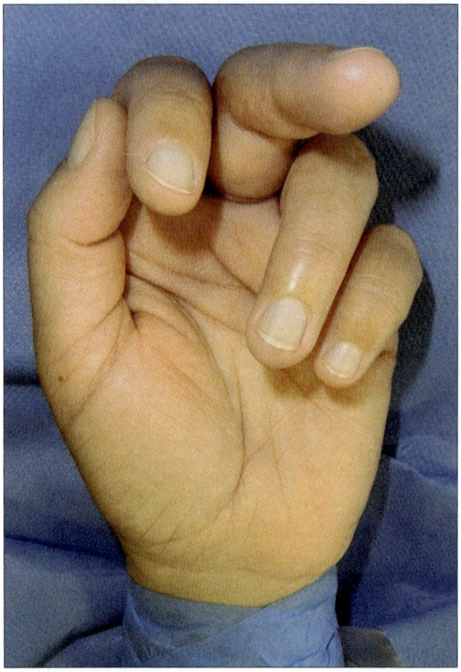

Abb. 18.19: Störung des Faustschlusses nach in Fehlstellung verheilter Grundgliedfraktur des Mittelfingers

Bei **verschobenen Finger- und Daumenfrakturen** wird **operiert**, weil verbleibende Fehlstellungen nach knöcherner Heilung zur Störung des Faustschlusses führen (durch ein kulissenartiges Übereinanderschlagen der Finger, s. Abb. 18.19). Die **Operation** ermöglicht eine Stabilisierung in anatomischer Stellung sowie die frühfunktionelle Nachbehandlung mit frühzeitiger Bewegung. Auch die seltenen offenen Frakturen, bei denen über die Weichteilverletzung eine Verbindung zum Knochen besteht (Infektionsgefahr!), werden operiert.

Zur Stabilisierung gelangen verschiedene Techniken und Implantate zur Anwendung, teilweise in Kombination, z.B. Kirschner-Drähte, Drahtnähte, die Verschraubung sowie die Plattenosteosynthese. Bei dieser besteht die Möglichkeit der Beeinträchtigung des Strecksehnengleitlagers mit daraus resultierender Bewegungseinschränkung. Selten, v.a. bei Trümmerfrakturen und offenen Frakturen, kommt auch einmal der Minifixateur externe zur Anwendung. Durch die Haut werden dabei ober- und unterhalb des Frakturbereichs Schrauben in den Knochen eingedreht, die Schrauben werden dann mit dem äußeren „Gestell" verbunden.

Die Behandlung eines frakturbedingten Blutergusses unter dem Fingernagel wird an anderer Stelle beschrieben (s. Kap. 4.4).

Prognose. Die Prognose bei Fingerfrakturen ist abhängig von der Lokalisation sowie dem Schweregrad. Meistens ergeben sich bei adäquater Therapie gute Resultate mit freier Funktion nach etwa 3 Monaten.

Frakturen mit Gelenkbeteiligung können zu einer bleibenden Bewegungseinschränkung führen, ebenso zu vorzeitigem Gelenkverschleiß (posttraumatische Arthrose). Besonders problematisch sind Frakturen der

Fingermittelgelenke. Hier sind bleibende Schäden häufig, zumal die Verletzungen oftmals unterschätzt werden. In diesem Zusammenhang ist übrigens der Begriff des **„coach's finger"** entstanden:

Gemeint ist damit ein schlechtes funktionelles Ergebnis nach einer Mittelgelenkverletzung, verursacht durch den Coach. Dieser „Coach" kann einerseits der Trainer oder der Betreuer des Sportlers sein. Sinngemäß können aber auch überehrgeizige Eltern oder der Sportler selbst dafür verantwortlich sein, weil keine Trainings- oder Wettkampfunterbrechung gewünscht wird. Nicht zuletzt unterschätzt manchmal auch der Arzt oder der Therapeut die Verletzung und führt keine angemessene Therapie durch (s. Kap. 18.5.3.2).

Prävention. Beim Feldhockey kann die Zahl der Fingerverletzungen, die meist durch direkte Einwirkung des Schlägers oder des Balls entstehen, durch gepolsterte Handschuhe reduziert werden.

18.5 Gelenkverletzungen der Hand

Die Verletzungen des Handgelenks wurden bereits ausführlich dargestellt (s. Kap. 17). Im Folgenden sollen die Verletzungen der übrigen Gelenke der Hand beschrieben werden. Davon sind bei sportlichen Aktivitäten insbesondere das Daumengrundgelenk sowie die Mittelgelenke der Langfinger betroffen.

18.5.1 Verrenkungen der Handwurzelmittelhandgelenke

Die 5 Handwurzelmittelhandgelenke I–V (Karpometakarpalgelenke) unterscheiden sich durch die Form der an ihnen beteiligten Handwurzel- bzw. Mittelhandknochen. Die Kapsel der einzelnen Gelenke sowie ihre Bänder sind unterschiedlich kräftig und fest ausgebildet. Dies führt zu erheblichen Unterschieden im Hinblick auf den Bewegungsspielraum der einzelnen Gelenke. Das Handwurzelmittelhandgelenk I wird gebildet durch das Trapezbein und die Basis des ersten Mittelhandknochens. Dieses sog. Daumensattelgelenk hat die Bewegungsfreiheit eines Kugelgelenks und trägt wesentlich zur hervorragenden Beweglichkeit des Daumens bei. Dagegen sind die Handwurzelmittelhandgelenke II–V straffe Gelenke, deren vergleichsweise geringe Bewegungsmöglichkeiten vom zweiten zum fünften etwas zunehmen.

Verrenkungen (Luxationen) der Handwurzelmittelhandgelenke sind sehr selten, nicht nur beim Sport. Sie entstehen durch eine erhebliche Gewalteinwirkung, bspw. beim Motorradsport, wenn im Rahmen eines Sturzes die Lenkstange festgehalten wird.

Diagnose. Meistens findet sich eine deutliche Schwellung mit Fehlstellung und schmerzhafter Bewegungseinschränkung. Die Röntgenuntersuchung deckt die Verletzung auf, wobei es sich nicht selten um Luxationsfrakturen handelt, im Bereich des Daumensattelgelenks z.B. um eine Bennett-Fraktur (s. Kap. 18.4.1).

Therapie. Die Einrichtung (Reposition) in adäquater Anästhesie muss frühzeitig erfolgen, da verbleibende Fehlstellungen zur schmerzhaften Arthrose führen. Im Bereich der Handwurzelmittelhandgelenke II–V wird die Stellung mit einem das Gelenk für 5–6 Wochen blockierenden Kirschner-Draht gehalten, am besonders wichtigen Daumensattelgelenk (Handwurzelmittelhandgelenk I) erfolgt zusätzlich die Naht des Kapsel-Band-Apparats.

18.5.2 Kapsel-Band-Verletzungen des Daumens

Der Daumen hat für die menschliche Hand eine zentrale Bedeutung, insbesondere natürlich bei „manuellen" Sportarten wie z.B. Handball, Basketball, Tennis, Golf oder Geräteturnen. Seine hervorragende Beweglichkeit verdankt der Daumen v.a. dem Sattelgelenk zwischen dem Trapezbein und der Basis des ersten Mittelhandknochens (s. Kap. 18.5.1).

Das **Daumengrundgelenk** ist sehr wichtig für die Stabilität des Daumens, gelenkbildend sind das Köpfchen des ersten Mittelhandknochens sowie die Basis des Grundglieds. Dieses Gelenk ist praktisch ein Scharniergelenk mit der Möglichkeit der Daumenstreckung und -beugung. Die Gelenkkapsel besitzt in den Gelenkinnenraum vorragende Ausstülpungen, die mit den beiden Menisken des Kniegelenks vergleichbar sind. Die Kapsel wird durch Muskeln bzw. deren Sehnen und durch Bänder verstärkt. Besonders wichtig sind die Seitenbänder (Kollateralbänder), und zwar das auf der Ellenseite (ulnares Kollateralband) und das auf der Speichenseite (radiales Kollateralband) des Gelenks. Auf der Beugeseite (Handinnenseite) wird das Grundgelenk durch eine Faserknorpelplatte und verschiedene Bandverbindungen stabilisiert, außerdem finden sich im Bereich der Gelenkkapsel 2 kleine Knöchelchen, die Sesambeine. Diese sind in verschiedene Bänder und Sehnen integriert und sollen eine Art Bremswirkung haben: Bei zunehmender Daumenstreckung werden die Bänder gespannt und drücken die beiden Sesambeine wie „Bremsklötze" zunehmend auf ihre knorpelige Gleitbahn am Köpfchen des ersten Mittelhandknochens.

Das **Daumenendgelenk** ist ein Scharniergelenk. Es ist beweglicher als das Grundgelenk und ermöglicht Beugung und Streckung.

18.5.2.1 Warum der „Skidaumen" nicht nur eine Wintersportverletzung ist

Im Gegensatz zu den übrigen Fingergelenken wird das **Daumengrundgelenk** in erster Linie auf **Stabilität** und weniger auf Beweglichkeit beansprucht. Stabilität ist erforderlich sowohl beim Greifen kleinerer Gegenstände als auch beim kräftigen Zufassen. Durch gewaltsame Abspreizung (Abduktion) des Daumens, z.B. beim Sturz, kann es zu einem **Riss des ellenseitigen Seitenbands (ulnare Kollateralbandruptur)** des Daumengrundgelenks kommen.

Dabei handelt es sich um den **häufigsten Bänderriss** im Bereich der Hand und die wohl häufigste und typischste Verletzung im alpinen Skisport, den **„Skidaumen"** (s. Abb. 18.20). Dieser tritt als Sportverletzung in bis zu 70% der Fälle beim Skifahren auf. Es handelt sich auch um die mit Abstand am meisten operativ zu versorgende Wintersportverletzung der Hand. **Unfallmechanismen** sind der Sturz auf den ausgestreckten abgespreizten Daumen oder eine indirekte Krafteinwirkung durch Hängenbleiben in der Schlaufe des Skistocks beim Sturz mit der den Skistock umfassenden Hand. Beim Skilanglauf kommt es wesentlich seltener – weniger als 10% – zu dieser Verletzung als beim alpinen Skilauf; dennoch ist der Skidaumen beim Langlauf die häufigste Verletzung im Bereich der oberen Extremität. Auch bei anderen Sportarten ist die sturzbedingte Entstehung eines Skidaumens möglich, bspw. beim Fußball.

Die ulnare Bandruptur entsteht auch bei Ballsportarten durch gewaltsame Abspreizung des Daumens durch den Ball, z.B. beim Basketball, Handball, Football, Baseball oder bei Torhütern als **„Torhüter-Daumen"**. Beim Hockey oder Eishockey kommt es zur Verletzung durch Hängenbleiben des Schlägers, beim Eishockey wird sie darüber hinaus beobachtet bei Spielern, die ihre Handschuhe zur tätlichen Auseinandersetzung ausziehen.

Der Bänderriss entsteht ferner bei Kampfsportarten, z.B. beim Ringen durch Abstützreaktionen beim Sturz oder in Bodenlage, beim Judo auch durch Verfangen des Daumens im Judoanzug. Ursache beim Karate oder Taekwondo ist eine falsche Haltung des Daumens neben der Faust, welche bei Kontakt zu Abduktion und Stauchung führt. Bei richtiger Technik liegt der Daumen geschützt unter der Faust, d.h. unter den Mittelgliedern des Zeige- und Mittelfingers (s. Abb. 18.21). Beim Radfahren kann im Rahmen einer Kollision der Daumen durch den Lenker oder bei einem Sturz forciert abgespreizt werden.

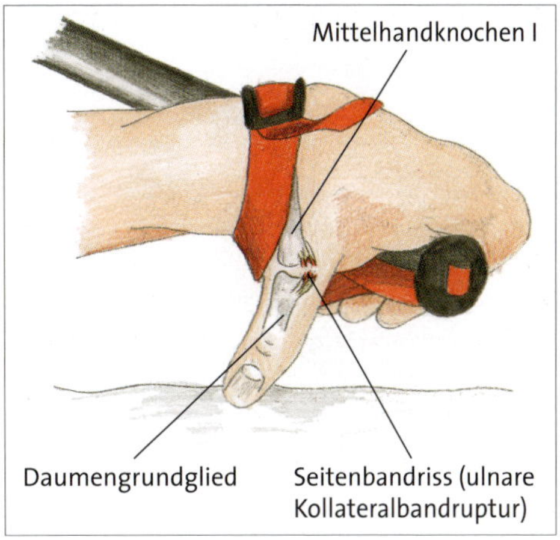

Abb. 18.20: Entstehung des Skidaumens beim Sturz mit gewaltsamer Abspreizung des Daumens

Diagnose. Das ellenseitige Seitenband am Daumengrundgelenk besteht aus 2 Anteilen, und zwar dem eigentlichen und dem akzessorischen (zusätzlichen) Seitenband. Ein Skidaumen ist **im akuten Zustand schwierig zu diagnostizieren**. Auch die Unterscheidung zwischen einem kompletten oder teilweisen Riss ist problematisch, ebenso die Differenzierung, ob das eigentliche oder das akzessorische Seitenband gerissen ist oder beide. Meistens werden Schmerzen im Bandbereich angegeben, dort besteht eine Schwellung, evtl. auch eine Blutergussverfärbung. Bei einer älteren Verletzung ist die Schwellung narbenbedingt. Der **Daumengrobgriff** und der **Spitzgriff** (z.B. zwischen Daumen- und Zeigefingerkuppe) **sind geschwächt**. Beim Papierstreifenhaltetest wird der verletzte Sportler aufgefordert, ein Blatt Papier zwischen Daumenendglied und Zeigefingerendglied fest einzuklemmen. Dies gelingt wegen der Instabilität nicht mit gestrecktem Daumen, als Kompensation wird das Endgelenk gebeugt, um das Papier mithilfe der langen Daumenbeugesehne zu halten. Im Rahmen der ärztlichen Untersuchung wird die **Stabilität des Seitenbands** gezielt geprüft; bei einem Bänderriss wird – bei passiver Abspreizung des Daumens durch den Untersucher – das Gelenk auf der Ellenseite „aufklappbar" (s. Abb. 18.22).

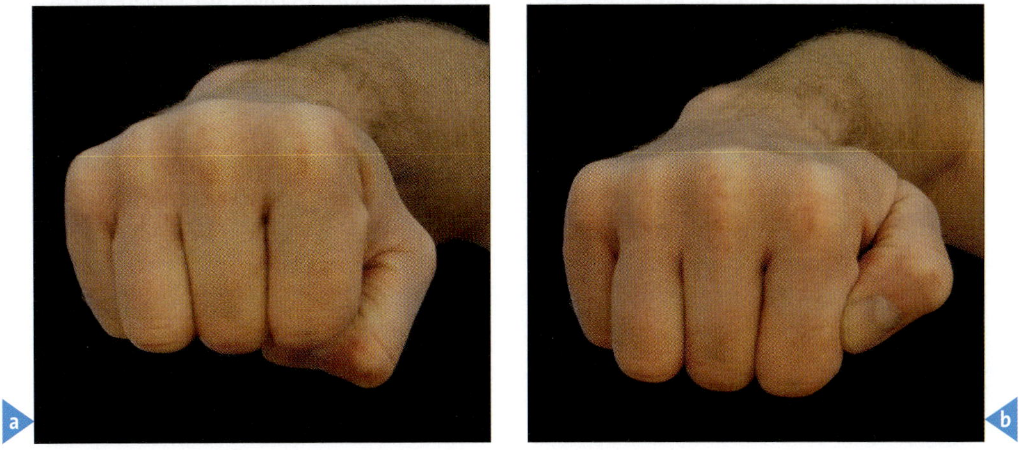

Abb. 18.21: Haltung des Daumens beim Karate-Fauststoß. **a)** Richtig. **b)** Falsch

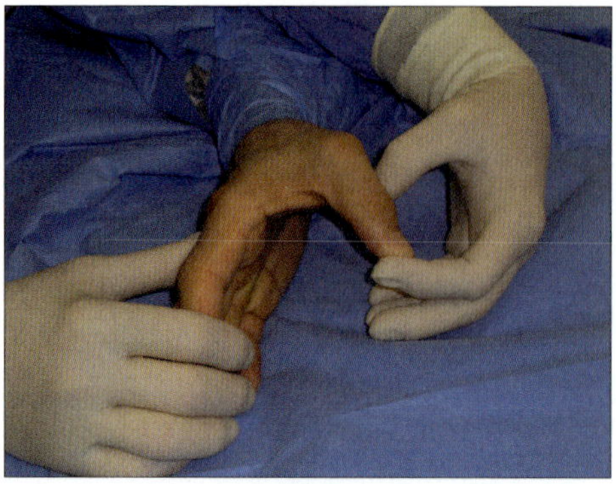

Abb. 18.22: Deutlicher Stabilitätsverlust auf der Ellenseite des Daumengrundgelenks bei einem Handballspieler mit „Skidaumen“. Befund unmittelbar vor der Operation

Beim Skidaumen verhindern die Schmerzen nicht selten die exakte Prüfung der Gelenkstabilität – ein Grund, warum die Verletzung verkannt werden kann. Besonders schwierig ist es, die Diagnose bei einer Verletzung beider Daumen zu stellen.

Im Übrigen sollte die Gelenkstabilität erst geprüft werden, wenn durch die **Röntgenuntersuchung** ein knöcherner Bandabriss ausgeschlossen (meist von der Basis des Daumengrundglieds) wurde; andernfalls besteht die Möglichkeit, dass sich ein unverschobenes knöchernes Bruchstück (Fragment) durch die Prüfung verschiebt. Die Röntgenaufnahmen sind bei einem reinen Bänderriss unauffällig, zeigen aber, ob ein knöcherner Bandabriss vorliegt, das Band also mit einem Knochenstück abgerissen ist. Manche Ärzte veranlassen sog. **gehaltene Röntgenaufnahmen (Stressaufnahmen)** im Seitenvergleich mit dem gesunden Daumen: Neben dem sog. Aufklappwinkel kann damit auch das Ausmaß der Teilverrenkung (Subluxation) des Gelenks bestimmt werden, was für eine Operationsentscheidung von Bedeutung ist. Stressaufnahmen sind bei einem knöchernen Ausriss überflüssig und ohnehin umstritten, weil die Beurteilung wegen großer individueller Unterschiede in der Stabilität schwierig ist. Im Wachstumsalter sollten gehaltene Aufnahmen nicht angefertigt werden, da evtl. eine verletzte Wachstumsfuge durch diese Diagnostik verschoben wird.

Andere diagnostische Verfahren wie die Ultraschalluntersuchung und die Kernspintomografie bedürfen sehr viel Erfahrung bei der Beurteilung.

Therapie

Der Skidaumen mit Instabilität des Daumengrundgelenks, also der komplette Bänderriss, sollte operiert werden – nicht nur bei Sportlern. Auch in Zweifelsfällen wird die Operation empfohlen. Die konservative Therapie des Skidaumens ergibt auch bei ausreichend langer Ruhigstellung oft unbefriedigende Ergebnisse und ist in über 90% der Fälle erfolglos. Es resultiert ein instabiler Wackeldaumen mit Schwächung verschiedener Greifformen der Hand (z.B. von Spitz-, Schlüssel- und Grobgriff). Meist verbleibt eine gewisse Fehlstellung des Gelenks (Subluxation) mit schmerzhafter Bewegungsbehinderung. Letztendlich resultiert langfristig die posttraumatische Arthrose des Daumengrundgelenks („unfallbedingter Verschleiß“).

Die wesentliche Ursache für die schlechten konservativen Ergebnisse, d.h. Behandlung ohne Operation, ist, dass die Bandstümpfe zu weit voneinander entfernt sind und sich deshalb für eine stabile Heilung nicht „finden“. Auch ein knöcherner Bandausriss sollte im Falle der Verschiebung operiert werden. Allenfalls kann der nicht verschobene knöcherne Bandausriss konservativ behandelt werden durch 5–6-wöchige Ruhigstellung, entweder im Unterarmgips (bzw. Kunststoffverband) mit Daumeneinschluss oder mittels einer Mittelhand-Daumen-Orthese (Daumenköcherschiene) bei frei beweglichem Handgelenk.

Im Rahmen der Operation wird der gerissene Bandapparat je nach Befund versorgt, bspw. Bandnähte oder Refixation eines Bandabrisses bzw. einer knöchernen Verletzung mit speziellen Nahtankern, einem feinen Draht oder einer Minischraube. Begleitverletzungen z.B. der Gelenkkapsel, des Knorpels oder im Strecksehnenbereich werden ebenfalls mitbehandelt. Postoperativ wird für 5–6 Wochen ruhiggestellt (s.o.). Danach werden selbsttätige Bewegungsübungen durchgeführt, ggf. unter krankengymnastischer oder handtherapeutischer Anleitung. Stärkere Belastungen der Hand sollten noch für mindestens 4 Wochen vermieden werden. Eine Daumenorthese oder ein Tape-Verband können das noch relativ frisch genähte Band sichern. Nicht selten verbleibt eine gewisse Bewegungseinschränkung im Daumengrundgelenk, diese ist aber im Vergleich zur wiederhergestellten Stabilität von untergeordneter Bedeutung.

Wie bereits erwähnt, führt der **nicht diagnostizierte** oder der **nichtadäquat verheilte Skidaumen** zu einer **schmerzhaften Instabilität** und verhindert eine weitere sportartspezifische Belastbarkeit des Daumens, bspw. das feste Umgreifen eines Balls. Deshalb sollte in derartigen Fällen, sofern noch keine Arthrose des Daumengrundgelenks besteht, eine Bandersatzplastik durchgeführt werden, z.B. mit einer entbehrlichen Sehne vom Unterarm (Palmaris-longus-Sehne). Besteht ein chronischer Wackeldaumen mit bereits erheblicher Arthrose, bleibt im Wesentlichen nur die Möglichkeit der operativen Gelenkversteifung (Arthrodese), seltener der prothetische Gelenkersatz.

Prävention. Es ist selbstverständlich, dass bei den genannten „manuellen“ Sportarten eine adäquate Technik das Risiko eines Skidaumens reduziert. Bei Kampfsportarten sollte die Hand korrekt bandagiert werden. Teilweise können Modifikationen des Sportgeräts ebenfalls ihren Beitrag zur Prävention leisten. Dies gilt bspw. für Boxhandschuhe, bei denen der Daumen quasi „angenäht“ ist; auf diese Weise wird ein gewaltsames Abspreizen des Daumens durch eine Verbindung desselben mit dem zweiten Strahl am Handschuh verhindert (Daumenfixierung, -schlaufe, -steg). Dagegen scheinen Modifikationen des Skistocks bzw. des Griffs keinen Einfluss auf das Verletzungsrisiko zu haben.

18.5.2.2 Weitere Verletzungen des Daumengrundgelenks

- Der **speichenseitige Bänderriss (radiale Kollateralbandruptur)** am Daumengrundgelenk ist sehr viel seltener als der Skidaumen, der 10–250-mal häufiger auftritt. Die diagnostischen Maßnahmen und die Therapie entsprechen denjenigen beim Skidaumen. Bei nachweisbarer Instabilität ist die Operation erforderlich.
- Die **Verletzung des beugeseitigen** (hohlhandseitig, lat.: *palmar*) **Kapsel-Band-Apparats** am Daumengrundgelenk wird auch als palmare Instabilität oder als der **„andere“ Skidaumen** bezeichnet. Ursache ist eine **gewaltsame Überstreckung des Daumens im Grundgelenk**, z.B. im Rahmen eines Sturzes durch Einwirkung eines Balls. Dabei können unterschiedliche Verletzungen entstehen, bspw. verschiedener Bandverbindungen bzw. der das Grundgelenk stabilisierenden Faserknorpelplatte. Es kann ferner zur Zerreißung des kurzen Daumenbeugemuskels (lat.: *Musculus flexor pollicis brevis*) kommen, der mit seinen beiden Anteilen an den Sesambeinen ansetzt. Außerdem gibt es knöcherne Verletzungsmuster, z.B. knöcherne Kapselausrisse oder Sesambeinfrakturen (also eines oder beider Knöchelchen im Bereich der Gelenkkapsel). Im akuten Zustand haben die betroffenen Sportler Schmerzen. Das Gelenk ist geschwollen. Es resultiert eine krankhafte **Überstreckbarkeit des Grundgelenks** im Seitenvergleich zum unverletzten Daumen.

- Zur Diagnostik werden zunächst **Röntgenaufnahmen** angefertigt. Dabei zeigen sich evtl. vorhandene Sesambeinfrakturen sowie knöcherne Ausrisse der palmaren Gelenkkapsel. Liegt keine knöcherne Verletzung vor, dann können gehaltene Aufnahmen in Überstreckung des Grundgelenks – also Stressaufnahmen wie beim Skidaumen, im Seitenvergleich – auf die Instabilität hinweisen.
- Die **Therapie** wird von Handchirurgen unterschiedlich gehandhabt. Bei den nichtknöchernen Verletzungen der palmaren Grundgelenkkapsel wird meist die konservative Behandlung mit 3–4-wöchiger Ruhigstellung im Gips- oder Kunststoffverband empfohlen. Ein größerer knöcherner Ausriss der palmaren Gelenkkapsel wird bei Verschiebung (Dislokation) des Bruchstücks operativ fixiert, z.B. mit einem feinen Draht. Weniger als reiskorngroße knöcherne Ausrisse werden funktionell mit frühzeitiger Bewegung behandelt, wobei für etwa 5–6 Wochen eine Überstreckung des Grundgelenks zu vermeiden ist (Tape-Verband). Die Sesambeinfraktur wird, sofern sie unverschoben ist, für etwa 4 Wochen ruhiggestellt. Bei einer erheblichen Dislokation wird das Sesambein manchmal entfernt, der zerrissene Anteil des kurzen Daumenbeugemuskels wird genäht.
- Die **Prognose** ist i.d.R. gut. Verbleibt allerdings eine chronische Instabilität, dann wird die Operation empfohlen.

◢ Die **Verrenkung (Luxation)** des Daumengrundgelenks ist relativ selten (s. Abb. 18.23). Meistens verrenkt das Grundglied zur Streckseite und verlässt seine anatomische Position zum Köpfchen des ersten Mittelhandknochens, wenn es zur gewaltsamen Überstreckung des Daumens kommt. Die schmerzhafte Fehlstellung ist von außen deutlich sichtbar und wird im Röntgenbild objektiv dargestellt. Im Rahmen des Unfallgeschehens, z.B. eines Sturzes, werden nicht selten weitere Kapsel-Band-Strukturen verletzt, z.B. das ellenseitige Band (Skidaumen, s. Kap. 18.5.2.1) oder ein Sesambein.
- Wesentlicher Bestandteil der ärztlichen **Behandlung** ist die unverzügliche Einrenkung (Reposition) in adäquater Anästhesie. Dann wird die Stabilität des Grundgelenks geprüft, außerdem ist grundsätzlich nochmals zu röntgen, um die wieder normale Gelenkstellung zu dokumentieren. Gelingt die Einrenkung nicht oder verbleibt eine Fehlstellung, so können praktisch alle anatomischen Strukturen in der Umgebung des Grundgelenks als Repositionshindernis wirken, also Gelenkkapsel bzw. Sesambeine oder Sehnen. Dann wird operiert, ebenso bei erheblichen Begleitverletzungen, z.B. bei einer Seitenbandinstabilität wie dem Skidaumen. Meistens wird der Daumen sowohl nach konservativer als auch operativer Behandlung für etwa 3–4 Wochen in einer Schiene ruhiggestellt, danach kann er wieder bewegt und zunehmend auch belastet werden.

18.5.2.3 Kapsel-Band-Verletzungen des Daumenendgelenks

Diese Verletzungen sind selten. Diagnostisch und therapeutisch werden sie entsprechend den Kapsel-Band-Verletzungen der Langfingerendgelenke angegangen (s. Kap. 18.5.3.3).

18.5.3 Gelenkverletzungen der Langfinger

Die Langfinger, also Zeige-, Mittel-, Ring- und Kleinfinger, sind dreigliedrig und haben

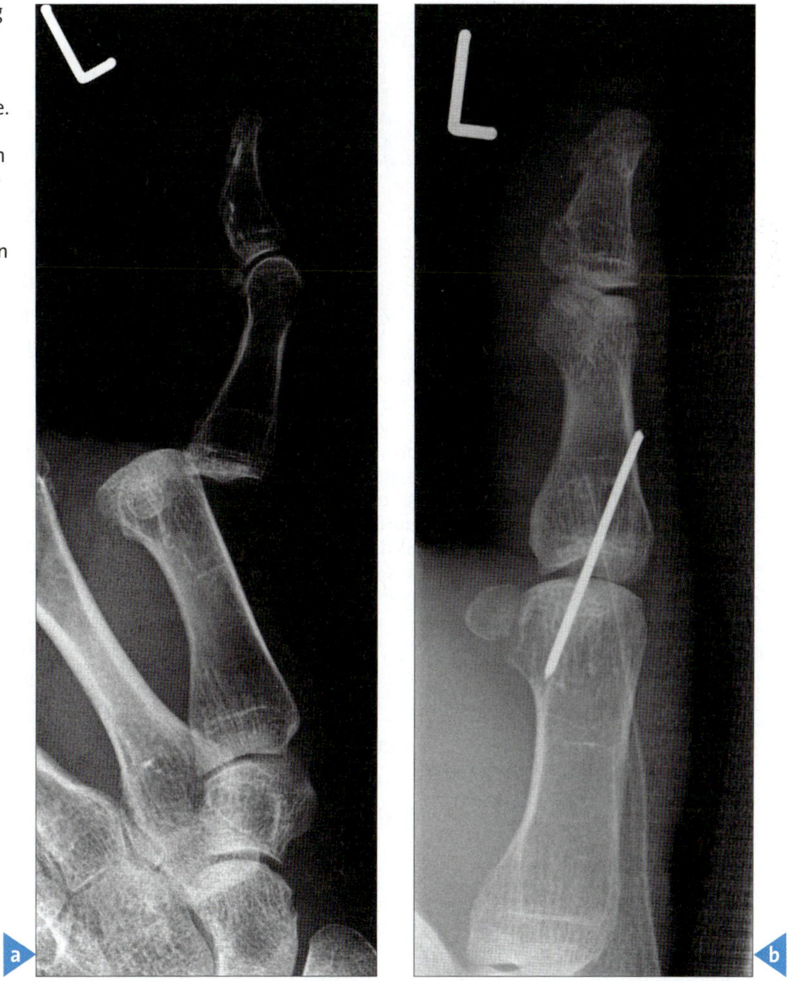

Abb. 18.23: Verrenkung (Luxation, „Auskugelung") des Daumengrundgelenks. **a)** Unfall-Röntgenaufnahme. **b)** Bei der Operation wurde nach Reposition des Gelenks der zerrissene Kapsel-Band-Apparat rekonstruiert. Wegen der erheblichen Instabilität wurde das Gelenk für 5 Wochen mit einem Kirschner-Draht blockiert (sog. Transfixation).

je 3 Gelenke, die als Grund-, Mittel- und Endgelenk bezeichnet werden. Bereits eingangs sei erwähnt, dass **Kapsel-Band-Verletzungen** der Fingergelenke bei Sportlern **sehr häufig** sind und zu **langwierigen** und **eingreifenden Funktionsstörungen** der Gelenke führen können – auch bei adäquater Behandlung. Schwellung sowie schmerzhafte Bewegungseinschränkung über Monate, evtl. auch für immer, sind keine Seltenheit, sondern eher die Regel, speziell bei unsachgemäßer Therapie. Besonders empfindlich sind die Mittelgelenke.

Über diesen langwierigen oder gar chronischen Verlauf nach Fingergelenkverletzungen müssen die Patienten aufgeklärt werden. Nur die frühzeitige Information führt zu Motivation und kooperativer Einstellung im Hinblick auf die Behandlung, zumal Sportler stets auf rasche Rehabilitation drängen. Die Aufklärung erspart dem Arzt den Verlust des Vertrauens seines Patienten, wenn dieser trotz regelrechter Behandlung lange in seiner Sportfähigkeit beeinträchtigt ist (s. Abb. 18.24).

In diesem Zusammenhang ist aber auch festzustellen, dass nicht wenige Sportler Langzeitschäden an den Fingergelenken bewusst in Kauf nehmen, weil diese quasi zur Sportart „dazugehören"; Beispiele dafür sind Handballer, Torhüter oder Judoka („Judo-Finger").

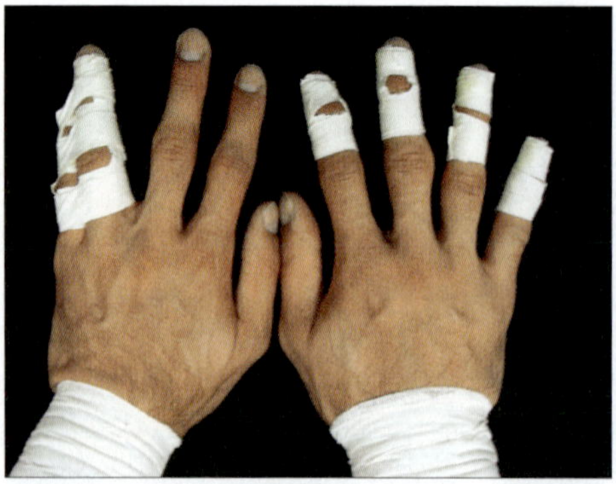

Abb. 18.24: Chronische Mittelgelenkschwellungen mehrerer Finger bei einem Bundesliga-Handballspieler nach wiederholten Verletzungen, v.a. am rechten Mittelfinger. An der linken Hand sieht man ein Twin-Taping des linken Kleinfingers an den Ringfinger. Die Fingerspitzen vom Zeige- bis zum Ringfinger der rechten Hand hat der Sportler ebenfalls mit Tape versehen. Der Sportler will damit, nach längerer Wettkampfpause, die Haut vor dem Harz auf dem Ball schützen, das zur besseren Ballkontrolle benutzt wird.

18.5.3.1 Verletzungen der Fingergrundgelenke

Im **Grundgelenk** sind das Mittelhandköpfchen und die Basis des Grundgliedknochens gelenkig verbunden. Die Gelenkkapsel wird auf der Beugeseite (Handinnenseite, Palmarseite) durch Bänder und eine Faserknorpelplatte (palmare Platte, lat.: *Fibrocartilago palmaris*) verstärkt. Gesichert wird jedes Fingergrundgelenk – sowohl auf der Ellen- als auch Speichenseite – durch kräftige Seitenbänder, die in Relation zur Größe der Gelenke die mächtigsten Seitenbänder (Kollateralbänder) des menschlichen Körpers sind. Jedes Seitenband besteht aus einem eigentlichen Kollateralband und dem zusätzlichen (akzessorischen) Kollateralband. Je mehr das Grundgelenk gebeugt wird, desto mehr spannen sich die eigentlichen Seitenbänder. Das akzessorische Band ist dagegen auch in gestreckter Stellung gespannt.

Von ihrer Gelenkbeschaffenheit sind die Grundgelenke im Prinzip Kugelgelenke. Sie wirken jedoch im Wesentlichen als Scharniergelenke mit Beugung und Streckung um eine quere Achse (Bewegungsausmaß etwa 100–110°). Daneben sind in geringem Ausmaß Ab- und Anspreizung (Abduktion, Adduktion) sowie Kreiselung möglich.

- Die **Seitenbandverletzung an einem Langfingergrundgelenk** ist selten und entsteht dann meisten an einem randständigen Finger, weil diese ungeschützter gegen seitliche Krafteinwirkung sind: Bleiben der gebeugte Zeigefinger oder der Kleinfinger z.B. am Trikot eines Gegenspielers hängen, wird Stress ausgeübt; am Zeigefinger reißt dann das ellenseitige (ulnare) Seitenband, am Kleinfinger das speichenseitige (radiale) Band.
  - Bei der ärztlichen **Untersuchung** findet sich ein lokaler Druckschmerz im Bereich des verletzten Seitenbands, also zwischen den Mittelhandköpfchen II/III bzw. IV/V. Die Prüfung der seitlichen Stabilität ergibt im Falle einer Bandrisses einen Dehnungsschmerz sowie eine „Aufklappbarkeit“ des betroffenen Grundgelenks. Die Untersuchung wird im Seitenvergleich mit der unverletzten Hand durchgeführt. Das Röntgenbild lässt erkennen, ob es sich um eine reine Bandverletzung oder um einen knöchernen Bandabriss (meistens an der Basis des Grundglieds) handelt.
  - Die richtige **Behandlung** dieser Verletzung ist insbesondere am Zeigefinger wichtig, da der Grobgriff bei einer speichenseitigen (radialen) Bandinstabilität erheblich an Kraft verliert (z.B. bei Wurfballspielen) und der Zeigefinger kulissenartig unter den Mittelfinger gedrängt wird. Bei den reinen Bandverletzungen sowie den nicht verschobenen knöchernen Abrissen wird für 2–3 Wochen die Schienung in der sog. Sicherheitsstellung der Hand durchgeführt: Diese ist für die Heilung besonders günstig und bedeutet eine Beugung der Grundgelenke zwischen 60° und 90° bei einer Streckstellung

der Mittel- und Endgelenke. Keinesfalls darf das Grundgelenk in Streckstellung ruhiggestellt werden, da dann bereits nach wenigen Tagen durch die Seitenbandschrumpfung und -vernarbung eine Strecksteife des Gelenks die Folge sein kann. Alternativ kann – insbesondere beim nichtrandständigen Mittel- oder Ringfinger – funktionell mit einem frühzeitigen Twin-Taping behandelt werden; dabei wird der verletzte Finger durch einen Tape-Verband mit dem gesunden Nachbarfinger verbunden und für die Übungsbehandlung freigegeben (s. Kap. 3.3.2). Verschobene knöcherne Bandverletzungen werden operiert, die Refixation erfolgt je nach Größe des Bruchstücks mit einem feinen Kirschner-Draht, seltener einem Schräubchen oder einer Ausziehdrahtnaht.

- Da diese Verletzung oft monatelange Beschwerden bereitet, empfiehlt sich ein Twin-Taping beim Sport bis zur Beschwerdefreiheit.

◢ Die **Verrenkung (Luxation)** eines Fingergrundgelenks ist seltener als im Bereich des Daumengrundgelenks. Wegen der geschützten Lage des Mittel- und Ringfingers sind meistens nur der Zeigefinger oder der Kleinfinger – wegen seiner Flankenposition – betroffen. Da es sich i.d.R. um ein Überstreckungstrauma handelt, verrenkt das Grundglied meistens zur Streckseite und verlässt seine anatomische Position zum Köpfchen des Mittelhandknochens. Im Rahmen eines Unfalls, z.B. eines Sturzes oder durch gewaltsame Einwirkung eines Balls, werden nicht selten weitere Kapsel-Band-Strukturen verletzt, z.B. ein Seitenband, das Sesambein (im Gegensatz zum Daumen, der 2 Sesambeine hat) oder die Faserknorpelplatte. Typisch ist eine **schmerzhafte Fehlstellung** in Überstreckstellung des Grundgelenks, evtl. verbunden mit Gefühlsstörungen.

- Nach unverzüglicher Röntgendiagnostik erfolgt die **Einrichtung (Reposition)** durch Zug am Finger und streckseitigen Druck auf die Basis des Grundglieds. Nicht selten ist die Luxation nicht einzurichten (irreponibel) oder es verbleibt eine Fehlstellung (Röntgenkontrolle!): In diesen Fällen kann z.B. die zerrissene Faserknorpelplatte in den Gelenkraum eingeschlagen bzw. das Sesambein oder eine Sehne eingeklemmt sein. In derartigen Fällen muss die Reposition offen erfolgen, also operativ, die verletzten Strukturen werden genäht. Die Ruhigstellung des betroffenen Fingers nach (geschlossener oder offener) Reposition sollte je nach Stabilität des Gelenks für ca. 2–3 Wochen erfolgen (Sicherheitsstellung!), danach Twin-Taping. Die Therapie bei gleichzeitig bestehender Seitenbandverletzung wird wie oben beschrieben durchgeführt.

18.5.3.2 Mittelgelenkverletzungen – oft ein bleibendes Andenken

Die Fingermittelgelenke, die im Übrigen gleichartig wie die Endgelenke aufgebaut sind, ähneln den Grundgelenken (s. Kap. 18.5.3.1). Knöcherne Gelenkpartner sind das Köpfchen des Grundglieds und die Basis des Mittelglieds. Funktionell handelt es sich um reine Scharniergelenke mit einem Bewegungsumfang von 100–120°.

Die Gelenkkapsel wird auf der Beugeseite (Handinnenseite, Palmarseite) durch verschiedene Bänder und eine Faserknorpelplatte (palmare Platte, lat.: *Fibrocartilago palmaris*) verstärkt. Außerdem hat jedes Mittelgelenk, sowohl auf der Ellen- als auch der Speichenseite, ein kräftiges Seitenband (Kollateralband), wiederum bestehend aus einem eigentlichem und einem akzessorischen Band. Das Mittelgelenk wird außerdem durch jeweils eine Strecksehne (genauer gesagt den Strecksehnenmittelzügel) sowie durch 2 Beugesehnen verstärkt. Ein Teil des Seitenbandapparats ist, im Gegensatz zum Grundgelenk, in jeder Phase des Bewegungsablaufs gespannt. Deshalb ist die Ruhigstellung in Streckung des Gelenks unproblematisch, weil keine Bänderschrumpfung eintritt.

Verletzungen des Fingermittelgelenks – auch proximales Interphalangealgelenk oder PIP-Gelenk genannt – sind beim Sport und im Alltag außerordentlich häufig. Die Verletzungen werden häufig sowohl vom Sportler als auch vom Therapeuten unterschätzt. Schmerzen, Bewegungseinschränkung sowie spindelförmige Gelenkschwellung können über Monate bestehen, möglicherweise sogar für immer (s. Abb. 18.24). Diese Schwierigkeiten sind insbesondere nach Verharmlosung zu erwarten, es resultiert der **„coach's finger"** (s. Kap. 18.4.2).

Die weitere Darstellung wird allerdings auch zeigen, dass die ärztlichen Meinungen über die angemessene Behandlung der Kapsel-Band-Verletzungen der Mittelgelenke sehr verschieden sind:

- Der **Seitenbandriss** an einem Fingermittelgelenk (evtl. als Bandausriss mit einem Knochenstück: knöcherner Bandausriss) entsteht durch seitliche Krafteinwirkung auf den Finger, der gewöhnlich gestreckt ist. Häufigste Ursache sind Ball- und Kampfsportarten. Abhängig von der Größe der einwirkenden Kraft (z.B. ein kraftvoll geworfener Handball) kommt es zusätzlich aufgrund der engen anatomischen Beziehung zwischen Seitenbändern und beugeseitiger Kapsel zum Einriss der Kapsel. Die Patienten zeigen eine schmerzhafte, meist einseitige Schwellung sowie Bewegungseinschränkung im Mittelgelenk sowie eine lokale Druckempfindlichkeit. Bei einem kompletten Bänderriss (also eigentliches und akzessorisches Band) ist das Gelenk instabil und auf der betroffenen Seite „aufklappbar", ein nur teilweise gerissenes Band hält das Gelenk stabil. Wegen individueller Unterschiede der Bandelastizität wird stets im Seitenvergleich mit dem unverletzten Finger untersucht, wobei auch die beugeseitige Kapsel geprüft wird. Diese Untersuchung erfolgt evtl. in örtlicher Betäubung des Fingers (Oberst-Leitungsanästhesie). Im Rahmen der Röntgendiagnostik werden ggf. auch gehaltene Aufnahmen gemacht, ähnlich wie beim Skidaumen (s. Kap. 18.5.2.1).
  - Zur Therapie: Der **reine Seitenbandriss** sowie der **unverschobene knöcherne Bandausriss werden konservativ behandelt**; zunächst wird für 1 Woche in Sicherheitsstellung des Fingers ruhiggestellt, danach erfolgt ein Twin-Taping für etwa 4 Wochen.

Die Seitenbandnaht am Mittelgelenk beschleunigt die Heilung nicht und ergibt keine besseren funktionellen Resultate. Ferner kann sie eine narbig bedingte Kapsel-Band-Verdickung meist nicht verhindern. Außerdem ist das chirurgische Trauma – also die Operation – letztendlich ebenfalls eine Verletzung, die auch Narben hinterlässt und sich somit zur eigentlichen Verletzung addiert.

  - Verschobene knöcherne Bandverletzungen werden operiert, das Bruchstück wird in anatomischer Position z.B. mit einem feinen Kirschner-Draht fixiert. Ebenso wird bei einer massiven Instabilität und Beteiligung der beugeseitigen Kapsel (palmare Platte) operiert (s.u.).

! Achtung: Die Seitenbandverletzung kann mit einem Riss des Strecksehnenmittelzügels verbunden sein. Deshalb sollte bei einer Schwellung über der Mittelgelenkstreckseite mit erschwerter bzw. aufgehobener aktiver Fingerstreckung die operative Revision des Streckapparats erfolgen. Bei einem nicht versorgten Riss des Strecksehnenmittelzügels entwickelt sich ansonsten, oft erst nach einigen Wochen, eine sog. **Knopflochdeformität** (s. Kap. 18.2.1.2).

- Die **beugeseitige (palmare) Kapsel-Band-Verletzung** des Mittelgelenks entsteht durch eine gewaltsame Überstreckung und oft gleichzeitige Stauchung des Gelenks, z.B. bei einem Sturz auf den ausgestreckten Finger oder das Auftreffen eines Balles auf den Finger. Auch durch eine seitliche Krafteinwirkung auf das Gelenk kann es, in Verbindung mit einem Seitenbandriss (s.o.), zur palmaren Kapsel-Band-Verletzung kommen. Letztere kann auch mit einem kleinen Knochenstück von der beugeseitigen Basis des Mittelglieds ausreißen, dies wird als **Fraktur der palmaren Lippe** (engl.: *palmar lip fracture*, s. Abb. 18.25) bezeichnet.
  - Das betroffene Mittelgelenk ist spindelförmig geschwollen, schmerzhaft, bewegungseingeschränkt und druckempfindlich. Bei einem vollständigen Kapselriss ist das Mittelgelenk bei der Untersuchung passiv überstreckbar (Überstreckungsinstabilität, wird im Seitenvergleich mit dem unverletzten Finger überprüft, s. Abb. 18.26) oder steht spontan in einer Überstreckstellung. Die Röntgendiagnostik deckt einen evtl. vorhandenen knöchernen Ausriss der palmaren Platte auf, ggf. werden zur Objektivierung der palmaren Instabilität gehaltene Aufnahmen angefertigt. Bei einer großen Fraktur der palmaren Lippe ist sogar eine Verrenkung des Fingermittelglieds zur Streckseite möglich.
  - Die **Therapie** wird unter Handchirurgen sehr unterschiedlich gehandhabt.

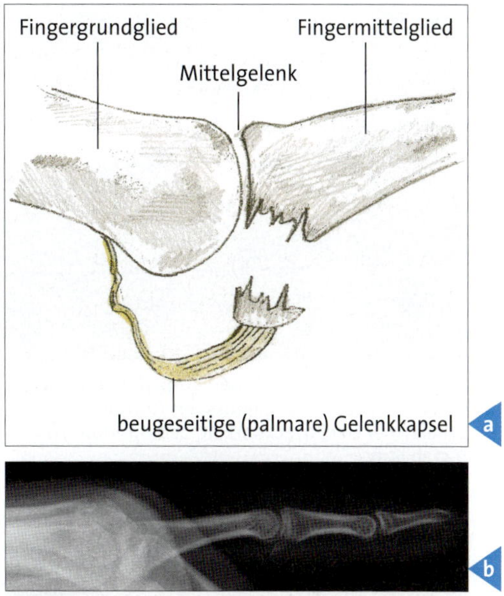

Abb. 18.25: Der knöcherne Kapsel-Band-Ausriss von der beugeseitigen Basis des Mittelglieds wird auch als Fraktur der palmaren Lippe bezeichnet (engl.: *palmar lip fracture*). **a)** Schematische Darstellung. **b)** Röntgenbild

An dieser Stelle wird bei den nichtknöchernen Verletzungen sowie bei kleinen knöchernen Ausrissen eine **konservative Behandlung** empfohlen. Es sollte streckseitig eine Fingerschiene aus Kunststoff oder Aluminium für etwa 1–2 Wochen so angelegt werden, dass Fingerbewegungen in einem begrenzten Ausmaß möglich sind, jedoch die Überstreckung verhindert wird. Nach Freigabe des Fingers erfolgen selbständige Bewegungsübungen, unterstützt durch ein Twin-Taping für mindestens 4 Wochen zur Verhinderung einer Schwanenhalsdeformität (s.u.). Bei Schmerzfreiheit und annähernd normalem Bewegungsumfang ist die sportartspezifische Belastbarkeit gegeben, ebenfalls zunächst unter dem Schutz des Twin-Taping.

  - **Große knöcherne Ausrisse** sollten im Falle einer deutlichen Verschiebung (evtl. mit begleitender Verrenkung des

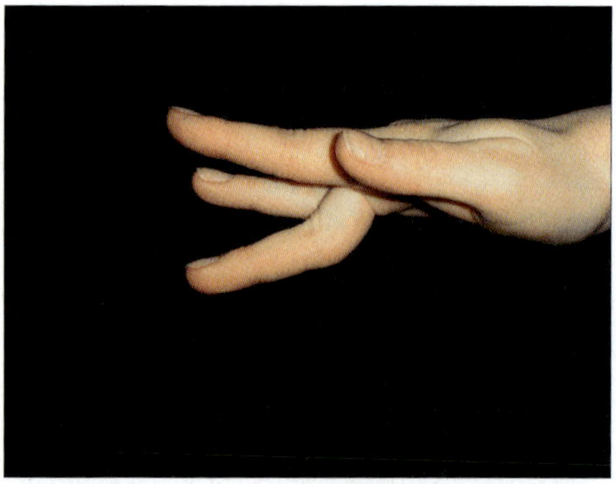

Abb. 18.26: Chronische Schädigung der beugeseitigen Kapsel des Mittelgelenks des Mittelfingers mit erheblicher Überstreckbarkeit, bedingt durch die Instabilität

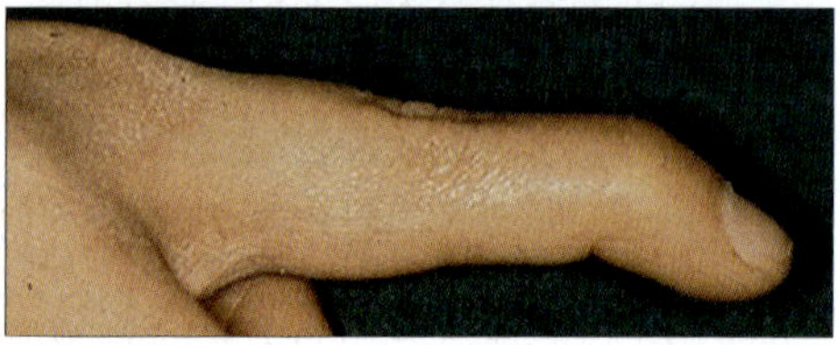

Abb. 18.27: Schwanenhalsdeformität bei einer Volleyballerin

Mittelgelenks) **refixiert** werden, je nach Fragmentgröße z.B. mit einem feinen Kirschner-Draht. Auch bei einer zusätzlichen Seitenbandverletzung kann die Operationsindikation gegeben sein.

- Die **Prognose** ist leider ungewiss: Im Kindesalter ist die Verletzung meistens unproblematisch, auch der knöcherne Ausriss. Je älter die Patienten sind, desto größer ist der zeitliche Abstand vom Unfall bis zur Sportfähigkeit, bei Erwachsenen etwa 8 Wochen. **Restbeschwerden** im Sinne von belastungsabhängigen Schmerzen, Schwellneigung, Überstreckbarkeit sowie Bewegungseinschränkung sind leider auch bei adäquater Therapie gar nicht selten, insbesondere bei Ballsportlern, die sich wiederholt verletzen (s. Abb. 18.26).
- Wird die Verletzung der palmaren Platte nicht erkannt, unzureichend therapiert oder verheilt nicht regelrecht, so kann eine **Schwanenhalsdeformität** resultieren (s. Abb. 18.27): Es kommt zur Überstreckung des Fingers im Mittelgelenk sowie zur Beugung im Endgelenk. Dies kann mit einem Schnapp-Phänomen verbunden sein (engl.: *slow finger*).
- Durch narbige Schrumpfung ist auch die Entwicklung einer **Pseudo-Knopflochdeformität** möglich. Dabei handelt es sich um eine Zwangsstellung mit verbleibendem Streckdefizit im Mittelgelenk (sog. Beugekontraktur) bei gleichzeitiger Überstreckung im Endgelenk.

> ! Achtung: Im Gegensatz zur Pseudo-Knopflochdeformität ist die „echte“ **Knopflochdeformität** eine Strecksehnenverletzung über dem Mittelgelenk (s. Kap. 18.2.1.2).

Die **Verrenkung (Luxation) des Mittelgelenks** (s. Abb. 18.28) entsteht fast ausschließlich durch ein Überstreckungstrauma, oft mit zusätzlicher Rotationskomponente oder seitlicher Gewalteinwirkung, bspw. durch einen Ball. Folglich ist der **periphere Fingerteil zur Streckseite verschoben**, häufig mit gleichzeitiger Abweichung zur Ellen- oder Speichenseite. Die palmare Gelenkkapsel reißt, oft zusätzlich ein Seitenband. Die genannten Verletzungen gibt es auch als knöcherne Abrisse. Die Kombination einer Mittelgelenk- mit einer Endgelenkluxation ist ebenfalls möglich, wenn auch selten.

- Die **Diagnose** ist meist mit einem Blick möglich, der Finger wirkt deformiert, das Gelenk ist in Fehlstellung federnd fixiert. Die Röntgenuntersuchung dient der Dokumentation, erfasst knöcherne Begleitverletzungen sowie die genaue Richtung der Luxation. Die **Therapie** sollte unverzüglich

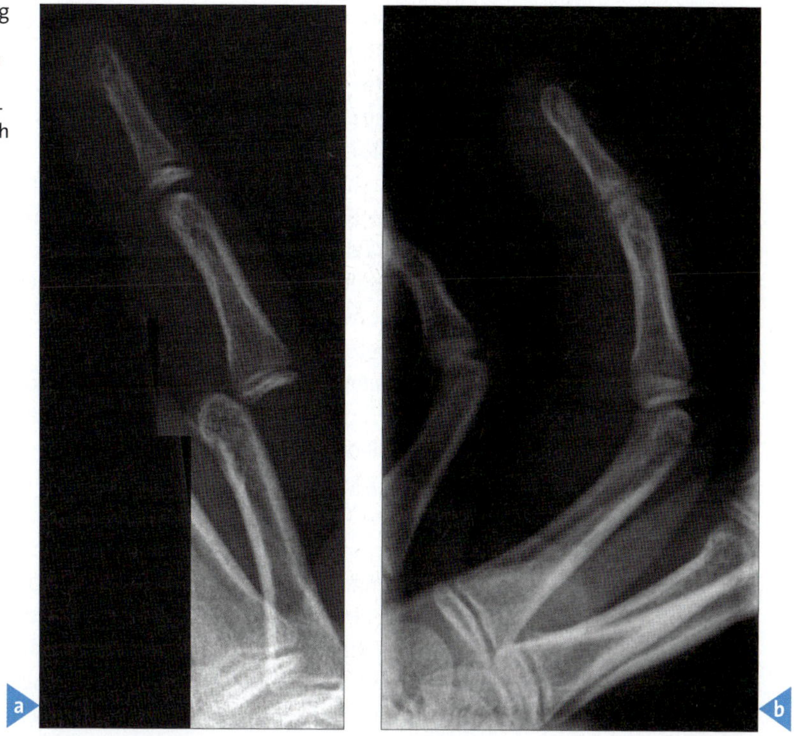

Abb. 18.28: Verrenkung des Mittelgelenks des Ringfingers bei einem 9-jährigen Handballspieler. **a)** Unfall-Röntgenaufnahme. **b)** Nach Einrichtung

erfolgen: Die **Einrichtung (Reposition)** gelingt i.d.R. leicht durch Längszug am Finger und evtl. zusätzlichen Druck auf die Basis des Mittelglieds. Eine Fingerbetäubung (Leitungsanästhesie) ist nicht bei jedem Patienten erforderlich, oft renken sich Sportler das Gelenk noch an der Sportstätte ein. Auf alle Fälle sollte nach Reposition geröntgt werden. Wenn die Reposition nicht möglich ist oder eine Fehlstellung (Subluxation) verbleibt, darf keinesfalls gewaltsam vorgegangen werden: In diesem Fall muss an **Repositionshindernisse** gedacht werden, z.B. durch Einklemmung des zerrissenen Seitenbands, von Kapselanteilen oder eines Knochenstücks. Dann muss operiert werden. Dabei erfolgt die offene Einrichtung mit Versorgung verletzter Strukturen, erforderlichenfalls wird das Gelenk für etwa 3 Wochen mit einem feinen Kirschner-Draht blockiert (der Draht wird durch das Grundgliedköpfchen und die Mittelgliedbasis gebohrt, sog. Transfixation).

- Selten kommt es zur Verrenkung des peripheren Fingeranteils zur Beugeseite (palmare Luxation), dabei kann die Strecksehne (Strecksehnenmittelzügel) reißen. Dann muss, auch im Zweifelsfall, operiert werden, die Sehnennaht dient der Verhinderung einer Knopflochdeformität (s. Kap. 18.2.1.2).
- Für die **Weiterbehandlung** und **Prognose** gelten sinngemäß die Ausführungen bei den Verletzungen der Seitenbänder bzw. der palmaren Platte des Mittelgelenks (s.o.). Auf keinen Fall sollte zu lange mit selbständigen aktiven Bewegungsübungen gewartet werden. Lediglich die Strecksehnennaht erfordert eine längere Ruhigstellung, und zwar für 6 Wochen in der Sicherheitsstellung des Fingers.

18.5.3.3 Verletzungen der Fingerendgelenke

Die Endgelenke der Langfinger sind identisch wie die Mittelgelenke aufgebaut (s. Kap. 18.5.3.2). Knöcherne Gelenkpartner sind das Köpfchen des Mittelglieds und die Basis des Endglieds. Funktionell handelt es sich um reine Scharniergelenke mit einem Bewegungsumfang von 70–80°. Die Gelenkkapsel ist wiederum durch Bänder an den Seiten sowie auf der Beugeseite (Handinnenseite, Palmarseite) und eine Faserknorpelplatte (palmare Platte, lat.: *Fibrocartilago palmaris*) verstärkt. Zusätzlich wird das Fingerendgelenk durch die an der Basis des Endgliedknochens streckseitig (handrückenseitig) ansetzende Strecksehne (Streckaponeurose) stabilisiert, außerdem durch die ebenfalls an der Basis beugeseitig ansetzende tiefe Beugesehne. Wegen dieses gelenknahen Ansatzes der Beuge- und Strecksehnen sowie des kurzen Hebelarms sind geschlossene isolierte Verletzungen des Bandapparats nicht nur beim Sport selten.

Sinngemäß gelten bezüglich der Diagnostik und Therapie die zu den Mittelgelenkverletzungen gemachten Ausführungen; es gibt allerdings einige Besonderheiten:

- Bei der Verrenkung (Luxation) eines Langfingerendgelenks (s. Abb. 18.29) mit Verschiebung des Endglieds zur Streckseite kann die an der Endgliedbasis ansetzende tiefe Beugesehne mit oder ohne knöcherne Beteiligung abreißen. Diese Verletzung bedarf der operativen Versorgung (s. Kap. 18.2.2.1).
- Die Luxation eines Langfingerendgelenks mit Verschiebung des Endglieds zur Beugeseite (nach palmar) ist häufig mit einem Strecksehnenriss kombiniert, dann besteht nach Einrichtung des Gelenks ein sog. Hammer-Finger (s. Kap. 18.2.1.1).

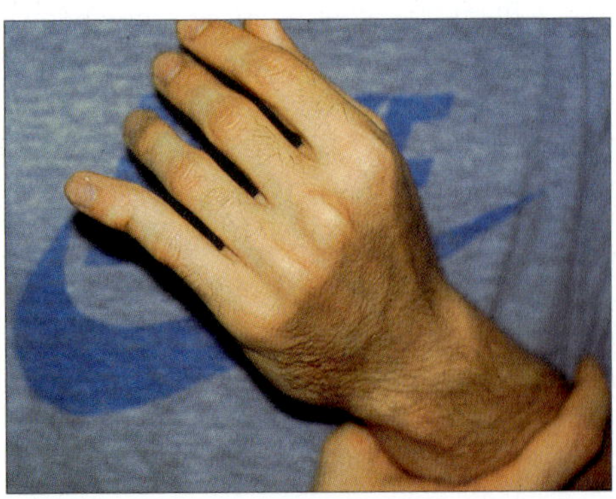

Abb. 18.29: Verrenkung des Kleinfingerendgelenks nach Pritschen eines Volleyballs

18.6 Chronische Gelenkschäden und Arthrose der Hand

Bei Sportlern können die Gelenke der Hand verschiedene Veränderungen bis hin zur Arthrose („Verschleiß") aufweisen, bedingt durch **Überlastung** oder **posttraumatisch** als Folge einer Verletzung, manchmal auch als Folge einer **Infektion**. In nicht wenigen Fällen findet sich keine erkennbare Ursache, dann spricht man auch von der **idiopathischen** oder primären Arthrose. In diesem Kapitel werden die Veränderungen der Finger- und Daumengelenke sowie die Handwurzelmittelhandgelenke dargestellt, die Ausführungen zum Handgelenk finden sich an anderer Stelle (s. Kap. 17.7).

An den **Langfingern**, also Zeige-, Mittel-, Ring- und Kleinfinger, sind meistens entweder das Mittel- oder das Endgelenk betroffen, oftmals mehrere Finger (Polyarthrose, s. Abb. 18.30, Abb. 18.31). Am **Endgelenk** entsteht die Arthrose entweder posttraumatisch oder häufiger idiopathisch als sog. Heberden-Arthrose. Die Arthrose am **Mittelgelenk** ist ebenfalls entweder verletzungsbedingt oder idiopathisch, wobei diese Bouchard-Arthrose genannt wird; dann sind oft mehrere Mittelgelenke geschädigt, die Kombination mit der Heberden-Arthrose ist nicht selten. An den **Langfingergrundgelenken** findet sich die idiopathische Arthrose meist am Zeige- oder Mittelfinger. Die posttraumatische Variante betrifft Boxer und Karateka („Boxerknöchel", s. Kap. 18.9.1).

Sportarten wie Volleyball, Handball, Judo („Judo-Finger"), Wasserspringen (Schädigung beim Eintauchen) und insbesondere Sportklettern führen zur Schädigung der Fingergelenke, v.a. der Mittel- und Endgelenke. Derartige Veränderungen kommen eigentlich erst im höheren Alter vor; sie werden aber auch schon bei jugendlichen Leistungssportlern beobachtet und sind wohl keine Frage des Lebensalters, sondern vielmehr abhängig von der Zeitdauer und Intensität der Sportausübung. Das Sportklettern bspw. bedingt extreme Belastungen dieser Gelenke mit Einwirkung hoher Scherkräfte. In schwierigen Situationen können oft nur einzelne Finger eingesetzt werden; dies erfordert dann bspw. eine starke Beugung (Hyperflexion) in den Mittelgelenken sowie eine Überstreckung (Hyperextension) in den Endgelenken.

Die **Arthrose des Daumengrundgelenks** entsteht posttraumatisch nach einer Gelenkfraktur oder häufiger nach Bandverletzungen, v.a. nach einem nicht angemessen behandelten bzw. nicht verheilten Skidaumen als Folge der chronischen Instabilität (s. Kap. 18.5.2.1).

Selten ist die **Sesambeinarthrose am Daumen („Sesamoiditis")**: Auf der Beugeseite (Handinnenseite) des Daumengrundgelenks finden sich im Bereich der Gelenkkapsel 2 kleine Knöchelchen, die Sesambeine. Diese sind in verschiedene Bänder und Sehnen integriert und sollen eine Art Bremswirkung haben: Bei zunehmender Daumenstreckung werden die Bänder gespannt und drücken die beiden Sesambeine wie Bremsklötze zunehmend auf ihre knorpelige Gleitbahn am Köpfchen des ersten Mittelhandknochens. Die Sesambeinarthrose kann mit einer Sehnenscheidenentzündung verwechselt werden, im Röntgenbild sieht man eine Sesambeindeformierung.

Arthrosen der Handwurzelmittelhandgelenke (Karpometakarpalgelenke) finden sich gehäuft bei Kampfsportlern, v.a. bei Boxern

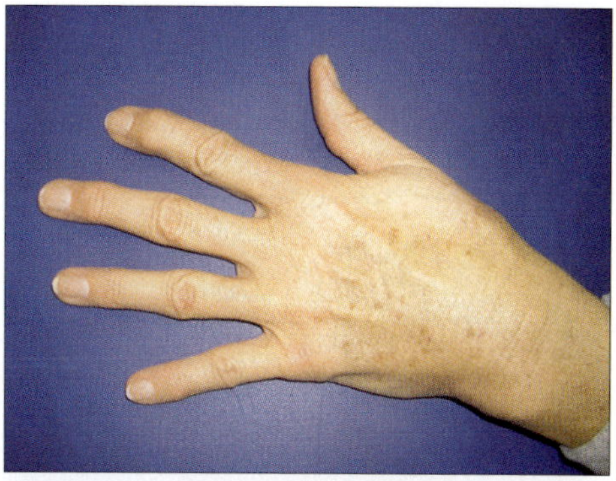

Abb. 18.30: Polyarthrose der Hand mit Veränderungen der Mittel- und Endgelenke; besonders deutlich ist die Arthrose des Zeigefingerendgelenks.

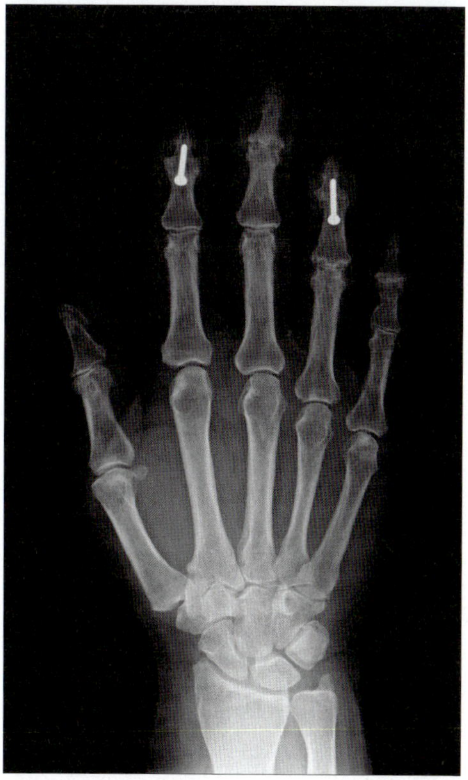

Abb. 18.31: Röntgenbild der Hand mit Arthrosen der Mittel- und Endgelenke (Polyarthrose). Die Endgelenke des Zeige- und Ringfingers wurden bereits versteift (sog. Arthrodese, hier: jeweils 1 Schräubchen).

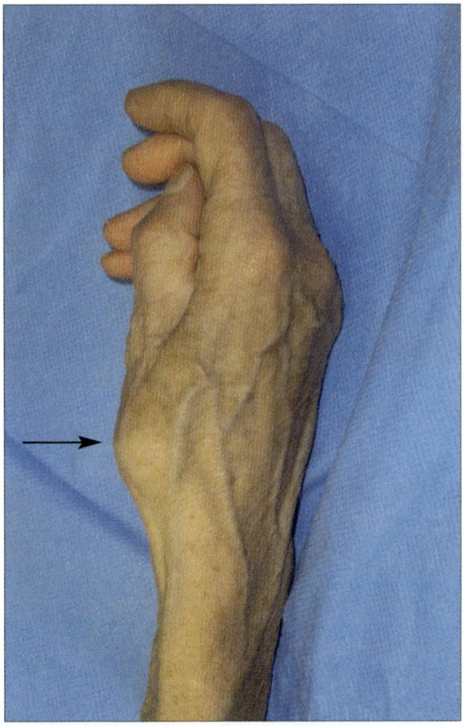

Abb. 18.32: Hand einer Patientin mit einer ausgeprägten Arthrose des Daumensattelgelenks (Rhizarthrose)

und Karateka, und bei Turnern. Die **Arthrose der Handwurzelmittelhandgelenke II–V** ist aber insgesamt selten und dann meist Folge von Basisfrakturen des zweiten, dritten, vierten oder fünften Mittelhandknochens mit Gelenkbeteiligung. Da diese Gelenke keinen großen Bewegungsspielraum haben, sind die Beschwerden der Betroffenen i.d.R. nicht gravierend.

Das **erste Handwurzelmittelhandgelenk I (Karpometakarpalgelenk I)** wird gebildet durch das Trapezbein und die Basis des ersten Mittelhandknochens. Dieses sog. **Daumensattelgelenk** hat die Bewegungsfreiheit eines Kugelgelenks und trägt wesentlich zur hervorragenden Beweglichkeit des Daumens bei. In diesem Gelenk kann der Daumen den Langfingern gegenübergestellt (opponiert) werden, außerdem erfolgt hier die Abspreizung des Daumens (Abduktion) bzw. das Heranführen desselben (Adduktion). Die **Daumensattelgelenkarthrose** (Rhizarthrose, s. Abb. 18.32) ist die häufigste Arthrose der Hand; meistens handelt es sich um die idiopathische Form, deren Ursache nicht geklärt ist. Seltener entsteht die Rhizarthrose posttraumatisch nach Gelenkfrakturen, z.B. der Basis des ersten Mittelhandknochens (Bennett-Fraktur, s. Kap. 18.4.1).

Diagnose. Die ersten **Symptome** sind morgendliche Steifigkeit und ein feinmotorisches Bewegungsdefizit in dem betroffenen Gelenk. In chronischen Fällen werden Druck-, Bewegungs- und Belastungsschmerzen angegeben, die Gelenkkapsel ist geschwollen. Das **Röntgenbild** zeigt, je nach Schweregrad der Veränderungen, eine Gelenkspaltverschmälerung und eine Verbreiterung der Gelenkflächen, manchmal kleine knöcherne Ausziehungen (Osteophyten) und eine Verdichtung der Knochenstruktur an der Grenze zwischen Knorpel und Knochen (subchondrale Sklerosierung). Im späteren Verlauf besteht eine Fehlstellung der Gelenkpartner (Subluxation). Die **Kernspintomografie** stellt diese Veränderungen ebenfalls dar, außerdem die Kapsel-Band-Verdickungen sowie die Kapselreaktion im Sinne einer Entzündung der Gelenkinnenschicht (Synovialitis) mit Ausbildung eines Gelenkergusses.

Meistens ist der erhobene Befund typisch für die Arthrose; die Verwechslung mit einer **Arthritis** ist aber grundsätzlich möglich. Dabei handelt es sich um eine Gelenkentzündung, die unterschiedliche Ursachen haben kann, bspw. eine Infektion – meistens durch Bakterien, seltener durch Viren, Pilze oder Parasiten –, Rheuma, Gicht oder Schuppenflechte (Psoriasisarthritis).

Therapie. Bei einer Arthrose der Hand werden, wie auch bei Arthrosen im Bereich anderer Körperregionen, konservative und operative Maßnahmen eingesetzt. Zahlreiche **Medikamente** werden angeboten, etabliert sind neben Schmerzmitteln v.a. nicht steroidale Antiphlogistika wie Diclofenac. „Knorpelaufbaupräparate“ sind umstritten (s. Kap. 8.5).

Besonders wichtig ist die **physikalische Therapie** wie Krankengymnastik bzw. Ergotherapie, ergänzt durch selbständige Übungen der Betroffenen, z.B. Arbeiten mit Handknetmasse (Therapiekitt) und Training mit Schaumgummisoftbällen. Bei akuten Beschwerden im Sinne einer „aktivierten“ Arthrose, z.B. nach einer sportlichen Aktivität wie Klettern, werden meist Kälteanwendungen als angenehm empfunden. Im chronischen Stadium verschafft Wärme eher Linderung, sie soll die Durchblutung und den Gelenkstoffwechsel fördern. Andere therapeutische Maßnahmen sind bspw. Handbäder und die Ultraschallbehandlung (s. Kap. 3.4). **Bandagen** und **Schienen (Orthesen)**, z.B. eine Mittelhand-Daumenhülse bei der Rhizarthrose, können für die Betroffenen im Alltag hilfreich sein, sind aber bei sportlichen Aktivitäten der Hand hinderlich. Eine Ruhigstellung der Hand bzw. von Teilen der Hand sollte – wenn überhaupt – nur bei massiven Beschwerden durchgeführt werden, und zwar lediglich für wenige Tage, weil sonst das Risiko der Einsteifung besteht.

Sofern die konservative Behandlung nicht mehr ausreichend ist, kommen verschiedene **Operationsverfahren** in Betracht, und zwar entweder bewegungserhaltende oder versteifende Operationstechniken:

Bei einer **Denervierung** werden schmerzleitende Nervenfasern durchtrennt. Eine Indikation dafür besteht zwar v.a. bei der Handgelenkarthrose (s. Kap. 17.7), aber z.B. auch bei schmerzhaften Arthrosen am Daumensattelgelenk und an den Fingergelenken. Denervierungen haben allerdings meistens nur einen vorübergehenden schmerzlindernden Effekt.

Gelenkversteifungen (Arthrodesen) in funktionsgerechter Stellung führen meistens zur Schmerzfreiheit, allerdings auf Kosten der Beweglichkeit. Das Operationsprinzip ist die Herstellung einer knöchernen Verbindung bzw. Überbrückung der Gelenkpartner nach Entfernung des durch die Arthrose geschädigten Knorpels. Die Stabilisierung bis zur Ausheilung erfolgt, je nach Lokalisation der Arthrodese, durch verschiedene Implantate, bspw. Schrauben, Kirschner-Drähte, Drahtnähte oder Platten. Fallweise ist zusätzlich eine Knochentransplantation erforderlich, meistens erfolgt die Knochenentnahme vom Beckenkamm. Vor allem bei Arthrosen der Mittel- und Endgelenke werden Arthrodesen durchgeführt; oftmals ist damit ein weitgehend schmerzfreier sportlicher Einsatz der Hand auf Kosten der Beweglichkeit möglich (s. Abb. 18.31).

Bei Arthrosen der Langfingergrundgelenke, v.a. aber bei der Daumensattelgelenkarthose (Rhizarthrose) wird als bewegungserhaltender Eingriff die **Resektionsarthroplastik** durchgeführt. Dabei werden Teile des Gelenks entfernt und damit „Platz geschaffen“, quasi ein neues Gelenk gebildet. Oft wird in das neugebildete Gelenk körpereigenes Gewebe platziert (sog. Resektions-Interpositions-Arthroplastik). Typisch bei der Rhizarthrose ist die Technik nach Epping, von der es verschiedene Modifikationen gibt. Dabei wird zunächst das Trapezbein entfernt. Dann wird die Sehne des speichenseitigen Handgelenkbeugemuskels (Flexor-carpi-radialis-Sehne) längsgespalten. Eine Sehnenhälfte verbleibt in ihrer anatomischen Position und ist weiterhin für die Handgelenkbeugung zuständig. Die andere Hälfte der längsgespaltenen Sehne, die am zweiten Mittelhandknochen ansetzt, wird durch einen Bohrkanal in der Basis des ersten Mittelhandknochens gezogen und fixiert. Auf diese Weise werden die beiden Mittelhandknochen miteinander verbunden, und es wird eine Stabilisierung des ersten Mittelhandknochens bei erhaltener Beweglichkeit des Daumens erreicht. Die restlichen Anteile der halbierten Sehne füllen die durch die Entfernung des Trapezbeins entstandene Höhle wie ein Polster auf.

Die **Entfernung eines oder beider Sesambeine** bei der Sesambeinarthrose ist ebenfalls ein, wenn auch selten durchgeführter, bewegungserhaltender Gelenkeingriff.

Der **künstliche Gelenkersatz mit einer Prothese (Alloarthroplastik)** erhält ebenfalls die Gelenkbeweglichkeit. Prothesen werden v.a. bei Arthrosen im Bereich der Mittel- und Grundgelenke eingesetzt. Probleme mit den Kunstgelenken sind v.a. die nicht endgültig geklärte Frage nach dem am besten geeigneten Material sowie das Risiko der Prothesenlockerung. Von schweren manuellen Tätigkeiten und sportlichen Belastungen ist abzuraten. Oftmals ist eine Arthrodese oder Resektionsarthroplastik besser.

Prävention. Eine spezifische Vorbeugung der **idiopathischen primären Arthrose** an der Hand ist nicht möglich, weil deren Ursache letztendlich nicht bekannt ist. Präventiv sinnvoll ist auf alle Fälle eine korrekte Technik bei „manuellen" Sportarten, z.B. beim Sportklettern, Entlastung und Vermeidung von aufgestellten Fingern an kleinen Griffen oder Vermeidung von hohen Belastungen ausschließlich des Fingerendgliedes wie in Einfingerlöchern, deren Tiefe nicht über das Endgelenk reicht. Dies lässt sich allerdings bei hohen Schwierigkeitsgraden wie in überhängendem Gelände kaum durchführen oder wird oftmals aus sportlichem Ehrgeiz etc. nicht gewünscht.

Die beste Vorbeugung einer **sekundären Arthrose** ist die adäquate Therapie von Gelenkverletzungen und -erkrankungen, z.B. von Bandverletzungen, Gelenkfrakturen oder Infektionen mit Gelenkbeteiligung. Dazu gehört auch, dass die betroffenen Sportler im Rahmen der Behandlung eine angemessene Sportpause akzeptieren, was ihnen nicht immer leicht fällt.

18.7 Verletzungen und Schäden der Handnerven

Die Nerven der Hand können bei sportlichen Aktivitäten chronisch geschädigt oder – seltener – akut verletzt werden.

18.7.1 Nervenverletzungen

Verletzungen der Handnerven beim Sport sind selten. Sie sind i.d.R. nicht sportartspezifisch, sondern entstehen zufällig, z.B. als Sturz beim Jogging in eine Glasscheibe. Die 3 Hauptnerven für die Hand, der Mittelnerv (lat.: *Nervus medianus*), der Ellennerv (lat.: *Nervus ulnaris*) und der Speichennerv (lat.: *Nervus radialis*), verlaufen im Bereich des Ober- und Unterarms zur Hand (s. Kap. 16.4). Nervenverletzungen können zu Problemen wie Sensibilitätsstörungen bzw. Einschränkungen der Beweglichkeit an der Hand führen; dabei kann sich die Verletzung sowohl direkt an der Hand oder aber auch im Ober- und Unterarmbereich befinden und indirekt auf die Hand auswirken.

Diagnose. Die Symptome der Nervenverletzung sind abhängig von der Funktion und vom Versorgungsgebiet des oder der betroffenen Nerven. Einzelheiten zur neurologischen Untersuchung, insbesondere auch zu den technischen Methoden, wurden im allgemeinen Teil dieses Buchs dargestellt (s. Kap. 9.2). Es können gleichzeitig auch andere anatomische Strukturen der Hand verletzt sein, z.B. Sehnen oder Blutgefäße.

Therapie. Bei einer vollständigen Nervendurchtrennung sollte so früh wie möglich eine **Nervennaht** durchgeführt werden; die Operation erfolgt unter mikrochirurgischen Bedingungen mithilfe des Operationsmikroskops. Weitere Details, auch zur Prognose, finden sich im allgemeinen Teil dieses Buch (s. Kap. 9.2). Im Rahmen der Operation werden auch Begleitverletzungen versorgt, z.B. durchtrennte Beugesehnen.

18.7.2 Chronische Nervenschäden

Im Gegensatz zu den Nervenverletzungen kommen chronische Schäden der Handnerven bei Sportlern relativ häufig vor. Die 3 Hauptnerven für die Hand sind der Mittelnerv (lat.: *Nervus medianus*), der Ellennerv (lat.: *Nervus ulnaris*) und der Speichennerv (lat.: *Nervus radialis*). Diese Nerven verlaufen im Bereich des Ober- und Unterarms durch anatomische Engpässe zur Hand. Kommt es in diesen physiologischen Engstellen zu einem Missverhältnis zwischen der Größe des Nervs und der Weite des Nervenlagers, so entsteht ein **Nervenengpasssyndrom (Nervenkompressionssyndrom)**, z.B. durch Druck von entzündetem und verdicktem Sehnenscheidengewebe. Damit verbunden sind dann für den betroffenen Sportler bzw. Patienten Schmerzen und – je nach Nervenfunktion – Gefühlsstörungen. Es kann außerdem zu motorischen Ausfällen mit Bewegungsstörungen oder Lähmung der durch den Nerv versorgten Muskulatur kommen.

Im allgemeinen Teil dieses Buchs finden sich weitere Ausführungen zu dieser Thematik (s. Kap. 9.4), im Folgenden sollen einige für Sportler wichtige Nervenkompressionssyndrome dargestellt werden. Bei unklarer Symptomatik müssen andere Ursachen der Nervenschädigung ausgeschlossen werden, z.B. Nervenirritationen bei Veränderungen im Bereich der Halswirbelsäule („Verschleiß").

18.7.2.1 Das Karpaltunnelsyndrom

Der Karpaltunnel ist die Durchtrittsstelle des Mittelnervs (Medianusnerv, lat.: *Nervus medianus*) vom Unterarm in den Handbereich. Dieser Tunnel wird am Boden begrenzt durch die Handwurzelknochen, das Dach des Tunnels ist ein derbes Band (lat.: *Retinaculum flexorum*). In dem Tunnel finden sich neben dem Nerv außerdem 9 Beugesehnen (mit ihren Sehnenscheiden) für den Daumen bzw. die Langfinger.

> Das Karpaltunnelsyndrom ist – nicht nur bei Sportlern – das häufigste Nervenkompressionssyndrom überhaupt und ein Beschwerdebild, das durch eine Druckschädigung des Mittelnervs bedingt ist. Der Engpass ist dabei der Karpaltunnel (s. Abb. 18.33). Etwa 10% der Erwachsenen haben Symptome. Frauen erkranken 3-mal häufiger als Männer.

Eine **häufige Ursache** des Karpaltunnelsyndroms sind neben anlagebedingten, möglicherweise erblichen Faktoren **belastungs-**

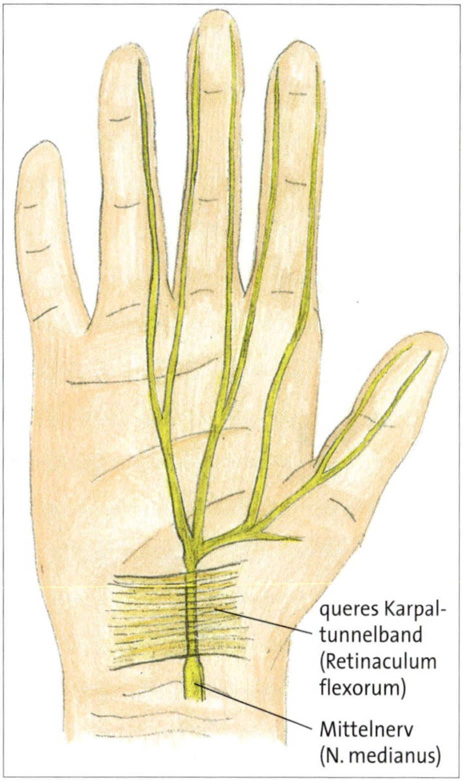

Abb. 18.33: Schematische Darstellung der Einengung des Mittelnervs im Karpaltunnel unter dem Band (lat.: *Retinaculum flexorum*), das über dem Tunnel verläuft. Bei der Operation wird das Band durchtrennt.

abhängige oder **chronisch-entzündliche Schwellungszustände der Beugesehnenscheiden** (Sehnenscheidenverdickung: Tendosynovialhypertrophie; Sehnenscheidenentzündung: Tendosynovialitis). Dabei komprimiert das entzündete und geschwollene Sehnengleitgewebe den Mittelnerv, z.B. bei Gewichthebern, Bodybuildern, Kraftdreikämpfern, Tennisspielern, Kajak- und Kanusportlern oder Ruderern, Sportkletterern sowie Fechtern („Fechtmeisterkrankheit"). **Andere Ursachen** sind Frakturen und Verrenkungen im Handwurzelknochen- und Handgelenkbereich. Bei langjährigen Sportkletterern lassen sich gelegentlich mittels Kernspintomografie lange Muskelbäuche der Beugemuskulatur nachweisen, die bis in den Karpaltunnel reichen und als mitverantwortlich angesehen werden. Vergleichsweise selten liegen Stoffwechselerkrankungen zugrunde (z.B. Diabetes mellitus: Zuckerkrankheit), Tumoren (Handgelenkganglion, s. Kap. 18.11.4) oder Rheuma (s. Kap. 18.11.1). In der Schwangerschaft ist die Ursache eine Vermehrung des Gewebswassers (Ödem), hier verschwinden die Symptome oft nach der Entbindung. Nicht immer ist eine Ursache offensichtlich, man spricht dann vom **idiopathischen Karpaltunnelsyndrom**.

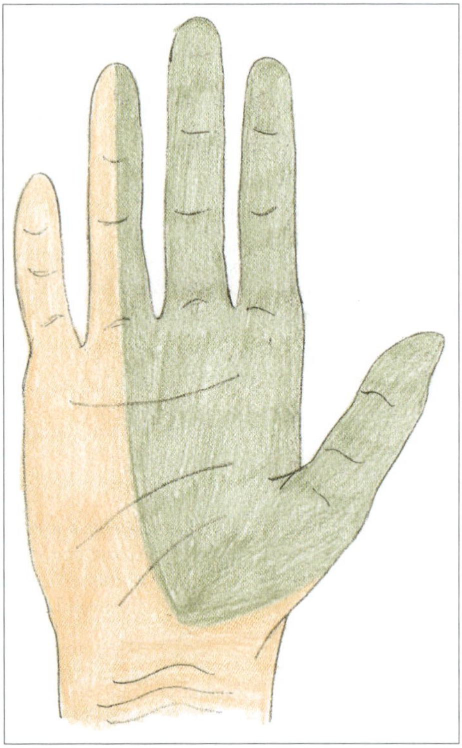

Abb. 18.34: Lokalisation der Gefühlsminderung („Taubheit") sowie der Missempfindungen beim Karpaltunnelsyndrom

Diagnose. Die Symptome entwickeln sich meistens über einen längeren Zeitraum. Typisch sind **Schmerzen** und **Missempfindungen** bzw. ein **Taubheitsgefühl im sensiblen Versorgungsgebiet des Mittelnervs**, d.h. in der Hohlhand sowie auf der Beugeseite des Daumens, Zeigefingers, Mittelfingers sowie der speichenseitigen Hälfte des Ringfingers (s. Abb. 18.34). Typisch sind ein Schwellungsgefühl der Hand und die Störung des Nachtschlafs. Die Schmerzen können bis in den Oberarm ausstrahlen. Durch Schädigung der motorischen Anteile des Nervs wird die **Daumenballenmuskulatur** in Mitleidenschaft gezogen und **bildet sich zurück** (Daumenballenatrophie, s. Abb. 18.35), im fortgeschrittenen Stadium resultiert eine **Kraftminderung**, aber auch ein **Nachlassen der Geschicklichkeit** bei Handgriffen alltäglicher Verrichtungen, z.B. Schwierigkeiten beim Türaufschließen oder Hemdzuknöpfen.

Äußerlich betrachtet ist die Hand meist unauffällig, die Daumenballenatrophie ist ein Spätzeichen und heute eher selten. Die Sensibilitätsprüfung der vom Mittelnerv versorgten Finger erfolgt im Vergleich zum Kleinfinger, an dem der Ellennerv für das Gefühl zuständig ist; beim leichten Bestreichen wird im typischen Fall am Kleinfinger „normales Gefühl" angegeben. Eine Objektivierung erfolgt durch Überprüfung der 2-Punkte-Diskrimination mit einer Büroklammer (s. Kap. 3.2).

Das Beklopfen des Nervs durch den Mittelfinger des Untersuchers im Bereich der Handgelenkbeugefurchen kann zu elektrisierenden Missempfindungen führen, die bis in die vom Mittelnerv versorgten Finger ausstrahlen (**Hoffmann-Tinel-Zeichen**). Auch die maximale Beugung des Handgelenks im Rahmen der Untersuchung führt bei positivem Befund innerhalb von etwa 15–20 s zu Missempfindungen (**Phalen-Test**). Die Prüfung der Motorik zeigt im späteren Stadium eine Störung der Daumenbeweglichkeit, insbesondere der Daumenopposition, die es dem Daumen normalerweise ermöglicht, mit anderen Fingern eine Art „Zange" zu bilden.

Die Objektivierung der Diagnose erfolgt durch einen Neurologen mittels **elektrophysiologischer Untersuchung** mit Messung der Nervenleitgeschwindigkeit und Elektromyografie (s. Kap. 3.2). Diese Diagnostik ist bei positivem Befund zweifellos am aussagekräftigsten, jedoch schließen Normalwerte ein operationswürdiges Karpaltunnelsyndrom nicht aus. Röntgenaufnahmen der Hand bzw. des Handgelenks werden nur beim Verdacht auf knöcherne Veränderungen als Ursache des Karpaltunnelsyndroms angefertigt, z.B. nach Handgelenkfrakturen. Entsprechendes gilt für die Computertomografie. Die Kernspintomografie ist nur ausnahmsweise erforderlich, z.B. zur Weichteildarstellung bei Tumoren, die zur Druckschädigung des Nervs geführt haben.

Im **typischen Fall** ist die Diagnose einfach. Jedoch wird das Karpaltunnelsyndrom nicht selten insbesondere im Anfangsstadium **fehlgedeutet**, bspw. als „Durchblutungsstörungen" oder „Schulter-Arm-Syndrom" (z.B. bei Tennisspielern). Veränderungen im Bereich der Halswirbelsäule (z.B. ein Bandscheibenvorfall) als Ursache der Beschwerden lassen sich durch eine neurologische Untersuchung sowie Röntgenaufnahmen und evtl. eine Kernspintomografie der Halswirbelsäule abgrenzen.

Therapie. Nicht jedes Karpaltunnelsyndrom bedarf einer Behandlung, wenn bspw. nur gelegentliche Probleme bestehen.

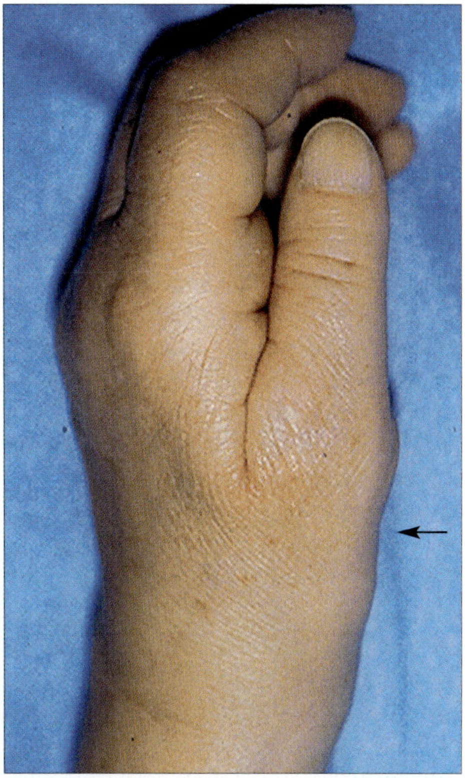

Abb. 18.35: Fortgeschrittenes Karpaltunnelsyndrom mit deutlicher Verschmächtigung der Daumenballenmuskulatur

Bei eindeutigem Befund, mehrmonatigen und erheblichen Beschwerden sowie erfolgloser konservativer Behandlung des Karpaltunnelsyndroms (s.u.) ist eine **Operation** angezeigt. Das Prinzip dabei ist die **Dekompression des Nervs**, also die Beseitigung der Einengung. Das den Nerv bedeckende derbe Band (lat.: *Retinaculum flexorum*), das Dach des Karpaltunnels, wird durchtrennt. Meistens wird ein **offenes operatives Vorgehen** mit einem kleinen Schnitt von 2–3 cm durchgeführt.

Dieses offene minimalinvasive Verfahren bietet eine optimale Übersicht und erlaubt weitere Maßnahmen, bspw. die Entfernung von chronisch verdicktem Sehnengleitgewebe. Andere Ursachen des Karpaltunnelsyndroms, z.B. ein Handgelenkganglion, können ebenfalls beseitigt werden. Von manchen Handchirurgen wird außerdem eine sog. Karpaldachplastik durchgeführt: Dabei wird das Retinaculum flexorum z.B. mit einer höher gelegenen Bindegewebeschicht der Hand (Palmaraponeurose) wieder zusammengenäht. Auf diese Weise wird der Karpaltunnel einerseits erweitert und andererseits die biomechanische, stabilisierende Funktion dieses Bands erhalten, was für „manuelle" Sportarten wie Tennis, Gewichtheben oder Klettern wichtig sein kann. Zur Vermeidung eines Blutergusses wird am Ende der Operation für 1–2 Tage eine Drainage eingelegt.

Nach Abklingen des Wundschmerzes ist eine rasche Besserung der Beschwerden die Regel. Die Sportler sollten frühzeitig mit selbständigen Bewegungsübungen der Finger (Streckung, Faustschluss) beginnen. Nur in Ausnahmefällen ist eine Physio- oder Handtherapie notwendig. Manchmal wird nach der Operation kurzfristig eine Handgelenkschiene verordnet. Die Narbe kann nach Entfernung der Hautfäden mit einer handelsüblichen fetthaltigen Creme behandelt werden, spezielle „Narbensalben" sind nicht erforderlich.

Das Karpaltunnelsyndrom kann auch endoskopisch operiert werden („Schlüssellochchirurgie"). Dabei handelt es sich um ein umstrittenes Verfahren, bei dem zahlreiche Risiken und Komplikationen beschrieben wurden, u.a. Nerven-, Beugesehnen- und Blutgefäßverletzungen. Langfristig sind die Ergebnisse der endoskopischen Operation nicht besser als die der offenen Technik.

Die **konservative** Therapie bringt **selten** dauerhaften Erfolg. Sie empfiehlt sich oft in der Schwangerschaft sowie bei geringen Beschwerden und fehlenden Veränderungen der elektrischen Nervenleitung. In diesen Fällen kann eine Schienenbehandlung in leichter Streckung des Handgelenks, überwiegend als Nachtschiene, Linderung bringen. Manchmal werden Vitamin-B-Präparate verordnet. Bei einer chronischen Beugesehnenscheidenentzündung kann ein Antiphlogistikum (z.B. Diclofenac, nicht bei Magen- oder Zwölffingerdarmgeschwüren) eingesetzt werden. Eine lokale Kortisoninjektion an den Nerv (nicht *in* den Nerv!) ist kritisch zu betrachten, weil der Nerv dabei verletzt werden kann. Kanusportler mit einem Karpaltunnelsyndrom sollten ein Paddel mit geringem Umfang wählen, weil dann weniger fest zugegriffen werden muss. Entsprechendes gilt auch für die Auswahl eines Tennisschlägers.

Prognose. Die Ergebnisse sind bei **frühzeitiger, korrekt durchgeführter Operation sehr gut**. Narbenbeschwerden sind selten und meistens vorübergehend. Bei ausgeprägten Befunden dauert die Rückbildung der Sensibilität sowie der muskulären Ausfälle manchmal mehrere Monate. Hier sind neurologische Verlaufskontrollen sinnvoll. Bleibende Ausfälle sind nur zu erwarten, wenn die Operation erst im Spätstadium erfolgte und der Nerv bereits „ausgebrannt" war. Eine sportliche Belastung der Hand mit festem Zugreifen sollte zur Sicherung der Heilung frühestens nach 8 Wochen erfolgen. Bei bleibenden Beschwerden oder Wiederauftreten derselben muss auch an eine unvollständige Spaltung des Retinaculum flexorum gedacht werden, in diesem Fall ist ein Zweiteingriff notwendig.

18.7.2.2 Das Loge-de-Guyon-Syndrom – die „Radfahrerlähmung"

Das Loge-de-Guyon-Syndrom ist ein **Engpasssyndrom (Kompressionssyndrom) des Ellennervs** (lat.: *Nervus ulnaris*) im Handgelenkbereich. Der Ellennerv verläuft an der Beugeseite des Unterarms gemeinsam mit der Ellenarterie zur Hand (s. Abb. 16.3). Der Eintritt des Nervs in den Handbereich erfolgt zusammen mit der Arterie in einer tunnelartigen Loge (Guyon'sche Loge, Loge de Guyon). Im Gegensatz zum vergleichsweise tief in der Hohlhand gelegenen Karpaltunnel (mit dem Mittelnerv und den Beugesehnen, s. Kap. 18.7.2.1) liegt die Guyon'sche Loge oberflächlich fast direkt unter der Haut. Das Logendach wird von verschiedenen Bandstrukturen gebildet. Kurz vor oder innerhalb dieses Kanals erfolgt die Aufteilung des Nervs in einen oberflächlichen, sensiblen Ast (für den vierten und fünften Finger) und einen tiefen, motorischen Ast (für die Kleinfingerballenmuskulatur und die Handbinnenmuskeln).

Das Engpasssyndrom des Ellennervs in der Loge de Guyon ist **wesentlich seltener** als das Karpaltunnelsyndrom. Ursache kann eine direkte Schädigung durch ein akutes oder meistens chronisches Trauma sein. Relativ häufig entsteht dieses Nervenkompressionssyndrom als **„Handgrifflähmung"** bei Radfahrern (**„Radfahrerlähmung"**, s. Abb. 18.36), insbesondere dann, wenn sehr lange Strecken gefahren werden. Eine direkte Schädigung des Nervs ist auch möglich durch den Anprall des Balls bei Ballsportarten. Auch die Hantelstange bei Gewichthebern ist als Ursache bekannt, ebenso die Entstehung durch Druckschädigung bei Schlägersportarten, z.B. Tennis, Golf und Baseball. Handkantentraining bei Karatesportlern kann ebenfalls zur Nervenirritation führen (dabei kann es dann beim sog. Hypothenar-Hammer-Syndrom auch zur Thrombose der Ellenarterie kommen, s. Kap. 18.8). Ein Sturz auf das Handgelenk mit Handwurzelknochenbruch ist ebenfalls als potenzielle Ursache zu nennen (z.B. Fraktur des Erbsenbeins oder des Hakens des Hakenbeins). Tumoren als Ursache dieser Druckschädigung sind Raritäten, z.B. Handgelenkganglien oder Fettgeschwülste. **Nicht immer** ist eine Ursache zu klären.

Diagnose. Das Beschwerdebild kann erheblich variieren. Typische Symptome sind **Schmerzen** und **Missempfindungen mit Taubheitsgefühl im Kleinfinger** und teilweise auch **im Ringfinger**. Ist v.a. der motorische Ast des Ellennervs betroffen, so wird über ein Schwächegefühl berichtet, es kommt zur sichtbaren Muskelminderung der vom Ellennerv versorgten Handbinnenmuskeln, v.a. der Zwischenknochenmuskeln. Ist die Muskulatur zurückgebildet (atrophiert), so sinkt am Handrücken die Haut zwischen den Mittelhandknochen zu tiefen Furchen ein. Die Kleinfingerballenmuskulatur ist gemindert. Der Daumen kann nicht mehr herangeführt (adduziert) werden und steht abgespreizt. Bei voller Ausprägung der Nervenschädigung resultiert die sog. **Krallenhand** mit Überstreckung der Finger in den Grundgelenken sowie Beugung in den Mittel- und Endgelenken.

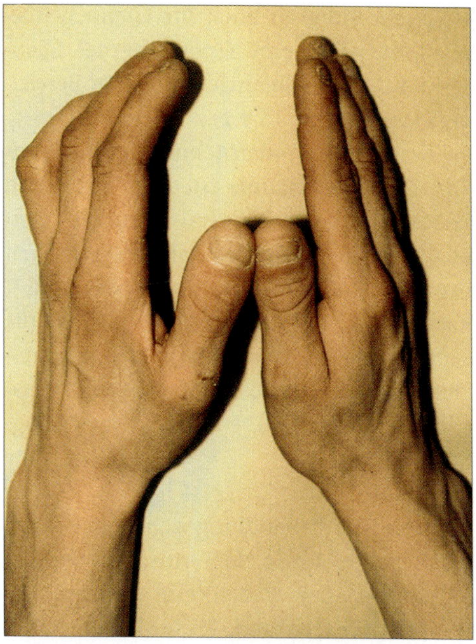

Abb. 18.36: Loge-de-Guyon-Syndrom der linken Hand (Radfahrerlähmung). Die Muskelminderung wird auf diesem Bild besonders zwischen dem 1. und 2. Mittelhandknochen deutlich.

Das Loge-de-Guyon-Syndrom kann **gemeinsam mit einem Karpaltunnelsyndrom** auftreten und dann zu einer gemischten Symptomatik führen. Aus diesem Grunde sollte stets eine neurologische Abklärung erfolgen. Der Neurologe misst die Nervenleitgeschwindigkeit auch im Ellenbogenbereich, weil dort eine Einengung des Ellennervs wesentlich häufiger ist als im Bereich der Hand (s. Kap. 15.4.1).

Eine Röntgenuntersuchung der Hand mit Karpaltunnelaufnahme ist angezeigt, wenn knöcherne Veränderungen vermutet werden, z.B. die Fraktur des Hakens des Hakenbeins (bei Rückschlagsportarten oder Golf, s. Kap. 17.3.2). Entsprechendes gilt für die Computertomografie. Eine Kernspintomografie kann in unklaren Fällen seltene Ursachen aufdecken, z.B. Nachweis eines Ganglions.

Therapie. Die Behandlung richtet sich nach der **Ursache** sowie dem **Ausmaß** der Beschwerden. Bei Radfahrern können die Symptome nach Wechsel des Lenkers bzw. der Auswahl gut gepolsterter Handgriffe und dem Tragen von Handschuhen verschwinden. Entscheidend ist auch eine korrekte Sitzposition mit adäquater Höheneinstellung der Lenkstange bzw. des Sattels, damit nicht zu viel Körpergewicht auf die Hand übertragen wird – empfohlen wird meist weniger als ein Drittel, wenn Radfahrer zu weit vorne lehnen. Auch gute Handschuhe können zur Abpolsterung des Nervs beitragen und Druck- und Stoßbelastungen reduzieren, z.B. bei Bodybuildern. In anderen Fällen kann die vorübergehende Ruhigstellung auf einer Unterarmschiene zur Heilung führen, evtl. in Kombination mit Medikamenten wie beim Karpaltunnelsyndrom.

> Bei Nichtbesserung der Beschwerden oder Fortschreiten der motorischen Störungen mit muskulären Ausfällen ist die operative Behandlung des Loge-de-Guyon-Syndrom erforderlich.

Das Prinzip der Operation ist die **Dekompression des Ellennervs**, also die Beseitigung der Einengung. Dabei wird der Nerv gemeinsam mit der ihn begleitenden Ellenarterie dargestellt. Das bindegewebige Dach der Guyon'schen Loge wird komplett gespalten und die Aufzweigung des Nervs in seinen oberflächlichen und tiefen Ast verfolgt. Findet sich ein Ganglion, so wird dieses entfernt. Lässt sich als Kompressionsursache der frakturierte Haken des Hakenbeins identifizieren, so wird dieser entweder refixiert oder entfernt. Bei einem gleichzeitig bestehenden Karpaltunnelsyndrom wird der Mittelnerv ebenfalls dekomprimiert. Grundsätzlich wird am Ende der Operation eine Drainage eingelegt zur Vermeidung eines Blutergusses, der zur erneuten Vernarbung und Nerveneinengung führen kann.

Prognose. Die Prognose nach der Operation ist i.d.R. **gut**, obwohl nicht immer eine eindeutige Ursache aufgedeckt wird. Eine Ruhigstellung mit einer Schiene kann für etwa 1 Woche erfolgen, ist aber nicht zwingend erforderlich. Wichtig sind frühzeitige aktive selbstständige Bewegungsübungen, bei Bewegungsdefiziten, v.a. in Folge von muskulären Ausfällen, unter krankengymnastischer bzw. handtherapeutischer Anleitung. Sofern nicht bereits vor der Operation ausgeprägte Lähmungserscheinungen vorhanden waren, ist die Hand beim Sport nach etwa 8 Wochen wieder voll einsatzfähig.

18.7.2.3 „Bowling-Daumen" und „Bowling-Finger" sind Druckschäden der Fingernerven

Bowling kann zu einer chronischen Schädigung der Fingernerven führen. An den Kanten der Grifflöcher der Kugel, die für das Einführen des Daumens bzw. der Finger vorgesehen sind, entstehen erhebliche Druck-, Zug- und Reibungskräfte. Die intensive Ausübung dieses Sports führt nicht nur zu Hautschwielen, sondern auch zur Nervenkompression im Bereich des Daumens bzw. der Finger. Durch die chronische Reizung resultiert eine Bindegewebsvermehrung mit narbiger Nerveneinengung sowie Verdickung der äußeren Nervenhülle bis hin zur Ausbildung eines Nervenknotens (Neurom). Derartige Veränderungen kommen v.a. am Daumen, am Mittel- und am Ringfinger vor.

Diagnose. Charakteristisch sind **Missempfindungen** im betroffenen Nervenausbreitungsgebiet mit zum Teil elektrisierender Überempfindlichkeit und Schmerzen. Äußerlich sichtbar sind meistens die lokale Weichteilschwellung sowie eine Gelenkschwellung im Finger- und Daumenbereich sowie Druck- und Bewegungsschmerz.

Therapie. Die Behandlung erfolgt **meistens konservativ** mit Schonung bzw. Sportpause, evtl. auch medikamentös (z.B. Gabe eines Antiphlogistikums wie Diclofenac). Eine lokale Eisbehandlung kann die Beschwerden ebenfalls lindern, muss aber wegen der Gefahr einer lokalen Erfrierung sehr vorsichtig durchgeführt werden. Ferner wird die Änderung des Daumengriffes dergestalt empfohlen, dass die empfindliche Region nicht mehr kontaktiert wird. Auch das Polstern der Eingriffslöcher kann die mechanische Nervenirritation vermindern und die Beschwerden lindern.

Bei chronischem Verlauf mit erheblichen Beschwerden wird die Operation mit Nervendekompression unter mikrochirurgischen Bedingungen empfohlen (Lupenbrille oder Operationsmikroskop), evtl. mit Nervenverlagerung. Dies kann bei günstigem Verlauf zur Beschwerdefreiheit mit der Möglichkeit der Wiederaufnahme des Bowling-Sports führen.

18.8 Blutgefäßverletzungen und -schäden der Hand

Verletzungen und Schäden der Blutgefäße der Hand sind insgesamt selten. Sportbedingte **offene Gefäßverletzungen**, bei denen also eine gleichzeitige Verletzung der Haut vorliegt, sind i.d.R. zufallsbedingt. Sie entstehen bspw. bei einem Sturz in eine Glasscherbe und sind nicht selten mit weiteren Verletzungen wie Sehnen- oder Nervendurchtrennungen vergesellschaftet. Die Behandlung erfolgt operativ. Bei einer spritzenden Blutung sollte am Unfallort ein Druckverband angelegt werden (s. Kap. 10.2).

Geschlossene Gefäßverletzungen der Hand, also ohne gleichzeitige Hautverletzung, entstehen durch ein akutes Trauma oder durch eine chronische Schädigung. Es gibt einige Sportarten, die diesbezüglich besonders risikoreich sind, z.B. Ball- oder Kampfsportarten. So werden Durchblutungsstörungen im Bereich der Finger durch wiederholte, chronische Prellungen der Hand v.a. bei Ballsportarten beobachtet. Ursächlich sind Fangen, Blocken, Schlagen und Schmettern eines Balls, insbesondere beim Handball, Baseball, Softball oder Volleyball. Die Symptome wie Kälte- und Taubheitsgefühl sowie Blauverfärbung (Zyanose) der Finger verstärken sich mit zunehmender Spieldauer und treten auch schon bei Jugendlichen auf. Nach einer Sportpause bilden sich die Symptome i.d.R. wieder zurück, daher handelt es sich wahrscheinlich um Gefäßkrämpfe (Spasmen). Als Prävention werden weichere Bälle und gut gepolsterte Handschuhe empfohlen.

Im Folgenden soll noch auf eine besondere Form der geschlossenen Blutgefäßverletzung eingegangen werden, und zwar das sog. Hypothenar-Hammer-Syndrom.

Das Hypothenar-Hammer-Syndrom – hör' mal, wer da hämmert

Das Hypothenar-Hammer-Syndrom ist der seltene **Verschluss der Ellenarterie** (lat.: *Arteria ulnaris*, s. Abb. 18.37) im Bereich des Kleinfingerballens (Hypothenar). Die Ellenarterie zieht gemeinsam mit feinen Begleit-

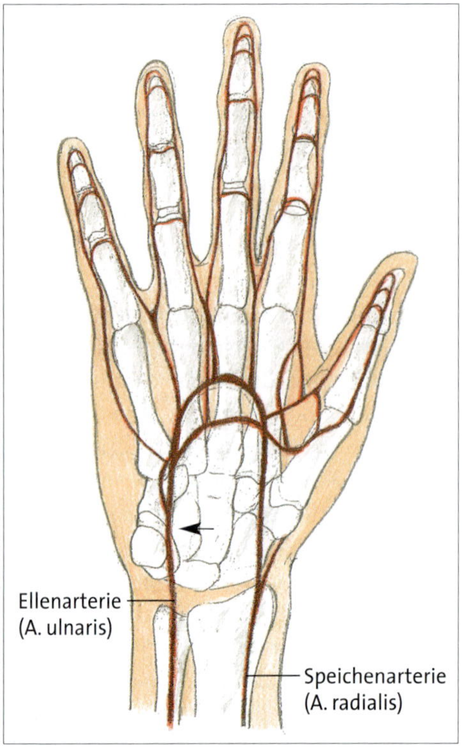

Abb. 18.37: Schlagadern der Hand mit Lokalisation des Verschlusses der Ellenarterie beim Hypothenar-Hammer-Syndrom. (Hohlhandseitige Ansicht, der die Ellenarterie begleitende Ellennerv ist nicht dargestellt.)

venen und dem Ellennerv (lat.: *Nervus ulnaris*) vom Unterarm zur Hohlhand durch die sog. Guyon'sche Loge im Bereich des Hypothenar (s. Kap. 18.7.2.2). Dabei verläuft die Arterie zwischen 2 Handwurzelknochen – dem Erbsenbein und dem Hakenfortsatz des Hakenbeins – relativ ungeschützt, weil die Weichteildeckung in diesem Bereich gering ist.

Einmalige oder wiederholte Gewalteinwirkung kann die Gefäßwand schädigen und zum Blutgefäßverschluss durch eine Blutgerinnselbildung (Thrombose) führen, insbesondere bei einem Sturz oder bei Handwerkern, die den Kleinfingerballen als Schlagwerkzeug („Hammer") benutzen. Eine besondere Gefährdung ergibt sich bei bestimmten Sportarten, insbesondere beim Taekwondo und Karate durch Handkantenschläge, aber auch beim Handball oder Volleyball. Auch die Einwirkung des Schlägergriffs beim Baseball, Softball, Golf, Badminton sowie Hockey kann ein Hypothenar-Hammer-Syndrom bewirken.

Diagnose. Die betroffenen Sportler berichten über **Missempfindungen, Schmerzen oder Kältegefühl** sowie **bläuliche Verfärbung der Finger bei Kälteeinwirkung**. Meistens sind der **Ringfinger** und der **Kleinfinger** betroffen. Oft besteht ein lokaler Druckschmerz, manchmal ist die Arterie als schmerzhafter Strang tastbar. Beim sog. **Allen-Test** drückt der Untersucher die Speichenarterie, das ist die andere Hauptschlagader der Hand, am Handgelenk ab (also dort, wo normalerweise der Puls getastet wird): Durch wiederholten Faustschluss pumpt der Patient die Hand aktiv blutleer. Bei einem Verschluss der Ellenarterie kommt es zu einer Weißverfärbung der Hand, die erst wieder durchblutet wird, wenn die Speichenarterie nicht mehr abgedrückt wird.

Das **Röntgenbild** lässt knöcherne Begleitverletzungen bzw. Ursachen erkennen, z.B. die Fraktur des Erbsenbeins oder des Hakens des Hakenbeins. Der Verschluss der Ellenarterie wird durch eine spezielle Ultraschalluntersuchung, die **Dopplersonografie** (s. Kap. 3.2) sowie durch die Röntgenkontrastmitteldarstellung des Gefäßes (**Angiografie**), manchmal auch durch eine **Kernspintomografie** dargestellt. Dabei zeigt sich auch die Durchblutungsstörung der Fingerarterien insbesondere im Klein- und Ringfingerbereich, die aus der Ellenarterie abzweigen.

Das Hypothenar-Hammer-Syndrom ist möglicherweise gar nicht so selten, wie immer behauptet wird; wahrscheinlich wird nur zu wenig daran gedacht.

Es sollte eine neurologische Untersuchung erfolgen, weil das Krankheitsbild **mit einem Engpasssyndrom** des Ellennervs in der

Guyon'schen Loge **verwechselt** werden kann (s. Kap. 18.7.2.2); dieses kann aber auch durch die thrombosierte und gequollene Ellenarterie bedingt sein, wenn die geschädigte Schlagader den Nerv „abdrückt".

Therapie. Die Behandlung wird **operativ** durchgeführt. Das Gerinnsel wird entfernt, der geschädigte Gefäßabschnitt meistens ebenfalls. Die Wiederherstellung des Blutstroms erfolgt durch eine direkte Gefäßnaht (Anastomose), bei einer größeren Defektstrecke wird ein Stück einer Vene (vom Unterarm entnommen) wie ein Stück Schlauch zwischengeschaltet.

Prognose. Sofern es nicht zu einem erneuten Verschluss nach der Operation kommt, ist die Prognose **gut**. Manchmal verbleiben Narbenbeschwerden.

18.9 Besondere Handprobleme beim Sport

18.9.1 Der „Boxerknöchel", das HIT-Syndrom und die Verletzung der geballten Faust – besondere Handprobleme beim Kampfsport

Faustkämpfer wie Boxer und v.a. Karateka führen oftmals ihr Schlagtraining auch ohne Handschuhe durch. Ziel ist es, die Knöchel „abzuhärten", um die Wirkung von Faustschlägen bzw. -stößen beim Treffer zu erhöhen. Ein trainierter Karatekämpfer erreicht beim Schlag oder Fauststoß Geschwindigkeiten um 60 km/h, dabei werden Kräfte bis zu 3000 N/cm^2 ausgeübt; mit einer Geschwindigkeit von etwa 48 km/h kann man ein Stück Beton zerbrechen, weil Knochen zumindest in Richtung seiner Belastungslinien härter als dieser Werkstoff ist.

Durch das Schlagtraining kann es zu einer **chronischen Haut-, Strecksehnen-, Gelenkkapsel-, Knorpel- und Knochenschädigung** im Bereich der **Mittelhandköpfchen II–V** kommen. Insbesondere im Bereich des zweiten und des am meisten hervorragenden dritten Mittelhandknochens, mit denen bevorzugt getroffen wird, werden diese sog. **Boxerknöchel** teilweise bewusst provoziert. Für derartige Veränderungen bei Karatekämpfern gibt es auch den Begriff **HIT-Syndrom** (engl.: *hypertrophic infiltrative tendinitis*), der v.a. auf die Schädigung der Strecksehnen abzielt – nicht zu verwechseln übrigens mit dem seltenen HIT-Syndrom mit Verminderung der Blutplättchen nach Heparinbehandlung (heparininduzierte Thrombozytopenie, s. Kap. 3.3.4).

Ähnliche Schäden wie an den Grundgelenken werden auch über den **Fingermittelgelenken** beobachtet; diese werden Fingerknöchelpolster (engl.: *knuckle pads*) genannt und dürfen nicht mit ähnlichen Veränderungen bei der Dupuytren-Kontraktur verwechselt werden (s. Kap. 18.11.2). Letztendlich kann exzessives Training zu einer schweren Gelenkschädigung bis zur Arthrose führen.

Die **Verletzung der geballten Faust** (engl.: *clenched fist injury*) ist eine Zahnschlagverletzung, die bspw. bei Kampfsportarten wie Karate entstehen kann, wenn die unbehandschuhte Faust die Zähne des Trainingspartners bzw. Gegners trifft. Wegen der speziellen Problematik wird das Thema bei den Bissverletzungen ausführlich dargestellt (s. Kap. 29.6).

Therapie. Nicht selten sind Sportler mit **Boxerknöcheln** uneinsichtig und schonen sich nicht. Oftmals wird erst bei massiven schmerzhaften Veränderungen eine Behandlung gewünscht, teilweise wird Kortison gefordert. Die therapeutischen Möglichkeiten sind dann meist begrenzt, da bereits irreversible Schäden entstanden sind („verschlagene" Fingergrundgelenke). Im Rahmen einer Operation kann man versuchen, das Narbengewebe zu entfernen und die geschädigte Strecksehne bzw. Gelenkkapsel zu rekonstruieren. Die Maßnahmen bei einer Arthrose werden an anderer Stelle dargestellt (s. Kap. 18.6).

Als vorbeugende Maßnahmen sind neben einer adäquaten Technik das Bandagieren der Hände und das Tragen von geeigneten Boxhandschuhen zu nennen.

18.9.2 Squashspielerfinger

Durch verkrampftes Halten des Schlägergriffs bei Rückschlagsportarten (v.a. Squash) entstehen Schmerzen in der Mittelhandregion des Daumen- bzw. Zeigefingers. Für die Beschwerden wird eine muskuläre Überlastung verantwortlich gemacht, v.a. des langen Daumenabspreizers (lat.: *Musculus abductor pollicis longus*) sowie der Zwischenknochenmuskulatur in diesem Bereich (lat.: *Musculus interosseus dorsalis I*). Als Behandlung im akuten Stadium empfehlen sich Entlastung und evtl. Kälteanwendung – Vorsicht aber, dass keine Erfrierung entsteht. Zur Vorbeugung sollten die Schlagtechnik bzw. die Schlägerhaltung überprüft werden: Der Griff wird nur mit dem Daumen sowie dem dritten bis fünften Finger umfasst, während der Zeigefinger auf den Schläger „gelegt" wird. Daumen und Zeigefinger bilden ein „V", der Zeigefinger liegt vor dem Daumen.

18.10 Infektionen gefährden die Sportlerhand

Das Eindringen von Mikroorganismen, also Krankheitserregern wie z.B. Bakterien, Viren oder Pilze, in einen Makroorganismus wie den Menschen bezeichnet man als **Infektion** oder kurz als Infekt (Ansteckung). Die grundsätzliche Problematik von Infektionen wird an anderer Stelle ausführlich dargestellt (s. Kap. 29). Im Folgenden soll über spezielle Infektionen an der Hand und ihre Bedeutung für Sportler informiert werden, da es sich um eine relativ häufige Problematik im sportmedizinischen Alltag handelt.

18.10.1 Handinfektionen durch Bakterien

Die meisten Infektionen der Hand sind eitrige Entzündungen und werden durch Bakterien verursacht. Häufigster Krankheitserreger ist das eiterbildende Bakterium **Staphylococcus aureus**. Oftmals handelt es sich um Mischinfektionen, bei denen weitere Keime gefunden werden, z.B. auch Darmbakterien.

Infektionen der Hand entstehen beim Sport – und auch im Alltag – **häufig nach Gelegenheitsverletzungen**, z.B. Schürfungen. Die Erreger dringen durch die geschädigte Haut ein. Dabei muss die Wunde keineswegs spektakulär sein. Unzureichende Hygiene und schlecht gepflegte Haut begünstigen das Auftreten einer Handinfektion, ferner mangelnde Ruhigstellung bei offenen Verletzungen, weil eine Sportpause bei „Handsportarten" trotz offener Wunde nicht eingehalten wird. Nicht immer ist bei Handinfektionen eine Ursache erkennbar. Bei gehäuftem Auftreten muss an einen Diabetes mellitus („Zuckerkrankheit") sowie an eine Schwächung der körpereigenen Abwehr gedacht werden.

Infektionen können auch nach einer Handoperation oder einer Handgelenkarthroskopie entstehen bzw. nach einer Spritze (z.B. Kortison), selten auch bei einer Infektion in der unmittelbaren Nachbarschaft oder in einer anderen Körperregion, wobei die Erreger auf dem Blutweg ins Gelenk gelangen.

Handinfektionen werden gerade von Sportlern oft bagatellisiert und in ihrer Bedeutung unterschätzt, zumal meist nur ein Finger betroffen ist („bloß der Finger"). Aufgrund der spezifischen Anatomie der Hand ist die Frühdiagnose von entscheidender Bedeutung, da andernfalls die Gefahr einer Ausbreitung der Infektion besteht und eine bleibende Schädigung droht. In fortgeschrittenen Fällen besteht nicht nur ein ernstes Risiko für die Funktion der Hand, sondern wegen der Gefahr der Sepsis („Blutvergiftung“) sogar für das Leben des Patienten. Die Beurteilung und Behandlung einer Handinfektion bedarf daher spezieller handchirurgischer Erfahrung. Bei schweren Infektionen und komplizierten Verläufen ist die stationäre Krankenhausbehandlung notwendig.

Diagnose. Die lokale Reaktion bei einer Handinfektion führt meist zu den **5 klassischen Kardinalsymptomen einer Entzündung**:

1. Rötung
2. Überwärmung
3. Schwellung
4. Schmerz
5. Eingeschränkte Funktion

Darüber hinaus kann es bei ausgeprägten Befunden auch zu einer allgemeinen Entzündungsreaktion kommen. Diese führt zu einer Erhöhung der Körpertemperatur und zu Fieber. Die Stoffwechselaktivität ist gesteigert, vegetative Reaktionen laufen ab, Enzyme und Hormone (Stressreaktion) werden aktiviert. Veränderungen bestimmter Blutwerte sind möglich, z.B. eine Vermehrung der weißen Blutkörperchen (Leukozytose) und ein Anstieg des C-reaktiven Proteins (CRP).

Die **Diagnose** einer Handinfektion beim Sportler ergibt sich v.a. aus der **Befragung des Patienten** (Hinweis auf eine Verletzung? Dauer und Art der Schmerzen? Funktionseinschränkung? Sonstige Krankheiten?) und der sorgfältigen **ärztlichen Untersuchung**. Die **Röntgendiagnostik** wird nicht regelmäßig durchgeführt, sollte aber bei Verdacht auf eine Knochen- oder Gelenkbeteiligung und bei langwierigem bzw. atypischem Verlauf geschehen. Dann kann auch eine **Kernspintomografie** sinnvoll sein, evtl. ebenfalls eine **Szintigrafie** (Untersuchung mit einer radioaktiven Substanz, s. Kap. 3.2). Wenn immer möglich, sollte bei einer Handinfektion, wie bei allen Infektionen, ein **Erregernachweis** geführt werden, entweder vor oder im Rahmen der i.d.R. notwendigen Operation (s.u.). Zu diesem Zweck wird meistens ein **Abstrich** gemacht, bei dem mit einem sterilen Wattetupfer Material aus dem Infektionsherd entnommen wird, z.B. Eiter oder infiziertes Gewebe. Das Material wird dann in einem Mikrobiologie-Labor untersucht. Werden dort Bakterien nachgewiesen, so erfolgt die Testung von verschiedenen Antibiotika gegen diese Erreger, um Resistenzen zu bestimmen (sog. Resistogramm, s. Kap. 29.1).

Es ist wichtig in diesem Zusammenhang festzustellen, dass der **Nachweis eines Infektionserregers** insbesondere bei chronischen Formen der Gelenk- oder Knocheninfektion **nicht immer gelingt**.

Der Terminus **„Panaritium“** ist der weitaus gebräuchlichste Begriff bei einer Infektion an der Hand. Die Frage nach der Herkunft dieses Worts lässt sich nicht eindeutig beantworten. Letztendlich handelt es sich dabei noch nicht um eine exakte Diagnose, es muss eine weitere Differenzierung vorgenommen werden. Grundsätzlich kann eine **Einteilung** in **oberflächliche und tiefe Infektionen** sowie **nach der Lokalisation** vorgenommen werden.

Die einfachste Form der eitrigen Fingerinfektion ist eine oberflächliche, oftmals im Bereich der Fingerbeere gelegene **Eiterblase**. Sie entsteht nach kleinsten Verletzungen oder nach Infektion von Blasen. Der Eiter schimmert gelblich durch die dünne Blasendecke. Bei ausgeprägtem Lokalbefund mit Schwellung und Rötung der Umgebung sowie erheblichen Schmerzen kann eine Verbindung mit einer Eiterung im Unterhautfettgewebe bestehen, dann handelt es sich um einen sog. **Kragenknopfabszess**.

Die **Eiterung im Bereich des Nagelwalls** (sog. Paronychie, s. Abb. 18.38), also der den Fingernagel hufeisenförmig umgebenden Haut, ist die **häufigste Infektion der Hand**. Ursache ist oft eine kleine, nicht registrierte Verletzung, bspw. bei der Maniküre oder durch Nägelkauen. Bei der akuten Infektion ist der Nagelwall umschrieben oder in gesamter Ausdehnung glänzend rot und schmerzhaft geschwollen. Auf Druck entleert sich häufig Eiter. Bei der chronischen Form, bei der auch an eine Pilzinfektion gedacht werden muss (Hautarzt!), finden sich eine Rötung und leicht schmerzhafte Schwellung

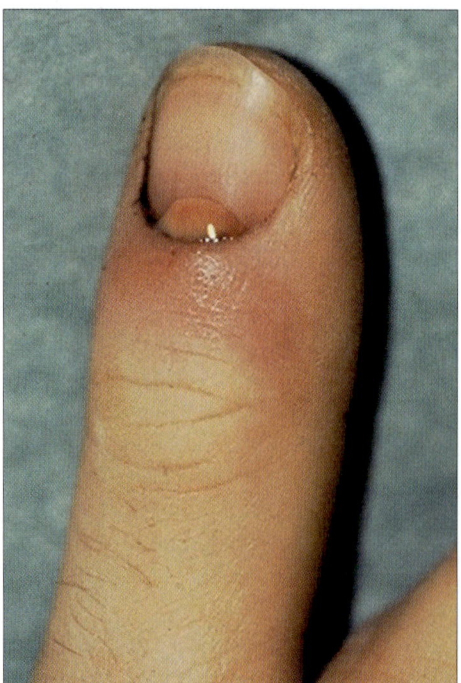

Abb. 18.38: Fortgeschrittene Nagelwallinfektion mit Eiterbildung

und Verhärtung des Gewebes. Bleibt eine Nagelwallinfektion unbehandelt, dann kommt zur Ausbreitung entlang des Nagelwalls oder in das Unterhautfettgewebe. Der Durchbruch des Eiters unter den Nagel ist keine Seltenheit.

Die **Nagelbettinfektion** kann auch durch Infektion eines Blutergusses unter dem Nagel nach Fingerquetschung bedingt sein; eine ebenfalls häufige Ursache für eine Nagelbettinfektion ist eine Stichverletzung unter den Nagel durch einen Fremdkörper, bspw. einen Holzsplitter, einen Dorn bzw. Stachel oder eine Nadel.

Die **eitrige Infektion im Unterhautfettgewebe (subkutanes Panaritium)** auf der Beugeseite des Fingers ist nach der Nagelwallentzündung die häufigste Infektionsform am Finger. Aufgrund der Lokalisation kann der Fingerbeerenabszess von der Infektion im Mittelglied- bzw. Grundgliedbereich unterschieden werden. Ursächlich sind meistens Bagatellverletzungen, die den Sportlern häufig nicht mehr erinnerlich sind. Manchmal ist ein verbliebener Fremdkörper, z.B. ein Holzsplitter, die Ursache. Bei sporttreibenden Diabetikern entsteht die Eiterung nach dem „Sticksen" der Fingerbeere zur Blutzuckeruntersuchung (engl.: *fingerstick felon*). Die Patienten haben meist heftige, klopfende Spontanschmerzen sowie Berührungsschmerzen. Schwellung und Rötung sind i.d.R. massiv. Bei fortgeschrittenem Prozess kommt es zur eitrigen Gewebeeinschmelzung. Die Beugefähigkeit des Fingers bzw. des Daumens ist meist beeinträchtigt. Komplikationen entstehen in erster Linie durch Ausdehnung des Infektgeschehens auf benachbarte Strukturen, z.B. auf das benachbarte Fingergelenk, den Knochen oder die Beugesehnenscheide. Die Abgrenzung gegenüber einer Infektion der Beugesehnenscheide ist diagnostisch schwierig, aber von großer Bedeutung (s.u.).

Eine weitere Form der Handinfektion ist die **eitrige Entzündung des Zwischenfin-**

gerraums (Interdigitalphlegmone); diese kann bei einer kleinen Hautverletzung, bei einer chronischen Hautkrankheit (z.B. Neurodermitis: „Milchschorf") oder auch bei einem Schwielenabszess (s.u.) entstehen. Es bestehen die klassischen Entzündungszeichen, nämlich Rötung, Schwellung, starke Spontan- und Druckschmerzen im Zwischenfingerbereich, ferner Bewegungseinschränkung der beiden unmittelbar an die Eiterung angrenzenden Finger, die typischerweise gespreizt stehen.

Von besonderer sportmedizinischer Bedeutung sind **Schwielenabszesse.** Sie entstehen durch Verletzungen sowie kleine Risse und Schrunden an den Schwielen der Hohlhand. Betroffen sind Sportler mit „greifenden" Sportarten, bei denen die Hand einer Gewichtsbelastung ausgesetzt ist, z.B. Kunstturnen, Gewichtheben, Kraftdreikampf, insbesondere beim Hanteltraining ohne Handschuhe. Im Frühstadium ist die Schwiele äußerlich bis auf eine möglicherweise vorhandene Rissbildung weitgehend unauffällig, jedoch druckschmerzhaft.

Hinweis: Allgemein formuliert ist ein **Abszess** eine Eiterung in einer vorher nicht vorhandenen Körperhöhle, die durch entzündliche Gewebeeinschmelzung entsteht. Der Abszess hat eine Kapsel, die ihn von der Umgebung abgegrenzt und bspw. verhindert, dass ein Antibiotikum (Medikament gegen den oder die Erreger) an den „Ort des Geschehens" gelangt und seine Wirkung entfaltet. Daher ist eine Operation erforderlich (s.u.).

Die Diagnose beim Schwielenabszess fällt meist nicht schwer, da der betroffene Sportler häufig erst **im fortgeschrittenen Stadium** nach erfolgter Einschmelzung zur Behandlung kommt, also mit bereits sichtbarem Abszess und heftigen Spontanschmerzen. Der Eiter schimmert dann grau-gelb unter der verdickten Hornhaut durch, die Umgebung ist gerötet und geschwollen. Bei größeren Abszessen bestehen eine deutliche Handrückenschwellung und die Gefahr der **Hohlhandinfektion**.

Im Gegensatz zur Haut der Beugeseite finden sich am Handrücken und im Bereich der streckseitigen Grundglieder **Haare** und **Talgdrüsen**, von denen oberflächliche Eiterungen ausgehen können. Bei diesen sog. follikulären Pyodermien können verschiedene Formen unterschieden werden, und zwar Follikulitis, Furunkel und Karbunkel. Diese Infektionen werden an anderer Stelle des Buchs dargestellt (s. Kap. 29.3.1).

Eine eitrige Entzündung am Handrücken ist auch die **Handrückenphlegmone**, die nach einer Verletzung entstehen kann. Sie ist im Vergleich zur Infektion auf der Beugeseite (Handinnenseite, Hohlhandseite) **selten** und wird häufiger diagnostiziert, als sie tatsächlich vorkommt. Der Grund dafür ist, dass es bei einer beugeseitigen Infektion – bedingt durch den Lymphabfluss – zu einer Schwellung am Handrücken kommt; dieses sog. Ödem („Wasserbildung"), d.h. die Einlagerung von Flüssigkeit ins Gewebe des Handrückens, wird als Handrückenphlegmone fehlinterpretiert.

Eine **Strecksehnenscheideninfektion**, im Bereich des Handgelenks (s. Kap. 18.2.1), ist im Vergleich zur nachfolgend beschriebenen Beugesehnenscheideninfektion selten. Letztere wird den tiefen Infektionen der Hand zugeordnet, bei denen neben dem Befund an der Hand auch eine Beeinträchtigung des Allgemeinbefindens besteht, bspw. auch Fieber.

Die Beugesehnen der Hand sind in bestimmten Bereichen, v.a. an den Fingern bzw. am Daumen und im Bereich des Handgelenks auf der Hohlhandseite, von einer Sehnenscheide umhüllt. Die **Infektion der Beugesehnenscheide (Beugesehnenscheidenphlegmone)** ist die **häufigste tiefe Infektion der Hand**, auch bei Sportlern. Ursa-

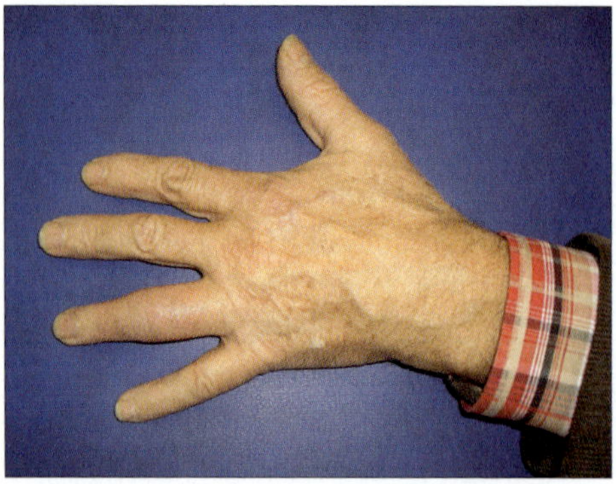

Abb. 18.39: Infektion des Mittelgelenks des Ringfingers mit deutlich sichtbarer Schwellung

che ist meistens eine Verletzung der Sehnenscheide mit Eindringen von Bakterien, z.B. durch einen spitzen Gegenstand wie Nadel, Nagel, Holzsplitter, spitze Schere (Maniküre) oder durch eine Biss- oder Schnittwunde. Oft handelt es sich um eine vom Patienten kaum oder gar nicht registrierte Mikroverletzung, die in den Beugefurchen insbesondere des Endgelenks die Sehnenscheide eröffnet; die Sehnenscheide liegt im Bereich der Beugefurchen wegen des fehlenden Unterhautfettgewebes direkt unter der Haut. Eine Beugesehnenscheideninfektion kann sich aber auch durch Ausbreitung einer Eiterung in der direkten Nachbarschaft entwickeln, bspw. bei einer Infektion im Unterhautfettgewebe eines Fingers (subkutanes Panaritium, s.o.).

Bei einer **Beugesehnenscheideninfektion** ist der Finger geschwollen und steht gebeugt (Schonhaltung), die Streckung – aber auch Beugung – verursacht heftigste Schmerzen. Bei Abtastung der Fingerbeugeseite werden Schmerzen gleichmäßig im gesamten Verlauf der Beugesehnenscheide von der Endgelenkbeugefurche bis in die Hohlhand angegeben. Es besteht die Gefahr der Infektionsausbreitung in Gelenke, Knochen, Hohlhand, ja sogar bis zum Unterarm. Da die Beugesehnenscheiden des Daumens und des Kleinfingers miteinander in Verbindung stehen, kann sich eine Beugesehnenscheideninfektion des Daumens über die Hohlhand und den Karpaltunnel (s. Kap. 18.7.2.1) auf die Kleinfingerbeugesehnenscheide ausbreiten. Auch der umgekehrte Weg vom Kleinfinger auf den Daumen ist möglich. Diese sog. **V-Phlegmone** ist aber heute eine Rarität, nicht nur bei Sportlern.

Eine **Gelenkinfektion** der Hand – am Finger (s. Abb. 18.39), Daumen oder Handgelenk – kann **primär** durch direkte Verletzung des betroffenen Gelenks (bspw. durch einen Holzsplitter, einen Pflanzenstachel, einen Nadelstich oder eine Menschen- oder Tierbissverletzung) entstehen. Glücklicherweise selten sind Injektionen oder Operationen die Ursache, z.B. auch eine Arthroskopie des Handgelenks. **Sekundär** entsteht eine Gelenkinfektion bei Durchbruch einer Eiterung in der Umgebung. Eine Infektion über den Blutweg als Folge von eitrigen Prozessen in anderen Bereichen des Körpers außerhalb der Hand ist in Ausnahmefällen möglich. Andere Formen der Gelenkinfektion, bspw. bei einer Tuberkulose, sind eine Rarität. Typische Symptome einer Gelenkinfektion sind Schmerzen, Rötung, Schwellung und Bewegungseinschränkung. Je nach Erreger der Infektion ist der Verlauf mehr oder weniger akut. Die Verwechslung z.B. mit einer rheumatischen Gelenkentzündung, der Gicht und einer Gonokokkeninfektion („Tripper": Geschlechtskrankheit) ist möglich. Eine Gelenkpunktion mit Untersuchung der Gelenkflüssigkeit kann dann die Diagnose sichern. Unbehandelt kommt es zu einer Zerstörung des Gelenks mit schmerzhafter Fehlstellung. Es besteht auch die Möglichkeit eines Durchbruchs der Infektion nach außen, was als Gelenkfistel bezeichnet wird. Das **Röntgenbild** zeigt, abgesehen von der Weichteilschwellung, erst relativ spät Veränderungen, frühzeitiger lässt sich das Geschehen in der **Kernspintomografie** nachweisen. Blutuntersuchungen (Blutbildveränderungen, Erhöhung des sog. C-reaktiven Proteins und der Blutkörperchensenkungsgeschwindigkeit) und die **Szintigrafie** (s. Kap. 3.2) können weitere

Hinweise auf ein infektiöses Geschehen geben. Das Allgemeinbefinden des betroffenen Sportlers ist deutlich beeinträchtigt, Fieber und Schüttelfrost sind zumindest im fortgeschrittenen Stadium nicht selten.

Eine **Knocheninfektion (Osteitis, Ostitis, Osteomyelitis)** an der Hand kann auf verschiedene Weise entstehen, z.B. direkt nach einer Verletzung der Knochenhaut (z.B. Stich, Biss) oder fortgeleitet bei einer Entzündung in der Umgebung, die den zuvor nicht erkrankten oder unverletzten Knochen befällt. Posttraumatisch entwickelt sich diese Infektionsform nach einem offenen Knochenbruch, bei dem durch eine offene Weichteilschädigung eine Verbindung zwischen Außenwelt und Knochen mit der Möglichkeit des Eindringens von Erregern besteht. In diese Gruppe sind auch Infektionen nach operativer Versorgung eines geschlossenen Knochenbruchs einzuordnen, dieses spezielle Operationsrisiko liegt bei etwa 1%. Die Entstehung einer Knocheninfektion auf dem Blutweg bei einer Infektion an anderer Stelle des Körpers ist eine Rarität. Die **Symptome** bei einer Knocheninfektion an der Hand – Schmerzen, Schwellung, Rötung und Funktionseinschränkung – sind unterschiedlich stark ausgeprägt und abhängig vom Stadium der Infektion, dem Erreger sowie der Lokalisation und der Abwehrlage des Körpers. Gelegentlich bricht der Prozess nach außen durch, dann besteht eine Fistel. Allgemeinsymptome wie Fieber können fehlen. Das **Röntgenbild** ist zunächst unauffällig und gestattet **keine Frühdiagnose**. Sichere Röntgenzeichen treten frühestens nach 1–2 Wochen auf. Die Verwechslung mit einem Knochentumor ist möglich. Frühzeitiger lässt sich das infektiöse Geschehen mit der **Kernspintomografie** und der **Szintigrafie** nachweisen (s. Kap. 3.2). Bluntuntersuchungen (wie bei einer Gelenkinfektion, s.o.) können weitere Hinweise geben. Unbehandelt kommt es zu fortschreitender Knochenzerstörung und Abstoßung von nicht mehr durchblutetem, toten Knochen (sog. Sequester). Die Infektion kann benachbarte Strukturen zerstören, z.B. angrenzende Gelenke.

Therapie. Eitrige Prozesse der Finger und der Hand sollten grundsätzlich **so früh wie möglich operiert** werden. Ein Abwarten bis zur Abkapselung des Eiterherdes („reif werden lassen") ist nicht erlaubt!

> Die Operation einer eitrigen Handinfektion ist niemals zu früh, sofern sie fachgerecht ausgeführt wird.

Der späteste Zeitpunkt für die operative Eröffnung einer eitrigen Handinfektion ist die erste vor Schmerzen schlaflose Nacht. Daher muss der Sportler gefragt werden, ob der Nachtschlaf durch die Entzündung und die Schmerzen gestört war. Dies bedeutet selbstverständlich nicht, dass bis zur ersten schlafgestörten Nacht gewartet wird!

> Die **operative Behandlung** einer Handinfektion hat **5 Ziele**:
> 1. Frühzeitige, ausreichende Eröffnung des eitrigen Prozesses
> 2. Entfernung von infiziertem und schlecht durchbluteten oder abgestorbenen Gewebe
> 3. Gewährleistung eines ungehinderten Sekretabflusses (z.B. durch eine Gummilasche)
> 4. Regelmäßige Verbandswechsel mit Beurteilung des Verlaufs
> 5. Ununterbrochene Ruhigstellung bis zum Rückgang der Entzündungszeichen durch eine entsprechend angepasste Schiene
>
> Die Behandlung mit einem Antibiotikum dient der zusätzlichen Sicherung des Operationserfolgs, ersetzt eine notwendige Operation nicht.

Wesentliche **Voraussetzung für die Operation** ist eine **angemessene Schmerzaus-**

schaltung: Die für die Versorgung von Wunden bei Sportlern häufig durchgeführte **Lokalanästhesie** (örtliche Betäubung) durch Einspritzen eines Lokalanästhetikums (örtliches Betäubungsmittel) **ist nicht erlaubt**, weil die Injektion direkt in den infizierten Bereich zur Infektionsausbreitung führen kann. Je nach Befund und Ausmaß der Infektion wird entweder eine **Leitungsanästhesie** mit Betäubung einzelner Nerven der Hand bzw. des gesamten Arms oder eine **Allgemeinanästhesie** (Vollnarkose) durchgeführt. **Auf keinen Fall** darf die **Operation** vorgenommen werden, wenn lediglich eine „**Vereisung**" durchgeführt wurde, bspw. mit dem leider immer noch gebräuchlichen Chloräthyl; Schmerzfreiheit und damit eine exakte operative Revision sind damit nicht gewährleistet, außerdem kann die „Vereisung" zu einer zusätzlichen Gewebsschädigung durch lokale Erfrierungen führen.

Die Operation einer Handinfektion erfolgt in **Blutsperre** (s. Kap. 3.3.3). Diese gewährleistet die notwendige operative Übersicht, welche für die Sanierung eines infektiösen Herdes unabdingbare Voraussetzung ist. Die Blutsperre soll auch eine Streuung von Erregern in den Kreislauf während der Operation verhindern. Der Arm des auf dem Operationstisch liegenden Patienten wird kurzzeitig senkrecht hochgehalten. Dann wird eine pneumatische Manschette (ähnlich wie beim Messen des Blutdrucks) am Oberarm aufgepumpt. Bei auf das Fingerendglied begrenzten Prozessen wird zur Blutsperre ein weiches Gummischläuchlein genommen und im Grundgliedbereich platziert.

Die Tabelle 18.2 fasst noch einige Details der operativen Therapie bei Handinfektionen zusammen.

Eine Handinfektion erfordert nach Abklingen der akuten Entzündungsphase nicht selten eine intensive Übungsbehandlung unter krankengymnastischer oder ergotherapeutischer Anleitung (s. Kap. 3.4).

> Eine ganz wichtige Regel für Sportler mit einer Handinfektion: Die Behandlung muss sowohl die Lokalreaktion der Hand als auch die Allgemeinerscheinungen des Körpers berücksichtigen. Wie bei allen akuten Infektionen ist eine **Sportpause** zwingend erforderlich. Die Wiederaufnahme sportlicher Aktivitäten erfolgt in Absprache mit dem behandelnden Arzt oder Operateur!

Zuletzt noch folgende Hinweise: Die **konservative Behandlung** einer Handinfektion, also der Verzicht auf eine Operation, ist **selten**. Ein Abwarten ist nur gerechtfertigt, wenn kein Anhalt für eine lokalisierte Eiteransammlung oder eine Ausbreitung in die Tiefe besteht, bspw. bei einer beginnenden Nagelwallinfektion. **Prinzipien** der konservativen Therapie:

- Feuchter Verband mit einer antiseptischen Lösung (z.B. Octenisept)
- Kein Auftragen von Antibiotika-, Zug- oder Eitersalben: Es ist illusorisch zu glauben, dass eine sog. Zugsalbe den Eiter „herauszieht". Außerdem verhindert die meist dunkle oder gar schwarze Salbenfarbe die Verlaufsbeurteilung der Infektion, weil der Befund verdeckt wird
- Ruhigstellung durch eine entsprechend angepasste Schiene und Hochlagerung der Hand
- Unterstützende Antibiotikatherapie
- Tägliche Verbandswechsel und Kontrolluntersuchungen
- Bei Befundverschlechterung sowie geringsten Zweifeln am Erfolg der konservativen Therapie wird operiert! Eiter muss entfernt werden!

Prognose. Eine Handinfektion kann das sportliche Aus für die Hand bedeuten. Die frühzeitige und angemessene Behandlung kann Spätfolgen verhindern. Grundsätzlich ist die **Prognose** der **oberflächlichen Infek-**

Tab. 18.2: Spezielle Hinweise zur operativen Behandlung von Handinfektionen bei Sportlern

Wird bei einer einfachen **Eiterblase** nicht oder nicht nennenswert über Schmerzen geklagt, wird die Blase mit dem Skalpell oder der Schere ohne Anästhesie komplett abgetragen. Nach Reinigung und Spülung wird im Wundgrund nach einem in die Tiefe reichenden Fistelgang (Kragenknopfabszess) gesucht.

Bei einer eitrigen **Nagelwallinfektion (Paronychie)** muss in ausreichendem Abstand zum Fingernagel geschnitten werden, weil es sonst zur Durchblutungsstörung und zum Untergang der Hautbrücke kommt. Dies bedeutet ein funktionell und auch kosmetisch schlechtes Resultat.

Bei einer **Nagelbettinfektion (Eiterung unter dem Nagel)** wird der Nagel nur teilweise – nämlich im Bereich des Eiterherds – und nicht komplett entfernt. Der restliche Anteil des Nagels bleibt erhalten, dient dem nachwachsenden Nagel als Schienung und verhindert eine Schrumpfung des Nagelbettes mit Verbildung des nachwachsenden Nagels. Störungen des Nagelwachstums sind trotz adäquater chirurgischer Therapie möglich, darauf sollte der Sportler hingewiesen werden. Wird eine **Nagelbettinfektion** durch einen Fremdkörper (z.B. Stachel) verursacht, so muss dieser selbstverständlich entfernt werden.

Der **Schwielenabszess** wird umgehend operiert. Eine abwartende Haltung ist nicht gerechtfertigt, da der Abszess durch die harte Schwiele abgedeckt ist und der Durchbruch des Eiters durch die Haut nach außen fast nie erfolgt; eher dringt der Eiter in die Tiefe vor mit Gefahr der Hohlhandinfektion!

Die möglichst frühzeitige Operation bestimmt bei einer **Beugesehnenscheideninfektion** das Schicksal des Fingers und der Hand. Beim geringsten Verdacht auf das Vorliegen einer derartigen Infektion muss ohne Verzug operiert werden. Bei Ausbreitung der Infektion der Beugesehnenscheide auf Gelenke und Knochen (sog. Pandaktylitis) droht auch heute noch die Fingeramputation.

Bei komplizierten Verläufen und schweren Infektionsformen, z.B. mit Beteiligung des Knochens, werden manchmal – nach Entfernung von infiziertem und zerstörten Gewebe – **antibiotikumhaltige Medikamententräger** lokal eingebracht. Auf diese Weise ist eine hohe Konzentration des Antibiotikums am Ort des Geschehens gewährleistet. 2 Formen von Medikamententrägern können alternativ verwendet werden, entweder Gentamicin-Kollagen-Vlies (wird im Verlauf resorbiert, also vom Körper abgebaut) oder kleine antibiotikumhaltige Kugelketten aus Gentamicin-Polymethylmetacrylat (müssen wieder entfernt werden). Unterstützt wird die lokale Antibiotikatherapie oft zusätzlich durch die intravenöse oder orale Gabe eines Antibiotikums.

Bei einer **Handgelenkinfektion nach einer Arthroskopie** sollte frühzeitig erneut arthroskopiert werden, die Maßnahmen erfolgen befundangepasst, z.B. Entfernung der infizierten Gelenkinnenschicht (Synovialektomie) und intensive Gelenkspülung.

Entwickelt sich die **Knocheninfektion** nach einer offenen Fraktur oder nach Operation einer geschlossenen Fraktur, so ist eine wichtige Voraussetzung für die Beruhigung des Infekts die sichere Ruhigstellung des Knochens. Diese erfolgt i.d.R. durch eine stabile Osteosynthese, bspw. mittels Platte und Schrauben oder dem Fixateur externe, der v.a. zur Überbrückung bei knöchernen Substanzdefekten zur Anwendung gelangt (s. Kap. 29.5). Daraus ergibt sich auch die Notwendigkeit zur Entfernung von gelockertem Osteosynthesematerial.

Nach Infektberuhigung wird bei größeren Knochendefekten eine Knochentransplantation, z.B. vom Beckenkamm, durchgeführt.

Bei besonders **schwerwiegenden Handinfektionen**, z.B. eines Gelenks oder des Knochens, muss die Antibiotikatherapie oft für mehrere Wochen, manchmal Monate durchgeführt werden.
Eine angemessene Sportpause in Absprache mit dem behandelnden Arzt oder Operateur muss eingehalten werden.
Es erfolgt keine Operation bei einer Herpes-Infektion der Hand (s. Kap. 18.10.2)!

tionen **günstiger** als die der **tiefen**: So sind bei einer **Beugesehnenscheideninfektion** eine frühzeitige Diagnose sowie die ohne Verzögerung eingeleitete adäquate Therapie von entscheidender Bedeutung für die Funktion des betroffenen Fingers bzw. der Hand. Dennoch verbleiben selbst unter optimalen Bedingungen (Frühdiagnose innerhalb von 24 Stunden nach Beginn der Symptome, gute Kooperation zwischen Patient und behandelndem Arzt, geeignete operative und postoperative Behandlung) bei einer nennenswerten Anzahl von Patienten Bewegungseinschränkungen. Letztere sind meist durch narbige Sehnenverwachsungen bedingt und erfordern weitere operative Maßnahmen mit leider begrenzten Erfolgsaussichten.

Die Prognose bei einer **Gelenkinfektion** an der Hand ist u.a. abhängig von der Art des oder der Erreger sowie der Zeit zwischen Einsetzen der Infektion und Behandlung. Die Eiterbildner produzieren Substanzen, die eine zunehmende Zerstörung des Knorpels und der Gelenkflächen verursachen. Auch eine **Knocheninfektion** kann chronisch werden! Bei fortgeschrittener Gelenk- oder Knocheninfektion ist in Ausnahmefällen mit ausgeprägter Zerstörung im Fingerbereich sogar die Amputation zu diskutieren.

Zusammenfassung: Der entscheidende Faktor für eine günstige Prognose bei einer Infektion an der Hand ist die Zeit! Je früher die Therapie beginnt, desto größer sind die Heilungschancen.

Prävention. Jeder Sportler kann durch eine **sorgfältige Hautpflege** an den Händen, insbesondere auch bei Schwielen, Infektionen der Hand vorbeugen. Eine besondere Bedeutung hat dabei die **richtige Nagelpflege**: Fingernägel sollen vorne nicht abgerundet, sondern eckig und nicht zu kurz geschnitten werden. Ein sog. eingewachsener Fingernagel entsteht i.d.R. durch unsachgemäßes Rundschneiden des Nagels, wobei am Rand ein Nagelsporn verbleibt und in das seitliche Gewebe einwächst. Dies ist schmerzhaft und kann zur chronischen Gewebewucherung sowie zur bakteriellen Infektion führen. Wichtig ist auch, dass ein evtl. vorhandener Nagelsporn fachgerecht abgeschnitten und nicht laienhaft abgerissen wird, was zu einer Wunde am Nagelwall führt, die Bakterien als Eintrittspforte dient.

Sofern ein **eingewachsener Fingernagel** zu einem dauerhaften Problem wird, ist eine Operation erforderlich, z.B. die sog. Keilexzision (Emmert-Plastik), bei der Teile des Nagelwalls und des Nagels mit dem Nagelbett entfernt werden (s. Kap. 28.6.4).

Eine weitere Vorbeugungsmaßnahme ist auch, **Wunden angemessen zu behandeln**, damit diese nicht zur Eintrittspforte für Bakterien und damit zur Ursache für eine Handinfektion werden.

18.10.2 Weitere Infektionen – Herpes gibt es auch an der Hand

Es gibt an der Hand weitere Weichteilveränderungen, die – nicht nur bei Sportlern – unbedingt abgeklärt werden sollten, z.B. die Wundrose (Erysipel) oder Pilzinfektionen. In diesen Fällen sollte unbedingt ein Hautarzt aufgesucht werden.

Gerade bei Sportlern muss auch an die **Herpes-simplex-Virusinfektion** des Nagelwalls bzw. des Fingers gedacht werden (s. Abb. 18.40). Diese wird oft nicht als solche erkannt und fehldiagnostiziert. Typisch sind in einer Gruppe stehende Bläschen mit klarem Inhalt auf gerötetem Grund. Subjektiv werden anfangs Juckreiz, später brennende Schmerzen angegeben. Betroffen sind unter den Sportlern bspw. Ringkämpfer, bei denen das Virus über Mikroverletzungen an den Fingern nach Kontakt mit einem Lippen-Herpes des Gegners eindringt und die Infektion auslöst.

Therapie. Bei einer Herpes-Fingerinfektion darf **nicht operiert** werden. Die Operation bei Verwechslung mit einer bakteriellen Infektion kann zur Superinfektion führen, d.h. zur Infektion durch einen oder mehrere weitere Erreger. I.d.R. reicht ein Verband, die spontane Abheilung erfolgt innerhalb von etwa 3 Wochen. Hier ist der Rat eines Hautarztes einzuholen. Nur bei bakterieller Superinfektion mit Eiterbildung ist ausnahmsweise die Operation angezeigt.

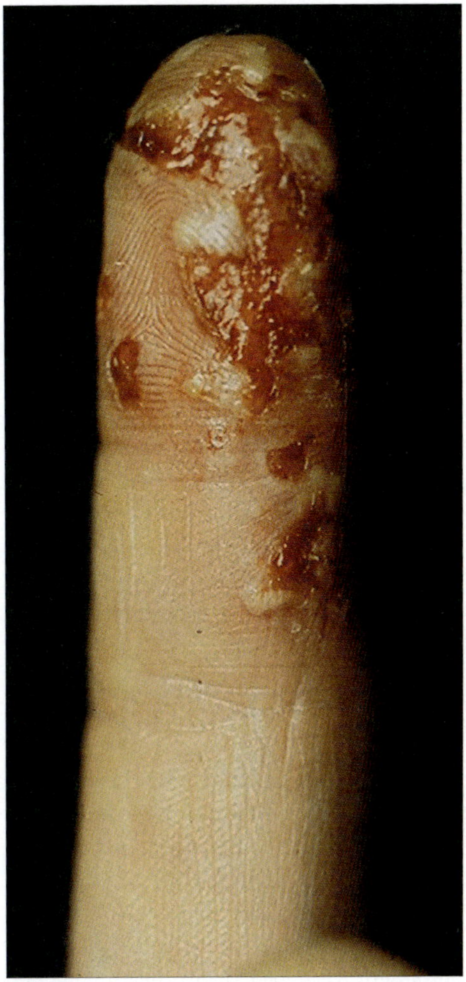

Abb. 18.40: Herpes-Fingerinfektion

18.11 Spezielle Handerkrankungen verursachen Probleme beim Sport

18.11.1 Rheuma der Hand

Die **rheumatoide Arthritis**, im Volksmund „Rheuma" genannt, ist die häufigste nichtbakteriell bedingte entzündliche Gelenkerkrankung. Der medizinische Fachbegriff ist **„chronische Polyarthritis"** (griech. *poly*: viel; *Arthritis*: Gelenkentzündung), wobei zahlreiche Gelenke (z.B. Hüfte, Schulter, Knie), die Wirbelsäule, Hände und Füße, Knochen, Sehnen, Sehnenscheiden, Muskeln, die Haut oder innere Organe erkranken können. Die Ursache dieser Erkrankung, die eine erhebliche Behinderung sein kann, ist auch heute immer noch nicht genau bekannt. Allgemeine Ausführungen finden sich an anderer Stelle dieses Buchs (s. Kap. 36.4), an dieser Stelle finden sich einige Hinweise zu den rheumatischen Veränderungen an der Hand.

Diagnose. Der Verlauf der Erkrankung im Bereich der Hand, die bei fast allen Rheumatikern schon im Frühstadium befallen wird, ist individuell sehr unterschiedlich. Neben relativ langwierigen Verläufen über viele Jahre gibt es rasch fortschreitende Formen mit häufigen Schüben und progredienter Schädigung. Die Hauptsymptome sind in unterschiedlichem Ausmaß **Schmerzen, Schwellung, Deformierung, Bewegungseinschränkung, Instabilität** und **Kraftminderung**, also eine mehr oder weniger ausgeprägte Funktionsstörung der Hand (s. Abb. 18.41). Die Veränderungen können Knochen, Gelenke, Bänder, Sehnen, Muskeln und die Haut betreffen, z.B. Sehnenscheidenentzündungen (auch mit sekundärer Nerveneinengung wie beim Karpaltunnelsyndrom, s. Kap. 18.7.2.1), Gelenkentzündungen mit zunehmender Knorpel- und Knochenzerstörung sowie Deformierung (Handgelenk, Finger- und Daumengelenke) und sog. Rheumaknoten im Unterhautfettgewebe.

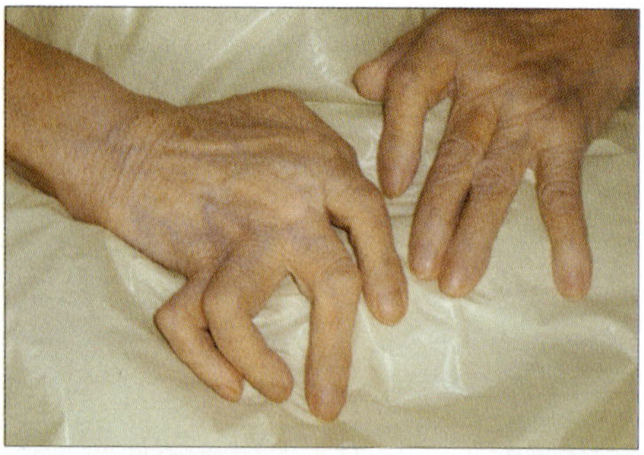

Abb. 18.41: Rheuma der Hand

Die **Röntgenuntersuchung beider Hände** zeigt Knochen- und Gelenkveränderungen, bspw. Knochenzysten, Gelenkspaltverschmälerungen, Fehlstellungen der Gelenkpartner und zunehmende Gelenkzerstörung; sie dient auch der Verlaufskontrolle. Die **Laborwerte** (Rheumaserologie) können auffällig sein oder auch nicht.

Therapie. Die Behandlung ist primär Aufgabe eines erfahrenen Rheumatologen. Grundlage ist eine **medikamentöse Basistherapie**, die durch **operative Maßnahmen** individuell **ergänzt** wird. Die Zielsetzungen der Operation sind die fortschreitende Zerstörung aufzuhalten, Schmerzen zu lindern und Funktionsstörungen zu begrenzen bzw. die Funktion zu verbessern. Das Spektrum der möglichen **handchirurgischen Eingriffe** ist groß, z.B.:

- Entfernung der Sehnenscheide (Tendosynovialektomie) im Bereich der Beuge- und Strecksehnen zur Verbesserung der Beweglichkeit und Vorbeugung von spontanen Sehnenrissen
- Entfernung der entzündlich veränderten Gelenkinnenschicht (Gelenksynovialektomie)
- Wiederherstellung von gerissenen Sehnen, z.B. durch Sehnentransplantation
- Korrektur von Fehlstellungen
- Gelenkversteifung in funktionsgerechter Stellung
- Erhalt der Gelenkbeweglichkeit, entweder durch ein künstliches Gelenk (Prothese) oder durch eine sog. Resektionsarthroplastik (s. Kap. 8.5)

Die operative Therapie wird durch verschiedene Methoden der **physikalischen Therapie** sinnvoll ergänzt, v.a. die Übungs- sowie Schienenbehandlung und die Hilfsmittelversorgung.

Prognose. Der individuelle Verlauf beim Rheuma ist – wie erwähnt – nicht vorhersehbar; dies erschwert die Prognose im Hinblick auf die sportliche Belastbarkeit der Hand. Eine qualifizierte rheumatologische Behandlung mit befundadaptierten handchirurgischen Eingriffen kann aber den Betroffenen helfen und die Lebensqualität verbessern.

18.11.2 Dupuytren-Kontraktur – keine „Sehnenverkürzung“

Die Greiffläche der Hand wird durch Bindegewebszüge stabilisiert. Diese Bindegewebsschicht unter der Haut wird als **Palmaraponeurose** bezeichnet und ist für die Greiffunktion der Hand sehr wichtig. Bei der nach dem französischen Chirurgen Dupuytren (1777–1835) benannten Dupuytren-Kontraktur (Morbus Dupuytren, lat.: *Morbus* = Krankheit) kommt es zu einer primär schmerzlosen Veränderung dieses Bindegewebes. Dabei entwickeln sich Knoten und Stränge, die im fortgeschrittenen Stadium die Beweglichkeit der Langfinger und des Daumens erheblich beeinträchtigen können (s. Abb. 18.42). Es handelt sich nicht um eine Schrumpfung der Beugesehnen, wie irrtümlich immer wieder angenommen wird. Allein in Deutschland sind etwa 1,9 Mio Menschen betroffen, das männliche Geschlecht etwa 7-mal häufiger als das weibliche. Die meisten Patienten sind älter als 50 Jahre.

Die **Ursache** dieser gutartigen Veränderungen ist unbekannt. Gerade Sportler, die ihren Sport mit der Hand ausüben (z.B.

Rückschlag- oder Ballsportarten, Turnen), sehen nicht selten Verletzungen oder die chronische (Über-)Beanspruchung der Hand als Ursache an; dies ist aber nicht beweisbar. Häufig wird ein familiäres Auftreten in mehreren Generationen beobachtet. Als zusätzliche Faktoren werden u.a. die Zuckerkrankheit (Diabetes mellitus), übermäßiger Alkoholkonsum, Leberschäden und Krampfleiden (Epilepsie) diskutiert.

Diagnose. Typischerweise beginnt die Dupuytren-Kontraktur in der Hohlhand mit einer **knotenartigen Verdickung**, die mit einer Schwiele verwechselt werden kann. Im weiteren Verlauf kommt es zur Ausbildung einer oder mehrerer sehnenartiger **Stränge** oder mehr flächenhaft knotiger Veränderungen, welche die Beugeseiten der Finger einbeziehen. Dies führt zu einer kontinuierlichen Befundverschlechterung mit Krümmung und Bewegungseinschränkung, der Kontraktur (lat. *contrahere*: zusammenziehen). Im **fortgeschrittenen Stadium** resultiert eine weitgehende Gebrauchsunfähigkeit der betroffenen Finger. Die zeitliche Entwicklung ist aber individuell **nicht vorhersehbar** und kann wenige Monate bis viele Jahre in Anspruch nehmen.

Die Krankheit verläuft umso rasanter und aggressiver, je jünger die Betroffenen sind. Am häufigsten sind der Ringfinger und der Kleinfinger betroffen. Beidhändiges Auftreten mit unterschiedlicher Entwicklung der Veränderungen ist keine Seltenheit. Atypische Verläufe und Erscheinungsformen kommen ebenfalls vor, bspw. isolierte Strangbildungen im Fingerbereich mit Aussparung der Hohlhand. Nicht selten kommt es nach einer Operation der Dupuytren-Kontraktur zum Wiederauftreten der Veränderungen bzw. zur Progression (s.u.).

Manchmal ist die Erkrankung mit sog. **Garrod'schen Knöchelpolstern** vergesellschaftet; diese können streckseitig im Bereich der Langfingermittelgelenke oder des Daumenendgelenks auftreten und dürfen nicht mit trainingsbedingten Veränderungen bei Boxern oder Karateka verwechselt werden (s. Kap. 18.9.1). Gleichartige Veränderungen wie bei der Dupuytren-Kontraktur finden sich gelegentlich auch im Bereich der Fußsohle (**Morbus Ledderhose**, s. Kap. 28.9.2), außerdem bei der sog. **Induratio penis plastica**, die zu einer Knickbildung des Penis v.a. bei der Erektion führen kann.

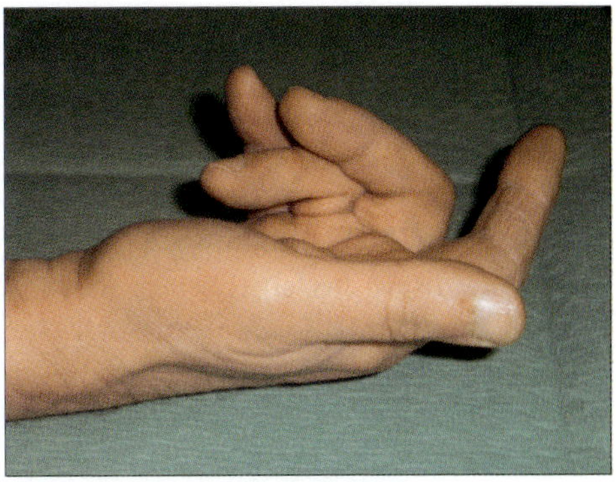

Abb. 18.42: Dupuytren-Kontraktur

Die Diagnose einer Dupuytren-Kontraktur ist vom erfahrenen Arzt aufgrund des Befundes problemlos ohne weitere Diagnostik zu stellen. Die Kernspintomografie ist in der Diagnostik überflüssig und nur in Ausnahmefällen gerechtfertigt, z.B. zur Abgrenzung gegenüber einem Tumor der Hand.

Therapie. Es gibt keine Erfolg versprechende konservative Behandlungsmethode, die den Verlauf und das Fortschreiten der Dupuytren-Kontraktur positiv beeinflussen kann. Die Wirksamkeit einer Ultraschallbehandlung, Röntgenbestrahlung, Laseranwendung etc. ist wissenschaftlich nicht bewiesen. Lokale Injektionen, bspw. Kortison oder Vitamin E, haben ebenfalls keinen positiven Effekt.

> Die einzige sinnvolle Maßnahme bei der Dupuytren-Kontraktur ist die operative Therapie, die aber nicht zu frühzeitig erfolgen darf.

Bzgl. der Entscheidung zur Operation sind sowohl der Verlauf und das Stadium der Erkrankung als auch individuelle patientenabhängige Faktoren zu berücksichtigen. Bei einem isolierten Knoten und fehlender Fingerkontraktur ist die Operation die absolute Ausnahme, bspw. bei erheblichen subjektiven Beschwerden. Hier empfiehlt sich eine jährliche Verlaufskontrolle. Bei einer Kontraktur bzw. einem Streckdefizit von etwa 30° und mehr, deutlicher Behinderung, fortschreitendem Befund oder ausgedehntem Hohlhandbefall wird meistens die operative Behandlung empfohlen. Wichtig sind die Motivation und die Kooperationsbereitschaft des Patienten, da für die postoperative Behandlung die Mitarbeit von ganz entscheidender Bedeutung ist.

Die Operation der Dupuytren-Kontraktur sollte vom handchirurgisch Erfahrenen durchgeführt werden. In den meisten Fällen ist als Operationstechnik die **partielle Fasziektomie (Aponeurektomie)** angezeigt, bei der das pathologisch veränderte Gewebe entfernt wird. Je nach Befund werden verschiedene Schnittführungen gewählt, z.B. zickzackförmige oder z-förmige Schnitte. Die Operation erfolgt in Regionalanästhesie oder Vollnarkose. Wichtig ist die Oberarmblutleere (s. Kap. 3.3.3), damit es nicht zu einer intraoperativen Verletzung wichtiger Strukturen der Hand kommt. Oft sind die Gefäß-Nerven-Bündel der Finger in die krankhaften Veränderungen einbezogen, daher ist die Präparation unter optischer Vergrößerung mit einer Lupenbrille oder dem Operationsmikroskop hilfreich. Vor Beendigung der Operation wird die Blutleere geöffnet und vom Operateur eine sorgfältige Blutstillung durchgeführt. Nach Einlegen einer Drainage erfolgt der Wundverschluss. Dann wird ein Druckverband angelegt, evtl. auch eine Schiene für einige Tage, damit es nicht zur Blutergussbildung in der Hohlhand kommt. Die Finger bleiben frei beweglich. Die Hand wird hochgelagert, der Druckverband muss regelmäßig kontrolliert und gewechselt werden. Bereits am Tag nach der Operation wird der Patient zu eigentätigen Bewegungsübungen der Finger angeleitet. Die Hautfäden werden nach etwa 12–14 Tagen entfernt. Die Haut und die Narben werden mit milden Salben (z.B. mit Dexapanthenol) oder Babyöl gepflegt; spezielle „Narbensalben" haben ihre Überlegenheit nicht bewiesen.

Prognose. Die Prognose wird wesentlich durch die Operationstechnik und die Qualität der Nachbehandlung mitbestimmt. Sind die vom Patienten durchgeführten selbständigen Übungen ineffektiv, ist die Verordnung von **Krankengymnastik** oder **Ergotherapie** erforderlich. Bestand vor der Operation bereits ein ausgedehnter Befund mit erheblicher Bewegungseinschränkung, so verbleibt trotz exakter Operationstechnik nicht selten ein Streckdefizit. In diesen Fällen kann eine Schienenbehandlung sinnvoll sein. Bei anhaltender Schwellneigung der Hand wird Lymphdrainage verordnet. Sensibilitätsstörungen im Bereich operierter Finger nach „Befreiung" (Neurolyse) der Fingernerven sind keine Seltenheit und meistens nicht dauerhaft.

Die **sportliche Belastbarkeit** der Hand ist etwa 6–8 Wochen nach der Operation wieder gegeben. Es vergehen oft etwa 6 Monate, bis die Narben weich und geschmeidig sind. Das individuelle Risiko einer erneuten Kontraktur lässt sich nicht exakt vorhersagen.

18.11.3 Angeborene Fehlbildungen der Hand

Wegen ihrer Bedeutung soll an dieser Stelle kurz auf die angeborenen Fehlbildungen der Hand näher eingegangen werden. Für ihre Entstehung können verschiedene Faktoren von Bedeutung sein, bspw. genetische Ursachen, nicht erbliche Chromosomenschäden wie die Trisomie 21 (sog. Mongolismus,

Down-Syndrom), Virusinfektionen oder Medikamenteneinnahme in der Schwangerschaft. Das Spektrum der Fehlbildungen der Hand ist vielfältig und umfasst einfache, kaum oder gar nicht behindernde Formen bis hin zu komplexen Verstümmelungen, z.B.:

- Verbindung zweier oder mehrerer Nachbarfinger, meistens nur durch eine Hautbrücke, seltener auch durch knöcherne Verschmelzung (Syndaktylie)
- Überzahl von Fingern oder Fingeranteilen (Polydaktylie)
- Verminderung der normalen Fingerzahl (Oligodaktylie)
- Deformierung des Daumenstrahls in unterschiedlicher Ausprägung
- Deformierung der Finger in unterschiedlicher Ausprägung
- Fehlbildung des gesamten Handgelenkbereichs (Madelung-Deformität)
- Fehlen einzelner Skelettanteile der Hand bis zum Extrem, bei dem nur noch „Fingerknospen“ vorhanden sind (Symbrachydaktylie)
- Fehlen eines ganzen Gliedmaßenabschnitts (Amelie)

Die Veränderungen können im Rahmen von Syndromen mit anderen körperlichen oder geistigen Behinderungen **kombiniert** sein (s. Kap. 36.1).

Therapie. Die Behandlung von Fehlbildungen bedarf **spezieller handchirurgischer Erfahrung.** Eine operative Korrektur muss immer zahlreiche Faktoren berücksichtigen, und zwar u.a. funktionelle, kosmetische, psychologische und soziale Aspekte der Behinderung. Meistens wird eine **frühzeitige operative Korrektur** angestrebt, oftmals schon im 1. oder 2. Lebensjahr. Einfache Fehlbildungen lassen sich komplett beseitigen, z.B. die Verbindung zweier Nachbarfinger (Syndaktylie). Bei komplexen Veränderungen sind die therapeutischen Möglichkeiten begrenzt. Dennoch ist es bei vielen Patienten möglich, die Funktion zu verbessern – auch für sportliche Aktivitäten der Hand – und ein sozial akzeptables Aussehen zu erreichen.

18.11.4 Tumoren der Hand

Es gibt zahlreiche Tumoren der Hand, von denen in diesem Rahmen einige ausführlicher dargestellt werden sollen.

> Der aus dem Lateinischen abgeleitete Begriff *Tumor* bedeutet „Schwellung“ oder „Geschwulst“, macht aber keine Aussage über die Entstehung oder Wertigkeit, also Gut- oder Bösartigkeit!

18.11.4.1 Was ist eigentlich ein Überbein?

Das „**Überbein**“ oder **Ganglion** ist die **häufigste gutartige Weichteilschwulst** mit gallertartigem Inhalt, je nach Statistik in bis zu 72% der Fälle. Die Ursache dafür ist unbekannt. Nicht wenige Sportler meinen, dass es beim Sport entstanden sei, z.B. durch Turnen. Fakt ist, dass ein Ganglion bei hand- oder handgelenkbelastenden Sportarten stören kann. Es handelt sich um eine prallelastische Geschwulst in Gelenk- oder Sehnenscheidennähe, ihre Größe kann variieren. Die **häufigste Lokalisation** ist im Bereich des streckseitigen Handgelenks, daneben auch am beugeseitigen Handgelenk (s. Abb. 18.43), v.a. in unmittelbarer Nachbarschaft zur Speichenarterie. Ganglionähnlich sind sog. Mukoidzysten, die meistens bei einer Heberden-Arthrose im Endgelenkbereich auftreten (s. Kap. 18.6). Das Ringbandganglion findet sich meistens im Bereich der Beugesehnenscheide über dem Fingergrundglied, das Strecksehnenganglion (Hygrom) am Handrücken. Im Knochen gelegene, intraossäre Ganglien sind i.d.R. im Mondbein lokalisiert, seltener im Kahnbein, und werden gehäuft bei Turnern beobachtet.

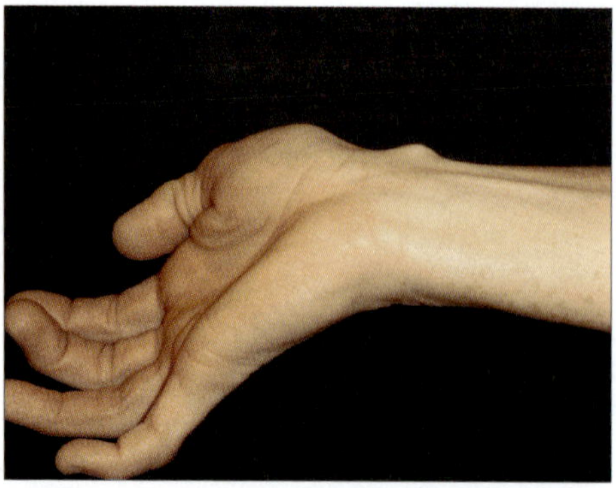

Abb. 18.43: Ganglion auf der Beugeseite des Handgelenks im Bereich der Speiche. Sofern die Geschwulst wegen Beschwerden entfernt werden soll, muss der Operateur bei dieser Lokalisation die in unmittelbarer Nachbarschaft verlaufende Speichenschlagader sorgfältig schonen.

Diagnose. Oftmals verursacht ein Ganglion **keine Beschwerden.** Durch die Raumforderung können aber auch **Schmerzen** und **Missempfindungen** auftreten, die sich unter Belastung verstärken. Im Röntgenbild lassen sich lediglich die im Knochen gelegenen Ganglien nachweisen. Dennoch sollte geröntgt werden, um andere Ursachen der Beschwerden des Patienten auszuschließen. Die Ultraschalluntersuchung kann Ganglien ebenfalls darstellen, insbesondere auch okkulte Ganglien, die in der Tiefe verborgen liegen. Eine exakte Lokalisation ist mit der Kernspintomografie möglich.

Therapie. Eine Punktion des Ganglions mit einer Spritze sowie Absaugung des gallertartigen Inhalts ist zwecklos, das Wiederauftreten ist danach vorprogrammiert.

> Die adäquate Behandlungsmethode ist die komplette operative Entfernung. Dies allerdings nur bei Beschwerden oder erheblicher kosmetischer Störung, weil in bis zu 50% der Fälle ein Wiederauftreten möglich ist, ebenso Narbenbeschwerden.

18.11.4.2 Hautgeschwülste und Weichteiltumoren an der Hand

Es gibt zahlreiche Tumoren der Haut, auch an der Hand. Grundsätzlich sollte eine hautärztliche Untersuchung erfolgen. Einige Beispiele für Geschwülste der Haut:

- **Warzen** entstehen durch eine Virusinfektion und können bei „Handsportarten" hinderlich sein. Die chirurgische Therapie ist, insbesondere auch bei Kindern, die Ausnahme, zumal eine spontane Rückbildung möglich ist.
- **Keloide** sind Narbenwucherungen, die nach einer Verletzung entstehen können. Anlagebedingte Faktoren spielen dabei eine Rolle. Die operative Entfernung ist bei funktionell und kosmetisch störendem Befund angezeigt und sollte frühestens nach etwa 1 Jahr durchgeführt werden.
- Ein **Naevus („Muttermal")** kann bösartig werden, außerdem besteht die Gefahr der Verwechslung mit einem Melanom (s.u.). Dementsprechend ist i.d.R. die operative Entfernung angezeigt.
- Der **Morbus Bowen** ist eine Hautveränderung mit vermehrter Verhornung, die bevorzugt am Handrücken lokalisiert ist. Die Entartung in ein **Plattenepithelkarzinom** („Krebs") ist möglich. Sowohl beim Morbus Bowen als auch beim Plattenepithelkarzinom ist die chirurgische Behandlung erforderlich.
- Das **Basaliom (Basalzellkarzinom)** ist ebenfalls bösartig. Der Tumor entwickelt nur äußerst selten Metastasen (Absiedlungen in andere Bereiche des Körpers), schädigt aber das umgebende Gewebe. Deshalb wird operiert.
- Das **maligne Melanom** ist ein sehr bösartiger, metastasierender Tumor. Die Verwechslung mit einem Muttermal kommt immer wieder vor. Besonders tückisch ist, dass der „schwarze Tumor" keineswegs immer pigmentiert ist (sog. amelanotisches Melanom). Eine typische Lokalisa-

tion des Melanoms an der Hand ist unter dem Fingernagel, sodass die Geschwulst wie ein älterer Bluterguss nach Fingerquetschung imponiert. Die Behandlung ist Spezialistenaufgabe!

Gutartige **Weichteiltumoren**, d.h. Neubildungen unter der Haut, bei denen die Operation i.d.R. angezeigt ist, sind u.a. **Fibrome** (bindegewebsfaserreiche Tumoren) und **Lipome** (Fettgewebsgeschwülste), deren Auftreten unabhängig vom Ernährungszustand ist. Der seltene **Glomustumor** ist blutgefäßreich und meistens unter dem Fingernagel lokalisiert und dementsprechend kaum sichtbar. Typisch sind heftigste Schmerzen, die für die Mitmenschen kaum nachvollziehbar sind und die nach vollständiger operativer Entfernung verschwinden.

Der **Riesenzelltumoren** (sog. benignes Synovialom, s. Abb. 18.44) ist relativ häufig an der Hand und geht von der Sehnenscheide oder Gelenkkapsel aus. Er kann ein erhebliches Ausmaß erreichen und zur Druckschädigung des Knochens führen. Die operative Entfernung muss besonders sorgfältig durchgeführt werden, da die Gefäß-Nerven-Bündel oft durch den Tumor ziehen, außerdem das Wiederauftreten (Rezidiv) bei unvollständiger Entfernung vorprogrammiert ist.

Hämangiome sind gutartige Blutgefäßgeschwülste („Blutschwamm"). Meistens kommen sie bei Kindern vor, in bis zu 90% der Fälle ist eine spontane Rückbildung möglich. **Fremdkörpergranulome** entstehen nach einer Verletzung, z.B. durch einen verbliebenen Holzsplitter. Der Fremdkörper wird durch Bindegewebe abgekapselt und wirkt wie eine Geschwulst.

Bösartige Weichteilgeschwülste sind an der Hand glücklicherweise selten.

18.11.4.3 Knochentumoren

Enchondrome sind die **häufigsten gutartigen Knochentumoren** der Hand, bevorzugt im Bereich der Finger- und Mittelhandknochen. Sie bestehen aus Knorpelgewebe und befinden sich innerhalb des Knochens, den sie aber durchbrechen können. Meistens handelt es sich um einzelne Tumoren (Solitärtumor). Selten ist ein multiples Auftreten (Enchondromatose), dann besteht die Gefahr der malignen Entartung. Nicht selten wird die Diagnose zufällig im Rahmen einer Röntgenuntersuchung der Hand gestellt. Die häufigsten Symptome sind Schmerzen bzw. eine Schwellung, die durch die Knochenauftreibung im fortgeschrittenen Stadium bedingt ist. Da es dann auch zur Ausdünnung der Knochenstruktur kommt, ist mit einem Auftreten von **pathologischen Frakturen** zu rechnen. Bspw. kommt es bei Ballsportarten vergleichsweise häufig nach einem Bagatelltrauma durch den Ball zur Fraktur. Die Behandlung besteht in der **operativen Ausräumung**. Eine sorgfältige Entfernung ist wesentlich zur Vorbeugung eines erneuten Auftretens. Entsteht nach Tumorausräumung ein größerer Knochendefekt, so wird zur Vermeidung eines Stabilitätsverlustes mit Gefahr der Fraktur eine Knochentransplantation durchgeführt (Entnahme meistens vom Beckenkamm). Alternativ kommt die Einbringung eines Knochenersatzstoffes (z.B. Hydroxylapatit) in Betracht. Bei kleinen Knochendefekten ist eine Defektauffüllung nicht notwendig. Eine Knochenstabilisierung (z.B. mit einem Plättchen und Minischrauben) wird bei einer Fraktur durchge-

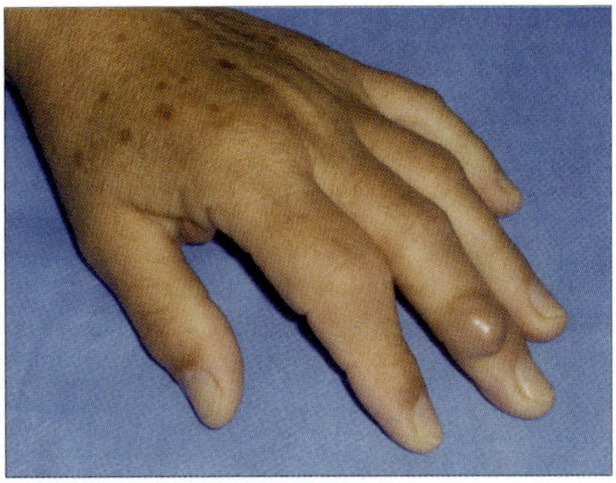

Abb. 18.44: Riesenzelltumor

führt. Eine postoperative Ruhigstellung ist in den meisten Fällen nicht angezeigt; bewährt hat sich das Twin-Taping im Sinne einer dynamischen Schienung zur Vermeidung von Bewegungseinschränkungen (s. Kap. 3.3.2).

Relativ häufig, z.B. bei Boxern (aber nicht ausschließlich), ist der sog. **Handwurzelbuckel** (Carpal bossing, Carpe bossu). Dieser ist typischerweise am Handrücken im Bereich der Basis des zweiten, seltener des dritten Handwurzelknochens lokalisiert. Die Behandlung erfolgt konservativ durch kurzfristige Ruhigstellung, evtl. lokale Kortisoninjektion. Eine operative Entfernung ist nur bei erheblichen Beschwerden angezeigt.

Knochenzysten sind Hohlräume im Knochen, die häufig als Zufallsbefund im Rahmen einer Röntgenuntersuchung aufgedeckt werden. Sie werden bei Gefahr einer pathologischen Fraktur operiert und mit Knochen aufgefüllt.

Bösartige Knochentumoren sind selten.

18.12 Morbus Sudeck – warum die sympathische Reflexdystrophie alles andere als sympathisch ist

Vor mehr als 100 Jahren wurde dieses Krankheitsbild von dem Hamburger Chirurgen Paul Sudeck detailliert beschrieben. Der „Morbus Sudeck“ (lat. *Morbus*: Krankheit) ist eine schmerzhafte Funktionsstörung der Hand, die **alle Gewebe betrifft** und nicht nur bei Sportlern regelmäßig beobachtet wird (s. Abb. 18.45). Die Erkrankung wird bspw. auch am Knie oder am Fuß beobachtet (s. Kap. 28.13).

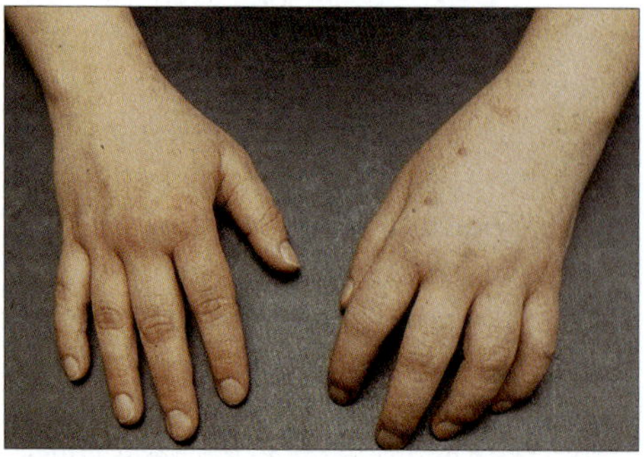

Abb. 18.45: Morbus Sudeck der linken Hand nach Speichenbruch, der mit einem Fixateur externe versorgt wurde.

Bei der Sudeck-Krankheit wird ein Zusammenhang mit dem sympathischen Nervensystem vermutet, also dem unwillkürlichen (autonomen) Nervensystem. Der Begriff „Reflexdystrophie“ vermittelt zum einen, dass es sich um ein Reflexgeschehen handelt, also die Reaktion auf einen Reiz (s.u.). Zum anderen kennzeichnet das aus dem Griechischen stammende Wort „Dystrophie“ eine Fehlentwicklung. Die Erkrankung wird auch als **komplexes regionales Schmerzsyndrom** bezeichnet, es gibt dafür aber noch eine Vielzahl anderer Begriffe, z.B. Algodystrophie, Kausalgie, Sudeck-Dystrophie oder chronisches regionales Schmerzsyndrom.

Exakte Zahlen zur Gesamthäufigkeit fehlen in der Literatur. Die Erkrankung ist aber gar nicht so selten, geschätzt werden mindestens 15 000 Neuerkrankungen pro Jahr. Nach einem Speichenbruch im Handgelenkbereich – einer typischen Ursache – wird das Auftreten dieser auch als „entgleiste Heilentzündung“ interpretierten Krankheit mit bis zu 18% angegeben, in manchen Statistiken ist die Häufigkeit sogar noch größer.

Entstehung. Die wesentliche **Ursache** der Algodystrophie ist der **Schmerz**! Nach einer Weichteil- oder Knochenverletzung der Hand oder nach einer Operation, manchmal sogar ohne äußeren Anlass, kommt es zu fortbestehenden Schmerzen, Schwellung sowie Störungen der Durchblutung und der Schweißsekretion mit später hinzutretender Osteoporose (Knochenentkalkung). Bis heute ist **noch nicht endgültig geklärt**, warum die Hand in dieser Weise reagiert. Eine Vielzahl von Faktoren sollen verantwortlich sein, z.B. das vegetative Nervensystem und die Psyche. Möglicherweise besteht auch eine gewisse Veranlagung („Sudeck-Persönlichkeit"). Die Größe der ausgeführten Operation oder die Schwere der Handverletzung spielen dagegen keine Rolle, im Gegenteil, nicht selten sind genannte Bagatellverletzungen der Auslöser.

Diagnose. Die Diagnose kann insbesondere bei Erkrankungsbeginn schwierig sein. Das **führende Symptom** ist der **Schmerz**. Dieser hat einen brennenden, tiefen Charakter und wird häufig als dumpf, bohrend und diffus beschrieben. Er ist meisten konstant vorhanden oder lässt sich durch aktive oder passive Bewegungen provozieren. Typisch ist auch eine Überempfindlichkeit gegenüber leichten Berührungen. Die Schwellneigung der Hand ist am Handrücken besonders ausgeprägt.

Die **Einteilung** des Krankheitsbildes in **3 Phasen oder Stadien** ist nur eine **praktische Orientierungshilfe**, an der sich auch die Therapie ausrichtet, weil der Krankheitsverlauf Phasen auslassen kann und die Übergänge fließend sind:

Das **Stadium I** ist die akute Phase und durch dumpfe und brennende Ruhe- und Belastungsschmerzen gekennzeichnet. Die Hand ist akut gebrauchsunfähig, sie ist überwärmt und geschwollen, es besteht eine vermehrte Schweißsekretion. Das Wachstum der Nägel und Haare ist beschleunigt. Nicht selten treten neurologische Symptome hinzu, bspw. die Reizung des Mittelnervs (lat.: *Nervus medianus*) im Sinne eines Karpaltunnelsyndroms (s. Kap. 18.7.2.1). Das Röntgenbild, am besten werden beide Hände auf einer Aufnahme zum Vergleich abgebildet, ist zu diesem Zeitpunkt bei der Diagnosestellung kaum hilfreich und zeigt allenfalls eine zunehmende Osteoporose. Auch die Kernspin- sowie die Computertomografie geben keine spezifischen Befunde. Die Skelettszintigrafie, das ist die Untersuchung mit einer radioaktiven Substanz, kann im Frühstadium Hinweise auf die Erkrankung geben und im Vergleich zur gesunden Hand eine vermehrte Durchblutung zeigen. Nach etwa 2–3 Monaten geht das Stadium I in das Stadium II über.

Im subakuten **Stadium II** verschwinden die Ruheschmerzen langsam, die Berührungsempfindlichkeit der Hand wird geringer. Es bestehen aber noch Bewegungsschmerzen. Die Schwellung bildet sich langsam zurück. Die Haut ist glänzend und hat eine teigige Konsistenz. Es kommt zu einer fortschreitenden Bewegungseinschränkung, die Gelenke werden steif und unbeweglich. Die Röntgenaufnahme zeigt v.a. gelenknah eine fleckige Osteoporose mit Verdünnung der Kortikalis (äußere Knochenschicht); die Kortikalis erscheint wie mit dem Bleistift nachgezogen.

Im **Stadium III**, dem chronischen Endstadium nach einem Leidensweg von etwa 1 Jahr, bestehen keine oder kaum noch Schmerzen. Es ist eine Defektheilung mit definitivem Funktionsverlust des zur Ruhe gekommenen Gewebes eingetreten. Die Gelenke sind vollkommen steif, die Haut verdünnt, die Muskulatur verschmächtigt. Die Hand ist jetzt weitgehend gebrauchsunfähig, man spricht auch von einer „**Handruine**". Im Röntgenbild zeigt sich eine generelle Osteoporose. Damit verbunden ist eine zunehmende Persönlichkeitsveränderung.

Therapie. Für die Therapie und die Prognose ist die **Frühdiagnose entscheidend**, da das Stadium III weitgehend irreparabel ist! Die Behandlung ist schwierig, langwierig und Spezialistensache. Die Therapie richtet sich nach dem Stadium der Erkrankung. Ein allgemein anerkanntes Konzept gibt es nicht, in der Tabelle 18.3 sind einige therapeutische Ansätze zusammengefasst.

Tab. 18.3: Hinweise zur Therapie der sympathischen Reflexdystrophie der Hand

Die Behandlung muss nicht nur bei Sportlern so früh wie möglich einsetzen.
Wichtig sind die Schmerzvermeidung und die Führung des Patienten, der Vertrauen gewinnen und bewusst an seiner Heilung mitwirken muss.
Hauptziele der ersten Behandlungsphase sind die Beseitigung der Schwellung und der Schmerzen. Die Hand ist die „Prinzessin auf der Erbse“: Oberstes Gebot ist, jegliche Irritation der Hand zu vermeiden.
Die Hand wird vorübergehend für einige Tage ruhiggestellt und auf einer gut gepolsterten Schiene hochgelagert.
Nach Abklingen der akuten Ruheschmerzen wird mit behutsamer Physiotherapie begonnen, z.B. Krankengymnastik, Ergotherapie, Handbäder und Lymphdrainage (s. Kap. 3.4).
Unterstützend werden verschiedene Medikamente eingesetzt, z.B. Schmerz- und Beruhigungsmittel, Antidepressiva, antientzündlich wirkende Präparate (Antiphlogistika), Calcitonin (körpereigenes Hormon, das u.a. den Knochenabbau hemmen soll) und Kortison.
Kontinuierliche Regionalanästhesie (Plexusanästhesie) über einen Katheter oder die transkutane elektrische Nervenstimulation (TENS, s. Kap. 3.4)
Operation eines Karpaltunnelsyndroms, sofern dieses erhebliche Beschwerden bereitet.

Prognose. Die **Prognose** für die allgemeine Gebrauchsfähigkeit und damit sportliche Belastbarkeit der Hand ist umso besser, je früher die Behandlung einsetzt. Im Stadium I kann die Erkrankung in etwa 80% ohne bleibende Funktionsstörungen ausgeheilt werden. Im Stadium II liegen die Chancen nur noch bei etwa 30%. Beginnt die Therapie erst im Stadium III, so ist das Ergebnis frustrierend und die bleibende Funktionsstörung unvermeidlich.

Prävention

> Die Vorbeugung ist von entscheidender Bedeutung, weil die sympathische Reflexdystrophie mehr als nur das sportliche Aus für die Hand bedeuten kann: Sie ist ein handchirurgisches, soziales und sportmedizinisches Desaster. Die sicherste Sudeck-Prävention ist Vermeidung von Schmerzen bei Sportverletzungen der Hand!

Dies bedeutet:

- Ernstnehmen jeglicher Klagen eines Patienten zu jeder Zeit: Wer Schmerzen hat, hat Recht!
- Keine einschnürenden Verbände sowie ausreichende Polsterung von Gips- und Kunststoffverbänden, z.B. bei Knochenbrüchen
- Manipulationen wie bspw. Einrichtung von Frakturen nur in adäquater Anästhesie
- Adäquate Operationstechnik mit schonendem Gewebeumgang und stabilen Osteosynthesen, die eine Frühmobilisation erlauben
- Schwellungsprophylaxe und konsequente Hochlagerung der Hand
- Frühe und schmerzfreie Übungsbehandlung, v.a. aktive Bewegungsübungen

19 Verletzungen und Schäden der Wirbelsäule

19.1 Bedeutung der Wirbelsäule beim Sport und Einführung in die Anatomie

Die Wirbelsäule ist das zentrale Achsorgan des Menschen und bildet zusammen mit dem Brustkorb und dem Beckenring (Beckengürtel) das Rumpfskelett.

> Wirbelsäulenprobleme sind eine Volkskrankheit und auch bei Sportlern während oder nach Beendigung der sportlichen Laufbahn häufig. Mindestens 80% tragen in ihrem Leben einmal oder wiederholt ihr „Kreuz mit dem Kreuz". Die Beschwerden sind meistens durch chronische Veränderungen oder Erkrankungen – im weitesten Sinne „Verschleiß" – bedingt. Die Häufigkeit akuter Verletzungen der Wirbelsäule beim Sport beträgt je nach Statistik – meistens bezogen auf die Gesamtheit der Sportverletzungen – weniger als 5–10%.

Zur Einführung und zum Verständnis der Problematik folgt eine kurze Übersicht zur Anatomie (s. Abb. 19.1, Abb. 19.2):

Die menschliche Wirbelsäule besteht aus **33–34 Wirbeln**, und zwar aus 7 Halswirbeln, 12 Brustwirbeln, 5 Lendenwirbeln, 5 Kreuzwirbeln und 4–5 Steißwirbeln. Die Kreuzwirbel sind zu einem einheitlichen Knochen, dem Kreuzbein, verschmolzen, ebenso die Steißwirbel zum Steißbein. Das Kreuzbein ist außerdem Teil des Beckens und bildet mit den beiden Hüftbeinen den Beckenring (s. Kap. 22.1).

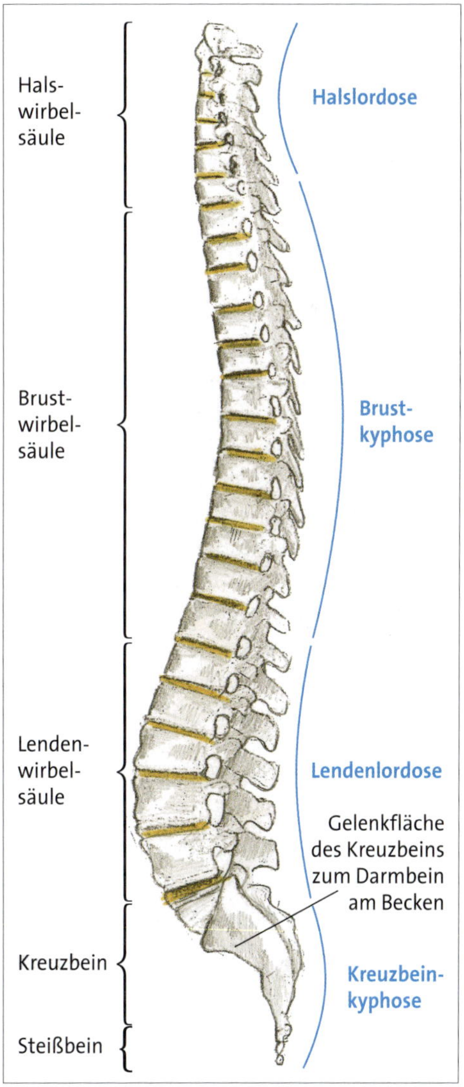

Abb. 19.1: Wirbelsäule in der seitlichen Ansicht, von links betrachtet

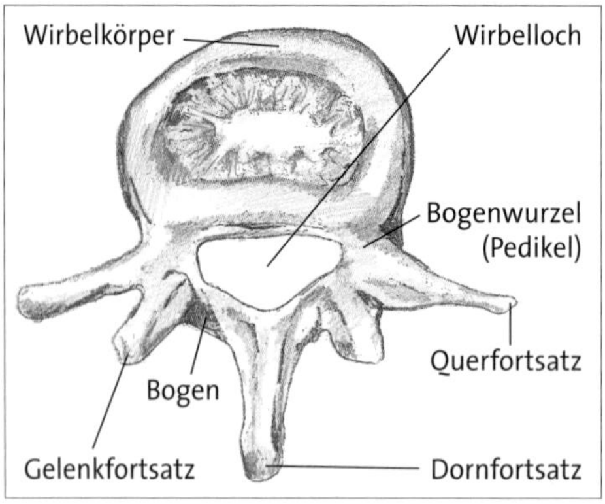

Abb. 19.2: Schematische Darstellung der Grundform eines Wirbels (Querschnitt)

Von der Seite betrachtet ist die Wirbelsäule **doppelt s-förmig gekrümmt**: Im Hals- und Lendenbereich ist sie nach vorne gebogen (was als Hals- bzw. Lendenlordose bezeichnet wird), im Brust- und Kreuzbeinbereich mit dem anhängenden Steißbein nach hinten (Brust- bzw. Kreuzbeinkyphose).

Jeder Wirbel hat im Prinzip ein einheitliches Konstruktionsschema, das in den unterschiedlichen Abschnitten der Wirbelsäule gewisse Unterschiede aufweist: Das tragende Element eines Wirbels ist der **Wirbelkörper** mit seiner Grund- und Deckplatte. Hinten am Wirbelkörper befindet sich ein knöcherner Ring, der **Wirbelbogen**, der wiederum das **Wirbelloch** umgibt. Alle Wirbellöcher bilden den **Wirbelkanal**; dieser umgibt das Rückenmark bzw. ab dem Lendenwirbelsäulenbereich – das Rückenmark endet etwa in Höhe des ersten bzw. zweiten Lendenwirbels – Nervenfasern, die wie ein Pferdeschweif (lat.: *Cauda equina*) angeordnet sind. Der Wirbelbogen hat zu beiden Seiten dort, wo er vom Wirbelkörper abgeht, an seinem Unterrand eine tiefe Einschnürung bzw. Aussparung und an seinem Oberrand eine seichte Aussparung. Diese knöchernen Aussparungen ergänzen sich mit den zugekehrten des nächstoberen und -unteren Wirbels zu den **Zwischenwirbellöchern**, aus denen rechts und links die vom Rückenmark abgehenden Nerven entspringen.

Vom Wirbelbogen gehen außerdem seitlich rechts und links die **2 Querfortsätze** eines Wirbels und nach hinten der **Dornfortsatz** ab, sie dienen der Wirbelsäulenmuskulatur und verschiedenen Bändern als Ansatz bzw. Ursprung. Die Querfortsätze haben im Brustbereich Gelenkflächen für die Verbindung mit den Rippen. Die gelenkige Verbindung der einzelnen Wirbel untereinander erfolgt über paarig nach oben und unten gerichtete **Gelenkfortsätze**; diese gehen ebenfalls vom Wirbelbogen ab. Die Gelenkfortsätze greifen ineinander und bilden die sog. **kleinen Wirbelgelenke**, auch **Zwischenwirbelgelenke** oder **„Facettengelenke"** genannt.

Zwischen den benachbarten Wirbelkörpern befinden sich ab dem zweiten Halswirbel bis zum Kreuzbein elastische Knorpelplatten, die **Zwischenwirbelscheiben**, auch **Bandscheiben** genannt, von denen jede – vereinfacht ausgedrückt – die Funktion eines Wasserkissens hat.

Die knöchernen Elemente, die Gelenke und die Bandscheiben der Wirbelsäule werden durch zahlreiche **Bandverbindungen** und die **Rückenmuskeln** gesichert. Wirbelgelenke und Bandscheiben ermöglichen die Bewegungen der Wirbelsäule. Zwei benachbarte Wirbel bilden mit der dazwischen liegenden Bandscheibe ein **Bewegungssegment**, zu dem u.a. auch noch Bänder, Muskeln, Wirbelgelenke und Nervengewebe gehören (s. Abb. 19.3). Die Beweglichkeit nimmt von oben nach unten aufgrund der zunehmenden statischen Belastung und der daraus resultierenden Stabilitätsnotwendigkeit ab; dies erklärt den sehr großen Bewegungsumfang der Halswirbelsäule als „Kopfträger" im Vergleich zur Lendenwirbelsäule bzw. dem Übergang zum Kreuzbein. Im Übrigen ergeben sich an der Halswirbelsäule für den ersten und zweiten Wirbel einige anatomische Besonderheiten, die bei den Verletzungen in dieser Region erläutert werden (s. Kap. 19.11).

Zusammenfassung: Die Wirbelsäule übernimmt – im Alltag, aber insbesondere auch beim Sport – eine Vielzahl von Aufgaben und Funktionen:

- Stütze für die aufrechte Körperhaltung – eine Aufgabe, die hauptsächlich die kräftigen Wirbelkörper übernehmen. Sie verhindern, dass der Rumpf wie eine formlose Masse zusammensinkt.
- Zentrum des Bewegungsapparats (Achsenorgan) zur Vermittlung von Körperbewegungen
- Schutz für das im Wirbelkanal gelegene Rückenmark bzw. die Nervenwurzeln
- Federungsfunktion für das Gehirn, das durch Erschütterungen bei indirekt wirkenden Stößen gefährdet ist – eine Aufgabe, die von den als Puffer wirkenden Bandscheiben übernommen wird.
- Ausdrucksorgan der Seele: Sportler lassen nach einer Niederlage „den Kopf hängen" oder sind „von Kummer gebeugt", manche erfolgsverwöhnte Athleten „tragen die Nase hoch", verbissene Sportler sind „halsstarrig" – um nur einige Beispiele zu nennen.

19.2 Verschiedene Haltungsformen sind Normvarianten – Haltungsschäden dagegen oft schon ein Problem im Kindesalter

Betrachtet man einen Menschen von der Seite, so lassen sich die Wirbelsäulenkrümmungen gut beurteilen. Nach einer Definition von Krämer [2006] versteht man unter **Haltung** „das gesamte Erscheinungsbild des frei und aufrecht stehenden Menschen".

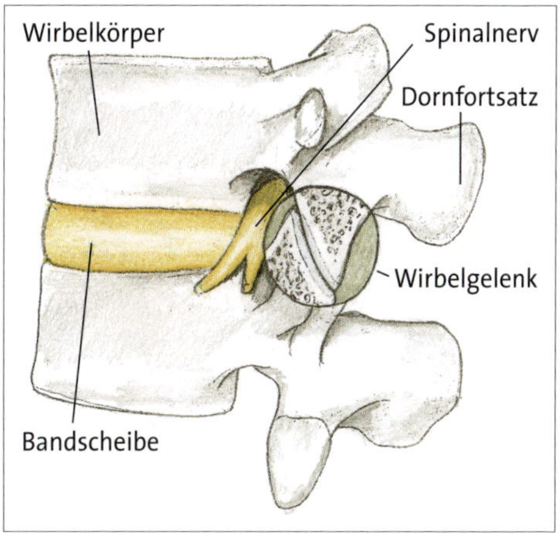

Abb. 19.3: Darstellung eines Bewegungssegments der Wirbelsäule

Die Rücken-, Gesäß-, Bauch-, Schultergürtel- und Brustmuskeln arbeiten gegen die einwirkende Schwerkraft und sind die wichtigsten Garanten einer aufrechten Haltung.

In der Orthopädie unterscheidet man **4 Haltungsformen** (s. Abb. 19.4):

1. Die Wirbelsäule ist doppelt s-förmig gekrümmt: Im Hals- und Lendenbereich ist sie nach vorne gebogen (konvex), dies wird als Hals- bzw. Lendenlordose bezeichnet; im Brust- und Kreuzbeinbereich mit dem anhängenden Steißbein ist sie nach hinten gekrümmt (konkav), man spricht von der Brust- bzw. Kreuzbeinkyphose. Bei harmonischer Ausbildung dieses Rückenprofils von der Seite spricht man von einem **Normalrücken**.
2. Ein **hohlrunder Rücken** ist durch eine verstärkte Brustkyphose und eine verstärkte Lendenlordose gekennzeichnet.
3. Beim **totalen Rundrücken** besteht eine lang gezogene, verstärkte Brustkyphose.
4. Beim **Flachrücken** sind die normalen Krümmungen abgeflacht.

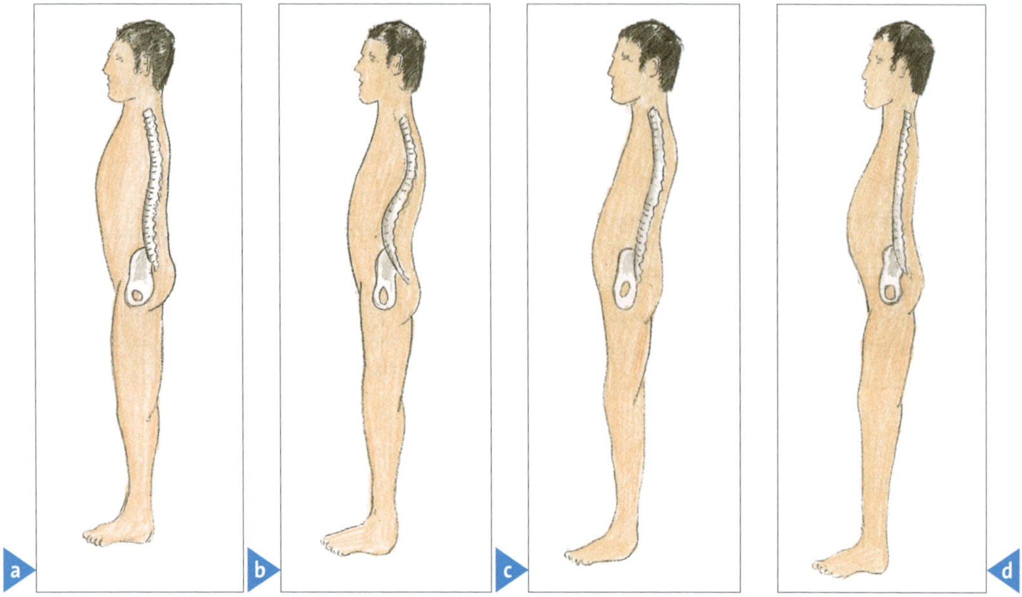

Abb. 19.4: Unterschiedliche Haltungsformen (Rückenprofil von der Seite betrachtet): **a)** Normalrücken. **b)** Hohlrunder Rücken. **c)** Totaler Rundrücken. **d)** Flachrücken

> ! Achtung: Die genannten Haltungsformen sind **Normvarianten** und primär nicht als krankhaft zu bewerten. Die Abweichungen von der Norm stellen aber eine gewisse Veranlagung dar für Bandscheibenschäden sowie Beschwerden, die auf eine Schwäche der Rumpfmuskulatur zurückzuführen sind.

Kennzeichnend für **Haltungsstörungen** bzw. **Haltungsschäden** der Wirbelsäule sind nach Krämer eine verstärkte Brustkyphose (Rundrücken), nach vorn stehende Schultern, Beckenkippung nach vorn und Vorwölbung des Bauchs bei schlaffen Bauchdecken.

Bei einer **Haltungsschwäche** besteht eine verminderte muskuläre Leistungsfähigkeit; die volle Aufrichtung des Körpers gelingt nur für kurze Zeit. Das Extrem des Haltungsschadens ist der **Haltungsverfall**, d.h. ein Mensch kann den Körper aus der Ruhehaltung nicht vollständig aufrichten.

Diagnose. Die Problematik betrifft nicht nur Erwachsene, sondern auch viele Kinder und Jugendliche. Der Übergang von der Haltungsgesundheit über die Haltungsschwäche bis zum Haltungsverfall ist fließend. Der **Haltungstest nach Matthiass** erlaubt eine Abgrenzung:

- Ein Sportler bzw. Patient ist **haltungsgesund**, wenn im Stand die volle Aufrichtung der Wirbelsäule gelingt. Bei Anheben der Arme nach vorne in die Horizontale kann diese Haltung über 30 s aufrechterhalten werden, dies spricht für eine leistungsfähige Muskulatur.
- Bei einer **Haltungsschwäche,** die ihn zwar die volle Aufrichtung des Rumpfes ermöglicht, erfolgt jedoch innerhalb von 30 s nach Anheben der Arme das Absinken in die Ruhehaltung.
- Bei einem **Haltungsverfall** ist eine volle Aufrichtung des Rumpfes nicht möglich. Schon beim Anheben der Arme fällt der Körper in die Ruhehaltung zurück.

Therapie. Beim hohlrunden Rücken, beim totalen Rundrücken sowie beim Flachrücken empfehlen sich wirbelsäulenfreundliche Sportarten (s. Kap. 19.17) sowie eine Rückenschule (s. Kap. 19.16), um Probleme zu vermeiden; besonders geeignet sind Schwimmen sowie ein regelmäßiges Training zur Kräftigung der Muskulatur. Die wesentlichen Prinzipien der Behandlung bei Haltungsschäden sind Vermeidung einer Fehlbelastung, Übungsbehandlung unter krankengymnastischer Anleitung sowie die Verbesserung der Körperwahrnehmung z.B. durch Übungen vor einem Spiegel. Die Bedeutung von Dehnübungen zur Beseitigung von Muskelverkürzungen, z.B. der Brustmuskeln beim Nachvornstehen der Schultern, wird unterschiedlich beurteilt (s. Kap. 5.3). Außerdem spielt der Sport eine ganz wesentliche Rolle. Zwar kann man mit Krankengymnastik und Sport die Rückenform nicht grundsätzlich ändern; jedoch können durch Kräftigung der Muskeln und Schulung der Koordination Formabweichungen besser kompensiert und Rückenschmerzen vermieden werden.

Es ist falsch, haltungsschwachen Menschen vom Sport abzuraten. Dies gilt im Besonderen für Kinder und Jugendliche, die auf keinen Fall vom Schulsport befreit werden sollten, weil dann die Gefahr des Haltungsverfalls besteht. Besonders günstige Sportarten sind Turnen, Schwimmen und Gymnastik. Bevor muskuläre und koordinative Defizite nicht beseitigt sind, ist bei verletzungsträchtigen Sportarten Vorsicht geboten, bspw. Kampfsportarten, Geräteturnen (Hilfestellung im Sportunterricht!), Skiabfahrtslauf und Ballspiele mit Gegnerkontakt.

19.3 Der Bandscheibenvorfall – die Bandscheibe geht auf den Nerv

Zwischen benachbarten Wirbelkörpern befindet sich ab dem zweiten Halswirbel bis zum Kreuzbein jeweils eine elastische Knorpelplatte, die **Zwischenwirbelscheibe** (lat.: *Discus intervertebralis*), auch **Bandscheibe** genannt (s. Abb. 19.5). Ihre Funktion kann mit einem Puffer oder einem Wasserkissen verglichen werden. Die Bandscheibe besteht aus einem zentralen Gallertkern (lat.: *Nucleus pulposus*), der von einem äußeren Faserring (lat.: *Anulus fibrosus*) umgeben ist.

Im Laufe des Lebens kommt es nicht nur bei Sportlern etwa ab dem 25. Lebensjahr zu einem mehr oder weniger ausgeprägten **„Verschleiß" der Bandscheibe** – der Fachausdruck ist „Diskose" oder allgemein Degeneration: Dabei verliert der Faserring seine Stabilität, der Wassergehalt des Gallertkerns nimmt ab, die Pufferfunktion der Bandscheibe lässt nach, sie nimmt an Höhe ab. Eine hohe Beanspruchung der Wirbelsäule im Beruf, in der Freizeit und beim Sport kann diesen Prozess beschleunigen. Begünstigende Faktoren sind u.a. langjähriges Heben und Tragen schwerer Lasten, insbesondere auch bei falscher Technik im Umgang mit Gewichten. So belastet ein Gewicht, das mittels Rumpfbeuge vom Boden aufgehoben wird, die fünfte Lendenbandscheibe mit dem 8–12-fachen des Gewichts, bspw. ein Kasten Bier mit 80–120 kg. Mit gebeugten Knien und geradem Rücken gehoben ist die Bandscheibenbelastung nur 1–2-mal so groß wie das gehobene Gewicht. Durch häufiges langes Sitzen in ungeeigneten Sitzmöbeln – das sind fast alle gebräuchlichen Sessel, Autosit-

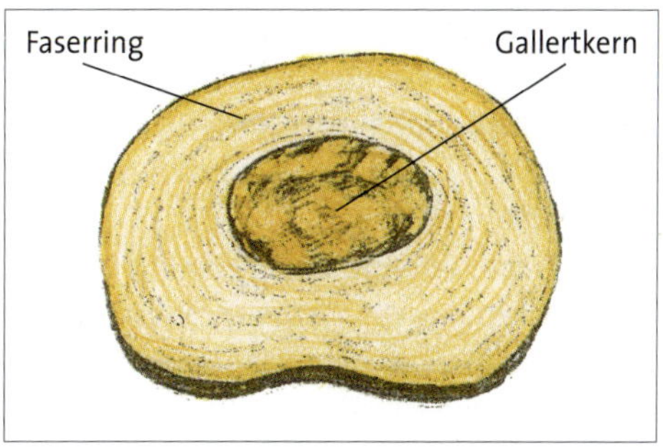

Abb. 19.5: Schematischer Aufbau der normalen Bandscheibe im Querschnitt

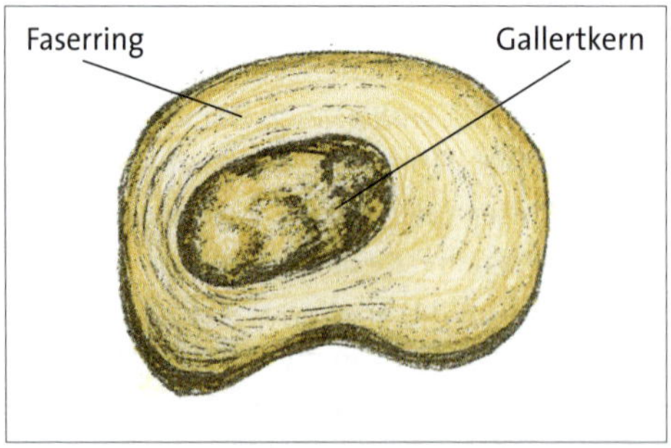

Abb. 19.6: Bandscheibenprotrusion (Bandscheibenvorwölbung)

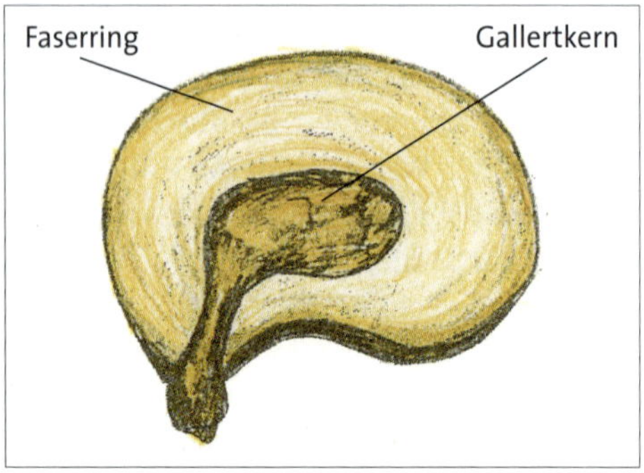

Abb. 19.7: Bandscheibenprolaps (Bandscheibenvorfall)

ze usw. – kommt es ebenfalls zu einem vorzeitigen Bandscheibenverschleiß. Außerdem spielen Erbfaktoren eine Rolle.

Bei der **Bandscheibenprotrusion** (Bandscheibenvorwölbung, s. Abb. 19.6) wird das Gallertkerngewebe in den Faserring hineingedrückt, es kommt zur Vorwölbung (lat.: *Protrusio*) des Rings. Der **Bandscheibenprolaps** (Bandscheibenvorfall, s. Abb. 19.7) ist gekennzeichnet durch einen Vorfall (lat.: *Prolapsus*) des Gallertkerns durch den gerissenen Faserring. Bei einem **sequestrierten Bandscheibenvorfall** besteht keine Verbindung mehr zwischen dem ausgetretenen Gallertkerngewebe (Sequester) und dem Rest des Gallertkerns. Derartige Bandscheibenschäden können in mehreren Abschnitten der Wirbelsäule auftreten.

Etwa **70–80% der Bandscheibenvorfälle** treten im Bereich der **Lendenwirbelsäule** auf, meistens zwischen dem vierten und fünften Lendenwirbel oder zwischen dem fünften Lendenwirbel und dem Kreuzbein. 10–25% der Bandscheibenvorfälle sind im Bereich der Halswirbelsäule lokalisiert, wie an der Lendenwirbelsäule sind meistens die unteren Bandscheiben betroffen, nämlich zwischen dem fünften und sechsten oder zwischen dem sechsten und siebten Halswirbel. Der Bandscheibenvorfall an der Brustwirbelsäule ist selten (ca. 1–2%).

Bandscheibenvorfälle im Lendenwirbelbereich kommen am häufigsten zwischen dem 30. und 50. Lebensjahr vor. Die Halswirbelsäule ist erst später, etwa zwischen dem 40. und 60. Lebensjahr, betroffen.

Ursachen und **Auslöser** für den Bandscheibenvorfall beim Sportler – aber natürlich auch im Alltag – können eine ungeschickte Bewegung, eine ruckartige Verdrehung der Wirbelsäule oder eine stärkere Belastung sein: Das „Verhebetrauma“ beim Anheben eines größeren Gewichts ist – selbst, wenn der betroffene Sportler anderer Meinung ist – lediglich „der Tropfen“, der das Fass (sprich: die vorgeschädigte Bandscheibe) zum Überlaufen bringt. Häufig werden auch Nässe, Unterkühlung oder Zugluft als vermeintliche Ursache vermutet. Der Bandscheibenvorfall muss aber nicht unbedingt einen äußeren Anlass haben.

Diagnose. Eine unfallbedingte Schädigung der Bandscheibe ist die absolute Ausnahme und kommt fast ausschließlich im Zusammenhang mit Wirbelbrüchen vor (s. Kap. 19.11). Der Bandscheibenvorfall ist – wie oben ausgeführt – nahezu immer die Folge einer **langjährigen Vorschädigung** der Bandscheibe. Erfolgen Rissbildung und Prolapsentwicklung im rückwärtigen Bandscheibenanteil in Richtung des Rückenmark- bzw. Nervengewebes, dann führt dies zur Auslösung von mehr oder weniger starken **Schmerzen**. Diese können in das Gesäß und die Beine oder die Schulter und die Arme ausstrahlen. Auch **Gefühlsstörungen** wie Ameisenlaufen, Kribbelgefühl und Taubheit können auftreten. Die Beschwerden verstärken sich nicht selten beim Husten, Niesen oder Pressen. Durch den Schmerz verspannt sich oft auch noch die Rückenmuskulatur, und es kommt zusätzlich zu Muskelschmerzen. Der betroffene Patient nimmt – um weitere Schmerzen zu vermeiden – eine typische Schonhaltung mit eingeschränkter Beweglichkeit der Wirbelsäule ein. Je nach Stadium und Ausmaß der Erkrankung kann es zu einer **Minderung der Muskelkraft** oder gar zu **Lähmungen** einzelner Muskelbereiche kommen.

Die Beschwerden und Symptome eines Bandscheibenvorfalls sind abhängig von der Lokalisation des Vorfalls (oder der Vorfälle) und dem zugehörigen Versorgungsgebiet der Nerven, die durch das austretende Bandscheibengewebe in Mitleidenschaft gezogen werden. Es gibt symptomlose Bandscheibenvorfälle, die zufällig bei einer Kernspintomografie entdeckt werden (je älter die untersuchten Menschen sind).

Zum Verständnis sind noch einige **anatomische Anmerkungen** notwendig (s. Abb. 19.8):

Das sog. **zentrale Nervensystem** wird vom Gehirn und Rückenmark gebildet. Die Nervenfasern, die aus dem Rückenmark austreten bzw. in das Rückenmark eintreten, werden als **Nervenwurzeln** bezeichnet. Die Nervenwurzeln haben unterschiedliche Aufgaben; manche leiten sensible Informationen zum Rückenmark, andere enthalten motorische Nervenfasern zur Steuerung der Muskeln oder vegetative Nervenfasern, die unwillkürliche Körperfunktionen wie bspw. Herzschlag, Blutdruck, Atmung und Verdauung regulieren. Zu jedem Abschnitt (Segment) der Wirbelsäule gehören 2 Nervenwurzeln, die sich im Rückenmarkskanal (Wirbelkanal) zum Rückenmarksnerv (Spinalnerv) vereinigen: Auf Höhe eines jeden Wirbels tritt je ein Spinalnervenpaar aus dem Wirbelkanal durch das Zwischenwirbelloch aus. In der Summe entspringen aus dem Rückenmark 31 Nervenpaare aus, und zwar 8 Halsnerven, 12 Brustnerven, 5 Lendennerven, 5 Kreuzbeinnerven und 1 Steißbeinnerv. Die Spinalnerven gehören zum **peripheren Nervensystem**.

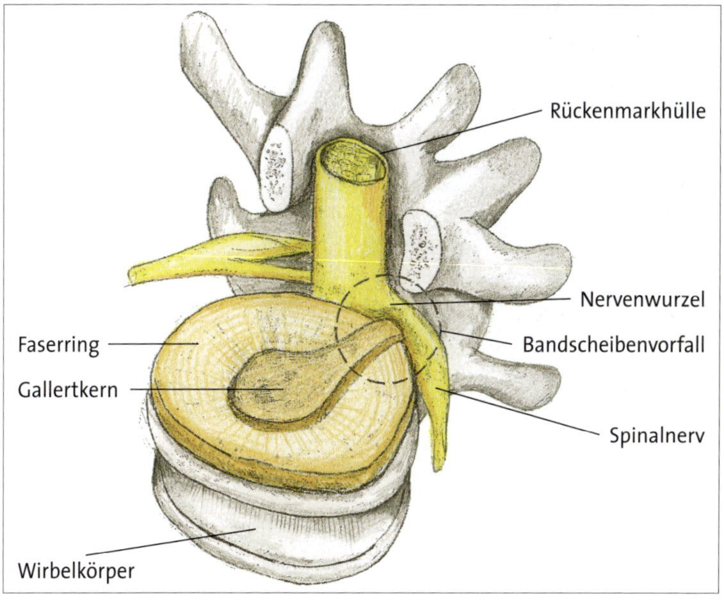

Abb. 19.8: Schematische Darstellung eines Bandscheibenvorfalls mit Druck auf das Nervengewebe

Das Rückenmark befindet sich im Wirbelkanal und reicht von der Halswirbelsäule bis zum Lendenbereich, es endet beim Erwachsenen spitz zulaufend mit dem sog. Markkonus (lat.: *Conus medullaris*) etwa in Höhe des ersten oder zweiten Lendenwirbels. Von da an befinden sich im Wirbelkanal „nur" noch wie ein Pferdeschweif (lat.: *Cauda equina*) angeordnete Rückenmarksnerven, bevor diese dann auch im Bereich der unteren Zwischenwirbellöcher aus der Wirbelsäule zu beiden Seiten austreten.

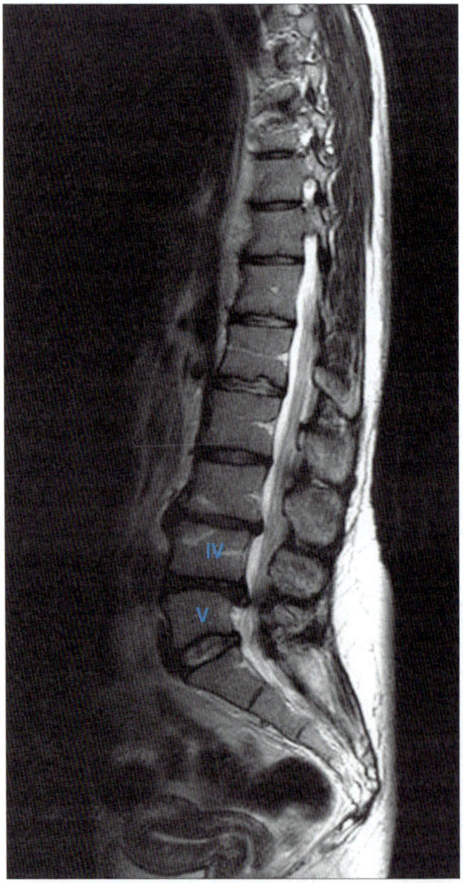

Abb. 19.9: Kernspintomografie mit Bandscheibenvorfall zwischen dem 4. und 5. Lendenwirbel, außerdem Vorwölbungen der 3 Bandscheiben oberhalb sowie der Bandscheibe unterhalb dieses Segments. Insgesamt zeigt die Wirbelsäule dieser 38-jährigen Sportlerin bereits deutliche degenerative Veränderungen („Verschleiß").

Die Diagnose eines Bandscheibenvorfalls ergibt sich aus der **Vorgeschichte** (Anamnese) mit detaillierter Befragung des Sportlers und der **körperlichen Untersuchung**, wobei ggf. auch ein Neurologe (Nervenfacharzt) eingeschaltet wird. Dieser kann bspw. die Nervenleitgeschwindigkeit messen (**Elektroneurografie**) oder mit der **Elektromyografie** die Muskulatur bzw. indirekt die Funktion des den Muskel steuernden Nervs überprüfen (s. Kap. 9.1). Im **Röntgenbild** der Wirbelsäule ist der Bandscheibenvorfall, da es sich ja um Weichgewebe handelt, nicht darstellbar; die Röntgenuntersuchung kann aber indirekte Hinweise darauf liefern, wie bspw. eine Höhenminderung im Bandscheibenbereich oder weitere „Verschleißerscheinungen" an der Wirbelsäule (s. Kap. 19.5). Die größte Bedeutung als bildgebendes Verfahren hat heute die **Kernspintomografie**, mit der eine röntgenstrahlenfreie Weichteildarstellung gelingt (s. Abb. 19.9). Seltener werden heute strahlenintensive Verfahren wie die Computertomografie oder die Myelografie mit Kontrastmitteluntersuchung des Rückenmarkkanals durchgeführt.

! Achtung: Grundsätzlich wird der erfahrene Arzt bei (vermeintlichen) Bandscheibenbeschwerden – evtl. trotz eines nachgewiesenen Vorfalls – auch daran denken, dass die Schmerzursache eine andere ist, z.B. eine Blockierung, eine Entzündung, eine Spinalkanalstenose oder – selten – ein Tumor (vgl. die entsprechenden Abschnitte in diesem Kapitel). Auch Erkrankungen außerhalb der Wirbelsäule müssen berücksichtigt werden, z.B. der Hüfte, des Kreuzdarmbeingelenks, der Nieren oder der Bauch- und Beckenorgane. Ein „Chamäleon", das ebenfalls Rückenprobleme verursachen kann, ist die nach einem Zeckenbiss entstandene Borreliose (s. Kap. 29.6.4).

Der **Bandscheibenvorfall im Lendenwirbelsäulenbereich** verursacht Schmerzen, die manchmal hochakut „wie ein Blitz" ins Kreuz einschießen. Im Mittelalter wurden die Hexen für dieses damals unerklärliche Phänomen verantwortlich gemacht, sie sollten mit dem „bösen Blick" unschuldigen Menschen in den Rücken „geschossen" haben. Deshalb spricht der Volksmund auch heutzutage noch vom „Hexenschuss" (s. Abb. 19.10; Hinweis: Der Begriff wird aber auch bei den sog. Blockaden oder Blockierungen an der Wirbelsäule gewählt, vgl. Kap. 19.13).

Die möglichen Symptome eines Bandscheibenvorfalls sind in der Tabelle 19.1 zusammengefasst.

Der **Bandscheibenvorfall im Halswirbelsäulenbereich** ist – wie erwähnt – viel seltener als an der Lendenwirbelsäule. Die

Tab. 19.1: Mögliche Beschwerden und Symptome beim Bandscheibenvorfall im Lendenwirbelsäulenbereich (lumbaler Prolaps)*

Rückenschmerzen (Lumbalgie), die meist einseitig vom Rücken in das Versorgungsgebiet einer (oder mehrerer) Nervenwurzel(n) ausstrahlen können, wie bspw. in das Gesäß oder das Bein. Bei der sog. Lumboischialgie sind die Nervenwurzeln des Ischiasnervs betroffen.
Schmerzbedingte Fehlhaltung (Schonhaltung) und Verkrümmung der Wirbelsäule (s. Abb. 19.10).
Die Schmerzausstrahlung und Sensibilitätsstörungen in einem Hautabschnitt (Dermatom) sind jeweils für das geschädigte Nervengewebe typisch, bspw. am Fußrücken bei einer Schädigung der fünften Lendennervenwurzel – sog. L5-Syndrom.
Nervendehnungsschmerzen, z.B. des Ischiasnervs (sog. Lasègue-Zeichen): Hebt der Untersucher das gestreckte Bein des auf dem Rücken liegenden Patienten an, verspürt dieser Schmerzen vom Gesäß über die Rückseite des Beins bis in den Fuß.
Kraftminderung oder Lähmung von Muskeln, die durch das geschädigte Nervengewebe nicht mehr gesteuert werden können (sog. Kennmuskeln), bspw. die Fußhebemuskeln beim L5-Syndrom.
Durch Muskelschwächung oder -lähmung bedingte Stand- oder Gangstörung, z.B. sog. Steppergang beim L5-Syndrom.
Reflexabschwächung oder Reflexausfall: Bspw. kann der Arzt den Kniescheibensehnenreflex (Patellarsehnenreflex) prüfen. Dabei erfolgt mit einem sog. Reflexhammer ein leichter Schlag auf die Ansatzsehne der vorderen Oberschenkelmuskulatur, das ist die Patellarsehne unterhalb der Kniescheibe („Hämmerchen gegen das Knie"). Dies führt normalerweise zu einer unwillkürlichen Anspannung der genannten Muskulatur, die mit einem Hochschnellen des Unterschenkels verbunden ist, also einer Streckung des Kniegelenks. Reflexabschwächung bzw. -ausfall sprechen bei einem Bandscheibenvorfall für eine Schädigung der dritten bzw. vierten Lendennervenwurzel (L3-Syndrom, L4-Syndrom).
Drückt der Bandscheibenvorfall in Höhe des ersten Lendenwirbelkörpers auf das Ende des Rückenmarks (Rückenmarkkonus, lat.: *Conus medullaris*, s.o.), dann entsteht das – seltene – **Konussyndrom**. Die Patienten haben einen Gefühlsausfall am Gesäß und auf der Innenseite der Oberschenkel (sog. Reithosenanästhesie), außerdem Störungen der Sexualfunktion (z.B. Potenzstörung beim Mann) sowie beim Wasserlassen und beim Stuhlgang (z.B. unwillkürlicher Stuhl- und Harnabgang).
Das isolierte Konussyndrom ist selten und meist mit einem **Kaudasyndrom** kombiniert. Dabei werden durch die kaputte(n) Bandscheibe(n) die unterhalb des Rückenmarkkonus durch den Markkanal ziehenden Lenden- und Kreuznerven (Cauda equina, s.o.) geschädigt. Dann bestehen neben den Symptomen des Konussyndroms Sensibilitätsstörungen und Reflexausfälle an den gelähmten Beinen.

* Die Beschwerden sind abhängig von der Lokalisation des Vorfalls (oder der Vorfälle) und dem geschädigten Nervengewebe; die Symptomatik kann sehr stark variieren, von diskreten Schmerzen bis hin zum Vollbild einer Lähmung.

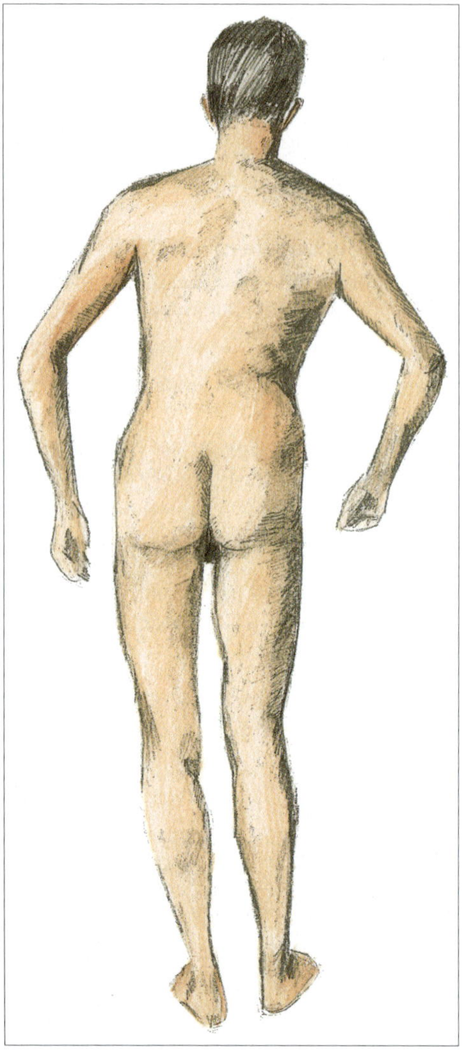

Abb. 19.10: Fehlhaltung beim „Hexenschuss“

Symptome richten sich nach der Höhe der Rückenmark- bzw. Nervenwurzelschädigung, bspw. Nackenschmerzen, Muskelverspannungen bis hin zum akuten Schiefhals, Armschmerzen (Brachialgie), Taubheitsgefühl und Missempfindungen in dem für das geschädigte Nervengewebe typischen Hautabschnitt (Dermatom) am Arm oder an der Hand, Reflexabschwächung oder -ausfall und Muskellähmungen am Arm bzw. der Hand (s. Abb. 19.11). Vegetative Beschwerden können hinzukommen, z.B. Kopfschmerzen oder Schwindel (zervikozephales Syndrom).

Therapie. Mindestens **90% der Patienten** mit einem Bandscheibenvorfall können **konservativ** ohne Operation behandelt werden. Anfangs ist **Schonung** sehr wichtig, evtl. Bettruhe und Lagerung in einer Entlastungsstellung der Wirbelsäule. Bspw. liegt der Patient bei einem lumbalen Bandscheibenvorfall im Stufenbett: Hüfte und Knie sind dabei rechtwinklig gebeugt, die Unterschenkel (z.B. ein Schaumstoff- oder Luftkammerwürfel) hochgelagert. Bei dieser Stufenlagerung bilden Unterschenkel und Oberschenkel die Form einer Stufe. **Medikamentös** werden bspw. Antiphlogistika wie Ibuprofen oder Diclofenac, Schmerzmittel und Präparate zur Muskelentspannung verordnet. Eine wesentliche Rolle spielt die **physikalische Therapie**, z.B. Krankengymnastik, Wärmeanwendungen wie Fango, Heizkissen und Rotlicht sowie vorsichtige (!) Massage zur Entkrampfung der Muskulatur, außerdem Elektrotherapie. Durch eine Extensionsbehandlung („Strecken“), z.B. im sog. Schlingentisch, kann das Bandscheibenfach „aufgedehnt“ werden, was eine Schmerzlinderung bewirken kann. Bei manchen Patienten wird eine gezielte wirbelsäulennahe Spritzentherapie (Injektion, Infiltration) mit einem örtlichen Betäubungsmittel und Kortison durchgeführt, z.B. an die gereizte Nervenwurzel; dies kann auch unter computertomografischer Kontrolle erfolgen. Auch die Akupunktur kann in das Behandlungskonzept einbezogen werden. Andere Patienten erhalten eine spezielle Bandage (Orthese), die ggf. auch beim Sport getragen wird. Von besonderer Bedeutung ist, dass die Patienten die im Rahmen der Krankengymnastik durchgeführten Übungen erlernen (Rückenschule, s. Kap. 19.16) und selbständig fortführen.

a
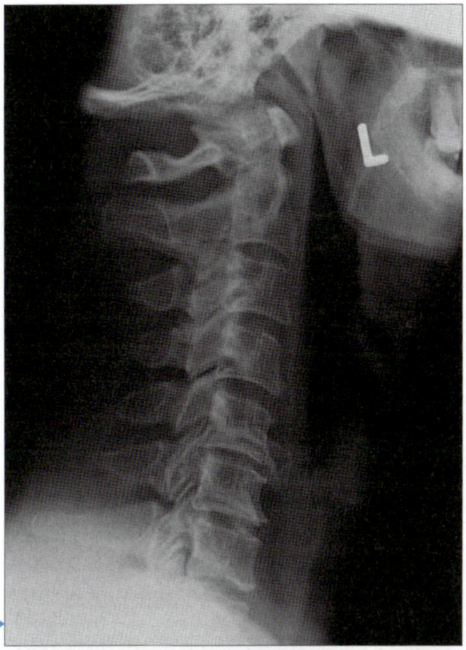

b
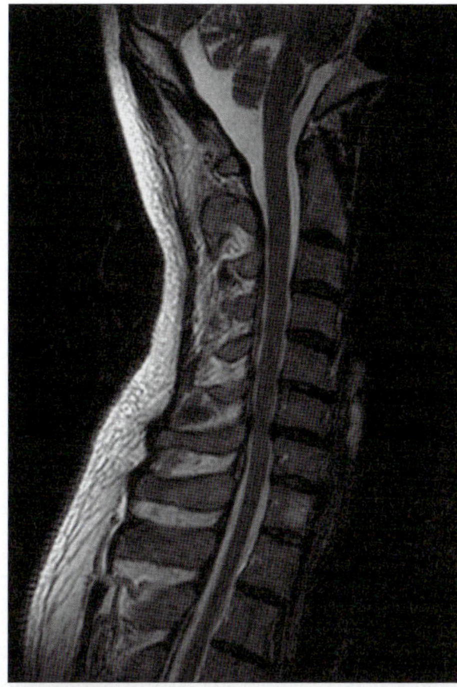

c
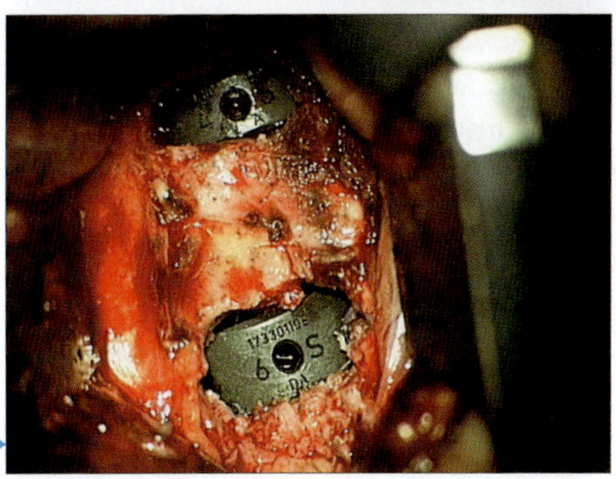

d
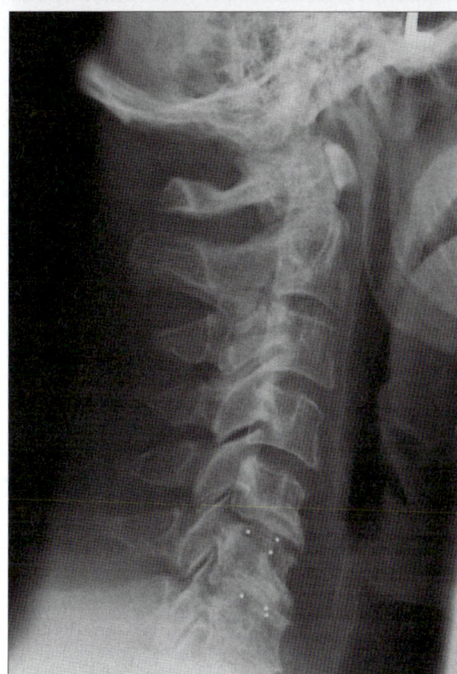

Abb. 19.11: Degenerative Veränderungen der Halswirbelsäule („Verschleiß") bei einem 63-jährigen Golf- und Tennisspieler mit Bandscheibenvorfällen zwischen dem 5. und 6. sowie 6. und 7. Halswirbel. Schmerzen, Gefühlsstörungen und Lähmungserscheinungen in den Armen durch Einengung des Rückenmarkkanals und der Nervenwurzeln. **a)** Seitliche Ansicht der Halswirbelsäule im Röntgenbild sowie **b)** in der Kernspintomografie, rechts im Bild ist jeweils die Vorderseite des Halses. **c)** Bei der neurochirurgischen Operation wurden die beiden geschädigten Bandscheiben sowie Knochensporne (Osteophyten) entfernt und eine Entlastung des Rückenmarks sowie der Nervenwurzeln vorgenommen. Außerdem erfolgte die Versteifung der beiden betroffenen Wirbelsäulenabschnitte (Spondylodese, Fusion): Dabei wurde – dieses Operationsfoto ist eine Detailaufnahme mit Blick von vorne auf die Halswirbelsäule – zwischen dem 5. und 6. sowie 6. und 7. Halswirbelkörper im ehemaligen Bandscheibenbereich jeweils ein sog. Carbon-Cage platziert. **d)** In der seitlichen Röntgenaufnahme 6 Monate nach der Operation sind die 2 eingebrachten Cages an den „Punkten" erkennbar. Die operierten Zwischenwirbelräume sind knöchern stabil überbrückt.

Bei Versagen einer konsequent über mehrere Wochen oder Monate durchgeführten konservativen Therapie mit weiter bestehenden starken Schmerzen und Empfindungsstörungen oder bei Lähmungen wird operiert. Kauda- und Konussyndrom sind sogar operative Notfälle! Die Erholung der beeinträchtigten Funktionen ist von der Dauer der Schädigung abhängig, sodass der Eingriff schnellstmöglich erfolgen muss.

Das Prinzip der Operation ist, den „herausgerutschten" Teil der Bandscheibe zur Entlastung des Nervengewebes möglichst schonend zu entfernen, der Rest wird erhalten. Auch die umgebenden knöchernen Strukturen werden möglichst geschont. Meistens wird diese Maßnahme minimalinvasiv endoskopisch (vergleichbar der Arthroskopie, z.B. am Kniegelenk), mithilfe eines bildgebenden Verfahrens wie der Computertomografie oder in mikrochirurgischer Technik mit dem Operationsmikroskop durchgeführt. Besonders an der Halswirbelsäule wird eine Stabilisierung und Versteifung benachbarter Wirbelkörper (Spondylodese) nach Bandscheibenentfernung durchgeführt – mit zusätzlicher Einbringung von Implantaten, z.B. eines sog. Cage (engl. *cage*: Käfig; z.B. aus Titan oder Karbon, s. Abb. 19.11). In zunehmendem Maße werden auch künstliche Bandscheiben (Bandscheibenprothesen) eingesetzt, mit dem Ziel, die Beweglichkeit zu erhalten.

Prognose. Wie erwähnt, können mindestens 90% der Patienten konservativ ohne Operation behandelt werden. Eine „Heilung" kann erfolgen, wenn sich der Bandscheibenvorfall „zurückzieht" bzw. durch Abbau- und Vernarbungsprozesse verkleinert oder die gereizte Nervenwurzel im Zwischenwirbelloch ausweichen kann.

Die Operation, sofern notwendig, ist bei korrekter Operationsindikation und entsprechender operativer Technik bei etwa 80% der Fälle erfolgreich. Mögliche Komplikationen und Probleme mit fortbestehenden Beschwerden, die teilweise unter dem Begriff **„Postdiskotomiesyndrom"** zusammengefasst werden, sind u.a.:

- Allgemeine Operationsrisiken wie Bluterguss, Wundheilungsstörung, Infektion (evtl. auch des verbliebenen Anteils der Bandscheibe und des Wirbels: Spondylodiszitis, s. Kap. 19.15), Thrombose, Embolie, Gefäßverletzung
- Nervenwurzelschaden bzw. Nervenverletzung bis hin zur Querschnittsymptomatik
- Vernarbungen im Bereich der Nervenwurzel (Periduralfibrose) oder der Muskulatur
- Eröffnung des falschen Bandscheibenfachs (!)
- Übersehener Bandscheibensequester
- Auslockerung des Bewegungssegments mit Instabilität und Wirbelgleiten (Pseudolisthese, s. Kap. 19.6)
- Erneuter Bandscheibenvorfall (Rezidiv) oder Vorfall in einem anderen Wirbelsäulensegment
- Lockerung einer Bandscheibenprothese

Es besteht eine starke Abhängigkeit der Prognose u.a. vom Ausmaß des Bandscheibenvorfalls und der Nervenschädigung, aber auch von der Persönlichkeit des Patienten („Wer will, der kann!"). Im Falle einer Operation sind die Ergebnisse gut bei jüngeren Patienten (< 35 Jahre), kurzer Vorgeschichte und großem Bandscheibenvorfall mit klaren neurologischen Ausfällen.
Langfristig wird die Prognose bestimmt durch das Ausmaß des Verschleißprozesses, der Narbenentwicklung und der evtl. sich entwickelnden Segmentinstabilität.

Prävention. Natürlich gibt es **keinen absoluten Schutz** vor einem Bandscheibenschaden. Jedoch lassen sich viele **Ursachen** und potenzielle **Risiken vermeiden** bzw. angehen wie bspw. Fehlhaltungen, Überbelastungen, Schwäche der Rumpfmuskulatur und Übergewicht. Dementsprechend können folgende Punkte bzw. Ansätze das Risiko eines Bandscheibenvorfalls reduzieren oder – bei einem bereits bestehenden Bandscheibenleiden – die Gefahr eines erneuten Vorfalls mindern: richtiges Heben, Vermeidung von Zwangshaltungen, Einnahme von Entlastungsstellungen, Krafttraining unter qualifizierter Anleitung zur Stärkung des Muskelkorsetts der Wirbelsäule, Rückenschule, Gewichtsreduktion und gesunde Ernährung.

Bandscheiben und Sport

Sport kann sowohl nützliche als auch schädliche Effekte auf die Bandscheibe haben. Einerseits „lebt" die Bandscheibe von der Bewegung, weil dadurch der Stoffaustausch und die Ernährung der Bandscheibe gefördert werden. Andererseits gibt es viele Sportarten, bei denen die Bandscheiben ungünstig beansprucht werden, bspw. durch Stauung, Verdrehung, Zwangshaltung oder asymmetrische Wirbelsäulenbelastung.

Speziell für Sportler gilt daher: „rückengerechtes" Verhalten beim Sport sowie Auswahl „wirbelsäulenfreundlicher" Sportarten. Diese beiden Forderungen sind natürlich in der Realität nicht immer umzusetzen, weil viele sportartspezifische Bewegungsabläufe nicht absolut rückengerecht abzuändern sind. Außerdem wird ein begeisterter und womöglich sehr erfolgreicher Sportler nicht ohne Weiteres auf „seine" Sportart verzichten, erst recht nicht, wenn er keine Wirbelsäulenprobleme hat – beispielhaft sei das Turnen genannt, bei dem die Wirbelsäule mit vielen Rotations- und Stauchungsbewegungen belastet wird.

Hinsichtlich der sportlichen Belastbarkeit sollten die Halswirbelsäule und die Lendenwirbelsäule getrennt betrachtet werden:

Im Bereich der **Halswirbelsäule** sind die Bandscheiben durch das relativ große Kopfgewicht einer hohen Druckbelastung ausgesetzt. Bei fehlenden Beschwerden, unauffälliger Untersuchung und gut trainierter Hals-Nacken-Schultermuskulatur gibt es aber **aus sportmedizinischer Sicht** gegen die „üblichen" Sportarten **keine Einwände.**

Im Motorsport (Kart) sollte auch bei vermeintlich Gesunden eine Nackenstütze eingesetzt werden, um die großen Fliehkräfte, die auf die Halswirbelsäule einwirken, zu reduzieren. Kontaktsportarten wie Judo, Boxen, Ringen, Karate, Football und Rugby sind mit einem hohen Verletzungsrisiko für die Halswirbelsäule verbunden. Auch Fußball ist durch das Kopfballspiel ebenso wie Handball wegen der Gefahr einer gegnerischen Einwirkung nicht unproblematisch; Entsprechendes gilt für den Radsport, wenn durch die Lenkerhöhe die Halswirbelsäule stark überstreckt wird (Hyperlordosierung, Kopf-in-Nacken-Stellung). Freizeit- und Breitensportlern ist aus sportmedizinischer Sicht das Höherstellen des Lenkers zu raten, so lassen sich ein Rundrücken und die ungünstige Position der Halswirbelsäule vermeiden; Leistungs- und Profisportler werden sich nicht an diese Empfehlung halten. Diese Ausführungen legen nahe, dass für **Sportler mit Bandscheibenproblemen im Halsbereich** alle Sportarten ungünstig sind, die mit plötzlichen aktiven oder passiven Drehbewegungen des Kopfs bzw. Verdrehungen der Halswirbelsäule verbunden sind.

Speziell für den im Bereich der **Lendenwirbelsäule** sind als **bandscheibenfreundliche Sportarten** Laufen, Nordic Walking, Schwimmen (insbesondere Rückenschwimmen), Aqua-Jogging, Skilanglauf, Aerobic und Tanzen einzuschätzen, weil sie überwiegend nützliche Bewegungselemente enthalten. Radfahren ist dann günstig, wenn eine starke Rundrückenhaltung vermieden wird. Auch das Reiten wird für Breitensportler positiv bewertet. Als besonders **bandscheiben-**

schädlich gilt v.a. das Gewichtheben. Ebenfalls ungünstig sind Kontaktsportarten wie Judo oder Ringen, Squash, Tennis, Skiabfahrtslauf, Eishockey, Turnen, Kanu-, Ruder- und Motorsport. Auch das Golfspiel wird von Sportorthopäden überwiegend negativ beurteilt, weil bandscheibenbelastende Haltungen und Bewegungsabläufe (z.B. Drehbewegung des Rumpfes) typisch sind. **Nicht ganz so ungünstig** eingestuft werden Turnen sowie Mannschaftssportarten wie Fußball, Handball oder Volleyball, bei denen jedoch erhebliche axiale Belastungen und Verdrehungen der Wirbelsäule vorkommen. Insgesamt gilt, dass für Sportler die Rückenschule (s. Kap. 19.16) sowie ein kompensatorisches Kraft- und Bewegungstraining umso wichtiger ist, je mehr die favorisierte Sportart die Bandscheiben im Lendenwirbelsäulenbereich belastet. Dies bedeutet allerdings auch, dass bei einem Bandscheibenschaden von ungünstigen Sportarten abzuraten ist.

Die **sportliche Belastbarkeit** der Lendenwirbelsäule **nach einer Bandscheibenoperation** sollte unbedingt nicht nur mit dem behandelnden Orthopäden oder Sportmediziner, sondern auch mit dem Operateur abgesprochen werden. Der Belastungsaufbau muss langsam und kontinuierlich erfolgen. Bei normalem Verlauf sind in den ersten Wochen und Monaten – neben der Krankengymnastik – bandscheibenfreundliche Sportarten erlaubt. Sog. Stop-and-go-Sportarten wie Tennis, Basketball oder Fußball sind meistens 3–4 Monate nach der Operation möglich, bei Mannschaftsballsportarten zunächst ohne Gegnerkontakt. Erst nach etwa einem halben Jahr sollte ein wettkampfmäßiger Einsatz erfolgen. Diese Empfehlungen gelten für den Normalfall und beziehen sich nicht auf die versteifende Bandscheibenoperation oder den Einbau einer Prothese. Wenn Probleme verbleiben (z.B. Postdiskotomiesyndrom durch Verwachsungen und Instabilität, s.o.), muss individuell entschieden werden. In leichten Fällen können meistens bandscheibenfreundliche Sportarten ausgeübt werden, aber nur dann, wenn sie keine zusätzlichen Beschwerden bereiten.

Diese Empfehlungen und Ausführungen für die Lendenwirbelsäule lassen sich im Wesentlichen auch auf die **Brustwirbelsäule** übertragen.

Weitere Hinweise finden sich in anderen Abschnitten dieses Wirbelsäulen-Kapitels, z.B. zur Rückenschule oder zur Auswirkung bestimmter Sportarten auf die Wirbelsäule, insbesondere auch bei Erkrankungen oder Verletzungen derselben.

19.4 Die Spinalkanalstenose – jetzt wird's eng

Der Wirbelkanal umgibt das Rückenmark, das etwa in Höhe des ersten bzw. zweiten Lendenwirbels endet und dann in Nerven übergeht, die wie ein Pferdeschweif (lat.: *Cauda equina*) angeordnet sind. Die Nervenfasern, die aus dem Rückenmark austreten bzw. in das Rückenmark eintreten, werden als Nervenwurzeln bezeichnet. Zu jedem Abschnitt der Wirbelsäule gehören 2 Nervenwurzeln, die sich im Rückenmarkskanal (Wirbelkanal) zum Rückenmarksnerv (Spinalnerv) vereinigen: Auf Höhe eines jeden Wirbels tritt je ein Spinalnervenpaar aus dem Wirbelkanal durch das Zwischenwirbelloch aus (s. Kap. 19.1, Kap. 19.3).

Eine Einengung des Wirbelkanals wird als **Spinalkanalstenose** bezeichnet, die am häufigsten degenerativ bedingt ist, also durch „Verschleiß". Damit handelt es sich um eine **Alterskrankheit**, die betroffenen Patienten sind i.d.R. über 60 Jahre alt. Die Erkrankung ist meistens im Bereich der unteren **Lendenwirbelsäule** lokalisiert, weil diese mechanisch besonders stark belastet ist (lumbale Spinalkanalstenose).

Ursachen für die Einengung sind Verschleißerscheinungen im Bereich der Wirbelsäule bzw. der kleinen Wirbelgelenke mit Knochenanbauten, Bandscheibenvorwölbungen, Bänderverdickungen bzw. einer Instabilität durch Wirbelgleiten beim Bandscheibenschaden (Pseudospondylolisthese). Nicht verschleißbedingt kann eine Spinalkanalstenose seltener auch bei Frakturen oder Tumoren (z.B. Metastasen) auftreten.

Diagnose. Die Symptome sind Folge einer belastungs- und haltungsabhängigen Reizung bzw. Schädigung der Nervenwurzeln: Anfangs sind die Beschwerden meistens uncharakteristisch. Die Beweglichkeit der Lendenwirbelsäule kann eingeschränkt sein. Die Betroffenen berichten über „Kreuzschmerz" oder „Ischiasbeschwerden", manchmal mit Schwächegefühl, Gefühlsstörungen (z.B. Taubheitsgefühl) oder Missempfindungen in der Genitalregion oder in den Beinen, bspw. Kribbeln oder Ameisenlaufen. Probleme beim Stuhlgang oder Wasserlassen können durch eine Störung der Blasen- oder Mastdarmfunktion bedingt sein.

Nicht jeder (meist ältere) Mensch mit einer Spinalkanalstenose hat Beschwerden. Dies bedeutet, dass viele Menschen eine Spinalkanalstenose haben, ohne es zu wissen. Durch eine Reizung der Wirbelgelenkkapseln infolge ungewohnter körperlicher Belastung (Gartenarbeit, neue Sportart, übertriebenes Training oder Wettkampf), durch eine Bandscheibenvorwölbung und auch ohne einen äußeren Anlass kann es dann zu Problemen kommen.

Unter Belastung, beim Stehen und beim Gehen entwickeln sich typischerweise **Schmerzen im Gesäß** und **in den Beinen**, die sich bei Vorneigung (Vornüberbeugen), im Sitzen oder im Liegen bessern. Dabei wird die normalerweise nach vorne gekrümmte Lendenwirbelsäule (Lendenlordose) aufgerichtet, der Wirbelkanal erweitert sich, die Nervenwurzeln werden entlastet. Im Rahmen der ärztlichen Untersuchung wird der Vorbeugetest durchgeführt, bei dem der Patient eine Besserung der Beschwerden angibt.

Charakteristisch für die Spinalkanalstenose ist das **„wirbelsäulenbedingte Hinken"** (lat.: *Claudicatio spinalis*), auch als **Schaufensterkrankheit** bezeichnet: Die Betroffenen bleiben wie bei einem Schaufensterbummel nach kurzer Gehstrecke stehen, um eine Schmerzerleichterung zu erlangen, dann gehen sie weiter; weil ihnen die Zwangspausen peinlich sind, vermitteln sie den Eindruck, als ob sie sich für den Schaufensterinhalt interessierten. Typisch ist auch die Schilderung eines Patienten, dass die Schmerzen in den Beinen beim Bergabgehen oder Treppenabwärtsgehen zunehmen (weil dabei dann die Lendenlordose verstärkt wird) und beim Aufrichten (Entlordosierung) nachlassen.

Auf alle Fälle sollte eine neurologische Untersuchung erfolgen. Im Röntgenbild sieht man die knöchernen degenerativen Veränderungen wie bspw. die Knochenanbauten, die Verschmälerung des Bandscheibenraums sowie evtl. ein Wirbelgleiten. Die Spinalkanalstenose selbst kann nur durch spezielle Verfahren diagnostiziert werden, bspw. eine Schichtuntersuchung, vorzugsweise durch die **Kernspintomografie**. Manchmal sind weitere bildgebende Untersuchungen notwendig, bspw. die **Computertomografie** oder die **Myelografie** (s. Abb. 19.12): Dabei wird Röntgenkontrastmittel in den Wirbelkanal, genauer gesagt in den Duralsack, geleitet. Dieser ist eine Art Haut, die das Rückenmark bzw. den Anfang eines Nervs umgibt, bevor dieser den Wirbelkanal verlässt; innerhalb dieser Hülle findet sich das „Nervenwasser" (lat.: *Liquor*). Nach der Einspritzung des

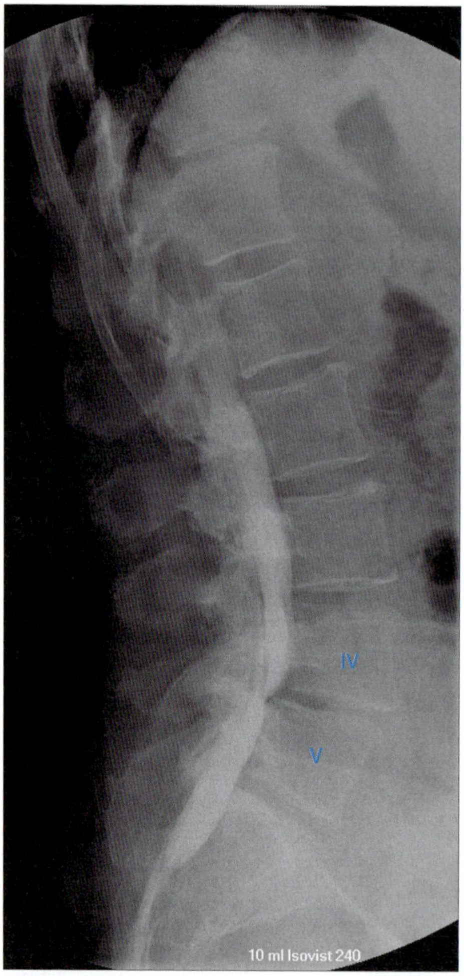

Abb. 19.12: Die Röntgenuntersuchung mit Kontrastmittel (Myelografie) zeigt bei dieser Spinalkanalstenose eine Einengung zwischen dem 4. und 5. Lendenwirbel; diese beiden Wirbel sind gegeneinander verschoben, der 4. Lendenwirbel überragt den 5. bei seitlicher Betrachtung der Wirbelsäule (Pseudospondylolisthese).

Kontrastmittels können Röntgenfunktionsaufnahmen der Wirbelsäule vorgenommen werden, dabei zeigt sich bei der typischen Spinalkanalstenose im Lendenwirbelbereich in Normalstellung die Einengung, während es bei Rumpfvorneigung (Beugung) zu einer Erweiterung kommt; außerdem zeigt sich eine evtl. Instabilität (Funktionsmyelografie). Computertomografie und Myelografie können kombiniert werden (**Myelo-CT**).

! Achtung: Arterielle Durchblutungsstörungen der Becken- und Beinregion können ebenfalls Ursache der Schaufensterkrankheit sein, dies ist die sog. **Claudicatio intermittens**, im Volksmund **„Raucherbein"**. Im Gegensatz zur Claudicatio spinalis werden dabei die Schmerzen nicht durch Aufrichten der Lendenwirbelsäule gelindert. Bspw. sind Patienten mit einer arteriellen Verschlusskrankheit (AVK) beim Fahrradfahren nicht beschwerdefrei, im Gegensatz zu denen mit einer Spinalkanalstenose. Im Zweifelsfall ist es ratsam, den Gefäßspezialisten einzuschalten.

Therapie. Behandlungsziele sind die Verminderung der Schmerzen und die Verbesserung von Gehleistung und Lebensqualität. Die Therapie richtet sich u.a. nach dem Ausmaß der Beschwerden, der Gehstrecke und den bestehenden neurologischen Ausfällen, den Ansprüchen des Patienten sowie dem Allgemeinzustand und evtl. Begleiterkrankungen, auch in Hinblick auf das Operationsrisiko.

Anfangs wird die Behandlung i.d.R. wie beim Bandscheibenvorfall konservativ durchgeführt. **Medikamente** dienen der Reduktion der Schmerzen sowie der Abschwellung im Nervenwurzelbereich. U.a. werden Schmerzmittel, nichtsteroidale Antiphlogistika wie Diclofenac oder Ibuprofen verordnet. Eine gezielte wirbelsäulennahe Spritzentherapie (Injektion, Infiltration) mit einem örtlichen Betäubungsmittel und Kortison, z.B. an die gereizte Nervenwurzel, kann hilfreich sein; dies kann auch unter computertomografischer Kontrolle erfolgen. Zum Schmerztherapiekonzept gehört auch die transkutane elektrische Nervenstimulation (TENS, s. Kap. 3.4), mit der die Patienten sich selbst behandeln können; dabei wird mit einem kleinen „Stromgenerator" über Klebeelektroden auf der Haut im Wirbelsäulenbereich eine Beschwerdelinderung angestrebt.

Manche Patienten erhalten einen Gehstock oder Unterarmgehstützen, evtl. auch eine spezielle entlordosierende Orthese. Von besonderer Bedeutung ist Krankengymnastik mit Muskelaufbautraining der Bauch- und Rückenmuskulatur und entlordosierenden Übungen, auch im Bewegungsbad; wichtig ist, dass die Patienten die erlernten Übungen selbständig fortführen (Rückenschule, s. Kap. 19.16). Eine weitere Maßnahme der physikalischen Therapie ist bspw. die Wärmeanwendung (z.B. Fango), bei anderen Patienten hilft die Kältetherapie. Auch die Akupunktur kann in das Behandlungskonzept einbezogen werden.

Bei Versagen einer konsequent über mehrere Wochen oder Monate durchgeführten konservativen Therapie mit weiter bestehenden starken Schmerzen und Empfindungsstörungen oder bei Lähmungen wird operiert.

Ziel der Operation ist die gezielte Entlastung des Rückenmarks bzw. der Nervenwurzel(n), meistens in Mikrotechnik, also auf möglichst schonendem Wege unter Einsatz des Operationsmikroskops. Bei einer Instabilität wird eine Versteifung benachbarter Wirbelkörper (Spondylodese) nach Bandscheibenentfernung durchgeführt – mit zusätzlicher Einbringung von Metall, z.B. aus Titan. Ein relativ neues Verfahren ist der sog. „interspinöse Spreizer" – eine Art Abstandshalter, der hinten zwischen die Dornfortsätze der Wirbel „geklemmt wird"; auf diese Weise wird die Wirbelsäule gestreckt, ein ähnlicher Effekt wie die Entlastung durch aktives Vorbeugen. Es bleibt abzuwarten, ob sich diese Methode durchsetzen wird.

Prognose. Häufig ist die Beschwerdelinderung durch konservative Behandlung möglich. Eine günstige Prognose besteht bei den meistens älteren Patienten auch bei operativer Dekompression, eine erneute Einengung ist aber grundsätzlich möglich. Weitere Operationsrisiken sind u.a. Wundheilungsstörung und Infektion, Nervenverletzung, Blutergussbildung sowie das Implantatversagen mit Ausbleiben der Versteifung benachbarter Wirbelkörper.

Sport bei Spinalkanalstenose

Neben der physikalischen Therapie ist ein tägliches Sport- und Bewegungsprogramm bei einer Spinalkanalstenose durchaus sinnvoll: Bewegung ohne Belastung! Zu bevorzugen sind Sportarten, bei denen es zu einer leichten Rumpfvorneigung kommt, z.B. **Radfahren**. Sofern die meist älteren Patienten dabei Koordinationsprobleme haben mit dem Risiko eines Sturzes (Frakturgefahr!), sollte ein Fahrradergometer (Standrad) benutzt werden. Ebenfalls werden **Nordic Walking**, **Rudern**, **Segeln**, **Skilanglauf** und **Angeln** empfohlen. Beim **Golfspiel** kann das Laufen längerer Wegstrecken zu Fuß problematisch sein, dann ist ein Wagen empfehlenswert.

19.5 Mehr über den „Verschleiß" der Wirbelsäule

Die Degeneration im Bereich des Bewegungsapparats, im Volksmund auch als „Verschleiß" bezeichnet, ist ein normaler Alterungsvorgang, der auch die Wirbelsäule betrifft. Die kleinste Funktionseinheit der Wirbelsäule ist das **Bewegungssegment**; dieses besteht aus den beiden benachbarten Wirbelkörpern und der dazwischen liegenden Bandscheibe sowie den zugehörigen kleinen Wirbelgelenken, außerdem den Muskeln, Bändern und Nervenstrukturen, die sich in diesem Bereich befinden.

Bei fast allen Menschen jenseits des 50. Lebensjahres, nicht selten auch schon deutlich früher, sind im Röntgenbild degenerativen Wirbelsäulenveränderungen vorhanden. Derartige Veränderungen müssen nicht zwangsläufig mit Beschwerden verbunden sein.

Aber: Etwa jeder zehnte Patient in der allgemeinärztlichen, jeder zweite Patient in der orthopädischen Praxis wird wegen degenerativer Wirbelsäulenproblemen vorstellig. Im Falle einer vorzeitigen Berentung sind Wirbelsäulenleiden die wichtigste Erkrankungsgruppe.

Der Verschleiß kann alle am Aufbau der Wirbelsäule beteiligten Strukturen betreffen, also Wirbelkörper, Bandscheibe, kleine Wirbelgelenke (Facetten), Bänder und Muskeln (s. Tab. 19.2).

Diagnose. Degenerative Veränderungen treten insbesondere an den sehr beweglichen Abschnitten der Wirbelsäule auf, also im Bereich der Halswirbelsäule sowie der Lendenwirbelsäule.

Die Röntgenuntersuchung (s. Abb. 19.13) oder auch weiterführende Diagnostik wie die Kernspintomografie sagen nur wenig über den aktuellen Krankheitswert von Verschleißerscheinungen der Wirbelsäule aus.

Bspw. kann ein kleiner Bandscheibenvorfall erhebliche Schmerzen verursachen, während ein Patient mit massiven knöchernen Veränderungen wie Randwülsten beschwerdefrei sein kann. Daher richtet sich die Diagnostik nach den Symptomen. Dies bedeutet aus sportmedizinischer Sicht, dass ein Sportler mit unkomplizierten Kreuzschmerzen nach einem harten Training **nicht unbedingt sofort geröntgt** werden muss. Davon abgegrenzt werden müssen Patienten mit Hinweisen auf Komplikationen, bspw. Nervenschäden.

Einzelheiten zur Diagnostik, aber auch zur Therapie und zur Sportfähigkeit finden sich in den speziellen Kapiteln zum Bandscheibenvorfall und zur Spinalkanalstenose.

Ebenfalls auf der Grundlage einer Degeneration („Verschleiß") können sich chronische Schmerzen durch sich berührende Dornfortsätze (engl.: *kissing spine*) entwickeln, meistens im Bereich der Lendenwirbelsäule. Diese Veränderungen, die mit einer vermehrten Lendenlordose (Hohlkreuz) verbunden sind und sich bei Streckung der Wirbelsäule (weitere Vermehrung der Lordose) verstärken, werden als **Baastrup-Syndrom** oder **Morbus Baastrup** bezeichnet und kommen auch bei körperlich schwer arbeitenden Männern vor. Im Röntgenbild sieht man auf Funktionsaufnahmen mit Verstärkung der Lendenlordose neben den sich berührenden Dornfortsätzen auch eine Osteochondrose (Verschmälerung des Bandscheibenraums und der unregelmäßigen Konturen im Bereich der Wirbelkörpergrund- bzw. Deckplatten, s. Tab. 19.2).

Die Behandlung beim Baastrup-Syndrom erfolgt i.d.R. konservativ mit physikalischer Therapie (z.B. Krankengymnastik zur Entlordosierung, Wärme und Injektionen), eine Operation mit Verkleinerung der Dornfortsätze ist die Ausnahme.

19.6 Wirbelgleiten – Sport als Ursache?

Die gelenkige Verbindung der einzelnen Wirbel untereinander erfolgt über paarig nach oben und unten gerichtete **Gelenkfortsätze**; diese gehen vom Wirbelbogen ab. Die Gelenkfortsätze greifen ineinander und bilden die **kleinen Wirbelgelenke**, auch **Zwischenwirbelgelenke** genannt. Eine Spaltbildung zwischen dem oberen und dem unteren Gelenkfortsatz (sog. Interartikularportion des Wirbelbogens, s. Abb. 19.14) wird als **Spondylolyse** bezeichnet, auch Bogendefekt genannt (s. Abb. 19.15). Betroffen ist überwiegend die untere Lendenwirbelsäule. Tritt diese Spaltbildung beidseitig auf, kann dies zu

Tab. 19.2: Definitionen und Charakteristika von Verschleißerscheinungen an der Wirbelsäule

Diskose
Degeneration der Bandscheibe (lat.: *Discus*), oft auch als Chondrose bezeichnet
Chondrose
Abnahme des Wassergehalts der Bandscheibe mit Rissbildung. Im Röntgenbild als Höhenminderung des Zwischenwirbelraumes ohne Veränderung an den Wirbelkörpern sichtbar
Instabilität
Krankhaft vermehrte Beweglichkeit eines Bewegungssegments, bedingt durch die Chondrose
Bandscheibenprolaps
Bandscheibenvorfall; durch die Chondrose kommt es zum Vorfall von Bandscheibengewebe durch den gerissenen äußeren Faserring der Bandscheibe (s. Kap. 19.3)
Bandscheibenprotrusion
Bandscheibenvorwölbung; Vorwölbung von Bandscheibengewebe bei (noch) intaktem Faserring (s. Kap. 19.3)
Spondylarthrose
Verschleiß der kleinen Wirbelgelenke (Facettengelenke), bedingt durch verstärkten Druck auf die hinteren Elemente der Wirbelsäule infolge Abnahme der Bandscheibenhöhe
Osteochondrose
Knöcherne Reaktionen an den Wirbelkörperabschlussplatten (Grundplatte und Deckplatte), bedingt durch die Höhenabnahme der Bandscheibe und ihre dadurch verminderte Pufferfunktion. Mit anderen Worten: Osteochondrose ist das Zusammentreffen von Knochen- und Bandscheibenverschleiß. Im Röntgenbild als Knochenverdichtung (Sklerosierung) mit unregelmäßigen Konturen im Bereich der Grund- bzw. Deckplatte sichtbar
Spondylose
Verschleißbedingte knöcherne Ausziehungen an den Wirbelkörperkanten, auch als Randzacken oder spondylotische Randwülste (Spondylophyten) bezeichnet. Die Randwülste haben als Versuch des Körpers zur Selbstheilung die Tendenz, den Zwischenwirbelraum zu überbrücken; die damit verbundene Abnahme der Beweglichkeit wird als „wohltuende Versteifung der Wirbelsäule" bezeichnet. Eine besonders starke Ausbildung der Knochenspangen zwischen den Wirbelkörpern findet sich beim Morbus Forestier, einer Erkrankung, die meist in Verbindung mit einem Diabetes mellitus („Zuckerkrankheit") beobachtet wird
Spinalkanalstenose
Verschleißbedingte Einengung des Wirbelkanals mit Reizung bzw. Schädigung der Nervenwurzeln (degenerative Spinalkanalstenose, s. Kap. 19.4), meistens im Bereich der Lendenwirbelsäule
Morbus Baastrup
Rückenschmerzen im Bereich der Lendenwirbelsäule durch sich berührende Dornfortsätze und Irritation der umgebenden Weichteile

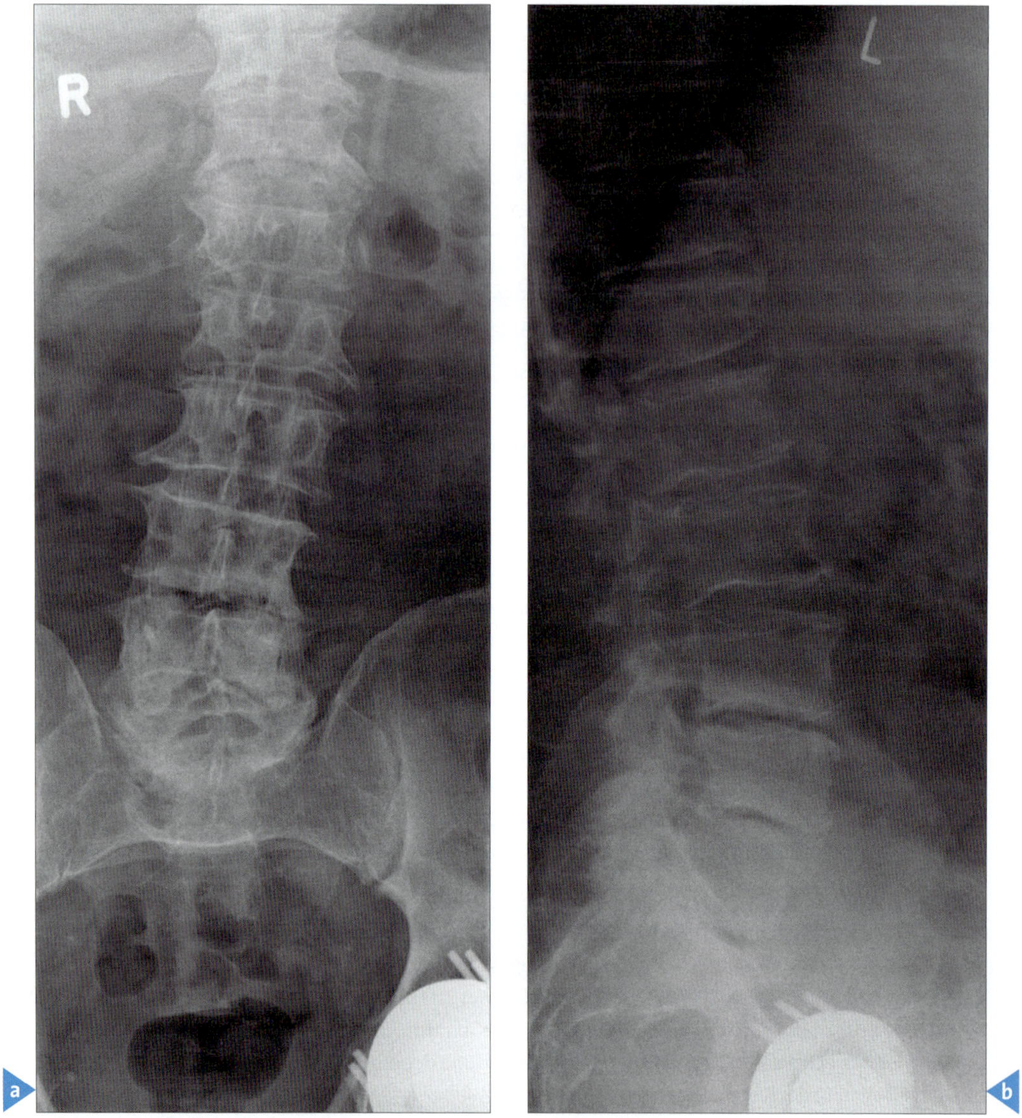

Abb. 19.13: Röntgenaufnahmen einer Lendenwirbelsäule mit ausgeprägten Verschleißerscheinungen. Angedeutet sieht man im Bild rechts unten eine künstliche Hüftprothese links.

einem Abgleiten des oberen Wirbels über den unteren Wirbel nach vorne führen. Dies wird als **Spondylolisthese** (Spondylolisthesis, s. Abb. 19.16) bezeichnet und erfolgt i.d.R. zwischen dem fünften Lendenwirbel und dem Kreuzbein. Es gibt unterschiedliche Stadien des Wirbelgleitens. Im Extremfall kippt der betroffene Wirbel vor den darunter stehenden. Man spricht dann von einer **Spondyloptose**.

Die Häufigkeit der Spondylolyse beträgt bis zum Alter von 6 Jahren 4,4% und bei Erwachsenen 6%. Bei Leistungssportlern bestimmter Sportarten (s.u.) wird die Häufigkeit mit bis zu 47% angegeben. Es gilt heute als gesichert, dass die Spondylolyse erst nach der Geburt entsteht und langjähriger wirbelsäulenbelastender Sport zu einer chronischen Traumatisierung des Wirbelbogens im Sinne von Mikrotraumen führen kann. Dies

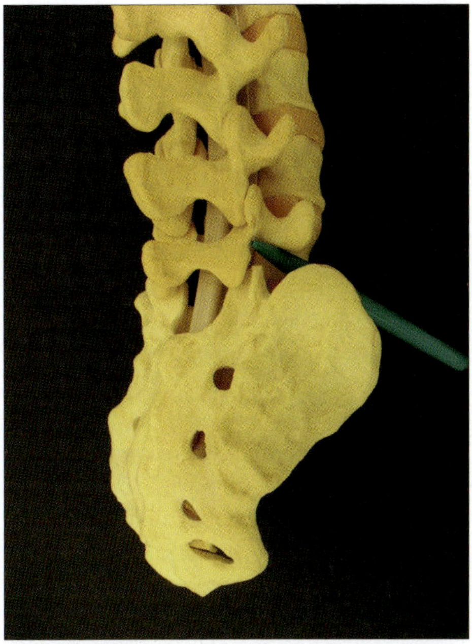

Abb. 19.14: Wirbelsäulenmodell mit Darstellung der unteren Lendenwirbelsäule und des Kreuzbeins (halbschräge Ansicht von rechts hinten). In dem mit dem Zeigestift markierten Bereich kommt es bei einer Spondylolyse zur Spaltbildung zwischen dem oberen und dem unteren Gelenkfortsatz, in der sog. Interartikularportion des Wirbelbogens.

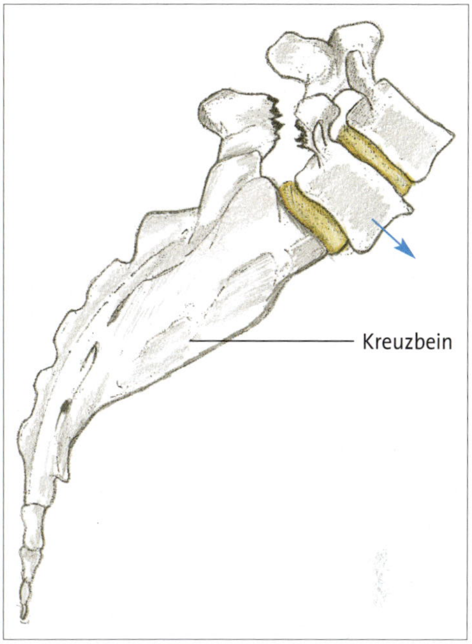

Abb. 19.16: Spondylolisthese (Wirbelgleiten, hier: 5. Lendenwirbel)

Abb. 19.15: Schematische Darstellung der Spondylolyse

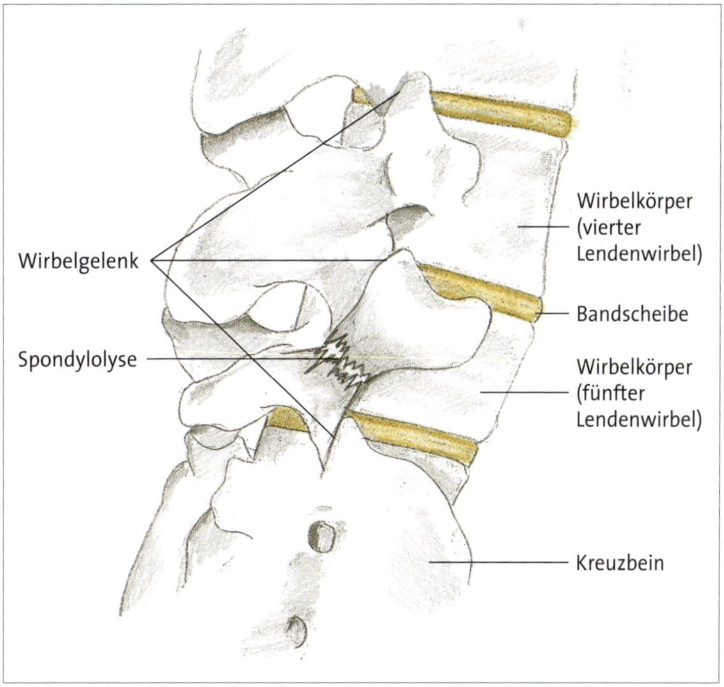

wiederum kann zur Spaltbildung führen. Daher ist die Spondylolyse letztendlich eine **Ermüdungsfraktur des Wirbelbogens**!

Wie bereits erwähnt, ist die Wirbelsäule von der Seite betrachtet doppelt s-förmig gekrümmt, im Lendenbereich ist sie nach vorne gebogen, dies ist die sog. Lendenlordose. Als **potenziell schädigend** anzusehen sind alle Sportarten, bei denen eine Verstärkung dieser Lordose (Hyperlordosierung) erfolgt – also eine vermehrte und wiederholte Hohlkreuzbildung – in Kombination mit einer Stauchung sowie Rotation. Anlagebedingte Faktoren spielen sicherlich auch eine Rolle. Als **Risikosportarten** gelten:

- Kunstturnen, v.a. Geräteturnen
- Gewichtheben
- Speerwerfen
- Diskuswerfen
- Kugelstoßen
- Turm- und Trampolinspringen
- Stabhochsprung
- Delfinschwimmen
- Wettkampfgymnastik (rhythmische Sportgymnastik)

Die oben beschriebene kritische Belastung der Wirbelsäule kommt zwar sporadisch auch bei anderen Sportarten vor, z.B. beim Tennisaufschlag; dies führt aber nicht zur Spondylolyse, sodass Karate, Weit- und Dreispringen, Marathonlauf, Tennis bzw. praktisch alle Ballsportarten von vielen Experten nicht als auslösend angesehen werden. Ob Ringen als ursächlich eingestuft werden kann, ist umstritten.

Bei etwa 3% der Menschen mit einer Spondylolyse kommt es zur Spondylolisthese, die meist zwischen dem 12. und 17. Lebensjahr beginnt. Das Ausmaß der Verschiebung bleibt fast immer nach Abschluss des Wachstums konstant.

> Hinweis: Ein Gleitvorgang kann auch beim Bandscheibenverschleiß vorkommen (s. Kap. 19.3). Dies wird als Pseudolisthese, Pseudospondylolisthese oder degenerative Spondylolisthese bezeichnet, weil keine Spaltbildung im Bereich der Interartikularportion – also keine Spondylolyse – besteht. Ebenso ist die unfallbedingte Entstehung einer Spondylolisthese bei einer Wirbelfraktur möglich (s. Kap. 19.11).

Diagnose. Die meisten Patienten mit einer Spondylolyse oder Spondylolisthese haben **keine Beschwerden**. Probleme treten dann auf, wenn es zum vorzeitigen Bandscheibenverschleiß zwischen den beiden betroffenen Wirbeln gekommen ist (meistens zwischen dem fünften Lendenwirbel und dem Kreuzbein). Sie äußern sich in belastungsabhängigen Rückenschmerzen und Muskelverspannungen. Die Schmerzen strahlen evtl. in das Gesäß aus. Bei einem Wirbelgleiten kann es durch Zug an der Nervenwurzel zu einer Ischialgie kommen (s. Kap. 19.3).

Bei der ärztlichen Untersuchung zeigt sich eine auffällige Fehlhaltung mit Abflachung des Gesäßes. Insbesondere bei schlanken Menschen ist im Stehen die Stufenbildung im Bereich der unteren Wirbelsäule (Hohlkreuzbildung) sichtbar und tastbar, was auch als **Sprungschanzenphänomen** bezeichnet wird.

Zur bildgebenden Diagnostik gehört die **Röntgenuntersuchung**, wobei auf Schrägaufnahmen die Spondylolyse wie ein „Hundehalsband" erkennbar ist (s. Abb. 19.15). Im Röntgenbild wird das Ausmaß des Wirbelgleitens nach Meyerding in 4 Stadien bzw. Schweregrade eingeteilt: Bei einem Versatz der Wirbelkörper zueinander von weniger als 25% entspricht dies einem Grad I, zwischen 25–50% Grad II, zwischen 50–75% Grad III und von mehr als 75% Grad IV. Aus Strahlenschutzgründen wird heute insbesondere bei Kindern und Jugendlichen immer mehr die **Kernspintomografie** eingesetzt.

Therapie. Ist die Diagnose gesichert, dann hängt die Therapie von verschiedenen Kriterien ab. Eine Rolle spielen dabei das Patientenalter, das Ausmaß der Beschwerden, das Stadium und die Progredienz des Gleitvorgangs sowie evtl. Nervenwurzelreizerscheinungen.

> Bei den meisten Menschen mit einer Spondylolyse oder auch Spondylolisthese ist keine spezifische Behandlung erforderlich, sofern keine Beschwerden bestehen. Bei Problemen unterscheiden sich die Therapiekonzepte im Wachstums- und Erwachsenenalter.

Wird die Diagnose im **Kindesalter** zufällig gestellt (z.B. bei einer Röntgenuntersuchung der Lendenwirbelsäule wegen eines Unfalls), dann erübrigt sich bei einem **Wirbelgleiten Grad I–II ohne Beschwerden** die Therapie. Da die Eltern des Kindes aber beunruhigt sind, wird oft Krankengymnastik zur Kräftigung der Rumpf- und Bauchmuskulatur empfohlen. Die Übungen werden zunächst unter Anleitung und später selbständig durchgeführt. Schul- und Breitensport sind erlaubt, für Leistungssport gibt es Einschränkungen: Die eingangs genannten Risikosportarten sollten nicht betrieben werden. Bis zum Wachstumsabschluss werden jährlich MRT-Kontrollen durchgeführt. Bei einer **Spondylolyse bei Kindern und Jugendlichen mit Rückenbeschwerden** wird vorübergehend ein Gipskorsett angelegt, um eine Wiedervereinigung der Bogenanteile und damit eine Ausheilung zu erzielen, womit bei einer Spondylolisthese nicht mehr zu rechnen ist. Nach Heilung einer Spondylolyse oder bei einem **Wirbelgleiten Grad I–II mit Rückenbeschwerden** wird eine Orthese verordnet (entlastendes Kunststoffkorsett). Schul- und Breitensport sind nur bei Beschwerdefreiheit erlaubt, Leistungssport sollte bei immer wieder auftretenden Beschwerden nicht betrieben werden. Bei einem **Wirbelgleiten Grad III oder IV im Wachstumsalter**, wenn sich also der Gleitvorgang nicht stoppen lässt, wird meistens die Operation empfohlen. Dabei wird der betroffene Wirbelsäulenabschnitt versteift (Spondylodese).

Die **Behandlung von Erwachsenen** unterscheidet sich von der bei Kindern und Jugendlichen. Wird die Spondylolisthese zufällig diagnostiziert, bspw. als **Zufallsbefund** bei einer Röntgenuntersuchung der Lendenwirbelsäule wegen eines Unfalls, dann ist keine Therapie erforderlich. Empfehlenswert ist rumpfstabilisierende Gymnastik. Alle Breitensportarten sind erlaubt. Von Leistungssport mit den genannten Risikosportarten wie Turnen, Delfinschwimmen oder Gewichtheben wird abgeraten. Hat ein Erwachsener ein **Wirbelgleiten mit geringen Beschwerden**, z.B. Rückenschmerzen, sollte er wirbelsäulenfreundliche Sportarten wie Radfahren, Schwimmen oder Laufen bevorzugen (s. Kap. 19.17). Leistungssport sollte nur im beschwerdefreien Intervall betrieben werden. Von Risikosportarten wird abgeraten. Bei einem **Wirbelgleiten mit starken Beschwerden**, z.B. ausstrahlenden Schmerzen oder Missempfindungen in den Beinen, erfolgt eine konservative Behandlung wie bei einem Bandscheibenleiden (s. Kap. 19.3), z.B. Krankengymnastik, Medikamente und wirbelsäulennahe Injektionen. Die sportlichen Aktivitäten sind im beschwerdearmen Intervall auf wirbelsäulenfreundliche Sportarten zu beschränken. Nur bei therapieresistenten, sehr starken Beschwerden oder neurologischen Ausfällen wird operiert: Bei der Operation werden die Nervenwurzeln entlastet, der verschobene Wirbel wird wieder eingerichtet (reponiert) und das betroffene Bewegungssegment nach Ausräumung der Bandscheibe versteift (Spondylodese).

Zusammenfassung: Spondylolyse und Spondylolisthese sind relativ häufige Veränderungen an der Wirbelsäule, die oftmals nicht speziell behandelt werden müssen, sofern keine Beschwerden bestehen. Andernfalls reicht bei fast allen Patienten die konservative Therapie, die Operation kommt nur bei etwa 1% in Betracht. Bei der sportmedizinischen Beratung sollte – besonders auch im Wachstumsalter – auf die Rolle der sog. hyperlordosierenden Risikosportarten hingewiesen werden. Wichtig ist auch, dass die Patienten die im Rahmen der Krankengymnastik durchgeführten Übungen erlernen (Rückenschule) und selbständig fortführen.

19.7 Morbus Scheuermann – ein „Fehler" der Jugend?

Von der Seite betrachtet ist die normale Wirbelsäule doppelt s-förmig gekrümmt: Im Hals- und Lendenbereich ist sie nach vorne gebogen (was als Hals- bzw. Lendenlordose bezeichnet wird), im Brust- und Kreuzbeinbereich mit dem anhängenden Steißbein nach hinten (Brust- bzw. Kreuzbeinkyphose). Bei der Scheuermann-Krankheit (**Morbus Scheuermann**) handelt es sich um eine wachstumsbedingte vermehrte Kyphose der mittleren und unteren Brustwirbelsäule, die bereits 1921 von dem dänischen Röntgenarzt Holger W. Scheuermann beschrieben wurde. Ähnliche Veränderungen können auch an der Lendenwirbelsäule vorkommen und werden dann (unkorrekt) als „Scheuermann II" bezeichnet.

Die Scheuermann-Krankheit ist eine Wachstumsstörung der jugendlichen Wirbelsäule, die bei etwa 4–8% der Mädchen und Jungen vor bzw. in der Pubertät auftritt.

Andere Bezeichnungen sind **Adoleszentenkyphose**, **juvenile Kyphose**, **juvenile Osteochondrose** oder umgangssprachlich **„Lehrlingsbuckel"**. Die Brustwirbel wachsen vorne langsamer als hinten und entwickeln sich zu typischen Keilwirbeln, was die Erklärung für die „Buckelbildung", die vermehrte Brustkyphose, ist. Diese keilförmige Deformierung der Wirbel erfolgt nicht immer ganz symmetrisch; deshalb kommt es bei den Jugendlichen manchmal auch zu Ausbildung einer Skoliose, einer Seitverbiegung der Wirbelsäule (s. Kap. 19.8). An den oberen und unteren Flächen der Wirbelkörper, den Deck- und Grundplatten, kommt es zu umschriebenen Einbrüchen von Bandscheibengewebe in den Schwammknochen des Wirbelkörpers, die Schmorl-Knorpelknötchen genannt werden. Außerdem verschmälern sich die Bandscheibenräume.

Die Ursache des Morbus Scheuermann ist nicht geklärt. Vermutet werden Erbfaktoren, Fehlhaltungen als Auslöser, Störungen des Bindegewebsstoffwechsels, aber auch stärkste Beanspruchungen bei Leistungssportlern wie Trampolinspringern oder Kunstturnern („Turnerrücken").

Diagnose. Nur 20% der betroffenen Jugendlichen haben Rückenschmerzen. Deshalb wird die Erkrankung oft erst im Erwachsenenalter erkannt, wenn sich Beschwerden aufgrund der Fehlstatik der Wirbelsäule durch eine Schwächung der überlasteten Rückenmuskulatur einstellen. Außerdem kommt es gehäuft nach einer Scheuermann-Krankheit zu Bandscheibenschäden („Post-Scheuermann-Syndrom"), und zwar im Lendenwirbelbereich (obwohl die Scheuermann-Krankheit ja i.d.R. die Brustwirbelsäule betrifft!). Die Diagnose der Scheuermann-Krankheit wird durch die körperliche Untersuchung – in ausgeprägten Fällen handelt es sich um eine Blickdiagnose – und den Röntgenbefund gestellt (s. Abb. 19.17).

Therapie. Eine ursächliche Therapie der Scheuermann-Krankheit ist nur im Wachstumsalter möglich, wenn eine Druckentlastung der vorderen Wachstumszonen (Wachstumsfugen) am Wirbelkörper gelingt. Das Ziel ist die Abflachung der Wirbelsäulenkrümmung (Kyphose) und Vermeidung eines starren fixierten Rundrückens. Zu diesem Zweck erfolgt eine Übungsbehandlung unter krankengymnastischer Anleitung mit Kräftigung der Rückenmuskulatur, aber auch der Bauch- und Gesäßmuskeln. Bei stärkerer Kyphose wird evtl. eine entlastende und aufrichtende Orthese bzw. ein Korsett verordnet. Eine operative Korrektur kommt nur bei schwerer Verkrümmung in Betracht.

Wichtig ist auch die Verhaltens- und Haltungsschulung, u.a. auch im Rahmen der Rückenschule: Stundenlanges Sitzen mit gebeugten Rücken, z.B. in der Schule, muss vermieden werden. Im Hinblick auf die Sportfähigkeit von Kindern und Jugendlichen mit einer Scheuermann-Krankheit müssen das Alter, die Beschwerden und der Schweregrad berücksichtigt werden. Daher sollten im Wachstumsalter regelmäßige orthopädische Kontrollen durchgeführt werden. Eltern stellen in dieser Phase immer wieder die Frage nach der Eignung ihrer Kinder für den Schulsport.

> Wenn bei einem Kind oder Jugendlichen die Scheuermann-Erkrankung festgestellt wird, ist dies nicht mit einer generellen Befreiung vom Sport gleichzusetzen! Im Gegenteil, Sport und Gymnastik gehören zum Behandlungskonzept!

Bei **leichten Formen** der Krankheit im Wachstumsalter ohne wesentliche Beschwerden wird lediglich von Sportarten, die zu einer Rundrückenbelastung führen, abgeraten, z.B. Rudern, Kanusport, Radrennsport und v.a. Gewichtheben (das im Wachstumsalter wegen der Stauung der Wirbelsäule mit Gefahr der Schädigung der Wachstumsfugen

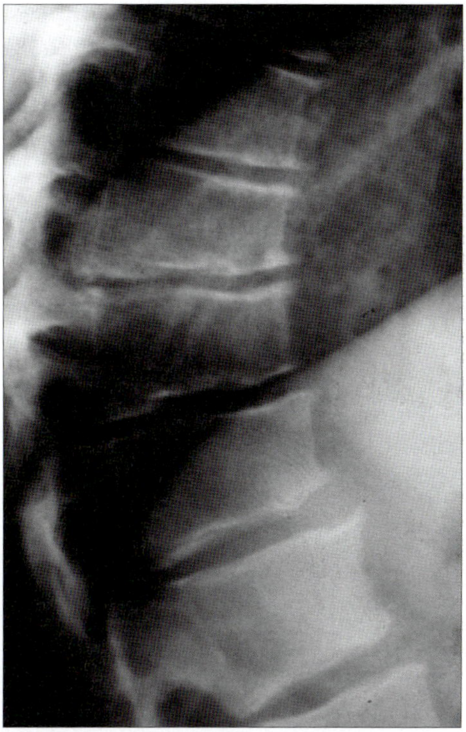

Abb. 19.17: Morbus Scheuermann mit erheblichen Veränderungen im seitlichen Röntgenbild der Wirbelsäule

ohnehin nicht zu empfehlen ist). Nach Meinung führender Wirbelsäulenexperten ist in dieser Patientengruppe mit geringen Problemen auch gegen Ballsportarten, verschiedene Leichtathletikdisziplinen und (Haltungs-) Turnen nichts einzuwenden.

Bei **schwereren Formen** der Scheuermann-Krankheit im Wachstumsalter sollte im akuten Stadium eine Sportpause eingelegt werden. Ansonsten gelten die gleichen Empfehlungen hinsichtlich der sportlichen Belastbarkeit wie beim Bandscheibenleiden (s. Kap. 19.3); es sollten dann **„wirbelsäulenfreundliche" Sportarten** wie Schwimmen, Laufen oder Gymnastik bevorzugt werden (s. Kap. 19.17). Sofern ein Korsett verordnet wurde, darf dies während des Sports abgelegt werden.

Erwachsene bedürfen keiner Behandlung, sofern sie schmerzfrei sind. Es gibt dann auch keine Einschränkungen hinsichtlich sportlicher Aktivitäten, sodass auch Leistungssport möglich ist. Bei Schmerzen erfolgt die Therapie entsprechend der Krankheitsproblematik, z.B. Behandlung bandscheibenbedingter Beschwerden.

Prognose. Die pathologischen anatomischen Veränderungen sind etwa mit dem 16.–18. Lebensjahr, also am Ende des Wachstums, abgeschlossen; danach tritt keine Verschlimmerung mehr ein. Eine konsequente Behandlung im Wachstumsalter ist von wesentlicher Bedeutung und trägt dazu bei, dass die Langzeitprognose der Krankheit insgesamt günstig ist.

19.8 Die Skoliose – krumm, schief und verdreht

Die Skoliose ist eine sehr häufige Fehlstellung der Wirbelsäule (griech. *skolios*: krumm, s. Abb. 19.18), die bei Säuglingen, Kindern, Jugendlichen und Erwachsenen auftreten kann. Sie ist wahrscheinlich die am längsten bekannte orthopädische Erkrankung und kann zu einer erheblichen Verunstaltung des menschlichen Körpers führen. Ein sehr bekanntes Beispiel ist der „Glöckner von Notre Dame“ aus dem Roman von Victor Hugo. In der Fachliteratur finden sich stark schwankende Häufigkeitsangaben, bis zu 16% der Bevölkerung sollen betroffen sein. Die unterschiedlichen Angaben sind v.a. auch darauf zurückzuführen, dass es Definitionsschwierigkeiten gibt, wann eine seitliche Verbiegung der Wirbelsäule als Skoliose einzustufen ist.

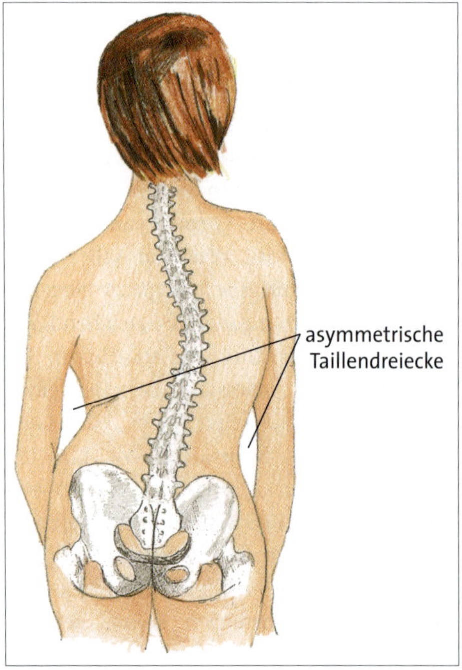

Abb. 19.18: Skoliose

Bei der **Skoliose** handelt es sich um eine fixierte seitliche Verbiegung nach rechts oder links mit Verdrehung einzelner Wirbelkörper (Torsion) und damit der Wirbelsäule (Rotation). „Fixiert“ bedeutet, dass die Fehlstellung nicht mehr vollständig aufgerichtet werden kann. Die Wirbelsäule hat bei der Skoliose meistens eine S-Form und bildet mehrere, einander gegenläufige Bögen, die sich ausgleichen, um das Körpergleichgewicht aufrechtzuerhalten.
Im Gegensatz dazu wird eine reversible – also vorübergehende – seitliche Verbiegung der Wirbelsäule als funktionelle **skoliotische Fehlhaltung** bezeichnet, man findet diese bspw. schmerzbedingt beim Ischias (s. Kap. 19.3).

In etwa 90% aller Skoliosen bleibt die eigentliche Ursache ungeklärt, man spricht von der **idiopathischen Skoliose**. Dagegen ist bei einer **symptomatischen Skoliose** die Ursache bekannt, bspw. angeborene Muskelerkrankungen oder Nervenschäden wie bei der Kinderlähmung (Poliomyelitis), die zu einer einseitigen Lähmung der Rumpfmuskulatur führen kann. Auch Beinlängenunterschiede und angeborene Fehlbildungen von Wirbelkörpern können zu einer symptomatischen Skoliose führen, ebenso Entzündungen oder

Knochenbrüche mit nachfolgender Deformierung der Wirbelkörper.

Diagnose. Die **idiopathische Skoliose** entsteht während des Wachstums und spielt dementsprechend besonders im Kindes- und Jugendalter eine wichtige Rolle. Weil die Betroffenen zunächst keine Beschwerden haben, wird die Skoliose häufig zufällig von Außenstehenden bemerkt, z.B. von den Eltern oder vom Sportlehrer im Schwimmunterricht.

Ärztlicherseits lässt sich eine Skoliose i.d.R. im Rahmen einer körperlichen Untersuchung schon mit einem Blick auf den Rücken diagnostizieren. Je nach Ausgangspunkt der Skoliose können verschiedene Lokalisationen in den Bereichen der Wirbelsäule und damit auch verschiedene Skolioseformen unterschieden werden. Etwa 80% der idiopathischen Skoliosen betreffen den Brustbereich (thorakale Skoliose), dabei zeigt die Wirbelsäule meist eine Ausbiegung nach rechts (rechtskonvex). Beim Blick auf den Rücken der Betroffenen sieht man, wenn diese sich vorbeugen, dass die Rippen stark heraustreten und einen sog. **Rippenbuckel** bilden. Je nach Schweregrad und Lokalisation einer Skoliose gibt es – neben der Verbiegung der Wirbelsäule – weitere äußerlich sichtbare Veränderungen:

- Unterschiedlicher Schulterstand, d.h. die Schultern stehen nicht auf gleicher Höhe, was an den Schulterblättern besonders gut zu erkennen ist
- Einseitige Vorwölbung der Lende (Lendenwulst)
- Unterschiedliche Ausbildung der beiden Taillendreiecke, d.h. der beiden Dreiecke zwischen der Taille und den seitlich am Rumpf herunterhängenden Armen

Eine Röntgendiagnostik der Wirbelsäule ist erforderlich und gibt Aufschluss über das Ausmaß der Veränderungen. Für die Beurteilung wird u.a. eine spezielle Winkelmessmethode nach Cobb herangezogen. Der Arbeitskreis Skoliose der Deutschen Gesellschaft für Orthopädie und Orthopädische Chirurgie hat anhand des Skoliosewinkels nach Cobb (Krümmungswinkel) **3 Schweregrade der Skoliose** festgelegt; an dieser Einteilung orientieren sich die therapeutischen Maßnahmen, aber auch die Empfehlungen für eine sportliche Betätigung bzw. die Auswahl von geeigneten Sportarten:

- Leichte Skoliose: bis zu 20°
- Mittelschwere Skoliose: 20°–40°
- Schwere Skoliose: über 40°

Über die Notwendigkeit weiterer Untersuchungen entscheidet der Arzt, bspw. wird im Wachstumsalter die Skelettreife ermittelt. Außerdem wird bei ausgeprägten Skoliosen bspw. eine Lungenfunktionsprüfung durchgeführt. Ganz wichtig ist natürlich auch die Suche nach den möglichen Ursachen einer Skoliose. Die idiopathische Skoliose ist zwar am häufigsten, sie ist aber immer eine Ausschlussdiagnose, d.h. andere Ursachen wie bspw. eine Wirbelkörperentzündung (s.o.) müssen ausgeschlossen werden. Zur Verlaufsbeurteilung bei einer Skoliose wird auch die röntgenstrahlenfreie **dreidimensionale Wirbelsäulenvermessung**, die auf Lichtprojektion auf die Rückenoberfläche des Patienten beruht, herangezogen (s. Kap. 3.2).

Therapie. Die Behandlung richtet sich nach der Ursache der Skoliose, dem Patientenalter und dem Grad der Fehlstellung. Wichtig sind regelmäßige orthopädische Verlaufskontrollen. Ein Beinlängenunterschied sollte ausgeglichen werden. Im Vordergrund der Therapie steht bei **leichteren Formen** eine gezielte Krankengymnastik. Bei **mittelschwerer Ausprägung** einer Skoliose wird im Wachstumsalter zusätzlich ein Korsett verordnet, das ein Fortschreiten der Skoliose verhindern soll.

Korsettbehandlung ist belastend und „uncool". Die auf diese Weise versorgten Kinder und Jugendlichen müssen begreifen, dass die Behandlung nach Meinung der meisten Orthopäden nur dann etwas bringt, wenn sie das Korsett 23 Stunden bei Tag und Nacht tragen („Full-time-bracing"). Es darf nur für hygienische Maßnahmen wie Duschen oder Baden entfernt werden. Auch bei der Krankengymnastik und beim Sport darf das Korsett abgenommen werden.

Die operative Korrektur mit Begradigung der Fehlstellung sowie anschließender Stabilisierung mit speziellen Implantaten ist bei **schweren Skoliosen** angezeigt. Bei der Operation wird in bestimmten Abschnitten der Wirbelsäule eine Versteifung (Spondylodese) vorgenommen. Dies bedeutet eine verminderte Beweglichkeit, was jedoch von den meisten Patienten als wenig einschränkend empfunden wird.

Welche Sportarten sind für Menschen mit einer Skoliose geeignet?

Die nachfolgenden Angaben beruhen im Wesentlichen auf den Empfehlungen der Sektion Wirbelsäule der Deutschen Gesellschaft für Orthopädie und Orthopädische Chirurgie.

Sport bei Kindern und Jugendlichen mit Skoliose

Eine Befreiung vom Schulsport ist bei leichten und mittelschweren Skoliosen nicht erforderlich.

Bei **leichten Skoliosen** sind Reiten und Schwimmen besonders nützliche Sportarten, weil sie die Rückenmuskulatur trainieren und das Gleichgewicht fördern. Im Prinzip besteht aber eine volle sportliche Belastbarkeit für alle Sportarten außer Gewichtheben. Anders als bei der Scheuermann-Erkrankung (s. Kap. 19.7) sind sogar Sportarten mit längeren Phasen der Rumpfvorneigung wie bspw. Ruder- oder Radsport erlaubt.

Bei **mittelschweren Skoliosen** wird eine Korsettbehandlung erforderlich. Das Korsett darf beim Sport abgelegt werden. Diese Kinder und Jugendlichen sollten keinen Leistungssport betreiben. Empfehlenswerte Sportarten sind bspw. Schwimmen, Reiten, Tanzen und Aerobic.

Hinweis: Beim Schulsport wird die Abnahme des Korsetts empfohlen, auch deshalb, weil es andernfalls bei Unfällen juristische Probleme geben kann.

Bei **schweren Skoliosen** wird meistens operiert. Die sportliche Belastbarkeit ist von verschiedenen Faktoren abhängig zu machen, u.a. von der Art der durchgeführten Operation und dem gewählten Implantat, aber auch von der verbleibenden Deformierung (mit und ohne Operation). Dabei ist insbesondere auch die Leistungsfähigkeit von Herz und Lunge zu berücksichtigen, weil bei schweren Skoliosen im Brustkorbbereich mit einer Beeinträchtigung dieser Organe gerechnet werden muss. Dies bedeutet, dass die regelmäßige sportmedizinische Überwachung diese Gesichtspunkte ebenfalls berücksichtigen muss.

Sport bei Erwachsenen mit Skoliose

Im Erwachsenenalter sind bei **leichten** und **mittelschweren Skoliosen** in erster Linie wirbelsäulenfreundliche Sportarten wie Laufen, Radsport, Rückenschwimmen, Skilanglauf und Aerobic zu empfehlen. Damit wird die Rumpfmuskulatur gekräftigt, die Rumpfstabilität erhalten und bandscheibenbedingten Problemen vorgebeugt. Brustkorbdeformierungen können die Leistungsfähigkeit von Herz und Lunge herabsetzen, was bei kreislaufbelastendem Leistungssport berücksichtigt werden muss. **Nach einer Skolioseoperation** gelten die gleichen Gesichtspunkte wie im Wachstumsalter; Kontaktsportarten, Bodenturnen, Trampolinspringen, Springreiten sowie Leistungssport sind dann nicht empfehlenswert.

Prognose. Die Aussichten bei einer Skoliose sind abhängig von ihrer Ursache, dem Alter der Betroffenen und dem Zeitpunkt der Diagnose. Die dauerhafte Fehlstellung der Wirbelsäule beschleunigt ihre Abnutzung und begünstigt bspw. die Entstehung von Bandscheibenschäden. Auch die Hüften, die Knie und die Sprunggelenke werden durch die schiefe Wirbelsäule fehlbelastet. Außerdem kann es – durch die als mögliche Folge auftretende Verkürzung des Rumpfs – zu einer krankhaften Belastung innerer Organe kommen, z.B. des Herzens oder der Lunge. Daher muss die Behandlung frühzeitig einsetzen, dann ist die Prognose meistens günstig. Wird dagegen die Therapie einer Skoliose nicht adäquat und konsequent durchgeführt, so muss bereits ab dem 30. Lebensjahr mit sekundären Schäden gerechnet werden.

Die Früherkennung einer Skoliose hat entscheidende Bedeutung für die Prognose. Eltern können durch den Vorbeugetest die Haltung ihrer Kinder relativ einfach überprüfen. Wenn sich das Kind mit freiem Oberkörper und locker herunterhängenden Armen vornüber beugt, dann sollte die Wirbelsäule in einer geraden Linie verlaufen. Besteht der gegenteilige Verdacht oder ist auf einer der beiden Seiten ein Rippenbuckel zu sehen, dann sollte das Kind orthopädisch untersucht werden.

19.9 Die Bechterew-Krankheit – wenn die Wirbelsäule wie ein krummer Bambusstab aussieht

Die **Bechterew-Krankheit** (Morbus Bechterew, Spondylitis ankylosans: versteifende Wirbelentzündung) ist eine nach dem russischen Mediziner Bechterew benannte **chronische entzündlich-rheumatische Systemerkrankung**; sie betrifft in besonderem Maße auch die Wirbelsäule. Die Entzündung an den Wirbelgelenken führt zu einer allmählichen Verknöcherung der Gelenkkapseln, ebenso verknöchern die längs der Wirbelsäule verlaufenden Bänder (Längsbänder) sowie die Zwischenwirbelabschnitte. Die Wirbelkörper entkalken, dies führt zu einer zunehmenden Vorwärtskrümmung der Brustwirbelsäule (Kyphose, s. Abb. 19.19); durch

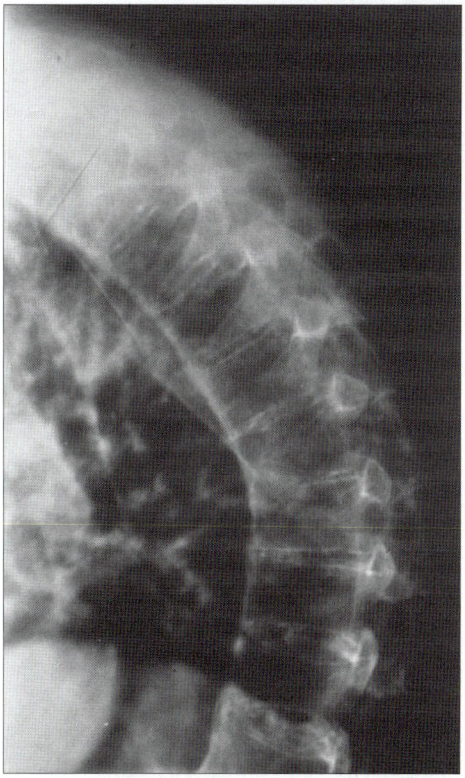

Abb. 19.19: Das Röntgenbild der Wirbelsäule beim Morbus Bechterew zeigt in der Ansicht von der Seite eine massive Kyphose (Rundrücken).

die Osteoporose nimmt auch die Festigkeit der Wirbelsäule ab und die Frakturgefahr zu.

Neben der Wirbelsäule werden auch größere Gelenke befallen, typischerweise die Kreuzdarmbeingelenke, aber auch andere Gelenke. Ferner können die entzündlichen Veränderungen auch an Sehnen, an den Augen und am Herzen auftreten.

Hinsichtlich der Entstehung des Leidens werden verschiedene Gründe diskutiert, u.a. infektiöse Ursachen (bspw. bestimmte Durchfallerreger), eine Störung des Immunsystems sowie erbliche Faktoren. Bei über 90% der Patienten wird ein typisches genetisches Merkmal nachgewiesen, nämlich **HLA-B27**; allerdings ist dieser Laborwert nicht beweisend, weil er bei etwa 8% der deutschen Bevölkerung vorkommt, die nicht an der Bechterew-Krankheit leiden. Darüber hinaus kommt das Merkmal auch bei anderen entzündlich-rheumatischen Erkrankungen vor; verwandte Krankheiten sind bspw. die Gelenkentzündungen beim Morbus Crohn, einer entzündlichen Darmerkrankung, und die Schuppenflechte (Psoriasis).

Diagnose. Der Morbus Bechterew beginnt meist im jungen Erwachsenenalter und wird bei Männern etwa 3-mal häufiger diagnostiziert als bei Frauen. Der Krankheitsverlauf und die Symptome sind sehr variabel, bei Krankheitsbeginn ist die Diagnose nicht einfach zu stellen. Typisch ist der **tiefsitzende nächtliche Rückenschmerz** in der **Lenden- und Gesäßregion** (Kreuzdarmbeingelenke!) **mit Morgensteifigkeit**. Anfangs können auch Beschwerden im Bereich der Achillessehne (sog. Achillodynie, s. Kap. 27.6.1.2), der Fußsohle, des Hüft-, Knie- oder Schultergelenks bestehen. Begleitende oder vorausgehende Erkrankungen sind bspw. auch die Entzündung der Regenbogenhaut am Auge (Iris) oder der Harnröhre. Eine Beteiligung des Herzens, des Darms oder der Lunge ist ebenfalls möglich; bei Befall der Gelenke zwischen Brustwirbelsäule und Rippen und daraus resultierender Brustkorbstarre werden die Atembewegungen eingeschränkt.

Bei der Untersuchung der Wirbelsäule findet sich eine zunehmende Bewegungseinschränkung und Verkrümmung, der Rundrücken ist manchmal extrem. Auf dem Röntgenbild hat die Wirbelsäule im Endstadium die charakteristische Form eines gekrümmten Bambusstabs: die Bandscheibenräume sind knöchern überbrückt, durch die Osteoporose werden die Wirbelkörper vermehrt durchlässig für die Röntgenstrahlen.

Im Rahmen der Diagnostik wird neben der Röntgenuntersuchung oft auch die Kernspintomografie eingesetzt, mit der bspw. auch die Entzündung der Kreuzdarmbeingelenke sehr frühzeitig erkannt werden kann, ebenso wie mit der Szintigrafie. Weitere Untersuchungen werden je nach Organbefall durchgeführt; dafür werden die verschiedenen Spezialisten eingeschaltet, bspw. der Augenarzt.

Einen **eindeutigen Labortest** für die Bechterew-Krankheit **gibt es nicht**. Wie erwähnt, ist bei fast allen Betroffenen das HLA-B27 nachweisbar, außerdem finden sich im Blut meistens auch Zeichen einer Entzündung.

Therapie. Eine kausale Behandlung der Bechterew-Krankheit ist nicht möglich, da man die genauen Ursachen noch nicht kennt. Im Vordergrund stehen die **Krankengymnastik** und die physikalische Therapie; Ziele sind die Erhaltung der Wirbelsäulen-, Brustkorb- und Gelenkfunktion sowie die Schmerzlinderung. Die Übungen müssen zumindest dafür sorgen, dass die Wirbelsäule in einer möglichst aufrechten Position versteift. Atemübungen dürfen nicht vergessen werden. Im Bewegungsbad wird der Auftrieb des Wassers genutzt, Wirbelsäule und Gelenke sind entlastet.

Als **Medikamente** werden u.a. Schmerzmittel, nichtsteroidale Antiphlogistika (z.B. Diclofenac) und Kortisonpräparate eingesetzt, manchmal aber auch Mittel, die in der Krebstherapie Anwendung finden. In den letzten Jahren werden bei besonders dramatischem Verlauf auch Wirkstoffe verordnet, die den entzündungsfördernden Botenstoff TNF-? („Tumor-Nekrose-Faktor-alpha") hemmen. Die Behandlung mit diesen TNF-α-Blockern ist teilweise ermutigend, aber sehr teuer; außerdem sind erhebliche Nebenwirkungen möglich, weil das Immunsystem des Körpers unterdrückt wird.

Operationen kommen bei sehr weit fortgeschrittenen Stadien der Erkrankung in Betracht, bspw. die Aufrichtung der Wirbelsäule oder der künstliche Gelenkersatz (z.B. Hüftprothese).

Der Sport hat in der Therapie der Bechterew-Krankheit einen sehr hohen Stellenwert.

Die Ziele einer sinnvollen sportlichen Betätigung sind die Verbesserung bzw. Erhaltung der Wirbelsäulen- und Gelenkbeweglichkeit und der Atembreite, die Förderung der Ausdauer sowie die Vermeidung von Fehlhaltungen und muskulären Dysbalancen (s. Kap. 5.2.3).

Geeignete Sportarten sind **Rückenschwimmen**, **Walking** und **Waldlauf**. Auch **Radfahren** ist empfehlenswert, wenn durch Höherstellen des Lenkers eine aufrechte Haltung des Oberkörpers gewährleistet ist. Ebenso fördert **Bogenschießen** die aufrechte Haltung. **Tauchen** ist ebenfalls geeignet, dazu gehört auch ein Atemtraining durch den Tauchlehrer. **Skilanglauf** wird ebenso empfohlen, Stürze müssen aber wegen der Frakturgefährdung der Wirbelsäule unbedingt vermieden werden. Auch gegen den **Golfsport** bestehen keine Einwände, weil Bechterew-Patienten wegen der knöchernen Überbrückung der Zwischenwirbelabschnitte i.d.R. nicht unter Bandscheibenbeschwerden leiden.

Ungeeignet sind Sportarten, bei denen Stürze zu befürchten sind (Wirbelfrakturen!), insbesondere wenn sie wettkampfmäßig betrieben werden, erst recht im fortgeschrittenen Stadium der Erkrankung. Dies gilt bspw. für Reiten, Turnen, Motorsport, Skiabfahrtslauf und Snowboarden sowie für die meisten Ballsportarten.

Prognose. Die Entzündung bildet sich i.d.R. nach einigen Jahren zurück, die Schmerzen lassen nach, der Krankheitsprozess schreitet nicht weiter fort. Dies bedeutet auch, dass das Vollbild der Erkrankung nicht unbedingt erreicht werden muss. Bei Frauen verläuft die Krankheit meistens milder als bei Männern.

19.10 Angeborene Fehlbildungen der Wirbelsäule und ihre Bedeutung für Sportler

Es gibt verschiedene angeborene Fehlbildungen der Wirbelsäule, auf deren sportmedizinische Bedeutung in diesem Kapitel nur kurz eingegangen werden soll. Bspw. gibt es Formveränderungen, bei denen einzelne Wirbelkörper verblockt sind (**Blockwirbel**) oder die Form eines Keils (**Keilwirbel**) oder eines Schmetterlings (**Schmetterlingswirbel**) haben bzw. nur zur Hälfte ausgebildet sind (**Halbwirbel**). Während Block- und Schmetterlingswirbel keine krankmachende Bedeutung haben und meist zufällig bei einer Röntgenuntersuchung festgestellt werden, gehen Keilwirbel bzw. Halbwirbel mit einer Seitverbiegung bzw. Skoliose einher; die sportmedizinische Beurteilung hat dann wie bei einer Skoliose zu erfolgen (s. Kap. 19.8).

! Achtung: Eine Keilwirbelbildung ist auch unfallbedingt durch eine Wirbelfraktur möglich, ebenso bei Osteoporose!

Die **basiläre Impression** ist eine Fehlbildung der Schädelbasis, bei welcher der Dens, das ist die Spitze des zweiten Halswirbels (lat.:

Dens: Zahn), in den Schädel ragt. Diese Veränderung kann im Übrigen auch rheumatisch bedingt sein. Manchmal macht die basiläre Impression keine Beschwerden bis auf eine kaum bemerkte, geringe Bewegungseinschränkung der Halswirbelsäule. Sie kann aber auch Schwindel und Schmerzen verursachen. Schlimmstenfalls aber besteht bei einer starken Beanspruchung der oberen Halswirbelsäule (z.B. Kontaktsport, manuelle Therapie, Einrenken) die Gefahr einer Rückenmarkschädigung.

Die **Spina bifida** ist eine Spaltbildung im Bereich des Wirbelkanals, bei welcher der Wirbelbogen nicht geschlossen ist. Diese angeborene Fehlbildung ist manchmal mit Lähmungen verbunden. In anderen Fällen wird sie zufällig beim Röntgen entdeckt und hat dann keine sportmedizinische Bedeutung. Bei der Beurteilung des Röntgenbilds muss aber darauf geachtet werden, ob nicht gleichzeitig eine Spondylolyse bzw. eine Spondylolisthese vorliegt, die dann anders zu beurteilen ist (Wirbelgleiten, s. Kap. 19.6).

Übergangswirbel sind mehr als Varianten denn als Fehlbildungen zu bewerten; diese Wirbel haben Merkmale der benachbarten Wirbelsäulenregion übernommen. Ein Beispiel dafür ist die Lumbalisation, bei welcher der obere Abschnitt des Kreuzbeins zu einem sechsten Lendenwirbel ausgebildet ist. Übergangswirbel sind dann sportmedizinisch bedeutsam, wenn sie asymmetrisch ausgebildet sind. Daraus resultiert eine Fehlstatik mit ungleichmäßiger Beanspruchung der über dem Übergangswirbel liegenden Bandscheibe. Wegen der Gefahr eines Bandscheibenschadens ist die Sportfähigkeit eingeschränkt (s. Kap. 19.3).

Zusammenfassung: Angeborene Fehlbildungen in der Wirbelsäule schränkten nur dann die sportliche Belastbarkeit ein, wenn dadurch die Statik der Wirbelsäule verändert ist (z.B. Skoliose) oder gleichzeitig neurologische Störungen (z.B. Lähmungen) bestehen oder entstehen können. Die sportmedizinische Beurteilung sollte durch einen erfahrenen Orthopäden erfolgen.

19.11 Wirbelsäulenverletzungen – wenn das Kreuz reißt oder bricht

Weniger als 5–10% der akuten Verletzungen beim Sport betreffen die Wirbelsäule. Das Spektrum reicht von der harmlosen Muskelzerrung über die Wirbelfraktur und die Querschnittlähmung bis zur tödlichen Verrenkung im Bereich der Halswirbelsäule. In diesem Abschnitt des Wirbelsäulenkapitels sollen die **schwerwiegenden Unfallfolgen** dargestellt werden, nämlich **Frakturen**, **Verrenkungen**, **Verrenkungsbrüche** und **Band- und Bandscheibenverletzungen** einschließlich der Schäden des Rückenmarks bzw. der Nerven; das sog. Schleudertrauma der Halswirbelsäule, bei dem i.d.R. keine Strukturverletzungen nachgewiesen werden, wird später separat betrachtet.

Die Hälfte der schweren Wirbelsäulenverletzungen ereignet sich zwar bei Verkehrsunfällen, aber immerhin zu etwa 25% beim Sport. Die Wirbelsäule ist insbesondere bei Hochgeschwindigkeits- und Risikosportarten gefährdet. Oftmals handelt es sich um Stürze, bspw. beim Reiten, Ski alpin, Snowboarden, Klettern, Radfahren, Turnen, Motocross und Luftsportarten wie Paragliding (Gleitschirmfliegen) oder Fallschirmspringen. V.a. die Halswirbelsäule ist beim Ringen, Judo, American Football, Rugby, Bobsport, Rennrodeln sowie bei einem Kopfsprung ins seichte Wasser gefährdet; beim Eishockey kann das verbotene „Checking from behind" zu fatalen Halswirbelsäulenverletzungen bis hin zur Querschnittlähmung führen.

Etwa 20% der schweren Verletzungen betreffen die Halswirbelsäule, der Rest die Brust- und Lendenwirbelsäule, wobei dort meist der Übergangsbereich zwischen diesen beiden Abschnitten gefährdet ist.

Besonders problematisch sind Verletzungen der Wirbelsäule, wenn deren Stabilität nicht mehr gegeben ist. **Instabilität** bedeutet also einen Funktionsverlust der Wirbelsäule bereits bei normalen Belastungen. Die Folgen sind Schmerzen, Deformierung bzw. neurologische Ausfälle.

! Achtung: Grundsätzlich ist bei einer Wirbelsäulenverletzung eine Schädigung des Rückenmarks bzw. der Nerven möglich. Das Spektrum ist sehr vielgestaltig und reicht von Missempfindungen und Schmerzen in den Armen oder Beinen über die Querschnittlähmung bis zur tödlichen Abtrennung des Halsmarks. Das neurologische Risiko ist besonders groß, wenn die Wirbelsäule nicht mehr stabil ist.

Die Verletzungsmuster lassen sich wie folgt einteilen:

- **Verletzungen an der oberen Halswirbelsäule** sind gesondert zu betrachten, weil hier die Anatomie Besonderheiten aufweist:
  - **Frakturen des Atlas**, das ist der erste Halswirbel und Träger des Kopfs, machen 2–13% der Halswirbelsäulenverletzungen aus. Sie können durch eine den Kopf stauchende Gewalteinwirkung entstehen, bspw. bei Kontaktsportarten wie Rugby oder beim Kampfsport. Eine Sonderform ist dabei der Atlas-Berstungsbruch (Jefferson-Fraktur). 30–50% der Brüche des ersten Halswirbels sind mit einer Fraktur des zahnförmigen oberen Anteils des zweiten Halswirbels kombiniert sein (Dens-Fraktur; lat. *Dens*: Zahn).
  - Für den zweiten Halswirbel (Axis) typische Knochenbrüche sind die bereits erwähnte **Dens-Fraktur** als häufigste Fraktur an der oberen Halswirbelsäule (s. Abb. 19.20) und die sog. **Gehenkten-Fraktur** (engl.: *hanged man's fracture*) als zweithäufigster Knochenbruch. Dabei wird der Atlas quasi „geteilt", es kommt zu einem Wirbelgleiten (traumatische Spondylolisthesis, s. Kap. 19.6). Diese Fraktur kommt u.a. beim Erhängen durch den Strick vor; sie wird manchmal auch als Henker-Fraktur (englisch: *hangman's fracture*) bezeichnet, was nicht ganz korrekt ist, weil der Henker die Fraktur nicht selbst erleidet, wohl aber dafür verantwortlich ist. Die Verletzung entsteht aber bspw. auch im Motorsport, speziell, wenn fahrlässig auf den Anschnallgurt verzichtet wird.
  - Die Verbindung zwischen Schädelknochen und Halswirbelsäule erfolgt im sog. oberen Kopfgelenk zwischen dem ersten Halswirbel, dem Atlas (Träger des Kopfs) und zwei Knochenfortsätzen an der Schädelbasis, den Hinterhauptkondylen. **Knochenbrüche der Hinterhauptkondylen** sind selten; sie sind funktionell als Schädelbasisfraktur, aber auch als Sonderform der Halswirbelsäulenverletzung einzuschätzen. Bei diesen Frakturen der Hinterhauptkondylen kann die Stabilität der Halswirbelsäule und damit das Rückenmark gefährdet sein. Es kann in diesem Bereich zu einer Verschiebung bzw. Verrenkung zwischen dem Atlas und dem Hinterhaupt kommen (s. Abb. 19.21). Diese sog. **atlantookzipitale Dissoziation** – auch atlantookzipitale Dislokation oder Luxation genannt – ist glücklicherweise

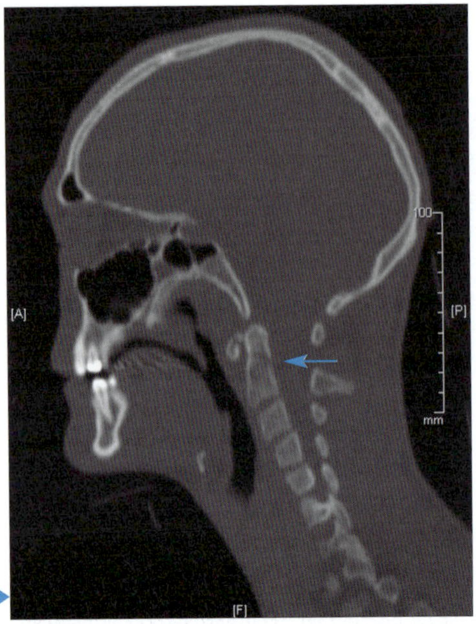

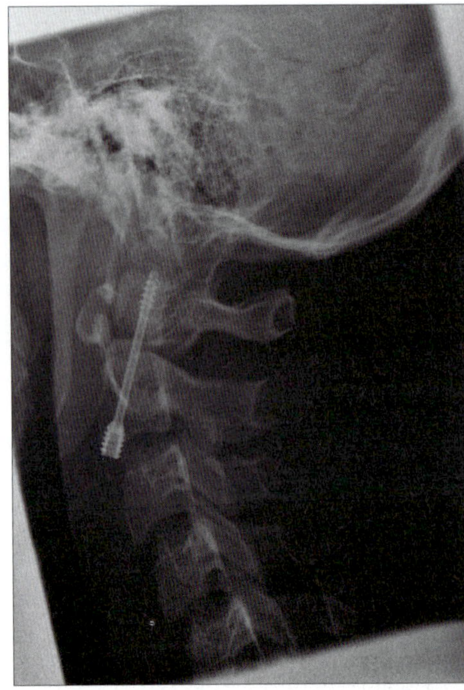

Abb. 19.20: Dens-Fraktur des 2. Halswirbels. **a)** Seitliche Computertomografie. **b)** Röntgenbild nach Verschraubung

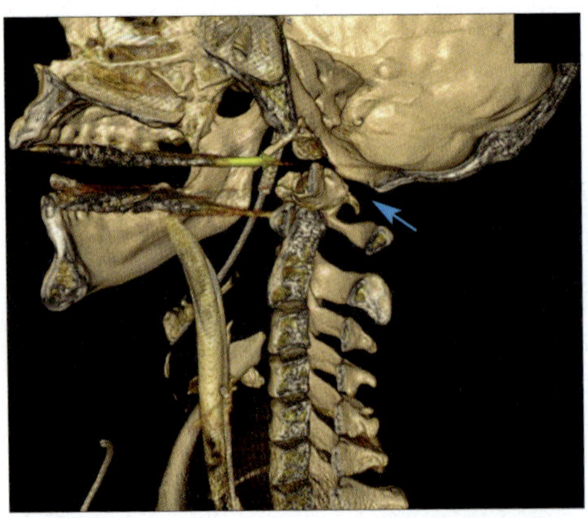

Abb. 19.21: Dreidimensionale Computertomografie einer Abtrennung der Halswirbelsäule vom Kopf im Sinne einer atlantookzipitalen Dissoziation mit Fraktur der Hinterhauptkondyle rechts

sehr selten, aber meistens tödlich. Dabei handelt es sich um eine Abtrennung der Halswirbelsäule vom Kopf, also eine „innere Enthauptung". Trauriges Beispiel ist die Skisportlerin Ulrike Maier, die 1994 bei der Abfahrt in Garmisch-Partenkirchen mit einer Geschwindigkeit von 120 km/h stürzte.

- Ebenfalls selten, aber potenziell rückenmarks- oder lebensgefährdend, ist die sog. **atlantoaxiale Instabilität**, bedingt durch Bandverletzung zwischen dem ersten und zweiten Halswirbel im sog. unteren Kopfgelenk.

◢ **Verletzungen der unteren Halswirbelsäule**, also vom dritten Halswirbel absteigend, können gemeinsam mit den **Verletzungen der Brust- und Lendenwirbelsäule** dargestellt werden, da die Wirbel dieser Wirbelsäulenabschnitte einen einheitlichen anatomischen Aufbau haben (s. Abb. 19.22). Am häufigsten (über 60%) handelt es sich um **Kompressionsverletzungen (Typ A)**, die im Wesentlichen durch eine Stauchung (Kompression) der Wirbelsäule bedingt sind. Typische Ursachen beim Sport sind der Sturz vom Pferd auf das Gesäß mit axialer Gewalteinwirkung auf die Wirbelsäule oder der Kopfsprung in seichtes Wasser. Das Frakturspektrum reicht vom sog. Deckplattenbruch des Wirbelkörpers bis

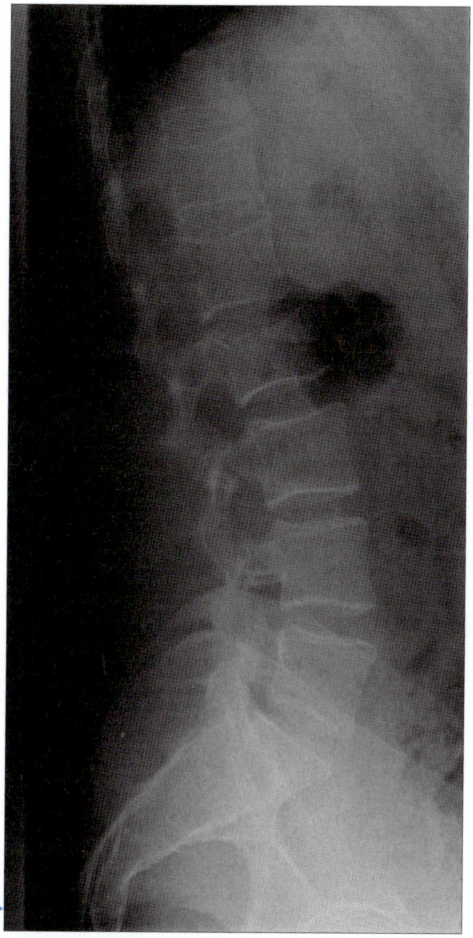

a

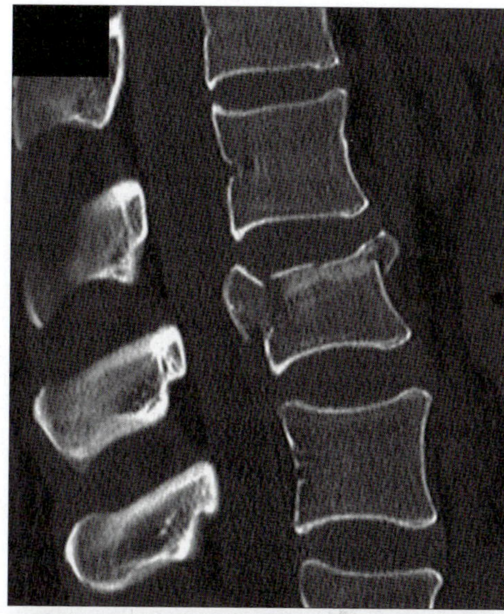

b

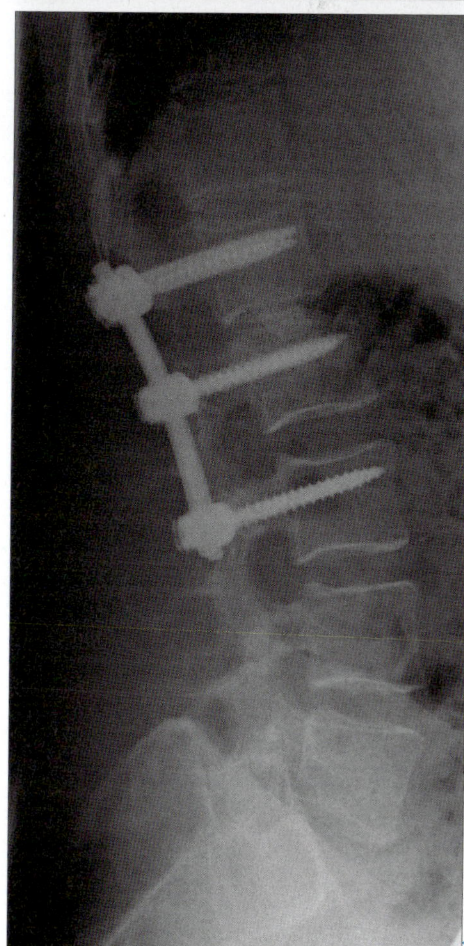

c

Abb. 19.22: Stauchungsbruch (Kompressionsbruch) des 2. Lendenwirbels nach Sturz vom Pferd. In der Computertomografie zeigt sich, dass die Fraktur auch den hinteren Anteil des Wirbelkörpers betrifft und damit instabil ist. Stabilisierung mit einem sog. Fixateur interne. **a)** Im Röntgenbild bei Betrachtung von der Seite deutliche Höhenminderung des betroffenen Wirbels. **b)** Die Computertomografie (CT, seitliche Schichtung) zeigt, dass ein Bruchstück in den Wirbelkanal verlagert ist. **c)** Stabilisierung durch eine Spondylodese mit Überbrückung vom 1. zum 3. Lendenwirbel durch einen Fixateur interne. Knochentransplantation zwischen dem 1. und 2. Lendenwirbel nach Bandscheibenentfernung zu seiner kompletten Zerberstung. Bei den **Flexion-Distraktion-Verletzungen (Typ B)** wird die Wirbelsäule durch starke Verbiegung nach vorne oder nach hinten „auseinandergezogen“ (Distraktion), z.B. beim Ringen; dabei können unterschiedliche Verletzungstypen entstehen mit Knochenbruch, Band- bzw. Bandscheibenverletzung. **Torsionsverletzungen (Typ C)** entstehen durch gewaltsame Verdrehung (Rotation) der Wirbelsäule, meist in Kombination mit einer Kompression oder Distraktion, wenn bspw. ein Motocross-Fahrer durch die Luft geschleudert wird und dann landet. Diese Wirbelsäulenverletzungen sind sehr instabil und führen zu einer ausgedehnten Zerstörung der anatomischen Strukturen. Indirekte Zeichen für eine Typ-C-Verletzung können Rippenbrüche sowie Querfortsatzfrakturen des Wirbels sein.

- Wirbelbrüche sind nicht selten mit Bänderrissen und Bandscheibenverletzungen kombiniert. Isolierte Bandscheibenverletzungen im Sinne eines unfallbedingten Bandscheibenvorfalls sind dagegen sehr selten. Meistens entsteht der **Bandscheibenvorfall** durch Degeneration der Bandscheibe, also Abnutzung und „Verschleiß“. Wenn also ein Sportler beim Gewichtheben, bspw. einer schweren Langhantel, einen Bandscheibenvorfall im Bereich der Lendenwirbelsäule erleidet, dann handelt es sich i.d.R. nicht um einen echten Unfall; die Gewichtsbelastung bzw. das „Verheben“ ist lediglich zu werten als „der Tropfen, der das Fass zum Überlaufen bringt“ (s. Kap. 19.3).
- **Dornfortsatzfrakturen**, v.a. am siebten Halswirbel oder am ersten Brustwirbel, können einerseits infolge Überlastung der hier ansetzenden Rückenmuskulatur entstehen und sind dann als Ermüdungsbruch (Stressfraktur) zu interpretieren. Eine mögliche Ursache sind ungewohnte Erd- oder Gartenarbeiten mit der Schaufel („Schippe“), daher der Begriff „Schipper-Fraktur“; sie wird aber auch bei Golfspielern beobachtet. Es kann sich aber ebenso um einen akuten Abriss handeln, bspw. bei Werfern oder Handballspielern, vorwiegend nach unkontrolliert ablaufenden Bewegungen wie dem Abblocken eines Wurfs.
- **Querfortsatzfrakturen** werden überwiegend im Bereich der Lendenwirbelsäule beobachtet. Sie entstehen durch Muskelzug bei abrupten Körperbewegungen oder durch direkte Gewalteinwirkung im Rahmen eines Sturzes, z.B. vom Rad auf eine Leitplanke, oder bei einer Kollision, z.B. im alpinen Skisport oder beim Kampfsport durch einen Schlag oder Tritt. Begleitverletzungen an den Nieren oder Bauchorganen sind dabei möglich.
- Eine Sonderstellung unter den Wirbelfrakturen nehmen diejenigen bei **Osteoporose** ein, betroffen ist meistens die Brustwirbelsäule oder die obere Lendenwirbelsäule. Dabei handelt es sich nicht um Verletzungen im engeren Sinne, sondern um Wirbelkörpereinbrüche, die oft durch ein Bagatelltrauma (d.h. ohne große Gewalteinwirkung, z.B. einen leichten Sturz) oder sogar spontan ohne einen Unfall entstehen. Die Patienten sind i.d.R. über 60 Jahre alt. Frauen erkranken häufiger als Männer.
- **Frakturen des Kreuzbeins** und **des Steißbeins** werden im Becken-Kapitel dieses Buchs dargestellt, weil Kreuzbein und Steißbein zwar Teile der Wirbelsäule sind, aber für die Funktion des menschlichen Beckens die größere Bedeutung haben.

Diagnose. Unmittelbar nach dem Unfall bestehen meist starke **Schmerzen** in dem verletzten Abschnitt der Wirbelsäule, und zwar in Ruhe, bei Bewegungen sowie auf Druck. Oftmals können die Verletzten sich schmerzbedingt nicht mehr fortbewegen oder nicht mehr aufstehen; Ursache dafür kann aber auch eine Schädigung des Rückenmarks oder der Nerven sein. Die **neurologischen Symptome** können vielfältig sein, z.B. Missempfindungen, Schmerzen oder vollständige oder teilweise Lähmungen in den Armen bzw. Beinen. Bei einer **Querschnittlähmung** kommt es durch Schädigung des Rückenmarks zu einem **inkompletten** oder **kompletten Ausfall** motorischer, sensibler und vegetativer Nervenbahnen. Die Zeichen einer *kompletten* Querschnittlähmung, d.h. der völligen Unterbrechung des Rückenmarks, sind:

- Völliger Ausfall aller Gefühlsqualitäten, z.B. Temperatur- und Schmerzempfinden
- Vollständiger Ausfall willkürlicher Muskelbewegungen
- Völliger Ausfall von Reflexen, z.B. des Kniescheibensehnenreflex (s. Kap. 19.3)
- Völliger Ausfall der Eigenkontrolle über Blasen- und Mastdarmfunktion
- Vorübergehende oder bleibende Funktionsschädigungen vegetativer Nervenbahnen (z.B. Beeinträchtigung der Kreislauf-, Atem- und Wärmeregulation sowie der Sexualfunktion)

Die Lähmungen können schlaff, aber auch spastisch sein; im letztgenannten Fall ist der Muskeltonus (Muskelspannung) erhöht wie bei einem Krampf (Spasmus). Das Lähmungsbild richtet sich nach der Höhe der Verletzung. Je näher der verletzte Rückenmarkabschnitt zum Gehirn liegt, desto schwerwiegender sind i.d.R. die Ausfälle und entsprechen den genannten Symptomen der kompletten Querschnittlähmung.

Bspw. kann ein Verletzter bei einer vollständigen Schädigung des oberen Halsmarks in Höhe des zweiten Halswirbels nicht mehr selbstständig atmen, Arme *und* Beine sind gelähmt (Tetraplegie) – um nur einige Symptome zu nennen. Bei einer Brustmarkschädigung ist – je nach Lokalisation – die Atmung mehr oder weniger beeinträchtigt mit Lähmung der Beine (Paraplegie) sowie ebenfalls der Blasen- und Mastdarmfunktion (z.B. unwillkürlicher Stuhl- und Harnabgang) sowie der Sexualfunktion (z.B. Potenzstörung beim Mann). Unterhalb der Brustwirbelsäule gibt es ebenfalls verschiedene Verletzungsmuster, bspw. Lähmung der Beine, Störungen der Sexualfunktion sowie der Blase und des Mastdarms.

! Achtung: Die Gewalt, die zur Verletzung der Wirbelsäule geführt hat, kann grundsätzlich auch auf andere Körperregionen eingewirkt haben. Dementsprechend kann Lebensgefahr bestehen, man spricht dann vom sog. Polytrauma (s. Kap. 37.2). Im Rahmen der Diagnostik muss also auch nach Begleitverletzungen gefahndet werden, je nach Unfallhergang in der Umgebung der Wirbelsäule – z.B. Kopf, Brustkorb, Bauchorgane, Nieren – oder entfernt davon. Bspw. sind bei Stürzen aus größerer Höhe Wirbelfrakturen häufig mit Knochenbrüchen am Fuß kombiniert, z.B. des Fersenbeins.

Querfortsatzfrakturen sind meistens sehr schmerzhaft. Bei einem **Ermüdungsbruch des Dornfortsatzes** („Schipper-Fraktur") kündigt sich dieser oft durch tagelang bestehende und zunehmende Nackenschmerzen an.

Bei **osteoporotischen Wirbelkörpereinbrüchen** – die ja meist nicht auf einen echten Unfallhergang zurückzuführen sind – stehen **Rückenschmerzen** im Bereich der Brust- und Lendenwirbelsäule im Vordergrund, und zwar bereits in Ruhe oder bei geringen Belastungen. Durch Wirbelkörperverformungen entwickelt sich eine zunehmende **Rundrückenbildung** („Witwenbuckel",

„Altersrundrücken“). Neurologische Ausfälle sind bei osteoporotischen Wirbelfrakturen sehr selten.

Zur **apparativen Diagnostik** bei Wirbelfrakturen gehört immer die Röntgenuntersuchung. Dabei ist zu beachten, dass auch bei einem nicht verschobenen Wirbelbruch eine hochgradige Instabilität der Wirbelsäule vorliegen kann, mit dem Risiko eines neurologischen Schadens. Deshalb werden in manchen Fällen Röntgenfunktionsaufnahmen angefertigt, bspw. in Vor- und Rückwärtsneigung der Halswirbelsäule bei Verdacht auf eine Bänderschädigung in diesem Wirbelsäulenabschnitt. I.d.R. wird auch eine **Computertomografie** (computergestützte Röntgenschichtuntersuchung) durchgeführt, welche die knöchernen Elemente der Wirbelsäule genauer darstellen kann als die konventionelle Röntgenuntersuchung; auf diese Weise ist auch eine dreidimensionale Darstellung möglich. Mit der **Kernspintomografie** gelingt eine Beurteilung der Weichteile, v.a. auch des Rückenmarks.

Die aufgeführten technisch-diagnostischen Maßnahmen werden individuell je nach Verletzungsmuster eingesetzt und ggf. durch weitere Untersuchungen ergänzt, bspw. durch eine Ultraschalluntersuchung (Sonografie) des Brustkorbs und des Bauchraums.

Therapie. Auch für den Fachmann ist die **Diagnose einer Wirbelsäulenverletzung** am Unfallort, z.B. an der Sportstätte, schwierig. **Hinweise** dafür – und zwar nicht nur bei Sportlern – sind:

- Unfallhergang mit hoher Gewalteinwirkung
- Angaben des Verletzten – sofern er bei Bewusstsein ist – wie z.B. Nacken- oder Rückenschmerzen, Gefühlsstörungen, Lähmungen
- Symptome wie z.B. äußere Verletzungszeichen im Wirbelsäulenbereich (Bluterguss, Hautabschürfung, Prellmarke), Bewegungsstörungen an den Armen oder Beinen, unwillkürlicher Stuhl- oder Urinabgang, Störung der Atmung, Reflexausfälle, fehlende Schmerzangabe des Verletzten, wenn er vom Untersucher gekniffen wird
- Erkennbare Begleitverletzungen in der Umgebung des jeweiligen Wirbelsäulenabschnitts: Bspw. kann das Schädelhirntrauma mit einer Halswirbelsäulenverletzung kombiniert sein und das schwere Brustkorbtrauma mit einer Verletzung der Brustwirbelsäule. Bei Bauchverletzungen kann die Lendenwirbelsäule beteiligt sein.

Es wird vermutet, dass bis zu 25% der Querschnittlähmungen durch ungeeignete Versorgung am Unfallort entstehen bzw. sich verschlechtern, auch auf dem Transport ins Krankenhaus! Deshalb sind die Erstmaßnahmen von entscheidender Bedeutung und zukunftsweisend.

> ! Achtung: Dies ist kein Erste-Hilfe-Buch! An dieser Stelle werden nur einige Hinweise gegeben, die nicht als „Gebrauchsanweisung“ missverstanden werden dürfen, sondern als Motivation, dass jede Sportlerin und jeder Sportler sich mit dem wichtigen Thema „Erste Hilfe und Wiederbelebungsmaßnahmen“ praktisch auseinandersetzt und diese erlernt.

Erste-Hilfe-Regeln bei einer **Verletzung der Wirbelsäule** oder entsprechendem Verdacht:

- Im Zweifelsfall ist von einer Wirbelsäulenverletzung auszugehen!
- Das Fehlen von neurologischen Zeichen schließt eine Wirbelsäulenverletzung nicht aus! Nur in etwa 15–20% bestehen derartige Symptome.
- Beim Bergen und Umlagern des Verletzten müssen Bewegungen, Verbiegungen

und Verdrehungen der Wirbelsäule vermieden werden.

- Im Motorsport wird der Sitz zusammen mit dem verunfallten Fahrer geborgen.
- Für die Entfernung eines Schutzhelms (z.B. bei Motorradfahrern, Radfahrern, Footballspieler, Skatern oder Kletterern) sind mindestens 2 Helfer erforderlich.
- Die Halswirbelsäule wird durch eine feste Krawatte geschient (z.B. Stifneck-Halswirbelsäulenkragen).
- Der Verletzte wird von mehreren Helfern unter kontinuierlichem Längszug in der Körperachse gehalten und angehoben.
- Die Lagerung und der Transport erfolgen auf einer Vakuummatratze. Dabei handelt es sich um ein professionelles Schienungsmittel. Die Matratze besteht aus einer flexiblen und luftdichten Kunststoffhülle, die mit Styroporkügelchen gefüllt ist. Durch ein spezielles Ventil kann mittels einer Pumpe Luft abgesaugt werden. Dadurch verdichten sich die Kügelchen und die Matratze wird hart. Sie ist sehr gut verformbar und kann an den Körper anmodelliert werden für den Transport, der dann auf einer Trage erfolgt (s. Kap. 2.3).
- Oberste Priorität haben immer die lebensrettenden Sofortmaßnahmen! Bspw. müssen Blutungen an den Extremitäten durch einen Druckverband gestoppt werden. Bei Atem- bzw. Kreislaufstillstand gelten die **ABC-Maßnahmen** zur Wiederbelebung: Freimachen der Atemwege (engl.: *airway*), Beatmung (engl.: *breathing*) und Wiederherstellung des Kreislaufs (engl.: *circulation*).
- Der Transport des Verletzten erfolgt in das nächste geeignete Krankenhaus.

Die Therapie in der Klinik richtet sich nach dem Verletzungsmuster und dem Allgemeinzustand des Patienten. Wiederum haben lebensgefährliche Begleitverletzungen Vorrang, bspw. die Notoperation bei einer massiven Leberblutung, an welcher der Betroffene andernfalls verblutet. Für die Wirbelsäulenverletzung gelten als Behandlungsziele

- die Wiederherstellung bzw. Erhaltung der Form und der Stabilität der Wirbelsäule,
- die Minimierung des neurologischen Schadens.

Die **Mehrzahl der Wirbelsäulenverletzungen** wird **konservativ**, d.h. funktionell behandelt. Die betroffenen Patienten werden nach Schonung nur für einige Tage – unter Schmerzmittelgabe – frühzeitig mit krankengymnastischer Hilfe mobilisiert. Dabei gelten die Prinzipien der Rückenschule (s. Kap. 19.16). Die Verordnung einer Orthese bietet einen gewissen Schutz und hat v.a. die Aufgabe, den Verletzten an ein rückengerechtes Verhalten mit aktiver Aufrichtung der Wirbelsäule durch die eigene Muskulatur zu erinnern („Memory-Orthese“, s. Abb. 19.23). Ein „Korsett“ wird unter Experten kritisch diskutiert, weil es der Muskelminderung Vorschub leisten kann.

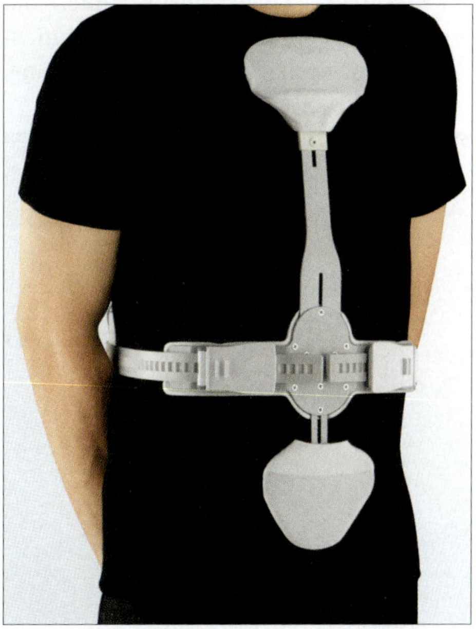

Abb. 19.23: 3-Punkt-Hyperextensionsorthese, die bei Frakturen im Bereich der mittleren und unteren Brustwirbelsäule oder der Lendenwirbelsäule verordnet werden kann (Medi 3C, Fa. Medi/Bayreuth).

Dornfortsatzfrakturen, meistens am siebten Halswirbel oder am ersten Brustwirbel, werden konservativ durch anfängliche Schonung, Gabe eines Schmerzmittels und vorübergehende Ruhigstellung durch einen Hartschalenkragen (Zervikalorthese) für 2–4 Wochen behandelt, außerdem Krankengymnastik.

Bei isolierten Querfortsatzfrakturen erfolgt ebenfalls eine konservative Therapie. Sofern eine Typ-C-Verletzung (s.o.) ausgeschlossen wurde, ist Bettruhe – wenn überhaupt – allenfalls für wenige Tage notwendig.

Die **operative Behandlung** ist i.d.R. erforderlich bei:

- instabilen Wirbelsäulenverletzungen,
- bestehendem, drohendem oder zunehmendem neurologischen Schaden,
- erheblicher Deformierung oder Verrenkung,
- schlechten Heilungschancen,
- offenen Verletzungen der Wirbelsäule (selten).

Die wesentlichen **Operationsprinzipien** sind

- Reposition der Wirbelsäule, also Einrichtung in eine möglichst normale Stellung,
- Rekonstruktion des Wirbelkanals, z.B. mit Beseitigung von auf das Rückenmark drückenden Knochenstücken,
- Überprüfung und Freilegung (Revision) des Rückenmarks und der Nervenwurzeln,
- Stabilisierung.

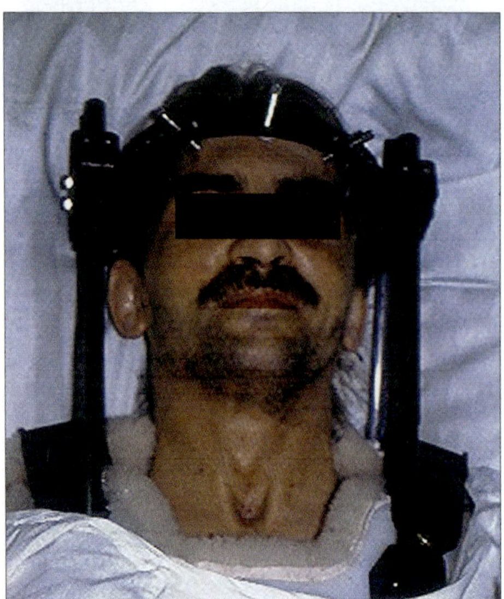

Abb. 19.24: Halo-Fixateur

Wenn möglich, werden minimalinvasive und den Patienten möglichst wenig belastende Operationstechniken eingesetzt. Eine besonders häufig durchgeführte Stabilisierungsmethode ist die **Spondylodese**. Dabei handelt es sich um die – möglichst kurzstreckige – Versteifung benachbarter Wirbelkörper nach Bandscheibenentfernung mit zusätzlicher Einbringung von Metallimplantaten (z.B. Fixateur interne) und Knochenspänen (z.B. vom Beckenkamm). Eine andere Stabilisierungstechnik ist die **Verschraubung**, bspw. bei einer Dens-Fraktur. Bei manchen Verletzungen der Halswirbelsäule wird ein sog. **Halo-Fixateur** angelegt. Dabei handelt es sich um einen speziellen Ring, der oberhalb der Augen und Ohren mit 4 Schrauben (Pins) im Schädelknochen befestigt wird. Der Ring wird über Stäbe mit einem Korsett, das mit einem Fell gefüttert ist, am Körper verbunden. Auf diese Weise ist die Halswirbelsäule ruhiggestellt (s. Abb. 19.24).

Sowohl bei konservativer als auch bei operativer Therapie von Wirbelsäulenverletzungen sind Röntgenverlaufskontrollen erforderlich, ggf. auch eine Computer- oder Kernspintomografie.

Bei der **Behandlung von osteoporotischen Wirbelkörpereinbrüchen bzw. Wirbelfrakturen** gibt es einige Besonderheiten. Dabei werden sowohl konservative Verfahren als auch operative Maßnahmen eingesetzt. Auch bei **konservativer Therapie** wird angestrebt, die Patienten möglichst frühzeitig zu mobilisieren, weil Inaktivität oder gar mehrwöchige Bettruhe zu weiterem Knochenschwund führen. Manchen Patienten wird – außer der Krankengymnastik – eine Orthese verordnet. Derartige orthopädietechnische Verordnungen haben je nach Modell nicht nur Vorteile, sie sind teilweise sehr unbequem und können die Atmung behindern; ihre Hauptaufgabe sollte es sein, beim Patienten eine Aktivierung der eigenen Muskulatur und Aufrichtung des Oberkörpers zu bewirken – und sich nicht wie „panzerartiges Korsett“ (s. Kap. 33) anzufühlen.

In Abhängigkeit vom Befund sowie dem Alter und Allgemeinzustand des Patienten (Narkosefähigkeit?) kommt ggf. auch eine Operation in Betracht. Leider finden metallische Implantate zur Stabilisierung in dem osteoporotischen Knochen oft keinen ausreichenden Halt, sodass sie nur ausnahmsweise bei erheblichen Fehlstellungen eingesetzt werden. Die Stabilisierung kann durch Einspritzung von Knochenzement in den eingebrochenen Wirbelkörper erfolgen. Der Zement – der bspw. auch zur Verankerung von Hüftprothesen eingesetzt wird – ist eine Plastikmasse (Polymethylmetacrylat), die aus einem Pulver und einer Flüssigkeit bei der Operation zusammengemischt wird und innerhalb von etwa 10 Minuten aushärtet. Bei der **Vertebroplastie** wird der Knochenzement von hinten unter Röntgenkontrolle durch die Wirbelbogenwurzeln in den Wirbelkörper eingebracht (s. Abb. 19.25). Die **Kyphoplastie** ist eine technische Modifikation dieses Verfahrens; vor der Einspritzung des Zements wird der eingesunkene Wirbelkörper durch einen Ballon, der mit Röntgenkontrastflüssigkeit gefüllt wird, aufgerichtet. In den entstandenen Hohlraum wird dann der Zement eingebracht.

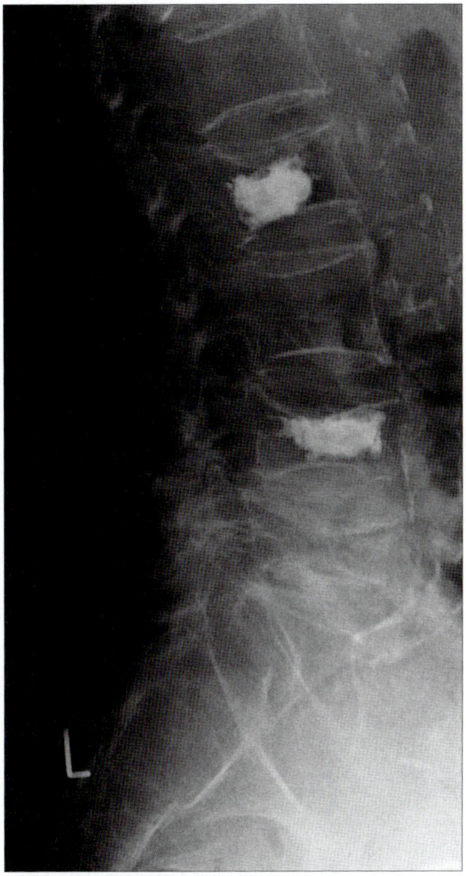

Abb. 19.25: Vertebroplastie bei 2 Stauchungsbrüchen der Lendenwirbelsäule und erheblicher Osteoporose. Seitliches Röntgenbild des unteren Abschnitts der Wirbelsäule

Prognose. Die Prognose hängt von zahlreichen Faktoren ab, bspw. von Art und Lokalisation der Wirbelsäulenverletzung, Rückenmark- oder Nervenschädigung, Begleitverletzungen anderer Körperregionen, Alter des Patienten sowie sonstigen Erkrankungen (z.B. Herzschwäche). Deshalb können an dieser Stelle nur einige orientierende Hinweise gegeben werden:

- Dornfortsatzfrakturen und isolierte Querfortsatzfrakturen sind i.d.R. unproblematisch.
- Bei konservativer Behandlung einer Wirbelsäulenverletzung ohne neurologischen Schaden (z.B. einfache Lendenwirbelkompressionsfraktur) ist eine vollständige Rehabilitation möglich auch im Hinblick auf die Sportfähigkeit. Zunächst sollte im Rahmen des Belastungsaufbaus mit „wirbelsäulenfreundlichen“ Sportarten begonnen werden (s. Kap. 19.17). Die

Rehabilitationsdauer ist mit etwa 5–6 Monaten zu veranschlagen.

- Nach operativer Therapie einer Verletzung ohne neurologischen Schaden verbleibt nicht selten bzw. nach einer Spondylodese immer eine Bewegungseinschränkung der Wirbelsäule, die sich je nach Lokalisation in unterschiedlichem Maße bemerkbar macht. Dies ist auch für sportliche Aktivitäten zu beachten.
- Falls bei einer Verletzung eine operative Stabilisierung der Wirbelsäule durchgeführt wurde, ist eine Metallentfernung oftmals nicht erforderlich. Ein Halo-Fixateur verbleibt je nach Verletzung bis zu etwa 12 Wochen. In dieser Zeit sind eine sorgfältige Pflege und Desinfektion der Schraubeneintrittstellen in die Schädeldecke zur Vermeidung einer Infektion erforderlich.
- Bei einer dauerhaften Fehlstellung der Wirbelsäule können chronische Rückenschmerzen die Folge sein.
- Bei einer Wirbelsäulenverletzung mit neurologischem Schaden hängt die Prognose davon ab, wie und wo das Rückenmark bzw. die Nerven geschädigt sind. Die Lähmung bei einer Druckschädigung des Rückenmarks durch ein in den Wirbelkanal hineinragendes Knochenstück kann sich bei rechtzeitiger Operation vollständig erholen. Dagegen ist die Querschnittlähmung bei einer kompletten Durchtrennung des Rückenmarks irreversibel. Der Patient ist dann – je nach Höhe des Querschnitts – evtl. immer auf fremde Hilfe und medizinische Behandlung sowie Hilfsmittel (z.B. Rollstuhl) angewiesen.
- „Mit einer Querschnittlähmung muss man **Leben und Lebensqualität neu definieren**“ (Kluger). Dies schaffen viele Betroffene in bewundernswerter Weise. Sie geben sich nicht auf und kämpfen sich in ein einigermaßen „normales“ Leben zurück, auch in sportlicher Hinsicht (z.B. Rollstuhl-Sport, s. Kap. 36.1).
- Als prominentes und bewundernswertes Beispiel dafür sei stellvertretend der ehemalige Turner und deutsche Mehrkampfmeister 2003 **Ronny Ziesmer** genannt. Im Rahmen der Vorbereitung für die olympischen Sommerspiele 2004 brach er sich durch einen Sturz bei einer Sprungübung die Halswirbelsäule, als er mit dem Kopf auf der Matte landete. Er ist seither vom fünften Halswirbel abwärts gelähmt, führt aber sein Leben mit großer Willensstärke, Zuversicht und Mut. Ronny Ziesmer hat die Stiftung „Allianz der Hoffnung“ gegründet. Eine Stiftung, die Forschung auf dem Gebiet der Therapie bei einer Querschnittlähmung fördern soll.
- Es gibt mittlerweile hoffnungsvolle Forschungsergebnisse, die Querschnittgelähmten Mut geben.

Zur Prognose bei osteoporotischen Frakturen: Die Vertebroplastie und die Kyphoplastie haben sich bewährt; die meisten so behandelten Patienten geben eine rasche Schmerzlinderung an. Mögliche Komplikationen – glücklicherweise selten – sind bspw. Nervenwurzelreizungen oder Eindringen des Knochenzements in den Wirbelkanal mit Rückenmarkschädigung.

Prävention. Es gibt keine absolute Sicherheit beim Sport, um Wirbelsäulenverletzungen und Unfallfolgen wie eine Querschnittlähmung definitiv zu verhindern. Jedoch lassen sich die Risiken bei diesbezüglich besonders gefährlichen Sportarten durch **geeignete Sicherungsmaßnahmen** und **-vorrichtungen** verringern, z.B. beim Klettern, Turnen oder Trampolinspringen. So haben Rückenprotektoren beim Paragliding (Gleitschirmfliegen) die Zahl der Wirbelverletzungen reduziert. Entsprechendes gilt im Motorsport (z.B. Formel 1, DTM, Kartrennen), wo das HANS-System („Head and Neck Support System“) seit einigen Jahren vorgeschrieben ist.

Sportler und Trainer müssen über potenzielle Gefährdungen informiert werden. Bspw. ist beim Rugby die Halswirbelsäule bei hartem Einsatz im sog. Gedränge gefährdet, insbesondere wenn sie stark gebeugt ist. Statistiken haben ergeben, dass das Trampolinspringen einschließlich Minitrampolin eine der häufigsten Ursachen tödlicher Halswirbelsäulenverletzungen ist. Betroffen sind nicht nur Turnerinnen und Turner, sondern auch andere Sportler, da speziell das Minitrampolin auch in anderen Sportarten als Trainingshilfe oder zur Freizeitgestaltung eingesetzt wird.

> Trampolinspringen darf nur unter sorgfältiger Beobachtung und fachkundiger Sicherung ausgeübt werden. Ein Minitrampolin ist kein Spielzeug!

Beim Schwimmen, besonders beim Sprung ins Wasser, ergeben sich ebenfalls Risiken, speziell für die Halswirbelsäule. Verletzungen entstehen durch nicht erwarteten Kontakt des Kopfs mit dem Boden bei seichtem Wasser (Freizeitsportler!) bzw. mit anderen Schwimmern.

Auch **Änderungen des Regelwerks** können sinnvoll sein. Bspw. ist es beim American Football nicht (mehr) erlaubt, absichtlich mit dem behelmten Kopf in den Gegner hineinzugehen, den Kopf gewissermaßen als „Waffe“ einzusetzen; dies führte zu einer Abnahme der operationspflichtigen Halswirbelsäulenverletzungen und der hohen Querschnittlähmungen mit Tetraplegie, also Lähmung beider Arme und Beine. Dass die Regeln bei einer Sportart eingehalten werden, dafür müssen Schiedsrichter, Trainer, Eltern und nicht zuletzt die Sportler selbst sorgen. **Aufklärung** trägt dazu bei, Gefährdungen zu vermeiden.

Und nicht zuletzt: Ist es beim Sport zu einem Unfall gekommen, so gilt es, beim Verdacht auf eine Wirbelsäulenverletzung **Fehler im Rahmen der Erstversorgung zu vermeiden** und eine Verschlimmerung durch falsche Erstmaßnahmen zu verhindern (s.o.).

19.12 Was ist das berühmt-berüchtigte Schleudertrauma?

Die Antwort auf die Frage in der Überschrift sei vorweggenommen: Genau weiß das niemand! Das Thema wird unter den Experten wie Unfallchirurgen, Orthopäden, Neurochirurgen, Neurologen, Rechtsmedizinern und medizinischen Gutachtern sehr kontrovers diskutiert. Bis heute hat die medizinische Wissenschaft keine exakte Erklärung für dieses häufige Verletzungsmuster (nach Schätzungen bis zu 500 000 Fälle pro Jahr allein in Deutschland!), das i.d.R. fremdverschuldet ist und deshalb oft zu haftungsrechtlichen Problemen führt (s.u.). Die meisten Unfallchirurgen oder Orthopäden verstehen unter dem sog. Schleudertrauma der Halswirbelsäule (HWS-Schleudertrauma) eine **Weichteilverletzung im Bereich der Halswirbelsäule** ohne Knochenbruch und ohne durch eine Bandverletzung bedingte Instabilität. Andere Begriffe für das Schleudertrauma sind Distorsion der Halswirbelsäule (HWS-Distorsion), HWS-Zerrung oder Beschleunigungsverletzung. Allen diesen Bezeichnungen ist gemeinsam, dass sie letztendlich keine Diagnose sind, sondern nur die Beschreibung eines Unfallmechanismus. Allerdings wird dieser Unfallhergang von Experten unterschiedlich definiert und ist Anlass zu Diskussionen.

Die klassische Ursache für das Schleudertrauma ist im Straßenverkehr der Pkw-Auffahrunfall von hinten (Heckaufprall, s. Abb. 19.26). Bei den Autoinsassen im vorderen Fahrzeug wird der Kopf plötzlich zurück- und anschließend vorgeschleudert. In der ersten Phase des Unfalls wird die Halswirbelsäule also plötzlich überstreckt, der Kopf wird in den Nacken „geworfen“, um anschließend nach vorne zu „nicken“. Der Ablauf dieser Schleuderbewegung ähnelt dem

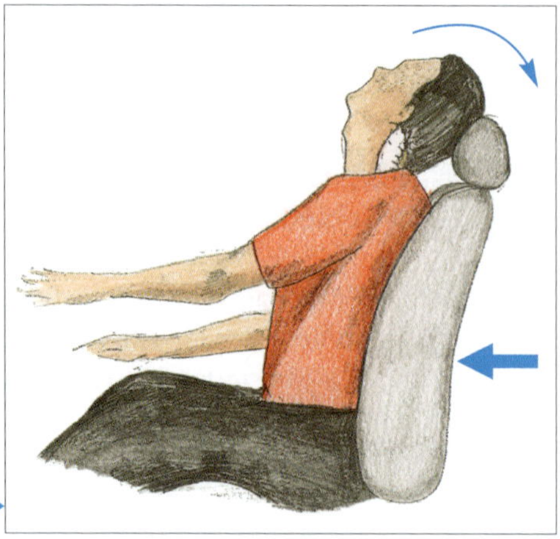

a

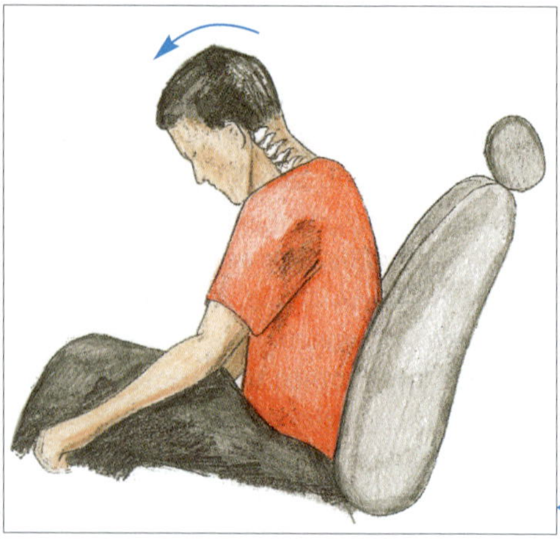

b

Abb. 19.26: Ablauf beim HWS-Schleudertrauma (Heckaufprall). Die Verletzungsgefahr, nicht nur für die Halswirbelsäule, ist ohne angelegten Sicherheitsgurt und zu niedriger Kopfstütze besonders groß.

Schlag mit einer Peitsche, weshalb sich insbesondere auch im englischen Sprachgebrauch die Bezeichnung **Peitschenschlag-** oder **Peitschenhiebverletzung** (engl.: *whiplash injury*) eingebürgert hat. Oft handelt es sich beim Unfallhergang aber nicht um eine reine Schleuderbewegung, sondern es spielen auch Rotationskräfte mit Verdrehung der Halswirbelsäule eine Rolle, sodass auch schräge oder seitliche Krafteinwirkungen ursächlich zugrunde liegen können.

Entsprechend der „klassischen" Definition handelt es sich nicht um ein Schleudertrauma im engeren Sinne, wenn es während der Schleuderbewegung zu einem Kopfanprall (Kontaktverletzung) kommt. Streng genommen ist es auch kein Schleudertrauma, wenn eine Gewalt auf den Kopf wirkt und es dadurch zur Abknickung der Halswirbelsäule kommt, bspw. beim Kopfsprung in seichtes Wasser.

Die Halswirbelsäule ist bei zahlreichen Sportarten gefährdet, z.B. beim Ringen, Judo, Rugby, Kite-Surfen oder im Motorsport. Oftmals handelt es sich nicht um einen Unfallhergang nach der klassischen Definition, dennoch wird in vielen Fällen bei entsprechenden Beschwerden (s.u.) ein Schleudertrauma diagnostiziert. Eine Peitschenschlagbewegung ohne Kopfanprall kann aber bspw. beim Rugby entstehen, wenn der ballführende Spieler von hinten angegriffen wird (Tackling); ebenso ist dieser Unfallmechanismus beim American Football sowie beim Eishockey möglich, also bei Sportarten, bei denen der Schwerpunkt des Kopfs durch den Schutzhelm verlagert wird. Auch der rückwärtige Sturz ins Kletterseil beim Bergsteigen kann die Halswirbelsäule in der genannten Weise gefährden.

Diagnose. Im Rahmen der ärztlichen Untersuchung muss der betroffene Sportler genau zum Unfallhergang und seinen Beschwerden befragt werden; diese können sehr vielgestaltig und unterschiedlich stark ausgeprägt sein. Nicht selten besteht nach dem Unfall zunächst ein sog. freies Intervall, d.h. die Beschwerden beginnen erst einige Stunden später, oftmals in der Nacht. Die nachfolgende Liste der Symptome erhebt keinen Anspruch auf Vollständigkeit:

- Nackenschmerzen, die meistens nach dem Unfall langsam zunehmen, mit Ausstrahlung z.B. in den Hinterkopf oder zwischen die Schulternblätter
- Bewegungseinschränkung der Halswirbelsäule bis hin zur Nackensteife

- Schmerzen und Missempfindungen in den Armen, z.B. Kribbeln
- Schluckbeschwerden und Kloßgefühl im Hals
- Kopfschmerzen
- Sehstörungen wie „Sternchen-" oder „Schleiersehen"
- Hörstörungen, z.B. „Watte-in-den-Ohren-Gefühl", „Rauschen"
- Vegetative Störungen wie Nervosität, Schlafstörungen, Schwindel, rasche Erschöpfbarkeit und Konzentrationsstörungen

Dementsprechend gehört zur körperlichen Untersuchung die Erfassung einer evtl. Schonhaltung und Bewegungseinschränkung, die manualmedizinische Prüfung und Betastung der Halswirbelsäule und des Kopfs auf Schmerzpunkte oder Muskelverspannungen (Hartspann). Außerdem müssen neurologische Störungen aufgedeckt werden.

Dann wird grundsätzlich eine Röntgenuntersuchung der Halswirbelsäule durchgeführt; dabei ist auch auf Vorschäden („Verschleiß") zu achten. Oft werden sog. Funktionsaufnahmen angefertigt. Dabei handelt es sich um Röntgenaufnahmen, die bei Vor- und Rückwärtsneigung der Halswirbelsäule angefertigt werden; diese Bilder lassen Rückschlüsse auf eine evtl. vorliegende Instabilität bei Bandverletzungen zu, wenn bspw. eine Wirbelverschiebung eintritt. Je nach Befund werden weitere apparative Untersuchungen durchgeführt, z.B. eine Kernspin- oder eine Computertomografie. Bei begründetem Verdacht auf eine Verletzung des Nervensystems oder auf einen langwierigen Verlauf sollten weitere Fachärzte hinzugezogen werden, bspw. für Neurologie, Neurochirurgie, Hals-Nasen-Ohren oder Augenheilkunde.

Es steht fest, dass die beschleunigenden Kräfte die anatomischen Strukturen des Halses erheblich belasten können, insbesondere die Halsmuskulatur, den Bandapparat, die Gelenke der Halswirbelsäule (z.B. die Kopfgelenke) und – in besonders schweren Fällen – sogar den Knochen und die Bandscheiben; bei massiver Gewalteinwirkung sind auch Frakturen, Verrenkungen, Bandscheibenzerreißungen und Verletzungen des Rückenmarks bzw. der Nerven oder von Blutgefäßen möglich. Derartige Verletzungsfolgen sind glücklicherweise selten, haben aber zu verschiedenen Schweregrad-Einteilungen der HWS-Beschleunigungsverletzung geführt (z.B. nach Erdmann).

Therapie. In den meisten Fällen lassen sich keine strukturellen Verletzungsfolgen nachweisen. Dann kann auf die oftmals verordnete Halskrawatte oder eine starre Halsorthese verzichtet werden, da sich gezeigt hat, dass die Betroffenen insbesondere bei langfristiger Versorgung mit diesem Hilfsmittel eher chronische Beschwerden entwickeln als ohne Halskrawatte; dies deutet auf eine psychische Komponente des Verletzungsmusters hin (s.u.). Körperliche Schonung ist empfehlenswert, anhaltende Bettruhe ist nicht notwendig. Unterstützend werden Schmerzmittel und sog. Antiphlogistika (z.B. Diclofenac oder Ibuprofen) verordnet, oft auch Medikamente, welche die Muskelspannung senken (Muskelrelaxanzien). Manche Patienten empfinden eine lokale Kälteanwendung als angenehm, andere eher Wärme. Nach einigen Tagen kann meistens mit vorsichtiger Physiotherapie begonnen werden. Von chiropraktischen Manövern und schmerzhaften Massagen wird abgeraten.

Bei schweren Strukturverletzungen, z.B. Frakturen, sind weitere therapeutische Maßnahmen notwendig, ggf. auch die Operation (s. Kap. 19.11).

Prognose. Ganz wichtig ist, dass der verletzte Sportler nicht durch überflüssige Diagnostik und Therapie verunsichert wird (z.B. unnötige Empfehlung einer Halskrawatte für Wochen oder gar Monate bei fehlenden strukturellen Schäden). Die durchschnittliche

Rückbildung der Symptome erfolgt meist innerhalb von ca. 1 Monat, nur 12% der Patienten haben nach 6 Monaten noch Beschwerden. Insgesamt hat sich gezeigt, dass der Verlauf bei positiver und optimistischer ärztlicher Betreuung meist günstig ist; dagegen sind chronische Beschwerden häufiger bei verunsicherten Patienten, denen unangemessen vor Spätschäden Angst eingeflößt wurde („Therapieschäden"). Auch ist bekannt, dass Schmerzensgeldansprüche und juristische Auseinandersetzungen die Beschwerdedauer verlängern.

Zusammenfassung: In den meisten Fällen lassen sich beim sog. Schleudertrauma der Halswirbelsäule keine Strukturverletzungen nachweisen, Spätfolgen sind eher selten. Dennoch dürfen Sportler bzw. Patienten, die über bleibende Probleme klagen, **nicht grundsätzlich** und ausnahmslos als auffällig („Simulant", „Rentenjäger") oder ihre Beschwerden als psychisch bedingt eingestuft werden. Bei einigen Betroffenen bleibt dann nur die Vermutung, dass mit den heute zur Verfügung stehenden diagnostischen Methoden eine Objektivierung von bleibenden Schäden nicht immer möglich ist – trotz glaubhafter Beschwerden. Diese Situation führt beim Fremdverschulden nicht selten zu haftungsrechtlichen Auseinandersetzungen und beschäftigt die Juristen. Das wiederum hat dem Schleudertrauma zu einer zweifelhaften „Berühmtheit" verholfen.

Zu dieser **rechtlichen Problematik** abschließend noch einige Anmerkungen:

Im Rahmen von juristischen Streitigkeiten wird nach Unfällen im Straßenverkehr oft – neben einer medizinischen Begutachtung – das Gutachten eines Kfz-Sachverständigen veranlasst, um die Verletzungswahrscheinlichkeit der Halswirbelsäule zu beurteilen. Die technische Analyse beschreibt u.a. den Unfallmechanismus und den Schaden am Fahrzeug des Betroffenen, meistens mit Fahrzeugfotos. Der für den Laien sichtbare Fahrzeugschaden ist kein verlässlicher Anzeiger für die Belastung des Fahrzeuges – und damit für die Belastung der Halswirbelsäule. Das verkehrstechnische Gutachten berechnet daher auch die **kollisionsbedingte Geschwindigkeits*änderung***, die am angestoßenen Fahrzeug durch die Kollision auftritt (und die nicht mit der Kollisionsgeschwindigkeit verwechselt werden darf). Oft wird beim Heckanprall davon ausgegangen, dass bei einer niedrigen kollisionsbedingten Geschwindigkeitsänderung des gestoßenen Fahrzeugs unter 10–11 km/h im Regelfall keine Verletzung der Halswirbelsäule entsteht. Allerdings ist diese „Harmlosigkeitsgrenze" unter Medizinern und Juristen umstritten; es sollten immer die Umstände des Einzelfalls Berücksichtigung finden.

19.13 Blockaden an der Wirbelsäule – besonders schmerzhaft

An der Wirbelsäule erfolgt die gelenkige Verbindung der einzelnen Wirbel untereinander über paarig nach oben und unten gerichtete Gelenkfortsätze; diese gehen vom Wirbelbogen ab. Die Gelenkfortsätze greifen ineinander und bilden die sog. **kleinen Wirbelgelenke**, auch **Zwischenwirbelgelenke** oder **„Facettengelenke"** genannt (s. Kap. 19.1).

Allgemein wird als Blockade oder Blockierung die Funktionsstörung eines Gelenks mit erheblicher Einschränkung bzw. Aufhebung der Beweglichkeit bezeichnet. Die Gelenkpartner sind zeitweise nicht mehr in der Lage, sich im anatomisch vorgegebenen Bereich gegeneinander zu bewegen – vergleichbar mit einer eingeklemmten Schublade.

Bei einer **Wirbelsäulenblockierung** oder **-blockade, auch Wirbelgelenk-** oder **Facettengelenkblockade** genannt, handelt es sich um eine vorübergehende Funktionsstörung der Wirbelsäule (funktionelle Blockade), die in der sportmedizinischen Praxis sehr häufig ist. Dabei besteht eine schmerzhaft verminderte oder aufgehobene Beweglichkeit.

Die Experten diskutieren sehr viel über die Ursachen von Wirbelsäulenblockierungen, letztendlich sind diese nicht bekannt. Überspitzt formuliert hat eigentlich noch niemand genau gesehen, worum es sich dabei eigentlich handelt. Umgangssprachlich wird zwar oft vom „ausgerenkten Wirbel" gesprochen, was anatomisch betrachtet aber nicht der Fall ist. Im Übrigen können im Brustkorbbereich auch die Gelenke zwischen Wirbelsäule und Rippen betroffen sein.

Mögliche Gründe bzw. auslösende Momente für die Entstehung einer Blockade an der Wirbelsäule sind

- banale Bewegungen (z.B. ruckartige Kopfwendung),
- lokale Überlastung durch ungewohnte sportliche bzw. körperliche Anstrengungen, evtl. mit zusätzlicher Unterkühlung („Zug bekommen"),
- vorausgegangene monotone Körperhaltung (z.B. Monitorarbeit, Tätigkeit mit Zwangshaltung der Wirbelsäule).

Eine Blockierung kann auch, v.a. bei älteren Patienten, Ausdruck eines degenerativen Wirbelleidens sein, also „Verschleiß", z.B. ein Bandscheibenleiden; es gibt das Problem auch bei jüngeren Menschen ohne Verschleißsymptomatik, gelegentlich auch unfallbedingt, z.B. durch Stauchung der Wirbelsäule.

Diagnose. Im Vordergrund steht der meist heftige Rückenschmerz mit Bewegungseinschränkung sowie Fehlhaltung der Wirbelsäule. Die dem betroffenen Wirbelgelenk zugeordnete Muskulatur und Haut ist ebenfalls in Mitleidenschaft gezogen, man spricht von einer segmentalen Irritation. Der Patient wird genau befragt und untersucht. Der **Kibler-Hautfalten-Test** (s. Abb. 19.27) ist eine Methode zur Lokalisierung des betroffenen Wirbelsäulenabschnitts. Dabei liegt der Patient auf dem Bauch. Vom Untersucher wird mit beiden Daumen und Zeigefingern eine Hautfalte abgehoben und entlang des Rückens gerollt. Die segmental dem Wirbelgelenk zugeordnete Hautzone ist sehr schmerzhaft und wirkt verdickt und überwärmt. Wichtig ist die Prüfung auf etwaige neurologische Ausfälle, die nicht zu einer Blockierung gehören und eher z.B. an ein Bandscheibenleiden denken lassen.

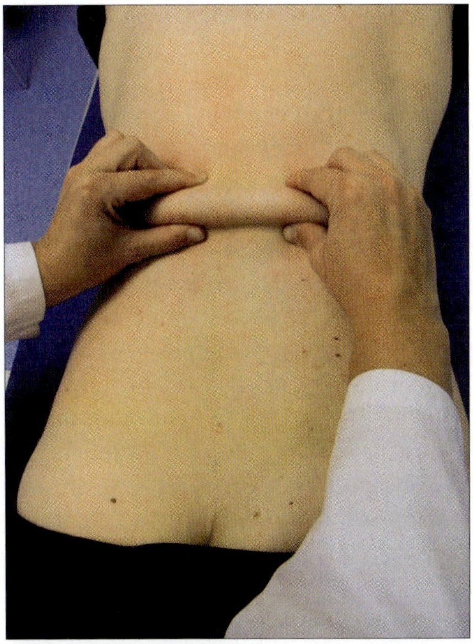

Abb. 19.27: Kibler-Hautfalten-Test. Der Patient liegt auf dem Bauch auf einer Untersuchungsliege.

Zur Diagnostik gehört unbedingt eine **Röntgenuntersuchung**, wobei die Facettengelenke bei einer Blockade unauffällig sind, sofern nicht zusätzlich degenerative Veränderungen bestehen. Fallweise werden **weitere technische Untersuchungen** wie eine Kernspintomografie, eine Computertomografie oder eine Blutentnahme durchgeführt mit dem Ziel, andere Ursachen einer Bewegungseinschränkung auszuschließen, bspw.

einen Bandscheibenvorfall oder eine Entzündung.

Therapie. Im Vordergrund der Behandlung stehen verschiedene Methoden der physikalischen Therapie (s. Kap. 3.4). Oft haben die betroffenen Sportler es bereits mit Wärme oder einer lokalen Salbeneinreibung versucht. Ärztlicherseits werden bspw. Medikamente zur Muskelentkrampfung oder Schmerzlinderung verordnet, evtl. erfolgt eine lokale Injektionsbehandlung oder Akupunktur. Durch entsprechend ausgebildete Ärzte kann die Blockade auch chirotherapeutisch behoben werden. Dabei wird die Blockade gelöst (deblockiert), was dem Laien auch als „Einrenken" bekannt ist.

> ! Achtung: Immer wieder entstehen begriffliche Verwirrungen, was die Bezeichnungen manuelle Therapie, manuelle Medizin, Chirotherapie und Chiropraktik betrifft. Die **manuelle Therapie** ist wörtlich übersetzt die „Heilbehandlung mit den Händen" und als systematische *physiotherapeutische* Untersuchung und Therapie des Bewegungssystems zu verstehen. Es gibt verschiedene Schulen der manuellen Therapie, z.B. nach Cyriax oder Brügger, auch die Osteopathie. Dagegen ist die **manuelle Medizin/Chirotherapie**, bei der ebenfalls mit den Händen manipuliert wird, in Deutschland eine *ärztliche* Untersuchung und Behandlung, die eine spezielle Qualifikation voraussetzt! Bestimmte Teile der manuellen Medizin sind entsprechend den Richtlinien an Physiotherapeuten delegierbar. Im Kontrast dazu wird die **Chiropraktik** von Nichtmedizinern durchgeführt, bspw. von Heilpraktikern. Interessierten Lesern sei diesbezüglich auch die Internetseite der Deutschen Gesellschaft für Manuelle Medizin (DGMM) empfohlen.

Das Verhindern von erneuten Blockaden kann problematisch sein; allgemein müssen die Betroffenen sich möglichst wirbelsäulengerecht nach den Prinzipien der Rückenschule verhalten. Ärztlicherseits sollte ein evtl. vorhandener Beinlängenunterschied durch Einlagen oder eine Schuherhöhung ausgeglichen werden, um die Wirbelsäulenstatik zu verbessern. Chirotherapeutische Maßnahmen haben dann keinen (dauerhaften) Erfolg, wenn der Blockierung eine chronische Wirbelsäulenerkrankung zugrunde liegt, bspw. ein schwerer Verschleiß; sie dürfen nicht bei Osteoporose, unfallbedingten Fehlstellungen (z.B. nach einer Wirbelfraktur), entzündungs- oder tumorbedingten Veränderungen vorgenommen werden.

19.14 Verletzungen und Überlastungen der Rückenmuskulatur

Verletzungen der Rückenmuskeln, also Muskelzerrungen, Muskelfaserrisse oder Muskelrisse, können bei zahlreichen Sportarten vorkommen, bspw. Speer-, Hammer- und Diskuswerfen, Gewichtheben, Stabhochsprung, Ringen und Boxen, Tennis, Handball, Basketball, Volleyball und Segeln. Meistens handelt es sich um **Zerrungen** oder **kleinere Faserrisse**, die entweder in der oberflächlichen oder der tiefen Rückenmuskulatur auftreten (s. Abb. 19.28):

- Die **oberflächlichen Rückenmuskeln** werden auch die **Gliedmaßenmuskeln** des Rückens oder die **Rumpf-Schultergürtel-Muskulatur** genannt. Besonders auffällig ist der **Trapezmuskel** (lat.: *Musculus trapezius*), der dreieckförmig ist und so benannt ist, weil die Muskeln beider Seiten zusammen ein Trapez bilden; die ältere Bezeichnung ist Kapuzenmuskel, weil er an die zurückgeschlagene Kappe einer Mönchskutte erinnert. Der **breiteste Rückenmuskel** (lat.: *Musculus latissi-*

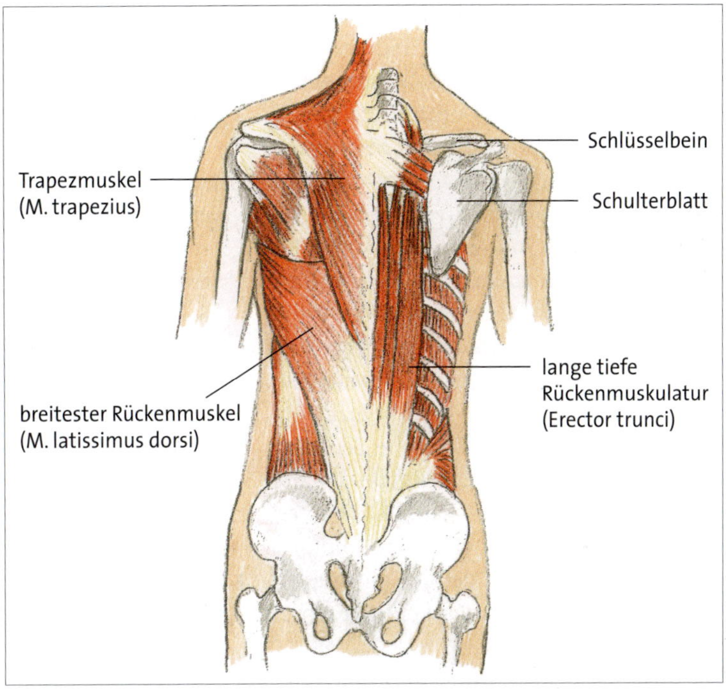

Abb. 19.28: Rückenmuskulatur. Auf der rechten Seite sind die oberflächlichen Rückenmuskeln nicht dargestellt.

mus dorsi), auch großer Rückenmuskel oder „Schürzenknoter" bzw. „Fracktaschenmuskel" genannt, entspringt unterhalb des Schulterblatts von der Brustwirbelsäule bis zum Kreuzbein und Beckenkamm und setzt am schultergelenknahen Oberarmknochen an. Weitere Vertreter dieser Muskelgruppe sind die Rautenmuskeln, die Sägemuskeln und der Schulterblattheber. Alle genannten Muskeln wirken in unterschiedlicher Weise bei Bewegungen in der Schulter mit und helfen bei der Atmung.

- Der wichtigste Teil des aktiven Bewegungsapparats des Rückens ist die **autochthone Rückenmuskulatur**, die auch bodenständige, ortständige oder lange tiefe Rückenmuskulatur genannt wird. Ihre Muskeln ziehen in 2 großen, durch die Wirbeldornen getrennten Strängen vom Hinterkopf bis zum Kreuzbein. Entsprechend ihrer Funktion als Stabilisator und Aufrichter der Wirbelsäule wird die Muskulatur in ihrer Gesamtheit auch als der **Rückenstrecker** (lat.: *Erector spinae* oder *Erector trunci*) bezeichnet.

Durch sportbedingte Überlastung, bspw. durch die eingangs genannten Sportarten, kann es zur **Entzündung der Rückenmuskulatur im Bereich der Dornfortsätze** der Wirbelsäule kommen. Bei Tennisspielern sind **muskuläre Dysbalancen** wegen einseitig verstärkter Ausbildung der Rückenmuskulatur (Hypertrophie) auf der Schlagarmseite möglich; dies wiederum kann vorzeitigen „Verschleiß" der Bandscheiben oder an den kleinen Wirbelgelenken (Facettengelenken) zur Folge haben (s. Kap. 19.3, Kap. 19.5).

Diagnose. Bei einer **Muskelverletzung** berichten die Sportler über mehr oder weniger plötzlich aufgetretene, bewegungsabhängige Schmerzen im verletzten Muskelbereich. Die betroffene Region ist schmerzhaft. Ein Bluterguss ist meistens nicht zu sehen, kann aber – sofern vorhanden – in der Ultraschalluntersuchung dargestellt werden. Bei einer **über-**

lastungsbedingten Entzündung haben die Sportler Schmerzen während und nach dem Training bzw. Wettkampf, es besteht ein lokaler Druckschmerz im Dornfortsatzbereich.

Je nach Symptomatik wird bei Rückenmuskelverletzungen oder Überlastungsschäden eine technisch-apparative Diagnostik veranlasst, v.a. auch, um andere Erkrankungen oder Verletzungen auszuschließen bzw. nicht zu übersehen. Neben dem genannten Ultraschall wird meistens geröntgt. Im Röntgenbild wird zwar die Muskulatur nicht dargestellt, sichtbar ist aber bspw. die Dornfortsatzfraktur, die als Ermüdungsbruch ähnliche Beschwerden wie die überlastungsbedingte Entzündung verursachen kann (s. Kap. 19.11). Sofern erforderlich, wird auch eine Kernspintomografie durchgeführt, mit der sich die Muskeln als Weichteile sehr gut untersuchen lassen.

Therapie. Bei einer **Rückenmuskelverletzung** sollte der betroffene Sportler seine Aktivitäten einstellen und pausieren. Zur Linderung der Schmerzen wird in der akuten Phase und in den ersten 2–3 Tagen danach gekühlt, bspw. mit einer Eispackung (zur Vermeidung einer lokalen Erfrierung nicht direkt auf die Haut legen!). Einige Tage später sind dann Wärme und durchblutungsfördernde Maßnahmen wie bspw. eine Ultraschallbehandlung sinnvoll, außerdem dosierte Bewegungsübungen, ggf. unter krankengymnastischer Anleitung. Als Medikamente können ärztlicherseits z.B. orale nichtsteroidale Antiphlogistika wie Ibuprofen oder Diclofenac verordnet werden (nicht bei Magen- oder Zwölffingerdarmproblemen), evtl. auch Salben oder Gele, wobei deren Tiefenwirkung ungewiss ist. Je nach Verletzungsumfang und -lokalisation sollte eine etwa 5-tägige Ruhepause eingehalten werden. Die Belastungssteigerung richtet sich nach dem Ausmaß der Verletzung und sollte allmählich erfolgen, der Schmerz limitiert dabei die Belastungsintensität. Für den Heilungsprozess und die Muskelregeneration sind je nach Ausmaß der Verletzung etwa 3 Wochen bei einer Zerrung und etwa 3–6 Wochen bei einem Faserriss zu veranschlagen – bei einem Muskelriss vergeht noch mehr Zeit.

Entzündungen im Bereich der **Dornfortsätze** heilen oft innerhalb weniger Wochen, wenn die Belastung vorübergehend eingestellt oder zumindest reduziert bzw. modifiziert wird. Als Medikamente sind wiederum z.B. orale nichtsteroidale Antiphlogistika wie Ibuprofen oder Diclofenac geeignet, lokal auch Salben oder Gele. Bewährt haben sich auch Injektionen, z.B. mit einem Lokalanästhetikum (örtliches Betäubungsmittel) oder einem homöopathischen Präparat (z.B. Traumeel), evtl. auch in Kombination. In hartnäckigen Fällen wird manchmal Kortison gespritzt. Bei Wiederaufnahme der Belastung sollten Schnellkraft- oder Maximalkraftübungen noch für etwa 1–2 Wochen unterbleiben.

19.15 Entzündungen und Tumoren – bei Rückenschmerzen auch daran denken

Rückenschmerzen bei Sportlern können – wenn auch seltener – durch **Entzündungen** bedingt sein, z.B. beim Rheuma, bei Darmerkrankungen oder der Schuppenflechte, ebenso bei der Bechterew-Krankheit (s. Kap. 19.9). **Infektionen durch Bakterien** entstehen bspw. durch Keimverschleppung auf dem Blutweg bei einer Infektion anderswo im Körper oder bei der heute seltenen Tuberkulose, ebenso nach Operationen (z.B. an der Bandscheibe oder wegen einer Wirbelfraktur) oder auch nach einer Injektionsbehandlung. Eine insgesamt glücklicherweise seltene Ursache von Rückenschmerzen sind **Geschwülste**, dabei kann es zu pathologischen Wirbelbrüchen kommen. Es muss insbesondere auch an Absiedlungen (Metastasen) bösartiger Tumoren gedacht werden, z.B. Brustkrebs bei Sportlerinnen oder Prostatakrebs bei männlichen Sportlern.

Die Diagnostik und Therapie bei derartigen Erkrankungen ist Aufgabe eines Expertenteams verschiedener medizinischer Fachrichtungen.

19.16 Die Rückenschule – Nachhilfeunterricht für den Rücken

Rückenschule ist **Haltungs-** und **Verhaltenstraining zur Vorbeugung von Wirbelsäulenbeschwerden** und wird bspw. in Kursen der Krankenkassen oder in Büchern vermittelt. Die Rückenschule hat das Ziel, das Menschen im täglichen Leben wirbelsäulengerechte Körperhaltungen und Bewegungsformen anstelle von rückenbelastenden Bewegungsmustern und Zwangshaltungen einnehmen bzw. einsetzen. In der Rückenschule erlernt man richtiges Stehen, Sitzen, Liegen, Heben, Tragen und Bücken. Dies unterscheidet die Rückenschule von Kursen zur Wirbelsäulengymnastik oder Rückenfitness, deren Schwerpunkt auf der Durchführung von gymnastischen Übungen liegt.

> Die Rückenschule will die Belastung der Wirbelsäule minimieren und richtet sich an Kinder, Jugendliche und Erwachsene. Es sollen nicht nur bereits vorhandene Wirbelsäulenbeschwerden gemindert, sondern auch bisher nicht bestehende Rückenschmerzen in der Zukunft vermieden werden.

Dementsprechend wendet sich die Rückenschule eben nicht nur an Erkrankte. Zu den Lerninhalten der Rückenschule gehören Informationen über die Anatomie und die Funktion der Wirbelsäule, Verhaltensmodifikation anhand der Rückenschulregeln und praktische Anleitungen zum Wirbelsäulenschutz durch Gymnastik und Sport. U.a. wird dabei auch darüber aufgeklärt, ob eine Sportart als wirbelsäulenfreundlich oder als wirbelsäulenschädlich einzustufen ist (s. Kap. 19.17). Ferner werden Anleitungen gegeben, wie die Sportler sich bei „ihrer" Sportart rückengerecht verhalten können. Bspw. sollte das Aufheben oder Anheben eines Gegenstandes (z.B. Tennisball, Hantel) mit stabilisiertem Rücken und nicht mit Rundrücken („Katzenbuckel") erfolgen.

Zum praktischen Verständnis sind in der Tabelle 19.3 die 10 Regeln der Rückenschule nach Krämer aufgeführt.

Die **Empfehlungen der Rückenschule** lassen sich sicherlich weder im Alltag, im Beruf oder im Sport durchgängig umsetzen:

Tab. 19.3: Regeln der Bochumer Rückenschule (nach Krämer)

1. Bewege dich regelmäßig.
2. Halte den Rücken gerade.
3. Bücke dich mit geradem Rücken, beuge Knie -und Hüftgelenke.
4. Vermeide das Heben und Tragen schwerer Lasten.
5. Verteile Lasten, trage sie mit langen Armen dicht am Körper.
6. Sitze mit geradem Rücken und wechsele deine Sitzposition.
7. Stehe mit leicht gebeugten Beinen, trage flache Schuhe mit weichen Sohlen.
8. Beuge Hüft- und Kniegelenke beim Liegen.
9. Halte dich durch Sport in Bewegung, v.a. durch Laufen, Radfahren, Tanzen oder Rückenschwimmen.
10. Trainiere täglich deine Rumpf- und Nackenmuskulatur und vergiss die Dehnübungen* nicht.

* Speziell die Bedeutung von Dehnübungen wird unter Experten sehr kontrovers diskutiert (s. Kap. 5.3).

Bspw. kann eine Krankenschwester oder ein Rettungssanitäter einen übergewichtigen Patienten nicht immer mit stabilisiertem Rücken anheben; der Golfabschlag oder der Tennisaufschlag sind nun einmal nicht in jeder Phase des Bewegungsablaufs „rückengerecht", es kommt zur – langfristig potenziell schädlichen – Verdrehung der Wirbelsäule. Dennoch kann die Rückenschule bei praktisch jeder Sportart einen **sinnvollen Beitrag** leisten, selbst dann, wenn sich die Regeln nur zum Teil umsetzen lassen.

Weitere Ausführungen und Empfehlungen finden sich in anderen Abschnitten dieses Wirbelsäulen-Kapitels, z.B. zur Auswirkung bestimmter Sportarten auf die Wirbelsäule, insbesondere auch bei Erkrankungen oder Verletzungen derselben.

19.17 Wirbelsäule und Sport – eine Bewertung nach Schulnoten

Zum Abschluss des Wirbelsäulen-Kapitels sollen in diesem Abschnitt – in Ergänzung der bisherigen Ausführungen – einige populäre Sportarten hinsichtlich ihrer „Wirbelsäulenverträglichkeit" betrachtet werden. Die Bewertung erfolgt dabei in Anlehnung an die Einschätzung von Krämer, Wilcke und Krämer [2005], die nach einer Expertenbefragung für die verschiedenen Sportarten Schulnoten von 1 bis 6 vergeben haben (s. Tab. 19.4).

> ! Achtung: Diese **Benotung** bezieht sich zunächst auf den **Breitensport**; im Leistungssport ist die Belastungsintensität sehr viel größer, damit steigt auch die Beanspruchung der Wirbelsäule mit möglicherweise nachteiligen Folgen.

Tab. 19.4: Wirbelsäulenverträglichkeit einiger Sportarten* mit Bewertung nach Schulnoten und Angabe möglicher Nachteile für die Wirbelsäule (modifiziert nach Krämer, Wilcke und Krämer)

Note 1 (sehr wirbelsäulenfreundlich)
Aerobic, Musikgymnastik, Tanzen, Laufen (Jogging): Nachteilig ist ein Laufstil mit Hohlkreuz, Kopf-in-Nacken-Haltung und Blick geradeaus.
Wandern, Walking, Nordic Walking: Nachteilig ist, wenn die Lendenlordose betont wird (Hohlkreuz), insbesondere auch bei langsamer Fortbewegung.
Radfahren: Nachteile sind das Sturzrisiko und – bei zu niedrigem Lenker – die Kopf-in-Nacken-Haltung bzw. die Rundrückenbildung.
Schwimmen: Nachteilig beim Delfinschwimmen ist die wiederholte Hyperlordosierung der Lendenwirbelsäule. Beim Brustschwimmen sind eine Hohlkreuzbildung und die Kopf-in-Nackenlage nachteilig. Besonders günstig ist Rückenschwimmen.
Skilanglauf: Nachteilig ist die Sturzgefahr.
Note 2 (wirbelsäulenfreundlich)
Basketball: Nachteilig sind die leichte Rundrückenbildung und das Sturzrisiko.
Reiten: Nachteilig ist bzw. sind, wenn eine übertrieben aufrechte Haltung zur Hohlkreuzbildung führt oder wenn bei Ermüdung eine Rundrückenhaltung eingenommen wird, ebenso Stauchungen beim Überspringen größerer Hindernisse, außerdem das hohe Sturzrisiko.
Tischtennis: Nachteilig sind das häufige Bücken zum Aufheben des Balls und eine Rundrückenhaltung bei Ballerwartung.
Volleyball: Nachteilig sind eine Rundrückenhaltung bei Ballerwartung, die Hohlkreuzbelastung (Schmetterschlag), die Bandscheibenbelastung und das Sturzrisiko (Hechtbagger).

* Informationen über weitere Sportarten finden sich beim Thema „Bandscheibenvorfall" (s. Kap. 19.3)

Tab. 19.4: Fortsetzung

Note 3 (mäßig wirbelsäulenfreundlich)
Badminton: Nachteilig sind abrupte Richtungswechsel, Torsionsbewegungen, Hohlkreuzbelastung und das Sturzrisiko.
Fußball: Nachteilig sind Verbiegungen und Torsionsbewegungen (Lendenwirbelsäule, Halswirbelsäule), ferner das Sturzrisiko.
Note 4 (geringgradig wirbelsäulenschädlich)
Angeln/Sportfischen: Nachteilig ist die sportspezifische Haltungskonstanz.
Turnen in unterschiedlichen Varianten (z.B. Geräteturnen, Bodenturnen, Trampolinspringen): Nachteilig sind Übungen mit wiederholter Rückneigung des Rumpfes (Hohlkreuzbildung), die in der Lendenwirbelsäule die Wirbelbögen schädigen können mit der Gefahr des Wirbelgleitens, außerdem die Bandscheibenbelastung und das Sturzrisiko.
Note 5 (wirbelsäulenschädlich)
Golf: Nachteilig sind Rundrücken- und Hohlkreuzbildung sowie Torsionsbewegungen.
Ruder- und Kanusport: Nachteilig ist die starke Rundrückenbildung im Sitzen.
Segeln: Nachteilig sind Haltungskonstanz, Sitzen in Rundrückenhaltung und abrupte Beanspruchung der Wirbelsäule (z.B. beim Wenden).
Skisport alpin: Nachteilig sind vornübergeneigte Haltung mit Rundrückenbildung, Seitverbiegungen, Torsion und Stauchungen sowie das hohe Sturzrisiko.
Tennis: Nachteilig sind abrupte Richtungswechsel, Verdrehung der Wirbelsäule (Grundschläge), Hyperlordosierung der Lendenwirbelsäule und der Halswirbelsäule (Aufschläge, Schmetterbälle), Rundrückenhaltung (Ballerwartung) und Sturzrisiko.
Note 6 (sehr wirbelsäulenschädlich)
Gewichtheben: Sehr hohes Risiko von Bandscheibenschäden und Wirbelgleiten (Lendenwirbelsäule).
Squash: Nachteilig sind abrupte Richtungswechsel, extreme Seit- und Vorneigungen, Drehbewegungen sowie das Sturzrisiko.

Mit dieser Bewertung sollen natürlich keine Sportarten „verboten“ werden. Nicht wenige Sportmediziner halten die Feststellung, Gewichtheben sei wirbelsäulenschädlich, für ein Vorurteil. Es ist nämlich nicht zu verkennen, dass die Wirbelsäule bei richtiger Ausführung durch eine gut ausgebildete Rückenmuskulatur geschützt wird. Außerdem wird die Hebetechnik der Gewichtheber als beispielgebend in der Prävention von Rückenschädigungen in der Bevölkerung empfohlen.

Deshalb am Schluss des Wirbelsäulen-Kapitels ein wichtiger Hinweis:

> Falls eine für die Wirbelsäule ungünstige Sportart betrieben wird, dann sollten parallel unbedingt ein wirbelsäulenfreundliches Krafttraining sowie eine ausgleichende Sportart wie bspw. Laufen, Schwimmen oder Radfahren ausgeübt werden.

19.18 Schlussbetrachtung – der „Sportlerrücken", gibt es den überhaupt?

Die Antwort wiederum gleich zu Beginn: *Den* **„Sportlerrücken"** oder *die* **„Sportlerwirbelsäule"** gibt es **nicht**. Eigentlich gibt es also auch keinen Fechterbuckel, keinen Turnerrücken, keine Gewichtheber-, Golfer- oder Ruderwirbelsäule, um nur einige Beispiele zu nennen. Keine Sportart hat ein so spezielles Belastungsprofil, dass sie für charakteristische bzw. sportartspezifische Verletzungen oder Schäden an der Wirbelsäule verantwortlich ist.

> Wenn ein Sportler über Rückenprobleme im weitesten Sinne klagt, dann lässt sich aus der Kenntnis seiner Sportart noch keine exakte Diagnose ableiten!

In der sportmedizinischen Literatur finden sich zwar Berichte, nach denen das Risiko bzw. die Häufigkeit von Wirbelsäulenverletzungen bzw. -schäden für verschiedene Sportarten erheblich variiert. Bspw. treten Rückenschmerzen besonders häufig bei Turnern, Dreispringern, Ringern, Speerwerfern, Gewichthebern und Kraftsportlern auf. Dennoch gibt es keine für die jeweilige Sportart typische Diagnose. Zur Erläuterung einige Erkrankungen und Verletzungen, die in den vorhergehenden Abschnitten des Wirbelsäulen-Kapitels bereits ausführlich dargestellt wurden:

Bei Golfern kann es wegen der hohen Torsionsbeanspruchung der Lendenwirbelsäule zu Rückenbeschwerden kommen (**„golfer's back pain"**); die Ursachen dafür können aber vielfältig sein, bspw. eine Blockierung, ein Bandscheibenvorfall oder ein Verschleiß der Facettengelenke, oft in Kombination mit bereits vorbestehenden Fehlhaltungen wie z.B. einem Hohlkreuz oder Rundrücken.

Mit den Begriffen **„Turnerrücken"** und **„Turnerbuckel"** wird ebenfalls eine Reihe von Krankheitsbildern der Wirbelsäule verbunden, z.B. muskuläre Probleme, degenerative Veränderungen („Verschleiß") oder die Scheuermann-Krankheit. Außerdem kommt es beim Kunstturnen zu einem gehäuften Auftreten einer Spondylolyse, die als Überlastungsschaden im Sinne eines Ermüdungsbruchs des Wirbelbogens angesehen wird; die Spondylolyse kann zu einem Wirbelgleiten (Spondylolisthese) führen. Dennoch darf bei einem jugendlichen Kunstturner mit Schmerzen in der Lendenwirbelsäule nicht zwangsläufig auf eine Spondylolyse oder bei Brustwirbelsäulenbeschwerden auf eine Scheuermann-Krankheit geschlossen werden.

Auch der **„Fechterbuckel"** ist keine konkrete Diagnose: Bei Fechtern kann es zu Haltungsstörungen und -schäden kommen, bedingt durch das einseitige Halten der Waffe und die asymmetrische Überlastung der Wirbelsäule. Die Entwicklung von Bandscheibenschäden ist ebenfalls möglich. Als akute Verletzungen sind Blockierungen, v.a. im Bereich der Brustwirbelsäule, besonders häufig.

Diese Auflistung ließe sich beliebig fortführen, bspw. für Bogenschießen oder Biathlon. Die Ausführungen sollen aber unterstreichen:

> Für den Arzt reicht die Kenntnis der von seinem „Wirbelsäulenpatienten" ausgeübten Sportart nicht aus – auch dann nicht, wenn der Arzt diesen Sport selbst betreibt oder sehr viele Sportler gerade dieser Disziplin behandelt! Bevor mit der Behandlung begonnen wird, muss eine exakte Diagnose gestellt werden. Deshalb darf es nicht nur bei der Befragung bleiben; erforderlich sind selbstverständlich auch eine sorgfältige körperliche Untersuchung und oft – je nach Beschwerdebild oder Unfallhergang – technisch-apparative Diagnostik, z.B. Röntgenuntersuchung, Kernspintomografie oder Laborwerte. Erst danach kann eine ursachen- und diagnosebezogene Therapie eingeleitet werden.

20 Verletzungen und Schäden der Brust

20.1 Bedeutung des Brustkorbs und seiner Organe beim Sport und Einführung in die Anatomie

„Dein Schicksal ruht in deiner eignen Brust." Das Zitat stammt von Friedrich Schiller und unterstreicht – frei interpretiert – den Stellenwert des oberen Anteils des menschlichen Rumpfs – auch für den Sport. **Herz** und **Lungen** als zentrale Brustorgane versorgen den menschlichen Körper mit Blut und Sauerstoff als wichtigste Voraussetzungen für sportliche Aktivitäten. Die rechte und linke Lunge, auch als die beiden Lungenflügel bezeichnet, beanspruchen den meisten Platz im Brustkorb. Die knöcherne Grundlage des „Brustkastens" wird durch das **Brustbein**, die **Brustwirbelsäule** und **12 Rippenpaare** gebildet. Der Brustkorb umschließt die Brusthöhle, deren unterer Abschluss und Abgrenzung zum Bauchraum durch das **Zwerchfell** gebildet wird. Das Zwerchfell ist eine relativ dünne, kuppelförmige Muskel-Sehnen-Platte, deren Anspannung (Kontraktion) zur Einatmung führt. Darüber hinaus unterstützen noch andere Muskeln die Atmung, bspw. die Zwischenrippenmuskeln (s. Abb. 20.1).

Sportverletzungen des Brustkorbs und seiner Organe sind deutlich seltener als solche an Armen oder Beinen. Je nach Sportart variiert ihre Häufigkeit, sie beträgt bspw. 1% beim Karate (nach einer Auswertung von 2837 Kämpfen mit 891 Verletzungen) und beim Reiten 5%. In der sportmedizinischen Literatur werden die Brustverletzungen auch meistens mit denen des Bauchs als Rumpfverletzungen zusammengefasst, die wiederum z.B. beim Rugby 9–13%, beim scheinbar „harmlosen" Skilanglauf 15% und beim Taekwondo 20% ausmachen.

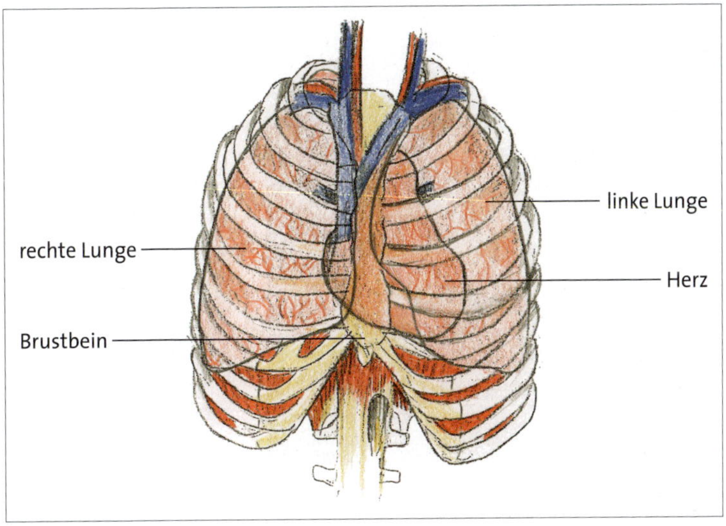

Abb. 20.1: Brustkorb und Brustorgane

20.2 Das stumpfe Brustkorbtrauma – wenn die Luft wegbleibt

Über 90% der Verletzungen des Brustkorbs (griech.: *Thorax*) entstehen durch stumpfe Gewalteinwirkung, z.B. durch einen Schlag, Tritt oder Sturz auf einen stumpfen Gegenstand, außerhalb des Sports auch bei Verkehrsunfällen. Das stumpfe Thoraxtrauma beim Sport entsteht v.a. durch direkte Gewalteinwirkung bei Kontaktsportarten wie Boxen, Karate, Ringen, Judo, Taekwondo, Rugby, Eishockey und Lacrosse. Eine weitere Ursache ist ein Sturz, entweder aus größerer Höhe wie z.B. beim Paragliding (Gleitschirmfliegen), aber auch bei sehr dynamischen Disziplinen, die mit entsprechend hohen Geschwindigkeiten verbunden sind, bspw. Radsport, Mountainbiken, Ski alpin, Reiten und Kite-Surfen. Beim Rudern kann der Riemen schwere Brustkorbverletzungen verursachen, wenn das Ruderblatt nach dem Durchziehen nicht aus dem Wasser geführt und mit der Fahrt weiter nach vorne gedrückt wird („Ruderkrebs"). Geringe äußere Verletzungszeichen können darüber hinwegtäuschen, dass der Unfall zu schwerwiegenden Folgen geführt haben kann.

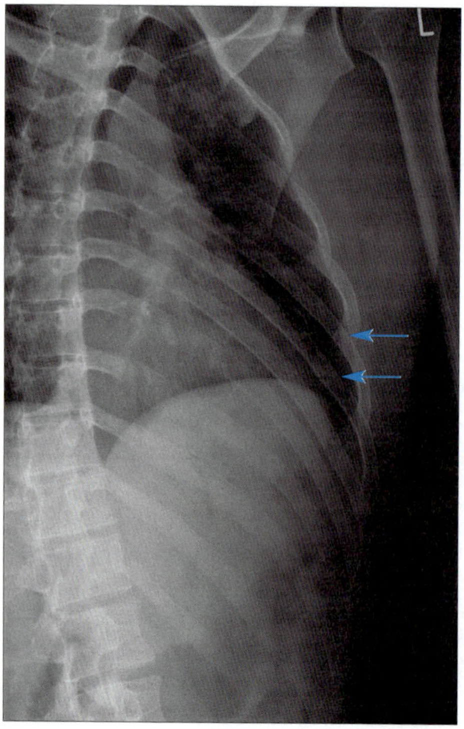

Abb. 20.2: Frakturen der 5. und 6. Rippe links bei einem Boxer

> ! Achtung: Das stumpfe Thoraxtrauma kann schon an sich lebensgefährlich sein. Nicht selten ist aber auch – bei großer Gewalteinwirkung – eine Kombination als sog. **Polytrauma** mit Kopf-, Bauch-, Becken- und Extremitätenverletzungen, die ebenfalls einer angemessenen Diagnostik und Therapie bedürfen (s. Kap. 37.2).

Mögliche Verletzungsfolgen beim Thoraxtrauma:

- Neben **Brustkorbprellungen** sind **Rippenfrakturen** am häufigsten, Letztere haben einen Anteil von etwa 60% bei den mit einem Thoraxtrauma im Krankenhaus behandelten Patienten (s. Abb. 20.2). Bei einer **Rippenserienfraktur** sind definitionsgemäß 3 oder mehr benachbarte Rippen gebrochen.

> Hinweis: Bei Brustkorbbeschwerden *ohne* Unfallereignis muss auch an **Ermüdungsfrakturen der Rippen** gedacht werden, insbesondere bei Sportarten wie Rudern (v.a. junge Ruderinnen!), Wurfdisziplinen (z.B. Baseball-Pitcher), Golf, Schwimmen oder Kite-Surfen. Dabei handelt es sich um Stressfrakturen, die durch Überlastung bedingt sind. Es wird vermutet, dass entgegengerichtete Züge verschiedener Brustkorbmuskeln eine Rolle spielen, beim Kite-Surfen auch der Druck des Trapezgurts in der Taille in Verbindung mit hohen Zug- und Rotationskräften. Bei jungen Mädchen in der Pubertät oder Frauen, insbesondere auch bei Ruderinnen, können hormonelle Faktoren eine Rolle spielen, evtl. in Kombina-

tion mit einer Essstörung und Nährstoffmangel; verdächtig dafür ist das Ausbleiben der Regelblutung! Bei älteren Menschen ist als Ursache auch eine Osteoporose möglich (s. Kap. 32, Kap. 33).

- Ein **Bluterguss im Brustkorb (Hämatothorax)** kann bei Rippenbrüchen, aber auch aus anderer Ursache entstehen, z.B. bei einer Lungen- oder Blutgefäßverletzung.
- Eine weitere Komplikation beim Thoraxtrauma ist die **Lungenkontusion** (Lungenprellung, Lungenquetschung), bei der es meist zu Einblutungen in das Lungengewebe kommt. Der davon betroffene Teil der Lunge steht nicht für die Atmung und damit nicht für die Sauerstoffversorgung des Körpers zur Verfügung.
- Ebenfalls gefährlich ist der **Pneumothorax** (s. Abb. 20.3). Wörtlich aus dem Griechischen übersetzt bedeutet dies „Luftbrustkorb“, es gelangt Luft in den sog. Pleuraspalt. Letzterer ist der Raum zwischen der inneren Auskleidung der Brusthöhle bzw. -wand („Brustfell“, lat.: *Pleura parietalis*) und der äußeren Haut der rechten und linken Lunge („Lungenfell“, lat.: *Pleura visceralis*). Im Pleuraspalt befindet sich normalerweise keine Luft, sondern nur etwas Flüssigkeit. Durch den im Pleuraspalt bestehenden Unterdruck können sich beide Lungen(-flügel) bei der Ein- und Ausatmung an der Brustkorbinnenwand verschieben und gleiten; dies ist vergleichbar mit 2 Glasscheiben, zwischen denen sich ein Wassertropfen befindet und die durch diese geringe Menge Flüssigkeit zusammengehalten werden, gleichzeitig aber gegeneinander verschoben werden können. Wenn Luft in den Pleuraspalt eindringt, dann kollabiert die Lunge auf der betroffenen Seite: Dies bedeutet, dass das Lungengewebe aufgrund seiner Eigenelastizität in sich zusammenfällt. Auf diese Weise kommt es zur Behinderung der Atmung, was natürlich besonders schlimm beim beidseitigen Pneumothorax ist.
  - Ursache für einen Pneumothorax sind bspw. nach innen spießende Rippenbrüche oder eine Verletzung von außen, z.B. ein spitzer Gegenstand, der in den Brustkorb sticht (offenes oder penetrierendes Thoraxtrauma, s. Kap. 20.3). Besonders kritisch ist der **Spannungs-** oder **Ventilpneumothorax** (s. Abb. 20.4), bei dem sich bei jedem Einatmen mehr Luft im Pleuraspalt ansammelt. Beim Ausatmen kann die Luft wie bei einem Fahrradschlauchventil nicht wieder entweichen. Das elastische Lungengewebe wird immer mehr zusammengedrückt und ebenso wie das Herz zur gegenüberliegenden Seite verdrängt, es besteht höchste Lebensgefahr! Der Pneumothorax kann als **Hämatopneumothorax** mit einem Bluterguss im Brustkorb kombiniert sein, z.B. bei Rippenbrüchen.

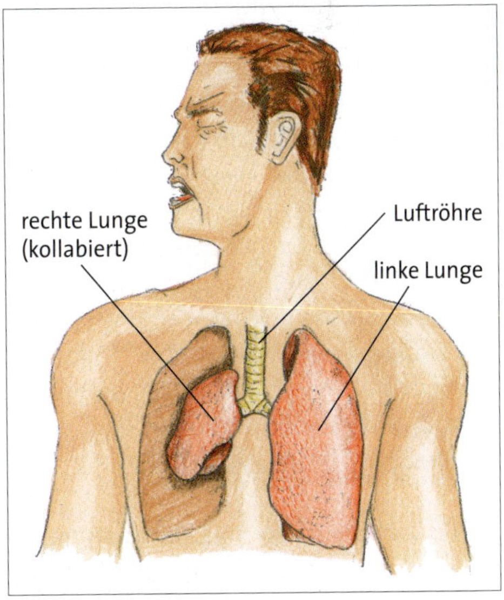

Abb. 20.3: Pneumothorax (Lungenkollaps, hier der rechten Lunge). Atemnot

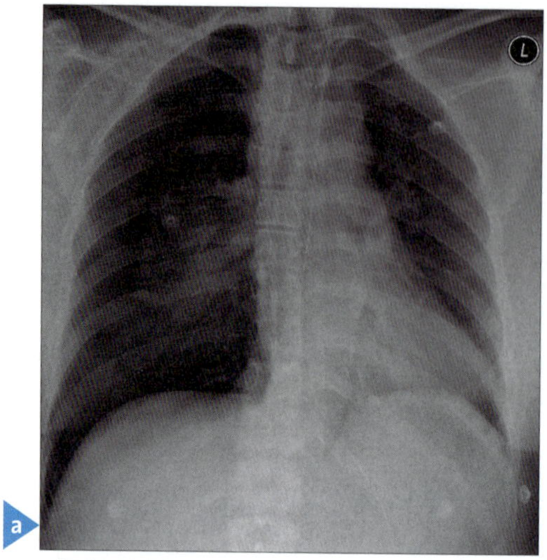

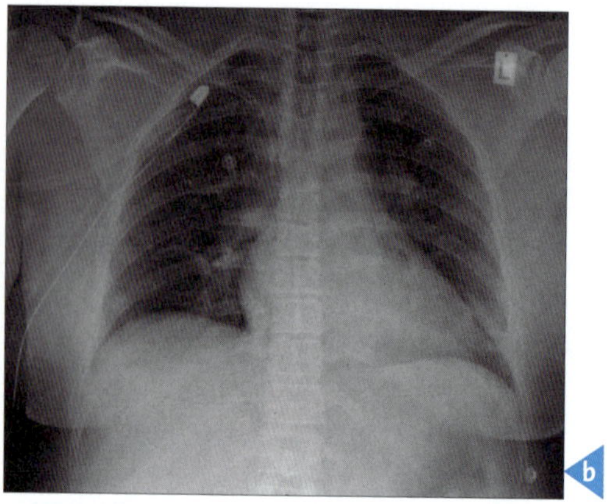

Abb. 20.4: Diagnose und Therapie beim Spannungspneumothorax. **a)** Röntgenaufnahme des Brustkorbs bei einer anderen Patientin mit Spannungspneumothorax rechts (links im Bild) und Verschiebung des Herzens zur linken Seite. **b)** Nach Legen einer Brustkorbdrainage sowie Absaugung – der Drainageschlauch ist mit einem Röntgenstreifen markiert und im linken Bilddrittel gut zu erkennen – ist die Lunge auf der rechten Seite wieder entfaltet und das Herz in normaler Position.

Hinweis: Ein Pneumothorax kann bei entsprechender Veranlagung auch ohne erkennbaren äußeren Anlass entstehen – dann handelt es sich um einen sog. **Spontanpneumothorax**. Ursache ist dann geplatztes Lungengewebe (Lungenbläschen) mit Eindringen von Luft in den Pleuraspalt. Betroffen davon sind meistens männliche Jugendliche oder junge Männer, seltener das weibliche Geschlecht. An diese Erkrankung muss gedacht werden, wenn ein junger Sportler über Schmerzen im Brustkorb und Atembeschwerden klagt. Außerdem ist die Entstehung eines Pneumothorax beim Fliegen oder Tauchen möglich, bedingt durch Druckveränderungen in der Lunge. Auch beim Fangen eines stramm geschossenen Fußballs kann – durch plötzliches Pressen mit Druckerhöhung im Brustkorb – ein Pneumothorax entstehen.

- Bis zu 15% (!) der mit einem stumpfen Thoraxtrauma im Krankenhaus behandelten Patienten haben eine Herzverletzung unterschiedlicher Schwere, meistens eine **Herzkontusion** (Prellung oder Quetschung des Herzens, lat.: *Contusio cordis*), die aber nicht immer diagnostiziert wird: Heftige Stöße gegen den Brustkorb mit Einwirkung auf die Herzgegend durch einen Baseball, Puck oder Stoß mit der Hand (Boxen), dem Arm oder Ellbogen können durch die Erschütterung des Herzens bspw. lebensbedrohliche Rhythmusstörungen auslösen. In Anlehnung an die Gehirnerschütterung (lat.: *Commotio cerebri*) spricht man auch von der Commotio cordis.
- Seltener kommt es beim stumpfen Thoraxtrauma zum **Einriss von größeren Blutgefäßen** wie der Hauptschlagader (Aorta), **Verletzungen der Speiseröhre, der Luftwege** (Luftröhre oder Bronchien), **des Zwerchfells** oder **von Lymphbahnen**.

Diagnose. Grundsätzlich sollte bei einem Thoraxtrauma eine ärztliche Untersuchung erfolgen! Der verletzte Sportler wird sorgfältig zum Unfallhergang befragt. Sofern er bewusstlos ist, können evtl. Zeugen Auskunft geben. Die typischen Symptome sind

Schmerzen und **Atembeschwerden**. Rippenprellungen und Rippenfrakturen sind für die betroffenen Sportler meistens sehr schmerzhaft, wobei oft kein Unterschied zwischen Prellung und Fraktur im Bezug auf die Intensität der Beschwerden besteht.

Die „einfache" Rippenprellung kann genauso schmerzhaft sein wie der Rippenbruch – oder sogar noch unangenehmer!

Je nach Unfallhergang findet sich bspw. eine Prellmarke, ein Bluterguss oder eine Abschürfung an der Brustwand, beim Autoinsassen die Gurtmarke des Sicherheitsgurts (der evtl. zum Schlüsselbeinbruch geführt hat).

! Achtung: Eine Organverletzung oder Blutung im Brustkorb kann aber auch ohne äußere Verletzungszeichen vorliegen!

Bei schlechter Kreislaufsituation, z.B. bedingt durch eine Blutung bei einem Lungenriss, ist der Puls schnell und nur schlecht zu tasten; die Hautfarbe des Verletzten kann blass sein, sofern dieses Symptom nicht von Sonnenbräune überdeckt wird, der Blutdruck ist erniedrigt, das Bewusstsein evtl. gestört (**Kreislaufschock**, s. Kap. 2.6).

Im Rahmen der Untersuchung wird der Brustkorb abgetastet, außerdem dessen Stabilität geprüft. Letztere kann bei Frakturen mehrerer benachbarter Rippen (Rippenserienfraktur) beeinträchtigt sein, evtl. kommt es zur paradoxen Atmung. Dies bedeutet, dass es bei der Einatmung zu einer Einziehung der gebrochenen Rippenabschnitte kommt – normalerweise würde der Brustkorb sich ausdehnen.

Der Arzt kann beim Abklopfen des Brustkorbes mit den Fingern (**Perkussion**) aus einer Veränderung des Klopfschalls Rückschlüsse ziehen. Die rechte und linke Lunge werden außerdem mit einem Stethoskop („Hörgerät") abgehört, um das Atemgeräusch zu prüfen, dies wird als **Auskultation** bezeichnet. Bei einem Pneumothorax oder einem Bluterguss im Brustkorb (Hämatothorax) ist das Atemgeräusch abgeschwächt oder aufgehoben.

Zur Diagnostik beim Thoraxtrauma gehört als wichtigstes technisch-apparatives Verfahren die **Röntgenuntersuchung**. Auf dem Röntgenbild werden v.a. der Brustkorb, die Lungen und das Herz beurteilt. Rippenfrakturen sind nicht immer erkennbar, dies gilt ebenso für die Verletzung der knorpeligen Rippenanteile, die bspw. eine typische Verletzung beim Ringen ist.

Außerdem wird meistens eine **Ultraschalluntersuchung** (Sonografie) des Brustkorbs und auch des Bauchs durchgeführt, weil Begleitverletzungen bspw. an Milz, Leber oder Nieren vorliegen können (s. Kap. 21.2). Eine spezielle Form der Ultraschalldiagnostik ist die Echokardiografie, mit der das Herz untersucht und z.B. ein Bluterguss in seiner umgebenden Hülle, dem Herzbeutel (Perikard), erkannt werden kann.

Je nach Unfallhergang und Verletzungsmuster sowie Ergebnis der vorangegangenen Untersuchungen wird evtl. auch eine computergestützte Röntgenschichtuntersuchung, die **Computertomografie**, durchgeführt. Diese lässt nicht nur Rippen- oder Brustbeinfrakturen eindeutig erkennen, sondern auch Organverletzungen im Brustkorb oder Bauchraum. Mit dem **Elektrokardiogramm** (EKG: „Herzschrift") erfolgt eine Registrierung der elektrischen Aktivität des Herzens. Damit ist bspw. eine Aussage über den Herzrhythmus und die Leistungsfähigkeit dieses Organs möglich, was bei einer Herzkontusion von Bedeutung ist. Außerdem wird das EKG zur Operationsvorbereitung angefertigt. Beim Verdacht auf eine größere Blutgefäßverletzung (z.B. der Aorta) wird eine **Angiografie** durchgeführt, bei der mithilfe eines Kontrastmittels eine Blutgefäßdarstellung in einer Röntgenbildserie möglich ist. Die

Bronchoskopie („Bronchienspiegelung") ist eine Untersuchung der Atemwege, mit der nicht nur Verletzungen erkannt werden können, sondern auch therapeutische Maßnahmen durchführbar sind, z.B. die Entfernung von Blut, Schleim oder Fremdkörpern wie einem abgebrochenen Zahn.

Punktionen und Drainagen dienen beim Thoraxtrauma sowohl der Diagnostik als auch der Therapie. Bei einer Punktion (lat. *Punctum*: Stich) wird gezielt eine Kanüle (Hohlnadel) gesetzt, um damit z.B. Blut im Brustkorb oder im Herzbeutel zu erkennen und zu entfernen. Mit einer Drainage können über ein Schlauchsystem auch größere Mengen Flüssigkeit (z.B. Blut beim Hämatothorax) oder Luft (beim Pneumothorax) abgeleitet bzw. abgesaugt werden.

Die **Kernspintomografie** (Schichtuntersuchung in einem Magnetfeld) und die **Szintigrafie** (Untersuchung mit einer radioaktiv markierten Substanz) sind zeitaufwändige Verfahren und spielen daher in der Notfalldiagnostik, wenn es dem Patienten schlecht geht, keine Rolle. Diese Techniken bleiben speziellen Fragestellungen vorbehalten, bspw. beim Verdacht auf einen Rippenermüdungsbruch.

Hinweis: Bei einem **Rippenermüdungsbruch** ist die Schmerzsymptomatik meistens nicht sehr ausgeprägt, weil dabei kein Unfall die Ursache ist, sondern es sich i.d.R. um eine Entwicklung über einen längeren Zeitraum handelt. Die Beschwerden verstärken sich bei der Einatmung oder bei Bewegungen. Bei Betastung des Bruchbereichs werden Schmerzen angegeben, evtl. besteht in diesem Bereich eine gewisse Schwellung, ein Bluterguss ist meist nicht sichtbar. Zur Diagnostik gehört die Röntgenuntersuchung, die einen Ermüdungsbruch allerdings nicht immer erkennen lässt. Dann empfiehlt sich die Kernspintomografie. Alternativ bieten sich die Szintigrafie oder die Computertomografie an; diese haben allerdings den Nachteil der Strahlenbelastung, was insbesondere bei jungen Sportlerinnen im gebärfähigen Alter zu berücksichtigen ist (s. Kap. 33), bei denen auch der Hormonhaushalt kontrolliert wird. Bei Osteoporoseverdacht empfehlen sich auch die Bestimmung der Knochendichte und Laboruntersuchungen zur Überprüfung des Knochenstoffwechsels. Wichtig ist auch, dass Ermüdungsfrakturen der Rippen nicht mit Knochenmetastasen (Tochtergeschwülsten) von bösartigen Tumoren wie bspw. dem Brust- oder Prostatakrebs verwechselt werden dürfen.

Therapie. Die Behandlung beim Thoraxtrauma beginnt an der Sportstätte mit der Ersten Hilfe:

Hat der Sportler einen stabilen Kreislauf und ist bei Bewusstsein, empfiehlt sich eine Lagerung mit angehobenem Oberkörper. Mit einer Decke, einem Handtuch oder Trainingskleidung von Sportkameraden wird eine Auskühlung verhindert.

Je nach Allgemeinzustand wird evtl. ein Notarzt gerufen, der schon am Unfallort mit der Behandlung beginnt. Dazu gehören je nach Situation das Legen einer Infusion, Verabreichung eines Schmerzmittels, Sauerstoffgabe, Maßnahmen der Schockbekämpfung (s. Kap. 2.6) und evtl. künstliche Beatmung. Speziell beim Thoraxtrauma wird vom Notarzt evtl. schon am Unfallort eine Brustkorbdrainage gelegt, wenn bspw. der verletzte Sportler eine massive Atemnot wegen eines Pneumothorax hat. Eine derartige Diagnose kann ein erfahrener Arzt im Notfall auch ohne Röntgenbild stellen, wenn er z.B. auf der betroffenen Brustkorbseite beim Abhören mit dem Stethoskop kein Atemgeräusch hört.

Auch wenn keine notärztliche Behandlung an der Sportstätte erforderlich oder möglich war, sollte der Sportler von einem Arzt untersucht werden. Dieser wird dann auch entscheiden, ob ggf. eine stationäre Behandlung oder Beobachtung im Krankenhaus notwendig ist.

Grundsätzlich gilt beim Thoraxtrauma: Keine Zeitverzögerung für die notwendige Behandlung durch langwierige Untersuchungen! Die erforderlichen therapeutischen Maßnahmen können lebensrettend sein (z.B. Drainage beim Pneumothorax oder Notoperation bei einem Lungenriss) und müssen bei schlechtem Allgemeinzustand des Verletzten unverzüglich beginnen. Dies bedeutet, dass in derartigen Fällen die Diagnostik abgebrochen wird.

Im Folgenden noch einige spezielle Hinweise zur Therapie:

- Bei einfachen **Rippenprellungen** und **-brüchen** reicht meistens die Schonung für etwa 4–6 Wochen, manchmal dauert es auch länger, z.B. auch bei Stressfrakturen. Vorübergehend wird ein Schmerzmittel verordnet. Wichtig ist auch, dass die Betroffenen nicht in eine „Schonatmung" verfallen, dies kann schlimmstenfalls zur Lungenentzündung führen. Aus diesem Grund werden i.d.R. auch keine speziellen Verbände angelegt, weil diese die Atmung behindern. Manchem Sportler hilft allerdings ein Tape-Verband. Bei Stressfrakturen der Rippen muss auch die Ursache abgeklärt und ggf. behandelt werden, bspw. Optimierung der Technik beim Golf oder Therapie einer Essstörung oder einer Osteoporose.
  - Eine operative Behandlung kommt heute bei Rippenbrüchen fast nie in Betracht. Die Stabilisierung des Brustkorbs wird bei Schwerverletzten mit Rippenserienfrakturen durch eine maschinelle Beatmung auf der Intensivstation als „innere Schienung" des Brustkorbs durchgeführt, bis die Betroffenen wieder selbständig atmen können. Auch Brustbeinfrakturen werden fast immer konservativ behandelt, also ohne Operation.
- Eine **Herzkontusion** kann zu massiven Herzrhythmusstörungen oder zum Herzstillstand führen und umgehende Wiederbelebungsmaßnahmen erforderlich machen (s. Kap. 38).

Manche Begleitverletzungen machen allerdings **operative Maßnahmen** erforderlich:

- Beim **Pneumothorax** wird eine Drainage gelegt, um die Luft zwischen Brustwand und Lunge abzusaugen. Dann kann die Lunge sich wieder richtig ausdehnen und entfalten (s. Abb. 20.4b).
- Auch bei einem größeren **Bluterguss im Brustkorb (Hämatothorax)** wird ebenfalls eine Drainage gelegt.
- Evtl. ist eine **operative Eröffnung des Brustkorbs** (**Thorakotomie**) erforderlich, wenn bspw. eine Blutung nicht aufhört. Mögliche Ursachen der Blutung sind dann eine Lungenverletzung oder eine Blutgefäßverletzung an der Rippe oder in der Tiefe. Bei einer Operation richtet sich das Vorgehen nach dem Verletzungsmuster, z.B. Übernähung eines Lungenrisses oder Teilentfernung des Organs bei massiver Schädigung, Unterbindung oder Reparatur eines verletzten Blutgefäßes, seltener Naht der eingerissenen Luft- oder Speiseröhre oder des Zwerchfells bzw. sogar eine Operation am Herzen.

Abschließender Hinweis: Eine zwar nicht lebensbedrohliche, aber unangenehme Verletzung ist der **Bluterguss in der weiblichen Brust**, z.B. durch einen Stoß oder Schlag. Die betroffene Sportlerin sollte bei einem entsprechenden Unfallereignis ihren Büstenhalter (Sport-

BH) zunächst nicht entfernen (außer bei Atemnot), damit der Bluterguss komprimiert wird und sich nicht zu stark ausdehnen kann. Der Büstenhalter wirkt in diesem Fall ähnlich wie ein Druckverband, der ebenfalls angelegt werden kann, wenn kein BH getragen wird. Wichtig ist, dass frühzeitig der Frauenarzt um Rat gefragt wird. Eine Operation ist meistens nicht erforderlich. Präventiv sollten Frauen bei Kampfsportarten wie Boxen oder Karate einen Brustschutz tragen.

Prognose. Nach einem Thoraxtrauma beim Sport ist die Prognose vom Verletzungsmuster, vom Zeitpunkt der Diagnose sowie von der Art und dem Erfolg der durchgeführten therapeutischen Maßnahmen abhängig. Einfache Rippenfrakturen sind i.d.R. unproblematisch, bei allen anderen Verletzungen sind neben dem Unfallchirurgen/Orthopäden die jeweiligen Spezialisten mit einzubeziehen, z.B. für die Lunge, das Herz oder die Behandlung auf der Intensivstation. Im weiteren Verlauf sollten diese Ärzte ggf. auch mit in die Frage nach der Wiederaufnahme sportlicher Aktivitäten einbezogen werden. Bspw. sollte nach einem Pneumothorax mit einem Lungenfacharzt geklärt werden, ob und wann Tauchsport oder Fliegen (Druckbelastung der Lunge) wieder möglich ist.

20.3 Das penetrierende Brustkorbtrauma – eine offene, aber nicht immer offensichtliche Verletzung

Das offene oder penetrierende Brustkorbtrauma beim Sport ist eine Rarität; dabei kommt es durch Eindringen eines Gegenstands zur Eröffnung des Brustkorbs, der über die Wunde Verbindung zur Außenwelt hat. Mögliche sportbedingte Ursachen sind bspw. Schussverletzungen beim Sportschießen, außerdem Sportarten wie Speerwerfen oder Fechten, ferner der Sturz auf einen Gartenzaun oder eine Eisenstange.

Es gilt: Auch wenn die äußerlich sichtbare Wunde noch so klein ist, so kann doch eine lebensgefährliche Verletzung im Brustkorb vorliegen.

Nicht selten sind sogar mehrere Organe verletzt, z.B. bei einem Pistolen- oder Gewehrschuss, weil das Projektil durch die knöchernen Strukturen des Brustkorbs abgelenkt wird. Insbesondere bei Verletzungen im unteren Brustkorbbereich kann zusätzlich eine Mitbeteiligung von Bauchorganen im Sinne eines offenen Bauchtraumas vorliegen (Kap. 21.3).

Hinsichtlich der notwendigen Untersuchungen und Therapie gelten die für das stumpfe Thoraxtrauma dargestellten Prinzipien (s. Kap. 20.2). Die häufigste Verletzungsfolge ist in etwa 80% der Hämatopneumothorax, also die Kombination eines Pneumothorax mit einem Bluterguss im Brustkorb (s. Kap. 20.2). Durch die Diagnostik darf keine wertvolle Zeit verloren gehen. Neben dem Risiko einer Brustrauminfektion kann akute Lebensgefahr z.B. durch eine starke äußere oder innere Blutung oder einen Pneumothorax bestehen. Dies bedeutet, dass evtl. notfallmäßig operiert werden muss.

! Achtung: Äußerlich sichtbare, tiefe Fremdkörper dürfen bei der Ersten Hilfe an der Sportstätte nicht entfernt werden, sondern erst im Rahmen der Operation; die Wunde wird lediglich steril verbunden. Der Fremdkörper, z.B. ein Pfeil, könnte bspw. in einem Blutgefäß oder in einem gut durchbluteten Organ stecken und „dichtet" gewissermaßen ab; bei einer Fremdkörperentfernung ohne Operationsbereitschaft besteht das Risiko einer unstillbaren Blutung mit Todesfolge.

20.4 Brustkorbveränderungen und ihre Bedeutung im Rahmen sportlicher Aktivitäten

Es gibt verschiedene Veränderungen im Brustkorbbereich, die in der Beratung von Sportlern oder Eltern mit sportlich aktiven Kindern eine gewisse Rolle spielen. Daher soll an dieser Stelle eine kurze Auflistung erfolgen:

Die **Trichterbrust** ist die häufigste Fehlbildung der Brustwand (s. Abb. 20.5). Dabei ist das Brustbein mit den ansetzenden Rippen eingesunken. Für die Betroffenen handelt es sich i.d.R. um ein kosmetisches und psychisches Problem, v.a. in der Pubertät. Kinder werden nicht selten von Spielkameraden, z.B. im Schwimmbad, gehänselt. Beschwerden vonseiten des Herzens oder der Lunge sind die Ausnahme, sodass die Operation aus organischen Gründen eigentlich nur selten notwendig ist. Empfehlenswert sind Ausdauersportarten und Krankengymnastik zur Stärkung der Muskulatur (Rücken, Brust, Bauch) und Verbesserung der Haltung, da oft auch ein Rundrücken vorliegt; dabei sollte auch eine gezielte Kräftigung der nicht selten überlasteten Brustmuskulatur (lat.: *Musculus pectoralis major*) erfolgen. Bei erheblichem seelischen Leidensdruck kann die Indikation zur Operation gegeben sein, auf Komplikationsmöglichkeiten wie Infektion oder Pneumothorax müssen die Patienten bzw. Eltern hingewiesen werden.

Im Gegensatz zur Trichterbrust springt das Brustbein bei der **Kielbrust (Hühnerbrust)** kielartig vor. Der Befund kann unterschiedlich stark ausgeprägt sein, insgesamt ist diese Fehlbildung selten hochgradig und etwa 10-mal seltener als die Trichterbrust. Auch diese Patienten sind i.d.R. schmerzfrei, sodass nur ausnahmsweise operiert wird.

Wenn Sportler über Gefühlsstörungen oder Missempfindungen im Bereich der Arme klagen – insbesondere bei der Ausübung von Sportarten, die den Einsatz der

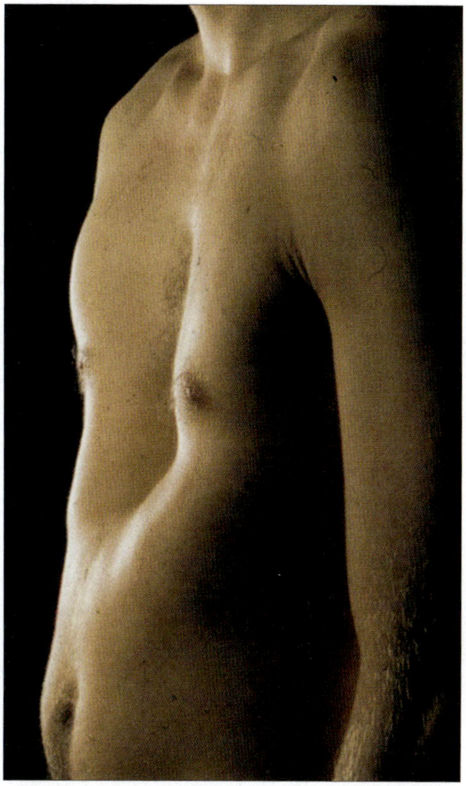

Abb. 20.5: Trichterbrust

Arme erfordern (z.B. Tennis, Handball, Volleyball), dann können anatomische Besonderheiten im oberen Brustkorbbereich die Ursache sein. Meist ergeben sich die Probleme erst im Erwachsenenalter. Die Veränderungen können das Nervengeflecht bzw. die unter dem Schlüsselbein verlaufenden Blutgefäße für den Arm einengen. Potenzielle Ursachen für diese insgesamt seltenen **Engpasssyndrome** sind eine Halsrippe am siebten Halswirbel (also eine zusätzliche Rippe, s. Abb. 12.2), eine muskulär bedingte Einengung (z.B. sog. Skalenus-Syndrom) oder ein Engpass zwischen erster Rippe und Schlüsselbein. Letzterer kann auch nach einem Schlüsselbeinbruch entstehen. Auch an einen Lungentumor muss gedacht werden. Bei der Diagnostik werden je nach Befund auch der Neurologe, der Gefäßspezialist und der Lungenfacharzt eingeschaltet. In manchen

Fällen ist z.B. eine Pulsabschwächung am Handgelenk zu tasten, wenn der Arm hinter den Kopf geführt wird (wie bei einer Wurfbewegung). Die Behandlung ist abhängig von der Ursache, z.B. eine operative Entfernung der Halsrippe oder Korrektur bei einer Schlüsselbeinfraktur.

20.5 Die „Joggerbrust"

Dabei handelt es sich um eine schmerzhafte Reizung der Brustwarzen bei Frauen oder Männern, verursacht durch die Sportbekleidung. Betroffen sind überwiegend Jogger, vorwiegend Langstreckenläufer, aber auch andere Sportler, bspw. Fußballspieler. Als Behandlung, aber auch zur Vorbeugung wird das Überkleben der Brustwarzen mit einem hautfreundlichen Pflaster empfohlen. Manchmal ist es erforderlich, dass ein anderer Bekleidungsstoff gewählt wird.

21 Verletzungen und Schäden des Bauches

21.1 Bedeutung der Bauchwand sowie der Bauchorgane beim Sport und Einführung in die Anatomie

Beim Sport wird das Stichwort „Bauch“ meistens mit Themen wie Waschbrettbauch, Ernährung, Übergewicht, Abnehmen und Diät, und nicht mit Sportverletzungen in Verbindung gebracht. Bauchverletzungen sind beim Sport zwar selten, sie können aber, wenn Organe betroffen sind (s. Abb. 21.1), verheerende Folgen haben und potenziell lebensgefährlich sein. Die Bauchwand, genauer gesagt die **Bauchmuskulatur**, bietet diesen Organen Schutz. Gemeinsam mit der Rückenmuskulatur bilden die Bauchmuskeln die dynamische Stabilisierung des Rumpfes, eine Funktion, die für praktisch alle Sportarten von Bedeutung ist.

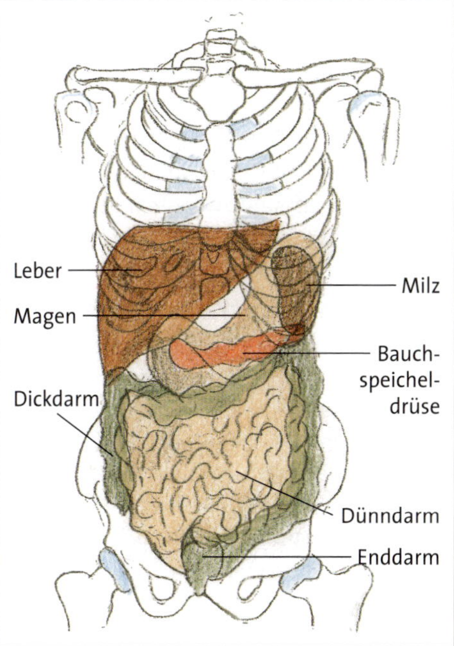

Abb. 21.1: Bauchorgane

Die Bauchmuskulatur verspannt sich zwischen dem Brustkorb und dem Oberrand des Beckens (s. Abb. 21.2). Sie besteht vorne, seitlich und hinten aus mehreren Muskeln, die gemeinsam mit den Rückenmuskeln die Rumpfbewegungen ermöglichen. Besonders „populär“ ist der gerade Bauchmuskel (lat.: *Musculus rectus abdominis*); seine Kontur ist, sofern der Muskel stark ausgeprägt und von wenig Fettgewebe verdeckt ist, für den „**Waschbrettbauch**“ verantwortlich. Meistens hat dieser Muskel 6 bei schlanken Menschen sichtbare Wölbungen (3 auf jeder Seite), daher stammt auch der englische Begriff „sixpack“.

21.2 Das stumpfe Bauchtrauma – potenziell lebensgefährlich, trotzdem oft unterschätzt

Bauchverletzungen beim Sport sind selten, erst recht im Vergleich zu Verletzungen an Armen oder Beinen. Diesbezüglich gibt es aber durchaus Ausnahmen: Beim Reiten macht das Bauchtrauma 15% aller sportbedingten Verletzungen aus. Fast immer handelt es sich um ein **stumpfes Bauchtrauma**. **Dieses ist definiert als Bauchverletzung** durch eine **direkte stumpfe Gewalteinwirkung**, z.B. durch einen Schlag, Tritt oder Sturz auf einen stumpfen Gegenstand, außerhalb des Sports auch bei Verkehrsunfällen. Besonders tückisch ist bei diesem Unfall-

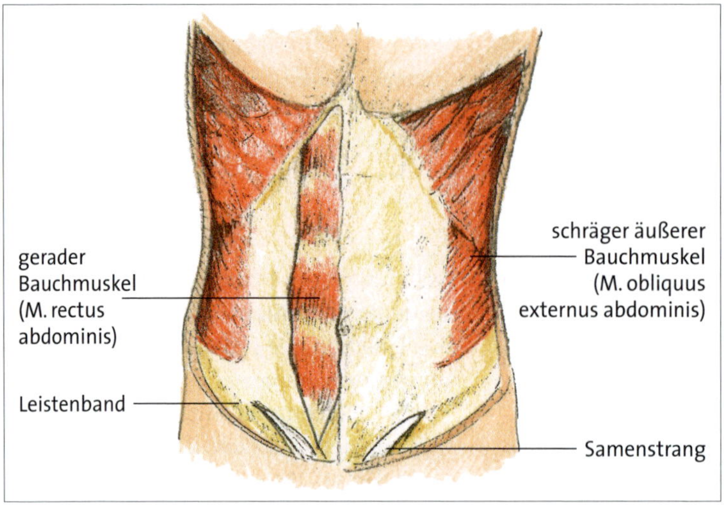

Abb. 21.2: Äußere Schicht der Bauchmuskeln beim Mann. Auf der rechten Seite (links im Bild) ist die Bindegewebshülle des geraden Bauchmuskels, die sog. Rektusscheide, entfernt.

mechanismus, dass äußerlich nichts, also kein Verletzungszeichen, oder nur ein kleiner Bluterguss als blauer Fleck an der Bauchwand sichtbar ist. Dies ist der Grund, warum dann nicht selten von einer Bagatelle ausgegangen wird – ein potenziell lebensgefährlicher Irrtum! Bei einer Organverletzung ist am häufigsten die Milz (25%) betroffen, gefolgt von Nieren (15%) und Leber (12%), seltener Bauchspeicheldrüse, Magen, Darm oder Harnblase.

Wie erwähnt können Bauchverletzungen beim Reiten entstehen, entweder durch einen Sturz vom Pferd (bei dem der Reiter evtl. unter das Tier gerät) oder einen Pferdetritt. Das Risiko ist außerdem erhöht z.B. bei Kontakt- und Kampfsportarten, beim alpinen Skilauf, Snowboarden oder Skispringen sowie Paragliding (Gleitschirmfliegen), besonders aber auch beim Radsport einschließlich Mountainbiken und Motorradsport; Unfallursache beim Zweirad ist oft der Lenker, auf den der Sportler mit dem Bauch stürzt. Ähnlich gefährlich ist der Lenkradanprall, bspw. bei Gokart-Fahren. Beim Rudern kann der Riemen schwere Bauchverletzungen verursachen, wenn das Ruderblatt nach dem Durchziehen nicht aus dem Wasser geführt und mit der Fahrt weiter nach vorne gedrückt wird („Ruderkrebs“).

> ! Achtung: Das stumpfe Bauchtrauma kann schon an sich lebensgefährlich sein. Nicht selten ist aber auch – bei großer Gewalteinwirkung – die Kombination als sog. **Polytrauma** mit Kopf-, Brustkorb-, Becken- und Extremitätenverletzungen, die ebenfalls einer angemessenen Diagnostik und Therapie bedürfen (s. Kap. 37.2).

Diagnose. Der verletzte Sportler muss sorgfältig zum Unfallhergang befragt werden. Sofern er bewusstlos ist, können evtl. Zeugen Auskunft geben. Grundsätzlich sollte bei einem Bauchtrauma eine ärztliche Untersuchung erfolgen, und zwar auch dann, wenn nur ein ganz vager Verdacht besteht!

> ! Achtung: Das klassische Beispiel bzw. der typische Hinweis mit Signalwirkung für ein schwerwiegendes stumpfes Bauchtrauma ist eine kleine Prellmarke oder ein Bluterguss an der Bauchwand, verursacht bspw. durch den Fahrradlenker im Rahmen eines Sturzes! Eine Organverletzung kann aber auch ohne äußere Verletzungszeichen vorliegen!

Hinweise für eine Bauchverletzung können außerdem z.B. die Gurtmarke des Sicherheitsgurts, Schmerzen bei Betastung und Abwehrspannung der Bauchwand sein. Bei schlechter Kreislaufsituation, z.B. bedingt durch eine Blutung bei einem Milzriss, ist der Puls schnell und nur schlecht zu tasten; die Hautfarbe des Verletzten kann blass sein, sofern dieses Symptom nicht von Sonnenbräune überdeckt wird, der Blutdruck ist erniedrigt, das Bewusstsein evtl. gestört (**Kreislaufschock**, s. Kap. 2.6).

Neben der körperlichen Untersuchung ist die **Ultraschalldiagnostik** (Sonografie) heute beim Bauchtrauma Standard. Damit können bspw. Verletzungen der Milz, der Leber oder Blut in der Bauchhöhle erkannt werden. Die Beurteilung des Ultraschalls ist bspw. bei Darmverletzungen schwierig, außerdem hängt die Sicherheit der Methode sehr stark von der Erfahrung des Untersuchers ab. Das **Röntgenbild** kann indirekte Hinweise für eine Organverletzung liefern, z.B. können Knochenbrüche der unteren Rippen links mit einer Milzverletzung vergesellschaftet sein. Im Zweifelsfall wird eine computergestützte Röntgenschichtuntersuchung (**Computertomografie**) durchgeführt, mit der sehr exakte Aussagen möglich sind, allerdings mit dem Nachteil der Strahlenbelastung. Deshalb wird im Kindesalter evtl. eine Kernspintomografie durchgeführt, sofern der Allgemeinzustand des Kindes dies erlaubt und kein schnelles Handeln erforderlich ist (z.B. Operation); die Kernspintomografie dauert nämlich deutlich länger als die Computertomografie, die schon innerhalb weniger Minuten Ergebnisse liefert.

Außerdem werden die **Laborwerte** bestimmt: Es wird eine Blutuntersuchung durchgeführt, dabei wird sicherheitshalber auch die Blutgruppe des verletzten Sportlers ermittelt, falls bei erheblichem Blutverlust eine Bluttransfusion erforderlich wird. Der Urin wird ebenfalls untersucht, er kann z.B. bei einer Nierenverletzung rote Blutkörperchen (Erythrozyten) enthalten, manchmal ist das Blut im Urin auch mit bloßem Auge sichtbar.

Es gibt weitere Untersuchungsmethoden, die je nach Verletzungssituation durchgeführt werden, bspw. die Bauchspülung (Abdominal-, Peritoneallavage). Dabei wird der Bauchraum unterhalb des Nabels punktiert und über einen Katheter mit einer Infusionslösung gespült. Veränderungen in der normalerweise farblosen Spülflüssigkeit erlauben diagnostische Rückschlüsse, z.B. Blut als unspezifischer Hinweis für eine Organschädigung oder Stuhlbeimischungen bei einer Darmverletzung. Sofern weitere Körperregionen verletzt sind (Polytrauma, s. Kap. 37.2), werden diese ebenfalls apparativ-technisch untersucht, z.B. mittels Computertomografie des Kopfs bei Bewusstlosigkeit und Verdacht auf ein Schädel-Hirn-Trauma.

Einige spezielle Hinweise:

- Beim stumpfen Bauchtrauma ist die **Milzverletzung** (Milzriss, Milzruptur, s. Abb. 21.3, Abb. 21.4) die häufigste Organverletzung und Blutungsquelle. Es besteht die Gefahr der Verblutung in die Bauchhöhle: Die Milz liegt im linken Oberbauch nahe dem Magen unterhalb des Zwerchfells, das Bauch- und Brusthöhle voneinander trennt. Das Organ ist in den Blutkreislauf eingeschaltet, also sehr gut durchblutet, und spielt u.a. eine wichtige Rolle im Immunsystem sowie beim Abbau überalterter roter Blutkörperchen. Die Milz ist von einer Bindegewebskapsel umgeben. Bei einer Verletzung der Milz kann diese Kapsel sofort einreißen, dann handelt es sich um einen **einzeitigen Milzriss**. Besonders tückisch ist aber, dass die Kapsel relativ stabil ist und evtl. erst nach Stunden, Tagen oder sogar Wochen platzt, wenn durch die Blutung der Druck innerhalb der Kapsel zu groß wird und diese einreißen lässt; dies ist dann ein **zweizeitiger Milzriss**. Mögliche Zeichen einer Milzverletzung sind Schmerzen im linken Oberbauch, evtl. mit Ausstrahlung in die linke Schulter. Kommt es zum Riss der Milz, dann entwickelt sich innerhalb weniger Minu-

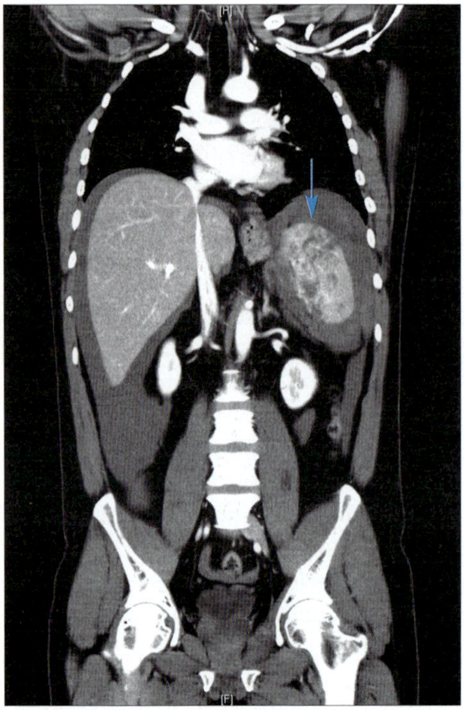

Abb. 21.3: Darstellung eines ausgedehnten Milzrisses in der Computertomografie. Die Leber im rechten Oberbauch sowie die anderen Bauchorgane sind unverletzt.

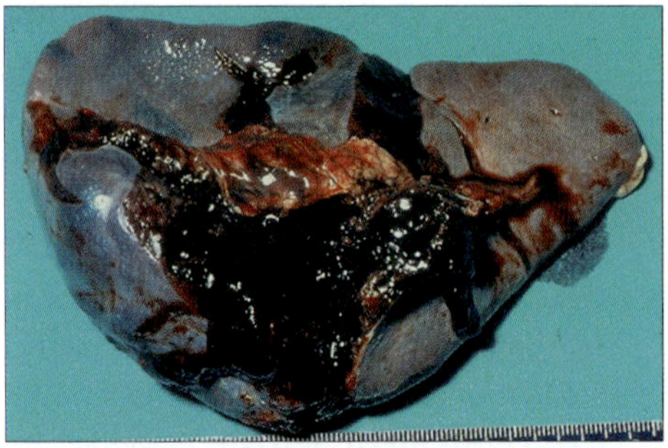

Abb. 21.4: Diese massiv zertrümmerte Milz eines jungen Reiters, entstanden nach einem Pferdetritt in den Bauch, verursachte eine lebensbedrohliche Blutung in die Bauchhöhle. Im Rahmen der Operation war die Erhaltung des Organs nicht möglich, durch Milzentfernung konnte die Blutung gestillt und das Leben des Sportlers gerettet werden.

ten durch den plötzlichen Blutverlust eine Schocksymptomatik mit Blutdruckabfall, Pulsbeschleunigung, Übelkeit, Blässe, Angst, Unruhe des Patienten und schließlich Bewusstseinsverlust.

Der Milzriss ist ein absoluter sportmedizinischer Notfall, es besteht Lebensgefahr!

- Bei einer **Nierenverletzung** gibt es unterschiedliche Schweregrade, vom kleinen Bluterguss innerhalb der Organkapsel bis zur ausgedehnten Zertrümmerung. Fast immer ist nur eine der beiden Nieren betroffen. Mögliche Zeichen einer Nierenschädigung sind Schmerzen in der Flanke oder Blut im Urin, bei starkem Blutverlust auch Schocksymptomatik. Im Rahmen der Diagnostik wird u.a. die Harnausscheidung überprüft.
- Die **Verletzung der Leber**, z.B. durch einen Leberhaken beim Boxen, kann Ursache einer mehr oder weniger ausgeprägten Blutung sein, da dieses Organ als größte Drüse des menschlichen Körpers (Gewicht: ca. 1500 g) sehr gut durchblutet ist. Deshalb müssen diese Patienten engmaschig im Krankenhaus überwacht werden (Ultraschallkontrollen, Blutuntersuchungen). Die Leber liegt im rechten Oberbauch unterhalb des Zwerchfells unter dem rechten Rippenbogen, daher kann sie bei Frakturen der unteren Rippen mitverletzt werden. Mögliche Zeichen einer Leberverletzung sind Schmerzen und Abwehrspannung im rechten Oberbauch, d.h. eine reflektorische Anspannung der Bauchmuskeln. Bei einem Leberriss ist der Austritt von Galle (in der Leber produzierte Verdauungsflüssigkeit) in die Bauchhöhle möglich.

! Achtung: Die Leberverletzung kann – ebenso wie bei der Milz – zu einem sofortigen, also einzeitigen Leberriss führen; die Organkapsel kann aber auch nach einem freien Intervall von Stunden bis Tagen platzen, dies ist dann ein zweizeitiger Leberriss. Die Leberblutung in die Bauchhöhle kann zum tödlichen Kreislaufschock führen.

- Die **Verletzung der Bauchspeicheldrüse** ist selten, aber bspw. durch einen Lenkradaufprall beim Gokart-Fahren oder einen Pferdetritt in den Bauch möglich. Die Bauchspeicheldrüse liegt im Oberbauch direkt vor der Wirbelsäule und kann bei einem derartigen Unfallmechanismus einreißen. **Magen-, Dünndarm-** oder **Dickdarmverletzungen** im Rahmen des stumpfen Bauchtraumas sind ebenfalls selten, aber ebenso wie die Bauchspeicheldrüsenverletzung schwierig zu diagnostizieren. Es empfiehlt sich, bei entsprechendem Verdacht so früh wie möglich eine Computertomografie durchzuführen.

Therapie. Die Behandlung beim Bauchtrauma beginnt an der Sportstätte mit der Ersten Hilfe:

> Hat ein Sportler einen Tritt, Schlag oder Stoß in den Bauch erhalten und ist bei Bewusstsein, dann wird er auf dem Rücken gelagert. Durch Beugung in den Knie- und Hüftgelenken, z.B. durch eine aufgerollte Decke unter den Knien, wird die Bauchmuskulatur entspannt, was die Schmerzen lindert. Mit einer weiteren Decke, einem Handtuch oder Trainingskleidung von Sportkameraden wird eine Auskühlung verhindert.

Je nach Allgemeinzustand wird evtl. ein Notarzt gerufen, der schon am Unfallort mit der Behandlung beginnt. Dazu gehören je nach Situation das Legen einer Infusion, Verabreichung eines Schmerzmittels, Sauerstoffgabe, Maßnahmen der Schockbekämpfung (s. Kap. 2.6) und evtl. künstliche Beatmung. Neben der notwendigen ärztlichen Untersuchung und Diagnostik sollte beim geringsten Verdacht auf ein Bauchtrauma immer eine stationäre Beobachtung im Krankenhaus erfolgen. **Im Zweifelsfall** wird in der Klinik, insbesondere wenn der Allgemeinzustand des Patienten sich verschlechtert, die **Bauchhöhle operativ geöffnet** (Laparotomie), um eine Verletzung eindeutig nachzuweisen oder auszuschließen; in manchen Fällen wird eine Bauchspiegelung (Laparoskopie) durchgeführt, einige Verletzungen können in laparoskopischer Technik ohne großen Bauchschnitt repariert werden.

Die notwendigen Maßnahmen richten sich nach der Art der Verletzung:

- Bei einer **Milzverletzung** wird die Erhaltung der Milz angestrebt, dies ist jedoch vom Ausmaß des Milzschadens und vom Allgemeinzustand abhängig. Bei intakter Milzkapsel mit Bluterguss innerhalb der Kapsel erfolgt bei stabilem Kreislauf die Überwachung im Krankenhaus mit engmaschigen Ultraschallkontrollen sowie Bettruhe des Sportlers. Vorsicht: Durch körperliche Anstrengung oder gar Sport kann es zum zweizeitigen Milzriss kommen, dieses Risiko besteht je nach Befund für etwa 3 Wochen! Bei einer kleinen Milzblutung und stabilem Kreislaufzustand wird evtl. – dann ebenfalls unter Intensivüberwachung – abgewartet, ob die Blutung zum Stillstand kommt. Im Zweifelsfall jedoch, sowie bei jeder Milzblutung mit schlechtem Allgemeinzustand des Patienten, wird operiert! Das Ziel der Operation ist die Blutstillung unter Organerhaltung – soweit möglich. Bei ausgeprägter Organzerstörung und irreparablem Milzriss erfolgt die Milzentfernung (s. Abb. 21.4).
- Die **Nierenverletzung** sollte unbedingt vom Facharzt für Urologie behandelt werden. Dieser trifft die Entscheidung, ob abgewartet werden kann oder die Operation erforderlich ist, bspw. bei einer stärkeren Blutung oder Austritt von Urin in die Nierenumgebung. Behandlungsziel ist der Organerhalt, bei irreparablem Schaden erfolgt die Entfernung der verletzten Niere.
- Die Maßnahmen bei einer **Leberverletzung** richten sich nach dem Ausmaß der

Schädigung. Bei einem kleinen Bluterguss innerhalb der Organkapsel und kreislaufstabilem Patienten erfolgt die Überwachung; bei einem größeren Leberriss mit massiver Blutung wird notfallmäßig zwecks Blutstillung operiert, stark zerstörtes Lebergewebe wird entfernt.

- **Verletzungen des Magens, der Bauchspeicheldrüse, des Dünn-** oder **Dickdarms** sollten so früh wie möglich operiert werden. Bei Dickdarmverletzungen muss evtl. vorübergehend (für etwa 2–4 Monate) ein künstlicher Darmausgang angelegt werden.

Selbstverständlich werden evtl. vorliegende Begleitverletzungen anderer Körperregionen ebenfalls mitbehandelt.

Prognose. Musste die Milz entfernt werden, dann besteht für den betroffenen Sportler lebenslang eine erhöhte Anfälligkeit gegenüber Infektionen, die möglicherweise lebensgefährdend wird (engl. *overwhelming postsplenectomy infection – OPSI*: überwältigende Infektion nach Milzentfernung). Daher sollten **Menschen ohne Milz** gegen Bakterien wie Pneumokokken, Meningokokken und Hämophilus influenzae **geimpft** werden.

Nach der **Entfernung einer verletzten Niere** kann die unverletzte deren Funktion übernehmen, also z.B. Harnausscheidung, Regulation des Wasserhaushalts und des Blutdrucks sowie Bildung bestimmter Hormone. Wichtig sind aber regelmäßige ärztliche Kontrolluntersuchungen. Außerdem sollte keine Kontaktsportart mehr betrieben werden, um die unverletzte Niere nicht zu gefährden.

Im Anschluss an eine **Leberverletzung** müssen nicht zwangsläufig Probleme auftreten, wenn Teile der Leber entfernt wurden, weil dieses Organ sich in gewissem Umfang regenerieren und Gewebe neu bilden kann. Komplikationen können aber auch nach Wochen oder Monaten auftreten, z.B. ein Leberabszess (Eiterbildung durch Infektion des Blutergusses) oder Verengung der Gallenwege mit Übertritt von Galle ins Blut, was dann zur gelben Hautfarbe („Gelbsucht“: Ikterus) führt. Deshalb sind regelmäßige ärztliche Kontrollen notwendig.

> Hinweis: Gelbsucht ist keine Diagnose, sondern ein Symptom, das bei verschiedenen Erkrankungen auftreten kann, bspw. auch bei einer Leberentzündung oder bei einem übermäßigen Zerfall von roten Blutkörperchen.

Die frühzeitig erkannte und operierte **Magenverletzung** hat, sofern es nicht zur Entzündung mit Eiterbildung kommt, eine meistens gute Prognose. Dagegen ist bei **Darmverletzungen** das Infektionsrisiko hoch, weil der Darminhalt (speziell des Dickdarms) reichlich Bakterien enthält, die zur lebensgefährlichen Bauchfellentzündung führen können. Auch die **Verletzung der Bauchspeicheldrüse** ist problematisch: Als Komplikation kann neben einer akuten oder chronischen Entzündung mit Untergang von Organgewebe auch eine sog. Pseudozyste entstehen. Dabei handelt es sich um einen blasenförmiges Gebilde, das durchaus so groß wie eine Faust werden kann. Gesundheitsgefährdende Risiken bei einer derartigen Pseudozyste sind die Infektion, die Blutung oder die Abflussstörung der Galle („Gelbsucht“) bzw. der Verdauungsflüssigkeit der Bauchspeicheldrüse.

> Grundsätzlich gilt: Nach einem Bauchtrauma beim Sport ist die Prognose vom Verletzungsmuster, vom Zeitpunkt der Diagnose sowie von der Art und dem Erfolg der durchgeführten therapeutischen Maßnahmen abhängig. Beim geringsten Verdacht müssen so früh wie möglich Spezialisten für Unfallchirurgie sowie für Bauchchirurgie (Viszeralchirurgie) zu Rate gezogen werden!

21.3 Das penetrierende Bauchtrauma – jede Minute zählt

Das Eindringen eines Gegenstands in den Bauch mit Organverletzung, das sog. offene oder penetrierende Bauchtrauma, ist beim Sport ein sehr seltenes Ereignis. Potenzielle Ursachen bzw. Verletzungsmechanismen sind Projektile oder Pfeile (Schießübungen) oder Sportarten, bei denen spitze Gegenstände verwendet werden (Speerwerfen, Fechten). Ein typischer Unfallhergang ist das Aufspießen am Gartenzaun.

Beim penetrierenden Bauchtrauma richtet sich die Symptomatik nach dem Verletzungsmuster. Die Diagnostik und Therapie orientieren sich an den beim stumpfen Bauchtrauma dargestellten Prinzipien (s. Kap. 21.2), durch die Untersuchungen darf keine wertvolle Zeit verloren gehen. Neben dem Risiko einer Bauchrauminfektion kann akute Lebensgefahr durch eine starke äußere oder innere Blutung bestehen. Daher wird i.d.R. beim geringsten Verdacht auf eine Eröffnung des Bauchs unverzüglich operiert.

! Achtung: Äußerlich sichtbare, tiefe Fremdkörper dürfen bei der Ersten Hilfe an der Sportstätte nicht entfernt werden, sondern erst im Rahmen der Operation; die Wunde wird lediglich steril verbunden. Der Fremdkörper, z.B. ein Pfeil, könnte bspw. in einem Blutgefäß oder gut durchbluteten Organ stecken und „dichtet" gewissermaßen ab; bei einer Fremdkörperentfernung ohne Operationsbereitschaft besteht das Risiko einer unstillbaren Blutung.

21.4 Bauchmuskelverletzungen – schmerzhaft und manchmal hartnäckig

Verletzungen der Bauchmuskulatur entstehen bei plötzlicher Anspannung dieser Muskeln, bspw. beim Tennis oder Volleyball (Aufschlag, Schmetterball), beim Fußball (Torschusstraining) und Turnen sowie in Wurfdisziplinen, aber auch nach intensivem Bauchmuskeltraining. Je nach Art der Verletzung kann man zwischen Muskelzerrung, Muskelfaserriss, Muskelbündelriss und Muskelriss unterscheiden (s. Kap. 5.1.7). Meistens handelt es sich um eine **Zerrung** oder einen **Faserriss**. Am häufigsten ist der vordere **gerade Bauchmuskel** betroffen (lat.: *Musculus rectus abdominis*), der bei gut definierten Bauchdecken für den „Waschbrettbauch" verantwortlich ist. Dieser paarig angelegte Muskel verbindet das Brustbein und die Rippen mit dem Schambein, also dem vorderen Beckenbereich; er ist für die Körperhaltung als wichtiger Gegenspieler der Rückenmuskulatur von maßgeblicher Bedeutung, ebenso ist er für die Rumpfbeugung und die Aufrichtung des Oberkörpers aus der Rückenlage wesentlich (s. Kap. 21.1).

Diagnose. Bei einer **Verletzung des geraden Bauchmuskels** ist meistens der untere Anteil im Bereich des Muskelansatzes am vorderen Beckenring betroffen (s. Abb. 21.5). Die Schmerzen können bis in die Leiste ausstrahlen, ähnlich wie beim Leistenbruch (s. Kap. 22.3.1), und verstärken sich beim Anspannen der Bauchmuskulatur, bspw. beim Lachen, Husten oder Pressen auf der Toilette. Sind andere Bauchmuskeln von der Verletzung betroffen, bspw. die schrägen Muskeln, muss ebenfalls an andere Schmerzursachen gedacht werden, z.B. an die Blinddarmentzündung (Appendizitis). Dementsprechend ist neben der unfallchirurgisch-orthopädischen Diagnostik auch die Konsultation eines Bauchchirurgen notwendig. Als tech-

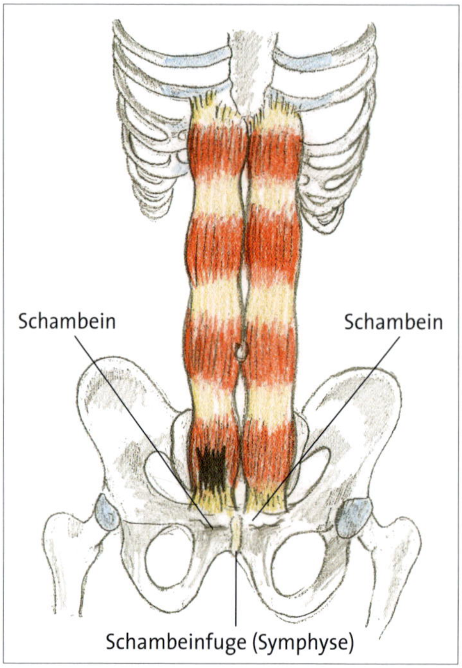

Abb. 21.5: Bauchmuskelzerrung des geraden Bauchmuskels in seinem Ansatzbereich am vorderen Becken

nisch-apparative Methode wird meistens die **Ultraschalluntersuchung (Sonografie)** eingesetzt, damit lässt sich beim Muskelfaserriss evtl. der entstandene Bluterguss nachweisen. In Problemfällen, insbesondere auch bei hartnäckigem Verlauf, wird auch eine **Kernspintomografie** durchgeführt.

> ! Achtung: Nicht mit einer Bauchmuskelverletzung verwechselt werden darf die sog. **Rektusdiastase**. Dabei handelt es sich um ein Auseinanderweichen der geraden Bauchmuskulatur im Bereich seiner Mittelinie (lat. *Linea alba*: weiße Linie), die eigentlich nur ein schmaler Bindegewebestreifen ist. Die Rektusdiastase ist eine angeborene oder im Laufe des Lebens erworbene Anomalie, die i.d.R. keine Beschwerden verursacht. Sie wird nur in Ausnahmefällen operiert, im Gegensatz zu einem **Bauchwand-** oder **Nabelbruch**; das wiederum ist eine Lücke in der Bauchwand mit Vorwölbung von Eingeweiden bis in das Unterhautgewebe (Gefahr der Einklemmung!).

Therapie. Bei Verletzungen der Bauchmuskulatur gelten die allgemeinen Behandlungsprinzipien wie bei Muskelverletzungen anderer Körperregionen (s. Kap. 5.1.7). Bei starken Schmerzen unmittelbar nach dem Ereignis lindert Rückenlage mit aufgestellten Beinen die Schmerzen. Hilfreich ist auch eine aufgerollte Decke unter den Knien, Kühlung wird meist als angenehm empfunden. Als **Medikamente** werden ärztlicherseits orale nichtsteroidale Antiphlogistika wie Ibuprofen oder Diclofenac verordnet (nicht bei Magen- oder Zwölffingerdarmgeschwüren). Diese Präparate verschaffen eine Schmerzlinderung und verhindern das Fortschreiten der im Anschluss an die Verletzung ablaufenden Entzündungsreaktion. Im Einzelfall kann die lokale Injektionsbehandlung sinnvoll sein, z.B. mit einem örtlichen Betäubungsmittel (Lokalanästhetikum) oder einem homöopathischen Medikament (z.B. Traumeel). Beim seltenen Muskelriss, z.B. dem Abriss des geraden Bauchmuskels am Schambein, sollte operiert werden.

Wichtig ist v.a. auch die körperliche Schonung, sportliche Aktivitäten dürfen nur im schmerzfreien Bereich durchgeführt werden, z.B. Radfahren – keine Schnellkraftbelastung! Im Rahmen der Krankengymnastik wird nicht nur die Bauch-, sondern auch die Rückenmuskulatur behandelt.

Prognose. Bauchmuskelverletzungen können manchmal hartnäckig sein. Bei günstigem Verlauf dauert die Genesung nach einer Muskelzerrung etwa 2–3 Wochen, Faserrisse benötigen etwa 3–6 Wochen.

22 Verletzungen und Schäden am Becken

22.1 Bedeutung des Beckens beim Sport und Einführung in die Anatomie

Das menschliche Becken hat für den Sport eine „zentrale" Bedeutung, es ist gleichsam das Bindeglied zwischen dem Oberkörper mit dem Kopf und der Wirbelsäule sowie den Armen oberhalb und den Beinen unterhalb dieses Zentrums.

Das Becken hat – von oben betrachtet – die Form eines Rings. Die **knöchernen Elemente** des Beckenrings sind die **beiden Hüftbeine** sowie **das Kreuzbein** (s. Abb. 22.11, Abb. 23.1). Jedes Hüftbein wiederum entsteht durch den Zusammenschluss von jeweils 3 Knochen, und zwar des Darmbeins, des Schambeins und des Sitzbeins. Diese 3 Knochen verschmelzen zentral im Bereich der **Hüftpfanne** (lat.: *Acetabulum*), der Gelenkpfanne des Hüftgelenks. Im vorderen Beckenbereich treffen sich die beiden Schambeinknochen in der **Schambeinfuge**, der Symphyse, die eine Knorpelscheibe enthält. Beidseits der Schamfuge befindet sich rechts und links jeweils ein durch eine Bindegewebsmembran verschlossenes Loch (lat.: *Foramen obturatum*). Das Kreuzbein ist aus der Verschmelzung von meistens 5 Kreuzbeinwirbeln entstanden. Es hat annähernd die Form eines Keiles. Im Kreuzbein finden sich rechts und links jeweils 4 Öffnungen (lat.: *Foramina sacralia*), die Durchtrittspforten für die Äste der Kreuzbeinnerven. An der Spitze des Kreuzbeins findet sich das Steißbein. Das Kreuzbein kontaktiert seitlich rechts und links zu den Darmbeinen im Bereich der **Kreuzdarmbeingelenke** (Iliosakralgelenke, Sakroiliakalgelenke, s. Abb. 22.11b); die jeweiligen Gelenkflächen (lat.: *Facies auricularis*) am Kreuzbein bzw. Darmbein sind nieren- oder halbmondförmig und annähernd deckungsgleich.

Das menschliche Becken würde in seine beiden Hüftbeine und das Kreuzbein „auseinanderfallen", wenn diese 3 Knochen nicht im Bereich der Kreuzdarmbeingelenke und der Symphyse durch starke **Bänder** zusammengehalten würden. Darüber hinaus gibt es noch Bandverbindungen zur Lendenwirbelsäule und im Bereich des Beckenbodens. Außerdem ist das Becken Ursprungs- oder Ansatzbereich zahlreicher **Muskeln**, die für die Ausübung der verschiedensten Sportarten teilweise sehr spezifisch trainiert und genutzt werden, bspw. die Bauchmuskulatur vorne oder die kräftigen Gesäßmuskeln hinten.

Woher stammt der Begriff **„Becken"**? Der Terminus wurde von dem Anatomen Andreas Vesalius (1514–1564) geprägt, der das menschliche Becken mit einem Waschbecken verglich. Das Becken hat tatsächlich die Form eines Gefäßes und enthält zahlreiche Organe und Leitungsbahnen: Im Bereich des Beckens befinden sich die weiblichen bzw. männlichen **Urogenitalorgane** wie Harnblase, Harnröhre, Gebärmutter, Eileiter, Eierstöcke bzw. Penis, Hoden(-sack) und Prostata. Ebenfalls beinhaltet das Becken den **Enddarm** sowie zahlreiche **Blutgefäße** – sowohl Schlagadern (Arterien) als auch Venen (Gefäße, die das Blut zum Herzen zurückführen) – und eine Vielzahl von **Nerven**, von denen der Ischiasnerv wohl am bekanntesten ist.

> ! Achtung: Die enge Nachbarschaft des knöchernen Beckens zu diesen Weichteilen bzw. Organen ist bei Sportverletzungen mit hoher Gewalteinwirkung auf das Becken von Bedeutung, da sowohl der Knochen als auch die Weichteile verletzt werden können.

22.2 Beckenverletzungen

Bei den sportbedingten Beckenverletzungen unterscheidet man die

- häufigeren Beckenrandfrakturen, die v.a. im Wachstumsalter vorkommen,
- vergleichsweise seltenen Beckenringverletzungen bzw. Beckenringfrakturen, bei denen zusätzlich Weichteilschäden (z.B. Haut, Blutgefäße, Becken- bzw. Urogenitalorgane, Nerven) möglich sind,
- ebenfalls seltenen isolierten Verletzungen der Urogenitalorgane ohne begleitende Knochenschädigung, z.B. der Harnblase, der Harnröhre oder des Hodensacks.

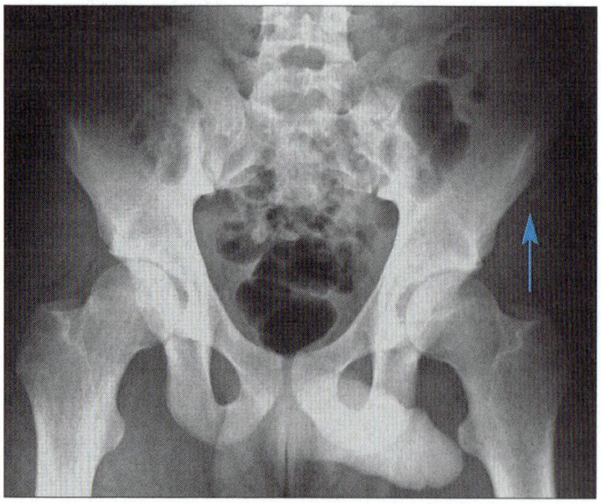

Abb. 22.1: Das Röntgenbild des Beckens eines 16-jährigen Fußballspielers zeigt auf der linken Seite einen Abriss der Apophyse des vorderen oberen Darmbeinstachels (lat.: *Spina iliaca anterior superior*), entstanden bei einer Grätsche nach dem Ball durch Muskelzug des Schneidermuskels. Bei genauer Betrachtung ist die kleine Knochenschale, an der die Sehne dieses Muskels ansetzt, deutlich zu sehen.

> ! Achtung: Bei Beckenverletzungen besteht ein erhöhtes Thromboserisiko, daher sind vorbeugende Maßnahmen wichtig, u.a. Heparinspritzen (s. Kap. 3.3.4).

22.2.1 Beckenrandfrakturen

Im Randbereich des Beckens befinden sich mehrere Knochenvorsprünge (Knochenhöcker), die Muskeln bzw. ihren Sehnen als Ansatz bzw. Ursprung dienen. Beckenrandfrakturen beim Sport entstehen i.d.R. durch plötzliche Muskelanspannung, und zwar meistens im Wachstumsalter als Apophysenabrissfrakturen (s. Kap. 34.3):

In diesem Lebensabschnitt bestehen die Knochenvorsprünge als Knochenkerne zunächst noch aus Knorpel und werden dann Apophysen genannt, beim Erwachsenen ist die Verknöcherung abgeschlossen. Die Apophysen werden als Wachstumsfugen im Bereich von Sehnenansätzen definiert; man findet sie also – und damit auch die Apophysenabrissfrakturen – nur bei Kindern und Jugendlichen. Selten kommt es aber auch beim Erwachsenen – also nach abgeschlossener Verknöcherung – zu derartigen Beckenrandfrakturen, die durch plötzlichen Muskelzug, z.B. beim Ansetzen zum Sprint, entstehen. Sie werden von manchen Sportmedizinern als Stressfrakturen (Ermüdungsbrüche, s. Kap. 32), also als Überlastungsfolge interpretiert. Bevorzugte Frakturlokalisationen sind der vordere obere Darmbeinstachel (lat.: *Spina iliaca anterior superior*, s. Abb. 22.1) oder der vordere untere Darmbeinstachel (lat.: *Spina iliaca anterior inferior*), seltener der Sitzbeinhöcker (lat.: *Tuber ischiadicum*) oder der Beckenkamm (lat.: *Crista iliaca*).

Diagnose. Die Betroffenen, meistens Jugendliche, verspüren einen plötzlichen Schmerz in der Region der abgerissenen Apophyse mit anschließender Bewegungseinschränkung. Wird kein **Röntgenbild** angefertigt bzw. das Bild nicht genau betrachtet, dann kann der Befund bspw. beim Abriss des vorderen oberen oder unteren Darmbeinstachels als „Zerrung", z.B. als Leistenzerrung, fehlinterpretiert werden. Manchmal ist die Verletzung nur in der **Kernspintomografie** sichtbar, wenn bspw. keine wesentliche Bruchverschiebung vorliegt.

Therapie. Die Behandlung erfolgt konservativ durch kurzfristige Entlastung und Sportpause für einige Wochen. Nur ausnahmsweise, bei erheblicher Bruchverschiebung, wird die abgerissene Apophyse wieder angeschraubt; i.d.R. ist die Heilung mit vollständiger Wiederherstellung der Sportfähigkeit auch ohne Operation möglich. Manchmal entwickelt sich, meist vorübergehend, eine erhebliche Kallusbildung (knöcherne Heilungsreaktion), die als sog. Pseudotumor mit einer Geschwulst verwechselt werden kann.

22.2.2 Verletzungen und Frakturen des Beckenrings

Bei großer Gewalteinwirkung auf das Becken können nicht nur Verletzungen im Bereich des Hüftgelenks entstehen (s. Kap. 23.2), sondern auch **Beckenringverletzungen** und **-brüche** (s. Abb. 22.2). Letztere sind **potenziell lebensbedrohlich**, aber glücklicherweise nicht nur beim Sport relativ selten. Ihre Häufigkeit beträgt etwa 3–6% aller Frakturen. Ursachen sind bspw. Automotorsportunfälle, Kollisionen (z.B. Radfahrer mit Pkw, Snowboarder mit Baum), Stürze mit hoher Geschwindigkeit (alpiner Skilauf, Motorrad) oder aus größerer Höhe (Klettern, Reiten, Paragliding). Ein Sturz beim Reiten ist dann besonders gefährlich, wenn die Reiterin bzw. der Reiter unter das Pferd gerät.

Zur Unterbrechung des Beckenrings sind Kräfte von bis zu 10000 Newton und mehr erforderlich, das entspricht etwa 1000 kg und mehr! Durch das Unfallgeschehen kann es je nach Richtung und Größe der einwirkenden Kraft zu Frakturen am vorderen Beckenring, am hinteren Beckenring, zu Verletzungen und Bänderrissen an der Schambeinfuge (Symphyse) bzw. am Kreuzdarmbeingelenk kommen; die Symphyse bzw. das Kreuzdarmbeingelenk können teilweise oder komplett „gesprengt" werden.

Dabei wird die Stabilität des Beckenrings in unterschiedlichem Ausmaß beeinträchtigt, sodass bspw. die Verschiebung einer oder beider Beckenhälften oder als Extremfall die

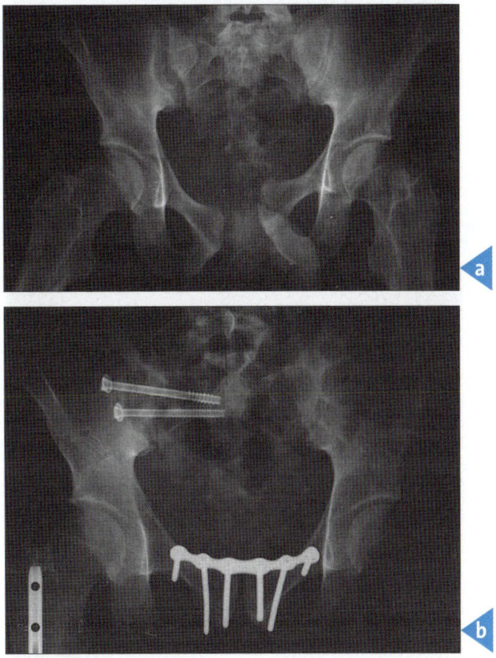

Abb. 22.2: Instabile Beckenringverletzung mit Sprengung der Schamfuge und des rechten Kreuzdarmbeingelenks, dieses ist in der Computertomografie noch deutlicher zu erkennen. **a)** Unfallaufnahme. **b)** Stabilisierung des Kreuzdarmbeingelenks mit 2 Schrauben und Plattenosteosynthese der Schamfuge. Im Röntgenbild sichtbar ist ein Nagel im rechten Oberschenkel, der ebenfalls gebrochen war.

komplette Abtrennung einer Beckenhälfte im Sinne einer Amputation einschließlich des Beins (sog. traumatische Hemipelvektomie) resultieren kann.

Derartige Rasanztraumen verletzen dementsprechend nicht nur die knöchernen Elemente des Beckens, sondern auch die Beckenweichteile. Mögliche **schwerwiegende Begleitverletzungen** sind:

- Die **Beckenblutung**, die durchaus zu einem Blutverlust von 3–6 l führen und damit **lebensbedrohlich** sein kann (ein 75 kg schwerer Erwachsener hat etwa 5 l Blut entsprechend 70 ml/kg). In der ersten Behandlungsphase einer instabilen Beckenringverletzung ist dies das entscheidende Problem. Die Hauptblutungsquellen sind außer dem gebrochenen Knochen die Beckenvenen; diese bilden ausgedehnte Geflechte, die sog. venösen Beckenplexus. Seltener sind arterielle Blutungen (s. Abb. 22.3).
- **Verletzungen der weiblichen** bzw. **männlichen Urogenitalorgane** wie Harnblase (s. Abb. 22.4), Harnröhre, Gebärmutter, Eileiter, Eierstöcke bzw. Penis, Hoden(-sack), Prostata, Harnleiter und Niere ereignen sich mit einer Häufigkeit von etwa 5–10%.
- In der Akutphase werden die **Verletzungen der Nervenbahnen** bzw. **des Beckens** oft nicht diagnostiziert, weil der bedrohliche Zustand des Patienten im Vordergrund steht. Die Häufigkeit von Nervenschäden beträgt durchschnittlich etwa 10%, bei instabilen Kreuzbeinbrüchen sogar bis zu 50%. Als Folge können später z.B. Schmerzen oder eine Bewegungsstörung des Beins verbleiben.
- **Bauchverletzungen**, z.B. Milz- oder Leberrisse, kommen wegen der engen

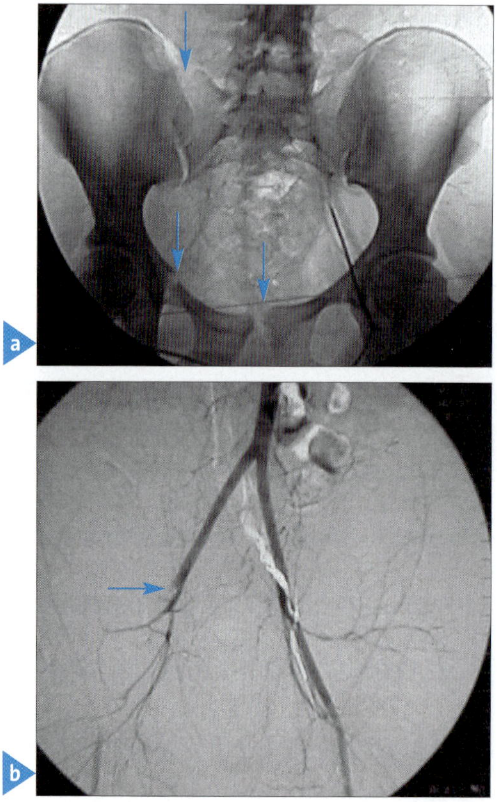

Abb. 22.3: Schwerwiegendes Beckentrauma bei einem verunfallten Radsportler. **a)** Röntgenbild des Beckens mit Sprengung des Kreuzdarmbeingelenks rechts, vorderer Beckenringfraktur rechts sowie Symphysenverletzung. **b)** Die Angiografie zeigt die gleichzeitige Verletzung einer großen Schlagader, sichtbar an der fehlenden Kontrastmitteldarstellung.

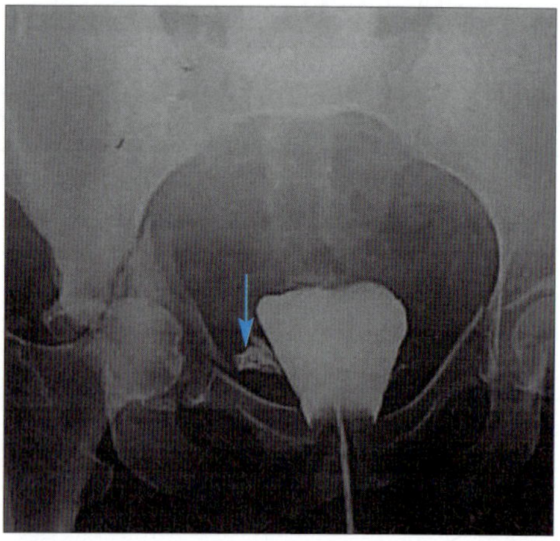

Abb. 22.4: Röntgenkontrastmitteluntersuchung der Harnblase, die einen Blasenriss zeigt, erkennbar am Kontrastmittelaustritt. Das Röntgenbild zeigt außerdem mehrere Frakturen am vorderen Beckenring und einen Hüftpfannenbruch rechts, wobei der Hüftkopf in das Beckeninnere eingedrungen ist (sog. zentrale Hüftluxation).

Nachbarschaft zum Becken bei etwa 25% der Patienten vor und können den Blutverlust noch weiter verstärken (s. Kap. 21.2).
- Eine **Enddarmverletzung** ist selten, kann aber durch die freigesetzten Darmbakterien zur Infektion und lebensbedrohlichen Sepsis („Blutvergiftung“) führen. Definitionsgemäß handelt es sich dabei, ebenso wie wenn durch eine **offene Hautverletzung eine Verbindung zur knöchernen Beckenverletzung** besteht, um eine **offene Beckenfraktur**.
- **Geschlossene Verletzungen der Haut** (z.B. die Abscherung der Haut von der darunter liegenden Gewebeschicht) können ebenfalls schwerwiegend sein. Durch Muskelquetschung oder Einblutung aus dem gebrochenen Knochen kann sogar ein **Kompartment-Syndrom der Gesäßmuskulatur** entstehen (s. Kap. 5.2.9).

Im Rahmen des Unfallgeschehens werden gleichzeitig oft auch andere Körperregionen verletzt, z.B. der Kopf (40%), der Brustkorb (35%) oder die Wirbelsäule (15%). Fast 70% der Patienten haben Knochenbrüche an den Armen oder Beinen.

Diagnose. Der verletzte Sportler muss sorgfältig zum Unfallhergang befragt werden. Sofern er bewusstlos ist oder vom erstversorgenden Notarzt bereits die künstliche Beatmung begonnen wurde, werden die Informationen vom Notarzt oder evtl. von Zeugen eingeholt. Um das gesamte Verletzungsmuster zu erfassen, ist eine **rasche** und **systematische Ganzkörperuntersuchung** erforderlich. Speziell für das Becken wird auf äußere Verletzungszeichen geachtet wie Blutergussbildung oder Hautdurchtrennung. Besonders ist auch auf die Geschlechtsorgane zu achten, z.B. besteht bei einem Blutaustritt aus der Harnröhre der Verdacht auf einen Harnröhrenriss. Auch der Enddarm (After) wird untersucht, um bspw. eine äußerlich nicht sichtbare Knochendurchspießung zu erkennen (offene Beckenfraktur!); bei Männern wird die Vorsteherdrüse (Prostata) getastet. Bei Sportlerinnen ist eine gynäkologische Untersuchung der Scheide sinnvoll; diese kann z.B. auch von innen durch ein Knochenstück verletzt werden, was dann ebenfalls einer offenen Beckenfraktur mit hohem Infektionsrisiko entspricht.

Der erfahrene Arzt kann bei vorsichtiger Betastung des Beckens dessen Stabilität prüfen. Beim wachen, ansprechbaren Patienten wird eine neurologische Untersuchung durchgeführt, weil Nervenverletzungen durch das Beckentrauma – wie bereits erwähnt – relativ häufig sind.

> ! Achtung: Der verletzte Sportler mit einem Beckentrauma ist vital gefährdet, insbesondere durch den inneren oder äußeren **Blutverlust**. Sein Körper kann die lebensbedrohliche Situation eine gewisse Zeit kompensieren, bis sich dann plötzlich der Allgemeinzustand verschlechtert. Aus diesem Grund müssen Diagnostik und Behandlung zeitgleich durchgeführt werden, z.B. die Behandlung des Kreislaufschocks. In dieser Situation ist der Puls schnell und nur schlecht zu tasten; die Hautfarbe des Verletzten kann blass sein, sofern dieses Symptom nicht von Sonnenbräune überdeckt wird, der Blutdruck ist erniedrigt, das Bewusstsein evtl. gestört (s.u.).

Außerdem werden **Laborwerte** bestimmt: Es wird eine Blutuntersuchung durchgeführt, dabei wird auch die Blutgruppe des verletzten Sportlers bestimmt, falls bei erheblichem Blutverlust eine Bluttransfusion erforderlich wird. Der Urin wird ebenfalls untersucht, er kann z.B. bei einer Nierenverletzung rote Blutkörperchen (Erythrozyten) enthalten, manchmal ist das Blut im Urin auch mit bloßem Auge sichtbar.

Im Rahmen der bildgebenden Diagnostik ist die **Ultraschalluntersuchung (Sonografie)**, die bereits im sog. Schockraum der Unfallklinik durchgeführt wird, absoluter Standard. Damit können innerhalb weniger Minuten Verletzungen im Bauchraum (z.B. Leber, Milz, Niere) erfasst werden, im Beckenbereich kann der erfahrene Arzt bspw. eine Blutergussbildung (sog. retroperitoneales Hämatom) oder eine Einblutung in die Harnblase sehen. Die **konventionelle Röntgendiagnostik** gibt wichtige Hinweise über die Schädigung des Beckenskeletts, detaillierte Informationen kann aber nur die **Computertomografie** liefern. Eine **Kontrastmitteluntersuchung der Harnröhre** und **Harnblase** (sog. retrograde Urethrozystografie, s. Abb. 22.4) wird bei Verdacht auf eine Verletzung in diesem Bereich durchgeführt. Durch eine **Spiegelung des Enddarms** (Rektoskopie) erkennt man dessen Verletzung. Bei Verdacht auf eine arterielle Blutung im Beckenbereich ist evtl. eine **Angiografie** (s. Abb. 22.3b) sinnvoll, bei der mithilfe eines Kontrastmittels die Blutgefäße in einer Röntgenbildserie dargestellt werden und unter bestimmten Voraussetzungen eine Blutstillung möglich ist (s.u.).

Sofern weitere Körperregionen verletzt sind (Polytrauma, s. Kap. 37.2), werden diese ebenfalls apparativ-technisch untersucht, z.B. mittels Computertomografie des Kopfs bei Bewusstlosigkeit und Verdacht auf ein Schädel-Hirn-Trauma.

Eine **Kernspintomografie** wird in der akuten Phase **nicht durchgeführt**, da der Zeitaufwand für diese Untersuchung zu groß ist; sie bleibt speziellen Fragestellungen vorbehalten, wenn es dem Verletzten wieder besser geht.

Therapie. Die Behandlung beim Beckentrauma beginnt an der Sportstätte mit der **Ersten Hilfe**: Ist der Sportler bei Bewusstsein, dann wird er auf dem Rücken möglichst bequem gelagert (Schocklagerung, s. Kap. 2.6). Mit einer Decke, einem Handtuch oder Trainingskleidung von Sportkameraden wird eine Auskühlung verhindert. Der **Notarzt** sollte unverzüglich gerufen werden, er beginnt schon am Unfallort mit der Behandlung. Dazu gehören je nach Situation das Legen einer Infusion, Verabreichung eines Schmerzmittels, Sauerstoffgabe, Maßnahmen der Schockbekämpfung und evtl. künstliche Beatmung (s. Kap. 2.6).

In der **Klinik** erfordern Verletzungen und Frakturen des Beckenrings – da potenziell lebensbedrohlich – eine spezielle Erfahrung sowie die interdisziplinäre Zusammenarbeit von zahlreichen medizinischen Fachrichtungen, z.B. Unfallchirurgie, Anästhesie, Intensivmedizin, Radiologie, Urologie und Gynäkologie.

> Beim Beckentrauma ist ein gezielter Handlungsablauf erforderlich, der primär die vitale Bedrohung abwenden soll. Frühzeitig sind aber in dieses Notfallbehandlungskonzept sekundäre Maßnahmen einzubeziehen, die das Ziel einer anatomischen Rekonstruktion und damit möglichst vollständigen Rehabilitation haben.

Eine ganz wesentliche Maßnahme ist die **Beckenstabilisierung**; diese hat einerseits das Ziel, das Beckenvolumen und damit die Beckenblutung zu reduzieren (der „Raum“, in den es bluten kann, wird verkleinert). Andererseits hat sich gezeigt, dass die möglichst anatomische Wiederherstellung wesentlich ist für ein gutes funktionelles Spätergebnis. Dementsprechend kann zwischen einer **Notfallstabilisierung** und der **definitiven operativen Beckenrekonstruktion** unterschieden werden:

Bei Eintreffen des Patienten in der Klinik kann eine **provisorische „Stabilisierung“** zur Reduktion des Beckenvolumens mit einem stramm um das Becken gewickelten Bettlaken erfolgen. Eleganter und effektiver ist der pneumatische Notfallbeckengürtel nach Baumgaertel, der wie eine Art Blutdruckmanschette um das Becken gelegt wird. Als **operative Maßnahme der Notfallstabilisierung** wird in vielen Fällen ein **Fixateur externe** („äußerer Festhalter", s. Abb. 22.5) angelegt. Durch die Haut werden dabei Schrauben in das Becken eingedreht, die dann mit einem äußeren „Gestell" verbunden werden. Auf diese Weise wird der verletzte Bereich überbrückt und ruhiggestellt. Eine andere Notfallmethode ist die **Beckenzwinge**, die wie eine Art Schreinerzwinge das auseinandergebrochene Becken provisorisch stabilisiert. Wenn trotz Beckenfixateur oder -zwinge die Beckenblutung nicht in den Griff zu bekommen ist, dann wird eine sog. operative **pelvine Tamponade** vorgenommen; das Beckeninnere wird dabei mit speziellen Tüchern „ausgestopft", die für einige Tage verbleiben. In einigen wenigen Fällen können Blutungen aus kleineren Arterien (Schlagadern) mithilfe der oben erwähnten Angiografie dargestellt und gestoppt werden, wobei das blutende Gefäß von innen verschlossen wird (sog. Embolisation).

Die **endgültige operative Beckenstabilisierung** erfolgt i.d.R. sekundär durch interne Osteosynthesen, meistens Platten und Schrauben. Diese definitive Rekonstruktion des Beckenrings wird so früh wie möglich durchgeführt, idealerweise innerhalb von 7 Tagen in Abhängigkeit vom Patientenzustand. Wegen des größeren operativen und technischen Zeitaufwandes können interne Osteosynthesen primär aber nur dann durchgeführt werden, wenn dies der Allgemeinzustand des Patienten erlaubt. In manchen Fällen verbleibt der zur Notfallbehandlung eingesetzte Fixateur externe für etwa 3–6 Wochen.

Die Therapie darf aber nicht nur auf das Beckenskelett und die Beckenblutung ausgerichtet sein, sondern muss auch die **begleitende Weichteilverletzungen** im Beckenbereich berücksichtigen, z.B.:

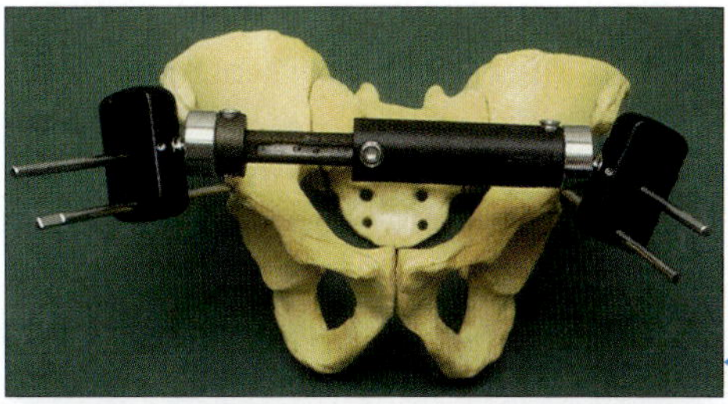
a

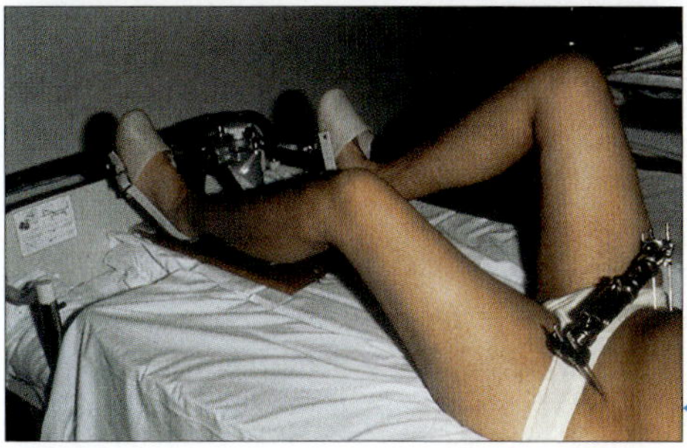
b

Abb. 22.5: Beckenfixateur. **a)** Am Knochenmodell wird veranschaulicht, dass die Fixateur-Schrauben (engl.: *pins*) oberhalb der Hüftpfanne beidseits in den Beckenknochen eingedreht und dann über ein „Gestell" miteinander verbunden werden. **b)** Junger Motorradfahrer mit Beckenfixateur, der nach Besserung seines Allgemeinzustands mit einem Bettfahrrad trainiert.

- Bei **Verletzungen der Blase** bzw. **der Harnröhre** ist die sichere Urinableitung das wichtigste Behandlungsprinzip, je nach Befund wird ggf. operiert.
- Die Therapiemöglichkeiten bei **Nervenverletzungen** im Beckenbereich sind heute noch begrenzt. Es gibt aber positive Erfahrungen mit der operativen Freilegung von gequetschten Nervenwurzeln bei Kreuzbeinfrakturen.
- Bei einer **offenen Beckenringfraktur** ist neben der Blutungskontrolle das Hauptziel die Vermeidung einer Infektion bzw. Sepsis („Blutvergiftung"). Gequetschte und nicht durchblutete Haut muss operativ entfernt werden (sog. Débridement, „Wundtoilette"). Bei einer Enddarmverletzung wird möglichst frühzeitig die Rekonstruktion durchgeführt und ein künstlicher Darmausgang angelegt; dieser kann später bei erfolgreicher Operation wieder verschlossen werden, andern-

falls muss er verbleiben. Die schlimmste Form einer offenen Beckenfraktur ist die Hemipelvektomie (s.o.), bei der eine Beckenhälfte durch den Unfall vollständig (totale oder komplette Hemipelvektomie) oder fast vollständig (subtotale Hemipelvektomie) abgetrennt wird. Dieses extreme Verletzungsmuster, das bspw. bei verunfallten Motorradsportlern auftreten kann, ist sehr selten und nahezu immer tödlich, weil die Betroffenen schon am Unfallort verbluten. Sofern sie aber noch lebend in die Klinik transportiert werden können (Notarztwagen!), darf auf keinen Fall ein Erhaltungsversuch der betroffenen Beckenhälfte unternommen werden – dies würde der Verletzte nicht überstehen. Bei einer subtotalen Hemipelvektomie wird deshalb sogar die Amputation vervollständigt (Beckenhälfte und gleichseitiges Bein!), nur dann besteht eine geringe Überlebenschance.

Selbstverständlich werden evtl. vorliegende **Begleitverletzungen anderer Körperregionen** ebenfalls mitbehandelt. So werden Bauchverletzungen nach den Prinzipien der Bauchchirurgie versorgt, z.B. Übernähung eines Leberrisses oder Entfernung einer erheblich geschädigten Milz. Knochenbrüche an den Armen oder Beinen werden, falls erforderlich, je nach Dringlichkeit bei der Erstoperation oder nach Besserung des Allgemeinzustands operiert. Entsprechendes gilt für Kopf- oder Brustkorbverletzungen.

Es ist selbstverständlich, dass diese Schwerverletzten zunächst auf der Intensivstation weiterbehandelt werden.

Prognose. Bei **instabilen Beckenringverletzungen** bzw. **-frakturen** beträgt die **Sterblichkeit 5–10%**, nicht zuletzt aufgrund der Tatsache, dass die Patienten oft polytraumatisiert sind. Bei einer offenen Beckenfraktur sind die Überlebenschancen sogar noch geringer, nämlich nur etwa 80%. Sofern die Patienten das Trauma überstehen, hängt die Prognose einerseits davon ab, ob durch die Therapie eine möglichst anatomische Rekonstruktion der knöchernen Beckenarchitektur möglich war. Andererseits bestimmen auch die **Begleitverletzungen** im Beckenbereich die **spätere Lebensqualität**; bspw. kann nach einem Harnröhrenriss bei Männern in etwa 50–60% eine Impotenz verbleiben, nach Nervenverletzungen ist eine permanente Lähmung im Bereich des Beins möglich. Nicht zuletzt können **Verletzungen in anderen Körperregionen** (z.B. am Kopf, am Brustkorb, an den Armen oder Beinen) zu **Spätfolgen** führen. In Abhängigkeit von der Schwere des Beckentraumas sowie den weiteren Verletzungen führen leider nur 20–50% der Verunfallten ihr Leben unverändert weiter. Diese Ausführungen sollen verdeutlichen, dass die Frage nach der Sportfähigkeit im Anschluss an ein Beckentrauma nur individuell beantwortet werden kann und oft andere Probleme für die betroffenen Sportler eine viel höhere Wertigkeit bekommen.

> ! Achtung: Von diesen schweren Beckentraumen abzugrenzen sind Beckenringverletzungen, bei denen die **Beckenstabilität nicht beeinträchtigt** ist, z.B. die einfache Fraktur im Schambeinbereich. Diese Verletzungen sind i.d.R. unproblematisch; sie werden meistens konservativ behandelt, die Belastung kann bis zur Schmerzgrenze erfolgen, die Sportpause ist je nach Sportart und Patientenalter mit 2–3 Monaten zu veranschlagen. Auch bei **Ermüdungsbrüchen** am Becken bestehen keine schwerwiegenden Begleitverletzungen, sie werden an anderer Stelle dieses Buchs besprochen (s. Kap. 32).
> Und noch ein wichtiger Hinweis: **Junge Sportlerinnen** und **Frauen im gebärfähigen Alter** sollten nach erlitte-

ner Beckenfraktur gynäkologisch untersucht werden in Hinblick auf eine spätere Schwangerschaft, da es evtl. zu geburtshilflichen Komplikationen kommen kann. Eine Besonderheit ist die **Sprengung der Symphyse während der Geburt** eines Kindes; hier sollten Unfallchirurg und Gynäkologe gemeinsam mit der Patientin entscheiden, ob noch eine konservative Behandlung mit einem speziellen Beckengurt möglich oder die operative Stabilisierung (Platte und Schrauben) sinnvoll ist.

22.2.3 Urologische Sportverletzungen

Verletzungen der weiblichen bzw. männlichen Urogenitalorgane wie Harnblase, Harnröhre, Gebärmutter, Eileiter, Eierstöcke bzw. Penis, Hoden(-sack), Prostata, Harnleiter und Niere wurden bereits bei den Beckenringverletzungen (s. Kap. 22.2.2) sowie bei der Darstellung des Bauchtraumas (s. Kap. 21.2) dargestellt. Es folgen an dieser Stelle einige ergänzende Hinweise:

- **Urogenitalverletzungen** beim Sport sind insgesamt **selten.** Etwa 50% ereignen sich beim **Fußball**, weitere „verursachende" Sportarten sind v.a. Rad-, Motorrad- und Skisport, ferner Kampfsport sowie die Leichtathletik (s. Abb. 22.6).
- **Grundsätzlich** sollte zur Untersuchung und Behandlung der **Facharzt für Urologie** hinzugezogen werden.
- Bei einem **Hodentrauma**, z.B. durch einen Fußtritt beim Fußball oder Schlag unter die Gürtellinie beim Boxen, muss nicht zwangsläufig ein größerer Bluterguss im Hodensack vorhanden sein. Abzugrenzen davon ist die sog. **Hodentorsion**, dies ist die Verdrehung des Hodens um die Längsachse des Samenstrangs. Bei der Hodentorsion ist die notfallmäßige operative Freilegung erforderlich, weil andernfalls die Gefahr des irreversiblen Schadens mit Notwendigkeit der Hodenentfernung besteht. Beim Hodentrauma wird evtl. ebenfalls operiert.
- Bei einem **Harnblasenriss**, der besonders bei gefüllter Blase auftreten kann, ist der Urin blutig (sog. Hämaturie), meistens bestehen (Bauch-)Schmerzen. Es ist aber auch möglich, dass der Sportler nicht mehr urinieren kann (Harnverhalt, Harnsperre), weil große Blutgerinnsel die Blase „verstopfen" (Blasentamponade). Je nach Lokalisation und Größe des Blasenrisses ist die Harnableitung mit einem Katheter ausreichend oder es wird operiert.
- Bei einem **Harnröhrenriss**, der fast ausschließlich bei männlichen Sportlern in Kombination mit einem Beckenringbruch vorkommt, ist der Urin blutig oder es besteht ein Harnverhalt. Ein Warnsignal ist der Blutaustritt an der Harnröhrenöffnung (Penisspitze). Die Harnableitung erfolgt zunächst über einen Katheter durch die Bauchdecke (sog. suprapubische Harnblasenableitung). Eine Katheterisierung der Harnröhre sollte – wenn überhaupt – nur vom Urologen vorgenommen werden: Gefahr der Verschlimmerung sowie der Infektion! Für die Wiederherstellung der Harnröhre gibt es unterschiedliche Konzepte; der Urologe entscheidet darüber, wie therapeutisch vorzugehen ist.
- **Nierenverletzungen** unterschiedlicher Schweregrade entstehen am häufigsten beim Fußball, Reiten, alpinen Skilauf und Rodeln. Die Nieren sind eigentlich durch die unteren Rippen relativ geschützt, sodass es einer wesentlichen Gewalteinwirkung bedarf, damit ein stumpfes Trauma die Nieren verletzt; nicht selten sind dann eine oder mehrere Rippen gebrochen. Der Verdacht auf eine Nierenverletzung ergibt sich bei einer Prellmarke in der Nierengegend bzw. durch blutigen

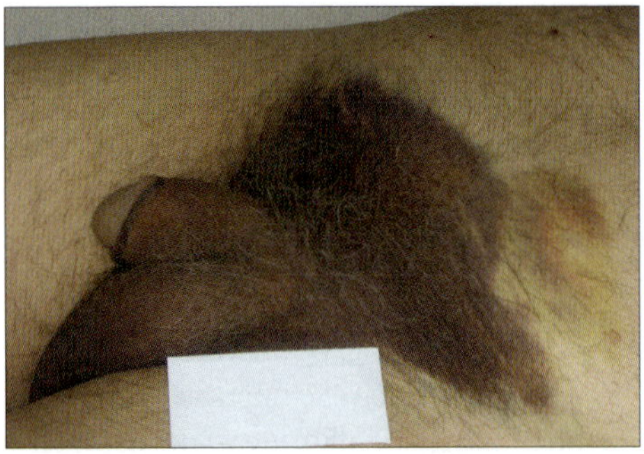

Abb. 22.6: Ausgedehnter Bluterguss im Bereich des Schambeins, des Penis und des Hodensacks

Urin. Je nach Ausmaß der Verletzung wird konservativ behandelt oder die Niere operativ rekonstruiert, schlimmstenfalls muss sie entfernt werden.

- Die **rot-bräunliche** oder **blutige Verfärbung des Urins bei Sportlern** kann verschiedene Ursachen haben und muss unbedingt **abgeklärt** werden. Es kann sich um die sog. Sporthämaturie handeln, die z.B. bei Langstrecken- oder Marathonläufern auftritt und durch Schädigung roter Blutkörperchen im Fußsohlenbereich oder durch „scheuernde" Bewegungen im Blasenbereich im Sinne von inneren Schürfungen bedingt ist. Weitere mögliche Ursachen sind aber auch ein Tumor, eine Entzündung, ein Trauma oder eine innere Erkrankung!

22.2.4 Gynäkologische Sportverletzungen

Die meisten Sportverletzungen bei Mädchen und Frauen sind nicht spezifisch für das weibliche Geschlecht, in manchen Fällen ist aber eine gynäkologische Versorgung notwendig. Verletzungen der weiblichen Urogenitalorgane wurden zum Teil schon in den vorausgegangenen Kapiteln dargestellt. Es folgen an dieser Stelle einige ergänzende Hinweise:

- Bei gynäkologischen Sportverletzungen sollte **zum frühestmöglichen Zeitpunkt** ein **Facharzt für Gynäkologie** hinzugezogen werden; dieser kann kompetent entscheiden, ob konservativ behandelt werden kann oder eine Operation erforderlich ist. Etwa die Hälfte der Patientinnen ist mehrfach verletzt, sodass eine Zusammenarbeit von Unfallchirurg, Frauenarzt, Urologen und ggf. Anästhesist notwendig ist.
- Die **meisten gynäkologischen Sportverletzungen** betreffen die **äußeren Geschlechtsorgane (Vulva)** und die **Scheide (Vagina).** Bspw. entstehen diese bei Snowboarderinnen im Rahmen eines Sturzes aufs Gesäß und Kollision mit dem Highback der hinteren Softbindung, während der vordere Fuß zum Anschieben des Bretts fixiert ist.
- Verletzungen der **Gebärmutter (Uterus)**, der **Eileiter (Tuben)** sowie der **Eierstöcke (Ovarien)** sind seltener, weil diese Organe relativ geschützt im knöchernen Becken liegen.
- **Hauptsymptome** gynäkologischer Sportverletzungen sind Schmerzen, Blutungen, Blutergüsse an den äußeren Geschlechtsorganen sowie der Harnverhalt.
- Die Verletzungen entstehen durch **stumpfe** oder **scharfe** bzw. **spitze Gewalteinwirkung**. Eine besonders schwerwiegende Form des scharfen Traumas ist die sog. **Pfählungsverletzung**, wie sie bspw. beim Sturz auf einen Zaun (Klettern) oder bei Fahrrad- und Skiunfällen häufiger beobachtet wird. Dabei werden nicht selten auch der Enddarm und die Beckenbodenmuskulatur geschädigt, eine spitze Stange oder ein Pfahl kann bis in die Bauchhöhle eindringen. In diesen Fällen sollte umgehend der **Notarzt** informiert werden. **Fremdkörper** dürfen erst **unter Operationsbedingungen** entfernt werden! Deshalb wird bspw. am Unfallort ein Zaunpfahl abgesägt, die Verletzte wird dann mit liegendem Fremdkörper schnellstmöglich in die Klinik transportiert.

- Bei **stumpfer Gewalteinwirkung** handelt es sich häufig um ein sog. **Grätschtrauma**, das insbesondere bei Turnerinnen (Barrenverletzung), Reiterinnen oder bei Rennradfahrerinnen durch die Fahrradstange beobachtet wird. Dabei kommt es zu z.B. Blutergüssen, Quetschungen und Platzwunden im Bereich der äußeren Geschlechtsorgane, der Scheide, der Harnröhrenöffnung sowie im Bereich des Gesäßes. Große Blutergüsse können zur mechanischen Verlegung der Scheiden- oder Harnröhrenöffnung mit dadurch bedingtem Harnverhalt führen. In dieser Situation sind ableitende Maßnahmen notwendig, wobei immer auch nach einer Verletzung der Harnröhre bzw. Harnblase gefahndet werden muss.
- Unfallverletzte **schwangere Sportlerinnen** sollten möglichst durch Zusammenarbeit zwischen Unfallchirurgen, Gynäkologen bzw. Geburtshelfern, Kinderärzten sowie ggf. Anästhesisten versorgt werden. Die Therapie, speziell operative Maßnahmen bei Verletzungen oder die Gabe von Medikamenten, müssen abgestimmt werden, damit keine Gefahr für das Kind und die Mutter entsteht.
- Trotz optimaler Versorgung sind **Langzeitfolgen** gynäkologischer Sportverletzungen möglich, z.B. chronische Schmerzzustände, die nicht nur die weitere sportliche Betätigung, sondern auch das sexuelle Erleben der Betroffenen einschränken können. Ferner beeinträchtigen Infektionen (bei Frakturen auch die Knochenentzündung), die Harninkontinenz (Einnässen), die Restharnbildung (Unvermögen, die Harnblase vollständig zu entleeren, z.B. durch eine Abflussstörung) mit der Gefahr der Nierenbeckenentzündung und die evtl. Notwendigkeit eines Kaiserschnitts nach einer Beckenfraktur die Prognose. Ein besonderes schwieriges Problem ist die Diskussion der Zusammenhangsfrage zwischen einer gynäkologischen Sportverletzung und einer Unfruchtbarkeit bzw. Fehlgeburt.

22.2.5 Über die „Jeanskrankheit" und andere Nervenverletzungen und Nervenschäden am Becken

Sportbedingte Nervenverletzungen entstehen nicht nur bei Beckenringfrakturen (s. Kap. 22.2.2). Der **Oberschenkelnerv** (lat.: *Nervus femoralis*, s. Abb. 22.7) zieht durch das Becken zum Oberschenkel, die Folgen einer Schädigung betreffen v.a. den Oberschenkel und werden dort dargestellt (s. Kap. 24.4.1). Hinter dem Hüftgelenk bzw. an der Rückseite des Oberschenkels befindet sich der **Ischiasnerv** (lat.: *Nervus ischiadicus*, s. Abb. 24.7), Verletzungsmöglichkeiten und ihre Folgen für das Bein sind ebenfalls dort beschrieben. Dieser Nerv kann im Gesäßbereich auch durch eine Verkürzung oder Größenzunahme (Hypertrophie) des benachbarten Piriformis-Muskels (birnenförmiger Muskel, lat.: *Musculus piriformis*) geschädigt werden – was als **Piriformis-Syndrom** bspw. bei Sprintern oder Hürdenläufern vorkommt. Außerdem können die Beckennerven die Ursache von Leistenbeschwerden bei Sportlern sein (s. Kap. 22.3.5).

Am vorderen Beckenring im Bereich des vorderen oberen Darmbeinstachels (ein Knochenvorsprung, lat.: *Spina iliaca anterior superior*) verläuft – von der Lendenwirbelsäule ausgehend – jeweils rechts und links der **Hautnerv des seitlichen Oberschenkels** (lat.: *Nervus cutaneus femoris lateralis*, s. Abb. 22.7), er tritt hier durch das Leistenband; dieses ist ein Bindegewebsstreifen, der sich vorne auf beiden Seiten des Beckens vom vorderen oberen Darmbeinstachel (ein Knochenvorsprung, lat.: *Spina iliaca anterior superior*) zum Schambein spannt. Der Nerv leitet Empfindungen von der Haut am seitlichen und vorderen Oberschenkel an das Rückenmark weiter.

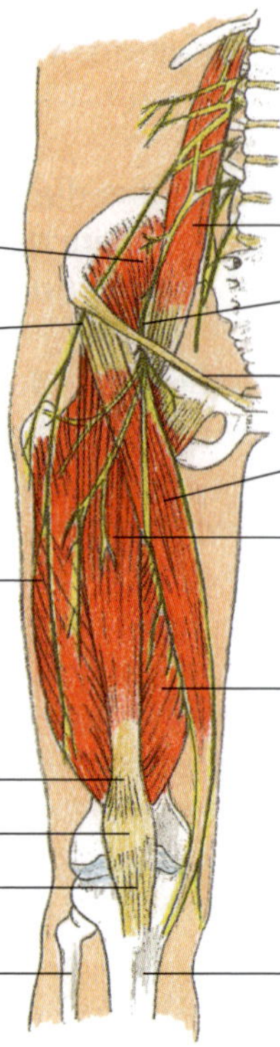

Abb. 22.7: Verlauf des Hautnervs des seitlichen Oberschenkels (lat.: *Nervus cutaneus femoris lateralis*)

Durch mechanischen Druck oder Zug (Krafttraining bzw. Bodybuilding mit Vergrößerung v.a. des benachbarten Schneidermuskels, Schwangerschaft, Gürtel, enge Kleidung wie z.B. Jeans: **„Jeanskrankheit“**) oder einen Tritt (z.B. Fußball, Karate) kann der Nerv geschädigt bzw. eingeengt werden – im Sinne eines Nervenengpasssyndroms (Nervenkompressionssyndrom, s. Kap. 9.4). Andere Ursachen sind bspw. Beckenfrakturen oder die Schädigung im Rahmen der Operation eines Beckenrings bzw. bei der Knochenentnahme vom Beckenkamm für eine Knochentransplantation.

Diagnose. Die betroffenen Sportler haben Missempfindungen, Taubheitsgefühl oder brennende, kribbelnde Schmerzen an der vorderen Außenseite des Oberschenkels, oftmals besonders nachts. Auch langes Stehen oder Strecken des Beins kann die Beschwerden auslösen. Sitzen und Beugehaltung der Beine dagegen lindern meist die Schmerzen. Lähmungserscheinungen bestehen nicht, da es sich um einen reinen Hautnerven handelt. Das Beschwerdebild wird als **Meralgia paraesthetica nocturna** („nächtliche Missempfindungen“) oder **Inguinaltunnelsyndrom** (Leistentunnelsyndrom, s. Kap. 22.3.5) bezeichnet.

Empfehlenswert ist die Untersuchung durch einen Neurologen. Wenn der Arzt auf das Leistenband im Bereich der Nervenschädigung klopft oder drückt und damit den typischen Schmerz auslöst, ist die Diagnose klar. Beim sog. Blockadetest wird ein lokal wirkendes Betäubungsmittel in den Bereich des Nervs gespritzt. Lassen dann die Schmerzen nach, liegt eine Meralgie vor.

Therapie. Die Behandlung ist abhängig von der Ursache der Nervenschädigung. Nach einem **Tritt** auf die Region **verschwinden die Beschwerden** meistens nach einiger Zeit, ebenso in anderen Fällen, wenn der auslösende Faktor beseitigt ist. Bspw. sollten Jeans so locker sitzen, dass kein Druck auf den Nerv entstehen kann. Oft wird ein Schmerzmittel verordnet. Akute Beschwerden kann der Arzt auch durch ein lokal gespritztes Betäubungsmittel (Lokalanästhetikum) behandeln, manchmal verschwinden die Schmerzen dann dauerhaft. In **schweren Fällen** wird eine Nerveneinengung **operativ** beseitigt. Problematisch ist die Behandlung dann, wenn der Nerv durch eine Verletzung oder Operation geschädigt wurde.

22.2.6 Muskuläre Probleme im Beckenbereich

Das Beckenskelett ist Ursprung bzw. Ansatz zahlreicher Muskeln des Rumpfes und des Oberschenkels. Meistens handelt es sich um chronische Überlastungsbeschwerden (Insertionstendopathien, s. Kap. 6.4) mit allmählich einsetzenden, belastungsabhängigen Schmerzen, die insbesondere bei oder nach Spitzenbelastungen im Sport auftreten. Im weiteren Verlauf der Erkrankung treten die Beschwerden dann auch bei normaler Belastung in Erscheinung. Seltener sind akute Abrisse (teilweise oder komplett), bei denen aber nicht selten bereits Vorschäden (Degeneration: „Verschleiß“) bestehen.

Die Probleme im Ansatzbereich der **Bauchmuskeln** am Becken werden an anderer Stelle dieses Buchs beschrieben (s. Kap. 21.4). Da die **Adduktorenmuskulatur** nicht selten für den Leistenschmerz beim Sportler verantwortlich ist, werden ihre Verletzungen ebenfalls in einem separaten Abschnitt dieses Beckenkapitels dargestellt (s. Kap. 22.3.2).

Die rückseitige Oberschenkelmuskulatur, die aus 3 Muskeln bestehende **ischiokrurale Muskelgruppe** (engl.: *hamstrings*), deren wesentliche Funktion die Beugung im Kniegelenk sowie die Streckung im Hüftgelenk ist, entspringt am hinteren Becken vom Sitzbeinhöcker (lat.: *Tuber ischiadicum*; dieser heißt so, weil man darauf sitzt) und setzt am Unterschenkel (lat.: *Crus*) innen oder außen an. Probleme im Bereich des Ursprungs dieser Muskelgruppe kommen bspw. bei Leichtathleten vor: Je akuter das Ereignis ist, desto stärker sind die Schmerzen im Bereich des Sitzbeinhöckers bzw. des Gesäßes, insbesondere bei Beugung des Kniegelenks oder Streckung der Hüfte gegen den Widerstand (s. Kap. 24.2.2).

Seltener ist der Ursprungsbereich der vorderen Oberschenkelmuskeln betroffen (s. Kap. 22.2.5). Der **gerade Schenkelmuskel** (Rektusmuskel, lat.: *Musculus rectus femoris*) ist Teil des kräftigen Quadrizepsmuskels (vierköpfiger Schenkelmuskel, lat.: *Musculus quadriceps femoris*). Er streckt das Kniegelenk, ist für den aufrechten Stand und Gang unentbehrlich und ist zusätzlich ein Beuger im Hüftgelenk. Der Rektusmuskel hat seinen Ursprung an einem Knochenhöcker vorne am Becken, am vorderen unteren Darmbeinstachel (lat.: *Spina iliaca anterior inferior*). Diese Region ist bei akuten oder chronischen Problemen druckschmerzhaft, die Beschwerden nehmen bei Streckung des Kniegelenks oder Beugung des Hüftgelenks gegen Widerstand zu. Ebenfalls selten ist der **Schneidermuskel** (lat.: *Musculus sartorius*) bzw. sein Ursprung betroffen, er entspringt am vorderen oberen Darmbeinstachel (lat.: *Spina iliaca anterior superior*).

Diagnose. Neben der **körperlichen Untersuchung** wird ein **Röntgenbild des Beckens** angefertigt. Meistens lässt dieses keine Veränderungen erkennen; manchmal sind aber Verkalkungen oder knöcherne Ausziehungen am Muskelursprung sichtbar, seltener ein knöcherner Abriss. Die **Kernspintomografie** kann zusätzliche Informationen liefern, bspw. über Weichteilveränderungen.

Therapie. In den **meisten Fällen** erfolgt eine **konservative Behandlung**: Schmerzadaptierte Schonung und Sportpause für etwa 4 Wochen, manchmal auch länger. In einigen Fällen genügt aber auch die Änderung der Trainingsgewohnheiten. Begleitend erfolgt eine physikalische Therapie, u.a. Krankengymnastik und Kälteanwendungen. Medikamentös werden meistens Antiphlogistika verordnet (z.B. Diclofenac oder Ibuprofen; nicht bei Magen- oder Zwölffingerdarmgeschwüren). Die lokale Injektion eines homöopathischen Präparats (z.B. Traumeel) kann hilfreich sein. In hartnäckigen Fällen erfolgt eine Kortisoninjektion, die oft mit einem örtlichen Betäubungsmittel kombiniert wird; meist kommt es dann schnell zur Linderung, nach Kortisonbehandlung muss jedoch auf alle Fälle eine mehrwöchige Sportpause eingehalten werden, andernfalls besteht die Gefahr des Muskelabrisses.

Nach Abklingen der Beschwerdesymptomatik (sowie angemessener Pause nach Kortison) kann mit einem behutsamen sportlichen Belastungsaufbau begonnen werden, wobei anfangs keine Schnellkraftübungen in das Trainingsprogramm eingebaut werden sollten.

Die selteneren vollständigen Abrisse eines Muskels bzw. einer Muskelgruppe werden operiert, entsprechend gilt dies für knöcherne Ausrisse, zumindest bei erheblicher Verschiebung.

Abhängig von der Schwere der Verletzung müssen für den Heilungsprozess etwa 3–12 Wochen eingeplant werden, nach operativen Maßnahmen im Ursprungs- bzw. Ansatzbereich evtl. auch mehr. Manchmal verbleiben chronische Beschwerden, insbesondere bei Verletzungen in der Ursprungsregion der ischiokruralen Muskelgruppe („Hamstring-Syndrom“).

Prävention. Es gelten die allgemeinen Regeln zur Vorbeugung von Muskelverletzungen (s. Kap. 5.2.7).

22.3 Die schmerzhafte Leiste – eines der häufigsten Probleme in der Sportlersprechstunde

Leistenprobleme gehören zu den häufigsten Beschwerden bei Sportlern. In verschiedenen Statistiken wird die Häufigkeit mit 10–60% aller Sportverletzungen angegeben, wobei es sich nicht ausschließlich um Verletzungen, sondern auch um Über- und Fehlbelastungen, degenerative Veränderungen („Verschleiß“), Entzündungen, organische oder neurologische Ursachen im Wirbelsäulen-, Bauch-, Becken-, Hüft- oder Oberschenkelbereich handeln kann.

Es gibt also eine Vielzahl von Ursachen bzgl. der Leistenbeschwerden bei Sportlern. Manchmal lassen sich die Beschwerden nicht durch eine einzige Ursache erklären, z.B. die Kombination einer weichen Leiste mit zusätzlichen Adduktorenproblemen durch die Fehlbelastung. In anderen Fällen bleibt die Entstehung unklar.

Die Tabelle 22.1 erhebt keineswegs den Anspruch einer vollständigen Aufzählung der Ursachen. Wegen dieser vielfältigen Entstehungsmöglichkeiten ist es für den Sportmediziner manchmal sehr schwierig, Leistenbeschwerden abzuklären. Gefragt sind hier nicht nur Unfallchirurgen und Orthopäden, sondern nicht selten auch Bauchchirurgen, Internisten, Urologen, Gynäkologen, Neurologen und Neurochirurgen.

22.3.1 Leistenbruch, Schenkelbruch, weiche Leiste und mehr

Allgemein ist ein Bruch, auch Hernie genannt – nicht zu verwechseln mit dem Knochenbruch, der Fraktur –, definiert als Austreten von Eingeweideteilen in eine ab-

Tab. 22.1: Mögliche Ursachen von Leistenbeschwerden bei Sportlern*

Leistenbruch, Schenkelbruch, Bauchwandbruch (Spieghel-Hernie), Nabelbruch, weiche Leiste
Muskuläre Ursachen: • Chronische Überlastung oder Verletzung der Bindegewebsplatte des äußeren schrägen Bauchmuskels (Externusaponeurose) • Hochstand des inneren schrägen Bauchmuskels (lat.: *Musculus obliquus internus*) • Sehnenansatzreizung des geraden Bauchmuskels (Insertionstendinose des Musculus rectus abdominis) • Adduktoren-Syndrom: muskuläre Probleme seitens Adduktorenmuskulatur • Psoas-Syndrom: muskuläre Probleme seitens des dreiteiligen Iliopsoasmuskels • Bauchmuskelzerrung
Schleimbeutelentzündung (Iliopsoas-Bursitis: Bursitis iliopectinea)
Nerveneinklemmungen (sog. Entrapment- oder Nervenkompressionssyndrome)
Hypermobilitäten und Instabilitäten: Becken-Rumpf bzw. Beckenring (Schamfuge, Kreuzdarmbeingelenke)
Überlastungsreaktion der Symphyse (sog. Osteitis pubis)
Beckenringverletzungen und -erkrankungen: • Frakturen, auch Ermüdungsbrüche (Stressfrakturen), z.B. des Schambeins • Abrissfrakturen von Knochenfortsätzen, die Muskeln als Ursprung oder Ansatz dienen, z.B. des vorderen oberen Darmbeinstachels (v.a. im Wachstumsalter) • Schädigung der Kreuzdarmbeingelenke, z.B. bei rheumatischen Krankheiten wie dem Morbus Bechterew
Hüftgelenkverletzungen bzw. -erkrankungen: • Epiphyseolysis capitis femoris (sog. jugendliche Hüftkopflösung) • Hüftkopfnekrose (Durchblutungsstörung des Hüftkopfs) • Frakturen der Hüftpfanne, des Hüftkopfs oder Oberschenkelhalses (auch Ermüdungsbrüche!) • Verletzungen der knorpeligen Gelenklippe der Hüftpfanne (Labrumläsionen) • Femoroazetabuläres Impingement (Hüftimpingement: Einklemmungsproblematik des Hüftkopf-Oberschenkelhals-Bereichs an der Hüftpfanne) • Hüftgelenkentzündung oder -arthrose
Wirbelsäulenerkrankungen oder -verletzungen: Bandscheibenvorwölbung und -vorfall, Wirbelgleiten, Blockierungen, Frakturen (auch Ermüdungsbrüche)
Organerkrankungen: • Urologisch, z.B. Nebenhodenentzündung • Gynäkologisch, z.B. Eierstockentzündung • Chirurgisch oder internistisch, z.B. Blinddarmentzündung
Knochen- oder Weichteilgeschwülste
Lymphknotenschwellung in der Leiste (z.B. bei Fußpilz und Entzündung zwischen den Zehen!)

* weitere Einzelheiten im Text

norme Ausstülpung des Bauchfells. Beim **Leistenbruch** (Leistenhernie, Inguinalhernie, s. Abb. 22.8) sind zu über 90% Männer betroffen. Die Bezeichnung hat dieser Bruch von seiner Lokalisation oberhalb des Leistenbands, einem Bindegewebsstreifen, der sich vorne auf beiden Seiten des Beckens vom vorderen oberen Darmbeinstachel (ein Knochenvorsprung, lat.: *Spina iliaca anterior superior*) zum Schambein spannt (s. Abb. 21.2, Abb. 22.7).

Bei einem Leistenbruch kommt es zu einer schmerzlosen oder schmerzhaften Vorwölbung von Organen der Bauchhöhle

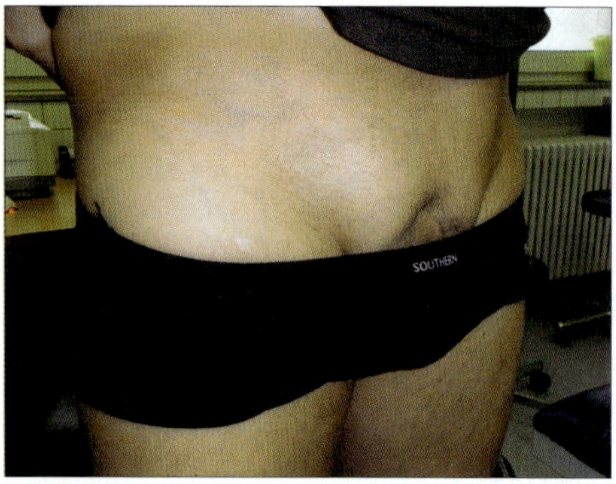

Abb. 22.8: Leistenbruch

durch eine Schwachstelle in der Bauchwand (Bruchpforte), und zwar im Bereich des sog. Leistenkanals. Der Leistenkanal verläuft schräg durch die Bauchwand und enthält beim Mann die zum Hoden ziehenden Samenstrangstrukturen (Bindegewebs- und Muskelfasern, Samenleiter, Nerven und Blutgefäße) und bei der Frau das Mutterband.

Leistenbrüche treten nicht selten beidseitig auf und sind entweder angeboren oder im Laufe des Lebens erworben, z.B. bei einer Bauchwandschwäche oder einer Erhöhung des Bauchinnendrucks durch Training mit schweren Gewichten. Sie können sich in manchen Fällen bis in den Hodensack vorwölben, was auch als Hodenbruch bezeichnet wird.

Unter einem **Schenkelbruch** (Schenkelhernie, Femoralhernie) versteht man einen Eingeweidebruch, der unterhalb des Leistenbands in unmittelbarer Nachbarschaft der Oberschenkelarterie und -vene lokalisiert ist. Schenkelbrüche sind insgesamt selten und finden sich i.d.R. bei Frauen.

Ebenfalls selten sind die **Spieghel-Hernie** in der unteren Bauchwand sowie die **Hernie im Bereich des „verstopften" Lochs** (lat.: *Foramen obturatum*) im vorderen Beckenbereich, die meist von außen nicht sichtbar sind und manchmal erst bei einem Darmverschluss durch Darmeinklemmung erkannt werden.

Eine für männliche Sportler typische und relativ häufige Problematik ist die **weiche Leiste**, die von einem Bruch abzugrenzen ist. Dabei handelt es in der Definition von Biedert [2006] um eine beidseitige anatomische Schwachstelle im vorderen unteren Bauchwandbereich, die den Leistenkanal mit dem Samenstrang enthält. Besonders häufig sind Fußball- und Eishockeyspieler betroffen; sportartspezifische Bewegungsabläufe spielen als auslösende Faktoren eine wesentliche Rolle. Diese Region ist durch die ständige Anspannung der Bauchmuskulatur zur Stabilisierung des Beckens – insbesondere beim Einbeinstand – und den hohen Druck im Bauchraum sehr stark belastet. Andere Begriffe für die weiche Leiste mit Beschwerden sind „symptomatische weiche Leiste", „Sportlerleiste" oder „Sportlerhernie".

> Die „weiche Leiste" ist Gegenstand endloser Diskussionen, die bereits bei den unterschiedlichen Definitionen beginnen. Während manche Ärzte sie von den üblichen Hernien abgrenzen, sehen andere die weiche Leiste als beginnenden Leistenbruch bzw. Vorstufe zum Leistenbruch an, weil bei der Operation dann doch nicht nur eine Schwachstelle, sondern bereits ein Bruch gefunden wird.

Eine **chronische Überlastung** oder ein **Einriss der Bindegewebsplatte des äußeren schrägen Bauchmuskels (Externusaponeurose)** kann zu einem vermehrt offenen und damit schmerzhaften äußeren Leistenring führen. Ähnliche Beschwerden werden durch einen **Hochstand des inneren schrägen Bauchmuskels** (lat.: *Musculus obliquus internus*) oder durch eine **Sehnenansatzreizung (Insertionstendinose) des geraden Bauchmuskels** (lat.: *Musculus rectus abdominis*) verursacht, wenn dieser Muskel sehr schmal und kräftig ist und nicht flächig, sondern fast punktförmig am Schambein ansetzt.

Diagnose. Die **sorgfältige körperliche Untersuchung** ist die entscheidende Maßnahme zur Erkennung der genannten Veränderungen und sollte von einem erfahrenen Orthopäden, Unfallchirurgen bzw. Allgemeinchirurgen durchgeführt werden. Nicht in allen Fällen ist eine Vorwölbung bzw. Beule zu sehen oder zu tasten. Manchmal besteht ein Druckschmerz. Die Einklemmung von Eingeweideanteilen ist meist mit erheblichen Schmerzen, manchmal im gesamten Bauch, verbunden. In die Untersuchung wird auch der Hodensack einbezogen und der Leistenkanal ausgetastet. Ergänzend wird eine **Ultraschalldiagnostik** durchgeführt, die auch bei übergewichtigen Menschen, bei denen der Bruch nicht zu tasten ist, diesen darstellen kann. Liegt bereits eine Einklemmung vor, wird evtl. auch eine Computertomografie des Bauchraums durchgeführt.

Therapie. Ein Bruch (Hernie) vergrößert sich im Laufe der Zeit. Die Behandlung mit einem sog. Bruchband kann den Bruch zwar zurückdrängen, aber nicht wieder verschließen.

> Eine Hernie, also ein Bruch, sollte frühzeitig nach der Diagnosestellung operiert werden; wenn es erst zu einer Einklemmung, z.B. des Darms kommt, besteht die Gefahr des Absterbens dieser Darmanteile, was wiederum eine lebensgefährliche Situation heraufbeschwört. Deshalb muss ein eingeklemmter Bruch, der sich nicht schonend durch einen erfahrenen Arzt reponieren (zurückdrängen, zurückdrücken) lässt, notfallmäßig operiert werden: In diesem Fall „darf die Sonne nicht untergehen"!

Sofern es sich **nicht um einen Bruch** handelt, kann zunächst ein **konservativer Behandlungsversuch** durch Anpassung bzw. Modifikation des Trainings bzw. der sportlichen Belastung erfolgen. Gleichzeitig wird versucht, die Muskulatur zu „optimieren". Bei anhaltenden Beschwerden sollte operiert werden, wobei sich die gewählte Methode nach dem Befund richtet. Bspw. kann durch eine in **offener Operationstechnik** durchgeführte Verbreiterung des Ansatzes des geraden Bauchmuskels sowohl die weiche Leiste verschlossen als auch der punktförmige Ansatzbereich verbreitert und damit entlastet werden.

Bei einem **Bruch (Hernie)** werden sowohl herkömmliche offene als auch minimalinvasive Operationsmethoden angewendet. Heutzutage wird immer häufiger **minimalinvasiv in laparoskopischer (endoskopischer) Technik** ein Bruchpfortenverschluss vorgenommen werden. Zum Verschluss werden bei Erwachsenen – nicht aber bei Kindern – Kunststoffnetze, z.B. aus Polypropylen oder mit einer Titanbeschichtung, eingesetzt. Die endoskopische Versorgung setzt sich zunehmend auch bei der **weichen Leiste** durch.

> Anmerkung: Eine Laparoskopie ist eine „Bauchspiegelung"; das verwendete optische Instrument wird auch als Endoskop bezeichnet, daher spricht man auch von einer endoskopischen Operation. Wird diese in einem Gelenk durchgeführt, handelt es sich um eine „Gelenkspiegelung", eine Arthroskopie. Über eine angeschlossene Videokamera kann der Operateur auf einem Monitor die Operation verfolgen und seine Instrumente führen. Sofern der Patient keine Vollnarkose bekommen hat, kann er seine eigene Operation sehen, falls er dies wünscht.

Rehabilitation. Je nach Befund und durchgeführter Maßnahme ist eine sportliche Belastung in Abhängigkeit von der Sportart nach etwa 3–8 Wochen möglich; entscheidend sind die Empfehlungen des Operateurs. Für die Wahrscheinlichkeit des Wiederauftretens eines Leistenbruchs finden sich in der Fachliteratur sehr unterschiedliche Werte, die Angaben reichen von weniger als 0,5% bis über 10%. Je nach Befund und Operationsmethode ist insgesamt von einer Häufigkeit unter 5% auszugehen; bei der endoskopischen Operation bspw. soll es in weniger als 1% zum erneuten Bruch kommen. Das Risiko von Nervenstörungen, Infektion oder Hodenschädigung wird jeweils unter 1% angegeben. Die Kunststoffnetze können manchmal zu einer mehr oder weniger ausgeprägten Narbenreaktion und Verhärtung des umgebenden Gewebes führen.

22.3.2 Die Adduktoren – häufige Ursache für den Leistenschmerz beim Sportler

An der Innenseite des Oberschenkels befindet sich die Adduktorenmuskulatur, die sich gleichsam wie ein Keil zwischen die vorderen und hinteren Oberschenkelmuskeln schiebt (s. Kap. 5.2.7). Insgesamt handelt sich um eine aus 5 Muskeln bestehende Gruppe (lat.: *Musculus pectineus, Musculus adductor longus, Musculus gracilis, Musculus adductor brevis, Musculus adductor magnus*). Die Adduktoren haben ihren Ursprung am Becken und setzen innen am Oberschenkelknochen an, der Grazilis-Muskel auch noch am kniegelenknahen Schienbein.

Adducere ist lateinisch und bedeutet „heranführen, anziehen, heranziehen": Die wesentliche Aufgabe der Adduktoren ist das Heranführen des Beins, sie bewirken bspw. den kräftigen Schenkelschluss beim Reiten oder sind notwendig, wenn ein Fußball mit der Innenseite des Fußes gespielt wird. Diese Muskelgruppe stabilisiert das Becken beim Einbeinstand und ist an Bewegungen im Hüftgelenk beteiligt. Der Grazilis-Muskel beugt außerdem das Kniegelenk und hilft bei der Innenrotation des Beins.

Bei Sportlern sind Adduktorenprobleme sehr häufig, z.B. bei Fußballern oder bei Eishockeyspielern; bei Letzteren wird die Häufigkeit mit bis zu 10% angegeben. Es kann sich sowohl um **akute Verletzungen** (z.B. Muskelfaserriss) oder auch um **chronische Fehl-** und **Überbelastungen** handeln.

Diagnose. Je nach Entstehung der Problematik sind die Beschwerden mehr oder weniger akut. Während sich bei den **Adduktorenverletzungen** eine Muskelzerrung meistens langsam entwickelt (s. Kap. 5.2.7), bestehen bei einem Muskelfaserriss oder gar Muskelriss – entstanden bspw. nach einer Grätsche beim Fußball oder beim explosiven Start im Eisschnelllauf – meistens starke Schmerzen im Bereich der Leiste („Leistenzerrung") oder der Innenseite des Oberschenkels. Je nach Ausmaß der Verletzung kann eine Muskellücke als „Delle" tastbar oder ein Bluterguss sichtbar sein. Das Heranführen des Beins gegen den Widerstand des untersuchenden Arztes oder Physiotherapeuten ist schmerzhaft bzw. nicht möglich.

Bei **chronischen Fehl-** und **Überbelastungen der Adduktorenmuskulatur** besteht bspw. neben dem Leistenschmerz ein Druckschmerz im Schambeinbereich (Pubalgie); auch hier ist die Anspannung der Muskulatur gegen Widerstand schmerzhaft. Besonders häufig sind der lange Adduktorenmuskel sowie der Grazilis-Muskel (lat. *gracilis*: schlank) betroffen, daher auch die Begriffe wie „Grazilis-Syndrom" oder „Adduktoren-Syndrom". Oft handelt es sich um Fußballspieler, man spricht deshalb auch von der **„Fußballerleiste"**. Manchmal ist eine umschriebene Verhärtung in der Muskulatur, eine sog. Myogelose (s. Kap. 5.2.2), für den erfahrenen Untersucher tastbar. Auch die Becken- und Rumpfstabilisierung sowie das Iliosakralgelenk (Kreuzdarmbeingelenk) werden geprüft, weil bei Fehlbelastungen der Adduktoren bspw. eine Blockade des Iliosakralgelenks die Ursache sein kann.

Neben der orthopädischen Untersuchung wird die Muskulatur mittels **Ultra-**

schall (Sonografie) untersucht, um bspw. die Größe eines Blutergusses beim Muskelfaserriss zu bestimmen. Zusätzliche Informationen liefert die **Kernspintomografie (Magnetresonanztomografie)**, mit der die Veränderungen in der Muskulatur bzw. in deren Ursprungs- und Ansatzbereich noch genauer erfasst werden können. Die **Röntgenuntersuchung** ist meistens unergiebig, weil die Muskeln als Weichteile nicht abgebildet werden; sie kann aber manchmal chronische Schäden darstellen, bspw. knöcherne Ausziehungen im Ursprungsbereich der Adduktoren am Becken oder Verknöcherungen in der Muskulatur.

Therapie. Es gelten die allgemeinen Regeln bei Muskelverletzungen (s. Kap. 5). Je akuter das Ereignis, desto schneller muss gehandelt werden.

> Tipp: Die Erstbehandlung bei einer **akuten Adduktorenverletzung** erfolgt nach dem **PECH-Schema**, nämlich **P**ause, **E**is, **C**ompression und **H**ochlagern (s. Kap. 2.1).

Jegliche weitere sportliche Aktivität muss sofort unterbleiben, das Bein wird schonend hochgelagert. Der schmerzhafte Muskelbereich wird schonend gekühlt, außerdem ein Druckverband mit einer elastischen Binde angelegt, um eine vermehrte Einblutung in die Muskulatur zu vermeiden. Bei der Kühlung ist unbedingt darauf zu achten, dass der Unterbauch- und Genitalbereich ausgespart bleibt, um lokale Erfrierungen zu vermeiden (z.B. Hoden!). Eine sehr gute Kombination von Eis und Kompression ist der sog. Hot-Ice-Verband (s. Kap. 2.1)!

Zur weiteren Therapie einer akuten Verletzung der Adduktorenmuskulatur gehören u.a. die Anlage eines Sportgel-Verbands sowie die ärztliche Verordnung von oralen nichtsteroidalen Antiphlogistika wie Ibuprofen oder Diclofenac; sie lindern die Schmerzen, verhindern das Fortschreiten der Entzündungsreaktion und dienen der Vorbeugung von Muskelverknöcherungen. Antiphlogistika wie Ibuprofen oder Diclofenac dürfen aber nicht bei Magen- oder Zwölffingerdarmgeschwüren eingenommen werden. Sog. COX-2-Hemmer können wegen ihrer besseren Verträglichkeit evtl. eine Alternative sein, dürfen jedoch bspw. nicht bei Herzproblemen genommen werden. Unterstützend werden manchmal auch muskelrelaxierende Medikamente gegeben, welche die Muskelspannung senken. Positive Erfahrungen gibt es über den Einsatz von Arnika bei Muskelverletzungen. Enzym-, Magnesium- und Zinkpräparate sind umstritten, manche Sportler und auch Ärzte „schwören darauf".

Eine Injektionsbehandlung kann sinnvoll sein, z.B. ein örtliches Betäubungsmittel (Lokalanästhetikum) bzw. die Infiltration mit einem homöopathischen Medikament (z.B. Traumeel), das in die Umgebung der Verletzung gespritzt wird.

> ! Achtung: In den ersten 3 Tagen dürfen keine blutverdünnenden Präparate aufgetragen – z.B. keine heparinhaltigen Salben! – oder eingenommen werden, also keine Einnahme von ASS (Acetylsalicylsäure), das bspw. in Schmerzmitteln wie Aspirin enthalten ist. Dieses würde ein weiteres Einbluten in die Muskulatur provozieren.

Je nach Verletzungsschwere werden für einige Tage eine Teilbelastung und das Gehen mit zwei Unterarmgehstützen empfohlen. Nach einigen Tagen Ruhe erfolgt eine dosierte physikalische Therapie – im **schmerzfreien** Bereich durchgeführt –, u.a. mit Lymphdrainage, Kryotherapie sowie Krankengymnastik mit Techniken zur Detonisierung der Muskulatur, d.h. Reduktion des erhöhten Muskeltonus (Muskelspannung). Auf diese Weise wird der Regenerationsprozess gefördert und beschleunigt. Die Übungsbehandlung dient auch der Krafterhaltung nicht betroffener Muskelgruppen.

> ! Achtung: Unbedingt unterbleiben müssen in der akuten Phase die Erwärmung der verletzten Körperregion (z.B. durch Fango) und Massagen, weil sie eine weitere Einblutung in die Muskulatur provozieren können. Schlimmstenfalls entsteht aus dem Bluterguss eine Verknöcherung in der Muskulatur (Myositis ossificans, heterotope Ossifikation, Muskelverkalkung, s. Kap. 5.2.8), die zu einer bleibenden Funktionsstörung führen kann.

Nach Ablauf von etwa 48–72 Stunden lassen sich bei entsprechender Erfahrung der Verletzungsumfang und damit der Verlauf beurteilen. Wichtig sind im Rahmen der Behandlung **engmaschige Kontrollen**, auch mithilfe des Ultraschalls. Bei entsprechender Größe ist nämlich die Entlastung des Blutergusses sinnvoll, z.B. durch eine Punktion, die unter Sonografiekontrolle erfolgen kann. Ist das Hämatom nicht mehr flüssig und das Blut fest geronnen, wird es durch einen i.d.R. kleinen Schnitt operativ entfernt. Eine Operation ist auch beim (seltenen) kompletten Adduktorenabriss am Becken angezeigt.

Bei **chronischen Problemen im Adduktorenbereich** sind besonders häufig der lange Adduktorenmuskel sowie der Grazilis-Muskel betroffen. In diesen Fällen steht die **konservative Therapie** ganz im Vordergrund. Wichtig sind physiotherapeutische Maßnahmen, u.a. zur Wiederherstellung des muskulären Gleichgewichts und zur Verbesserung der Becken-Rumpf-Stabilisierung. Eine begleitende Iliosakralgelenkproblematik muss mitbehandelt werden. Der kurzzeitige Einsatz von Medikamenten wie bspw. Antiphlogistika, einem homöopathischen Präparat (z.B. Traumeel, s.o.) oder evtl. auch Kortison kann hilfreich sein. Langfristig muss die Trainings- und Wettkampfbelastung modifiziert werden, andernfalls darf keine dauerhafte Besserung der Adduktorenprobleme erwartet werden.

Bringt eine konsequente konservative Behandlung keine Besserung und besteht eine chronische bzw. immer wieder auftretende Schmerzproblematik, dann sind operative Maßnahmen sinnvoll, z.B. Kerbung und Abtragung von chronisch geschädigtem Gewebe im Ursprungsbereich der Muskulatur am Schambein (sog. Release), Stimulation des Heilungsprozesses durch Anbohrung des Muskelansatzes am Schambein oder Entfernung von Muskelverknöcherungen.

Prognose. Je nach Schweregrad der Problematik und notwendiger Therapie ist mit einer Rehabilitation von etwa 1–3 Monaten zu rechnen. Sofern keine Verhaltensänderung erfolgt – z.B. Modifikation der Belastung oder Beseitigung von ursächlichen Faktoren –, besteht das Risiko chronischer Beschwerden.

22.3.3 Was ist das Psoas-Syndrom?

Der Iliopsoasmuskel (Lenden-Darmbein-Muskel, lat.: *Musculus iliopsoas*, s. Abb. 22.9) besteht aus 3 Anteilen, die von der vorderen Lendenwirbelsäule (größerer und kleinerer Lendenmuskel, lat.: *Musculus psoas major, Musculus psoas minor* – der kleinere Lendenmuskel ist nicht bei allen Menschen vorhanden) bzw. von der Innenseite der Beckenschaufel (Darmbeinmuskel, lat.: *Musculus iliacus*) entspringen. Der sehnige Muskelansatz befindet sich hauptsächlich an einem Knochenvorsprung auf der Innenseite des hüftnahen Oberschenkels (am sog. kleineren Rollhügel, lat.: *Trochanter minor*). Der Muskel ist der stärkste Hüftbeuger, außerdem dreht er den Oberschenkel nach außen und unterstützt die Wirkung der Adduktoren (s. Kap. 22.3.2).

Muskuläre Probleme seitens des dreiteiligen Iliopsoasmuskels mit Beschwerden im Leistenbereich – und evtl. auch im Bereich der Lendenwirbelsäule – werden unter dem Begriff „Psoas-Syndrom" zusammengefasst.

Die Beschwerden können bedingt sein durch
- eine Muskel-„Verkürzung" bzw. Muskelüberlastung,
- eine Muskelvergrößerung bzw. -verdickung (Muskelhypertrophie),
- eine Kombination aus „Verkürzung" und Hypertrophie, relativ typisch für Fußballspieler,
- die seltene – durch Muskelhypertrophie bedingte – Einklemmung des auf dem Muskel verlaufenden Oberschenkelnervs (lat.: *Nervus femoralis*, s. Abb. 22.7).

Diagnose. Die Diagnose stellt der erfahrene Sportmediziner durch **exakte Befragung** des Sportlers sowie die **Funktionsprüfung** des Iliopsosas-Muskels im Rahmen der körperlichen Untersuchung; bspw. kann bei einer Muskel„verkürzung" bzw. -schwächung die Hüfte nicht vollständig gestreckt werden (Untersuchung in Rückenlage bei maximaler Beugung des Knie- und Hüftgelenks der Gegenseite). Bei Verdacht auf eine Nervenschädigung sollte eine neurologische Untersuchung erfolgen.

Therapie. Die Behandlung erfolgt **konservativ**, wobei im Rahmen der physikalischen Therapie eine gezielte Übungsbehandlung im Vordergrund steht. Da nicht selten auch andere Muskeln wie bspw. die Adduktoren überlastet („verkürzt") sind, sollten diese ebenfalls bei der Therapie berücksichtigt werden.

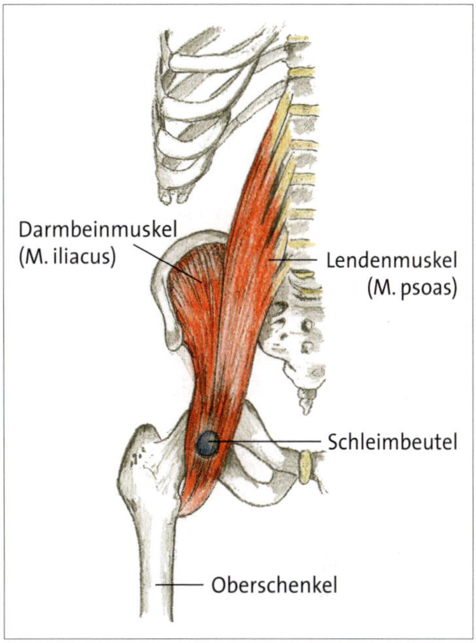

Abb. 22.9: Anatomie des Iliopsoasmuskels mit dem zugehörigen Schleimbeutel

22.3.4 Die Iliopsoas-Schleimbeutelentzündung

Zwischen dem Iliopsoasmuskel bzw. seiner Sehne und dem Hüftgelenk liegt ein Schleimbeutel (lat.: *Bursa iliopectinea*; s. Kap. 22.3.3, s.a. Abb. 22.9). Vergleichsweise selten kann eine Reizung dieses Schleimbeutels durch die Reibung des Iliopsoasmuskels am vorderen Pfannenrand des Hüftgelenks oder direkte Gewalteinwirkung (Tritt) auftreten, die Iliopsoas-Bursitis (Bursitis iliopectinea), und für Leistenschmerzen verantwortlich sein.

Diagnose. Bei der körperlichen Untersuchung findet sich, wenn der Sportler entspannt mit gebeugter Hüfte liegt (Kissen unter die Knie legen oder Knierolle!), ein Druckschmerz am vorderen Hüftbereich. Hilfreich zur Bestätigung der Diagnose kann die lokale Injektion eines örtlichen Betäubungsmittels sein. Als apparative Untersuchungsverfahren werden v.a. die Ultraschalluntersuchung und die Kernspintomografie eingesetzt.

Therapie. Die Behandlung erfolgt **konservativ** durch physikalische Therapie, z.B. Übungsbehandlung der Muskulatur und Beseitigung von muskulären Ungleichgewichten (s. Kap. 5.2.3). Medikamentös kann dies durch antientzündliche Präparate (z.B. Antiphlogistika wie Diclofenac) oder Injektionen mit einem homöopathischen Präparat (z.B. Traumeel, s.o.) oder evtl. auch Kortison unterstützt werden. Wenn dies nicht zur Beschwerdefreiheit führt, dann ist die **Operation** eine Alternative (Schleimbeutelentfernung, Beseitigung bindegewebig bzw. narbig veränderter Muskelanteile).

22.3.5 Nerveneinklemmungen als Ursache von Leistenbeschwerden

Viele Nerven des menschlichen Körpers durchziehen in ihrem Verlauf anatomische Engpässe. Kommt es in diesen physiologischen Engstellen zu einem Missverhältnis zwischen der Größe des Nervs und der Weite des Nervenlagers, so entsteht eine Nerveneinengung oder ein sog. **Nervenengpasssyndrom**, auch als **Nervenkompressionssyndrom** oder **Entrapment-Syndrom** (engl. *entrap*: fangen, Falle stellen) bezeichnet.

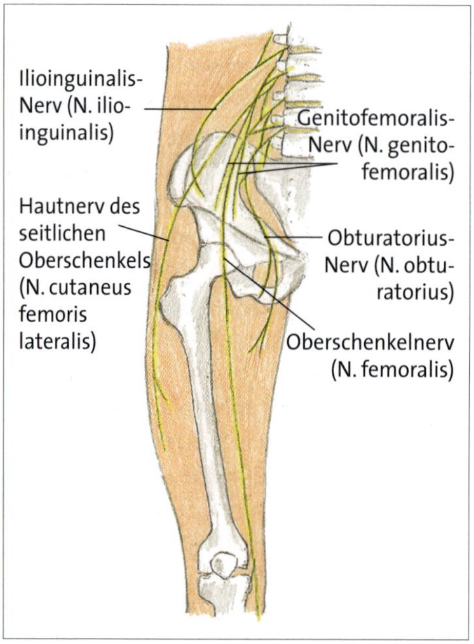

Abb. 22.10: Becken- und Beinnerven, die für den Leistenschmerz beim Sportler verantwortlich sein können

> Hinweis: Die Begriffe „Kompressionssyndrom" oder „Entrapment-Syndrom" werden nicht nur bei Einengung von Nerven, sondern auch anderer anatomischer Strukturen verwendet, bspw. im Zusammenhang mit Durchblutungsstörungen.

Auch im Becken- bzw. Leistenbereich kann eine Nerveneinengung die Ursache von Beschwerden sein. Je nachdem, welcher Nerv betroffen ist, können sowohl sensible als auch motorische Störungen auftreten; dies bedeutet, dass bei einer Nervenschädigung Empfindungsstörungen einschließlich Schmerzen bzw. Bewegungsdefizite auftreten können (s. Abb. 22.10).

Diagnose. Die Nerven der Leistenregion „entspringen" auf beiden Körperseiten rechts und links im Bereich der Lendenwirbelsäule. Stichwortartig sollen diese Nerven und die bei einem Entrapment resultierenden Probleme skizziert werden:

- Der **Obturatorius-Nerv** (lat.: *Nervus obturatorius*) zieht durch das „verstopfte" Loch (lat.: *Foramen obturatum*) im vorderen Beckenbereich auf die Innenseite des Oberschenkels; er ist verantwortlich für die Funktion der Adduktorenmuskulatur und teilweise für die Sensibilität der Hüftgelenkkapsel sowie auf der Oberschenkelinnenseite. Bei einem Obturatorius-Entrapment bestehen Schmerzen tief im Adduktorenbereich mit Schwächung oder Lähmung dieser Muskelgruppe. Ein Hüftkapselreizung kann ebenfalls zu einer Irritation dieses Nervs führen, die Schmerzen können sich dann bis ins Knie projizieren.

- Der **Hautnerv des seitlichen Oberschenkels** (lat.: *Nervus cutaneus femoris lateralis*, s. Abb. 22.7) ist ein rein sensibler Nerv, der einen etwa handgroßen Hautbezirk an der vorderen Außenseite des Oberschenkels versorgt. Er verläuft durch die Bauchwand und tritt in Höhe des vorderen äußeren Knochenvorsprungs, des Darmbeinstachels (lat.: *Spina iliaca anterior superior*) durch das Leistenband (lat.: *Ligamentum inguinale*). Bei einem Entrapment, meistens beim Durchtritt durch das Leistenband (daher auch der Begriff „Inguinaltunnelsyndrom"), bestehen neben einer Druckempfindlichkeit in diesem Bereich brennende Missempfindungen im Versorgungsgebiet des Nervs. Das Beschwerdebild wird als **Meralgia paraesthetica nocturna** bezeichnet. Die Schmerzen verstärken sich bei Streckung des Hüftgelenks (im Stehen) und werden durch Hüftbeugung gelindert. Mögliche **Ursachen** sind eine Gewichtszunahme („Hängebauch"), eine Schwangerschaft, ein Tritt in die Leistenregion, zu enge Hosen bzw. Gürtel (!) oder Anschnallgurte, ein exzessives Krafttraining der Muskulatur im Leistenbereich (Bauch- und Oberschenkelmuskeln) oder eine Operation (Hüft- oder Leistenoperation, Stabilisierung eines Beckenbruchs).
- Der **Oberschenkelnerv** (lat.: *Nervus femoralis*, s. Abb. 22.7) verläuft auf dem Iliopsoasmuskel (s. Kap. 22.3.3) durch die Leistenregion zum Oberschenkel. Er ist verantwortlich für die Funktion der Hüftbeugemuskulatur und den vorderen Oberschenkelmuskel (Quadrizepsmuskel) und für die Sensibilität am vorderen Oberschenkel, an der Knieinnenseite sowie am Unterschenkel vorne und innen. Bei einer Nervenschädigung oder gar Lähmung bestehen dementsprechend sensible und motorische Ausfälle mit erheblichen Problemen bspw. bei der Kniestreckung (Einknicken im Stehen), beim Treppensteigen oder beim Aufrichten aus liegender Position. Mögliche **Ursachen** sind ein exzessives Krafttraining der Iliopsoasmuskulatur, ein Bluterguss in der Leistenregion (bspw. nach einem Tritt) oder eine Operation (wegen eines Beckenbruchs, einer Leisten- oder Hüftoperation wie z.B. Prothese).
- Der **Ilioinguinalis-Nerv** (Darmbein-Leistennerv, lat.: *Nervus ilioinguinalis*) verläuft von der Wirbelsäule in enger Nachbarschaft zu den Nieren zwischen den Bauchmuskeln in die Leistenregion. Er versorgt Teile der Bauchmuskulatur sowie sensibel die Haut am Unterbauch und im Bereich des Hodensacks bzw. der großen Schamlippen. Reizungen dieses Nervs z.B. können für einen Leistenschmerz verantwortlich sein und bis in die Nierengegend ausstrahlen; umgekehrt können Nierenerkrankungen den Nerv irritieren und Leistenbeschwerden verursachen.
- Auch der **Genitofemoralis-Nerv** (Genital-Oberschenkelnerv, lat.: *Nervus genitofemoralis*) hat zwei Äste und kann bei einem Entrapment zu Leistenproblemen führen. Er verläuft im Bereich des Iliopsoasmuskels zur Leiste und versorgt sensibel die Haut der Leistengegend, des Hodensacks bzw. der äußeren Schamlippen sowie des angrenzenden Teils des Oberschenkels. Beim Mann hat der Nerv auch eine motorische Funktion und ist für den Kremaster-Muskel (Hodenheber) verantwortlich, der aus Fasern der Bauchmuskeln besteht, den Samenstrang begleitet und den Hoden zum Körper zieht.

Zur Diagnostik einer Nerveneinengung gehören neben der exakten Befragung die körperliche Untersuchung mit sorgfältiger Funktionsprüfung sowie eine fachneurologische Kontrolle. Der Neurologe kann bspw. mit der **Elektromyografie** (Ableitung der elektrischen Muskelaktivität) die Muskulatur bzw. indirekt die Funktion des den Muskel innervierenden (versorgenden, steuernden) Nervs überprüfen. Mit der **Elektroneurografie** werden die motorische und die sensible Nervenleitgeschwindigkeit gemessen. Das Röntgenbild ist meistens unauffällig, es kann allenfalls indirekte Hinweise geben, wenn bspw. knöcherne Veränderungen im Nervenverlauf vorliegen, z.B. nach einem Beckenbruch. Entsprechendes gilt für die Kernspintomografie, mit der aber eine Muskelminderung (Muskelatrophie) zu erkennen ist. In manchen Fällen kann die Blockade des betroffenen Nervs mit einem örtlichen Betäubungsmittel diagnostisch wertvoll sein (z.B. Nervus cutaneus femoris lateralis, Nervus obturatorius), weil danach – sofern die Verdachtsdiagnose stimmt – der Schmerz vorübergehend verschwindet.

Therapie. Da ein Entrapment-Syndrom ein mechanisches Problem ist, sollte der auslösende Faktor behandelt werden, was in vielen Fällen die operative Beseitigung der Nerveneinengung mit Erweiterung der Durchtrittsstelle bedeutet.

Prognose. Insgesamt sind Nerveneinengungen als Ursache des Leistenschmerzes beim Sportler selten: Wichtig ist aber, dass überhaupt auch an diese – wenn auch nicht häufige – Möglichkeit gedacht wird, weil die Prognose umso besser ist, je früher adäquat behandelt wird.

22.3.6 Die Osteitis pubis – die Überlastungsreaktion des Schambeins

Im vorderen Beckenbereich treffen sich die beiden Schambeinknochen in der **Schambeinfuge** (**Schamfuge**, s. Abb. 21.5), der Symphyse, die eine Knorpelscheibe enthält. V.a. bei Fußballern, aber auch z.B. bei Eishockey- oder Handballspielern, Marathonläufern oder Kraftsportlern kann sich eine Überlastungsreaktion entwickeln; diese wird als **Osteitis pubis** (Knochenentzündung des Schambeins) oder **Symphysitis pubis** (Schambeinfugenentzündung) bezeichnet und kann Ursache für den Schmerz in der Leistenregion sein.

Diagnose. Meistens entwickeln sich über mehrere Wochen Schmerzen im Bereich der Symphyse, die bei Belastung oder bei Anspannung der Bauchmuskeln zunehmen und oft in die Leiste ausstrahlen. Bei der ärztlichen Untersuchung ist die Symphyse druckschmerzhaft. Bei Abspreizung des Beins (meistens beidseitig) gegen den Widerstand des Untersuchers kommt es zur Schmerzverstärkung. Das **Röntgenbild des Beckens** ist anfangs meist unauffällig; nach einiger Zeit zeigen sich bei chronischem Verlauf aber nicht selten knöcherne Strukturunregelmäßigkeiten, evtl. sogar eine Erweiterung des Symphysenspalts als Zeichen einer Instabilität. In der **Kernspintomografie** sind meistens frühzeitig Veränderungen im Bereich der Symphyse sowie in den umgebenden Anteilen des Schambeins beidseits zu sehen. Auch die **Knochenszintigrafie** (Untersuchung mit einer radioaktiven Substanz) ist oft schon im Frühstadium positiv. Die Kombination mit einem Schaden im Bereich eines oder beider Kreuzdarmbeingelenke ist möglich (s. Kap. 22.4). **Laboruntersuchungen** sind negativ und zeigen keine Erhöhung der Entzündungswerte, weil Bakterien bei der Entstehung keine Rolle spielen.

> Aufgrund der Vorgeschichte (Anamnese), der körperlichen Untersuchung sowie der genannten Diagnostik lässt sich die Osteitis pubis i.d.R. von einer Stressfraktur des Schambeins oder von einem (beginnenden) Leistenbruch abgrenzen, bei welchem die Ultraschalluntersuchung hilfreich sein kann. Eine bakterielle Entzündung der Symphyse ist selten, kann aber bspw. nach einer vorderen Beckenringverletzung mit Blasenriss entstehen.

Therapie. Das wichtigste Behandlungsprinzip ist die **Sportpause** bzw. zumindest eine drastische Umstellung des Trainingsprogramms mit schmerzadaptierter Schonung. Krankengymnastik ist hilfreich. Medikamentös werden Antiphlogistika wie Diclofenac oder Ibuprofen verordnet (nicht bei Magen- oder Zwölffingerdarmgeschwüren); von manchen Ärzten wird die Infusionstherapie mit einem sog. Prostaglandinanalogon befürwortet. In besonders hartnäckigen Fällen kann eine lokale Injektion mit Kortison hilfreich sein. Einige Sportler erfahren Linderung durch das Tragen eines Beckengurts. Die Operation (Versteifung der Symphyse) ist nur sehr selten erforderlich, allenfalls bei ausbleibender Beschwerdebesserung unter konsequenter konservativer Therapie oder bei einer massiven Instabilität.

Prognose. Der Verlauf ist **nicht selten langwierig**. Die Beschwerden bilden sich meist innerhalb von einigen Monaten zurück – konsequente Therapie vorausgesetzt.

22.4 Das Kreuzdarmbeingelenk – Entzündung, Blockierung, Hypermobilität und mehr

Das Kreuzbein kontaktiert seitlich rechts und links zu den Darmbeinen im Bereich der **Kreuzdarmbeingelenke** (Iliosakralgelenke, Sakroiliakalgelenke, s. Abb. 22.11); die jeweiligen Gelenkflächen (lat.: *Facies auricularis*) am Kreuzbein bzw. Darmbein sind nieren- oder ohrenförmig und annähernd deckungsgleich (s. Kap. 22.1). Jedes Kreuzdarmbeingelenk ist durch sehr kräftige Bandverbindungen gesichert; es ist daher ein straffes Gelenk (Amphiarthrosis) mit einem sehr geringen Bewegungsspielraum.

Es gibt verschiedene Veränderungen im Bereich der Iliosakralgelenke, die von sportmedizinischem Interesse sind:

- Eine **Verletzung des Kreuzdarmbeingelenks** bzw. beider **-gelenke** entsteht bei Sportlern relativ selten und nur bei großer Gewalteinwirkung im Rahmen einer Beckenringverletzung (s. Kap. 22.2.2).

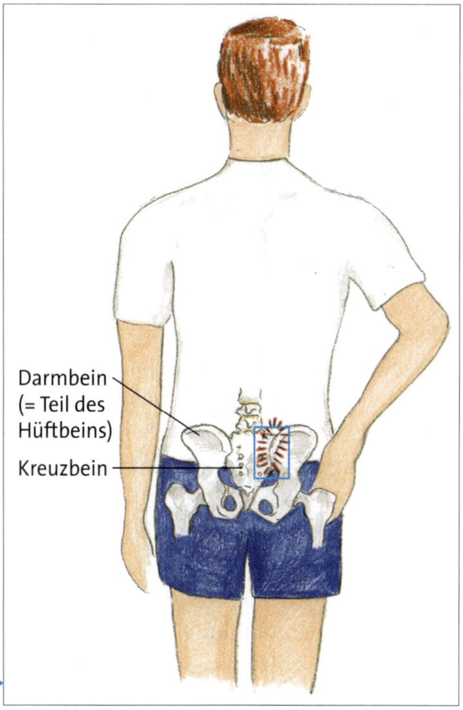

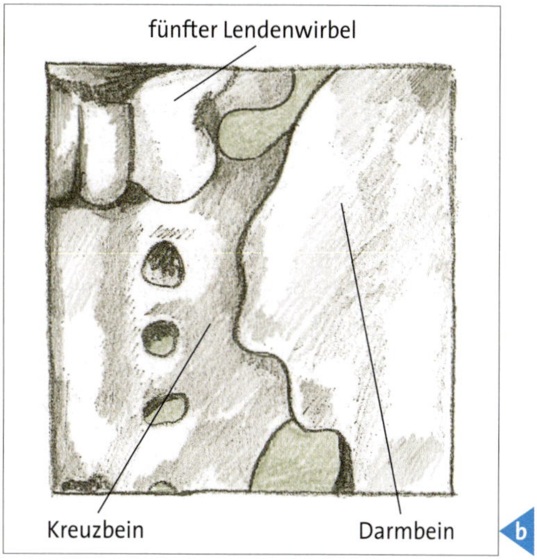

Abb. 22.11: a) Schmerzen im Bereich des Kreuzdarmbeingelenks können verschiedene Ursachen haben. **b)** Detailzeichnung des rechten Kreuzdarmbeingelenks von hinten

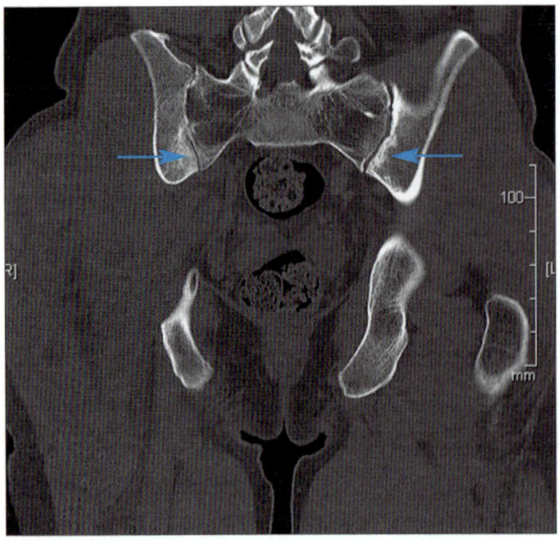

Abb. 22.12: Computertomogramm des Beckens eines 45-jährigen Sportlers mit Bechterew-Krankheit. Schnittbild mit Ansicht von vorne. Beide Kreuzdarmbeingelenke weisen deutliche Schäden auf, das linke (rechts im Bild) mehr als das rechte.

- Vergleichsweise häufig ist dagegen die sog. **Blockierung** oder **Blockade eines Kreuzdarmbeingelenks (Iliosakralsyndrom)**, die meist sehr schmerzhaft ist. Der genaue Mechanismus ist nicht bekannt. Es wird angenommen, dass die Gelenkflächen sich minimal gegeneinander „verhaken" oder „verkanten"; ein normales Bewegungsspiel ist dann nicht mehr möglich. Es handelt sich um eine vorübergehende Funktionsstörung, auch funktionelle Blockade genannt (im Gegensatz zur Blockade durch einen freien Gelenkskörper, wenn z.B. ein abgesprengtes Knorpel- oder Knochenstück eingeklemmt ist).
- Bei einer **Entzündung des Kreuzdarmbeingelenks (Sakroiliitis)** ist in erster Linie an die Bechterew-Krankheit zu denken, die häufig in dieser Region beginnt und ein- oder beidseitig auftreten kann (s. Kap. 19.9).

Diagnose. Die **Blockade** beginnt nicht selten nach einer banalen, ruckartigen Bewegung (z.B. beim Fußballer, der den Oberkörper bei feststehenden Beinen zum Ball dreht) mit einem plötzlichen Schmerz über dem betroffenen Iliosakralgelenk. Manchmal setzen die Beschwerden auch langsam ein, sie verstärken sich unter Bewegung und Belastung. Die Diagnose ergibt sich durch die Vorgeschichte (Anamnese) sowie die manualmedizinische Untersuchung. Röntgenbild und Kernspintomografie sind unauffällig. Wird ein örtliches Betäubungsmittel (Lokalanästhetikum) unter sterilen Bedingungen in das Gelenk gespritzt, so führt dies bei richtiger Diagnose zumindest zu einer vorübergehenden Beschwerdelinderung.

Bei der **Bechterew-Krankheit** (**Morbus Bechterew**, s. Abb. 22.12) sind die Schmerzen oft nicht belastungsabhängig und treten morgens auf. Bei der Untersuchung besteht eine Druckschmerzhaftigkeit im Bereich eines oder beider Kreuzdarmbeingelenke. Im fortgeschrittenen Stadium kommen noch andere Symptome hinzu, bspw. Wirbelsäulenveränderungen, Achillessehnenbeschwerden oder Erkrankungen innerer Organe (s. Kap. 19.9). Die Kernspintomografie zeigt schon frühzeitig Veränderungen des Kreuzdarmbeingelenks, während das Röntgenbild und die Computertomografie anfangs unauffällig sind.

Die Entzündung des Kreuzdarmbeingelenks beim Morbus Bechterew ist abzugrenzen von einer **Arthrose** („Verschleiß"), von der Entzündung bei einer **Schuppenflechte** oder im Rahmen der seltenen **bakteriellen Infektion**. Ein harmloser Zufallsbefund im Röntgenbild ohne Krankheitswert ist dagegen eine dreieckige Knochenverdichtung des Darmbeins in der Nachbarschaft des Iliosakralgelenks (**Sacroiliitis condensans, Hyperostosis triangularis ilii**); diese ist die Folge einer mechanischen Überlastung, kann aber auch ohne erkennbare Ursache auftreten und macht keine Beschwerden.

Therapie. In den meisten Fällen einer **Blockade** lindern Schonung mit Sportpause, Medikamente (z.B. Antiphlogistika wie Diclofenac oder Ibuprofen) sowie physikalische

Maßnahmen (z.B. vorsichtige Krankengymnastik) die Beschwerden. Durch ein spezielles chirotherapeutisches Manöver (s. Kap. 3.4) kann eine „Deblockierung" durchgeführt werden, wobei die Beschwerdebesserung jedoch nicht selten nur vorübergehend ist. Wenn der diagnostische Test mit einem Lokalanästhetikum erfolgreich war, kann die Injektion evtl. mit einem Zusatz von Kortison wiederholt werden. Wichtig ist aber auch, dass eventuelle Ursachen einer Blockade möglichst beseitigt werden, bspw. die Fehlbelastung bei einer (älteren) Beinverletzung oder bei einem Beinlängenunterschied (z.B. Schuherhöhung oder Einlage).

Eine kausale Behandlung der **Bechterew-Krankheit** ist nicht möglich, da man die genauen Ursachen ja noch nicht kennt. Im Vordergrund stehen die Krankengymnastik, die physikalische Therapie und Medikamente; Ziele sind die Erhaltung der Beweglichkeit sowie die Schmerzlinderung. Neben dem Orthopäden bzw. erfahrenen Allgemeinmediziner sollte ein Facharzt für Innere Medizin mit rheumatologischer Spezialisierung eingeschaltet werden (s. Kap. 19.9).

22.5 Die Kokzygodynie – das schmerzhafte Steißbein

An der unteren Spitze des Kreuzbeins befindet sich das Steißbein (lat.: *Os coccygis*, s. Abb. 19.1); dieses ist mit dem Kreuzbein meist gelenkig - oder knorpelig, selten knöchern - verbunden. Das Steißbein besteht aus 4–5 Wirbelrudimenten, d.h. Resten zurückgebildeter Wirbel, die knorpelig oder knöchern miteinander verbunden sind. Das Steißbein wird als der ehemalige Schwanz der Wirbeltiere angesehen, der sich im Laufe seiner Entwicklung über viele Millionen Jahre zurückgebildet hat (s. Kap. 19.1).

Obwohl das Steißbein keine wesentliche Funktion hat, können in seiner Region Schmerzen auftreten, die als **Kokzygodynie** bezeichnet werden. Dabei wird zwischen der **traumatischen**, also unfallbedingten Kokzygodynie und der **idiopathischen** Kokzygodynie unterschieden, bei welcher sich eine Ursache der Beschwerden meist nicht feststellen lässt.

Diagnose. Bei der **traumatischen Kokzygodynie** geht ein Unfall voraus, z.B. ein Sturz beim Joggen direkt auf das Gesäß bzw. Steißbein. Oft entwickeln sich die Beschwerden, die in die Lenden- oder Hüftregion ausstrahlen können, erst nach einigen Tagen. Meistens handelt es sich um belastungsabhängige Schmerzen, v.a. beim Sitzen oder beim Stuhlgang. Nur sehr selten sieht man einen Bluterguss im Bereich des Steißbeins, das druckschmerzhaft ist; die rektal-digitale Untersuchung, bei welcher der Arzt mit dem behandschuhten Finger im Enddarm (After) von innen auf das Steißbein drückt, führt zur Verstärkung des Schmerzes und wird vom betroffenen Sportler meist als äußerst unangenehm oder gar quälend empfunden.

Die **Röntgenaufnahmen** des Steißbeins sind sehr schwierig zu deuten, weil das Steißbein sehr vielgestaltig sein kann. Dementsprechend problematisch ist die Einordnung, ob es sich um eine **Prellung**, **Verrenkung (Luxation)**, **Teilverrenkung (Subluxation)** oder eine **Steißbeinfraktur** handelt. Auch die **Kernspintomografie** lässt Interpretationsspielraum zu.

Die Abgrenzung der **traumatischen** von der **idiopathischen Kokzygodynie** ist sehr problematisch, meistens haben diese Patienten eine wahre Odyssee hinter sich und wurden bspw. gynäkologisch, urologisch, orthopädisch, internistisch, chirurgisch und auch psychiatrisch untersucht. Ganz wichtig ist, dass keine organischen Ursachen wie z.B. ein Enddarmtumor übersehen werden, und die Beschwerden der Betroffenen ernstgenommen werden.

Therapie. Die Beschwerden können **sehr hartnäckig** sein. Aus diesem Grunde gibt es unterschiedliche Therapieansätze, sodass diese Darstellung keineswegs vollständig sein kann. **Vorrang** hat auf alle Fälle die **konservative Behandlung**. Das Steißbein sollte entlastet werden, insbesondere beim Sitzen, z.B. durch ein weiches Kissen oder einen Sitzring. Die Betroffenen sollten für weichen Stuhlgang sorgen (ballaststoffreiche Kost, ausreichend Flüssigkeit, nur ausnahmsweise Abführmittel). Als Medikamente werden vorübergehend z.B. Schmerzmittel oder Antiphlogistika wie Diclofenac oder Ibuprofen eingesetzt. Bei der lokalen Behandlung mit Salben oder Gelen muss berücksichtigt werden, dass diese bei Kontakt mit der Enddarmschleimhaut sehr unangenehme Reaktionen auslösen können. Bei einer lokalen Injektion (z.B. mit einem örtlichen Betäubungsmittel, evtl. auch Kortison) achtet der Arzt auf eine sorgfältige Desinfektion (Enddarmbakterien). Manche Patienten profitieren von physikalischen Maßnahmen wie Fangopackungen, Sitzbädern oder Kurzwellenbehandlung. In einigen Fällen lässt sich eine Linderung der Beschwerden durch Akupunktur erreichen, die aber ebenso wie „Einrenkungsmanöver“ oder Röntgenbestrahlung umstritten ist.

Chirurgische Maßnahmen wie bspw. die Entfernung des Steißbeins sind die **absolute Ausnahme**: Der Verlust des Steißbeins ist zwar funktionell unerheblich, jedoch können Narbenbeschwerden unangenehmer sein als die Schmerzen vor der Operation.

22.6 Der „Radfahrerwolf“ und weitere sportbedingte Probleme im Beckenbereich

Der **Damm** ist die Region zwischen dem After und den äußeren Geschlechtsorganen, der Bereich zwischen After und Schamlippen bei der Frau bzw. Hodensack beim Mann. Die Dammhaut ist sehr empfindlich und kann beim Radsport durch Schwitzen, ungünstige Sportbekleidung und Satteldruck gereizt werden. Dies wird als „**Radfahrerwolf**“ bezeichnet und kann sehr schmerzhaft sein. In ausgeprägten Fällen sind eine massive Entzündung mit Geschwürbildung, Eiterung und Sensibilitätsstörungen möglich, beim Mann auch Reizungen der Vorsteherdrüse (Prostata) und der Harnröhre. Zur Behandlung gehören eine sorgfältige Hautpflege und evtl. chirurgische Maßnahmen, ggf. ist auch der Facharzt für Urologie zu konsultieren. Als Vorbeugung sollte die strikte Einhaltung der Körperhygiene selbstverständlich sein. Außerdem müssen die Form sowie die Polsterung des Sattels und die Sportbekleidung optimiert werden.

Ebenfalls bei Radfahrern, aber auch bei Ruderern und Rollstuhlsportlern, kann es – bedingt durch lange Sitzbelastung bzw. Zwangshaltung – zu einer Reizung im Gesäßbereich kommen. Betroffen davon sind das Steißbein oder die in seiner Nachbarschaft gelegenen Sitzbeinhöcker. Letztere verdanken ihren Namen der Tatsache, dass man auf ihnen sitzt; es handelt sich um 2 Knochenvorsprünge am hinteren Beckenbereich, jeweils einen rechts und links (lat.: *Tuber ischiadicum*). Jeder dieser beiden Sitzbeinhöcker ist von einem Schleimbeutel bedeckt, der als Polsterung dient.

Druckstellen und Schwielenbildung sowie Entzündungen an den Sitzbeinhöckern oder am Steißbein und in den umgebenden Weichteilen werden manchmal unter dem Begriff „**Jeep's disease**“ (engl. *Jeep*: eine Automarke, Geländewagen; *disease*: Krankheit,

Leiden) zusammengefasst. Die Schleimbeutelreizung bzw. -entzündung wird als **„tailor's bottom"** (engl. *tailor*: Schneider; *bottom*: Hinterteil, Gesäß) bezeichnet. Wichtigste therapeutische bzw. präventive Maßnahmen sind eine entsprechende Polsterung und Anpassung des Sattels bzw. der Sitzfläche mit Optimierung der Sitzposition, außerdem adäquate Sportbekleidung und selbstverständlich sorgfältige Hygiene. Bei einer Eiterung oder chronischen Infektion ist die chirurgische Intervention notwendig. Der Gesäßbereich muss bei querschnittgelähmten Rollstuhlfahrern bzw. -sportlern regelmäßig untersucht werden, weil sie derartige Veränderungen aufgrund von Sensibilitätsstörungen wegen des fehlenden Warnsignals „Schmerz" nicht bemerken.

Durch Reiben der beiden Gesäßhälften gegeneinander kann es bei Langstreckenläufern zu Einblutungen kommen mit typischen Hautverfärbungen im oberen Anteil der Analfalte. Diese Veränderungen werden **„runner's rump"** genannt (engl. *runner*: Läufer; *rump*: Gesäß) und bedürfen keiner Behandlung.

22.7 Beckentumoren

Eine seltene Ursache von Schmerzen im Beckenbereich sind Weichteil- oder Knochengeschwülste. Oft wird nicht daran gedacht und eine sportbedingte „Fehlbelastung" oder „Überlastung" vermutet. Zur Diagnostik gehören neben der körperlichen Untersuchung u.a. das Röntgenbild sowie die Kernspintomografie; mit der letztgenannten Methode lassen sich Veränderungen schon im Frühstadium und auch an den Weichteilen erkennen. Die Therapie ist Aufgabe des Spezialisten.

23 Verletzungen und Schäden des Hüftgelenks

23.1 Bedeutung des Hüftgelenks beim Sport und Einführung in die Anatomie

Das menschliche Becken besteht aus den beiden Hüftbeinen sowie dem Kreuzbein (s. Abb. 23.1). Jedes Hüftbein wiederum entsteht durch den Zusammenschluss dreier Knochen, und zwar des Darmbeins, des Schambeins und des Sitzbeins; diese 3 Knochen treffen sich zentral im Bereich der mit Knorpel überzogenen **Hüftpfanne**, die der eine Gelenkpartner des Hüftgelenks ist. Der andere Partner ist der ebenfalls überknorpelte Kopf des Oberschenkelknochens, der **Hüftkopf**. Das Hüftgelenk verbindet das Becken mit dem Bein, beide Hüftgelenke haben das Gewicht des Oberkörpers von 60% des Gesamtkörpers zu tragen.

Insbesondere beim Sport ist die Hüfte sehr hohen Belastungen ausgesetzt, v.a. bei Bewegungen im einbeinigen Stand, welche die größte Gruppe der Sportarten repräsentieren. So muss das Hüftgelenk das gesamte restliche Körpergewicht kompensieren. Hinzu kommen je nach Disziplin teilweise erhebliche dynamische Komponenten und Belastungsspitzen, bspw. durch Rotationsbewegungen oder von außen einwirkende Stöße. Messungen bzw. Berechnungen haben ergeben, dass das Hüftgelenk beim Laufen oder Springen bis zum Siebenfachen des Körpergewichts und ggf. mehr belastet wird.

Außerdem zeichnet es sich durch seine sehr große Beweglichkeit aus. Dies wird durch die „Gelenkschmiere" (Synovialflüssigkeit) unterstützt, die auch für die Knorpelernährung verantwortlich ist. Das Hüftgelenk ist ein sog. **Nussgelenk**, ein modifiziertes Kugelgelenk, wobei der Hüftkopf sich in der Gelenkpfanne, einer annähernd gleichgroßen Hohlkugel bewegen kann. Die Pfanne ist so tief, dass sie den Kopf bis über den Äquator hinaus erfasst. Oder anders ausgedrückt: Der normale, annähernd kugelförmige Hüftkopf wird von der Gelenkpfanne gut zur Hälfte umschlossen. Am Pfannenrand befindet sich eine faserknorpelige Gelenklippe (lat.: *Labrum acetabulare*), welche die Pfanne wie ein Dichtungsring umschließt, die Kontaktfläche von Kopf und Pfanne vergrößert und ein wichtiger Primärstabilisator des Hüftgelenks ist.

Es ist sehr sinnvoll, dass das Hüftgelenk ein Nussgelenk ist. Das Risiko einer Auskugelung (Luxation) ist deutlich geringer als bei einem „reinen" Kugelgelenk wie der Schulter – die aber noch beweglicher ist, allerdings auf Kosten der Stabilität.

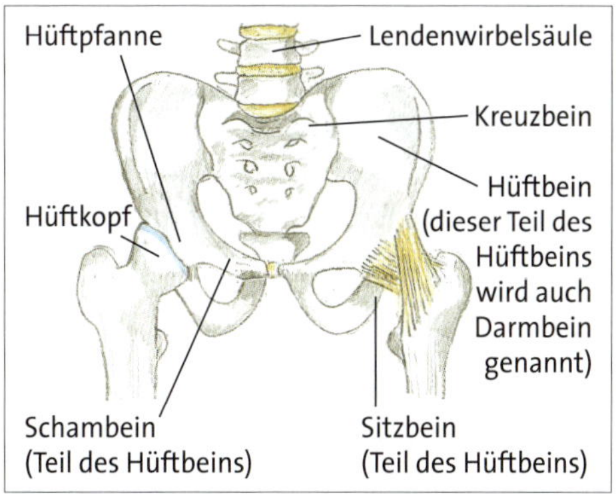

Abb. 23.1: Das menschliche Hüftgelenk in der Ansicht von vorne und seine Beziehung zum Beckenskelett. An der linken Hüfte ist der kräftige Bandapparat dargestellt.

Neben seiner knöchernen Führung inklusive der Gelenklippe wird das Hüftgelenk aber außerdem durch seine straffe Gelenkkapsel sowie sehr starke Bänder und kräftige Muskeln stabilisiert. Das Hüftgelenk ist das Gelenk des Menschen mit den stärksten Bändern und Muskeln.

Knochen, Gelenklippe, Kapsel und Bänder sind die passiven und die Muskeln die aktiven Stabilisatoren des Hüftgelenks. Die Muskulatur ist aber gleichzeitig auch für die große Dynamik des Gelenks verantwortlich.

23.2 Hüftgelenkverletzungen

Die untere Extremität ist in bis zu 70% der Sportunfälle beteiligt. Verletzungen des Hüftgelenks machen etwa 1% davon aus, sind aber hinsichtlich der Prognose umso schwerwiegender. Sie betreffen den Hüftkopf, die Gelenkpfanne mit ihrer faserknorpeligen Lippe (lat.: *Labrum*) oder den Oberschenkelknochen unterhalb des Hüftkopfs.

! Achtung: Bei Verletzungen der Hüfte besteht ein erhöhtes Thromboserisiko, daher sind vorbeugende Maßnahmen wichtig, u.a. Heparinspritzen (s. Kap. 3.3.4).

23.2.1 Verrenkungen des Hüftgelenks und Hüftkopffrakturen – seltene Notfälle mit akutem Handlungsbedarf

Zu Beginn einige Vorbemerkungen zur Anatomie: Das Hüftgelenk wird von einer straffen Gelenkkapsel mit kräftigen Bandverbindungen umgeben, außerdem verläuft ein Band im Gelenk vom Pfannengrund zum Hüftkopf, das sog. Kopfband (Band des Oberschenkelkopfs, lat.: *Ligamentum capitis femoris*). Der Hüftkopf erhält seine Blutzufuhr durch Gefäße, die entlang des Oberschenkelhalses zum Hüftkopf aufsteigend verlaufen. Außerdem befindet sich im Kopfband eine Schlagader, die allerdings nur bis ins Kleinkindalter zur Blutversorgung des Hüftkopfs beiträgt und bei Erwachsenen von untergeordneter Bedeutung ist.

Bei einer unfallbedingten Verrenkung (Auskugelung, s. Abb. 23.2) verlässt der Hüftkopf die Pfanne, man spricht von einer **traumatischen Hüftluxation** (im Gegensatz zur angeborenen Hüftluxation, s. Kap. 23.5.1); die Kapsel und Bänder reißen. Es handelt sich um eine – nicht nur beim Sport – seltene Verletzung, die eine hohe Gewalteinwirkung voraussetzt, wobei die Kraft über den Oberschenkel auf die Hüfte wirkt, bspw. bei Motocrossunfällen oder Skistürzen. Bei Unfällen im Automotorsport kennt man die Kombination mit einem Kniescheiben- und Oberschenkelbruch sowie evtl. hinterer Kreuzbandverletzung durch Anprall des Knies am Armaturenbrett (engl.: *dashboard injury*). Im Rahmen des Unfallgeschehens kann es zur **Abscherung eines Knorpel-** oder **Knorpelknochenstücks** von der Pfanne oder vom Hüftkopf kommen, zur Hüftkopffraktur, wobei gleichzeitig auch ein Oberschenkelhalsbruch entstehen kann. Es gibt verschiedene Formen der Hüftkopffraktur, die nach Pipkin in 4 Typen eingeteilt werden.

Als Rarität kann die Hüftluxation durch relativ geringe Gewalteinwirkung beim Balletttanz entstehen. Wenn die einwirkende Kraft nicht ganz so groß ist, z.B. eine Verdrehung der Hüfte bei Kontaktsportarten wie Fußball, können auch Kopfband- bzw. Labrumverletzungen als milde Form der unvollständigen Luxation resultieren. Da es sich meist aber um ein Hochrasanztrauma handelt, werden im Rahmen des Unfallgeschehens auch noch weitere Körperregionen verletzt im Sinne eines Polytraumas (s. Kap. 37.2), dann besteht Lebensgefahr.

a
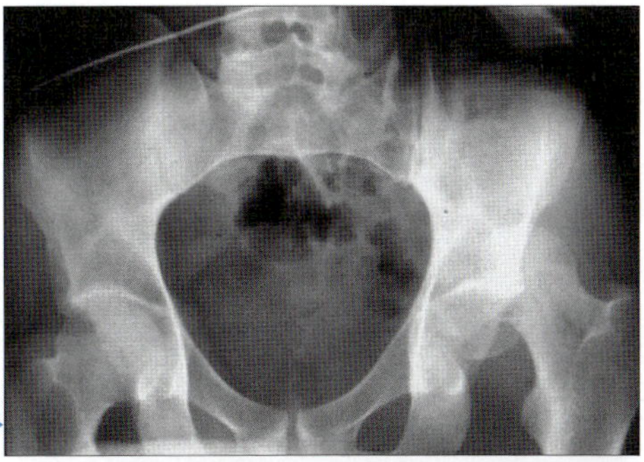

c
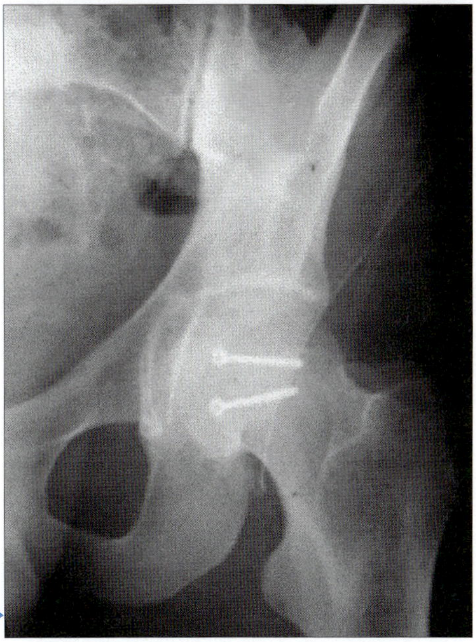

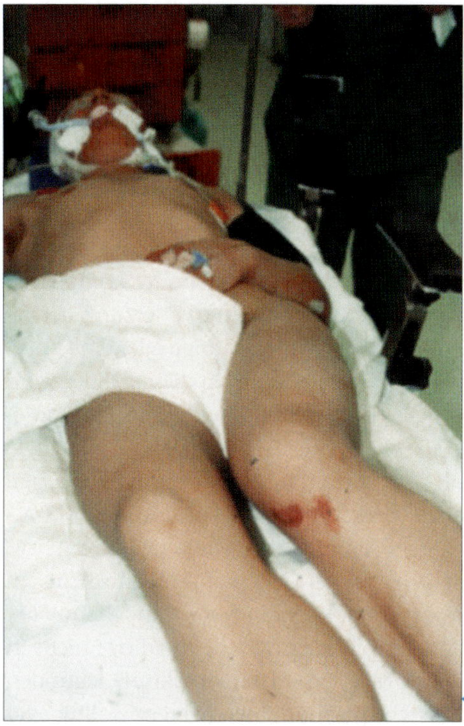
b

Abb. 23.2: Luxation des Hüftgelenks links mit Hüftkopffraktur bei einem Fußballspieler, der auf dem Weg zum Training mit dem Auto verunfallte.
a) Röntgenbild des Beckens nach dem Unfall. **b)** Innenrotationsfehlstellung des linken Beins mit Prellmarke im Kniebereich als Zeichen eines Anpralls am Armaturenbrett (dashboard injury). **c)** Röntgenbild nach operativer Einrichtung der Hüfte und Verschraubung des Hüftkopfs

Bei der traumatischen Hüftluxation bzw. bei Hüftkopffrakturen kommt es zur Störung der Blutzufuhr für den Hüftkopf. Wird dieser nicht mehr ausreichend durchblutet, dann kommt es im weiteren Verlauf zur **posttraumatischen Hüftkopfnekrose** („Hüftkopftod“ – Nekrose bedeutet Untergang bzw. Tod von Gewebe, in diesem Fall des Knochens). Daraus wiederum kann sich eine zunehmende Schädigung des Hüftgelenks bis hin zur Arthrose entwickeln.

Noch ein Hinweis: Es gibt auch eine **idiopathische Hüftkopfnekrose**, die aus ungeklärter Ursache auftritt (s. Kap. 23.8).

Diagnose. Der Verletzte mit einer traumatischen Hüftluxation bzw. Hüftkopffraktur hat massive Schmerzen. Es besteht eine Fehlstellung des Beins mit Bewegungsstörung. I.d.R. ist der Hüftkopf nach hinten ausgekugelt, dann ist das Bein innenrotiert und wirkt verkürzt. Da der Ischiasnerv hinter dem Hüftgelenk verläuft, kann der Kopf zu einer Druckschädigung des Nervs führen, was dann bspw. an einer nicht durchführbaren Fußhebung erkennbar wird: Es besteht ein Fallfuß, der Fußrücken kann nicht mehr dem Schienbein angenähert werden.

Zur Diagnostik gehört neben der **konventionellen Röntgenuntersuchung** die **Computertomografie** (Röntgenschichtuntersuchung mit computerbasierter Auswertung einer Vielzahl aus verschiedenen Richtungen aufgenommener Röntgenaufnahmen). Außerdem muss nach weiteren Verletzungen in anderen Körperregionen gefahndet werden, wenn der Sportler polytraumatisiert ist.

Die Diagnose ist schwierig, wenn der Hüftkopf nicht ausgerenkt ist und der Verdacht auf einen teilweisen oder kompletten Riss des Kopfbands, eine Verletzung der faserknorpeligen Pfannenlippe oder eine Knorpelabscherung besteht. In diesen Fällen wird – neben Röntgenbild und Computertomografie – eine **Kernspintomografie** durchgeführt, bevorzugt mit Kontrastmittelgabe, ggf. auch direkt in das Gelenk als sog. MR-Arthrografie; sie kann neben Verletzungen bzw. Schäden an der Gelenklippe auch solche am Knorpel, am Kopfband sowie knöcherne Veränderungen nachweisen, allerdings nicht in jedem Fall. Die **Hüftarthroskopie** kann den exakten Befund objektivieren, sollte aber nicht nur diagnostisch, sondern auch therapeutisch eingesetzt werden (s.u.).

Und hier noch ein Hinweis: Es gibt auch nichttraumatische Schäden des Kopfbands, z.B. als degenerativer Riss bei der Arthrose des Hüftgelenks (s. Kap. 23.9) oder bei der Hüftdysplasie (s. Kap. 23.5.1).

Therapie. Die **Hüftluxation** ist ein **Notfall**, die Einrenkung (Einrichtung, Reposition) muss schnellstmöglich in Vollnarkose erfolgen; wichtig ist eine optimale Relaxation, das bedeutet Verabreichung von Medikamenten zur Entspannung der verkrampften Muskulatur.

Je früher die Reposition des Hüftkopfs, die durch fachkundige Manipulation am Bein erfolgt, durchgeführt wird, desto geringer ist das Risiko einer bleibenden Durchblutungsstörung und damit der Hüftkopfnekrose.

Gelingt die Einrichtung einer Luxation nicht, so liegt ein Repositionshindernis vor, z.B. ein Bruchstück des Hüftkopfs bei einer Hüftkopffraktur oder von der Hüftpfanne. In diesen Fällen wird operiert. Die Operation ist schwierig und erfordert spezielle Erfahrungen in der Hüftchirurgie, Behandlungsziel ist die möglichst anatomische Wiederherstellung einer stabilen Hüfte. Eine **Hüftkopffraktur** wird meist verschraubt, ein kleineres Bruchstück, das sich nicht fixieren lässt, wird manchmal auch entfernt. Beim **Hüftpfannenbruch** erfolgt i.d.R. eine Platten- und Schraubenstabilisierung (s. Kap. 23.2.2). Im Anschluss an eine derartige Operation ist die Entlastung der Hüfte normalerweise für 6–12 Wochen notwendig. Von wesentlicher Bedeutung ist in dieser Phase die Thromboseprophylaxe (z.B. Heparinspritzen).

Weitere Begleitverletzungen, auch außerhalb der Hüfte, werden ebenfalls behandelt. Beim Polytrauma haben evtl. andere Verletzungen eine höhere Priorität, bspw. eine Gehirnblutung oder ein Leberriss.

Ist die Hüfte nicht ausgerenkt, so hat man für die Therapieplanung mehr Zeit. Ein gerissenes Kopfband kann arthroskopisch vollständig entfernt werden. Die Behandlung der Labrumverletzungen wird an anderer Stelle dargestellt (s. Kap. 23.2.3)

Prognose. Die Aussichten richten sich nach dem Verletzungsmuster und den therapeutischen Möglichkeiten, oft ist die Prognose unsicher. Nach einer **Hüftluxation** bzw. **Hüftkopffraktur** ist mit einer Sportpause von mindestens 6–12 Monaten zu rechnen. Die sportliche Kariere kann aber auch, z.B. bei Entwicklung einer Hüftkopfnekrose, beendet sein. Die Nekrose- bzw. Arthroserate wird je nach Verletzungsform mit 30–50% angegeben, die dann noch möglichen Maßnahmen entsprechen der Therapie der idiopathischen Hüftkopfnekrose (s. Kap. 23.8) bzw. der Hüftgelenkarthrose (s. Kap. 23.9). Ebenfalls können sich nach operativer Versorgung Verknöcherungen in den das Gelenk umgebenden Weichteilen (Muskulatur, Gelenkkapsel) entwickeln, sog. heterotope Ossifikationen, die eine erhebliche Bewegungseinschränkung verursachen können (s. Kap. 5.2.8).

Auch Verletzungen anderer Körperregionen sind im Hinblick auf die Prognose zu berücksichtigen. Insgesamt ist über die Rückkehr zum Sport individuell gemeinsam mit dem behandelnden Arzt zu entscheiden.

Die Ergebnisse der arthroskopischen Entfernung des Kopfbands sind bei unbeschädigtem Knorpel gut.

23.2.2 Hüftpfannenbrüche

Die Fraktur der Hüftpfanne (Azetabulumfraktur) ist beim Sport selten und entsteht durch eine hohe Gewalteinwirkung, wobei die Kraft – ähnlich wie bei der Hüftkopffraktur bzw. der Hüftluxation – über den Oberschenkel einwirkt. Unfallmechanismen sind bspw. Stürze aus größerer Höhe (Klettern, Reiten) oder mit hoher Geschwindigkeit (alpiner Skilauf, Snowboarden) bzw. Kollisionen, z.B. von Radfahrern mit einem Pkw. Oftmals haben die Betroffenen noch weitere Verletzungen bis hin zum Polytrauma (s. Kap. 37.2); bspw. bestehen in 45% zusätzliche Knochenbrüche an den Armen oder Beinen.

Diagnose. Bei einem Hüftpfannenbruch hat der verletzte Sportler meist erhebliche Schmerzen mit Bewegungseinschränkung des Beins. Eine spezielle Frakturform ist die sog. zentrale Hüftluxation, bei welcher der Hüftkopf durch die Fraktur des Pfannenbodens ins Beckeninnere eingedrungen ist; in diesem Fall ist das betroffene Bein deutlich verkürzt, ebenso bei anderen Formen der Hüftluxation, die mit einem Pfannenbruch kombiniert sind. Da dann nicht selten die Hinterwand der Hüftpfanne frakturiert ist, kann der verschobene Hüftkopf zu einer Druckschädigung des hinter dem Hüftgelenk verlaufenden Ischiasnervs führen. Der Verletzte hat eine Fußheberschwäche bzw. -lähmung (Fallfuß), der Fußrücken kann nicht mehr dem Schienbein angenähert werden. Nicht selten kommt es zum Knorpelschaden am Hüftkopf, seltener zur Fraktur im Kopfbereich. Auch eine Begleitverletzung der Harnblase durch Einspießung eines Bruchstücks ist möglich.

Zur Diagnostik gehört neben der **konventionellen Röntgenuntersuchung** die **Computertomografie** (Röntgenschichtuntersuchung mit computerbasierter Auswertung einer Vielzahl aus verschiedenen Richtungen aufgenommener Röntgenaufnahmen, s. Abb. 23.3). Es gibt unterschiedliche Frakturformen, wobei unter praktisch-chirurgischen Gesichtspunkten die Hüftpfanne in einen vorderen und einen hinteren Hüftpfeiler eingeteilt wird. Die Fraktur kann einen oder beide Pfeiler betreffen, außerdem die Vorder- oder Hinterwand der Pfanne.

Die klinische und apparative Untersuchung muss auch Verletzungen in anderen Körperregionen erfassen, da oft das Unfallgeschehen nicht nur die Hüfte traumatisiert hat.

Therapie. Nichtverschobene Hüftpfannenbrüche werden **konservativ** behandelt, der Patient muss die betroffene Seite an Unterarmgehstützen für 6–12 Wochen entlasten (Thromboseprophylaxe!). Bei **verschobenen Frakturen** sowie bei **Schädigung des Ischiasnervs** ist die **Operation notwendig**; diese dauert meist mehrere Stunden, ist schwierig und bedarf spezieller Erfahrung seitens des Operateurs. Besteht gleichzeitig eine **Verrenkung des Hüftkopfs**, so muss diese notfallmäßig beseitigt werden (s. Kap. 23.2.1), die Operation kann dann nach einigen Tagen durchgeführt werden, wenn es dem Patienten besser geht (Narkosefähigkeit!) oder er in eine Spezialklinik verlegt ist. Ziel der operati-

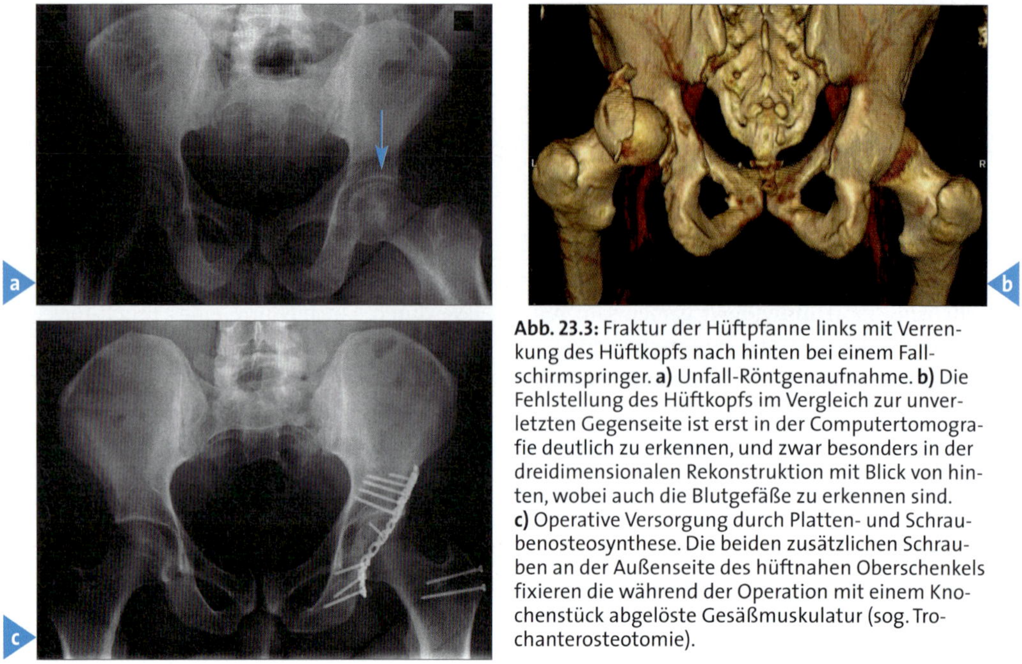

Abb. 23.3: Fraktur der Hüftpfanne links mit Verrenkung des Hüftkopfs nach hinten bei einem Fallschirmspringer. **a)** Unfall-Röntgenaufnahme. **b)** Die Fehlstellung des Hüftkopfs im Vergleich zur unverletzten Gegenseite ist erst in der Computertomografie deutlich zu erkennen, und zwar besonders in der dreidimensionalen Rekonstruktion mit Blick von hinten, wobei auch die Blutgefäße zu erkennen sind. **c)** Operative Versorgung durch Platten- und Schraubenosteosynthese. Die beiden zusätzlichen Schrauben an der Außenseite des hüftnahen Oberschenkels fixieren die während der Operation mit einem Knochenstück abgelöste Gesäßmuskulatur (sog. Trochanterosteotomie).

ven Therapie ist die möglichst anatomische Wiederherstellung der Pfannenform und Frakturstabilisierung, meistens mit einer oder mehreren Platten und Schrauben. I.d.R. ist eine postoperative Entlastung für etwa 8–12 Wochen notwendig.

Wenn bei einer Hüftpfannenfraktur lediglich ein kleineres Bruchstück vorliegt, was als freier Gelenkkörper stört und einen Knorpelschaden verursacht, so ist evtl. eine minimalinvasive Operation im Rahmen einer Arthroskopie möglich; diese Arthroskopie wird dann erst einige Wochen nach dem Unfall durchgeführt, weil es bei frischer Azetabulumfraktur durch die in die umgebenden Weichteile austretende Flüssigkeit (die zur Arthroskopie verwendet wird) zu Komplikationen, ja sogar zum Herzstillstand kommen kann.

Begleitverletzungen, auch außerhalb der Hüfte, werden ebenfalls therapiert. Beim Polytrauma werden die Behandlungsschritte dem Verletzungsmuster angepasst (s. Kap. 37.2).

Prognose. Die Prognose ist abhängig vom Frakturtyp und in nicht wenigen Fällen unsicher. Grundsätzlich besteht das Risiko einer posttraumatischen Hüftgelenkarthrose (ca. 20%), wenn die Gelenkflächen nicht anatomisch wiederhergestellt werden oder der Knorpel an der Pfanne bzw. am Hüftkopf geschädigt wird. Dann wird evtl. eine Hüftprothese erforderlich, die in Ausnahmefällen bei schwerster Gelenkzerstörung sogar primär eingesetzt wird. Außerdem ist nach operativer Versorgung die Entstehung von Verknöcherungen in den das Gelenk umgebenden Weichteilen (Muskulatur, Gelenkkapsel) möglich; diese sog. heterotopen Ossifikationen können eine erhebliche Bewegungseinschränkung verursachen und müssen evtl. operativ entfernt werden (s. Kap. 5.2.8).

Insofern muss über die Rückkehr zum Sport nach Hüftpfannenfraktur individuell entschieden werden, realistisch ist in Anbetracht der Schwere der Verletzung eine Sportpause von mindestens 6–12 Monaten; Begleitverletzungen haben natürlich auch einen Einfluss.

23.2.3 Verletzungen der Pfannenlippe des Hüftgelenks

Am Hüftpfannenrand befindet sich eine faserknorpelige Gelenklippe (lat.: *Labrum acetabulare*), welche die Gelenkpfanne wie ein Dichtungsring umschließt und die Kontaktfläche von Hüftkopf und Pfanne vergrößert. Das Labrum ist für die Stabilität der Hüfte und die Verteilung der Gelenkflüssigkeit sehr wichtig.

Insbesondere bei Kontaktsportarten kann es **akut** durch ein Hochenergie-Trauma – z.B. durch Verdrehen der Hüfte mit Überschreiten des normalen Bewegungsausmaßes, durch einen Sturz auf die Hüfte oder eine Verrenkung (s. Kap. 23.2.1) – zu einer Verletzung der Gelenklippe kommen. Das Labrum kann aber auch **chronisch** durch Überlastung geschädigt werden, bspw. bei einer Inkongruenz zwischen Hüftkopf und Pfanne (femoroazetabuläres Impingement, s. Kap. 23.3) oder bei einer ungenügenden Ausbildung der Hüftpfanne (Hüftdysplasie, die dazu führt, dass die Überdachung des Hüftkopfs nicht ausreicht, s. Kap. 23.5.1). Auch die Kombination eines akuten Ereignisses bei einem chronischen Vorschaden ist möglich. Die Labrum-Schädigung ist ein typisches Krankheitsbild für Gymnastinnen, die rhythmische Sportgymnastik betreiben.

Diagnose. Die Basis in der Diagnostik bildet eine sorgfältige Befragung des Sportlers nach ursächlichen Faktoren (Unfall? Entwicklung der Beschwerden?) sowie Art der Schmerzen; manche Sportler berichten über einen einschießenden Leistenschmerz bei Drehbewegungen der Hüfte oder eine Gelenkblockierung (Einklemmungssymptome). Bei der körperlichen Untersuchung werden verschiedene Provokationstests durchgeführt, z.B. der Labrum-Klick-Test nach McCarthy, sowie Impingement-Tests.

Im Rahmen der apparativen Diagnostik erfolgt zunächst die **Röntgenuntersuchung** mit Projektion des Hüftgelenks in verschiedenen, speziellen Positionen: Damit ist zwar das Labrum nicht sichtbar, weil es ja aus Knorpel besteht (der sich im Röntgenbild nicht darstellt); jedoch können begleitende knöcherne Veränderungen wie bspw. eine Zyste im Pfannendach, die Inkongruenz von Kopf und Pfanne oder die Pfannendysplasie abgebildet werden. Die **Kernspintomografie** gilt als Methode der Wahl, bevorzugt mit Kontrastmittelgabe, ggf. auch direkt in das Gelenk als sog. MR-Arthrografie; sie kann neben Verletzungen bzw. Schäden an der Gelenklippe auch solche am Knorpel, am Kopfband sowie knöcherne Veränderungen nachweisen, allerdings nicht in jedem Fall. Evtl. wird zusätzlich eine Computertomografie durchgeführt, die den Knochen in manchen Fällen besser darstellen kann. Die **Hüftarthroskopie** (s.u.) sollte nicht nur als diagnostische, sondern auch als therapeutische Methode eingesetzt werden.

Therapie. Die konservative Behandlung mit Medikamenten (z.B. Antiphlogistika wie Diclofenac) kann zwar den entstandenen Reizzustand des Gelenks abmildern, geht aber die Ursache der Beschwerden nicht an. Physiotherapie kann die Symptome sogar verschlimmern. Lediglich die Belastungsmodifikation bzw. Einstellung der sportlichen Aktivität ist sinnvoll, wird aber insbesondere von jüngeren Sportlern – verständlicherweise – nicht akzeptiert. Deshalb ist als **ursächliche Therapie** die **Operation** zu diskutieren, und zwar in Abhängigkeit von dem Alter des Patienten, seinen Ansprüchen (für Sport und Beruf!), seinem Leidensdruck sowie dem Ausmaß der Veränderungen.

Als operative Option etabliert sich immer mehr – aber nicht ausschließlich – die Hüftgelenkspiegelung (Hüftgelenkarthroskopie), mit der das genaue Ausmaß der Schäden erfasst werden kann. Die notwendige Therapie kann nicht selten ebenfalls arthroskopisch durchgeführt werden wie bspw. die Refixation der abgerissenen Gelenklippe am Pfannenrand wegen ihrer sehr wichtigen Funktion. Andere Maßnahmen sind z.B. die Entfernung eines stark geschädigten Gelenklippenstücks oder die Abtragung von Verformungen am Hüftkopf bzw. am Schenkelhals bei einem gleichzeitig bestehenden femoroazetabulären Impingement. In manchen Fällen wird die offene Operationstechnik notwendig, auch wenn bspw. eine Pfannendysplasie eine Korrektur der hüftnahen Beckenanatomie erfordert, eine sog. Beckenosteotomie. Die Weiterbehandlung richtet sich nach den durchgeführten Maßnahmen, wichtig ist die Thromboseprophylaxe.

Prognose. Die Erfolgsaussichten sind abhängig von den eingetretenen Veränderungen. Über die Rückkehr zum Sport ist individuell gemeinsam mit dem behandelnden Arzt zu entscheiden.

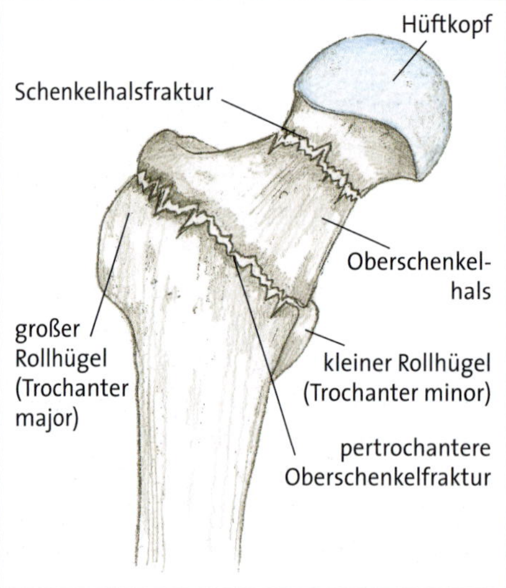

Abb. 23.4: Knochenanatomie des Oberschenkels in der Hüftregion. Beispielhaft dargestellt sind auch der mögliche Frakturverlauf bei einem Schenkelhalsbruch sowie einer Fraktur der Trochanterregion, hier als sog. pertrochantere Fraktur ohne Abbruch des innenseitigen Knochenhöckers (lat.: *Trochanter minor*).

23.2.4 Hüftgelenknahe Oberschenkelfrakturen – Schenkelhalsbrüche und mehr

Die beiden knöchernen „Gelenkpartner" des Hüftgelenks sind die Pfanne und der Oberschenkelkopf (Hüftkopf), der sich auf dem Schenkelhals befindet. Unterhalb des wenige Zentimeter kurzen Schenkelhalses befindet sich die sog. Trochanterregion des Oberschenkelknochens. Dieser Bereich ist nach 2 Knochenvorsprüngen benannt, dem innenseitigen kleinen bzw. kleineren Rollhügel (lat.: *Trochanter minor*) und dem an der Außenseite des Oberschenkelknochens gelegenen großen bzw. größeren Rollhügel (lat.: *Trochanter major*). Beide Knochenvorsprünge dienen der Becken- bzw. Hüftmuskulatur als Ansatz.

Zu den Oberschenkelbrüchen im Bereich des Hüftgelenks gehören – neben den Hüftkopffrakturen, s. Kap. 23.2.1) – die **Schenkelhalsfrakturen** sowie die **Frakturen im Bereich der Trochanterregion** (s. Abb. 23.4–Abb. 23.7). Die Frakturen entstehen beim Sport entweder durch größere Gewalteinwirkung – z.B. Sturz beim Rad- bzw. Motorradfahren oder Klettern – oder als Ermüdungsbruch (Stressfraktur) als Folge einer chronischen Überlastung, bspw. bei Marathonläuferinnen, die sich nicht angemessen ernähren. Bei älteren Sportlern, die an einer Osteoporose leiden (meistens Frauen), führt wegen der Knochenentkalkung ein Sturz aus geringer Höhe zum Bruch, bspw. ein Stolpern über eine Baumwurzel beim Nordic Walking; es können aber auch jüngere Frauen betroffen sein, wenn z.B. Störungen des Menstruationszyklus bzw. des Essverhaltens (Magersucht, Bulimie) zum Knochenschwund führen.

Hüftgelenknahe Frakturen sind eigentlich Knochenbrüche im höheren Lebensalter (Osteoporose) und entstehen ohne große Krafteinwirkung; 80–90%

der Betroffenen sind über 70 Jahre alt und haben noch andere gesundheitliche Probleme wie bspw. eine Herzschwäche. Beim Sport sind diese Frakturen seltener, dann aber – abgesehen von den Stressfrakturen – Hochenergieverletzungen.

Diagnose. Je nach Entstehung der Fraktur sowie dem Ausmaß der Verschiebung der Bruchstücke sind die **Schmerzen** mehr oder weniger stark ausgeprägt. Patienten mit unverschobenen Frakturen oder Ermüdungsbrüchen haben nicht selten relativ geringe Beschwerden wie bspw. Schmerzen in der Leiste. Bei einer Verschiebung besteht oft eine Fehlstellung bzw. Verkürzung des Beins im Vergleich zur unverletzten Gegenseite, außerdem eine Bewegungseinschränkung. Die **Röntgenuntersuchung** lässt die Fraktur fast immer erkennen, nur ausnahmsweise ist eine Schichtuntersuchung (Computertomografie) erforderlich.

Hinweis: Ein (drohender) Ermüdungsbruch – meistens des Schenkelhalses – kann frühzeitig durch eine Kernspintomografie erkannt werden, bevor er im Röntgenbild sichtbar ist (s. Kap. 3.2).

Wichtig ist, bei Hochrasanzverletzungen auch nach Begleitverletzungen anderer Körperregionen zu fahnden (sog. Polytrauma, s. Kap. 37.2).

Therapie. Umgangssprachlich wird oft für alle Bruchformen vom „Oberschenkelhalsbruch" gesprochen, das Behandlungskonzept ist aber je nach Frakturform unterschiedlich.

Bei Sportlern werden hüftnahe Oberschenkelbrüche in den meisten Fällen operiert.

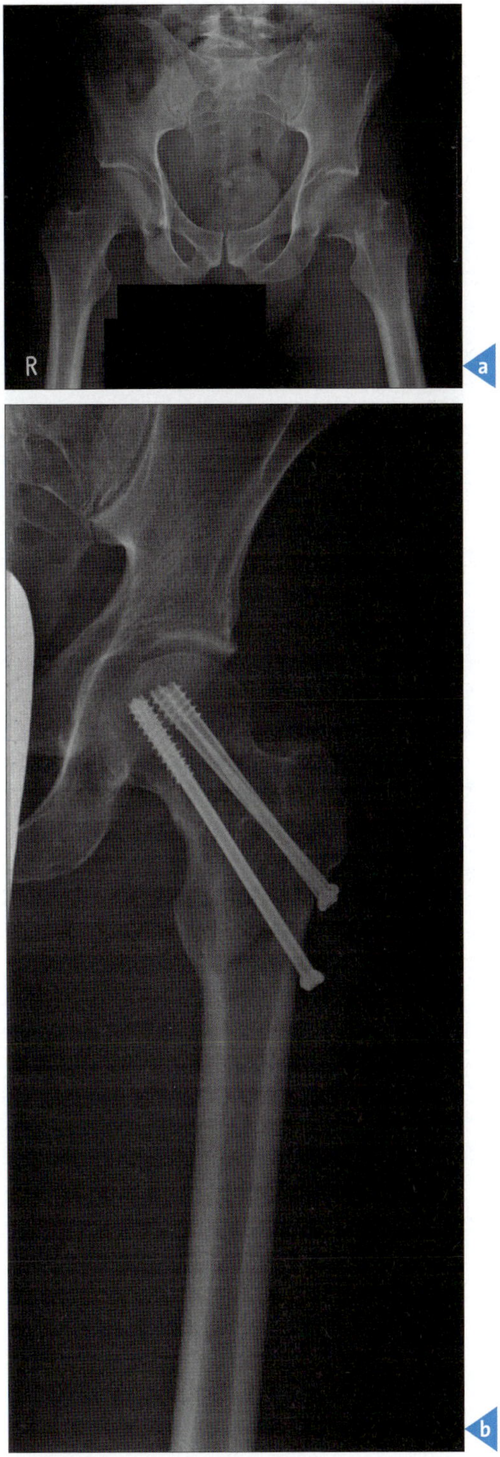

Abb. 23.5: Schenkelhalsbruch. **a)** Unfallaufnahme eines gestürzten 40-jährigen Rennradfahrers. **b)** Stabilisierung mit 4 Schrauben

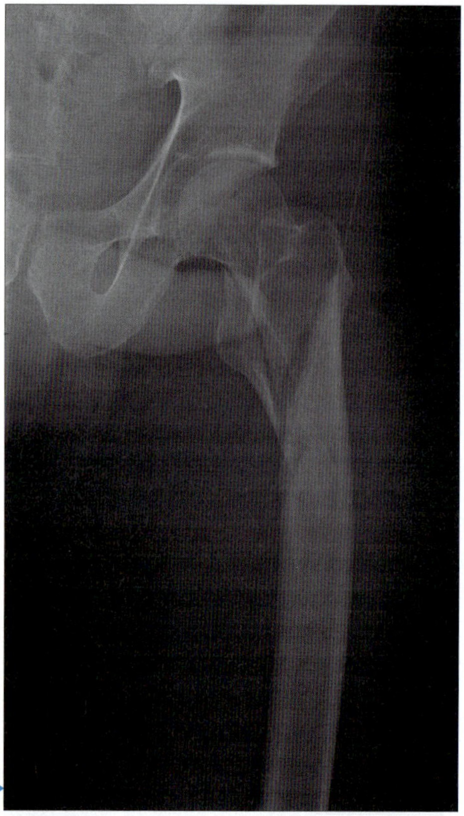

a

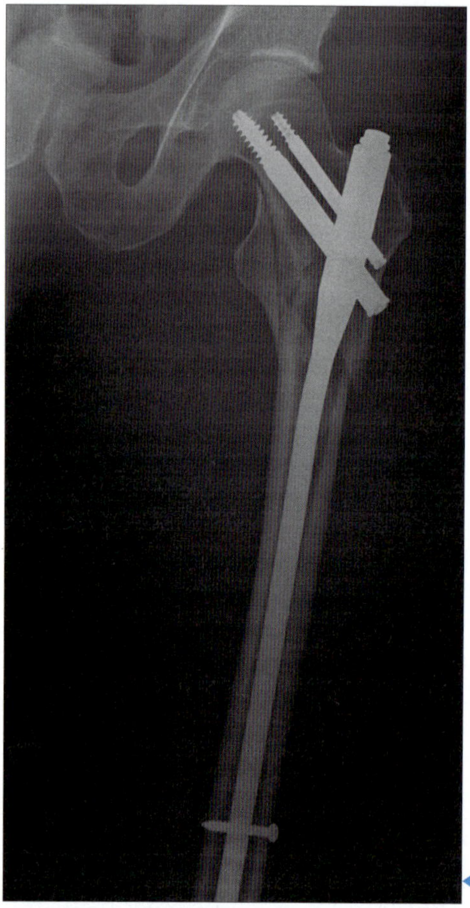

b

Abb. 23.6: Knochenbruch des hüftnahen Oberschenkels links (per- bzw. subtrochantere Fraktur). **a)** Unfallaufnahme eines Motocross-Fahrers. **b)** Versorgung mit einem sog. proximalen Oberschenkelnagel

Die **Frakturen der Trochanterregion** werden bspw. mit einem Nagel und zusätzlichen Schrauben (s. Abb. 23.6) oder einer Gleitschraubenplatte versorgt. **Sportler mit einer Schenkelhalsfraktur**, insbesondere einer verschobenen, sollten unverzüglich wegen der Gefahr einer Durchblutungsstörung des Hüftkopfs mit nachfolgendem Absterben des Hüftkopfs (Hüftkopfnekrose, s.u.) operiert werden; im Rahmen der Operation wird – sofern es sich um eine sog. mediale Schenkelhalsfraktur handelt – auch der Bluterguss innerhalb der Hüftgelenkkapsel entfernt, weil dieser zusätzlich die Hüftkopfdurchblutung stört, außerdem erfolgt die Verschraubung der Fraktur (s. Abb. 23.5). Auch bei einer unverschobenen Schenkelhalsfraktur empfiehlt sich die Operation, da bei 20–50% mit einer sekundären Verschiebung des Bruchs mit dann erhöhtem Risiko der Hüftkopfnekrose gerechnet werden muss.

Der **Schenkelhalsermüdungsbruch bei Sportlern** sollte operativ stabilisiert werden, z.B. durch eine Verschraubung. Sofern es sich um einen drohenden Ermüdungsbruch handelt, genügt evtl. die Entlastung, was selbstverständlich auch die Trainings- und Wettkampfpause beinhaltet; sofern aber Zweifel an der Stabilität der Fraktur bestehen, ist die Operation empfehlenswert – auch unter dem Aspekt einer rascher möglichen Rehabilitation nach operativer Stabilisierung.

Bei **alten Patienten mit einem Schenkelhalsbruch** wird meist der Hüftkopf ent-

a

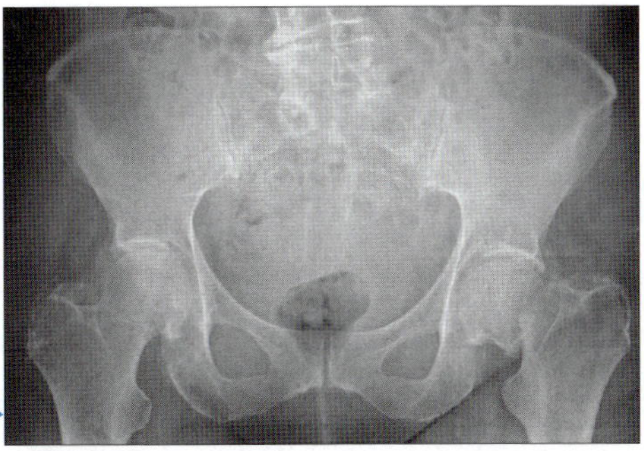

Abb. 23.7: Verschobener Schenkelhalsbruch beim biologisch alten Menschen. **a)** Beispiel einer 80-jährigen Patientin. **b)** Der Hüftkopf wurde entfernt, Versorgung mit einer Hüftkopfprothese – in diesem Fall durch eine sog. Duokopfprothese.

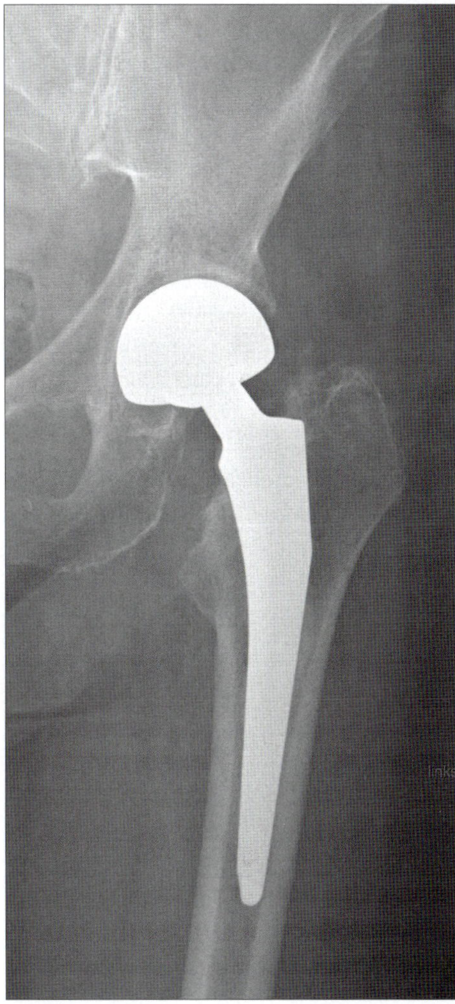

b

fernt und eine Hüftprothese eingesetzt; dabei handelt es sich, wenn nur der Hüftkopf ersetzt wird, um eine sog. **Hemiprothese** (s. Abb. 23.7). In manchen Fällen, z.B. bei gleichzeitiger Hüftarthrose, wird auch eine künstliche Gelenkpfanne eingebaut, man spricht dann von einer **Totalendoprothese** (s. Kap. 36.3.1). Ziel der prothetischen Versorgung beim alten Menschen, der meistens Begleiterkrankungen hat (z.B. Herzschwäche, Zuckerkrankheit), ist die Frühmobilisation mit Vollbelastung des Beins; so sollen Risiken wie Lungenentzündung oder Harnwegsinfekt, die insbesondere bei längerer Bettruhe bestehen, so niedrig wie möglich gehalten werden. Die Prothese stellt die Gehfähigkeit in kürzester Zeit wieder her, ohne dass die Frakturheilung abgewartet werden muss. Dies bedeutet aber keineswegs, dass jeder alte Mensch mit einem Schenkelhalsbruch eine Prothese bekommt! Beim rüstigen Sportler, der außer der Fraktur gesund ist und auch noch keine Osteoporose hat, ist eine hüftkopferhaltende Operation und Verschraubung durchaus gerechtfertigt. Letztendlich zählt nur das biologische und nicht das kalendarische Alter des Patienten.

Ganz wesentlich bei hüftgelenknahen Oberschenkelfrakturen ist die Thromboseprophylaxe (s. Kap. 3.3.4).

Prognose

Hüftnahe Oberschenkelbrüche sind Problemfrakturen, nicht nur bei Sportlern.

So muss z.B. bei Schenkelhalsfrakturen in ca. 15% der Fälle mit einer ausbleibenden knöchernen Heilung (Pseudarthrose: Falschgelenkbildung) und bei bis zu 30% mit einer Hüftkopfnekrose gerechnet werden, die dann später den Einbau einer Hüftprothese erfordert (s. Kap. 36.3.1). Bei biologisch alten Menschen, die Begleiterkrankungen haben, ist außerdem die Sterblichkeit aufgrund von potenziellen Komplikationen wie Lungenentzündung erhöht und beträgt 10–30%!

Bei ansonsten gesunden Sportlern mit einer hüftnahen Oberschenkelfraktur ist bzgl. weiterer sportlicher Aktivitäten individuell für den Einzelfall zu entscheiden, und zwar auch in Absprache mit dem Operateur. Dabei sind u.a. die Frakturform, die Art der Versorgung, der Heilungsverlauf und das Patientenalter zu berücksichtigen. Auf alle Fälle ist mit einer langwierigen Rehabilitation zu rechnen. Insgesamt sind die Frakturen der Trochanterregion hinsichtlich der Chance, wieder Sport wie vor dem Ereignis zu treiben, günstiger zu bewerten als die Schenkelhalsbrüche.

23.3 Das femoroazetabuläre Impingement – es „klemmt" an der Hüfte

Der auf dem Oberschenkelhals lokalisierte Hüftkopf hat annäherungsweise eine Kugelform. Er wird von der Gelenkpfanne sowie der Pfannenlippe (lat.: *Labrum*), die wie ein Dichtungsring die Pfanne umschließt, gut zur Hälfte umschlossen. Der Schenkelhals weist eine Taille auf (s. Kap. 23.1).

Das femoroazetabuläre Impingement (FAI) – auch Hüftimpingement genannt – ist ein unnormaler bzw. krankhafter Kontakt zwischen der Hüftpfanne (lat.: *Acetabulum*) und dem hüftnahem Oberschenkel (lat.: *Femur*), genauer gesagt dem Hüftkopf bzw. dem Schenkelhals innerhalb der Gelenkkapsel.

Mit anderen Worten: Bei einem zu breiten und nicht genügend taillierten Schenkelhals oder zu tiefer Pfanne kommt es bei Bewegungen zu einem Anstoßen oder Anschlagen bzw. Einklemmen (engl.: *to impinge*) des Kopf-Hals-Bereichs am Pfannenrand. Der Hüftkopf bzw. der Kopf-Hals-Bereich ist quasi „in der Klemme". Auf diese Weise wird eine Schädigung der Gelenklippe bzw. des Gelenkknorpels verursacht.

Das femoroazetabuläre Impingement ist auch vielen Ärzten noch nicht bekannt. Die Problematik ist nicht ganz einfach zu verstehen, das Verständnis dafür ist aber äußerst wichtig. Das femoroazetabuläre Impingement wird heute als Initiator bzw. als eine sehr häufige Ursache – wenn nicht sogar als *die* Ursache – der Hüftarthrose angesehen! Entgegen dem früheren Verständnis ist hier die Bewegung quasi der Grund für die Hüftarthroseentstehung!

Ein femoroazetabuläres Impingement ist auch möglich, wenn bei normalen oder nahezu normalen Gelenkverhältnissen für die Ausübung einer Sportart ein unnatürliches Bewegungsausmaß der Hüfte erforderlich ist, z.B. beim Ballett. Verstärkt wird das Problem, wenn es sich um „Impakt-Sportarten" wie Taekwondo handelt, wo bei bestimmten Techniken zusätzlich erhebliche Kräfte auf das Hüftgelenk wirken, bspw. beim Hüftstoß oder beim Kick.

Diagnose: Die betroffenen Sportler sind meist im Alter zwischen 20 und 40 Jahren.

> ! Achtung: Das femoroazetabuläre Impingement beginnt langsam mit Leistenbeschwerden, die nicht selten als muskuläre Probleme, Adduktorenzerrung, Leistenbruch, „weiche Leiste" oder Bandscheibenschädigung im Lendenwirbelsäulenbereich fehlinterpretiert oder sogar operiert werden. Die Schmerzen können auch in die Außenseite des hüftnahen Oberschenkels ausstrahlen. Sie treten zunächst nur während bzw. nach einer sportlichen Belastung auf, später auch in Ruhe – bspw. bei niedrigem Sitzen im Sofa oder Auto – oder nachts.

Im weiteren Verlauf nimmt die Beweglichkeit des Hüftgelenks ab, v.a. die Beugung und die Innenrotation. Dies kann der Arzt im Rahmen der körperlichen Untersuchung des auf dem Rücken liegenden Patienten feststellen. Die Verdachtsdiagnose ergibt sich auch mit sog. **Impingement-Tests**, bei denen eine Provokation des Schmerzes, z.B. in der Leiste, erfolgt.

Die Diagnose des femoroazetabulären Impingements wird objektiviert durch die **Röntgenuntersuchung** mit Projektion des Hüftgelenks in verschiedenen speziellen Positionen. Die **Kernspintomografie**, bevorzugt mit Kontrastmittelgabe (auch direkt in das Gelenk als sog. MR-Arthrografie), kann neben knöchernen Veränderungen auch Schäden am Knorpel bzw. an der Gelenklippe nachweisen. Evtl. wird zusätzlich eine Computertomografie durchgeführt, die den Knochen in manchen Fällen besser darstellen kann. Die **Hüftarthroskopie** (s.u.) sollte nicht nur als diagnostische, sondern auch als therapeutische Methode eingesetzt werden.

Es werden **2 Formen des femoroazetabulären Impingement** unterschieden, die auch in Kombination auftreten können:

Beim **Beißzangen-** oder **Pincer-Impingement** (s. Abb. 23.8) gehen die Schäden von der Pfanne aus. Diese ist so geformt, dass der Hüftkopf zu tief in sie eintaucht. Es besteht eine „Über-Überdachung". Der Kopf wird beißzangenartig von der Hüftgelenkpfanne angefasst (engl.: *pincers* = Beißzange, Kneifzange). So kann es bei bestimmten Bewegungen, insbesondere bei Hüftbeugung, zum Anschlagen des Hüftkopfs bzw. des Schenkelhals-Kopf-Übergangs am Pfannenrand kommen. Die Folge ist ein Abscheren bzw. eine Ausdünnung der Gelenklippe, die völlig „verschwinden" kann. Diese Stelle wird dann durch Knochenauflagerungen verdickt. Anstelle der Pfannenlippe bildet sich ein knöcherner Ring, der die Pfanne noch mehr vertieft und die Impingement-Problematik mit Schädigung des Knorpels verstärkt. Auch die Schenkelhalsregion, die immer wieder bei Bewegungen am geschädigten und veränderten Pfannenrand anschlägt, wird durch Knochenauflagerungen

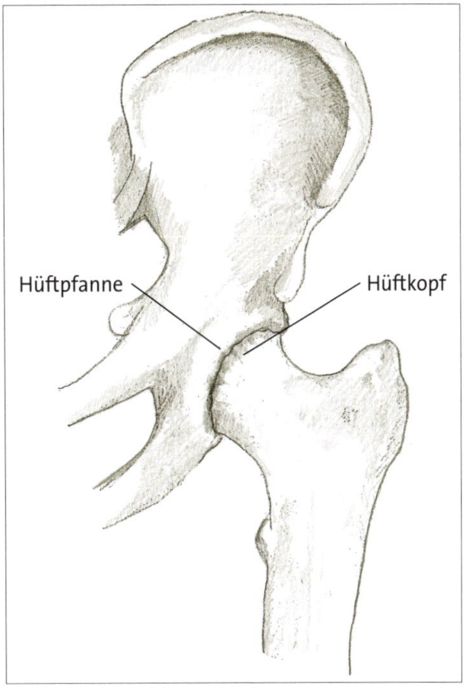

Abb. 23.8: Beißzangen- oder Pincer-Impingement

verdickt, was zur weiteren Verschlimmerung und Knorpelschädigung führt. Die Folge ist dann eine vermehrte Reibung zwischen Hüftkopf und Pfanne, letztendlich resultiert daraus die Arthrose der Hüfte, der „Gelenkverschleiß".

Beim **Nockenwellen-** oder **Cam-Impingement** (s. Abb. 23.9) besteht keine ausreichende Taillierung des Schenkelhalses bzw. des Kopf-Hals-Übergangs. Der Hüftkopf ist verbreitert und nicht kugelig geformt, er hat eine Art Überbein, eine Nocke bzw. Nockenwelle (engl.: *cam*). Die Kopf-Hals-Kontur – auch „offset" genannt – ist gestört oder gar verstrichen, am Schenkelhals kann ein regelrechter Höcker entstehen, der als „bump" oder Schenkelhalshöcker bezeichnet wird; beim „bump" ist die Kopf-Hals-Kontur sogar konvex geformt. Die Formveränderung verhindert das „Eintauchen" des normalerweise taillierten Halses unter die Gelenklippe in die Pfanne. Der von der Kugelform abweichende Bereich des Hüftkopfs wird bei jeder Bewegung, insbesondere bei Beugung und Innenrotation, in die Pfanne gepresst. Der Knorpel am Pfannenrand ist – insbesondere bei Sportarten mit großer Dynamik und Wucht – erheblichen Scherkräften ausgesetzt und löst sich wie ein Stück Tapete von außen nach innen ab. Im weiteren Verlauf der Erkrankung, also sekundär, kommt es auch zur Schädigung der Gelenklippe. Letztendlich resultiert daraus auch hier die Arthrose des Hüftgelenks.

Beim **Beißzangen-** oder **Pincer-Impingement** ist die primäre Ursache die krankhaft veränderte Hüftpfanne; betroffen sind vorwiegend 30–40-jährige Frauen. Dagegen findet sich das **Nockenwellen-** oder **Cam-Impingement**, das seine Ursache in einer gestörten Form des Kopf-Hals-Bereichs hat, vorwiegend bei 20–30-jährigen Männern.

Therapie. Die konservative Therapie, z.B. mit Medikamenten gegen den entstandenen Reizzustand des Gelenks (Antiphlogistika wie Diclofenac) und Physiotherapie, ist keine geeignete Option. Physiotherapie, die ja meist eine Verbesserung der Beweglichkeit anstrebt, ver-

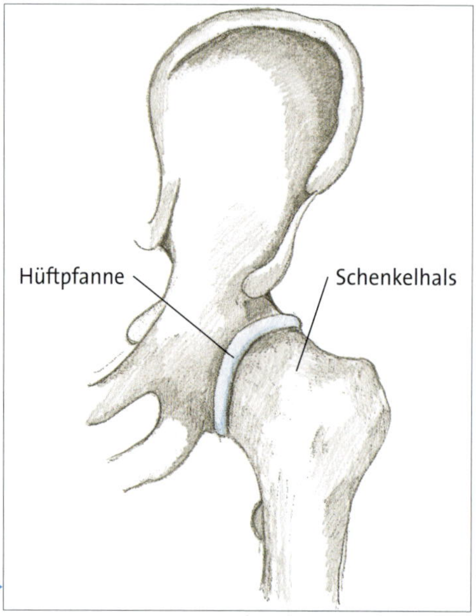

a

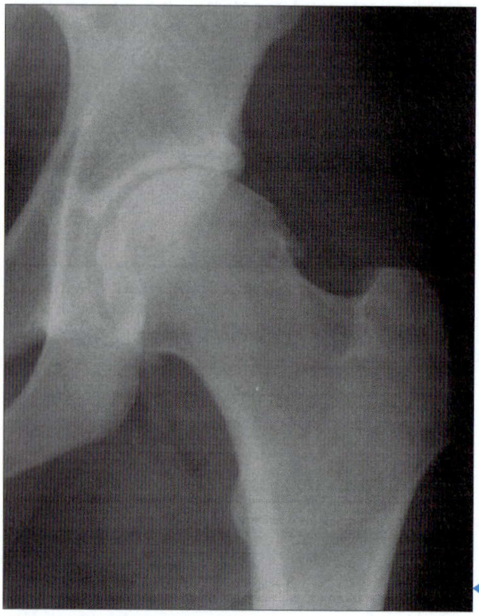

b

Abb. 23.9: Cam- oder Nockenwellen-Impingement. **a)** Schema. **b)** Röntgenaufnahme eines 40-jährigen ehemaligen Taekwondo-Leistungssportlers mit deutlichem Schenkelhalshöcker („Bump") schlimmert die Symptome sogar. Lediglich die Reduktion bzw. Einstellung der sportlichen Aktivität ist sinnvoll, wird aber von Sportlern verständlicherweise nicht favorisiert.

Die einzige kausale, also auf eine Beseitigung der Ursache zielende Behandlung ist die **Operation**, da es sich beim femoroazetabulären Impingement um ein mechanisches Problem handelt.

Als Operationsmethode etabliert sich immer mehr – aber nicht ausschließlich – die Hüftgelenkspiegelung (Hüftgelenkarthroskopie), mit der das genaue Ausmaß der Schäden erfasst werden kann. Die notwendigen therapeutischen Maßnahmen können nicht selten ebenfalls arthroskopisch behandelt werden, z.B. Fixation der abgerissenen Gelenklippe am Pfannenrand oder Abtragung von Verformungen am Hüftkopf, am Schenkelhals oder an der Hüftpfanne. So wird beim Nockenwellen- oder Cam-Impingement der Schenkelhals „nachmodelliert“, überschüssiger Knochen wird z.B. mit einer speziellen Fräse entfernt, bis der Schenkelhals wieder ausreichend tailliert ist. Beim Beißzangen- oder Pincer-Impingement wird eine sog. Pfannenrandtrimmung vorgenommen.

Ziel der arthroskopischen Chirurgie ist, dass der Hüftkopf wieder möglichst optimal in die Gelenkpfanne passt und das Bewegungsspiel der Hüfte normalisiert wird. In manchen Fällen wird die offene Operationstechnik bevorzugt.

Die Weiterbehandlung richtet sich nach den durchgeführten Maßnahmen, nicht selten wird für einige Wochen nur eine Teilbelastung des Beines an Gehstützen gestattet.

Prognose. Die Erfolgsaussichten sind umso besser, je früher die Operation erfolgt, da bereits eingetretene Knorpelschäden nicht rückgängig zu machen sind. Über die Rückkehr zum Sport muss individuell gemeinsam mit dem behandelnden Arzt entschieden werden. Nicht immer entsprechen aber die erzielten Operationsergebnisse den hohen Erwartungen des Sportlers, was bereits vor der Operation ausführlich diskutiert werden sollte.

23.4 „Schnappende“ Hüfte und Schleimbeutelentzündung an der Oberschenkelaußenseite

An der Außenseite des Oberschenkels findet sich der Tractus iliotibialis (s. Abb. 23.10), eine flächige Verstärkung der Muskelhülle des Oberschenkels (Oberschenkelfaszie, lat.: *Fascia lata*). Er verläuft als „Bahn“ vom Beckenkamm bis zum kniegelenknahen Schienbein und wird durch Muskelfasern des Faszienspanners (lat.: *Musculus tensor fasciae latae*) und des großen bzw. größten Gesäßmuskels (lat.: *Musculus gluteus maximus*) gespannt.

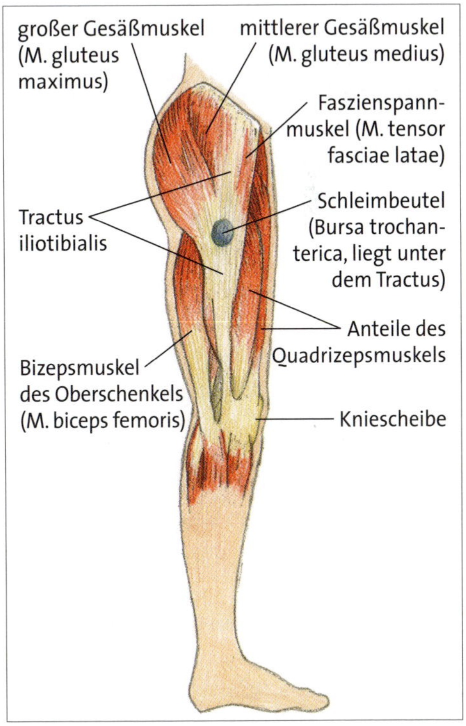

Abb. 23.10: Tractus iliotibialis mit dem Schleimbeutel an der Außenseite des hüftnahen Oberschenkels

Dieser Tractus iliotibialis ist ein breiter, straffer Faserzug, der bei manchen Menschen eine sog. schnappende oder springende Hüfte (lat.: *Coxa saltans*; engl.: *snapping hip*) auslösen kann, das sog. **externe Schnappen**. Dabei kommt es bei bestimmten Bewegungen – z.B. beim Gehen oder bei Hüftbeugung bzw. beim Wiederaufrichten aus der Kniebeuge – zu einem ruckartigen, oft schmerzhaften Springen des Tractus über einen Knochenvorsprung an der Außenseite des hüftnahen Oberschenkels. Über diesem Knochenvorsprung, dem großen Rollhügel (lat.: *Trochanter major*), befindet sich ein Schleimbeutel (lat.: *Bursa trochanterica*), der sich durch die ständige Reibung entzünden kann (s. Kap. 23.2.4).

Die Schnapphüfte kommt bspw. bei Laufsportarten (engl.: *jogger's hip*) oder bei Radfahrern (engl.: *cyclist's hip*) vor, aber auch bei Disziplinen wie Golf, Ballett oder Tanzen (engl.: *dancer's hip*). Betroffen sind v.a. Mädchen und junge Frauen, das Phänomen kann aber auch beim männlichen Geschlecht auftreten. Mögliche Ursachen sind eine zu starke Vorwölbung des Trochanter major, allgemeine Bindegewebsschwäche, eine unterschiedliche Beinlänge (Verkürzung auf der Gegenseite) oder die nicht individuell angepasste Sattelposition bei Radfahrern. Weitere Gründe sind anatomische Veränderungen dieses Bereichs, z.B. nach einem Knochenbruch, Narben oder Implantate wie Schrauben, die für die Versorgung einer Fraktur erforderlich waren.

Diagnose. Wichtig ist die exakte Befragung. Bei der körperlichen Untersuchung ist das Springen des Tractus über den Trochanter mit der Hand fühlbar, oft auch hörbar und bei schlanken Menschen sogar sichtbar.

> ! Achtung: Das Schnapp-Phänomen ist meistens **nicht** im Liegen auslösbar, sondern beim Gehen (Hand auflegen!).

Meistens besteht eine chronische Schleimbeutelentzündung (lat.: *Bursitis trochanterica*). Der Bereich des großen Rollhügels ist schmerzhaft und druckempfindlich.

Ein Röntgenbild zeigt zwar nicht den Tractus, kann aber knöcherne Veränderungen als Ursache des Schnappens aufdecken, bspw. nach einer Fraktur; evtl. sind auch Verkalkungen im entzündeten Schleimbeutel sichtbar, der auch gut in der Ultraschalluntersuchung oder in der Kernspintomografie dargestellt wird.

> Ist die Diagnose einer schnellenden Hüfte nicht eindeutig bzw. nicht sicher, dann muss auch an andere Erkrankungen gedacht werden, z.B. die Arthrose oder Verletzungen der Gelenklippe der Hüftpfanne (vgl. die entsprechenden Kapitel).

Behandlung. Die Therapie erfolgt immer zunächst konservativ. Eine Beinlängendifferenz sollte durch Einlagen oder eine Schuherhöhung ausgeglichen werden. Die Injektion eines örtlichen Betäubungsmittels (Lokalanästhetikum), eines homöopathischen Präparats (z.B. Traumeel) oder evtl. auch Kortison kann Linderung verschaffen. Im Rahmen der Krankengymnastik werden z.B. gezielte Übungen für den Tractus durchgeführt. Auch das Training bzw. die sportliche Belastung sollten modifiziert werden, u.a. auch durch Gang- und Laufschulung sowie eine sportartspezifische Technikanalyse.

Eine Operation ist nur ausnahmsweise bei erheblichen therapieresistenten Beschwerden angezeigt. Es gibt verschiedene Operationsmethoden, von denen allerdings keine eine Beschwerdefreiheit garantieren kann. Der Schleimbeutel wird meistens entfernt, der Knochenvorsprung kann geglättet werden. Weitere Verfahren sind die Verlängerung des Tractus (z.B. durch eine sog. Z-Plastik) oder die Fixierung am Trochanter major.

Wenn ein Implantat, wie z.B. eine vorstehende Schraube, die Ursache des Schnappens ist, dann kann die Entfernung oder der Austausch (bei nicht verheilter Fraktur) erforderlich sein.

Hinweise: Eine schnappende Hüfte wird selten auch durch die Sehne des Iliopsoasmuskels (Hüftbeuger) ausgelöst, wenn diese ruckartig über den vorderen (lat.: *anterior*) Beckenring gleitet. Die Sehne zieht zu einem Knochenvorsprung an der Innenseite des hüftnahen Oberschenkels, dem kleinen Rollhügel (lat.: *Trochanter minor*). Die Behandlung dieses **anterioren Schnappens** ist ebenfalls konservativ, nur in Ausnahmefällen wird die Sehne operativ oder evtl. auch arthroskopisch eingekerbt.
Der Tractus iliotibialis kann bei Sportlern nicht nur eine schnappende Hüfte, sondern auch das sog. iliotibiale Scheuersyndrom verursachen. Letzteres wird auch „Läuferknie" genannt (s. Kap. 25.6.2).
Noch seltener entsteht eine schnappende Hüfte durch Veränderungen des Hüftgelenks selbst, was dann als **artikuläres Schnappen** bezeichnet wird. Ursachen dafür sind z.B. eine Verletzung der Pfannenlippe oder ein Knorpelschaden

23.5 Hüftgelenkerkrankungen im Wachstumsalter

Bei Kindern und Jugendlichen gibt es eine Reihe von Erkrankungen des Hüftgelenks, die frühzeitig erkannt werden müssen, damit später eine Belastung der Hüfte nicht nur beim Sport, sondern v.a. auch im Alltag und Beruf möglich ist. Aus diesem Grund soll in diesem Buch auf die Hüftprobleme im Wachstumsalter eingegangen werden.

Kinder projizieren ihre Schmerzen bei Hüfterkrankungen nicht unbedingt auf die Hüfte, sondern evtl. auch auf die Leiste, den Oberschenkel oder das Knie!

23.5.1 Hüftdysplasie und Fehlstellungen des Oberschenkelhalses

Die **Hüftdysplasie** ist eine ungenügende Ausbildung der Hüftpfanne, die dazu führt, dass die Überdachung des Hüftkopfs nicht ausreicht (s. Abb. 23.11). Sie ist die **häufigste angeborene Deformierung des Bewegungsapparats**, die Häufigkeit bei Neugeborenen wird mit bis zu 4% angegeben. Mädchen sind 7-mal häufiger betroffen als Jungen. Bei etwa 0,4–0,7% der Babys kommt es zur **Hüftluxation**, das bedeutet, der Hüftkopf verlässt die Pfanne, man spricht auch

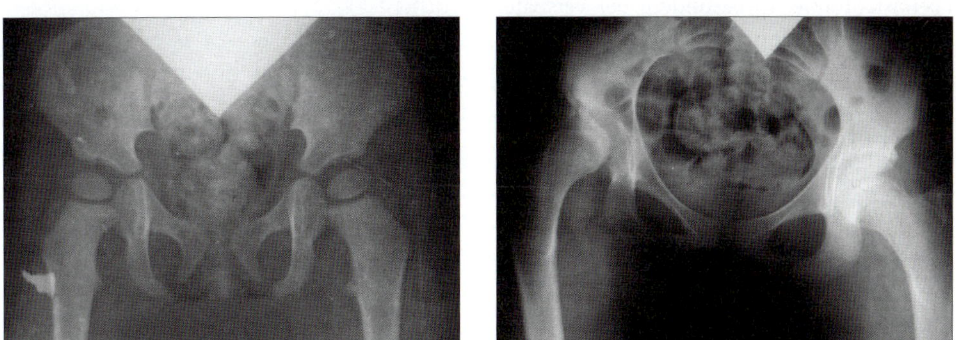

a b

Abb. 23.11: Hüftdysplasie bei einem Mädchen. **a)** Röntgenaufnahme des Beckens im Alter von 14 Monaten. **b)** Das Röntgenbild der inzwischen 14-jährigen Patientin zeigt, nach erfolgloser konservativer Therapie, die Hüftluxation rechts (links im Bild).

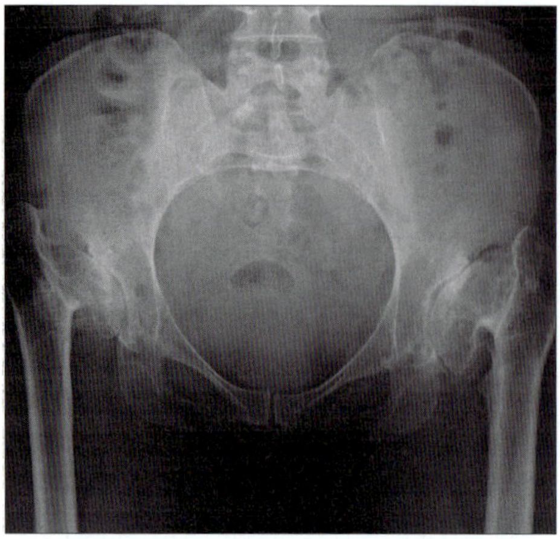

Abb. 23.12: Massive Arthrosen beider Hüftgelenke bei einer jungen Frau, deren angeborene Hüftverrenkung nicht erkannt wurde.

von der angeborenen Hüftverrenkung. Die Frühdiagnose ist wichtig und bereits kurz nach der Geburt durch die Ultraschalluntersuchung möglich. Ziel der Therapie, die durch einen erfahrenen Kinderarzt bzw. Kinderorthopäden erfolgen muss, ist es, die ohne Behandlung drohende Arthrose zu verhindern (s. Abb. 23.12). Letztere würde eine Hüftprothese schon in jungen Jahren bedeuten! Bei frühzeitiger Behandlung, z.B. durch eine spezielle Spreizhose, Hüftbeugeschiene oder Bandage nach Pavlik, ist die folgenlose Ausheilung möglich. Evtl. sind operative Maßnahmen erforderlich, bspw. eine Korrektur am hüftnahen Becken durch die sog. Beckenosteotomie, insbesondere bei verspäteter Diagnose; damit soll die Tragfläche der Hüftpfanne den Belastungsverhältnissen besser angepasst werden.

Auch **Fehlstellungen des Oberschenkelhalses**, z.B. eine Steilstellung (Steilhüfte, Coxa valga) können wegen nicht ausreichender Überdachung des Hüftkopfs in der Pfanne zur Arthrose führen.

23.5.2 Morbus Perthes

Der Morbus Legg-Calvé-Perthes (kurz: Morbus Perthes) ist keine Sportverletzung, jedoch mit 1‰ eine relativ häufige Erkrankung der Hüfte bei Kindern, die sportmedizinisch sehr wichtig ist. Es handelt sich um eine Durchblutungsstörung des Hüftkopfs unbekannter Ursache, die meist Kinder im Alter zwischen 4 und 8 Jahren betrifft. Jungen erkranken 4–5-mal häufiger als Mädchen.

! Achtung: Der Morbus Perthes ist die wichtigste Knochennekrose im Wachstumsalter. Unter einer Nekrose verstehen Mediziner den Untergang bzw. Tod von Gewebe. Aus nicht geklärter Ursache wird der Hüftkopf – genauer gesagt die Epiphyse („Endstück" eines Röhrenknochens, in diesem Fall des Oberschenkels) – von der Blutversorgung „abgeschnitten", man spricht auch von einer avaskulären Knochennekrose. Auch der Begriff „aseptische" Knochennekrose ist gebräuchlich, was auf die nicht entzündungsbedingte Verursachung hinweisen soll. Knochennekrosen (Osteonekrosen) gibt es im Übrigen auch an anderen Stellen des Körpers, bspw. an der Hand oder am Fuß (vgl. die entsprechenden Kapitel).

Diagnose. Bei jedem Kind, das über **Schmerzen** in der **Hüfte**, in der **Leiste**, im **Oberschenkel** oder im **Knie** (!) klagt, muss an einen Morbus Perthes gedacht werden. Es gibt unterschiedliche Stadien der Erkrankung, die im Übrigen bei 10–20% beide Hüften betreffen kann. Die Beweglichkeit ist anfangs nicht eingeschränkt. Zur Diagnostik gehört die **Ultraschalluntersuchung**, die schon früh einen Gelenkerguss zeigen kann.

Im Kindesalter sollte aus Strahlenschutzgründen so wenig wie möglich geröntgt werden. Die **Röntgenuntersuchung** ist zur Diagnose des Morbus Perthes aber unbedingt erforderlich (s. Abb. 23.13). Je nach Stadium der Erkrankung zeigt sich eine Gelenkspaltverbreiterung, eine Verdichtung (Kondensation) oder Abgrenzung (Fragmentation) von Knochengewebe bis hin zur Auflösung oder pilzförmigen Deformierung des Hüftkopfs. Es kann auch zur Reparatur nach ca. 2–5 Jahren kommen. Wegweisend ist die **Kernspintomografie**, die bei entsprechendem Verdacht die Diagnose schon früh sichern kann, wenn das Röntgenbild noch unauffällig ist. Auf diese Weise gelingt auch die Abgrenzung zu anderen Hüfterkrankungen, v.a. auch dem „Hüftschnupfen" (s. Kap. 23.6.1).

Therapie. Die Behandlung richtet sich nach verschiedenen Faktoren, v.a. Patientenalter, Ausmaß und Lokalisation der Schädigung des Hüftkopfs. Das Therapiespektrum reicht von einer abwartenden Haltung über die Verordnung eines speziellen Gehapparats zur Entlastung der Hüfte bis hin zur operativen Behandlung mit dem Ziel, den Hüftkopf wieder richtig in der Pfanne zu zentrieren, bspw. durch eine Korrektur am hüftnahen Oberschenkel (intertrochantere Varisationsosteotomie) oder am Becken (Beckenosteotomie). Grundsätzlich besteht Sportverbot, leider für einen Zeitraum von manchmal mehreren Jahren (Ausnahme evtl. Schwimmen).

Prognose. Die Behandlungsziele sind die möglichst vollständige Wiederherstellung der Kopfstruktur sowie das sog. Containment, die vollständige Überdachung des Hüftkopfs durch die Pfanne. Nur so kann die drohende Arthrose verhindert werden. Die Prognose ist umso günstiger, je jünger die Kinder sind.

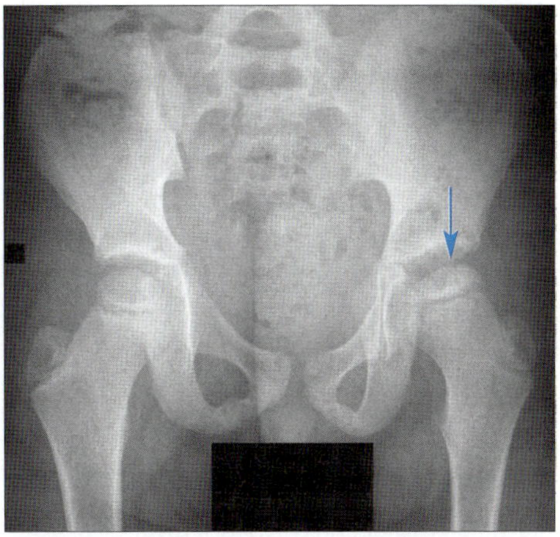

Abb. 23.13: Morbus Perthes links bei einem Jungen. Die Röntgenaufnahme des Beckens zeigt den linken Hüftkopf (rechts im Bild) deutlich verändert.

Wichtig ist beim Morbus Perthes die Frühdiagnose. „Wachstumsschmerz" gibt es nicht. Die Kinder müssen ernstgenommen werden. Manchmal besteht anfangs nur ein diskretes Hinken. Die Beschwerden können atypisch sein und bspw. auf das Knie bezogen werden.

23.5.3 Epiphyseolysis capitis femoris – die „jugendliche" Hüftkopflösung

Es handelt sich um eine Erkrankung, die etwa zwischen dem 9. Lebensjahr und dem Wachstumsabschluss auftritt und Jungen häufiger als Mädchen betrifft. Dabei kommt es zu einer Lösung der Wachstumsfuge (Epiphysenfuge) und einer Verschiebung des Hüftkopfs, genauer gesagt der Epiphyse (s. Abb. 23.14).

Hinweis: Das „Endstück" eines Röhrenknochens, in diesem Fall des Oberschenkels, wird als Epiphyse bezeichnet.

Die Ursachen der Epiphysenlösung sind nach wie vor nicht bekannt, hormonelle Faktoren sollen mit verantwortlich sein. Häufig, aber nicht immer, sind die Kinder

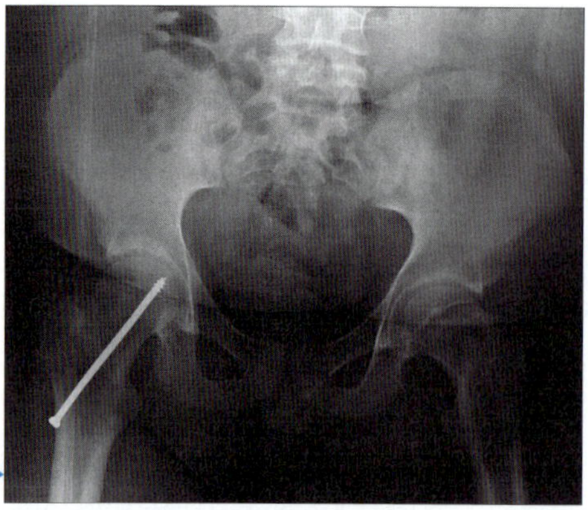

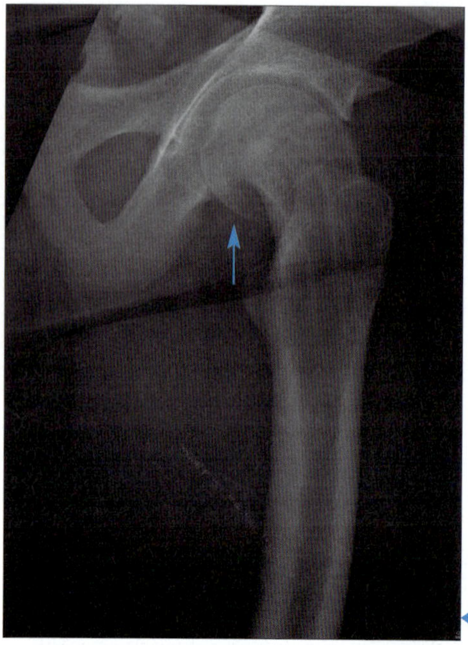

Abb. 23.14: Hüftkopflösung links bei einem 15-jährigen Jungen. Einige Zeit zuvor war bereits eine Verschraubung der rechten Seite erfolgt. **a)** Der Befund der aktuell erkrankten linken Hüfte ist auf der Röntgenaufnahme des Beckens nicht eindeutig erkennbar, **b)** wird jedoch auf der Schrägaufnahme der Hüfte deutlich.

und Jugendlichen übergewichtig. Bei 50% der Betroffenen – nach manchen Statistiken sogar bis 80% – tritt die Erkrankung beidseitig auf.

> ! Achtung: Allgemein kann eine Epiphysenlösung auch unfallbedingt sein. Konkret ist die Epiphysenlösung im Bereich des Hüftkopfs allerdings nur selten durch einen Unfall verursacht, auch wenn ein solcher bei akutem Auftreten von Beschwerden (**Epiphyseolysis capitis femoris acuta**) vermutet oder angeschuldigt wird, bspw. ein „Vertreten" oder „Verdrehen" des Beins im Sportunterricht. Im Übrigen entwickelt sich die Erkrankung meistens über Wochen bis Monate (**Epiphyseolysis capitis femoris lenta**).

Diagnose. Die Schmerzen setzten bereits vor oder bei Beginn des Abrutschvorgangs ein und werden im Hüftbereich und in der Leiste, aber manchmal auch im gesamten Bein oder im Kniegelenk angegeben. Bei der **Lenta-Form** klagen die Kinder bzw. Jugendlichen über sich allmählich steigernde Schmerzen mit verminderter Belastbarkeit des Beins, es entwickelt sich ein hinkendes Gangbild.

> ! Achtung: Die Lenta-Form der Hüftkopflösung wird oft nicht früh genug erkannt, weil nicht daran gedacht wird oder die Beschwerden z.B. von den Eltern, dem Trainer oder auch vom Arzt nicht ernstgenommen werden! Bei der **Akuta-Form** kann das Bild sehr dramatisch sein, die Patienten brechen zusammen.

Im Rahmen der Untersuchung ist – je nach Befundausprägung, d.h. je nachdem, wie stark der Hüftkopf abgerutscht ist – das betroffene Bein mehr oder weniger verkürzt und steht in einer Außendrehfehlstellung. Die Innenrotation des Beins ist gehemmt (sog. Drehmann-Zeichen). Unbedingt erforderlich ist die **Röntgendiagnostik**. Wichtig ist auch, dass immer beide Hüftgelenke geröntgt werden, wobei die Röntgenbilder im Frühstadium evtl. noch keine oder nur scheinbar geringfügige Veränderungen zeigen. In diesen Fällen ist die **Kernspintomografie** hilfreich. Auch die **Hüftultraschalluntersuchung** kann eingesetzt werden und zeigt evtl. schon bei Erkrankungsbeginn einen Gelenkerguss.

Therapie. Durch das Abgleiten des Hüftkopfs vom Oberschenkelhals kommt es zu einer Durchblutungsstörung des Hüftkopfs, der zum Untergang (Nekrose, Gewebstod) des Knochens oder Ablösung des Knorpels (Chondrolyse, Morbus Waldenström) führen kann. Dies wiederum bedeutet, dass es frühzeitig zur Arthrose der Hüfte kommt – mit der Notwendigkeit eines künstlichen Hüftgelenks (Prothese) schon im frühen Erwachsenenalter. Deshalb **muss operiert** werden! Das Prinzip ist die Stabilisierung des Hüftkopfs bzw. der Epiphyse nach schonender Einrichtung in einer anatomischen Stellung. Die Fixierung erfolgt durch sog. Kirschner-Drähte oder eine Verschraubung. Die Operation sollte möglichst früh durchgeführt werden, da die Gefahr der Hüftkopfnekrose umso größer ist, je mehr der Hüftkopf abgerutscht ist. Der Bluterguss innerhalb der Hüftgelenkkapsel wird entlastet.

> ! Achtung: Die akute Form der Hüftkopflösung muss so schnell wie möglich operiert werden.

Ist die Epiphyse sehr stark abgerutscht, so werden neben der Fixierung des Hüftkopfs evtl. weitere Maßnahmen erforderlich, bspw. eine Stellungskorrektur im Schenkelhalsbereich. Da die Erkrankung oft beidseitig auftritt, wird prophylaktisch auch die Gegenseite stabilisiert, wobei viele Ärzte die Operation in einer Sitzung empfehlen.

Prognose. Regelmäßige Kontrolluntersuchungen über Jahre schließen sich an. Die Drähte oder Schrauben werden nach Wachstumsabschluss mit etwa 16–18 Jahren entfernt. Die Prognose ist unsicher, weil sich aus einer Hüftkopfnekrose eine Arthrose entwickeln kann. Ebenso kann eine verbleibende Fehlstellung des Kopfs auf dem Schenkelhals später zu mechanischen Problemen zwischen Hüftkopf und Hüftpfanne führen, zum sog. femoroazetabulären Impingement, das ebenfalls eine Arthrose zur Folge haben kann (s. Kap. 23.3). Dies bedeutet natürlich auch, dass die Zukunft der betroffenen Kinder und Jugendlichen in Bezug auf sportliche Aktivitäten unsicher ist. Daher ist die Frühdiagnose entscheidend!

> Die Epiphyseolysis capitis femoris ist selten, ihre Häufigkeit beträgt 1–5:10 000. Sie entsteht auch fast nie als Sportverletzung. Aber man sollte an sie denken, wenn Kinder und Jugendliche beim Sport oder auch sonst über Beschwerden in der Hüfte, in der Leiste, im Oberschenkel oder im Knie klagen. „Wachstumsschmerzen" gibt es nicht, die Schmerzen müssen abgeklärt werden!

23.5.4 Weitere Hüfterkrankungen bei Kindern und Jugendlichen

Wenn Kinder über Schmerzen in der Hüfte, oder atypisch auch in der Leiste, im Oberschenkel oder im Knie klagen, kann die Ursache auch eine der verschiedenen Entzündungen des Hüftgelenks sein; daher wird diesbezüglich auch das folgende Kapitel 23.6 dieses Buchs zur Lektüre empfohlen.

23.6 Entzündliche Hüfterkrankungen

Wenn Sportler über Schmerzen im Bereich der Hüfte klagen, dann kann sich dahinter auch eine Entzündung verbergen. Eine Abklärung ist unbedingt erforderlich, wobei auch daran zu denken ist, dass die Schmerzen sich manchmal atypisch auf die Leiste, den Oberschenkel oder sogar das Knie projizieren.

23.6.1 Coxitis fugax – der „Hüftschnupfen"

Es handelt sich um eine sog. Begleitarthritis (Arthritis: Gelenkentzündung, Coxitis: Entzündung der Hüfte), bei der das Hüftgelenk im Rahmen von Infektionskrankheiten wie Erkältungen oder Durchfall mitreagiert. Nicht selten bleibt die Ursache auch unklar. Fakt ist, dass es sich um ein flüchtiges Geschehen handelt (lat. *fugax*: vorübergehend), bei dem sich im Hüftgelenk – im Gegensatz zur infektiösen Arthritis – keine Erreger nachweisen lassen. Betroffen sind meistens **Kindergarten**- oder **Schulkinder**, am häufigsten im Alter zwischen 3 und 8 Jahren.

Diagnose. Innerhalb einiger Tage treten Schmerzen auf, die bis in den Kniegelenkbereich ausstrahlen können. Die Kinder hinken, die Hüftbeweglichkeit ist eingeschränkt. Das Allgemeinbefinden ist – im Gegensatz zur eitrigen Hüftinfektion (s. Kap. 23.6.2) – nicht wesentlich beeinträchtigt. Die Entzündungswerte im Blut (z.B. die weißen Blutkörperchen und das sog. C-reaktive Protein) sowie das Röntgenbild sind unauffällig. In der Ultraschalluntersuchung zeigt sich ein Gelenkerguss.

Therapie. Die Behandlung besteht in der Verordnung von Schonung und sog. Antiphlogistika sowie Schmerzmitteln. Nur in Ausnahmefällen erfolgt bei erheblichen Schmerzen unter sterilen Bedingungen eine Punktion des Hüftgelenkergusses – zum einen, um eine Beschwerdelinderung durch Druckentlastung des Gelenks zu erreichen, zum anderen, um durch eine Untersuchung des Punktats eine Infektion auszuschließen.

Prognose. Die Krankheit heilt folgenlos aus. Sind die Beschwerden nicht innerhalb von 2–4 Wochen abgeklungen (Ultraschallkontrollen!), müssen andere Hüfterkrankungen ausgeschlossen werden, neben der eitrigen Hüftinfektion v.a. auch der Morbus Perthes, die Hüftkopflösung und Rheuma. Diesbezüglich wird auf die entsprechenden Abschnitte in diesem Kapitel hingewiesen.

23.6.2 Die Infektion des Hüftgelenks – Frühdiagnose entscheidend für die Prognose

Die Infektion des Hüftgelenks, d.h. die Entzündung durch Bakterien, führt unbehandelt zu einer schwersten Schädigung des Knorpels und Zerstörung des Gelenks und kann in manchen Fällen sogar lebensgefährlich sein. Häufigste Ursachen bei Sportlern sind neben einer vorausgegangenen Gelenkoperation (z.B. wegen einer Fraktur oder Prothese) oder Arthroskopie auch Gelenkpunktionen bzw. Spritzen. Seltener ist die Beteiligung der Hüfte durch eine Infektion in der unmittelbaren Nachbarschaft oder in einer anderen Körperregion, wobei die Erreger auf dem Blutweg ins Knie gelangen. Die letztgenannte Form wird insbesondere bei Kindern und v.a. Säuglingen beobachtet, daher auch der Begriff „Säuglingscoxitis" (Coxitis: Entzündung der Hüfte).

Diagnose. Charakteristische Symptome der akuten Hüftinfektion sind zunehmende starke Schmerzen, Funktions- und Bewegungseinschränkung.

> ! Achtung: Die Schmerzen werden nicht unbedingt im Bereich der Hüfte, sondern evtl. auch in der Leiste, im Oberschenkel oder im Kniegelenk angegeben!

Fieber kann, muss aber nicht unbedingt vorhanden sein; das Allgemeinbefinden ist schlecht. In der Blutuntersuchung steigen meistens die Entzündungswerte an, bspw. die weißen Blutkörperchen (Leukozyten) oder das C-reaktive Protein (CRP). In der Ultraschalluntersuchung findet sich ein Gelenkerguss. Die Verdachtsdiagnose kann der Arzt durch eine **Punktion der Gelenkflüssigkeit** erhärten, dabei findet sich ein trüber oder gar eitriger Gelenkerguss. Diese Flüssigkeit wird im Labor analysiert und auf verursachende Bakterien untersucht.

Bildgebende Verfahren können diagnostisch weiterhelfen. In der Ultraschalluntersuchung ist bspw. der Gelenkerguss darstellbar, ebenso in der Kernspintomografie. Letztere deckt im fortgeschrittenen Stadium auch Knorpelschäden auf. Das Röntgenbild ist anfangs unauffällig. Besonders in unklaren Fällen kann eine Leukozytenszintigrafie durchgeführt werden; dabei werden dem Patienten weiße Blutkörperchen entnommen, radioaktiv markiert und wieder injiziert. Bei einer Infektion kommt es zu einer Anreicherung der markierten Leukozyten im Gelenkbereich.

Therapie. Nur die frühzeitige Behandlung kann einen bleibenden Schaden verhindern. Wenn eine Untersuchung auf Bakterien veranlasst wurde, dann darf bei begründetem Verdacht nicht die Erregeridentifizierung (dauert oft mindesten 24 Stunden) abgewartet werden, zumal ein Keimnachweiß nicht immer gelingt.

> Die Behandlung mit Antibiotika, welche die verursachenden Bakterien abtöten sollen, ist unbedingt erforderlich, aber alleine nicht ausreichend!

Es muss operiert werden, wobei das Hüftgelenk intensiv ausgespült und gereinigt wird. Sämtliches durch die Infektion geschädigtes Gewebe, z.B. die Gelenkinnenhaut, muss entfernt werden. Diese operativen Maßnahmen können evtl. im Rahmen einer Arthroskopie durchgeführt werden, insbesondere wenn die Infektion im Anschluss an eine Arthroskopie oder an eine Spritze in die Hüfte entstanden ist. In manchen Fällen ist eine weite Eröffnung des Gelenks erforderlich, v.a. auch nach vorausgegangener Gelenkoperation. Dabei kann dann auch die Entfernung von Metall, das bspw. zur Stabilisierung eines Knochenbruchs eingebracht wurde, oder einer wegen Arthrose eingebauten Hüftprothese notwendig werden. Nicht selten sind zur Beseitigung der Infektion mehrere Operationen erforderlich.

Prognose. Nur die frühzeitige Diagnose und Therapie können – wie bereits dargestellt – die Gelenkzerstörung aufhalten!

23.6.3 Rheuma und weitere Entzündungen

Es gibt weitere nichtinfektiöse Hüftgelenkentzündungen, an die bei Sportlern mit entsprechenden Beschwerden gedacht werden muss. Die **rheumatoide Arthritis**, umgangssprachlich „Rheuma" genannt, ist die häufigste entzündliche Gelenkerkrankung. Der medizinische Fachbegriff ist „chronische Polyarthritis" (griech. *poly*: viel; *Arthritis*: Gelenkentzündung). Oft sind neben der Hüfte auch noch andere Gelenke oder innere Organe erkrankt. Die Ursache ist auch heute immer noch nicht genau bekannt. Bereits Kinder können erkranken, meistens handelt es sich aber um Erwachsene.

Weitere Details zum Thema „Rheuma" finden sich im Kapitel zum Behindertensport (s. Kap. 36.4).

Die **Bechterew-Krankheit** (Morbus Bechterew, Spondylitis ankylosans) ist eine chronische entzündlich-rheumatische Systemerkrankung, die am Becken neben den Kreuzdarmbeingelenken auch die Hüftgelenke befallen kann. Erheblich betroffen – und besonders auffällig wegen ihrer starken Krümmung – ist die Wirbelsäule; daher wird das Krankheitsbild in dem entsprechenden Kapitel dieses Buchs dargestellt (s. Kap. 19.9).

Auch die **Schuppenflechte** (Psoriasis), eine hartnäckige Hautkrankheit, kann zur Hüftgelenkentzündung führen.

Therapie. Die genannten Erkrankungen müssen vom orthopädischen und internistischen Spezialisten sowie im Wachstumsalter vom Kinderarzt behandelt werden, die Schuppenflechte natürlich auch vom Hautarzt. Langfristig sind eine schmerzhafte Arthrose des Hüftgelenks sowie die Operation mit der Notwendigkeit eines künstlichen Gelenkersatzes (Hüftprothese) meist nicht zu verhindern.

23.7 Osteochondrosis dissecans – die „Maus" in der Hüfte

Es handelt sich hierbei um eine im Bereich der Hüfte sehr seltene Erkrankung mit umschriebener Knorpelschädigung, die bspw. auch am Kniegelenk vorkommt. Die Osteochondrosis dissecans ist eine Knochen-Knorpel-Nekrose, also der Untergang bzw. Tod von Knorpel bzw. Knochen. Aus nicht geklärter Ursache wird ein Bereich im Hüftkopf – noch seltener in der Pfanne – von der Blutversorgung „abgeschnitten", man spricht auch von einer avaskulären Knochennekrose. Der Begriff „aseptische" Knochennekrose ist gebräuchlich, was auf die nicht entzündungsbedingte Verursachung hinweisen soll.

Meist werden wie am Kniegelenk **4 verschiedene Stadien** der Erkrankung unterschieden, wobei das letzte Stadium ein frei im Gelenk befindliches Knorpel-Knochen-Stück (Gelenkmaus: Dissekat) mit zugehörigem Defekt in der Gelenkfläche („Mausbett") ist (s. Kap. 25.4).

Diagnose

Die Osteochondrosis dissecans ist keine Sportverletzung, man muss aber trotz ihrer Seltenheit bei Sportlern mit Hüft- oder Leistenschmerzen an sie denken! Sie ist abzugrenzen von einer unfallbedingten Knorpel(-Knochen)-Absprengung, die bspw. bei einer Hüftverrenkung (Luxation, s. Kap. 23.2.1) oder durch ein Anpralltrauma der Hüfte auftreten kann.

Bei Demarkierung eines Knorpel-Knochen-Stücks aus der Gelenkfläche wird dieses als freier Gelenkkörper („Gelenkmaus", Dissekat) abgestoßen und kann zur schmerzhaften Gelenkblockierung durch Einklemmung führen. In der Diagnostik spielen – wie auch an anderen Gelenken – die Röntgenuntersuchung und v.a. die Kernspintomografie die wesentliche Rolle.

Hinweis: Freie Gelenkkörper können auch bei einer Arthrose der Hüfte oder bei einer seltenen Erkrankung der Gelenkinnenhaut, der synovialen Chondromatose, entstehen.

Therapie. Es gibt kein allgemein anerkanntes Therapiekonzept. Die Behandlung der **Osteochondrosis dissecans** ist problematisch und hat entsprechend dem Stadium der Erkrankung zu erfolgen. Als konservative Maßnahme kann im Frühstadium die Schonung und Entlastung des Hüftgelenks mit kernspintomografischen Verlaufskontrollen empfohlen werden. Bei fortgeschrittenem Befund wird eine Operation erforderlich, wobei die notwendigen Maßnahmen je nach Befund durchgeführt werden, teilweise heute auch im Rahmen einer Arthroskopie. Zum operativen Behandlungsspektrum gehören u.a. die Anbohrung der Region zur Verbesserung der lokalen Durchblutung und Abheilung, die Anfrischung und Refixation eines bereits abgelösten Knorpel-Knochen-Stücks oder – falls Letzteres nicht möglich ist – die Entfernung dieser Gelenkmaus. Im fortgeschrittenen Stadium kommt außerdem der Knorpelersatz in Betracht, z.B. durch eine Knorpel-Knochen-Transplantation (s. Kap. 8.5). Bei einem Hüftkopfbefall in der Hauptbelastungszone wird evtl. auch eine knöcherne Umstellung des hüftnahen Oberschenkels (sog. Umstellungs- oder Korrekturosteotomie) erforderlich, um den Nekroseherd aus der Belastungszone zu bringen.

Prognose. Die Prognose ist ungewiss, es besteht das Risiko der Entwicklung einer Hüftgelenkarthrose. Bzgl. der Sportfähigkeit muss der betroffene Sportler individuell beraten werden. Allgemein gilt, dass Disziplinen mit ruckartigen Belastungen der Hüfte wie Jogging oder „Stop-and-go-Sportarten“ mit evtl. zusätzlichen Sprungelementen wie Fußball, Handball, Volleyball oder Tennis problematisch sind. Empfehlenswert sind bspw. Walking, Radfahren, Wassergymnastik oder Kraulschwimmen.

23.8 Die Hüftkopfnekrose – das „Absterben“ des Hüftkopfs

Der menschliche Hüftkopf erhält seine Blutzufuhr hauptsächlich durch Gefäße, die entlang des Schenkelhalses zum Kopf verlaufen (lat.: *Arteria circumflexa femoris medialis*). Bei der sog. **idiopathischen Hüftkopfnekrose** („Hüftkopftod“, s. Abb. 23.15) wird der Hüftkopf nicht mehr ausreichend durchblutet; dies führt zur Nekrose, d.h. zum Untergang bzw. Tod von Gewebe, in diesem Fall zur Knochennekrose. Die Ursache der Durchblutungsstörung ist nicht geklärt; ein gehäuftes Auftreten wird bspw. nach Kortisontherapie (z.B. wegen Bronchialasthma), übermäßigem Alkoholkonsum oder Stoffwechselerkrankungen wie Diabetes mellitus („Zucker“) beobachtet.

Eine Hüftkopfnekrose kann aber auch **unfallbedingt**, bspw. nach einer Auskugelung (Luxation) der Hüfte, resultieren, insbesondere wenn zwischen dem Unfall und der Einrenkung sehr viel Zeit vergeht (s. Kap. 23.2.1). Außerdem kann es als Folge eines Tauchunfalls zur Hüftkopfnekrose kommen (Caissonkrankheit, s. Kap. 37.4).

Diagnose. Die idiopathische Hüftkopfnekrose ist zwar keine Sportverletzung; an die Erkrankung muss aber insbesondere bei Schmerzen in der Leiste oder Hüftbeschwerden von Männern im mittleren Lebensalter gedacht werden: Allein in Deutschland erkranken nach Literaturangaben pro Jahr ca. 10 000–15 000 Patienten an einer Hüftkopfnekrose. Im Rahmen der Diagnostik ist eine

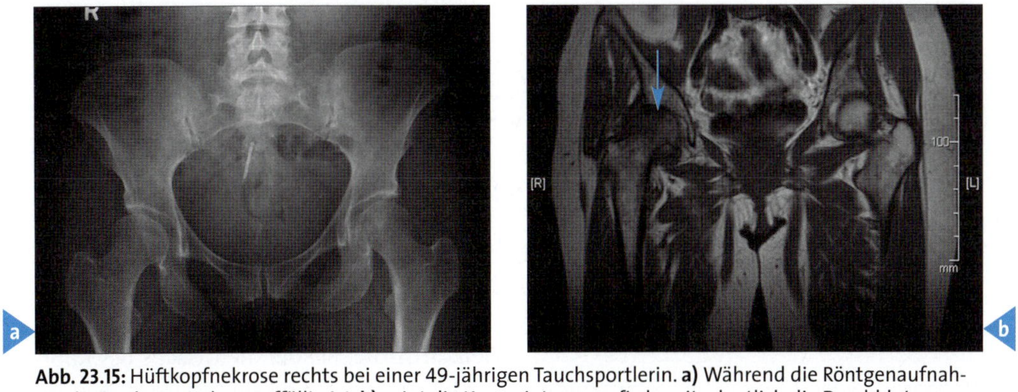

Abb. 23.15: Hüftkopfnekrose rechts bei einer 49-jährigen Tauchsportlerin. **a)** Während die Röntgenaufnahme des Beckens noch unauffällig ist, **b)** zeigt die Kernspintomografie bereits deutlich die Durchblutungsstörung des Hüftkopfs.

Röntgenuntersuchung erforderlich. Allerdings ist das Röntgenbild im Frühstadium unauffällig. Daher sollte auch eine **Kernspintomografie** durchgeführt werden, welche die Diagnose schon früh sichern kann; oft ist nicht der gesamte Hüftkopf betroffen, sondern nur ein Teil. Auch eine **Knochenszintigrafie**, bei der eine radioaktive Substanz gespritzt wird, kann die Hüftkopfnekrose objektivieren; sie wird aber wegen der Strahlenbelastung nicht routinemäßig durchgeführt.

Therapie. Die Behandlung richtet sich nach dem Stadium der Kopfnekrose, sowohl bei der idiopathischen als auch bei der unfallbedingten. Im Frühstadium wird operativ versucht, durch eine Anbohrung des minderdurchbluteten Areals die Hüftkopfdurchblutung zu verbessern (sog. Herddekompression). Eine andere Methode ist – wenn nicht der gesamte Hüftkopf betroffen – die Transplantation von Knochen, entweder als freies Knochentransplantat vom Beckenkamm oder mit einem Knochenspan, der an einem Blutgefäß „gestielt" ist. Bei einem Hüftkopfbefall in der Hauptbelastungszone wird manchmal auch eine knöcherne Umstellung des hüftnahen Oberschenkels (sog. Umstellungsosteotomie) durchgeführt, um den Nekroseherd aus der Belastungszone zu bringen. Ein neuerer Trend ist die Behandlung mit einem Implantat aus dem Werkstoff „Trabecular Metal", der zwar zu 98% aus dem Metall Tantal besteht, aber wie Knochen aussieht und ihm in seinen Eigenschaften ähnlich ist; aufgrund seiner zellenartigen, dreidimensionalen und offenporigen Struktur soll der minderdurchblutete Hüftkopf bei gleichzeitiger mechanischer Abstützung der Gelenkfläche mit frischen Blut- und Knochenzellen versorgt werden. Ein weiteres therapeutisches Verfahren ist die Elektrostimulation über eine in den Hüftkopf eingebrachte Spezialschraube.

Prognose. Leider führen die vorgenannten Operationsmethoden nicht immer zum Erfolg: Und da der Hüftkopf einer der beiden „Gelenkpartner" des Hüftgelenks ist, kommt es bei fortschreitender Nekrose zur Gelenkzerstörung und Arthrose des Hüftgelenks. So bleibt oft als letzte therapeutische Möglichkeit nur der künstliche Gelenkersatz, die Hüftprothese. Besonders problematisch bei der Hüftkopfnekrose ist die Tatsache, dass die Erkrankung nicht selten – meistens zeitversetzt – auch den Hüftkopf der Gegenseite betrifft.

23.9 Coxarthrose – die „verschlissene" Hüfte

Das menschliche Hüftgelenk liegt am Kreuzungspunkt zwischen der Belastung durch das Gewicht des Körpers und den Antriebskräften der Beine. Daher ist es dauernd hoch belastet und hat ein relativ großes Risiko für Knorpelschäden. Die Arthrose der Hüfte, die Coxarthrose (s. Abb. 8.5), ist zusammen mit der des Kniegelenks eine der häufigsten Lokalisationen dieser Krankheit. Der „Hüftgelenkverschleiß" mit fortschreitendem Verlust des Gelenkknorpels an Hüftkopf bzw. Gelenkpfanne entsteht durch unterschiedliche mechanische oder biologische Faktoren. Die Bezeichnung „Verschleiß" ist also im Grunde nicht korrekt, da es zu einfach wäre, die Arthrose nur als Folge eines „Abnutzungsprozesses" zu erklären (s. Kap. 8.4).

Sport bzw. **Leistungssport** allein führt i.d.R. **nicht zur Coxarthrose**. Besonders viele Untersuchungen gibt es diesbezüglich zum Laufsport: Es besteht keine Evidenz, dass Laufsport zu einer Erhöhung des Arthroserisikos an der Hüfte führt, und zwar weder bei Männern noch bei Frauen.

Grundsätzlich kann eine Coxarthrose primär oder sekundär entstanden sein:

Die **primäre** oder **idiopathische Hüftgelenkarthrose**, bei der die Ursache des Knorpelschadens nicht bekannt ist, wird als Folge der Gewebealterung angesehen.

Dagegen ist die **sekundäre Coxarthrose** Folge einer Krankheit oder Verletzung, wenn die Biomechanik des Gelenks gestört wird: Als wesentliche Ursache dafür wird heute das femoroazetabuläre Impingement oder Hüftimpingement angesehen, bei dem eine Einklemmungsproblematik des Hüftkopf-Oberschenkelhals-Bereichs an der Hüftpfanne vorliegt. Weitere biomechanische Gründe für den Hüftverschleiß sind neben Hüftpfannenfrakturen bspw. die Hüftkopfnekrose (Durchblutungsstörung des Hüftkopfs mit Absterben eines mehr oder weniger großen Bezirks), die Hüftkopflösung (Epiphyseolysis capitis femoris) oder die Pfannendysplasie, also die ungenügende Ausbildung der Hüftpfanne mit mangelhafter Überdachung des Hüftkopfs. Bzgl. dieser Krankheitsbilder wird auf die entsprechenden Kapitel verwiesen. Eine weitere Ursache der Hüftarthrose ist die vermehrte Tiefe der Hüftgelenkspfanne, die sog. Pfannenprotrusion (Protrusio acetabuli). Die Protrusion gilt ebenfalls als präarthrotische Deformität und stellt im Prinzip das Gegenstück zur Pfannendysplasie dar: Bei der Protrusion „taucht" der Kopf zu tief in die Pfanne ein, bedingt entweder als primäre Protrusion aus unbekannter Ursache oder als sekundäre Protrusion als Folge einer Knochenerweichung (auch bei einer Arthrose) bzw. einer Hüftpfannenfraktur mit Fraktur des Pfannenbodens (sog. zentrale Hüftluxation). Sekundäre Formen der Hüftarthrose als Folge einer gestörten Gelenkbiologie gibt es bspw. bei rheumatischen Erkrankungen oder als Folge einer Infektion.

Diagnose. Die Erkrankung verläuft meist über viele Jahre, anfangs bestehen i.d.R. keine Beschwerden. Dann entwickeln sich zunehmende Schmerzen zunächst nur unter Belastung beim Sport und im Alltag, später aber auch in Ruhe, im Sitzen und nachts. Die Schmerzen werden teilweise in die Leiste oder sogar ins Knie projiziert. Die Beweglichkeit des Hüftgelenks ist immer mehr eingeschränkt, die (Sport-)Schuhe können nicht mehr zugebunden werden. Ein weiteres Symptom ist Morgensteifigkeit. Das Gehen bereitet zunehmende Probleme, das Gangbild ist sichtbar hinkend, die Gehstrecke wird immer kürzer. Durch die schmerzbedingte Schonung kommt es zum fortschreitenden Abbau der Muskulatur.

Bei der körperlichen Untersuchung finden sich Symptome wie Bewegungseinschränkung, Gangstörung, Muskelminderung, Druckschmerz im Leistenbereich oder Stauchungsschmerz der Hüfte. Die Überprüfung erfolgt im Seitenvergleich an beiden Hüftgelenken, wobei daran zu denken ist, dass manchmal beide Hüften von der Arthrose betroffen sind.

Im **Röntgenbild** (s. Abb. 8.5, Abb. 36.2, Abb. 36.3) ist zwar der Knorpelüberzug des Gelenks nicht direkt erkennbar. Die umgebenden Knochenstrukturen, also v.a. Pfanne und Hüftkopf, lassen aber auf den Zustand des Knorpels schließen. Der Gelenkspalt wird durch den Knorpelverlust schmaler oder verschwindet ganz. Außer einer Gelenkspaltverschmälerung sieht man eine Verdichtung der Knochenstruktur an der Grenze zwischen Knorpel und Knochen (subchondrale Sklerosierung), später Knochensporne (sog. Randwulstbildung oder Osteophyten) am Pfannendach und am Kopfrand, Hohlräume im Knochen (Knochenzysten, z.B. im Pfannendach) und eine zunehmende Fehlstellung der Gelenkpartner. Der Hüftkopf dringt entweder tiefer in die Pfanne ein (Protrusion) oder verlässt die Pfanne, er dezentriert.

Diese Veränderungen lassen sich auch in der **Kernspintomografie** nachweisen; diese kann außerdem eine Durchblutungsstörung des Hüftkopfs sowie Weichteilveränderungen im Bereich der Gelenkkapsel, der Gelenkinnenschicht und evtl. auch einen Gelenkerguss zeigen, z.B. bei einer akuten Reizung des Gelenks, der aktivierten Arthrose. Aus **Laborwerten** lässt sich die Ursache der Hüftarthrose nur in Ausnahmefällen erkennen, bspw. beim Rheuma.

Therapie. Es gelten die allgemeinen Behandlungsprinzipien einer Arthrose (s. Kap. 8.5). Jeder betroffene Sportler sollte wissen, dass die Arthrose eine bisher nicht heilbare Erkrankung ist, die fortschreitet. Dies heißt aber nicht, dass man nichts tun kann oder nichts tun sollte! Eine wichtige Grundlage der Therapie ist, dass der Patient seine Lebensgewohnheiten ändert und bspw. bei Übergewicht abnimmt.

Bei Sportlern bedeutet dies leider oft auch die **Umstellung der sportlichen Aktivitäten**, was oft nur schwer akzeptiert wird: Regelmäßiges Bewegungstraining ist sinnvoll. Allerdings sollten hüftgelenkbelastende Disziplinen wie Jogging oder „Stop-and-go-Sportarten" (z.B. Tennis, Basketball, Fußball, Volleyball) durch gelenkschonende wie Radfahren, Walking, Skilanglauf oder Kraulschwimmen (nicht Brustschwimmen!) ersetzt werden.

Die **physikalische Therapie** hat einen hohen Stellenwert, bspw. bei einem akutentzündlichen Reizzustand die Kälteanwendung. In der chronischen Phase empfehlen sich Maßnahmen zur Durchblutungsförderung, oft wird dann eine lokale Wärmetherapie als angenehm empfunden. Ganz wichtig ist ein Übungsprogramm, das unter krankengymnastischer Anleitung, v.a. aber auch selbständig durchgeführt wird. Ziele dieses Trainingsprogramms sind u.a. die Verhinderung einer Bewegungseinschränkung, die gezielte Muskelkräftigung zur Vermeidung einer Muskelminderung bzw. von muskulären Ungleichgewichten, ferner die Geh- und Haltungsschulung.

Oft sind **Schuhe mit gut puffernden Sohlen** oder **Schuhe mit weichen Absätzen** hilfreich und entlasten das Hüftgelenk. Auch speziell verordnete **Pufferabsätze** und **Einlagen** sollen eine bessere Druckverteilung im Gelenk und damit eine Beschwerdereduktion erreichen. Umstritten ist – nicht nur wegen des Preises – konfektioniertes Schuhwerk („Fußbekleidung") mit spezieller Bodenkonstruktion bzw. Sohlenform; manche Patienten und auch Ärzte „schwören darauf", andere argumentieren dagegen und berichten über negative Erfahrungen. Eine Gelenkentlastung ist auch durch Gehstützen bzw. einen auf der Gegenseite getragenen Handstock möglich, dies ist aber für Sportler meistens keine akzeptable Option. Hilfreich sind im Alltag auch nicht zu niedrige Stühle oder Sessel, ferner eine Toilettensitzerhöhung sowie eine Strumpfanziehhilfe.

Ergänzt werden die bisher genannten Behandlungsmaßnahmen durch eine **medikamentöse Therapie**, z.B. die Gabe von entzündungshemmenden Schmerzmitteln (Antiphlogistika, z.B. Diclofenac, nicht bei Magen- oder Zwölffingerdarmgeschwüren). Die lokale Verabreichung von Salben oder Gelen hat bei der Hüftarthrose keine praktische Bedeutung, da die Wirkstoffe wegen der Tiefe des Hüftgelenks nicht bis dort vordringen.

Eine Kortisoninjektion in das Gelenk kann bei sehr starken Schmerzen zumindest vorübergehend Linderung verschaffen, z.B. bei einer aktivierten Hüftarthrose; sie muss aber wegen des Risikos der Infektion unbedingt unter sterilen Bedingungen durchgeführt werden. Der Nutzen von sog. „Knorpelaufbaupräparaten" wie Hyaluronsäure oder Glukosamin wird sehr kontrovers diskutiert, eine langfristige Wirkung ist nicht bewiesen.

Manche Patienten profitieren von der Akupunktur, wobei die Erfolge unterschiedlich bewertet werden. Andere, besonders umstrittene Verfahren sind bspw. die Anwendung von Lasern, die Stoßwellentherapie oder die pulsierende Signaltherapie.

Mit dem betroffenen Sportler sollten auch **operative Maßnahmen** erörtert werden, wobei dabei zwischen gelenkerhaltenden Operationen und dem künstlichen Hüftgelenk (Prothese) zu unterscheiden ist. Die Auswahl des Verfahrens richtet sich nach dem Befund, dem Alter des Patienten und seinen Ansprüchen sowie evtl. Begleiterkrankungen. Allgemein gilt: Je jünger der Patient, desto eher eine gelenkerhaltende Operation.

Gelenkerhaltende Korrektureingriffe zur „Arthrosebremsung“ kommen v.a. bei Patienten unter 50(–60) Jahren mit mechanisch bedingter Coxarthrose in Betracht, wobei letztendlich das biologische und nicht das kalendarische Alter entscheidend ist.

Ziel eines derartigen Eingriffs ist, die Anatomie des Hüftgelenks auf chirurgischem Wege so gut wie möglich zu „normalisieren“. Wenn dies gelingt, dann ist von diesem biomechanisch „verbesserten“ Hüftgelenk auch biologisch eine ausreichende funktionelle Erholung zu erwarten. Dies wiederum führt längerfristig zu einer störungsfreien Funktion; allerdings ist eine individuelle Einschätzung über die „gewonnene“ Zeit kaum möglich. Auf alle Fälle sollte die Operation möglichst früh vorgenommen werden, wenn die Knorpelschäden sich noch in Grenzen halten. Es gibt verschiedene gelenkerhaltende Verfahren:

- Bei einer ungenügenden Ausbildung der Hüftpfanne im Sinne einer **Pfannendysplasie** kann ein korrigierender Beckeneingriff, die sog. Beckenosteotomie, durchgeführt werden, um die Tragfläche der Hüftpfanne den Belastungsverhältnissen besser anzupassen.
- Bei **Fehlstellungen des Oberschenkelhalses**, z.B. einer Steilstellung (Steilhüfte, Coxa valga), oder einer Hüftkopfnekrose ist eine Umstellung des hüftnahen Oberschenkelknochens (sog. Umstellungs- oder Korrekturosteotomie) zu diskutieren, um den Nekroseherd aus der Hauptbelastungszone zu bringen.
- Ziel der **Chirurgie beim femoroazetabulären Impingement** ist, dass der Hüftkopf wieder möglichst optimal in die Gelenkpfanne passt und das Bewegungsspiel der Hüfte normalisiert wird. Die notwendigen Maßnahmen werden in offener Operationstechnik oder – heute immer häufiger – im Rahmen einer Hüftgelenkspiegelung (Hüftarthroskopie) durchgeführt, z.B. Abtragung von das Bewegungsspiel störenden Verformungen am Hüftkopf, am Schenkelhals oder an der Hüftpfanne (s. Kap. 23.3).
- Die Knorpeltransplantation ist derzeit keine Option, eine Hüftgelenkarthrose zu stoppen. In manchen Fällen wird im Rahmen einer Arthroskopie versucht, über die Technik der Mikrofrakturierung eine Verbesserung zu schaffen: Knorpelfreie Knochenbezirke werden mit speziellen Meißeln „aufgebrochen“, damit sich ein Ersatzknorpel, ein sog. Faserknorpel, bilden kann (s. Kap. 8.5).

Ist die Arthrose sehr weit fortgeschritten, dann bleibt als letzte Möglichkeit nur das künstliche Hüftgelenk, die **Hüftprothese**. Diese Maßnahme kommt zwar insbesondere bei älteren Patienten in Betracht. Jedoch sollte auch jüngeren Menschen mit zerstörtem Gelenk und massiv eingeschränkter Lebensqualität ein notwendiger Gelenkersatz nicht vorenthalten werden (s. Kap. 36.3.1).

Die **operative Versteifung des Hüftgelenks (Arthrodese)** wird heute **bei einer Coxarthrose** wegen der in den meisten Fällen Erfolg versprechenden Ergebnisse der Hüftprothetik **nicht mehr durchgeführt**.

23.10 Tumoren im Bereich des Hüftgelenks – daran zu denken ist entscheidend

Eine seltene Ursache von Schmerzen in der Hüfte bzw. Leiste, evtl. mit Ausstrahlung z.B. ins Knie sind Weichteil- oder Knochengeschwülste. Oft wird nicht daran gedacht und eine sportbedingte „Fehlbelastung“ oder „Überlastung“ vermutet. Zur Diagnostik gehören neben der körperlichen Untersuchung u.a. das Röntgenbild sowie die Kernspintomografie; mit der letztgenannten Methode lassen sich Veränderungen schon im Frühstadium und auch an den Weichteilen erkennen. Die Therapie ist Aufgabe des Spezialisten.

23.11 Was man sonst noch über die Sportlerhüfte wissen sollte

Bei bestimmten Sportarten treten gehäuft Hüftprobleme auf, sodass dies sogar in der Terminologie Berücksichtigung findet. Dennoch gilt unter sportmedizinischen Gesichtspunkten:

> Grundsätzlich sollte eine präzise, an anatomischen Fakten orientierte Diagnose gestellt werden. *Die* Sportlerhüfte gibt es nicht!

Einige Beispiele:

Durch einen Sturz beim Skilaufen kann es zum hüftgelenknahen Oberschenkelbruch kommen, was im anglo-amerikanischen Schrifttum mit dem Begriff **„skier's hip"** verbunden wird. Für die Behandlung ist aber eine exakte Einordnung der Fraktur erforderlich, ob ein Schenkelhalsbruch oder eine Fraktur der Trochanterregion vorliegt (s. Kap. 23.2.4).

Beschwerden an der Außenseite des hüftgelenknahen Oberschenkels werden als **Joggerhüfte** (engl.: *jogger's hip*) bezeichnet. Bestimmte Bewegungen des Beins lösen einen Schmerz aus, wenn der Tractus iliotibialis (eine flächige Verstärkung der bindegewebigen Muskelhülle) ruckartig über einen Knochenvorsprung an der Außenseite des Oberschenkels „springt". Dieses sog. **externe „Schnappen" oder „Springen" der Hüfte** findet also außerhalb des Gelenks statt. Im Bereich des genannten Knochenvorsprungs, dem großen Rollhügel (lat.: *Trochanter major*), befindet sich ein Schleimbeutel (lat.: *Bursa trochanterica*), der sich durch die ständige Reibung entzünden kann. Diagnostik und Therapie der Erkrankung werden an anderer Stelle dieses Buchs dargestellt (s. Kap. 23.4).

Die „schnappende" Hüfte bzw. Schleimbeutelentzündung an der Oberschenkelaußenseite kommt auch bei Radfahrern vor, für diese ergibt sich dann die „Diagnose" **Radfahrerhüfte** (engl.: *cyclist's hip*). Allerdings haben auch Tänzerinnen und Tänzer derartige Beschwerden, bei diesen spricht man von der **Tänzerhüfte** (engl.: *dancer's hip*); und spätestens hier zeigt sich, warum sich eine Diagnose auf die krankhaft verändert Anatomie zu beziehen hat: Insbesondere Balletttanz, bei dem das normale Bewegungsausmaß der Gelenke nicht selten extrem überschritten wird, kann zu einer Überdehnung der Hüftgelenkkapsel bzw. des Kapsel-Band-Apparats führen, auf Kosten der Stabilität. Die daraus resultierende chronische Instabilität des Hüftgelenks bereitet den Betroffenen bewegungsabhängige Schmerzen in der Hüftmuskulatur und ist verbunden mit einem Gefühl der Unsicherheit beim Bewegungsablauf. Die Therapie dieses Krankheitsbilds ist schwierig, es gibt keine wirklich zufriedenstellende konservative oder operative Behandlungsoption. Langfristig trägt diese Problematik der chronischen Instabilität zur frühzeitigen Entstehung einer Hüftgelenkarthrose bei.

Kegeln bzw. Bowling ist durch große Ausfallschritte und Bremsbewegungen gekennzeichnet. Ein typisches Bewegungsmuster ist die Überstreckung mit Rotation des Hüftgelenks. Bei der **Kegler-** oder **Bowlinghüfte** bestehen meist belastungsabhängige Schmerzen im Hüftgelenk und in der Leiste; diese sind bedingt durch eine Schädigung im Sehnenansatzbereich der Hüftbeugemuskulatur, v.a. der Sehne des Iliopsoasmuskels. Die Sehne setzt an einem Knochenvorsprung am innenseitigen hüftnahen Oberschenkel an, dem kleinen Rollhügel (lat.: *Trochanter minor*) und kann Ursache einer Schnapphüfte sein, wenn die Sehne ruckartig über den vorderen Beckenring bzw. den Schenkelhals- und Hüftkopfbereich gleitet. Das Phänomen ist dann im Gegensatz zum externen das **anteriore Schnappen**.

Ebenfalls als Folge einer chronischen Überlastung mit Degeneration („Verschleiß") im Ansatz- und Ursprungsbereich der Hüftgelenkmuskulatur wird die sog. **Periarthrosis coxae** angesehen. Diese heute eher unübliche Bezeichnung wird manchmal unter dem Oberbegriff „Weichteilrheumatismus" eingeordnet; es handelt sich um eine Ausschlussdiagnose, wichtig ist die Abgrenzung von der „echten" Arthrose der Hüfte (Coxarthrose), bei der knöcherne Veränderungen bestehen (s. Kap. 23.9). Patienten mit einer Periarthrosis coxae – nicht selten Diabetiker – haben eine schmerzhafte Verspannung der hüftumfassenden Muskulatur mit diffusen und belastungsabhängigen Schmerzen, v.a. am großen Rollhügel (einem Knochenvorsprung an der Außenseite des hüftnahen Oberschenkels, lat.: *Trochanter major*). Die Lokalisation der Beschwerden kann zur Verwechslung mit einer Schleimbeutelentzündung in diesem Bereich (Bursitis trochanterica, s.o.) führen. Im Gegensatz zur Hüftgelenkarthrose bestehen keine Leistenschmerzen. Im Röntgenbild sind in manchen Fällen einer Periarthrosis coxae eine unruhige Knochenstrukturierung im Bereich des Beckenkamms und des großen Rollhügels sowie Kalkablagerungen in der Muskulatur erkennbar. Die Behandlung erfolgt konservativ mit physikalischer Therapie, z.B. Wärmeanwendung oder Elektrotherapie. Als Medikamente werden Antiphlogistika wie Diclofenac und Ibuprofen eingesetzt, manchmal ist eine lokale Injektion mit Kortison hilfreich. Bei hartnäckigem Verlauf besteht die Möglichkeit der Röntgenbestrahlung, die aus Strahlenschutzgründen nur beim älteren Menschen erfolgt.

24 Verletzungen und Schäden des Oberschenkels

24.1 Bedeutung des Oberschenkels beim Sport und Einführung in die Anatomie

Je nach Statistik betreffen etwa 2% der Sportverletzungen den Oberschenkel. Sein Skelett besteht aus dem **Oberschenkelknochen** (lat.: *Femur*), welcher der längste und stärkste Röhrenknochen sowie der größte Knochen des Menschen ist. An seinem oberen Ende findet sich der Hüftkopf, der gemeinsam mit der Hüftpfanne des Beckens das Hüftgelenk bildet. Das kräftige Mittelstück des Oberschenkelknochens wird als Schaft bezeichnet, dessen unteres körperfernes Ende die Gelenkknorren (Kondylen) sind, die mit dem Schienbeinkopf die knöchernen Anteile des Kniegelenks sind. Der Oberschenkelknochen ist zirkulär von einem kräftigen Muskelmantel umgeben.

24.2 Muskelverletzungen am Oberschenkel und ihre Folgen

Die Oberschenkelmuskulatur kann in 4 Gruppen aufgeteilt werden, und zwar die

- Hüftmuskeln,
- vorderen Muskeln, die Streckmuskulatur,
- hintere Muskelgruppe, die Beugemuskulatur,
- Muskeln der Innenseite, die Adduktoren, die das Bein heranführen und bspw. den kräftigen Schenkelschluss beim Reiten bewirken.

Das Spektrum der *geschlossenen* Muskelverletzungen am Oberschenkel (also ohne Verletzung der Haut) ist groß und reicht vom Krampf und Muskelkater über die Prellung, die Zerrung und den Muskelfaserriss bis hin zum kompletten Riss (s. Kap. 5). In den nächsten Abschnitten folgen einige spezielle Ausführungen.

24.2.1 Verletzungen des Quadrizepsmuskels

An der Vorderseite des Oberschenkels befindet sich der kräftige Quadrizepsmuskel (vierköpfiger Schenkelmuskel, lat.: *Musculus quadriceps femoris*, s. Abb. 22.7). Er hat 4 Anteile (Köpfe), und zwar

- vorne oberflächlich den „geraden" Schenkelmuskel (lat.: *Musculus rectus femoris*),
- unter dem vorgenannten den „mittleren breiten" Muskel (lat.: *Musculus vastus intermedius*),
- auf der Innenseite des Oberschenkels den „zur Mitte gelegenen breiten" Muskel (lat.: *Musculus vastus medialis*),
- auf der Außenseite den „äußeren breiten" Muskel (lat.: *Musculus vastus lateralis*).

Diese 4 Muskeln setzen mit einer gemeinsamen Sehne, der Quadrizepssehne, an der Kniescheibe (lat.: *Patella*) an. Die Kniescheibe ist das größte Sesambein des Menschen, also ein Knochen, der in eine Sehne eingelassen ist, konkret in die Quadrizepssehne und in die Kniescheibensehne (Patellarsehne), mit der sie vorne am Schienbein verankert ist. Mit anderen Worten: Die Kraft der vorde-

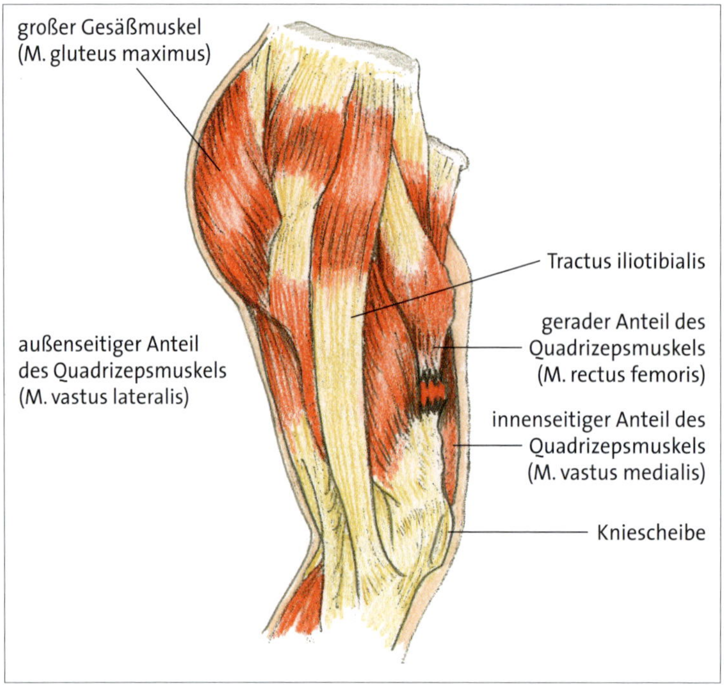

Abb. 24.1: Riss des Rektusmuskels am Übergang in die Quadrizepssehne

ren Oberschenkelmuskulatur wird über die zwischengeschaltete Kniescheibe mithilfe der am oberen Anteil des Schienbeins ansetzenden Kniescheibensehne (Patellarsehne) auf den Unterschenkel übertragen.

Der Quadrizepsmuskel ist als Strecker im Kniegelenk für den aufrechten Stand und Gang unentbehrlich. Sein gerader Anteil, der Rektusmuskel, ist zusätzlich ein Beuger im Hüftgelenk.

Verletzungen der Quadrizepsmuskulatur bzw. seiner Anteile (s. Abb. 24.1) – also **Muskelfaserriss**, **Muskelbündelriss** oder **Muskelriss** – können das Ergebnis einer plötzlichen kraftvollen und explosiven Anspannung des Muskels bspw. bei einem Sprint oder Start bei Ballspielen sein. Sie entstehen aber auch bei einer Prellung des angespannten Muskels, z.B. beim Kickboxen, durch einen Sturz auf einen Baumstamm beim Snowboarden oder beim Fußball, wenn ein Spieler sein Knie gegen den Oberschenkel des Gegenspielers rammt („Pferdekuss"). Die **Muskelzerrung** entsteht meistens nicht akut, sondern entwickelt sich allmählich.

Diagnose. Die **Muskelzerrung** beginnt für den betroffenen Sportler mit einem unangenehmen Gefühl, das sich zu einem ziehenden und manchmal krampfartigen Schmerz steigert. Bei einem **Muskelfaserriss**, **Muskelbündelriss** oder **Muskelriss** verspürt der Athlet einen starken Schmerz, der unter Belastung oder Anspannung gegen Widerstand noch zunimmt. Der verletzte Bereich ist druckempfindlich. Bei einem vollständigen Muskelriss oder größerem Teilriss ist eine Lücke (Delle) tastbar, in die es aber oft relativ schnell einblutet, sodass der Muskeldefekt gar nicht mehr zu tasten ist. Im Verlauf kann es dann auch zu einer Schwellung kommen, wobei die straffen Muskelhüllen (Faszien) das Ausmaß dieser Schwellung begrenzen. Bei einer starken Muskelblutung kann es daher zu einem Kompartmentsyndrom kommen (s. Kap. 5.2.9).

Die Röntgenuntersuchung wird meistens durchgeführt, um einen Knochenbruch und einen Knochentumor auszuschließen, weil diese ähnliche Symptome machen können. Im Röntgenbild ist auch der seltene knöcherne Muskelabriss, z.B. vom Becken, sichtbar. Das Ausmaß der Muskelverletzung kann durch eine **Ultraschalluntersuchung (Sonografie)** abgeschätzt werden, ein evtl. vorhandener Bluterguss (Hämatom) ist mit dieser Methode i.d.R. darstellbar (s. Kap. 3.2). Bei stärkeren Beschwerden wird auch eine **Kernspintomografie** durchgeführt, die eine exakte Unterscheidung zwischen Zerrung, Muskelfaserriss, Muskelbündelriss oder Muskelriss erlaubt, außerdem die exakte Lokalisation des Befunds.

Therapie. Es gelten die allgemeinen Prinzipien der Therapie von Muskelverletzungen: Die Erstbehandlung erfolgt nach dem **PECH-Schema**, nämlich **P**ause, **E**is, **C**ompression und **H**ochlagern: Sofortige Unterbrechung der sportlichen Aktivität, Kühlung und Kompressionsverband bspw. als sog. Hot-Ice-Verband sowie Hochlagerung des Beins (s. Kap. 2.1).

Das Verletzungsausmaß kann nur vom erfahrenen Sportmediziner eingeschätzt werden, deshalb sollte ärztliche Hilfe in Anspruch genommen werden, damit eine angemessene Behandlung erfolgt und Komplikationen verhindert werden. Die Tabelle 24.1 zeigt verschiedene **Therapieoptionen** ohne Anspruch auf Vollständigkeit auf.

! Achtung: Wie bei allen Muskelverletzungen dürfen in den ersten 3 Tagen keine blutverdünnenden Präparate aufgetragen – z.B. keine heparinhaltigen Salben! – oder eingenommen werden: keine Einnahme von ASS (Acetyl-

Tab. 24.1: Behandlungsmaßnahmen bei Verletzungen der Quadrizepsmuskulatur

Trainings- bzw. Wettkampfpause
Anlage eines Sportgel-Verbands
Orale Behandlung mit antientzündlichen Medikamenten, z.B. nicht steroidale Antiphlogistika wie Ibuprofen oder Diclofenac* lindern die Schmerzen, verhindern das Fortschreiten der Entzündungsreaktion und dienen der Vorbeugung von Muskelverknöcherungen (s. Kap. 5.2.8)
Muskelrelaxantien (Substanzen, welche die Muskulatur entspannen und die Muskelspannung senken)
Arnika
Magnesium- und Zinkpräparate
Enzyme wie Wobenzym N oder Phlogenzym
Lokale Injektionen (Infiltrationen), bspw. Traumeel (ein homöopathisches Mittel), evtl. in Kombination mit einem örtlichen Betäubungsmittel (Lokalanästhetikum)
Nach einigen Tagen Ruhe Beginn mit dosierter Physiotherapie im schmerzfreien Bereich, evtl. Lymphdrainage
Physikalische Therapie, z.B. anfangs Eis, später Ultraschall
Keine Massage der Muskulatur wegen der Gefahr einer Vergrößerung der Einblutung und Muskelverknöcherung!
Taping, entweder als „klassisches" Tape oder Kinesiotape
Akupunktur
Punktion bzw. Operation bei größerem Bluterguss oder Muskelriss
Enge Zusammenarbeit zwischen Sportler, Trainer, Physiotherapeut und Arzt

* Antiphlogistika wie Ibuprofen oder Diclofenac dürfen nicht bei Magen- oder Zwölffingerdarmgeschwüren verordnet werden. Sog. COX-2-Hemmer könnten wegen ihrer besseren Verträglichkeit evtl. eine Alternative sein, sollten jedoch bspw. nicht bei Herzproblemen genommen werden.

salicylsäure), das bspw. in Schmerzmitteln wie Aspirin enthalten ist. Dies könnte zur Vergrößerung eines Blutergusses führen. Unbedingt unterbleiben müssen in der akuten Phase auch die Erwärmung der verletzten Körperregion (z.B. durch Fango) und Massagen, weil sie eine weitere Einblutung in die Muskulatur provozieren können.

Wichtig ist die Verlaufskontrolle, da der Verletzungsumfang meist erst nach etwa 48–72 Stunden beurteilt werden kann. Hilfreich ist dabei die **wiederholte Ultraschalluntersuchung (Sonografie)**, mit der das Ausmaß einer Muskelblutung und die evtl. Zunahme des Blutergusses erfasst werden. Bei entsprechender Größe ist die Entlastung des Blutergusses sinnvoll, z.B. durch eine Punktion, die unter Sonografiekontrolle erfolgen kann. Ist das Hämatom nicht mehr flüssig und das Blut fest geronnen, wird es durch einen kleinen Schnitt operativ entfernt. Eine Operation ist selten auch notwendig beim Muskelriss mit Funktionsverlust bzw. beim Muskelabriss im Ursprungs- oder Ansatzbereich am Knochen.

Prognose. Für den Heilungsprozess und die Muskelregeneration sind **je nach Ausmaß** der Verletzung etwa **2–12 Wochen** zu veranschlagen. Volle Belastbarkeit besteht nach einer Quadrizepsmuskelzerrung nach etwa 2–3 Wochen, nach einem Faserriss nach etwa 3–6 Wochen und nach einem Muskelriss oder notwendiger Operation nach 6–12 Wochen. Es gibt auch günstigere Verläufe, insbesondere bei frühzeitig einsetzender und professioneller Behandlung.

Wichtig ist aber, dass der Verletzung ausreichend Zeit zur Heilung gegeben wird.

Nach einem Muskel(faser)riss entsteht eine Bindegewebsnarbe. Die Narben-Muskel-Grenze ist ein Bereich verminderter Elastizität, der verletzungsanfällig bleiben kann. Außerdem können diese Narben zu Koordinationsstörungen der Muskulatur sowie zu Beschwerden führen. Wenn zu früh mit sportlichen Aktivitäten begonnen wird, kann dies zur erneuten Muskelverletzung mit Bildung weiterer Narben im Muskel führen.

Es kann gar nicht oft genug betont werden, dass als Folge einer Verletzung des Quadrizepsmuskels die Ausbildung einer Verknöcherung im Muskel möglich ist. Dieser „Knochen am falschen Ort“ entwickelt sich aus dem Bluterguss in der Muskulatur. Aus diesem Grunde ist die **richtige Behandlung jedes Hämatoms** von ganz entscheidender Bedeutung: Keine Wärme oder Massage in der akuten Phase, bei entsprechender Größe Entlastung des Blutergusses!

Prävention. Muskelverletzungen durch Fremdeinwirkung sind erfahrungsgemäß allenfalls in begrenztem Umfang zu verhindern, bspw. durch umsichtige Fahrweise beim alpinen Skilauf. Muskelfaserriss, Muskelbündelriss und Muskelriss entstehen meist durch eine plötzliche Belastungssteigerung bei nicht belastungsadaptierter Muskulatur; vorbeugende Maßnahmen, v.a. ein angemessenes Aufwärmen der Muskulatur, können die Verletzungsanfälligkeit senken.

24.2.2 Die rückseitige Oberschenkelmuskulatur und ihre Verletzungen

An der Rückseite des Oberschenkels befinden sich 3 Muskeln (s. Abb. 24.2), und zwar an der

- Außenseite der „zweiköpfige“ Schenkelmuskel (lat.: *Musculus biceps femoris*),
- Innenseite der „halbsehnige“ Muskel (lat.: *Musculus semitendinosus*),
- Innenseite unter dem vorgenannten der „halbmembranöse“ oder „halbhäutige“ Muskel (lat.: *Musculus semimembranosus*), der seinen Namen seiner breiten Ursprungssehne verdankt.

Die 3 Muskeln entspringen gemeinsam am hinteren Becken vom Sitzbeinhöcker (lat.: *Tuber ischiadicum*; dieser heißt so, weil man darauf sitzt) und setzen am Unterschenkel (lat.: *Crus*) innen oder außen an. Deshalb werden sie auch die **ischiokrurale Muskelgruppe** genannt, im anglo-amerikanischen Sprachgebrauch die „hamstrings" (kann näherungsweise als „schnurähnliche Kniesehnen" übersetzt werden, wobei mit *ham* ursprünglich das Fett in der Kniekehle gemeint und *string* eigentlich eine Schnur bzw. ein Faden ist). Diese hinteren Oberschenkelmuskeln sind Gegenspieler (Antagonisten) der Quadrizepsmuskulatur auf der Vorderseite; ihre wesentliche Funktion ist die Beugung im Kniegelenk sowie die Streckung im Hüftgelenk.

Verletzungen der Hamstring-Muskeln bzw. **einzelner Muskeln** (s. Abb. 24.2–24.5) dieser Gruppe können im sehnigen Ursprungs- oder Ansatzbereich, am Sehnen-Muskel-Übergang oder im muskulären Bereich auftreten. In mehr als der Hälfte der Fälle ist der Bizeps-Muskel betroffen. Die Verletzung ist meistens das Ergebnis einer plötzlichen, übermäßigen und kraftvollen Muskelanspannung. „Schuldige" Sportarten sind dementsprechend z.B. Sprint, Weitsprung, Dreisprung, Ballspiele wie Fußball, Handball sowie Volleyball und Rückschlagsportarten wie Tennis oder Badminton. Besonders häufig wird die Verletzung auch beim Wasserskilaufen auf.

Diagnose. Oft führt ein definiertes Ereignis, bspw. der Absprung beim Weitspringen, zur Hamstring-Verletzung: Bei einer Schnellkraftanstrengung verspürt der Sportler einen **plötzlichen Schmerz** im Bereich des hinteren Oberschenkels, in manchen Fällen hört er sogar einen „Knall". Je nach Lokalisation der Verletzung werden bei der Untersuchung (Bauchlage) die Schmerzen im Bereich des Gesäßes (Muskelursprung), in der Mitte der Oberschenkelrückseite oder in der Kniekehlenregion angegeben. Schmerzen an der Außenseite des Kniegelenks sprechen für einen Abriss der Bizepssehne vom Wadenbeinkopf („Wadenbeinköpfchen", s. Abb. 24.5). Der verletzte Bereich ist druckempfindlich, eine **Beugung des Kniegelenks** oder **Streckung**

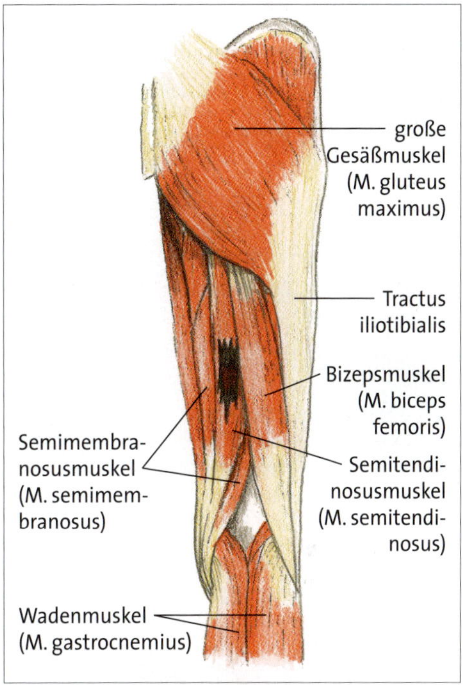

Abb. 24.2: Ischiokrurale Muskelgruppe des Oberschenkels mit Darstellung eines Risses im Semitendinosusmuskel

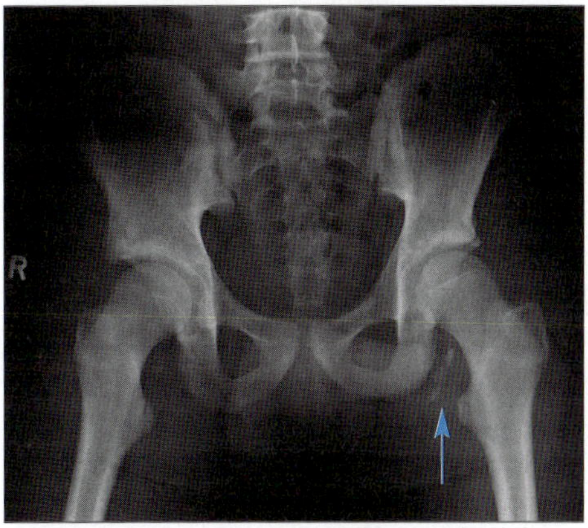

Abb. 24.3: Knöcherner Abriss der ischiokruralen Muskelgruppe links vom Ursprung am hinteren Becken, genauer ausgedrückt vom Sitzbein

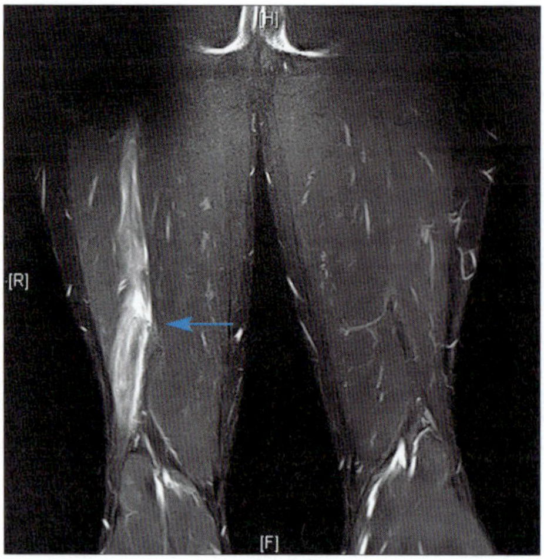

Abb. 24.4: Muskelfaserriss des Bizepsmuskels am rechten Oberschenkel, Kernspintomografie im Seitenvergleich (Längsschnitt)

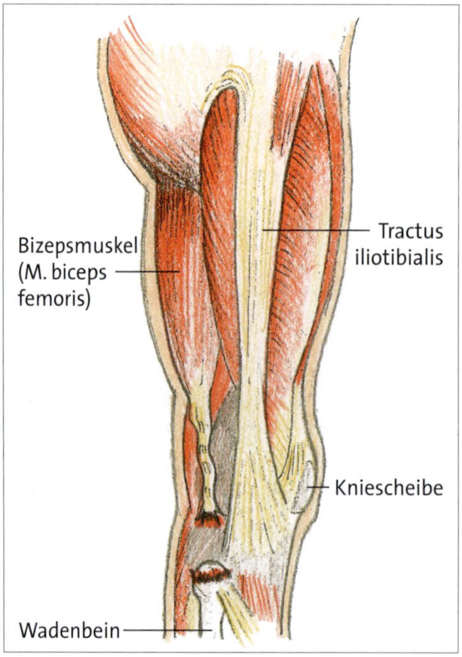

Abb. 24.5: Abriss der Bizepssehne am Wadenbeinkopf

des Hüftgelenks gegen Widerstand des Untersuchers **verstärkt die Beschwerden**. Manchmal ist eine Lücke tastbar oder – meist erst nach einigen Tagen – ein **Bluterguss** sichtbar; dieser gibt nicht unbedingt Auskunft für die Höhe der Verletzung, weil er der Schwerkraft folgend bis in die Kniekehle „absacken" kann.

Zur Diagnostik gehört die **Röntgenuntersuchung** des Beckens sowie des Oberschenkels bis zum Kniegelenk, auf diese Weise werden knöcherne Abrisse im Ursprungs- oder Ansatzbereich aufgedeckt (s. Abb. 24.3). Mit der **Ultraschalluntersuchung (Sonografie)** lässt sich die Verletzung lokalisieren und die Größe eines Blutergusses erfassen, außerdem dient diese Methode der Verlaufskontrolle (s. Abb. 3.4, Abb. 3.5). Die **Kernspintomografie** ist Methode der Wahl und kann weitere wertvolle Informationen liefern, bspw. die Unterscheidung zwischen einem Muskelfaserriss und einem Muskelabriss im sehnigen Ursprungs- oder Ansatzbereich (s. Abb. 24.4).

Therapie. Die Behandlung entspricht den bei der Verletzung der Quadrizepsmuskulatur dargestellten Prinzipien (s. Kap. 24.2.1). In den meisten Fällen ist eine konservative Therapie möglich. Vollständige Abrisse dieser Muskelgruppe am Sitzbeinhöcker oder der Riss der Bizepssehne im Bereich des Wadenbeinkopfs werden operiert, entsprechend gilt dies für knöcherne Ausrisse, zumindest bei erheblicher Verschiebung. Beim knöchernen Muskelabriss am Sitzbeinhöcker kann es zu einer Schädigung des in unmittelbarer Nähe verlaufenden Ischiasnervs kommen, auch in diesem Fall ist die Operation angezeigt.

Prognose. Abhängig von der Schwere der Verletzung müssen für den Heilungsprozess etwa 3–12 Wochen eingeplant werden, nach operativer Maßnahme im Ursprungs- bzw. Ansatzbereich der „Hamstrings" auch mehr, weil bei diesen Verletzungslokalisationen nicht selten degenerative Veränderungen (Abnutzung, Verschleiß) eine Rolle spielen. Manchmal verbleiben chronische Beschwerden, insbesondere bei Verletzungen in der Ursprungsregion („Hamstring-Syndrom"). Die Wiederverletzungsrate liegt um 10%.

Prävention. Es gelten die allgemeinen Regeln zur Vorbeugung von Muskelverletzungen (s. Kap. 5.2.7).

24.2.3 Die Adduktoren – eine Problemzone nicht nur für Fußballer

An der Innenseite des Oberschenkels schieben sich wie ein Keil 5 Muskeln zwischen die vordere und hintere Oberschenkelmuskulatur, die Adduktoren. Sie haben ihren Ursprung am Becken, ihre Hauptaufgabe ist das „Heranführen" des Beins, wenn bspw. ein Fußball mit der Innenseite des Fußes gespielt wird.

Die Verletzungen der Adduktorengruppe wurden bereits im Becken-Kapitel dieses Buchs dargestellt (s. Kap. 22.3.2), in diesem Abschnitt folgen einige ergänzende Anmerkungen:

Adduktorenprobleme sind häufig und betreffen v.a. Fußballspieler, aber auch z.B. Handball- oder Hockeyspieler, Läufer und Speerwerfer. Es gibt akute Verletzungen wie bspw. den Muskelfaserriss, aber auch chronische Probleme durch Fehl- bzw. Überlastung. Typische Unfallmechanismen beim Fußball sind das Grätschen nach dem Ball oder das Spielen des Balls mit der Fußinnenseite, wenn gleichzeitig ein Gegenspieler nach dem Ball tritt und auf diese Weise der Widerstand für die Adduktoren erhöht wird. Hartnäckige Leistenschmerzen bei Sportlern können in nicht wenigen Fällen dieser Muskelgruppe zugeordnet werden. Bei Reitern sind Verknöcherungen in der Adduktorenmuskulatur möglich (Myositis ossificans, s. Kap. 5.2.8, Kap. 24.2.4).

Die meisten Sportler werden konservativ behandelt. Ein kompletter Adduktorenabriss vom Beckenknochen muss operativ wieder angeheftet (reinseriert) werden.

> Bei einer Adduktorenproblematik gilt in besonderem Maße, durch eine frühzeitige und fachgerechte Behandlung einen chronischen Verlauf zu verhindern. Erst bei vollständiger Beschwerdefreiheit darf die sportliche Belastung langsam und schrittweise gesteigert werden.

24.2.4 Die Muskelverknöcherung als Andenken an einen „Pferdekuss"

Auf die Problematik von Verknöcherung in der Muskulatur wurde bereits im allgemeinen Teil dieses Buchs bei den Muskelverletzungen eingegangen (s. Kap. 5.2.8), es folgen hier einige für die Lokalisation im Bereich der Oberschenkelmuskulatur wichtige Ergänzungen:

Am Oberschenkel kann die Verknöcherung im Muskelgewebe (auch als Myositis ossificans, heterotope Ossifikation, intramuskuläre Verknöcherung, Muskelverknöcherung oder Muskelverkalkung bezeichnet) die Folge einer Prellung sein, kann aber auch nach einem Muskelriss ohne Fremdeinwirkung auftreten. Ein besonders häufiger Unfallmechanismus ist bei Kontaktsportarten wie Fußball, Handball, Rugby, American Football und Eishockey der Kniestoß des Gegners gegen den Oberschenkel, der sog. Pferdekuss. Der Prozess entwickelt sich aus dem Bluterguss in der Muskulatur. Bei Reitern können sich Verknöcherungen in den Adduktoren entwickeln, deren Ursache die wiederholte Traumatisierung dieser Region im Sinne von kleineren Verletzungen ist (Mikrotraumen, s. Kap. 24.2.3).

Diagnose. Die typischen Symptome sind **Schmerzen**, **Schwellung** und im akuten Stadium oft auch **Rötung**, die eine Entzündung vermuten lassen. Die **Funktionsbeeinträchtigung** betrifft meistens v.a. die Quadrizepsmuskulatur. Zur Diagnostik gehört die **Röntgenuntersuchung** (s. Abb. 24.6), welche die Verknöcherung im Frühstadium allerdings noch nicht erkennen lässt. Meistens entwickeln sich diese Veränderungen nach etwa 2–4 Wochen: Im Röntgenbild wird zunächst ein zarter Schleier neben dem Oberschenkelknochen sichtbar, der an Größe zunimmt und dann deutlicher zu erkennen ist. Nach einigen Wochen bis Monaten kommt der Prozess meistens zum Stillstand und bildet sich oft deutlich zurück. Dies führt dann auch zu einer Verbesserung der Funktion. Bei einer **Blutuntersuchung** können Entzündungswerte erhöht sein, ebenso die alkalische Phosphatase, ein Enzym (Eiweiß), das auf einen erhöhten Knochenstoffwechsel hinweist.

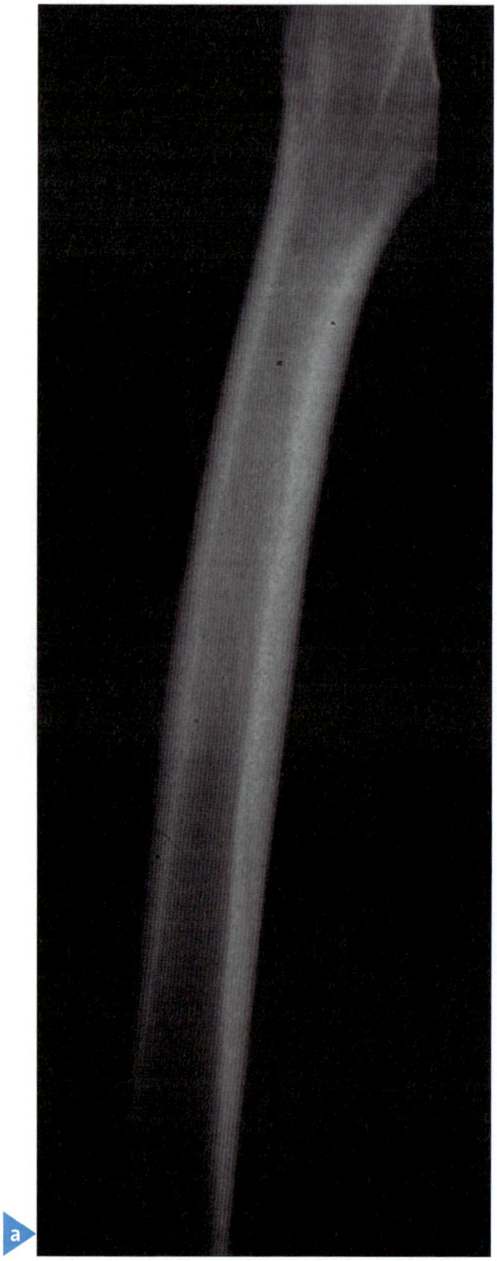

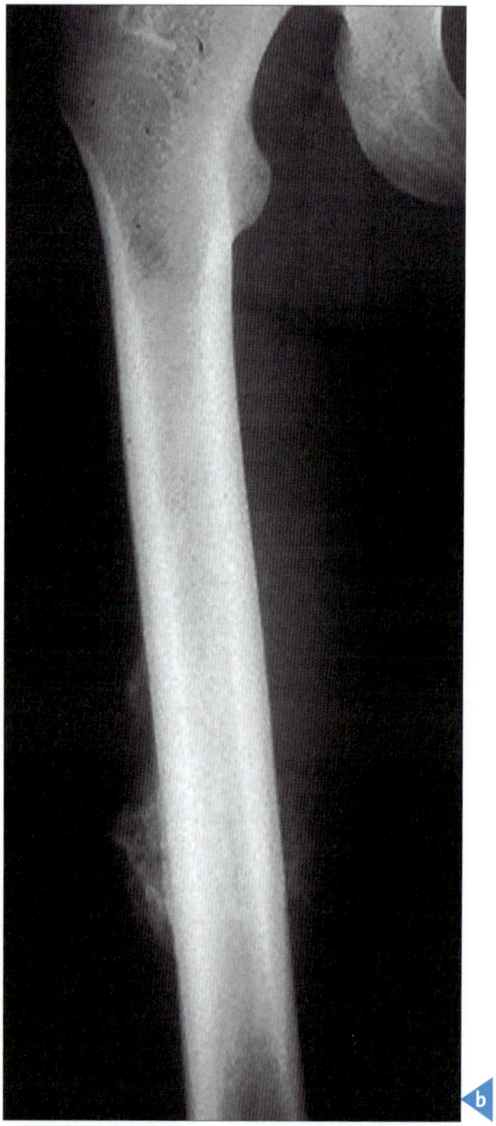

Abb. 24.6: Muskelverknöcherung am Oberschenkel bei einem Fußballer nach „Pferdekuss". **a)** Röntgenbild des Oberschenkels am Unfalltag. **b)** 9 Wochen später

Meistens wird auch eine **Kernspintomografie** durchgeführt, weil insbesondere im akuten Stadium die Verwechslung mit einem Tumor möglich ist. Die Ausdehnung der Muskelverknöcherung lässt sich mit einer **Computertomografie** beurteilen, diese Untersuchung ergibt i.d.R. erst im späten Stadium Sinn, zumal sie eine nicht unerhebliche Strahlenbelastung darstellt.

Therapie. Glücklicherweise können die **meisten Sportler konservativ** behandelt werden. Bis zur vollständigen Rehabilitation können aber bei ausgeprägtem Befund mehrere Monate vergehen. Im Hinblick auf die Prognose ist die richtige Behandlung gerade bei dieser Komplikation einer Muskelverletzung von ganz entscheidender Bedeutung. Als Medikamente werden therapeutisch v.a. Antiphlogistika wie Diclofenac, Ibuprofen oder Indometacin eingesetzt; diese können, vorausgesetzt sie werden im Frühstadium verordnet, eine Ausdehnung der Knochenbildung „am falschen Ort" eindämmen. Allerdings vertragen nicht alle Patienten die genannten Präparate, die z.B. auch nicht bei Magen- oder Zwölffingerdarmgeschwüren rezeptiert werden dürfen. Alternativ oder ergänzend kann eine Röntgenbestrahlung erfolgen, was jedoch insbesondere bei jungen Menschen wie Sportlerinnen mit Kinderwunsch kritisch zu sehen ist.

Nur in **Ausnahmefällen** wird die Muskelverknöcherung **operativ** entfernt, und zwar nur dann, wenn sie eine erhebliche Beeinträchtigung der sportlichen Leistungsfähigkeit – bspw. Einschränkung der Kniebeweglichkeit – zur Folge hat.

> Eine im Röntgenbild sichtbare Muskelverknöcherung ist mit anderen Worten nicht zwangsläufig eine Operationsindikation: Die Entfernung einer funktionell nicht störenden Veränderung ergäbe zwar ein vermeintlich „schöneres" Röntgenbild, wäre aber nur sinnlose „Röntgenkosmetik".

Operiert werden sollte – falls also erforderlich – auch erst, wenn der Verknöcherungsprozess zum Stillstand gekommen ist. Der richtige Zeitpunkt kann mit Röntgenverlaufskontrollen, der Szintigrafie (Untersuchung mit einer radioaktiven Substanz, die sich im verknöchernden Gewebe anreichert) und Laborwerten festgestellt werden. Bei der Operation wird der „Muskelknochen" so vollständig wie möglich entfernt, Grenzen für dieses Ziel ergeben sich dann, wenn dies wichtige anatomische Strukturen (z.B. Blutgefäße, Nerven) gefährdet. Im Anschluss an diese Maßnahme können zur Vorbeugung einer erneuten Muskelverknöcherung Antiphlogistika oder die Röntgenbestrahlung – unter Beachtung ihrer Risiken – eingesetzt werden.

Prävention. Vorsicht ist besser als Nachsicht! Entsprechend diesem Motto ist ein wichtiges Ziel bei der Therapie von Muskelverletzungen die Vorbeugung bzw. Verhinderung einer Verknöcherung im Muskelgewebe. Da sich dieses Problem aus dem Bluterguss in der Muskulatur entwickeln kann, sind Maßnahmen zur Verhinderung dieser Komplikation besonders wichtig:

- Erstbehandlung nach dem PECH-Schema (s.o.)
- Keine Wärme
- Keine frühzeitigen und schmerzhaften Massagen
- Angemessene Trainingspause

Bei entsprechender Größe sollte ein Bluterguss entfernt werden. Als Medikamente zur Prophylaxe einer Muskelverknöcherung eignen sich – wie erwähnt – Diclofenac oder Ibuprofen.

24.3 Das Kompartmentsyndrom am Oberschenkel – hier wird's eng

Die Muskeln des Oberschenkels werden – ebenso wie z.B. am Unterschenkel – von Faszien (kaum dehnbare Bindegewebshüllen) umgeben. Es gibt am Oberschenkel aber keine so klar begrenzte räumliche Unterteilung in Kompartimente (Muskellogen) wie am Unterschenkel. Dies bedeutet, dass bei einem Trauma wie z.B. einem Pferdekuss die Muskulatur „mehr Platz hat" und ein **akutes Kompartmentsyndrom** zwar selten, aber **nicht ausgeschlossen** ist: Grundlegende Ausführungen zu dieser Problematik finden sich im allgemeinen Teil dieses Buchs sowie im Kapitel über das Kompartmentsyndrom am Unterschenkel (s. Kap. 26.3), es folgen einige spezielle Ergänzungen.

„Bretharte" Oberschenkelweichteile und heftige Schmerzen nach einem Sportunfall müssen unbedingt den Verdacht auf ein akutes Kompartmentsyndrom lenken!

Die **Diagnostik** umfasst die Röntgenuntersuchung zum Ausschluss eines Knochenbruchs und die Ultraschalldiagnostik (Sonografie); diese ist geeignet, eine Einblutung in die Muskulatur bzw. die übrigen Weichteile festzustellen. Bei Verdacht auf eine Blutgefäßverletzung, z.B. der Oberschenkelschlagader, als Ursache des Oberschenkelkompartmentsyndroms können die Duplex-Sonografie als spezielle Form der Ultraschalluntersuchung oder die Angiografie (Röntgenkontrastmitteldarstellung von Gefäßen) weiterhelfen. Ebenso wie am Unterschenkel kann zwar auch am Oberschenkel eine Kompartmentdruck-Messung vorgenommen werden, es gilt aber wie auch an anderen Körperregionen:

Bei begründetem Verdacht auf ein **akutes Kompartmentsyndrom** am Oberschenkel, erst recht aber bei erhöhten Druckwerten, muss eine notfallmäßige Operation mit Kompartmentspaltung zur Druckentlastung erfolgen. Andernfalls kommt es durch die Muskelschwellung und den erhöhten Gewebedruck zu einer zunehmenden Einengung und Durchblutungsstörung der Muskulatur mit Gefahr der Muskelnekrose (Untergang von Muskulatur). Schlimmstenfalls kann der Sportler sogar sein Bein verlieren! Durch den Muskelzerfall droht auch die Schädigung anderer Organe, z.B. der Nieren mit möglichem Nierenversagen.

Es ist selbstverständlich, dass bei der Operation die Ursache des akuten Kompartmentsyndroms ebenfalls behandelt wird, z.B. durch Entfernung eines größeren Blutergusses.

Als ausgesprochene Rarität gilt das **chronische** oder **funktionelle Kompartmentsyndrom am Oberschenkel**. Es kann bei Überlastung der Oberschenkelmuskulatur bspw. beim Jogging oder Skilanglauf auftreten und sich in Schmerzen und einem Schwächegefühl im Oberschenkel äußern. Es handelt sich um eine Ausschlussdiagnose, da die Beschwerden in Ruhe abklingen: Dies bedeutet, dass ein erfahrener Sportmediziner andere Ursachen für Oberschenkelbeschwerden (z.B. Durchblutungsstörungen, Nervenschmerzen beim Bandscheibenleiden, Knochen- oder Weichteilgeschwulst) ausschließen muss, zumal die Druckmessung in der Muskulatur häufig Normalwerte ergibt. Die Behandlung erfolgt **in erster Linie konservativ** und beinhaltet z.B. Umstellung und Dosierung des Trainings, Vermeidung ungünstiger Rahmenbedingungen wie harter Untergrund oder falsches Schuhwerk, Physiotherapie. Nur in hartnäckigen Ausnahmefällen wird die Faszienspaltung des betroffenen Muskels durchgeführt.

24.4 Verletzungen und Schäden von Nerven und Blutgefäßen sowie Durchblutungsstörungen des Oberschenkels

Oberschenkelschmerzen bei Sportlern können ihre Ursache auch in den hier verlaufenden Nerven und Blutgefäßen haben.

24.4.1 Nerven – der Ischias und andere

Die Oberschenkelnerven haben ihren Ursprung im Bereich der Lendenwirbelsäule bzw. des Kreuzbeins. Stichwortartig sollen diese Nerven und einige evtl. mit ihnen verbundenen Probleme skizziert werden, weitere Details finden sich auch im Wirbelsäulen- und im Becken-Kapitel dieses Buchs.

- Der kaliberstarke **Oberschenkelnerv** (lat.: *Nervus femoralis*) verläuft vorne auf dem Iliopsoasmuskel (s. Kap. 22.3.3) durch die Leistenregion zum Oberschenkel. Er ist verantwortlich für die Funktion der Hüftbeugemuskulatur und den vorderen Oberschenkelstreckmuskel (Quadrizepsmuskel) sowie für die Sensibilität am vorderen Oberschenkel, an der Knieinnenseite bzw. am Unterschenkel vorne und innen. Bei einer Nervenschädigung oder Lähmung bestehen dementsprechend sensible und motorische Ausfälle mit erheblichen Problemen bspw. bei der Kniestreckung (Einknicken im Stehen), beim Treppensteigen oder beim Aufrichten aus liegender Position. Mögliche **Ursachen** sind eine Nerveneinengung durch einen Bluterguss in der Leistenregion bspw. nach einem Tritt oder durch exzessives Krafttraining der Iliopsoasmuskulatur, aber auch durch eine Geschwulst. Der Nerv kann auch bei einer Beckenfraktur oder versehentlich bei der Operation wegen eines Becken- oder Hüftbruchs oder bei einer Leisten- bzw. Hüftoperation (z.B. Prothese) geschädigt werden.
- Missempfindungen an der vorderen Außenseite des Oberschenkels können ihre Ursache in einer Schädigung des **Hautnervs des seitlichen Oberschenkels** (lat.: *Nervus cutaneus femoris lateralis*) haben. Das Beschwerdebild wird als **Meralgia paraesthetica nocturna** bezeichnet (s. Kap. 22.3.5).
- Auf der Rückseite des Gesäßes und des Oberschenkels verläuft der **Ischiasnerv** (lat.: *Nervus ischiadicus*, s. Abb. 24.7), der mächtigste Nerv des menschlichen Körpers, und zieht in Richtung der Kniekehle. Der Ischiasnerv ist bspw. bei einer fehlerhaft gesetzten intramuskulären Injektion („Spritze in den Po") gefährdet, bei einem Hüftverrenkungsbruch oder bei einer Oberschenkelfraktur. Seine beiden Hauptäste sind der **Wadenbeinnerv** (lat. *Nervus peroneus communis*: gemeinsamer Wadenbeinnerv) und der **Schienbeinnerv** (lat.: *Nervus tibialis*); der letztgenannte Nerv ist für die motorische Steuerung der Muskulatur auf der Oberschenkelrückseite verantwortlich. Da diese Muskeln für die Beugung im Kniegelenk sowie die Streckung im Hüftgelenk verantwortlich sind, führt eine **Schädigung des Schienbeinnervs** zu einer schweren Bewegungsstörung, die bspw. das Radfahren unmöglich macht. Typisches Symptom für eine **Lähmung des Wadenbeinnervs** ist der sog. Steppergang, weil verschiedene Muskeln an der Vorder- bzw. Vorderaußenseite des Unterschenkels ausfallen, die auf das Sprunggelenk bzw. den Fuß wirken. Es besteht ein Fallfuß, der Fußrücken kann nicht mehr dem Schienbein angenähert werden. Darüber hinaus kommt es bei einer Problematik seitens des Ischiasnervs bzw. seiner Äste zu Sensibilitätsstörungen und Missempfindungen.
- Auch bei Wirbelsäulenerkrankungen (s. Kap. 19) können – neben Rückenschmerzen – die Beschwerden den Oberschenkel

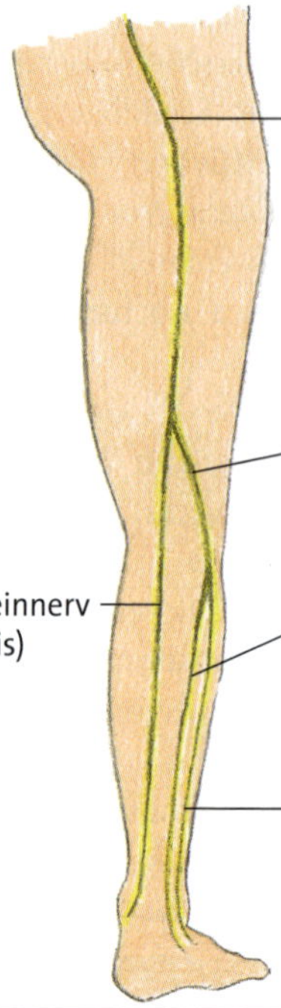

Abb. 24.7: Rechtes Bein von hinten betrachtet mit schematischer Darstellung des Ischiasnervs und seiner Aufteilung in den Wadenbein- und den Schienbeinnerv

betreffen, z.B. ein **Bandscheibenvorfall**, der auf eine Nervenwurzel drückt, oder die Einengung des Rückenmarkkanals bei einer **Spinalkanalstenose**.

Im Rahmen der Diagnostik von Nervenschäden im Oberschenkelbereich sollte ein Neurologe bzw. ein Neurochirurg zu Rate gezogen werden. Mit der **Elektroneurografie** werden die motorische und die sensible Nervenleitgeschwindigkeit gemessen. Durch die **Elektromyografie** wird elektrische Muskelaktivität bestimmt und indirekt die Funktion des für den Muskel zuständigen (innervierenden) Nervs überprüft. Die Behandlung richtet sich nach der Ursache, eine Nerveneinengung wird – wenn möglich – operativ beseitigt.

24.4.2 Blutgefäßprobleme am Oberschenkel

Die kräftige **Oberschenkelschlagader** (lat.: *Arteria femoralis*) versorgt den Oberschenkel und kommt aus dem Becken. Unterhalb der Leiste entspringt von ihr die **tiefe Oberschenkelarterie** (lat.: *Arteria profunda femoris*), die fast so kräftig wie die Oberschenkelschlagader selbst ist. Letztere verläuft auf der Innenseite des Oberschenkels innerhalb der Adduktorenmuskulatur im sog. Adduktorenkanal zur Kniekehle.

Verletzungen der beiden genannten Arterien sind beim Sport selten, können aber bspw. bei einer Oberschenkelfraktur vorkommen; dann muss eine frühzeitige operative Rekonstruktion der Strombahn erfolgen, andernfalls droht die Amputation. **Arterielle Durchblutungsstörungen** (Arteriosklerose, „Arterienverkalkung") führen zu einer Minderversorgung der Muskulatur mit Sauerstoff, v.a. bei Belastung. Meistens handelt es sich um ältere Patienten, deren Gehstrecke immer kürzer wird.

Bei den **Venen** des Oberschenkels kann man – ebenso wie am Unterschenkel – zwischen oberflächlichen Hautvenen und einem tiefen System unterscheiden, die untereinander verbunden sind. Die oberflächliche Hauptvene (lat. *Vena saphena magna*: große verborgene Vene) verläuft, vom Fußinnenrand kommend, auf der Innenseite des Oberschenkels und mündet in der Leiste in die tiefe Oberschenkelvene, die hier neben der Oberschenkelschlagader verläuft. Die Venen können zu **Krampfadern (Varizen)** verändert sein, bei denen der venöse Blutfluss zum Herzen gestört ist (**venöse Insuffizienz**). Damit verbundene Beschwerden sind bspw. Schweregefühl, Schmerzen und Schwellung v.a. im Unterschenkel- und Fußbereich.

Bei einer **tiefen Beinvenenthrombose** kommt es, bedingt durch Blutgerinnselbildung und „Verstopfung" der tiefen Venen, ebenfalls zu Schmerzen und Schwellung des

Beins. Das Risiko einer derartigen Thrombose ist die Lungenembolie, bei der sich ein Blutpfropf löst und in die Lunge gespült wird, eine potenziell lebensgefährliche Komplikation. Meistens beginnt die Thrombose im Unterschenkelbereich. Als Risikofaktoren gelten bei Sportlern u.a. langes Sitzen mit angewinkelten Beinen im Flugzeug oder Bus auf dem Weg zum Wettkampf, Flüssigkeitsverlust durch Schwitzen („Eindickung" des Bluts mit Erhöhung des Risikos eines Blutstaus), eine längere Gipsruhigstellung des Beins wegen einer Verletzung, die Einnahme der „Antibabypille" bei Frauen und Übergewicht (s. Kap. 3.3.4).

> **Achtung, Notfall!** Bei Verdacht auf eine Thrombose muss eine umgehende Untersuchung durch einen Gefäßspezialisten erfolgen, damit bei Bestätigung sofort mit der Behandlung begonnen wird.

24.5 Offene Weichteilverletzungen des Oberschenkels

Offene Weichteilverletzungen (ohne Fraktur) sind am Oberschenkel seltener als am Unterschenkel. Sie können jedoch bspw. durch Einwirkung von Fußballstollen oder Schlittschuhen entstehen, aber z.B. auch durch ungewollten Kontakt mit einem Drahtzaun beim Skilaufen, Snowboarden oder Radfahren. Raritäten sind Schussverletzungen (Bogensport, Luftgewehr).

Jede **offene Weichteilverletzung** wird **operiert**. Als Erstmaßnahme wird ein steriler Verband angelegt, bei einer stärkeren Blutung ein Druckverband. Die operative Therapie richtet sich nach den allgemeinen Regeln der Wundbehandlung, z.B. Wundausschneidung, Drainage, wenn möglich Wundverschluss, aber kein primärer Wundverschluss bei starker Verschmutzung (s. Kap. 2.2). Im Rahmen der Operation werden natürlich alle verletzten Strukturen versorgt, bspw. wird eine verletzte Oberschenkelschlagader rekonstruiert, was glücklicherweise beim Sport selten auftritt. Dies gilt auch für offene Sehnen- und Muskelverletzungen.

24.6 Der Oberschenkelbruch – eine potenziell lebensgefährliche Sportverletzung

Das Mittelstück des Oberschenkelknochens, der Schaft, ist sehr kräftig; bei gesundem Knochen kommt es nur bei einer erheblichen Gewalteinwirkung zur Fraktur. Insgesamt ist der Oberschenkelbruch beim Sport selten, er kommt aber bspw. bei Disziplinen mit hoher Dynamik vor; Ursachen sind bspw. Motorsportunfälle oder Stürze bzw. Kollisionen beim Mountainbiken, Skilaufen, Snowboarden, Klettern oder Reiten, bei etwa 30% aller Fälle bestehen dann noch Verletzungen anderer Körperregionen, z.B. Bauch- und Kopfverletzungen (Polytrauma, s. Kap. 37.2).

> **Achtung, Lebensgefahr!** Meistens handelt es sich um eine Oberschenkelfraktur mit geschlossenem Weichteilschaden, die Haut ist intakt. Da dieser Knochen der größte des menschlichen Skeletts und sehr gut durchblutet ist, muss bei einem Bruch mit einem Blutverlust von bis zu 3 l gerechnet werden. Bei einer offenen Fraktur kann die Blutung noch stärker sein.

Grundsätzlich gibt es – wie auch in anderen Körperregionen – **unterschiedliche Schweregrade** der offenen Verletzung der Weichteile bzw. der **offenen Oberschenkelfraktur**; das Spektrum reicht von einer relativ unkomplizierten Knochendurchspießungswunde über eine ausgedehnte Schädigung von Muskeln, Blutgefäßen und Nerven bis zur – beim Sport glücklicherweise seltenen – kompletten Amputation. Der **geschlossene Oberschenkelbruch** ist aber nicht minder problematisch, durch massive Blutung in die Weichteile kann es zu einem Kompartmentsyndrom kommen (s. Kap. 5.2.9).

Diagnose. Der verletzte Sportler hat **starke Schmerzen**, **Belastung ist nicht möglich**. Knie und Hüfte werden nicht bewegt. Das Bein ist verkürzt, verformt und hat meist eine **abnorme Stellung**. Bei einer Verletzung der Haut ist ein **offener Knochenbruch** anzunehmen. Evtl. bestehen **Durchblutungs-** und **Sensibilitätsstörungen**. Ist der Oberschenkel prall geschwollen und die Muskulatur knallhart, handelt es sich wahrscheinlich ein **Kompartmentsyndrom**.

Der Allgemeinzustand eines Verletzten mit einer Oberschenkelfraktur ist erheblich reduziert, erst recht, wenn durch den Unfall noch weitere Körperregionen in Mitleidenschaft gezogen wurden. Es droht oder besteht ein Schockzustand. Der **„Schock"** ist aber nicht etwa ein psychischer Zustand als Reaktion auf diese schwere Sportverletzung, sondern **ein akutes** und **lebensgefährliches Kreislaufversagen** (s. Kap. 2.6).

Mögliche **Symptome** bzw. **Warnsignale des Schocks** sind z.B. blasse, kalte, feuchte Haut (kalter Schweiß!) und schneller Puls. Der Patient ist unruhig, ängstlich, evtl. auch schon bewusstlos.

> Die Oberschenkelfraktur beim Sport ist ein absoluter Notfall, bei der schon vor der Diagnostik mit der Therapie begonnen werden muss (s.u.)!

Durch die **Röntgenuntersuchung** ist das Ausmaß der Knochenschädigung zu erkennen (s. Abb. 24.8). Beim Verdacht auf ein Kompartmentsyndrom kann eine **Kompartmentdruck-Messung** durchgeführt werden. Hat der Verletzte einen weißen, kalten Fuß oder einen nicht tastbaren Puls am Fuß, ist von einer Schlagaderverletzung auszugehen; diese Diagnose kann dann durch eine **Ultraschalluntersuchung der Blutgefäße (Dopplersonografie)** oder eine **Röntgenkontrastmitteldarstellung (Angiografie)** erhärtet werden. Die Diagnostik muss natürlich auch Verletzung anderer Körperregionen erfassen.

Therapie. Die Behandlung beginnt unmittelbar am Unfallort, der Notarzt muss so schnell wie möglich vor Ort sein. Die provisorische **Ruhigstellung** und **Schienung** dieses Knochenbruchs ist schwierig, sie erfolgt am besten mit der gut anmodellierten Vakuummatratze. Werden andere Schienen wie „SAM-Splint", Cramer- oder Luftkammerschiene verwendet, so müssen sie vom Becken bis zum Fuß angelegt werden. Eine evtl. vorhandene Weichteilverletzung bei einem offenen Knochenbruch wird vorher steril verbunden, bei einer stärkeren Blutung ein Druckverband angelegt. Zu den Erstmaßnahmen gehören u.a. auch die Sauerstoffgabe, ggf. Beatmung nach Intubation (Einbringen eines Schlauchs durch den Mund in die Luftröhre) und das Anlegen von Infusionen. Der Notarzt wird den Verletzten nach Erstversorgung schnellstmöglich in eine geeignete Unfallklinik transportieren.

> Für die Oberschenkelschaftfraktur beim Sport gelten die Therapieprinzipien zur Vorbeugung oder Behandlung des Unfallschocks, da das wesentliche Problem der Blutverlust ist (s. Kap. 2.6).

In der Klinik wird nach Erfassung des gesamten Verletzungsmusters des verunfallten Sportlers die **frühzeitige Operation** angestrebt. Der Oberschenkelbruch wird sowohl bei Erwachsenen als auch bei Jugendlichen und Kindern operativ stabilisiert; Ausnahme von dieser Regel ist nur die geschlossene Fraktur bei Kindern bis zum 2. Lebensjahr.

Bei **Erwachsenen** wird ein Marknagel bevorzugt, der meist mit zusätzlichen Schrau-

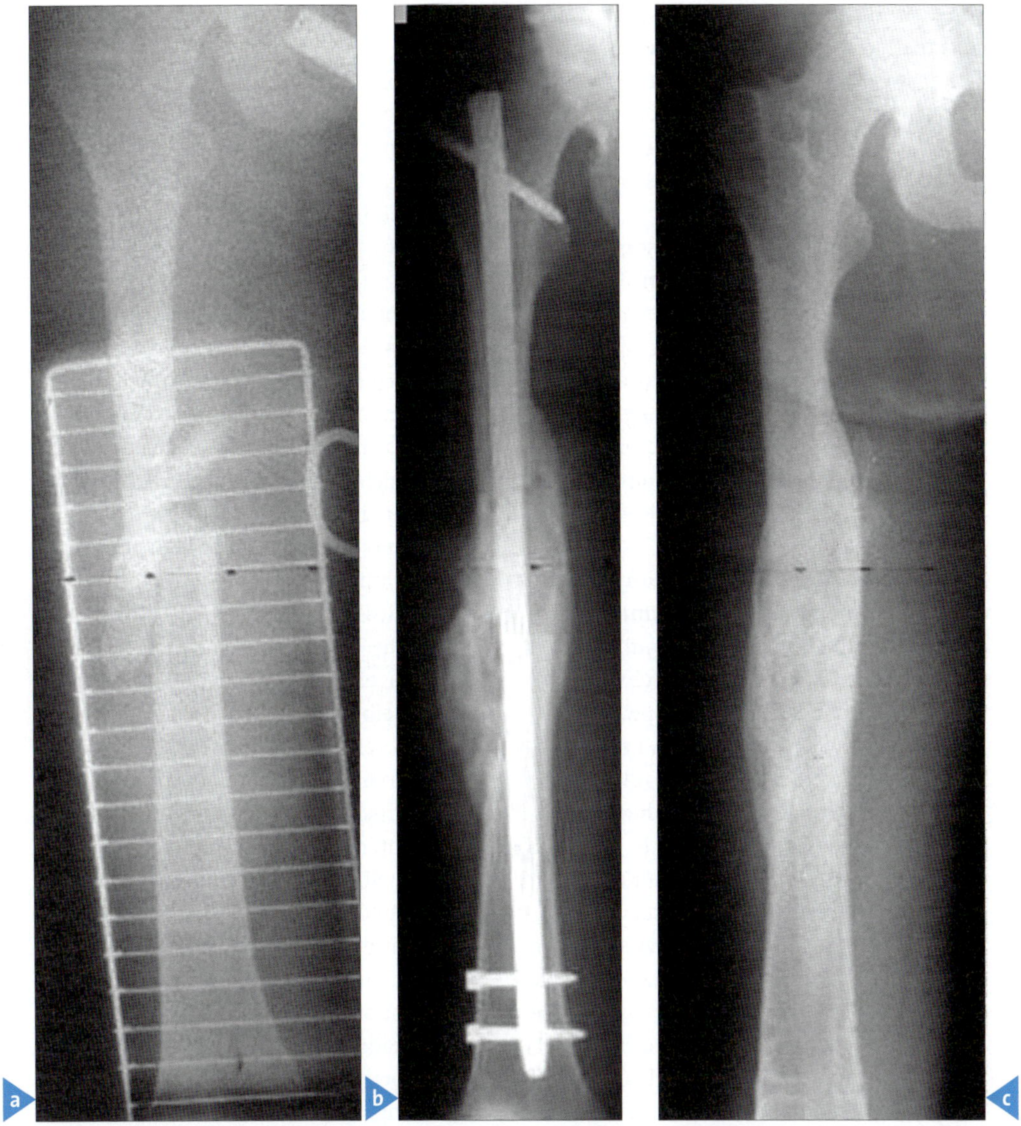

Abb. 24.8: Oberschenkelbruch bei einem Reiter, der bei einem Sturz unter sein Pferd geriet. **a)** Notfallmäßige Ruhigstellung mit einer Cramer-Schiene, die im Röntgenbild als „Drahtgitter" erkennbar ist. **b)** Frakturstabilisierung mit einem Verriegelungsnagel. Das Röntgenbild nach 4 Monaten zeigt die Bildung von reichlich Kallus, d.h. neugebildetem Knochengewebe als Zeichen der Frakturheilung. **c)** 27 Monate nach dem Unfall wurde der Nagel entfernt, vollständige Wiederherstellung der Funktion des Beins

ben „verriegelt" wird (**Verriegelungsnagel**). In manchen Fällen wird eine Platte eingesetzt, die mit Schrauben befestigt wird. Ist der Allgemeinzustand des Verletzten sehr schlecht oder besteht ein sehr ausgeprägter Weichteilschaden, dann wird die Stabilisierung mit einem Fixateur externe („äußerer Festhalter") durchgeführt; durch die Haut werden dabei ober- und unterhalb des Frakturbereichs Schrauben in den Oberschenkelknochen eingedreht, die Schrauben werden dann mit dem äußeren „Gestell" verbunden. Auf diese Weise wird der verletzte Bereich überbrückt und ruhiggestellt. Nach Besserung des Allgemeinzustands bzw. der Weichteilsituation wird i.d.R. ein operativer Verfahrenswechsel durchgeführt, der Fixateur entfernt und bspw. auf einen Verriegelungsnagel „umgestiegen". Im **Kindesalter** wird die Stabilisierung meist mit elastischen Nägeln durchgeführt (s. Kap. 34.4).

Ganz wesentlich ist die **Versorgung der Weichteile**: Bei einem offenen Knochenbruch gehört dazu z.B. die Wundausschneidung (Débridement), bei einer Verletzung der Oberschenkelschlagader wird erforderlichenfalls ein Gefäßchirurg zu Rate gezogen. Besteht ein Kompartmentsyndrom, dann muss notfallmäßig die Entlastung der Muskellogen erfolgen (Fasziotomie, s. Kap. 5.2.9).

Die **Verletzungen anderer Körperregionen im Rahmen eines Polytraumas** werden selbstverständlich ebenfalls mitbehandelt und haben je nach Verletzungsschwere evtl. sogar eine höhere Priorität, bspw. eine lebensgefährliche Milzblutung. In großen Kliniken mit entsprechender Logistik können manche Verletzungen simultan durch 2 Operationsteams versorgt werden, z.B. gleichzeitige Operationen einer schweren Kopfverletzung und der Oberschenkelfraktur.

Die Weiterbehandlung richtet sich nach der Schwere der Gesamtverletzung, i.d.R. werden die Patienten zunächst auf der **Intensivstation** überwacht. Je nach Verletzungsmuster müssen, wenn sich der Allgemeinzustand verbessert hat, weitere Operationen durchgeführt werden: Dazu gehören z.B. Maßnahmen mit aufgeschobener Dringlichkeit wie die Stabilisierung von Fingerfrakturen oder die Hauttransplantation nach Verbesserung der Weichteilsituation bei einer offenen Fraktur.

Prognose

Die Prognose wird zum einen durch das Gesamtverletzungsmuster, zum anderen aber auch durch die Art des Oberschenkelbruchs bestimmt (z.B. offene Fraktur, Trümmerfraktur, Gefäß- oder Nervenschäden).

Eine potenziell tödliche Komplikation ist das sog. Schocklungensyndrom bzw. die Fettembolie durch Einschwemmen von fettreichem Knochenmark aus der Fraktur in die Lunge. Besonders groß ist dieses Risiko bei Unfallopfern mit gleichzeitigem Thoraxtrauma (Brustkorbverletzung, s. Kap. 20.2) oder wenn – bei Erwachsenen – der Oberschenkelknochen für die Nagelung von innen aufgebohrt wird. Weitere Risiken sind bspw. die Knocheninfektion, die Thrombose, eine Achsenfehlstellung oder ein Beinlängenunterschied sowie das Ausbleiben der knöchernen Heilung, was dann z.B. eine Knochentransplantation erforderlich macht.

Bei unkompliziertem Verlauf und achsengerechter Ausheilung sind die Aussichten in etwa **90%** der Oberschenkelfrakturen **günstig**. In den meisten Fällen ist die Fraktur zwar nach etwa 4 Monaten verheilt. Jedoch vergehen mindestens 9–12 Monate, bis das Bein bei sportlichen Aktivitäten voll belastet werden kann, was natürlich auch abhängig von der betriebenen Sportart ist. Die Metallentfernung, z.B. eines Verriegelungsnagels, erfolgt nach etwa 2 Jahren; Verriegelungsschrauben werden manchmal schon früher entfernt, um die Knochenbruchheilung zu fördern (sog. Dynamisierung des Nagels).

Der **Oberschenkelbruch im Kindesalter** hat i.d.R. eine günstige Prognose und heilt auch wesentlich schneller als beim Erwachsenen. Allerdings sollte mindestens für 1–2 Jahre nach dem Unfall die Beinlänge kontrolliert und bei einem wachstumsbedingten Unterschied durch Einlagen oder Schuhausgleich korrigiert werden. Elastische Nägel können bereits nach 3–4 Monaten entfernt werden (s. Kap. 34.4).

Oberschenkelfrakturen im Hüft- oder Kniebereich

Hüftgelenknahe Oberschenkelbrüche (z.B. Schenkelhalsfrakturen) sind relativ häufige Knochenbrüche, insbesondere bei älteren Menschen. Oberschenkelfrakturen mit Kniebeteiligung, bei denen also der innere bzw. äußere Gelenkknorren gebrochen ist, kommen dagegen selten vor. Die Verletzungen sind im Hüft- bzw. Knie-Kapitel dieses Buchs beschrieben.

25 Verletzungen und Schäden des Kniegelenks

25.1 Bedeutung des Kniegelenks beim Sport und Einführung in die Anatomie

„Drum Taten getan, da die Knie noch grünen." Mit diesem Ausspruch des griechischen Dichters Theokrit (um 270 v.Chr.) lässt sich der hohe Stellenwert dieses Gelenks beim Sport und für sportliche Aktivitäten treffend unterstreichen. Gesunde und funktionierende Kniegelenke sind für fast alle Sportarten von wesentlicher Bedeutung bzw. eine Notwendigkeit (s. Abb. 25.1).

Umgekehrt ist diese große Beanspruchung auch eine wesentliche Erklärung für die hohe Rate an Knieverletzungen und -schäden: Das Kniegelenk ist nämlich bei 12–36% aller Sportverletzungen betroffen. Knieverletzungen entstehen insbesondere bei Kampf- und Mannschaftssportarten wie Fußball, Handball und beim alpinen Skisport. Letztendlich sind aber alle Disziplinen mit „Stop-and-go-Komponenten" sowie rotatorischen Belastungen verletzungsgefährdend. Man kann Kontakt- von Nichtkontaktverletzungen unterscheiden, je nach Einwirkung und Größe der Gewalt sind verschiedene anatomische Strukturen des Kniegelenks betroffen. Auch chronische Knieprobleme, bedingt durch Überlastung und „Verschleiß", spielen in der Sportmedizin eine große Rolle.

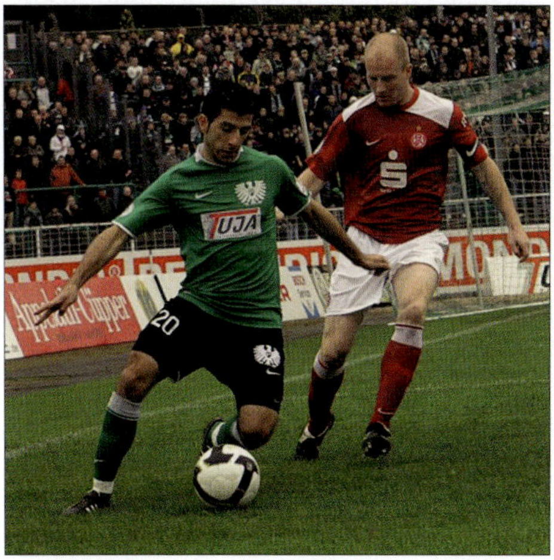

Abb. 25.1: Fußball ist eine der Sportarten, bei der die Kniegelenke in besonders hohem Maße belastet werden (Foto: Florian Voß).

Das Knie ist das größte Gelenk des menschlichen Körpers. Es besteht aus 2 Anteilen, und zwar erstens der gelenkigen Verbindung zwischen Oberschenkel und Schienbein – dem kräftigeren der beiden Unterschenkelknochen – und zweitens dem Gelenk zwischen Oberschenkel und Kniescheibe (s. Abb. 25.2).

Die mit Knorpel überzogenen Gelenkflächen des Oberschenkels, der innere und der äußere Gelenkknorren, sowie des Schienbeins haben eine unterschiedliche Form und passen eigentlich nicht zueinander. Die Oberschenkelgelenkfläche – auch innere und äußere Knierolle genannt – ist gewölbt, während die des Schienbeins – auch als inneres und äußeres Schienbeinkopfplateau oder vereinfacht als Schienbeinkopf bezeichnet – etwas gemuldet ist. Die an den Rändern entstehenden Hohlräume werden durch 2 keilförmige, halbmondförmige Knorpelscheiben ausgefüllt, dem **Innenmeniskus** und dem **Außenmeniskus**.

Das Kniegelenk ist ein sog. **Drehscharniergelenk**. Beim Beugen und Strecken han-

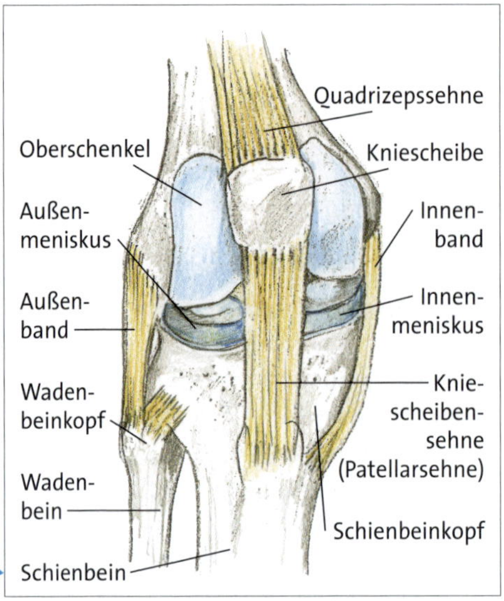

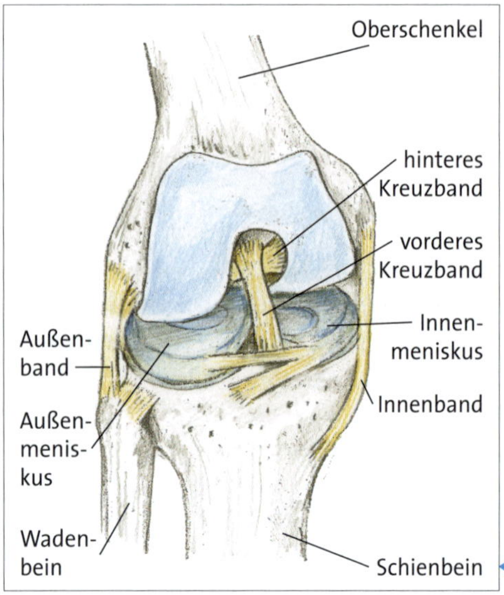

Abb. 25.2: Anatomie des Kniegelenks (rechte Seite, Ansicht von vorne). **a)** Übersicht. **b)** Details nach Entfernung der Kniescheibe

delt es sich nicht um eine reine Scharnierbewegung, sondern um eine Rollgleitbewegung des Oberschenkels auf dem Schienbein. Drehbewegungen sind in gebeugtem Zustand möglich. Die Kniescheibe (Patella) gleitet in der vorderen Gelenkfläche am Oberschenkel bei jeder Beugung und Streckung des Kniegelenks nach unten bzw. nach oben. Sie ist das größte Sesambein des Menschen, also ein Knochen, der in eine Sehne eingelassen ist, konkret in die des Oberschenkelstreckmuskels (Quadrizepssehne) und in die Kniescheibensehne (Patellarsehne), mit der sie vorne am Schienbein verankert ist.

Wie andere Gelenke hat auch das Kniegelenk eine äußere Hülle, die Gelenkkapsel, die wiederum durch den Bandapparat verstärkt wird. Die Bänder geben dem Kniegelenk bei Bewegungen im Zusammenspiel mit der Muskulatur die richtige Führung und einen festen Halt. Besonders wichtig sind das innere und das äußere Seitenband – das **Innenband** und **Außenband** – sowie das **vordere Kreuzband** und das **hintere Kreuzband**. Die beiden Kreuzbänder befinden sich im Zentrum des Gelenks und überkreuzen sich, daher der Name.

25.2 Meniskusverletzungen – warum die Menisken nicht nur für Sportler so wichtig sind

Innen- und Außenmeniskus sind 2 faserknorpelige halbmondartige Gebilde; sie gleichen die im Kniegelenk nicht kongruent aufeinander passenden Gelenkflächen des Oberschenkels und des Schienbeins aus. Die Menisken sind mit der Gelenkkapsel verwachsen, aber etwas beweglich und gleiten bei Kniebeugung nach hinten in Richtung Kniekehle. Sie haben für die Bewegung und Belastung des Kniegelenks eine führende und stabilisierende Wirkung und sind Dämpfer und mechanische Puffer (s. Abb. 25.2b). Angemerkt sei, dass die Menisken selten eine Scheibenform haben (sog. Scheibenmeniskus).

> Man kann zwischen traumatischen, also unfallbedingten, Meniskusrissen und degenerativen, d.h. verschleißbedingten Meniskusschäden unterscheiden.

Unfallbedingte Meniskusrisse entstehen (selten:) als Einzelverletzung (isolierter Riss) oder (häufiger) in Kombination mit Bandverletzungen. Bspw. ist die relativ häufige Kombination der Innenmeniskusverletzung mit einem Innenband- und vorderen Kreuzbandriss als „unhappy triad“ bekannt. Ursache ist meistens eine erhebliche Rotationsbelastung des Kniegelenks mit gleichzeitiger Kompression, bspw. die Verdrehung des gebeugten Knies beim Fußball oder Skisport.

Degenerative Meniskusschäden entstehen durch (vorzeitige) Alterung des Meniskusgewebes, entweder anlagebedingt oder durch übermäßige Beanspruchung bei kniegelenkbelastenden Sportarten („Stop-and-go-Sportarten“ wie Fußball, Handball, Tennis, Skifahren usw.).

Diagnose. Beim traumatischen Meniskusriss kann der Sportler den Unfallhergang mehr oder weniger genau beschreiben. Das Kniegelenk kann geschwollen sein, insbesondere auch bei Kombinationsverletzungen wie dem gleichzeitigen Kreuzbandriss. Bei degenerativen Meniskusrissen berichten die Betroffenen über zunehmende Schmerzen v.a. unter Belastung, seltener über ein akutes Ereignis, z.B. einen plötzlichen Schmerz bei tiefer Hocke. Letzteres ist dann kein Unfall im eigentlichen Sinne, sondern lediglich als „Tropfen“, der das Fass zum Überlaufen bringt, zu verstehen. Andererseits kann es bspw. bei einem chronisch instabilen Gelenk mit einem nicht mehr intakten vorderen Kreuzband als Spätfolge zum Meniskusschaden kommen, dies ist dann als Unfallfolge zu werten. Es gibt unterschiedliche Rissformen, z.B. den Lappenriss oder den Korbhenkelriss, bei dem der abgerissene Anteil des Meniskus wie der Henkel eines Korbes im Gelenkinneren liegt, während der intakte Anteil vergleichbar mit einem Korb noch an der Gelenkkapsel haftet.

Durch die ärztliche Untersuchung lassen sich Meniskusprobleme meistens feststellen. Es gibt verschiedene Meniskustests, wobei auch die Stabilität des Kniegelenks geprüft wird, um bspw. einen gleichzeitigen Kreuzbandriss nicht zu übersehen. Manchmal kann der Sportler das Knie nicht mehr bewegen, der eingerissene Meniskus hat zu einer schmerzhaften Gelenkblockierung durch Einklemmung geführt.

Im Röntgenbild sind die Menisken normalerweise nicht zu sehen, bei „Verschleiß“ sind sie manchmal durch Einlagerung von Kalk abgebildet. Indirekte Hinweise auf einen Meniskusschaden können sich bei der Röntgenuntersuchung bspw. durch eine Verschmälerung des Gelenkspaltes oder durch eine Achsfehlstellung ergeben. So werden bei einem O-Bein die inneren Kniegelenkanteile im Laufe der Zeit überlastet – mit der Folge eines Innenmeniskusschadens. Umgekehrt führt das X-Bein langfristig zur Schädigung des Außenmeniskus.

In der **Kernspintomografie** sind Meniskusrisse sichtbar, wobei die Genauigkeit aber auch nicht bei 100% liegt (s. Abb. 25.3). Sicher kann die Diagnose durch eine Arthroskopie (Gelenkspiegelung) gestellt werden, die aber dann gleichzeitig zur Therapie eingesetzt wird als arthroskopische Operation.

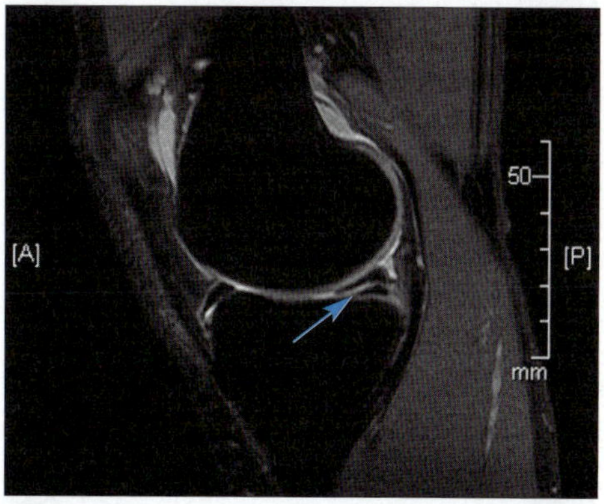

Abb. 25.3: Darstellung eines Innenmeniskusrisses, und zwar des kniekehlennahen Anteils („Hinterhorn“) in der Kernspintomografie (in diesem Schnittbild von der Seite betrachtet)

Therapie. Behandlungsmethode der Wahl ist heute, nicht nur bei Sportlern, die **Arthroskopie** (s. Abb. 25.4–Abb. 25.6), da nur in Ausnahmefällen bei unfallbedingten Rissen in der gut durchbluteten gelenkkapselnahen Zone eine Spontanheilung möglich ist, nicht aber bei degenerativen Rissen. I.d.R. kommt es ohne Therapie zur Vergrößerung der Rissbildung, was bis zum vollständigen Meniskusabriss führen kann. Weltweit werden pro Jahr schätzungsweise 1,5 Mio. arthroskopische Operationen am Meniskus durchgeführt.

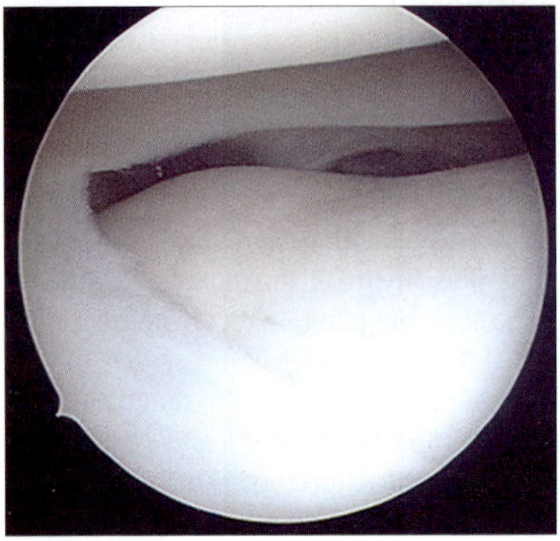

Abb. 25.4: Gesunder Meniskus (in diesem Fall Außenmeniskus), wie er sich bei einer Arthroskopie darstellt.

> Wegen der großen Bedeutung der Menisken ist nicht nur bei Sportlern das oberste Prinzip der Meniskusoperation, so viel Meniskusgewebe wie möglich zu erhalten.

Nur die gelenkkapselnahen Anteile der Menisken sind gut durchblutet, ein Riss in diesem Bereich hat die Chance zu heilen. Deshalb sollten derartige Risse, v.a. bei unfallbedingter Ursache, wenn möglich genäht werden. Handelt es sich dagegen um degene-

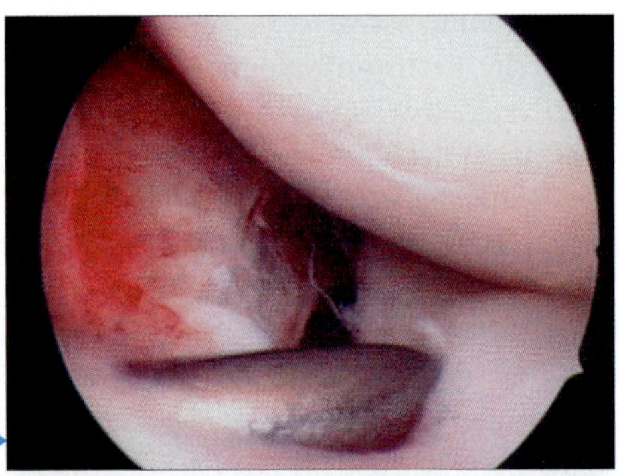

a

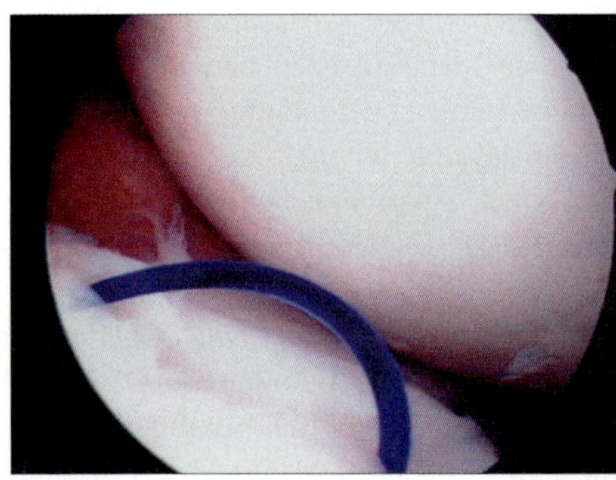

b

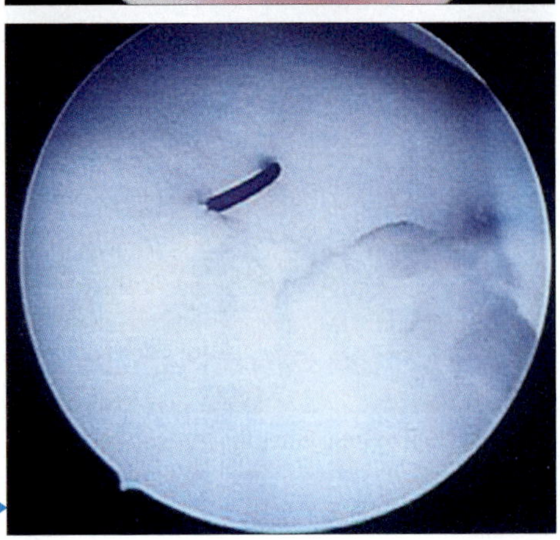

c

Abb. 25.5: Kapselnaher Innenmeniskusriss, der im Rahmen einer Arthroskopie meniskuserhaltend durch mehrere Nähte behandelt wurde. **a)** Mit dem arthroskopischen Tasthaken (das Metall am unteren Bildrand) wird der Meniskusriss geprüft. **b)** Das Bild zeigt eine Fadenschlaufe aus selbstauflösendem Nahtmaterial. **c)** Der Faden wird geknotet, auf diese Weise ist der Meniskus wieder mit der Gelenkkapsel verbunden. Dieses Vorgehen wird mehrfach wiederholt.

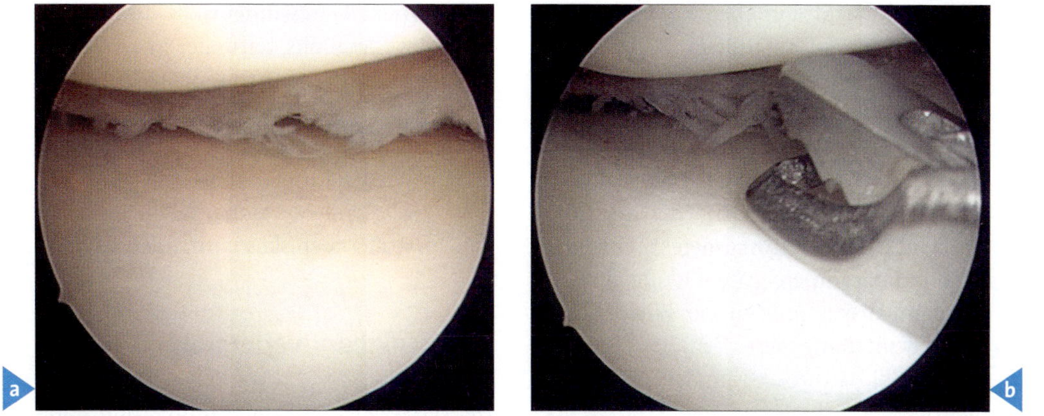

Abb. 25.6: Degenerativer Meniskusschaden („Verschleiß"). **a)** Betroffen ist wie in diesem Fall meistens der Innenmeniskus, seltener der Außenmeniskus. **b)** Die geschädigten Anteile des Innenmeniskushinterhorns werden mit einer Stanze entfernt (Meniskusteilentfernung).

rative Meniskusschäden, so kommt nur die teilweise Entfernung des Meniskus in Betracht. Dann gilt die Regel: So viel wie nötig, so wenig wie möglich!

Bei einer Arthroskopie können und sollten begleitende Knieverletzungen und -schäden – so weit möglich – mitbehandelt werden. Bspw. hat eine Meniskusnaht in Kombination mit einem vorderen Kreuzbandriss i.d.R. nur dann eine Heilungschance, wenn auch eine vordere Kreuzbandplastik durchgeführt wird (s. Kap. 25.3.1).

Prognose. Die Rehabilitation nach einer Meniskusoperation richtet sich danach, ob eine Meniskusteilentfernung oder eine Meniskusnaht durchgeführt wurde, außerdem ist sie abhängig von den Begleitverletzungen und den diesbezüglich notwendigen Maßnahmen. Wurde ein Teil des Meniskus entfernt, so darf das Knie meistens schon bald wieder belastet werden, Gehstützen sind nur vorübergehend für wenige Tage erforderlich. Die Rückkehr zum Sport wird im Rahmen der physikalischen Therapie u.a. mit Krankengymnastik vorbereitet. Das Kniegelenk stark belastende Sportdisziplinen („Stop-and-go-Sportarten" wie Tennis, Ski, Fußball usw.) sollten mindestens etwa 4–6 Wochen nicht durchgeführt werden.

Der Verlust von Meniskusgewebe führt zu einer Überbeanspruchung des Gelenkknorpels sowie zur Minderung der Gelenkstabilität, was wiederum innerhalb weniger Jahre zur Arthrose des Kniegelenks führen kann. Das Arthroserisiko wird mit 50–80% angegeben. Deshalb sollte – wie erwähnt – bei einer Arthroskopie so viel gesunder Meniskus wie möglich erhalten werden. Der operierte Sportler muss dies verstehen und auch wissen, dass im Laufe der Zeit der Verschleiß im erhaltenen Meniskusgewebe natürlich weitergeht, sodass dann eine erneute Meniskusoperation notwendig werden kann. Dies darf dann vom Sportler nicht so interpretiert werden, dass er damals „falsch operiert" wurde.

Besser ist es – wenn möglich – den eingerissenen Meniskus zu nähen. Die Heilungschancen bei einer Meniskusnaht werden in der Literatur zwischen 30% und 100% angegeben; der Verlauf ist aber langwierig und beträgt 3–9 Monate, bevor die sportliche Vollbelastung möglich ist, allerdings mit dem Risiko des erneuten Risses im Nahtbereich und der Notwendigkeit einer weiteren Operation. Deshalb lehnen leider nicht wenige Sportler eine Meniskusrekonstruktion ab und wünschen die Teilentfernung, da sie möglichst schnell wieder einsetzbar sein wollen.

Abschließend zum Thema „Meniskusverletzung" noch Informationen zu einem relativ neuen Trend: In den letzten Jahren wird vermehrt versucht, entferntes bzw. verlorenes Meniskusgewebe zu ersetzen. Ein Beispiel dafür ist der biologische Meniskusersatz durch eine Kollagenmatrix, die arthroskopisch in einen Meniskusdefekt eingenäht wird und die körpereigene Bildung eines Regeneratmeniskus anregen soll. Eine abschließende Beurteilung dieses Verfahrens im Hinblick auf die Arthroseverhinderung ist noch nicht möglich, die Erwartungen dürfen aber wohl nicht zu hochgesteckt werden.

Was ist ein Meniskus-Ganglion?

Es handelt sich um ein sog. „Überbein", das i.d.R. am Außenmeniskus auftritt und für das eine Degeneration („Verschleiß") desselben verantwortlich gemacht wird. Das Innenmeniskusganglion ist eine Rarität.

Diagnose. Manchmal bestehen keine Beschwerden, meistens werden Schmerzen am äußeren Gelenkspalt angegeben. Hier ist bei entsprechender Größe eine prall-elastische Schwellung tastbar, die Vorwölbung kann einen Durchmesser von mehreren Zentimetern haben. Selten drückt die Geschwulst auf den Wadenbeinnerv und verursacht Sensibilitätsstörungen oder sogar Lähmungserscheinungen („Steppergang").

Das Ganglion kann mit einer Ultraschalluntersuchung dargestellt werden. Eine bessere Befundobjektivierung ist durch die Kernspintomografie möglich, die auch bspw. einen begleitenden Riss im Außenmeniskus zeigen kann.

Therapie. Bestehen keine Beschwerden und sind keine anderen Schäden vorhanden, wird das Ganglion belassen. Andernfalls empfiehlt sich die Arthroskopie mit befundangepasstem Vorgehen, z.B. Teilentfernung des gerissenen Außenmeniskus und Entfernung des Ganglions, entweder in arthroskopischer oder offener Operationstechnik.

Prognose. Trotz operativer Entfernung kann es zum Wiederauftreten des Ganglions kommen, insbesondere wenn erhebliche Schäden am Außenmeniskus vorhanden sind.

25.3 Kniebandverletzungen

Die verschiedenen Bänder führen und stabilisieren das Kniegelenk (s. Abb. 25.2b) und sind insbesondere bei Sportarten mit hoher Dynamik wie Fußball, Handball oder alpiner Skisport gefährdet.

25.3.1 Der Riss des vorderen Kreuzbands – die Kreuzbandplastik

In den vergangenen Jahren ist eine Zunahme der vorderen Kreuzbandrisse zu verzeichnen. Dies hat verschiedene Gründe, u.a. die vermehrten sportlichen Freizeitaktivitäten und die höhere Rasanz, mit der viele Sportarten heute ausgeübt werden. Speziell beim Fußball wird auch die veränderte Form der Stollen diskutiert, die einen sicheren Stand ermöglichen und kein Ausweichen des Fußes im Moment des Unfalls erlauben: Nicht nur beim Fußballsport ist nämlich der Unfallmechanismus meist eine Rotation oder Beschleunigung des Körpers bei gleichzeitig am Boden fixiertem Fuß (besonders „griffige" Stollen, Kunstrasen), beim alpinen Skisport spielt dabei nicht selten die falsch eingestellte Bindung eine Rolle. Andere Verletzungsmechanismen sind die Überstreckung des Kniegelenks oder die plötzliche Anspannung des Oberschenkelstreckmuskels (Quadrizepsmuskel), bspw. bei der Landung aus dem Sprung mit gebeugtem Knie beim Skiabfahrtsrennen oder beim Snowboarden. Beim Fußball kann es zum vorderen Kreuzbandriss kommen, wenn ein Spieler dem Gegenspieler „von hinten in die Beine tritt“ und dabei – durch die auf den Unterschenkel gerichtete Kraft – das Schienbein gegen den Oberschenkel nach vorne geschoben wird.

Diagnose. Manche Sportler verspüren ein „Knacken“ oder haben das Gefühl, dass „etwas gerissen“ ist. Die Schmerzen sind mehr oder weniger ausgeprägt. Je nach Begleitverletzungen (s.u.) ist es durchaus möglich, die sportliche Betätigung fortzuführen. So gibt es verletzte Fußballspieler, die **trotz akuter Kreuzbandverletzung weiterspielen** und sogar noch ein Tor schießen, oder Skifahrer, welche die Abfahrt fortsetzen. Innerhalb einiger Stunden ist das Knie meistens geschwollen, weil es aus dem zerrissenen Band blutet.

Im Rahmen der ärztlichen **Untersuchung** wird die Stabilität geprüft, bspw. mit dem Lachman-Test. Der Oberschenkel des Sportlers wird fixiert, der Unterschenkel lässt sich bei einem vorderen Kreuzbandriss „wie eine Schublade“ nach vorne ziehen. Diese sog. vordere Schublade ist ein Instabilitätszeichen (s. Abb. 3.1).

> ! Achtung: Bei einer akuten vorderen Kreuzbandverletzung, insbesondere wenn das Knie noch geschwollen ist, spannt der Sportler schmerzbedingt die Muskeln an und fixiert das Knie. Dies täuscht ein stabiles Gelenk vor, eine sachgerechte Untersuchung ist nicht möglich, sodass auf alle Fälle Verlaufskontrollen erforderlich sind, damit nicht fälschlicherweise eine „Verstauchung“ oder „Distorsion“ (s. Kap. 8.2) diagnostiziert wird.

Die Kniegelenkuntersuchung sollte außerdem grundsätzlich im Vergleich mit dem unverletzten gegenseitigen Knie durchgeführt werden.

> Der vordere Kreuzbandriss kann mit einer Verletzung anderer Kniegelenkstrukturen kombiniert sein. Bspw. ist die Kombination mit einer Innenmeniskus- und Innenbandverletzung keine Seltenheit und wird als „unhappy triad“ bezeichnet. Auch die gleichzeitige Schädigung des hinteren Kreuzbands ist möglich.

Wird der vordere Kreuzbandriss nicht behandelt oder übersehen, dann bleibt das Kniegelenk meistens instabil. Dies fällt dem Sportler erst auf, wenn das Knie in den Wochen und Monaten nach dem Unfall zunehmend belastet wird und sich sowohl beim Sport als auch im Alltag ein „unsicheres“ oder „lockeres“ Gefühl im Knie entwickelt, z.B. beim Treppenabwärtsgehen oder auf unebenem Boden. Die Betroffenen knicken immer wieder um („giving way“), was sehr schmerzhaft sein kann und oft von einer für einige Tage anhaltenden Knieschwellung begleitet wird.

Zur Diagnostik einer vorderen Kreuzbandverletzung gehören **Röntgenaufnahmen** des Kniegelenks, die eine Fraktur ausschließen sollen; die Bandverletzung ist im Röntgenbild nicht sichtbar, es sei denn, das Kreuzband ist mit einem Knochenstück im Schienbeinkopfbereich ausgerissen, was gelegentlich v.a. bei Kindern und Jugendlichen vorkommt (s. Abb. 34.5). Mit der **Kernspintomografie** ist der vordere Kreuzbandriss i.d.R. zu erkennen (s. Abb. 25.7), wobei man wissen muss, dass sich das vordere Kreuzband in diesem Verfahren i.d.R. nicht so gut abbilden lässt wie das hintere. Auf diese Weise können im Übrigen auch Zusatzverletzungen an Menisken, Knorpel und Knochen dargestellt werden (z.B. ein Knochenödem – engl.: *bone bruise* –, das als Knochenstauchung interpretiert wird).

Therapie. In der Akutphase an der Sportstätte empfiehlt es sich, das Kniegelenk nach der

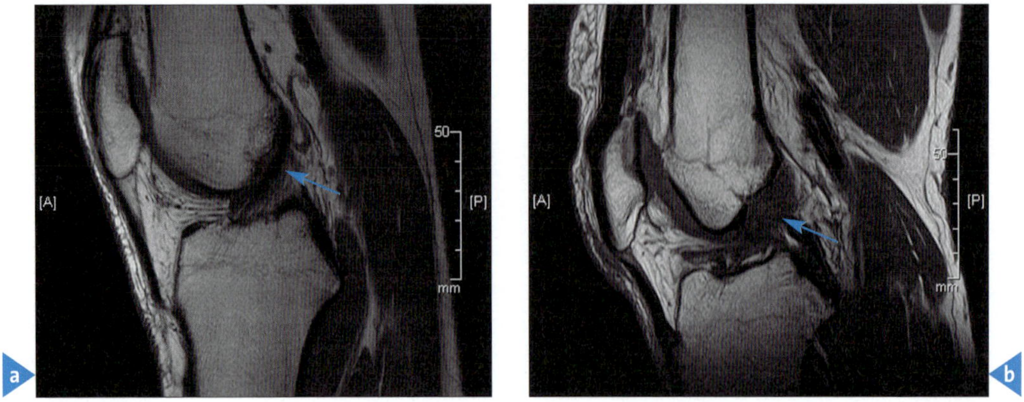

Abb. 25.7: Vorderes Kreuzband in der Kernspintomografie (in diesem Schnittbild von der Seite betrachtet). **a)** Normalbefund. **b)** Riss des vorderen Kreuzbands

PECH-Regel zu behandeln (s. Kap. 2.1). Mit einem kühlenden Kompressionsverband wird versucht, die Schwellung in Grenzen zu halten. Die Weiterbehandlung in der Praxis oder Klinik besteht in der dargestellten Diagnostik. Im Einzelfall ist zu entscheiden, ob die Kniepunktion mit Entlastung des blutigen Gelenkergusses (Hämarthros) sinnvoll ist.

Der Riss des vorderen Kreuzbands bedeutet für das Gelenk einen wesentlichen Stabilitätsverlust, eine stabile Ausheilung ohne operative Versorgung ist die Ausnahme.

Sofern es sich um Gelegenheitssportler handelt, die Instabilität nur gering ist und keine Risikosportarten betrieben werden, kann evtl. die konservative Behandlung mit einem gezielten Aufbautraining, kombiniert mit Koordinationsübungen und Verschreibung einer Kniegelenkorthese (einer speziellen Schiene), erfolgreich sein. Der Regelfall ist, dass bei körperlich aktiven Menschen, die ihren Sport wieder ambitioniert auf dem vorherigen Niveau betreiben wollen (auch bei Kindern!), eine Operation durchgeführt wird – auch zur Vermeidung von Folgeschäden aufgrund der Instabilität. Unbehandelt besteht nämlich das Risiko von sekundären Gelenkproblemen an den Menisken oder am Knorpel, letztendlich mit der Gefahr der Arthroseentwicklung.

Hinsichtlich der operativen Therapie hat sich gezeigt, dass die Naht des gerissenen Bands sinnlos ist, weil keine stabile Narbe entsteht. Etabliert ist heute die Arthroskopie mit Rekonstruktion des vorderen Kreuzbands durch ein Ersatzgewebe, die **Kreuzbandplastik** (Kreuzbandersatzplastik) mit einem körpereigenen Transplantat (s. Abb. 25.8, Abb. 25.9).

Dafür verwendet man heute meistens eine Oberschenkelsehne (Semitendinosussehne), evtl. kombiniert mit der Grazilissehne, ebenfalls vom Oberschenkel (s. Abb. 25.18), oder das mittlere Drittel der Kniescheibensehne (Patellarsehne), seltener einen Teil der Sehne des vorderen Oberschenkelmuskels (Quadrizepssehne). Die Kreuzbandplastik wird über kleine Schnitte als arthroskopisch assistierte Operation durchgeführt, das Transplantat wird in Bohrkanälen im Oberschenkel und im Schienbein mit unterschiedlichen Materialen fixiert, z.B. mit biodegradablen Schrauben oder Stiften, die sich im Laufe der Zeit auflösen sollen. Zusatzverletzungen an den Menisken oder am Knorpel werden mit-

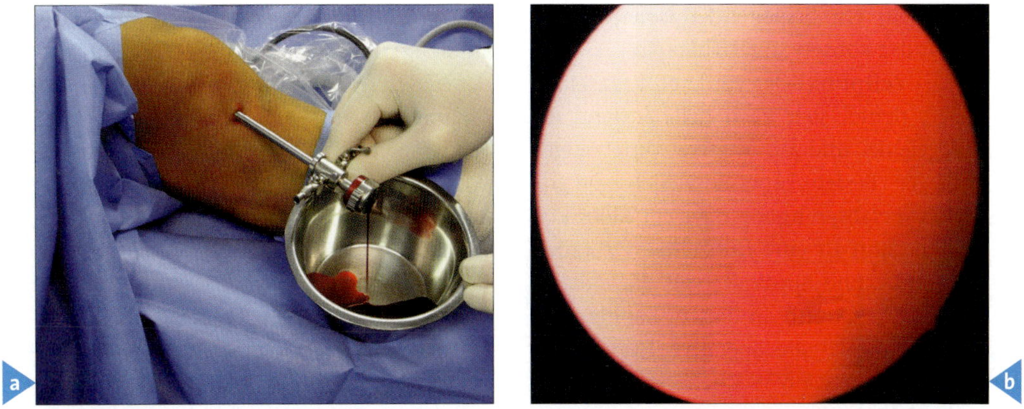

Abb. 25.8: Blutiger Gelenkerguss bei einem frischen Riss des vorderen Kreuzbands. **a)** Zu Beginn der Arthroskopie nach Einführen der sog. Schleuse entleert sich Blut aus dem, hier: rechten, Kniegelenk. **b)** Das Monitorbild ist anfangs rot, außer dem Blut ist zunächst praktisch nichts zu erkennen (engl.: *red out*). Um einen Überblick zu gewinnen, wird das Kniegelenk intensiv gespült. Erst danach kann weiter arthroskopisch operiert werden.

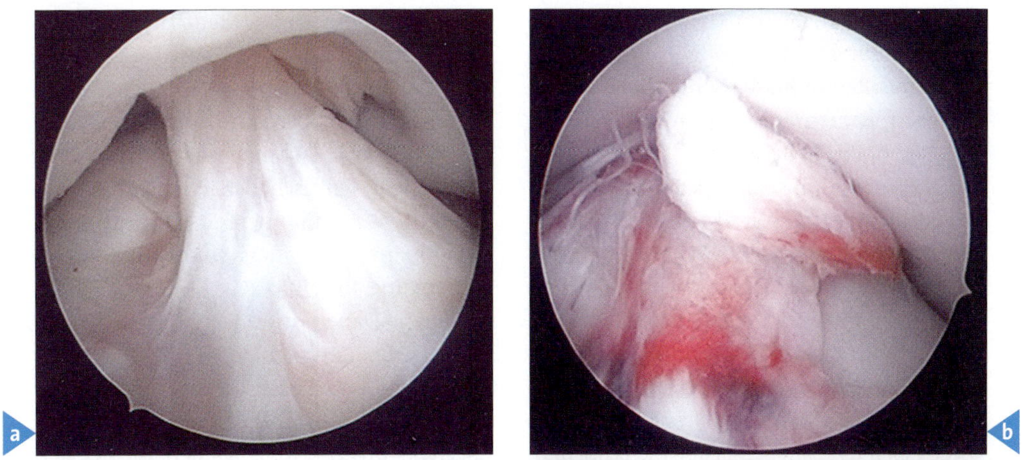

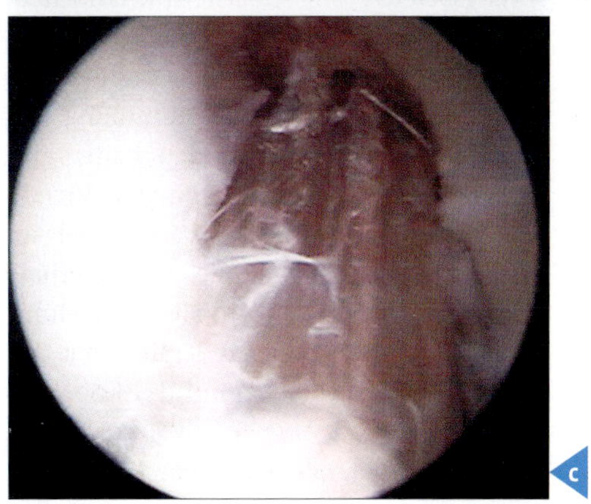

Abb. 25.9: Arthroskopie des vorderen Kreuzbands. **a)** Bilder eines intakten und **b)** eines gerissenen vorderen Kreuzbands sowie **c)** nach Kreuzbandersatzplastik

behandelt, ein begleitender Innenbandriss heilt unter konservativer Therapie.

Der **Zeitpunkt** der vorderen Kreuzbandplastik richtet sich nach dem Zustand des Kniegelenks und ob weitere Verletzungen vorliegen. Besteht bspw. zusätzlich eine große Knorpelabsprengung oder ein Meniskuseinriss, dann ist eine frühzeitige Operation notwendig und sinnvoll (vgl. die entsprechenden Abschnitte in diesem Kapitel). Andernfalls erfolgt die operative Therapie innerhalb von etwa 6 Wochen, wenn das Gelenk nicht mehr im verletzungsbedingten Schwellungs- und Reizzustand ist und aktiv vollständig zu strecken und weitgehend auch zu beugen ist. Es hat sich nämlich gezeigt, dass das Risiko von operationsbedingten Verwachsungen durch überschießende Narbenbildung (Arthrofibrose) mit dadurch bedingter Bewegungseinschränkung umso größer ist, je mehr das Knie noch gereizt ist, z.B. bei noch bestehendem Gelenkerguss. Das Zeitintervall bis zur Operation wird mit Physiotherapie und physikalischen Maßnahmen genutzt und überbrückt.

Ein relativ neuer Trend, der abschließend noch nicht bewertet werden kann, ist die sog. Healing-response-Technik: Meistens handelt es sich bei der vorderen Kreuzbandverletzung um einen Abriss des Bands im Ursprungsbereich am Oberschenkelknochen. Wenn dann noch einige wenige Fasern in diesem Bereich stehen und die das Band ernährende Gelenkinnenhautumhüllung (Synovialschlauch) weitgehend erhalten ist, kann dieses aus den USA stammende Verfahren angewendet werden. Dabei wird im Rahmen einer Arthroskopie, die innerhalb weniger Tage nach dem Unfall durchgeführt werden sollte, das verletzte Band an die Abrissstelle zurückgebracht und das Knochenmark im Ursprungsbereich mit Spezialinstrumenten eröffnet. Es entsteht ein Blutkuchen, in dem sich undifferenzierte Stammzellen aus dem Knochenmark befinden. Diese können sich in Sehnenzellen umwandeln und das Kreuzband an den Oberschenkelknochen refixieren. Allerdings zeigt dann erst der Verlauf, ob es zu einer stabilen Narbenbildung kommt.

Es sei nochmals betont: Das Therapiekonzept beim vorderen Kreuzbandriss hat das Verletzungsmuster insgesamt zu berücksichtigen und darf nicht nur auf das vordere Kreuzband abzielen, z.B. die Behandlung eines gleichzeitig entstandenen hinteren Kreuzbandrisses (s. Kap. 25.3.2). Erwähnt sei auch noch, dass der seltene knöcherne Ausriss des vorderen Kreuzbands operativ refixiert werden sollte, sofern er verschoben ist, z.B. mit einer Drahtschlinge oder Schraube (s. Abb. 34.5).

Prognose. Sofern keine Kreuzbandoperation durchgeführt wird, bleibt das Gelenk meistens instabil; nicht wenige Sportler können dies manchmal über Jahre durch eine kräftige Muskulatur kompensieren, bis sich schließlich Folgeschäden bemerkbar machen, bspw. am Knorpel mit Schmerzen und zunehmender Aktivitäts- und Funktionseinschränkung bis hin zur Arthrose („Verschleiß"). Daher ist i.d.R. die Kreuzbandersatzplastik zu empfehlen mit dem Ziel, das Kniegelenk möglichst in den Zustand vor dem Unfall zu bringen. Dem Sportler muss aber vor Augen geführt werden, dass es sich um einen *Ersatz* handelt, mit dem es meistens wieder möglich ist, Sport auch auf höchstem Niveau zu betreiben. Aber: Ganz so wie vor dem Unfall wird das Knie meistens nicht mehr werden!

Auch bei technisch einwandfrei durchgeführter Kreuzbandplastik kann eine gewisse Instabilität verbleiben, wenn es bspw. zur Transplantatlockerung kommt. Die Folgen machen sich oft erst Jahre später bemerkbar. Weitere Komplikationen nach Kreuzbandersatz sind eine Gelenkentzündung oder Schwellneigung nach Belastung. Speziell nach einer Ersatzplastik mit der Patellarsehne kann sich ein chronischer vorderer Knieschmerz entwickeln; auch ein Bruch der Kniescheibe ist möglich, da das für den Kreuzbandersatz verwendete mittlere Sehnendrittel mit einem daran haftenden Knochenstück aus dem Schienbein und der Kniescheibe entnommen wird, wodurch diese damit zumindest vorübergehend geschwächt wird.

Nach einer Kreuzbandoperation ist eine schrittweise Rehabilitation mit Krankengymnastik, Eisbehandlung, Lymphdrainage, zunehmender Belastungssteigerung und gezielten Kräftigungs- und Koordinationsübungen über mindestens 6–8 Monate erforderlich. Oft wird anfangs eine Knie-Orthese verordnet, die das Kreuzbandtransplantat während der Einheilung schützen soll (s. Abb. 25.10). Die Rehabilitationszeit kann auch nicht verkürzt werden, wenn für die Operation modernste Technik eingesetzt wird, bspw. die Navigation: Dabei werden die Operationsabläufe und -instrumente über Infrarottechnik durch ein Computersystem überprüft, ähnlich der Navigation beim Auto, mit dem Ziel, den Kreuzbandersatz möglichst anatomisch und präzise zu gestalten.

Eine kürzere Rehabilitation - nämlich von etwa 3 Monaten – ist möglich, wenn die Healing-response-Technik erfolgreich ist. Für eine endgültige Beurteilung dieser Methode gibt es aber noch zu wenige Langzeitergebnisse. Die berichteten Heilungsraten von bis zu 85% werden unter Experten kritisch diskutiert.

Eine besonders günstige Prognose hat der seltene knöcherne Bandausriss, der folgenlos ausheilen kann, da es sich um einen Knochenbruch mit intakt gebliebenem vorderen Kreuzband handelt.

Prävention

> Ein guter Trainingszustand mit sportartspezifischen Übungen kann Verletzungen allgemein und speziell auch des vorderen Kreuzbands vorbeugen.

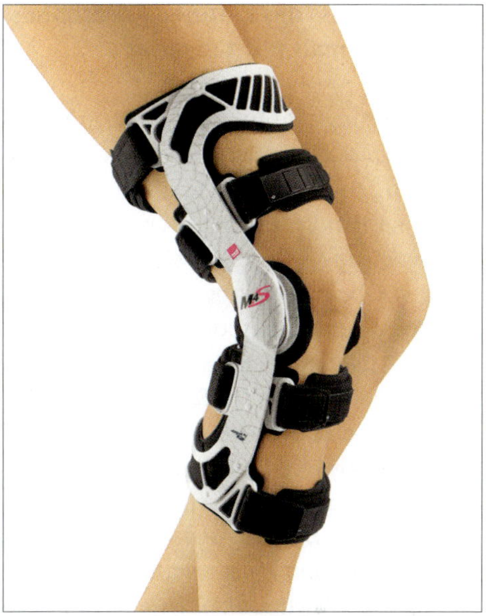

Abb. 25.10: Kniegelenkorthese (M.4s, Fa. Medi/Bayreuth)

Wer bspw. im geplanten Winterurlaub Skilaufen will, sollte sich frühzeitig vorbereiten. Bei jeder Sportart ist es wichtig, Reflex- und Koordinationsübungen mit in das Trainingsprogramm aufzunehmen. Das vordere Kreuzband enthält, wie jedes andere Band des Körpers, Nervenzellen, sog. Propriozeptoren. Diese melden dem Gehirn u.a. die Position bzw. Stellung des Gelenks und die Art der Belastung. Dies wiederum ermöglicht den Muskeln zu reagieren und ihre Funktion als aktive Gelenkstabilisatoren wahrzunehmen. Auf diese Weise wird das Kniegelenk geschützt. Diese für den Muskelspannungszustand wichtige Sinneswahrnehmung (Propriozeption) gilt es regelmäßig zu trainieren, bspw. auf einem Wackelbrett. Studien mit Präventionsprogrammen haben gezeigt, dass propriozeptive Trainingselemente das Risiko einer vorderen Kreuzbandverletzung bei bestimmten Sportarten (z.B. Handball oder Frauenfußball) reduzieren können.

25.3.2 Der Riss des hinteren Kreuzbands – oftmals nicht erkannt

Die Verletzung des hinteren Kreuzbands wird wesentlich seltener diagnostiziert als die des vorderen. Ursache kann z.B. eine direkte, von vorne auf den Unterschenkel gerichtete Anprallverletzung sein, die das Schienbein gegen den Oberschenkel nach hinten schiebt, z.B. beim Automotorsport (Knieanpralltrauma am Armaturenbrett, s. Abb. 25.11) oder beim Motorradsport im Rahmen eines Unfalls. Bei den Ballsportarten ist z.B. der Fußballtorwart diesem Unfallmechanismus ausgesetzt. Eine andere Ursache ist bspw. beim Fußball der Sturz, bei dem der Unterschenkel auf den Boden aufschlägt, während das Knie gebeugt ist. Auch durch eine gewaltsame Überstreckung des Kniegelenks kann das hintere Kreuzband reißen, z.B. beim Weitsprung durch ein abruptes Abstoppen des Unterschenkels beim Vornüberfallen. Nicht selten werden im Rahmen des Unfalls weitere Kniegelenkstrukturen verletzt, z.B. Menisken, Knorpel oder der äußere Kapsel-Band-Bereich bzw. das vordere Kreuzband. Die hintere Kreuzbandverletzung kann auch im Rahmen einer Kniegelenkverrenkung (Knieluxation) auftreten, deren Ursache meistens eine äußerst hohe Gewalteinwirkung ist.

Diagnose. Der **hintere Kreuzbandriss** ist **schwierig zu diagnostizieren** und wird nicht selten übersehen, obwohl das hintere Kreuzband bei fast 40% der Patienten mit schweren Knieverletzungen mit betroffen sein kann! Damit die richtige Diagnose gestellt wird, muss der Unfallhergang exakt erfragt und geschildert werden. Manche Sportler haben ein „Knacken" oder „Krachen" im Knie verspürt. Bei akuter Verletzung werden typischerweise Schmerzen in der Kniekehle angegeben. Oft, aber nicht immer, ist das Gelenk geschwollen. Subjektiv können die Betroffenen ein Instabilitätsgefühl haben, bspw. beim Treppenabwärtsgehen.

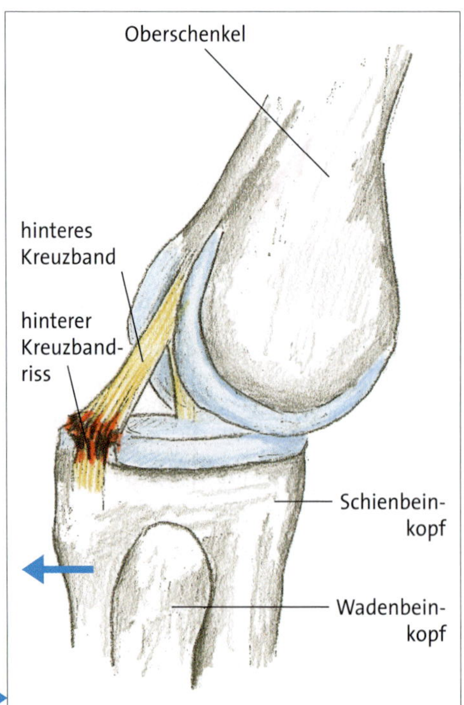

a

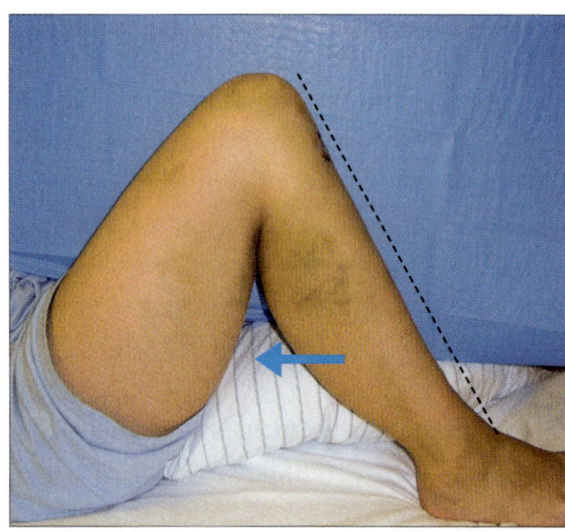

b

Abb. 25.11: Verletzung des hinteren Kreuzbands.
a) Schematische Darstellung mit Verschiebung des Unterschenkels nach hinten (hintere Schublade).
b) Spontane hintere Schublade bei einem hinteren Kreuzbandriss nach schwerem Knieanprall rechts, die Wunde an der Schienbeinvorderkante unterhalb des Kniegelenks ist Bestätigung für den Unfallmechanismus. Der aufgestellte Unterschenkel „fällt nach hinten". Bei einem intakten hinteren Kreuzband wäre die Schienbeinvorderkante mehr vorne in der durch die Linie markierten Position.

Die Kniegelenkuntersuchung sollte grundsätzlich im Vergleich mit dem unverletzten gegenseitigen Knie durchgeführt werden. Ist die Untersuchung wegen Schmerzen kurze Zeit nach dem Unfall nicht möglich, muss einige Tage später eine erneute Prüfung erfolgen. Es gibt verschiedene Stabilitätstests, ganz wichtig ist dabei der folgende: Der auf dem Rücken liegende Sportler beugt beide Knie auf 90°, die Füße werden auf die Untersuchungsliege aufgestellt. Bei einem hinteren Kreuzbandriss zeigt sich dabei evtl. eine **„spontane hintere Schublade"** (s. Abb. 25.11b): Am betroffenen Bein schiebt sich der Unterschenkel gegen den Oberschenkel nach hinten, dies bedeutet, dass die Kniekontur auf der verletzten Seite verändert ist. Im Rahmen der Untersuchung wird diese hintere Schublade auch aktiv durch den Untersucher geprüft.

Es ist leider keine Seltenheit, dass beim Riss des hinteren Kreuzbands die Fehldiagnose „vorderer Kreuzbandriss" gestellt wird, weil die hintere Schublade vermeintlich für eine vordere Schublade (Zeichen eines vorderen Kreuzbandrisses, s. Kap. 25.3.1) gehalten wird. Dies kann dann fälschlicherweise sogar dazu führen, dass das vordere Kreuzband im Rahmen der Operation ersetzt wird!

Zur Diagnostik gehört die **Röntgenuntersuchung** (s. Abb. 25.12), mit der bspw. ein knöcherner Bandausriss diagnostiziert wird. Mit sog. gehaltenen Aufnahmen kann im Röntgenbild die Instabilität dokumentiert werden; dabei wird das Bein in einen speziellen Halteapparat eingespannt, mit einem Stempel wird der Unterschenkel mit definierter Kraft nach hinten geschoben, die hintere Schublade lässt sich im Röntgenbild exakt ausmessen. Außerdem sollte bei Verdacht auf einen hinteren Kreuzbandriss eine **Kernspintomografie** (s. Abb. 25.13) erfolgen, auch zur Aufdeckung von Begleitverletzungen.

Therapie. Die **Frühdiagnose** ist wichtig, weil der isolierte Riss des vorderen Kreuzbands eine **gute Heilungstendenz** hat, wenn frühzeitig die richtige Behandlung eingeleitet wird. Eine etwa 12-wöchige Schienenbehandlung ist erforderlich: Das Prinzip der speziellen hinteren Kreuzband-Orthese (Schiene) besteht darin, das Schienbein aus der hinteren Schublade ununterbrochen in die neutrale Position zu drücken, damit das hintere Kreuzband entlastet wird und nicht in Verlängerung ausheilt. Das bedeutet aber auch, dass eine derartige Schiene nur in Bauchlage entfernt werden darf, z.B. im Rahmen der Krankengymnastik. Diese Zusammenhänge müssen dem verletzten Sportler klar sein, andernfalls ist der Misserfolg vorprogrammiert!

> Bei der Kombination eines hinteren Kreuzbandrisses mit weiteren Verletzungen am Kapsel-Band-Apparat ist die arthroskopisch durchgeführte Bandersatzoperation in Erwägung zu ziehen, da dann die konservative Therapie nicht ausreicht und die Bandnaht sich nicht bewährt hat. Als Sehnentransplantate werden v.a. die Semitendinosus- und evtl. zusätzlich die Grazilissehne vom Oberschenkel eingesetzt (wie bei der vorderen Kreuzbandplastik, s. Kap. 25.3.1). Begleitverletzungen werden – falls erforderlich – ebenfalls mitoperiert.

Ein **knöcherner Ausriss des hinteren Kreuzbands** wird, wenn er verschoben ist, operativ refixiert, z.B. mit einer Schraube und spezieller Unterlegscheibe (s. Abb. 25.12c) oder mit einem Plättchen, das angeschraubt wird. Sofern der hintere Kreuzbandriss im Rahmen der seltenen Knieluxation auftritt, handelt es sich um einen absoluten Notfall (s. Kap. 25.11).

Prognose. Die frühzeitige Behandlung ist, wie erwähnt, von entscheidender Bedeu-

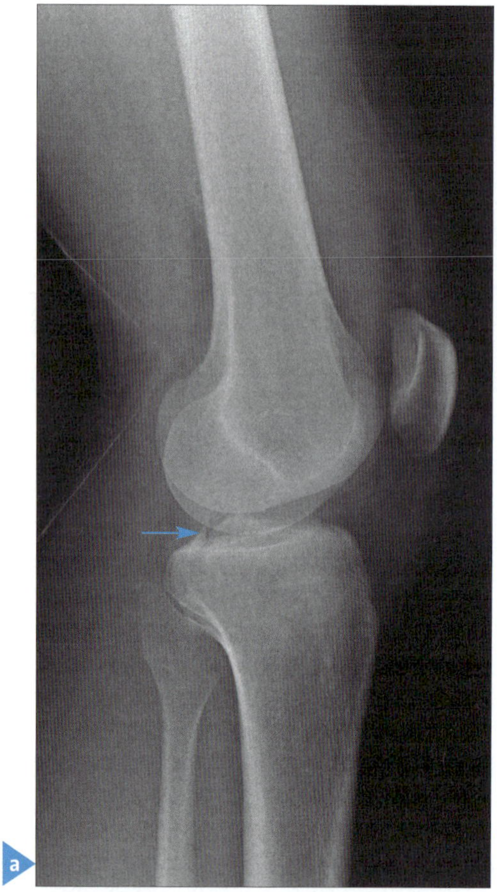

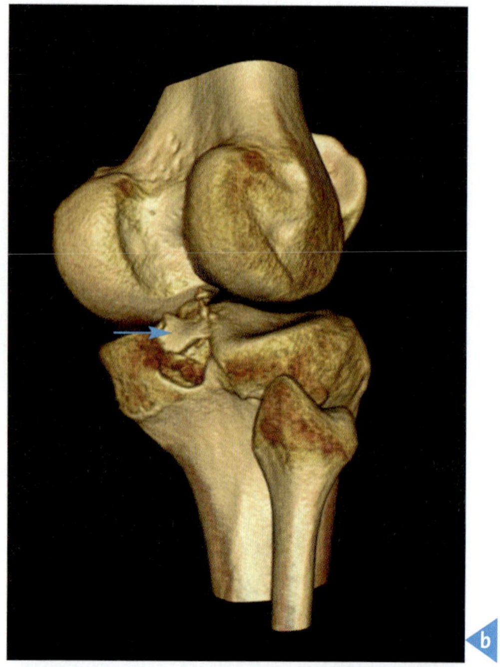

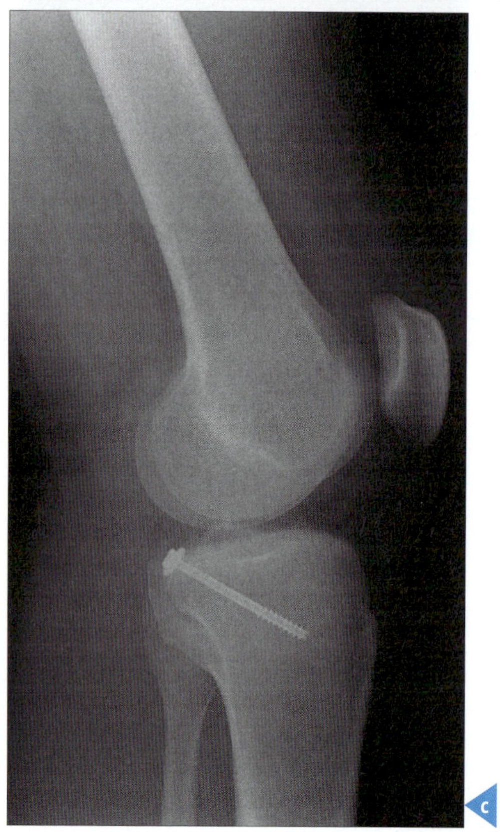

Abb. 25.12: Knöcherne Ausrissverletzung des hinteren Kreuzbands. **a)** Röntgenbild bei seitlicher Betrachtung des Kniegelenks. **b)** Dreidimensionale Computertomografie, Blickrichtung von hinten-außen auf das Knie. **c)** Fixierung durch eine Schraube mit Unterlegscheibe

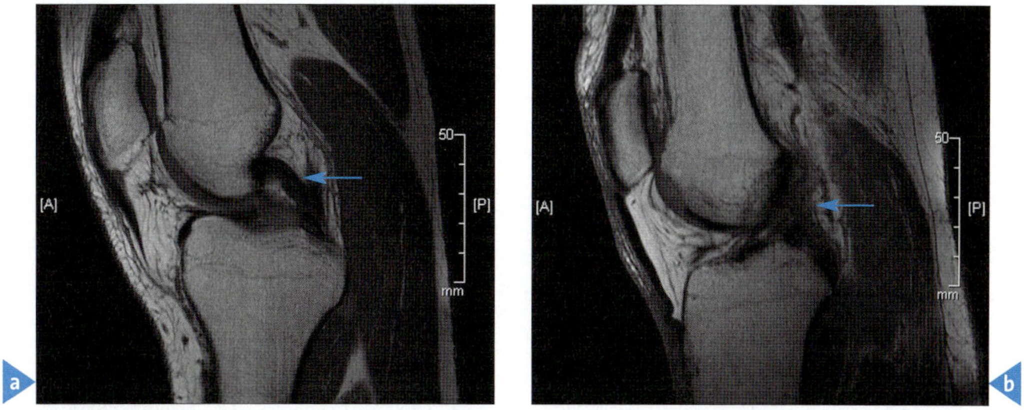

Abb. 25.13: Hinteres Kreuzband in der Kernspintomografie (in diesem Schnittbild von der Seite betrachtet). **a)** Normalbefund. **b)** Riss des hinteren Kreuzbands

tung. Leider werden viele Sportler erst teilweise Monate oder Jahre nach dem Unfall behandelt, weil der hintere Kreuzbandriss nach Abklingen der akuten Schmerzen oft lange kompensiert werden kann und sogar Leistungssport möglich ist! Daher wird der Sportmediziner erst kontaktiert, wenn Sekundärschäden bspw. am Knorpel eingetreten sind. Oft besteht dann eine Fehlstellung des Unterschenkels mit einer sog. fixierten hinteren Schublade. Dann ist die Behandlung noch schwieriger als in der akuten Phase.

Zusammenfassend bleibt unbedingt festzuhalten, dass der hintere Kreuzbandriss eine häufig unterschätzte und übersehene Problemverletzung beim Sport ist, deren Behandlung sehr viel Erfahrung erfordert. Die Dauer der Rehabilitation ist mit 6–8 Monaten zu veranschlagen; leider können auch bei angemessener (konservativer oder operativer) Therapie Probleme bestehen bleiben bzw. in den Folgejahren wieder auftreten, bspw. an Knorpel oder Menisken bzw. durch sekundäre Lockerung oder Dehnung des Bandersatzes. Insgesamt betrachtet sind die Ergebnisse der hinteren Kreuzbandrekonstruktion bisher nicht so gut wie die der vorderen Kreuzbandplastik.

25.3.3 Verletzungen der Seitenbänder

Die beiden Seitenbänder, das Innenband (inneres Seitenband) sowie das Außenband (äußeres Seitenband), sichern das Kniegelenk in Streckstellung und sind in dieser Gelenkposition angespannt (s. Abb. 25.2). Beide Bänder sind bei zunehmender Beugung entspannt. Das **Innenband** entspringt vom inneren kniegelenkbildenden Anteil des Oberschenkelknochens und zieht zur Innenseite des kniegelenkbildenden Schienbeinanteils, zum Schienbeinkopf. Auch das **Außenband** entspringt am Oberschenkel, aber an der Außenseite, und zieht zum Wadenbeinkopf, also zum oberen Bereich des anderen der beiden Unterschenkelknochen.

Seitenbandverletzungen sind relativ häufige Knieverletzungen beim Sport und auf ein gewaltsames „Aufklappen" (s.u.) bzw. eine Torsion zurückzuführen. Die Schweregrade erstrecken sich von Überdehnung bis zum kompletten Riss, von der einseitigen bis doppelseitigen Verletzung und darüber hinaus zur Einbeziehung weiterer Strukturen. Eine zusätzliche Schädigung des Wadenbeinnervs (Nervus peroneus) ist zwar selten, aber ebenfalls möglich; sie führt zu Lähmungserscheinungen (Fußheberschwäche). Das Innenband ist gegenüber dem Außenband im Verhältnis 15 : 1 häufiger betroffen.

Der **Innenbandriss** entsteht meistens durch eine seitliche Gewalteinwirkung von außen auf das gestreckte Kniegelenk, wenn bspw. ein Fußballspieler mit vollem Gewicht auf das gestreckte Bein seines Gegenspielers fällt und das Bein gewaltsam in eine X-Bein-Position gedrängt wird. Eine Torsionskomponente kann beim Unfall ebenfalls eine Rolle spielen. Da der Innenmeniskus eng mit dem inneren Seitenband verwachsen ist, kann es zur gleichzeitigen Innenmeniskusverletzung kommen. Nicht selten kommt es dann auch noch zur Verletzung des vorderen Kreuzbands und der Kapsel, was dann als „unhappy triad" bezeichnet wird.

! Achtung: Das „Brustschwimmerknie" ist ein chronischer Reizzustand des inneren Kapsel-Band-Apparats und des Innenmeniskus aufgrund einseitiger Belastung beim Brustbeinschlag. Es kann sich auch um ein Plica-Syndrom handeln (s. Kap. 25.5).

Der **Außenbandriss** kommt ebenfalls durch eine seitliche Gewalteinwirkung auf das gestreckte Knie zustande, und zwar von innen. Ursächlich kann auch eine gewaltsame Torsion des Kniegelenks sein. Begleitverletzungen sind häufig, z.B. des hinteren Kreuzbands und der Sehne des Kniekehlenmuskels (lat.: *Musculus popliteus*).

Diagnose. Der betroffene Sportler hat Schmerzen. Diese werden bei einer Innenbandverletzung bspw. an dessen Ursprung am knienahen Oberschenkel angegeben, am sog. **Skipunkt** – der seinen Namen der Tatsache verdankt, dass das Innenband häufig beim Skilaufen Schaden nimmt. Ein Gelenkerguss mit Schwellung des Kniegelenks besteht meistens nicht. Im Rahmen der ärztlichen Untersuchung werden verschiedene Tests zur Prüfung der Stabilität des Gelenks durchgeführt. Bei einem Innenbandriss wird das Gelenk innen „aufklappbar", analog besteht bei einem Außenbandriss diese Aufklappbarkeit auf der Außenseite. Auch die Kreuzbänder und Menisken werden geprüft.

Beim „Brustschwimmerknie" werden Belastungsschmerzen der Knieinnenseiten, in fortgeschrittenen Stadien auch Ruheschmerzen angegeben. Auch Knieschwellung und Ergussbildung kommen vor.

Routinemäßig erfolgt eine Röntgenuntersuchung, die eine reine Bandverletzung zwar nicht aufdeckt, aber bspw. knöcherne Bandausrisse zeigt. In bestimmten Fällen sind Stressaufnahmen („gehaltene" Röntgenaufnahmen, s. Kap. 3.2) sinnvoll, um die Instabilität zu dokumentieren. Meistens wird die apparative Diagnostik durch eine Kernspintomografie ergänzt; auf diese Weise werden auch Begleitverletzungen, z.B. an Menisken, Kreuzbändern und am Knorpel, erfasst.

Therapie. Die Behandlung richtet sich nicht nur nach der Seitenbandverletzung, sondern auch nach potenziellen Begleitverletzungen. Eine wichtige Rolle spielt dabei die Arthroskopie, bspw. zur Therapie eines gleichzeitig verletzten Meniskus oder Kreuzbands. Hier wird auf die entsprechenden Kapitel dieses Buchs verwiesen.

Das gerissene Innenband hat eine gute spontane Heilungstendenz und wird in vielen Fällen nicht genäht. Eine Operationsindikation ergibt sich aber bspw., wenn ein verschobener knöcherner Innenbandabriss vorliegt. Dagegen wird der Außenbandriss i.d.R. operativ versorgt.

Die Nachbehandlung nach Seitenbandrissen richtet sich nach dem Gesamtverletzungsmuster. Oft wird eine Orthese (Schiene) verordnet mit Teilbelastung des Beines an Unterarmgehstützen. Eine komplette Ruhigstellung des Kniegelenks erfolgt meistens nicht, da dosierte Bewegungen sich positiv auf den Heilverlauf auswirken. Auch die physikalische Therapie muss die Begleitverletzungen mitberücksichtigen, entsprechend gilt dies für die Dauer der Sportunfähigkeit.

Bei „Brustschwimmerknie“ empfehlen sich Technikübeprüfung und Einschränkung des Trainingsumfangs bzw. vorübergehende Sportpause oder Umstellung auf Kraulschwimmen. Erforderlich sind außerdem ein gezieltes Krafttraining zum Ausgleich muskulärer Dysbalancen, physiotherapeutische Maßnahmen und, z.B. bei nachgewiesenem Innenmeniskusschaden, die Operation.

Bei der seltenen Begleitverletzung des Wadenbeinnervs handelt es sich dann meist um einen Dehnungsschaden, der sich bei günstigem Verlauf innerhalb von etwa 6–12 Monaten spontan zurückbilden kann.

25.4 Die „Maus“ im Kniegelenk und andere Knorpelschäden

Ein relativ häufiges Kniegelenksproblem bei Sportlern sind Knorpelschäden; in diesem Abschnitt finden sich spezielle Hinweise zum Knie. In diesem Zusammenhang sei aber auch auf die grundsätzlichen Ausführungen im allgemeinen Teil des Buchs verwiesen (s. Kap. 8).

Die Knorpelschäden am Knie können entweder umschrieben einen relativ kleinen Bereich oder aber auch größere Bezirke des Kniegelenks betreffen. Ursachen dafür sind i.d.R. entweder **Unfälle**. z.B. ein Verdrehen des Kniegelenks, oder die **Abnutzung („Verschleiß“)** im Laufe der Zeit, nicht selten infolge Überlastung. Eine seltene Erkrankung mit umschriebener Knorpelschädigung ist die **Osteochondrosis dissecans** (s. Abb. 25.14), die bspw. auch am Sprunggelenk oder Ellbogengelenk vorkommt. Dabei handelt es sich um eine sog. aseptische Knochen-Knorpel-Nekrose unbekannter Ursache, vermutet wird eine Durchblutungsstörung. Betroffen ist meist ein kleiner Bezirk der inneren Gelenkfläche am Oberschenkel

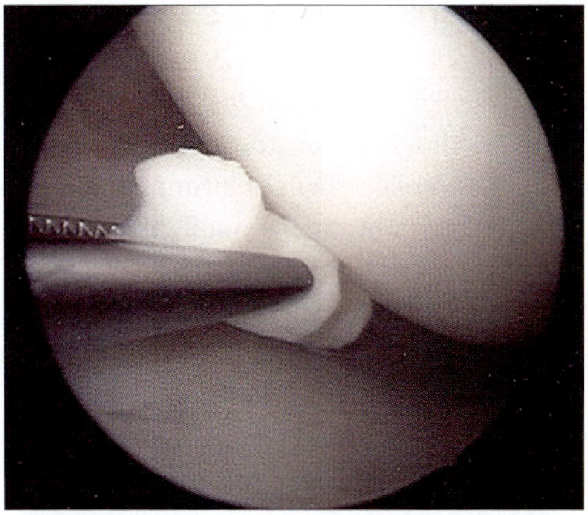

Abb. 25.14: Osteochondrosis dissecans des Kniegelenks. Die Arthroskopie ergibt einen freien Gelenkkörper („Maus“), der mit der Fasszange entfernt wird.

(innerer Oberschenkelknorren), vorwiegend bei Jugendlichen. Dagegen ist die **Ahlbäck-Krankheit (Morbus Ahlbäck)** eine Schädigung des gesamten inneren Oberschenkelknorrens, meist bei über 50-Jährigen. Eine glücklicherweise seltene Ursache von Knorpelschäden sind **Infektionen**, die aber bspw. nach Spritzen ins Knie entstehen können. Auch bei **Knochenbrüchen im Bereich des Kniegelenks**, z.B. beim Kniescheibenbruch, wird der Knorpel geschädigt.

Diagnose. Knorpelschäden müssen nicht zwangsläufig schmerzhaft sein, sondern können sogar keinerlei Beschwerden verursachen – teilweise über viele Jahre. Die unfallbedingte Knorpelverletzung führt allerdings meist zu akuten Schmerzen, begleitet von einem Gelenkerguss. Bei der Osteochondrosis dissecans klagen die Jugendlichen über Schmerzen und Schwellneigung des Gelenks; es kann zur Demarkierung eines Knorpel-Knochen-Stücks aus der Gelenkfläche kommen, die evtl. als freier Gelenkkörper („Gelenkmaus“, Dissekat) abgestoßen wird und dann zur schmerzhaften Gelenkblockierung durch Einklemmung führt.

Es gibt verschiedene Stadien der Osteochondrosis dissecans, die in der Tabelle 15.1 dargestellt sind.

In der Diagnostik von Knorpelschäden des Kniegelenks spielen, wie auch an anderen Gelenken, die Röntgenuntersuchung und v.a. die **Kernspintomografie** die wesentliche Rolle. Durchblutungsstörungen können auch mit einer Knochenszintigrafie erfasst werden. Besteht ein Gelenkerguss, dann kann dieser unter sterilen Bedingungen punktiert und weiter untersucht werden; bspw. findet sich bei einer unfallbedingten Knorpel-Knochen-Ablösung Blut mit „Fettaugen" (Fett aus dem eröffneten Knochenmark), bei einer Infektion ist der Erguss durch Eiter getrübt.

In unklaren Fällen kann eine Arthroskopie weiteren Aufschluss geben; auf diese Weise ist eine exakte Beurteilung des Knorpels möglich: Es können verschiedene Grade der Knorpelschädigung beschrieben werden, von der Erweichung über die Knorpelablösung bis zum Knorpeldefekt bzw. zur Knorpelglatze, bei der kein Knorpel mehr den Gelenk bildenden Anteil des Knochens überzieht. Die Arthroskopie ist aber eine Operation und sollte nicht nur diagnostisch, sondern auch zur Therapie eingesetzt werden.

Therapie. Grundsätzlich sollte sich die Behandlung einer Knorpelverletzung bzw. eines Knorpelschadens nach der Ursache richten – so weit dies möglich ist. Die **physikalische Therapie** und **evtl. Medikamente** sind wesentliche **Säulen der konservativen Therapie** (s. Kap. 8.5). In der operativen Behandlung spielt die Arthroskopie eine ganz wichtige Rolle. Grundsätzlich bestehen u.a. folgende **operative Möglichkeiten**:

- Knorpelglättung
- Anbohrung der Region zur Verbesserung der lokalen Durchblutung bei einer Osteochondrosis dissecans
- Refixation eines Knorpel(-Knochen)-Stücks
- Entfernung oder Refixation einer „Gelenkmaus"
- Maßnahmen zum „Knorpelersatz" wie Mikrofrakturierung, Knorpel-Knochen-Transplantation oder Knorpelzellentransplantation
- Korrektur der Beinachse bei einer Fehlstellung des Beins (z.B. X-Bein)

Details wurden bereits im allgemeinen Teil dieses Buchs beschrieben (s. Kap. 8.5) und finden sich auch in den Abbildungen dieses Kapitels. Bei einer Fraktur mit Kniegelenkbeteiligung ist, sofern der Bruch verschoben ist, die exakte operative Wiederherstellung entscheidend (s. Kap. 25.12).

Prognose. Die Prognose ist abhängig von der Art der Erkrankung bzw. der Verletzung, vom Stadium der Veränderungen und dem Zeitpunkt der Diagnosestellung sowie dem Therapiebeginn. Je früher die Behandlung beginnt, desto besser ist meistens die Prognose.

> Unbeeinflusst kann sich aus dem Knorpelschaden eine Kniegelenkarthrose entwickeln, bei der dann bei erheblichem Befund nur noch die Knieprothese als Ausweg bleibt.

Bzgl. der Sportfähigkeit muss der betroffene Sportler individuell beraten werden. Allgemein gilt, dass Disziplinen mit ruckartigen Belastungen des Kniegelenks wie Jogging oder „Stop-and-go-Sportarten" mit evtl. zusätzlichen Sprungelementen wie Fußball, Handball, Volleyball oder Tennis weniger geeignet sind als Walking, Radfahren oder Kraulschwimmen.

25.5 Lästige Falten – was ist ein Plica-Syndrom?

Im Kniegelenk finden sich 3 Gelenkinnenhautfalten (Falte, lat.: *Plica*), die entwicklungsgeschichtlich als Überbleibsel aus der Embryonalzeit zu erklären sind. Sie können unterschiedlich ausgeprägt sein und zu Kniegelenkbeschwerden führen.

25.5.1 Das Plica-mediopatellaris-Syndrom

Die größte Bedeutung hat die vorne innenseitig neben der Kniescheibe verlaufende **Plica mediopatellaris** (s. Abb. 25.15). Diese kann durch eine Anprallverletzung, häufiger aber durch eine chronische Überlastung, wie bspw. bei Brustschwimmern („breast stroker's knee"), zu Schmerzen, einem „Schnappgefühl", einem „Springen" bei Beugung und Streckung oder sogar Einklemmungen auf der vorderen Innenseite des Kniegelenks bei dessen Streckung führen.

Diagnose. Im Rahmen der Untersuchung findet sich ein **Druckschmerz**, selten ist ein derber Strang vor der inneren Oberschenkelrolle neben der Kniescheibe zu tasten. Die Abgrenzung zu einem Innenmeniskusschaden ist schwierig. Im Röntgenbild ist die Plica nicht zu sehen, oft auch nicht eindeutig in der Kernspintomografie. Beide bildgebenden Untersuchungen werden aber durchgeführt, um andere krankhafte Veränderungen aufzudecken oder auszuschließen.

Therapie. Bei wenig ausgeprägten Beschwerden kann eine konservative Behandlung versucht werden, z.B. mit Kälteanwendung, Verordnung eines entzündungshemmenden Mittels und eines speziellen Übungsprogramms. Kortisoninjektionen in die Plica sind umstritten.

> Meistens hilft beim Plica-mediopatellaris-Syndrom nur eine Operation, nämlich die Arthroskopie.

Dabei sieht man dann eine mehr oder weniger deutliche Strangbildung innenseitig neben der Kniescheibe, die in ausgeprägten Fällen bereits zu einem Knorpelschaden auf der Innenseite des Oberschenkels (innere Oberschenkelrolle) geführt hat. Letzteres wird dann auch als Shelf-Syndrom bezeichnet. Die Plica mediopatellaris wird arthroskopisch durchtrennt bzw. entfernt (je nach Größe); dies hat auf die spätere Funktion des Kniegelenks keinerlei negative Auswirkung. Sofern kein ausgeprägter Knorpelschaden vorgelegen hat, ist das Knie postoperativ bei normalem Verlauf nach etwa 4–6 Wochen sportlich wieder voll belastbar.

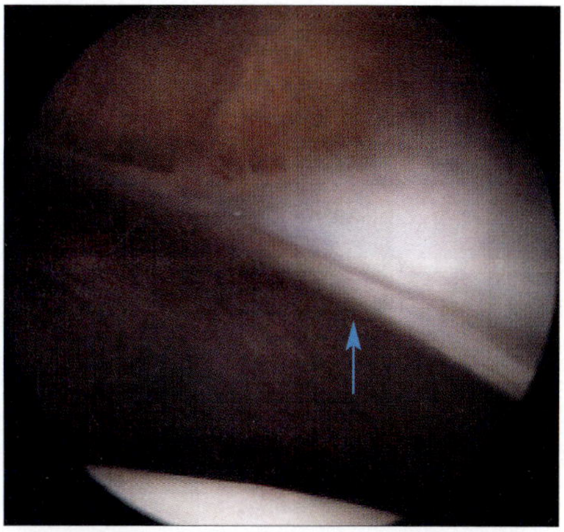

Abb. 25.15: Arthroskopiebefund bei einer großen Plica mediopatellaris, die durch ständigen Druck und Reibung zu einem Knorpelschaden am gelenkbildenden Anteil des Oberschenkels geführt hat. Der derbe Strang wird mit einem Hochfrequenzmesser (Elektromesser, Hakenelektrode) gekerbt und dann entfernt.

25.5.2 Weitere Plica-Syndrome

Die vorne unterhalb der Kniescheibe verlaufende **Plica infrapatellaris** ist von untergeordneter Bedeutung, da sie nur selten einen Krankheitswert hat. Sie liegt vor dem vorderen Kreuzband und kann vom unerfahrenen Arthroskopiker mit diesem verwechselt werden. Ganz selten kann es im Rahmen eines Sportunfalls zu einem Einriss dieser Gelenkinnenhautfalte kommen mit Einblutung in das Kniegelenk oder Narbenbildung. In diesen Fällen wird dann gelegentlich die Arthroskopie mit Entfernung des Blutergusses bzw. dieser Plica bzw. deren Narbe notwendig. Für die spätere Funktion des Kniegelenks hat dies i.d.R. keine Beeinträchtigung zur Folge.

Auch die vorne oberhalb der Kniescheibe gelegene **Plica suprapatellaris** (Plica superior) ist sportmedizinisch betrachtet weitgehend unwichtig. Nur in Ausnahmefällen ist sie bei sehr derber Ausprägung und gleichzeitiger Einschränkung der Kniescheibenmobilität für einen vorderen Knieschmerz verantwortlich. Auch kann diese Plica gelegentlich bei einer Arthroskopie den Blick auf freie Gelenkkörper verdecken. In den genannten Fällen ist die arthroskopische Durchtrennung bzw. Entfernung der Plica angezeigt, dies ist insgesamt betrachtet aber nur sehr selten notwendig.

25.6 Schleimbeutelentzündungen am Knie

Im Bereich des Kniegelenks gibt es verschiedene Schleimbeutel, die als eine Art flüssigkeitsgefüllte Polsterung fungieren, bspw. für die Kniescheibe oder für verschiedene Sehnen, wenn diese über Knochenvorsprünge gleiten sollen. Die Schleimbeutel erleichtern Bewegungen zwischen verschiedenen anatomischen Strukturen. Gerade bei Sportlern kann es zu Überbeanspruchungen oder Entzündungen dieser Schleimbeutel kommen, die sehr hartnäckig sein können.

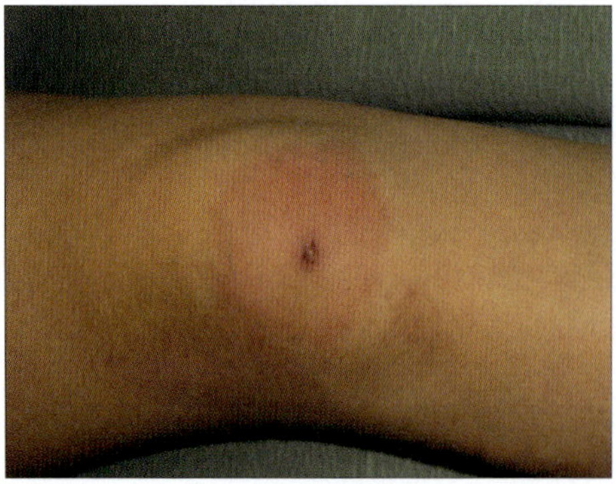

Abb. 25.16: Einblutung in den Schleimbeutel vor der Kniescheibe und die Umgebung des Kniegelenks nach Sturz vom Rennrad. Entzündung des Schleimbeutels (Bursitis präpatellaris), die Wunde als Eintrittspforte für Bakterien ist deutlich zu erkennen.

25.6.1 Die Schleimbeutelentzündung an der Kniescheibe

Vor sowie unterhalb der Kniescheibe befinden sich unter der Haut 2 Schleimbeutel, die sich entzünden können. Diese **Bursitis praepatellaris** (lat. *Bursitis*: Schleimbeutelentzündung; *prae*: vor; *Patella*: Kniescheibe) bzw. **Bursitis infrapatellaris** (lat. *infra*: unterhalb) kann bedingt sein durch eine dauerhafte mechanische Überlastung (Druckbelastung), bspw. durch häufiges Knien wie bei Schützen oder Surfern; bei diesen spricht man auch vom „Surferknoten“, wobei dann insbesondere der unterhalb der Kniescheibe zwischen Kniescheibenspitze und Schienbeinrauigkeit gelegene Schleimbeutel gereizt ist. Das Krankheitsbild ist im Übrigen bei Fliesenlegern als Berufskrankheit anerkannt, bei Ordensschwestern wird ein chronischer Reizzustand in diesem Bereich als „Nonnenknie“ bezeichnet. Ursache kann auch ein Schlag gegen die Kniescheibe sein, z.B. mit einem Hockeyschläger, oder ein Sturz; dann kommt es zunächst zu einer Einblutung in den Schleimbeutel. Eine akute Schleimbeutelentzündung infolge einer Infektion durch Bakterien kann sich bspw. nach einem Sturz auf das Knie mit Eröffnung des Schleimbeutels im Bereich einer Wunde entwickeln, wobei diese Wunde nicht besonders groß sein muss.

Diagnose. Die Schwellung ist gut sicht- und tastbar, meistens schmerzhaft (vorderer Knieschmerz, s. Abb. 25.16). Manchmal ist ein Knirschen fühlbar, das mit dem Knirschen eines Schneeballs, den man zerdrückt, vergleichbar ist. Bei chronischer Entzündung durch Überlastung ist die Haut oft gereizt oder verschwielt („Surferknoten"). Gelegentlich, insbesondere bei fortgeschrittener bakterieller Entzündung, ist die Unterscheidung von einem Kniegelenkerguss bzw. einer Entzündung *im* Knie nicht einfach, hilfreich ist dabei die Ultraschalluntersuchung. Röntgenaufnahmen werden zum Ausschluss knöcherner Veränderungen angefertigt.

Durch eine Punktion und Untersuchung der abgezogenen Flüssigkeit lässt sich feststellen, ob Bakterien im Spiel sind. Selbstverständlich wird diese Maßnahme unter sterilen Bedingungen durchgeführt, um zu verhindern, dass von außen Keime in den Schleimbeutel gebracht werden. Bei einer bakteriellen Schleimbeutelentzündung sind manchmal die Entzündungswerte im Blut erhöht, bspw. die weißen Blutkörperchen (Leukozyten) oder das C-reaktive Protein (CRP).

Therapie. Bei einer nichtbakteriellen **akuten** Entzündung reichen oft Schonung mit Trainingspause, Kühlung sowie abschwellende Salbenverbände, evtl. Medikamente. Jegliche Form der Wärmeanwendung, z.B. Fango, Rotlicht usw., muss wegen der Gefahr der Aktivierung von entzündlichen Reaktionen unterbleiben. Handelt es sich um eine Einblutung nach einem Sturz, dann gelingt es manchmal durch eine Punktion, diesen Bluterguss zu entfernen; diese Maßnahme wird unter sterilen Bedingungen durchgeführt, weil hierdurch die Gefahr des Eindringens von Bakterien mit eitriger Entzündung besteht.

Bei Erfolglosigkeit, bei offenen Schleimbeutelverletzungen und bakteriellen Entzündungen wird die operative Schleimbeutelentfernung notwendig, bei einer Infektion zusätzliche Antibiotikatherapie.

Wird der Schleimbeutel immer wieder traumatisiert (z.B. wiederholte Stürze auf das Knie), resultiert eine **chronische** Schwellung. Die entstehende Flüssigkeit kann vom Arzt zwar – natürlich unter strikter Beachtung der Sterilität – punktiert werden mit anschließendem Druckverband, nicht selten jedoch läuft der Schleimbeutel wieder „voll". Manchmal ist eine Injektion hilfreich, wobei der Arzt nur dann Kortison (evtl. in Kombination mit einem örtlichen Betäubungsmittel) spritzen wird, wenn eine Infektion sicher ausgeschlossen ist. Bei Erfolglosigkeit und störender Schwellung bleibt nur die Operation mit Entfernung des Schleimbeutels.

Prognose. Die chronische Reizung kann manchmal sehr hartnäckig sein, sodass man in diesen Fällen nicht zu lange mit der Operation warten sollte, zumal es sekundär durch Eindringen von Bakterien durch kleinste Hautschäden zur Infektion kommen kann. Ohnehin muss bei einer Infektion auch deshalb frühzeitig operiert werden, damit eine Ausbreitung der Bakterien in das Kniegelenk verhindert wird. Nach einer Schleimbeutelentfernung kann es manchmal zur vorübergehenden Flüssigkeitsansammlung kommen (sog. Serom mit „Wundwasser"), die punktiert werden muss; anschließend wird ein Druckverband angelegt. I.d.R. ergeben sich langfristig keine Probleme durch den fehlenden Schleimbeutel; Narbenbeschwerden sind selten, wenn die Narbe in der Längsachse des Beins verläuft und nicht quer, was beim Knien stören kann.

Prävention. Vorbeugend können Knieschoner wirken, die bei einem Sturz eine Einblutung in den Schleimbeutel oder eine Weichteilverletzung verhindern, z.B. beim Inline-Skating.

25.6.2 Das iliotibiale Scheuersyndrom – besser bekannt als „Läuferknie"

An der Außenseite des Oberschenkels findet sich der Tractus iliotibialis (s. Abb. 25.17), der eine flächige Verstärkung der Muskelhülle des Oberschenkels (lat.: *Fascia lata*) ist. Er verläuft als „Bahn" bis zum seitlichen Schienbeinkopf und wird durch Muskelfa-

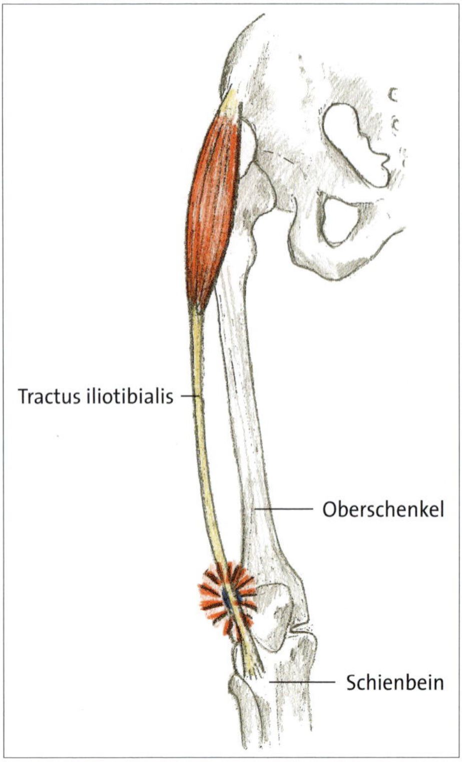

Abb. 25.17: Iliotibiales Scheuersyndrom

sern des Faszienspanners (lat.: *Musculus tensor fasciae latae*) und des großen Gesäßmuskels (lat.: *Musculus gluteus maximus*) gespannt (s. Abb. 23.10). Durch Reiben dieses Tractus am seitlichen Kniegelenk (an der äußeren Kondyle: Oberschenkelknochenrolle; genauer gesagt an einem knöchernen Vorsprung, lat.: *Epicondylus femoris lateralis*) kann es zur Ausbildung einer Schleimbeutelentzündung kommen, und zwar zwischen dem äußeren Oberschenkelknochen in diesem Bereich und dem Tractus. Dieses Problem tritt gehäuft bei Läufern und Radfahrern auf, daher auch die Bezeichnungen **„biker's knee"**, **„runner's knee"**, **„runner's leg"**, **„jogger's knee"**, **„Läuferknie"** oder **„long distance knee"**. Andere Begriffe sind **Tractus-iliotibialis-Syndrom**, **iliotibiales Friktionssyndrom** oder **iliotibiales Bandsyndrom**. Auch Ballsportler oder Ruderer können betroffen sein.

> ! Achtung: Die Begriffe „runner's leg", „runner's knee" etc. werden auch beim femoropatellaren Schmerzsyndrom verwendet (s. Kap. 25.9), sind aber eigentlich für das iliotibiale Scheuersyndrom vorgesehen.

Diagnose. Die betroffenen Sportler berichten, insbesondere unter Belastung, über **Schmerzen an der Knieaußenseite**. Bei der sportmedizinischen Untersuchung ergibt sich ein Druckschmerz an der äußeren Oberschenkelrolle mit gelegentlicher Schwellung; in diesem Bereich werden auch bei Beugung und Streckung des Kniegelenks Schmerzen angegeben (etwa zwischen 30° und 60° Kniebeugung), manchmal kann man ein Reiben tasten. Das Röntgenbild ist unauffällig. Die Kernspintomografie zeigt nicht immer die Schleimbeutelentzündung, wird aber oft durchgeführt, da ein Außenmeniskusschaden ähnliche Symptome verursachen kann.

Eine O-Beinfehlstellung begünstigt das Auftreten dieses Krankheitsbildes, insbesondere wenn Läufer beim Laufen mit dem äußeren Fußrand aufsetzen oder eine Seitwärtsbewegung mit gestrecktem Knie abbremsen. Auch der Laufschuh kann verantwortlich sein, wenn bei ausgeprägtem Dämpfungsverhalten auf Kosten der Stabilität die Pronationsbewegung des Fußes (s. Kap. 27.1) nicht genügend kontrolliert werden kann bzw. es zur verstärkten Außenrotation des Unterschenkels kommt. Manche Sportmediziner dagegen machen eine kompensatorische Innenrotation des Unterschenkels, bedingt durch eine Hyperpronation der Ferse, für das „runner's leg" verantwortlich: Hierdurch dreht sich die Oberschenkelrolle nach außen, über die dann der Tractus iliotibialis ruckartig gleitet. Bei Radfahrern wird auch eine unnatürliche Außenrotationsstellung des Fußes im Klickpedal für das Beschwerdebild verantwortlich gemacht.

Hinweis: Pronation ist die Senkung des inneren Fußrandes (bzw. der inneren Fußkante) bei gleichzeitiger Hebung des äußeren. Dieses Nach-innen-Knicken des Fußes ist eine Bewegung im unteren Sprunggelenk. Überpronation (Hyperpronation) ist die unnatürlich vermehrte Pronation des Fußes (s. Kap. 27.1).

Auch eine verminderte Elastizität des Tractus iliotibialis bzw. der Muskeln kann eine Rolle spielen.

Therapie. Grundsätzlich gelten die **Prinzipien der Entzündungsbehandlung**: Zunächst einmal ist auch eine Sportpause für etwa 3–4 Wochen sinnvoll, außerdem Eiskühlung für etwa 3 x 15 min pro Tag. Eine antiphlogistische (anti-entzündliche) Therapie kann durch Einnahme entsprechender Präparate (z.B. Diclofenac, bei längerer Einnahme zusätzliche Gabe eines Magenschutzpräparats; nicht bei Magen- oder Zwölffingerdarmgeschwüren) und mit einer Salbe oder einem Gel erfolgen, wobei das Eindringen der Wirksubstanz durch eine Iontophorese (z.B. mit Voltaren Emulgel) verbessert wird (s. Kap. 3.4). Bewährt hat sich auch die Injektion eines homöopathischen Präparats (z.B. Traumeel). In manchen, sehr hartnäckigen Fällen erfolgt eine Kortisoninjektion, die oft mit einem örtlichen Betäubungsmittel kombiniert wird. Häufig wird auch eine Ultraschallbehandlung verordnet. Sinnvoll ist des Weiteren Physiotherapie, u.a. mit Detonisierung des Tractus durch manuelles Ausstreichen, außerdem Übungsbehandlung nicht nur für den Faszienspannmuskel (lat.: *Musculus tensor fasciae latae*).

Ganz wichtig ist die Beseitigung einer evtl. Fehlstatik: Dazu gehört auch die Optimierung der Schuhversorgung, evtl. Verordnung von Einlagen oder Ausgleich eines Beinlängenunterschieds.

Nur bei hartnäckigem Verlauf und Versagen der konservativen Behandlung sollte operiert werden, wobei verschiedene Methoden konkurrieren wie bspw. die Reduktion der Spannung des Tractus durch Kerbung oder z-förmige Verlängerung; entzündlich verändertes Gewebe wird entfernt.

Prävention. Vorbeugend wirken geeignetes Schuhwerk sowie Kräftigungsübungen. Manche Jogger, die immer ihre „Standardstrecke" laufen, werden beschwerdefrei, wenn sie auch in umgekehrter Richtung laufen, besonders bei unebenen Straßen- oder Wegoberflächen (z.B. Laufen am Hang).

25.6.3 Die Schleimbeutelentzündung am „Gänsefuß"

An der Innenseite des Schienbeinkopfs unterhalb des Kniegelenkspalts findet sich der „Gänsefuß" (lat.: *Pes anserinus*, s. Abb. 25.18). Es handelt sich dabei um den Zusammenschluss bzw. den Ansatzbereich der Sehnen von 3 Muskeln, und zwar des Schneidermuskels (lat.: *Musculus sartorius*), des halbsehnigen Muskels (lat.: *Musculus semitendinosus*) und des schlanken Muskels (lat.: *Musculus gracilis*). Der Pes anserinus liegt auf bzw. über dem Innenband des Kniegelenks und hat seinen deutschen Namen vom Aussehen der 3 genannten Sehnen, die sich an ihrem Knochenansatz wie die Schwimmhäute zwischen den Zehen einer Gans verbreitern. Zwischen bzw. unter den Sehnen liegt ein Schleimbeutel (lat.: *Bursa anserina*), der sich im Sinne eines chronischen Überlastungsschadens entzünden kann (**Pes-anserinus-Bursitis**), relativ häufig z.B. bei Läufern. Begünstigend wirken sich eine X-Beinstellung sowie die Hyperpronation des Rückfußes (Nach-innen-Knicken) aus. Auch chronische Beckeninstabilitäten können ursächlich eine Rolle spielen, weil sie über eine muskuläre Dysbalance (s. Kap. 5.2.3) zu einer grö-

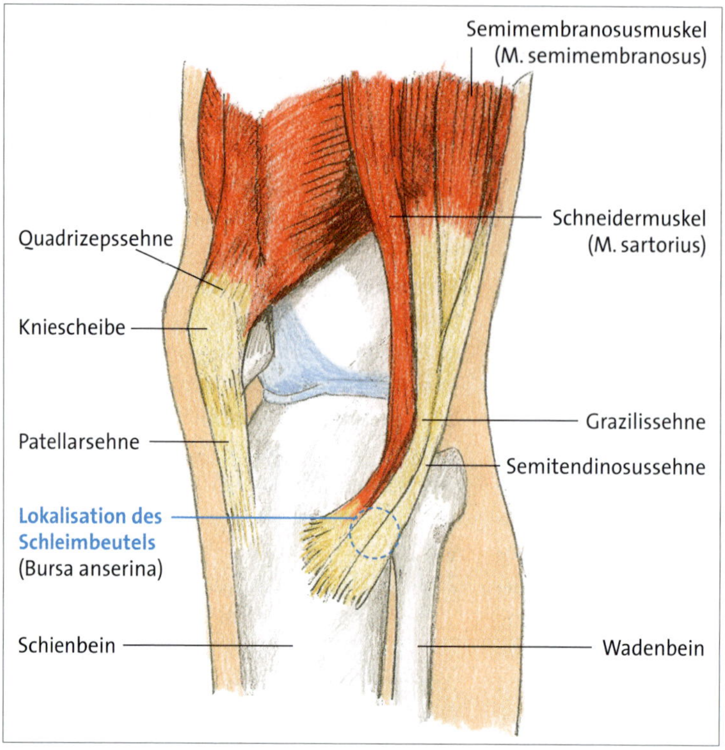

Abb. 25.18: Pes-anserinus-Bursitis. Der Schleimbeutel liegt unter den Sehnen des „Gänsefußes", die innenseitig am Schienbeinkopf ansetzen. In der Abbildung handelt es sich um ein rechtes Kniegelenk.

ßeren Belastung und Reizung des Pes anserinus führen.

Die Beschwerden können aber auch (oder zusätzlich) durch eine Sehnenansatzreizung bedingt sein (Insertionstendopathie, s. Kap. 6.4), daher auch der Begriff **„Pes-anserinus-Syndrom"**. Selten ist ein direktes Trauma die Ursache, z.B. durch einen Hockeyschläger.

Diagnose. Im Rahmen der Untersuchung besteht ein **Druckschmerz an der Innenseite des Schienbeinkopfs**, manchmal auch eine Schwellung mit Überwärmung. Die Beschwerden verstärken sich bei Kniebeugung und -streckung und bei Dehnung der zugehörigen Muskeln. Allein aufgrund einer körperlichen Untersuchung kann nicht eindeutig zwischen Sehnenansatzreizung und Schleimbeutelentzündung unterschieden werden; in der Kernspintomografie ist die Pes-anserinus-Bursitis i.d.R. deutlich sichtbar, außerdem kann damit ein Innenmeniskusschaden, der ähnliche Symptome macht, meistens ausgeschlossen werden, ebenso ein Ermüdungsbruch.

Therapie. Es gelten die Prinzipien der Entzündungsbehandlung, wie sie beim iliotibialen Scheuersyndrom dargestellt wurden (s. Kap. 25.6.2). Eine Beinachsenfehlstellung sollte durch entsprechende Schuheinlagen korrigiert werden. Eine Operation ist nur bei hartnäckigem Verlauf erforderlich.

25.6.4 Die Semimembranosus-Bursitis

Der Semimembranosus-Muskel (halbhäutiger Muskel) entspringt vom Sitzbeinhöcker des Beckens und setzt in unmittelbarer Nachbarschaft des Pes anserinus (s. Kap. 25.6.3) kniekehlennah am innenseitigen Schienbeinkopf an. Der Muskel gehört zur sog. ischiokruralen Muskulatur, die u.a. eine Kniebeugung bewirkt (wichtig bspw. für Radfahrer). Im Ansatzbereich der Sehne des Semimembranosus-Muskels befindet sich ein Schleimbeutel, der sich durch Überlastung chronisch entzünden kann.

Diagnose. Die Semimembranosus-Bursitis ist eine **relativ seltene Ursache für Knieschmerzen** beim Sportler. Bei der Untersuchung besteht ein Druckschmerz am hinteren Teil des innenseitigen Schienbeinkopfs, eine Schmerzverstärkung erfolgt bei Kniebeugung gegen Widerstand. Bei einem Innenmeniskusschaden können ähnliche Symptome bestehen. Die Schleimbeutelentzündung lässt sich in der Kernspintomografie gut darstellen.

Therapie. Therapeutisch gelten die in den vorhergehenden Abschnitten genannten Behandlungsprinzipien.

25.7 Was ist eine Baker-Zyste?

Eine Zyste ist ein flüssigkeitsgefüllter Hohlraum, der von einer Kapsel umhüllt ist. Die nach einem Londoner Chirurgen benannte Baker-Zyste befindet sich in der **Kniekehle** (**Kniekehlenzyste**, **Poplitealzyste**, s. Abb. 25.19). Sie ist die Folge einer Erkrankung oder stattgehabten Verletzung des Kniegelenks. Die **sekundäre Baker-Zyste** entsteht bspw. bei einem Meniskus- bzw. Knorpelschaden mit einem chronischen Kniegelenkerguss („Wasser im Knie"). Durch den erhöhten Druck im Gelenk resultiert eine Ausstülpung der hinteren Gelenkkapsel, die Zyste hat eine stielartige Verbindung zum Gelenk. Eine **primäre Baker-Zyste** (quasi ohne Ursache) kommt selten vor, meist bei Kindern. Gelegentlich gehen die Zysten auch von einem Schleimbeutel des Wadenmuskels (lat.: *Musculus gastrocnemius*) oder des Semimembranosus-Muskels aus.

Diagnose. Ab einem Durchmesser von etwa 2 cm ist die Zyste in der Kniekehle zu sehen und zu fühlen. Die Patienten berichten über ein Spannungsgefühl, manchmal auch über Schmerzen. Je nach Größe der Baker-Zyste ist die Kniebeugung mehr oder weniger eingeschränkt. Sehr große Zysten können (selten) eine Druckschädigung des Wadenbeinnervs mit Missempfindungen und Störung der Fußhebung bewirken oder den Blutrückfluss zum Herzen stören und eine Thrombose (Blutgefäßverschluss) verursachen. Akute starke Schmerzen können auf die letztgenannte Komplikation hinweisen, aber auch durch ein „Platzen" (Ruptur) der Zyste bedingt sein.

Im Röntgenbild ist die Baker-Zyste nicht zu sehen, es kann aber Hinweise auf die Ursache geben, z.B. eine Arthrose. Mit einer **Ultraschalluntersuchung** kann die Größe beurteilt werden, ebenso die exakte Lokalisa-

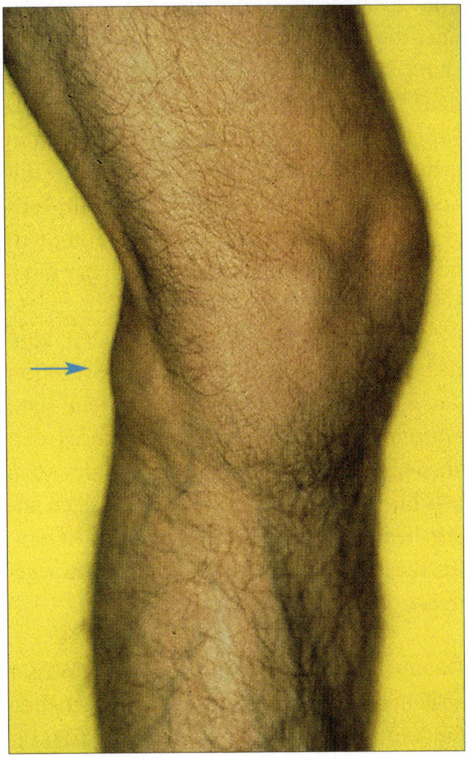

Abb. 25.19: Baker-Zyste

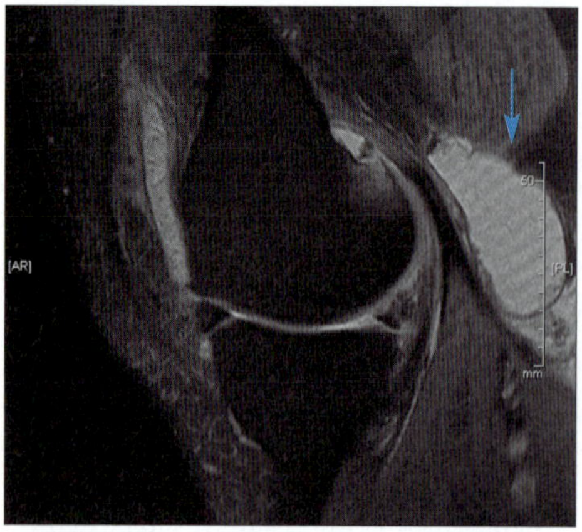

Abb. 25.20: Kernspintomografie bei einer Baker-Zyste, seitliches Schnittbild

tion der Zyste: Typischerweise liegt sie innenseitig hinten im sog. Semimembranosus-Eck zwischen dem inneren Kopf des Wadenmuskels und dem sehnigen Ansatz des Semimembranosus-Muskels (Beugemuskel des Oberschenkels). Die **Kernspintomografie** (s. Abb. 25.20) gibt einen Gesamtüberblick und zusätzliche Informationen nicht nur über die Zyste, sondern über den Gelenkzustand (z.B. Meniskusschaden? Knorpelschaden? Alte Kreuzbandverletzung?) und die Umgebung der Zyste. Mit diesem Verfahren gelingt es i.d.R. auch, eine Verwechslung mit anderen Kniekehlengeschwülsten (z.B. Fettgeschwulst, aber auch bösartige Tumoren) oder eine Aussackung (Aneurysma) der Kniekehlenschlagader zu vermeiden.

Schmerzen im Kniekehlenbereich können auch durch eine Überlastungsreaktion des Kniekehlenmuskels bedingt sein (lat.: *Musculus popliteus*), die Beschwerden werden aber entsprechend der Lokalisation des Muskels hinten außen im Kniekehlenbereich angegeben. Dieses **Popliteus-Syndrom** ist häufig die Folge einer Instabilität des Kniegelenks, die dann zu behandeln ist.

Therapie. Eine Punktion der Zyste („Wasser abziehen") kann allenfalls vorübergehende Linderung schaffen. Die **Behandlung der sekundären Baker-Zyste** hat sich nach der **Ursache** zu richten: Das Ziel ist – wenn möglich – die Beseitigung des Schadens im Kniegelenk, z.B. die arthroskopische Behandlung eines kaputten Meniskus. Gelingt es, die Ursache zu beseitigen, dann kann es zur Rückbildung der Zyste kommen. Leider ist der Gelenkschaden in vielen Fällen nicht (vollständig) zu beheben, sodass auch die Zyste bleibt. Nach einer operativen Entfernung der Zyste, die bspw. bei großer Raumforderung erforderlich wird, kommt es leider häufig zur erneuten Ausbildung, wenn das Grundleiden nicht beseitigt wird.

Primäre Baker-Zysten im Wachstumsalter werden nur **ausnahmsweise operiert**, da sie sich spontan zurückbilden können.

25.8 Sehnenverletzungen und -schäden im Kniebereich

25.8.1 Das Patellaspitzensyndrom – das „Springerknie"

Die Kniescheibe (lat.: *Patella*) hat eine dreieckige Form, wobei die Basis dieses Dreiecks zum Oberschenkel zeigt und die Spitze zum Unterschenkel. Sie ist ein Sesambein, ein Knochen, der zwischengeschaltet ist zwischen die Streckmuskulatur des Oberschenkels (Quadrizepsmuskel) und den Unterschenkel. Die Muskelkraft wird über die an der Patellabasis ansetzende Quadrizepssehne, die Kniescheibe und die von ihrer Spitze zum oberen Schienbeinanteil verlaufende Patellarsehne auf den Unterschenkel übertragen.

Das Kniescheibenspitzensyndrom ist die **häufigste Sehnenansatzreizung (Insertionstendopathie) des Kniegelenks** (s. Abb. 25.21). Die Entstehung wird, ähnlich der beim Tennisellenbogen, als Überlastungserkrankung des Kniestreckapparats am Knochen-Sehnen-Übergang der Kniescheibenspitze gesehen. Betroffen sind insbesondere – aber nicht ausschließlich – Sportler mit hoher und ruckartiger Sprungbelastung (Basketball, Volleyball, Weitsprung), daher auch die anglo-amerikanische Bezeichnung **„jumper's knee"**. Die Häufigkeit und die Höhe der Belastung, aber auch die ungewohnte Beanspruchung der Sehne bei untrainierten Anfängern (neue Sportart) spielen eine wichtige Rolle im Rahmen der Entstehung. Auch der Radsport, Joggen, Badminton oder Tennis, insbesondere auf hartem Untergrund, kommen als verursachende Sportarten in Betracht, ebenso Eisschnelllauf, Eiskunstlauf, Balletttanz, Gewichtheben, Fechten und Segeln. Individuelle Gegebenheiten sollen ebenfalls eine Rolle spielen, bspw. unterschiedliche muskuläre Voraussetzungen oder ein Kniescheibenhochstand. Bezogen auf die Altersverteilung sind eher jüngere Sportler betroffen, während bei Problemen seitens der Quadrizepssehne die Patienten meistens über 40 Jahre alt sind (s. Kap. 25.8.3).

Das Patellaspitzensyndrom ist keine Entzündung im eigentlichen Sinne. Im Ansatzbereich der Sehne an der Kniescheibenspitze kommt es zur Degeneration („Verschleiß") des Sehnengewebes bis hin zu Mikrorissen und Untergang von Sehnenzellen (Nekrose), was sich in feingeweblichen Untersuchungen, aber auch in der Kernspintomografie zeigt (s.u.).

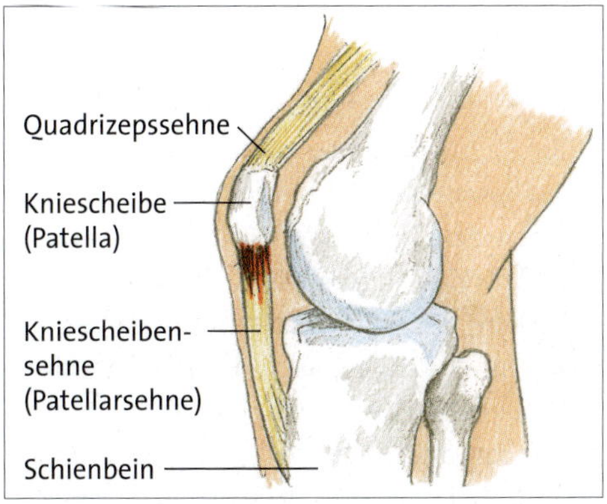

Abb. 25.21: Patellaspitzensyndrom

Diagnose

> Das Patellaspitzensyndrom („jumper's knee") ist eine der wesentlichen Ursachen für den sog. vorderen Knieschmerz.

Die Diagnose lässt sich aus der Vorgeschichte und der körperlichen Untersuchung stellen:

Betroffene Sportler berichten über belastungsabhängige **Schmerzen im Bereich der Kniescheibenspitze**, wo bei der Untersuchung meistens auch ein Druckschmerz besteht, ebenso im Bereich der manchmal geschwollenen Sehne. Anfangs bestehen die Beschwerden nur zu Belastungsbeginn und verschwinden nach einer Aufwärmphase. Später besteht ein mehr oder weniger ausgeprägter Dauerschmerz, auch im Alltag, bspw. beim Treppensteigen oder längerem Sitzen (Autofahren). Als Untersuchungstest eignet sich die Schmerzprovokation durch Anspannung oder Dehnung des Quadrizepsmuskels. Das Krankheitsbild verläuft nicht selten außerordentlich hartnäckig über viele Monate bis Jahre!

Das Röntgenbild ist i.d.R. unauffällig, selten zeigen sich Verkalkungen in der Patellarsehne. Die Ultraschalluntersuchung und v.a. die **Kernspintomografie** zeigen Veränderungen der Sehnenstruktur, ihrer Umgebung und an der Kniescheibenspitze (s.o.).

In seltenen Fällen kann eine Verdickung (Fibrose) des hinter der Patellarsehne gelegenen Hoffa-Fettkörpers ähnliche Symptome wie beim Patellaspitzensyndrom verursachen; beobachtet wird dies bspw. bei Kraftsportlern oder Buckelpisten-Freestylern.

Therapie. Nicht selten geben beschwerdearme Phasen dem Sportler, und auch dem Sportmediziner, die Hoffnung auf Besserung, doch dann kann es wieder zu Rückschlägen kommen. Die Behandlung erfolgt in der Mehrzahl der Fälle konservativ:

Oberstes Therapieprinzip ist die Einhaltung einer konsequenten Sportpause über einen mehrwöchigen Zeitraum, und zwar etwa 6–12 Wochen! Dies kann vielen Sportlern kaum vermittelt werden, sodass zumindest die Belastung deutlich reduziert und modifiziert werden muss; das bedeutet, dass Sprungtraining vermieden und vorübergehend auf eine alternative Sportart umgestiegen wird, bei der die Patellarsehne nicht ruckartig belastet wird.

Zur Behandlung werden eine **Vielzahl von Verfahren und Methoden** teils kombiniert eingesetzt: Kältetherapie (in der akuten Phase), Wärmeanwendung (im chronischen Stadium), Elektrotherapie, Ultraschallbehandlung, Krankengymnastik, manuelle Therapie, Querfriktion, Tape-Verband, Softlaserbehandlung und Stoßwellentherapie. Wichtig ist, langfristig eine Detonisierung des Quadrizepsmuskels anzustreben.

Es gibt eine Vielzahl von Bandagen (z.B. Kasseler Kniebandage); ihr Wert ist umstritten, auch, weil sie oft nicht richtig sitzen; nicht selten haben sie aber einen psychologischen Effekt und vermitteln dem Sportler ein „gutes Gefühl“.

Die lokale Therapie mit Salben oder Gelen ist weit verbreitet und kann hilfreich sein, allerdings haben die Wirkstoffe eine nur geringe Eindringtiefe. Daher wird auch die Iontophorese eingesetzt, ein Verfahren, bei dem mit niederfrequentem elektrischen Strom Medikamente durch die Haut in die Blutbahn und das Gewebe eingebracht werden können. Der Einsatz von oral einzunehmenden entzündungshemmenden Medikamenten wie z.B. Diclofenac kann hilfreich sein, obwohl es sich nicht um eine Entzündung handelt.

Häufig werden lokale Injektionen durchgeführt, z.B. mit Traumeel, einem homöopathischen Mittel, evtl. in Kombination mit einem örtlichen Betäubungsmittel (Lokalanästhetikum). Kortisoninjektionen sind sehr umstritten, werden aber im Verlauf der Behandlung nicht selten seitens der Patienten gefordert, insbesondere von Leistungs- und Berufssportlern: Das Kortison führt zwar meistens zu einer Linderung der Beschwerden, die oft nur vorübergehend ist, aber es birgt die Gefahr der Sehnenschädigung bis hin zum Riss in sich. Deshalb darf es – wenn überhaupt – nur an, aber nicht in die Sehne gespritzt werden!

Erst wenn die konservative Behandlung ausgeschöpft ist und nicht zur Beschwerdefreiheit oder zumindest deutlichen Linderung führt, sollte ein operativer Eingriff erfolgen, i.d.R. frühestens nach etwa 6 Monaten.

Hier gibt es verschiedene Techniken; diese werden teils kombiniert durchgeführt, was schon eine gewisse Therapieunsicherheit zeigt, z.B. Längsstichelung der Sehne, Entfernung von geschädigtem Sehnen- und Sehnengleitgewebe, Durchtrennung schmerzleitender Nervenfasern in der Umgebung der Sehne (sog. Denervierung), Anbohrung der Kniescheibenspitze, arthroskopische Entfernung des hinter der Patellarsehne liegenden Hoffa-Fettkörpers bzw. arthroskopische Teilentfernung der Kniescheibenspitze.

Prognose

Insgesamt ist die Prognose beim Patellaspitzensyndrom günstig. Der Sportler und sein Umfeld (Trainer, Mannschaft etc.) brauchen aber sehr viel Geduld.

Der Krankheitsverlauf ist sowohl bei konservativer als auch bei operativer Therapie, wie erwähnt, hartnäckig und langwierig, was nicht selten zum Arztwechsel veranlasst („**doctor hopping**“). Da oft verschiedene Behandlungsoptionen gewählt werden, haben die Patienten nicht selten den Eindruck, dass „ausprobiert" wird. Dies ist in gewisser Weise auch zutreffend, weil es eine Standardtherapie beim Patellaspitzensyndrom nicht gibt. Hinzu kommt, dass bei etwa 20–30% der Sportler etwa zeitgleich oder nacheinander beide Knie betroffen sind.

Prävention. Die Behandlung muss in der Frühphase beginnen, um einen chronischen Verlauf und das Vollbild des Patellaspitzensyndroms zu verhindern. Empfohlen werden gezielte Muskelkräftigung, Aufwärmen, ausgewogenes Training mit langsamer Steigerung von Intensität und Umfang, Beseitigung muskulärer Dysbalancen, geeignetes Schuhwerk, evtl. Einlagen, entlastender Tape-Verband und Bandagen. Allerdings ist auch die beste und kompetenteste Therapie sinnlos, wenn keine Sportpause eingehalten wird. Das muss der betroffene Sportler begreifen!

Morbus Sinding-Larsen-Johansson

Als Sonderform des Patellaspitzensyndroms ist die seltene **Sinding-Larsen-Johansson-Krankheit** anzusehen, die **im Wachstumsalter** auftritt. Betroffen sind vorwiegend Jungen im Alter von etwa 10–14 Jahren, wobei man annimmt, dass es sich um eine Überlastungsreaktion handelt. Im Röntgenbild sind kalkdichte, schollige Veränderungen an der Kniescheibenspitze zu erkennen, die nicht mit einem Kniescheibenbruch verwechselt werden dürfen. Die Kernspintomografie zeigt auch Veränderungen der Patellarsehne (s. Abb. 25.22). Das Krankheitsbild wird ebenso wie die **Osgood-Schlatter-Krankheit** (s. Kap. 25.8.5) zu den **aseptischen Knochennekrosen** gezählt („Knochentod" als Folge einer Durchblutungsstörung, s. Kap. 8.4). Die Behandlung ist konservativ und besteht in vorübergehender Entlastung und evtl. Ruhigstellung. Im Regelfall kommt es nach 3–12 Monaten zur Spontanheilung.

25.8.2 Der Riss der Patellarsehne

Die Kraft der vorderen Oberschenkelmuskulatur wird über die zwischengeschaltete Kniescheibe (lat.: *Patella*) mithilfe der am oberen Anteil des Schienbeins ansetzenden Kniescheibensehne auf den Unterschenkel übertragen. Der Patellarsehnenriss ist sehr selten. **Vorschäden** (Degeneration, „Verschleiß") spielen oft eine Rolle. Risikofaktoren sind die vorhergehende Kortisoninjektion wegen einer Sehnenansatzreizung sowie die Einnahme von Anabolika. Ebenfalls kann es zum Riss kommen, wenn für eine Kreuzbandersatzplastik als Transplantat Anteile der Patellarsehne verwendet wurden (s. Kap. 25.3.1).

Diagnose. Die **Schmerzen** werden v.a. an der Kniescheibenspitze angegeben. Unterhalb davon ist direkt nach dem Riss eine Delle zu tasten, die dann aber durch den entstehenden Bluterguss aufgefüllt und maskiert wird.

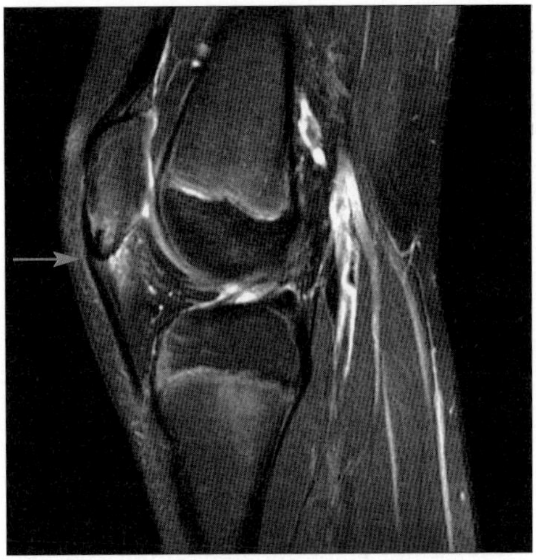

Abb. 25.22: Kernspintomografie eines 11-jährigen Jungen (Handballspieler) mit der Sinding-Larsen-Johansson-Krankheit. Das seitliche Schnittbild zeigt ein Ödem („Wassereinlagerung") in der Kniescheibenspitze und den angrenzenden Anteilen der Patellarsehne. 6 Monate später war der Junge ohne spezifische Therapie, außer einer vorübergehenden Sportpause und danach zunächst deutlicher Reduktion des Trainingsumfangs, wieder beschwerdefrei.

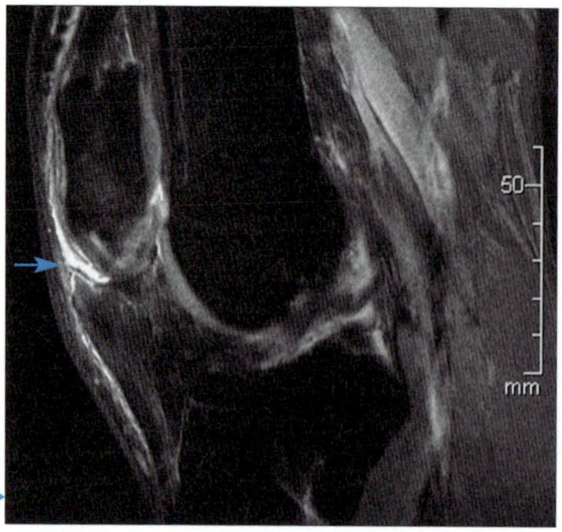

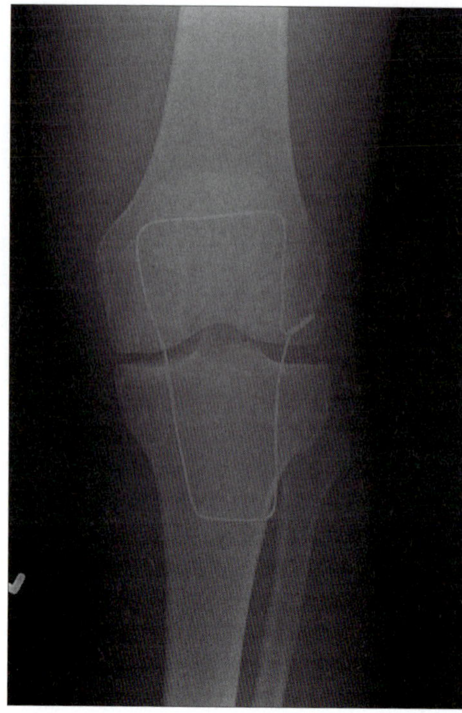

Abb. 25.23: Riss der Patellarsehne bei einem Fußballspieler. **a)** Seitliche Kernspintomografie. **b)** Röntgenbilder des Kniegelenks nach operativer Versorgung in der Ansicht von vorne. Zwischen Schienbein und Kniescheibe ist die Drahtschlinge zur Sicherung der Naht der Patellarsehne sichtbar.

Das **Kniegelenk** kann bei einem **kompletten Sehnenriss nicht mehr gestreckt** werden. Der sichere Einbeinstand ist nicht möglich. Im Röntgenbild steht die Kniescheibe höher als auf der gesunden Seite. Mit der Ultraschalluntersuchung und der Kernspintomografie kann der Patellarsehnenriss direkt dargestellt werden (s. Abb. 25.23).

Therapie. Jeder Patellarsehnenriss sollte **dringlich operiert** werden. Andernfalls führt die Verkürzung (Kontraktion) der vorderen Oberschenkelmuskulatur dazu, dass die Sehnenstümpfe noch weiter auseinanderweichen, was die Sehnennaht erschwert. Ist die gerissene Sehne sehr schwach, dann kann sie mit einer anderen Sehne verstärkt werden, bspw. mit der Semitendinosussehne vom Oberschenkel. Die rekonstruierte Patellarsehne wird durch eine Drahtschlinge, die durch die Schienbeinrauigkeit (Sehnenansatz) und die Kniescheibe gebohrt wird, gesichert (s. Abb. 25.23b). In der Nachbehandlung wird zunächst nur die Teilbelastung des Beines mit Einschränkung der Kniebeugung unter dem Schutz einer Orthese (Knieführungsschiene) gestattet. Die Drahtschlinge wird nach etwa 6–8 Wochen entfernt; die Metallentfernung ist nicht nötig, wenn anstelle des Drahtes eine PDS-Kordel verwendet wird, die vom Körper abgebaut wird, aber nicht so stabil wie der Draht ist.

Prognose. Die Rehabilitation nach einem Riss der Patellarsehne ist langwierig und dauert je nach Alter des Sportlers und ausgeübter Sportart auch mit gezielter und intensiver Physiotherapie mindestens 9–12 Monate.

25.8.3 Die Insertionstendopathie der Quadrizepssehne

Der Oberschenkelstreckmuskel (Quadrizepsmuskel, lat.: *Musculus quadriceps*; der vierköpfige Muskel, besteht aus 4 Anteilen) an der Vorderseite des Oberschenkels setzt mit seiner Sehne am Oberrand der Kniescheibe an. Die Ursachen und die Veränderungen der Sehnenansatzreizung sowie die Behandlungsmaßnahmen entsprechen im Wesentlichen denen beim häufigeren Patellaspitzensyndrom (s. Kap. 25.8.1), wobei die betroffenen Sportler meistens über 40 Jahre alt sind. An erster Stelle der Therapie steht die Verminderung bzw. Modifikation der sportlichen Aktivität, erst am Ende der Behandlungsskala steht die Operation. Wichtig ist der Hinweis auf den hartnäckigen Verlauf, dabei kann schnell bis zu ein Jahr vergehen!

25.8.4 Der Riss der Quadrizepssehne

Der Oberschenkelstreckmuskel (Quadrizepsmuskel) setzt mit seiner Sehne am Oberrand der Kniescheibe an. Zum insgesamt eher seltenen Riss dieser Sehne kommt es bei einer maximalen Muskelanspannung gegen Widerstand, bspw. beim Versuch, einen Sturz mit leicht gebeugtem Knie abzufangen. Die betroffenen Sportler sind oft über 40 Jahre alt, sodass **Vorschäden** (Degeneration, „Verschleiß") meistens eine Rolle spielen. Ein Risikofaktor ist die vorhergehende Kortisoninjektion wegen einer Sehnenansatzreizung.

Diagnose. Die Schmerzen sind v.a. am Oberrand der Kniescheibe lokalisiert. Dort ist direkt nach dem Riss eine Delle zu tasten, die dann aber durch den entstehenden Bluterguss aufgefüllt und maskiert wird. Das **Kniegelenk** kann bei einem **kompletten Sehnenriss nicht mehr gestreckt** werden, der sichere Einbeinstand ist nicht möglich.

Aber Achtung: Neben der Kniescheibe finden sich innen und außen die sog. Retinakula, die auch als „Reservestreckapparat" des Kniegelenks bezeichnet werden. Wenn dieser Reservestreckapparat noch teilweise oder vollständig erhalten ist, so ist eine Kniestreckung noch möglich – allerdings weniger kraftvoll, die Diagnosestellung ist dann aber schwieriger. Im Röntgenbild steht die Kniescheibe tiefer als auf der gesunden Seite. In der Ultraschalluntersuchung und mit der Kernspintomografie kann der Quadrizepssehnenriss direkt dargestellt werden.

Therapie. Jeder **komplette Quadrizepssehnenriss** sollte frühzeitig **operiert** werden, damit die Muskulatur sich nicht verkürzen kann. Die seitlichen Retinakula werden ebenfalls genäht. In der Nachbehandlung wird zunächst nur eine Teilbelastung des Beines mit Einschränkung der Kniebeugung unter dem Schutz einer Orthese (Knieführungsschiene) gestattet.

Prognose. Die Rehabilitation nach einem Riss der Quadrizepssehne ist langwierig und dauert je nach Alter des Sportlers und ausgeübter Sportart auch mit gezielter und intensiver Physiotherapie mindestens 9–12 Monate.

25.8.5 Morbus Osgood-Schlatter

Die Osgood-Schlatter-Krankheit tritt im **Wachstumsalter** auf und ist ein schmerzhafter **Reizzustand im Ansatzbereich der Patellarsehne am vorderen Oberrand des Schienbeins** (lat.: *Tuberositas tibiae*, s. Abb. 25.24). Diese Wachstumsstörung wird ebenso wie die Sinding-Larsen-Johansson-Krankheit zu den **aseptischen Knochennekrosen** gezählt, d.h. zu den nicht infektionsbedingten Knochenveränderungen, die zu einem Untergang (Nekrose, Gewebstod) des Knochens führen können. Ursachen sollen Überlastung oder wiederholte sportbedingte Mikroverletzungen sein. Jungen sind häufiger als Mädchen betroffen, bspw. bei Sportarten wie Fußball, Eiskunstlauf oder Sprungdisziplinen. Im anglo-amerikanischen Schrifttum findet sich auch der Begriff „Rugby-Knie".

Diagnose. Betroffen ist meistens die Altersgruppe von 10–16 Jahren, i.d.R. Jungen. Sie klagen über Belastungsschmerzen z.B. bei

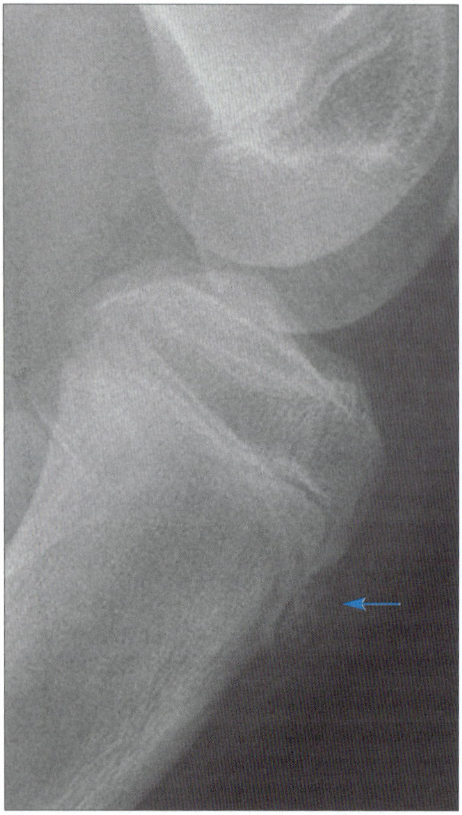

Abb. 25.24: Röntgenbild einer Osgood-Schlatter-Krankheit bei einem jugendlichen Fußballer

oder nach sportlicher Aktivität oder Treppensteigen, aber auch über Ruheschmerzen im Ansatzbereich der Patellarsehne. Dieser Knochenvorsprung, die Apophyse, die bei den jüngeren Patienten der Altersgruppe noch aus Knorpel besteht, ist druckschmerzhaft, manchmal gerötet und tritt meist deutlich hervor. Im Röntgenbild kann man eine Zerklüftung, Anhebung und teilweisen Ausriss des Knochenkerns an der Schienbeinrauigkeit erkennen, manchmal eine Fragmentation (Zerstückelung), sogar mit Auslösung von freien Knochenpartikeln durch Osteonekrose (s.o.). Hilfreich ist eine Vergleichsaufnahme mit der gesunden Gegenseite, die aber in etwa 25% der Fälle ebenfalls erkranken kann. Die Veränderungen sind im Übrigen auch in der Kernspintomografie erkennbar.

Therapie

Im Vordergrund der Behandlung einer Osgood-Schlatter-Krankheit steht die Sportpause für mehrere Monate einschließlich der Befreiung vom Schulsport!

Manchmal reicht dies bereits aus, in fortgeschrittenen Fällen ist die Entlastung an 2 Unterarmgehstützen oder die vorübergehende Ruhigstellung mit einer Schiene, Gips- oder Kunststoffhülse für 3–4 Wochen erforderlich. Operative Maßnahmen sind selten erforderlich und werden durchgeführt, wenn die Erkrankung zum Stillstand gekommen ist, z.B. die Entfernung freier Fragmente.

Prognose. Die Heilungsrate ist hoch. **Komplikationen sind die Ausnahme**, z.B. ein Ausriss der Patellarsehne oder ein krankhaft nach hinten durchgebogenes Kniegelenk (Genu recurvatum) durch vorzeitigen Verschluss der angrenzenden Wachstumsfuge des Schienbeins.

25.9 Das femoropatellare Schmerzsyndrom – was steckt dahinter?

Die wesentlichen Komponenten des Kniegelenkstreckapparats sind die Kniescheibe (lat.: *Patella*), der Oberschenkelstreckmuskel (lat.: *Musculus quadriceps*) und seine Sehne sowie die Kniescheibensehne (Patellarsehne, lat.: *Ligamentum patellae*). Die auf dem Oberschenkel (lat.: *Femur*) gleitende Kniescheibe ist das größte Sesambein des Menschen – das ist ein Knochen, der in eine Sehne eingelassen ist, konkret in die Quadrizepssehne und in die Patellarsehne, welche die Kniescheibe vorne am Schienbein verankert. Dieser Kniegelenkstreckapparat hat sowohl dynamische als auch statische Aufgaben. Die Kontraktion des Quadrizepsmuskels und die damit verbundene Aktivierung des Streckapparats sind für die Stabilität und Standfestigkeit von wesentlicher Bedeutung und verhindern, gemeinsam mit der rückseitigen Beinmuskulatur, das Einknicken im Kniegelenk.

Das Gelenk zwischen Kniescheibe und Oberschenkel, das Femoropatellargelenk, wird beim Sport sehr stark beansprucht, z.B. bei der Landung nach einem Sprung, beim Aufrichten aus der Kniebeuge, beim Rudern oder Segeln. Mit zunehmender Beugung steigt der Druck hinter der Kniescheibe, die Anpresskraft beim Aufrichten aus der Kniebeuge wird mit etwa 10000 Newton angegeben. Dementsprechend sind Probleme in diesem Bereich bei Sportlern keine Seltenheit und werden unter dem Begriff des femoropatellaren Schmerzsyndroms („Kniescheibenschmerz") zusammengefasst.

Das **femoropatellare Schmerzsyndrom** ist nicht allgemeingültig zu definieren und nur die Beschreibung eines Zustandes, aber keine Diagnose! Manchmal spricht man auch – ebenso unpräzise – vom **vorderen Knieschmerz** oder **idiopathischen Knieschmerzsyndrom**. Die Ursachen der Beschwerden können vielfältig sein, nicht selten lässt sich keine konkrete Ursache für die Schmerzen objektivieren! Früher wurde bei derartigen Problemen, speziell bei jungen Menschen, automatisch die Diagnose „Chondropathia patellae" gestellt (s.u.).

Mögliche Ursachen eines femoropatellaren Schmerzsyndroms sind verschiedene Krankheitsbilder, die teils in den vorhergehenden Abschnitten bereits angesprochen wurden und manchmal auch kombiniert vorkommen:

- Muskuläre Dysbalancen, also ein Ungleichgewicht verschiedener Muskelgruppen (s. Kap. 5.2.3), bspw. zwischen dem geraden Oberschenkelmuskels (lat.: *Musculus rectus femoris*), der ein Teil des Quadrizepsmuskels ist, und der rückseitigen Oberschenkelmuskulatur
- Schlechte Zentrierung und Verkippung der Kniescheibe (sog. Lateralisation der Kniescheibe) in der Führungsrinne mit vermehrter Belastung auf der Außenseite des Oberschenkels (Hyperkompression), begünstigt durch angeborene Formveränderungen der Kniescheibe: Dies wird auch als retropatellares Schmerzsyndrom oder laterales Hyperkompressionssyndrom bezeichnet. Die Problematik wird durch muskuläre Dysbalancen verstärkt, ebenso bei einem Hoch- oder Tiefstand der Kniescheibe. Im Extremfall resultiert die Kniescheibenverrenkung (s. Kap. 25.10)
- Knorpelschädigung hinter der Kniescheibe (Chondropathia patellae oder Chondromalacia patellae) bis hin zur Arthrose (Femoropatellararthrose), letztere i.d.R. erst bei älteren Sportlern
- Einklemmungserscheinungen durch eine Plica, eine Gelenkinnenhautfalte (Plica-Syndrom, s. Kap. 25.5)
- Sehnenansatzreizung der Quadrizepssehne am Oberrand der Kniescheibe (s. Kap. 25.8.3)
- Sehnenansatzreizung der Patellarsehne (Patellaspitzensyndrom, s. Kap. 25.8.1)
- Knochennekrose am unteren Patellapol (Morbus Sinding-Larsen-Johansson) als Sonderform des Patellaspitzensyndroms (s. Kap. 25.8.1)
- Sehnenansatzreizung im Bereich der sog. Retinakula, der „Aufhängung" der Kniescheibe an der Innen- oder Außenseite
- Reizzustand des hinter der Patellarsehne liegenden Hoffa-Fettkörpers
- Erworbene Formveränderung der Kniescheibe nach einem Kniescheibenbruch (s. Kap. 25.12.1)
- Schleimbeutelentzündung vor der Kniescheibe (Bursitis präpatellaris) oder unterhalb der Kniescheibenspitze (Bursitis infrapatellaris, s. Kap. 25.6.1)
- Überlastungsbedingte Arthritis („Reizzustand")

- Funktionelle Fehlstellungen im Bereich der Wirbelsäule

> ! Achtung: Einige Sportmediziner begrenzen die Definition des femoropatellaren Schmerzsyndroms auf die Chondropathia patellae, also Knorpelveränderungen hinter der Kniescheibe. Außerdem wird in der sportmedizinischen Literatur oft auch – mit Blick auf die „verursachenden" Sportarten – vom **„biker's knee"**, **„runner's knee"**, **„jogger's knee"** oder **„long distance knee"** gesprochen. Zumindest mit dem Begriff „runner's knee" ist aber eigentlich das iliotibiale Friktionssyndrom gemeint, ein Reibephänomen an der Außenseite des Oberschenkels im Kniebereich durch eine Bindegewebsplatte, den Tractus iliotibialis (s. Kap. 25.6.2).
> Festzuhalten ist auf alle Fälle, dass man ein primäres femoropatellares Schmerzsyndrom vom sekundären unterscheiden kann. Beim erstgenannten sind funktionelle Störungen abzugrenzen, beim zweiten gibt es zahlreiche sekundäre Ursachen, z.B. Knorpelschäden im Femoropatellargelenk, ein Plica-Syndrom (s. Kap. 25.5) oder Verwachsungen.

Diagnose. Beim „typischen" femoropatellaren Schmerzsyndrom sind meist, aber nicht ausschließlich, junge Patienten weiblichen Geschlechts betroffen. Sie klagen über Schmerzen im vorderen Kniebereich, z.B. beim Lauf, beim Sprung, beim (Ballett-)Tanz oder in der Kniebeuge, oft verstärkt nach größerer Belastung. Die Beschwerden werden im oberen Bereich der Kniescheibe, hinter oder vor der Kniescheibe, im unteren Bereich an der Kniescheibenspitze oder im Randbereich innen oder außen angegeben, nicht selten beidseits. Nach längerem Sitzen oder beim Treppensteigen, besonders beim Treppenabwärtsgehen, können sich die Schmerzen verstärken. Sie treten auch bei oder nach längerer Kniebeugung auf, z.B. nach einem Kinobesuch (engl.: *movie goer sign*) oder nachts beim Schlafen mit gebeugtem Knie.

Zur Diagnostik gehören eine **sorgfältige Erhebung der Vorgeschichte** (Sportart, Trainings- und Wettkampfbelastung) und die **körperliche Untersuchung**. Bei dieser werden u.a. auch das Gangbild, die Beinachse (z.B. X-Bein, Fußstellung), das Muskelrelief (z.B. Muskelminderung in Anteilen des Quadrizepsmuskels) und die Muskelfunktion sowie das Gleitverhalten der Kniescheibe bei Beugung und Streckung (Reibegeräusche?) beurteilt. Die verstärkte Außenstellung beider Kniescheiben (Lateralisation) imponiert beim Blick von vorne wie die Augen einer Heuschrecke (engl.: *grasshopper's eyes*). Das sog. Zohlen-Zeichen darf nicht überbewertet werden: Dabei handelt es sich um einen Kompressionsschmerz der Kniescheibe im Gleitlager bei Anspannung des Quadrizepsmuskels und passiv fixierter Kniescheibe, wobei die Hände des Untersuchers den Oberschenkel umfassen und die Daumen die Kniescheibe fixieren. Diese Untersuchungstechnik wird auch von vielen „Kniegesunden" als unangenehm empfunden.

Die weiterführende Diagnostik besteht aus der **Röntgenuntersuchung**, wobei auch sog. Tangentialaufnahmen der Kniescheibe in verschiedenen Beugewinkeln des Kniegelenks angefertigt werden. Meistens wird auch eine **Kernspintomografie** veranlasst.

> Gelegentlich ergeben sich aus Röntgenbild und Kernspintomografie Befunde, die mit der Schmerzursache jedoch nicht in Einklang zu bringen sind; deshalb sind die Befragung und die körperliche Untersuchung oft viel wichtiger als diese apparative Diagnostik. Dies trifft insbesondere zu beim femoropatellaren Schmerzsyndrom von Jugendlichen, insbesondere bei Mädchen.

Eine Arthroskopie bzw. Operation kommt nur in Betracht, wenn damit auch therapeutische Maßnahmen verbunden sind.

> ! Achtung: Die sog. **überlastungsbedingte Arthritis** ist eine relativ seltene Ausschlussdiagnose. Gemeint ist damit ein Reizzustand des Kniegelenks bei intakten Kniestrukturen, der nach einer starken Belastung, z.B. einem Marathon, auftreten kann. Damit verbunden sind eine Knieschwellung mit schmerzhafter Bewegungseinschränkung und Störung des Gangbildes. Wichtig ist, dass ärztlicherseits andere Krankheitsursachen ausgeschlossen werden, bspw. ein Meniskus- oder Knorpelschaden oder auch eine Infektion.

Therapie. Die Behandlung des femoropatellaren Schmerzsyndroms richtet sich nach der **Ursache**. Wie so oft gibt es kein unter Sportmedizinern allgemein anerkanntes Konzept! Bzgl. der Therapie der Sehnenansatzreizungen, des Plica-Syndroms, der Schleimbeutelentzündung sowie der Knorpelschäden wird auf die entsprechenden Kapitel verwiesen.

> Insgesamt lässt sich feststellen, dass konservative Maßnahmen bei über 80% der betroffenen Sportler mit einem femoropatellaren Schmerzsyndrom zur Beschwerdefreiheit führen, wobei allerdings oftmals eine Behandlungsdauer von mehreren Monaten zu veranschlagen ist. Auf keinen Fall sollte voreilig operiert werden, insbesondere nicht bei Kindern und Jugendlichen.

Zum Konzept gehören u.a.:

- Ausreichend langes Meiden jeglicher den Schmerz provozierender Belastung, auch Vermeiden von langem Sitzen in Kniebeugung oder Hockstellung
- Physiotherapie zur Wiederherstellung der muskulären Balance wie Muskelaufbautraining (v.a. auch des inneren Vastusmuskels – lat.: *Musculus vastus medialis* – der Quadrizepsmuskulatur); berücksichtigt werden muss dabei auch der Tractus iliotibialis (eine flächigen Bindegewebsverstärkung, die entlang der Außenseite des Oberschenkels verläuft, s. Kap. 25.6.2) sowie die rückseitige Ober- und Unterschenkelmuskulatur. Auch eine Verbesserung der muskulären Stabilisationsfähigkeit des Beckens und der Wirbelsäule wird angestrebt. Insgesamt will die Physiotherapie eine Balancierung des Zugs auf die Kniescheibe erreichen im Sinne einer Umlenkung der auf das femoropatellare Gleitlager einwirkenden Kräfte. Das Krafttraining sollte propriozeptiv-funktionell orientiert sein, u.a. auch mit Übungen auf Wackelbrett, Kreisel sowie Trampolin.
- Häufig werden auch Dehnübungen empfohlen, ihr Stellenwert ist aber umstritten s. (Kap. 5.3).
- Vorsichtige Rehabilitation mit allmählichem Belastungsaufbau
- Verschiedene Maßnahmen der physikalischen Therapie wie Ultraschall, Iontophorese, Elektrotherapie, Eis, Wärme (z.B. Fango-Packungen)
- Unterstützend werden oft Medikamente verordnet, bspw. in Form von Salbenverbänden (z.B. Voltaren Emulgel) oder zur Einnahme (z.B. Diclofenac). Zu „Knorpelaufbaupräparaten“, die nicht als Standard angesehen werden können, wurde bereits Stellung genommen (s. Kap. 8.5). Kortisonspritzen sollten nicht routinemäßig eingesetzt werden, da es zum Sehnenriss kommen kann. In manchen Fällen sind lokale Injektionen mit einem homöopathischen Mittel hilfreich (z.B. Traumeel), evtl. in Kombination mit einem örtlichen Betäubungsmittel (Lokalanästhetikum).
- Verordnung von Einlagen und Änderung des Schuhwerks

- Tape-Verbände – nicht nur klassisches Tape, sondern auch Kinesiotape (s. Kap. 3.3.2) – und Bandagen (z.B. Kasseler Bandage) können hilfreich sein, müssen aber richtig sitzen.

> Operative Maßnahmen sind i.d.R. erst nach konsequenter und ausreichend lange durchgeführter konservativer Therapie gerechtfertigt, also erst nach mehreren Monaten.

Im Rahmen einer Arthroskopie wird ein befundangepasstes Vorgehen gewählt. Relativ häufig wird die **Spaltung der äußeren Kniescheibenhaltebänder** (laterale Retinakulumspaltung, „lateral release“) durchgeführt: Dies kann bei vermehrter Lateralisation der Kniescheibe (s.o.) Erleichterung bringen. Das Verfahren ist aber nicht unumstritten und keinesfalls ein „Allheilmittel“ beim femoropatellaren Schmerzsyndrom. Der Erfolg dieser Maßnahme lässt sich bei einem lateralen Hyperpressionssyndrom evtl. im Voraus mit dem sog. McConnell-Tape abschätzen: Durch ein Tapen der Kniescheibe soll der äußere Anteil des Femoropatellargelenks entlastet werden; beschreibt die Sportlerin oder der Sportler eine Linderung, kann dies auch von einer Spaltung der lateralen Kniescheibenhaltebänder erwartet werden.

Eine andere operative Maßnahme ist das Anbohren der Kniescheibe unter der Vorstellung, auf diese Weise den erhöhten Druck in diesem Knochen – als mögliche Schmerzursache – zu beseitigen. Selten wird heute die Versetzung bzw. Vorverlagerung des knöchernen Ansatzbereichs der Kniescheibe am Schienbein durchgeführt.

Weitere Ursachen für den Knieschmerz beim Sport

Im Folgenden soll noch auf einige eher seltene Schmerzsyndrome bei Sportlern hingewiesen werden.

Nerven als Ursache von Knieschmerzen

Für die Sensibilität der Haut auf der Innenseite und unterhalb des Knies ist ein in diesem Bereich verlaufender **Nervenast des Oberschenkelnervs** verantwortlich (lat.: *Ramus infrapatellaris nervi sapheni*). Eine Irritation dieses Nervs kann durch eine funktionelle Einengung entstehen, aber auch nach einer Operation (z.B. Hautschnitt bei einer Arthroskopie). Die betroffenen Sportler klagen über Schmerzen auf der Innenseite des Knies.

Bei Schmerzen an der Außenseite des Kniegelenks kann, wenn auch selten, eine **Einengung des Wadenbeinnervs** (lat.: *Nervus peroneus*) die Ursache sein (s. Abb. 26.9).

Diagnose. Bei der Untersuchung findet sich ein relativ lokalisierter Schmerz, sofern eine Operation erfolgt ist, im Narbenbereich. Als diagnostischer Test ist die Injektion eines örtlichen Betäubungsmittels geeignet, die den Schmerz verschwinden lässt (sog. Testausschaltung).

Therapie. Die Behandlung ist operativ mit befundangepasstem Vorgehen, wobei bspw. eine Einengung des Nervs zu beseitigen ist.

Blutgefäße als Ursache von Knieschmerzen

Knieschmerzen bei Sportlern können auch als Folge von Durchblutungsstörungen entstehen. Dabei muss es sich nicht unbedingt immer um die „Arterienverkalkung“ handeln, die i.d.R. ältere Menschen etwa ab dem 6. Lebensjahrzehnt betrifft.

Insbesondere bei jüngeren Sportlern kann bspw. eine Einengung der Oberschenkelschlagader (lat.: *Arteria femoralis superficialis*) in ihrem Verlauf zwischen den Muskeln auf der Innenseite des Oberschenkels (Adduktorenkanal) die Ursache von Schmerzen auf der Innenseite des Kniegelenks sein. Die Beschwerden können die Folge einer anatomischen Variante oder einer hohen muskulären Belastung sein, sie treten dementsprechend vorwiegend unter Belastung auf. Dieses sog. **Entrapment der Oberschenkelarterie** (Falle, engl.: *trap*) bedarf der Abklärung durch einen Gefäßspezialisten, die Behandlung erfolgt operativ.

25.10 Die Kniescheibenverrenkung – oft nicht nur einmal

Die Kniescheibe (lat.: *Patella*, s. Abb. 25.2a) ist das größte Sesambein des Menschen, also ein Knochen, der in einen Muskel bzw. eine Sehne eingelassen ist, konkret in die des Oberschenkelstreckmuskels (Quadrizepsmuskel, lat.: *Musculus quadriceps*, der vierköpfige Muskel; besteht aus 4 Anteilen) und die Patellarsehne. Diese wiederum ist an einem Knochenvorsprung am Schienbein verankert, der gut tastbaren Schienbeinrauigkeit. Neben der Kniescheibe finden sich innen und außen die sog. Retinakula, die auch als Reservestreckapparat des Kniegelenks bezeichnet werden. Die Kniescheibe verbessert den Hebelarm der Quadrizepsmuskulatur, ist an ihrer Rückfläche mit Knorpel überzogen und gleitet im vorderen Anteil des Kniegelenks wie in einer Führungsnut bei jeder Beugung und Streckung nach unten bzw. nach oben. Auf diese Weise sichert sie die Beuge- und Streckbewegungen im Kniegelenk. Darüber hinaus übernimmt die Kniescheibe eine Bremsfunktion, die bei Sportarten mit raschen Richtungswechseln wie bspw. Fußball, Basketball oder Handball von entscheidender Bedeutung ist.

Die **Verrenkung der Kniescheibe** (**Patellaluxation**, s. Abb. 25.25) beim Sport ist oft nicht auf einen echten Unfall zurückzuführen. Meistens spielen **anlagebedingte Faktoren** eine Rolle. Zu diesen sog. luxationsfördernden Formabweichungen gehören bspw. die Formveränderung (Dysplasie) der Kniescheibe oder ihrer Gleitbahn am Oberschenkel, das X-Bein mit verstärkter Zugrichtung des Quadrizepsmuskels nach außen und angeborene Schwächen des Kapsel-Band-Apparats. Meistens sind Mädchen oder junge Frauen vor dem 20. Lebensjahr betroffen, und die Luxation tritt habituell (gewohnheitsmäßig, oft) auf. Bei der habituellen Patellaluxation bestehen die verrenkungsbegünstigenden Faktoren oft an beiden Kniegelenken; dann berichten die Betroffenen, dass „mal die eine, mal die andere Kniescheibe herausspringt“. Die Patienten knicken bei einer Drehbewegung plötzlich weg und stürzen. Nur selten handelt es dabei um einen Unfall im eigentlichen Sinne, eine traumatische Patellaluxation kann aber bspw. bei Kontaktsportarten wie Fußball durch Gewalteinwirkung auf die Kniescheibe von der Innenseite entstehen.

Diagnose. Die habituelle Luxation wird im Gegensatz zur Erstluxation oft nicht als schmerzhaft empfunden. Typischerweise **verrenkt die Kniescheibe nach außen** und

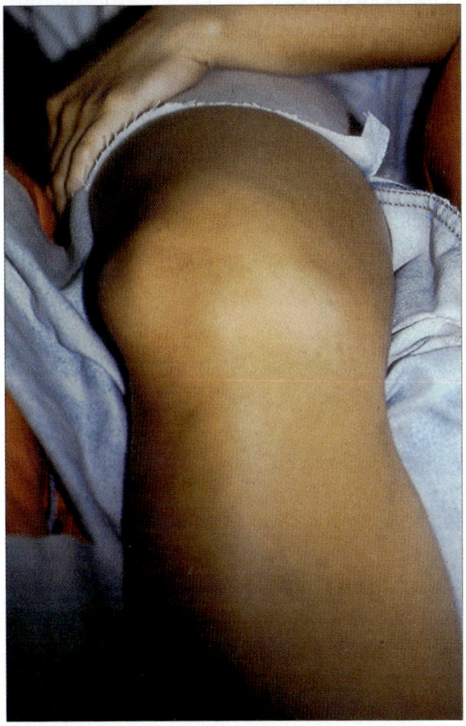

Abb. 25.25: Verrenkung der rechten Kniescheibe nach außen bei einer jugendlichen Tanzsportlerin

verhakt dort. Das Kniegelenk sieht deformiert aus. Es besteht eine Beugeschonhaltung. Sehr oft renkt die Kniescheibe „von selbst“ wieder ein, und die Betroffenen haben im Rahmen der ärztlichen Untersuchung ein geschwollenes Knie, bedingt durch einen Gelenkerguss. Die Kniescheibe ist abnorm verschiebbar. Es gibt verschiedene Tests, die den Verdacht auf eine stattgehabte Kniescheibenverrenkung lenken, z.B. den Apprehension-Test: Der Arzt schiebt die Kniescheibe nach außen, der Patient macht eine Abwehrbewegung, weil er Angst hat, dass es zu einer erneuten Ausrenkung kommt.

Die **Röntgenuntersuchung** ist obligat: Ist die Kniescheibe noch ausgerenkt, so ist dies selbstverständlich im Röntgenbild sichtbar. Falls sie spontan oder ärztlicherseits wieder eingerenkt ist, lässt sich auf diese Weise die Position der Kniescheibe überprüfen, dies insbesondere auch auf Tangentialaufnahmen (Patella-Defilée), die in Kniebeugung aufgenommen werden. Damit ist auch die Form der Kniescheibe zu beurteilen, ferner ihre nicht optimale Zentrierung in ihrem Gleitlager am Oberschenkel. Die Röntgenuntersuchung kann auch knöcherne Absprengungen von der Kniescheibe oder der Außenkante des Oberschenkelknochens aufdecken. Besser ist dafür aber die Kernspintomografie, mit der die Begleitverletzungen sicherer zu diagnostizieren sind, z.B. Knorpelschäden oder der Einriss der Haltebänder der Kniescheibe auf der Innenseite.

> Bei jeder (vermuteten) Kniescheibenverrenkung, sei sie akut oder chronisch, muss ein Riss des vorderen Kreuzbands ausgeschlossen werden!

Therapie

> Es gibt kaum ein Problem in der Sportmedizin, dass so kontrovers diskutiert wird, wie die Patellaluxation. Eine Standardempfehlung zur Behandlung gibt es leider nicht! Einigkeit besteht eigentlich nur darüber, dass die ausgerenkte Kniescheibe möglichst frühzeitig wieder eingerenkt werden muss (Reposition) und weitere Luxationen zu verhindern sind.

Die **Reposition** muss schonend von einem erfahrenen Therapeuten durchgeführt werden. Oft reicht das Strecken des Beines, dadurch wird die Kniescheibe wieder frei. Bei einem massiven Kniegelenkerguss kann eine Punktion des Kniegelenks die Schmerzsymptomatik lindern, meistens handelt es sich um Blut (ca. 50–100 ml, manchmal auch mehr) aus den Blutgefäßen der zerrissenen Haltebänder der Kniescheibe. Enthält der Bluterguss allerdings auch „Fettaugen“, dann besteht der Verdacht auf eine knöcherne Begleitfraktur (das Fett stammt dann aus dem eröffneten Knochenmark).

Es gibt eindeutige **Operationsindikationen**: Bei Knorpel-Knochen-Absprengungen („Flakes“) muss operiert werden, da sie als sog. freie Gelenkkörper („Gelenkmaus“) einklemmen und das Knie weiter schädigen können bis hin zur Arthrose. Die Flakes werden möglichst frühzeitig operativ refixiert – bspw. mit Stiften, die vom Körper im Laufe der Zeit abgebaut werden – oder bei zu starker Schädigung bzw. wenn sie zu klein sind, entfernt. Im Rahmen der operativen Behandlung spielt die Arthroskopie (Gelenkspiegelung) eine wichtige Rolle, weil mit ihrer Hilfe nicht nur eine exakte Diagnostik möglich ist, sondern auch eine Behandlung, z.B. die Ausspülung des blutigen Ergusses sowie die Naht und Raffung des gerissenen inneren Halteapparats. Dies soll die Gefahr einer erneuten Ausrenkung verringern. Daher wird gerade bei Sportlern die Arthroskopie auch in Erwägung gezogen bei einer Erstluxation der Kniescheibe, bei der keine knöcherne oder knorpelige Absprengung besteht, sodass grundsätzlich eine konservative Behandlung möglich ist.

Es gibt über 100 (!) weitere konventionelle oder arthroskopische Operationsmethoden, deren Bedeutung aber unter Sportmedizinern sehr unterschiedlich beurteilt wird, z.B. Maßnahmen am Halteapparat wie die Spaltung der äußeren Kniescheibenhaltebänder (laterale Retinakulumspaltung, „lateral release“, s. Kap. 25.9), die Rekonstruktion des inneren Kniescheibenoberschenkelbands (lat.: *Ligamentum patellofemorale mediale*) mit einem Sehnentransplantat, Muskelumsetzungen oder knöcherne Korrekturen.

Sowohl bei operativer als auch bei konservativer Therapie wird oft eine Patellaführungsschiene (Orthese) bzw. -bandage verordnet, außerdem spielt die physikalische Therapie eine entscheidende Rolle. Dabei soll u.a. gezielte Krankengymnastik bestehende muskuläre Defizite und Dysbalancen des Quadrizepsmuskels ausgleichen und seinen inneren Anteil (lat.: *Musculus vastus medialis*) stärken, damit dieser die Kniescheibe in ihrer Oberschenkelführungsrinne besser zentrieren kann.

Prognose. Der Zeitpunkt der Wiederaufnahme der ursprünglich ausgeübten Sportart richtet sich nach der Art der durchgeführten Behandlung und natürlich auch danach, ob es sich um einen Risikosport wie bspw. kampfbetonte Disziplinen handelt.

Leider besteht grundsätzlich, sowohl mit als auch ohne Operation, die Möglichkeit von erneuten Kniescheibenverrenkungen, die wiederum zu vorzeitigen schmerzhaften Knorpelschäden an der Kniescheibenrückfläche führen können.

Zur Vorbeugung dienen der Schutz durch einen Tape-Verband, eine Orthese oder Bandage. Wichtiger aber sind ein ständiges und gezieltes Muskeltraining (Eigeninitiative!) und Koordinationsschulung. Auf diese Weise soll aktiv verhindert werden, dass die Kniescheibe zu weit außen (lateral) gleitet. Mit anderen Worten: Das Ziel ist die weitgehende Beseitigung der sog. Patellalateralisation, weil diese das Risiko der erneuten Ausrenkung der Kniescheibe nach außen bedeutet.

25.11 Die Knieluxation – ein akuter Notfall mit der Gefahr der Unterschenkelamputation

Die Kniegelenkverrenkung (Knieluxation, s. Abb. 25.26) ist eine seltene Verletzung, ein **absoluter Notfall** mit höchster Gefahr für das Bein! Dabei geht der normale Gelenkkontakt zwischen Oberschenkel und Schienbein komplett verloren. Der Kapselbandapparat ist zerrissen, also u.a. beide Kreuzbänder sowie das Innenband bzw. das Außenband. Bei 10–50% der Patienten be-

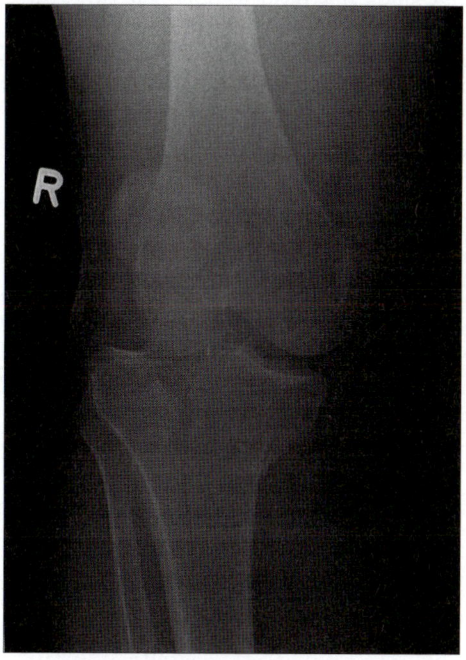

Abb. 25.26: Knieluxation in Kombination mit einer Fraktur des Schienbeinkopfs

steht eine Verletzung der Blutgefäße in der Kniekehle, sodass die Durchblutung des Unterschenkels nicht mehr gewährleistet ist. Auch bestehen in bis zu 45% der Fälle Nervenverletzungen, z.B. der Waden- und Schienbeinnerven mit dadurch bedingter Bewegungsstörung des Fußes.

Ursache ist i.d.R. eine hohe Gewalteinwirkung, im Alltag handelt es sich meistens um Auto- und Motorradunfälle. Beim Sport sind Knieluxationen bspw. durch Ski- und Motorsportunfälle, beim Trampolinspringen und Fußball entstanden.

Diagnose. Die **Fehlstellung des Kniegelenks** ist deutlich sichtbar, manchmal handelt es sich um eine offene Luxation, bei der eine Weichteilverletzung Verbindung zum Gelenk hat – mit hohem Infektionsrisiko. Es bestehen **stärkste Schmerzen mit weitgehender Bewegungs- und Belastungsunfähigkeit**. Im Rahmen der Untersuchung müssen die Durchblutung (Puls am Fuß tastbar?) und die Nervenfunktion des Unterschenkels und des Fußes überprüft werden (Gefühl? Bewegungen des Fußes möglich?). Die Röntgenuntersuchung sichert die Diagnose, meisten ist das Schienbein komplett gegen den Oberschenkel nach hinten verschoben. Die Kombination mit einem Knochenbruch ist möglich (Luxationsfraktur). Eine Darstellung der Blutgefäße (Angiografie) deckt Gefäßverletzungen auf.

Da die Gewalt im Rahmen des Unfalls oft nicht nur auf das Knie eingewirkt hat, ist die Knieluxation oft mit Verletzungen anderer Körperregionen kombiniert, es besteht ein sog. Polytrauma mit vitaler Bedrohung (s. Kap. 37.2).

Therapie

> Bei der Verrenkung des Kniegelenks muss schnell gehandelt werden, sonst ist der Unterschenkel verloren! Beim Polytrauma besteht sogar Lebensgefahr.

Die **Einrichtung des Kniegelenks (Reposition)** unter adäquater Schmerzmittelgabe, also i.d.R. in Narkose, muss unverzüglich erfolgen; dies wird vom Notarzt ggf. schon am Unfallort durchgeführt mit anschließender Schienung des Beines. Die Begleitverletzungen müssen mitberücksichtigt werden. In der Klinik wird das Kniegelenk oft zunächst mit einem **Fixateur externe** ruhiggestellt: Dabei handelt es sich um ein äußeres „Gestell", das eine stabile Verbindung zwischen dem Oberschenkel und dem Schienbein herstellt. Im Rahmen einer Operation werden Knochenschrauben eingebracht, die nach außen ragen und mit einem „Gestänge" verbunden werden. Die **Kniegelenksbänder** werden i.d.R. erst **Tage bzw. Wochen später rekonstruiert** (z.B. Kreuzbandplastiken für das vordere und hintere Kreuzband), weil die Begleitverletzungen im Vordergrund stehen. So muss bspw. die **geschädigte Blutstrombahn gefäßchirurgisch** wieder hergestellt werden. Ein **Kompartmentsyndrom** des Unterschenkels wird ebenfalls notfallmäßig operiert:

Die Muskeln des Unterschenkels sind durch relativ feste Bindegewebshüllen (Faszien) eingescheidet, auf diese Weise entsteht eine räumliche Unterteilung in sog. Kompartments (Logen). Durch das Trauma und die gestörte Blutversorgung kommt es zu einer Muskelschwellung und damit Erhöhung des Drucks in den Kompartments des Unterschenkels. Dies wiederum führt unbehandelt zum Untergang der Muskulatur. Die Therapie besteht in der unverzüglichen Spaltung der Kompartments und der Behandlung der Ursache, nämlich der Beseitigung der Durchblutungsstörung (s. Kap. 5.2.9).

Prognose. Die Knieluxation ist eine äußerst schwerwiegende Verletzung, bei der auch bei frühzeitiger und angemessener Therapie **meistens ein Schaden verbleibt** und das Knie bspw. nicht wieder komplett stabil wird. Ebenso können Störungen der sensiblen und motorischen Nervenfunktion des Unterschenkels und Fußes resultieren. Hinzu kommen evtl. zusätzliche Spätfolgen durch weitere Begleitverletzungen im Rahmen eines Polytraumas. Insofern tritt die Frage nach der weiteren Sportfähigkeit zunächst in den Hintergrund. Durch die Weiterentwicklung der medizinischen Möglichkeiten ist es aber gerade in den letzen Jahren zu hoffnungsvollen Fortschritten gekommen.

25.12 Knochenbrüche im Bereich des Kniegelenks

Bei den Kniegelenkfrakturen kann man Brüche des Kniegelenkanteils des Oberschenkels und des Schienbeins sowie die Frakturen der Kniescheibe unterscheiden. Diese Knochenbrüche entstehen entweder durch ein direktes Trauma (Anprall, Schlag, Stoß) oder indirekt durch eine Stauchung des Beines. Die besondere Problematik begründet sich durch die Knorpelbeteiligung bei diesen Frakturen mit dem Risiko der Arthrose als Unfallfolge.

Relativ selten sind, nicht nur bei Sportlern, Ermüdungsfrakturen im Bereich des Knies, deren Ursache eine chronische Überlastung ist, daher auch der Begriff „Stressfraktur“ (s. Kap. 32).

25.12.1 Der Kniescheibenbruch

Die Kniescheibe, die Patella, hat eine wichtige Bedeutung für das Kniegelenk, v.a. für die Kraftentwicklung der Quadrizepsmuskulatur (wichtigster Streckmuskel) an der Vorderseite des Oberschenkels. Sie ist eingelagert in die Quadrizepssehne und die Patellarsehne sowie den Reservestreckapparat (s. Kap. 25.1).

Knochenbrüche der Kniescheibe (Patellafrakturen, s. Abb. 25.27) sind beim Sport eher selten und machen 3–12% aller Kniescheibenbrüche überhaupt aus. Ursache ist meistens ein **direkter Sturz** auf das gebeugte Knie, z.B. beim Inline-Skating. Bei dieser Sportart betreffen etwa 50% aller Verletzungen das Kniegelenk mit einem vergleichsweise hohen Anteil von Patellafrakturen. Der Bruch kann auch als Komplikation einer Kreuzbandplastik auftreten, wenn als Transplantat ein Teil der Kniescheibensehne gewählt wurde (die Sehne wird mit jeweils ei-

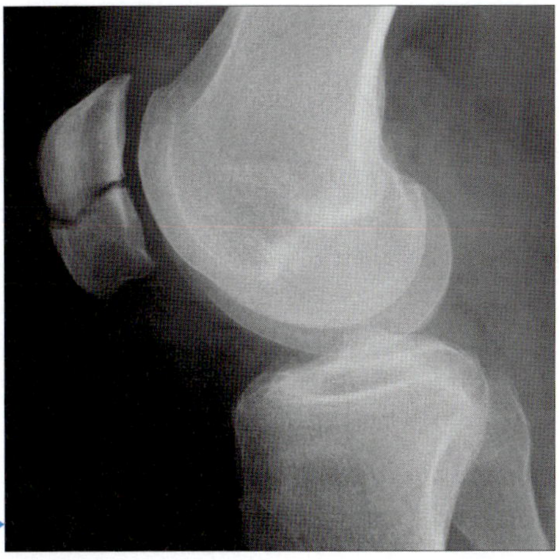

a

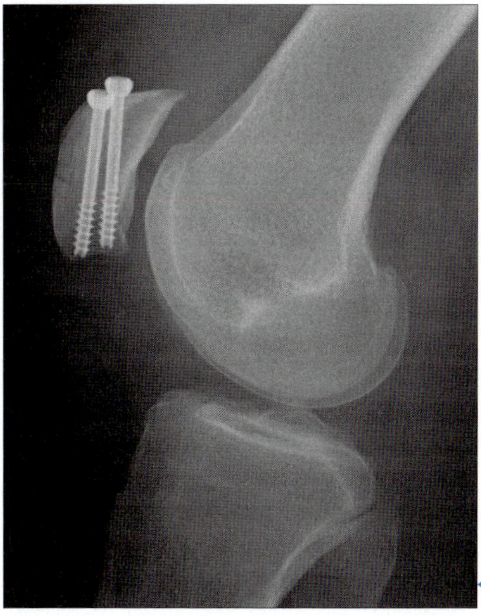

b

Abb. 25.27: Kniescheibenbruch. **a)** Seitliche Röntgenaufnahme nach Sturz beim Inline-Skating ohne Protektoren. Die Fraktur ist durch das Auseinanderweichen der Bruchstücke deutlich zu erkennen. **b)** Operative Versorgung durch zwei Titanschrauben nem Knochenblock aus der Kniescheibe und aus dem Schienbein entnommen, s. Kap. 25.3.1). Ferner kann die Patellafraktur bei einer Verrenkung der Kniescheibe (Patellaluxation) auftreten, dabei handelt es sich dann um Knorpel-Knochen-Absprengungen von der Rückfläche der Kniescheibe (s. Kap. 25.10).

Diagnose. Meistens ist eine **Prellmarke** vor dem Knie sichtbar, das Kniegelenk ist schmerzhaft geschwollen und bewegungseingeschränkt. Bei sehr hoher direkter Gewalteinwirkung kann es zur offenen Fraktur kommen, das bedeutet, die sichtbare Weichteilverletzung steht unmittelbar in Verbindung mit dem Knochenbruch. Durch die Röntgenuntersuchung können verschiedene Frakturformen unterschieden werden (z.B. Querfraktur oder Längsfraktur), außerdem ist zu erkennen, ob der Bruch verschoben ist oder nicht. Die Sinding-Larsen-Johansson-Krankheit (s. Kap. 25.8.1) darf nicht mit einem Kniescheibenbruch verwechselt werden. Ebenso besteht die Gefahr der Verwechslung mit der seltenen zweigeteilten Kniescheibe (lat.: *Patella bipartita*), die anlagebedingt ist.

Therapie. Verschobene Kniescheibenbrüche werden **operiert**, z.B. verschraubt oder durch eine Drahtschlinge und Drähte versorgt (sog. Zuggurtung). Der oft ebenfalls eingerissene Reservestreckapparat wird genäht. Auf diese Weise wird Übungsstabilität erreicht. Offene Kniescheibenbrüche haben ein hohes Operationsrisiko und müssen notfallmäßig operiert werden. **Bei unverschobenen Frakturen** kann **konservativ** behandelt werden, z.B. mit einer abnehmbaren Klettverschluss-Schiene oder einer sog. Sperrorthese. Gerade bei Sportlern sollte aber auch in diesen Fällen die **Operation diskutiert** werden, weil dann die Nachteile der Ruhigstellung wie bspw. eine Muskelminderung vermieden werden können. Allerdings müssen potenzielle Operationsrisiken wie bspw. eine Entzündung dagegen abgewogen werden.

Prognose. Bei **unverschobenen Kniescheibenbrüchen** und solchen, die durch eine Operation stabil und anatomisch gestellt werden können, ist die Prognose **gut**. Mit einer Knochenbruchheilung ist nach etwa 2 Monaten zu rechnen. Die Vollbelastbarkeit des Kniegelenks ist i.d.R. erst nach 4–6 Monaten gegeben, weil es auch bei intensiver Krankengymnastik und medizinischer Trainingstherapie zu einer Rückbildung der Beinmuskulatur kommt und dann erst ein Muskelaufbau erfolgen muss.

Problematisch sind Trümmerbrüche, da diese oft nicht anatomisch rekonstruiert werden können und der Knorpel an der Rückfläche der Kniescheibe dauerhaft geschädigt wird. Dies wiederum führt zur Arthrose des Gelenks zwischen Kniescheibe und Oberschenkel (Femoropatellargelenk). Deshalb fällt bei diesen Frakturen manchmal primär die Entscheidung, die Kniescheibe teilweise oder selten sogar komplett zu entfernen; dies bedeutet dann eine deutliche funktionelle Beeinträchtigung des Kniegelenks, bspw. kann das Knie nicht mehr so kraftvoll gestreckt werden (wichtig für den Spannschuss beim Fußball, Beincurls). Die Metallentfernung wird nach etwa 6–12 Monaten vorgenommen.

Prävention. Speziell beim Inline-Skating können Protektoren den Anprall auf die Kniescheibe bei einem Sturz mildern und, sofern sie richtig angepasst sind, einen Kniescheibenbruch verhindern.

25.12.2 Der Schienbeinkopfbruch

Frakturen des Schienbeinkopfs, also des das Kniegelenk bildenden Anteils des Schienbeins (s. Abb. 25.28), sind beim Sport ver-

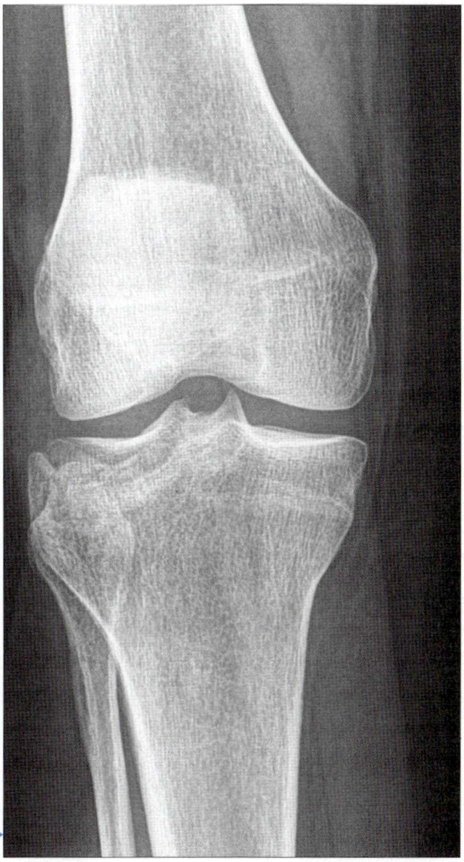
a

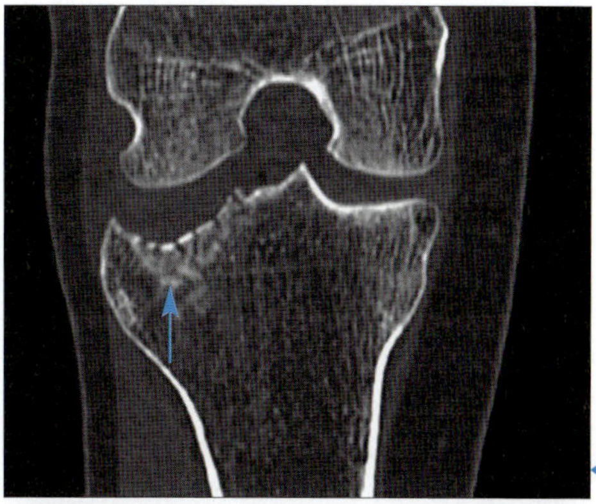
b

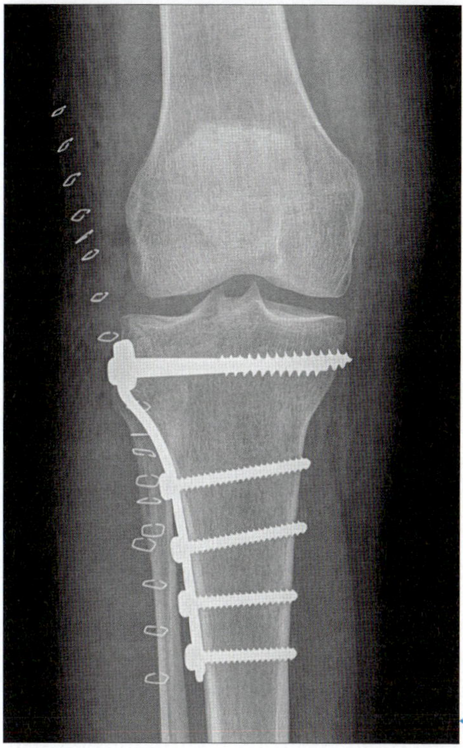
c

Abb. 25.28: Schienbeinkopfbruch nach Sturz mit dem Mountainbike. **a)** Im Röntgenbild ist die Fraktur im äußeren Bereich des Schienbeinkopfs nur zu erahnen, **b)** aber in der Computertomografie klar zu erkennen. **c)** Röntgenbild nach operativer Versorgung: Anhebung der erheblich eingestauchten Gelenkfläche, Knochentransplantation zur „Unterfütterung" des angehobenen Bereichs mit Knochen vom Beckenkamm, Stabilisierung mit einer Platte und Schrauben. Die Haut wurde geklammert.

gleichsweise häufig und entstehen bspw. beim Fußball- oder Skisport sowie Snowboarden durch Stauchung und Rotation des Beins.

Diagnose. Im Vordergrund stehen **Schmerzen**, **Schwellung**, **Bewegungseinschränkung** und **verminderte** bzw. **aufgehobene Belastbarkeit des Kniegelenks**. Im Röntgenbild bzw. durch die Computertomografie kann man verschiedene Bruchformen unterscheiden, vom einfachen Spaltbruch über den Stauchungsbruch (Impressionsfraktur) bis zum Trümmerbruch. Relativ häufig sind gleichzeitige Band- oder Meniskusverletzungen, daher wird die Diagnostik oft durch eine Kernspintomografie ergänzt. Selten ist die Kombination mit Blutgefäß- oder Nervenverletzungen oder mit einer Verrenkung des Kniegelenks (Luxation), die ein absoluter Notfall ist (s. Kap. 25.11).

Therapie. Die Behandlung ist beim Sportler **fast ausschließlich operativ**: Ziel ist die möglichst anatomische Wiederherstellung der Gelenkfläche mit anschließender Stabilisierung, meistens mittels Schrauben und Platte(n). Bei einem Stauchungsbruch entsteht oft ein Knochendefekt, der mit Knochen aufgefüllt wird, welcher bspw. vom Beckenkamm entnommen wird. Dies wird als Spongiosaplastik bezeichnet. Manche Frakturformen lassen sich minimalinvasiv unter arthroskopischer Kontrolle stabilisieren. Begleitverletzungen werden ebenfalls versorgt, z.B. Naht eines abgerissenen Meniskus oder Fixation eines knöchernen Ausrisses des vorderen Kreuzbands.

Prognose. Die Operation erlaubt eine frühfunktionelle Behandlung, eine längere Ruhigstellung wird auf diese Weise meistens vermieden. Anfangs ist meist nur eine Teilbelastung des Beins gestattet, sodass zunächst Gehstützen erforderlich sind; Vollbelastung wird oft erst nach 6–12 Wochen erlaubt.

> Die Prognose beim Schienbeinkopfbruch richtet sich nach dem Schweregrad der Fraktur sowie den Begleitverletzungen, das Ausmaß des begleitenden Knorpelschadens bestimmt das Arthroserisiko.

Daher droht bei schweren Frakturformen die Sportinvalidität; dies ist glücklicherweise eher selten, aber nach Rasanztraumen durchaus möglich, z.B. im Motorsport. Die Metallentfernung erfolgt nach etwa 1 Jahr, einzelne Schrauben können aber auch verbleiben.

25.12.3 Der Oberschenkelbruch mit Kniebeteiligung

Frakturen im Bereich der Oberschenkelgelenkrollen sind bei Sportlern selten und entstehen **nur bei erheblicher Gewalteinwirkung**, bspw. im Motorsport oder infolge eines Sturzes aus größerer Höhe, z.B. bei Kletterern.

Diagnose. Leitsymptome sind **Gehunfähigkeit**, **Schwellung** und **starke Schmerzen**, evtl. eine **Achsenabweichung des Beines** und **zusätzliche Weichteilschädigung**. Begleitverletzungen im Kniebereich, z.B. Band-, Meniskus-, Kniescheiben-, Blutgefäß- oder Nervenverletzungen, kommen vor. Wegen der hohen Gewalt, die auch auf andere Körperregionen wirkt, können auch Zusatzverletzungen außerhalb des Knies entstehen mit der Gefahr einer Lebensbedrohung (Polytrauma, s. Kap. 37.2).

Die **apparative Diagnostik** beinhaltet standardisiert die Röntgendarstellung (s. Abb. 25.29); weitere Untersuchungen richten sich nach der Schwere der Frakturierung sowie den Begleitverletzungen, z.B. Durchführung einer Computertomografie. Bei Verdacht auf eine Blutgefäßschädigung kann orientierend eine Ultraschalluntersuchung erfolgen (Dopplersonografie), die genaue Darstellung gelingt mit einer Röntgenkontrastmitteluntersuchung, der Angiografie (s. Kap. 3.2). Dies muss dann sehr schnell durchgeführt werden, da bei einer Durchblutungsstörung von mehr als 6 Stunden der Beinverlust droht.

Therapie. Die **Behandlung ist operativ**, die Stabilisierung wird mit einem Verriegelungsnagel (ein Nagel mit zusätzlichen Schrauben) oder mittels Platte und Schrauben durchgeführt. Bei Schwerstverletzten wird evtl. vorübergehend mit einem Fixateur externe behandelt („äußerer Festhalter"): Dabei werden durch die Haut Schrauben in den Oberschenkel- und Schienbeinknochen eingedreht, die Schrauben werden dann mit einem äußeren „Gestell" verbunden. Auf diese Weise wird der verletzte Bereich überbrückt und ruhiggestellt. Nach Besserung des Allgemeinzustandes des Patienten wird der Fixa-

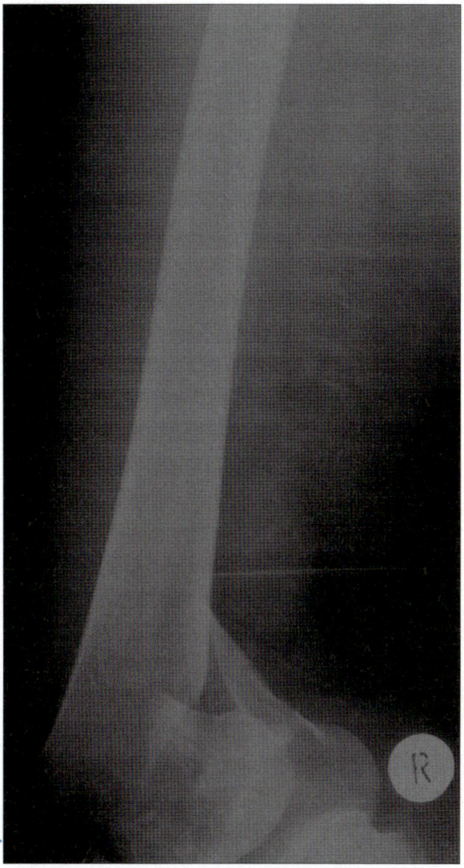

a

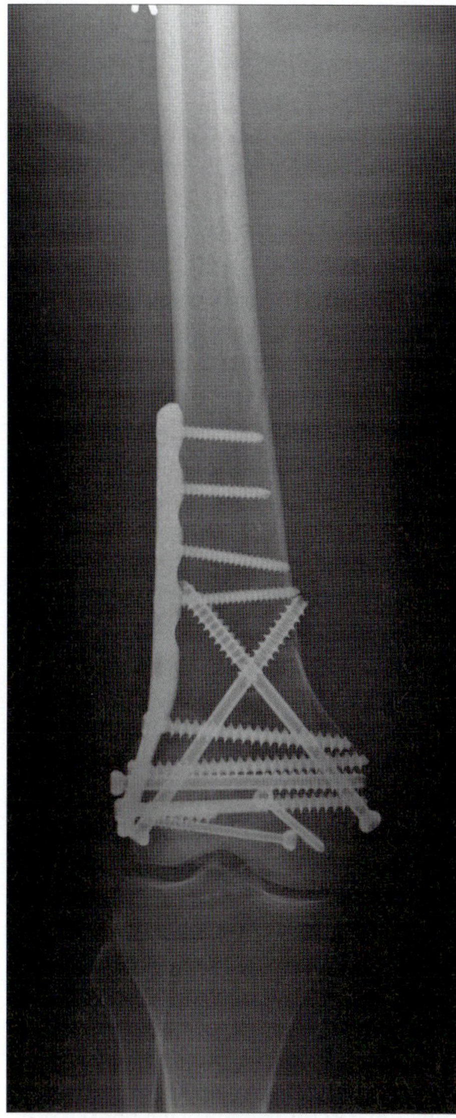

b

Abb. 25.29: Oberschenkelbruch mit Kniebeteiligung bei einer gestürzten Skiläuferin. **a)** Unfall-Röntgenbild. **b)** Einrichtung (Reposition) der Fraktur und Stabilisierung mit einer Platte sowie zahlreichen Schrauben

teur wieder entfernt und die definitive Behandlung durchgeführt.

Wichtig ist die Behandlung der Begleitverletzungen, und zwar nicht nur in der Knieregion, sondern auch außerhalb des Knies. Oberstes Gebot ist zunächst, eine Lebensgefährdung abzuwenden, z.B. bei zusätzlichen Bauch- oder Kopfverletzungen.

Prognose. Nur wenn es im Rahmen der Behandlung gelingt, die Fraktur und damit das Knie anatomisch zu rekonstruieren, ist an eine Rückkehr zum Sport zu denken. Allerdings hängt die Wiederherstellung der Sportfähigkeit, in Anbetracht der oft zahlreichen Begleitverletzungen, von so vielen Faktoren ab, dass allgemeine Angaben nicht sinnvoll sind.

25.13 Die Kniegelenkinfektion – eine potenzielle Katastrophe

Die Infektion des Kniegelenks, d.h. die Entzündung durch Bakterien, führt unbehandelt zu einer schwersten Schädigung des Knorpels und Zerstörung des Gelenks. Häufigste Ursache bei Sportlern sind Spritzen ins Knie, weitere Ursachen sind eine vorausgegangene Arthroskopie oder Gelenkoperation (z.B. Fraktur oder Prothese); seltener ist die Beteiligung des Knies durch eine Infektion in der unmittelbaren Nachbarschaft oder in einer anderen Körperregion, wobei die Erreger auf dem Blutweg ins Knie gelangen. Eine Infektion kann auch bei offenen Kniegelenkfrakturen entstehen.

Das **Infektionsrisiko** bei einer offenen Gelenkoperation beträgt etwa 1 : 100 und bei einer Arthroskopie 1 : 1000; bei einer Gelenkpunktion beträgt die Gefährdung etwa 1 : 15 000 bis 1 : 30 000. Diese Zahlen scheinen auf den ersten Blick sehr niedrig, jedoch erscheinen sie in einem anderen Licht, wenn man bedenkt, wie häufig täglich Knieoperationen bzw. Kniearthroskopien oder Kniepunktionen durchgeführt werden und welche katastrophalen Folgen bei einer Infektion möglich sind.

Diagnose. Charakteristische Symptome beim akuten Verlauf einer Infektion sind **zunehmende Schmerzen**, **Funktionseinschränkung**, **Schwellung** und **Gelenkergussbildung**, z.B. innerhalb von etwa 24–48 Stunden nach einer ärztlich durchgeführten Kniespritze. Fieber kann, muss aber nicht unbedingt vorhanden sein; der Allgemeinzustand des Sportlers leidet, dieser fühlt sich schlecht. In der Blutuntersuchung steigen meistens die Entzündungswerte an, bspw. die weißen Blutkörperchen (Leukozyten) oder das C-reaktive Protein (CRP). Die Verdachtsdiagnose kann der Arzt durch eine Punktion der Gelenkflüssigkeit erhärten, dabei findet sich ein trüber oder gar eitriger Gelenkerguss. Diese Flüssigkeit wird im Labor analysiert: Als verursachende **Bakterien** werden meistens Staphylokokken gefunden, wobei dann auch eine Austestung von verschiedenen Antibiotika erfolgt, um ein oder mehrere möglichst geeignete Präparate einzusetzen. Allerdings gelingt nicht immer ein Keimnachweis, insbesondere nicht bei einem chronischen Verlauf, bei dem auch die Beschwerden des Sportlers nicht so stark ausgeprägt sind.

Bildgebende Verfahren können diagnostisch weiterhelfen, sind aber eher von untergeordneter Bedeutung und dürfen die unverzüglich durchzuführende Behandlung nicht verzögern: In der Ultraschalluntersuchung ist bspw. der Gelenkerguss darstellbar, ebenso in der Kernspintomografie. Letztere deckt im fortgeschrittenen Stadium auch Knorpelschäden auf. Das Röntgenbild ist anfangs meist unauffällig. Besonders in unklaren Fällen kann eine Leukozytenszintigrafie durchgeführt werden; dabei werden dem Patienten weiße Blutkörperchen entnommen, radioaktiv markiert und wieder injiziert. Bei einer Infektion kommt es zu einer Anreicherung der markierten Leukozyten im Gelenkbereich.

Therapie

> Nur die frühzeitige Behandlung einer Knieinfektion kann einen bleibenden Schaden verhindern.

Wenn eine Untersuchung auf Bakterien veranlasst wurde, dann darf bei begründetem Verdacht nicht die Erregeridentifizierung (dauert oft mindesten 24 Stunden) abgewartet werden. Die **Behandlung mit Antibiotika**, welche die verursachenden Bakterien abtöten sollen, **ist unbedingt erforderlich**, aber alleine **nicht ausreichend**! Es muss **operiert werden**, wobei das Kniegelenk intensiv **ausgespült** und **gereinigt** wird. Sämtliches, durch die Infektion geschädigtes Gewebe, z.B. die Gelenkinnenhaut, muss entfernt werden. Diese operativen Maßnahmen können oft im Rahmen einer Arthroskopie durchgeführt werden, insbesondere wenn die Infektion im Anschluss an eine Arthroskopie oder an eine Spritze in das Knie entstanden ist (s. Abb. 25.30). In manchen Fällen ist eine weite Eröffnung des Gelenks erforderlich, v.a. auch nach vorausgegangener Gelenkoperation. Dabei kann dann auch die Entfernung von Metall, das bspw. zur Stabilisierung eines Knochenbruchs eingebracht wurde, notwendig werden. Nicht selten sind zur Beseitigung der Infektion mehrere Operationen erforderlich.

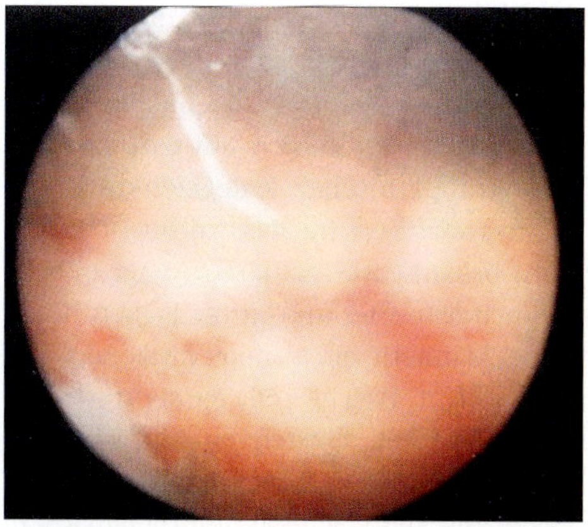

Abb. 25.30: Arthroskopie des Kniegelenks mit trübem Erguss bei einer Infektion nach Injektion in das Gelenk

Prognose. Wie bereits dargestellt kann nur eine frühzeitige Therapie die Gelenkzerstörung aufhalten!

Prävention. Eine Kniegelenkinfektion kann das sportliche Aus bedeuten und zum tragischen Schicksal werden. Potenzielle Folgen sind zahlreiche Operationen, ein bewegungseingeschränktes oder steifes Knie, bei besonders schlimmen Verläufen sogar die Amputation oder die Schädigung anderer Organe durch die Bakterien. Die **Verhinderung einer Infektion** hat aus diesen Gründen eine **zentrale Bedeutung**: Entsprechend der häufigsten Infektionsursache beim Sportler darf der Arzt Kniegelenkpunktionen und Spritzen ins Knie nur unter sterilen Bedingungen durchführen, das bedeutet u.a. ausgiebige Desinfektion, sterile Handschuhe und Abdeckung, also unter höchster Vorsicht.

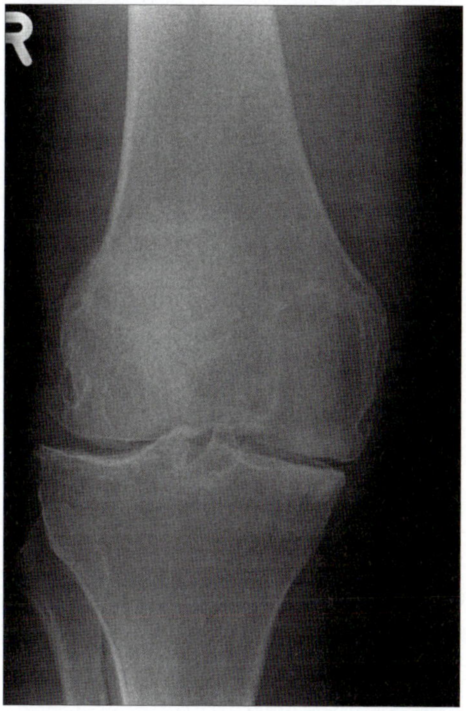

Abb. 25.31: Hochgradige Arthrose des Kniegelenks

25.14 Die Kniearthrose – das „verschlissene" Knie

Wie an jedem anderen Gelenk des Körpers kann es auch am Knie zum „Gelenkverschleiß" kommen. Die **Arthrose des Kniegelenks** (**Gonarthrose**, s. Abb. 25.31) ist zusammen mit der des Hüftgelenks eine der häufigsten Lokalisationen dieser Krankheit; insgesamt betrachtet ist das Kniegelenk von den großen Gelenken am häufigsten von einer Arthrose betroffen. Dabei kommt es zu einem fortschreitenden Verlust des Gelenkknorpels, wobei biomechanische, biochemische und anlagebedingte Faktoren eine Rolle spielen; die Bezeichnung „Verschleiß" ist also im Grunde nicht korrekt, da es zu einfach wäre, die Arthrose als Folge eines „Abnutzungsprozesses“ zu erklären (s. Kap. 8.4).

I.d.R. handelt es sich um eine **primäre** oder **idiopathische Kniegelenkarthrose**, bei der die Ursache des Knorpelschadens nicht bekannt ist. Das Risiko steigt mit zunehmendem Alter und ist bei Frauen höher als bei Männern, ein weiterer Risikofaktor ist Übergewicht. Welche Rolle die sportliche Belastung für die Entstehung der primären Gonarthrose spielt, wird lebhaft diskutiert. Moderater Sport scheint unproblematisch. Jedoch wurde bspw. nachgewiesen, dass bei Hochleistungslangstreckenläufern das Risiko der Kniegelenkarthrose 2–3-fach höher ist als bei Freizeitläufern. Eine weitere Ursache sind Achsfehlstellungen, z.B. das O-Bein, das zunächst zu einer Schädigung des inneren Gelenkbereichs führt.

Dagegen ist die **sekundäre Gonarthrose** Folge einer Krankheit oder Verletzung; bei Sportlern kann sich die Arthrose bspw. nach einem Meniskusschaden als Folge eines lange bestehenden Risses des vorderen Kreuzbands (und nicht mehr stabilem Gelenk) oder nach einer Kniegelenkfraktur entwickeln. Weitere Ursachen sind Rheuma, Gicht oder die seltene Ahlbäck-Krankheit (Morbus Ahlbäck, s. Kap. 25.4).

Diagnose. Das Knie ist ein gewichttragendes Gelenk. Es entwickeln sich daher zunehmende **Schmerzen** zunächst nur unter Belastung beim Sport und im Alltag, z.B. beim Treppensteigen, später aber auch in Ruhe, v.a. nachts. Die Beweglichkeit des Kniegelenks ist immer mehr eingeschränkt. Das Gehen bereitet zunehmende Probleme, das Gangbild ist sichtbar hinkend. Weitere Symptome sind Morgensteifigkeit, Gelenkblockaden und Gelenkergussbildung („Wasser im Knie“), später auch die äußerlich sichtbare Deformierung des Kniegelenks, evtl. eine Fehlstellung. In der Kniekehle kann sich eine Schwellung, bedingt durch eine Baker-Zyste, entwickeln (s. Kap. 25.7).

Im **Röntgenbild** zeigt sich, welche Gelenkanteile betroffen sind, nämlich Innenseite und Außenseite bzw. Gleitlager der Kniescheibe; dementsprechend kann man die uni-, bi- oder trikompartimentelle Gonarthrose unterscheiden. Je nach Ausprägung sieht man eine Gelenkspaltverschmälerung, eine Ausbildung von Knochenspornen (Osteophyten) und Zysten (Hohlräume, in denen die Knochensubstanz fehlt). Die Kernspintomografie oder die Computertomografie sind für die Primärdiagnostik der Arthrose nicht erforderlich. Mit der Ultraschalluntersuchung kann eine Baker-Zyste leicht nachgewiesen werden.

Therapie. Es gelten die **allgemeinen Behandlungsprinzipien einer Arthrose** (s. Kap. 8.5). Zunächst muss jeder betroffene Sportler wissen, dass die Arthrose eine bisher nicht heilbare Erkrankung ist, die fortschreitet. Dementsprechend muss ärztlicherseits die manchmal durch die Medien geschürte hohe Erwartungshaltung leider gedämpft werden. Dies heißt aber nicht, dass man nichts tun kann! Grundlage der Therapie ist die Einsicht des Patienten in das Wesen der Arthrose und die Modifikation seiner Lebensgewohnheiten, bspw., falls notwendig, eine Gewichtsreduktion.

Bei Sportlern bedeutet dies leider oft auch die Änderung der **sportlichen Betätigung**, was oft nur schwer akzeptiert wird: Regelmäßiges Bewegungstraining ist sinnvoll. Allerdings sollten kniegelenkbelastende Disziplinen wie Jogging oder „Stop-and-go-Sportarten“ (z.B. Tennis, Fußball, Volleyball) durch kniegelenkschonende wie Radfahren, Walking, Skilanglauf (Diagonalschritt) oder Kraulschwimmen (nicht Brustschwimmen!) ersetzt werden.

Die **physikalische Therapie** hat einen hohen Stellenwert, bspw. die Kälteanwendung bei einem akut-entzündlichen Reizzustand. In der chronischen Phase zu empfehlen sind die Maßnahmen zur Durchblutungsförderung, oft wird dann eine lokale Wärmetherapie als angenehm empfunden. Ganz wichtig ist ein Übungsprogramm, das unter krankengymnastischer Anleitung, v.a. aber auch selbständig durchgeführt wird. Ziele dieses Trainingsprogramms sind u.a. die Verhinderung einer Bewegungseinschränkung, die Vermeidung einer Muskelminderung und von muskulären Ungleichgewichten, außerdem eine konsequente Geh- und Haltungsschulung. Häufig werden auch Dehnübungen empfohlen, ihr Stellenwert ist aber umstritten (s. Kap. 5.3).

Bewährt hat sich die **Verordnung von Hilfsmitteln**. Ist bspw. nur der innere Gelenkanteil von der Arthrose betroffen (medial betonte Gonarthrose), kann eine Schuhaußenranderhöhung die Beinachse verlagern; auf diese wird der nicht erkrankte äußere Gelenkanteil vermehrt belastet und damit die Innenseite entlastet. **Schuhe mit gut puffernden Sohlen** oder **Schuhe mit weichen Absätzen** können Linderung bringen und das Knie entlasten. Auch speziell verordnete **Pufferabsätze** und **Schuheinlagen** sollen Druckspitzen auf das Gelenk abfangen und damit eine Beschwerdereduktion erreichen. Konfektioniertes Schuhwerk („Fußbekleidung") mit spezieller Bodenkonstruktion bzw. Sohlenform ist umstritten, nicht nur wegen des Preises; während manche Patienten und auch Ärzte darauf „schwören", argumentieren andere dagegen und berichten über negative Erfahrungen. Eine Gelenkentlastung ist auch durch Gehstützen bzw. einen auf der Gegenseite getragenen Handstock möglich, dies ist aber für Sportler meistens keine akzeptable Option. Manchmal sind Tape-Verbände, Bandagen oder Schienen (Orthesen) hilfreich.

Ergänzt werden die bisher genannten Behandlungsmaßnahmen durch eine **medikamentöse Therapie**, z.B. die Gabe von entzündungshemmenden Schmerzmitteln (Antiphlogistika, z.B. Diclofenac, nicht bei Magen- oder Zwölffingerdarmgeschwüren). Auch die lokale Verabreichung von Salben oder Gelen – z.B. mit Antiphlogistika wie Diclofenac oder Ibuprofen oder mit Capsaicin (spanischer Pfeffer; aus den Früchten verschiedener Paprikaarten) – kann Linderung verschaffen.

Eine Kortisoninjektion in das Gelenk kann bei sehr starken Schmerzen zumindest vorübergehend Linderung verschaffen; sie muss aber wegen des Risikos der Infektion unbedingt unter sterilen Bedingungen durchgeführt werden. Das Infektionsrisiko nach einer derartigen Gelenkpunktion liegt bei etwa 1:15 000 bis 1:30 000. Der Nutzen von „Knorpelaufbaupräparaten" wie Hyaluronsäure oder Glukosamin wird sehr kontrovers diskutiert, eine langfristige Wirkung ist nicht bewiesen.

Manche Patienten profitieren von der Akupunktur, wobei die Erfolge unterschiedlich bewertet werden. Andere, besonders umstrittene Verfahren sind bspw. die Anwendung von Lasern, die Stoßwellentherapie oder die pulsierende Signaltherapie.

Wenn die Beschwerden bei einer Arthrose des Kniegelenks sehr ausgeprägt sind und die konservative Behandlung nicht mehr ausreichend ist, dann kommen **operative Maßnahmen** in Betracht. Eine Arthroskopie kann vorübergehend, meistens für einige Monate, Linderung verschaffen; dabei können bspw. Knorpel- und Knochenabrieb und der entzündliche Gelenkerguss ausgespült sowie geschädigte Meniskusanteile entfernt werden. Eine Korrektur der Beinachse (sog. Umstellungsosteotomie, s. Abb. 8.12), bspw. bei einem O-Bein mit Arthrose des inneren Kniegelenkanteils, kann zwar den bereits vorhandenen Verschleiß nicht rückgängig machen, aber die Fehlbelastung beseitigen; dies verschafft einen Zeitaufschub, manchmal für mehrere Jahre, bis letztendlich eine Knieprothese als letzte Möglichkeit bleibt. Die Versorgung mit einer Prothese kann die Beweglichkeit erhalten bzw. wieder herstellen oder verbessern (s. Kap. 36.3.2). Dagegen wird die operative Versteifung des Kniegelenks (Arthrodese) heute nur noch in Ausnahmefällen durchgeführt, bspw. nach einer Kniegelenkinfektion.

Die Knorpeltransplantation ist derzeit keine Option bei der Kniegelenkarthrose, sie findet bei lokalisierten, also umschriebenen Knorpeldefekten Anwendung und wird daher an anderer Stelle dargestellt (s. Kap. 8.5).

25.15 Seltene Ursachen für den Knieschmerz bei Sportlern

Schmerzen im Bereich des Kniegelenks können in seltenen Fällen durch eine Geschwulst bedingt sein, bspw. des Knochens (s. Abb. 25.32). Die Verrenkung des Wadenbeinkopfs (Luxation des „Wadenbeinköpfchens", s. Abb. 25.33) aus seiner Verbindung zum Schienbein ist eine Rarität, sollte aber frühzeitig wieder eingerichtet werden. Selten entstehen Knieschmerzen durch die sog. Algodystrophie (Morbus Sudeck), die aber an der Hand wesentlich häufiger ist und deshalb dort beschrieben wird (s. Kap. 18.12).

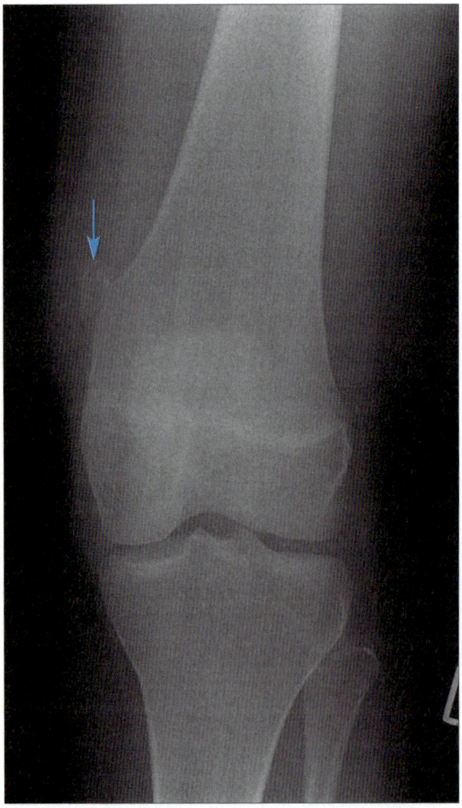

Abb. 25.32: Gutartige Knochengeschwulst an der Innenseite des kniegelenknahen Oberschenkels, sog. Exostose

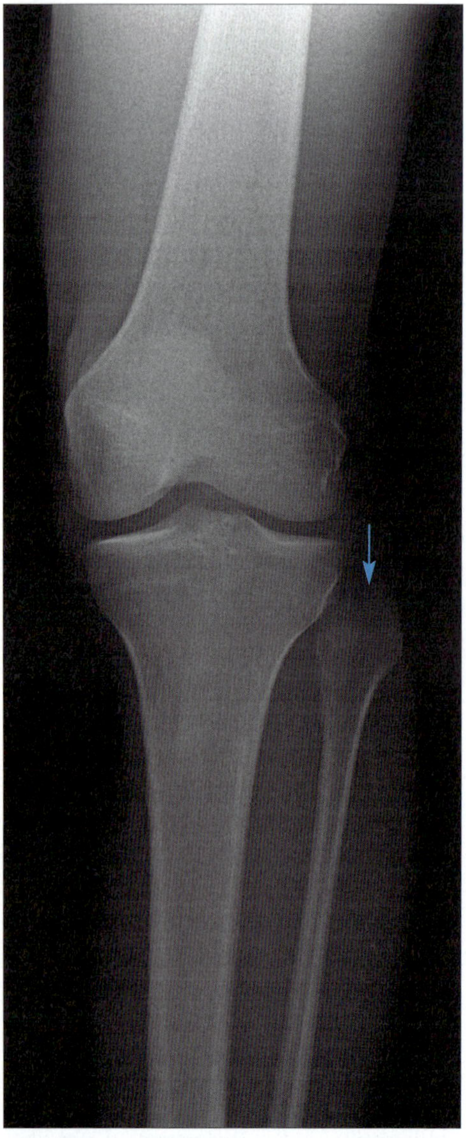

Abb. 25.33: Verrenkung des Wadenbeinkopfs bei einem Fußballer nach Verdrehung des Kniegelenks

26 Verletzungen und Schäden des Unterschenkels

26.1 Bedeutung des Unterschenkels beim Sport und Einführung in die Anatomie

Je nach Statistik betreffen etwa 10–15% aller Sportverletzungen und Sportschäden den Unterschenkel. Sein Skelett besteht aus 2 Knochen, dem **Schienbein** und dem **Wadenbein** (s. Abb. 26.1). Das Schienbein bildet die knöcherne Säule des Unterschenkels, es ist viel stärker und kräftiger als das auf der Außenseite gelegene dünnere Wadenbein. Beide Knochen sind durch eine Bindegewebshaut (Bindegewebsmembran, lat. *Membrana interossea*: Haut zwischen den Knochen) miteinander verbunden. An ihrem unteren Ende sind Schien- und Wadenbein direkt an der Bildung des oberen Sprunggelenks beteiligt. Das Schienbein ist außerdem, neben dem Oberschenkel und der Kniescheibe, knöcherner Bestandteil des Kniegelenks. Der Unterschenkel ist bis auf die Vorderfläche des Schienbeins von Muskulatur umgeben. Innerhalb der Muskulatur sowie in der Haut verlaufen die Blutgefäße und Nerven zum Fuß.

26.2 Muskelverletzungen des Unterschenkels

Das Spektrum der Muskelverletzungen am Unterschenkel ist groß und reicht vom Krampf und Muskelkater über die Prellung, die Zerrung und den Muskelfaserriss bis hin zum kompletten Riss (s. Kap. 5). In den nächsten Abschnitten folgen einige spezielle Ausführungen.

26.2.1 Das „Tennisbein" betrifft nicht nur Tennisspieler

Die Wadenmuskulatur besteht aus dem zweiköpfigen Wadenmuskel (lat.: *Musculus gastrocnemius*) und dem Schollenmuskel (lat.: *Musculus soleus*), ihre gemeinsame Endsehne ist die Achillessehne (s. Abb. 26.2). Der Gastrocnemius-Muskel liegt oberflächlich und formt die Kontur der Wade. Er besteht aus 2 Muskelköpfen, auch Muskelbäuche genannt. Die Verletzung des innenseitigen

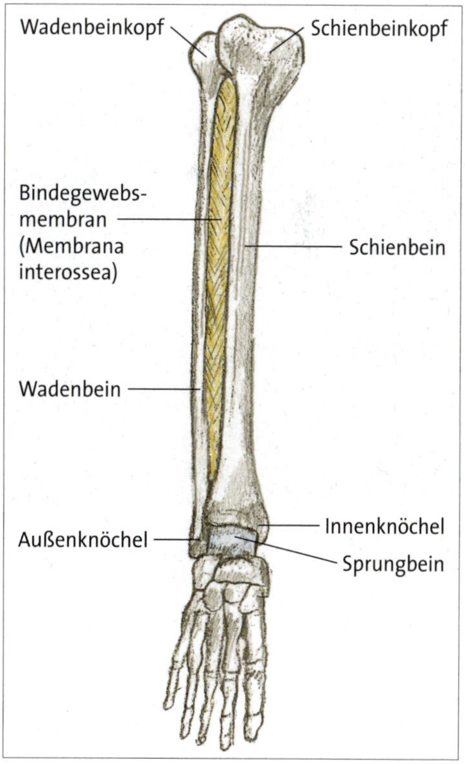

Abb. 26.1: Knochenanatomie des Unterschenkels in Beziehung zum Fuß (hier rechtes Bein in der Ansicht von vorn)

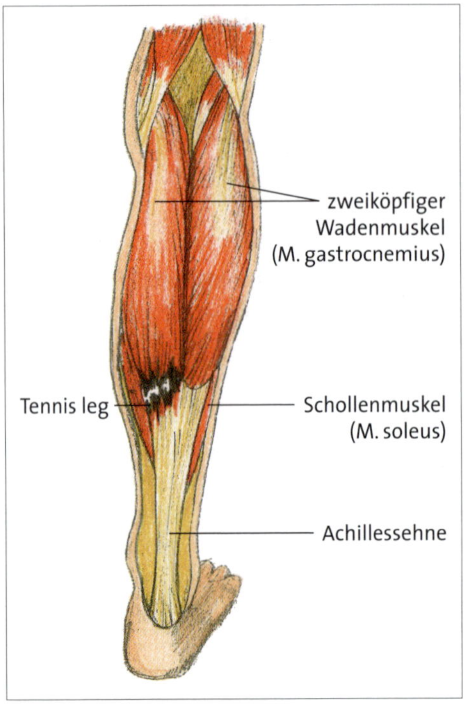

Abb. 26.2: Wadenmuskulatur und „tennis leg“

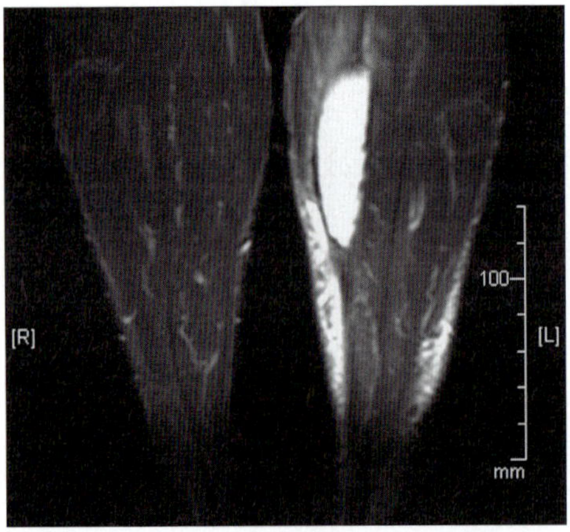

Abb. 26.3: Kernspintomografie bei einem Muskelbündelriss im Bereich der innenseitigen Wadenmuskulatur links („tennis leg“) mit großem Bluterguss. Schnittbild in der Ansicht von vorne

Muskelbauchs, meist am Übergang zum Sehnenspiegel der Achillessehne, wird als „Tennisbein“ (engl.: *tennis leg*) bezeichnet. Ein typischer Entstehungsmechanismus ist nämlich bspw. der Aufschlag im Tennis, bei dem es dem Spieler die Wade „zerreißt“:

Bei gestrecktem Knie und gleichzeitiger Plantarflexion (Absenken des Fußes in Richtung des Bodens; diese Bewegung erfolgt im oberen Sprunggelenk, s. Kap. 27.1) und Supination (Auswärtskantung des Fußes, Hebung des inneren Fußrandes; diese Bewegung erfolgt im unteren Sprunggelenk) wird die voll angespannte Wadenmuskulatur verletzt. Die Verletzung kann aber auch bei anderen Schnellkraftsportarten bzw. „Stop-and-go-Sportarten“ entstehen, z.B. Badminton, Squash, Fußball, Volleyball, Handball, Basketball sowie Sprungsportarten. Meistens entsteht das „Tennisbein“ ohne Fremdeinwirkung bei einem Startvorgang mit maximaler Muskelanspannung, jedoch kann die Ursache auch eine Fremdeinwirkung sein, bspw. ein Tritt.

Diagnose. Der Unfallhergang ist typisch: Der verletzte Sportler empfindet einen **Schmerz** auf der Innenseite des Unterschenkels, der sich – auch ohne äußere Gewalteinwirkung – wie ein Tritt von hinten in die Wade anfühlt. Die Schmerzen verstärken sich beim Anspannen der Wade und beim Versuch, auf den Zehen zu gehen, was allenfalls mit enormen Schwierigkeiten gelingt. Der verletzte Bereich ist druckempfindlich, je nach Ausmaß der Verletzung ist eine Lücke tastbar und ein Bluterguss sichtbar. Im weiteren Verlauf kommt es evtl. zur Anschwellung der Wade, der Befund kann dann mit einer Unterschenkelthrombose verwechselt werden (s. Kap. 26.5.3).

Zur technisch-apparativen Diagnostik gehört meistens die Röntgenuntersuchung, um eine Fraktur – z.B. einen Ermüdungsbruch – auszuschließen. Das Ausmaß der Muskelverletzung kann durch eine **Ultraschalluntersuchung (Sonografie)** abgeschätzt werden. Meistens wird heute auch eine **Kernspintomografie** durchgeführt, die eine exakte Unterscheidung zwischen Zerrung, Muskelfaserriss, Muskelbündelriss oder dem seltenen kompletten Muskelriss erlaubt (s. Abb. 26.3).

Therapie. Die Erstbehandlung erfolgt nach dem **PECH-Schema**, nämlich **P**ause, **E**is, **C**ompression und **H**ochlagern: Sofortige Unterbrechung der sportlichen Aktivität, Kühlung und Kompressionsverband bspw. als sog. Hot-Ice-Verband sowie Hochlagerung des Beins (s. Kap. 2.1). In jedem Fall sollte ärztliche Hilfe in Anspruch genommen werden.

Zur weiteren Therapie gehören u.a. die Anlage eines Sportgel-Verbands sowie die Verordnung von oralen nichtsteroidalen **Antiphlogistika** wie Ibuprofen oder Diclofenac; sie lindern die Schmerzen, verhindern das Fortschreiten der Entzündungsreaktion und dienen der Vorbeugung von Muskelverknöcherungen (s. Kap. 5.2.8). Antiphlogistika wie Ibuprofen oder Diclofenac dürfen aber nicht bei Magen- oder Zwölffingerdarmgeschwüren eingenommen werden. Sog. COX-2-Hemmer können wegen ihrer besseren Verträglichkeit evtl. eine Alternative sein, dürfen jedoch bspw. nicht bei Herzproblemen genommen werden. Positive Erfahrungen gibt es über den Einsatz von Arnika bei Muskelverletzungen. Unterstützend werden manchmal auch muskelrelaxierende Medikamente gegeben, welche die Muskelspannung senken. Enzym-, Magnesium- und Zinkpräparate sind umstritten, manche Sportler und auch Ärzte „schwören darauf". Eine Injektionsbehandlung kann sinnvoll sein, z.B. die Infiltration mit einem örtlichen Betäubungsmittel (Lokalanästhetikum) oder mit einem homöopathischen Medikament (z.B. Traumeel), das in die Umgebung der Verletzung gespritzt wird.

> ! Achtung: Wie bei allen Muskelverletzungen dürfen in den ersten 3 Tagen keine blutverdünnenden Präparate aufgetragen, z.B. heparinhaltige Salben, oder eingenommen werden, z.B. ASS (Acetylsalicylsäure), das bspw. in Schmerzmitteln wie Aspirin enthalten ist. Dies könnte zur Vergrößerung eines Blutergusses führen.

Je nach Verletzungsschwere werden für einige Tage die Teilbelastung und das Gehen mit 2 Unterarmgehstützen empfohlen, außerdem eine Absatzerhöhung zur Wadenentlastung für etwa 2–3 Wochen. In manchen Fällen wird ein Tape- oder Zinkleimverband angelegt, der aber nicht zu eng sein darf, weil dann ein Blutstau infolge einer Abflussstörung des venösen Blutes möglich ist.

Nach einigen Tagen Ruhe erfolgt eine dosierte physikalische Therapie – im **schmerzfreien** Bereich durchgeführt –, u.a. mit Lymphdrainage, Kryotherapie sowie Krankengymnastik mit Techniken zur Detonisierung der Muskulatur, d.h. Reduktion des erhöhten Muskeltonus (Muskelspannung). Auf diese Weise wird der Regenerationsprozess gefördert und beschleunigt. Die Übungsbehandlung dient auch der Krafterhaltung nicht betroffener Muskelgruppen.

> ! Achtung: Unbedingt unterbleiben müssen in der akuten Phase die Erwärmung der verletzten Körperregion (z.B. durch Fango) und Massagen, weil sie eine weitere Einblutung in die Muskulatur provozieren können.

Nach Ablauf von etwa 48–72 Stunden lassen sich bei entsprechender Erfahrung der Verletzungsumfang und damit der Verlauf beurteilen. Wichtig sind im Rahmen der Behandlung **engmaschige Kontrollen**, auch mithilfe des Ultraschalls. Bei entsprechender Größe ist nämlich die Entlastung des Blutergusses sinnvoll, z.B. durch eine Punktion, die unter Sonografiekontrolle erfolgen kann. Ist das Hämatom nicht mehr flüssig und das Blut fest geronnen, wird es durch einen kleinen Schnitt operativ entfernt. Eine größere Operation ist nur beim seltenen kompletten Muskelriss angezeigt.

Prognose. Für den Heilungsprozess und die Muskelregeneration sind je nach Ausmaß der Verletzung etwa 3 Wochen bis 3 Monate zu veranschlagen. Wie bereits erwähnt kann der Befund bei ausgeprägter Wadenschwellung mit einer Unterschenkelthrombose verwechselt werden. Letztere kann allerdings auch als Komplikation auftreten, insbesondere wenn weitere Risikofaktoren vorliegen, z.B. Notwendigkeit der Entlastung für einen längeren Zeitraum, Übergewicht oder bei Sportlerinnen die Einnahme der Antibabypille. In diesen Fällen sollte auch eine medikamentöse Thromboseprophylaxe erfolgen, z.B. mit Heparinspritzen (s. Kap. 3.3.4).

Volle Belastbarkeit besteht nach einer Wadenmuskelzerrung nach etwa 2–3 Wochen, nach einem Faserriss nach etwa 3–6 Wochen und nach einem Muskelriss oder notwendiger Operation nach 6–12 Wochen. Manchmal gibt es auch günstigere Verläufe, insbesondere bei frühzeitig einsetzender und professioneller Behandlung.

26.2.2 Weitere Muskelverletzungen

Verletzungen anderer Unterschenkelmuskeln sind im Vergleich zu der des Wadenmuskels selten, können aber bspw. auch durch äußere Gewalteinwirkung bei Kontaktsportarten wie Fußball entstehen. Diagnostik und Therapie entsprechen sinngemäß den Ausführungen im vorhergehenden Abschnitt dieses Kapitels (s. Kap. 26.2.1).

Eine Rarität ist auch die **Verletzung des Schollenmuskels** (lat.: *Musculus soleus*), der größtenteils vom zweiköpfigen Wadenmuskel bedeckt wird. Der Soleusmuskel kann bspw. beim Sprung überlastet werden und reißen, meistens handelt es sich um einen Muskelfaserriss oder Muskelbündelriss. Diagnostik und Behandlung erfolgen wie bei einer Verletzung des Wadenmuskels in Abhängigkeit vom Ausmaß der Schädigung. Es ist wichtig zu wissen, dass bei einer stärkeren Blutung die Gefahr eines Kompartmentsyndroms besteht, bei dem eine Operation erforderlich wird (s. Kap. 26.3). Sofern diese Komplikation nicht auftritt, ist die Rehabilitation bei einer Verletzung des Schollenmuskels meist kürzer als bei einer solchen des Wadenmuskels.

26.2.3 Muskelhernien am Unterschenkel

Am Unterschenkel gibt es mehrere Muskeln bzw. Muskelgruppen, die von relativ festen und kaum dehnbaren Bindegewebshüllen umgeben sind, den sog. Faszien (s. Abb. 26.4). Durch die Faszien entsteht eine räumliche Unterteilung in sog. Kompartments (Muskellogen, s. Abb. 26.5). Bei einem Riss oder Defekt in der Muskelfaszie kann sich der Muskel durch diesen Bezirk vorwölben, es entsteht eine Muskelhernie. Unter sportlicher Belastung nehmen die lokale Schwellung sowie die Schmerzen zu. Die Beschwerden sind meist umso ausgeprägter, je kleiner die Faszienlücke ist. Eine derartige Lücke kann z.B. durch einen Tritt entstehen, allerdings auch ohne äußeren Anlass; sie kann insbesondere bei Sportlern mit einem chronischen Kompartmentsyndrom mit belastungsabhängiger Erhöhung des Drucks in der Muskelloge vergesellschaftet sein (s. Kap. 5.2.10).

> Die Muskelhernie ist also keine eigentliche Verletzung des Muskels, sondern seiner Hülle.

Diagnose. Die Diagnose ergibt sich i.d.R. aus einer Befragung des Sportlers sowie dem **Tastbefund**: Der Arzt fordert den Sportler auf, die Muskulatur anzuspannen und wieder zu entspannen; neben der umschriebenen Muskelvorwölbung lässt sich dann die Faszienlücke mit den Fingern feststellen und meistens auch in der **Ultraschalluntersuchung (Sonografie)** nachvollziehen. Besteht bei einer Faszienlücke gleichzeitig ein chronisches Kompartmentsyndrom, können **Druckmessungen** pathologisch ausfallen (s. Kap. 5.2.10).

Therapie. Meistens bleibt nur die operative Behandlung. Damit der Muskel sich nicht mehr „einklemmen" kann, wird die Faszie meistens auf ganzer Länge gespalten. Diese Maßnahme ist i.d.R. selbst bei einer kleinen Faszienlücke, die bspw. mit einer Fingerkuppe gerade eben zu tasten ist, sinnvoller als der Faszienverschluss; dieser würde den Druck in der Muskelloge noch weiter erhöhen. In manchen Fällen wird ein Verschluss unter gleichzeitiger Erweiterung durch ein Faszientransplantat durchgeführt.

26.3 Das Kompartmentsyndrom am Unterschenkel – hoher Druck, zu wenig Platz

Am Unterschenkel gibt es – wie erwähnt – mehrere Muskeln bzw. Muskelgruppen, die von relativ festen und kaum dehnbaren Bindegewebshüllen umgeben sind, den sog. Faszien (s. Kap. 26.2.3, s.a. Abb. 26.5). Durch die Faszien entsteht eine räumliche Unterteilung in insgesamt 4 Muskellogen, die sog. Kompartments oder Kompartimente. Dabei werden unterschieden:

- Das vordere Muskelkompartment an der Vorderaußenseite des Unterschenkels
- Das seitliche Muskelkompartment an der Außenseite
- Das hintere oberflächliche Muskelkompartment
- Das hintere tiefe Muskelkompartment

> Das **Kompartmentsyndrom**, auch **Muskellogensyndrom** genannt, ist eine mit Schmerzen verbundene Erhöhung des Gewebedrucks innerhalb eines oder mehrerer Kompartments. Prinzipiell können auch andere Körperregionen betroffen sein (s. Kap. 5.2.9), am Unterschenkel ist es aber relativ häufig anzutreffen. Grundsätzlich kann man zwischen einem akuten und einem chronischen Kompartmentsyndrom unterscheiden.

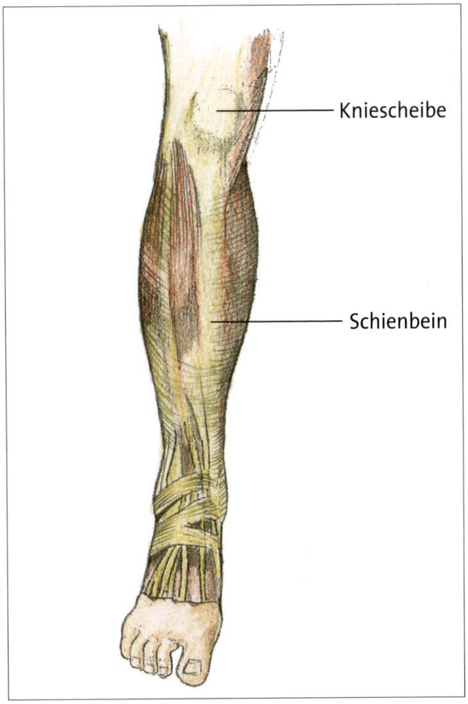

Abb. 26.4: Muskeln des Unterschenkels von vorne mit Darstellung ihrer Hüllen (Faszien)

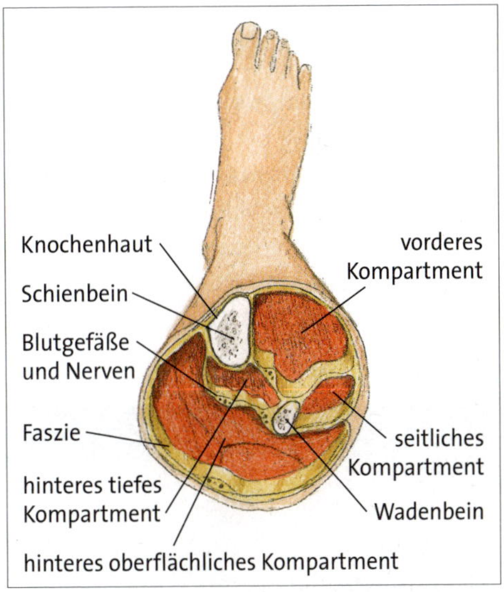

Abb. 26.5: Querschnitt durch den Unterschenkel mit Darstellung der durch die Faszien abgegrenzten 4 Muskelkompartments

Mögliche **Ursachen** eines akuten Kompartmentsyndroms am Unterschenkel sind

- eine Gewalteinwirkung auf den Unterschenkel mit Entstehung einer Blutung in einer oder mehreren Logen, z.B. bei einer schweren Muskelprellung, einem Muskelriss, einer Blutgefäßverletzung oder einem Knochenbruch,
- eine Operationsfolge nach einem Eingriff am Unterschenkel, z.B. nach einer Achsenkorrektur mit Knochendurchtrennung (sog. Osteotomie),
- ein abschnürender Verband, der zu einer Blutsperre führt, z.B. ein zu enger Gips oder Tape-Verband,
- eine akute Überlastung, z.B. durch intensiven Muskelgebrauch oder intensives Laufen auf hartem Untergrund ohne angemessene Vorbereitung bzw. Anpassungszeit,
- eine spontane Blutung bei einer medikamentös bedingten Blutverdünnung oder Blutgerinnungsstörung,
- seltener ein Insektenstich, ein Tierbiss oder eine Entzündung.

Infolge der Einblutung und Muskelschwellung mit Erhöhung des Gewebedrucks führt das akute Kompartmentsyndrom zu einer zunehmenden Durchblutungsstörung mit Gefahr des Fortschreitens der Gewebeschädigung bis hin zur Muskelnekrose (Untergang von Muskulatur, s. Abb. 26.6).

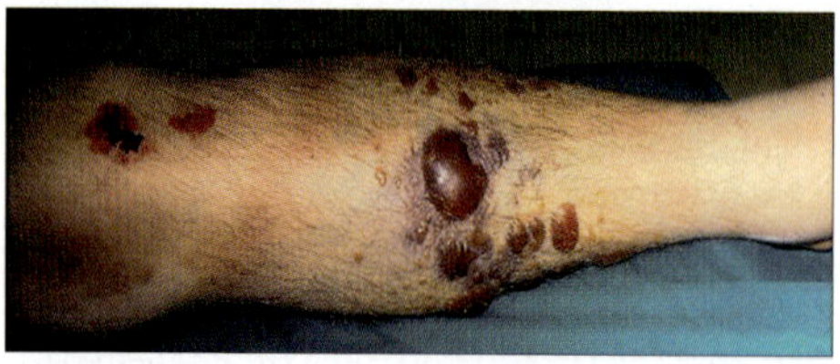

Abb. 26.6: Akutes Kompartmentsyndrom des Unterschenkels bei einem 30 Stunden alten Unterschenkelbruch (Fraktur des Schienbeins und des Wadenbeins) und Behandlung in einem zu engen Gips. Die Weichteile sind maximal gespannt. Es bestehen bereits Spannungsblasen als Zeichen einer hochgradigen Gefährdung des Beins.

> ! Achtung: Das akute Kompartmentsyndrom ist ein Notfall! Schlimmstenfalls droht sogar die Amputation!

Das **chronische oder funktionelle Kompartmentsyndrom am Unterschenkel** ist relativ selten. Mit dem Begriff „funktionell“ wird ausgedrückt, dass es durch erhebliche Überlastung verursacht wird, z.B. beim Jogging, Marathon, Biathlon, Triathlon oder Tanzen sowie bei der rhythmischen Sportgymnastik. Manche Sportler weisen eine Fehlstatik auf, bspw. des Fußes oder einen Beinlängenunterschied. Auch ungünstige Rahmenbedingungen können zur Problematik und Entwicklung des Logensyndroms beitragen, z.B. Langstreckenlauf auf hartem Untergrund oder falsches Schuhwerk:

Durch Vergrößerung der Muskelmasse (Muskelhypertrophie) entsteht bei mehr oder weniger undehnbarer Faszienhülle unter der Belastung mit Anschwellung der Muskulatur eine Druckerhöhung im davon betroffenen Kompartment. Diese Druckerhöhung wiederum führt zu einer Durchblutungsstörung und dadurch bedingten Sauerstoffmangel der Muskulatur, verbunden mit Schmerzen. Der Sportler wird gezwungen, das Training oder den Wettkampf zu beenden, meist verschwinden dann die Schmerzen.

Ursache der Muskelhypertrophie, also der Volumenzunahme der Muskulatur, kann intensives Training in einem sehr kurzen Zeitraum sein, aber auch die zusätzliche Einnahme von muskelbildenden Substanzen (Anabolika, s. Kap. 39.4).

Diagnose. Die charakteristischen **Leitsymptome** beim akuten Kompartmentsyndrom sind

- sehr starke, bohrende Schmerzen,
- die rasche Entwicklung eines Spannungsgefühls mit harter Schwellung der betroffenen Muskelloge(n) und Muskeldehnungsschmerz,

- eine Gefühlsstörung (im Frühstadium besteht eine Sensibilitätsminderung am Fußrücken zwischen der ersten und zweiten Zehe, später – bei ausbleibender Therapie – am gesamten Unterschenkel),
- eine erhebliche Funktionsstörung des Beins, v.a. auch des Fußes, später Lähmung,
- eine Durchblutungsstörung (der Puls am Fuß kann auch im fortgeschrittenen Stadium zunächst tastbar bleiben, weil zuerst der venöse Blutrückfluss zum Herzen gestört wird).

Hinzu kommen Symptome seitens der Ursache für das akute Kompartmentsyndrom, bspw. eine mögliche Fehlstellung bei einer Unterschenkelfraktur.

Beim **chronischen** oder **funktionellen Kompartmentsyndrom** ist die Symptomatik nicht so dramatisch wie beim akuten Kompartmentsyndrom. Die meist krampfähnlichen Schmerzen, ein erhebliches Spannungsgefühl in der Muskulatur sowie Druckschmerz treten immer wieder unter Belastung auf und sind funktionsbehindernd, sie können bspw. zur Beendigung eines Lauf- oder Tanztrainings zwingen. Etwa jeder zwölfte Läufer soll Probleme im Sinne eines funktionellen Kompartmentsyndroms haben. Nach **Abbruch der sportlichen Betätigung** bilden sich die Schmerzen typischerweise wieder **zurück**.

Das chronische Kompartmentsyndrom des Unterschenkels kann grundsätzlich jede der 4 Logen betreffen. Meistens ist aber das vordere Muskelkompartment an der Vorderaußenseite des Unterschenkels betroffen (s. Abb. 26.7), in dem der vordere Schienbeinmuskel, der Großzehenstreckmuskel und der lange Zehenstrecker, ferner der Wadenbeinnerv sowie die vordere Schienbeinschlagader mit Begleitvenen verlaufen. Die Funktionsbehinderung der genannten anatomischen Strukturen führt zu Schmerzen bei Dorsalextension des Fußes (Anhebung des Fußes bzw.

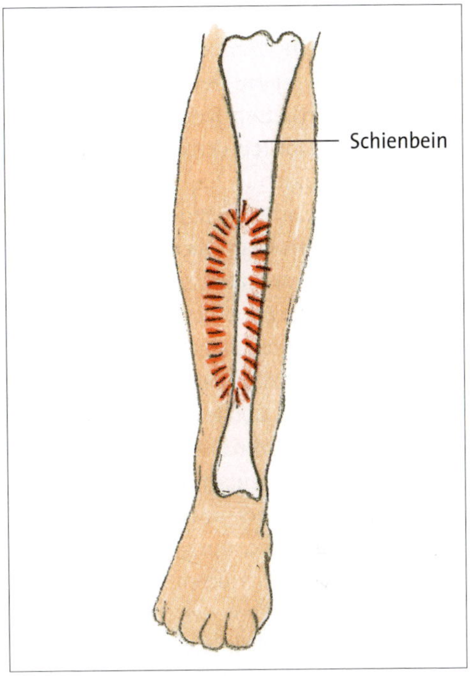

Abb. 26.7: Schmerzareal beim chronischen vorderen Kompartmentsyndrom

der Fußspitze) sowie Schmerzen bei passiver Beugung der Zehen, Schwäche im Fuß sowie Taubheitsgefühl am Fußrücken zwischen der ersten und zweiten Zehe.

Die Diagnose des chronischen Kompartmentsyndroms ist schwierig, und zwar auch deshalb, weil meistens nicht daran gedacht wird. Eine Objektivierung des Problems erfolgt durch eine **Kompartmentdruck-Messung vor**, **während** und **nach Belastung**; dabei ist die Messung unter Belastung nur in spezialisierten medizinischen Einrichtungen möglich, aber wichtig, da die betroffenen Sportler in Ruhe ja keine Beschwerden haben.

Das chronische Kompartmentsyndrom ist **abzugrenzen** von anderen Erkrankungen bei Sportlern, die ebenfalls Schmerzen im Unterschenkelbereich verursachen, z.B. Stressfrakturen des Schien- oder Wadenbeins, Sehnenscheidenentzündungen oder dem Schienbeinkantensyndrom; diese werden ebenfalls in diesem Kapitel besprochen.

Therapie. Die Erstbehandlung und wichtigste Maßnahme beim **Verdacht** auf ein akutes Kompartmentsyndrom besteht in einem **Abbruch der sportlichen Belastung**. Das Anlegen eines sog. **Hot-Ice-Verbands** wird als angenehm empfunden (s. Kap. 2.1). Wichtig ist dabei, dass die elastische Binde in diesem Fall ausnahmsweise nur ganz locker angelegt wird und **keine Kompression** ausüben darf. Die **Hochlagerung** der Extremität darf **nicht über Herzniveau** erfolgen. Dann muss der Sportler umgehend zum Arzt gebracht werden, denn:

Die **definitive Behandlung** des akuten Kompartmentsyndroms ist die **notfallmäßige Operation** mit Hautschnitt und Spaltung der die Kompartments umhüllenden Faszien (sog. Dermatofasziotomie). Manchmal ist beim Kompartmentsyndrom, bspw. nach einem gezielten Tritt vor den Unterschenkel, nur eine Loge betroffen, meistens aber mehrere, sodass es erforderlich ist, alle 4 Kompartments am Unterschenkel zu entlasten. Geschieht dies nicht rechtzeitig, besteht die Gefahr des Beinverlusts, weil Muskelnekrosen eine Amputation erforderlich machen können. Durch den Muskelzerfall und die dabei entstehenden Zerfallsprodukte droht auch die Schädigung anderer Organe, z.B. der Nieren mit möglichem Nierenversagen. Beim akuten Kompartmentsyndrom muss selbstverständlich auch die Ursache mitbehandelt werden, z.B. durch die Stabilisierung einer Fraktur.

> ! Achtung: Beim Verdacht auf ein akutes Kompartmentsyndrom kann der Arzt zwar den erhöhten Gewebedruck mit einer speziellen Drucksonde messen. Es gilt aber die Regel, dass im Zweifelsfall operiert wird! Die Verabreichung eines Schmerzmittels und Zuwarten sind falsch!

Zur **definitiven**, also ursächlichen **Therapie** des chronischen Kompartmentsyndroms gehören die

- Umstellung des Trainingsprogramms und der Technik, z.B. die Optimierung des Lauf- oder Tanzstils,
- Auswahl geeigneter Sportschuhe,
- Modifikation des Sportgeräts (bspw. sollten Fußballspieler ihre Schienbeinschoner nicht zu straff am Unterschenkel mittels Tape fixieren),
- Korrektur einer evtl. Fehlstatik des Körpers, bspw. einer Beinlängendifferenz oder eines Senkspreizfußes durch Einlagen.

In hartnäckigen Fällen, wenn diese konservativen Maßnahmen beim chronisch-funktionellen Kompartmentsyndrom nicht ausreichen und keine Besserung bringen, wird die Faszienspaltung und damit die Druckentlastung der betroffenen Loge durchgeführt. Dies kann meist minimalinvasiv über einen kleinen Schnitt erfolgen, evtl. unter endoskopischer Kontrolle in „Schlüsselloch-Technik".

> ! Achtung: Bei einer extremen Überlastung kann (selten) aus dem funktionellen ein akutes Kompartmentsyndrom werden, das die unverzügliche Operation erfordert.

Prognose. Beim **akuten Kompartmentsyndrom** ist die Operation zwingend erforderlich. Die Haut, die zunächst – bedingt durch die Schwellung – weit auseinanderklafft, bleibt unverschlossen, wird mit einem künstlichen Hautersatz vorübergehend bedeckt und einige Tage später genäht. Ist die Hautnaht dann nicht möglich, wird eine Hauttransplantation durchgeführt. Bei rechtzeitiger Operation ist die vollständige Wiederherstellung der Funktion und damit der Sportfähigkeit realistisch, wobei die Prognose auch von der auslösenden Ursache abhängig ist. Bei einem verschleppten Kompartmentsyndrom mit bereits eingetretenen Muskelnekrosen bleibt, wie erwähnt, ein dauerhafter Schaden. Sofern beim **chronischen Kompartmentsyndrom** die Faszienspaltung durchgeführt wird, kann in über 90% mit einem guten funktionellen Ergebnis gerechnet werden. Die durch die Faszienspaltung entstandene Lücke macht i.d.R. keine Probleme, weil der entstandene Defekt langstreckig ist und die Muskulatur nicht, wie bei einer Muskelhernie (s. Kap. 26.2.3), einklemmen kann.

26.4 Was ist das Schienbeinkantensyndrom?

Im Folgenden geht es um **eines der häufigsten Beschwerdebilder** bei Sportlern.

Zur Anatomie: Das Schienbein ist mit seinem oberen Ende an der Bildung des Kniegelenks und seinem unteren Ende an der des oberen Sprunggelenks beteiligt. Dazwischen liegt der Schienbeinschaft, der im Querschnitt eine annähernd dreieckige Form mit drei Kanten hat, und zwar einer innenseitigen (inneren) und einer außenseitigen (äußeren) Schienbeinkante sowie der Vorderkante. An diesem Kanten bzw. der Knochenhaut setzen die kompartmentbegrenzenden Muskelhüllen, die Faszien, an (s. Kap. 26.2.3, s.a. Abb. 26.5).

Das Schienbeinkantensyndrom ist eine durch **Überlastung** verursachte chronische Schmerzsymptomatik an der Unterschenkelinnenseite, genauer gesagt an der **Schienbeininnenkante**. Die Problematik tritt insbesondere bei Laufsportarten oder in Disziplinen auf, die Sprungelemente enthalten. Das Schienbeinkantensyndrom ist ein in der sportmedizinischen Praxis häufig anzutreffendes Krankheitsbild (s. Abb. 26.8).

Nach Achillessehnenbeschwerden (Achillodynie, s. Kap. 27.6.1.2) und Stressfraktur (s. Kap. 32) ist das Schienbeinkantensyndrom der dritthäufigste Sportschaden bei Leichtathleten der Disziplinen Sprint, Laufen und Sprung. Es können aber auch Sportler anderer Sportarten betroffen sein, bspw. Nordic Walking, Tanzen, Eiskunstlauf, rhythmische Sportgymnastik oder Fußball, insbesondere wenn häufig auf Hartplätzen oder Asphalt gespielt wird. Betroffen sind meist, aber nicht ausschließlich, jüngere Athleten um das 20. Lebensjahr.

Das Krankheitsbild wird unter Sportmedizinern **sehr kontrovers diskutiert**. Die Diskussion beginnt bei der Begriffsbildung, da es **zahlreiche Synonyme** gibt, also Begriffe, die bedeutungsgleich bzw. sinnverwandt sind, z.B.

- Knochenhautentzündung (*Periostitis*) der inneren bzw. innenseitigen (lat.: *medialen*) Schienbeinkante
- Mediales Tibia-Stress-Syndrom (Schienbein, lat.: *Tibia*) – MTSS
- Mediales tibiales Stress-Syndrom
- Tibiakantensyndrom
- Läuferbein
- „shin splints" oder „shinsplints" (Schienbein, engl.: *shin*; das englische Wort

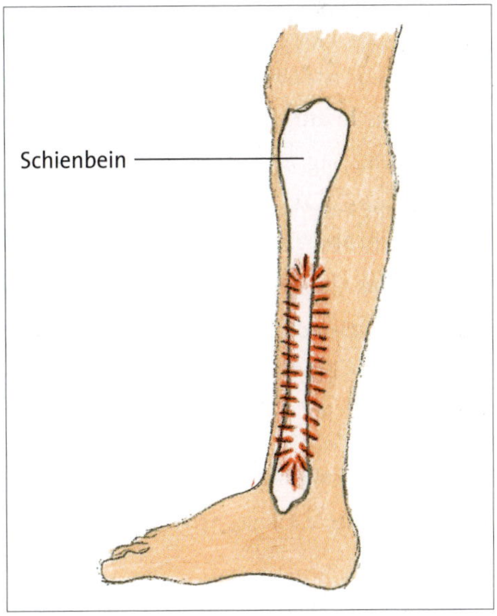

Abb. 26.8: Schmerzareal beim Schienbeinkantensyndrom

splints wird in der Fachliteratur z.B. als „Schmerzen“ übersetzt, andere Autoren verstehen darunter bspw. die Muskeln, die das Schienbein schienen – engl. *splint*: Schiene)

Die Experten diskutieren auch über die **Entstehung des Syndroms** und machen dafür z.B. verantwortlich:

- Stressreaktionen des Knochens
- Erhöhte Zugkräfte durch Muskeln bzw. ihre Hüllen (Faszien) und ihre Sehnen
- Ein funktionelles Kompartmentsyndrom, also einen unter Belastung erhöhten Druck in der Muskulatur bzw. Muskelloge (s. Kap. 26.3)

Deshalb halten manche Sportmediziner „shin splints“ auch nicht für eine Diagnose, sondern lediglich für eine Bezeichnung von durch sportliche Überlastung bedingten Schmerzen!

Die Tabelle 26.1 erhebt keineswegs den Anspruch einer vollständigen Aufzählung der Ursachen.

Diagnose. Zur Diagnostik gehört zunächst einmal die Befragung des Sportlers: Dieser berichtet typischerweise über einen **Belastungsschmerz**, der nach ca. 500 m auf der Strecke auftritt und die Belastung überdauert. Im fortgeschrittenen, chronischen Stadium zwingt der Schmerz zum Belastungsabbruch. Der Schmerz hört meist in Ruhe auf, er kehrt jedoch bei Wiederaufnahme der sportlichen Aktivität zurück, sodass für den Sportler ein Schmerzzyklus entstehen kann. Manche Athleten berichten über nächtliche Schmerzen.

Manchmal ist eine diffuse **Schwellung** über dem mittleren Drittel bzw. den unteren 2 Dritteln der inneren Schienbeinkante in Längsausdehnung sichtbar, dieser Bereich ist druckempfindlich. In einigen Fällen ist eine gewisse Unregelmäßigkeit über der Schienbeinkante spürbar. Manchmal sieht man eine Dellenbildung am Rand des Sockens, nach Druck mit dem Finger bleibt der Fingerabdruck sichtbar.

Wie bereits erwähnt, interpretieren manche Experten das Schienbeinkantensyndrom als funktionelles (chronisches) Kompartmentsyndrom (s. Kap. 26.3), sodass in deren Sichtweise zusätzlich Symptome des erhöhten Drucks in der oder

Tab. 26.1: Mögliche Ursachen des Schienbeinkantensyndroms

Wechsel des Bodenbelags, z.B. im Frühjahr und Herbst
Intensives Training auf hartem Untergrund, z.B. Straßen oder Tartanbahnen (Spikes, s.u.)
Veränderung bzw. Wechsel der Technik, z.B. Umstellung auf Vorfußlaufen (das Schienbeinkantensyndrom kommt aber auch bei Rückfußläufern vor!)
Wiederholtes Abspringen und Landen bei Sprungsportarten
Vermehrte Außenrotation des Fußes (Außendrehung, „Charly-Chaplin-Läufer“)
Vermehrte Pronation des Fußes: Überpronation, Hyperpronation; Pronation ist die Senkung des inneren Fußrandes bzw. der inneren Fußkante bei gleichzeitiger Hebung des äußeren. Dieses Nach-innen-Knicken des Fußes ist eine Bewegung im unteren Sprunggelenk (s. Kap. 27.1). Im Verständnis mancher Experten ist das Schienbeinkantensyndrom daher ein Überpronationssyndrom
Fußdeformitäten, z.B. Knick-Senkfuß, Plattfuß
X-Bein
Schuhwerk, z.B. schlechte Schuhe, Schuhwechsel (neue Schuhe), Spikeschuhe, Stollenschuhe auf hartem Untergrund

den Muskellogen bestehen. Diese Experten fordern eine **Kompartmentdruck-Messung** in Ruhe, bei und nach definierter Belastung. Der Autor selbst unterscheidet, wie viele andere Sportmediziner auch, zwischen diesen beiden Krankheitsbildern: Dementsprechend herrscht in der Muskelloge (bzw. den Muskellogen) ein normaler Druck (s. Kap. 5.2.10).

Der Arzt sollte auch anatomische Veränderungen analysieren, die ursächlich in Betracht kommen, bspw. eine Fehlstellung des Fußes oder ein X-Bein. Ggf. wird eine Laufbandanalyse durchgeführt. Ferner gilt es, andere Erkrankungen, die ähnliche Beschwerden verursachen können, auszuschließen, z.B. eine Venenentzündung, eine Muskelhernie (s. Kap. 26.2.3) oder Muskelverletzungen, Nervenengpasssyndrome (s. Kap. 26.5.2), Sehnenansatzreizungen, ein Bandscheibenleiden mit ausstrahlenden Nervenschmerzen oder eine Stressfraktur.

Die **Röntgenuntersuchung** des Unterschenkels ist zum Ausschluss einer Stressfraktur (und in seltenen Fällen eines Knochentumors!) erforderlich. Das Röntgenbild zeigt beim Schienbeinkantensyndrom typischerweise einen unauffälligen Knochenbefund, in manchen Fällen aber auch eine gewisse Verdickung bzw. nicht umbeschriebene „Unruhe“ der äußeren Knochenschicht, der Kortikalis („Knochenrinde“).

Meistens wird heute auch eine **Kernspintomografie** durchgeführt: Darin zeigt sich ein Knochenödem, eine vermehrte Einlagerung von Flüssigkeit im Knochen. Dies kann als Stressreaktion des Knochens und Vorläufer einer Stressfraktur (Ermüdungsbruch, s. Kap. 32) interpretiert werden. Bei einem funktionellen Kompartmentsyndrom ist evtl. ein Muskelödem sichtbar, also Flüssigkeitseinlagerung in der Muskulatur.

In manchen Fällen erfolgt auch eine **Knochenszintigrafie**. Dabei wird der Knochen mit einer radioaktiven Substanz untersucht, es zeigt sich eine mäßige Aktivitätsvermehrung entlang der inneren Schienbeinkante, und zwar über einen relativ langen Abschnitt. Auf diese Weise ist auch die Unterscheidung von einer Stressfraktur des Schienbeins möglich, bei der die Radioaktivität sich auf einen umschriebenen, kurzen Bereich konzentriert.

Therapie

Die wichtigste Behandlungsmaßnahme beim Schienbeinkantensyndrom ist, dass der Sportler den Schmerz als Warnsignal sieht und das Training bzw. den Wettkampf unterbricht und sich schont. Viele Sportler wollen dies nicht akzeptieren. Es gilt aber, einen chronischen Verlauf zu verhindern! Aus diesem Grunde sollte auch frühzeitig ärztlicher Rat eingeholt werden.

In der akuten Phase kann örtliche Kühlung, z.B. mit einem sog. Hot-Ice-Verband (s. Kap. 2.1), zur Linderung beitragen. Das Training sollte erst wieder aufgenommen werden, wenn unter Belastung keine Schmerzen mehr auftreten und die Schienbeinkante nicht mehr druckempfindlich ist. Bis dahin sind als sportliche Alternativen Schwimmen oder Fahrradfahren möglich; beim Fahrradfahren sollte das Pedal nicht mit dem Vorfuß, sondern mit der Ferse getreten werden.

Die Therapie ist umfangreich. In der Tabelle 26.2 sind verschiedene Behandlungsmöglichkeiten zusammenfassend dargestellt, aufgrund der Vielfalt der therapeutischen Konzepte ohne Anspruch auf Vollständigkeit.

In seltenen Fällen steht die **Operation** am Ende der Behandlungskette. Dabei wird die Knochenhaut von der Schienbeinkante gelöst. Sofern ein funktionelles Kompartmentsyndrom bei der Auslösung des Beschwerdebilds eine Rolle spielt, erfolgt die

Tab. 26.2: Behandlungsmaßnahmen beim Schienbeinkantensyndrom

Trainings- bzw. Wettkampfpause
Belastungsreduktion unter die Schmerzgrenze, z.B. Fahrradergometer
Optimierung des Trainings
Gezielte Kräftigung der Unterschenkelmuskulatur
Optimierung des Schuhwerks bzw. der Ausrüstung
Orthopädische Einlagen
Antientzündliche Behandlung mit Salben oder Gelen (z.B. auch Iontophorese); sinnvoll sind auch nächtliche Verbände
Orale Behandlung mit antientzündlichen Medikamenten (z.B. nicht steroidale Antiphlogistika wie Diclofenac)
Enzympräparate, z.B. Wobenzym N oder Phlogenzym
Muskelrelaxantien (Substanzen, welche die Muskulatur entspannen)
Physiotherapie, z.B. aktive Übungsbehandlung, Periostmassage (Knochenhautmassage), Lockerungsmassage der Muskulatur
Physikalische Therapie, z.B. Eis, Ultraschall, Hochvolttherapie, niederfrequente Ströme, Magnetresonanztherapie
Unterschenkelbäder, z.B. mit Pernionin
Akupunktur
Taping, entweder als „klassisches" Tape oder Kinesiotape
Seltener lokale Injektionen (Infiltrationen), bspw. Traumeel (ein homöopathisches Mittel) oder Kortison, evtl. in Kombination mit einem örtlichen Betäubungsmittel (Lokalanästhetikum)
Operation bei Versagen der konservativen Behandlung über einen Zeitraum von ca. 6 Monaten
Enge Zusammenarbeit zwischen Sportler, Trainer, Physiotherapeut und Arzt

Längsspaltung der Faszie, entweder über einen kleinen Schnitt in offener Technik oder unter endoskopischer Kontrolle in „Schlüsselloch-Technik", ähnlich der Arthroskopie (s. Kap. 3.2). Die Erfolgsrate der Operation wird mit über 90% guten Ergebnissen angegeben. Jedoch ist der postoperative Verlauf nicht selten langwierig und zieht sich über mehrere Monate und länger hin.

Prognose. Die Prognose beim Schienbeinkantensyndrom ist i.d.R. **gut**, sofern die Behandlung konsequent durchgeführt wird, was zunächst – wie gesagt – eine Sportpause bedeutet. Verursachende Faktoren wie Trainingsfehler, schlechte Ausrüstung und anatomische Abweichungen sollten aber soweit wie möglich beseitigt werden. Günstigstenfalls ist eine Wiederaufnahme der „schuldigen" Sportart nach etwa 3 Wochen möglich, der Verlauf kann sich aber durchaus auch 2–4 Monate hinziehen. Wichtig ist, dass die sportlichen Aktivitäten langsam gesteigert werden.

Prävention. Viele Behandlungsmaßnahmen lassen sich auch präventiv anwenden. Die Tabelle 26.3 zeigt, ohne Anspruch auf Vollständigkeit, wesentliche vorbeugende Maßnahmen.

26.5 Verletzungen und Schäden von Sehnen, Nerven und Blutgefäßen sowie Durchblutungsstörungen am Unterschenkel

26.5.1 Sehnenprobleme am Unterschenkel – meistens ist es „Verschleiß"

Im Bereich des Unterschenkels verlaufen einige **Sehnen**, die insbesondere bei den sog. Stop-and-go-Sportarten (z.B. Fußball, Tennis) bzw. bei Sportarten mit Lauf- und Sprungelementen (Jogging, Volleyball, Weitsprung) stark beansprucht werden. Diese Sehnen können akut reißen, aber auch chronische Probleme durch Degeneration (Abnutzung, „Verschleiß") der Sehne selbst bzw. des Sehnengleitlagers bereiten. Die bekannteste dieser Sehnen ist – auf der Hinterseite – die **Achillessehne**, die bei Sportlern auch am häufigsten Probleme bereitet.

An der Außenseite des Unterschenkels befindet sich neben der kräftigen Wadenmuskulatur eine schlanke Muskelgruppe, die Peronealmuskulatur (Wadenbeinmuskeln, griech. *perone*: Wadenbein). Deren Sehnen, die **Peronealsehnen**, ziehen in einer gemeinsamen Sehnenscheide hinter dem Außenknöchel zur Außenseite des Fußes (s. Abb. 27.20). An der Vorderaußenseite des Unterschenkels liegt der vordere Schienbeinmuskel (lat.: *Musculus tibialis anterior*). Die **Tibialis-anterior-Sehne** wird am Sprunggelenk umgelenkt und setzt an der Fußinnenseite an. Der hintere Schienbeinmuskel (lat.: *Musculus tibialis posterior*) befindet sich an der Hinterseite des Unterschenkels. Die **Tibialis-posterior-Sehne** liegt innenseitig neben der Achillessehne, sie wird hinter dem Innenknöchel umgelenkt und setzt an der Fußinnenseite an (s. Abb. 28.17).

Da die genannten Sehnen – und noch einige andere – auf das Sprunggelenk bzw. den Fuß wirken, werden ihre Verletzungen und Schäden in den jeweiligen Kapiteln zu diesen Körperregionen ausführlich dargestellt (s. Kap. 27.6, Kap. 28.4).

26.5.2 Verletzungen und Schäden der Unterschenkelnerven

Der **Wadenbeinnerv** (lat. *Nervus peroneus communis*: gemeinsamer Wadenbeinnerv, s. Abb. 26.9) ist einer der beiden Hauptäste des Ischiasnervs. Er verläuft seitlich am Kniegelenk hinter dem Wadenbeinkopf und teilt sich dann in den tiefen (lat.: *Nervus peroneus profundus*) sowie den oberflächlichen Wadenbeinnerv (lat.: *Nervus peroneus superficialis*). Der Wadenbeinnerv bzw. seine beiden Äste steuern die Muskeln an der Vorder- bzw. Vorderaußenseite des Unterschenkels, die auf das Sprunggelenk bzw. den Fuß wirken, und sind außerdem für die Sensibilität umschriebener Hautbereiche am Unterschenkel und Fuß verantwortlich.

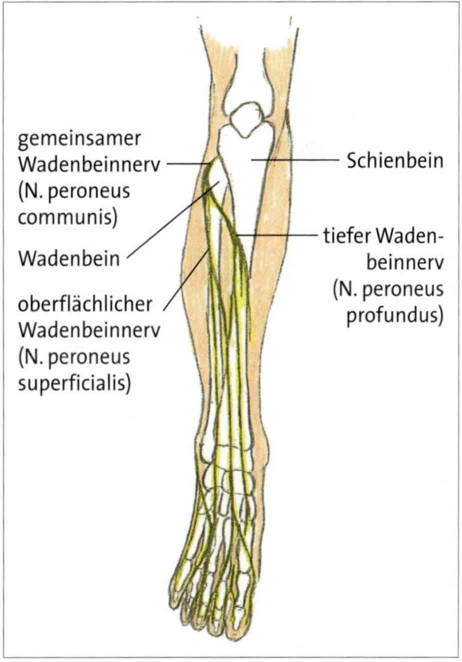

Abb. 26.9: Schematische Darstellung des Verlaufs des Peroneusnervs, der sich in einen oberflächlichen und einen tiefen Nervenast aufteilt. Rechter Unterschenkel in der Ansicht von vorn

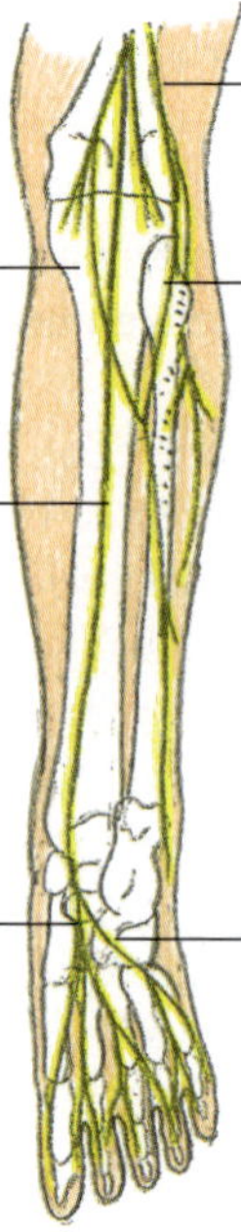

Abb. 26.10: Schematische Darstellung des Nervenverlaufs am Unterschenkel rechts, v.a. des Schienbeinnervs, in der Ansicht von hinten

Eine **Verletzung des gemeinsamen Wadenbeinnervs** entsteht bei Sportlern bspw. durch einen Tritt, meist gegen die Außenseite des kniegelenknahen Unterschenkels, oder bei einer Fraktur, auch durch Druck bei einem zu engen Gips oder Tape-Verband. Typisches Symptom der Nervenlähmung ist der **Fallfuß**, der Fußrücken kann nicht mehr angehoben (dem Schienbein angenähert) werden. Beim Gehen ergibt sich der sog. **Steppergang**. Außerdem bestehen Sensibilitätsstörungen. Die Therapie richtet sich nach der Ursache, ein zu enger Gips oder Verband muss umgehend entfernt werden, eine Unterschenkelfraktur wird erforderlichenfalls stabilisiert. Durch Krankengymnastik und evtl. Elektrostimulation wird versucht, den Muskelabbau so gering wie möglich und die Gelenke beweglich zu halten. Die Prognose hinsichtlich der Erholung der Nervenfunktion ist bei einem Druckschaden nach Beseitigung der Ursache oft günstig. Die Rehabilitation kann aber mehrere Monate dauern.

Die **Einklemmung des oberflächlichen Wadenbeinnervs** ist das häufigste Nervenengpasssyndrom (Nervenkompressionssyndrom, s. Kap. 9.4) am Unterschenkel bei Sportlern. Die Engstelle liegt im unteren Drittel des Unterschenkels oberhalb des Außenknöchels, wo der Nerv durch die Faszie in das Unterhautfettgewebe tritt. Die betroffenen Sportler haben, meist verstärkt unter Belastung beim Training oder Wettkampf, Schmerzen im Außenknöchelbereich und im Fuß. Klopfen auf den Nerv bereitet Unbehagen (positives Hoffmann-Tinel-Zeichen). Die Behandlung erfolgt operativ. Das Prinzip der Operation ist, wie bei jedem Nervenkompressionssyndrom, die Dekompression des Nervs, d.h. die Beseitigung der Einengung mit Spaltung der Faszie.

Der andere Hauptast des Ischiasnervs ist der **Schienbeinnerv** (lat.: *Nervus tibialis*, s. Abb. 26.10), der an der Rückseite des Unterschenkels hinter dem Innenknöchel zum Fuß bzw. zur Fußsohle zieht und sich dort aufteilt. Die Einengung des Schienbeinnervs bzw. seiner Äste ist relativ selten und besteht dann meist unmittelbar hinter und unter dem Innenknöchel, man spricht dann von einem **Tarsaltunnelsyndrom**. Mögliche Ursachen sind bspw. eine Vernarbung oder Blutung nach einem Tritt beim Fußball oder nach einem Knochenbruch. Das Tarsaltunnelsyndrom kann auch für Fußbeschwerden bei Balletttänzerinnen verantwortlich sein, wobei nicht nur bei Tanzsportlern darauf zu achten ist, ob nicht möglicherweise zu enges Schuhwerk der Auslöser derartiger Beschwerden ist. Eine detaillierte Darstellung dieses Nervenkompressionssyndroms und seiner Therapie findet sich im Fuß-Kapitel dieses Buchs (s. Kap. 28.8.2).

Schmerzen und Gefühlsstörungen im Bereich des Unterschenkels können v.a. bei älteren Sportlern noch durch Nervenschäden anderer Art verursacht werden:

Die **Polyneuropathie** ist eine Erkrankung des peripheren Nervensystems, die bspw. bei Stoffwechselstörungen auftritt und relativ häufig im späteren Verlauf bei einem Diabetes mellitus („Zuckerkrankheit") vorkommen kann. Therapeutisch ist v.a. eine optimale Einstellung des Blutzuckers von entscheidender Bedeutung.

Auch bei Wirbelsäulenerkrankungen kann – neben Rückenschmerzen – die Symptomatik den Unterschenkel betreffen. Ein **Bandscheibenvorfall** kann durch Druck auf eine Nervenwurzel neben Gefühlsstörungen und Schmerzen auch Muskelschwäche und evtl. sogar Lähmungserscheinungen verursachen (s. Kap. 19.3). Die **Spinalkanalstenose** ist eine Einengung des Wirbelkanals, der das Rückenmark umgibt; die Erkrankung ist am häufigsten degenerativ bedingt, also durch Abnutzung („Verschleiß") der Wirbelsäule. Charakteristisch für die Spinalkanalstenose ist das **„wirbelsäulenbedingte Hinken"** (lat.: *Claudicatio spinalis*), auch als **Schaufensterkrankheit** bezeichnet (s. Kap. 19.4). Sowohl beim Bandscheibenschaden als auch bei der Spinalkanalstenose wird oft konservativ behandelt, z.B. mit Krankengymnastik und Medikamenten. Eine Operation wird bei Lähmungen und stärksten Schmerzen sowie Versagen einer über mehrere Wochen oder Monate konsequent durchgeführten konservativen Therapie durchgeführt.

26.5.3 Weitere Probleme mit den Blutgefäßen des Unterschenkels

Grundsätzlich kann man bei Blutgefäßen zwischen den Arterien (auch als Schlag- oder Pulsadern bezeichnet; sie transportieren das Blut vom Herzen weg) und den Venen (auch Blutadern genannt; sie führen das Blut zum Herzen hin) unterscheiden. Verletzungen und Erkrankungen der Blutgefäße des Unterschenkels können die Ursache gesundheitlicher Probleme bei Sportlern sein.

Der Unterschenkel hat 2 größere **Schlagadern**, und zwar die vordere Schienbeinarterie

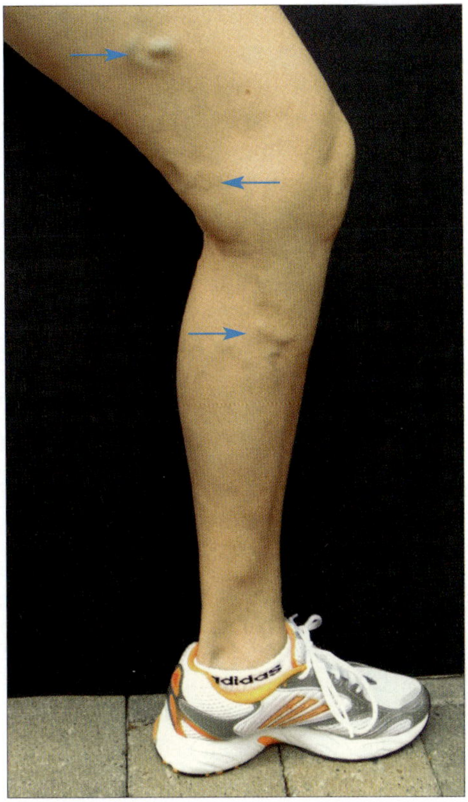

Abb. 26.11: Krampfadern (Varizen)

und die hintere Schienbeinarterie, die sich in mehrere Äste aufzweigen und dann zum Fuß verlaufen. Bei den **Venen** kann man zwischen einem oberflächlichen und einem tiefen Venensystem unterscheiden. Offene Schlagaderverletzungen, bei denen also gleichzeitig eine Verletzung der Haut vorliegt, sind beim Sport selten. Sie sind i.d.R. zufallsbedingt, bspw. als Folge einer Schnittverletzung durch eine Schlittschuhkufe. Die Venen können zu Krampfadern (Varizen, s. Abb. 26.11) verändert sein, aus denen es z.B. nach einem Tritt gegen den Unterschenkel stärker bluten kann.

> ! Achtung: Als Erstmaßnahme an der Sportstätte wird bei einer Blutung ein Druckverband angelegt und der Unterschenkel hochgelagert. Dann wird umgehend ärztliche Hilfe in Anspruch genommen (s. Kap. 2.2).

Krampfadern können außerdem, weil sie eine Störung des venösen Blutflusses zum Herzen bewirken (Blutstau), zu Beschwerden führen, z.B. Schmerzen, Schweregefühl und Schwellung im Unterschenkel- und Fußbereich; dies wird als **venöse Insuffizienz** bezeichnet. Betroffen sind meistens ältere Sportler, bei denen auch **arterielle Durchblutungsstörungen** (Arteriosklerose, „Arterienverkalkung") die Ursache von Unterschenkelschmerzen sein können. Typischerweise nehmen die Beschwerden unter Belastung zu, weil dann die Muskulatur nicht mehr mit genügend Sauerstoff versorgt wird; dies zwingt die Betroffenen dann, die Belastung einzustellen. Umgangssprachlich spricht man auch vom „Raucherbein", im Alltag kommt es zur sog. Schaufensterkrankheit: Die Betroffenen bleiben wie bei einem Schaufensterbummel nach kurzer Gehstrecke stehen, um eine Schmerzerleichterung zu bekommen, dann gehen sie weiter; weil ihnen die Zwangspausen peinlich sind, vermitteln sie den Eindruck, als ob sie sich für den Schaufensterinhalt interessierten. In der Fachsprache wird dies als **Claudicatio intermittens** bezeichnet.

> Das Phänomen der Schaufensterkrankheit gibt es aber auch bei einer Einengung des Wirbelkanals, der Spinalkanalstenose; dieses „wirbelsäulenbedingte Hinken" (lat.: *Claudicatio spinalis*) ist von der Begrenzung der Gehstrecke bei Durchblutungsstörungen abzugrenzen (s. Kap. 19.4, Kap. 26.5.2).

Schmerzen und Schwellung des Unterschenkels können auch Zeichen einer **tiefen Beinvenenthrombose** sein. Dabei kommt es zur Blutgerinnselbildung und „Verstopfung" der tiefen Venen. Eine derartige Thrombose ist ein Notfall: Sie kann lebensgefährlich werden, wenn sich ein Blutpfropf löst und in die Lunge gespült wird, was dann als Lungenembolie bezeichnet wird. Bei Sportlern gibt es verschiedene Risikofaktoren für eine Thrombose, bspw. die längere Ruhigstellung des Beins im Gips wegen einer Verletzung, langes Sitzen mit angewinkelten Beinen im Flugzeug oder Bus auf dem Weg zum Wettkampf, Flüssigkeitsverlust durch Schwitzen („Eindickung" des Bluts mit Erhöhung des Risikos eines Blutstaus), die Einnahme der Antibabypille bei Frauen und Übergewicht (s. Kap. 3.3.4).

> ! Achtung: Sportler mit Verletzungen oder Erkrankungen der Blutgefäße sollten fachärztlich behandelt werden, u.a. vom Gefäßspezialisten.

26.6 Prellungen, Blutergüsse und Wunden am Unterschenkel

Knochenprellungen bzw. **-verstauchungen (Kontusionen)** betreffen am Unterschenkel meistens das Schienbein; dieses ist an seiner Vorderseite, genauer gesagt an der Schienbeinvorderkante sowie an der nach innen gerichteten Knochenfläche, nur von der Haut bedeckt und nicht von Muskulatur geschützt. Daher ist ein Tritt vors Schienbein, z.B. beim Fußball, oder der Sturz auf diese Körperregion sehr schmerzhaft. **Wunden** an der Schienbeinvorderseite, bspw. durch die Stollen der Fußballschuhe des Gegenspielers, reichen nicht selten bis auf den Knochen.

> Eine Röntgenuntersuchung ist sinnvoll, damit ein Knochenbruch nicht übersehen wird. Allein aufgrund der Intensität der Schmerzen lässt sich nicht zwischen einer Prellung und einer Fraktur unterscheiden!

Therapie. Für die Akutbehandlung bei einer **Prellung** gelten die Prinzipien der **PECH-Regel** (s. Kap. 2.1):

- Pause
- Eis, also Kühlung

- Compression, d.h. Anlegen eines Kompressionsverbands
- Hochlagerung des Unterschenkels

Eine **Wunde** wird im Rahmen der Ersten Hilfe an der Sportstätte steril verbunden. Der Arzt entscheidet, ob eine Wundversorgung, z.B. durch Wundausschneidung und Naht, sinnvoll ist. Auch muss der Tetanusschutz überprüft und ggf. vervollständigt werden.

Prognose. Die Beschwerden bei einer **Schienbeinprellung** können in ausgeprägten Fällen durchaus länger als 8–10 Tage bestehen, insbesondere wenn sich ein größerer Bluterguss unter der Haut entwickelt. Deshalb sollte ein derartiger Befund vom Arzt kontrolliert werden, da evtl. der Bluterguss durch eine Punktion oder Operation entfernt werden muss. Außerdem kann es sich doch um einen Knochenbruch handeln, der auf den ersten Röntgenaufnahmen nicht zu erkennen war. Es sollte erneut geröntgt werden, evtl. empfiehlt sich eine Kernspintomografie (s. Kap. 7.3).

Wunden am Unterschenkel, speziell an der Vorderseite des Schienbeins, zeigen eine schlechte Heilungstendenz mit dem Risiko der Entzündung. Um Komplikationen vorzubeugen sollte deshalb immer eine ärztliche Behandlung erfolgen.

Prävention. Bei Sportarten wie Fußball oder Feldhockey können Schienbeinschützer die Zahl der Weichteilverletzungen reduzieren und das Ausmaß einer Prellung in Grenzen halten.

26.7 Frakturen der Unterschenkelknochen als akute Unfallfolgen beim Sport

Das Unterschenkelskelett besteht bekanntlich aus 2 Röhrenknochen, dem **Schienbein** und dem **Wadenbein** (s. Abb. 26.1). Das Schienbein bildet die knöcherne Säule des Unterschenkels, es ist viel stärker und kräftiger als das auf der Außenseite gelegene dünnere Wadenbein. Durch eine direkte Gewalteinwirkung, bspw. beim Fußball (gestrecktes Bein des Gegners!) oder eine indirekte Einwirkung, z.B. Verdrehung des Unterschenkels bei fixiertem Fuß, kann es zur Fraktur des Schienbeins, des Wadenbeins oder beider Knochen kommen. Andere Ursachen sind bspw. Motorsportunfälle oder Stürze beim Mountainbiken, Reiten oder Klettern, nicht selten bestehen dann noch Verletzungen anderer Körperregionen (Polytrauma, s. Kap. 37.2).

> Definitionsgemäß sind bei einer Unterschenkelfraktur beide Knochen gebrochen (s. Abb. 26.12), andernfalls spricht man von einer Schienbein- bzw. Wadenbeinfraktur. Das Kniegelenk bzw. das Sprunggelenk sind nicht von dem Bruch betroffen.

Ein typisches Beispiel für eine Unterschenkelfraktur ist der sog. Schuhrandbruch; dabei handelt es sich um einen Unterschenkelbruch, der im Rahmen eines Frontalsturzes beim Skiabfahrtslauf entsteht, wenn die Biegebelastung für Schien- und Wadenbein am Vorderrand des Skistiefels zu hoch ist. Diese Frakturart ist heute durch Entwicklung von Hochschaftschuhen seltener geworden, die allerdings zu einem Anstieg der Kniegelenkverletzungen (z.B. vorderes Kreuzband) geführt haben.

> Ein besonderes Problem bei Frakturen in dieser Körperregion ist der gleichzeitig bestehende **offene** oder **geschlossene Weichteilschaden**!

Bei einem **offenen Weichteilschaden** bzw. einer **offenen Fraktur** besteht eine Verbindung zwischen der Außenwelt und dem Knochenbruch, dies führt zu einem erhöh-

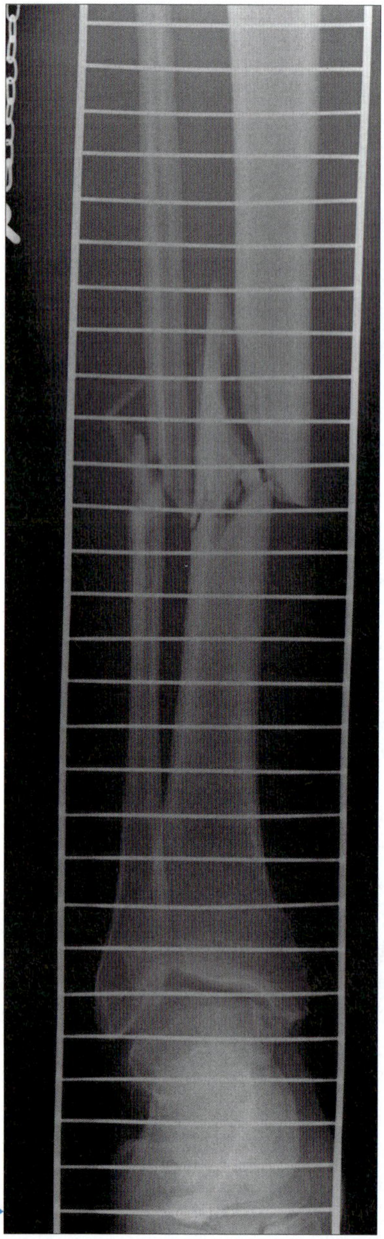

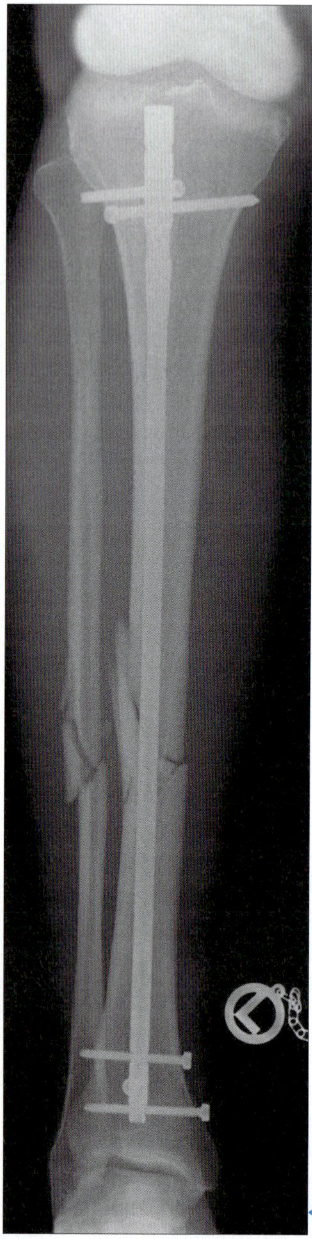

Abb. 26.12: Durch einen Pferdetritt entstandene Unterschenkelfraktur bei einem Reiter, Schien- und Wadenbein sind gebrochen. **a)** Das im Röntgenbild sichtbare Drahtgitter ist eine gepolsterte Cramer-Schiene, die zur provisorischen Stabilisierung bis zur umgehend durchgeführten Operation angelegt wurde. **b)** Stabilisierung des Schienbeins mit einem Verriegelungsnagel, das Wadenbein muss bei dieser Lokalisation nicht versorgt werden.

ten Infektionsrisiko. Da das Schienbein an seiner Vorderseite nur von der Haut bedeckt und nicht durch Muskulatur geschützt wird, ist es im Bezug auf einen offenen Weichteilschaden mehr gefährdet als das Wadenbein (s. Abb. 7.2). Grundsätzlich gibt es unterschiedliche Schweregrade der offenen Verletzung der Weichteile bzw. der offenen Fraktur; das Spektrum reicht von einer relativ unkomplizierten Knochendurchspießungswunde über eine ausgedehnte Schädigung von Muskeln, Blutgefäßen und Nerven bis hin zur – beim Sport glücklicherweise seltenen – kompletten Amputation.

Der **geschlossene Weichteilschaden** bei einer Schienbein-, Wadenbein- bzw. Unterschenkelfraktur ist aber nicht weniger problematisch, weil er oft schwieriger einzuschätzen und deshalb unterschätzt werden kann. Wiederum gibt es verschiedene Schweregrade, von der unbedeutenden Hautprellung oder -abschürfung über die Hautablederung (Decollement: die Haut reißt von der Unterlage ab, was äußerlich nicht sichtbar ist, aber unbehandelt zum Absterben des Hautbezirks führt) bis zum Kompartmentsyndrom; dieses geht mit einer massiven Gewebedrucksteigerung in den Muskellogen des Unterschenkels einher mit dem Risiko einer schwersten Durchblutungsstörung (s. Kap. 26.3).

Diagnose. Typisch sind **erhebliche Schmerzen**, sowohl in Ruhe als auch bei versuchter Belastung, und Schwellung im Frakturbereich. Bei einem Schienbeinbruch oder Unterschenkelbruch besteht im Gegensatz zur alleinigen Wadenbeinfraktur meistens eine erhebliche Instabilität des Knochens, oft mit sichtbarer **Fehlstellung**. Der Sportler ist nicht mehr gehfähig und kann das Bein nicht mehr bewegen. Bei einer Verletzung der Haut ist von einem **offenen Knochenbruch** auszugehen. Evtl. bestehen **Durchblutungs-** und **Sensibilitätsstörungen**. Ist der Unterschenkel prall geschwollen und die Muskulatur knallhart, besteht wahrscheinlich ein **Kompartmentsyndrom** (s. Abb. 5.5, Abb. 26.6).

Durch eine **Röntgenuntersuchung** kann das Ausmaß der Knochenschädigung genau erkannt werden. Beim Verdacht auf ein Kompartmentsyndrom kann eine **Kompartmentdruck-Messung** durchgeführt werden. Bei Verdacht auf eine Schlagaderverletzung, erkennbar bspw. an einem weißen, kalten Fuß oder nicht tastbarem Puls am Fuß, wird eine Ultraschalluntersuchung der Blutgefäße (Dopplersonografie) oder eine Röntgenkontrastmitteldarstellung (Angiografie) durchgeführt.

Therapie. Am Unfallort sollte eine **Schienung des Knochenbruchs** erfolgen, bspw. mit einer Cramer-Schiene, einer kunststoffummantelten Aluminiumschiene („SAM-Splint") oder einer Luftkammerschiene (s. Kap. 7.3). Um die Fraktur einigermaßen ruhigzustellen, muss die Schiene lang genug sein und vom Oberschenkel bis zum Fuß bzw. den Zehenspitzen reichen. Eine evtl. vorhandene Wunde bei einem offenen Knochenbruch wird vorher steril verbunden.

Isolierte Frakturen des Wadenbeins ohne Beteiligung des Sprunggelenks können konservativ behandelt werden, da dieser Knochen nicht bzw. nur wenig gewichttragend ist. Dagegen werden Schienbein- und Unterschenkelfrakturen bei Erwachsenen i.d.R. operativ stabilisiert, bevorzugt mit einem Marknagel, der unterhalb des Kniegelenks in das Schienbein eingebracht wird und meist mit zusätzlichen Schrauben „verriegelt" wird (**Verriegelungsnagel**, s. Abb. 26.12.b). In manchen Fällen wird zur Stabilisierung eine Platte eingesetzt, die mit Schrauben befestigt wird.

Wichtig ist selbstverständlich auch die **operative Versorgung der Weichteile**: Bei einem Kompartmentsyndrom muss notfallmäßig die Entlastung der Muskellogen erfolgen (s. Abb. 5.5). Wesentlicher Bestandteil der Operation bei einem offenen Knochenbruch (Notfall!) ist die Wundversorgung, wichtig ist dabei u.a. das Débridement (Wundausschneidung). Die Stabilisierung wird ggf. mit einem Fixateur externe („äußerer Festhalter", s. Abb. 7.5) durchgeführt; durch die Haut werden dabei ober- und unterhalb des gebrochenen Schienbeinbereichs Schrauben in den Schienbeinknochen eingedreht, die Schrauben werden dann mit einem äußeren „Gestell" verbunden. Auf diese Weise wird der verletzte Bereich überbrückt und ruhiggestellt. Mit dem Fixateur externe kann die Fraktur ausbehandelt werden; nicht selten erweist es sich aber sinnvoll, nach Besserung der Weichteilsituation einen operativen Verfahrenswechsel durchzuführen und z.B. auf einen Verriegelungsnagel „umzusteigen".

Bei Frakturen mit offenem oder geschlossenem Weichteilschaden sind nicht selten mehrere Operationen erforderlich, u.a., um die Weichteilproblematik in den Griff zu bekommen.

Im **Kindesalter** ist bei unverschobenen oder wenig verschobenen Schienbein- oder Unterschenkelfrakturen manchmal die konservative Behandlung im Gips möglich, andernfalls wird die Stabilisierung bspw. mit elastischen Nägeln durchgeführt (s. Kap. 34.4) oder v.a. bei offenen Knochenbrüchen auch mit dem Fixateur externe.

Verletzungen anderer Körperregionen im Rahmen eines Polytraumas werden selbstverständlich ebenfalls mitbehandelt. Diese haben je nach Verletzungsschwere evtl. sogar eine höhere Priorität, bspw. bei einer lebensgefährlichen Milzblutung.

Wichtig ist bei einer Schienbein-, Wadenbein- bzw. Unterschenkelfraktur auch, dass eine konsequente **Thromboseprophylaxe** durchgeführt wird, z.B. bedeutet dies bei Erwachsenen die Verabreichung von Heparinspritzen (s. Kap. 3.3.4).

Prognose. Bei unkompliziertem Verlauf und achsengerechter Ausheilung des Schienbeins bzw. des Unterschenkels sind die **Aussichten meistens günstig**. Jedoch vergehen i.d.R. mindestens 6–8 Monate, bis das Bein bei sportlichen Aktivitäten voll belastet werden kann, was natürlich auch abhängig von der betriebenen Sportart ist. Die Metallentfernung, z.B. eines Verriegelungsnagels erfolgt nach etwa 1,5–2 Jahren. Verriegelungsschrauben werden manchmal schon früher entfernt, um die Knochenbruchheilung zu fördern (sog. Dynamisierung des Nagels).

Bei **offenen Frakturen** besteht ein erhöhtes Risiko von Komplikationen, insbesondere auch der Infektion des Knochens: Die Osteitis (Knochenentzündung, oft auch als Osteomyelitis, also Knochenmarkentzündung, bezeichnet) kann für die Betroffenen zum Schicksal werden und wiederholte Operationen erforderlich machen.

Schienbein- bzw. Unterschenkelfrakturen im Kindesalter haben meist eine gute Prognose. Die Frakturen des Wadenbeins ohne Sprunggelenkbeteiligung sind i.d.R. sowohl bei Erwachsenen als auch bei Kindern unproblematisch.

Knochenbrüche mit Knie- oder Sprunggelenkbeteiligung

Der Bruch des Schienbeins mit Beteiligung seiner Gelenkfläche am Sprunggelenk, die sog. **Pilon-tibial-Fraktur**, ist eine komplizierte Verletzung. Sie ist beim Sport eher selten, hat aber eine unsichere Prognose in Hinblick auf die Wiedererlangung der Sportfähigkeit. Die Fraktur ist funktionell den Sprunggelenkbrüchen zuzuordnen und wird dort dargestellt. Neben dem Schienbein und dem Sprungbein des Fußes ist das Wadenbein mit dem Außenknöchel an der Bildung des Sprunggelenks beteiligt. **Außenknöchelbrüche** sind vergleichsweise häufige Sportverletzungen, sie werden ebenfalls bei den Sprunggelenkfrakturen beschrieben (s. Kap. 27.3).

Der **Schienbeinkopfbruch**, also die Fraktur des kniegelenkbildenden Anteils des Schienbeins, wird bei den Kniegelenkverletzungen dargestellt (s. Kap. 25.12.2).

26.8 Ermüdungsfrakturen am Unterschenkel – chronischer Stress beim Sport

Sowohl am Schienbein als auch am Wadenbein können bei Sportlern Ermüdungsfrakturen auftreten, v.a. bei Joggern (Langstreckenläufer), aber auch bei Sportarten mit einem größeren Anteil von Sprungelementen, z.B. Volleyball. Als Ursachen kommen neben der Überlastung auch ungünstige äußere Rahmenbedingungen in Betracht, z.B. abrupte Änderung des Laufstils, Training auf hartem Untergrund und ungeeignetes Schuhwerk, aber auch individuelle Faktoren, bspw. eine Beinlängendifferenz, Menstruationsstörungen, auffällige Essgewohnheiten und Essstörungen (v.a. bei weiblichen Athleten), geringe Knochendichte (Osteoporose) und muskuläre Schwäche mit frühzeitiger muskulärer Ermüdung.

26.8.1 Stressfraktur des Schienbeins

Die häufigste Lokalisation von Stressfrakturen an der unteren Extremität stellt das **Schienbein** dar; die Häufigkeit wird mit 41–55% angegeben. „Typische" Sportarten sind die Leichtathletik sowie Laufdisziplinen. Als spezifisches Risiko für einen Ermüdungsbruch am Schienbein gilt die vermehrte Pronationsstellung im Fuß („Einwärtskantung" bzw. Nach-innen-Knicken des Fußes, s. Kap. 27.1).

Diagnose. Wie bei Ermüdungsbrüchen an anderen Lokalisationen handelt es sich nicht um ein akutes Ereignis. Die Schmerzen im Schienbeinbereich entwickeln sich zunehmend, häufig in Kombination mit einer **Weichteilschwellung** und **Überwärmung**. Die Diagnose wird im Röntgenbild gestellt. Der Bruch kann in Sprunggelenknähe, kniegelenknah oder in der Schaftmitte des Schienbeins lokalisiert sein. Im Frühstadium ist der Bruch zunächst nur in der Kernspintomografie (s. Abb. 32.1) oder in der Knochenszintigrafie sichtbar. Die beiden letztgenannten Untersuchungen erlauben auch eine **Abgrenzung zum Schienbeinkantensyndrom** (s. Kap. 26.4).

Therapie. Die Behandlung richtet sich nach der Ausprägung des Befundes; im Anfangsstadium kann die Entlastung an Unterarmgehstützen für mehrere Wochen unter Thromboseprophylaxe (Heparin-Spritzen, s. Kap. 3.3.4) zur Frakturheilung führen. Die Stoßwellentherapie kann zur Unterstützung der Knochenbruchheilung beitragen.

> Der Ermüdungsbruch des Schienbeins gilt als „Hochrisiko"-Stressfraktur, die schlecht heilt. Daher sollte bei dieser Lokalisation mit dem betroffenen Sportler immer auch eine Operation diskutiert werden, insbesondere wenn die vordere Schienbeinkante im mittleren Knochenanteil (sog. Spannungsseite) betroffen ist bzw. die Fraktur in den Röntgenverlaufskontrollen nicht heilt oder verschoben ist. Dann empfiehlt sich bspw. eine Nagelung.

Prävention. Bei Leichtathleten oder Sportlern, die eine vermehrte Pronationsstellung im Fuß haben, ist bei einer sportmedizinischen Untersuchung und Beratung auf geeignetes Schuhwerk hinzuweisen. Außerdem ist die Verordnung korrigierender Einlagen sinnvoll.

26.8.2 Stressfraktur des Wadenbeins

Das Wadenbein ist weniger häufig als das Schienbein von einer Stressfraktur betroffen. „Gefährdet" sind auch hier besonders Leichtathleten oder Laufsportler. Die Diagnose wird durch die Röntgenuntersuchung bzw. die Kernspintomografie bestätigt. Der Bruch ist meist etwa 5–7 cm oberhalb der Außenknöchelspitze lokalisiert. Als Therapie reicht oft die Schonung und Entlastung. Seltener wird eine Stabilisierung erforderlich, z.B. mit einer Platte und Schrauben.

27 Verletzungen und Schäden des Sprunggelenks

27.1 Bedeutung des Sprunggelenks beim Sport und Einführung in die Anatomie

Bei fast allen Sportarten, nicht nur bei solchen mit Sprungelementen, wird das menschliche **Sprunggelenk** eingesetzt (s. Abb. 27.1). Es gliedert sich in ein **oberes** und ein **unteres Sprunggelenk**, die aber eine funktionelle Einheit bilden (s. Abb. 27.2–Abb. 27.4). Bei einem Unfall ist häufiger das obere Sprunggelenk betroffen.

Insgesamt machen die Verletzungen des oberen Sprunggelenks etwa 30–50% aller Sportverletzungen aus. Damit steht die Sprunggelenkverletzung in den meisten sportmedizinischen Statistiken an Platz 1.

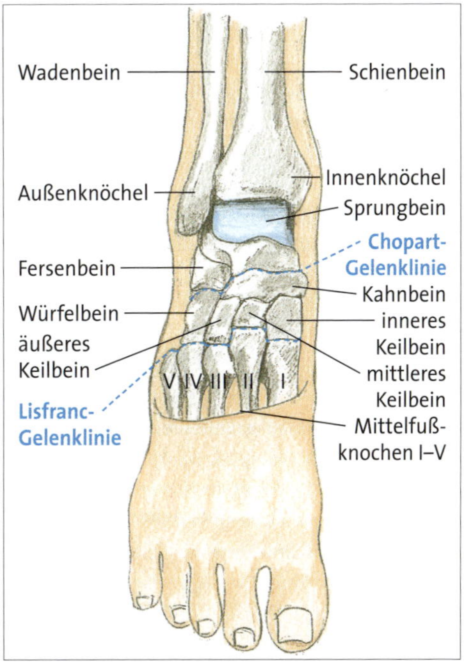

Abb. 27.2: Knochen des oberen und unteren Sprunggelenks bzw. des Fußes (rechte Seite, Ansicht von vorn)

Abb. 27.1: Ein funktionierendes Sprunggelenk ist nicht nur beim Handball wesentliche Voraussetzung für die Sportausübung. (Foto: René Penno)

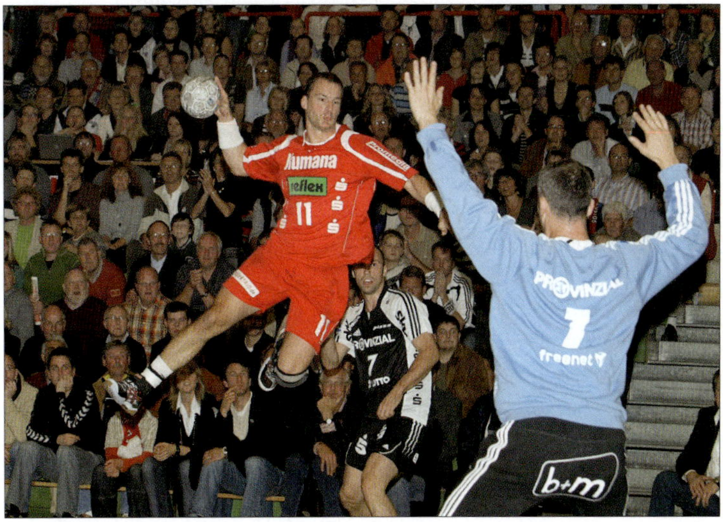

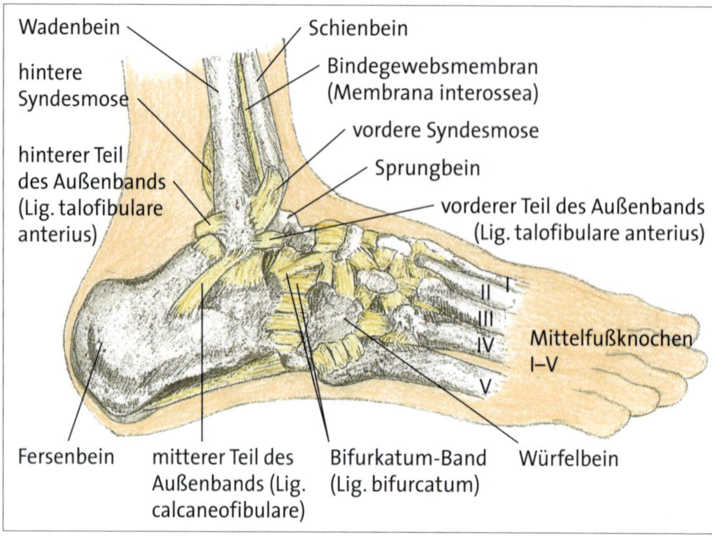

Abb. 27.3: Bänder des oberen und unteren Sprunggelenks sowie der Fußwurzelknochen (rechte Seite, Ansicht von außen)

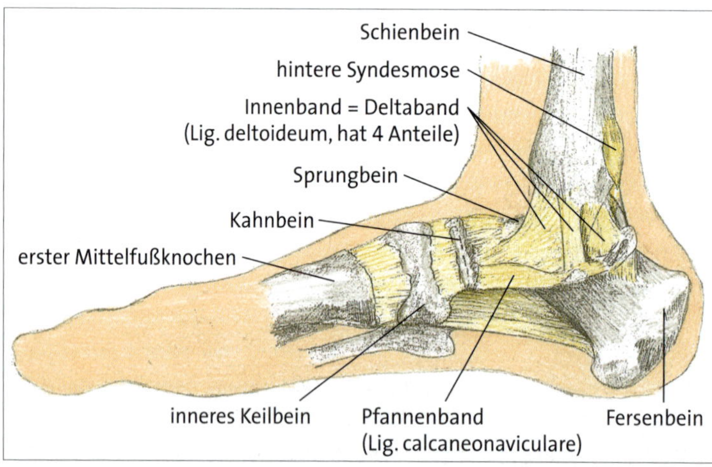

Abb. 27.4: Bänder des oberen und unteren Sprunggelenks sowie der Fußwurzelknochen (rechte Seite, Ansicht von innen)

Das **obere Sprunggelenk** besteht aus dem unteren Schienbeinende, dem Innenknöchel (Teil des Schienbeins), dem Außenknöchel (Teil des Wadenbeins) und dem Sprungbein. Innen- und Außenknöchel bilden die „Knöchelgabel". Neben den Knochen, die das Gelenk bilden und im Gelenkbereich von Knorpel überzogen sind, ist es wie jedes Gelenk von einer Hülle (Kapsel) umgeben. Die Gelenkkapsel wiederum wird durch Bänder verstärkt. Funktionell spricht man auch vom Kapsel-Band-Apparat. Mit anderen Worten: Die Stabilität des oberen Sprunggelenks wird durch Bänder aus festem Bindegewebe gewährleistet. Im Einzelnen sind dies das **Außenband**, das **Innenband (Deltaband)**, die sog. **Syndesmose** (Syndesmosenband) zwischen Schienbein und Wadenbein knapp oberhalb des Gelenkspalts des Sprunggelenks und eine bandartige Bindewebsmembran, die **Zwischenknochenmembran** zwischen Schien- und Wadenbein. Im oberen Sprunggelenk erfolgen die Scharnierbewegungen des Fußes, d.h. das Absenken (Plantarflexion) bzw. das Anheben der Fußspitze (Dorsalextension, s. Abb. 27.5a, Abb. 27.5b).

Das **untere Sprunggelenk** besteht aus 2 Anteilen. Das Sprungbein bildet zum einen

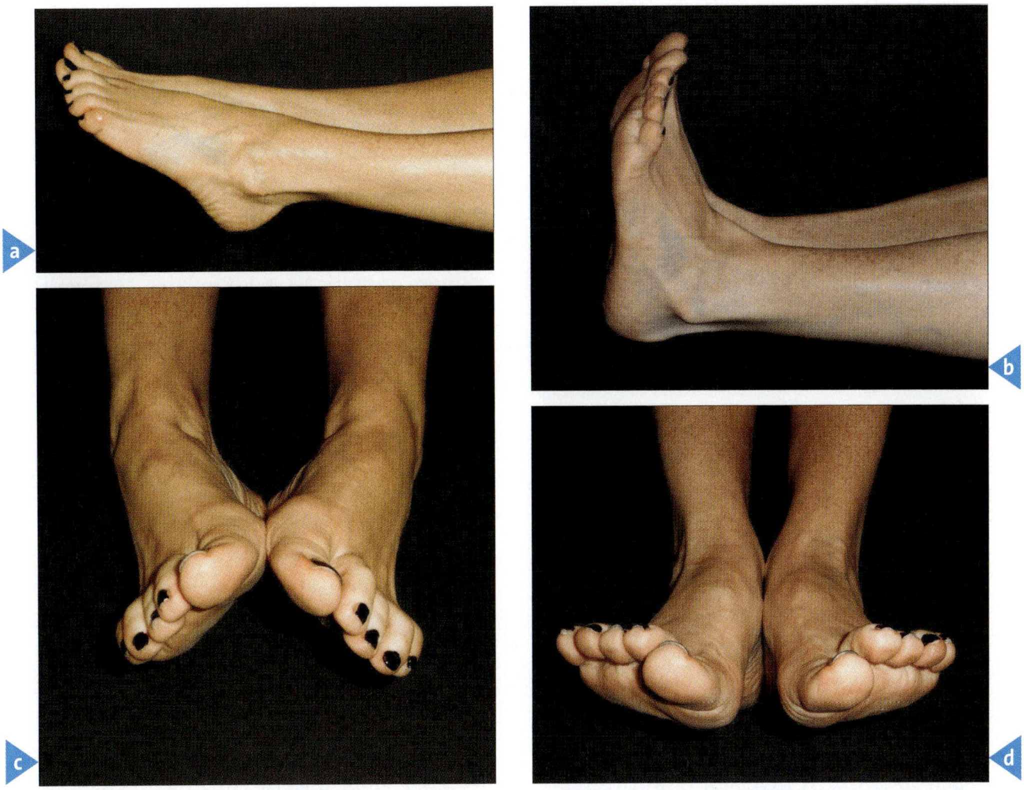

Abb. 27.5: Bewegungen des Sprunggelenks. **a)** Plantarflexion. **b)** Dorsalextension. **c)** Supination. **d)** Pronation

ein Gelenk mit dem unter ihm liegenden Fersenbein, zum anderen ein Gelenk mit dem Fersenbein und dem vor ihm liegenden Kahnbein des Fußes. Im unteren Sprunggelenk finden, vereinfacht ausgedrückt, überwiegend die Einwärtsbewegung des Fußes (Supination) und die Auswärtsbewegung (Pronation) statt (s. Abb. 27.5c, Abb. 27.5d).

Wichtige Definitionen, die unterschiedliche Bewegungen des Fußes bezeichnen:
Die **Plantarflexion** ist das Absenken des Fußes in Richtung des Bodens, diese Bewegung erfolgt im oberen Sprunggelenk. Aber aufgepasst: Je nach Zusammenhang versteht man unter Plantarflexion manchmal auch eine Beugung der Zehen in Richtung des Bodens.

Die **Dorsalextension** bezeichnet die gegenläufige Bewegung des Fußes, also die Anhebung der Fußspitze, auch diese Bewegung erfolgt im oberen Sprunggelenk. Aber: Je nach Zusammenhang versteht man unter Dorsalextension auch eine Zehenstreckung. Und irreführenderweise wird statt des Begriffs „Dorsalextension" manchmal auch von „Dorsalflexion" gesprochen.
Plantarflexion und Dorsalextension werden im oberen Sprunggelenk ausgeführt, das bedeutet: Das Sprungbein führt in der sog. Knöchelgabel überwiegend Scharnierbewegungen nach oben und unten aus.
Die **Supination** ist die Hebung des inneren Fußrandes bzw. der inneren Fußkante bei gleichzeitiger Senkung des äuße-

ren. Sie wird manchmal auch als Auswärtskantung oder Auswärtsdrehung bezeichnet und erfolgt im unteren Sprunggelenk. Achtung: Den Terminus „Supination“ gibt es auch für die obere Extremität; gemeint ist dann die Unterarmdrehung mit Öffnung der Handinnenfläche nach oben (s. Kap. 15.1).

Die **Pronation** ist die entgegengesetzte Bewegung, also die Senkung des inneren Fußrandes bzw. der inneren Fußkante bei gleichzeitiger Hebung des äußeren. Sie wird manchmal auch als Einwärtskantung oder Einwärtsdrehung bezeichnet und erfolgt ebenfalls im unteren Sprunggelenk. Achtung: Den Terminus „Pronation“ gibt es auch für obere Extremität; gemeint ist dann die Unterarmumwendbewegung mit Drehung des Handrückens nach oben.

Supination und Pronation laufen mehr im Mittel- bzw. Vorfußbereich ab. Dagegen spielen sich Inversion und Eversion mehr im Rückfußbereich ab: Im Prinzip ist die Supinationsbewegung nicht trennbar von der **Inversion** des Rückfußes, der Kombination aus Plantarflexion, Adduktion (Bewegung des Fußes nach innen) und Innenrotation des Fußes. Umgekehrt ist die Pronation untrennbar von der **Eversion** des Rückfußes, der Kombination aus Dorsalextension, Abduktion (Bewegung des Fußes nach außen) und Außenrotation. Der komplexe Bewegungsablauf wird auch als „Maulschellenbewegung“ bezeichnet.

27.2 Bandverletzungen des Sprunggelenks

Das **obere Sprunggelenk** besteht – wie bereits erwähnt – aus dem unteren Schienbeinende, dem Innenknöchel (Teil des Schienbeins), dem Außenknöchel (Teil des Wadenbeins) und dem Sprungbein. Für die Stabilität des oberen Sprunggelenks sind, neben den Muskeln bzw. Sehnen, die folgenden Bandverbindungen verantwortlich (s. Abb. 27.3, Abb. 27.4):

- **Außenband**(-komplex), bestehend aus 3 Anteilen, die vom Außenknöchel nach vorn (anteriores talofibulares Ligament) bzw. nach hinten (posteriores talofibulares Ligament) zum Sprungbein und zum Fersenbein (kalkaneofibulares Ligament) des Fußes ziehen.
- **Innenband**(-komplex), auch Deltaband, verläuft vom Innenknöchel mit einem oberflächlichen und einem tiefen Anteil fächerförmig zum Sprungbein, zum Fersenbein und zum Kahnbein des Fußes sowie zum sog. Spring-Ligament (kalkaneonavikulares Band, Pfannenband, engl.: *spring ligament*). Letzteres spannt sich auf der Innenseite des Fußes zwischen Fersenbein und Kahnbein wie eine Feder (engl: *spring*); es ist ein wesentlicher Stabilisator des inneren Anteils des Fußlängsgewölbes.
- Die sog. **Syndesmose** (Syndesmosenband) ist eine Bandverbindung zwischen Schienbein und Wadenbein oberhalb des Gelenkspaltes des Sprunggelenks. Sie **besteht aus 3 Bandanteilen**, und zwar der vorderen Syndesmose (anterior-inferiores tibiofibulares Ligament), dem Zwischenknochenbandanteil (interossäres Ligament) und der hinteren Syndesmose (posterior-inferiores tibiofibulares Ligament).
- Außerdem sind Schien- und Wadenbein auf ihrer gesamten Länge vom Sprunggelenk bis unterhalb des Kniegelenks durch eine bandartige Bindewebsmembran, die **Zwischenknochenmembran** (interossäre Membran, lat.: *Membrana interossea*), verbunden.

Das **untere Sprunggelenk** wird von 3 Knochen gebildet, und zwar dem Sprungbein, dem Fersenbein und dem Kahnbein. Die verschiedenen Anteile dieses Gelenks werden ebenfalls durch Bänder gesichert (s. Abb. 27.3, Abb. 27.4).

Bandverletzungen sind sowohl am oberen als auch am unteren Sprunggelenk sehr häufig und können allgemein, wie auch an anderen Gelenken, in 3 Schweregrade eingeteilt werden (s. Kap. 8.2):

- Zerrung (Grad 1)
- Teilweiser Bänderriss (Grad 2, Partialriss)
- Vollständiger Riss (Grad 3, Totalriss)

Außerdem kann ein Band mit einem Knochenstück aus seinem Ansatz- oder Ursprungsbereich ab- bzw. ausreißen. Derartige knöcherne Bandausrisse sind gerade im Sprunggelenkbereich keine Seltenheit. Oft ist bei den Bandverletzungen die Gelenkkapsel mit verletzt, es handelt sich also, präzise ausgedrückt, eigentlich um eine „Kapsel-Band-Verletzungen“ des Sprunggelenks. Sowohl Ärzte als auch medizinische Laien sprechen aber vereinfachend von „Bandverletzungen“.

27.2.1 Die Außenbandverletzung am oberen Sprunggelenk – fast jeder Sportler hat Erfahrung damit

Die Verletzung des Außenbands am oberen Sprunggelenk (s. Abb. 27.3) entsteht durch ein **Umknicken des Fußes nach innen**, genauer gesagt durch ein **Supinationstrauma**, bei dem der Fußinnenrand gehoben und die Fußaußenkante gesenkt wird. Dieser Unfallmechanismus kann praktisch bei jeder Sportart mit Lauf- oder Sprungelementen vorkommen, z.B. Leichtathletik, Orientierungslauf, Ballsportarten wie Volleyball oder Basketball, Tanzen, Kunstturnen, Kampfsport, Snowboarden, Golf oder Reiten (Absteigen vom Pferd).

Die Außenbandverletzung am oberen Sprunggelenk ist nach Wülker [2005] die häufigste Sportverletzung überhaupt mit einer Häufigkeit von etwa 1 : 10 000 – bezogen auf Sport treibende Personen pro Tag. Sie ist außerdem, je nach Statistik, beim Basketball bis zu 6-mal häufiger als beim Sport allgemein.

Diagnose. Je nach Ausmaß der Verletzung ist der Bereich des Außenknöchels (bzw. unterhalb davon) mehr oder weniger schmerzhaft geschwollen mit Blutergussverfärbung (s. Abb. 27.6). Die betroffenen Bandanteile – das Außenband hat wie erwähnt 3 – sind in ihrem Bandverlauf druckschmerzhaft, wobei Verletzungen des hinteren Bands (posteriores talofibulares Ligament) die Ausnahme sind. Im Rahmen der ärztlichen Untersuchung werden auch die Innenseite des Sprunggelenks und der gesamte Unterschenkel und Fuß mit untersucht, weil Begleitverletzungen möglich sind, bspw. eine Verletzung der Peronealsehnen (s. Kap. 27.6.2), eine Knorpelabsprengung oder Knorpel-Knochen-Absprengung am Sprungbein (s. Kap. 27.5) oder eine Fraktur an der Basis des fünften Mittelfußknochens (s. Kap. 28.2.6).

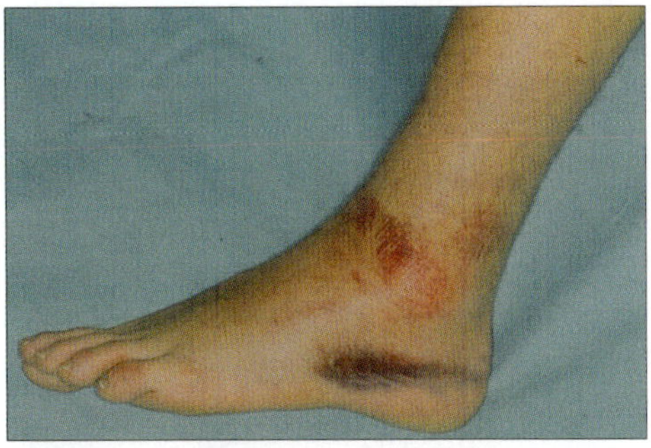

Abb. 27.6: Mehrere Tage alte Schwellung und Blutergussverfärbung im Sprunggelenkbereich bei einem Volleyballspieler mit einem Außenbandriss. Bei der Landung nach einem Block am Netz trat er auf den Fuß eines Mitspielers und knickte um. Der Bluterguss hat sich bereits verteilt und ist zum Fuß „abgesackt“.

Vom Arzt wird **vorsichtig** die Stabilität des Außenbands geprüft, dies erfolgt im Vergleich zum unverletzten Sprunggelenk der Gegenseite. Untersucht wird zunächst die außenseitige (laterale) Aufklappbarkeit; beim Außenbandriss ist eine Kippung des Rückfußes möglich (Taluskippung, Sprungbeinkippung, s. Abb. 27.7a). Außerdem wird getestet, ob ein Talusvorschub vorhanden ist, ob also eine vermehrte Verschiebbarkeit des Sprungbeins gegenüber dem Schienbein möglich ist (Abb. 27.7b).

> ! Achtung: Die Stabilitätsprüfung ist allerdings oft, auch bei vorsichtiger Ausführung, wenig präzise, weil der verletzte Sportler schmerzbedingt gegenspannt. Im Anschluss an die manuelle Untersuchung muss auf alle Fälle eine Röntgenuntersuchung erfolgen.

Im **Röntgenbild** werden Bänder zwar nicht abgebildet, sondern lediglich der Knochen; indirekt kann evtl. auf eine Bandverletzung geschlossen werden, wenn bspw. bei ausgeprägter Schädigung eine spontane Aufklappbarkeit des Sprunggelenks sichtbar ist. Die Röntgenuntersuchung ist aber erforderlich, weil nur so eine evtl. (gleichzeitig) vorliegende Fraktur zu erkennen ist, bspw. eine Knochenabsprengung am Sprungbein oder die Basisfraktur des fünften Mittelfußknochens. Es kann sich statt des vermuteten Außenbandrisses um eine Sprunggelenkfraktur handeln, z.B. einen Außenknöchelbruch!

> ! Achtung: Sog. **gehaltene Röntgenaufnahmen** (Stressaufnahmen, s. Abb. 27.8) bei der frischen Außenbandverletzung sind unter Medizinern umstritten und für den Patienten nicht selten schmerzhaft. Dabei werden in einem schraubstockähnlichen Apparat (Scheuba-Apparat) die zuvor manuell durchgeführten Stabilitätsprüfungen unter standardisierten messtechnischen Bedingungen wiederholt. Der Fuß wird in einen Halteapparat eingespannt und unter definierter Kraftanwendung in der Knöchelgabel nach innen gekippt und nach vorne gedrückt; auf diese Weise werden Taluskippung und Talusvorschub geprüft. Die Aufnahmen werden oft im Seitenvergleich mit dem unverletzten Sprunggelenk der Gegenseite durchgeführt. Schmerzbedingt spannen nicht wenige Sportler den Fuß bzw. das Sprunggelenk an, sodass das Untersuchungsergebnis nicht zu verwerten ist – wenn nicht eine örtliche Betäubung (Leitungsanästhesie) durchgeführt wurde. Im Übrigen sind die gehaltenen Aufnahmen nach Meinung

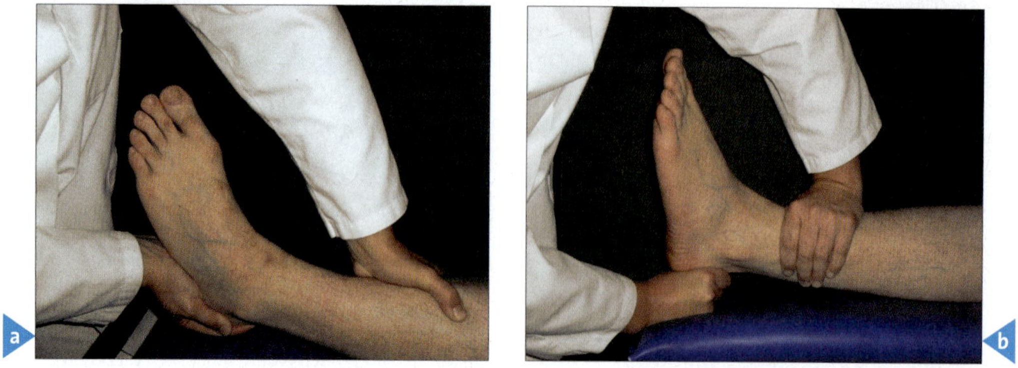

Abb. 27.7: Untersuchung bei Verdacht auf einen Außenbandriss des oberen Sprunggelenks. **a)** Prüfung der außenseitigen Aufklappbarkeit (laterale Aufklappbarkeit, Taluskippung) und **b)** des Sprungbeinvorschubs (Talusvorschub)

vieler Sportmediziner für die Wahl der Therapie entbehrlich (s.u.).
Ist im Röntgenbild eine Fraktur sichtbar, dann dürfen keine gehaltenen Aufnahmen gemacht werden, weil dabei ein zunächst unverschobener Bruch verschoben werden kann und dann eine Fehlstellung resultiert!

Noch ein Hinweis: Die Stressaufnahmen haben ihren Stellenwert v.a. bei einer chronischen Bandverletzung und werden dann zur Dokumentation der Instabilität, bspw. auch vor einer Operation zur Bandrekonstruktion (Bandplastik), angefertigt (s.u.).

Bei vielen Sportlern wird heute beim Verdacht auf einen Außenbandriss eine **Kernspintomografie** gemacht. Dabei handelt es sich um eine Schichtuntersuchung in einem Magnetfeld („Magnetresonanztomografie", MRT); die Untersuchung wird meistens in einer „Röhre" durchgeführt, bei Patienten mit Platzangst im „offenen" Tomografen. Die Kernspintomografie ist nicht schmerzhaft, kann allerdings z.B. bei Menschen mit einem Herzschrittmacher nicht durchgeführt werden, da die Funktion im Magnetfeld gestört werden kann. Auch bei Metall im Körper, z.B. einer Prothese, muss der Arzt vorher gefragt werden, ob die Untersuchung möglich bzw. sinnvoll ist.

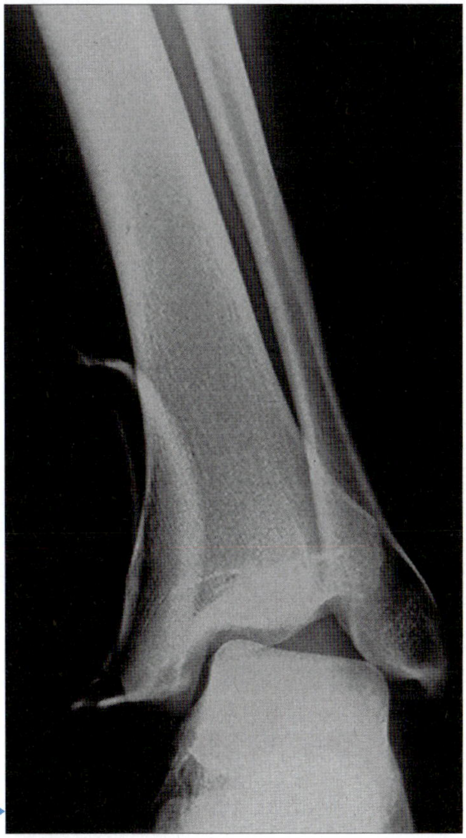

a

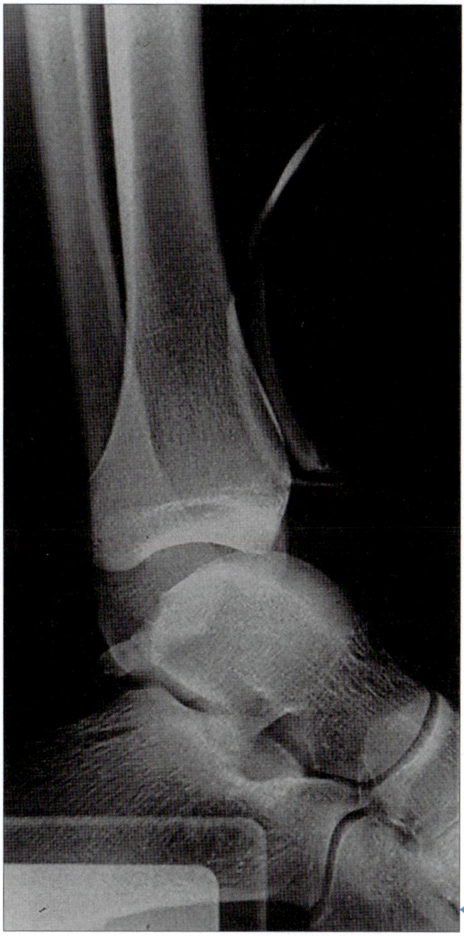

b

Abb. 27.8: Gehaltene Röntgenaufnahmen bei einem Außenbandriss des oberen Sprunggelenks mit **a)** Taluskippung („laterale Aufklappbarkeit") und **b)** Talusvorschub

Mit der Kernspintomografie lässt sich der Außenbandriss eindeutig diagnostizieren; außerdem ist eine Aussage möglich, welche Bandanteile verletzt sind, wobei – wie erwähnt – Verletzungen des hinteren Bands (posteriores talofibulares Ligament) die Ausnahme sind. Dementsprechend wird die 1-Band-Verletzung von der 2-Band- bzw. der 3-Band-Verletzung unterschieden. Daneben werden z.B. auch Schäden am Knochen oder Knorpel dargestellt. Evtl. wird bei dieser Untersuchung zusätzlich ein Kontrastmittel zur besseren Darstellung der einzelnen Strukturen gespritzt (nicht bei einer Allergie!).

Eine Kernspintomografie ist nicht bei jedem Außenbandriss am Sprunggelenk notwendig. Sie sollte aber in unklaren Fällen oder beim Verdacht auf zusätzliche Verletzungen, die im Röntgenbild nicht sichtbar sind (z.B. eine Knorpelabsprengung am Sprungbein) durchgeführt werden.

Therapie. In der Akutsituation an der Sportstätte gilt auch für Außenbandverletzungen die **PECH-Regel**: Sportpause, Kühlung, Kompressionsverband und Hochlagerung (s. Kap. 2.1).

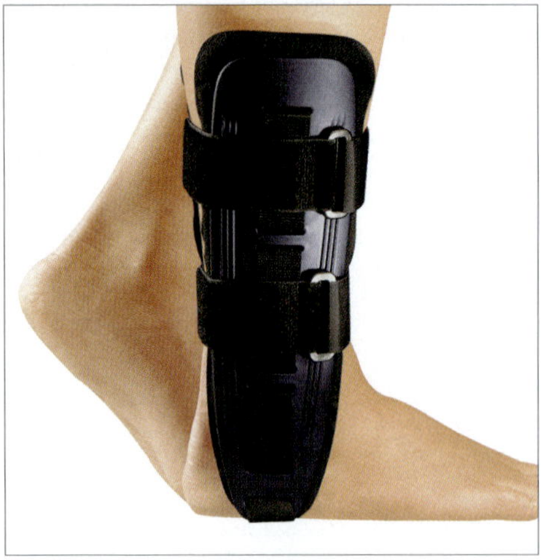

Abb. 27.9: Funktionelle Sprunggelenkorthese zur Behandlung der Außenbandverletzung, die z.B. auch im Sportschuh getragen wird (M.step, Fa. Medi/Bayreuth).

Wie geht es nach Abschluss der Diagnostik weiter? Bei einer **Bänderzerrung** sollte sich der Sportler schonen und den Fuß hochlagern. Hilfreich ist ein abschwellender Kompressionsverband (z.B. mit Voltaren Emulgel), evtl. in Kombination mit einem abschwellenden Medikament (z.B. Voltaren resinat, nicht bei Magen- oder Zwölffingerdarmgeschwür in der Patientenvorgeschichte). Nach etwa 1–3 Wochen ist die sportliche Aktivität i.d.R. uneingeschränkt möglich. Hilfreich kann ein Tape-Verband sein, entweder als „klassisches" Taping oder als Kinesiotape (s. Kap. 3.3.2).

Auch der **Außenbandriss** wird heute i.d.R. nicht operiert, unabhängig von der Anzahl der gerissenen Bandanteile.

Die konservative Behandlung eines Außenbandrisses am Sprunggelenk ist in den allermeisten Fällen die Methode der Wahl, auch bei Leistungs- und Berufssportlern. Meistens wird, neben Schonung und abschwellenden Maßnahmen, eine spezielle Stabilisationsschiene (Orthese, s. Abb. 27.9) verordnet, manchmal auch ein sog. Stabilschuh.

Gelegentlich, z.B. bei ausgeprägter Schmerzsymptomatik, kann anfangs für einige Tage eine Gipsschiene sinnvoll sein. Danach ist eine sog. funktionelle Therapie mit einer Orthese (Knöchelschiene) aus verschiedenen Gründen vorteilhafter als die Gipsruhigstellung: geringeres Thromboserisiko durch erhaltene Beweglichkeit, weniger Muskelabbau durch funktionelle Behandlung, angeblich „zielgerichtete" Bandheilung bzw. Narbenbildung. Auf dem Markt gibt es zahlreiche Orthesenmodelle. Die Auswahl der Orthese, die ein erneutes Umknicken verhindern soll, richtet sich meistens nach der Erfahrung und Präferenz des behandelnden Arztes und der individuellen Passform. In manchen Fällen hat sich ein Sportler bereits einige Zeit zuvor das Außenband des anderen Sprunggelenks verletzt und mit einem bestimmten

Modell gute Erfahrungen gemacht. I.d.R. sollte die Orthese für etwa 6 Wochen ununterbrochen getragen werden, also auch nachts. Da dies von manchen Sportlern nicht akzeptiert wird und außerdem einige Orthesen nur bei gleichzeitigem Tragen eines Schuhs ausreichend stabil sind, verordnen manche Ärzte „ihren" Sportlern eine Kunststoff-Nachtschiene. Wichtig ist, dass die Orthese eine Supination (s. Abb. 27.5c) sicher verhindert und das Band während der Heilungsvorgänge geschützt ist.

> ! Achtung: Bei einer Ruhigstellung des Sprunggelenks ist eine medikamentöse Thromboseprophylaxe erforderlich, z.B. mit Heparinspritzen. Über die Dauer entscheidet der Arzt.

Je nach Ausmaß des Bänderrisses und ausgeübter Sportart dauert die **Rehabilitation zwischen 4 und 12 Wochen**. Die Belastung wird zunehmend bis zur schmerzfreien Vollbelastung durchgeführt. Unterstützend und sehr wichtig ist die Physiotherapie, wobei u.a. Eigenreflexschulung und Kräftigung der Muskulatur als aktive Sprunggelenkstabilisierung auf dem Programm stehen, z.B. Übungen auf einem Wackelbrett. Vor allem bei den ersten wettkampfmäßigen Einsätzen nach einem Bänderriss fühlen sich manche Sportler mit einer Orthese sicherer (sofern sie nicht behindert), dauerhaft sollte diese aber nicht getragen werden (s.u.). Bei Rückschritten in der Rehabilitation, z.B. Auftreten vermehrter Schmerzen, muss die Belastung bzw. die Intensität reduziert und der behandelnde Arzt konsultiert werden.

Wann wird bei einem akuten Außenbandriss **operiert**? Wie oft bei Sportverletzungen wird auch diese Frage von Sportmedizinern nicht einheitlich beantwortet. Als anerkannte Gründe zu operieren gelten z.B. gleichzeitige Knorpel- oder Knorpel-Knochen-Absprengungen am Sprungbein oder deutlich verschobene Frakturen bzw. verschobene knöcherne Bandausrisse sowie die massive Instabilität mit spontaner (Sub-)Luxation des Gelenks – das bedeutet, dass das Sprunggelenk teilweise oder komplett ausgerenkt ist. Auch bei gleichzeitiger Syndesmosenverletzung ist die Operation in bestimmten Fällen erforderlich (s. Kap. 27.2.3). Umstritten ist, grundsätzlich die 2-Band- oder 3-Band-Verletzung zu operieren, wenn Leistungs- bzw. Berufssportler betroffen sind, weil wissenschaftliche Studien hierzu nicht eindeutig sind bzw. die Überlegenheit der Operation nicht beweisen konnten. Im Übrigen hat die operative Bandnaht wie jede Operation auch Komplikationsmöglichkeiten, z.B. das Risiko einer Infektion (um 1%).

Nach einer Bandnaht ist von einer Rehabilitationsdauer von 3–4 Monaten auszugehen. Meistens wird nach der Operation das Sprunggelenk für 1–2 Wochen in einer Schiene ruhiggestellt und dann mittels Orthese oder Stabilschuh funktionell nachbehandelt. Eine konsequent durchgeführte Physiotherapie ist wichtig, ebenso wichtig sind selbständige Übungen („Hausaufgabenprogramm").

Eine Sonderstellung nimmt der **nicht verschobene knöcherne Bandausriss** ein: Hier hat die operative Refixation z.B. mit einer Schraube den Vorteil, dass frühzeitig das Sprunggelenk freigegeben werden kann, mit dem Vorteil der schnelleren Rehabilitation sowie der Senkung des Thromboserisikos; jedoch muss der Sportler in diesem Fall auch über die potenziellen Nachteile der operativen Behandlung aufgeklärt werden, z.B. das Infektionsrisiko sowie die evtl. erforderliche Metallentfernung.

Prognose. Nach einer Bänderzerrung ergeben sich keine Spätprobleme. Auch der Bänderriss heilt in den meisten Fällen folgenlos aus.

> ! Achtung: Je nach Ausmaß der Verletzung bleiben aber nach einem Außenbandriss bei 10–20% der betroffenen Sportler Restbeschwerden.

Dabei kann es sich um belastungsabhängige Schmerzen handelt, bei denen je nach Leidensdruck evtl. eine Arthroskopie des oberen Sprunggelenks sinnvoll ist: In manchen Fällen zeigt sich dann bspw. Narbengewebe, welches zu Einklemmungserscheinungen führt, oder ein bisher nicht erkannter Knorpelschaden (s. Kap. 27.4).

Eine andere wichtige Komplikation ist die **chronische Außenbandinstabilität**, die dazu führt, dass der Sportler immer wieder umknickt, insbesondere auf unebenem Boden. Keine Lösung ist dann das dauerhafte Tragen einer Sprunggelenkorthese beim Sport! In manchen Fällen kann dies durch intensive Physiotherapie mit Stärkung der Koordination und Kräftigung der stabilisierenden Muskeln und Sehnen (v.a. der Peronealsehnen) kompensiert werden, evtl. in Verbindung mit einer Schuhaußenranderhöhung von etwa 5 mm. Meistens empfiehlt sich aber, sofern der Wunsch besteht, weiter uneingeschränkt Sport zu treiben, die operative Rekonstruktion. In diesen Fällen reicht die einfache Bandnaht oft nicht aus und es erfolgt eine zusätzliche Verstärkung durch eine Bandplastik. Dafür gibt es verschiedene Operationstechniken, bei Erwachsenen kann bspw. ein Teil der Knochenhaut vom Außenknöchel genommen werden (sog. Periostlappenplastik). Die Rehabilitationsdauer nach einer Bandplastik beträgt 3–4 Monate. Wie nach einer Bandnaht wird das Sprunggelenk meistens für 1–2 Wochen ruhiggestellt und dann mit einer Orthese oder einem Stabilschuh funktionell nachbehandelt.

Prävention. Das grundsätzliche und permanente Tragen einer Orthese oder Sprunggelenkbandage als Schutz vor einem Außenbandriss bzw. nach einer derartigen Verletzung oder ein dauerhaftes prophylaktisches Taping wird einerseits von vielen Sportmedizinern abgelehnt. Diese argumentieren, dass durch eine Orthese die körpereigene Stabilisierungsfähigkeit abnimmt, abgesehen davon behindert die externe Stabilisation nicht selten. Beim „klassischen“ Tape ist zu berücksichtigen, dass der Verband relativ schnell auslockert, meistens schon innerhalb von 30 Minuten, und dann weniger Schutz bietet. Andererseits gibt es Studien, z.B. im Basketball, in denen durch prophylaktischen Einsatz einer Orthese bzw. eines Tape-Verbands das Risiko einer Verletzung des oberen Sprunggelenks reduziert wurde; als ein Grund dafür wurde die Stimulation von Propriozeptoren, feinen Nervenendigungen z.B. im Gelenkbereich, vermutet (s. Kap. 3.3.2). Speziell beim Basketball kann die Gefahr des Umknickens auch durch hohe Sportschuhe („High-top-Basketballschuhe“) gemindert werden.

Unabhängig von dieser Diskussion sind allgemeine Maßnahmen zur Vorbeugung von Verletzungen sinnvoll wie bspw. gute körperliche Fitness und ein sportartspezifisches Training mit koordinativen und propriozeptiven Elementen zur Gelenkstabilisierung mit körpereigenen Mitteln. Mit propriozeptiven Übungen wird u.a. die Ansprechbarkeit der Muskulatur auf Änderungen der Gelenkstellung trainiert, z.B. auf einem Kreisel.

27.2.2 Die Innenbandverletzung am oberen Sprunggelenk

Alleinige Innenbandverletzungen, d.h. ohne Fraktur bspw. im Außenknöchelbereich, sind sehr viel **seltener** als Verletzungen des Außenbands, weil das Innenband (Deltaband, s. Abb. 27.4) ausgesprochen stabil ist. Außerdem ist der Unfallmechanismus, der zum Innenbandriss führt, nämlich das **Umknicken des Fußes nach außen** – Pronationstrauma bzw. Eversionstrauma, bei dem der Fußinnenrand gesenkt und die Fußaußenkante gehoben wird – relativ selten.

> Häufiger treten Innenbandverletzungen in Kombination mit einer Sprunggelenkfraktur auf.

Diagnose. Es werden Schmerzen im Bereich bzw. unterhalb des Innenknöchels angegeben, wo dann auch meist eine Schwellung, evtl. mit einem Bluterguss, sichtbar ist. Bei gleichzeitiger Sprunggelenkfraktur ist evtl. eine Fehlstellung sichtbar. Neben einer vorsichtigen manuellen Untersuchung mit Prüfung der Stabilität – nicht bei Frakturverdacht! – wird auf alle Fälle **geröntgt**. Gehaltene Aufnahmen werden selten durchgeführt und sind bei Nachweis einer Fraktur verboten (s. Kap. 27.2.1). Sofern keine Sprunggelenkfraktur vorliegt, kann eine Kernspintomografie zur Objektivierung der seltenen isolierten Innenbandverletzung erfolgen, außerdem kann damit bspw. eine gleichzeitige Knorpelverletzung diagnostiziert werden (Bänder und Knorpel sind im Röntgenbild nicht sichtbar!).

Mögliche Begleitverletzungen sind die gleichzeitige Verletzung der Syndesmose, eine Knorpel-(Knochen-)Absprengung am Sprungbein oder, wie erwähnt, eine Sprunggelenkfraktur, bspw. ein Wadenbeinbruch. Letzterer kann im Bereich des Außenknöchels – der Außenknöchel ist ein Teil des Wadenbeins! – oder aber auch höher lokalisiert sein (sogar knapp unterhalb des Kniegelenks, sog. Maisonneuve-Trauma, s. Kap. 27.3).

Therapie. Die Behandlungsprinzipien entsprechen denen beim Außenbandriss. Die einfache Deltabandverletzung wird konservativ bspw. mit einer Orthese behandelt. Begleitverletzungen werden meistens operiert, z.B. die gleichzeitige Außenknöchelfraktur, sofern der Bruch verschoben ist. In diesen Fällen wird dann manchmal auch das Innenband genäht (s. Kap. 27.3). Die Therapie der gleichzeitigen Syndesmosenverletzung wird ebenfalls an anderer Stelle besprochen (s. Kap. 27.2.3).

Prognose. Die Heilungschancen bei einer Innenbandverletzung sind **gut**. Eine chronische Instabilität ist selten, bedarf aber dann manchmal der operativen Behandlung. Insgesamt richtet sich die Prognose natürlich auch nach den Begleitverletzungen. Bei dem seltenen isolierten Innenbandriss dauert die Rehabilitation etwa 2–3 Monate, bei gleichzeitiger Sprunggelenkfraktur vergehen meist mindestens 5–6 Monate. Spätschäden bis zur Arthrose sind in diesen Fällen möglich.

Prävention. Zur Vorbeugung gelten sinngemäß die beim Außenbandriss gegebenen Empfehlungen.

27.2.3 Die Verletzung der Syndesmose am oberen Sprunggelenk – eine „Mode-Diagnose"?

Die Syndesmose besteht aus 3 Bandanteilen, die oberhalb des Sprunggelenkspalts Wadenbein und Schienbein miteinander verbinden (s. Abb. 27.3). Sie stabilisiert das obere Sprunggelenk v.a. bei axialer Belastung, also Belastung in der Körperachse. Isolierte Verletzungen der Syndesmose, d.h. ohne gleichzeitige Knochenbrüche, sind mit 1–11% selten und werden oft nicht erkannt. Häufiger besteht zusätzlich eine Sprunggelenkfraktur, z.B. des Wadenbeins (s. Kap. 27.3). Auch die Kombination eines Syndesmosenrisses mit einer Außenbandverletzung oder einem Innenbandriss ist möglich (s. Kap. 27.2.1, Kap. 27.2.2).

Unfallmechanismen, die zur Syndesmosenverletzung führen können, sind ein Umknicken bzw. Verdrehen im Sprunggelenk, z.B. wenn beim Fußballspiel der Gegenspieler auf das Gelenk fällt und der normale Bewegungsspielraum des Gelenks überschritten wird. Meistens spielen dabei ein Übermaß an Supination, Eversion des Rückfußes oder Plantarflexion für die Entstehung des Syndesmosenrisses eine Rolle. Ist die Krafteinwirkung groß genug, dann kommt es zusätzlich zur Sprunggelenkfraktur, wobei das Wadenbein auf Höhe der Syndesmose oder oberhalb davon bricht.

Diagnose. Je nach Ausmaß der Verletzung besteht eine Schwellung des Sprunggelenks mit einer bläulichen Blutergussverfärbung. Zu beachten ist dabei, dass ein Absacken von Blutergüssen aus dem Bereich des oberen Sprunggelenks eine Verletzung im unteren Sprunggelenk vortäuschen kann. Der Verletzte klagt über Schmerzen bei Berührung (Druckschmerz), in Ruhe bzw. bei Belastung und kann oft nicht mehr auftreten. Manche Verletzte berichten, sie hätten ein Nachgeben des Gelenks oder ein „Krachen" oder „Knacken" verspürt, als ob „etwas gerissen oder gebrochen" sei. Bei einer gleichzeitig bestehenden Fraktur kann eine Fehlstellung vorhanden sein.

Zur Diagnose einer Verletzung der vorderen Syndesmose erfolgt zunächst eine **schonende manuelle Untersuchung** mit Prüfung der Durchblutung, der Sensibilität und der Beweglichkeit sowie der Stabilität. Eine Untersuchungstechnik ist bspw. der „Squeeze-Test", bei dem der Arzt das Wadenbein gegen das Schienbein presst und der Patient Schmerzen im Syndesmosenbereich bei einer Verletzung derselben angibt. Wichtig ist, dass der Fuß und der gesamte Unterschenkel ebenfalls untersucht werden, weil bspw. gleichzeitig ein hoher Wadenbeinbruch kniegelenknah vorliegen kann (Maisonneuve-Trauma, s. Kap. 27.3). Bei einer Fehlstellung des Gelenks wird auf eine Stabilitätsprüfung verzichtet.

Durch eine derartige Untersuchung kann man die Verletzung der vorderen Syndesmose aber allenfalls vermuten. Daher muss eine **Röntgenuntersuchung** veranlasst werden. Im normalen Röntgenbild wird die Syndesmose selbst, wie Bänder allgemein, nicht abgebildet. Durch die Röntgenuntersuchung wird lediglich der Knochen dargestellt, sodass im Röntgenbild nur indirekt auf eine Verletzung der Syndesmose geschlossen werden kann: Ein Hinweis für den seltenen isolierten Syndesmosenriss ergibt sich, wenn der Riss zur Instabilität führt, die wiederum an einer Erweiterung der „Knöchelgabel" (gebildet durch Innen- und Außenknöchel) mit Vergrößerung des Abstands von Innen- und Außenknöchel sichtbar werden kann. Die Syndesmose kann auch mit einem Knochenstück aus dem Schienbein oder Wadenbein ausreißen (Ausrissfraktur der Syndesmose), was dann ebenfalls im Röntgenbild, zumindest bei einer Verschiebung des Knochenstücks, sichtbar ist wie auch andere Frakturen.

Manchmal werden beim Verdacht auf eine isolierte Syndesmosenverletzung belastete Röntgenaufnahmen im Stehen oder gehaltene Aufnahmen (Stressaufnahmen) durchgeführt, die dann evtl. eine Instabilität erkennen lassen.

> Methode der Wahl zur Objektivierung eines Risses der vorderen Syndesmose bei fehlender oder im Röntgenbild nicht sichtbarer Knochenverletzung ist die Kernspintomografie. Dieses Untersuchungsverfahren wird heutzutage fast routinemäßig eingesetzt. Deshalb werden Syndesmosenschäden ohne gleichzeitige Knochenverletzung viel häufiger als früher erkannt, was – gerade unter medizinischen Laien – den Eindruck erweckt, dass es sich um eine „Mode-Diagnose" handelt.

Bei einer Fraktur ist die Kernspintomografie nicht erforderlich; jedoch kann es in komplizierten Fällen sinnvoll sein, eine Computertomografie (Röntgenschichtung) zu veranlassen, um das exakte Ausmaß des knöchernen Schadens zur besseren Therapieplanung zu beurteilen.

Therapie. Über die optimale Therapie der Syndesmosenverletzung gibt es unter den Medizinern verschiedene Meinungen. Die Behandlung richtet sich auch nach dem Ausmaß des Schadens und den Begleitverletzungen.

Grundsätzlich kann es sich bei Syndesmosenverletzungen wie bei Bandverletzungen allgemein um eine Zerrung handeln, welche die Stabilität des Sprunggelenks nicht beeinträchtigt. Dann sollte der betroffene Sportler das Sprunggelenk für etwa 1–3 Wochen schonen. Es kann aber auch ein Teilriss oder ein kompletter Riss vorliegen. Erst wenn alle 3 Anteile der Syndesmose gerissen sind, resultiert i.d.R. eine Instabilität.

Der **Syndesmosenriss mit gleichzeitigem Knochenbruch** wird i.d.R. **operiert**. Bspw. wird ein verschobener Außenknöchelbruch wieder eingerichtet und durch eine Platte und Schrauben stabilisiert. Die zerrissene Syndesmose wird genäht, die Bandnaht wird manchmal durch eine Schraube zwischen Waden- und Schienbein („Stellschraube") gesichert (manchmal auch durch 2 Schrauben). Die Stellschraube wird nach 6 Wochen wieder operativ entfernt, bis dahin darf nicht belastet werden, weil sonst die Schraube brechen kann. Das übrige Metall verbleibt für etwa 1 Jahr (s. Kap. 27.3). Ein knöcherner Syndesmosenausriss wird wieder angeschraubt.

Der **Syndesmosenriss ohne Knochenverletzung** wird **operiert**, wenn eine ausgeprägte **Instabilität** vorliegt, also bspw. die Knöchelgabel erweitert ist („klafft"). Dann wird das Band genäht und evtl. wiederum eine Stellschraube eingebracht (manchmal 2). Eine gleichzeitig bestehende Innen- oder Außenbandverletzung wird dann ebenfalls versorgt.

Der **Syndesmosenriss ohne Instabilität** kann **konservativ** behandelt werden. Dann wird eine Sprunggelenkorthese verordnet (z.B. auch ein Walker, eine Art „Stiefel"; s. Abb. 27.10), manchmal erfolgt in der Anfangsphase der Behandlung eine Ruhigstellung im Gips- oder Kunststoffverband. Vorübergehend ist oft eine Entlastung mit Gehen an Unterarmgehstützen sinnvoll, über deren Dauer der behandelnde Arzt entscheidet.

Prognose. Die Dauer der Rehabilitation bei einer Verletzung der Syndesmose, und damit die Sportpause, richtet sich nach dem Ausmaß der Schädigung und den Begleitverletzungen. Beim kompletten Syndesmosen- bzw. Bänderriss beträgt die Wettkampfpause etwa 2–3 Monate, bei einer gleichzeitigen Sprunggelenkfraktur dauert es nicht selten deutlich länger.

Nach einer Syndesmosenverletzung kann sich eine chronische Instabilität entwickeln mit Schmerzen v.a. bei Belastung. Dann empfiehlt sich die Operation, bei der bspw. Narbengewebe entfernt und eine Bandplastik mit einem Sehnentransplantat (z.B. Plantarissehne von der Unterschenkelrückseite) vorgenommen wird.

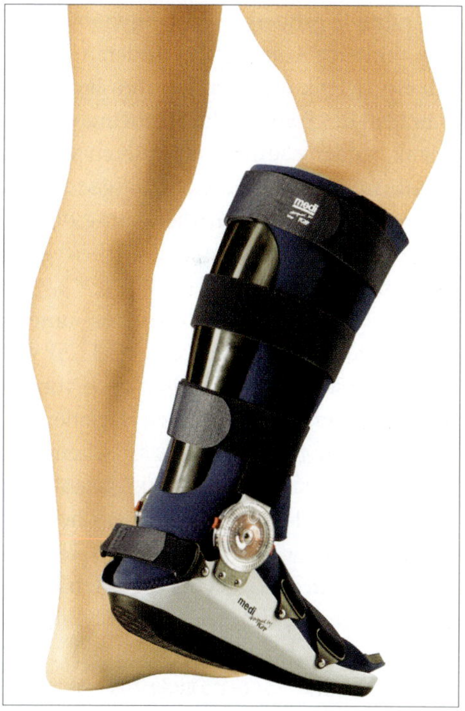

Abb. 27.10: Der Syndesmosenriss wird manchmal mit einem sog. Walker behandelt. Dabei handelt es sich um eine stiefelartige Orthese, die auch bei anderen Verletzungen des Sprunggelenks oder Fußes zum Einsatz gelangt. Das hier abgebildete Modell hat ein justierbares Gelenk. Auf diese Weise kann die Beweglichkeit des Sprunggelenks, falls es die Verletzung erfordert, limitiert werden (medi ROM Walker, Fa. Medi/Bayreuth).

Prävention. Spezifische Maßnahmen zur Vorbeugung einer Syndesmosenverletzung gibt es nicht. Grundsätzlich sind allgemeine Maßnahmen zur Vorbeugung von Verletzungen empfehlenswert, bspw. das Erreichen einer guten körperlichen Fitness und ein sportartspezifisches Training mit koordinativen und propriozeptiven Elementen zur Gelenkstabilisierung.

27.2.4 Bandverletzungen des unteren Sprunggelenks

Das **untere Sprunggelenk** bildet mit dem oberen eine funktionelle Einheit (s. Kap. 27.1). Es besteht aus 2 Anteilen. Das Sprungbein bildet zum einen ein Gelenk mit dem unter ihm liegenden Fersenbein (Subtalargelenk, hinterer Anteil), zum anderen zusätzlich ein Gelenk mit dem vor ihm liegenden Kahnbein des Fußes (Talokalkaneonavikulargelenk, vorderer Anteil). Im unteren Sprunggelenk finden – vereinfacht ausgedrückt – überwiegend die Einwärtsbewegung des Fußes (Supination) und die Auswärtsbewegung (Pronation) statt.

Das **Subtalargelenk** (hinteres unteres Sprunggelenk) wird durch eine Vielzahl von Bändern gesichert, man spricht auch von intrinsischen und extrinsischen Ligamenten. Eine Verletzung dieser Bänder ist seltener als die der Bänder am oberen Sprunggelenk. Die subtalaren Bänder reißen bei einem heftigen Verdrehtrauma oder gewaltsamem Umknicken, nachdem zuvor bereits Bandverbindungen am oberen Sprunggelenk gerissen sind.

> Die **subtalare Bandverletzung** ist immer mit einer Verletzung von Bändern des oberen Sprunggelenks kombiniert! Eine Sonderform bzw. der Extremfall ist die seltene **peritalare Luxation**, bei der das Subtalargelenk „ausrenkt" und keine Kongruenz mehr zwischen den Gelenkpartnern (s.o.) besteht.

Diagnose. Die Diagnose ergibt sich aus manueller Untersuchung, Röntgendiagnostik, Kernspintomografie und evtl. auch Computertomografie. Im Rahmen der Therapie sind auch die Bandverletzungen auf der Innen- oder Außenseite des oberen Sprunggelenks zu berücksichtigen (s. Kap. 27.2.1, Kap. 27.2.2).

Therapie. Die Behandlung kann konservativ erfolgen, sofern keine massive Instabilität besteht, andernfalls wird operiert. Bei der peritalaren Luxation muss die Einrichtung des Gelenks in Narkose (bzw. Regionalanästhesie mit Betäubung des Beines) durch einen erfahrenen Operateur notfallmäßig durchgeführt werden, weil sonst der Fuß aufgrund der Durchblutungsstörung potenziell gefährdet ist und sogar absterben kann.

Prognose. Bei günstigem Verlauf beträgt die Sportpause etwa 3 Monate. Jedoch kann sich auch eine chronische subtalare Instabilität entwickeln, die dann oft mit einer chronischen Außenbandinstabilität am oberen Sprunggelenk kombiniert ist. Die betroffenen Sportler klagen über Gangunsicherheit insbesondere auf unebenem Boden sowie belastungsabhängige Schmerzen bei eingeschränkter Beweglichkeit. Die Therapie dieser Problematik ist sehr schwierig, die notwendigen operativen Maßnahmen erfordern sehr große ärztliche Erfahrung (z.B. Arthroskopie, Bandrekonstruktion oder auch Versteifung des Subtalargelenks); leider kann ein ungünstiger Verlauf trotz kompetenter Behandlung das sportliche Aus bedeuten.

> Hinweis: Die Verletzungen des vorderen unteren Sprunggelenks (Talokalkaneonavikulargelenk) werden gemeinsam mit denen des Gelenks zwischen Fersenbein und Würfelbein (Kalkaneokuboidalgelenk) bei den Fußverletzungen besprochen (s. Kap. 28.2).

27.3 Sprunggelenkfrakturen

Nicht nur beim Sport sind Sprunggelenkbrüche die häufigsten Knochenbrüche der unteren Extremität. Betroffen können Sportler aus nahezu allen Sportarten sein, mögliche Unfallmechanismen sind das Verdrehen bzw. Umknicken im Sprunggelenk, Stürze auf den Fuß oder direkte Gewalteinwirkung, z.B. bei Kontaktsportarten wie Fußball. Vergleichsweise selten sind Ermüdungsfrakturen (Stressfrakturen), z.B. des Innenknöchels (s. Kap. 32).

Diagnose. Meistens bestehen eine schmerzhafte Schwellung im Sprunggelenkbereich und ein deutlicher Bluterguss. Bei einem Verrenkungsbruch ist die Fehlstellung sichtbar, hier besteht die Gefahr der Durchblutungsstörung des Fußes (s. Kap. 7.3). Manchmal handelt es sich um eine offene Fraktur mit Verbindung des Bruchs zur Außenwelt (Infektionsgefahr!), wobei der Weichteilschaden meistens auf der Innenseite des Gelenks lokalisiert ist. Die definitive Diagnose wird durch eine Röntgenuntersuchung gestellt (s. Abb. 27.11a), auf diese Weise ist dann eine **Einteilung der Sprunggelenkbrüche** möglich. Unterschieden werden Außenknöchelfrakturen (der Außenknöchel ist Teil des Wadenbeins), Innenknöchelfrakturen (der Innenknöchel ist Teil des Schienbeins) sowie Frakturen der hinteren Schienbeingelenkfläche (sog. Volkmann-Dreieck). Bei Kindern und Jugendlichen gibt es für das Wachstumsalter typische Bruchformen.

Begleitende **Bänderrisse** sind bei Sprunggelenkfrakturen keine Seltenheit, z.B. Verletzungen des Innenbands (Deltaband) oder der Syndesmose zwischen Schien- und Wadenbein. Die Bänder können auch mit einem Knochenstück abreißen (knöcherner Bandausriss). Auch Knorpelschäden, bspw. am Sprungbein, kommen vor.

> ! Achtung: Der Wadenbeinbruch kann bei einer Sprunggelenkverletzung nicht nur im Bereich des Außenknöchels, sondern auch höher lokalisiert sein, evtl. sogar knapp unterhalb des Kniegelenks! Diese besondere Form eines Verletzungsmusters wird als **Maisonneuve-Trauma** bezeichnet, die Syndesmose ist dabei zerrissen. Deshalb muss der gesamte Unterschenkel untersucht werden und nicht nur das Sprunggelenk.

Eine besonders schwere Form des Sprunggelenkbruchs ist die sog. **Pilon-tibial-Fraktur**, bei der es zu einer Schädigung der Schienbeingelenkfläche, meistens durch eine Stauchung des Fußes, kommt: Der Sprungbeinknochen wird regelrecht in die Schienbeingelenkfläche gestampft (franz. *pilon*: Stampfer, Stößel). Meistens resultiert daraus auch eine Wadenbeinfraktur. Das exakte Ausmaß der Knochenschädigung wird erst in einer Computertomografie erfasst.

Therapie. Am Unfallort sollte das Sprunggelenk bzw. der Unterschenkel geschient werden, eine evtl. bestehende Wunde wird steril verbunden. In der Klinik bzw. Arztpraxis erfolgt die weitere Untersuchung und Diagnostik.

> ! Achtung: Bei einem Sprunggelenkbruch mit erheblicher Fehlstellung (Verrenkungsbruch) muss die Einrichtung so früh wie möglich durch einen erfahrenen Arzt erfolgen, ggf. auch schon am Unfallort!

Das weitere therapeutische Vorgehen hängt vom Verletzungsmuster ab. **Unverschobene Frakturen** können **nichtoperativ** behandelt werden – mit einem Gips- oder Kunststoffverband bzw. einer Orthese (Schiene) oder einem Walker (spezieller „Stiefel") für 4–6 Wochen; bei manchen **unverschobenen Brüchen** ist aber die **Operation vorteilhaft**, weil dann eine bessere funktionelle Nachbehandlung möglich ist, sodass dies mit dem Sportler diskutiert werden sollte.

Bei einer **Bruchverschiebung** wird **operiert** (s. Abb. 27.11b), nach Erreichung einer anatomischen Stellung erfolgt die Stabilisierung bspw. des gebrochenen Außenknöchels mit einer Platte und Schrauben. Eine gerissene Syndesmose wird genäht; diese Bandnaht wird manchmal durch eine Schraube zwischen Waden- und Schienbein („Stellschraube“) gesichert. Diese Stellschraube wird nach 6 Wochen wieder operativ entfernt, bis dahin darf nicht belastet werden, weil sonst die Schraube brechen kann. Das übrige Metall verbleibt für etwa 1 Jahr.

Bei **Pilon-tibial-Frakturen** ist die **Operation oft sehr schwierig**, weil der Knochen- und Weichteilschaden meist erheblich sind. Evtl. muss hierbei ein sog. Fixateur externe („äußerer Festhalter“) angelegt werden: Lange Schrauben werden in den Knochen eingebohrt und dann über ein äußeres „Gestell“ bzw. „Gestänge“ verbunden.

Auch **Stressfrakturen des Innenknöchels** sollten **operiert** werden. Bei diesen ist als relativ häufige Komplikation die ausbleibende knöcherne Heilung bekannt, sodass die Stabilisierung frühzeitig z.B. durch eine Verschraubung sinnvoll ist.

Prognose. Der Belastungsaufbau richtet sich nach dem Ausmaß der Schädigung. Die Rehabilitation nach einer unkomplizierten Sprunggelenkfraktur dauert etwa 4–6 Monate. Bei einer Problemfraktur (z.B. Pilon-tibial-

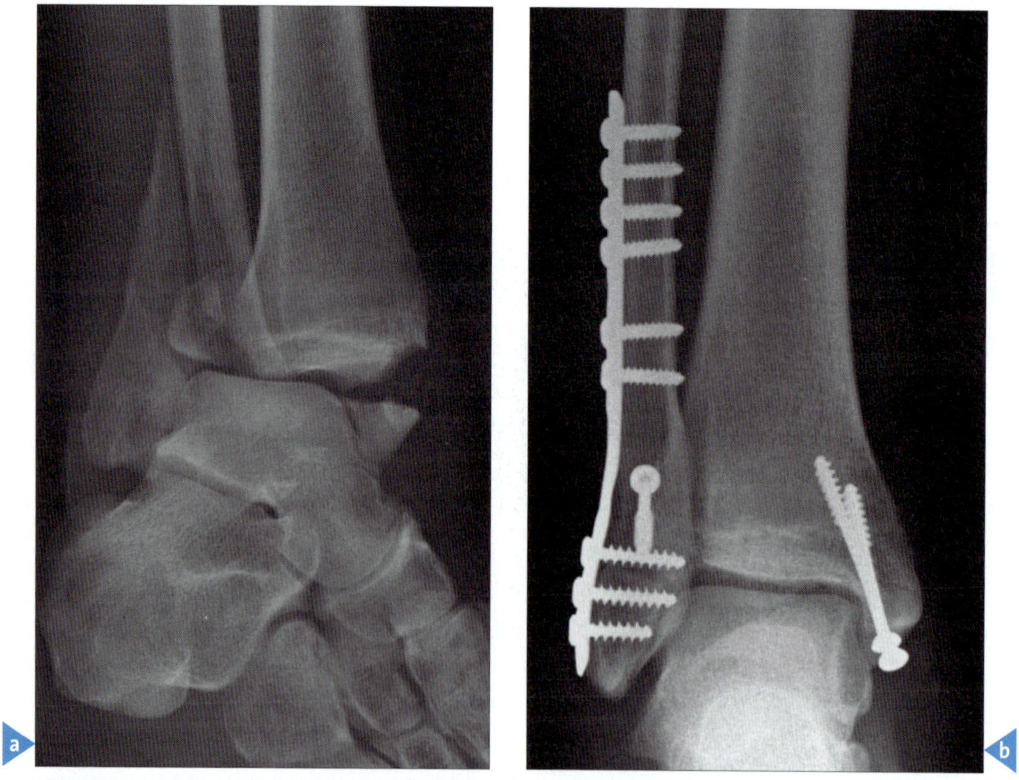

Abb. 27.11: Deutlich verschobene Sprunggelenkfraktur bei einem Volleyballspieler, der bei der Landung nach einem Schmetterball umknickte. **a)** Unfall-Röntgenaufnahmen. **b)** Operative Versorgung der Außenknöchelfraktur durch eine Platte und Schrauben, der gebrochene Innenknöchel wurde verschraubt, die gerissene Syndesmose genäht. Ein kleines Knochenstück von der hinteren Schienbeingelenkfläche („Volkmann-Dreieck“) hat sich gut wieder angelagert, sodass auf eine zusätzliche Verschraubung verzichtet wurde.

Fraktur) vergeht deutlich mehr Zeit; hierbei ist das Risiko von Komplikationen, wie bspw. der Entwicklung einer Sprunggelenkarthrose, erheblich größer als bei einem „einfachen" Außenknöchelbruch.

27.4 Impingementsyndrome – auch am Sprunggelenk kann's „klemmen"

Das Impingement oder Impingement-Syndrom (auch: Impingementsyndrom, Engpass-Syndrom, Einklemmungssyndrom) ist ein Sammelbegriff für schmerzhafte Funktionsstörungen am oberen Sprunggelenk. Der Begriff wird aber auch an anderen Gelenken verwendet, z.B. an der Schulter.

Die **Ursachen** des **Impingement** am oberen Sprunggelenk sind vielfältig, sodass die Diagnose „Impingement" unbedingt weiter zu präzisieren ist. Ein **Weichteil-Impingement** kann nach Bandverletzungen oder direkten Verletzungen (z.B. Pressschlag beim Fußball) entstehen; es ist bedingt durch Narbengewebe, bspw. nach einem Außenbandriss, einem Syndesmosenriss oder einer Operation. Das **knöcherne Impingement** entsteht durch Knochensporne (Osteophyten) oder auf der Grundlage einer Arthrose. Auch freie Gelenkkörper (s. Kap. 27.5) können zur Einklemmung führen.

Diagnose. Die Symptome und Beschwerden variieren je nach Ursache: Schmerzen bei Belastung sowie Druck auf die betroffene Region oder manchmal auch in Ruhe, Bewegungseinschränkung bis zur Gelenkblockade, evtl. „Schnapp-Gefühl" und Schwellung. Zur Untersuchung gehört die **Röntgendiagnostik**. Im Röntgenbild kann man bei einem knöchernen Impingement bspw. einen Knochensporn (Osteophyt, Exostose) an der Schienbeinvorderkante bzw. im vorderen Be-

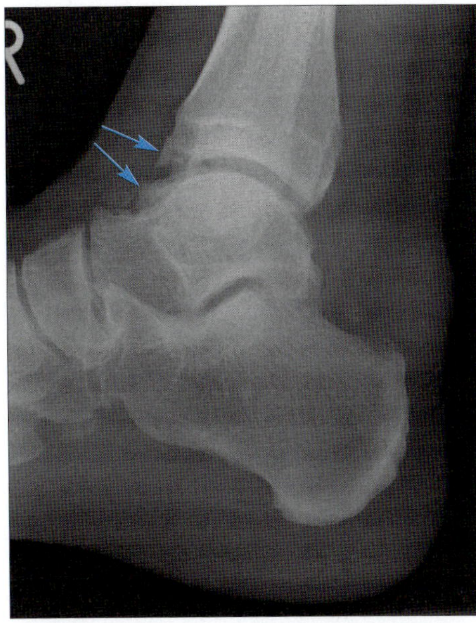

Abb. 27.12: Knöchernes Impingement bei einem Berufsfußballer durch, im seitlichen Röntgenbild deutlich sichtbare, Knochensporne an der Schienbeinvorderkante und am Sprungbein

reich des Sprungbeins sehen. Diese Exostosen sind relativ typische Folgen von langjährigem Fußballspielen und entstehen durch ständigen Kontakt der Schienbeinvorderkante am Sprungbein beim Spielen des Balls („Fußballerknöchel"); auch Balletttanz, Surfen und Weitspringen sind „Risikosportarten" im Hinblick auf diese Problematik (sog. vorderes Schienbeinkompressionssyndrom, s. Abb. 27.12). Ferner sind freie Gelenkkörper, sofern sie knöcherne Anteile haben und nicht nur aus Knorpel bestehen, im Röntgenbild sichtbar, ebenso die Sprunggelenkarthrose (s. Kap. 27.5). In den meisten Fällen wird heute bei Sportlern auch eine **Kernspintomografie** durchgeführt, womit Weichteilursachen eines Impingements manchmal erkannt werden können, aber nicht immer!

Therapie. Die konservative Behandlung z.B. mit Antiphlogistika (wirken abschwellend, z.B. Diclofenac), Physiotherapie und Einlagen ist meistens nicht dauerhaft erfolgreich.

Daher sollte man Sportlern bei entsprechendem Leidendruck die Operation empfehlen. Die Methode der Wahl ist heute die **Arthroskopie** mit befundangepasstem Vorgehen, z.B. Abtragung von Knochenspornen und Entfernung von freien Gelenkkörpern oder Narbengewebe: Eine Narbe, z.B. im äußeren Sprunggelenkbereich nach einem Außenbandriss, die zu Einklemmungsbeschwerden führt, macht bei der Arthroskopie manchmal einen meniskusähnlichen Eindruck; daher bezeichnet man diese Form des Weichteil-Impingements auch als **Meniskoid-Syndrom**.

Prognose. Die Beseitigung eines Impingements ist durch die arthroskopische Operation möglich. Bei sprunggelenkbelastenden Sportarten ist von einer Rehabilitationsdauer von ca. 6–12 Wochen auszugehen. Allerdings kommt es manchmal zu einer erneuten, störenden Narbenbildung. Sofern Knochensporne an der Schienbeinvorderkante oder am Sprungbein entfernt werden, ist es wichtig, vorher den Sportlern (meist Fußballspieler, auch Speerwerfer, Hoch- und Weitspringer) mitzuteilen, dass derartige Knochensporne erneut wieder auftreten können, wenn weiter Sport getrieben wird, was zu erwarten und verständlich ist. Die Prognose ist natürlich auch davon abhängig, ob bereits Dauerschäden bspw. am Knorpel eingetreten sind.

27.5 Knorpelverletzungen und Knorpelschäden – von der „Maus" bis zur Sprunggelenkarthrose

Knorpelverletzungen und Knorpelschäden im Bereich des Sprunggelenks können häufiger das obere Sprunggelenk, aber auch das untere Sprunggelenk oder beide Gelenkanteile betreffen. Bei einem Verdrehtrauma des Sprunggelenks, das ja einer der häufigsten Unfallmechanismen bei nahezu allen Sportarten ist, kann es in seltenen Fällen **akut** zu einer **Knorpelverletzung** bspw. im Sinne einer Knorpel- oder Knorpel-Knochen-Absprengung am Sprungbein kommen. Dagegen entwickelt sich eine **Knorpelschädigung** über einen längeren Zeitraum.

> **!** Achtung: Bei einer **Knorpelschädigung** gibt es verschiedene Schweregrade. Nicht selten ist nicht nur der Knorpel, sondern auch der darunter liegende Knochen betroffen, sodass man präziser ausgedrückt nicht mehr von einem Knorpelschaden, sondern von einem Knorpel-Knochen-Schaden sprechen kann. Meistens wird aber der kürzere Begriff „Knorpelschaden" bevorzugt – und zwar nicht nur am Sprunggelenk, sondern auch an anderen Gelenken des Körpers.
> Die Knorpelschäden am Sprunggelenk können nur einen kleineren Gelenkbereich betreffen, das bedeutet, noch **„lokalisiert"** sein; oder sie können auch den gesamten Gelenkbereich betreffen im Sinne einer **Arthrose**. Letztere ist eine chronische Gelenkerkrankung, die mit einer zunehmenden und nicht mehr rückgängig zu machenden Schädigung des Gelenks und Deformierung der Gelenkflächen verbunden ist.

Die **Ursachen von Knorpelschäden** bzw. **der Arthrose am Sprunggelenk** sind vielfältig. Manchmal ist die Ursache nicht bekannt bzw. exakt festzustellen, man kann in diesen Fällen von einem **primären** oder idiopathischen **Knorpelschaden** bzw. einer Arthrose sprechen. Der **sekundäre Knorpelschaden** bspw. entsteht als Folge einer Gelenkverletzung, z.B. einer Sprunggelenkfraktur oder einer Bandverletzung mit verbleibender Instabilität (posttraumatische Arthrose). In diese Gruppe sind auch chronische Schädigungen einzuordnen durch wiederholte Stauchungen und Verdrehungen des Sprunggelenks (Mikrotraumatisierungen), z.B. im Rahmen von sog. Stop-and-go-Sportarten wie Fußball, Tennis oder Sprungdisziplinen. Auch eine Gelenkinfektion oder Rheuma kann die Gelenkflächen zerstören.

Ein Knorpelschaden kann auch die Folge der relativ seltenen **Osteochondrosis dissecans** des oberen Sprunggelenks sein (s. Abb. 27.13). Dabei handelt es sich um eine umschriebene Knorpel-Knochen-Schädigung am Sprungbein, meist bei Jugendlichen am Ende des Wachstums bzw. bei jungen Erwachsenen, die auch andere Gelenke, z.B. das Ellenbogengelenk betreffen kann (s. Kap. 15.6). Die Osteochondrosis dissecans wird zu den aseptischen Knochennekrosen gezählt und auf eine Störung der lokalen Blutversorgung zurückgeführt. Im anglo-amerikanischen Sprachgebrauch hat sich der Begriff „Osteochondritis" eingebürgert; dieser ist aber irreführend, da es sich nicht um eine Entzündung („-itis") handelt. Letztendlich ist die Ursache nicht geklärt; diskutiert wird zumindest in manchen Fällen auch ein Unfallgeschehen, z.B. ein einmaliges oder gehäuftes Umknicken.

Diagnose. Die **Knorpelverletzung**, z.B. des Sprungbeins nach Umknicken mit dem Fuß beim Tennis, führt meist akut zu einem geschwollenen oberen Sprunggelenk mit schmerzhafter Bewegungseinschränkung. In der Regel liegt gleichzeitig eine Verletzung des Außenbands vor. Im Röntgenbild ist eine

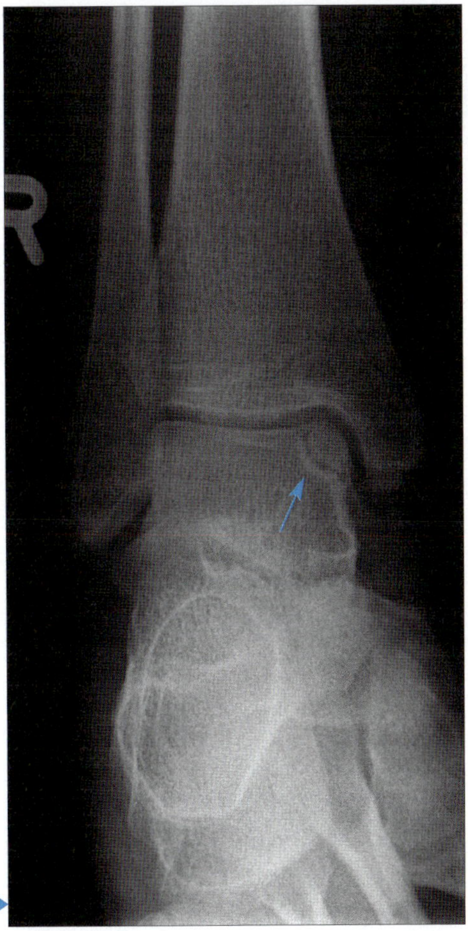

a

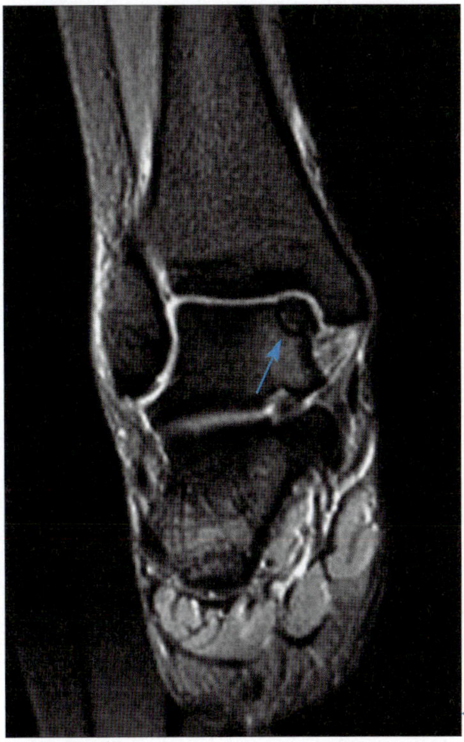

b

Abb. 27.13: Osteochondrosis dissecans am Sprungbein bei einer 17-jährigen Laufsportlerin, die über belastungsabhängige Schmerzen klagte. **a)** Röntgenbild. **b)** Kernspintomografie

Knorpelabsprengung nur dann zu erkennen, wenn an dem Knorpel auch Knochen haftet, es sich also um eine Knorpel-Knochen-Absprengung (Osteochondralfraktur) handelt. Deshalb wird grundsätzlich beim Verdacht auf eine Knorpelverletzung die Kernspintomografie empfohlen, die auch „reine" Knorpelabsprengungen („flakes") aufdecken kann.

Bei einer **Osteochondrosis dissecans** klagen die Patienten über Schmerzen, Schwellneigung und Bewegungseinschränkung des Sprunggelenks. Der betroffene Bezirk am Sprungbein kann 4 verschiedene Entwicklungsstadien haben, die von der gerade eben in der Kernspintomografie sichtbaren Veränderung bis zur Abstoßung eines Knorpel-Knochen-Stücks aus der Gelenkfläche reichen können. Im letztgenannten Fall resultiert ein freier Gelenkkörper („Gelenkmaus", Dissekat), der eine schmerzhafte Gelenkblockade durch Einklemmung bewirken kann (s.a. Tab. 15.1). Die Diagnose wird durch die Röntgenuntersuchung sowie die unbedingt durchzuführende Kernspintomografie gestellt. Die exakte Beurteilung der Gelenksituation ist mit einer Arthroskopie möglich, die aber eine Operation darstellt und mit der nicht nur die Diagnostik, sondern auch therapeutische Maßnahmen durchgeführt werden sollten.

Bei einer **Sprunggelenkarthrose**, v.a. des oberen Sprunggelenks, entwickeln sich zunehmende Schmerzen zunächst als Anlaufschmerz nach einer Ruhephase und unter Belastung beim Sport und im Alltag, später aber auch in Ruhe. Die Beweglichkeit wird immer mehr eingeschränkt. Das Gehen bereitet zunehmende Probleme, das Gangbild ist sichtbar hinkend. Weitere Symptome sind Morgensteifigkeit, Gelenkschwellung, Gelenkblockade, später auch die äußerlich sichtbare Deformierung des Sprunggelenks, evtl. eine Fehlstellung. Im Röntgenbild sieht man je nach Ausprägung eine Gelenkspaltverschmälerung, Ausbildung von Knochenspornen (Osteophyten) und Zysten (Hohlräume, in denen die Knochensubstanz fehlt), evtl. freie Gelenkkörper (s. Abb. 8.13a). Die Kernspintomografie oder die Computertomografie sind für die Primärdiagnostik der Arthrose nicht zwingend erforderlich.

Therapie

Bei einer **Knorpelverletzung** im Sinne einer Knorpelabsprengung oder Knorpel-Knochen-Absprengung ist die Operation angezeigt.

Im Rahmen einer Arthroskopie kann man evtl. auch weitere Formen der Knorpelverletzung sehen, z.B. eine Rissbildung oder Stauchung (Kontusion). Je nach Befund wird therapeutisch entweder minimalinvasiv im Rahmen einer Arthroskopie oder in konventioneller offener Operationstechnik vorgegangen. Ziel ist es, die Gelenkfläche möglichst anatomisch wiederherzustellen, außerdem werden – falls erforderlich – auch Begleitverletzungen z.B. des Außenbandes mitbehandelt. Wann immer technisch möglich, werden Knorpelabsprengungen oder Knorpel-Knochen-Absprengungen wieder fixiert, bspw. mit „Stiften", die später vom Körper abgebaut werden (z.B. Ethipin). Um an den verletzten Knorpelbereich zu gelangen, ist manchmal wegen der engen Gelenkverhältnisse eine Innenknöchelosteotomie notwendig, d.h. die vorübergehende Durchtrennung des Innenknöchels, der am Ende der Operation wieder angeschraubt wird. Ist eine Knorpelrefixierung nicht möglich, erfolgt, da freie Gelenkkörper Einklemmungsprobleme und weitere Gelenkschäden verursachen können, die Entfernung (s. Abb. 27.14).

Die Behandlung der **Osteochondrosis dissecans** ist problematisch und hat entsprechend dem Stadium der Erkrankung zu erfolgen.

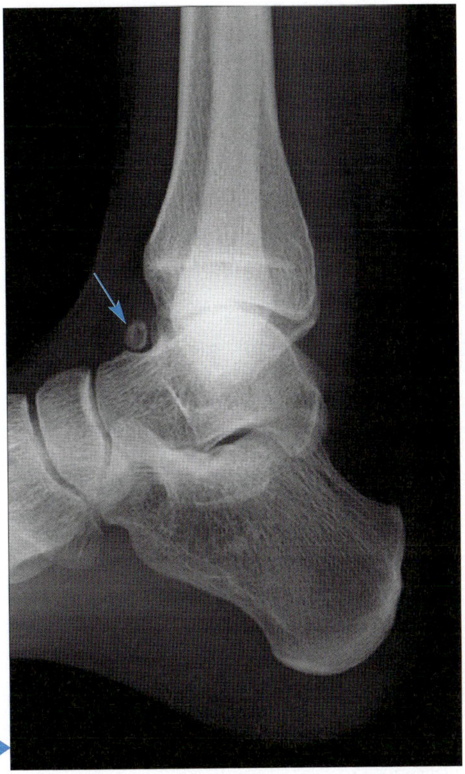

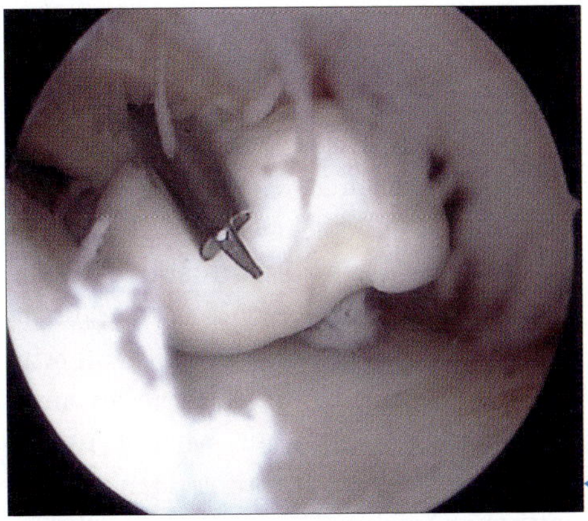

Abb. 27.14: Freier Gelenkkörper („Maus") im oberen Sprunggelenk eines Kampfsportlers. **a)** Der erbsengroße Gelenkkörper ist bereits auf dem seitlichen Röntgenbild des Sprunggelenks zu erkennen. **b)** Bei der Arthroskopie wird der „Übeltäter", der zu regelmäßigen Einklemmungen und Gelenkblockierungen geführt hat, mit einem Klemmchen entfernt.

Leider gibt es kein allgemein anerkanntes Therapiekonzept. Als konservative Maßnahme kann im Frühstadium die Schonung und Entlastung des Sprunggelenks mit kernspintomografischen Verlaufskontrollen erfolgen. Meistens wird eine Operation empfohlen, wobei die notwendigen Maßnahmen je nach Befund durchgeführt werden. Zum operativen Behandlungsspektrum gehören die Arthroskopie mit Knorpelglättung, die Anbohrung der Region (Pridie-Bohrung) zur Verbesserung der lokalen Durchblutung und Abheilung, Anfrischung und Refixation eines bereits abgelösten Knorpel-Knochen-Stücks oder, falls Letzteres nicht möglich ist, die Entfernung dieser „Gelenkmaus". Im fortgeschrittenen Stadium kommen außerdem Maßnahmen zum Knorpelersatz in Betracht, z.B. Mikrofrakturierung, Knorpel-Knochen-Transplantation oder Knorpelzellentransplantation (s. Kap. 8.5).

Bei einer **Sprunggelenkarthrose** gelten die allgemeinen Behandlungsprinzipien einer Arthrose (s. Kap. 8.5); so lange wie möglich werden die betroffenen Sportler konservativ behandelt.

Zunächst muss jeder Patient wissen, dass die Arthrose eine bisher nicht heilbare Erkrankung ist, die fortschreitet. Dies heißt aber nicht, dass man resignieren sollte, denn durch gewisse Verhaltensmaßnahmen ist durchaus eine positive Beeinflussung des Verlaufs möglich. Allerdings bedeutet das oft, dass die „geliebte" Sportart nicht mehr ausgeübt werden sollte; nicht mehr empfehlenswert sind bspw. Leichtathletik, Jogging oder „Stop-and-go-Sportarten" (z.B. Tennis, Fußball, Volleyball), sinnvoll dagegen sind Schwimmen oder Radfahren. Allgemein ist es auch empfehlenswert, bei bestehendem Übergewicht eine Gewichtsreduktion anzustreben: Das häufig angeführte Argument

„Ich kann nicht abnehmen, weil ich mich nicht mehr so wie früher bewegen und Sport treiben kann" zählt nicht!

Die **physikalische Therapie** hat bei der Sprunggelenkarthrose einen hohen Stellenwert, bspw. die Kälteanwendung bei einem akut-entzündlichen Reizzustand. In der chronischen Phase empfehlen sich Maßnahmen zur Durchblutungsförderung, oft wird dann eine lokale Wärmetherapie als angenehm empfunden. Ganz wichtig ist ein Übungsprogramm, das unter krankengymnastischer Anleitung, v.a. aber auch selbständig durchgeführt wird.

Bewährt hat sich die **Verordnung von Hilfsmitteln**: Bspw. können Schuhe mit gut puffernden Sohlen oder Schuhe mit weichen Absätzen das Sprunggelenk entlasten. Auch speziell verordnete Pufferabsätze und Schuheinlagen sollen Druckspitzen auf das Gelenk abfangen. Der Nutzen von konfektioniertem Schuhwerk („Fußbekleidung") mit spezieller Bodenkonstruktion bzw. Sohlenform wird kontrovers diskutiert; die Patientenerfahrungen sind „durchwachsen", manche erfahren deutliche Linderung, andere sind enttäuscht. Tape-Verbände, Bandagen oder Schienen (Orthesen) können hilfreich sein. Dies gilt zwar auch für Gehstützen oder einen auf der Gegenseite getragenen Gehstock, jedoch können Sportler derartige Hilfsmittel kaum akzeptieren.

Ergänzt werden die bisher genannten Behandlungsmaßnahmen durch eine **medikamentöse Therapie**, z.B. die Gabe von entzündungshemmenden Schmerzmitteln (Antiphlogistika, z.B. Diclofenac, nicht bei Magen- oder Zwölffingerdarmgeschwüren). Auch die lokale Einreibung mit Salben oder Gelen verschafft manchmal Linderung, wobei die Eindringtiefe der Wirkstoffe leider nur gering ist.

Eine Kortisoninjektion in das Gelenk kann bei sehr starken Schmerzen zumindest vorübergehend Linderung verschaffen; sie muss aber wegen des Risikos der Infektion unbedingt unter sterilen Bedingungen durchgeführt werden. Der Nutzen von „Knorpelaufbaupräparaten" wie Hyaluronsäure oder Glukosamin wird sehr kontrovers diskutiert, eine langfristige Wirkung ist nicht bewiesen.

Manche Patienten profitieren von der Akupunktur, wobei die Erfolge unterschiedlich bewertet werden. Andere, allerdings sehr umstrittene Verfahren sind bspw. die Anwendung von Lasern, die Stoßwellentherapie oder die pulsierende Signaltherapie.

Prognose. Nach einer **Knorpelverletzung** richtet sich die Prognose im Wesentlichen danach, ob es gelingt, das verletzte Areal wiederherzustellen. Sofern das refixierte Knorpelgewebe einheilt, ist die Prognose nach einer Rehabilitationsdauer von ca. 6–12 Monaten günstig. Verbleibt ein Knorpeldefekt, so sollte mit dem behandelnden Arzt überlegt werden, ob weitere Maßnahmen zum Knorpelersatz in Betracht kommen, z.B. die Mikrofrakturierung, die Knorpel-Knochen-Transplantation oder die Knorpelzellentransplantation (s. Kap. 8.5).

Die Prognose der **Osteochondrosis dissecans** ist abhängig vom Stadium der Veränderungen und dem Zeitpunkt der Diagnosestellung sowie dem Therapiebeginn. Je früher die Behandlung beginnt, desto besser ist die Prognose. Insgesamt ist je nach operativer Maßnahme von einer längeren Rehabilitation auszugehen, wobei i.d.R. 5–6 Monate oder auch mehr bis zur sportlichen Vollbelastung vergehen. Unbeeinflusst kann sich aus dem lokalisierten Knorpelschaden eine **Sprunggelenkarthrose** entwickeln.

Wenn die Beschwerden bei einer Arthrose sehr ausgeprägt sind und die oben skizzierte konservative Behandlung nicht mehr ausreichend ist, dann kommen **operative Maßnahmen** in Betracht. Bei einer **Arthrose des oberen Sprunggelenks** kann eine Arthroskopie vorübergehend Linderung verschaffen; dabei können bspw. Knorpel- und

Knochenabrieb und der entzündliche Gelenkerguss ausgespült werden, freie Gelenkkörper oder arthrosebedingte Knochensporne (Osteophyten) werden entfernt. Die Versorgung mit einer **Prothese** kann die Beweglichkeit erhalten bzw. wiederherstellen oder verbessern. Leider sind die Langzeitergebnisse von Sprunggelenkprothesen bisher nicht so vielversprechend und günstig wie die Resultate bei Knie- oder Hüftprothesen; Hauptproblem ist die Prothesenlockerung. Daher wird oft anstelle eines prothetischen Ersatzes eine operative Versteifung (Arthrodese, s. Abb. 8.13b) durchgeführt, z.B. auch arthroskopisch mit Schrauben nach Abfräsen der geschädigten Gelenkflächen. Natürlich ist auch die Versteifung des oberen Sprunggelenks nicht „ideal“; zwar ist das Gangbild relativ wenig gestört, es kann sich aber Jahre später eine sog. Anschlussarthrose z.B. im unteren Sprunggelenk entwickeln.

Bei einer ausgeprägten **Arthrose im unteren Sprunggelenk**, bspw. nach einem Fersenbeinbruch, bleibt nur die Arthrodese.

27.6 Sehnenverletzungen und Sehnenschäden im Sprunggelenkbereich

Im Bereich des Sprunggelenks verlaufen einige Sehnen, die bei Sportarten mit Lauf- und Sprungelementen stark beansprucht werden, bspw. beim Jogging, in der Leichtathletik und bei „Stop-and-go-Sportarten“ wie Fußball, Handball, Tennis, Badminton und Volleyball. Die bekannteste dieser Sehnen ist die Achillessehne, die Sportlern auch am häufigsten Probleme bereitet.

27.6.1 Die Achillessehne – die „Achillesferse“ beim Sport?

Die Achillessehne ist die gemeinsame Endsehne der Wadenmuskulatur, die aus dem zweiköpfigen Wadenmuskel (lat.: *Musculus gastrocnemius*) und dem Schollenmuskel (lat.: *Musculus soleus*) besteht (s. Abb. 6.1).

> Die Achillessehne ist die stärkste Sehne des Menschen.

Die Sehne setzt hinten am Fersenbein an. Sie ermöglicht das kraftvolle Senken des Fußes im Sprunggelenk, die sog. Plantarflexion, d.h. die Beugung des Fußes in Richtung der Fußsohle (s. Abb. 27.5a) bzw. das Abheben der Ferse vom Boden (sozusagen den Zehenstand, also das Stehen auf den Zehenspitzen). Dies ist bspw. beim Abdrücken des Fußes beim Lauf oder Sprung unverzichtbar. Dabei wurden für verschiedene Sportdisziplinen wie Sprinten oder Weit- und Hochsprung Belastungsspitzen von 15 000 Newton und sogar mehr errechnet, das entspricht etwa 1500 kg und mehr! Dies zeigt, dass die Achillessehne eigentlich sehr kräftig und nicht schwach ist, wie es die griechische Mythologie überliefert:

Ihren Namen hat diese anatomische Struktur nach der **Sage von Achilles**. Der griechische Held galt als unverwundbar, weil er als Säugling von seiner Mutter, der Göttin Thetis, in den Fluss der Unterwelt Styx getaucht worden war. Nur an der Ferse, an der ihn seine Mutter beim Eintauchen hielt, kam es nicht zum Wasserkontakt, hier blieb er verwundbar. Ein Pfeil des Paris vor den Toren der umkämpften Stadt Troja in diese „Achillesferse“ führte zum Tod.

27.6.1.1 Der Riss der Achillessehne – wenn es „geknallt“ hat

Der Riss der Achillessehne (Achillessehnenruptur) kann bei plötzlicher Anspannung der Wadenmuskulatur entstehen.

> Oft ist die gerissene Sehne vorgeschädigt durch Überlastung bzw. Fehlbelastung mit degenerativen Veränderungen („Verschleiß“, Abnutzung) und dadurch be-

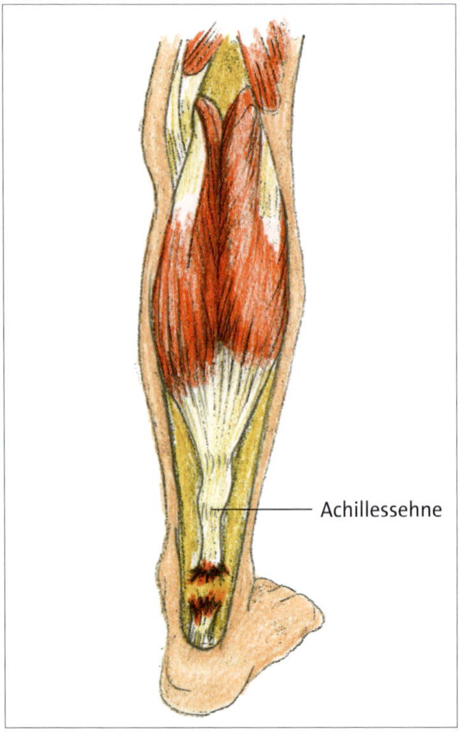

Abb. 27.15: Anatomie der Achillessehne mit Darstellung der typischen Lokalisation des Sehnenrisses

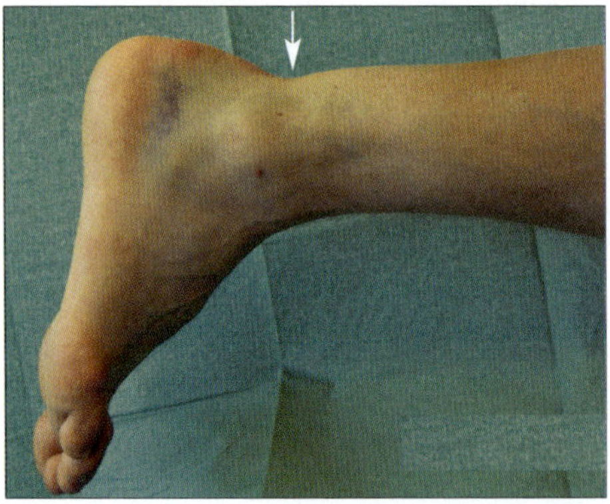

Abb. 27.16: Riss der Achillessehne. Der Patient, ein Laufsportler, liegt in Bauchlage. Die Delle bzw. Lücke im Sehnenverlauf oberhalb der Ferse ist deutlich zu erkennen.

dingter Abnahme der Elastizität der Sehne. Deshalb erkennen Unfallversicherungen den Achillessehnenriss in vielen Fällen nicht als echte Verletzung an, also nicht als Unfallfolge.

Meistens liegt der Riss etwa 2–6 cm oberhalb des Ansatzes der Sehne am Fersenbein im Bereich der „Achillessehnentaille", wo die Blutversorgung der Sehne ungünstig ist (s. Abb. 27.15, Abb. 27.16). Degenerative Veränderungen treten schon etwa ab dem 25. Lebensjahr auf, sodass auch jüngere Sportler betroffen sein können.

! Aber: Dennoch kann man bei einem Achillessehnenriss nicht grundsätzlich von einem Vorschaden ausgehen. Das häufig verwendete Argument „Eine gesunde Sehne reißt nicht!" ist nach dem heutigen Wissen nicht unangefochten gültig.

Besonders häufig entstehen Achillessehnenrisse beim Fußball, Handball, Volleyball, Basketball, bei Rückschlagsportarten wie Tennis, Squash, Badminton und bei der Leichtathletik.

Ganz selten entsteht der Achillessehnenriss als offene Verletzung infolge einer Durchtrennung durch einen scharfkantigen Gegenstand, z.B. eine scharfe Metallkante. So kommt es gehäuft beim Start im Eisschnelllauf zu selbst verursachten Achillessehnenverletzungen durch die scharf geschliffene Laufschiene des Schlittschuhs der Gegenseite.

Diagnose. Die Achillessehne reißt meistens vollständig, selten nur teilweise. Der Sportler verspürt einen heftigen **Schmerz** im Bereich der Wade bzw. der Sehne, nicht selten ist ein Geräusch wie ein **„Peitschenknall"** oder ein „Schnalzen" zu hören. Bei Mannschaftssportarten berichten die Patienten von einem Gefühl, als ob sie jemand „in die Hacke getreten" habe. Der Riss ist als **Delle** in der Sehne meistens gut zu tasten, insbesondere beim Vergleich beider Fußseiten. Bald danach entwickeln sich Schwellung und Bluterguss, was die Diagnose dann schwieriger machen kann, weil die Lücke mit Blut aufgefüllt wird. Das **Laufen** ist – wenn überhaupt – nur mit **starker Behinderung** möglich. Der einseitige Zehenstand kann auf der betroffenen Seite nicht ausgeführt werden, d.h. der Sportler ist nicht in der Lage, mit dem geschädigten Bein die Ferse vom Boden abzuheben und sich einbeinig auf die Zehen zu stellen. Wichtig ist, dass der Zehen(ballen)-stand einseitig geprüft wird, weil der Sportler sonst bei beidbeinigem Stand sein Körpergewicht auf das gesunde Bein verlagert und so der Eindruck entsteht, dass der Zehenstand auf der verletzten Seite möglich ist. Auch ist daran zu denken, dass besonders trainierte Sportler wie Balletttänzerinnen zum sog. amuskulären Spitzenstand durch übermäßige Plantarflexion des Fußes befähigt sind. Dabei wird die Längsachse des Fußes in die Verlängerung der Längsachse des Unterschenkels gebracht. Wird der Winkel zwischen diesen beiden Achsen nur um 10° verringert, ist der Spitzenstand nicht mehr zu halten und der Fuß „klappt herunter".

Manchmal bestanden bereits vor dem Ereignis Beschwerden im Achillessehnenbereich („Achillodynie", s. Kap. 27.6.1.2).

Bei der ärztlichen Untersuchung ist der „Wadenkneif-Test" nach Thompson meistens positiv: Der Arzt drückt bei dem auf dem Bauch liegenden Patienten die Wadenmuskulatur mit der Hand zusammen. Dabei unterbleibt am betroffenen Unterschenkel die Plantarflexion, der Fuß bewegt sich nicht, eine Beugung des Fußes in Richtung der Fußsohle findet nicht statt. Dieser Test ist allerdings nicht absolut zuverlässig, weil die Plantarflexion noch durch andere Sehnen durchgeführt werden kann, wenn auch nicht so kraftvoll wie durch die Achillessehne.

Auch der Achillessehnenreflex ist nicht mehr auszulösen: Normalerweise führt das Beklopfen der intakten Sehne mit einem kleinen Reflexhammer zu einer unwillkürlichen Plantarflexion. Diese Prüfung sollte aber unterbleiben, da sie bei gerissener Sehne sehr schmerzhaft ist.

In einer **Röntgenuntersuchung** ist der Sehnenriss nicht zu erkennen. Dennoch wird geröntgt, insbesondere bei einem Riss in unmittelbarer Nähe des Fersenbeins, weil in seltenen Fällen die Sehne mit einem Knochenstück aus dem Fersenbein ausreißt („Entenschnabelfraktur"), meistens bei Sportlern im Wachstumsalter.

In der **Ultraschalluntersuchung** ist der Riss objektiv darstellbar, die Lücke in der Sehne ist deutlich zu sehen. Außerdem kann mit dieser Methode der Abstand der Sehnenenden in verschiedenen Stellungen des Sprunggelenks beurteilt werden. Eine **Kernspintomografie** kann bei Zweifeln an der Diagnose durchgeführt werden, oder auch, wenn die Sehne nur teilweise gerissen ist. Außerdem können vorbestehende degenerative Veränderungen dargestellt werden.

Vom Achillessehnenriss abzugrenzen ist der Muskel(faser)riss im Bereich der Wade, das sog. *tennis leg*. Dabei handelt es sich um eine Muskelverletzung am Übergang des Sehnenspiegels der Achillessehne in die Wadenmuskulatur (lat.: *Musculus gastrocnemius*) auf der Innenseite des Unterschenkels (s. Kap. 26.2.1).

Therapie. Die Erstbehandlung erfolgt nach den Prinzipien der **PECH-Regel** mit Entlastung, Kühlung, Kompressionsverband und Hochlagerung (s. Kap. 2.1).

Die **Behandlung des Achillessehnenrisses** bei Sportlern erfolgt meistens durch eine **Operation**, bei der ein etwa 6–10 cm langer Schnitt auf der Innenseite des Unterschenkels über dem Riss gemacht und die Sehne genäht wird (s. Abb. 27.17). Vor der Sehnennaht werden die beiden Sehnenstümpfe „an-

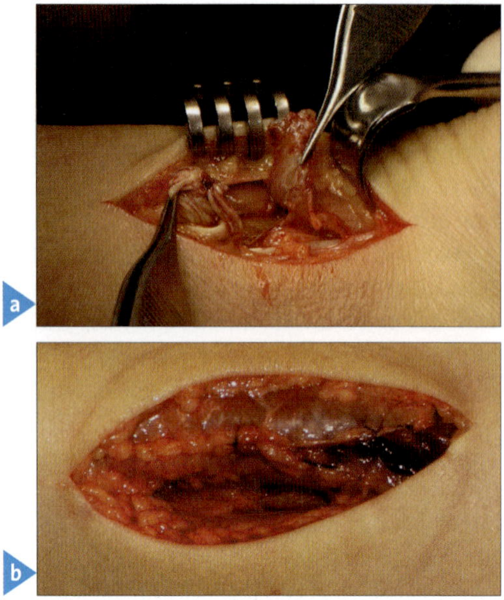

Abb. 27.17: Minimalinvasive Operation der gerissenen Achillessehne über einen 7 cm langen Schnitt. Achillessehne **a)** vor und **b)** nach Fertigstellung der Naht

gefrischt", dabei wird degenerativ verändertes Gewebe so weit wie möglich entfernt. Dieses entnommene Sehnengewebe kann dann zur feingeweblichen Untersuchung eingeschickt werden, was für versicherungsrechtliche Fragen von Bedeutung sein kann. Bei der Operation ist eine Verstärkung des genähten Sehnenbereichs möglich, bspw. durch eine Sehne aus der Nachbarschaft (sog. Plantaris-longus-Sehnenplastik) oder durch einen Faszienlappen (die Faszie ist die Muskelhülle).

Manche Operateure empfehlen die perkutane Nahttechnik, bei der die Sehne über mehrere kleine Hautschnitte genäht wird. Diese Methode ist nicht unbedingt der klassischen offenen Sehnennaht überlegen, weil keine Naht unter Sicht erfolgt. Außerdem besteht eine größere Gefahr der Verletzung des außen neben der Sehne verlaufenden Wadennerven (lat.: *Nervus suralis*); dies hat unangenehme Missempfindungen und Schmerzen zur Folge und ist dann nur sehr schwer zu behandeln. Allerdings hat die perkutane Naht ein niedrigeres Entzündungsrisiko als die offene Operationstechnik.

Beim seltenen knöchernen Ausriss der Sehne wird operiert, das Knochenstück mit der daran haftenden Sehne wird wieder an das Fersenbein angeschraubt.

Nach einer Operation erfolgt die Behandlung entweder im Gips oder meistens mit einer Achillessehnenorthese (spezieller „Stiefel", Walker). Damit kann der Sportler gehen. In dieser Orthese, die für etwa 6 Wochen notwendig ist, ist die Sehne durch eine Stellung des Fußes in Plantarflexion (Spitzfußstellung, s. Abb. 27.5a) entlastet. Manche Orthesen gestatten dosierte Bewegungen, welche die Achillessehnennaht nicht belasten. Nachts wird als Schutz eine leichte Kunststoffschiene ebenfalls in der Entlastungsstellung angelegt. Es hat sich gezeigt, dass diese funktionelle Behandlung zu besseren Ergebnissen führt als eine lange andauernde Ruhigstellung, bei der die genähte Sehne mit ihrer Umgebung verwachsen kann, mit der Folge von Narbenbeschwerden.

Unter bestimmten Voraussetzungen wird der Achillessehnenriss nicht operiert, sondern ausschließlich im Spezialstiefel behandelt, bspw. bei der seltenen unvollständigen Durchtrennung oder bei Begleiterkrankungen, die Wundheilungsstörungen erwarten lassen, z.B. Durchblutungsstörungen oder Diabetes mellitus. Manche Ärzte empfehlen diese konservative Therapie auch dann, wenn sich die Sehnenenden im Ultraschall bei Plantarflexion des Fußes annähernd zusammenbringen lassen.

Beim veralteten Riss der Achillessehne, oder wenn die Achillessehne nach operativer oder konservativer Behandlung erneut reißt, besteht oft eine beträchtliche Lücke zwischen den beiden Sehnenstümpfen. Dann ist eine End-zu-End-Naht der Sehne nicht möglich, die Rekonstruktion ist aufwendig und muss bspw. durch Einflechtung einer anderen Sehne aus der Umgebung oder durch „Verschiebung" von Achillessehnengewebe (z.B. sog. Griffelschachtel- oder Umkippplastik) erfolgen.

Die sehr seltene offene Achillessehnenverletzung muss unverzüglich operiert werden.

Prognose. In der Phase der Orthesenbehandlung ist eine **Thrombosevorsorge** mit niedermolekularem Heparin zwingend erforderlich, da durch die Ruhigstellung sowohl mit als auch ohne Operation das Risiko einer Thrombose besteht (s. Kap. 3.3.4). In seltenen Fällen kann es nach einer Operation zur Wundheilungsstörung oder gar Infektion kommen.

Das Risiko eines erneuten Risses der Sehne (Re-Ruptur) wird in der Fachliteratur mit etwa 2–5% nach einer Operation angegeben. Die konservative Therapie führt bei bis zu 20% der so Behandelten zum erneuten Sehnenriss.

Wenn die Orthese bzw. der Spezialschuh nicht mehr erforderlich ist, dann wird anschließend ärztlicherseits meistens für mehrere Wochen eine Absatzerhöhung (für beide Füße!) verordnet. Sowohl nach einer Operation, aber auch wenn nicht operiert wurde, ist eine mehrmonatige Rehabilitationsphase notwendig, in der die Sehne zunehmend belastet werden darf. Unter krankengymnastischer Anleitung wird die Beweglichkeit wiederhergestellt. Auch ein spezielles Krafttraining, eine Koordinationsschulung, Schwimmen sowie Lauftraining und sportartspezifische Übungen gehören zur Nachbehandlung.

Eine Unterbrechung des Wettkampfsports insbesondere bei Schnellkraftsportarten ist für etwa 6–8 Monate erforderlich, nach konservativer Behandlung oft noch länger.

Meistens verbleibt eine Verdickung der Sehne. Bei optimalem Verlauf kann aber wieder uneingeschränkt Sport betrieben werden, auch Leistungssport, obwohl Untersuchungen ergeben haben, dass die Belastungsfähigkeit nach dem Riss nur ca. 80–90% der gesunden Sehne beträgt.

27.6.1.2 Chronische Achillessehnenbeschwerden – was steckt hinter der sog. Achillodynie?

Chronische Achillessehnenbeschwerden sind bei Sporttreibenden häufig und haben eine zunehmende Bedeutung. Betroffen sind Sportler praktisch aller Sportarten, insbesondere solche mit vielen Lauf- bzw. Sprungelementen wie z.B. Ballsportarten, Badminton, Laufen, Walking, Kunstturnen, Tanzsport sowie Balletttanz. Häufig wird von **„Achillodynie"** gesprochen, dies ist aber **keine exakte Diagnose**, sondern lediglich ein Sammelbegriff, der differenziert werden muss. Es ist sinnvoll, die Achillessehnenproblematik nach ihrer genauen anatomischen Lokalisation zu beschreiben.

Man kann bei der Achillodynie zwischen insertionalen und nichtinsertionalen Beschwerdebildern unterscheiden, also Problemen im Ansatzbereich (Insertion) der Achillessehne am Fersenbein und außerhalb dieser Region.

Der Ansatz der Achillessehne im Bereich des Fersenbeins wird durch 2 Schleimbeutel abgesichert und „gepolstert". Ein Schleimbeutel (Bursa) befindet sich oberflächlich direkt zwischen Haut und Achillessehne, die sog. subkutane oder oberflächliche Bursa. Der andere Schleimbeutel ist die sog. retrokalkaneare Bursa und liegt in der Tiefe zwischen Sehne und Fersenbeinknochen. Zu den insertionalen Beschwerdebildern gehören v.a. die **Ansatztendinose am Fersenbein** (Sehnenreizung im Ansatzbereich: Insertionstendopathie), nicht selten verbunden mit einer Knochenhautentzündung in dieser Region des Fersenbeins (Periostitis calcanei), und die

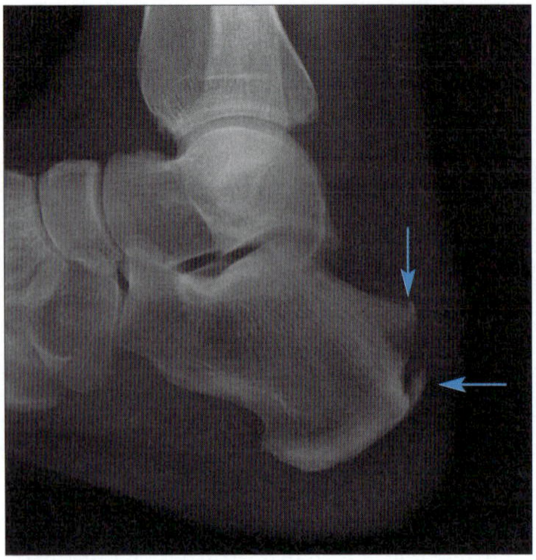

Abb. 27.18: Ausgeprägte Haglund-Exostose (oberer Fersensporn, in der Abbildung durch senkrechten Pfeil markiert), zusätzlich bestehen Verkalkungen im Ansatzbereich der Achillessehne am Fersenbein (horizontaler Pfeil)

Entzündung des Schleimbeutels zwischen Sehne und Fersenbein, die sog. **retrokalkaneare Bursitis**. Als **Haglund-Exostose** oder **Haglund-Ferse** bezeichnet man einen Knochenvorsprung am oberen hinteren Fersenbein (oberer Fersensporn, „hohe Ferse"; s. Abb. 27.18), der gegen die Achillessehne drückt und zu einem Impingement („Einklemmung") der Sehne führen kann. In der neueren Literatur wird diskutiert, ob die Haglund-Ferse zu den Knochennekrosen zählt („abgestorbener Knochen", s. z.B. Kap. 23.5.2).

Nichtinsertionale Achillessehnenprobleme äußern sich dagegen als meistens belastungsabhängige Entzündungen der Sehne (Tendinitis) oder des umgebenden Begleitgewebes (Peritendinitis) bzw. als chronisch degenerative, also „verschleißbedingte" Veränderungen der Sehne (Tendinose). Diese Veränderungen sind evtl. kombiniert mit teilweisen Einrissen der Sehne (Partialriss) bzw. herdförmigen Nekrosen im Sehnenbereich, dies sind nicht mehr durchblutete und damit untergegangene Areale (Nekrose: Gewebstod).

Ursachen. Es gibt eine Vielzahl von Ursachen bei chronischen Achillessehnenbeschwerden im Sport. Oft lassen sich die Beschwerden nicht durch eine einzige Ursache erklären, sodass es sich um eine **multifaktoriell bedingte Erkrankung** handelt. Die Tabelle 27.1 erhebt keineswegs den Anspruch einer vollständigen Aufzählung der Ursachen.

Diagnose. Die Untersuchung eines Sportlers mit Achillessehnenproblemen sollte mit folgenden **4 Fragen** beginnen:

1. Seit wann bestehen die Probleme schon?
2. Wo genau tut es weh?
3. Wann und bei welcher Gelegenheit tut es weh?
4. Wie lange halten die Beschwerden an?

Bei einer **Entzündung der Sehne** bzw. **des Sehnengleitgewebes** besteht oft eine deutliche Schwellung bzw. Schwellneigung unter Belastung. In besonders schweren Fällen ist die Haut gerötet und sogar ein „Knirschen" zu tasten oder gar zu hören, das sog. Krepitationsphänomen. Die Sportler klagen über Anlaufschmerzen früh morgens bei den ersten Schritten und bei sportlicher Belastung. Diese Beschwerden werden aber auch bei der **Tendinose**, also beim chronischen „Verschleiß" angegeben. Im Gegensatz zur Entzündung wird bei der Tendinose oft auch berichtet, dass die Schmerzen während des Trainings oder des Wettkampfs zunächst geringer werden, später dann aber bei intensiver Belastung erneut auftreten. Die betroffene Region ist meistens druckschmerzhaft, manchmal spindelförmig verdickt, die Wadenmuskulatur ist häufig verkürzt bzw. hat eine erhöhte Spannung. Bei der **Ansatztendinose** bestehen ein Druckschmerz direkt am Übergang der Sehne zum Knochen sowie belastungsabhängige Schmerzen, die manchmal auch bei Belastungsbeginn abnehmen und bei steigender Belastung wieder zunehmen. Die **Schleimbeutelentzündung** führt meistens zu einem erheblichen Druck-

Tab. 27.1: Mögliche Ursachen chronischer Achillessehnenbeschwerden beim Sport

Muskuläre Defizite, z.B. asymmetrischer Zug zwischen dem zweiköpfigen Wadenmuskel (lat.: *Musculus gastrocnemius*) und dem Schollenmuskel (lat.: *Musculus soleus*) mit erhöhter Beanspruchung und Überlastung einzelner Sehnenanteile
Sensomotorische Defizite
Trainingsfehler, z.B. zu hoher Trainingsumfang, überhöhte Trainingsintensität, einseitige Belastung, mangelhafte Erwärmung (ungenügende Aufwärmarbeit mit ungünstiger Ernährungssituation der Achillessehne)
Fehlendes Kompensationstraining (Überlastung der Wadenmuskulatur bzw. mangelhafte Kräftigung der Antagonisten) mit der Folge von muskulären Dysbalancen und damit lokaler Überlastung
Falsche Technik, z.B. beim Vorfußlaufen
Vermehrte Pronation (Überpronation, Hyperpronation), das bedeutet Nach-innen-Knicken des Fußes im unteren Sprunggelenk (Subtalargelenk: Gelenk zwischen Sprungbein und Fersenbein)
Schlechte Trainingsbedingungen, z.B. ungenügende Schockabsorption für den Fuß bei hartem Untergrund (Asphalt) oder zu hohe Stabilisierungsbelastung v.a. des Rückfußes bei sehr weichem Untergrund (Sand) oder rückfedernder Untergrund (Tartanbahn)
Unzureichendes oder falsches Schuhwerk, z.B. „abgelaufene" Laufschuhe, Jogging mit Tennisschuhen, zu enge oder „drückende" Schuhe, schlecht geformte Fersenkappe des Sportschuhs
Mangelhafte Sportkleidung, z.B. ungenügend wärmestabilisierende Bekleidung mit Temperaturabfall im Bereich der Achillessehne
Skelettfehlstellungen, z.B. O-Beine, X-Beinstellung, Beckenschiefstand oder Wirbelsäulendeformierungen
Fußdeformitäten, z.B. Senkfuß, Plattfuß, Hohlfuß
Unterschiedliche Beinlänge
Hüftanomalien
Arthrose („Verschleiß") des Hüftgelenks, des Kniegelenks oder des Sprunggelenks

schmerz im Fersenbeinbereich, oft verbunden mit einer Schwellung.

Die körperliche Untersuchung darf sich aber nicht auf den Bereich der Achillessehne beschränken, sondern muss mögliche ursächliche Faktoren erfassen, z.B. eine unterschiedliche Beinlänge. Auch ist es ratsam, die Sportschuhe zu begutachten.

Zur Objektivierung der Diagnose ist die **Röntgenuntersuchung** meistens nicht sehr hilfreich, weil die Sehne selbst sich im Röntgenbild nicht darstellt. In einigen Fällen kann man Kalkablagerungen im Sehnenbereich oder eine Haglund-Exostose (s. Abb. 27.18) sehen. Besonders geeignet im Rahmen der Diagnostik sind die **Ultraschalluntersuchung** und v.a. die **Kernspintomografie** (Magnetresonanztomografie, MRT). Damit lassen sich degenerative oder entzündliche Veränderungen in der Sehne bis hin zu Partialrissen aufdecken, auch die Beurteilung des Sehnengleitlagers ist möglich. Ebenso sind die Ansatzprobleme sowie die Schleimbeutelentzündung darstellbar.

Therapie

Aufgrund der verschiedenen Formen einer chronischen Achillodynie sowie der Vielzahl der möglichen Ursachen ergibt sich, dass es kein einheitliches Behandlungskonzept oder gar „Patentrezept" gibt. Die Therapie richtet sich nach der exakten medizinischen Diagnose und der angenommenen Ursache(n) der Beschwerden. Die Behandlung muss also für jeden Sportler individuell sein, meistens handelt es sich um eine Kombinationstherapie mit ganzheitlichem Ansatz. Da die Beschwerden sehr hartnäckig sein können, haben Sportler nicht selten bei längerer Behandlungsdauer das Gefühl, dass „ausprobiert" wird. Dies stimmt zum Teil auch, weil so manche Behandlungsmaßnahme in einem Fall erfolgreich ist, im anderen Fall sich aber als ungeeignet erweist.

Eine Ruhigstellung der Sehne in einer Schiene oder im Gips wird heute nur noch selten und bei ganz massiven Beschwerden durchgeführt, dann ist eine Thromboseprophylaxe zwingend erforderlich. Selbstverständlich sollte aber sein, dass bei ausgeprägten Problemen eine drastische Einschränkung der Belastung der Achillessehne erfolgt, was den meisten Sportlern schwer zu vermitteln ist.

Die Geduld des Sportlers ist aber der Schlüssel zu einer erfolgreichen Behandlung. Das Training muss reduziert und modifiziert werden, manchmal ist eine Sportpause unumgänglich. Kraftübungen für die Plantarflexion, Läufe und Sprünge sind zunächst einzustellen. Der Kreislauf kann durch alternative Sportarten in Schwung gehalten werden, z.B. Aqua-Jogging. Bei Beschwerdefreiheit ist eine allmähliche und dosierte Rückkehr zur sportlichen Belastung erforderlich. Ein zu schneller Wiedereinstieg kann zu frustrierenden Rückschlägen führen!

Der Sinn und Nutzen einer **medikamentösen Behandlung**, als Salbe, Gel, oral einzunehmendes Präparat oder als Injektion wird unter Sportmedizinern lebhaft diskutiert. Die lokale Therapie mit Salben oder Gelen ist weit verbreitet und kann hilfreich sein, allerdings gelangen die Wirkstoffe aufgrund ihrer geringen Eindringtiefe nicht immer an den Ort der Veränderungen. Daher wird auch die Iontophorese eingesetzt, ein Verfahren, bei dem mit niederfrequentem elektrischen Strom durch Ionenwanderungen Medikamente durch die Haut in die Blutbahn und das Gewebe eingebracht werden können. Das Medikament wird unter eine Elektrode gegeben und durch eine angelegte Spannung entweder negativ oder positiv aufgeladen. Positiv aufgeladene Medikamenten-Ionen werden an der Pluspol-Elektrode aufgebracht und vom Minuspol angezogen. Negative Ionen wandern vom Minuspol in Richtung des Pluspols.

Der Einsatz von oral einzunehmenden Medikamenten wie z.B. Diclofenac kann hilfreich sein, ist aber umstritten, da fraglich ist, ob die Wirkstoffe insbesondere bei Veränderungen der Sehne selbst (Tendinose) überhaupt an den Ort des Geschehens gelangen. Häufig werden lokale Injektionen durchgeführt, bspw. mit einem homöopathischen Mittel wie Traumeel, evtl. in Kombination mit einem örtlichen Betäubungsmittel (Lokalanästhetikum). Auch die alleinige Anwendung eines Lokalanästhetikums ist manchmal erfolgreich, man spricht von einer therapeutischen Lokalanästhesie. Diese Infiltrationen erfolgen meistens in die Umgebung der Sehne bzw. in den Ansatzbereich, nicht direkt in die Sehne.

! Achtung: Bei Achillessehnenbeschwerden sollten Kortisonpräparate, sofern sie überhaupt verwendet werden, nur in begründeten Ausnahmen zur Anwendung gelangen, egal ob als Salbe, Gel, Tablette oder Spritze! Kortison hemmt zwar die Entzündung, kann aber die Sehne schädigen.

Insbesondere nach einer Injektion besteht das Risiko eines Achillessehnenrisses, weil die Schmerzsymptomatik insbesondere bei entzündlichen Veränderungen nachlässt und die Sportler unvermindert weiter trainieren. Kortison darf auf keinen Fall in die Sehne selbst gespritzt werden, auch bei einer Injektion in das Gleitgewebe ist nicht auszuschließen, dass es in die Sehne gelangt. Daher sollte Kortison allenfalls den knochennahen Problemen und der retrokalkanearen Bursitis vorbehalten bleiben. Nach einer Kortisoninjektion ist eine längere Trainings- und Wettkampfpause von mindestens 6–8 Wochen zwingend erforderlich mit anschließend langsamer Belastungssteigerung.

> Nach Kortison wegen Achillessehnenproblemen Sportpause! Gefahr des Sehnenrisses!

Die Erhöhung oder Weichbettung der Ferse, z.B. mit sog. Heel Pads, wird von manchen Sportlern zwar als angenehm empfunden, der Zug bzw. die Spannung der Achillessehne wird aber nicht wirksam reduziert. Daher sollten diese Pads nicht langfristig eingesetzt werden. Besser sind individuelle **Einlagen**, z.B. mit Stützung des Fußlängsgewölbes, sowie die Auswahl geeigneter Sportschuhe. Hilfreich können auch spezielle **Achillessehnenbandagen** sein (s. Abb. 27.19). Bei einem oberen Fersensporn ist die Linderung der Beschwerden durch Polsterung im Schuh möglich (Haglund-Polster).

Im Rahmen der **Physiotherapie** sollte u.a. eine gezielte Behandlung der Hüftbeuger, der Wadenmuskulatur und der Zehenbeuger erfolgen. Die Beweglichkeit aller Fußgelenke muss optimiert werden. Wichtig sind auch Übungen zur Verbesserung der Propriozeption, dabei wird die Ansprechbarkeit des Muskels auf Änderungen der Gelenkstellung trainiert, z.B. auf einem Kreisel.

In manchen Fällen kann die Stoßwellentherapie oder die Magnetfeldtherapie Hilfe bringen. Die sog. Röntgenreizbestrahlung gelangt heute seltener zur Anwendung.

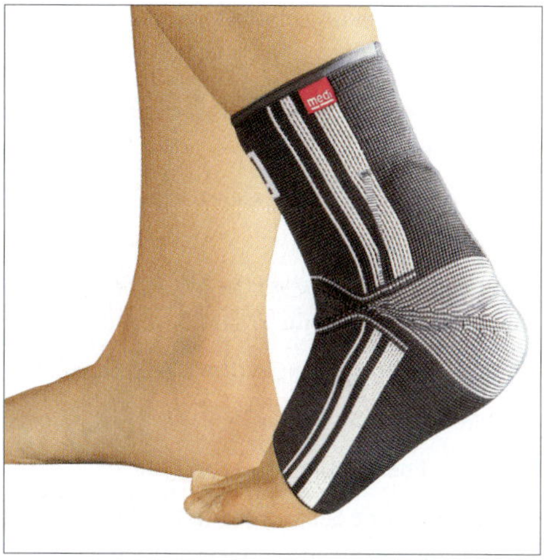

Abb. 27.19: Achillessehnenbandage mit anatomisch geformter Silikonpelotte (Achimed, Fa. Medi/Bayreuth)

> Eine Operation kommt erst nach erfolgloser konservativer Behandlung in Betracht.

Dabei wird entsprechend dem Befund vorgegangen: Entzündetes Gleitgewebe oder Schleimbeutel werden entfernt, ebenso geschädigte Sehnenanteile. Evtl. ist dann eine Verstärkung der Achillessehne erforderlich, z.B. durch eine Sehne in der Nachbarschaft. Bei einer Haglund-Ferse kann die operative Abtragung dieses Knochenvorsprungs am Fersenbein angezeigt sein.

Die Erfolgsrate einer Operation ist abhängig von der Ursache. Die Prognose ist zwar meistens relativ gut. Jedoch ist der postoperative Verlauf nicht selten langwierig und zieht sich oft über mehrere Monate und länger hin.

In der Tabelle 27.2 sind verschiedene Behandlungsmöglichkeiten zusammenfassend dargestellt, aufgrund der Vielfalt der therapeutischen Konzepte ohne Anspruch auf Vollständigkeit.

Prävention. Eine konsequente Behandlung sollte bereits bei den ersten Symptomen begonnen werden, damit es nicht zur chroni-

Tab. 27.2: Behandlungsmaßnahmen bei chronischen Achillessehnenbeschwerden im Sport

Belastungsreduktion unter die Schmerzgrenze, z.B. Aqua-Jogging, Fahrradergometer
Optimierung des Trainings, z.B. koordinativ-propriozeptiv orientiertes Training auf Kreisel, Wackelbrett und Trampolin
Gezielte Kräftigung, z.B. exzentrische Kraftübung: Zehenspitzenstand mit anschließender Streckung im Kniegelenk
Optimierung des Schuhwerks, z.B. bei Sportschuhen leichte Abrundung des Fersenbereichs mit Abstützung auf der Innenseite (Pronationskontrolle)
Optimierte Sportsocken, evtl. mit Verstärkung im Fersenteil
Einlagen
Achillessehnenbandage (s. Abb. 27.19)
Antientzündliche Behandlung mit Salben oder Gelen bei Entzündungen, z.B. auch Iontophorese
Systemische Behandlung mit antientzündlichen Medikamenten, z.B. nicht steroidale Antiphlogistika wie Diclofenac
Enzyme wie Wobenzym N oder Phlogenzym
Lokale Injektionen (Infiltrationen), v.a. bei Schleimbeutelentzündung und Problemen im Ansatzbereich
Physiotherapie, z.B. aktive Übungsbehandlung, Querfriktionen, Massage, PNF (s. Kap. 3.4)
Physikalische Therapie, z.B. Eis, Ultraschall, Unterschenkelbäder (z.B. mit Pernionin)
Extrakorporale Stoßwellentherapie (vgl. Kap. 7.2)
Akupunktur
Taping, entweder als „klassisches" Tape oder Kinesiotape
Operation bei Versagen der konservativen Behandlung über einen Zeitraum von ca. 6 Monaten

Tab. 27.3: Prävention chronischer Achillessehnenbeschwerden im Sport

Optimierung der Trainingsdosierung und -steuerung, z.B. koordinativ-propriozeptiv orientiertes Training
Gezielte Kräftigung der Wadenmuskulatur, Vermeidung muskulärer Dysbalancen
Optimierung des Schuhwerks
Laufbandanalyse
Einlagen
Frühzeitige individuelle Behandlung bei beginnenden Beschwerden zur Vermeidung eines chronischen Verlaufs

schen Achillodynie kommt! Auch leichte Beschwerden müssen ernstgenommen werden. Weitere vorbeugende Maßnahmen sind in der Tabelle 27.3 zusammengefasst.

Natürlich fragen die Betroffenen auch, wie hoch das Risiko eines Achillessehnenrisses ist. Dieses individuelle Risiko ist aber weder durch die körperliche Untersuchung noch durch eine Ultraschalldiagnostik oder die Kernspintomografie exakt vorherzusagen. Sehr groß ist das Risiko nach einer Kortisoninjektion, wie oben dargelegt.

27.6.2 Verletzungen und Schäden der Wadenbeinsehnen (Peronealsehnen)

An der Außenseite des Unterschenkels befindet sich neben der kräftigen Wadenmuskulatur eine schlanke Muskelgruppe, die Peronealmuskulatur (Wadenbeinmuskeln, griech. *perone*: Wadenbein), welche das Wadenbein bedeckt. Dabei handelt es sich um den langen und den kurzen Wadenbeinmuskel (lat.: *Musculus peroneus longus*, *Musculus peroneus brevis*, s. Abb. 27.20), deren Sehnen in einer gemeinsamen Sehnenscheide zur Außenseite des Fußes ziehen. Die Peronealsehnen verlaufen in ihrer Sehnenscheide in einer Art Kanal hinter dem Außenknöchel und werden dort in ihrer Position durch eine bandartige Bindegewebsstruktur („Sehnenhalteapparat", lat.: *Retinaculum extensorum*) gehalten. Die Wadenbeinmuskeln heben bei Anspannung mit ihren Sehnen den Fußaußenrand an (Pronation, s. Abb. 27.5d). Außerdem unterstützen sie das Absenken des Fußes in Richtung des Bodens, diese Bewegung erfolgt im oberen Sprunggelenk (Plantarflexion, s. Abb. 27.5a). Außerdem haben die Sehnen eine Bedeutung für die Aufrechterhaltung des Fußlängs- und -quergewölbes.

> Anmerkung: Es gibt noch einen dritten Wadenbeinmuskel (lat.: *Musculus peroneus tertius*), der aus dem langen Zehenstreckmuskel hervorgeht. Die dritte Peronealsehne verläuft aber nicht mit den beiden anderen hinter dem Außenknöchel, sondern davor und setzt gemeinsam mit ihnen an der Basis des fünften Mittelfußknochens an.

Es gibt bei Sportlern verschiedene Erkrankungen bzw. Verletzungen seitens der Peronealsehnen, und zwar die Sehnen- bzw. Sehnenscheidenentzündung, den Sehnenriss und die Peronealsehnenluxation. Derartige Probleme treten bei Sportarten mit hoher

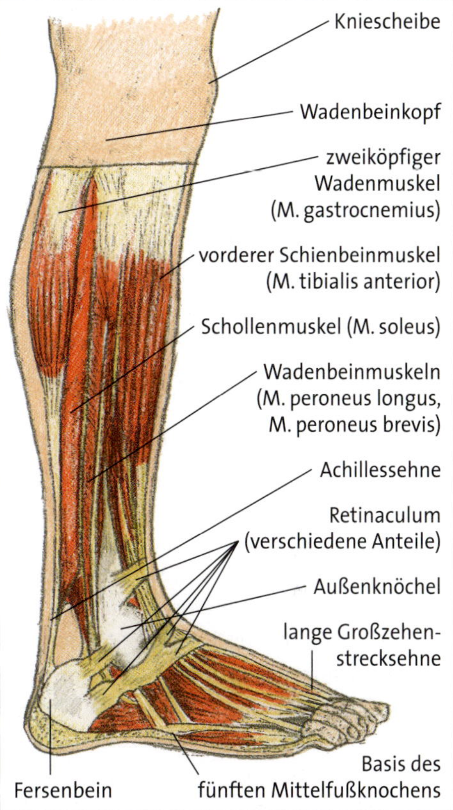

Abb. 27.20: Muskeln und Sehnen des Unterschenkels und Fußes (rechtes Bein, Außenansicht)

Sprunggelenkbelastung auf, z.B. Turnen, Ballett, Reiten, Skifahren oder Fußball.

Die **Peronealsehnen-** bzw. **Peronealsehnenscheidenentzündung** ist relativ häufig bei Sportlern und kann Folge eines zusätzlichen Knochens in der Sehne des langen Wadenbeinmuskels sein. Dieses sog. Os peroneum kann auch frakturieren. Weitere Ursachen der Sehnen- oder Sehnenscheidenentzündung sind eine Instabilität im oberen Sprunggelenk oder Fehlstellungen im Rückfußbereich.

Peronealsehnenrisse sind selten und betreffen dann eher die lange als die kurze Peronealsehne, evtl. aber auch beide. Sie können Folge einer akuten Verletzung, z.B. einer Sprunggelenksverdrehung bzw. eines Umknickens, oder einer chronischen Überlastung bzw. Schädigung sein.

Bei der ebenfalls seltenen **Peronealsehnenluxation** verlassen die Sehnen ihren Kanal hinter dem Außenknöchel und „springen" bzw. gleiten bei Bewegungen vor den Knöchel und wieder zurück. Ursachen sind eine akute Verletzung des bindegewebigen Sehnenhalteapparats (lat.: *Retinaculum extensorum*) z.B. durch Umknicken im oberen Sprunggelenk, wobei das Retinaculum auch mit einem kleinen Knochenstück zusammen vom Außenknöchel abreißen kann. Die chronische, sog. habituelle Luxation ist Folge einer chronischen Schädigung durch eine übersehene akute Luxation, eine Bindegewebsschwäche oder eine zu flache Rinne hinter dem Außenknöchel.

Diagnose. Bei einer **Peronealsehnen-** bzw. **Peronealsehnenscheidenentzündung** bestehen Schmerzen und Schwellung im Außenknöchelbereich oft schon über mehrere Wochen oder gar Monate, bis der Sportler den Arzt konsultiert. Der Sehnenverlauf ist spontan, bei Bewegungen und auf Druck schmerzhaft. Die Sehnen bzw. Sehnenscheiden sind verdickt tastbar, manchmal ist bei einer Sehnenscheidenentzündung ein „Schneeballknirschen" zu spüren. Der **Peronealsehnenriss** wird nicht selten, insbesondere bei einem akuten Ereignis (Umknicken), als Zerrung oder Riss der Außenbänder fehlgedeutet, zumal der Unfallmechanismus für beide Verletzungen ein Supinationstrauma ist („Umknicken mit dem Fuß nach innen"). Manchmal wird auch zunächst an einen Achillessehnenriss gedacht. Die Diagnose ist also schwierig und erfolgt oft verspätet, dies betrifft auch den Peronealsehnenriss auf der Grundlage einer chronischen Sehnen(scheiden)entzündung. Die seltene **Peronealsehnenluxation** kann, wenn es sich um eine akute ruckartige Verletzung handelt (z.B. Umknicken beim Basketball oder Volleyball), ebenfalls als Sprunggelenkverstauchung fehlinterpretiert werden. Schwellung und Blutergussverfärbung sind ähnlich, allerdings berichten die Sportler evtl. über ein „Schnappen" beim Laufen. Im Rahmen der Untersuchung lässt sich das Gleiten bzw. Springen der Sehnen durch Sprunggelenksbewegungen provozieren. Nach Abklingen der Schwellung können die Sehnen in luxierter Position unter der Haut auf bzw. vor dem Außenknöchel gut getastet werden, bei Plantarflexion nehmen die Sehnen ihre ursprüngliche Position wieder ein.

Zur Diagnostik gehört standardisiert die **Röntgenuntersuchung**: Zwar sind die Sehnen selbst nicht sichtbar, jedoch werden knöcherne Veränderungen erkannt, z.B. evtl. Verkalkungen in der Sehne bei einer Entzündung, ein knöcherner Abriss des Retinaculum oder ein evtl. vorhandenes Os peroneum.

> Bei etwa 5–25% der Menschen ist in der langen Peronealsehne, an der Fußwurzel nahe dem Würfelbein, ein kleiner zusätzlicher (akzessorischer) Knochen vorhanden, das Os peroneum. Schmerzen im Bereich dieses zusätzlichen Knochens nennt man **POPS** (engl. *painful os peroneum syndrome*: schmerzhaftes Os-peroneum-Syndrom, s. Abb. 27.21). Die Schmerzen können durch eine Vergrößerung oder Fraktur dieses Knochens oder einen Sehnenriss bedingt sein. Die Verwechslung mit einer Fraktur an der Basis des fünften Mittelfußknochens (s. Kap. 28.2.6), einer verknöcherten Apophyse (Wachstumsfuge im Sehnenansatzbereich, Knochenkern) oder mit einem anderen akzessorischen Fußknochen, dem Os vesalianum, ist möglich.

Die **Ultraschalluntersuchung** wird ergänzend durchgeführt. Noch genauere Informationen bringt aber die **Kernspintomografie**, auf die nicht verzichtet werden sollte.

Therapie. Die **Peronealsehnen-** bzw. **Peronealsehnenscheidenentzündung** wird primär

konservativ behandelt. Wichtigstes Behandlungsprinzip ist eine mehrwöchige Sportpause. Unterstützend kommen weitere Maßnahmen in Betracht wie Einlagenverordnung, Optimierung des Schuhwerks und ggf. physikalische Therapie. Unterstützend werden Medikamente eingesetzt, bspw. entzündungshemmende Antiphlogistika wie Diclofenac (nicht bei Magen- oder Zwölffingerdarmgeschwür). Eine Ruhigstellung in einer Schiene oder im Gips wird gelegentlich und bei ganz massiven Beschwerden für 3–4 Wochen durchgeführt, dann ist eine Thromboseprophylaxe zwingend erforderlich. Die lokale Behandlung mit Salben oder Gelen kann hilfreich sein, allerdings gelangen die Wirkstoffe aufgrund ihrer geringen Eindringtiefe oft nicht an den Ort der Veränderungen. Daher wird auch die Iontophorese eingesetzt, ein Verfahren, bei dem mit niederfrequentem elektrischem Strom durch Ionenwanderungen Medikamente durch die Haut in die Blutbahn und das Gewebe eingebracht werden können.

Häufig werden lokale Injektionen durchgeführt, z.B. mit einem homöopathischen Mittel wie Traumeel. Auch die alleinige Anwendung eines Lokalanästhetikums (örtliches Betäubungsmittel) ist manchmal erfolgreich, man spricht von einer therapeutischen Lokalanästhesie. Diese Infiltrationen erfolgen meistens in die Umgebung der Sehne, nicht direkt in die Sehne.

> ! Achtung: Bei der Peronealsehnen- bzw. Peronealsehnenscheidenentzündung sollten Kortisonpräparate, sofern sie überhaupt verwendet werden, nur in begründeten Ausnahmen zur Anwendung gelangen, egal ob als Salbe, Gel, Tablette oder Spritze!

Kortison darf auf keinen Fall in die Sehne selbst gespritzt werden, auch bei einer Injektion in das Gleitgewebe ist nicht auszuschließen, dass es in die Sehne gelangt. Insbesondere nach einer Kortisoninjektion besteht das Risiko eines Peronealsehnenrisses, weil die Schmerzsymptomatik vor allem bei entzündlichen Veränderungen nachlässt und die Sportler unvermindert weiter trainieren.

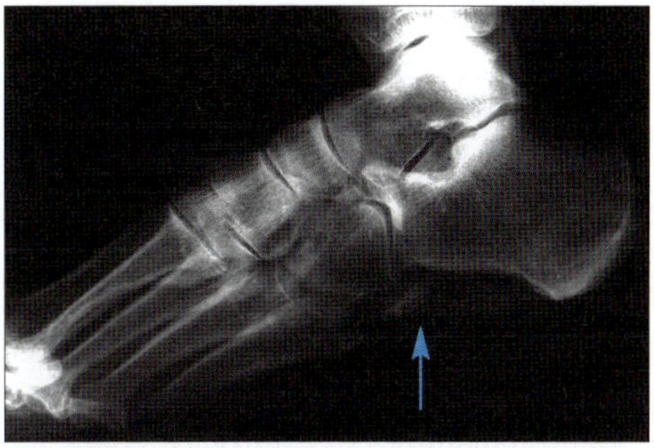

Abb. 27.21: Das Os peroneum ist ein zusätzlicher (akzessorischer) Knochen im Bereich des Fußes, der bei manchen Menschen in der langen Peronealsehne vorhanden ist. Das Röntgenbild zeigt den Fuß einer 62-jährigen Patientin. Bei ihr traten regelmäßig beim Nordic Walking oder bei längerem Laufen Schmerzen im Bereich dieses zusätzlichen Knochens auf, der aus diesem Grunde operativ entfernt wurde (POPS).

> Nach Kortison wegen Peronealsehnenproblemen Sportpause für 6–8 Wochen wegen der Gefahr des Sehnenrisses!

Wenn die konservative Behandlung bei einer Peronealsehnen- bzw. Peronealsehnenscheidenentzündung versagt, kann operiert werden: Bei der Operation wird bspw. entzündetes Sehnenscheidengewebe entfernt. Gelegentlich wird dies in arthroskopischer Technik durchgeführt, das Verfahren wird als Tendoskopie bezeichnet. Ist ein Os peroneum die Ursache der Beschwerden, dann wird es entfernt. Sofern die Peronealsehnen(scheiden)entzündung durch eine Instabilität des oberen Sprunggelenks bedingt ist, sollte diese ebenfalls operativ angegangen werden (s. Kap. 27.2).

Bei einem **Peronealsehnenriss** wird zwar in manchen Fällen die konservative Behandlung durch eine mehrwöchige Gipsruhigstellung versucht; favorisiert wird aber meistens die Operation mit entsprechender Sehnenchirurgie, je nach Befund mit direkter Sehnennaht oder, falls dies nicht möglich ist, Transfer der langen auf die kurze Peronealsehne oder Defektüberbrückung mit einem Sehnentransplantat. Ein evtl. vorhandenes Os peroneum wird entfernt. In gleicher Operation sollte auch eine evtl. bestehende Instabilität im oberen Sprunggelenk behoben werden. Postoperativ wird eine 4–6-wöchige Gipsruhigstellung oder die Versorgung mit einem „Spezialstiefel" (Walker) durchgeführt.

Bei der konservativen Behandlung der **Peronealsehnenluxation** durch alleinige Gipsruhigstellung wird die Versagerquote mit 30–70% angegeben, sodass besser operiert werden sollte. Je nach Befund gibt es verschiedene operative Techniken, entweder Weichteileingriffe mit Rekonstruktion und Verstärkung des Retinaculum (v.a. bei akuter traumatischer Luxation) oder – ggf. zusätzlich – knöcherne Eingriffe zur Vertiefung oder Schaffung einer knöchernen Führungsrinne hinter dem Außenknöchel, z.B. ein Knochenverschiebespan; bei der letztgenannten Methode wird eine Knochenlamelle vom Außenknöchel abgetrennt, etwa 5 mm nach hinten versetzt und wieder angeschraubt. Postoperativ erfolgt eine 4–6-wöchige Gipsruhigstellung bzw. die Verordnung eines Walkers.

Bei einem schmerzhaften Os-peroneum-Syndrom (**POPS**) wird der zusätzliche Knochen aus der Sehne operativ entfernt, bei einer Fraktur des Os peroneum empfehlen manche Sportmediziner die Knochennaht.

Prognose. Peronealsehnenprobleme können langwierig sein. Realistisch ist eine Sportpause von etwa 3 Monaten, aber auch mehr – je nach Sportart.

27.6.3 Verletzungen und Schäden der vorderen Schienbeinsehne (Tibialis-anterior-Sehne)

An der Vorderaußenseite des Unterschenkels befindet sich der vordere Schienbeinmuskel (lat.: *Musculus tibialis anterior*, s. Abb. 27.20, Abb. 28.17). Seine Sehne wird am Sprunggelenk umgelenkt und setzt an der Fußinnenseite an der Basis des ersten Mittelfußknochens und am inneren Keilbein an. Der Muskel ist ein wichtiger **Fußheber**, er bewirkt eine Dorsalextension (Anhebung der Fußspitze, s. Abb. 27.5b), außerdem eine Supination, d.h. eine Hebung des inneren Fußrandes (Auswärtskantung, s. Abb. 27.5d).

Der Riss der Tibialis-anterior-Sehne ist, nicht nur beim Sport, eine große Rarität. Üblicherweise handelt es sich um ein unspektakuläres Sprunggelenkstrauma mit kräftiger Plantarflexion (Absenken des Fußes in Richtung des Bodens, s. Abb. 27.5a). Dabei reißt spontan die Sehne. Diese ist meistens durch eine Degeneration, also „Verschleiß", vorgeschädigt – ähnlich wie beim Achillessehnenriss.

Diagnose. Die i.d.R. männlichen Sportler (z.B. Skifahrer, Fechter) verspüren nur vorübergehend einen Schmerz ohne wesentliche Schwellung. Innerhalb von Wochen entwickelt sich ein hinkender Gang, der sog. **Steppergang**, bedingt durch die eingeschränkte Fußhebung, die abgeschwächt noch durch andere Muskeln erfolgt. Der Sportler „stolpert über die eigenen Füße". Dann wird ärztlicherseits oft zunächst erst eine Nervenschädigung oder ein Bandscheibenvorfall vermutet, weil ein Sehnendefekt nicht immer tastbar ist. Schließlich wird die Diagnose durch eine Ultraschalluntersuchung und v.a. durch eine **Kernspintomografie** gestellt.

Therapie. Es wird die **operative Behandlung** empfohlen; je nach Befund erfolgt z.B. die Sehnennaht, die Anheftung der Sehne am

Knochen mit speziellen Knochenankern oder eine Sehnentransplantation. Danach wird das Sprunggelenk für etwa 6 Wochen im Gips- oder Kunststoffverband ruhiggestellt, oder es wird eine spezielle Orthese, eine Art Stiefel (z.B. ein Walker) verordnet.

> Hinweis: Weitere Sehnenverletzungen und -schäden, die Auswirkungen auf das Sprunggelenk haben, sind im Fuß-Kapitel dieses Buchs beschrieben (s. Kap. 28.4).

27.7 Das infizierte Sprunggelenk – vorbei mit dem Sport?

Die Infektion des Sprunggelenks (i.d.R. des oberen), d.h. die Entzündung durch Bakterien, ist seltener als bspw. die des Kniegelenks; dennoch ist es wichtig, das Krankheitsbild zu erwähnen, weil es zu einer schwersten Schädigung des Knorpels und Zerstörung des Gelenks kommen kann. Ursache bei Sportlern sind Spritzen ins Gelenk, weitere Ursachen sind eine vorausgegangene Arthroskopie oder Gelenkoperation (z.B. nach einem Bänderriss oder einer Fraktur) oder die offene Sprunggelenkfraktur. Eine Rarität ist die Infektion durch Erreger, die von einer anderen Stelle des Körpers auf dem Blutweg ins Gelenk gelangen.

Diagnose. Charakteristische Symptome beim akuten Verlauf einer Infektion sind zunehmende Schmerzen, Funktionseinschränkung, Schwellung und Gelenkergussbildung, z.B. innerhalb von etwa 24–48 Stunden nach einer Spritze ins Gelenk oder nach einer Arthroskopie. Der betroffene Patient fühlt sich meistens schlecht, sein Allgemeinzustand ist reduziert, Fieber kann, muss aber nicht unbedingt, vorhanden sein. In der Blutuntersuchung steigen meistens die Entzündungswerte an, bspw. die weißen Blutkörperchen (Leukozyten) oder das C-reaktive Protein (CRP). Die Verdachtsdiagnose kann der Arzt durch eine **Punktion der Gelenkflüssigkeit** erhärten, dabei findet sich ein trüber oder gar eitriger Gelenkerguss. Diese Flüssigkeit wird im Labor analysiert: Als verursachende Bakterien werden meistens Staphylokokken gefunden, wobei dann auch eine Austestung von verschiedenen Antibiotika erfolgt, um ein oder mehrere möglichst geeignete Präparate einzusetzen. Allerdings gelingt nicht immer ein Keimnachweis, insbesondere nicht bei einem chronischen Verlauf, bei dem auch die Beschwerden des Sportlers nicht so stark ausgeprägt sind.

Bildgebende Verfahren dürfen die unverzüglich durchzuführende Therapie nicht verzögern und haben im Vergleich zu anderen Erkrankungen und Verletzungen des Sprunggelenks zunächst einmal einen untergeordneten diagnostischen Stellenwert: Das Röntgenbild ist anfangs meist ohnehin unauffällig. In der Ultraschalluntersuchung kann bspw. der Gelenkerguss dargestellt werden, ebenso in der Kernspintomografie. Letztere deckt im fortgeschrittenen Stadium auch Knorpelschäden auf. Besonders in unklaren Fällen kann eine Leukozytenszintigrafie durchgeführt werden; dabei werden dem Patienten weiße Blutkörperchen entnommen, radioaktiv markiert und wieder injiziert. Bei einer Infektion kommt es zu einer Anreicherung der markierten Leukozyten im Gelenkbereich.

Therapie

> ! Achtung: Die Sprunggelenkinfektion ist ein Notfall! Nur die frühzeitige Behandlung kann einen bleibenden Schaden verhindern.

Wenn eine Untersuchung auf Bakterien veranlasst wurde, dann darf bei begründetem Verdacht nicht die Erregeridentifizierung (dauert oft mindestens 24 Stunden) abgewartet werden. Die unmittelbare **Behandlung**

mit Antibiotika zur Bekämpfung der verursachenden Bakterien ist unbedingt erforderlich, aber alleine nicht ausreichend! Ebenso wichtig ist die **unverzügliche Operation**! Die notwendigen operativen Maßnahmen können oft im Rahmen einer Arthroskopie durchgeführt werden, insbesondere wenn die Infektion im Anschluss an eine Arthroskopie oder an eine Gelenkspritze entstanden ist. Das Sprunggelenk wird intensiv ausgespült und gereinigt, durch die Infektion geschädigtes Gewebe, z.B. die Gelenkinnenhaut, muss entfernt werden. Manchmal ist eine größere Eröffnung des Gelenks erforderlich, dabei kann dann auch bspw. die Entfernung von Metall, das zur Stabilisierung eines Knochenbruchs eingebracht wurde, notwendig werden.

Prognose. Eine Sprunggelenksinfektion kann bleibende Schäden hinterlassen und damit nicht nur das sportliche Aus bedeuten, sondern zum tragischen Schicksal werden: Wie bereits dargestellt, kann nur die frühzeitige Therapie die Gelenkzerstörung aufhalten! Oft sind mehrere Operationen und die Behandlung mit Antibiotika über Wochen oder gar Monate erforderlich, dennoch entsteht in einigen Fällen leider eine chronische Infektion. Langfristig bleibt manchmal wegen starker Knorpelschädigung nur die Versteifung des oberen Sprunggelenks (Arthrodese). Bei sehr schlimmem Verlauf kann selten sogar eine Unterschenkelamputation notwendig werden, insbesondere auch in solchen Fällen, in denen durch Ausbreitung der Bakterien über die Blutbahn die Schädigung anderer Organe droht.

Prävention. Entsprechend einer häufigen Infektionsursache beim Sportler ist selbstverständlich, dass Sprunggelenkpunktionen und Spritzen ins Gelenk nur vom Arzt und unter sterilen Bedingungen durchgeführt werden: Das bedeutet u.a. ausgiebige Desinfektion, sterile Handschuhe und Abdeckung, also höchste hygienische Vorsicht.

27.8 Schleimbeutelentzündung am Innenknöchel – eine seltene Folge beim Eiskunstlauf

Bei Eiskunstläufern kann es selten im Innenknöchelbereich zur Ausbildung eines Schleimbeutels kommen, der primär als Schutz und Verschiebeschicht dient, sich aber entzünden kann. Dann sollten eine Weichpolsterung und evtl. auch die Anpassung eines Maßschuhs erfolgen, manchmal wird die operative Entfernung erforderlich.

28 Verletzungen und Schäden des Fußes

28.1 Bedeutung des Fußes beim Sport und Einführung in die Anatomie

„Ein schöner Fuß ist ein großes Geschenk der Natur." Bereits Johann Wolfgang von Goethe hat dies festgestellt. Dieser Satz kann ergänzt werden durch die Feststellung von Sigvard Ted Hansen, einem bekannten Fußchirurgen: „If it looks normal, it works normal!" Gemeint ist damit, dass ein gut aussehender Fuß auch gut funktioniert. Sinngemäß wird durch diese beiden Zitate unterstrichen, dass für Sportler – und natürlich jeden Menschen überhaupt – die Füße eine herausragende Bedeutung haben. Nur eine weitgehend normale Anatomie des Fußes ermöglicht sportliche (Höchst-)Leistungen, dies gilt praktisch unabhängig von der betriebenen Sportart. Bspw. sollen die Kräfte beim Aufsetzen des Fußes das 3–4-Fache des Körpergewichts betragen. Es gibt Berechnungen, nach denen der Fuß mindestens 1000 Tonnen Belastung pro Tag aushalten muss.

Dementsprechend folgen an dieser Stelle, als Basis für das Verständnis von Sportverletzungen und Sportschäden der Füße, einige grundlegende Ausführungen zum Aufbau und zur Funktionsweise des „äußersten" Endes der unteren Gliedmaßen des menschlichen Körpers (s. Abb. 28.1).

Der Fuß gliedert sich in die Fußwurzel, den Mittelfuß und die Zehen, wobei der hintere Bereich auch als Rückfuß und der vordere als Vorfuß bezeichnet wird. Die Fußwurzel besteht aus dem Sprungbein, dem Fersenbein, dem Kahnbein, dem Würfelbein und 3 Keilbeinen. Der Mittelfuß wird von 5 Mittelfußknochen gebildet. Von den 5 Zehen hat die Großzehe 2 Glieder (2 Knochen), die übrigen bestehen aus 3 Gliedern.
Die Knochen des Fußes sind über Gelenke miteinander verbunden und an diesen Stellen mit Knorpel überzogen. Im Grundgelenkbereich der Großzehe befinden sich fußsohlenseitig 2 Sesambeine, das sind 2 Knöchelchen, die jeweils etwa so groß wie eine kleine Erbse sind. Diese Sesambeine können bei manchen Menschen zweigeteilt sein, was nicht mit einem Knochenbruch verwechselt werden darf.

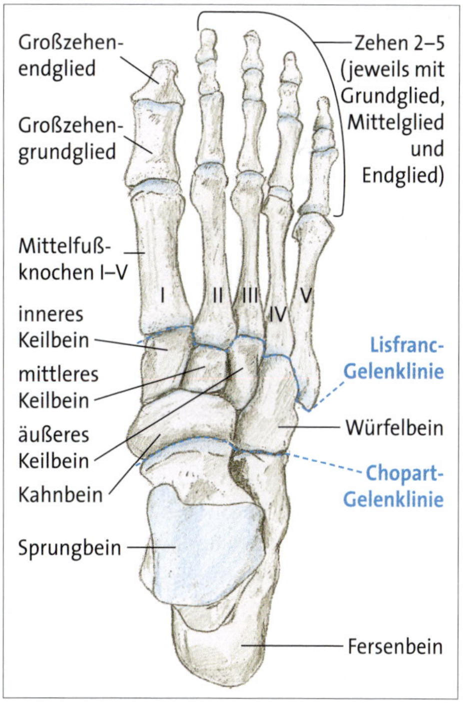

Abb. 28.1: Das Fußskelett in der Ansicht von oben (rechter Fuß, vgl. Abb. 27.2).

Funktionell betrachtet ähnelt der Aufbau des Fußes der Hand, wobei es im Laufe von Jahrmillionen durch den aufrechten Gang unter Belastung zu einer Umstrukturierung bzw. Anpassung gekommen ist. Die Knochen des Fußes sind miteinander und mit dem Unterschenkel über Gelenke verbunden, die eine unterschiedliche Beweglichkeit haben. Die Gelenk bildenden Anteile der Knochen sind von Knorpel überzogen, jedes Gelenk ist von einer Hülle (Kapsel) umgeben. Die Gelenkkapsel wiederum wird durch Bänder verstärkt.

Das **obere Sprunggelenk** besteht aus dem unteren Schienbeinende, dem Innenknöchel (Teil des Schienbeins), dem Außenknöchel (Teil des Wadenbeins) und dem Sprungbein (s. Abb. 27.2). Das **untere Sprunggelenk** besteht aus 2 Anteilen. Das Sprungbein bildet zum einen ein Gelenk mit dem unter ihm liegenden Fersenbein, zum anderen ein Gelenk mit dem Fersenbein und dem vor ihm liegenden Kahnbein des Fußes. Das untere Sprunggelenk ist ebenso wie das obere durch bandartige Strukturen, welche die jeweiligen Knochen miteinander verbinden, gesichert. Im unteren Sprunggelenk finden – vereinfacht ausgedrückt – überwiegend die Einwärtsbewegung des Fußes (Supination) und die Auswärtsbewegung (Pronation) statt (s. Abb. 27.5).

Nochmals wichtige Definitionen, die unterschiedliche Bewegungen des Fußes bezeichnen, auf einen Blick:
Die **Plantarflexion** ist das Absenken des Fußes in Richtung des Bodens, diese Bewegung erfolgt im oberen Sprunggelenk. Aber aufgepasst: Je nach Zusammenhang versteht man unter Plantarflexion manchmal auch eine Beugung der Zehen in Richtung des Bodens.
Die **Dorsalextension** bezeichnet die gegenläufige Bewegung des Fußes, also die Anhebung der Fußspitze, auch diese Bewegung erfolgt im oberen Sprunggelenk. Aber: Je nach Zusammenhang versteht man unter Dorsalextension auch eine Zehenstreckung. Irreführenderweise wird statt des Begriffs „Dorsalextension" manchmal auch von „Dorsalflexion" gesprochen.
Die **Supination** ist die Hebung des inneren Fußrandes bzw. der inneren Fußkante bei gleichzeitiger Senkung des äußeren. Sie wird manchmal auch als Auswärtskantung oder Auswärtsdrehung bezeichnet und erfolgt im unteren Sprunggelenk.
Die **Pronation** ist die entgegengesetzte Bewegung, also die Senkung des inneren Fußrandes bzw. der inneren Fußkante bei gleichzeitiger Hebung des äußeren. Sie wird manchmal auch als Einwärtskantung oder Einwärtsdrehung bezeichnet und erfolgt ebenfalls im unteren Sprunggelenk.
Supination und Pronation laufen mehr im Mittel- bzw. Vorfußbereich ab. Dagegen spielen sich Inversion und Eversion mehr im Rückfußbereich ab: Im Prinzip ist die Supinationsbewegung nicht trennbar von der **Inversion** des Rückfußes, der Kombination aus Plantarflexion, Adduktion (Bewegung des Fußes nach innen) und Innenrotation des Fußes. Umgekehrt ist die Pronation untrennbar von der **Eversion** des Rückfußes, der Kombination aus Dorsalextension, Abduktion (Bewegung des Fußes nach außen) und Außenrotation. Der komplexe Bewegungsablauf wird auch als „Maulschellenbewegung" bezeichnet.

Neben dem vorderen Anteil des unteren Sprunggelenks (Talokalkaneonavikulargelenk) findet sich an der Fußaußenseite das funktionell sehr wichtige Gelenk zwischen Fersenbein und Würfelbein (Kalkaneokuboidalgelenk). Ein häufig verwendeter Begriff ist der Terminus **„Chopart-Gelenk"**; dabei handelt es sich um die nach dem französischen Chirurgen François Chopart benannte Gelenklinie, die das Gelenk zwischen Sprungbein und

Kahnbein sowie zwischen Fersenbein und Würfelbein bildet. Es folgt nach vorne das **Lisfranc-Gelenk** bzw. die sog. **Lisfranc-Gelenklinie**, die zwischen den 3 Keilbeinen und dem Würfelbein einerseits und den 5 Mittelfußknochen andererseits lokalisiert ist; sie hat ihren Namen von dem französischen Chirurgen Jacques Lisfranc. Im Bereich der Fußspitze befinden sich die **Zehengelenke**.

Der menschliche Fuß ist durch Bänder, Sehnen und Muskeln verspannt. Auf diese Weise entsteht eine gewölbeartige Struktur. Dabei lassen sich ein **Längsgewölbe** und ein **Quergewölbe** unterscheiden. Unfallbedingt oder durch „Abnutzung" im Laufe eines (Sportler-)Lebens kann die normale Fußform verloren gehen. Dann entsteht bspw. ein Plattfuß (s. Kap. 28.5).

28.2 Knochenbrüche, Bandverletzungen und Verrenkungen am Fuß

Frakturen am Fuß entstehen besonders häufig bei Kontaktsportarten wie Fußball, Handball, Eishockey oder American Football, aber auch bei Individualsportarten wie Turnen, Reiten, Fallschirmspringen, Paragliding (Gleitschirmfliegen), Bergsteigen, Klettern oder der Trendsportart Parcours. Darüber hinaus kommt es gerade am Fuß zu Stressfrakturen, bspw. bei Joggern, die sich auf einen Marathonlauf vorbereiten. Nicht wenige Knochenbrüche werden anfangs als „Verstauchungen" verkannt, daher sollte bei Beschwerden frühzeitig ein sportmedizinisch erfahrener Arzt aufgesucht werden.

Hinsichtlich der Therapie von Fußfrakturen müssen **vorbestehende Erkrankungen** unbedingt berücksichtigt werden. Bspw. können Durchblutungsstörungen oder ein Diabetes mellitus („Zuckerkrankheit") zu einer Änderung des Behandlungskonzepts zwingen, weil bei einer Operation das Risiko einer Entzündung oder Störung der Heilung erhöht sein kann.

> Da bei Knochenbrüchen am Fuß dieser oft nicht voll belastet werden darf, muss die medikamentöse Vorbeugung einer Thrombose erfolgen, z.B. mit Heparinspritzen (s. Kap. 3.3.4).

Zur Prophylaxe einer Thrombose sowie einer Entkalkung des Fußskeletts (Osteoporose) sollte dem Patienten möglichst zumindest Sohlenkontakt gestattet werden, d.h. Abrollen des Fußes beim Fortbewegen an Gehstützen. Definitionsgemäß entspricht dabei das Abrollen des Fußes einer Entlastung.

Übungsbehandlung unter krankengymnastischer Anleitung mit Gangschulung, hydrotherapeutische Maßnahmen (Bewegungsbad) und entstauende Lymphdrainagen beschleunigen die Rehabilitation. Ggf. werden Kompressionsstrümpfe oder Einlagen verordnet.

> Ruhigstellung und Entlastung des Fußes, sowohl bei konservativer als auch bei operativer Behandlung von Frakturen, nur so kurzzeitig wie notwendig!

28.2.1 Die Sprungbeinfraktur

Das Sprungbein (lat.: *Talus*, s. Abb. 27.2, Abb. 28.1) ist der zentrale Schaltknochen des Rückfußes und sowohl an der Bildung des oberen als auch des unteren Sprunggelenks beteiligt. Brüche dieses wichtigen Knochens sind bei Sportlern zwar vergleichsweise selten, haben aber wegen ihrer Gelenkbeteiligung eine große Bedeutung (s. Abb. 28.2). Sprungbeinbrüche sind meistens durch eine größere Gewalteinwirkung bedingt, bspw. durch einen Sturz aus größerer Höhe oder durch eine „unglückliche" Landung beim Sprung. Als „Risikosportarten" sind diesbezüglich z.B. Fußball, Handball, Volleyball, Basketball, Hoch- und Weitspringen, Skilaufen, Snowboarden, Skispringen, Fallschirm-

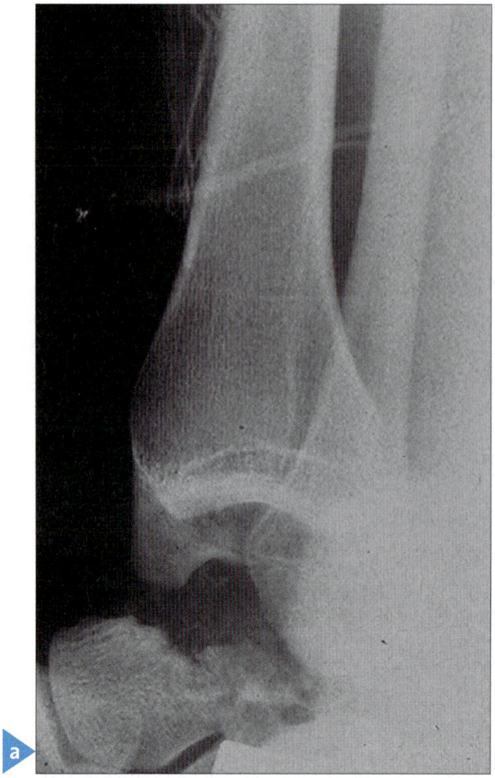

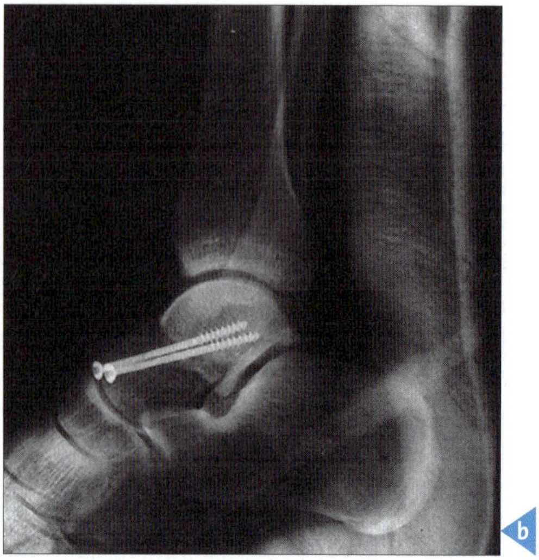

Abb. 28.2: Verrenkungsbruch des Sprungbeins. **a)** Unfall-Röntgenaufnahme, Ansicht des Fußes von der Seite. **b)** Operative Einrichtung und Stabilisierung mit 2 Schrauben, zusätzlich Gipsschiene

springen, Paragliding (Gleitschirmfliegen), Bergsteigen und Klettern zu nennen, ebenso Skateboarden oder der Trendsport Parcours.

Beim Umknicken mit dem Sprunggelenk kommt es in seltenen Fällen zu einer Knorpelabsprengung oder Knorpel-Knochen-Absprengung vom Sprungbein (s. Kap. 27.2.1, s.a. Abb. 28.3). Stressfrakturen des Sprungbeins, also Ermüdungsbrüche, sind eine absolute Rarität, werden aber bspw. bei Laufsportarten oder Turnerinnen beobachtet.

Das besondere Problem des Sprungbeinbruchs ist die relativ schlechte Durchblutung dieses Fußwurzelknochens, die vergleichbar schlecht ist wie die des Hüftkopfs oder des Kahnbeins der Hand. Dementsprechend besteht das Risiko der Frakturheilungsstörung bis hin zur Knochennekrose, also des „Untergangs" von Knochensubstanz aufgrund der Durchblutungsstörung.

Diagnose. Der Frakturverdacht ergibt sich bei entsprechender Vorgeschichte (z.B. Sturz). Nicht selten sind das **Sprunggelenk** bzw. der **Fuß geschwollen** mit Blutergussverfärbung und schmerzhaft eingeschränkter Beweglichkeit. Manchmal ist eine deutliche Fehlstellung vorhanden. Meist kann der Sportler schmerzbedingt nicht auftreten. Bei sehr hoher Gewalteinwirkung, z.B. durch eine falsche Landung beim Fallschirmspringen, kann es zur offenen Fraktur kommen; dann besteht eine mehr oder weniger große Verletzung der Weichteile mit Verbindung zwischen Außenwelt und Knochen (Infektionsgefahr!). Bei einem Ermüdungsbruch (Stressfraktur) sind die Beschwerden weniger akut und verstärken sich unter Belastung.

Die definitive Diagnose wird durch die **Röntgenuntersuchung** gestellt (s. Abb. 28.2a, Abb. 28.3a). Oft ist eine **Computertomografie** erforderlich, manchmal auch eine Kernspintomografie (s. Abb. 28.3b), und

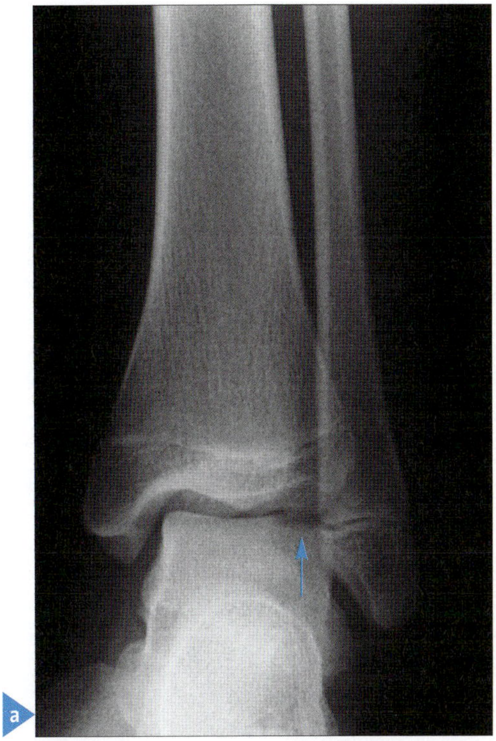

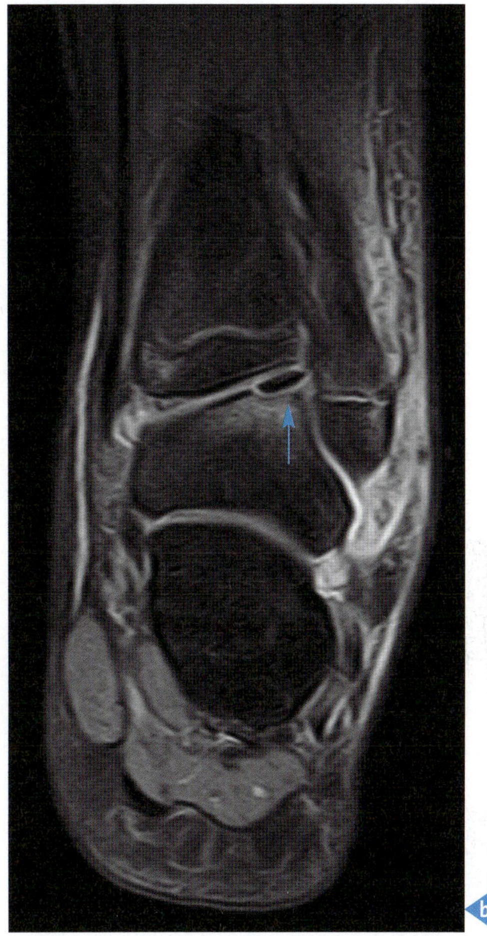

Abb. 28.3: Knorpel-Knochen-Absprengung (Osteochondralfraktur) vom Sprungbein einer 14-jährigen Turnerin nach Umknicken beim Abgang vom Reck. **a)** Im Röntgenbild kann die Verletzung nur erahnt werden, sie wird jedoch **b)** in der Kernspintomografie eindeutig sichtbar. Die Knorpel-Knochen-Absprengung wurde mit „Stiften", die später vom Körper abgebaut werden (Ethipin), wieder an Ort und Stelle fixiert.

zwar v.a. beim Verdacht auf eine Knorpelverletzung oder die sehr seltene Ermüdungsfraktur. Letztere kann auch in der Knochenszintigrafie – einer Untersuchung mit einer radioaktiven Substanz – erkannt werden.

Es gibt je nach Lokalisation unterschiedliche Frakturformen. Als Besonderheit ist der Abbruch eines Knochenvorsprungs hinten außen am Sprungbein (lat.: *Processus posterior tali* bzw. *Processus lateralis tali*) zu nennen. Diese Verletzung entsteht typischerweise bei Snowboardern (**„Snowboard-Fraktur"**, **„snowboarder's ankle"**), hauptsächlich bei Sprunglandungen. Sie ist im konventionellen Röntgenbild nicht unbedingt zu sehen und kann daher mit einer Sprunggelenkverstauchung verwechselt werden, daher Veranlassung einer Computer- oder Kernspintomografie. Die Häufigkeit wird mit bis zu 34% der Sprunggelenkfrakturen im Wintersport angegeben.

Therapie. Verschobene Sprungbeinbrüche und in bestimmten Fällen auch unverschobene, z.B. die „Snowboard-Fraktur", werden frühzeitig operiert, offene Frakturen notfallmäßig. Die Stabilisierung erfolgt bspw. durch Schrauben (s. Abb. 28.2b). Danach, aber auch bei konservativer Behandlung, ist der Fuß meistens für 6–12 Wochen zu entlasten. Eine Knorpel-(Knochen-)Absprengung sollte, wenn möglich, refixiert werden, andernfalls muss sie entfernt werden, weil sonst ein das Gelenk schädigender freier Gelenkkörper verbleibt. Manchmal muss der Operateur, um an das Sprungbein zu gelangen, den Innenknöchel abtrennen (sog. Innenknöchelosteotomie, z.B. mit einem Meißel); dieser wird dann am Ende der Operation wieder angeschraubt.

Prognose. Die **Rehabilitation ist langwierig** und dauert nicht selten 6 Monate oder mehr. Eine Metallentfernung ist nicht immer notwendig. Kommt es zur Durchblutungsstörung des Sprungbeins (Talusnekrose), in der Fachliteratur wird die Häufigkeit mit bis zu 50% angegeben, kann der Fuß nicht mehr schmerzfrei belastet werden. Dann bleibt letztendlich nur die operative Versteifung des Sprunggelenks (Arthrodese).

28.2.2 Die Fersenbeinfraktur

Das Fersenbein (lat.: *Calcaneus*, s. Abb. 27.2, Abb. 27.3, Abb. 28.1) ist der größte Fußwurzelknochen, der dem Rückfuß seine Form gibt. Es besitzt zahlreiche Gelenkflächen, liegt unter dem Sprungbein und ist wesentlicher Bestandteil des unteren Sprunggelenks. Häufigste Ursache des Fersenbeinbruchs (s. Abb. 28.4) ist der Sturz aus größerer Höhe mit unglücklicher Landung, bspw. beim Klettern oder Gleitschirmfliegen.

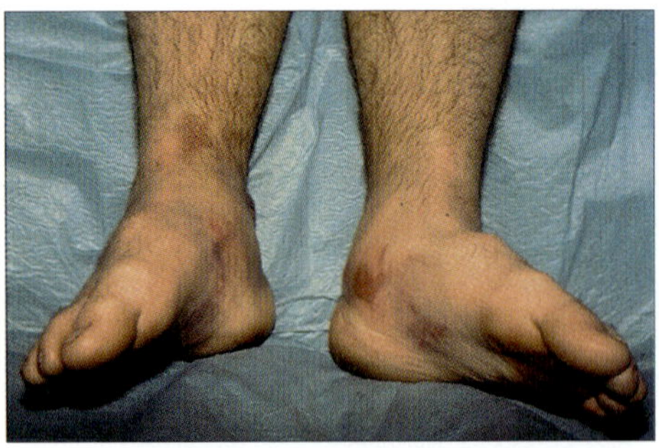

Abb. 28.4: Fersenbeinbrüche beidseits bei einem Freizeitsportler, der in einer Kletterwand aus 3 m Höhe abstürzte, mit deutlicher Schwellung, Deformierung und Blutergussverfärbung besonders des linken Fußes.

Diagnose. Die Diagnose wird gestellt durch die Erhebung der Anamnese (Vorgeschichte) und die Untersuchung des Fußes.

Da es sich meistens um verschobene Fersenbeinfrakturen handelt, ist die Fußform verändert. Es besteht eine meistens deutliche Schwellung mit Blutergussverfärbung und starken Schmerzen. Bei ausgedehnter Schwellung droht das Kompartmentsyndrom – eine durch Erhöhung des Gewebedrucks bedingte schwere Durchblutungsstörung mit Gefährdung des Fußes (s. Kap. 28.3). Auch offene Fersenbeinbrüche mit freiliegendem Knochen kommen vor (Gefahr der Knocheninfektion! Vgl. Abb. 29.2). Es ist aber auch auf Begleitverletzungen in anderen Körperregionen zu achten, insbesondere der Wirbelsäule, die bei bis zu 30% der Sportler mit verletzt sein kann.

Fast immer liegt bei der Fersenbeinfraktur eine Beteiligung des unteren Sprunggelenks vor.

Selten ist der knöcherne Abriss der Achillessehne vom Fersenbein, die sog. Entenschnabelfraktur (s. Kap. 27.6.1.1). Ermüdungsfrakturen sind ebenfalls selten, können aber bspw. als Achillessehnenprobleme fehlinterpretiert werden; sie sind bspw. bei Langstreckenläufern oder Sprintern zu beobachten, ebenso nach einem Riss der Plantaraponeurose (Bindegewebsplatte der Fußsohle) bzw. nach einer Operation wegen einer Entzündung der Plantaraponeurose (s. Kap. 28.9.1).

Zur exakten Einschätzung der Frakturform gehört heute als Standard neben der „normalen" **Röntgenuntersuchung** auch eine **Computertomografie**; diese bietet auch die Möglichkeit der dreidimensionalen Rekonstruktion des Bildes, was eine bessere räumliche Vorstellung vermittelt (s. Abb. 28.5). Die Kernspintomografie wird beim Verdacht auf eine Stressfraktur veranlasst, seltener die Knochenszintigrafie.

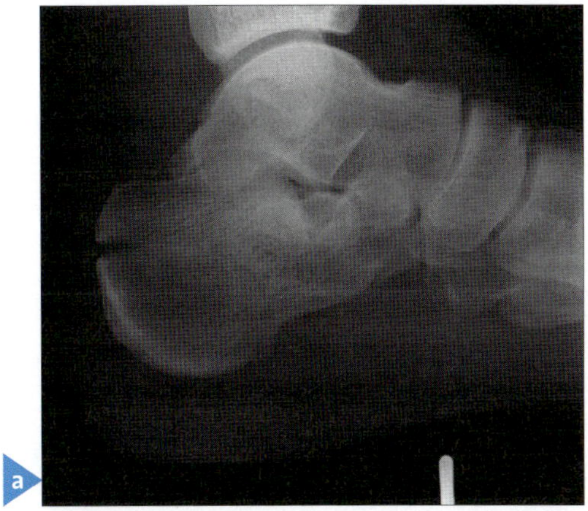

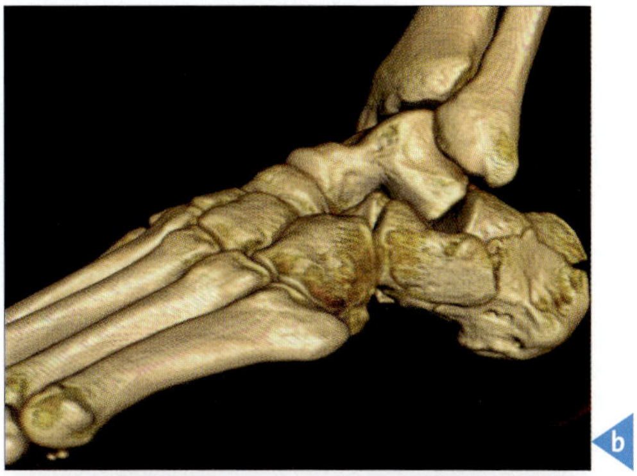

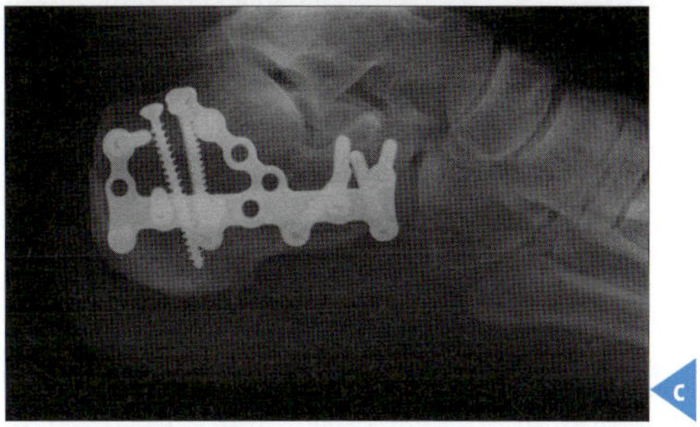

Abb. 28.5: Fersenbeinfraktur. **a)** Röntgenbild des Fersenbeinbruchs bei seitlicher Betrachtung. **b)** Dreidimensionale Darstellung mittels Computertomografie. **c)** Operative Versorgung und Stabilisierung durch eine Spezialplatte und Schrauben. Dabei zeigt die axiale Aufnahme, dass die Fersenbeinform und -länge wiederhergestellt sind.

Therapie. Heutzutage wird bei verschobenen Frakturen bevorzugt die **operative Behandlung** durchgeführt mit anatomischer Aufrichtung des Fersenbeins und Stabilisierung, meistens mit einer Spezialplatte und Schrauben. Bei offenen Brüchen oder beim (drohenden) Kompartmentsyndrom wird notfallmäßig operiert. Nach einer Operation ist i.d.R. eine 6–12-wöchige Entlastung durchzuführen. Bei Ermüdungsbrüchen des Fersenbeins kann meistens konservativ behandelt werden; der Sportler muss den Fuß entlasten, z.B. im Spezialschuh (Orthese).

Prognose. Der Fersenbeinbruch ist eine **Problemfraktur** und hat für den betroffenen Sportler erhebliche Konsequenzen. Ein besonders prominentes Beispiel ist der Bergsteiger Reinhold Messner, der 1995 nach seinem Unfall erst wieder laufen lernen musste. Aufgrund der meistens vorhandenen Deformierung kommt es zu einer Änderung der Statik des Fußes mit Störung der Funktionseinheit Unterschenkel/Fuß.

Eingebrachtes Metall muss nicht immer entfernt werden, andernfalls nach etwa 1 Jahr. Leider ist es nicht immer möglich, die Fußform wiederherzustellen. Jedoch kann es auch trotz Wiederherstellung des Fersenbeins zu Problemen und chronischen Schmerzen kommen, bspw. zur Arthrose. Dann wird evtl. eine Versteifung des unteren Sprunggelenks notwendig.

Prävention. Als spezifisches Risiko für einen **Ermüdungsbruch** des Fersenbeins gilt, ebenso wie für die Stressfraktur des Kahnbeins, eine vermehrte Pronationsstellung im Fuß („Einwärtskantung" bzw. Nach-innen-Knicken des Fußes, s. Kap. 27.1). Daher sollte bei einer sportmedizinischen Untersuchung und Beratung auf geeignetes Schuhwerk hingewiesen werden. Außerdem ist die Verordnung korrigierender Einlagen mit innenseitiger Abstützung sinnvoll.

28.2.3 Die Kahnbeinfraktur

Kahnbeinbrüche am Fuß sind selten. Unfallbedingt entstehen sie beim Sport bspw. durch eine Stauchung oder Verdrehung des Fußes. Meistens handelt es sich bei Frakturen dieses Knochens um **Ermüdungsbrüche**. „Risikosportarten" diesbezüglich sind Laufsportarten sowie die Leichtathletik, besonders der Weitsprung, ebenso Eiskunstlauf.

Diagnose. Die Diagnose wird gestellt durch die Erhebung der Anamnese (Vorgeschichte) und die Untersuchung des Fußes. Neben den Schmerzen besteht oft eine Schwellung im Kahnbeinbereich. Die definitive Diagnose wird durch eine **Röntgenuntersuchung** gestellt, in manchen Fällen, z.B. nach erheblicher Gewalteinwirkung, wird zur exakten Beurteilung eine Computertomografie erforderlich. Die Stressfraktur ist, v.a. im Anfangsstadium, besonders in der **Kernspintomografie** (s. Abb. 28.6) zu sehen, die Knochenszintigrafie wird heute seltener durchgeführt.

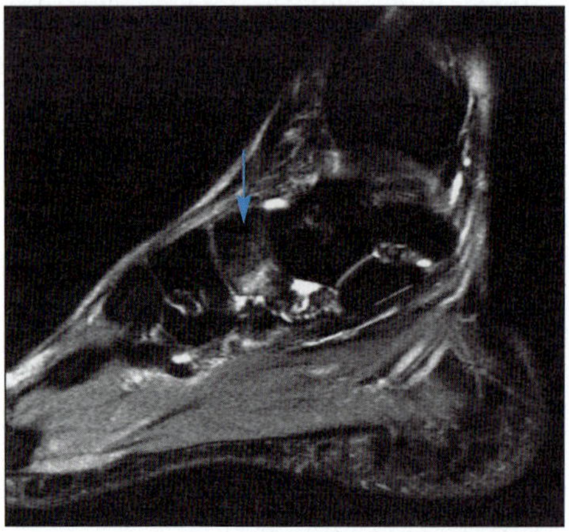

Abb. 28.6: Kernspintomografie bei einem Kahnbeinbruch des Fußes (Ansicht von der Seite). Die Abbildung zeigt v.a. zur Fußsohle hin ein zur Darstellung kommendes Knochenödem (engl.: *bone bruise*), das als Knochenstauchung interpretiert wird.

> ! Achtung: Bei 10–20% der Menschen findet sich in der hinteren Schienbeinsehne, die am Kahnbein ansetzt, ein kleiner zusätzlicher (akzessorischer) Knochen, das Os tibiale externum; dieser darf nicht mit einer Abrissfraktur am Kahnbein verwechselt werden.

Therapie

> Das Kahnbein hat eine zentrale Position am inneren Fußrand (s. Abb. 28.1). Es ist zu einem großen Teil von Knorpel überzogen und kontaktiert mit dem Sprungbein, dem Würfelbein und den 3 Keilbeinen. Aufgrund des Belastungsmechanismus besteht bei einem Bruch die Gefahr der verzögerten Frakturheilung sowie der Verschiebung der Bruchstücke.

Deshalb wird oft die operative Stabilisierung bevorzugt, z.B. durch eine Verschraubung. Grundsätzlich ist aber bei einer unverschobenen Fraktur auch die nicht operative Behandlung möglich, bspw. durch Ruhigstellung und Entlastung an Gehstützen im Gips- oder Kunststoffverband bzw. mittels einer Orthese (Stabilschuh, Walker) für etwa 6 Wochen. Im Anschluss werden Einlagen mit Unterstützung dieses Bereichs empfohlen.

Zeigt sich aber in der Röntgenverlaufskontrolle innerhalb von etwa 4–8 Wochen keine Heilungstendenz, so sollte mit der Operation nicht mehr gewartet werden. Dies gilt im Übrigen auch für die Stressfraktur des Kahnbeins.

> Hinweis: Bei Beschwerden im Kahnbeinbereich, denen kein Unfall vorausgegangen ist, kann es sich auch um den sog. **Flopperfuß** handeln, der häufiger bei Springern und Sprintern vorkommt. Dabei besteht ein Reizzustand des Kahnbeins (bis hin zur Ermüdungsfraktur) bzw. des Gelenks zwischen Kahn- und

Sprungbein. Die Behandlung erfolgt konservativ mit vorübergehender Entlastung und entzündungshemmenden Medikamenten, z.B. Diclofenac.

Prognose. Die Rehabilitation ist langwierig: Der Kahnbeinbruch am Fuß ist, ebenso wie der Kahnbeinbruch an der Hand oder der Sprungbeinbruch, eine **Problemfraktur**. Das besondere Risiko ist die relativ schlechte Durchblutung dieses Fußwurzelknochens mit der Gefahr der Frakturheilungsstörung bis hin zur Knochennekrose, also dem „Untergang" von Knochensubstanz aufgrund der Durchblutungsstörung. Diese Langzeitkomplikation kann sich auch noch nach vielen Monaten ergeben. Hinzu kommt insbesondere bei unfallbedingten Frakturen der oft nicht unerhebliche Knorpelschaden, der zur Arthrose führen kann.

Prävention. Als spezifisches Risiko für einen **Ermüdungsbruch** des Kahnbeins gilt, ebenso wie für die Stressfraktur des Fersenbeins, eine vermehrte Pronationsstellung im Fuß („Einwärtskantung" bzw. Nach-innen-Knicken des Fußes, s. Abb. 27.5d). Daher sollte bei einer sportmedizinischen Untersuchung und Beratung auf geeignetes Schuhwerk hingewiesen werden. Außerdem ist die Verordnung korrigierender Einlagen mit innenseitiger Abstützung sinnvoll.

28.2.4 Weitere Fußwurzelfrakturen und Verletzungen im Bereich des Chopart-Gelenks

Die beiden Gelenke zwischen Sprungbein und Kahnbein (Talonavikulargelenk) sowie zwischen Fersenbein und Würfelbein (Kalkaneokuboidalgelenk) bilden die nach dem französischen Chirurgen Francois Chopart benannte Gelenklinie, die auch als **Chopart-Gelenk** bezeichnet wird (vgl. Abb. 27.2–Abb. 27.4, Abb. 28.1). In diesem Bereich finden sich zahlreiche Bandverbindungen, besonders wichtig ist davon das sog. **Spring-Ligament**. Dieses spannt sich auf der Innenseite des Fußes zwischen Fersenbein und Kahnbein wie eine Feder (engl.: *spring*); es ist ein wesentlicher Stabilisator des inneren Anteils des Fußlängsgewölbes („mediale Säule") und wird auch als **Pfannen-** oder **Plattfußband** (lat.: *Ligamentum calcaneonaviculare plantare*, s. Abb. 27.4) bezeichnet. Wichtig ist auch das zweiteilige Band mit Faserzügen zwischen Fersenbein und Kahnbein sowie zwischen Fersenbein und Würfelbein, das **Bifurkatum-Band** (lat.: *Ligamentum bifurcatum*, s. Abb. 27.3); es wird auch das Schlüsselband des Chopart-Gelenks genannt.

Bandverletzungen des inneren bzw. äußeren Teils des **Chopart-Gelenks** entstehen bei einem Distorsionstrauma des Sprunggelenks mit Plantarflexion und Inversion und sind **meist kombinierte Verletzungen der Bänder des oberen Sprunggelenks**. Die Diagnose wird durch eine Kombination aus manueller Untersuchung, Röntgendiagnostik und Kernspintomografie gestellt. Die Behandlung richtet sich danach, ob die Bänder auf der Innenseite oder auf der Außenseite des Fuß- bzw. Sprunggelenkbereichs betroffen sind (s. Kap. 27.2). Bei deutlich verschobenen knöchernen Bandausrissen erfolgt die Operation mit Stabilisierung z.B. durch eine Schraube, andernfalls (bei nur 1–2 mm Distanzierung) kann konservativ behandelt werden mit vorübergehender Ruhigstellung im Gehgips, Kunststoffverband oder einer festen Orthese. Insgesamt ist bei Bandverletzungen des Chopart-Gelenks von einer etwa 3-monatigen Rehabilitation auszugehen. Chronische Beschwerden können bspw. bei nicht verheilten oder fehlverheilten knöchernen Bandausrissen entstehen, z.B. des Bifurcatum-Bands aus dem vorderen Anteil des Fersenbeins (Teil des äußeren Bereichs des Chopart-Gelenks, s.o.). In diesen Fällen ist die operative Entfernung des Bruchstücks oder die anatomische Refixierung zu diskutieren, wobei wenn immer möglich der korrekten Wiederherstellung der Anatomie der Vorzug gegeben werden sollte.

Frakturen des Würfelbeins und der Keilbeine sind sehr selten und praktisch immer Ausdruck einer massiven Gewalteinwirkung, bspw. beim Motorsport. Oft kommt es zu einer erheblichen **Bruchverschiebung** bzw. **Verrenkung (Luxation) im Chopart-Gelenk**. Nicht selten bestehen weitere Frakturen am Fuß. Meistens ist eine erhebliche Weichteilschwellung mit der Gefahr eines Kompartmentsyndroms vorhanden (s. Kap. 28.2.2).

Zur exakten Beurteilung ist neben der Röntgenuntersuchung meistens auch die Computertomografie erforderlich. Die Therapie sollte frühzeitig erfolgen, i.d.R. operativ, z.B. Stabilisierung mit Schrauben oder sog. Kirschner-Drähten nach Einrichtung der Verletzung. Ziel ist es, die Form des Fußes möglichst wieder anatomisch herzustellen, was in Anbetracht der oft erheblichen Knochen- und Weichteilschädigung nicht immer gelingt. Dementsprechend sind Dauerschäden vorprogrammiert.

28.2.5 Frakturen, Bandverletzungen und Verrenkungen im Bereich des Lisfranc-Gelenks

Zwischen den 3 Keilbeinen und dem Würfelbein einerseits und den 5 Mittelfußknochen andererseits befindet sich die sog. **Lisfranc-Gelenklinie**, benannt nach dem französischen Chirurgen Jacques Lisfranc (vgl. Abb. 27.2–Abb. 27.4, Abb. 28.1). Knochenbrüche und Verrenkungen in diesem Fußwurzel-Mittelfuß-Gelenkbereich sind beim Sport sehr selten, kommen aber bspw. beim Reiten oder Fußball sowie bei Hallensportarten vor, ebenso im Motorsport (s. Abb. 28.7). Sie entstehen durch große direkte oder indirekte Gewalteinwirkung auf den Fuß wie bspw. eine Verwindung des Vorfußes gegen den Rückfuß oder eine Stauchung des Fußes in der Längsachse. So kann es beim Automotorsport im Rahmen eines Unfallgeschehens zur Einklemmung des Fußes in der Pedalerie des Fahrzeugs kommen.

Als besonders problematisch gilt unter Sportmedizinern die **Verletzung des sog. Lisfranc-Bands** (Lisfranc-Ligament), das sich fußsohlenseitig zwischen dem inneren Keilbein und der Basis des 2. Mittelfußknochens spannt.

Diagnose. Aus der Unfallanamnese lässt sich häufig auf eine **erhebliche Gewalteinwirkung** schließen. Meist besteht ein beträchtlicher offener oder geschlossener Weichteilschaden bis hin zum manifesten Kompartmentsyndrom (s. Kap. 28.3).

> ! Achtung: Insbesondere bei Rasanzsportarten wie dem Motorsport sind Begleitverletzungen auch in anderen Körperregionen keine Seltenheit (Polytrauma, s. Kap. 37.2).

Neben der Standard-Röntgenuntersuchung wird oft eine Computertomografie durchgeführt, um das Verletzungsmuster exakt zu beurteilen.

Die Diagnose der Lisfranc-Bandverletzung ist schwierig, es besteht Verwechslungsgefahr mit einer „Verstauchung“ – die Diagnose wird dann manchmal erst nach Monaten gestellt! Hilfreich sind hier belastete Röntgenaufnahmen im Stehen, und zwar beider Füße zwecks Seitenvergleich: Bei einem Riss kommt es zur Verbreiterung des Abstands zwischen 1. und 2. Mittelfußknochen. Ergänzend kann in der Diagnostik bei fehlendem Röntgennachweis neben der Kernspintomografie auch die Szintigrafie eingesetzt werden.

Therapie. Aufgrund des meist erheblichen Weichteilschadens, evtl. mit schwerster

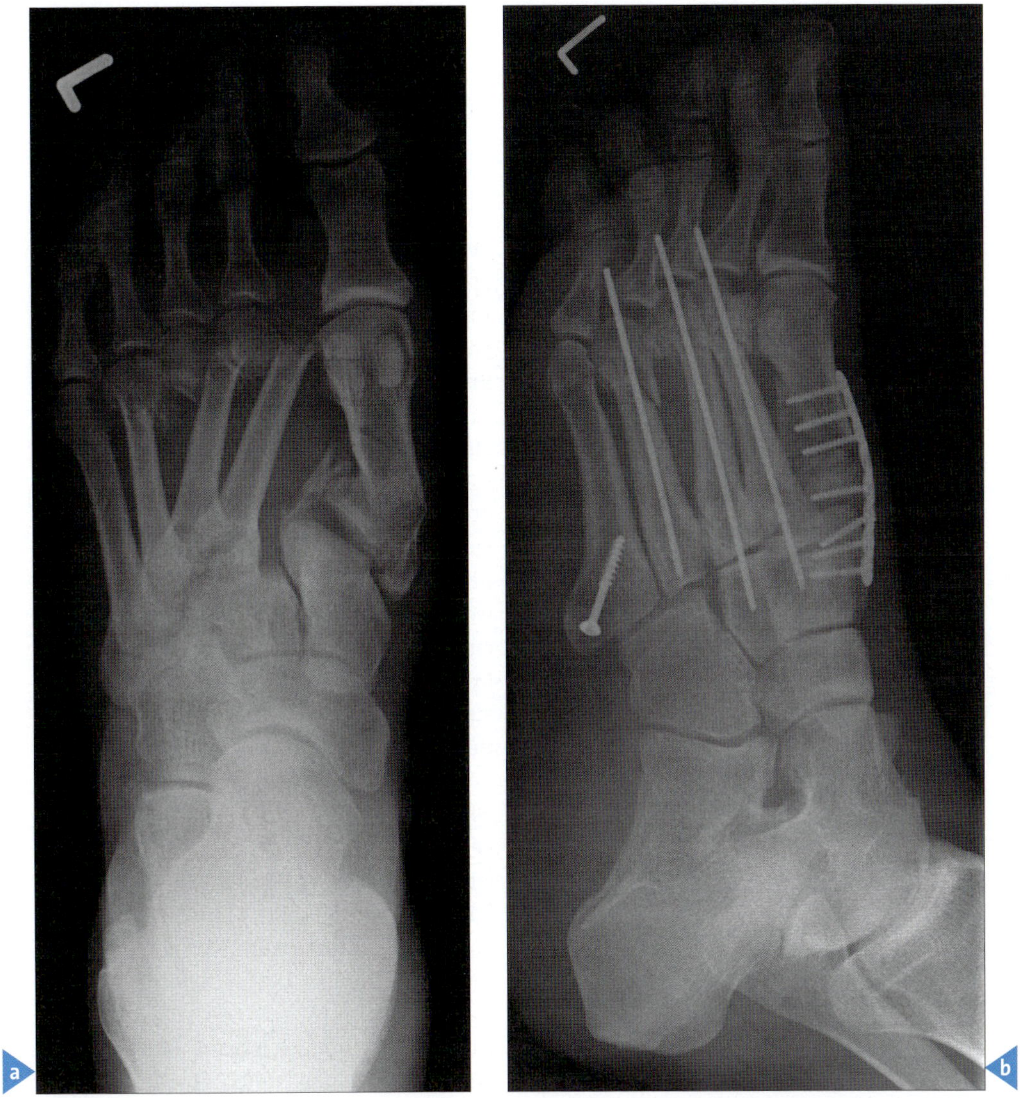

Abb. 28.7: Komplexe Fußverletzung mit Verrenkungsbrüchen der Mittelfußknochen 1–3 im Lisfranc-Gelenk, Frakturen der Mittelfußknochen 2–4 im Bereich der Köpfchen (an die Grundgelenke der Zehen angrenzend) sowie Fraktur der Basis des 5. Mittelfußknochens. **a)** Unfall-Röntgenaufnahmen. **b)** Operative Versorgung und Stabilisierung

Durchblutungsstörung des Fußes, ist Eile geboten! Der Sportler gehört auf dem schnellstmöglichen Weg in eine mit der Problematik dieser Verletzungen vertraute Klinik. Da es sich oft um Schwerverletzte handelt (z.B. Bauch-, Brustkorb-, Kopfverletzungen), ist primär der Notarzt zu verständigen.

Bezogen auf den Fuß ist das Therapieziel die **schnellstmögliche Reposition**, also Einrichtung der Fraktur(en) bzw. Verrenkung. Wegen der meist vorhandenen Instabilität im Lisfranc-Gelenk, dies bedeutet das Risiko der erneuten Ausrenkung bzw. Bruchverschiebung, wird meistens eine operative Stabilisierung durchgeführt: Es erfolgt die sog. Transfixation des Gelenks, bspw. mit Schrauben oder sog. Kirschner-Drähten, die etwa 6 Wochen später wieder entfernt werden.

Bei Schwerstverletzten mit Lebensbedrohung infolge weiterer Körperschäden haben die Vitalfunktionen oberste Priorität (z.B. Notfalloperation bei Riss der Milz, Intensivstation!). Nach Sicherung des Überlebens sollte aber zum frühestmöglichen Zeitpunkt der Fuß definitiv versorgt werden.

Bei der „isolierten" Lisfranc-Bandverletzung erfolgt die Therapie in Abhängigkeit vom Schweregrad. Bei einer Zerrung wird nach vorübergehender Entlastung eine spezielle Einlage (Karbon-Einlage) verordnet, die nach dem Fußabdruck gefertigt wird, Sportbeginn frühestens nach 4 Wochen. Bei Nachweis einer Instabilität sollte operiert werden (s.o.).

Prognose. Nur wenn es gelingt, den Fuß anatomisch zu rekonstruieren, ist es später möglich, bleibende Beschwerden infolge Fehl- und Überlastung des Fußes zu verhindern. Die Entwicklung einer Arthrose im Lisfranc-Gelenk ist möglich, wenn es im Rahmen des Traumas zu einer Knorpelzerstörung kommt. In der Rehabilitation hat sich die oben erwähnte individuelle Karbon-Einlage bewährt. Die Prognose ist aber natürlich auch von den Begleitverletzungen in anderen Körperregionen abhängig.

28.2.6 Mittelfußbrüche – Tänzerfraktur, Ballerina-Fraktur, Marschfraktur und andere

Die 5 Mittelfußknochen sind die Bindeglieder zwischen der Fußwurzel und den Zehen. An jedem Mittelfußknochen unterscheidet man die fußwurzelnahe Basis, den Schaft sowie den Kopf (meistens als „Köpfchen" bezeichnet), der an die jeweilige Zehe angrenzt. Die Randstrahlen werden zwar als innerer bzw. äußerer Tragpfeiler des Fußes bezeichnet; Druckmessungen unter der Fußsohle beim Gehen (dynamische Pedografie) konnten aber auch zeigen, dass die Mittelfußköpfe II, III und IV am meisten belastet werden.

Brüche der Mittelfußknochen sind die **häufigsten Frakturen des Fußes** mit einem Anteil von etwa 40%.

Beobachtet werden Mittelfußbrüche bei Sportlern der unterschiedlichsten Sportarten, v.a. natürlich bei solchen mit Lauf- und Sprungelementen, bspw. bei fehlerhafter Brettannahme beim Wasserspringen. Oft resultiert die Fraktur aus einer direkten Gewalteinwirkung. Bei Mannschaftssportarten entstehen Mittelfußfrakturen, wenn sich bspw. bei Ballspielen die Spieler gegenseitig auf den Fuß springen bzw. treten: So können moderne Fußballschuhe aufgrund ihrer „Leichtbauweise" nicht vor grober Gewalt wie dem Tritt eines Gegenspielers schützen. Sind mehrere Mittelfußknochen betroffen, so spricht man auch von einer Serienfraktur. Mittelfußfrakturen, insbesondere Serienfrakturen, entstehen oft durch direkte Gewalteinwirkung. Nicht selten handelt es sich dabei um die Folge eines Hochrasanztraumas, das auch zu Verletzungen anderer Körperregionen geführt hat (z.B. Motorradsport, Motocross, Klettern).

Mittelfußbrüche können auch aus einem indirekten Trauma des Vorfußes resultieren. Die **Tänzerfraktur** („dancer's fracture") betrifft den Schaftbereich des 5. Mittelfußknochens und entsteht durch eine übermäßige Inversion (Einwärtsdrehung) des Fußes bei gleichzeitiger Plantarflexion (Bewegung des Fußes im oberen Sprunggelenk nach unten mit Absenken der Fußspitze, s. Abb. 27.5a).

! Achtung: Der Mittelfuß ist aber nicht nur oft Folge von „echten" unfallbedingten Frakturen, sondern auch eine häufige Lokalisation von Ermüdungsbrüchen; als „risikoreich" gelten diesbezüglich bspw. Straßenlauf, Ballett und Turnen, besonders wenn gleichzeitig ein Hohlfuß besteht.

Die **häufigste Verletzung am 5. Mittelfußknochen ist die Abrissfraktur an der Basis** (s. Abb. 28.8), hier setzt die Sehne des kurzen Wadenbeinmuskels (lat.: *Musculus peroneus brevis*) an. Sie entsteht durch Umknicken mit dem Fuß im Rahmen eines Supinations(Inversions-)traumas; durch den ruckartigen Zug der genannten Sehne reißt ein Knochenstück ab. Bei diesem Unfallhergang kann es zusätzlich zu einem Außenbandriss am oberen Sprunggelenk kommen (s. Kap. 27.2.1).

> Achtung: Die Abrissfraktur an der Basis des 5. Mittelfußknochens muss unbedingt von der schon 1902 beschriebenen **Jones-Fraktur** abgegrenzt werden (Abb. 28.9). Dabei handelt es sich um eine Querfraktur, die am Übergang von der Basis zum Schaft des 5. Mittelfußknochens verläuft (metadiaphysärer Übergang). Die Jones-Fraktur kann eine akute Verletzung sein und durch ein Umknicken entstehen. Ob es sich beim Unfallhergang um ein Supinations(Inversions-)trauma handelt, wird in der sportmedizinischen Fachliteratur kontrovers diskutiert. Gerade bei Sportlern ist die Jones-Fraktur aber viel häufiger nicht die Folge eines „echten" Unfalls, sondern ein Ermüdungsbruch, mit anderen Worten eine **Stress-Fraktur**!
> Nicht nur im Basisbereich des 5. Mittelfußknochens, sondern auch – wenn auch seltener – an der Basis des 2., 3. oder 4. Mittelfußknochens kann es zu einer derartigen Stressfraktur kommen. Hierfür haben sich die Begriffe **„Ballerina-Fraktur"** oder **„Tänzerfraktur"** etabliert, weil gerade beim Tanzen durch wiederholten, lange andauernden Zehenstand das Fußskelett enorm belastet wird.
> Darüber hinaus kommen am Mittelfuß gehäuft durch Sport bedingte Ermüdungsbrüche auch an anderer Stelle vor, insbesondere aber im Schaftbe-

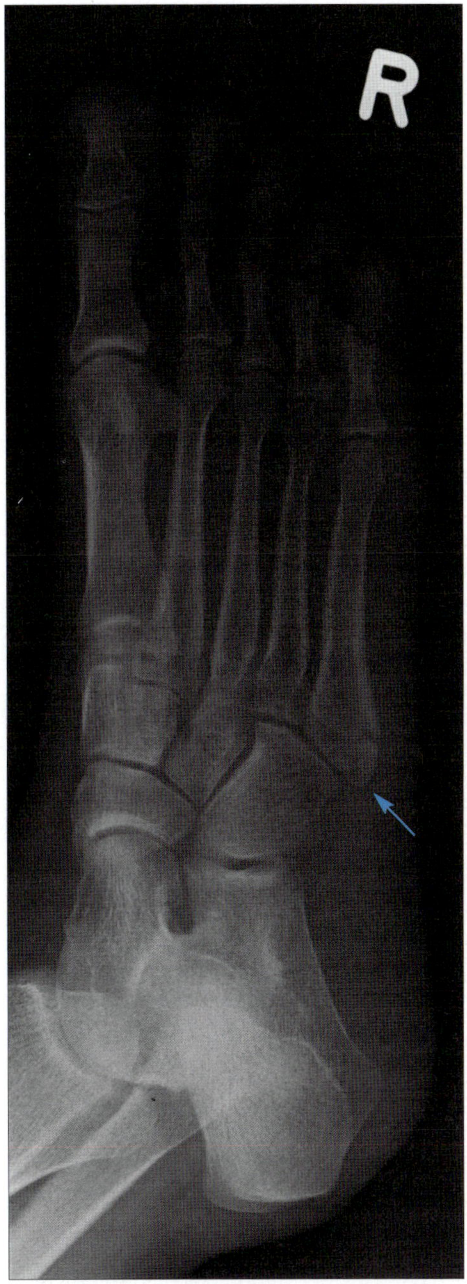

Abb. 28.8: Abrissfraktur an der Basis des 5. Mittelfußknochens

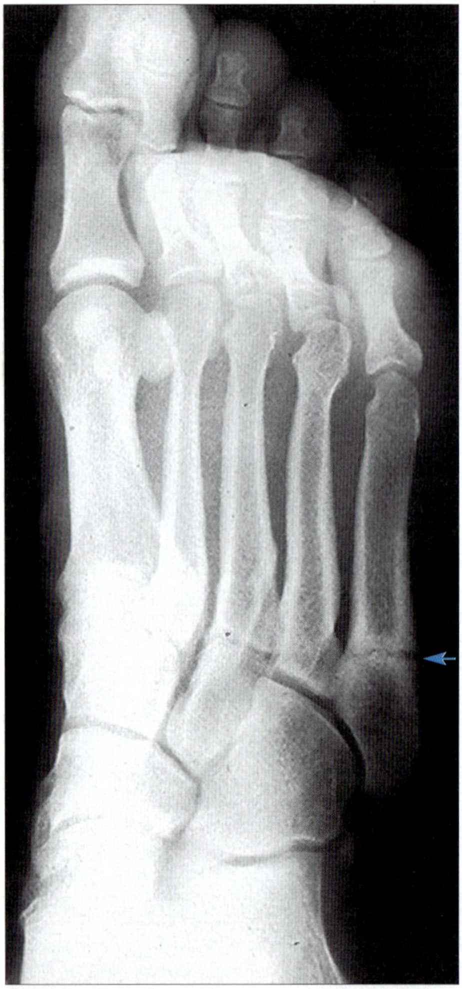

Abb. 28.9: Jones-Fraktur

reich des 2. bzw. 3. Mittelfußknochens. Der preußische Arzt Breithaupt diagnostizierte sie bereits 1855 als „**Marschfraktur**" bei Soldaten. Heutzutage ist die chronische Überlastung beim Sport, z.B. durch intensives Laufen, eine der Hauptursachen für Stressfrakturen am Fuß. Oft findet sich gleichzeitig eine Fußschwäche bzw. eine Fehlform, bspw. ein Hohlfuß (s. Abb. 32.2).

Diagnose. **Schmerzen** und **Schwellung** sind je nach Unfallmechanismus mehr oder weniger stark ausgeprägt. Insbesondere bei Serienfrakturen besteht oft ein erheblicher geschlossener oder offener Weichteilschaden bis hin zum manifesten Kompartmentsyndrom. Zusätzlich zu den Mittelfußfrakturen können weitere Frakturen im Bereich des Fußskeletts bestehen, ebenso Verrenkungen, z.B. im Lisfranc-Gelenk (s. Kap. 28.2.5). Die exakte Diagnose wird durch die **Röntgenuntersuchung** mit Aufnahmen des Fußes in mehreren Ebenen gestellt. Da sich die einzelnen Knochen im normalen Röntgenbild überlagern, wird bei Verdacht auf mehrere Frakturen bzw. eine Ausrenkung oft eine **Computertomografie** durchgeführt.

Wichtig ist zu wissen, dass bei manchen Menschen zusätzlich vorhandene Knochen mit einer Fraktur bspw. im Basisbereich des 5. Mittelfußknochens verwechselt werden können. Ein Beispiel dafür ist das sog. Os vesalianum, ein Sesambein (wie die Kniescheibe) in der Sehne des kurzen Wadenbeinmuskels (lat.: *Musculus peroneus brevis*). Bei Kindern können Wachstumsfugen im Knochen als Fraktur fehlgedeutet werden. Auch die Knochennekrose im Köpfchenbereich des 2. Mittelfußknochens (Morbus Köhler II, s. Kap. 28.10.2) darf nicht mit einer Fraktur oder Frakturfolge verwechselt werden.

! Achtung: Ermüdungsbrüche (Stressfrakturen, s. Kap. 32) werden, nicht nur im Mittelfußbereich, nicht selten erst relativ spät erkannt und zunächst als „Zerrung" fehlinterpretiert, weil sie im Röntgenbild oft erst nach einigen Wochen zu sehen sind, wenn sich schon Knochenheilungsvorgänge (Kallusbildung) zeigen. Die Frühdiagnose gelingt durch die Kernspintomografie, ebenso durch die, heute seltener durchgeführte, Szintigrafie.

Therapie. Grundsätzlich ist zur Behandlung der Mittelfußbrüche festzustellen, dass die **nicht verschobenen Frakturen** meist konservativ therapiert werden; eine Ausnahme von dieser Regel ist bspw. die Jones-Fraktur (s.u.). Oft wird der Fuß für etwa 3–6 Wochen ruhiggestellt, z.B. im Gipsverband. Bei manchen Frakturen, z.B. bei der nicht oder wenig verschobenen Abrissfraktur an der Basis des 5. Mittelfußknochens, kann mit einer Orthese (spezielle Schiene bzw. Gehapparat, Walker) behandelt werden.

> ! Achtung: Keine Übertherapie der Abrissfraktur an der Basis des 5. Mittelfußknochens! Früher wurde routinemäßig operiert, heute nur bei starker Bruchverschiebung. Oft ist die Fraktur im Röntgenbild über Monate zu sehen, obwohl keine Beschwerden mehr bestehen und daher auch keine Behandlung erforderlich ist.

Der Weichteilschaden muss bei Mittelfußbrüchen angemessen berücksichtigt werden, bei offenen Frakturen oder beim Kompartmentsyndrom wird notfallmäßig operiert (s. Kap. 28.3). Evtl. vorhandene Begleitverletzungen in anderen Körperregionen können initial eine höhere Priorität als die Mittelfußfraktur(en) haben.

Verschobene Mittelfußbrüche werden bei Sportlern i.d.R. operiert, also anatomisch rekonstruiert und stabilisiert, bspw. mit einem feinen Plättchen und Schrauben (s. Abb. 28.10). Auch feine Drähte, sog. Kirschner-

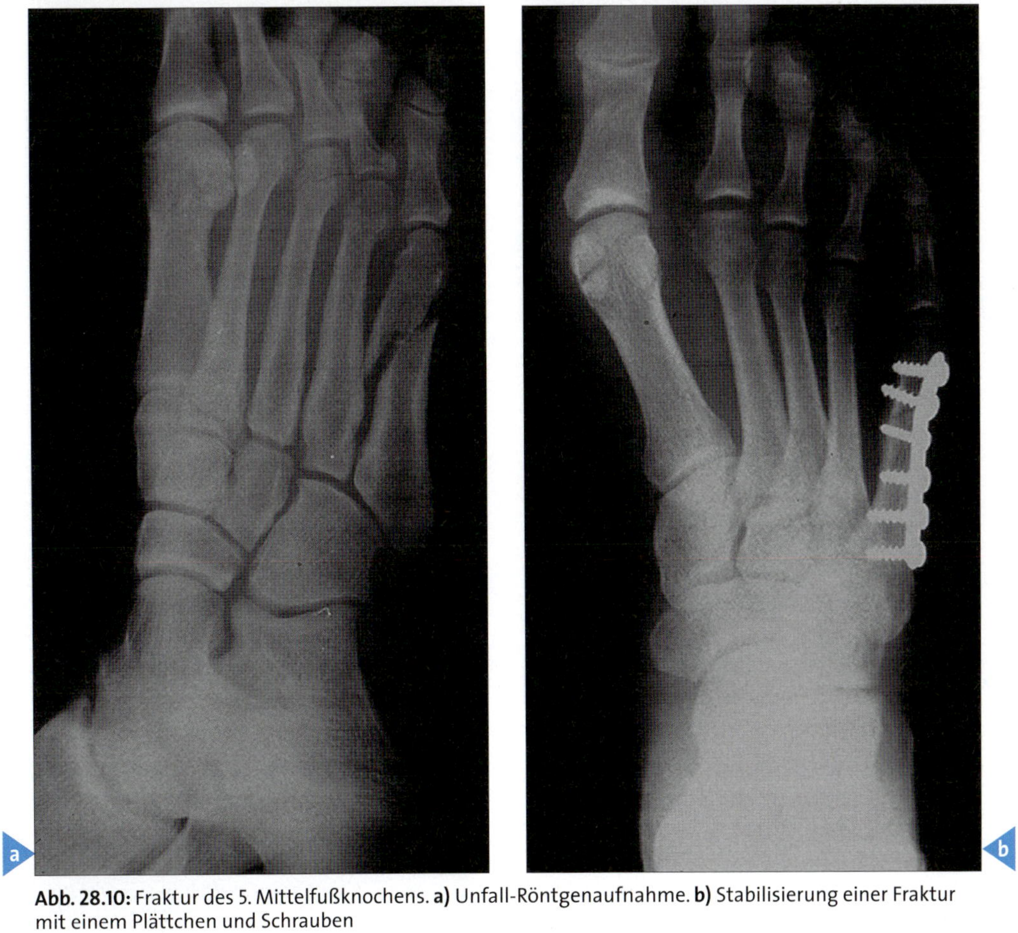

Abb. 28.10: Fraktur des 5. Mittelfußknochens. **a)** Unfall-Röntgenaufnahme. **b)** Stabilisierung einer Fraktur mit einem Plättchen und Schrauben

Drähte, werden eingesetzt, die aber nicht so stabil sind. Eine volle Belastung des Fußes wird meistens erst etwa 6–8 Wochen nach der Operation gestattet.

Stressfrakturen des Mittelfußes werden üblicherweise **konservativ** behandelt. Wesentlich ist die Beseitigung der schädigenden Ursache, bei Sportlern also Trainingspause und Einlagenversorgung zur Korrektur von anatomischen Anomalien (z.B. Hohlfuß). Eine Ruhigstellung z.B. im Unterschenkelgehgips für 4–6 Wochen kann erfolgen, ist aber nicht zwingend erforderlich; manche Sportmediziner verordnen bspw. einen Stabilschuh. Bei ausbleibender Heilung ist die Operation, evtl. in Verbindung mit einer Knochentransplantation, zu diskutieren.

> ! Achtung: Die ebenfalls als Ermüdungsbruch anzusehende Jones-Fraktur sollte operiert werden. Sie neigt zu verzögerter Frakturheilung, Pseudarthrosenbildung („Falschgelenk" durch ausbleibende Knochenheilung) und Refraktur, also erneutem Bruch.

Diese potenziellen Komplikationen der Jones-Fraktur muss der Sportler kennen, eine

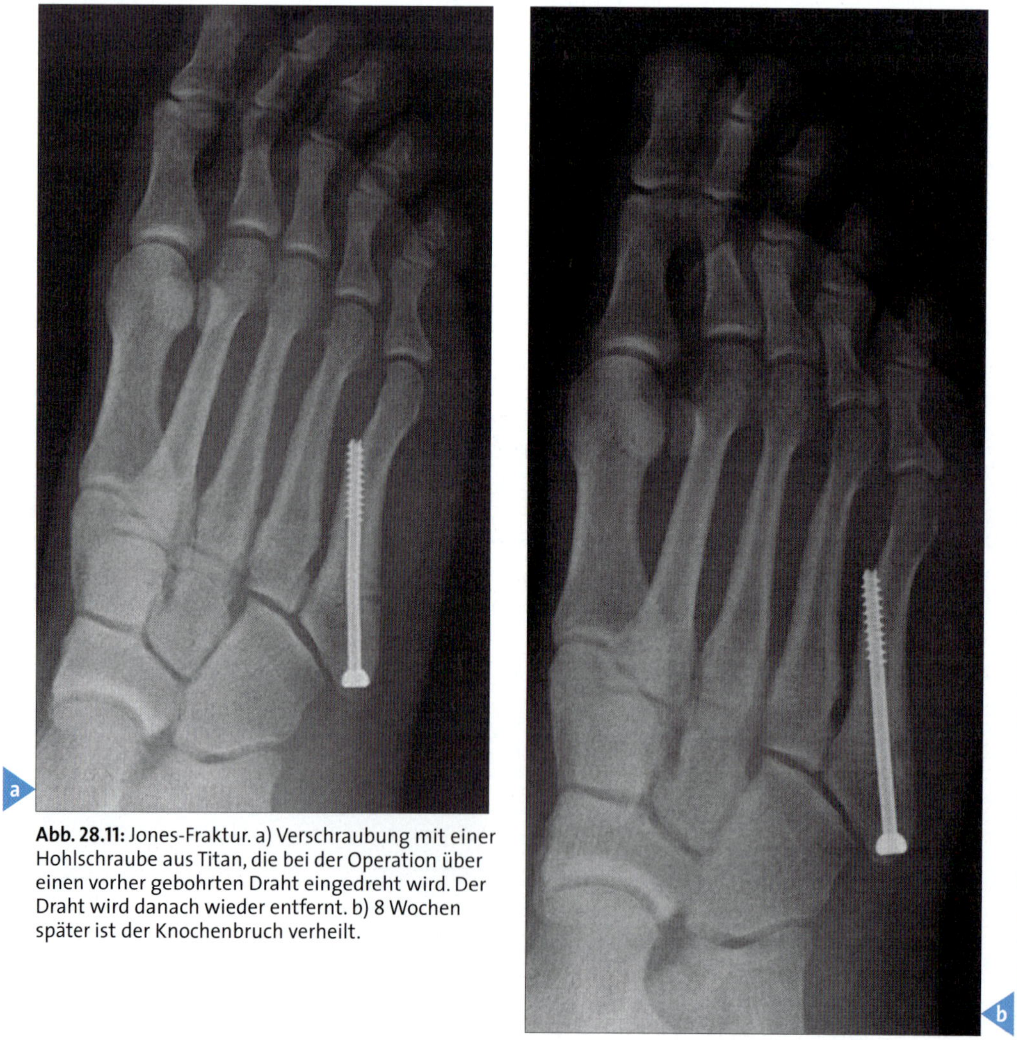

Abb. 28.11: Jones-Fraktur. a) Verschraubung mit einer Hohlschraube aus Titan, die bei der Operation über einen vorher gebohrten Draht eingedreht wird. Der Draht wird danach wieder entfernt. b) 8 Wochen später ist der Knochenbruch verheilt.

Operation ist auch bei fehlender Verschiebung empfehlenswert. Je nach Situation erfolgt die Stabilisierung durch eine Schraube (s. Abb. 28.11), eine sog. Zuggurtung (2 Kirschner-Drähte mit zusätzlicher Drahtumschlingung) oder eine Verplattung.

Die **Behandlungsprinzipien von Mittelfußfrakturen bei Kindern und Jugendlichen** entsprechen im Wesentlichen denen bei erwachsenen Sportlern. Bei deutlicher Fehlstellung im Frakturbereich wird operiert, ein dezenter Achsenknick kann sich im Wachstumsalter spontan korrigieren. Die Dauer der Ruhigstellung ist je nach Alter des Kindes bzw. Jugendlichen kürzer und beträgt 2–4 Wochen.

Die häufigste Mittelfußfraktur im Wachstumsalter ist die Abrissfraktur an der Basis des 5. Mittelfußknochens, sie wird praktisch ausschließlich konservativ behandelt. Häufige Röntgenkontrollen sollten vermieden werden, um das Kind und v.a. die Eltern nicht zu beunruhigen. Die Fraktur heilt nur sehr langsam. Nur bei starker Bruchverschiebung oder ausbleibender knöcherner Heilung (Pseudarthrose) mit Beschwerden ergibt sich die Indikation zur Operation.

Prognose. Oberstes Ziel bei Mittelfußfrakturen ist die anatomische Ausheilung, andernfalls sind Beschwerden unter Belastung vorprogrammiert. Bspw. können fehlverheilte Frakturen im Bereich der Mittelfußköpfchen zur Ausbildung druckschmerzhafter Schwielen an der Fußsohle unter den verschobenen Köpfchen führen.

> Die Aussichten bei einer Mittelfußfraktur sind günstig, wenn der Bruch in anatomischer Form heilen kann. Bis zur Vollbelastung des Fußes vergehen oft 2–3 Monate.

Sofern operiert wurde, wird die Metallentfernung etwa nach 1 Jahr vorgenommen. Einzelne Schrauben müssen nicht unbedingt entfernt werden. Bei bestimmten Frakturen im Schaft- oder Köpfchenbereich wird zur Stabilisierung ein Kirschner-Draht eingebracht, der auch das zugehörige Grundgelenk der Zehe überbrückt. Dieser Draht muss nach etwa 6–8 Wochen entfernt werden; vorher darf der Sportler den Fuß nicht belasten, weil der Draht dann brechen kann. Gerade am Fuß ist nach einer Metallentfernung für etwa 2–3 Monate das Risiko einer erneuten Fraktur im ehemaligen Bruchbereich erhöht, sodass Extrembelastungen in diesem Zeitraum zu vermeiden sind. Daher wird die Metallentfernung oft vor einer längeren Trainings- oder Wettkampfpause durchgeführt, bspw. bei Ballsportlern zum Saisonende.

Stressfrakturen des Mittelfußes haben eine gute Prognose, wenn ausreichend Zeit bis zur Heilung gegeben wird (Trainings- und Wettkampfpause!). Man kann die Stressfraktur als den Versuch des Fußes interpretieren, sich „selbst zu helfen", sich eine Pause zu gönnen. Die Jones-Fraktur sollte – wie erwähnt – operiert werden; leider wird nicht immer so verfahren: Es gibt etliche prominente Sportler, bei denen erst nach langwieriger erfolgloser konservativer Behandlung der Entschluss zur Operation gefällt wurde.

28.2.7 Verrenkungen und Frakturen an den Zehen – besonders häufige Sportverletzungen wie Läuferzehe, Tenniszehe oder Rasenzehe

Die 5 Zehen am Fuß sind für den sicheren Stand sowie den menschlichen Gang mit Abrollen des Fußes von wesentlicher Bedeutung, was Sportler oft erst bei Verletzungen bewusst wird: Gelenkverrenkungen (Luxationen, s. Abb. 28.12) und Knochenbrüche der Zehen sind beim Sport häufig und entstehen durch direkte oder indirekte Gewalteinwirkung, bspw. durch einen Tritt auf den Vorfuß oder Anstoßen des – evtl. unbeschuhten – Fußes, z.B. bei Schwimmern, Judoka

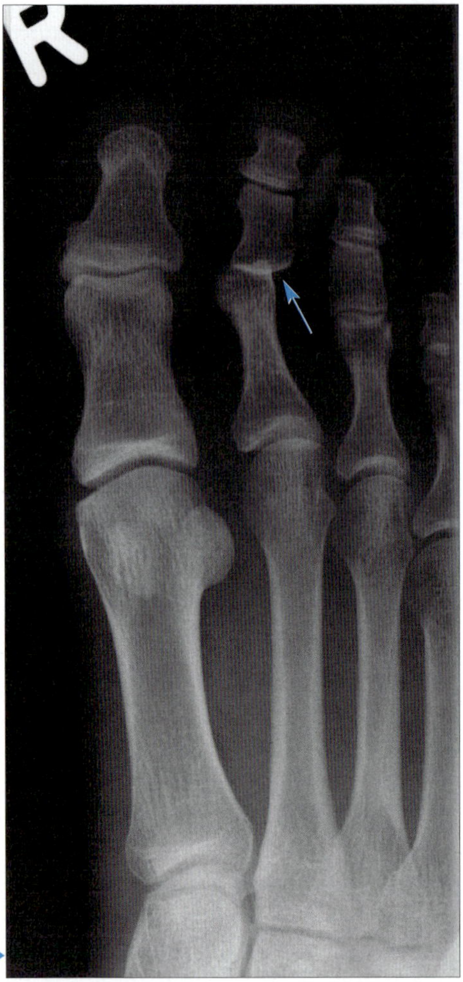

a

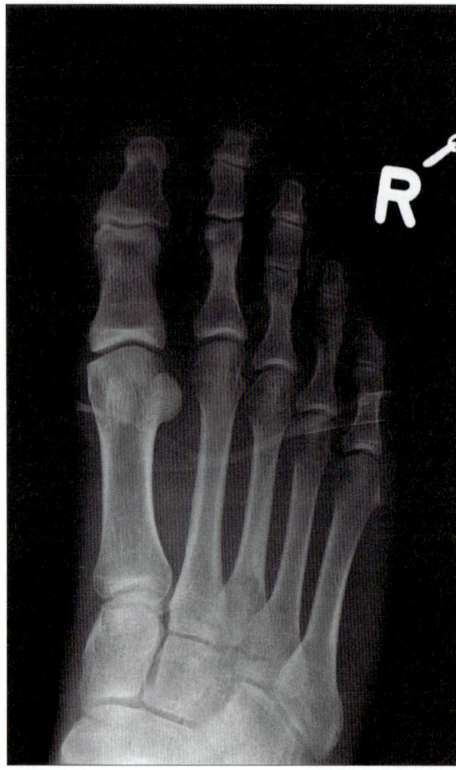

b

Abb. 28.12: Verrenkung der 2. Zehe im Mittelgelenk. **a)** Unfall-Röntgenbild. **b)** Aufnahme nach Einrenkung (Reposition)

oder Ringern. Luxationen betreffen meist die Grundgelenke. Ein Bluterguss unter dem Nagel (subunguales Hämatom) entsteht meist durch eine Quetschung oder wird hervorgerufen durch starke mechanische Beanspruchung des Vorfußes in Laufdisziplinen bei zu engen Schuhen („Läuferzehe", „Tenniszehe", engl.: *tennis toe*). Der Bluterguss kann bspw. nach einem Tritt mit einem Bruch des Endgliedknochens kombiniert sein; dabei handelt es sich dann meist um die sog. Nagelkranzfraktur an der Spitze des Endgliedknochens.

Anmerkung: Im Sprachgebrauch findet man für die 1. Zehe meist die Bezeichnungen „die Großzehe" und „der große Zeh", aber auch „der Großzeh" oder „die große Zehe". In diesem Buch wird „die Großzehe" bevorzugt.

Im Grundgelenkbereich der Großzehe befinden sich fußsohlenseitig 2 Sesambeine, das sind 2 Knöchelchen, die jeweils etwa so groß wie eine kleine Erbse sind. Diese Sesambeine können bei manchen Menschen zweigeteilt sein, was nicht mit einem Knochenbruch verwechselt werden darf: Denn **Sesambeinfrakturen** sind eher selten, meistens handelt es sich dann um Ermüdungsbrüche (Stressfrakturen), die insbesondere bei einem gleichzeitig bestehenden Hallux valgus mit chronischer Instabilität des Großzehengrundgelenks (s. Kap. 28.6.1) vorkommen können, z.B. bei Tänzerinnen. Akute, durch einen „echten" Unfall verursachte Sesambeinbrüche sind, nicht nur beim Sport, eine Rarität und dann meistens durch eine massive Gewalteinwirkung bedingt, die zu weiteren Frakturen im (Vor-)Fußbereich geführt hat.

Eine spezielle Sportverletzung des Großzehengrundgelenks ist die „**Rasenzehe**": Sie entsteht insbesondere bei Kampf- bzw. Kontaktsportarten wie Karate, Rugby oder American Football durch eine axiale Stauchung bei gleichzeitiger Überstreckung im Großzehengrundgelenk. Da an dem Unfallhergang auch die feste Haftung des Sportschuhs auf Kunstrasen (engl.: *turf*) mitschuldig sein soll, spricht man im Anglo-Amerikanischen auch von „**turf toe**" (engl. *toe*: Zehe). Dabei kann es neben einer Kapsel-Band-Verletzung des Grundgelenks zu Knorpel-Knochen-Absprengungen, Sesambeinverlagerungen bis zur Verrenkung kommen.

Diagnose. Die Schmerzen sind i.d.R. nicht unerheblich, bei einem Bluterguss unter dem Nagel „pocht" es meistens heftig. Oft ist bei Zehenfrakturen oder -luxationen eine Fehlstellung sichtbar. Neben dem Zustand der Weichteile (Schwellung? Bluterguss?) wird der Arzt die Durchblutung und die Sensibilität prüfen.

> Röntgenaufnahmen sichern die Diagnose bei Verrenkungen und Knochenbrüchen an den Zehen. Beim Verdacht auf Stressfraktur eines Sesambeins oder bei einer „turf toe"-Verletzung ist die Kernspintomografie hilfreich.

Therapie

> Die Mehrzahl der Verrenkungen und Knochenbrüche an den Zehen wird konservativ behandelt, also nicht operiert. Eine zu großzügig gestellte Operationsindikation birgt die Gefahr der Infektion in sich, insbesondere bei Durchblutungsstörungen, wie sie bspw. bei Diabetikern möglich sind.

Verrenkungen sind meist geschlossen durch Zug an der betroffenen Zehe wieder einzurenken. Eine örtliche Betäubung der Zehe für diese Reposition ist nicht immer erforderlich, zumal die Spritze oft als schmerzhafter empfunden wird als der kurze Schmerz beim Einrenken ohne Betäubung. Gelingt die Reposition nicht, so liegt ein Hindernis vor, bspw. die Einklemmung einer Sehne oder an der Großzehe eines Sesambeins (s.u.). In diesen Fällen muss operiert werden.

Die Nachbehandlung richtet sich nach der Stabilität der Verletzung und wird möglichst funktionell durchgeführt: Die verletzte Zehe wird durch einen Pflasterzügelverband (sog. **Dachziegelverband**, s. Abb. 28.13) oder mit einem Tape-Verband an der unverletzten Nachbarzehe für 3–4 Wochen geschient. Durch dieses „**Twin-Taping**" oder „**Buddy-Taping**" (s. Abb. 28.14) wird die verletzte Zehe durch die gesunde Nachbarzehe (den „buddy": Kumpel) geschient – bei nicht völlig aufgehobener Beweglichkeit. Zwischen die Zehen wird Mull zur Vermeidung einer Mazeration („Aufweichung") der Haut gelegt. Regelmäßige Kontrollen von Durchblutung und Sensibilität sind erforderlich, der Verband darf nicht schnüren. Der Sportler kann bei stabiler Verletzung mit Verband einen vorne offenen Schuh (Sandale) oder einen (Sport-)Schuh tragen, der nicht zu eng sein darf. Ist Laufen schmerzfrei möglich, dann kann auch trainiert werden.

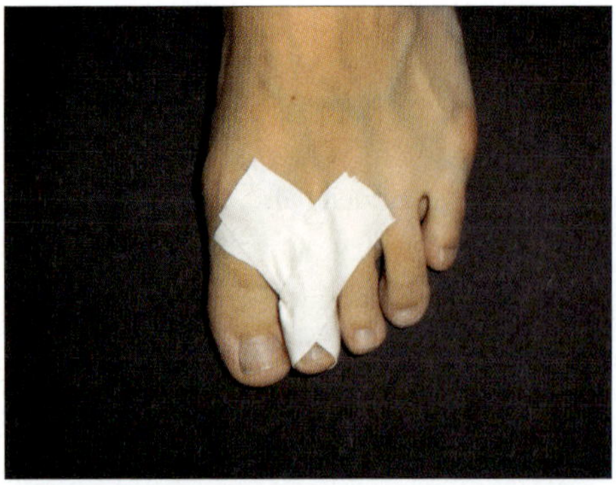

Abb. 28.13: Dachziegelverband

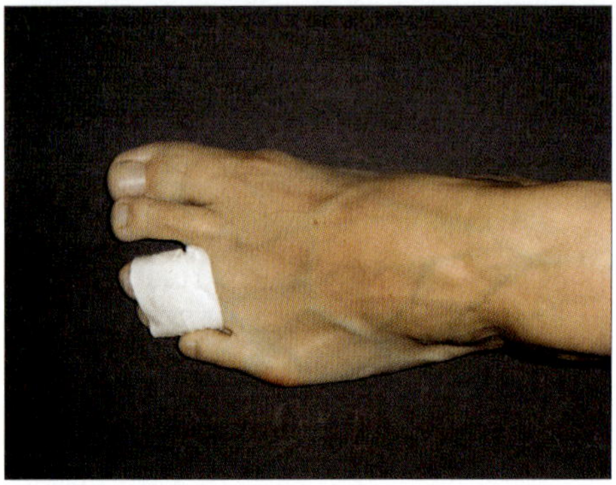

Abb. 28.14: Tape-Verband als sog. Twin-Taping, wobei die verletzte Zehe durch die unverletzte Nachbarzehe geschient wird.

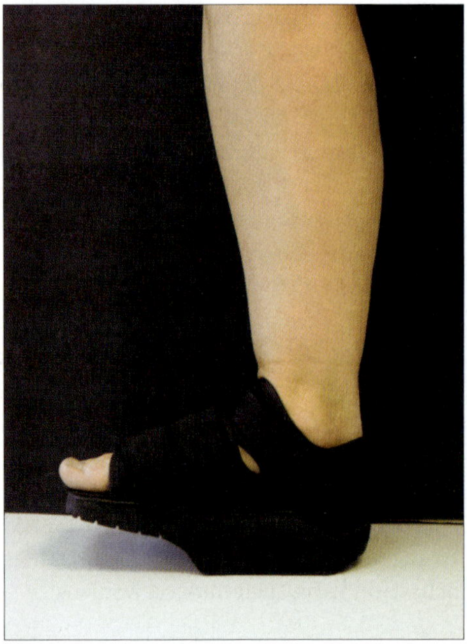

Abb. 28.15: Vorfußentlastungsschuh

Hinweis: Das Twin- oder Buddy-Taping ist auch bei Fingerverletzungen eine hervorragende Verbandstechnik (s. Kap. 3.3.2).

Neigt eine Luxation nach der Reposition zur erneuten Ausrenkung, so wird wegen dieser Instabilität eine Stabilisierung bzw. Gelenkblockierung mit einem speziellen Edelstahl-Stift, einem sog. Kirschner-Draht, vorgenommen. Diese Methode nennt man Transfixation oder temporäre Kirschner-Draht-Arthrodese, der Draht wird nach etwa 4–6 Wochen entfernt. Vorher darf die betroffene Zehe nicht belastet werden, weil der Draht dann brechen kann; deshalb wird dem Sportler ein **Vorfußentlastungsschuh** (s. Abb. 28.15) verordnet.

Knochenbrüche der Zehen können in den meisten Fällen konservativ, also ohne Operation, behandelt werden. Die verletzte Zehe wird mit dem bereits erwähnten Tape-Verband oder einem Pflasterzügelverband (sog. Dachziegelverband) an der unverletzten Nachbarzehe für 3–4 Wochen geschient. Regelmäßige Kontrollen der Durchblutung und Sensibilität sind wichtig, der Verband darf nicht schnüren: Gerade Frakturen neigen zu einer erheblichen Schwellung, bedingt durch die Blutung aus dem gebrochenen Knochen; auf diese Weise kann ein zunächst gut sitzender Tape- oder Pflasterzügelverband dann zu eng werden. Bei deutlicher Fehlstellung der gebrochenen Zehe wird diese durch Zug an der Zehe beseitigt. Eine örtliche Betäubung der Zehe ist für diese Reposition, aus den gerade genannten Gründen, nicht immer erforderlich. Danach wird der Verband angelegt.

Mit Verband kann je nach Situation und Stabilität der Fraktur ein vorne offener Schuh (Sandale), ein Vorfußentlastungsschuh oder ein weiter (Sport-)Schuh getragen werden. Ist Laufen schmerzfrei möglich, dann kann auch mit dem Training begonnen werden.

Sesambeinfrakturen im Bereich des Großzehengrundgelenks, die ja als Stressfrakturen zu interpretieren sind, werden konservativ durch Entlastung behandelt. Nach der Trainingspause sind manchmal Einlagen mit Vorfußweichbettung hilfreich.

Wann wird bei Zehenbrüchen operiert? Bei stark verschobenen und konservativ nicht einzurichtenden Frakturen, insbesondere auch im Gelenkbereich mit Knorpel-Knochen-Absprengung ist eine **Operation** erforderlich. Dies gilt v.a. für die **Großzehe**. Auch offene Knochenbrüche – beim Sport glücklicherweise selten – werden operiert. Die Stabilisierung erfolgt je nach Bruchstückgröße mit feinen Drähten oder Schräubchen, ggf. kombiniert mit einem Mini-Plättchen. Der Belastungsaufbau ist individuell nach ärztlicher Verordnung gestattet. I.d.R. wird zunächst für einige Wochen ein Vorfußentlastungsschuh verordnet. Die Metallentfernung ist nicht in jedem Fall erforderlich, einzelne Schräubchen können verbleiben.

Eine operative Therapie bei Sesambeinfrakturen ist nur ausnahmsweise bei bleibenden Beschwerden über mehr als 6 Monate indiziert und besteht dann meistens in der Entfernung des betroffenen Sesambeins. Alternativ werden, besonders bei einem Hallux valgus mit Instabilität des Großzehengrundgelenks, von manchen Sportmedizinern die Verschraubung mit einem Mini-Schräubchen sowie die gleichzeitige operative Hallux-Korrektur empfohlen (s. Kap. 28.6.1).

! Achtung: Insbesondere die „turf toe“-Verletzung, bei der ein komplexes Verletzungsmuster vorliegen kann, wird nicht selten anfangs vom Sportler – manchmal auch vom Arzt – unterschätzt; die frühzeitige Operation kann langwierige Verläufe meistens verhindern.

Ein **Bluterguss unter dem Zehennagel** wird entlastet, dies führt meist zu einer raschen Linderung der Beschwerden. Unter sterilen Bedingungen werden durch den Arzt 1 oder 2 Bohrlöcher außerhalb der Lunula (halbmondförmige Zone am hinteren Rand des Nagels) angelegt, und zwar mit Hilfe einer Kanüle, einer Skalpellspitze, einer speziellen Bohrmaschine oder – auch das ist möglich – mit einer glühenden (!) Büroklammer. In den ersten Tagen danach empfiehlt sich ein leichter Druckverband. Der Zehennagel darf nicht entfernt werden, er hat eine wichtige Schutz- und Schienungsfunktion! (s. Kap. 4.4).

Prävention. Das Risiko einer „turf toe“-Verletzung des Großzehengrundgelenks kann durch Sportschuhe mit versteifter Sohle oder spezielle Einlagen mit Versteifung im Grundgelenkbereich reduziert werden: Auf diese Weise wird die Überstreckung des Großzehengrundgelenks verhindert.

28.3 Das akute Kompartmentsyndrom am Fuß – Gefahr im Verzug

Die Muskeln des Fußes haben, wie auch in anderen Regionen des Körpers, Bindegewebshüllen, die Faszien. Durch diese Faszien entsteht eine räumliche Unterteilung in sog. Kompartments oder (Muskel-) Logen. Infolge einer Einblutung und Muskelschwellung, bedingt durch eine schwere Prellung oder Quetschung, einen Fußknochenbruch (z.B. Fersenbeinfraktur), einen abschnürenden Verband (z.B. zu enger Gips) oder einen Insektenstich, kann es zur Erhöhung des Gewebedrucks innerhalb eines oder mehrerer Kompartments kommen. Dies wiederum führt zu einer Durchblutungsstörung. Es entwickelt sich ein **akutes Kompartment-** oder **Muskellogen-Syndrom**, das unbehandelt eine Gewebeschädigung bis hin zur Muskelnekrose (Untergang von Muskulatur) bedingt.

Das Kompartmentsyndrom am Fuß ist beim Sport selten, aber ein absoluter Notfall!

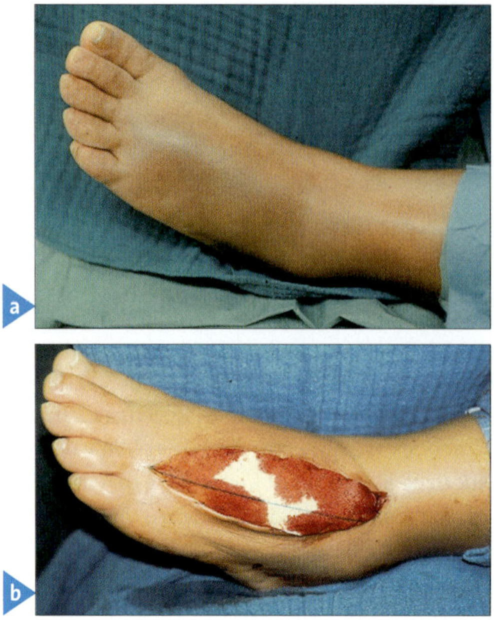

Abb. 28.16: Kompartmentsyndrom des Fußes. **a)** Massive Schwellung und Bluterguss bei einer Klettersportlerin mit einem Fersenbeinbruch. **b)** Im Rahmen der notfallmäßig durchgeführten Operation wurde die Kompartmentspaltung durchgeführt. Auf dem Bild sieht man, als Zeichen des massiven Gewebedrucks, die weit auseinanderklaffende Haut. Dieser Hautdefekt ist vorübergehend für einige Tage mit einem synthetischen Hautersatz („Kunsthaut") abgedeckt, bis die Haut nach Abschwellung der Weichteile wieder verschlossen werden kann.

Diagnose. Die führenden Symptome sind neben sehr starken Schmerzen und Gefühlsstörungen eine meist erhebliche harte Schwellung des Fußes und mit massiver Funktionsstörung (s. Abb. 28.16). Zur Diagnostik gehört die Röntgenuntersuchung, um bspw. eine verursachende Fraktur zu erkennen. Das Kompartmentsyndrom selbst wird durch das typische, oben beschriebene Bild erkannt. Ergänzend kann eine Druckmessung mit einer speziellen Drucksonde durchgeführt werden.

Therapie. Die Therapie des Kompartmentsyndroms des Fußes besteht in der **notfallmäßigen Operation** mit Spaltung der die Kompartments umhüllenden und einengenden Faszien. Geschieht dies nicht rechtzeitig, besteht die Gefahr des Fußverlusts, weil Muskelnekrosen eine Amputation erforderlich machen können.

> ! Achtung: Besteht der Verdacht auf ein Kompartmentsyndrom, so kann der Arzt zwar den erhöhten Gewebedruck mit einer speziellen Drucksonde messen. Es gilt aber die Regel, dass im Zweifelsfall operiert wird! Die Verabreichung eines Schmerzmittels und Zuwarten gefährden den Fuß und sind falsch!

Die Haut, die zunächst – bedingt durch die Schwellung – weit auseinanderklafft, bleibt unverschlossen. Der entstandene Hautdefekt wird vorübergehend mit Kunsthaut bedeckt. Einige Tage später, nach Abschwellung des Fußes, wird die Haut genäht, es erfolgt eine sog. Sekundärnaht. Ist dies nicht möglich, dann wird eine Hauttransplantation durchgeführt. Außerdem muss bei einem Kompartmentsyndrom auch die Ursache mitbehandelt werden, z.B. die Versorgung einer Fraktur; dies kann evtl. erst in einer weiteren Operation erfolgen.

Prognose. Bei rechtzeitiger Operation des Kompartmentsyndroms ist die vollständige Wiederherstellung der Funktion und damit auch der Sportfähigkeit möglich, sofern auch die Ursache, z.B. eine Fraktur, folgenlos ausheilt.

> Hinweis: In seltenen Fällen können Fußschmerzen bei Sportlern auch durch ein **chronisches** oder **funktionelles Kompartmentsyndrom** bedingt sein. Typischerweise bestehen die Beschwerden unter Belastung im Training oder Wettkampf und zwingen zum Abbruch, um dann relativ rasch wieder nachzulassen (s. Kap. 5.2.10).

28.4 Sehnenverletzungen und Sehnenschäden des Fußes

28.4.1 Allgemeine Hinweise

Die Sehnen des Fußes sind die Bindeglieder zwischen ihren Muskeln und den Knochen bzw. den Gelenken; sie übertragen – mit anderen Worten – die Muskelkraft auf den Fuß (s. Abb. 28.17).

Sehnenverletzungen am Fuß, bedingt also durch einen „echten" Unfall, sind relativ selten; es handelt sich i.d.R. um Zufallsverletzungen, bspw. durch den Tritt in eine Glasscherbe oder auf einen scharfkantigen Stein mit dem unbeschuhten Fuß beim Jogging am Strand. Dabei können auch noch andere Strukturen, bspw. Nerven des Fußes, verletzt werden. Wichtig ist daran zu denken, dass auch bei kleinen Wunden eine Verletzung wichtiger anatomischer Strukturen möglich ist. Die Behandlung erfolgt operativ (s. Abb. 6.2).

Bei Sportlern viel häufiger sind Probleme seitens einer Sehne durch degenerative Veränderungen („Verschleiß"), diese werden als **Tendinose** bezeichnet, im akuten Reizzustand als **Tendinitis**. Es kommt zu Veränderungen der Sehnenstruktur, evtl. sogar zum Untergang von Sehnengewebe (Sehnennekrose) oder zu kleineren Rissen (Mikrorisse). Schlimmstenfalls reißt die Sehne, entweder teilweise bei einer **Partialruptur** oder vollständig bei einer **Komplettruptur**. Sportler können aber auch Beschwerden seitens des Gleitlagers einer Sehne bekommen; die Entzündung des Hüllgewebes wird – in Abhängigkeit von seinem anatomischen Aufbau – Peritendinitis, Paratenonitis, Tendovaginitis, Tendosynovitis, Tenosynovitis, Tendosynovialitis, Tenosynovialitis oder vereinfacht **Sehnenscheidenentzündung** genannt.

Tendinose, **Tendinitis** und **Sehnenscheidenentzündung im Bereich des Fußes** können bei Sportlern hartnäckige Beschwerden verursachen und ihn zu Trainings- und Wettkampfpause zwingen. Die **Ursachen** sind vielfältig, z.B.

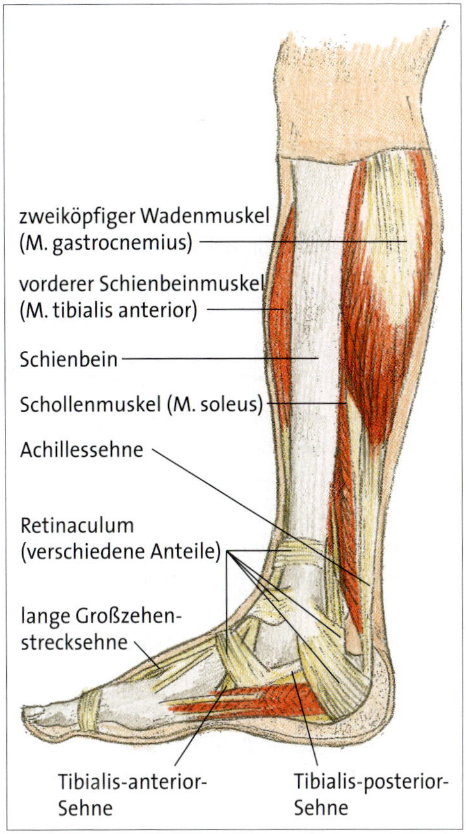

Abb. 28.17: Muskeln und Sehnen des Unterschenkels und Fußes (rechtes Bein, Innenansicht)

- zu intensives Training, falsches Training (Technikfehler), hohe Wettkampfbelastung
- ungewohnte Belastung
- Ermüdung am Ende eines Trainings bzw. Wettkampfs
- Bodenbelag
- Beinverkürzung, Achsfehlstellung (z.B. O-Beine), Fußfehlformen
- falsches Schuhwerk, falsche Kleidung, ungeeignetes Sportgerät
- muskuläre Dysbalancen
- nicht ausgeheilte Verletzungen
- Witterung (?)

Bei der **Behandlung** sowie auch zur Prävention sollten diese Einflussfaktoren möglichst ausgeschaltet werden, bspw. durch Analyse des sportartspezifischen Bewegungsablaufs, Einlagenverordnung bei Fußfehlformen sowie Optimierung des Trainings sowie der Ausrüstung, außerdem durch Gewichtsreduktion bei Übergewicht.

Es ist unter Medizinern umstritten, ob eine Herderkrankung (sog. Fokus) wie eine chronische Nasennebenhöhlen- oder Mandelentzündung bzw. ein kranker Zahn die Ursache für Erkrankungen des Bewegungsapparats – in diesem Zusammenhang der Sehnen des Fußes bzw. ihres Gleitlagers – sein kann. Da jedoch die Mitverantwortung eines derartigen Fokus grundsätzlich nicht auszuschließen ist, sollte er saniert werden.

Im Rahmen der medikamentösen Therapie kommen verschiedene Mittel zur Anwendung, z.B. entzündungshemmende Medikamente wie Antiphlogistika (z.B. Diclofenac), extern aufzutragende Wirkstoffe (Salben, Gele) sowie Injektionen, z.B. mit Lokalanästhetika, mit einem homöopathischen Präparat (z.B. Traumeel) oder mit Kortison; Letzteres ist oft sehr wirkungsvoll, jedoch nicht unumstritten wegen des Risiko eines Sehnenrisses, weil der gespritzte Sportler die nach der Injektion zwingend erforderliche mehrwöchige Trainings- und Wettkampfpause nicht einhält.

Bei nicht ausreichender konservativer Therapie kommen **operative Maßnahmen** in Betracht, je nach Befund bspw.

- Einkerbung oder Verlagerung des Sehnenansatzes
- Beseitigung einer Sehneneinengung, z.B. durch Spaltung der Sehnenscheide oder durch Abtragung einer das Gleiten der Sehne störenden Knochenkante
- Entfernung geschädigter Sehnen- oder Sehnenscheidenanteile
- Naht einer gerissenen Sehne oder Sehnentransplantation

Details zur Therapie werden in den folgenden Kapiteln bei der Darstellung der speziellen Verletzungen und Schäden der einzelnen Sehnen genannt werden.

Sehnenschäden am Fuß werden, mit Ausnahme derjenigen der Achillessehne, häufig erst verspätet behandelt. Oft werden die vergleichsweise seltenen Erkrankungen zunächst von den Betroffenen oder Betreuern bagatellisiert. Hinzu kommt, dass die Krankheitsbilder auch bei Ärzten relativ wenig bekannt sind bzw. nicht unbedingt mit dem Sport in Verbindung gebracht werden. Die frühzeitige Therapie ist aber von entscheidender Bedeutung, um Dauerschäden zu verhindern.

28.4.2 Verletzungen und Schäden der hinteren Schienbeinsehne (Tibialis-posterior-Sehne)

An der Hinterseite des Unterschenkels befindet sich der hintere Schienbeinmuskel (lat.: *Musculus tibialis posterior*). Seine Sehne liegt innenseitig neben der Achillessehne und wird hinter dem Innenknöchel umgelenkt; sie verläuft in ihrer Sehnenscheide im sog. Tarsaltunnel, bedeckt von einem straffen Band, dem Retinaculum flexorum – gemeinsam mit anderen Sehnen, Blutgefäßen und dem Schienbeinnerv – und setzt an der Fußinnenseite am Kahnbein sowie am mittleren und äußeren Keilbein an (s. Abb. 28.17).

Der Muskel ist ein wichtiger **Fußsenker**, er bewirkt eine Plantarflexion (Absenken der Fußspitze, s. Abb. 27.5a), außerdem eine **Supination**, d.h. eine Hebung des inneren Fußrandes (Auswärtskantung, s. Abb. 27.5c). Die Sehne ist außerdem von entscheidender Bedeutung für die **Stabilisation der inneren Fußlängswölbung**, was sowohl beim Gehen und Laufen als auch bei der Landung nach einem Sprung besonders wichtig ist. Dementsprechend ist die Belastung besonders groß bei Läufern oder Tänzern sowie allen Sportarten mit schnellen Richtungswechseln, z.B. Fußball, Handball, Tennis und Basketball.

Schäden der Tibialis-posterior-Sehne entwickeln sich meistens im Laufe des Lebens im Rahmen der Degeneration; es handelt sich also um **„Verschleiß"**. Das Vorkommen dieser Sehnenschädigung unterschiedlichen Ausmaßes (s.u.) wird mit etwa 3% bei Sportlern angegeben, die meist älter als 40 Jahre sind. Frauen sind häufiger betroffen.

Diagnose. Die Tibialis-posterior-Sehnenschädigung, auch **Tibialis-posterior-Dysfunktion** genannt, wird in 3 Stadien eingeteilt (von manchen Medizinern in 4). Anfangs besteht eine entzündliche Reizung der Sehne bzw. der Sehnenscheide mit Schmerzen und evtl. Schwellung zwischen Innenknöchel und Kahnbein. Als auslösendes Moment wird vom betroffenen Sportler oft ein Umknicken empfunden (Supinationstrauma) mit akuter Schmerzsymptomatik. Bei der Untersuchung ist der Einfuß-Zehenspitzenstand (Einbein-Zehenstand-Test) zwar noch möglich, er muss aber nach etwa 10 Wiederholungen schmerzbedingt abgebrochen werden. Mit fortschreitender Schädigung kommt es zur **Sehnenverlängerung** oder zum **Sehnenriss**. Dabei entwickelt sich eine zunehmende Fußdeformität, und zwar ein **Knick-Senkfuß** bzw. **Knick-Plattfuß** (s. Abb. 28.18). Vor allem beim Plattfuß weicht der Vorfuß nach außen ab (Abduktion); ist er nur einseitig ausgeprägt und schaut man den betroffenen Fuß von hinten an, so sind an diesem mehr Zehen als auf der gesunden Gegenseite zu sehen („too-many-toes-sign"). Das Vorspringen des Innenknöchels ist ebenfalls unübersehbar. Der Einfuß-Zehenspitzenstand gelingt nicht mehr. Die Veränderung der Statik und die Deformierung des Fußes führen zu belastungsabhängigen Schmerzen und zur Entwicklung einer Arthrose im oberen und unteren Sprunggelenk.

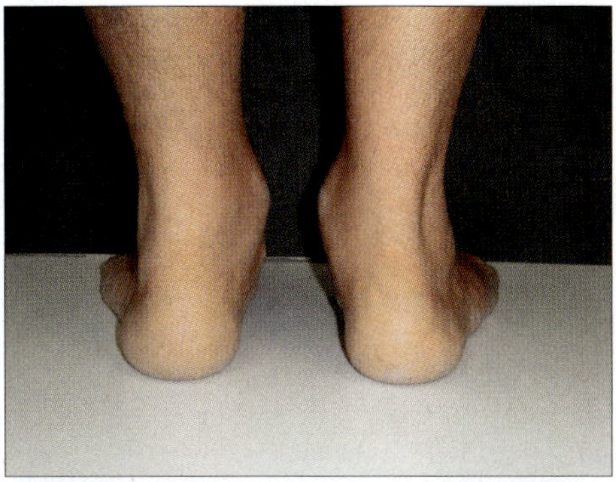

Abb. 28.18: Knick-Plattfuß beidseits, beim Blick von hinten sieht man „zu viele" Zehen.

> Der Riss der Tibialis-posterior-Sehne wird oft nicht oder erst viel später erkannt; ein echter traumatischer Riss, also ohne Vorschaden, ist – wie erwähnt – die Ausnahme.

Zur Diagnostik gehört eine Röntgenuntersuchung des Fußes, mit denen eine bestehende Fußdeformität, aber nicht die Sehnenschädigung bzw. ein Riss abgebildet werden. Letzteres gelingt mit der Ultraschalluntersuchung und v.a. mit der **Kernspintomografie**.

Therapie. Wichtig ist ein frühzeitiger Behandlungsbeginn, um ein Fortschreiten der Sehnenveränderungen möglichst aufzuhalten, was leider oftmals nicht gelingt; dies bedeutet, dass es die optimale Therapie nicht gibt.

> ! Achtung: Bei einer Schädigung der hinteren Schienbeinsehne und gleichzeitigem Übergewicht ist eine Gewichtsreduktion unbedingt erforderlich, um die Fehlbelastung des Fußes zu vermindern!

Im Anfangsstadium sind v.a. die Fußbettung durch Einlagen mit innenseitiger Abstützung, speziellen Schienen (Brace, Orthese, s. Abb. 28.19) oder angepasstem orthopädischen Schuhwerk wichtig, daneben Maßnah-

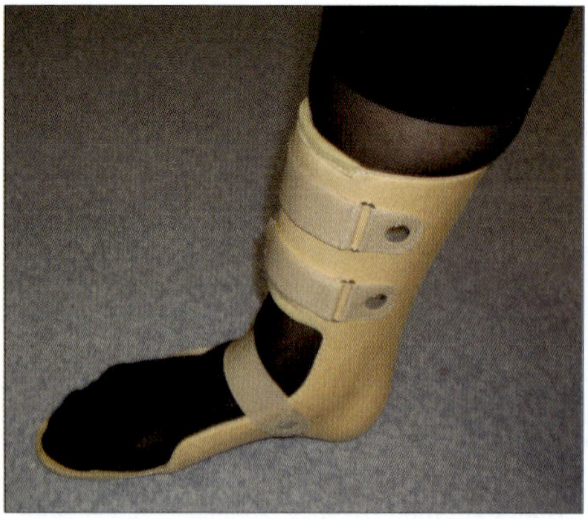

Abb. 28.19: Spezial-Brace bei Tibialis-posterior-Dysfunktion (Innenschuhorthese Typ Arizona Brace)

men zur Entzündungshemmung (s. Kap. 28.4.1); wegen der Gefahr des Sehnenrisses wird Kortison aber gerade hier von vielen Ärzten abgelehnt. Sinnvoll ist auch Krankengymnastik mit Kräftigung der meist überlasteten Wadenmuskulatur bzw. Achillessehne. Manche Ärzte empfehlen die vorübergehende Gipsruhigstellung (Thromboseprophylaxe!). Reicht dies nicht aus, wird operiert, wobei je nach Befund die Spaltung oder Entfernung der entzündeten Sehnenscheide bzw. die Entfernung von minderwertigen Sehnenanteilen erfolgt. Gelegentlich wird dies in arthroskopischer Technik durchgeführt, das Verfahren wird als Tendoskopie bezeichnet.

Im fortgeschrittenen Stadium, in dem die Fußdeformität noch flexibel ist, gibt es ebenfalls verschiedene Operationsverfahren, bspw. die Kürzung einer verlängerten Tibialis-posterior-Sehne oder die Rekonstruktion einer gerissenen Sehne. Wenn dabei eine direkte Naht nicht möglich ist, wird z.B. eine Defektüberbrückung mit einer anderen Sehne wie der sog. Plantarissehne vom Unterschenkel durchgeführt, oder die Verstärkung der Tibialis-posterior-Sehne mit der ebenfalls hinter dem Innenknöchel verlaufenden Sehne des langen Zehenbeugemuskels (Sehnentransfer). Oft wird schon in diesem Stadium zusätzlich eine knöcherne Umstellungsoperation am Fersenbein empfohlen. Außerdem muss gleichzeitig ein in diesem Stadium oft gerissenes Pfannenband (s. Abb. 27.4) durch raffende Nähte versorgt bzw. rekonstruiert werden. **Bei fixierter Fußfehlstellung**, wenn evtl. zusätzlich Gelenkveränderungen im Sinne einer Arthrose bestehen, kommt die Versteifungsoperation nach vorhergehender Korrektur der Fehlstellung in Betracht, z.B. als sog. Triple-Arthrodese mit Versteifung des Gelenks zwischen Sprung- und Fersenbein (Subtalargelenk), des Gelenks zwischen Fersen- und Würfelbein (Kalkaneokuboidalgelenk) und des Gelenks zwischen Sprung- und Kahnbein (Talonavikulargelenk); mit dieser Operation wird die Rückfußbeweglichkeit vollständig aufgehoben.

Bei einer Schädigung der hinteren Schienbeinsehne gibt es eine Fülle von Operationstechniken, und zwar sowohl Weichteil- als auch Knocheneingriffe. Die Operationsergebnisse sind leider nicht immer überzeugend.

Prognose. Die Schädigung der hinteren Schienbeinsehne ist in vielen Fällen leider, trotz konservativer und operativer Therapie, ein fortschreitendes Leiden, sodass sportliche Einschränkungen akzeptiert werden müssen.

28.4.3 „Trigger toe" – „schnellende" Großzehe beim Laufen oder Ballett als Zeichen einer Schädigung der langen Großzehenbeugesehne (Flexor-hallucis-longus-Sehne)

Die Krümmung (Beugung) der Großzehe ist eine ganz wesentliche Voraussetzung für das einwandfreie Gehen, Laufen und Springen; besonders wichtig ist diese Funktion auch beim Tanzen, speziell beim Ballett, insbesondere für den Spitzentanz „Pointe". Die Muskeln für die Großzehenbeugung sind der kurze Großzehenbeuger, ein Fußsohlenmuskel, und v.a. der **lange Großzehenbeugemuskel** (lat.: *Musculus flexor hallucis longus*) mit Ursprung am rückseitigen Unterschenkel (s. Abb. 28.17). Die Sehne des letztgenannten Muskels verläuft hinter bzw. unter dem Innenknöchel im sog. Tarsaltunnel – gemeinsam mit anderen Sehnen, Blutgefäßen und dem Schienbeinnerv – in einer eigenen Sehnenscheide in einer Rinne des Sprungbeins und des Fersenbeins zur Fußsohle und dann zum Endglied der Großzehe. Bedeckt wird die lange Großzehenbeugesehne von einem straffen Band, dem Retinaculum flexorum, welches quasi das Dach dieses Tunnels bildet. Die Sehne bzw. ihre Sehnenscheide kann im Tarsaltunnel oder im Großzehenbereich zwischen den Sesambeinen (s. Kap. 28.2.7) geschädigt werden. Risikosportarten sind Ballett, Turnen, Sprungdisziplinen und Laufen.

Diagnose. Symptome sind Schmerzen, Schwellung und evtl. ein Knirschen hinter bzw. unter dem Innenknöchel (Verwechslung mit einer Achillessehnenschädigung möglich!) oder im Bereich der fußsohlenseitigen Großzehe. Nicht selten besteht eine Bewegungseinschränkung der Großzehe, die manchmal bei Bewegungen ein „Schnapp-Phänomen" (sog. Schnellen) zeigt. Daher spricht man im Anglo-Amerikanischen auch von **„trigger toe"** (engl. *trigger*: Auslöser, Auslöseimpuls, Abzug; *toe*: Zehe), andere Bezeichnungen sind **Triggerzehe**, **schnellende** oder **schnappende Großzehe**, **Hallux saltans** (lat.: *Hallux*: Großzehe; *saltans*: tanzend), **Trigger-Hallux** oder **„jogger's foot"**. Beim Sehnenriss ist die Beugung der Großzehe im Endgelenk meistens nicht mehr möglich, eine geringgradige Großzehenbeugung gelingt noch mit der Sehne des kurzen Großzehenbeugemuskels (einem Fußsohlenmuskel) oder aufgrund von Verbindungen zu den Sehnen des langen Beugemuskels für die Zehen II–V.

Zur Diagnostik gehört zunächst die Röntgenuntersuchung, die zwar die Sehne nicht zeigt, es sei denn, die Sehne hat Kalk eingelagert; jedoch kann beim Röntgen ein bei manchen Menschen vorhandener überzähliger (akzessorischer) Knochen hinter dem Sprungbein dargestellt werden, das Os trigonum:

Dieses kleine Knöchelchen macht üblicherweise keine Probleme. Sofern ein Sportler jedoch über Rückfußbeschwerden klagt, muss auch an das sog. **Os-trigonum-Syndrom** (**„Tänzerferse"**, s. Kap. 28.9.3) gedacht werden, wobei das Os trigonum zu einer Einklemmung und Schädigung der Großzehenbeugesehne führen kann: Die Sehne „scheuert" am Os trigonum.

Weiterhin werden die Ultraschalluntersuchung sowie die Kernspintomografie diagnostisch eingesetzt.

Therapie. Die Behandlung erfolgt bei der Sehnen(scheiden)entzündung **zunächst konservativ**, diese Maßnahmen wurden im allgemeinen Teil dieses Abschnitts dargestellt (s. Kap. 28.4.1). Bei **Beschwerdepersistenz** wird **operiert**, je nach Ursache und Befund mit Beseitigung einer Sehneneinengung, z.B. hinter bzw. unter dem Innenknöchel, durch Spaltung der Sehnenscheide oder Entfernung geschädigter Sehnen- oder Sehnenscheidenanteile oder eines störenden Os trigonum; gelegentlich wird dies in arthroskopischer Technik durchgeführt, das Verfahren wird als Tendoskopie bezeichnet. Eine gerissene Sehne sollte genäht werden.

Prävention. Speziell bei Tänzern werden gepolsterte Schuhe und das Vermeiden harter Böden empfohlen.

28.4.4 Weitere Sehnenschäden am Fuß

Auch andere Sehnen am Fuß können „Verschleißerscheinungen" aufweisen, jedoch sind spontane Risse eine Rarität. Beschrieben wurde bspw. der Riss der langen Großzehenstrecksehne (s. Abb. 28.17) beim Skilaufen, was zu einem Verlust der Dorsalextension (Streckung) der Großzehe führt. Die operative Reparatur sollte möglichst frühzeitig erfolgen.

Hinweis: Weitere Sehnenverletzungen und -schäden, die Auswirkungen auf den Fuß haben, sind im Sprunggelenk-Kapitel dieses Buchs beschrieben (s. Kap. 27.6).

28.5 Die verschiedenen Fußformen und Fußdeformitäten – normal, griechisch, ägyptisch, platt etc.

Die Füße werden bei fast allen Sportarten erheblich belastet und müssen Schwerstarbeit leisten. Als Folge von Deformierungen der „normalen“ Fußform kann es zu schmerzhaften Fehlbelastungen kommen, die sich im Sinne einer Bewegungskette auch auf andere Körperregionen, z.B. Knie, Hüfte oder Wirbelsäule, auswirken können.

Wie sieht der „normale“ Fuß aus? Es lässt sich trefflich darüber streiten, ob es den „normalen“ oder gar „idealen“ Fuß überhaupt gibt.

! Achtung: Es gibt Fußformen, denen primär keine krankhafte Bedeutung zukommt. Beim **ägyptischen Fuß** ist die Großzehe länger als die zweite, dagegen beim **griechischen Fuß** kürzer; beide sind lediglich antike Schönheitsideale. Der (neuzeitliche) **quadratische Fuß** ist durch die gleiche Länge von Großzehe und zweiter Zehe gekennzeichnet.

Normalerweise hat der Fuß eine **Längswölbung**, der Fußinnenrand ist angehoben, sodass in der Fußmitte nur das äußere Drittel den Boden kontaktiert (s. Abb. 28.20a). Am Rückfuß ist die Ferse im Stehen nicht in Verlängerung der Unterschenkelachse, sondern in einem ca. 5° nach außen offenen Winkel (sog. **Rückfuß-Valgus**). Die Valgusfehlstellung am Rückfuß, also eine krankhafte Vergrößerung dieses Winkels, ist häufig mit einer Abflachung des Längsgewölbes kombiniert und wird als **Knick-Senkfuß** bezeichnet (s.u.). Der normale Fuß hat außerdem im körpernahen Mittelfußbereich, der an die Fußwurzel angrenzt, eine **Querwölbung**, aber nicht mehr im Bereich der Mittelfußköpfe (s.u.).

Beim **Senkfuß** ist die Längswölbung im Stand abgeflacht, der Fußinnenrand ist aber noch vom Boden abgehoben. Dagegen liegt beim **Plattfuß** der Fußinnenrand im Stehen auf dem Boden (s. Abb. 28.20b). Häufig sind der Senkfuß und der Plattfuß mit einem **Knickfuß** kombiniert.

Der **Senk-** bzw. **der Plattfuß** beruht bei jüngeren Menschen häufig auf einer angeborenen Bänderschwäche. Dagegen sind bei älteren Menschen Veränderungen an der hinteren Schienbeinsehne die Ursache (Tibialis-posterior-Sehne, s. Kap. 28.4.2). Vor allem beim Plattfuß weicht der Vorfuß nach außen ab (Abduktion); ist er nur einseitig ausgeprägt und schaut man den betroffenen Fuß von hinten an, so sind an diesem mehr Zehen als normal zu sehen („too-many-toes-sign“). Das Vorspringen des Innenknöchels ist ebenfalls unübersehbar. Häufig besteht gleichzeitig ein Knickfuß, also ein **Knick-Plattfuß** (s. Abb. 28.18, Abb. 28.20c). Beschwerden bestehen oft nur bei älteren Menschen, z.B. Schmerzen hinter dem Innenknöchel im Verlauf der Tibialis-posterior-Sehne bis zu ihrem Ansatz im Bereich des Kahnbeins. Dann sind bettende oder stützende Einlagen sinnvoll. Empfehlenswert ist auch spezielle Fußgymnastik zur Stärkung der Muskulatur, manchmal auch Gangschulung. Selten sind operative Maßnahmen notwendig.

Bei jungen Sportlern mit einem Senkfuß oder Plattfuß **ohne Beschwerden** sind Einlagen nur in wenigen Fällen erforderlich. Wichtiger ist das Tragen guter Sportschuhe mit Fußbett!

Der **Knickfuß** ist gekennzeichnet durch eine vermehrte Valgusstellung der Ferse, d.h. das Fersenbein ist stark nach innen geknickt; es besteht eine vermehrte Eversion des Rückfußes (s. Kap. 27.1). Wie schon erwähnt, ist der Knickfuß meistens mit einem Senkfuß bzw. Plattfuß vergesellschaftet. Die Ursachen des Knickfußes sind ähnlich wie beim Senkfuß bzw. Plattfuß. Beschwerden beim Knickfuß sind relativ selten, nur bei ganz extremen Formen kann der Außenknöchel am Fersenbein anstoßen. Therapeutisch erfolgt bei Beschwerden eine Einlagenversorgung, außerdem spezielle Fußgymnastik, nur selten die Operation.

Beim **Spreizfuß** sind die Mittelfußknochen fächerförmig auseinandergewichen; der Vorfuß ist im Bereich der Mittelfußköpfe gegenüber der Fußwurzel verbreitert und aufgespreizt. Oft entsteht die Aufspreizung durch eine Abweichung des 1. Mittelfußknochens nach innen (sog. Metatarsus primus varus) beim Hallux valgus („schmerzhafter Ballen“, s. Kap. 28.6.1). Der Arzt kann den sog. Vorfußindex bestimmen (Quotient aus Vorfußbreite und Fußwurzelbreite; Normalwert 1,5).

! Achtung: Früher wurde die Diagnose „Spreizfuß“ auch dann gestellt, wenn im Bereich der Mittelfußköpfe keine Querwölbung zu erkennen war; das aber ist der Normalfall, die Mittelfußköpfe bilden kein Quergewölbe, sondern liegen beim Stehen von oben betrachtet auf einer Höhe. Der Fuß wird nicht nur an der Ferse sowie den Köpfen des 1. und 5. Mittelfußknochens aufgesetzt, also nicht nur an 3 Punkten, wie früher behauptet wurde!

Wenn der Sportler einen Spreizfuß mit Beschwerden hat, dann wird die Diagnose durch eine Röntgenaufnahme im Stehen bestätigt. Eine Einlagenversorgung ist sinnvoll, wenn belastungsabhängige Schmerzen unter den Mittelfußköpfen bestehen (Metatarsalgie, s. Kap. 28.7). Besteht gleichzeitig ein Hallux valgus, dann kann eine operative Korrektur der Spreizfußdeformität zwischen 1. und 2. Mittelfußknochen erforderlich sein.

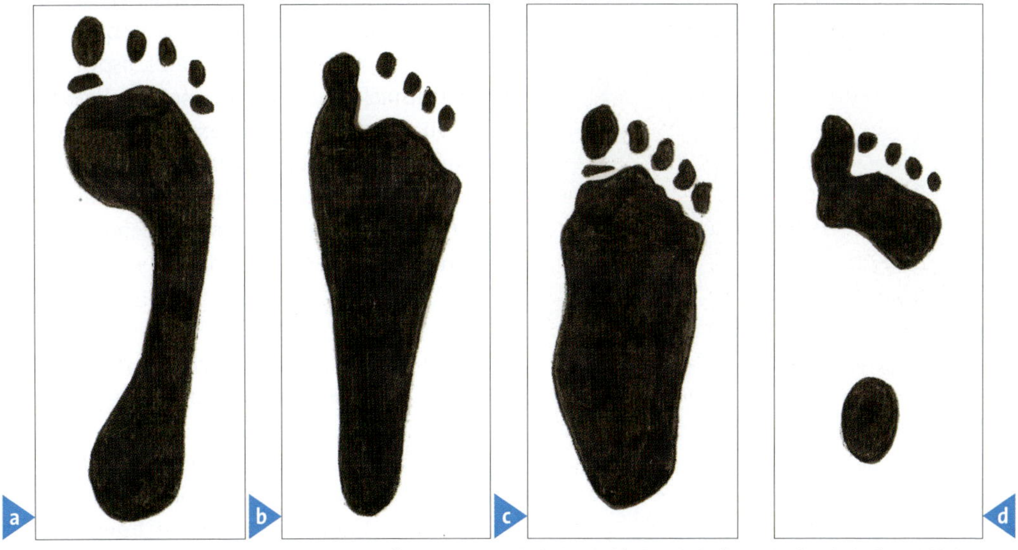

Abb. 28.20: Verschiedene Fußabdrücke. **a)** Normaler Fußabdruck. **b)** Plattfuß. **c)** Knick-Plattfuß. **d)** Hohlfuß

Sportler mit einem Spreizfuß ohne Beschwerden benötigen keine Spreizfußbandage, die den Vorfuß zusammendrückt; die Bandage bewirkt keine Entlastung der Mittelfußköpfe. Wichtig ist geeignetes Schuhwerk!

Der **Hohlfuß** ist durch eine stark überhöhte Längswölbung gekennzeichnet (s. Abb. 28.20d).

Der Hohlfuß ist das Gegenstück zum Senkfuß bzw. Plattfuß; er verursacht – im Gegensatz zu den bisher beschriebenen Fußdeformitäten – häufig Beschwerden und sollte behandelt werden.

Ursache des Hohlfußes soll ein gestörtes Gleichgewicht der Muskelkräfte an Unterschenkel und Fuß sein, das während des Wachstums dann zum Hohlfuß führt. Die betroffenen Sportler haben Schmerzen, die durch die Fehlbelastung des Fußes bedingt sind. Bei der Untersuchung im Stehen ist der Fußinnenrand deutlich vom Boden abgehoben, oft auch der Fußaußenrand. Durch die Fehlbelastung entstehen schmerzhafte Schwielen, v.a. unter den Köpfen des 1. und 5. Mittelfußknochens und der Ferse. Die Behandlung besteht in der Verordnung von bettenden Einlagen; diese Sportler benötigen evtl. sogar maßgefertigte Sportschuhe. Fußpflege mit Abtragung von Schwielen ist wichtig. In besonders schweren Fällen wird operiert und durch einen Eingriff am Knochen die Fußlängswölbung auf ein normales Maß reduziert.

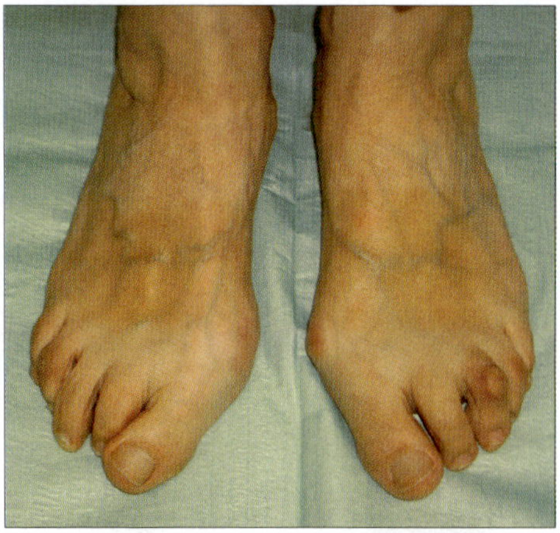

Abb. 28.21: Typischer Hallux valgus beidseits mit mehr oder weniger ausgeprägten Deformierungen anderer Zehen im Sinne von sog. Hammerzehen, deren streckseitige Druckstellen (Klavus) an der 3. und 4. Zehe besonders auffällig sind.

28.6 Vorfußdeformitäten – vom Hallux valgus bis zur Hammerzehe

Veränderungen im Bereich der Vorfüße sind sehr häufig. Sie können zu verschiedenen Problemen führen und Sportler erheblich beeinträchtigen. Die Ursachen sind vielfältig. Eine Rolle spielt sicherlich modernes Schuhwerk, das häufig vorne zu eng ist und spitz zuläuft. Auf diese Weise wird z.B. die Großzehe nach außen gedrängt. Bei spitzen Damenschuhen mit hohem Absatz wird dieser Effekt noch verstärkt: Der Fuß „rutscht“ quasi auf einer schiefen Ebene „in die Enge“ und verformt sich bzw. wird verformt, man spricht auch vom „Cinderella-Schuh-Syndrom“. In manchen Sportarten werden die Schuhe bewusst sehr eng gewählt, bspw. von Fußballspielern, damit sie mehr Ballgefühl haben. Auch beim Klettern werden möglichst enge Schuhe getragen. Erbfaktoren haben eine Bedeutung für die Entstehung von Vorfußdeformitäten, oft sind andere Familienmitglieder ebenfalls betroffen.

28.6.1 Hallux valgus – mehr als nur eine Großzehenveränderung

Die Schiefstellung der Großzehe nach außen ist die häufigste Großzehendeformität und wird als **Hallux valgus** bezeichnet, umgangssprachlich auch als „schmerzhafter

Ballen" (s. Abb. 28.21). Schätzungen zufolge sollen davon allein in Deutschland 10 Mio. Menschen in unterschiedlichem Ausmaß betroffen sein.

Diagnose. Das Bild ist typisch: Beim barfuß stehenden Patienten **weicht die Großzehe nach außen ab**. Meist besteht ein deutlicher Spreizfuß. Der Vorfuß ist im Bereich der Mittelfußköpfe gegenüber der Fußwurzel verbreitert und aufgespreizt. Die Aufspreizung entsteht durch eine Abweichung des 1. Mittelfußknochens nach innen, der sog. Metatarsus primus varus. Verschiedene Sehnen ziehen die Großzehe im Laufe der Zeit immer weiter nach außen, die äußere Gelenkkapsel des Großzehengrundgelenks schrumpft. Die Fehlstellung wird immer mehr fixiert.

Die Patienten haben Schmerzen an der Innenseite des Großzehengrundgelenks, wo der Kopf des 1. Mittelfußknochens stark prominent ist: Das ist der **„Ballen"**, unter Fachleuten auch als **Pseudoexostose** bezeichnet.

Manchmal ist dieser Bereich auch geschwollen infolge Ausbildung eines Schleimbeutels und entzündlich gerötet, in ausgeprägten Fällen findet sich hier sogar ein Geschwür. Die Großzehe wirkt außerdem „verdreht", der Zehennagel steht außen höher als innen. Oft bestehen zusätzlich Deformierungen anderer Zehen, bspw. Hammerzehen mit Druckstelle (Klavus, s. Kap. 28.6.3).

Die **Röntgenuntersuchung** des Fußes, die unter Belastung im Stehen durchgeführt wird, zeigt die Abweichung der Großzehe und die Aufspreizung zwischen 1. und 2. Mittelfußknochen. Unter dem Kopf des 1. Mittelfußknochens befinden sich normalerweise 2 kleine zusätzliche Knochen (Sesambeine), die beim Hallux valgus nach außen gedrängt sind. Bei einem fortgeschrittenen Befund sieht man auch eine Arthrose des Großzehengrundgelenks.

Durch die Fehlstellung kommt es zur Fehlbelastung des gesamten Vorfußes. Häufig haben die Patienten Schmerzen unter dem Fuß, und zwar im Mittelfußbereich, eine sog. **Metatarsalgie**. Die Beschwerden sind unter den Mittelfußköpfen II–IV, wo auch eine vermehrte Beschwielung auftritt, während sie unter der Großzehe und dem 1. Mittelfußknochen weitgehend fehlt.

Therapie. Durch **konservative Maßnahmen** lassen sich die Beschwerden lindern: Beim Sport sollten Schuhe mit weitem und weichem Vorfußbereich getragen werden, sodass kein bzw. nur wenig Druck auf den Ballen bzw. die Zehen ausgeübt wird. Ballenschutzpolster, Filzringe oder Zwischenzehenpolster können ebenfalls die Probleme abmildern. Bei begleitender Metatarsalgie werden Einlagen empfohlen. Auch im Alltag sind bequeme Schuhe das A und O, für Damen z.B. auch mit niedrigen Absätzen. Sog. Hallux-valgus-Schienen sollen die Stellung korrigieren (s. Abb. 28.22) und können je nach Modell evtl. nur als Nachtschiene getragen werden. Dauerhaft lässt sich eine Stellungskorrektur bei ausgeprägten Fällen nur durch eine **Operation** erreichen (s. Abb. 28.23).

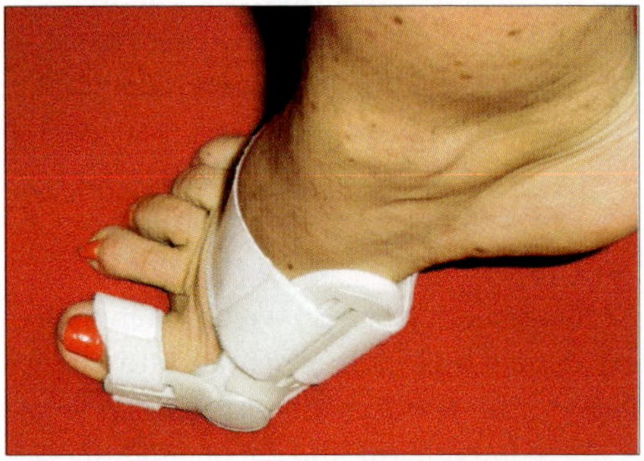

Abb. 28.22: Dynamische Hallux-valgus-Schiene mit Gelenk (Hallufix) zur konservativen Behandlung der Großzehenfehlstellung oder auch zur Verordnung nach einer Operation. Diese Schiene kann im Gegensatz zu vielen anderen Modellen nicht nur nachts, sondern auch tagsüber im Schuh getragen werden, sogar in manchen Sportschuhen.

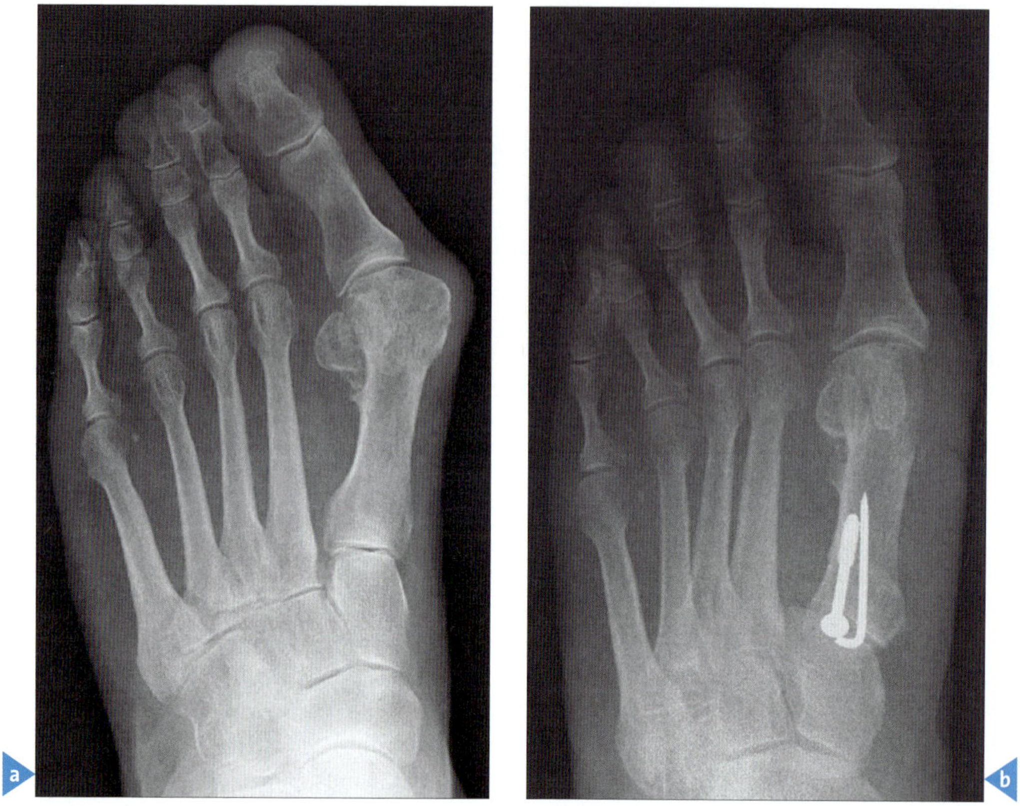

Abb. 28.23: Hallux valgus. **a)** Röntgenbild vor und **b)** nach operativer Korrektur, die sowohl an den Weichteilen als auch am Knochen erfolgte. Die kleine Schraube und der sog. Kirschner-Draht stabilisieren die Korrekturosteotomie des 1. Mittelfußknochens.

> ! Achtung: Es gibt beim Hallux valgus zahlreiche Operationsverfahren, mit denen versucht wird, die Anatomie und damit die Funktion wieder zu normalisieren, und zwar weit über 100 Methoden! Diese große Zahl zeigt, dass es die ideale Operationstechnik nicht gibt.

Grundsätzlich gibt es **Weichteileingriffe**, bei denen bspw. die geschrumpfte äußere Kapsel des Großzehengrundgelenks sowie Sehnen durchtrennt und die überdehnte Gelenkkapsel auf der Innenseite gerafft werden. **Maßnahmen am Knochen** sind bspw. die Durchtrennung und Achsenkorrektur des 1. Mittelfußknochens (Korrekturosteotomie) mit Stabilisierung in der korrigierten Stellung, z.B. durch Schrauben bzw. eine Spezialplatte mit Schräubchen. Die Pseudoexostose wird meistens etwas abgetragen. Bei fortgeschrittener Arthrose wird die Versteifung des Großzehengrundgelenks durchgeführt (Arthrodese); die früher durchgeführte Keller-Brandes-Operation mit Entfernung der Großzehengrundgliedbasis ist heute die absolute Ausnahme und für Sportler nicht empfehlenswert.

Die Rehabilitationsdauer nach einer Hallux-valgus-Operation ist abhängig von der gewählten Operationstechnik; meistens wird postoperativ für 4–6 Wochen ein sog. Vorfußentlastungsschuh verordnet. Wichtig ist, dass der Fuß nach einem derartigen Eingriff viel hochgelagert wird, da meistens eine deutliche Schwellneigung besteht. Bis zur sportlichen Vollbelastung des Fußes vergehen meist etwa 3–4 Monate.

Prävention. Eine 100%ige Möglichkeit zur Verhinderung eines Hallux valgus gibt es zwar nicht. Jedoch sollten Schuhe für den Sport – und auch im Alltag – unter funktionellen Aspekten ausgesucht werden, also v.a. auch den Vorfuß nicht „zusammenquetschen"! Diese Empfehlung findet ihre Grenzen bspw. im Fußballsport, wo Spieler ihre Schuhe oft „lieber eine Nummer kleiner" wählen, um mehr Gefühl für den Ball zu haben. Freestyle-Kletterer sind auf einen möglichst engen Sitz der Schuhe angewiesen.

28.6.2 Hallux rigidus – die „steife" Großzehe

Der Begriff „Hallux rigidus" stammt aus dem Lateinischen und bedeutet „steife Großzehe". Gemeint ist damit eine **Arthrose des Großzehengrundgelenks**, also „Verschleiß", der zu einer mehr oder weniger ausgeprägten Bewegungseinschränkung des Gelenks geführt hat. Ursache der Arthrose kann bei Sportlern die wiederholte Traumatisierung des Gelenks über viele Jahre sein (sekundäre Arthrose), betroffen sind bspw. Fußballspieler. Andererseits kann es sich auch um eine idiopathische Arthrose (primäre Arthrose) handeln, deren Ursache, wie auch bei Arthrosen an anderen Gelenken, letztendlich nicht bekannt ist (s. Kap. 8.4). Insbesondere beim Balletttanz kann ein Hallux rigidus sehr hinderlich sein.

Nach dem Hallux valgus ist der Hallux rigidus die zweithäufigste Ursache für eine Deformierung des Großzehengrundgelenks, die Häufigkeit bei Erwachsenen über 50 Jahren wird mit 2,5–10% angegeben.

Diagnose. Die betroffenen Sportler haben zunehmende Belastungsschmerzen im Bereich des Großzehengrundgelenks, insbesondere beim Abrollen des Fußes, was kaum noch möglich ist. Die Schmerzen sind bei festem Schuhwerk weniger ausgeprägt als bei solchem mit flexibler Sohle.

Bei der ärztlichen Untersuchung ist im Frühstadium des Hallux rigidus wenig zu sehen, manchmal ist das Großzehengrundgelenk etwas geschwollen. Ist der Befund dagegen ausgeprägt, so ist das Gelenk aufgetrieben. Streckseitig (fußrückenseitig) kann man dann im Gelenkbereich eine **knöcherne Randwulstbildung** tasten, auch Osteophyt oder Exostose genannt. Dieser Knochenvorsprung verhindert das Abrollen des Fußes, drückt gegen die Haut und hat in manchen Fällen sogar das Oberleder des Schuhs ausgebeult. Die Beweglichkeit der Großzehe im Grundgelenk ist schmerzhaft eingeschränkt, v.a. die Zehenstreckung bzw. -überstreckung (Dorsalextension).

Das **Röntgenbild** zeigt die mehr oder weniger ausgeprägte Arthrose mit Verschmälerung des Gelenkspalts, Osteophytenbildung und evtl. Zysten im gelenknahen Knochenbereich.

Therapie. Im Anfangsstadium des Hallux rigidus wird versucht, durch eine konservative Behandlung die mechanische Belastung des Großzehengrundgelenks mit einer speziellen Schuhzurichtung zu vermindern, z.B. mit einer harten Sohle oder durch eine sog. **Ballenrolle**, die das Abrollen des Fußes erleichtert. Auch durch Einlagen mit einer eingearbeiteten **Rigidusfeder** rollt die Großzehe beim Gehen oder Laufen weniger ab. Die genannten Maßnahmen sind leider für Sportschuhe – je nach Sportart – nur eingeschränkt bzw. kaum zu realisieren. Weitere Bestandteile der konservativen Therapie sind Gewichtsreduktion, Bewegungsübungen, entzündungshemmende Präparate (z.B. Diclofenac) – evtl. auch lokal als Salbe oder Gel – und evtl. Injektionen ins Gelenk, bspw. Kortison (was wegen der engen Gelenkverhältnisse sehr schmerzhaft sein kann).

Bei ausgeprägtem Befund empfiehlt sich die Operation: Die sog. **Cheilektomie (Keilektomie)** ist ein gelenkerhaltender Eingriff, bei dem Knochenvorsprünge und ein Teil des streckseitigen Mittelfußkopfs abgetragen werden, damit die Großzehe wieder besser gestreckt bzw. überstreckt werden kann, außerdem werden narbige Verwachsungen gelöst. Diese Operation wird heute gelegentlich auch arthroskopisch durchgeführt, manchmal in Kombination mit einer Mikrofrakturierung. Das letztgenannte Verfahren wurde zuerst für Knorpelschäden im Kniegelenk entwickelt, knorpelfreie Knochenbezirke werden mit speziellen Meißeln „aufgebrochen", damit sich ein Ersatzknorpel (Faserknorpel) bilden kann.

Ist die Arthrose allerdings so weit fortgeschrittenen, dass kein Gelenkspalt mehr vorhanden ist, dann ergibt ein Gelenkerhalt keinen Sinn mehr; es sollte eine **Versteifung des Großzehengrundgelenks (Arthrodese)** erfolgen. Bei dieser Operation werden die beiden zugehörigen Gelenkflächen „begradigt" und dann bspw. verschraubt; Ziel ist die knöcherne Durchbauung des ehemaligen Gelenkbereichs, aus 2 Knochen wird also quasi ein längerer Knochen „gemacht" (s. Abb. 28.31b).

Eine andere Operationstechnik, und zwar die früher durchgeführte Keller-Brandes-Operation mit Entfernung der Großzehengrundgliedbasis, ist heute die absolute Ausnahme und für Sportler nicht empfehlenswert. Auch der Einbau einer Großzehengrundgelenkprothese hat sich bisher langfristig nicht bewährt, weil die Prothese sich relativ schnell wieder lockert. Eine Alternative ist evtl. ein neueres Implantat (HemiCap), eine Art Metallkappe, die im Großzehengrundgelenk in den Mittelfußkopf eingeschraubt wird und eine glatte Gelenkoberfläche wiederherstellen soll.

Prognose. Nach einer Cheilektomie soll der operierte Sportler nach Heilung der Wunde möglichst früh, aber dosiert, mit dem Laufen beginnen, damit sich das Gelenk „neu einschleift". Die volle sportliche Belastung ist nach etwa 4–6 Wochen möglich. Allerdings ist die Cheilektomie ein „Spiel auf Zeit", die Arthrose schreitet fort, irgendwann ist das Gelenk nicht mehr zu erhalten. Dann sollte die Arthrodese empfohlen werden, wobei anschließend für einige Wochen ein sog. Vorfußentlastungsschuh verordnet wird. Die sportliche Vollbelastung nach einer Arthrodese ist erst nach vollständiger knöcherner Überbrückung möglich, nach etwa 3 Monaten.

28.6.3 Deformierungen der Zehen II bis V – Hammerzehe, Krallenzehe und mehr

Die 2., 3., 4. und 5. Zehe sind bei den meisten Menschen dreigliedrig angelegt und besitzen jeweils ein Grundgelenk, ein Mittelgelenk und ein Endgelenk. An diesen Zehen können, sowohl angeboren als auch erworben, Deformierungen auftreten, die beim Sport und natürlich auch im Alltag eine deutliche Behinderung darstellen können. Die Betroffenen haben Druckbeschwerden im Schuh oder durch Druck auf die benachbarten Zehen. Manchmal bestehen gleichzeitig Belastungsbeschwerden im Bereich der Fußsohle unter den Mittelfußköpfen, eine sog. Metatarsalgie (s. Kap. 28.7).

> Hinweis: Die Bezeichnungen für die verschiedenen Deformitäten der 2. bis 5. Zehe werden nicht von allen Ärzten einheitlich gehandhabt. Die hier genannten Definitionen nach Wülker [2005] sind am gebräuchlichsten.

Die **Hammerzehe** zeichnet sich durch eine Beugung (sog. Beugekontraktur) im Mittelgelenk aus, manchmal auch zusätzlich im Endgelenk. Beim barfuß stehenden Patienten berührt die Zehenspitze – anders als bei der Krallenzehe, s.u. – den Boden. Auf der Streckseite der Hammerzehe bildet sich eine verhornte Druckstelle, die sich entzünden kann, und als Klavus (Hühnerauge, s. Abb. 28.21) bezeichnet wird. Am häufigsten ist die 2. Zehe betroffen.

Bei der vergleichsweise seltenen **Mallet-Zehe** (engl. *mallet*: Hammer) betrifft die Beugekontraktur nur das Endgelenk, die übrigen Gelenke sind unbeeinträchtigt. Die Fehlstellung führt dazu, dass die Zehenspitze auf den Boden gepresst wird, was zur Ausbildung einer schmerzhaften Schwiele führen kann.

Die **Krallenzehe** ist eine Hammerzehe, bei der gleichzeitig eine Überstreckung im Grundgelenk besteht (sog. Streckkontraktur). Dadurch hebt die Zehenspitze vom Boden ab, manchmal überlagert die betroffene Zehe dann die Nachbarzehe („Reiterzehe", „reitende Zehe", lat.: *Digitus superductus*). Diese Fehlstellung kann z.B. an der 2. Zehe durch einen Hallux valgus verursacht werden (lat.: *Digitus secundus superductus*). Im Spätstadium kann bei einer Krallenzehe eine Auskugelung des Zehengrundgelenks, entweder teilweise oder vollständig (Subluxation bzw. Luxation) resultieren.

Diagnose. Es handelt sich um Blickdiagnosen, allerdings kann man die Subluxation bzw. Luxation im Grundgelenk nur durch eine Röntgenuntersuchung erfassen.

Therapie. Als konservative Maßnahmen kann man Druckbeschwerden durch entsprechende Polsterung, Bearbeitung des Schuhs oder sog. „Zehenrichter" lindern; bei Schwielen ist eine sorgfältige Fußpflege wichtig.

Dauerhaft kann die Fehlstellung **nur durch eine Operation** beseitigt werden. Es gibt verschiedene Operationsmethoden, die am Knochen bzw. an den Weichteilen vorgenommen werden. Eine häufig durchgeführte Technik ist die Hohmann-Operation, bei der am Grundglied der Kopf entfernt wird. Manchmal wird zusätzlich vorübergehend für einige Wochen ein Draht (Kirschner-Draht) zur Schienung der Zehe eingebracht. Erst nach Drahtentfernung darf der Fuß wieder voll belastet werden.

Ein gleichzeitig bestehender Hallux valgus sollte ebenfalls korrigiert werden (s. Kap. 28.6.1).

Hinweis: Der **Digitus quintus varus** ist eine weitere Zehendeformität, die angeboren ist und oft keine Beschwerden macht; manchmal bestehen Druckbeschwerden, junge Mädchen empfinden die Fehlstellung nicht selten als kosmetisch störend:
Die 5. Zehe ist zum Fußinnenrand abgewinkelt und überlagert oft die 4. (**Digitus quintus varus superductus**, s. Abb. 28.24). Eine Operation ist nur bei Beschwerden erforderlich. Je nach Befund wird der Eingriff an den Weichteilen bzw. am Knochen durchgeführt.

28.6.4 Wenn der Zehennagel „eingewachsen" ist

Ein häufiges Problem bei Sportlern ist – meistens an der Großzehe – der **„eingewachsene Zehennagel"** (lat.: *Unguis incarnatus*, s. Abb.

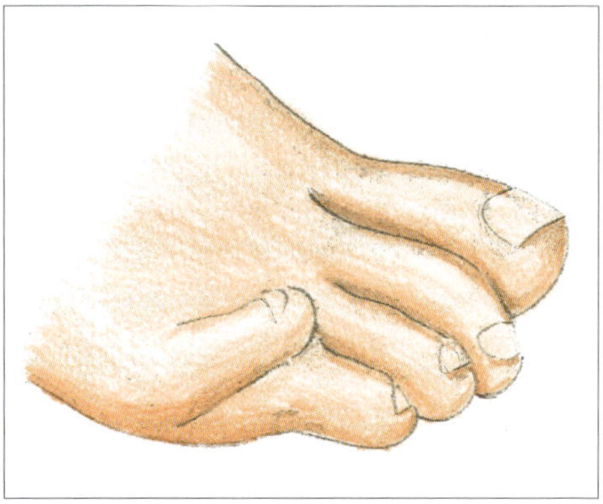

Abb. 28.24: Digitus quintus varus superductus („Reiterzehe", „reitende Zehe")

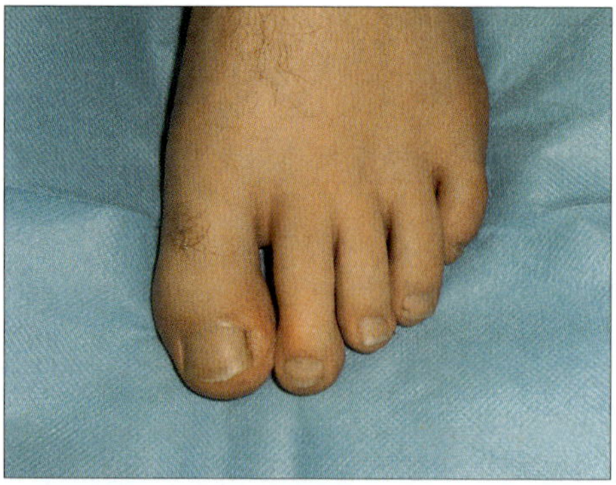

Abb. 28.25: Eingewachsener Zehennagel bei einem jugendlichen Tennisspieler

28.25). Ursachen dafür sind u.a. falsche Nagelpflege und schlecht sitzende enge Sportschuhe. Bspw. wählen viele Fußballspieler ihre Schuhe „lieber eine Nummer kleiner" aus, weil sie glauben, dann mehr Gefühl für den Ball zu haben. Freestyle-Kletterer sind auf einen engen Sitz der Schuhe angewiesen. Auch im Alltag wird – nicht nur von Damen – modisches Schuhwerk bevorzugt, das häufig vorne zu eng ist und spitz zuläuft, womöglich noch mit hohen Absätzen.

Beim eingewachsenen Zehennagel wächst *nicht* der Nagel „ins Fleisch", sondern umgekehrt der Nagelwall in den Nagel.

Diagnose. Das Bild ist typisch: Der äußere bzw. innere Nagelwall ist geschwollen und evtl. entzündlich gerötet. Der Nagelwall quillt über den Nagel und ist druckschmerzhaft. Manchmal ist die Entzündung so weit fortgeschritten, dass es eitert.

Ein Röntgenbild ist nur bei massivem oder chronischem Verlauf erforderlich, weil in seltenen Fällen die Entzündung bereits auf den Knochen übergegriffen hat.

Therapie. Bei einer beginnenden Entzündung sind Verbände mit einer antiseptischen Lösung hilfreich (z.B. Octenisept). Sicherheitshalber – spätestens aber bei einer Eiterung oder geschwollenen Leistenlymphknoten – sollte ein Arzt konsultiert werden:

Evtl. ist ein Antibiotikum erforderlich, um ein weiteres Fortschreiten der Infektion zu verhindern. Gefährdet sind v.a. Diabetiker oder Patienten mit Durchblutungsstörungen und allgemeiner Abwehrschwäche. Es drohen „Blutvergiftung", Knochenentzündung oder sogar – wenn auch selten – die Amputation.

Reicht die konservative Behandlung nicht aus, dann muss operiert werden: Manchmal ragt, bedingt durch falsche Nagelpflege oder „Abreißen" des Nagels, ein kleiner Nagelsporn in den Nagelwall, der vorsichtig entfernt werden sollte. Meistens wird aber eine sog. Keilexzision (Emmert-Plastik) durchgeführt, bei der Teile des Nagelwalls und des Nagels mit dem Nagelbett entfernt werden.

Prävention

Beim **eingewachsenen (Groß-)Zehennagel** bzw. zu dessen Vorbeugung sind adäquates, nicht zu enges Schuhwerk und richtige Nagelpflege das A und O: Nägel vorne nicht abgerundet, sondern eckig und nicht zu kurz schneiden!

Hinweis: Nagelverletzungen wurden bereits an anderer Stelle dieses Buchs dargestellt (s. Kap. 4.4).

28.6.5 Fußdeformitäten im Kindesalter

Formvarianten des kindlichen Fußes sind häufig; der Fuß bekommt innerhalb der ersten 4 Lebensjahre seine normale Form. Bis dahin ist bspw. ein **Plattfuß** bei Kindern normal und muss deshalb auch nicht behandelt werden. Dagegen gibt es eindeutig krankhafte Formveränderungen, die, wie bspw. der **Klumpfuß**, bereits bei Säuglingen einer Therapie bedürfen. Weitere Fußdeformitäten im Wachstumsalter sind **Knick-Senk-Fuß**, **Sichelfuß**, **Spitzfuß**, **Hackenfuß** und **Hohlfuß**. Darüber hinaus gibt es, wie auch an der Hand, **angeborene Fehlbildungen**, bspw. überzählige Zehen oder miteinander verwachsene Zehen.

Ob es sich bei einer Formveränderung des kindlichen Fußes um eine Normvariante oder um eine behandlungsbedürftige krankhafte Deformität handelt, sollte von einem erfahrenen Orthopäden in Zusammenarbeit mit dem Kinderarzt entschieden werden.

28.7 Die Metatarsalgie – ein begrifflicher Sammeltopf

Früher galt als orthopädische Lehrmeinung, dass beim Abrollen des Fußes hauptsächlich der 1. und 5. Mittelfußknochen belastet werden; heute weiß man, dass die Belastung hauptsächlich die Mittelfußköpfe II, III und IV betrifft. Dies bedeutet im Übrigen auch, dass die Köpfe aller 5 Mittelfußknochen im Stehen flach auf dem Boden liegen und *kein* Quergewölbe bilden, die quere Wölbung besteht erst am Mittelfuß.

Heute wird nicht mehr von einer „durchgetretenen“ Querwölbung gesprochen, wenn ein Sportler über **Belastungsbeschwerden im Bereich der Fußsohle unter den Mittelfußköpfen** klagt: Der korrekte Begriff ist **Metatarsalgie**.

Eine Ursache für eine Metatarsalgie ist, dass mit zunehmendem Alter das Fettpolster der Fußsohle ausdünnt bzw. sich zurückbildet, man spricht von der Atrophie des plantaren Fettpolsters. Beschwerden können auch dann entstehen, wenn die Proportionen im Mittelfußbereich nicht stimmen, wenn die Knochen II–V im Vergleich zum 1. Mittelfußknochen zu lang sind. Die Belastung unter den Mittelfußköpfen nimmt auch zu, wenn Deformitäten der Zehen bestehen, bspw. ein Hallux valgus oder Krallen- bzw. Hammerzehen oder beim Hohlfuß. Weitere Ursachen einer Metatarsalgie können Schuhe mit unzureichend puffernden Sohlen sein (z.B. dünne Ledersohle) oder Schuhe mit hohen Absätzen, in denen die Belastung durch das Körpergewicht von der Ferse noch mehr auf die Mittelfußköpfe verlagert wird. Besonders ungünstig wirkt sich dabei Übergewicht aus.

Diagnose. Die betroffenen Sportler berichten von, meistens belastungsabhängigen, Schmerzen unter dem mittleren Vorfuß, das Fettpolster ist ausgedünnt. Manchmal hat sich hier in der Hauptbelastungszone eine druckschmerzhafte Schwiele (Klavus, s. Kap. 28.12.1) gebildet. Mit der Röntgenuntersuchung werden knöcherne Veränderungen diagnostiziert, bspw. eine Stressfraktur der betroffenen Mittelfußknochen oder der sog. Morbus Köhler Typ II (s. Kap. 28.10.2).

! Achtung: Der Begriff „Metatarsalgie“ ist keine Diagnose, sondern ein Sammelbegriff, der präzisiert werden muss. Als Ursachen kommen auch noch Veränderungen durch eine Arthrose oder ein schmerzhafter Nervenknoten (sog. Morton-Metatarsalgie, s. Kap. 28.8.1) in Betracht.

Therapie. Die Basis der Behandlung einer Metatarsalgie beim Sportler sind konservative Maßnahmen:

- Adäquate Sportschuhe mit guter Dämpfung und ausreichend weitem Vorfuß
- Einlagen zur Entlastung der betroffenen Mittelfußköpfe
- Abtragung der Schwielen, am besten durch professionelle Fußpflege, weil es bei einer Verletzung zur Infektion kom-

men kann (was insbesondere bei Diabetikern oder Menschen mit Durchblutungsstörungen gefährlich ist).

- Auch eine Fußmassage kann die Beschwerden lindern.

Diese Hinweise haben natürlich ebenfalls außerhalb des Sports im Alltag ihre Gültigkeit. Statt einer Einlagenverordnung kann der Schuh auch entsprechend zugerichtet werden; bspw. kann zur Entlastung des schmerzhaften Bereichs eine sog. Schmetterlingsrolle in den Schuh eingearbeitet werden.

In bestimmten Fällen ist eine operative Verkürzung im Mittelfußknochenbereich II–V erforderlich, sodass die betroffenen Köpfe beim Abrollen weniger belastet werden. Die Operation kommt auch bei Zehendeformitäten in Betracht, also bspw. beim Hallux valgus oder bei Hammer- oder Krallenzehen.

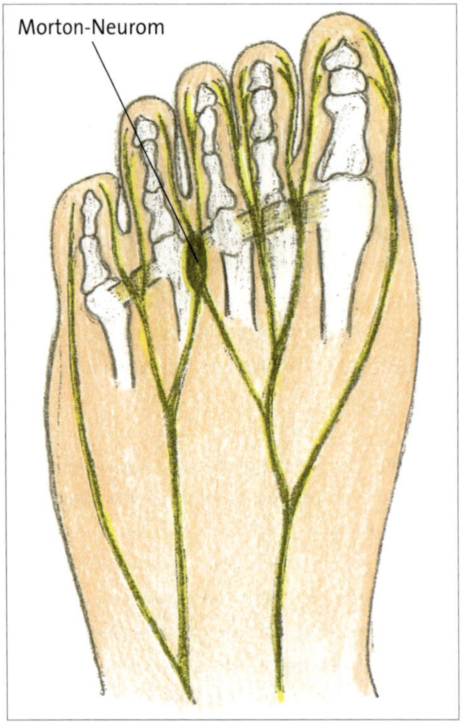

Abb. 28.26: Schematische Darstellung eines Morton-Neuroms

! Achtung: Beim Hallux valgus gibt es zahlreiche Operationsmethoden (s. Kap. 28.6.1). Der Operateur sollte aufgrund des heutigen Wissens über die Ursachen einer Metatarsalgie keine Technik wählen, die zu einer Verkürzung des 1. Mittelfußknochens bzw. des 1. Strahls am Fuß führt, weil dann eine zusätzliche Belastung der Mittelfußköpfe der anderen Mittelfußknochen auftreten kann – mit der Folge einer Metatarsalgie. Darüber sollte vor einer Hallux-valgus-Operation gesprochen werden!

28.8 Nervenschäden am Fuß

28.8.1 Die Morton-Metatarsalgie

Im Fußsohlenbereich auf Höhe der Mittelfußköpfe kann es zur Ausbildung einer schmerzhaften Nervenverdickung (Nervenknoten, sog. Neurom, s. Abb. 28.26) kommen. Als mögliche Ursache dieser **Morton-Neuralgie** wird eine chronische mechanische Reizung vermutet.

Diagnose. Die Patienten berichten über Vorfußschmerzen auf Höhe der Mittelfußköpfe, meistens im Bereich zwischen dem 2. und 3. Mittelfußknochen oder zwischen dem 3. und 4. Mittelfußknochen, daher auch die Bezeichnung **Morton-Metatarsalgie**. Die Schmerzen sind im Schuh besonders stark und werden als brennend, stechend oder elektrisierend empfunden. Bei Druck auf den betroffenen Bereich lässt sich der Schmerz provozieren, das **„Klingelknopf-Zeichen“**, ebenso beim Zusammendrücken der Mittelfußknochen oder beim Verschieben der an das Neurom angrenzenden Mittelfußknochen. Im Röntgenbild kann man evtl. knöcherne Veränderungen sehen, aber nicht den Nervenknoten; manchmal – aber keineswegs immer – ist dieser in der Kernspintomografie zu erkennen.

Therapie. Durch die Injektion eines örtlichen Betäubungsmittels werden bei richtiger Diagnose die Schmerzen zumindest deutlich gemindert („Testspritze"). Die Injektionen, evtl. auch mit Kortison, können bei Bedarf wiederholt werden. Außerdem sollten die konservativen Maßnahmen zur Vorfußentlastung ausgeschöpft werden, also durch adäquate Sportschuhe und Einlagenverordnung. Bei Nichterfolg ist die operative Entfernung des Neuroms sinnvoll.

28.8.2 Das Tarsaltunnelsyndrom

Viele Nerven des menschlichen Körpers durchziehen in ihrem Verlauf anatomische Engpässe. Kommt es in diesen physiologischen Engstellen zu einem Missverhältnis zwischen der Größe des Nervs und der Weite des Nervenlagers, so entsteht eine Nerveneinengung oder ein sog. **Nervenengpasssyndrom**, auch als **Nervenkompressionssyndrom** bezeichnet.

> Beim Tarsaltunnelsyndrom handelt es sich um ein solches Nervenengpasssyndrom, und zwar des Schienbeinnervs (lat.: *Nervus tibialis*) unmittelbar hinter und unter dem Innenknöchel.

Der Schienbeinnerv verläuft, gemeinsam mit der hinteren Schienbeinarterie, der zugehörigen Vene und einigen Beugesehnen mit ihren Sehnenscheiden hinter bzw. unter dem Innenknöchel und teilt sich in diesem Bereich in mehrere Nervenäste auf (s. Kap. 26.5.2, s.a. Abb. 26.10, Abb. 28.17). Er wird von einem straffen Band bedeckt (lat.: *Retinaculum flexorum*), welches quasi das Dach dieses sog. Tarsaltunnels bildet. Der Boden dieses Tunnels sind das Sprungbein bzw. das Fersenbein.

Das Tarsaltunnelsyndrom, also die Einengung des Schienbeinnervs bzw. seiner Äste, ist relativ selten; **mögliche Ursachen** der Kompression sind Geschwülste wie z.B. ein Überbein (Ganglion) oder andere Tumoren, eine Sehnenscheidenentzündung, ein Knochenvorsprung (Exostose) oder Vernarbung bzw. Blutung nach einem Trauma, z.B. einem Tritt gegen die Region beim Fußball oder nach einem Knochenbruch. **Nicht immer** wird eine **Ursache** gefunden, dann spricht man von einem idiopathischen Syndrom. Bspw. kann ein Tarsaltunnelsyndrom für Fußbeschwerden bei Balletttänzerinnen verantwortlich sein, wobei nicht nur bei Tanzsportlern darauf zu achten ist, ob nicht möglicherweise zu enges Schuhwerk der Auslöser derartiger Beschwerden ist.

Diagnose. Die betroffenen Sportler berichten über **Schmerzen** und **Gefühlsstörungen**, v.a. am inneren Fußrand mit Ausstrahlung zur Fußsohle, aber auch zur Ferse oder sogar zur Wade hin. Bei der Untersuchung findet man oft einen Druckschmerz hinter dem Innenknöchel. Bei Beklopfen des Nervs werden manchmal elektrisierende Missempfindungen angegeben (positives Hoffmann-Tinel-Zeichen). Selten ist eine größere Schwellung sichtbar. Zur Diagnostik gehört die Röntgenuntersuchung mit der Suche nach einer knöchernen Ursache des Tarsaltunnelsyndroms (z.B. fehlverheilte Innenknöchelfraktur, Knochenvorsprung). In der Kernspintomografie wird bspw. nach einer Geschwulst gefahndet. Außerdem sollte der Sportler vom Neurologen untersucht werden, der u.a. auch die Nervenleitgeschwindigkeit messen wird.

Therapie. Wenn eine Ursache der Nervenkompression vorliegt, bspw. eine Geschwulst, dann sollte diese frühzeitig operativ entfernt werden; außerdem wird bei der Operation zur Dekompression des Nervs und seiner Äste das Band (Retinaculum flexorum) durchtrennt und nicht wieder zusammengenäht, was keine funktionellen Nachteile hat.

Wird trotz sorgfältiger Diagnostik keine Ursache gefunden, dann sollte zunächst ein konservativer Behandlungsversuch unternommen werden, u.a. mit Einlagenverordnung sowie Medikamenten, z.B. mit nichtsteroidalen Antiphlogistika wie Diclofenac, evtl. auch Injektion von Kortison, meistens kombiniert mit einem örtlichen Betäubungsmittel. Wichtig sind natürlich auch geeignete und gut sitzende Sportschuhe. Erst bei Versagen dieser Maßnahmen und erheblichem Befund wird operiert.

Prognose. Nach der Operation wird das Sprunggelenk bis zur gesicherten Wundheilung ruhiggestellt. Eine Vollbelastung des Fußes ist nach etwa 4 Wochen möglich. Sofern eine Raumforderung die Ursache des Tarsaltunnelsyndroms war und die Beschwerden bis zur Operation noch nicht allzu lange Zeit vorher bestanden, ist das Operationsergebnis gut und der Nerv erholt sich wieder. Allerdings profitiert nicht jeder Patient von der Operation, insbesondere dann nicht, wenn keine eindeutige Ursache der Nerveneinengung gefunden wird.

28.8.3 Die Einengung des tiefen Wadenbeinnervs

Es handelt sich um ein sehr seltenes Nervenkompressionssyndrom; die Einengung des vom Unterschenkel zum Fußrücken verlaufenden tiefen Wadenbeinnervs (lat.: *Nervus peroneus profundus*, s. Kap. 26.5.2) kann durch zu enge (Sport-)Schuhe, ein Trauma (z.B. Tritt), Narben oder eine Geschwulst verursacht werden. Die betroffenen Sportler klagen über hartnäckige Schmerzen am Fußrücken. Die Diagnostik entspricht der beim Tarsaltunnelsyndrom (s. Kap. 28.8.2), bei richtiger Diagnose verschwinden die Schmerzen nach einer Testinjektion mit einem örtlichen Betäubungsmittel. Therapeutisch wird sinngemäß wie beim Tarsaltunnelsyndrom vorgegangen.

28.8.4 Die Polyneuropathie

Schmerzen und Missempfindungen am Fuß beim Sportler können ebenfalls nicht sportbedingt durch eine Nervenerkrankung auftreten, bspw. im Rahmen eines Diabetes mellitus (Zuckerkrankheit), bei anderen Stoffwechselstörungen, Alkoholmissbrauch oder Vitaminmangel. Die Behandlung richtet sich nach der Grundkrankheit.

28.9 Fersenschmerzen – was sich dahinter verbergen kann

Eine der „Problemzonen" des Bewegungsapparats bei Sportlern ist die Ferse. Probleme im Fersenbereich an der Achillessehne werden als **oberer Fersenschmerz** bezeichnet, unter der Ferse als **unterer** oder **plantarer Fersenschmerz**.

> Der **obere Fersenschmerz** wird i.d.R. durch Veränderungen in und um die Achillessehne herum verursacht, bspw. durch einen Knochensporn (oberer Fersensporn, Haglund-Exostose), durch Verkalkungen oder kleinere Risse der Sehne bzw. durch entzündliche Reaktionen des Gleitlagers der Sehne wie die Schleimbeutelentzündung. Diese Beschwerden werden meistens unter dem Begriff **„Achillodynie"** zusammengefasst, der aber ein „Sammeltopf" ist und vom Sportmediziner mit einer präzisen Diagnose ausgefüllt werden muss (s. Kap. 27.6.1.2).

An dieser Stelle soll auf die Problematik des unteren Fersenschmerzes eingegangen werden (**plantares Fersenschmerzsyndrom**). Einige Vorbemerkungen zur Anatomie:

Unter der Haut und dem Unterhautfettgewebe der Fußsohle befindet sich eine Bindegewebsplatte, die als **Plantaraponeurose** oder **Plantarfaszie** bezeichnet wird. Diese Struktur entspringt am Fersenbein und trägt bei Belastung des Fußes wesentlich zur Aufrechterhaltung der Fußlängswölbung bei (s. Abb. 28.27).

Die Plantaraponeurose wird bei jedem Schritt enorm beansprucht, insbesondere bei dynamischen Sportarten wie Joggen, Springen, Ballspielen oder Tanzen. Dies kann zu einer chronisch-entzündlichen Überlastungsreaktion mit unterem Fersenschmerz führen. Man spricht daher auch von einer **Plantarfasziitis**. Dabei spielt die altersabhängige Degeneration („Verschleiß") eine wesentliche Rolle und erklärt die Entstehung des Syndroms vorwiegend im 4. und 5. Lebensjahrzehnt. Eine weitere Ursache des unteren Fersenschmerzes bzw. eine Teilursache kann eine Nerveneinengung sein, und zwar eines Astes des außenseitigen Fußsohlennervs (lat.: *Nervus plantaris lateralis*, s. Abb. 26.10). Manchmal ist auch eine Schleimbeutelentzündung im unteren Fersenbeinbereich verantwortlich für die Beschwerden.

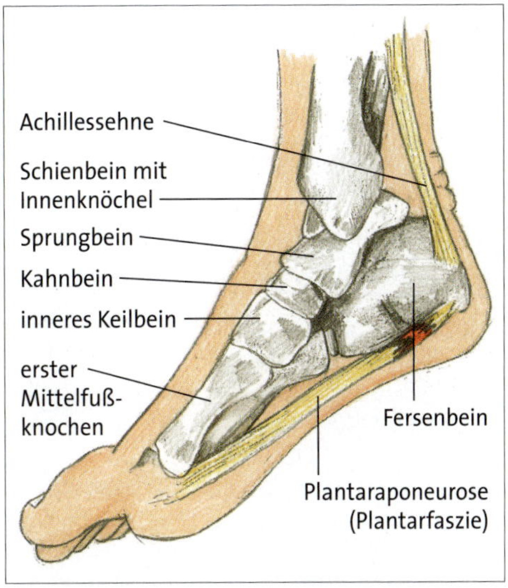

Abb. 28.27: Anatomie der Plantaraponeurose (Plantarfaszie) und Lokalisation der Plantarfasziitis bzw. eines Risses der Plantaraponeurose

Diagnose. Die betroffenen Sportler, meistens Läufer, berichten über **Schmerzen unter der Ferse**, die sich oft über einen längeren Zeitraum mit zunehmender Intensität entwickelt haben. Die Belastbarkeit der Ferse und damit des Fußes nimmt immer weiter ab. Bei der Untersuchung ergibt sich ein deutlicher Druckschmerz unter der Ferse. Bei einer Nerveneinengung wird manchmal ein elektrisierendes Missempfinden auf Druck angegeben (sog. positives Hoffmann-Tinel-Zeichen), eine fachneurologische Untersuchung ist sinnvoll. Äußerlich bestehen keine Veränderungen. Im Röntgenbild sieht man am Unterrand des Fersenbeins im Ursprungsbereich der Plantarfaszie meist einen dornartigen Knochenvorsprung, den – unteren – **Fersensporn** (s. Abb. 28.28, im Gegensatz zum oberen Fersensporn, der Haglund-Exostose, s. Kap. 27.6.1.2). Die Beschwerden sind nicht proportional zur Größe des Sporns.

> ! Achtung: Der (untere) Fersensporn hat nicht immer eine krankmachende Bedeutung, er ist nicht zwangsläufig für einen unteren Fersenschmerz verantwortlich. Als Zufallsbefund findet man ihn bei 2–10% der, i.d.R. beschwerdefreien, Bevölkerung: Bspw. kann ein Fersensporn zufällig entdeckt werden, wenn ein Sportler umgeknickt ist und aus diesem Grund ein Röntgenbild gemacht wird.

Der Fersensporn ist mehr oder weniger ausgeprägt und zehenwärts gerichtet. Er wird von den meisten Medizinern als Folge einer Überlastungsreaktion der Plantaraponeurose mit versuchter Reparaturmaßnahme des Körpers angesehen, nicht als Ursache. In der Ultraschalluntersuchung (Sonografie) können Veränderungen der Plantaraponeurose nach-

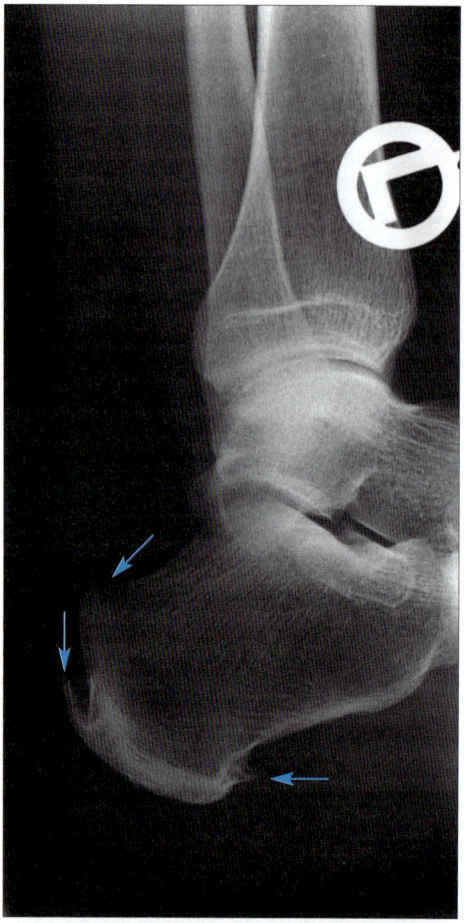

Abb. 28.28: Fersensporn (hier durch horizontalen Pfeil gekennzeichnet). Gleichzeitig besteht eine Verkalkung im Ansatzbereich der Achillessehne am Fersenbein (senkrechter Pfeil) und – zumindest angedeutet – eine Haglund-Ferse (oberer Fersensporn, Markierung durch schrägen Pfeil).

gewiesen werden, jedoch ist die Methode stark von der Erfahrung des Untersuchers abhängig. Die **Kernspintomografie** kann die entzündliche Reaktion objektivieren und wird auch zum Ausschluss anderer Schmerzursachen gemacht (z.B. Fußsohlentumor, Ermüdungsbruch des Fersenbeins). Auch eine **Knochenszintigrafie**, die wegen der Strahlenbelastung aber nicht routinemäßig durchgeführt wird, zeigt häufig eine Anreicherung der gespritzten radioaktiven Substanz im Ursprungsbereich der Plantaraponeurose (s. Kap. 3.2).

Therapie. Die Behandlung ist **fast immer konservativ**. Etwa 90–95% der Patienten werden auf diese Weise symptomfrei. Das oberste Therapieprinzip ist die Sportpause! Einlagen und Tape-Bandagierungen sollen die Belastung der schmerzhaften Region mildern. Nur bei gleichzeitiger, stark ausgeprägter Fußdeformität werden orthopädische Schuhe verordnet. Manchmal hilft eine Nachtschiene. Krankengymnastik mit gezielten Übungen kann wirksam sein, ebenso z.B. Kältetherapie, Elektrotherapie oder Ultraschall. Positive Erfahrungen werden über die Akupunktur, die Stoßwellentherapie oder eine Röntgenbestrahlung berichtet; diese Verfahren sind aber nicht unumstritten.

Die lokale entzündungshemmende Therapie mit Salben oder Gelen ist weit verbreitet und kann hilfreich sein, allerdings gelangen die Wirkstoffe aufgrund ihrer geringen Eindringtiefe oft nicht durch das dicke Fettpolster der Ferse an den Ort der Veränderungen. Daher wird zusätzlich zur Salbe oder zum Gel die Iontophorese eingesetzt, ein Verfahren, bei dem mit niederfrequentem elektrischen Strom durch Ionenwanderungen Medikamente durch die Haut in die Blutbahn und das Gewebe eingebracht werden können.

Oral einzunehmende Präparate, z.B. Antiphlogistika wie Diclofenac (nicht bei Magen- oder Zwölffingerdarmgeschwüren) werden ebenfalls eingesetzt. Manchmal wird vom Arzt eine Kortisoninjektion durchgeführt: Obwohl i.d.R. zusätzlich ein Lokalanästhetikum gespritzt wird, ist die Injektion an der empfindlichen Fußsohle relativ schmerzhaft. Die Kortisonwirkung ist nicht selten zeitlich begrenzt, es besteht das Risiko einer dauerhaften Gewebeveränderung (Fettgewebsnekrose) an der Fußsohle. Aus diesen Gründen wird – wenn überhaupt – meist von der Innen- oder Außenseite der Fußsohle und nicht direkt von unten in die Ferse gespritzt. Ein weiteres Risiko der Kortisontherapie ist der Riss der Plantaraponeurose; die

Gefahr besteht insbesondere bei Sportlern, die nach der Injektion keine angemessene Sportpause einhalten, nämlich mindestens 6 Wochen (s. Kap. 28.9.1).

Gute Erfahrungen bestehen mit homöopathischen Präparaten (z.B. Traumeel), das gelegentlich auch in Kombination mit einem örtlichen Betäubungsmittel (Lokalanästhetikum) in den betroffenen Bereich gespritzt wird. Ein relativ neuer Trend ist die lokale Injektion von Botulinus-Toxin.

Die Therapie beim Fersensporn bzw. der plantaren Fasziitis erfolgt mit konservativen Mitteln und ist langwierig. Die Beschwerden können mehrere Monate, oft auch über 1 Jahr dauern, was Sportler kaum akzeptieren wollen. Dennoch ist die **Operation nur ausnahmsweise gerechtfertigt**, und zwar lediglich bei stark ausgeprägten Beschwerden und einer vorangegangenen konsequenten konservativen Behandlung von mehr als 6 Monaten. Auch nach einer Operation bestehen die Beschwerden nicht selten noch über einen längeren Zeitraum, eine Schmerzfreiheit kann nicht garantiert werden. Einige Mediziner lehnen sogar die Operation wegen möglicher Komplikationen völlig ab (s.u.).

Bei der Operation wird über einen mehr oder weniger großen Schnitt die Plantarfaszie am Fersenbein gekerbt bzw. teilweise abgelöst (sog. Plantarfaszienrelease) und ein evtl. bestehender Fersensporn abgetragen; beides kann auch endoskopisch – also mithilfe arthroskopischer Technik – durchgeführt werden, darf aber nicht zu ausgedehnt erfolgen, weil dann als Komplikation sogar die Fußwölbung oder das Fersenbein zusammenbrechen können. Sofern Hinweise für eine Einengung des beschriebenen Nervenasts bestehen, sollte dieser freigelegt und entlastet werden.

Die endoskopische Technik ist der offenen Operation nicht überlegen. So kann es bspw. als Komplikation auch nach einer endoskopischen Operation zu einer Stressfraktur des Fersenbeins kommen. Kritiker sind außerdem der Meinung, dass die Übersicht bei endoskopischer Operation nicht ausreichend ist – mit der Gefahr einer Nerven- oder Blutgefäßverletzung, außerdem eine Nerveneinengung nicht oder nicht angemessen endoskopisch beseitigt werden kann. Verbleibende Narbenbeschwerden sind sowohl bei endoskopischer als auch bei offener Operation möglich.

Für die Operation werden Erfolgsraten zwischen 70 und 95% angegeben, aber eben auch die beschriebenen Komplikationen. Die postoperative Rehabilitation dauert manchmal mehrere Monate, die Belastung darf nur langsam bis zur Vollbelastung gesteigert werden. Eine Sprungbelastung sollte nicht vor der 10.–12. Woche postoperativ erfolgen.

Wichtige Hinweise: Die **Plantarfasziitis** führt meistens zu Schmerzen im unteren Fersenbeinbereich. Seltener können die Beschwerden auch außerhalb der Ferse an anderer Stelle der Fußsohle lokalisiert sein. Die Behandlung entspricht den bereits genannten Therapieprinzipien, die Operation ist die Ausnahme (s.o.).
Außerdem muss beim unteren Fersenschmerz immer auch an Ursachen außerhalb der Ferse gedacht werden, z.B. die **Reizung einer Nervenwurzel an der Wirbelsäule** oder **Durchblutungsstörungen**. Ferner können Schmerzen in diesem Bereich auch durch eine **ungewohnte Belastung** wegen eines gerade begonnenen oder falschen Trainingsprogramms bedingt sein oder durch **ungeeignete Sportschuhe** bzw. **schlechte Bodenbeschaffenheit**!

28.9.1 Der Riss der Plantaraponeurose – eine schmerzhafte Angelegenheit

Die Plantaraponeurose (Plantarfaszie) kann – meistens als Folge einer chronischen Überlastung – teilweise oder komplett einreißen (s. Abb. 28.27). Es handelt sich daher meistens um ein sog. Gelegenheitstrauma (z.B. Antritt beim Laufen), seltener um ein echtes Trauma. Insofern gelten die bei der Plantarfasziitis aufgeführten Faktoren (s. Kap. 28.9).

Es sei an dieser Stelle nochmals darauf hingewiesen, dass nach einer Kortisoninjektion wegen einer Plantarfasziitis das Risiko eines Risses der Plantaraponeurose besteht, insbesondere bei Leistungssportlern, die danach keine angemessene Sportpause einhalten.

Diagnose. Der Sportler hat **akute Beschwerden im Fußsohlenbereich**, die zum Abbruch der sportlichen Belastung zwingen, bspw. des Laufs. Der verletzte Bereich ist druckschmerzhaft, seltener bestehen eine Schwellung oder ein Bluterguss. Eine Delle ist auch beim kompletten Riss meistens nicht zu tasten. Zur Befundobjektivierung werden Röntgenbild, Ultraschalluntersuchung (Sonografie) und v.a. die **Kernspintomografie** herangezogen (s. Abb. 28.29). Auf diese Weise wird bspw. auch eine (Stress-) Fraktur des Fersenbeins ausgeschlossen, die ähnliche Beschwerden verursachen kann.

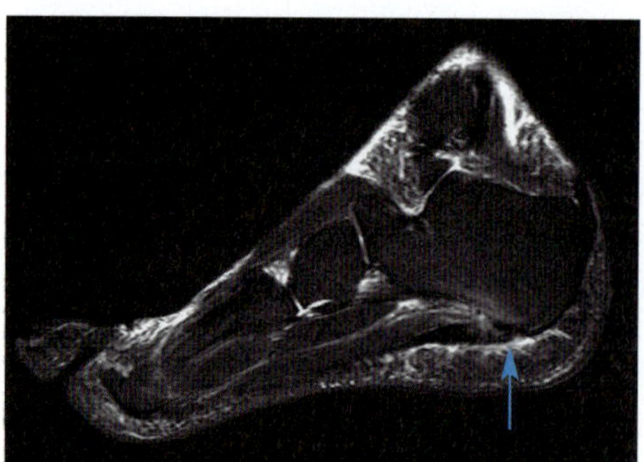

Abb. 28.29: Die Kernspintomografie zeigt den Riss der Plantaraponeurose in ihrem Ursprungsbereich an der Unterseite des Fersenbeins bei einem Jogger

Therapie. Die Behandlung erfolgt **fast immer konservativ** durch Entlastung, zunächst an Unterarmgehstützen. Es gelten die konservativen Behandlungsprinzipien der Plantarfasziitis, wobei Kortison, das ja Ursache eines Risses sein kann (s.o.), nicht eingesetzt werden sollte. Hilfreich kann auch die Injektion eines homöopathischen Medikaments sein (z.B. Traumeel), das gelegentlich auch in Kombination mit einem örtlichen Betäubungsmittel (Lokalanästhetikum) in den Rissbereich gespritzt wird.

Wichtig ist aber v.a. eine mehrwöchige Sportpause, damit eine ausreichende Vernarbung des Rissbereichs möglich ist. Insbesondere dynamische Elemente wie Sprünge sollten frühestens nach 10–12 Wochen in das Trainingsprogramm eingebaut werden, damit aus einem teilweisen nicht ein vollständiger Riss der Plantaraponeurose wird. Eine besondere Rolle kommt im Rahmen der Behandlung auch der Einlagenverordnung zu.

28.9.2 Morbus Ledderhose – harmlos, aber lästig

Bei der nach dem deutschen Chirurgen Georg Ledderhose (1855–1925) benannten Erkrankung handelt es sich um eine **relative seltene, knoten-** oder **strangförmige Veränderung der Plantaraponeurose** unbekannter Ursache. Eine ähnliche Problematik besteht an der Palmaraponeurose beim Morbus Dupuytren der Hand (s. Kap. 18.11.2).

Diagnose. Beim Patienten kann man im Bereich der Fußsohle **einen** (oder mehrere) **Knoten**, seltener eine strangförmige Verdickung tasten, der beim Gehen oder Laufen Beschwerden verursachen kann. Im Röntgenbild ist der Morbus Ledderhose nicht zu sehen, da es sich ja um Weichteilveränderungen handelt, wohl aber in der **Kernspintomografie**; diese sollte auch zum Ausschluss eines Fußsohlentumors durchgeführt werden.

Therapie. Sofern eine Einlagenversorgung mit Weichbettung nicht ausreicht und die Veränderungen beim Sport oder im Alltag stören, erfolgt die operative Entfernung des Gewebes. Der Schnitt wird möglichst klein gewählt, weil die entstehende Narbe belastungsabhängige Beschwerden verursachen kann.

Prognose. Der Morbus Ledderhose ist eine gutartige Erkrankung, neigt aber, wie der Morbus Dupuytren der Hand, zum Wiederauftreten bzw. Fortschreiten der Veränderungen.

28.9.3 Was ist die „Tänzerferse"?

Beim Tanz, insbesondere beim Ballett, aber auch bei anderen Sportarten mit Sprungelementen ist eine zunehmende Plantarflexion (Absenken des Fußes in Richtung des Bodens) eine ganz wesentliche sportartspezifische Bewegung, die im oberen Sprunggelenk erfolgt. Dabei kann die Rückseite des Sprungbeins, genauer gesagt der hintere Knochenfortsatz (lat.: *Processus posterior tali*) zwischen Schienbein und Fersenbein „einklemmen". Die Problematik wird durch einen bei manchen Menschen vorhandenen überzähligen (akzessorischen) Knochen hinter dem Sprungbein, das **Os trigonum**, verstärkt. Dieses kleine Knöchelchen macht üblicherweise keine Probleme. Sofern ein Sportler jedoch über Rückfußbeschwerden klagt, muss auch an das sog. **Os-trigonum-Syndrom** gedacht werden, wobei das Os trigonum zu einer Einklemmung und Schädigung der Großzehenbeugesehne führen kann (s. Kap. 28.4.3).

Bei der **„Tänzerferse"** (engl.: *dancer's heel*) kann es sich also um Probleme seitens des hinteren Knochenfortsatzes des Sprungbeins oder seitens des Os trigonum handeln (sog. hinteres Schienbeinkompressionssyndrom). Eine ebenfalls mögliche Ursache ist ein Knorpelschaden im hinteren Anteil des unteren Sprunggelenks (Subtalargelenk).

Diagnose. Die betroffenen Sportler haben Schmerzen, die sich in den Bereich vor der Achillessehne projizieren, besonders bei maximal im Sprunggelenk sohlenwärts gebeugtem Fuß. Zur Diagnostik gehören die Röntgenuntersuchung sowie die Kernspintomografie. Die lokale Injektion eines örtlichen Betäubungsmittels gilt als beweisend, wenn anschließend Schmerzfreiheit besteht.

Therapie. Zum Behandlungskonzept gehören Schonung, evtl. auch die Ruhigstellung sowie lokale Maßnahmen, z.B. Salbenanwendung, und Physiotherapie. Injektionen eines homöopathischen Präparats können zur Linderung beitragen (z.B. Traumeel). Die Kortisonspritze kann sehr wirkungsvoll sein, aber zum Sehnenriss führen. Bei Fortbestehen der Beschwerden können das Os trigonum oder der bei den Patienten meistens aufgetriebene hintere Knochenfortsatz des Sprungbeins operativ entfernt werden, evtl. auch im Rahmen einer Arthroskopie, mit der auch der Knorpel des unteren Sprunggelenks beurteilt und ggf. behandelt werden kann.

28.10 Durchblutungsstörungen der Fußknochen – was sind aseptische Knochennekrosen und warum entstehen sie?

Unter einer Nekrose verstehen Mediziner den Untergang bzw. Tod von Gewebe. Am Fuß können davon bestimmte Knochen betroffen sein, weil sie – aus nicht geklärter Ursache – von der Blutversorgung „abgeschnitten" werden, man spricht auch von einer avaskulären Knochennekrose. Auch der Begriff „aseptische" Knochennekrose ist gebräuchlich, was auf die nicht entzündungsbedingte Verursachung hinweisen soll; Knochennekrosen (Osteonekrosen) gibt es im Übrigen auch an anderen Stellen des Körpers, bspw. an der Hand oder am Hüftgelenk (vgl. die entsprechenden Kapitel, z.B. Kap. 17.4, Kap. 23.5.2).

Knochennekrosen am Fuß können je nach Lokalisation eine erhebliche Beeinträchtigung beim Sport darstellen oder sogar eine sportliche Belastung des Fußes unmöglich machen. Daher soll an dieser Stelle auf die Problematik eingegangen werden.

28.10.1 Morbus Köhler I – die Nekrose des Kahnbeins

Die Erkrankung ist selten und mit belastungsabhängigen Schmerzen und evtl. einer Schwellung im Bereich des Kahnbeins verbunden. Die Diagnose wird durch Röntgenbild und Kernspintomografie gestellt. Die Behandlung besteht in einer mehrwöchigen Entlastung. Betroffen sind überwiegend Jungen zwischen 3 und 8 Jahren. Oft wird die Diagnose erst im Erwachsenenalter gestellt, wenn sich eine Arthrose entwickelt hat, die zur Schmerzlinderung eine operative Versteifung (Arthrodese) eines Teils der Fußwurzel erforderlich macht.

> Hinweis: Die Nekrose des Kahnbeins kann sich auch nach einer Fraktur des Knochens entwickeln (s. Kap. 28.2.3).

28.10.2 Morbus Köhler II – die Nekrose der Mittelfußköpfe

Diese auch als **Köhler-Freiberg-Erkrankung** bekannte Knochennekrose betrifft bevorzugt den 2. Mittelfußkopf („Mittelfußköpfchen") und tritt im Wachstumsalter zwischen dem 10. und 18. Lebensjahr auf. Mädchen sind häufiger betroffen als Jungen.

Diagnose. Die Betroffenen klagen über bewegungs- und belastungsabhängige Schmerzen im Vorfußbereich. Im Röntgenbild kann man im fortgeschrittenen Stadium eine Deformierung des Mittelfußkopfs mit Knochenspornbildung sehen. Eine Frühdiagnose ist mittels Kernspintomografie möglich. Nicht selten wird die Diagnose aber erst später im Erwachsenenalter gestellt (s. Abb. 28.30), weil nicht an diese Erkrankung gedacht wird („Überlastung"). Die Verwechslung mit einem Ermüdungsbruch ist möglich.

Therapie. Die Behandlung besteht in einer Entlastung des Fußes in der akut-schmerzhaften Phase. Dies bedeutet, dass keine sportliche Belastung des Fußes erfolgen soll (Befreiung vom Schulsport manchmal über Monate!). Langfristig sollten **Einlagen** mit sog. retrokapitaler Abstützung getragen werden. Die Prognose ist ungewiss, es kann sich eine Arthrose des Grundgelenks entwickeln. Bei Versagen der konservativen Therapie kommen verschiedene operative Maßnahmen in Betracht, bspw. die Umstellung des Mittelfußkopfs (um den geschädigten Knorpelbereich aus der Hauptbelastungszone zu nehmen) oder die Abtragung von Knochenspornen zur Remodellierung des Mittelfußkopfs. Ein „ideales" Verfahren gibt es leider nicht.

28.10.3 Die aseptische Knochennekrose des Sprungbeins

Nach Frakturen des Sprungbeins (lat.: *Talus*) ist in bis zu 50% der Fälle die Entstehung einer Nekrose möglich, die eine erhebliche Deformierung dieses Knochens zur Folge haben kann. Da der Talus der zentrale Schaltknochen des Rückfußes ist, macht die Talusnekrose schlimmstenfalls eine sportliche Belastung des Fußes unmöglich. In der akuten Phase sollte der Fuß entlastet werden. Langfristig bleibt oft nur, da das Sprungbein sowohl an der Bildung des oberen als auch des

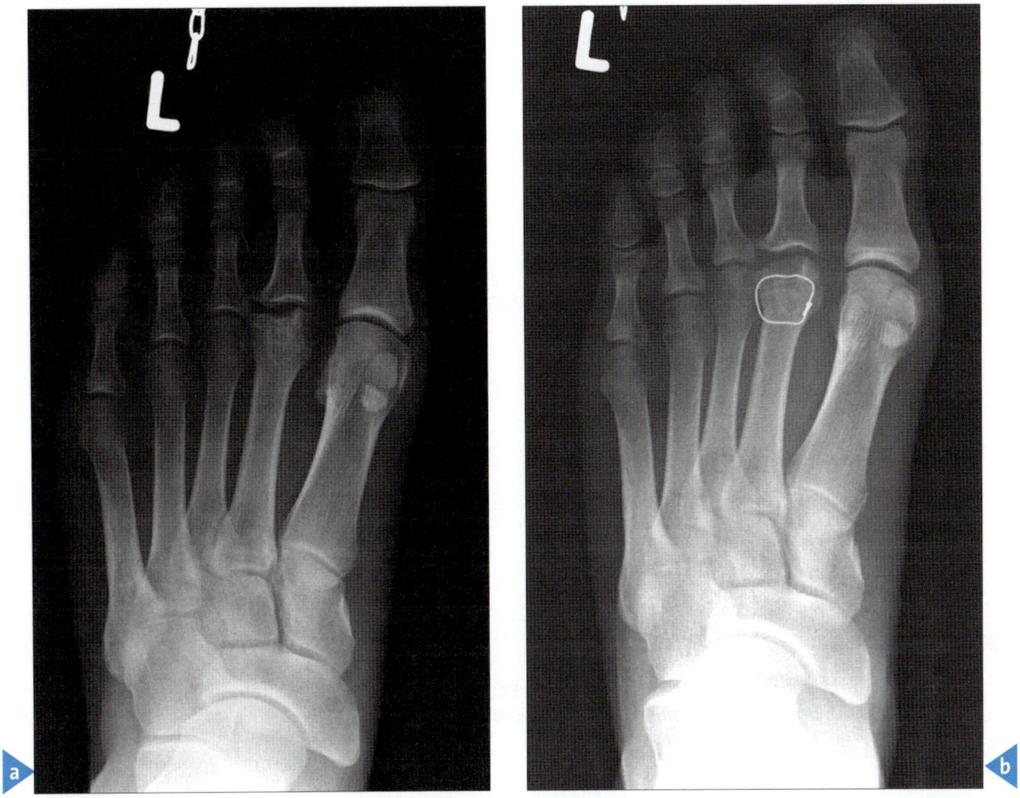

Abb. 28.30: Morbus Köhler II. **a)** Deutliche Deformierung des 2. Mittelfußkopfs und bereits eingetretene Arthrose des Grundgelenks der 2. Zehe. **b)** Ergebnis nach der Korrekturoperation, sog. Umstellungsosteotomie, mit Stabilisierung durch eine Drahtschlinge

unteren Sprunggelenks beteiligt ist, die Gelenkversteifung (s. Kap. 27.5, Kap. 28.11).

28.10.4 Seltene Knochennekrosen am Fuß

Bei Tauchern kann es durch Luftembolien zu feinsten Gefäßverschlüssen und damit zur Unterversorgung von Fußknochen kommen. Da die **Taucherkrankheit (Caisson-Krankheit)** akut lebensbedrohlich ist, stehen primär andere Probleme im Vordergrund (s. Kap. 37.4). Sehr selten sind Knochennekrosen an den Sesambeinen des Fußes (v.a. Großzehenbereich, sog. **Wiedhopf-Greifenstein-Syndrom**) oder an den Köpfchen der Zehenglieder (**Thiemann-Syndrom**), die aber zur schmerzhaften Arthrose führen können.

28.11 Knorpelschäden und Arthrosen am Fuß

Die **Arthrose des oberen und des unteren Sprunggelenks** sowie Knorpelschäden in diesem Bereich, insbesondere auch die **Osteochondrosis dissecans** als zunächst begrenzte Knorpelschädigung, wurden bereits an anderer Stelle dargestellt (s. Kap. 27.5), ebenso die **Arthrose des Großzehengrundgelenks**, entweder in Kombination mit einem Hallux valgus (s. Abb. 28.31) oder als Hallux rigidus (s. Kap. 28.6.2).

Im Fußwurzelbereich ist das **Lisfranc-Gelenk**, also die Gelenkreihe zwischen Fußwurzel und Mittelfuß (s. Kap. 28.1), am häufigsten von einer Arthrose betroffen. Meistens handelt es sich um eine **primäre** oder **idiopathische Arthrose**, deren Ursache letztend-

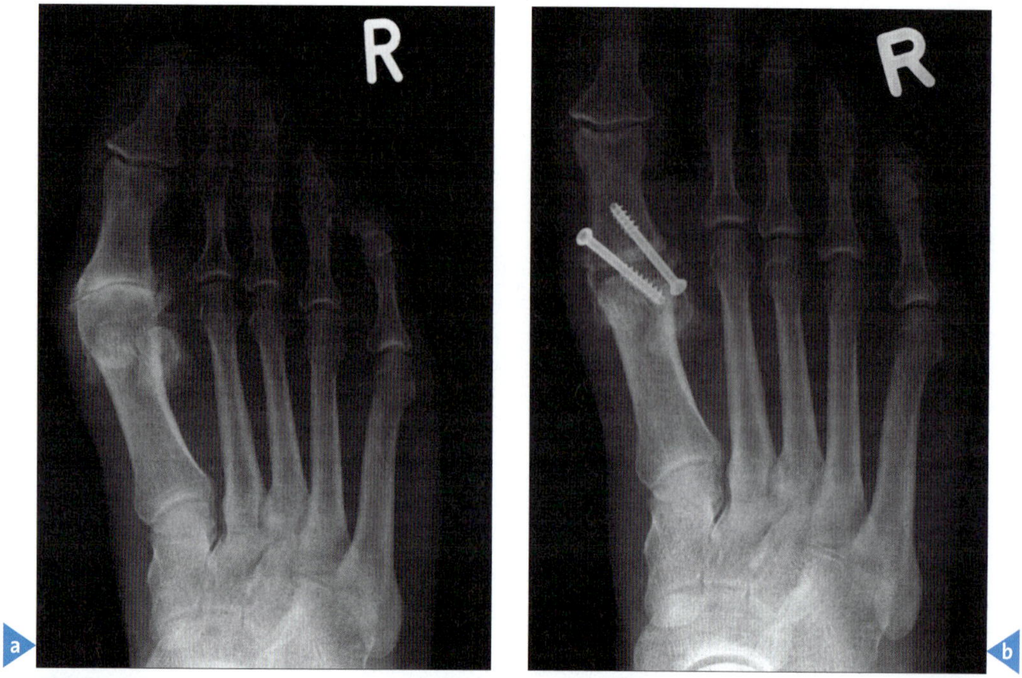

Abb. 28.31: Arthrose des Großzehengrundgelenks in Kombination mit einem Hallux valgus. Röntgenbilder **a)** vor und **b)** nach operativer Versteifung des Großzehengrundgelenks; die beiden Schrauben haben einen Durchmesser von 4 mm und sind aus Titan.

lich nicht klar ist (s. Kap. 8.4). Die posttraumatische Arthrose ist seltener, kommt aber bspw. nach Verrenkungsbrüchen der Lisfranc-Gelenklinie vor (s. Kap. 28.2.5). Die betroffenen Patienten haben belastungsabhängige Schmerzen, nicht selten überwiegend im Fußrückenbereich. Bei der Untersuchung besteht hier manchmal eine harte knöcherne Schwellung, ein sog. dorsaler Fußhöcker oder Fußrückenhöcker. Im Röntgenbild ist der Schaden mit Verschmälerung des Gelenkspalts und Knochenspornbildung zu sehen. Da das Lisfranc-Gelenk im Prinzip aus 5 Anteilen besteht (weil 5 Mittelfußknochen beteiligt sind), ist zur exakten Lokalisation des Schadens eine Schichtung sinnvoll, fallweise entweder als Computertomografie oder Kernspintomografie. Die Behandlung erfolgt konservativ, bspw. medikamentös mit Antiphlogistika wie Diclofenac sowie Einlagenverordnung oder spezieller Zurichtung des (Sport-)Schuhs. Bei erheblichsten Beschwerden und Versagen der konservativen Behandlung erfolgt eine operative Versteifung des betroffenen Anteils des Lisfranc-Gelenks, eine Arthrodese: Im Rahmen dieser Operation wird der geschädigte Knorpel – sofern überhaupt noch vorhanden – entfernt und durch eine Verschraubung die knöcherne Überbrückung erreicht.

Hinweis: Der Fußhöcker im Bereich des Gelenks zwischen dem inneren Keilbein und dem 1. Mittelfußknochen wird auch als **Morbus Silfverskjöld** bezeichnet (s. Kap. 28.12.4); letztendlich ist der Übergang zur Arthrose fließend.

Im Rückfußbereich ist ebenfalls eine entweder idiopathische oder posttraumatische Arthroseentwicklung möglich, im **Talonavikulargelenk** zwischen Sprungbein und Kahnbein bspw. als Folge einer Kahnbeinfraktur oder -nekrose (s. Kap. 28.2.3, Kap. 28.10.1), im **Subtalargelenk** zwischen Sprungbein und Fersenbein oder im **Kalkaneokuboidalgelenk** zwischen Fersenbein und Würfelbein, z.B. nach einer Fersenbeinfraktur (s. Kap. 28.2). Zur Diagnostik gehören neben der körperlichen Untersuchung die Kernspintomografie bzw. die Computertomografie. Therapeutisch ist mittelfristig meistens die Gelenkversteifung (Schraubenarthrodese) die einzig sinnvolle Maßnahme.

28.12 Sonstige Fußprobleme bei Sportlern – so weit die Füße tragen

Es gibt noch eine Vielzahl weiterer Erkrankungen und Verletzungen, die auch die Füße betreffen und dementsprechend die sportliche Leistungsfähigkeit beeinträchtigen oder sogar eine Sportausübung unmöglich machen können. Eine detaillierte Beschreibung dieser Krankheiten würde den Rahmen dieses Buchs sprengen, daher finden Sie an dieser Stelle nur Kurzinformationen.

28.12.1 Der Klavus – auch als Hühnerauge bekannt

Der **Klavus (Clavus)**, wegen seiner Ähnlichkeit zu einem Vogelauge auch als **Hühnerauge** bezeichnet, ist eine mehr oder weniger schmerzhafte Hornschwiele (Hyperkeratose); sie entsteht durch chronischen Druck auf die Haut und hat einen in die Tiefe gerichteten Dorn. Meist findet sich ein Klavus entweder bei Hammerzehen über dem streckseitigen Mittelgelenk, wenn gleichzeitig zu enges Schuhwerk getragen wird (s. Abb. 28.21), oder im Bereich der Fußsohle über dem Mittelfußköpfen bei einer Fehlbelastung (Metatarsalgie, s. Kap. 28.7).

Zur **Behandlung** gehört das Tragen von angemessenem Schuhwerk, außerdem können die Hühneraugen abgepolstert werden, an der Fußsohle bspw. durch spezielle Einlagen. Zwar kann der betroffene Sportler die „Erweichung" der Hornschwiele bspw. mit speziellen Pflastern sowie die anschließende Abtragung selbst vornehmen; besser ist aber die Behandlung im Rahmen einer professionellen Fußpflege, weil Verletzungen insbesondere bei Diabetikern sowie Menschen mit Durchblutungsstörungen zu schweren Infektionen führen können – mit potenzieller Gefährdung des Fußes. Dauerhaft hilft oft nur die operative Beseitigung der zugrunde liegenden Fehlstellung, bspw. der Hammerzehe; jedoch sollte bei Diabetes oder Durchblutungsstörungen keine Korrektur erfolgen, da das Risiko einer Heilungsstörung zu groß ist.

28.12.2 Dorn- oder Fußsohlenwarzen

Ein ähnliches Erscheinungsbild wie Hühneraugen haben **Dornwarzen**, auch **Fußsohlenwarzen** genannt; es handelt sich dabei aber um eine Virusinfektion. Die Warzen können sich auch ohne Behandlung zurückbilden. Sofern dies nicht der Fall ist und erhebliche Beschwerden bestehen, kann die Entfernung durchgeführt werden, wobei dies relativ elegant beim Hautarzt durch lokale Vereisung, sog. Kryochirurgie, erfolgt.

28.12.3 Das Sinus-tarsi-Syndrom

An der Außenseite des Rückfußes zwischen Sprungbein und Fersenbein (s. Kap. 28.1; Teil des unteren Sprunggelenks) befindet sich der **Sinus tarsi**. Dabei handelt es sich um einen Tunnel bzw. Kanal, der Fettgewebe, Gelenkhaut, Nervenendigungen, Blutgefäße und verschiedene Bänder enthält. Beim seltenen Sinus-tarsi-Syndrom (manchmal auch als Canalis-tarsi-Syndrom bezeichnet) werden vom betroffenen Sportler Schmerzen und Druckempfindlichkeit in diesem Bereich sowie ein Instabilitätsgefühl angegeben. Typisch ist, dass sich bei der Untersuchung die Schmerzen durch kräftigen Druck von außen verstärken, eine Schmerzlinderung tritt nach Injektion eines örtlichen Betäubungsmittels ein. Ursache des Problems ist oft eine akute Verletzung, z.B. ein Supinationstrauma (Auswärtskantung des Fußes, s. Kap. 27.2.1) oder eine chronische Überlastung durch wiederholtes Umknicken.

Zur Diagnostik gehören Röntgenuntersuchung und Kernspintomografie, evtl. ebenfalls eine Computertomografie, auch um andere Schmerzursachen wie bspw. eine Stressfraktur des Fersenbeins nicht zu übersehen.

Die Behandlung erfolgt zunächst mit konservativen Maßnahmen wie Einlagenverordnung, Ultraschall- und Elektrotherapie sowie medikamentös, z.B. Injektionen mit einem homöopathischen Mittel wie Traumeel oder evtl. auch Kortison in den Sinus tarsi. Sofern dann therapieresistente Beschwerden verbleiben, wird operiert, wobei das Gewebe im Sinus tarsi entfernt wird; wenn eine Instabilität als Ursache besteht, so sollte diese ebenfalls behandelt werden.

28.12.4 Morbus Silfverskjöld – der Fußrückenhöcker

Beim **Morbus Silfverskjöld**, auch **dorsaler Fußhöcker** oder **Fußrückenhöcker** genannt, findet sich am Fußrücken im Bereich des Gelenks zwischen dem inneren Keilbein und dem 1.Mittelfußknochen eine Knochenspornbildung (Exostose, Osteophyt). Als Ursache wird u.a. eine vermehrte Belastung dieses Bereichs durch Absinken der Längswölbung des Fußes angenommen. Die Beschwerden treten oft schon im Wachstumsalter auf, im (Sport-)Schuh besteht durch den „Höcker" ein schmerzhaftes Druckgefühl. Hier kann sich eine chronische Schleimbeutelentzündung oder Sehnenscheidenentzündung der Großzehenstrecksehne, die in diesem Bereich verläuft, entwickeln. Das Röntgenbild zeigt den Knochensporn oder evtl. – je nach Stadium – eine Arthrose, zunächst des fußrückenseitigen Gelenkanteils.

Zur Behandlung gehört das Tragen von angemessenen (Sport-)Schuhen bzw. eine lokale Polsterung oder Aussparung des Bereichs, was je nach Sportart mehr oder weniger praktikabel ist; bspw. sind diese Empfehlungen für Fußballer eher theoretisch. Sinnvoll sind auch eine Einlagenverordnung zur Unterstützung der Längswölbung sowie Kräftigungsübungen zur aktiven Fußstabilisierung. Sofern diese Maßnahmen versagen, wird der „Überstand" operativ abgetragen, was nach einer mehrwöchigen Rehabilitation die sportliche Belastbarkeit des Fußes i.d.R. wieder herstellt. Eine Restschwellung ist aber nicht selten. Langfristig kann sich in diesem Bereich auch trotz Operation eine Arthrose entwickeln.

28.12.5 Der „Schlittschuhfuß"

Durch enges und steifes Schuhwerk, bspw. Schlittschuhe, aber auch Ski- oder Kletterschuhe, können Druckstellen am Fuß verursacht werden, und zwar an besonders exponierten Stellen wie Zehen, Fußrändern, Ferse oder Ballen. Zunächst entstehen Schwielen, es kann außerdem zur Schleimbeutelentzündung, Knochenspornbildung oder Druckschädigung von Nerven (Nervenkompression) mit Gefühlsstörungen und Schmerzen kommen. Eine individuell passende Schuhversorgung tut Not, in „Problemzonen" können Schaumstoff- oder Filzringe sowie Weichpolsterung hilfreich sein. Bzgl. der Details wird auf die entsprechenden Abschnitte dieses Fuß-Kapitels verwiesen.

28.12.6 „Runner's hindfoot" – erneut ein begrifflicher Sammeltopf

Es handelt sich nicht um eine Diagnose, sondern um einen Sammelbegriff, mit dem verschiedene Rückfußprobleme (engl. *hindfoot*: Rückfuß) zusammengefasst werden, und zwar überwiegend bei Läufern, aber auch bei anderen Ausdauerathleten und Ballsportlern wie z.B. Tennisspielern.

Das Spektrum beinhaltet u.a. chronische Achillessehnenbeschwerden („Achillodynie"), Fersenprobleme, Nerveneinengung wie beim Tarsaltunnelsyndrom oder eine Instabilität im unteren Sprunggelenk zwischen Sprungbein und Fersenbein.

Die Beschwerden sind vielfältig, v.a. Anlauf- und Belastungsschmerzen sowie ein lokaler Druckschmerz. Bezüglich der Details wird auf die entsprechenden Abschnitte dieses Fuß-Kapitels verwiesen.

28.12.7 Der „Flopperfuß"

Gemeint ist damit ein **„Reizzustand" des Kahnbeins** bzw. **des Gelenks zwischen Kahnbein** und **Sprungbein**, der gehäuft bei Springern und bei Sprintern vorkommt. Typische Beschwerden sind v.a. Belastungsschmerzen im Bereich des Fußrückens bzw. auf der Innenseite des Fußes sowie Schmerzen bei Drehbewegungen des Fußes um die Längsachse, manchmal auch in Ruhe. Im Rahmen der sportärztlichen Untersuchung gilt es, eine exakte Diagnose zu stellen. So kann es sich bspw. um eine (drohende) Ermüdungsfraktur des Kahnbeins, eine Entzündung (Arthritis) oder eine Arthrose im Gelenk zwischen Kahnbein und Sprungbein handeln. Die Behandlung hat sich nach der Ursache zu richten, mögliche Therapieoptionen sind Entlastung, Ruhigstellung, entzündungshemmende Medikamente und evtl. auch die Operation. Bzgl. Einzelheiten wird auf die entsprechenden Abschnitte in diesem Kapitel verwiesen.

28.12.8 Zucker, Gicht und mehr – internistische und weitere Erkrankungen mit Auswirkungen auf den Bewegungsapparat und speziell den Fuß

Rheuma kann zu einer Gelenkzerstörung sowie Deformierung des Fußes führen, ebenso die **Schuppenflechte (Psoriasis)**. Beim **Diabetes mellitus** („Zuckerkrankheit") ist, insbesondere nach jahrelangem Verlauf und schlechter Einstellung des Blutzuckers, eine Blutgefäß-, Nerven-, Gelenk- und Knochenschädigung möglich (diabetische Osteoarthropathie, Charcot-Fuß). Druckgeschwüre beim diabetischen Fuß können zur Infektion führen und sogar die Amputation erforderlich machen. **Arterielle Durchblutungsstörungen** des Fußes auf der Grundlage einer Arteriosklerose („Arterienverkalkung") finden sich nicht nur bei chronischen Rauchern, weitere Risikofaktoren sind Fettstoffwechselstörungen und Bluthochdruck. Die **Gicht** kann zu anfallsartigen Schmerzen v.a. im Großzehengrundgelenk („Podagra") durch Ablagerung von Harnsäurekristallen führen.

28.12.9 Tumoren des Fußes

Wenn Sportler über Fußbeschwerden klagen, dann kann dafür – wenn auch selten – eine Geschwulst verantwortlich sein. Grundsätzlich können Weichteil- von Knochentumoren unterschieden werden.

> Der Begriff „Tumor" bedeutet „Schwellung, Geschwulst" und macht keine Aussage über die biologische Wertigkeit, d.h. über Gut- oder Bösartigkeit. Glücklicherweise sind die meisten Geschwülste am Fuß gutartig.

Diagnose. Nicht jede Geschwulst ist äußerlich durch eine Schwellung sichtbar. Auch Knochenzysten, also „Hohlräume" im Knochen, z.B. im Fersenbein, werden den Tumoren zugeordnet. Zur Diagnostik gehören die Röntgenuntersuchung und – je nach Befund – die Computer- bzw. Kernspintomografie.

Therapie. Vor einer evtl. erforderlichen operativen Therapie muss eine ausreichende diagnostische Abklärung erfolgen. Bei einer Knochenzyste wird, sofern die Stabilität gefährdet ist und eine Fraktur droht, die Operation erforderlich; es erfolgt eine sog. Kürettage („Ausschabung") mit Auffüllung der Zyste durch Knochen, der vom Beckenkamm des Patienten entnommen wird. Bei Verdacht auf einen bösartigen Knochen- oder Weichteiltumor ist der Spezialist gefragt (Zentrum!).

28.12.10 Fußpilz – bei Sportlern keine Seltenheit

Bei Hautveränderungen an den Füßen, speziell Rissbildung zwischen den Zehen, sollte auch an eine Infektion mit einem Pilz gedacht und ggf. der Hautarzt konsultiert werden. Fußpilz ist nicht nur ein lästiges Übel, das viele Sportler als „zwangsläufige Beigabe" zu ihrer Sportart mehr oder weniger hinnehmen (engl.: *athlete's foot*). Die Hautveränderungen können Eintrittspforte für andere potenziell gefährliche Infektionen sein, bspw. für eine Wundrose (s. Kap. 29). Hygienische Maßnahmen sind im Rahmen der Vorbeugung von entscheidender Bedeutung, z.B. Duschsandalen, passende Sportschuhe und geeignete Strümpfe (in denen man nicht übermäßig schwitzt) sowie ein Trockenhalten der Zehenzwischenräume.

28.13 Morbus Sudeck – nichts geht mehr

Das Krankheitsbild wurde im Jahre 1900 von dem Hamburger Chirurgen Paul Sudeck detailliert beschrieben, daher die Bezeichnung „Morbus Sudeck" (lat.: *Morbus*: Krankheit). Es handelt sich um eine **schwerwiegende schmerzhafte Funktionsstörung** des Fußes, die z.B. aber auch am Knie und v.a. an der Hand vorkommen kann (s. Kap. 18.12), und zwar nicht nur bei Sportlern. Es gibt für das Krankheitsbild eine Vielzahl von Begriffen, bspw. sympathische Reflexdystrophie, Kausalgie, Algodystrophie, Sudeck-Dystrophie, komplexes regionales Schmerzsyndrom und chronisches regionales Schmerzsyndrom.

Entstehung. Die Ursache des Krankheitsbildes, das nach einer Weichteil- oder Knochenverletzung am Fuß auftreten kann, ist nicht endgültig geklärt. Ein Einfluss des unwillkürlichen Nervensystems sowie des Schmerzes des „schuldigen" Traumas wird angenommen. Ein direkter Zusammenhang zwischen der Schwere des auslösenden Ereignisses und dem Auftreten des Morbus Sudeck besteht nicht. Nicht nur schwerwiegende Frakturen, sondern auch sog. Bagatellverletzungen wie eine Verstauchung des Sprunggelenks können zu einer Reflexdystrophie führen. In einigen Fällen ist sogar gar kein Auslöser ersichtlich.

Diagnose. Die Diagnose kann insbesondere bei Erkrankungsbeginn schwierig sein. Das **führende Symptom** ist der **Schmerz**. Dieser hat einen brennenden, tiefen Charakter und wird häufig als dumpf, bohrend und diffus beschrieben. Er ist meistens konstant vorhanden oder lässt sich durch aktive oder passive Bewegungen provozieren. Typisch ist auch eine Überempfindlichkeit gegenüber leichten Berührungen. Der Fuß ist meist stark geschwollen und überwärmt (s. Abb. 28.32).

Aus praktischen Gründen hat sich eine **Einteilung des Krankheitsbildes** in 3 Phasen oder Stadien bewährt. Dies soll allerdings **nur eine Orientierungshilfe** sein, an der sich auch die Therapie ausrichtet, weil der Krankheitsverlauf Phasen auslassen kann und die Übergänge fließend sind.

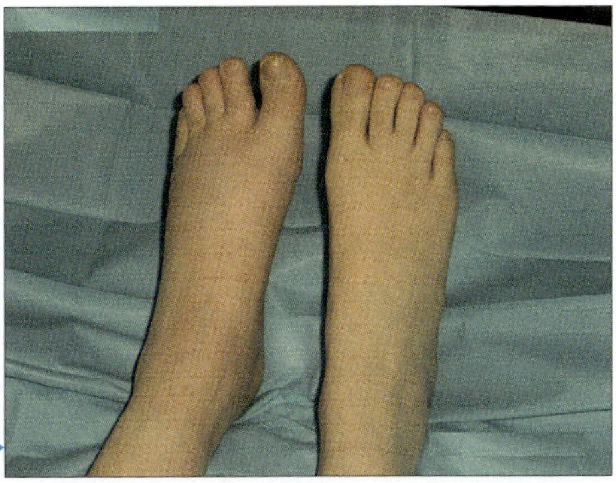

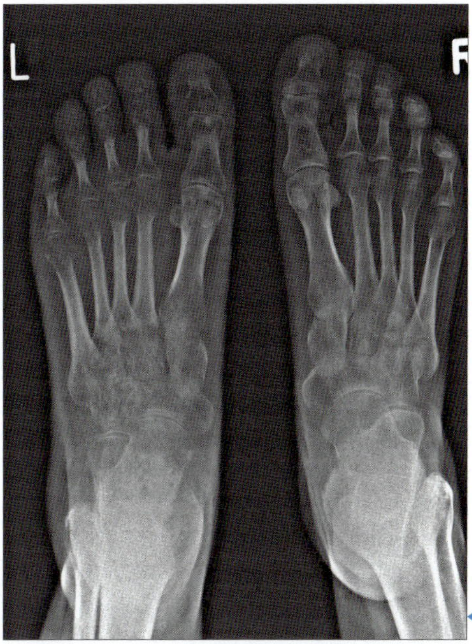

Abb. 28.32: Morbus Sudeck des linken Fußes nach Außenbandriss am Sprunggelenk. **a)** Der linke Fuß ist teigig geschwollen und nicht belastbar. **b)** Die Röntgenaufnahme beider Füße zeigt den linken deutlich entkalkt im Sinne einer Osteoporose.

Das **Stadium I** ist die akute Phase, meist 2–8 Wochen nach dem Unfallereignis, und durch dumpfe und brennende Ruhe-, Bewegungs- und Belastungsschmerzen gekennzeichnet. Der Fuß ist akut gebrauchsunfähig, er ist überwärmt und geschwollen. Die Verwechslung mit einer Infektion ist möglich. Das Wachstum von Haaren und Nägeln ist beschleunigt. Oft besteht eine vermehrte Schweißsekretion, manchmal werden Sensibilitätsstörungen angegeben. Das Röntgenbild, am besten werden beide Füße auf einer Aufnahme zum Vergleich abgebildet, ist zu diesem Zeitpunkt bei der Diagnosestellung kaum hilfreich und zeigt allenfalls eine zunehmende Osteoporose (Knochenentkalkung). Die Skelettszintigrafie kann im Frühstadium Hinweise auf die Erkrankung geben und im Vergleich zum gesunden Fuß eine vermehrte Durchblutung zeigen. Die Kernspintomografie zeigt evtl. eine Knochenmark- und Weichteilschwellung (Ödem). Nach etwa 2–3 Monaten geht das Stadium I in das Stadium II über.

Im subakuten **Stadium II** verschwinden die Ruheschmerzen langsam, die Berührungsempfindlichkeit des Fußes wird geringer. Es bestehen aber noch Bewegungs- und Belastungsschmerzen. Die Schwellung bildet sich langsam zurück. Die Haut ist glänzend und hat eine teigige Konsistenz. Die Muskulatur hat sich zurückgebildet. Es kommt zu einer fortschreitenden Bewegungseinschränkung, die Gelenke werden steif und unbeweglich. Die Röntgenaufnahme zeigt eine fleckigförmige Osteoporose mit Verdünnung der äußeren Knochenschicht (Kortikalis); diese erscheint wie mit dem Bleistift nachgezogen.

Im **Stadium III**, dem chronischen Endstadium nach einem Leidensweg von etwa 1 Jahr, bestehen keine oder kaum noch Schmerzen. Der Fuß ist „ausgebrannt". Es ist eine Defektheilung mit definitivem Funktionsverlust des zur Ruhe gekommenen Gewebes eingetreten. Die Gelenke sind vollkommen steif, die Haut verdünnt, die Muskulatur verschmächtigt. Der Fuß ist jetzt weitgehend gebrauchsunfähig. Das Röntgenbild zeigt eine generelle Osteoporose.

Therapie

> Die Frühdiagnose ist für die Therapie und die Prognose absolut entscheidend! Die Behandlung ist schwierig und langwierig, sie bedarf sehr viel Erfahrung und richtet sich nach dem Stadium der Erkrankung – und sie ist umstritten.

Aus der Vielzahl der therapeutischen Konzepte sei in diesem Rahmen nur auf folgende Ansätze hingewiesen:

Die Behandlung muss nicht nur bei Sportlern so früh wie möglich einsetzen, da das Stadium III weitgehend irreparabel ist.

> Hauptziele der ersten Behandlungsphase der Algodystrophie sind die Beseitigung von Schwellung und Schmerzen. Oberstes Gebot ist, jegliche Irritation des Fußes zu vermeiden. Nur so kann der Teufelskreis durchbrochen werden.

Nach vorübergehender Hochlagerung auf einer gut gepolsterten Schiene, begleitet von kühlenden Maßnahmen, wird – wenn die akute Schmerz- und Entzündungsphase abgeklungen sind – mit behutsamer Physiotherapie begonnen (u.a. Krankengymnastik, Lymphdrainage und Balneotherapie, z.B. Kohlendioxid-Bäder). Aktive Bewegungen sind zu fördern, die Übungsbehandlung darf nicht die Schmerzgrenze überschreiten.

Die Behandlung wird unterstützt durch Medikamente, verordnet werden bspw. Schmerzmittel, Sedativa (Beruhigungsmittel), Antidepressiva, Antiphlogistika (Präparate gegen die Entzündungsreaktion, z.B. Diclofenac), Calcitonin (körpereigenes Hormon, das u.a. den Knochenabbau hemmen soll) und Vitamine. Zum Konzept gehört auch die kontinuierliche Regionalanästhesie über einen Katheter oder die transkutane elektrische Nervenstimulation (TENS, s. Kap. 3.4).

Prognose. Entscheidend sind während der gesamten Behandlung die **Schmerzvermeidung** sowie die **Führung des Sportlers**. Er muss Vertrauen gewinnen und durch sachliche und offene Aufklärung bewusst an seiner Heilung mitwirken. Die **Prognose** für die allgemeine Gebrauchsfähigkeit und damit sportliche Belastbarkeit des Fußes ist – wie erwähnt – vom Zeitpunkt des Behandlungsbeginns abhängig: je früher, desto besser. Etwa ein Drittel aller Erkrankungen nehmen leider einen chronischen Verlauf.

Prävention. Die Algodystrophie kann zur Katastrophe werden; es gibt Patienten, die so stark leiden, dass sie – und dies ist nicht übertrieben – den Wunsch äußern, der Fuß solle amputiert werden!

> Der „Sudeck" ist also viel mehr als nur eine sportmedizinische Katastrophe, die unbedingt verhindert werden muss: Die Prävention hat eine entscheidende Bedeutung.

Die wichtigste Maßnahme zur Vorbeugung ist die Schmerzvermeidung! Wesentlich ist dabei:

- Keine einschnürenden Verbände am Fuß, also ausreichende Polsterung von Gips- und Kunststoffverbänden, z.B. bei Knochenbrüchen
- Manipulationen nur in adäquater Anästhesie (z.B. Einrichtung von Frakturen)
- Adäquate Operationstechnik mit schonendem Gewebeumgang und stabilen Osteosynthesen, die eine möglichst schmerzfreie Frühmobilisation erlauben
- Frühe und schmerzfreie Übungsbehandlung, v.a. aktive Bewegungsübungen
- Schwellungsprophylaxe und konsequente Hochlagerung des Fußes bei Verletzungen (unter Thromboseprophylaxe)
- Ernstnehmen jeglicher Klagen eines Patienten zu jeder Zeit

III Besondere Verletzungsmuster und sportmedizinische Herausforderungen

29 Infektionen – Mikroorganismen, Tiere oder Menschen als Ursache

29.1 Was ist eine Infektion?

Unter einer **Infektion** (oder kurz einem Infekt, lat. für Ansteckung) versteht man das Eindringen von Mikroorganismen, also Krankheitserregern wie z.B. Bakterien, Viren oder Pilzen, in einen Makroorganismus wie den Menschen; dort können diese sich vermehren („keimen“). Die mögliche Folge ist dann als Reaktion des Organismus eine **Infektionskrankheit**. Im allgemeinen Sprachgebrauch – und auch in diesem Buch – wird die entstandene Krankheit meistens kurz und vereinfachend als Infektion bezeichnet (z.B. Haut- oder Knocheninfektion). Letzteres ist insofern nicht ganz korrekt, weil eine Infektion auch stumm ablaufen kann und nicht unbedingt zu spürbaren Krankheitssymptomen führen muss. Der zeitliche Ablauf einer Infektion ist nämlich sehr unterschiedlich; sie kann akut, also schnell beginnen, aber auch langsam, d.h. chronisch verlaufen, sodass eine Heilung evtl. ausbleibt.

Die **lokalen Symptome einer Infektion** sind wesentlich davon abhängig, welche Eigenschaften die Krankheitserreger haben und wo sie eindringen. Eiterbildende Keime wie Staphylokokken können bspw. bei einer Risswunde am Schienbein eines Fußballspielers eine Entzündung der Haut auslösen. Diese Entzündung hat das Ziel, den Schädigungsreiz – in diesem Beispiel die Bakterien – zu beseitigen und ggf. eingetretene Schäden zu reparieren. Mögliche lokale Symptome der infizierten Schürfwunde sind die schmerzhafte Schwellung, Rötung und Überwärmung der Haut mit Beeinträchtigung der Funktion des Beins. Eine Infektion, in diesem Beispiel der Haut, kann aber auch zu **allgemeinen Symptomen** führen: Dabei handelt es sich um uncharakteristische Allgemeinerscheinungen des Körpers, die auch bei anderen Infektionen auftreten können wie z.B. Fieber, Schwächegefühl, Kopf- und Gliederschmerzen bzw. Blutveränderungen, bspw. eine Vermehrung der weißen Blutkörperchen (Leukozyten) und ein Anstieg des sog. C-reaktiven Proteins (CRP).

> Eine **Entzündung** muss nicht unbedingt durch Krankheitserreger wie Bakterien bedingt sein, sie ist lediglich die Antwort des Körpers auf einen äußerlichen oder innerlichen Reiz. Andere Entzündungsursachen sind mechanische Reize (z.B. ein Tritt vor das Schienbein), thermische Reize (z.B. eine Verbrennung), Strahlung (z.B. die sog. Schneeblindheit als Reaktion der Augen auf die UV-Strahlung) oder chemische Reize (z.B. Einwirkung von Säure). Auch beim „Gelenkverschleiß“, z.B. einer Arthrose des Kniegelenks, kann sich ein schmerzhafter Reizzustand entwickeln, man spricht dann von der aktivierten Arthrose.

Zuletzt noch einige Begriffsbestimmungen und grundsätzliche Anmerkungen:

Kommt es bei einer Infektion zu einer Eiteransammlung in einer bereits bestehenden Höhle, z.B. einem Gelenk, so handelt es sich um ein **Empyem**. Dagegen ist der **Abszess** die Eiterung in einer nicht präformierten Höhle, die durch entzündliche Gewebeeinschmelzung entsteht; der Abszess hat eine

Kapsel, die ihn von der Umgebung abgrenzt und bspw. verhindert, dass ein Antibiotikum an den „Ort des Geschehens" gelangt und seine Wirkung entfaltet. Dies bedeutet für die Behandlung, dass der Eiter (operativ) entfernt werden muss und die alleinige antibiotische Therapie nicht ausreicht. Die Ursache von Abszessen oder Empyemen bei Sportlern sind eiterbildende Bakterien, meistens Staphylokokken; diese dringen z.B. über eine Wunde, bei einer Injektion oder einer Operation in den Körper ein.

Wenn sich eine eitrige Infektion diffus – also nicht umgeschrieben wie bei einem Abszess – in den Weichteilen ausbreitet, so spricht man von einer **Phlegmone**. Die Erreger, oft Streptokokken, aber auch Staphylokokken, dringen meist über kleine Hautverletzungen ins Gewebe ein. Zur Therapie werden i.d.R. Antibiotika eingesetzt; kommt es bei einer Phlegmone zur „Einschmelzung", dann ist die chirurgische Behandlung mit Entfernung von Eiter und abgestorbenem Gewebe notwendig.

Infektionen in der sportmedizinischen Unfallchirurgie und Orthopädie werden meistens durch Bakterien verursacht. Im Rahmen der Behandlung wird oftmals ein **Antibiotikum** verordnet, das ist ein Medikament, das gegen die Bakterien wirken soll. Es gibt zahlreiche Antibiotika mit sehr unterschiedlichem Wirkungsspektrum, d.h. nicht jedes Antibiotikum kann gegen jedes Bakterium eingesetzt werden. Oder mit anderen Worten: Bakterien können gegen gewisse Antibiotika resistent sein.

Wann immer möglich, sollte bei Infektionen ein **Erregernachweis** geführt werden, um gezielt ein geeignetes Antibiotikum verordnen zu können. Zum Erregernachweis wird meistens ein **Abstrich** gemacht, bei dem mit einem sterilen Watte-Tupfer Material aus dem Infektionsherd genommen wird, z.B. Eiter oder infiziertes Gewebe. Das Material wird dann in einem Mikrobiologie-Labor untersucht. Werden dort Bakterien nachgewiesen, so erfolgt die Testung von verschiedenen Antibiotika gegen diese Erreger (sog. **Resistogramm**): Nicht selten sind Bakterien nämlich gegen bestimmte Antibiotika resistent, was die Unwirksamkeit dieser Medikamente bedeutet; das Resistogramm ermöglicht dann eine gezielte Antibiotikatherapie.

29.2 Welche Bedeutung haben Infektionen für Sportler?

Aus sportmedizinischer Sicht sind bei Infektionen verschiedene Aspekte zu berücksichtigen. Dies betrifft zunächst einmal die Ursache:

- Eine Infektion kann die **direkte Folge einer sportlichen Aktivität** sein. Ein Beispiel dafür ist der Fußballspieler, der sich beim Grätschen nach dem Ball eine Oberschenkelschürfwunde zuzieht, die einige Tage später zu eitern beginnt.
- Die Infektion kann als **Folge der Behandlung einer Sportverletzung** entstehen, bspw. als Folge einer Spritze oder einer Operation.
- Eine Infektion kann **zufällig oder unabhängig vom Sport** auftreten, wird aber vom Betroffenen mit seiner sportlichen Betätigung in Zusammenhang gebracht. Dieses Verhalten ist verständlich und resultiert aus dem natürlichen Erklärungsbedürfnis, das uns Menschen zu eigen ist. Dazu ein Beispiel: Ein Sportler führt seine Abgeschlagenheit auf eine anstrengende Saisonvorbereitung zurück, in Wirklichkeit leidet er aber unter einer Leberentzündung, die durch verunreinigtes Wasser oder Lebensmittel (z.B. Muscheln) übertragen wurde.
- Und noch eines: Bei einer **vermeintlichen Infektion** ist auch daran zu denken, dass die Vermutung nicht zutrifft, die „Infektion" also gar keine ist! So kann es sich bspw. bei einem Schnupfen um eine Allergie gegen Pollen und nicht um einen grippalen Infekt handeln.

Unabhängig von ihrer Entstehung möchten Sportler, die von einer Infektion betroffen sind, wissen, ob bzw. wann sie ihren Sport (wieder) betreiben können.

Grundsätzlich sollte die **Entscheidung über die Sportfähigkeit** vom zuständigen behandelnden Arzt getroffen werden.

Als Faustregel gilt, dass bei **einer akuten Infektion** wie bspw. einer Grippe oder einer Eiterung an der Hand **Sport verboten** ist. Andernfalls können eine dauerhafte Schädigung des Körpers oder sogar lebensgefährliche Komplikationen die Folge sein, z.B. die Herzmuskelentzündung bei einer Grippe oder die Blutvergiftung (Sepsis) durch eiterbildende Bakterien oder deren Gifte. Bei einer **chronischen Infektion** ist eine Abwägung in **Absprache mit dem Arzt** erforderlich. Es müssen bzgl. der sportlichen Belastbarkeit zahlreiche Faktoren wie bspw. die Lokalisation, der Schweregrad und das Stadium der Erkrankung sowie die allgemeine körperliche Leistungsfähigkeit bedacht werden. Zu berücksichtigen ist auch die Tatsache, dass moderate sportliche Aktivität wie der Ausdauersport Laufen das Immunsystem stärken kann, während Leistungssport wie Marathonlaufen insbesondere in hochintensiven Trainingsphasen die Abwehrkräfte schwächt und die Anfälligkeit für Erkältungen und Atemwegsinfektionen steigert.

! Achtung: Bei gehäuft auftretenden Infektionen sollte nicht nur bei Leistungssportlern an eine möglicherweise bisher nicht erkannte Abwehrschwäche gedacht werden, z.B. bei Diabetes mellitus („Zucker") oder einem Tumorleiden. Eine erhöhte Gefährdung ergibt sich ebenfalls bei einer HIV-Infektion; die Infektion mit dem HI-Virus verursacht AIDS (erworbenes Immundefektsyndrom, engl.: *Aquired Immune Deficiency Syndrome*). Auch Durchblutungsstörungen disponieren zu Infektionen an den Beinen bzw. erschweren deren Heilung.

Die Diagnostik und Therapie von Infektionen wird, soweit sie von sportmedizinischer Bedeutung sind, in den jeweiligen speziellen Abschnitten dieses Buchs dargestellt, gegliedert nach Körperregionen. In diesem Kapitel soll noch auf einige spezielle Probleme eingegangen werden.

29.3 Weichteilinfektionen

Weichteilinfektionen beim Sport betreffen v.a. die Haut bzw. das Unterhautfettgewebe, seltener tiefere Strukturen wie die Sehnen, die Sehnenscheiden als deren Hüllgewebe oder die Muskulatur.

29.3.1 Infektionen im Haarbereich – Follikulitis, Furunkel und Karbunkel

Die Haut des Menschen ist – bis auf einige Stellen wie die Handinnenflächen, die Fußsohlen oder die Lippen – behaart. Das Haar ist ein Hornfaden, der in der Haarwurzel gebildet wird und ständig wächst. Die Hauteinstülpung, in der sich die Haarwurzel befindet und aus der das Haar herauswächst, wird als **Haarbalg** oder **Haarfollikel** bezeichnet. In den Follikel mündet eine Talgdrüse. Von den Follikeln können Eiterungen der Haut ausgehen, die sog. **follikulären Pyodermien**, und zwar Follikulitis, Furunkel und Karbunkel. Die verursachenden Erreger sind Bakterien, die sich massenhaft auf der Haut befinden und das Haar bzw. den Follikel als Eintrittspforte benutzen, meistens **Staphylokokken**, v.a. Staphylococcus aureus.

Diagnose. Die **Follikulitis** ist eine eitrige Entzündung des oberen, äußeren Anteils eines Haarbalgs und kann bspw. nach einer Rasur der Beine entstehen. Es findet sich eine stecknadelkopfgroße Eiterpustel am Haarfollikel, die von einem roten Randsaum umgeben ist. Ein Fortschreiten der Entzündung und Weiterentwicklung zum Furunkel ist möglich.

Der **Furunkel** ist eine schmerzhafte, eitrig-einschmelzende Entzündung des gesamten Haarfollikels und des umliegenden Gewebes. Furunkel entstehen typischerweise an den Armen und Beinen, im Gesicht, in der Achselhöhle und am Gesäß. Zunächst entwickelt sich eine kleine Pustel, die bald mit Rötung und Schwellung der Umgebung einhergeht („Eiterauge"). Durch Gewebsuntergang (Nekrose) und eitrige Einschmelzung entsteht ein zentraler „Pfropf", der ausgestoßen wird und sich somit spontan entleert. Dann lassen die Schmerzen sofort nach, es bleibt eine meist kleine Narbe zurück. Im akuten Stadium sind die Lymphknoten oft schmerzhaft geschwollen, leichtes Fieber kann bestehen.

Der **Karbunkel** („Eiterbeule") ist eine eitrig-einschmelzende Infektion mehrerer benachbarter Haarfollikel und ihrer Umgebung. Die Infektion kann sich aus einem längere Zeit bestehenden Furunkel entwickeln. Das Erscheinungsbild entspricht dem des Furunkels, jedoch ist die Symptomatik ausgeprägter. Die Gefahr der Sepsis („Blutvergiftung") ist beim Karbunkel größer als beim Furunkel.

> Insbesondere wenn Follikulitis, Furunkel oder Karbunkel gehäuft und wiederholt auftreten, sollte ärztlicherseits nach einem Diabetes mellitus („Zucker") oder anderen Ursachen einer reduzierten Abwehrlage gefahndet werden.

Therapie. Zuerst soll mit einem Irrglauben aufgeräumt werden:

> „Zugsalbe" ist ungeeignet: Es ist eine Illusion zu glauben, dass die Salbe den Eiter „herauszieht". Außerdem verhindert die meist dunkle oder gar schwarze Salbenfarbe die Verlaufsbeurteilung der Infektion, weil der Befund verdeckt wird.

Bei einer **Follikulitis** wird die **Desinfektion und Eröffnung** der Pustel im Austrittsbereich des Haares empfohlen, z.B. mit einer Pinzette. Ein Antibiotikum ist meist nur bei Infektion mehrerer Haarfollikel erforderlich, in diesem Fall ist auch ein hautärztlicher Rat einzuholen.

An einem **Furunkel** sollte der medizinische Laie **nicht manipulieren**, keine Ausquetschversuche! Zunächst wird ein Antibiotikum verordnet. Bei Furunkeln am Arm oder Bein erfolgt die Ruhigstellung, z.B. auf einer Schiene. Ein Alkohol- oder Feuchtverband (z.B. mit Octenisept) dient der besseren Abgrenzung des Herds.

> ! Achtung: Der Furunkel im Gesicht, z.B. im Oberlippenbereich, ist besonders gefährlich, weil die Keime zum Gehirn verschleppt werden können. Ruhigstellung bedeutet hier Rede- und Kauverbot, also auch flüssige Ernährung.

Ein „reifer" Furunkel mit verzögertem Durchbruch des Pfropfs kann vom Arzt nach Desinfektion mit einem spitzen Skalpell durch einen sehr kleinen Schnitt eröffnet werden, dies geht i.d.R. sogar ohne Anästhesie.

Auch beim **Karbunkel** gilt: Keine Ausquetschversuche! Neben dem **Antibiotikum** ist die **Operation** erforderlich; das infizierte und untergegangene Gewebe wird entfernt mit anschließender Ruhigstellung, Feuchtverband und antibiotischer Behandlung.

29.3.2 Der Schweißdrüsenabszess – hat das Deodorant versagt?

Der Schweißdrüsenabszess entwickelt sich meist in der **Achselhöhle**. Es handelt sich um eine Infektion der Schweißdrüsen mit eiterbildenden Bakterien, meistens Staphylokokken, deren Eindringen bei intensiver Schweißabsonderung und evtl. gereizter Haut erleichtert wird. Jedoch lässt sich das Problem nicht immer mit einem guten Deodorant lösen, weil auch andere Faktoren eine Rolle spielen sollen, z.B. hormonelle Schwankungen. Letzteres mag ein Grund dafür sein, dass Frauen, also Sportlerinnen, häufiger als Männer betroffen sind.

Diagnose. Anfangs findet sich – meistens im Achsel-, seltener im Leisten- oder Genitalbereich – ein entzündlich gerötetes, schmerzhaftes Knötchen, das Walnussgröße annehmen kann. Bei Ausbreitung der Infektion ist die Umgebung bretthart, die Lymphknoten sind geschwollen, Fieber kann auftreten. Manchmal kommt es zum spontanen Durchbruch des Eiters.

Therapie. Neben der Gabe eines Antibiotikums ist die chirurgische Sanierung mit Entfernung des Abszesses anzustreben. Aufschneiden alleine genügt nicht.

Prävention. Waschen mit desinfizierender Seife und die Verwendung eines guten Deos sind zwar sinnvoll, aber meistens nicht ausreichend: Da Schweißdrüsenabszesse sehr hartnäckig sein und immer wieder auftreten können, sollte ein Hautarzt konsultiert werden.

29.3.3 Das Erysipel – die „Wundrose“

Es handelt sich um eine Hautinfektion, für die eine „flammende“ Rötung charakteristisch ist. Die verursachenden Bakterien sind sog. β-hämolysierende Streptokokken der Gruppe A. Diese dringen in die Haut durch Schürfungen oder kleinste Risswunden ein, bspw. zwischen den Zehen, wobei hier die durch Fußpilz geschädigte Haut eine Rolle spielen kann.

Diagnose. Die Wundrose entwickelt sich um die – nicht immer zu identifizierende Eintrittspforte der Bakterien – mit scharfer Abgrenzung gegenüber der gesunden Haut der Umgebung, bspw. am Fuß, am Unterschenkel oder im Gesicht („Gesichtsrose“). Die Lymphknoten, am Bein bspw. in der Leiste, schwellen an. Meistens bestehen Allgemeinsymptome wie Fieber, Schüttelfrost und Übelkeit. In seltenen Fällen kann sich der lokale Befund verschlechtern mit Blasenbildung oder gar Untergang der Haut (Hautnekrose). Als weitere Komplikation kann eine Nierenentzündung (Glomerulonephritis) auftreten.

Therapie. Es ist strenge Bettruhe unter Thromboseprophylaxe erforderlich, außerdem eine antibiotische Behandlung. Bei hohem Fieber wird ein fiebersenkendes Mittel wie bspw. Paracetamol verordnet. Sofern das Bein oder der Arm betroffen sind, wird mit einer Schiene ruhiggestellt; empfehlenswert sind feuchte Umschläge (z.B. mit Octenisept). Falls eine Wunde oder eine Pilzinfektion als Eintrittspforte identifiziert werden kann, so wird diese mitbehandelt, ebenso natürlich eine Grundkrankheit wie bspw. der Diabetes mellitus („Zucker“). Mit dem Sport darf erst wieder begonnen werden, wenn die Infektion vollständig abgeklungen ist, das bedeutet frühestens nach etwa 3 Wochen.

Prävention. Wichtig für Sportler ist eine sorgfältige Pflege der Haut, um Risse, die eine potenzielle Eintrittspforte für Bakterien sind, zu verhindern. Schürfungen und andere Wunden müssen gereinigt und desinfiziert werden. Fußpilz ist angemessen zu behandeln, vorbeugend sollten die Zwischenzehenräume trocken gehalten werden. Wichtig ist auch die Überprüfung und ggf. Vervollständigung des Impfschutzes gegen Wundstarrkrampf (Tetanus).

29.3.4 Die „Blutvergiftung" – der rote Streifen, der zum Herzen wandert

Zunächst einige Vorbemerkungen zur Anatomie: Die **Lymphe** ist eine wässrige, hellgelbe Körperflüssigkeit. Sie entsteht im Gewebe, enthält u.a. auch Zellen (Lymphozyten) und gelangt über die Lymphgefäße in das Blut zurück. Eine Aufgabe des Lymphsystems ist der Transport von Fetten aus dem Verdauungstrakt. Darüber hinaus spielt die Lymphe eine ganz wichtige Rolle für die körpereigene Abwehr, das Immunsystem: Krebszellen oder Bakterien werden in den Lymphgefäßen zu den Lymphknoten transportiert, die als Sammelstelle und Filter dienen. Bei der Bekämpfung dieser „Feinde" schwellen die Lymphknoten an. Eine durch Bakterien – meistens Streptokokken, aber auch Staphylokokken – verursachte Entzündung der Lymphbahnen wird als **Lymphangitis** bezeichnet.

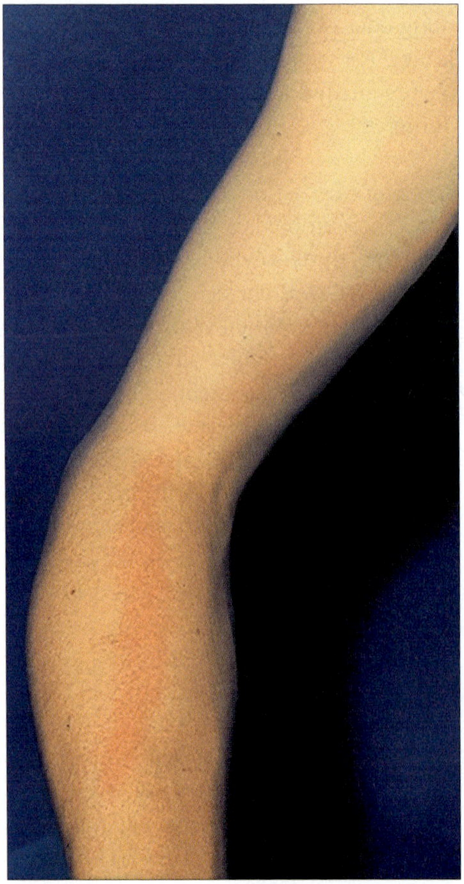

Abb. 29.1: Lymphangitis im Bereich des Unter- und Oberarms bei einer Infektion an der Hand

Diagnose. Eintrittspforte für die Krankheitserreger sind nicht selten kleinste Verletzungen, bei Sportlern z.B. infizierte Insektenstiche, Bissverletzungen oder Risse in der Haut wie beim Fußpilz. Charakteristisch für die Lymphangitis ist ein **roter Streifen**, z.B. am Arm oder am Bein, der dem Lymphgefäßverlauf entspricht und in Richtung des Herzens wandert (s. Abb. 29.1). Umgangssprachlich wurde fälschlicherweise der Begriff „Blutvergiftung" geprägt, es handelt sich aber – wie beschrieben – um eine Entzündung der Lymphgefäße. Die zugehörigen Lymphknoten entzünden sich ebenfalls (**Lymphadenitis**) und sind meistens schmerzhaft geschwollen, z.B. in der Ellenbeuge, in der Achselhöhle oder in der Leiste. Nicht selten ist das Allgemeinbefinden gestört mit Fieber, Schüttelfrost und Herzklopfen.

Therapie. Die richtige Behandlung ist wichtig, weil andernfalls eine Ausbreitung der Entzündung und damit der Bakterien über den Blutweg möglich ist. Dies wiederum kann dann zur lebensgefährlichen Sepsis führen, also der „echten" Blutvergiftung mit Absiedelung der Erreger in Organe. Daher wird immer mit einem **Antibiotikum** therapiert. Ebenso muss als Herdsanierung die Eintrittspforte für die Bakterien mit behandelt werden, z.B. mit desinfizierenden Umschlägen. Erforderlich ist auch die Überprüfung und ggf. Vervollständigung des Impfschutzes gegen Wundstarrkrampf (Tetanus). Anfangs ist Bettruhe mit Hochlagerung der Extremität einzuhalten (Thromboseprophylaxe). Bei Eiterbildung, z.B. Einschmelzung von Lymphknoten, sind chirurgische Maßnahmen erforderlich. Sportverbot besteht für etwa 3 Wochen. Bei wiederkehrender oder chronischer Lymphbahnenentzündung kann es zur Lymphabflussstörung mit dauerhafter Schwellung kommen, was dann als Lymphödem bezeichnet wird.

Prävention. Es gelten die bei der Wundrose genannten Empfehlungen. Die beste Vorsorge ist ein hoher hygienischer Standard.

29.4 Gelenkinfektionen

Die Infektion eines Gelenks, d.h. die durch Bakterien bedingte Entzündung, führt unbehandelt zu einer schwersten Schädigung des Knorpels und Zerstörung des Gelenks. Eine häufige Ursache bei Sportlern sind Spritzen ins Gelenk, z.B. ins Knie, weitere Ursachen sind bspw. eine vorausgegangene Arthroskopie oder Gelenkoperation wegen eines Knochenbruchs oder zum Einbau einer Prothese. Eine Infektion kann auch bei einem offenen Knochenbruch mit Gelenkbeteiligung entstehen, wenn die Erreger von außen eindringen können. Seltener entsteht eine Gelenkinfektion durch eine Infektion in der unmittelbaren Nachbarschaft oder in einer anderen Körperregion, wobei die Erreger auf dem Blutweg ins mehr oder weniger weit entfernte Gelenk gelangen.

An dieser Stelle sollen einige allgemeine Hinweise zu dieser Problematik erfolgen, spezielle Ausführungen finden sich in den Kapiteln zu den jeweiligen Gelenken.

Diagnose. Charakteristische Symptome beim akuten Verlauf einer Infektion sind zunehmende **Schmerzen**, **Funktionseinschränkung**, **Schwellung** und **Gelenkergussbildung**, z.B. innerhalb von etwa 24–48 Stunden nach einer Injektion ins Gelenk. Fieber kann, muss aber nicht unbedingt vorhanden sein; meist fühlt der Sportler sich schlecht. In der **Blutuntersuchung** steigen oft die Entzündungswerte an, bspw. die weißen Blutkörperchen (Leukozyten) oder das C-reaktive Protein (CRP).

Die Verdachtsdiagnose kann der Arzt durch eine Punktion der Gelenkflüssigkeit erhärten, dabei findet sich ein trüber oder gar eitriger Gelenkerguss. Diese Flüssigkeit wird im Labor analysiert. Als verursachende Bakterien werden meistens **Staphylokokken** gefunden, wobei dann auch eine Austestung von verschiedenen Antibiotika erfolgt, um ein oder mehrere geeignete Präparate einzusetzen; die Erreger können nämlich gegen manche Antibiotika resistent sein. Allerdings gelingt nicht immer ein Keimnachweis, insbesondere nicht bei einem chronischen Verlauf, bei dem auch die Beschwerden des Sportlers nicht so stark ausgeprägt sind.

Bildgebende Verfahren wie die Kernspintomografie oder die Szintigrafie (s. Kap. 3.2) können manchmal zusätzliche Hinweise geben.

Therapie. Nur die **frühzeitige Behandlung** einer Gelenkinfektion kann einen bleibenden Schaden verhindern. Wenn eine Untersuchung auf Bakterien veranlasst wurde, dann darf bei begründetem Verdacht nicht die Erregeridentifizierung (dauert oft mindestens 24 Stunden) abgewartet werden.

> ! Achtung: Die Behandlung mit Antibiotika, welche die verursachenden Bakterien abtöten sollen, ist bei einer Gelenkinfektion unbedingt erforderlich, aber alleine meistens nicht ausreichend!

Es muss operiert werden, wobei das Gelenk intensiv ausgespült und gereinigt wird. Sämtliches durch die Infektion geschädigtes

Gewebe, z.B. die Gelenkinnenhaut, muss entfernt werden. Diese operativen Maßnahmen können oft im Rahmen einer Arthroskopie durchgeführt werden, insbesondere wenn die Infektion im Anschluss an eine Arthroskopie oder an eine Spritze ins Gelenk entstanden ist. In manchen Fällen ist eine weite Eröffnung des Gelenks erforderlich, v.a. auch nach vorausgegangener Gelenkoperation. Dabei kann dann auch die Entfernung von Metall, das bspw. zur Stabilisierung eines Knochenbruchs eingebracht wurde, notwendig werden. Nicht selten sind zur Beseitigung der Infektion mehrere Operationen erforderlich.

Prävention. Eine Gelenkinfektion, z.B. in der Schulter oder im Knie, kann zum tragischen Schicksal werden und das sportliche Aus bedeuten. Mögliche Folgen sind zahlreiche Operationen, ein bewegungseingeschränktes oder steifes Gelenk, bei besonders schlimmen Verläufen sogar die Amputation oder die Schädigung anderer Organe durch die Bakterien. Aus diesen Gründen hat die Verhinderung einer Infektion eine zentrale Bedeutung: Weil Gelenkpunktionen und -injektionen eine der häufigsten Ursachen bei Sportlern sind, müssen derartige Maßnahmen unbedingt unter sterilen Bedingungen durchgeführt werden. Dies bedeutet für den Arzt u.a. ausgiebige Desinfektion, sterile Handschuhe und Abdeckung, also höchste Vorsicht.

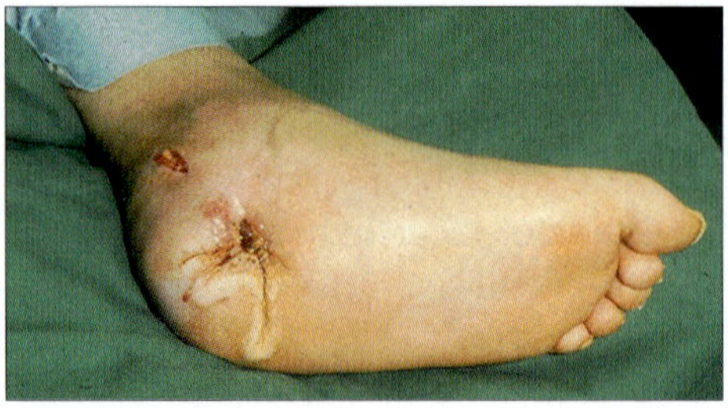

Abb. 29.2: Chronische Knocheninfektion nach einem Fersenbeinbruch bei einem ehemaligen Klettersportler. Der Eiter bahnt sich seinen Weg vom Knochen nach außen über eine sog. Fistel.

29.5 Knocheninfektionen

Eine bakterielle **Infektion des Knochens** (in der medizinischen Fachsprache **Ostitis, Osteitis, Osteomyelitis**) ist häufig durch Staphylokokken, meist Staphylococcus aureus, bedingt und kann auf unterschiedliche Weise entstehen:

- Nach einem offenen Knochenbruch, bei dem unfallbedingt durch eine offene Weichteilschädigung eine Verbindung zwischen Außenwelt und Knochen mit der Möglichkeit des Eindringens von Erregern besteht
- Nach operativer Versorgung eines Knochenbruchs, das Risiko liegt bei etwa 1%
- Direkt, das bedeutet nach einer Verletzung der Knochenhaut (z.B. Stich, Biss) oder fortgeleitet bei einer Infektion in der Umgebung, die den zuvor nicht erkrankten oder unverletzten Knochen befällt
- Selten über den Blutweg (hämatogen) bei Infektionen an anderer Stelle des Körpers, z.B. einem Furunkel oder einer Mandelentzündung

Diagnose. Bei einer Knocheninfektion bestehen Schmerzen, Schwellung, Rötung und Funktionseinschränkung in unterschiedlichem Ausmaß. Die Symptome sind abhängig vom Stadium der Infektion, dem Erreger sowie der Lokalisation und Abwehrlage des Körpers. Gelegentlich besteht eine Fistel (s. Abb. 29.2). Allgemeinsymptome wie Fieber können fehlen.

Das **Röntgenbild** ist zunächst **unauffällig** und gestattet keine Frühdiagnose. Sichere Röntgenzeichen treten frühestens nach 1–2 Wochen auf. Frühzeitiger lässt sich das Geschehen mit der Kernspintomografie und der Knochenszintigrafie nachweisen. Auf diese Weise ist es i.d.R. auch möglich, Knochentumoren oder die heute seltene Knochentuberkulose zu unterscheiden.

Blutuntersuchungen wie z.B. Blutbildveränderungen, Erhöhung der Blutkörperchensenkungsgeschwindigkeit und des sog. C-reaktiven Proteins können weitere Hinweise auf ein infektiöses Geschehen geben.

Unbehandelt kommt es zu einer fortschreitenden Knochenzerstörung. Der Körper versucht, nicht mehr durchbluteten, abgestorbenen Knochen abzustoßen, was als Sequesterbildung bezeichnet wird. Die Infektion kann benachbarte Strukturen zerstören, z.B. angrenzende Gelenke.

Therapie. Die Behandlung der Knocheninfektion muss Ursache, Ausmaß und Stadium der Infektion berücksichtigen. Im Frühstadium kann ein Behandlungsversuch mit einem Antibiotikum sowie Ruhigstellung unternommen werden. Oftmals ist eine Operation notwendig, insbesondere dann, wenn im Röntgenbild bzw. in der Kernspintomografie Zeichen der Knochenzerstörung bestehen oder die Knocheninfektion durch Fortleitung einer eitrigen Entzündung der Umgebung entstanden ist. Außerdem wird operiert, wenn eine Infektion des Knochens sich auf ein angrenzendes Gelenk oder die Weichteile der Umgebung ausgedehnt hat.

Die **Operationsprinzipien** entsprechen denen bei einer Gelenkinfektion: Eiter und infiziertes bzw. abgestorbenes Weichteil- und Knochengewebe, insbesondere auch Sequester, müssen entfernt werden. Das Gewebe wird zur feingeweblichen und mikrobiologischen Untersuchung zwecks Erregerbestimmung eingeschickt, Abstriche sind wie bei allen Infektionen obligat. Wichtig ist auch, dass der Knochen von gut durchblutetem Gewebe bedeckt ist und nicht frei liegt. Dementsprechend sind gelegentlich plastisch-chirurgische Maßnahmen zur Hautdeckung erforderlich. Leider ist auch heute noch bei ausgedehnter und chronischer Knocheninfektion in manchen Fällen eine Amputation nicht zu vermeiden.

Besondere Bedeutung haben bei Knocheninfektionen **antibiotikumhaltige Medikamententräger**, die nach operativer Entfernung von infiziertem und zerstörten Gewebe lokal eingebracht werden und eine hohe Konzentration des Antibiotikums (i.d.R. das Präparat Gentamicin) am Ort des Geschehens gewährleisten. 2 Formen von Medikamententrägern können alternativ verwendet werden: Gentamicin-Kollagen-Vlies wird im Verlauf vom Körper abgebaut, antibiotikumhaltige Kugelketten (Gentamicin-Polymethylmetacrylat) müssen wieder entfernt werden.

Unterstützt wird diese lokale Antibiotikatherapie durch die Gabe eines knochengängigen Antibiotikums, entweder als Infusion oder oral. Ggf. ist bei schweren Infektionen oder Mischinfektionen mit mehreren Erregern eine Kombinationstherapie durchzuführen. Die Wahl des Antibiotikums richtet sich nach dem zu erwartenden Erreger (meist Staphylococcus aureus), ferner nach dem Ergebnis der bakteriologischen Untersuchung, bei der auch eine Testung der Erregerempfindlichkeit auf Antibiotika erfolgt. Die antibiotische Behandlung wird für mehrere Wochen, manchmal Monate durchgeführt.

> ! Achtung: Nicht immer gelingt bei Knocheninfektionen ein Erregernachweis. Dies betrifft insbesondere die chronischen Verläufe. Dennoch muss eine adäquate Therapie einschließlich antibiotischer Behandlung erfolgen.

Nach Infektberuhigung wird bei größeren Knochendefekten eine Knochentransplantation, z.B. vom Beckenkamm, durchgeführt.

Entwickelt sich die Knochenentzündung nach einer offenen Fraktur, so ist, neben den genannten therapeutischen Maßnahmen, eine wichtige Voraussetzung für die Beruhigung des Infektes die sichere Ruhigstellung des Knochens. Diese erfolgt – je nach Lokalisation – durch eine operative Stabilisierung des Knochens (Osteosynthese) bspw. mit einer angeschraubten Platte oder einem Fixateur externe („äußerer Festhalter"): Bei die-

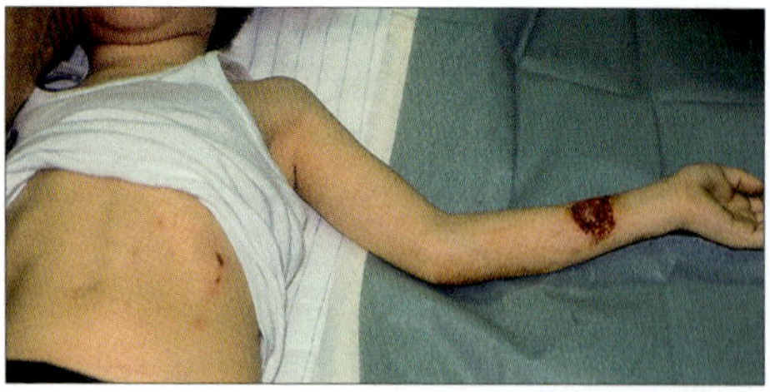

Abb. 29.3: Bissverletzungen am Unterarm und am Brustkorb bzw. Bauch durch einen Schäferhund

sem werden ober- und unterhalb des infizierten Bereichs Schrauben durch die Haut in den Knochen eingedreht, die Schrauben werden dann mit dem äußeren „Gestell“ verbunden. Auf diese Weise wird die Infektion überbrückt und ruhiggestellt; der Fixateur externe kommt insbesondere bei knöchernen Substanzendefekten zur Anwendung.

Sofern es zu einer Knocheninfektion nach operativer Behandlung einer geschlossenen Fraktur kommt, muss gelockertes Osteosynthesematerial entfernt werden. Im Übrigen gelten die gerade aufgeführten Behandlungsprinzipien.

29.6 Bissverletzungen

Bissverletzungen sind bei Sportlern keine Seltenheit. Dabei handelt es sich entweder um Zufallsverletzungen wie z.B. den Hundebiss beim Joggen oder um sportspezifische Verletzungen, bspw. den Pferdebiss beim Reiter oder den Menschenbiss als Zahnschlagverletzung bei Kampfsportarten. Die Probleme bei einer Bissverletzung ergeben sich einerseits durch die Gewebeschädigung, andererseits aber v.a. durch die massenhaft mit dem Speichel eingedrungenen Keime. Es besteht das Risiko von schweren Infektionen mit bleibender Funktionsstörung, in manchen Fällen ist sogar das Leben der Betroffenen gefährdet.

29.6.1 Tierbisse – „der tut nichts, der will nur spielen!“

Bei 80–90% der Tierbissverletzungen sind **Hunde** die Verursacher (s. Abb. 29.3), seltener Pferde, Katzen oder andere Tiere. Meistens sind die Hände bzw. die Arme betroffen (Abwehrreaktion), aber auch die Beine, insbesondere beim Fluchtversuch, oder das Gesicht.

Diagnose. Durch einen Tierbiss kommt es zu einer lokalen Verletzung, meistens der Weichteile, manchmal bricht sogar der Knochen. Es kann sich aber außerdem eine Infektion entwickeln, i.d.R. innerhalb von 24–48 Stunden. Als Erreger werden verschiedene Keime nachgewiesen, typischerweise oft Pasteurella multocida. In schlimmen Fällen bleibt die Infektion nicht auf die Region des Bisses begrenzt. Bspw. ist auch die Entwicklung einer Hirnhautentzündung, ein Befall des Herzens durch die Bakterien sowie eine Lungenentzündung möglich.

Therapie. Zur Behandlungsstrategie bei Tierbissverletzungen gehören die **Wundausschneidung** sowie **Wundspülung**. Verletzte Strukturen in der Tiefe, z.B. Sehnen, werden – sofern möglich – rekonstruiert. Umstritten ist, ob bei fehlenden Infektionszeichen ein Wundverschluss durch Naht erfolgen darf, im Gesicht wird dies i.d.R. praktiziert. Bei bestehender Infektion an den Armen oder Beinen wird vorübergehend mit einer Schiene ruhiggestellt und ein **Antibiotikum** verordnet.

Unter Fachleuten wird kontrovers diskutiert, ob ein Antibiotikum auch prophylaktisch, also bei noch nicht eingetretener Infektion, eingesetzt werden sollte. Wegen der potenziellen Komplikationen ist aber die generelle Gabe eines Antibiotikums durchaus vertretbar. Die Überprüfung und ggf. Vervollständigung des Impfschutzes gegen **Wundstarrkrampf** (Tetanus) ist selbstverständlich. Auch das Risiko einer **Tollwutinfektion** muss abgeklärt werden.

Prävention

> ! Achtung: Pferdebisse betreffen oft junge Menschen, überwiegend Mädchen, weil sie die Sportart Reiten häufiger ausüben. Diese Verletzungen lassen sich durch entsprechende Vorsicht und Kenntnisse im Umgang mit den Tieren meist vermeiden.

29.6.2 Menschenbissverletzungen – auch beim Sport

Menschenbissverletzungen werden oftmals unterschätzt oder nicht als solche erkannt und inadäquat behandelt. Aber: Jeder Mensch hat Bakterien im Mund. Diese sog. Mundflora hat eigentlich eine Schutzfunktion, sie ist variabel und u.a. von der oralen Hygiene abhängig. Wenn Keime der Mundflora in das durch einen Menschenbiss verletzte Gewebe eindringen können, kann dies zu gefährlichen Infektionen führen. Ein typischer bakterieller Erreger ist Eikenella corrodens, der zu Infektionen nicht nur am Ort der Verletzung, sondern auch an anderen Stellen des Körpers führen kann. Durch einen Biss können auch andere Infektionserreger wie Viren übertragen werden, die bspw. eine Leberentzündung (Hepatitis B) oder auch eine HIV-Infektion (s. Kap. 29.2) verursachen können. Aus diesen Gründen sind Infektionen nach Biss durch einen Menschen oft gefährlicher als solche durch ein Tier.

Verletzungen durch Menschenbiss sind beim Sport nicht besonders häufig. Zweifelhafte „Berühmtheit" erlangte der ehemalige Boxweltmeister Mike Tyson, als er 1997 im Schwergewichtskampf dem überlegenen Evander Holyfield ins Ohr biss. Eine „echte" Sportverletzung ist die sog. **Verletzung der geballten Faust** (engl.: *clenched fist injury*, s. Abb. 29.4), wobei die rechte Hand häufiger betroffen ist als die linke. Die Verletzung entsteht bei Kampfsportarten, z.B. beim Karate, und ist eine **Zahnschlagverletzung**; sie entsteht allerdings auch im Rahmen von Schlägereien, z.B. beim Eishockey, wenn die Handschuhe zum Zweck handgreiflicher Auseinandersetzungen ausgezogen werden:

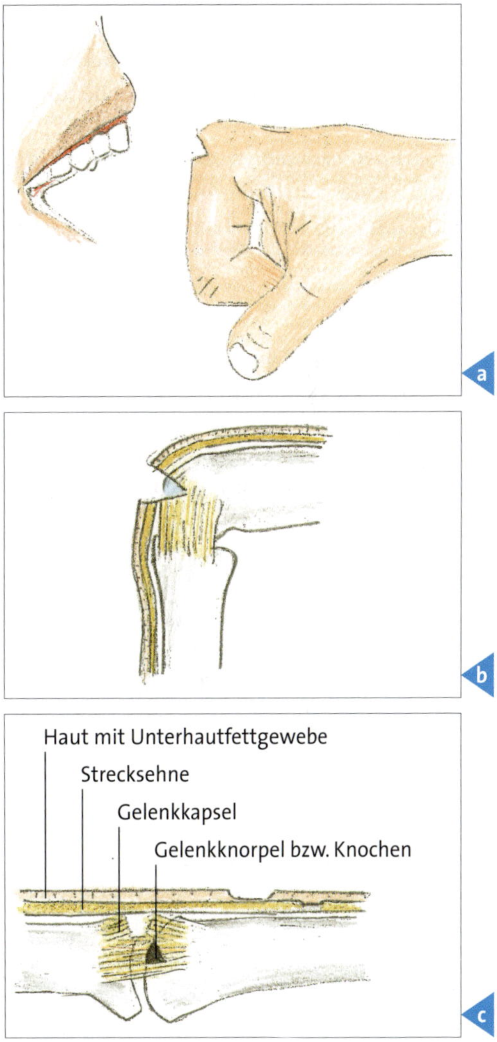

Abb. 29.4: Zahnschlagverletzung der geballten Faust. **a)** Die Verletzung entsteht, wenn die Faust den Zahn des Kontrahenten trifft. **b)** Der Zahn durchdringt die Haut und das darunter liegende Unterhautfettgewebe. Dann wird die Strecksehne über dem Grundgelenk durchstoßen. Anschließend wird das Gelenk eröffnet, mit Verletzung des Knorpels bzw. Knochens. **c)** Bei Streckung der Finger verschieben sich die Verletzungsstellen bzw. die einzelnen Strukturen kulissenartig gegeneinander. Hierdurch entstehen geschlossene Räume, die eine Infektionsausbreitung in die Tiefe begünstigen.

Hierbei wird die Hand streckseitig im Fingergrundgelenkbereich bzw. in Höhe des betroffenen Mittelhandköpfchens in Faustschlussstellung durch den Zahn eines Trainingspartners oder Gegners traumatisiert. Diese Form der Menschenbissverletzung hat wahrscheinlich die höchste Komplikationsrate, nicht nur aufgrund der Tatsache, dass die Betroffenen erst spät zur Behandlung kommen. In 75% der Fälle werden tiefe Strukturen geschädigt, also nicht nur die Haut, sondern auch die Strecksehne, die Gelenkkapsel, der Knorpel bzw. der Knochen.

Diagnose

> ! Achtung: Bei einer Zahnschlagverletzung der Hand wird die oft nur kleine Eintrittswunde im Bereich des streckseitigen Fingergrundgelenks meist zunächst für harmlos gehalten. Häufig suchen die „harten Kämpfer" bzw. Patienten den Arzt erst verspätet auf.

Außerdem kann die kleine Wunde kann bei flüchtiger Untersuchung leicht übersehen werden. Daraus resultiert nicht selten ein fortgeschrittenes Infektionsstadium. Die Hand ist dann schmerzhaft und erheblich angeschwollen. Die Wunde ist schmierig belegt mit trüber oder eitriger und evtl. übel riechender Flüssigkeitsabsonderung.

Zur Diagnosestellung sind **Röntgenaufnahmen** unbedingt erforderlich: Gefahndet wird nach Frakturen, meistens im Kopfbereich des 5. Mittelhandknochens, Zeichen einer Gelenk- oder Knochenentzündung oder verbliebenen Fremdkörpern, z.B. einem Zahnstück. Obligat ist ein **Abstrich** für die mikrobiologische Untersuchung zur Identifikation des oder der Infektionserreger.

Therapie. Die **chirurgische Behandlung** jeder Menschenbissverletzung muss **aggressiv** sein, die Behandlungsprinzipien entsprechen denjenigen bei Tierbissen:

Erforderlich sind **Antibiotikum** und **Operation** mit Wundausschneidung, dabei Überprüfung aller verletzten Strukturen bzw. Ebenen der Verletzung und eine Wundspülung. Nach ausgiebiger Spülung des Wundgebietes muss auf einen Wundverschluss zumindest bei fortgeschrittener Infektion verzichtet werden. Je nach Ausmaß und Lokalisation der Infektion kann das Einlegen einer Drainage oder eines antibiotikumhaltigen Medikamententrägers sinnvoll sein. Der Tetanusimpfschutz ist zu überprüfen und ggf. zu komplettieren.

Bei einer Verletzung der geballten Faust folgt eine Inspektion des Gelenks und des Knorpels. Die häufig nur punktuell verletzte Strecksehne bedarf i.d.R. keiner Versorgung; bei der seltenen vollständigen Sehnendurchtrennung empfiehlt sich bei ausgeprägten Infektionszeichen eine aufgeschobene Naht zu einem späteren Zeitpunkt. Die Hand wird auf einer Schiene ruhiggestellt. Bei abklingenden Entzündungszeichen sollte eine frühzeitige Bewegungstherapie einsetzen.

Prognose. Menschenbissverletzungen beim Sport sind gefährlich und müssen aus Sicherheitsgründen in vielen Fällen unter stationären Bedingungen im Krankenhaus behandelt werden. Entscheidend für die Prognose ist die **frühzeitige Behandlung**. Oft kommt es, zumindest bei verspätet einsetzender Therapie, im weiteren Verlauf zur Infektion mit weiterer lokaler Gewebeschädigung oder sogar des gesamten Organismus.

Bei einer Zahnschlagverletzung der Hand droht die Zerstörung des Fingergrundgelenks. Nur bei adäquater Therapie innerhalb von 24 Stunden resultiert meistens eine folgenlose Heilung. Setzt die Behandlung erst später ein, dann kommt es in 25–50% zu Komplikationen, z.B. zu einer Gelenkinfektion mit Einsteifung von Fingern, gelegentlich gar der Hand.

29.6.3 Insektenstiche – mehr als nur lästig

Insbesondere bei der Ausübung eines Sports im Freien besteht eine Gefährdung durch Insektenstiche, v.a. auch bei Abwehrreaktionen. Meistens handelt es sich um „Angriffe“ durch Bienen oder Wespen, seltener Hornissen und Ameisen.

Diagnose. Die schmerzhaften Stiche erzeugen oft eine erhebliche **Schwellung** und **Rötung** sowie **Juckreiz** (s. Abb. 29.5). Die Haut kann wie bei der Berührung von Brennnesseln reagieren, was als **Nesselsucht** (Urtikaria) bezeichnet wird. Die in die Stichwunde gelangenden Gifte können neben der lokalen Symptomatik auch **allgemeine körperliche Reaktionen** und sogar einen **allergischen Schock** auslösen, z.B. Übelkeit, Erbrechen, Zungenschwellung oder einen Krampf der die Atemwege umspannenden Muskeln (Bronchospasmus), was mit massiver Atemnot und evtl. Atemstillstand verbunden ist. Weitere mögliche Symptome sind Herzrasen, Blutdruckabfall, Bewusstlosigkeit bis zum Herz-Kreislauf-Stillstand.

Therapie. Ein **unkomplizierter Stich** wird lokal durch kühlende Umschläge und Gele behandelt. Bei **akuten Komplikationen** ist eine notfallmäßige Schockbehandlung erforderlich, u.a. mit Gabe eines sog. Antihistaminikums, von Adrenalin und Kortison. Evtl. werden Beatmung und Herzmassage erforderlich.

> Sportler mit einer Insektengiftallergie sollten nach einem Stich möglichst rasch einen Arzt aufsuchen!

Weitere Verhaltensmaßnahmen für allergische Menschen nach einem Stich sind:

- Ruhe bewahren! Menschen in der Umgebung über das Stichereignis und mögliche Folgen informieren.

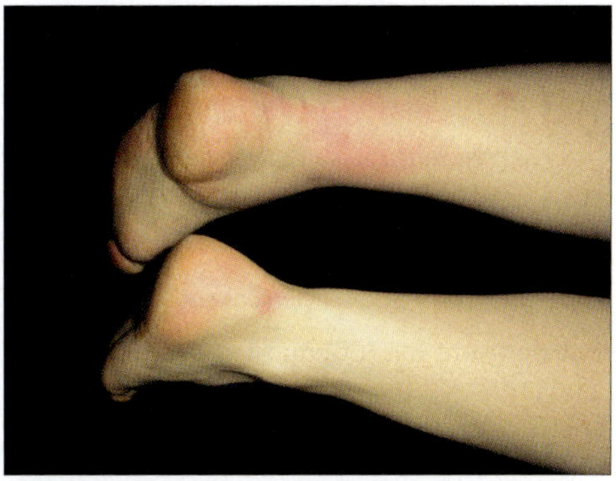

Abb. 29.5: Insektenstich am linken Unterschenkel bei einer Joggerin mit deutlicher Rötung und Schwellung. Die Kontur der Achillessehne ist kaum noch zu erkennen.

- Einen in der Haut verbliebenen Stachel sofort entfernen. Achtung: Den Stachel nicht mit den Fingern herausziehen (der Giftsack des Insekts könnte ausgedrückt werden!), sondern mit den Fingernägeln oder einem scharfen Gegenstand wegkratzen.
- Je nach Reaktion ärztlich verordnete Medikamente einsetzen (s.u.).

Prävention. Bis zu 19% der Bevölkerung sind von gesteigerten örtlichen Reaktionen auf Insektenstiche und 0,8–5% von allgemeinen Überempfindlichkeitsreaktionen betroffen. Deshalb wird empfohlen, dass Patienten mit einer Bienen- und Wespengiftallergie ärztlicherseits **Medikamente zur Selbstbehandlung** verordnet werden. Das „Notfallset“ enthält ein schnell wirkendes Antihistaminikum zur oralen Einnahme, ein Kortisonpräparat zur oralen Einnahme (bei Kindern auch als Zäpfchen) und Adrenalin zur Inhalation (in besonderen Fällen auch zur Injektion nach entsprechender Schulung). Darüber hinaus sollten sich allergische Personen einer sog. **Hyposensibilisierung** (spezifische Immuntherapie) unterziehen.

Am besten ist es natürlich, wenn man überhaupt nicht von Insekten gestochen wird, was insbesondere für allergische Menschen gilt. Der Nutzen von insektenabwei-

Tab. 29.1: Sog. Karenzmaßnahmen zur Vermeidung von Insektenstichen, veröffentlicht von der Deutschen Gesellschaft für Allergologie und klinische Immunologie

Repellentien (chemische Insektenabwehrmittel) bieten keinen Schutz.
Im Freien Verzehr von süßen Speisen, Eis oder Getränken, Obst- oder Blumenpflücken, Aufenthalt in der Nähe von Abfallkörben, Mülleimern, Tiergehegen oder Fallobst sowie Verwendung von Parfüm oder parfümierten Kosmetika vermeiden. Nach dem Essen Hände waschen und Mund abwischen.
Nicht aus Flaschen oder Getränkedosen trinken, Trinkgläser abdecken, Trinkhalme verwenden.
Insekten nicht von Futterquellen verscheuchen, v.a. nicht mit hektischen Bewegungen.
Die Haut durch Kleidung weitgehend bedeckt halten. Nicht Barfußlaufen, kein offenes Schuhwerk. Beim Motorradfahren Helm, Handschuhe und Motorradkleidung (dicht an der Haut anliegend) tragen. Offene Fahrradhelme sind mit einem Netz zu versehen.
An Tagen mit schwülheißer Witterung besonders vorsichtig sein, da die Tiere bei solcher Witterung aggressiv sind.
Ungünstig sind lose sitzende, leichte Bekleidungsstücke und dunkle Farben, zu bevorzugen sind helle Farben.
Wohnungsfenster tagsüber geschlossen halten oder durch Insektennetze sichern. Abends kein Licht bei geöffneten Fenstern, da Hornissen nachtaktiv sind und dann bevorzugt Lichtquellen anfliegen.
Auf versteckte Insekten (besonders im Bett oder in Schuhen) achten.
Bienen- oder Wespennester und deren Einzugsbereich sind zu meiden. Nester in der Nähe eines ständigen Aufenthalts sollten entfernt werden (durch Imker bzw. Feuerwehr).
Bei Annäherung von Insekten oder in Nestnähe sind hastige oder schlagende Bewegungen zu vermeiden, langsam zurückziehen! Nester dürfen nicht erschüttert werden. Nicht in ein Flugloch hauchen.
Bei Angriff durch Bienen oder Wespen den Kopf mit Armen oder Kleidung schützen. Der Rückzug darf nicht hektisch, sondern muss ganz langsam erfolgen. Im Falle eines Stichs die Stichstelle mit der Hand bedecken, ggf. steckengebliebene Stacheln möglichst rasch entfernen.

senden Präparaten (Repellents) ist sehr umstritten. In der Tabelle 29.1 sind die Empfehlungen und Feststellungen von Experten zusammengetragen.

29.6.4 Zecken – kleine „Vampire" mit gefährlichem Biss

Zecken sind Spinnentiere, die in Bäumen, Sträuchern und Gräsern leben, und potenzielle Überträger von Infektionskrankheiten sind. Sie ernähren sich durch Blutsaugen von Menschen bzw. Säugetieren, nachdem sie sich schmerzlos mit dem Kopf in die Haut eingebohrt haben. Unter Sportlern sind bspw. Jogger, Fußballspieler, Leichtathleten oder Wanderer gefährdet.

Diagnose. Die Zecke hat eine Größe von 1–2 mm, in vollgesogenem Zustand bis zu 1 cm (s. Abb. 29.6). An ihrem Kopf befinden sich Mundwerkzeuge, die speziell zum Stechen und Saugen ausgebildet sind.

Die häufigste durch Zecken übertragene Infektionskrankheit in Europa ist die **Lyme-Krankheit**, die erstmals 1976 in der nord-

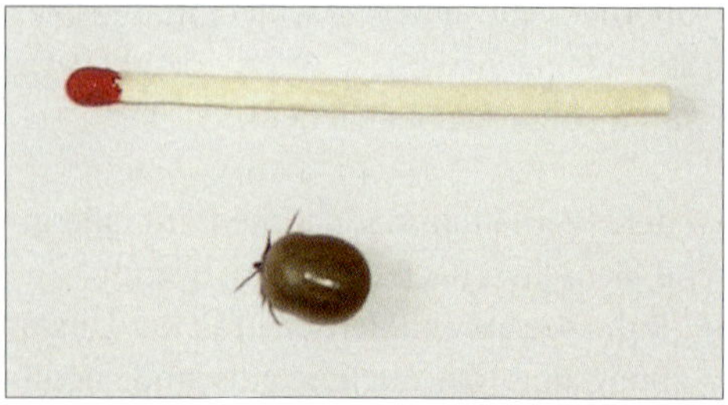

Abb. 29.6: Zecke in vollgesogenem Zustand

amerikanischen Ortschaft Lyme beobachtet wurde. Sie entsteht durch Übertragung des Bakteriums Borrelia burgdorferi, von dem ein Teil der Zecken befallen ist.

Die Lyme-Krankheit, auch Lyme-Borreliose genannt, verläuft in verschiedenen Stadien und betrifft v.a. die Haut, das zentrale Nervensystem, das Herz und Gelenke. Das **Krankheitsbild** ist sehr vieldeutig: Die Symptome kommen auch bei anderen Erkrankungen vor, dies erschwert die Diagnose.

Häufigstes bzw. Leitsymptom der Lyme-Borreliose ist die sog. **Wanderröte** (lat.: *Erythema migrans*), die aber tückischerweise nicht bei jedem Patienten zu beobachten ist. Tage bis Wochen nach einem Zeckenbiss entwickelt sich um die Bissstelle eine rundlich-ovale Rötung, die sich langsam peripher ausbreitet und im Zentrum teilweise oder vollständig zurückbildet. Auf diese Weise entsteht ein randbetonter Ring, der lokal meist keine Beschwerden macht. Die Veränderungen heilen nach Wochen bis Monaten ab. Allgemeinsymptome wie Fieber und Kopfschmerzen sind wechselnd ausgeprägt. Im weiteren Verlauf können dann Krankheitssymptome seitens der befallenen Organe (s.o.) auftreten. Durch Blutuntersuchungen (Antikörper gegen Borrelien) ist eine Objektivierung der Erkrankung möglich.

Die **Frühsommer-Meningoenzephalitis (FSME)**, ist eine Virusinfektion des zentralen Nervensystems, die ebenfalls durch Zecken übertragen werden kann. Sie tritt zwar gehäuft zu Beginn des Sommers auf, dennoch gibt es Erkrankungen auch schon im Frühjahr und bis in den Herbst hinein. Das FSME-Virus tritt besonders in bestimmten Regionen auf, sog. Endemiegebieten wie bspw. in Deutschland im Schwarzwald oder in Österreich. Die Erkrankung beginnt zunächst mit Fieber, Kopf- und Gliederschmerzen, wie eine Sommergrippe. Daraus kann sich eine Hirnhaut- und Gehirnentzündung entwickeln (Meningoenzephalitis).

Therapie

Zecken sollten so schnell wie möglich mit einer speziellen **Zeckenzange**, einer **„Zeckenkarte“** oder mit einer **feinen Pinzette** entfernt werden. Die Zecke wird damit dicht über der Haut gefasst und entfernt. Ein Quetschen ist bei der Entfernung unbedingt zu vermeiden. Auf gar keinen Fall sollte die Zecke vorher mit Öl, Vaseline, Petroleum, Glyzerin, Klebstoff oder einem anderen Hausmittel „behandelt“ werden, weil sie dann im Todeskampf erbricht und erst recht die Krankheitserreger abgibt. Nach der Zeckenentfernung wird die betroffene Hautstelle desinfiziert.

Wird die Zecke nicht komplett entfernt, so entsteht häufig ein Zeckengranulom. Hierbei handelt es sich um einen entzündlichen Knoten, der in örtlicher Betäubung entfernt wird.

Die vorsorgliche Gabe eines Antibiotikums nach Zeckenstich wird derzeit nicht empfohlen. Die Wanderröte sollte allerdings unbedingt mit einem Antibiotikum therapiert werden. Später auftretende Symptome der Borreliose sind schwieriger zu behandeln. Eine ursächliche Therapie gegen die FSME gibt es nicht. Ist sie einmal ausgebrochen, kann man nur noch versuchen, die Symptome zu lindern.

Prävention. Am besten ist es, wenn man den Bissen der kleinen Blutsauger vorbeugt. Dazu einige Tipps:

- Zecken fallen nicht von den Bäumen! Sie bevorzugen hohe Gräser, Farngestrüpp und dichtes Unterholz, finden sich also in der bodennahen Vegetation. Deshalb empfiehlt es sich, beim Sport (z.B. Joggen oder Walking) Wege zu nutzen und

Sträucher, Gräser und Büsche auch nicht zu streifen.

- Es empfiehlt sich, geschlossene Kleidung (die möglichst viel Hautfläche bedeckt) und geschlossene Schuhe zu tragen und – wenn möglich – die Hosenbeine in die Socken zu stecken, außerdem einen Kopfschutz zu benutzen. Auf heller Sportbekleidung sind Zecken besser zu erkennen.
- Das Auftragen von Schutzmitteln (Repellentien) hilft allenfalls bedingt.
- Wichtig ist der **„Zecken-Check"**: Nach einem Aufenthalt auf der Wiese, im Wald, aber auch in Gärten und Parkanlagen muss der Körper sofort nach Zecken abgesucht werden. Bevorzugte Aufenthaltsorte sind Körperstellen mit dünner Haut, z.B. die Achseln oder Kniekehlen, ferner der Haaransatz und der Schambereich. Auch die Kleidung sollte untersucht werden, insbesondere vor dem Anziehen, erst recht, wenn man diese in der freien Natur (z.B. im Gras) abgelegt hat.
- Man sollte sich ärztlich beraten lassen, ob eine Impfung gegen die FSME sinnvoll ist. Diese Maßnahme wird für Menschen, die sich in Endemiegebieten aufhalten, empfohlen.

Ist es zum Zeckenbiss gekommen, dann sollte die Zecke – wie erwähnt – so schnell wie möglich entfernt werden, ohne sie zu quetschen. Es empfiehlt sich außerdem, einen Arzt aufzusuchen. Letzteres ist auch zur Verlaufsbeurteilung sinnvoll, z.B. mit einer Blutuntersuchung. Jedoch sollte man auch selbst in den nächsten 4–6 Wochen die Einstichstelle beobachten, ob bspw. eine Rötung auftritt. Außerdem ist es sinnvoll, dass der betroffene Sportler in seinen Körper „hineinhorcht", ob bspw. grippeähnliche Symptome, Gliederschmerzen oder andere vorher nicht bestehende oder nicht bekannte Beschwerden auftreten.

Die Laboruntersuchung einer entfernten Zecke auf Krankheitserreger (sog. Zeckenschnelltest) wird hinsichtlich ihrer Bedeutung von Experten unterschiedlich bewertet.

30 Wenn es beim Sport zu heiß oder zu kalt wird – Hitzschlag, Sonnenbrand, Erfrierungen und mehr

Bei hohen oder niedrigen Temperaturen entstehen Sportverletzungen durch thermische Einwirkung, die entweder den menschlichen Körper allgemein oder eine bestimmte Körperregion betreffen.

30.1 Hitzeschaden

Zu viel Wärme und Sonne beim Sport kann problematisch, ja sogar lebensgefährlich sein. Dies gilt zwar insbesondere, wenn das Training oder der Wettkampf im Freien erfolgt; jedoch können Probleme auch bei „Indoor"-Sportarten in geschlossenen Räumlichkeiten auftreten, wenn bspw. unangemessene („zu warme") Kleidung getragen wird.

Eine Gesundheitsstörung als Folge einer erhöhten Umgebungstemperatur wird als **Hitzeschaden** bezeichnet. Dabei werden Hitzekrampf, Hitzeerschöpfung (Hitzekollaps), Hitzschlag und Sonnenstich unterschieden. Besonders **gefährdet** sind kleine Kinder oder ältere Menschen bzw. solche mit Herz-Kreislauf-Erkrankungen; das Risiko besteht aber auch für junge, gesunde Sportler, die ihrem Körper bei großer Hitze zu viel zumuten.

30.1.1 Hitzekrampf

Hitzekrämpfe sind Muskelkrämpfe oder Muskelzuckungen, meistens im Bereich der Beine oder Arme, die bei schweißtreibendem Sport entstehen. Durch die Schweißbildung gehen Flüssigkeit und Mineralsalze verloren. Die Krämpfe sind sehr schmerzhaft und können bei wiederholtem Auftreten zur Unterbrechung der sportlichen Aktivität zwingen.

Therapie. Der Muskelkrampf muss an Ort und Stelle entweder durch den Sportler selbst oder durch einen Sportkameraden behandelt werden. Als **Erste Hilfe** wird die betroffene, verkrampfte Muskulatur passiv – und falls möglich aktiv – gegen ihre Kontraktionsrichtung bewegt: So wird z.B. bei einem Wadenkrampf der Fuß schonend aus der Spitzfußstellung gebracht (s. Kap. 5.2.4). Nach Lösen des Krampfs empfiehlt es sich, die Region (z.B. Wade) mit einem eiswassergetränkten Schwamm abzureiben. In hartnäckigen Fällen oder bei kurzfristig erneutem Auftreten des Krampfs wird dann ein nasser Verband mit Eiswasser für 10–15 min angelegt.

Wichtig ist eine **ausreichende Flüssigkeitszufuhr**, z.B. Mineralwasser, Apfelsaftschorle oder ein elektrolythaltiges Getränk, das nicht zu kalt sein sollte. Kein Alkohol! Der Nutzen von Mineralpräparaten als Nahrungsergänzung wird diskutiert.

In hartnäckigen Fällen kann vom Arzt eine Infusion angelegt werden, evtl. wird für 2–3 Tage ein muskelrelaxierendes (muskelentspannendes) Medikament verordnet. Wärmeanwendung wie Fango oder ein Entmüdungsbad werden vom Sportler oft als angenehm empfunden.

30.1.2 Hitzeerschöpfung

Bei anstrengender sportlicher Aktivität in warmer Umgebung kann der Körper mit dem Schweiß pro Stunde 1–2 l Flüssigkeit und Mineralien verlieren. Wird dieser Verlust nicht durch entsprechende Zufuhr von außen ersetzt, kann es zur **Hitzeerschöpfung** kommen. Erste Warnzeichen können, neben dem starken Schwitzen, Schwächegefühl, Müdigkeit, Kopfschmerzen, Schwindelgefühl, Flimmern vor den Augen, Blässe und Pulsbeschleunigung sein. Das Auftreten von Hitzekrämpfen ist möglich.

Unbehandelt, also ohne Sportpause und Flüssigkeitszufuhr, kann es zum **Hitzekollaps** kommen, der ein Kreislaufkollaps, also ein Versagen des Kreislaufs ist!

Der Puls wird schnell und schwach, der Sportler atmet flach und schnell, er fröstelt. Die Blutgefäße der Haut erweitern sich, um durch die verstärkte Durchblutung Wärme abzugeben. Das Blutvolumen im Kreislauf nimmt dadurch noch mehr ab. Es kommt zum Blutdruckabfall, der Betroffene bricht erschöpft und geschwächt zusammen. Das Gehirn wird nicht mehr mit genügend Sauerstoff versorgt, der Sportler kann verwirrt sein, es kommt zur Ohnmacht.

Therapie. Ohne umgehende und angemessene Behandlung kann die Hitzeerschöpfung in einen Hitzschlag übergehen (s. Kap. 30.1.3). Der betroffene Sportler wird flach mit leicht angehobenen Beinen (Autotransfusion, s. Kap. 2.6) gelagert, und zwar möglichst im Schatten oder einem angenehm temperierten Raum. Ist das Bewusstsein erhalten und besteht keine Übelkeit, dann wird in kleinen Portionen nicht zu kalte Flüssigkeit (z.B. Mineralwasser) zugeführt. Die Kleidung wird geöffnet bzw. entfernt, Auskühlung muss aber verhindert werden. Ganz wichtig ist Ruhe.

Bei Bewusstlosigkeit gelten die Richtlinien der Ersten Hilfe, die entsprechenden Maßnahmen sind zu ergreifen (z.B. stabile Seitenlage). Der Rettungsdienst bzw. der Notarzt sollten alarmiert werden. Die Infusionstherapie ist wesentlicher Bestandteil der ärztlichen Behandlung, die in den meisten Fällen im Krankenhaus fortgeführt wird.

30.1.3 Hitzschlag

Beim Hitzschlag, auch Hitzeschlag genannt, kommt es zu einer akuten Überhitzung des menschlichen Körpers. Die Körpertemperatur steigt auf über 40 °C an, weil der Organismus nicht mehr in der Lage ist, den Körper zu „kühlen" und eine normale Temperatur aufrechtzuerhalten.

Der Hitzschlag ist lebensgefährlich! Er kann sich, muss aber nicht, aus einer Hitzeerschöpfung entwickeln.

Das **Risiko** eines Hitzschlags ist groß bei hohen Außentemperaturen und feucht-heißem Klima, aber auch ohne Sonneneinwirkung in überhitzten geschlossenen Räumen. Eine besonders hohe Gefährdung ergibt sich für Ausdauersportler (z.B. Langstreckenläufer, Radfahrer) und bei ausgiebigen sportlichen Aktivitäten (Fußballspiel mit Verlängerung, Tennismatch über 5 Sätze). Riskant ist unangemessene Sportkleidung, die einen Wärmestau fördert, aber auch Schutzkleidung, welche die Schweißverdunstung behindert (z.B. beim American Football).

Die Anzeichen sind vergleichbar mit sehr hohem Fieber:

- Der Kopf des betroffenen Sportlers ist hochrot.
- Im Gegensatz zum Hitzekollaps ist die Haut rot und heiß; sie fühlt sich trocken an, weil die Schweißabsonderung infolge des Flüssigkeitsmangels ausbleibt (Achtung: Ausnahmen bestätigen die Regel, manchmal schwitzen die Betroffenen doch!).
- Der Puls rast.
- Dem Betroffenen ist übel, er klagt über Kopfschmerzen und ist verwirrt.
- Es kommt zur Bewusstseinstrübung und schließlich zur Bewusstlosigkeit.

Therapie. Der Hitzschlag ist ein **absoluter Notfall**, ärztliche Hilfe ist dringend erforderlich! Rettungsdienst bzw. Notarzt alarmieren!

> ! Achtung: Beim Hitzschlag ist die Gabe von fiebersenkenden Medikamenten falsch!

Wichtigste Maßnahme ist die **schonende, langsame Abkühlung** des überhitzten Körpers. Die Behandlung erfolgt im Schatten oder besser noch in einem angenehm klimatisierten Raum. Ist der Betroffene bei Bewusstsein, so wird er mit erhöhtem Oberkörper gelagert. Die Kleidung wird geöffnet bzw. entfernt. Dem Körper wird mit kühlen, feuchten Umschlägen auf natürliche Weise Wärme (z.B. von Armen und Beinen) entzogen. Die Betroffenen empfinden es als angenehm, wenn ihnen kühle Luft zugefächelt wird. Die in kleinen Portionen verabreichte Flüssigkeit sollte kühl, aber nicht eiskalt sein.

Bei Bewusstlosigkeit ist der Patient in die stabile Seitenlage zu bringen. Insgesamt gelten die Richtlinien der Ersten Hilfe.

Weitere Maßnahmen durch den Notarzt bzw. Rettungsdienst:

- Infusionsbehandlung
- Sauerstoffgabe, ggf. Beatmung nach Intubation (Einbringen eines Schlauchs durch den Mund in die Luftröhre)
- Monitoring mit verschiedenen technischen Hilfsmitteln, z.B. Überwachung von Puls, Blutdruck, EKG („Herzschrift"), Atmung und Sauerstoffsättigung des Bluts
- Transport in die nächste geeignete Klinik

Prognose. Beim Hitzschlag besteht die Gefahr des Hitzetods, wenn der Anstieg der Körpertemperatur nicht mehr kontrollierbar ist. Es drohen Organschäden, weil u.a. wichtige körpereigene Eiweiße überhitzt und inaktiviert („verkocht") werden. Das Multiorganversagen (z.B. von Nieren, Gehirn, Leber) führt leider oft trotz Behandlung auf der Intensivstation zum fatalen Ausgang.

30.1.4 Sonnenstich

Ein Sonnenstich (**Heliosis**, **Insolation**) entsteht, wenn der Kopf und Nacken über längere Zeit ungeschützt der Sonneneinstrahlung ausgesetzt sind. Besonders gefährdet sind kleine Kinder und Menschen mit wenig oder keinen Haaren bzw. Sportler ohne Kopfbedeckung.

Die **Symptome** können sich mit Verzögerung, also einige Stunden nach der Sonneneinwirkung, entwickeln. Zunächst sind – im Gegensatz zum Hitzschlag – nur der Kopf, Nacken bzw. Hals betroffen. Der Kopf ist hochrot und heiß. Es kommt zur Hirnhautreizung. Die Folgen sind Kopfschmerzen, Nackensteifigkeit (Meningismus; Bewegungen des Nackens sind sehr schmerzhaft), Schwindelgefühl und Übelkeit, Erbrechen ist möglich. Der Pulsschlag ist beschleunigt. In fortgeschrittenem Stadium ist das Bewusstsein des Sportlers gestört, er wird ohnmächtig, Krampfanfälle kommen vor.

Therapie. Der Betroffene sollte in den Schatten bzw. einen angenehm temperierten Raum gebracht werden:

- Bei ansprechbarem Patienten Lagerung mit erhöhtem Oberkörper und Kopf
- Kühlen des Kopfs mit feuchten, kalten Tüchern
- Bei Bewusstlosigkeit ist die stabile Seitenlagerung erforderlich, der Notarzt wird angefordert

> In schweren Fällen kann es, insbesondere bei kleinen Kindern, auch zur Hirnhautentzündung (Meningitis) mit bleibendem Hirnschaden kommen. Ein Sonnenstich kann tödlich sein, deshalb ist umgehende ärztliche Behandlung erforderlich!

30.1.5 Wie kann man Hitzeschäden verhindern?

Nach dem Motto „Vorbeugen ist besser als Behandlung" können folgende Empfehlungen gegeben werden:

- Bei heißem Klima sportliche Aktivitäten in kühlere Tageszeiten legen, z.B. morgens oder abends
- Kein Sport in der prallen Sonne, erst recht nicht in der Mittagssonne
- Angemessene, luftige Kopfbedeckung im Freien
- Beim Sport luftige, nicht zu enge Textilien tragen, z.B. Funktionskleidung
- Auf ausreichende Flüssigkeits- und Mineralienzufuhr achten, und zwar vor, während und nach dem Sport
- Bei hohen Außentemperaturen sollten Gesunde pro Stunde je nach sportlicher Belastung 1–2 l nicht zu kalte Flüssigkeit trinken, z.B. Mineralwasser, Apfelsaftschorle oder sog. Iso-Drinks
- Kaffee oder Tee bewirken eine erhöhte Flüssigkeitsausscheidung über die Nieren und sind ungeeignet
- Kein Alkohol!
- Hitzewarnungen in den Medien (z.B. Deutscher Wetterdienst) beachten
- Bei heißem Klima Menschenmengen meiden (Marathon, Sportstadion)

> ! Achtung: Kinder sagen oft nicht oder können sich nicht verständlich machen, dass es ihnen zu heiß ist!

- Überanstrengung vermeiden
- Realistische Einschätzung der körperlichen Belastungsfähigkeit: kein Alkohol, keine Medikamente oder Drogen, die dies verhindern!
- Kein Sport bei körperlichen Zuständen mit erhöhtem Flüssigkeitsverlust, z.B. Fieber, Durchfall oder Erbrechen
- Regelmäßige medizinische Vorsorgeuntersuchungen
- Ärztliche Beratung, und zwar nicht nur bei Risikopersonen, z.B. Menschen mit Herz-Kreislauf-Erkrankungen!

30.2 Verbrennungen

Eine besondere Form der Verletzung ist die Verbrennung, die durch eine thermische Schädigung verursacht und auch als Brandverletzung bezeichnet wird. Beim Sport entstehen Verbrennungen meistens als Zufallsverletzungen, z.B. beim Motorradsport durch versehentlichen Kontakt mit einem heißen Auspuff, beim Baden oder Duschen nach dem Training durch zu heißes Wasser (Verbrühung). Gar nicht so selten treten Verbrennungen auch im Rahmen eines geselligen Beisammenseins von Sportlern beim Grillen auf.

Diagnose

> Die Haut des Menschen besteht aus mehreren Schichten: Die äußere Schicht ist die Oberhaut (Epidermis), darunter liegt die Lederhaut (Dermis), unter der sich wiederum die Unterhaut (Subkutis) mit dem Fettgewebe befindet. Je nach Tiefe der Verbrennung und Beteiligung dieser Hautschichten gibt es verschiedene Verbrennungsgrade.

- **Verbrennung I. Grades**: Hautrötung, Schwellung, Schmerzen
- **Verbrennung II. Grades**: Blasenbildung mit Schädigung der Oberhaut und evtl. auch der Lederhaut (s. Abb. 30.1). Je nach Tiefe der Verbrennung Schmerzen oder Sensibilitätsverlust. Defektheilung mit Narbenbildung möglich
- **Verbrennung III. Grades**: Hautnekrose (Nekrose: Gewebstod), die Schädigung reicht bis in das Unterhautfettgewebe. Die Haut ist gräulich-weißlich verfärbt. In jedem Fall entsteht eine Narbe, weil

eine Hautregeneration nicht mehr möglich ist. Keine Schmerzen, weil die für das Schmerzempfinden zuständigen Nervenendorgane (Schmerzrezeptoren) zerstört sind: Stich mit einer sterilen Nadel ist nicht schmerzhaft und blutet nicht!

- **Verbrennung IV. Grades**: Gewebeverkohlung mit Beteiligung nicht nur der Haut bzw. Unterhaut, sondern auch tiefer Strukturen, z.B. Muskeln, Sehnen oder Knochen; eine derartige Zerstörung kommt bspw. bei elektrischen Verbrennungen vor. Keine Schmerzen

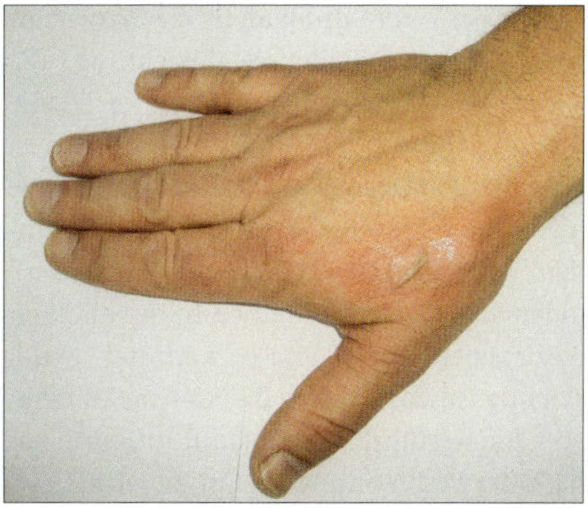

Abb. 30.1: Zweitgradige Verbrennung der Hand

! Achtung: Dass auch Patienten mit höhergradigen Verbrennungen eigentlich immer Schmerzen haben, ist kein Widerspruch zu den bisherigen Ausführungen. Es erklärt sich aus der Tatsache, dass die Verbrennungstiefe unterschiedlich ist und daher mehrere Schweregrade gleichzeitig vorliegen.

Anfangs ist die Verbrennungstiefe auch für den erfahrenen Arzt oft nur schwer zu beurteilen, weil es fließende Übergänge der Schweregrade im gleichen Verbrennungsareal gibt; auch aus diesem Grunde erfolgen kurzfristige Kontrolluntersuchungen, um evtl. Fehleinschätzungen zu korrigieren.

Therapie. Wesentliche Kriterien der Behandlung sind die Verbrennungstiefe (Verbrennungsgrad) sowie das Verbrennungsausmaß, womit der Anteil der verbrannten Körperoberfläche gemeint ist.

Als Faustregel für die Abschätzung der verbrannten Körperoberfläche (KOF) bei Kindern und Erwachsenen gilt die sog. **1er-Regel**: 1 Patientenhandfläche inklusive Finger entspricht etwa 1% KOF.

Tab. 30.1: Erste Hilfe bei Verbrennungen beim Sport

Vorsicht! Der Ersthelfer muss aufpassen, dass er sich nicht ebenfalls verbrennt!
Brennende oder schwelende Kleidung muss sofort abgelöscht und – sofern problemlos möglich – entfernt werden! Uhren müssen abgenommen werden, ebenso Schmuck (sollte aus Sicherheitsgründen beim Sport ohnehin nicht getragen werden).
Kühlung der verbrannten Körperregion unter fließendem Wasser (z.B. mit Leitungswasser unter dem offenen Wasserhahn, Dusche) bis zur Schmerzfreiheit.
Auch bei Verbrennungen am Auge wird mit Wasser gespült.
Wassertemperatur um 12 °C, keinesfalls Eiswasser!
Vorsicht mit großflächiger Kaltwassertherapie wegen der Gefahr der Unterkühlung, v.a. bei Kindern!
Keine Verwendung von sog. Kältepacks oder Vereisungssprays, weil diese zu punktuellen Erfrierungen führen können!
Trockenen Verband mit sterilen Kompressen oder spezieller Aluminium-Folie (im Erste-Hilfe-Kasten von Pkws, z.B. Metallline) anlegen.
Keine Salben, Cremes, Puder oder „Hausmittel" wie Mehl oder Butter auftragen!

Gerade bei Verbrennungen ist die Erstversorgung von entscheidender Bedeutung, die wichtigsten Maßnahmen sind in der Tabelle 30.1 aufgeführt.

Unter Experten ist die Kaltwassertherapie nicht unumstritten. Sie soll den Schmerz lindern und den Gewebeschaden begrenzen, indem das sog. Nachbrennen in der direkten posttraumatischen Phase verhütet wird. Wichtig ist, dass, sofern die Kaltwassertherapie durchgeführt wird, damit unmittelbar nach der Verbrennung begonnen wird.

> Bei tieferer oder ausgedehnter Verbrennung, Störung des Allgemeinbefindens, Einatmung von Rauchgas sowie bei Risikopersonen (z.B. Kinder, ältere Menschen, Sportler mit Begleiterkrankungen wie bspw. des Herzens) sollte unbedingt ein Arzt aufgesucht bzw. gerufen werden. Die Überprüfung und ggf. Vervollständigung des Impfschutzes gegen Wundstarrkrampf sind bei Verbrennungen in jedem Fall obligat.

Wichtige Bestandteile der **ärztlichen Behandlung** sind bspw. die Verabreichung eines Schmerzmittels sowie eine großzügige Infusionstherapie, weil der Körper bei einer Verbrennung reichlich Flüssigkeit verliert. Es besteht das Risiko des Verbrennungsschocks, der u.a. durch den Flüssigkeitsmangel bedingt ist. In schweren Fällen wird sogar die Intensivtherapie, u.a. mit künstlicher Beatmung, erforderlich; diese Patienten gehören natürlich ins Krankenhaus oder sogar in ein spezielles Verbrennungszentrum! Letzteres sollte bspw. die Behandlung übernehmen, wenn die Verbrennung mehr als 20% der Körperoberfläche betrifft oder mehr als 10% der Körperoberfläche drittgradig verbrannt sind. Es besteht nämlich die Gefahr, dass die Verbrennung nicht nur ein auf eine bestimmte Körperregion begrenztes Problem bleibt, sondern den gesamten Organismus, z.B. durch eine Infektion oder eine Blutgerinnungsstörung, schädigt und zum Versagen von Organen wie bspw. der Nieren, der Lungen oder der Leber führt.

Zur **Behandlung** von **Brandblasen (Verbrennung II. Grades)** gibt es in der Medizin unterschiedliche Vorschläge: Oft wird empfohlen, sie zunächst unangetastet zu lassen und ggf. mit einem Verband zu schützen. Ist die Blase bereits geplatzt, werden die Hautfetzen vom Arzt unter sterilen Bedingungen vorsichtig entfernt. Spezielle Wundauflagen oder Oberflächentherapeutika (äußerlich anzuwendende Präparate, z.B. Sulfadiazin- oder Polyvidon-Salbe) verhindern, dass der Verband zu stark haftet und jeder Verbandswechsel zur Qual wird. Größere, noch intakte Blasen können unter sterilen Bedingungen mit einer Spritze punktiert und die Flüssigkeit „abgezogen" werden. Die Blasendecke wird dann im Sinne eines biologischen Schutzes noch belassen und erst nach einigen Tagen abgetragen, der Bereich wird mit einem Verband abgedeckt.

Bei **dritt-** bzw. **viertgradigen Verbrennungen**, also mit Hautzerstörung bzw. Schädigung tiefer anatomischer Strukturen (z.B. Muskeln, Sehnen), ist eine chirurgische Therapie erforderlich. **Prinzipien der operativen Behandlung** sind bspw.:

- Débridement: Entfernung von nicht vitalem und zerstörtem bzw. verkohltem Gewebe, z.B. Haut oder Sehnen
- Spalten von Verbrennungsschorf (sog. Escharotomie) oder Faszienspaltung beim Kompartmentsyndrom (s. Kap. 5.2.9)
- Vorübergehende Deckung von Hautdefekten mit einem Hautersatz („Kunsthaut", z.B. Epigard)
- Sekundärer „Ersatz" verlorengegangener Gewebe, z.B. Deckung von Weichteildefekten durch eine Hauttransplantation oder aufwändigere plastisch-chirurgische Techniken
- Korrektur von Narben und narbig bedingten Störungen der Gelenkbeweglichkeit

Im Rahmen der Rehabilitation ist die physiotherapeutische Behandlung von wesentlicher Bedeutung. Zur Vermeidung einer ausgedehnten Narbenbildung erfolgt z.B. die Versorgung mit speziellen Kompressionsbandagen bzw. Silikongelplatten, bei Handverbrennungen erhalten die Betroffenen Kompressionshandschuhe. Bei schwerwiegenden Verbrennungen ist neben der körperlichen auch eine psychische Rehabilitation notwendig.

Zusammenfassung: Verbrennungen beim Sport sind glücklicherweise selten. Je tiefer und je ausgedehnter die Brandverletzung ist, desto mehr ist für die Therapie medizinisches Spezialwissen gefragt. Die Rehabilitation des betroffenen Sportlers beginnt mit der richtigen Erstversorgung.

30.2.1 Sonnenbrand – mehr als nur eine Spaßbremse

Die **häufigste Form der Verbrennung beim Sport** ist der Sonnenbrand. Er entsteht als Folge intensiver Sonneneinstrahlung auf die nicht ausreichend geschützte Haut; das Risiko ist am oder im Wasser sowie während eines Höhenaufenthalts, erst recht auf Schneefeldern, besonders groß. Nicht selten ist der Sonnenbrand bei Sportlern aber auch die Folge eines Aufenthalts im Bräunungsstudio, wobei eine falsche Interpretation von „Körperpflege" sowie übertriebene Eitelkeit eine Rolle spielen. Ursache der Entzündungsreaktion der Haut ist die **ultraviolette Strahlung (UV-Strahlung)**, die nicht sichtbar ist und – wie erwähnt – entweder natürlichen (Sonne) oder künstlichen (Solarium) Ursprungs sein kann. Hellhäutige Menschen und Kinder sind besonders gefährdet. Auch Hautverletzungen oder „frische" Narben sollten nicht „bestrahlt" werden.

Die oft noch vertretene Meinung, dass man erst nach einem „ordentlichen" Sonnenbrand „schön braun" wird, ist blanker Unsinn! Jeder Sonnenbrand bedeutet eine akute Schädigung der Haut und hat negative Langzeitfolgen (s.u.).

Diagnose. Die Symptome treten meist mit einigen Stunden Zeitverzögerung auf und sind so eindeutig, dass die Betroffenen die Diagnose selbst stellen können. Oftmals sind insbesondere exponierte Körperteile wie das Gesicht, hier v.a. die Nase und die Ohren, oder die Füße besonders betroffen, zumal sie meist nicht gründlich genug geschützt werden. Wie bei den Verbrennungen gibt es auch beim Sonnenbrand unterschiedliche **Schweregrade**:

- **Grad I**: Rötung und Schwellung der Haut
- **Grad II**: Blasenbildung
- **Grad III**: Zerstörung der Haut (Nekrose: Gewebeuntergang, Gewebstod)

Die betroffenen Sportler klagen über Schmerzen, Brennen und Juckreiz. Bei einem großflächigen Sonnenbrand kommen Kreislaufbeschwerden, Kopfschmerzen, Übelkeit und Fieber vor, dann muss auch an einen **gleichzeitigen Hitzschlag** oder **Sonnenstich** gedacht werden (s. Kap. 30.1.3, Kap. 30.1.4).

Die Schmerzen beim Sonnenbrand können sehr unterschiedlich ausgeprägt sein und lassen nur bedingt einen Rückschluss auf die Schwere des Schadens zu: Abgestorbene Haut ist schmerzunempfindlich!

Therapie. Viele Sportler bzw. Eltern betroffener Kinder behandeln den Sonnenbrand selbst. **Erste-Hilfe-Maßnahmen** bei Sonnenbrand:

- Keine weitere Sonnenbestrahlung!
- Kühle Umschläge und eine Feuchtigkeitslotion (Après-Produkt, After-Sun-Lotion) bringen nicht selten rasche Linde-

rung. Salben enthalten viel Fett und wirken nicht kühlend (Wärmestau)!

- Bei leichtem Sonnenbrand mit mäßiger Hautrötung und ohne Blasenbildung können eine kühle Dusche oder der Aufenthalt im Wasser (aber im Schatten!) die Beschwerden verringern. Dabei muss die Wassertemperatur als angenehm empfunden werden. Aber Achtung: Kinder können sehr rasch unterkühlen!
- Reichlich Flüssigkeit trinken, z.B. Mineralwasser, Apfelsaftschorle, weil es durch die Verbrennung zu einem erheblichen Flüssigkeitsverlust kommen kann.
- Das Auftragen von Hausmitteln (z.B. kühler Quark, Joghurt) ist nicht unumstritten und sollte – wenn überhaupt – nur beim erstgradigen Sonnenbrand erfolgen.
- Die Haut muss eine Chance haben, sich zu regenerieren: keine Sonne oder Solarium bis zur vollständigen Abheilung des Sonnenbrands! Dies bedeutet, falls man sich weiter im Freien aufhält, dass die betroffenen Körperstellen komplett durch Kleidung abgedeckt werden müssen. Aber Achtung: der UV-Schutz von Kleidung ist sehr unterschiedlich (s.u.)!

Bei Kindern, starker Ausprägung des Sonnenbrands, Blasenbildung und erheblichen Hautreaktionen sollte unbedingt ein Arzt aufgesucht bzw. gerufen werden. Evtl. ist sogar eine stationäre Behandlung im Krankenhaus erforderlich. Starker Juckreiz oder Quaddeln (Quaddel: umschriebene Erhabenheit bzw. Anschwellung der Haut) sind Zeichen einer Allergie. Ist der Allgemeinzustand empfindlich gestört, z.B. durch Kopfschmerzen, Übelkeit, Nackensteifigkeit, kann gleichzeitig ein Hitzschlag oder ein Sonnenstich vorliegen!

Über eine **medikamentöse Behandlung**, egal ob innerlich oder äußerlich verabreicht, sollte der Arzt entscheiden; verordnet werden z.B. Schmerzmittel oder entzündungshemmende Präparate wie Diclofenac oder Kortison.

Hinsichtlich der **Behandlung** von **Brandblasen (Sonnenbrand II. Grades)** gehen die Meinungen auseinander: Oft wird empfohlen, diese zunächst unangetastet zu lassen und ggf. mit einem Verband zu schützen. Ist die Blase bereits geplatzt, werden die Hautfetzen vom Arzt unter sterilen Bedingungen vorsichtig entfernt. Spezielle Wundauflagen oder Oberflächentherapeutika (äußerlich anzuwendende Präparate, z.B. Sulfadiazin-Salbe) verhindern, dass der Verband zu stark haftet und jeder Verbandswechsel zur Qual wird. Größere, noch intakte Blasen können unter sterilen Bedingungen mit einer Spritze punktiert und die Flüssigkeit „abgezogen“ werden. Die Blasendecke wird dann im Sinne eines biologischen Schutzes noch belassen und erst nach einigen Tagen abgetragen, der Bereich wird mit einem Verband abgedeckt.

Ein **drittgradiger Sonnenbrand**, also mit Hautzerstörung, ist glücklicherweise selten, muss aber chirurgisch behandelt werden. Die Hautnekrosen (s.o.) werden operativ entfernt, evtl. wird z.B. eine Hauttransplantation erforderlich.

Grundsätzlich sollte beim zweit- oder drittgradigen Sonnenbrand der **Impfschutz gegen Wundstarrkrampf (Tetanus)** überprüft und ggf. vervollständigt werden.

Prognose. Der Höhepunkt der Erkrankung wird meistens nach 24–48 Stunden erreicht. Im Verlauf schuppt die Haut ab. Je nach Schweregrad ist der Sonnenbrand i.d.R. nach 1–2 Wochen überstanden.

! Aber Achtung: Die Haut hat ein gutes Gedächtnis und „merkt“ sich jeden Sonnenbrand!

Negative Langzeitfolgen wiederholter Sonnenbrände bzw. einer regelmäßigen jahrelangen Sonneneinstrahlung sind Hautalterung mit Faltenbildung und Nachlassen der Elastizität; die Entstehung von Hautkrebs wird gefördert. Besonders gefährlich ist der Sonnenbrand für Kinder.

Prävention. Die nachfolgenden Empfehlungen sollen Sportlern nicht die Freude an der Sonne nehmen, sondern helfen, einen Sonnenbrand zu verhindern.

- Kein Sport in der prallen Sonne! Keine exzessiven Sonnenbäder!
- Die Dauer der Sonneneinstrahlung langsam und kontinuierlich über mehrere Tage steigern, damit die Haut das braune Pigment Melanin als natürlichen UV-Schutz bilden kann.
- Die natürliche Eigenschutzzeit der Haut ist ein individuelles Merkmal: Gemeint ist damit die Zeit(-dauer), welche die ungebräunte Haut der Sonne ausgesetzt werden kann, ohne dass es danach zur Rötung kommt. Die Eigenschutzzeit beträgt bei Mitteleuropäern je nach Hauttyp, d.h. je nach Pigmentierung, etwa 5–30 min pro Tag.
- Immer auf ausreichenden Sonnenschutz achten, z.B. adäquates Sonnenschutzmittel (Sonnenmilch, -lotion, -creme, -spray etc.), luftige Bekleidung, Kopfbedeckung (evtl. mit Nackenschutz!).
- Auch die Lippen benötigen einen geeigneten Sonnenschutz.
- Sonnenschutzmittel mit hohem Lichtschutzfaktor verwenden: Bei Kindern, Hellhäutigen oder besonderen äußeren Bedingungen wie Schnee empfehlen Hautärzte etwa Stufe 25–30.
- **Sonnenschutzmittel sind kein Freifahrtschein**, auch nicht solche mit höherem Lichtschutzfaktor! Letzterer gibt an, wie viel länger – bezogen auf die Eigenschutzzeit – man sich in der Sonne aufhalten kann, ohne einen Sonnenbrand zu bekommen. Bspw. könnte man sich rein rechnerisch bei einer Sonnenmilch mit dem Lichtschutzfaktor 6 und einer Eigenschutzzeit von 10 min insgesamt 60 min (6 x 10 min) pro Tag „bräunen". Dies ist aber ein theoretischer Wert mit zahlreichen Unsicherheitsfaktoren, weil z.B. die individuelle Eigenschutzzeit nicht bekannt ist, das Präparat zu dünn aufgetragen wird, kein Mittel absolut bzw. stundenlang wasserfest ist, auch durch Schwitzen beim Sport der Sonnenschutz zumindest teilweise verloren geht oder die Intensität der Strahlung wie im Hochgebirge sehr hoch ist.
- Außerdem besteht trotz – oder vielleicht gerade wegen – der Verwendung eines Sonnenschutzmittels ein Hautkrebsrisiko, weil man z.B. ein trügerisches Sicherheitsgefühl hat. Nicht zuletzt gibt es sehr widersprüchliche Aussagen, ob die in den Präparaten enthaltenen Wirkstoffe schädlich, ja evtl. sogar selbst krebserregend sind.
- Die meisten Sonnenschutzmittel benötigen eine Einwirkzeit von etwa 20–30 min. Wer unmittelbar nach dem Eincremen mit dem Sport in der Sonne beginnt, hat zunächst keinen Schutz!
- Ein herkömmliches, weißes Baumwoll-T-Shirt hat nur einen Lichtschutzfaktor von etwa 3–4. Es gibt spezielle lichtschützende Textilien extra für „Outdoor"-Sportarten.
- Die Sonneneinstrahlung durch Reflexion nicht unterschätzen! Dies gilt nicht nur für den Aufenthalt im Schatten, sondern auch auf Schneefeldern oder Gletschern, in großen Höhen sowie am, im oder auf dem Wasser (Schwimmen, Surfen, Segeln).
- Kühlender Wind oder ein angenehmes „Lüftchen" mindern nicht die Sonnenbrandgefahr!
- Auch bei bewölktem Himmel ist ein Sonnenbrand möglich.
- Einschlafen ohne Sonnenschutz in der Sonne, z.B. nach einem anstrengenden

Training, ist gefährlich! Achtung für alle, die sich beim „Nickerchen“ im Schatten sicher fühlen: Auch im Schatten gibt es UV-Strahlen. Außerdem „wandert“ die Sonne!
- Ätherische Öle oder Medikamente können die Empfindlichkeit der Haut erhöhen und einen Sonnenbrand begünstigen (z.B. Antibiotika).
- Beim Sonnenbrand Sonne meiden bis zur vollständigen Abheilung!

30.2.2 Sonnen- oder Schneeblindheit – wenn die Sonne ins Auge sticht

Die Sonnen- oder Schneeblindheit kann als spezielle Form des Sonnenbrands angesehen werden, nämlich als **Schädigung der Augen** durch die ultraviolette Strahlung, die auch als Verblitzung bezeichnet wird. Gerade beim Surfen, Segeln, Schwimmen oder Höhensport ist das Risiko sehr groß, insbesondere wenn das intensive Sonnenlicht noch durch Wasser, Schnee oder Eis reflektiert wird.

Diagnose. Anfangs haben die betroffenen Sportler ein Fremdkörpergefühl, z.B. wie „Sand in den Augen“. Dann kommt es zur zunehmenden Schwellung und Rötung mit Tränenfluss, die Schmerzen können extreme Ausmaße annehmen. Ähnlich wie in einem Dampfbad wird alles nur noch nebelig und verschwommen wahrgenommen. Schlimmstenfalls ist der Patient blind und auf fremde Hilfe angewiesen.

Therapie. Schutz der Augen vor Licht sowie augenärztliche Hilfe sind dringend erforderlich. Bei richtiger Behandlung sind die Beschwerden meist nach einigen Tagen abgeklungen.

Prävention. Beim Sport in der Sonne ist eine gute und passend sitzende Sonnenbrille mit seitlichem Schutz – neben Vernunft und „Augenmaß“ – unabdingbar erforderlich. Diesbezüglich sollte man sich vom Augenarzt und Optiker beraten lassen, weil es z.B. für den Aufenthalt im Schnee spezielle Gletscher- oder Schneebrillen gibt.

> Die Sonnenbrille beim Sport ist in erster Linie Schutz vor gefährlichen Augenschäden und nicht nur ein modisches Accessoire! Nie direkt, auch nicht mit Sonnenbrille, in die Sonne sehen!

30.2.3 Verletzung durch Blitzschlag – vor Eichen weichen und Buchen suchen?

Jährlich schlagen in Deutschland etwa 1,3–2 Mio. Blitze ein, an deren Folgen etwa 10 Menschen sterben. Deutlich mehr Menschen werden aber durch Blitze verletzt. Zu den Opfern gehören auch Sportler, z.B. beim Joggen, Schwimmen oder Golf. Im August 2008 wurden 32 Fußballspieler im südhessischen Wald-Michelbach verletzt, 9 davon schwer, als ein Blitz während des Trainings in einen Flutlichtmast am Rand des Kunstrasenplatzes einschlug.

Ursachen bzw. Verletzungsmechanismen beim sog. Blitztrauma sind der direkte Blitzeinschlag in den Menschen, die Stromübertragung, Verbrennungen bei brennender Kleidung, Sekundärverletzungen wie Knochenbrüche (wenn z.B. das Opfer unter einen stürzenden Baum gerät oder durch die Luft geschleudert wird) und Detonationseffekte durch den Donnerschlag (z.B. Trommelfellverletzung im Ohr).

Therapie. Für die Erstversorgung gelten die Erste-Hilfe-Richtlinien, z.B. stabile Seitenlage bei Bewusstlosigkeit oder Herzdruckmassage und Beatmung beim Kreislauf- und Atemstillstand. Der Rettungsdienst bzw. der Notarzt müssen informiert werden.

> Die Wiederbelebung bei Blitzgeschädigten hat relativ gute Erfolgsaussichten, die Reanimation soll sogar Erfolg versprechender sein als bei Patienten mit Kreislaufstillstand aus anderer Ursache (vgl. Kapitel 38). Für die Ersthelfer besteht keine Gefahr, da der Blitzstrom in maximal 2 s aus dem Körper des Opfers entweicht. Deshalb sollte unverzüglich mit den Reanimationsmaßnahmen begonnen werden.

Die **Behandlung** und **Überwachung der Betroffenen im Krankenhaus** sind zwingend erforderlich, weil bspw. lebensgefährliche Herzrhythmusstörungen auftreten können. Insgesamt wird die Sterblichkeit durch Blitzschlag mit über 30–50% angegeben. Die Folgen eines Blitzunfalls können aber nicht nur das Herz, sondern bspw. auch die Haut, die Nieren, die Seh- und Hörorgane, das Nervensystem sowie den Bewegungsapparat im Sinne von Knochenbrüchen betreffen. Außerdem gibt es psychische Effekte, von hysterischem Verhalten bis hin zu Depressionen, und zwar sowohl bei direkt Betroffenen als auch bei Zeugen. Aus diesen Gründen erfolgt die Behandlung von Blitzopfern interdisziplinär durch verschiedene medizinische Fachgruppen, je nach Schädigungsmuster.

Prävention. Das **richtige Verhalten bei Gewitter** kann für Sportler lebensrettend sein, daher an dieser Stelle einige Hinweise:

- Wenn zwischen Blitz und Donner weniger als 10 s vergehen, dann ist ein Gewitter sehr nahe. Schleunigst davor in Sicherheit bringen!
- Die Entfernung eines Gewitters lässt sich aus der Anzahl der Sekunden zwischen Blitz und Donner (nicht umgekehrt, langsam zählen) ermitteln. 3 s entsprechen etwa 1000 Metern Abstand!
- Keine Panik! Umsichtig handeln, v.a. auch bei größeren Sportveranstaltungen und Menschenmengen. Die Wahrscheinlichkeit für das Auftreten einer Verletzung durch Chaos und Panik ist größer als durch Blitzschlag.
- Obwohl es lächerlich klingt: Nicht vor dem Gewitter wegrennen, sondern mit geschlossenen Beinen hüpfen! Dazu raten Experten, weil beim Blitzeinschlag auch mehrere Meter davon entfernt Lebensgefahr durch die sog. „Schrittspannung" besteht. Wenn die Füße bei einem Schritt auseinander stehen, dann besteht zwischen ihnen ein Spannungsunterschied und der Strom kann durch den Körper fließen.
- Schutz in Gebäuden (möglichst mit Blitzableitern) oder Fahrzeugen mit geschlossener Metallkarosserie suchen; das Fahrzeug wirkt als sog. Faradayscher Käfig, bei dem der Strom durch die Metallkarosserie in den Boden fließt, ohne den Insassen zu schaden.
- Blitze schlagen vorzugsweise in die höchste Erhebung ein: Daher nicht auf Berggipfeln, Hügeln oder ungeschützten Aussichtstürmen aufhalten. Im freien Gelände einen möglichst tiefen Punkt aufsuchen (damit man nicht selbst die höchste Stelle darstellt). Dort nicht aufrecht stehen.
- In Sportanlagen nicht in unmittelbarer Nähe von Licht- und Fahnenmasten aufhalten: Diese sind zwar i.d.R. geerdet, jedoch kann der Blitzstrom überspringen.
- Im Boden wird der Strom gut weitergeleitet. Der Blitzstrom breitet sich etwa 20 m um den Einschlagpunkt herum im Erdreich aus. Daher den Kontaktbereich zum Boden minimieren: Nicht flach auf den Boden legen, sondern mit zusammengezogenen Füßen, angewinkelten Armen und eingezogenem Kopf hinhocken. Nicht mit den Händen abstützen. Je breitbeiniger man steht, desto größer ist die Schrittspannung, die den Strom durch den Körper treibt.

- Als Standfläche sind Gummisohlen und isolierende Materialien günstig.
- Mehrere Menschen sollten im Gewitter möglichst Abstand zueinander halten. Keine Gruppe bilden!
- Wer Schutz in einer Höhle sucht, sollte besser tiefer hineingehen und sich vom Höhleneingang ins Innere begeben. Auch enge Mulden sind zu meiden. Der Blitz verteilt sich nach dem Einschlag zuerst nahe der Bodenoberfläche, der er aber u.U. am Höhleneingang oder einer engen Mulde nicht folgen kann. In dieser Situation springt ein sog. Sekundärblitz über und kann die schutzsuchende Person treffen.
- Bäume sind extrem durch Blitzschlag gefährdet, unabhängig von der Baumart! Besonders gefährdet sind allein stehende Bäume. Aber auch im Wald ist es gefährlich, weil auch dort der Blitz einschlagen kann, Äste durch Gewitterböen abbrechen oder ganze Bäume entwurzelt werden. Daher gilt: Nicht nur vor Eichen, sondern vor allen Bäumen weichen!
- Beim Gewitter Abstand von Metall halten, mindestens 3 m, besser viel mehr! Gefährlich sind z.B. Fahrrad, Handy, Gehstock (Nordic Walking), Regenschirm oder Golfschläger: In den USA stirbt jeder 5. Blitztote beim Golf!
- Auch das Reiten ist besonders gefährlich: Zum einen sitzt der Reiter „hoch zu Ross“, zum anderen hat das Pferd eine große Schrittspannung.
- Wasser leitet schon geringste Blitzströme: daher nicht am, auf oder im Wasser aufhalten, das bedeutet z.B. nicht schwimmen, surfen oder segeln!
- Aus Sicherheitsgründen wird empfohlen, auch in einem Gebäude während eines Gewitters nicht zu baden oder zu duschen. Kein Kontakt mit metallischen Leitungen, die von außen ins Haus führen.

Vorbeugen ist besser: vorausschauend handeln und Sport im Freien meiden, wenn anhand der Wetterlage mit einem Gewitter zu rechnen ist (Wetterbericht!).

30.3 Kälteschäden

Erfrierungen und Unterkühlung entstehen beim Sport, wenn Kälte entweder umschrieben ein bestimmtes Körperteil oder den menschlichen Organismus insgesamt schädigt.

Kälteschäden resultieren aber nicht ausschließlich aus niedrigen Temperaturen, sondern oftmals auch durch die Kombination mit Feuchtigkeit und Wind; dies führt dazu, dass die „gefühlte“ Temperatur bspw. bei widrigen Windverhältnissen niedriger ist als die gemessene. Diese Problematik wird durch den Wind-Kälte-Faktor (Windchill-Faktor, engl. *wind chill*: Windkühle) ausgedrückt; dieser beschreibt den Unterschied zwischen der gemessenen Lufttemperatur und der gefühlten Temperatur in Abhängigkeit von der Windgeschwindigkeit. Ein Beispiel: Bei einer Außentemperatur von –10 °C beträgt bei einer Windgeschwindigkeit von 36 km/h (entspricht Windstärke 5) die gefühlte Temperatur je nach Berechnungsformel –20,3 °C bzw. –29,5 °C! Dieser Effekt tritt im Übrigen auch durch den Fahrtwind beim Rennrad- oder Motorradfahren auf.

30.3.1 Erfrierung

Die Erfrierung ist definiert als **umschriebener Gewebeschaden durch Kälteeinwirkung**. Sie tritt häufig an den Akren auf, das sind die „äußersten Enden“ des menschlichen Organismus, nämlich Finger, Zehen (s. Abb. 30.2), Ohrmuscheln, Nase, Kinn und Wangen. Dies sind exponierte Körperstellen, sie bedürfen in kalter Umgebung (z.B. Gebirge, Schnee) eines besonderen Schutzes: Bei kalter Außentemperatur ziehen sich die Blutgefäße an den Akren zusammen, um den inneren Organen ausreichend Blut und damit lebenswichtigen Sauerstoff zur Verfügung zu stellen. Dies wiederum bedeutet für die Akren aber eine verminderte oder gar ausbleibende Sauerstoffzufuhr.

Erfrierungen kommen bspw. als Folge eines unerwarteten Wetterumschwungs und mangelhafter Ausrüstung bei Bergsteigern vor, 46% sind bei diesen an den Händen lokalisiert. Eine nicht unbedeutende Ursache für Erfrierungen beim Sport ist auch die unsachgemäße Kältetherapie (Kryotherapie), wenn bspw. bei einer Prellung sog. „Vereisungsspray" aus nächster Nähe punktuell aufgesprüht oder ein Kältepack direkt auf die Haut gelegt wird (s. Abb. 2.1).

Nicht selten sind Erfrierungen mit einer allgemeinen Unterkühlung des Körpers vergesellschaftet. Eine besondere Gefährdung ergibt sich bei Kindern unter gleichzeitigem Alkoholeinfluss (s. Kap. 30.3.2).

Besonders unangenehm kann die Kälteexposition für Menschen mit einem **Raynaud-Syndrom (Raynaud-Krankheit, Morbus Raynaud)** sein, das relativ häufig ist; in den USA sollen 5–10% der Menschen davon betroffen sein, meistens Frauen (s. Abb. 30.3). Dabei handelt es sich um eine anfallsweise auftretende Durchblutungsstörung der Finger oder Zehen, bedingt durch Blutgefäßkrämpfe (Vasospasmen), die schon bei relativ geringer Kälte auftreten können (umgangssprachlich auch „Leichenfinger" genannt).

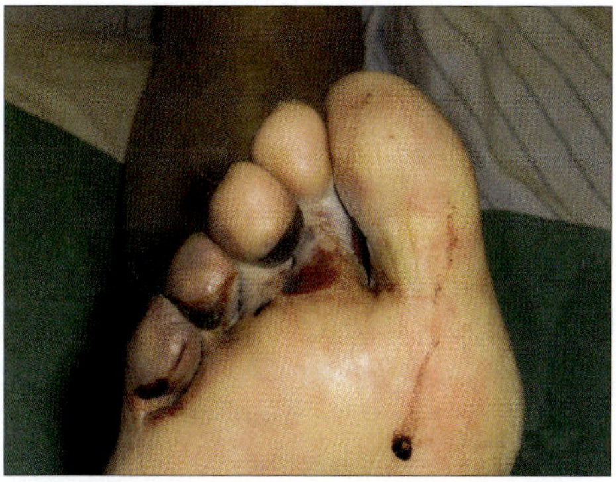

Abb. 30.2: Erfrierungen im Vorfußbereich

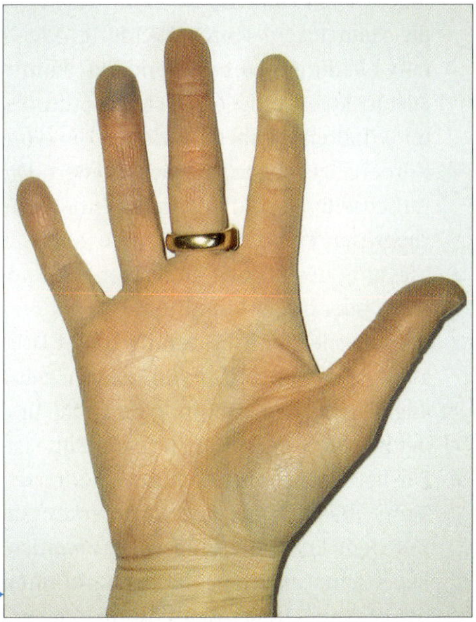

a

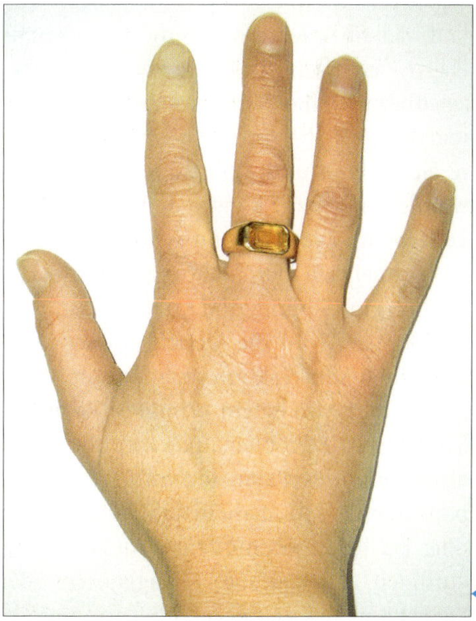

b

Abb. 30.3: Raynaud-Syndrom. Rechte Hand einer jungen Frau nach Joggen in kühler Umgebung. Es zeigt sich das typische Trikolore-Phänomen mit blasser Zeigefingerkuppe und Blauverfärbung z.B. am Ringfinger, während der Mittelfinger als Zeichen der vermehrten Durchblutung gerötet ist.

Diagnose. Die **lokalisierte Kälteeinwirkung** führt zu ähnlichen Gewebereaktionen wie bei einer **Verbrennung** (s. Kap. 30.2), weshalb die Erfrierung manchmal auch als Kälteverbrennung bezeichnet wird. Meistens werden 3 Schweregrade unterschieden, von der Hautblässe (**Erfrierung Grad I**) über die Blasenbildung (**Erfrierung Grad II**) bis zum Absterben des Gewebes (Nekrose, **Erfrierung Grad III**). Eine exakte Beurteilung ist oft erst nach mehreren Tagen, manchmal erst nach Wochen möglich, wenn sich die Grenze zwischen abgestorbenem und lebendem Gewebe zeigt; man spricht von der sog. Demarkierung.

Wichtig ist, dass bei der Untersuchung das Augenmerk nicht nur auf die Erfrierung gerichtet ist, sondern im Rahmen der Diagnostik eine evtl. allgemeine Unterkühlung berücksichtigt wird. Dies beinhaltet neben der Ganzkörperuntersuchung u.a. die Messung der Körpertemperatur, des Pulses und des Blutdrucks sowie die Anfertigung eines EKG (s. Kap. 3.2).

Beim **Raynaud-Syndrom** ergibt sich ein typisches Bild mit einem dreiphasigen Verlauf, der in Anlehnung an die französische Flagge auch als Trikolore-Phänomen bezeichnet wird: Bei Kälteeinwirkung, manchmal auch bei Stress, werden ein oder mehrere Finger blass und weiß (sog. Ischämie). In warmer Umgebung kommt es dann zur Blauverfärbung (Zyanose) und schließlich zu einer vermehrten Durchblutung (reaktive Hyperämie) mit Rötung und Kribbeln.

Meistens wird die Ursache dieser empfindlichen Kältereaktion nicht geklärt, dann spricht man von einem **primären** Raynaud-Syndrom. Die Problematik kann aber auch als **sekundäres** Raynaud-Syndrom als Nebenwirkung von manchen Medikamenten oder bei einer bestimmten Grundkrankheit auftreten, z.B. bei sog. Kollagenosen oder Diabetes mellitus („Zucker").

Therapie. Die Behandlung richtet sich nach dem Ausmaß und dem Schweregrad der Erfrierung(en).

> Wenn Sportler mit einer Erfrierung gleichzeitig allgemein unterkühlt sind, hat die schonende Wiedererwärmung des Körpers Priorität (s. Kap. 30.3.2): Es gilt der Grundsatz, dass das Überleben wichtiger als das Körperteil oder Körperglied ist (engl.: *life before limb*).

Erste-Hilfe-Maßnahmen vor Ort und Empfehlungen bei Erfrierungen:

- Den Verletzten möglichst in eine warme Umgebung bringen
- Feuchte, nasse oder durchgefrorene Kleidung entfernen
- Trockene, warme Kleidung bzw. Decken zur Verfügung stellen
- Eine Rettungsdecke ist eine dünne, reißfeste, wasserdichte und Wärmestrahlen reflektierende Folie, die mit einer gold- und silberfarbenen Metallschicht überzogen ist. Sie wird als kleines Päckchen geliefert. Die Wärmedecke nicht direkt auf die Haut legen! Durch Kleidung oder – falls Kleidung nicht vorhanden – zumindest lockeres Auflegen muss ein Luftpolster erhalten bleiben, welches die vom Körper abgegebene Wärme speichert. Die Außenseite ist goldfarben, die Innenseite silbern und wird zum Patienten gelegt.
- Messung der Körpertemperatur (im Enddarm oder in der Mundhöhle)
- Bei einer leichten Erfrierung (Grad I) ist aktive Bewegung sinnvoll, sofern keine allgemeine Unterkühlung besteht und der Betroffene nicht mehr in der Kälte ist.
- Die betroffene Körperstelle des Verletzten kann „biologisch" durch Körperkontakt mit dem Ersthelfer aufgewärmt werden: Bspw. kann einer erfrorenen Hand unter der Kleidung in der Achselhöhle oder auf dem Bauch des Helfers Wärme „gespendet" werden. Bei Erfrierungen an der

Nase oder Wange kann der Helfer seine wärmende Hand auflegen.

- Schuhe ausziehen, damit das Schuhwerk nicht noch zusätzlich Druckschäden verursachen kann.
- Falls möglich, kann evtl. die erfrorene Körperstelle (z.B. Fuß) im Warmwasserbad mit schrittweise ansteigender Temperatur langsam aufgewärmt werden. Vorsicht: Diese Aufwärmung darf nicht als unangenehm empfunden werden. Daran denken, dass das Schmerzempfinden des Betroffenen evtl. vermindert ist; in diesem Fall besteht die Gefahr einer Verbrennung (Verbrühung). Daher mit lauwarmem Wasser beginnen. Wassertemperatur selbst prüfen, höchstens 38 °C.
- Anlegen eines sterilen Verbands oder eines sauberen, möglichst warmen Tuchs oder Kleidungsstücks
- Auf gute Polsterung der betroffenen Körperteile achten, damit nicht noch zusätzlich Druckschäden entstehen.
- Nicht „warmrubbeln", auch oder erst recht nicht mit Schnee! Keine Massage oder Reiben, dies kann zu einer zusätzlichen mechanischen Schädigung der evtl. hart gefrorenen Haut führen. Außerdem ist im Erfrierungsareal das Schmerzempfinden meist vermindert.
- Das Erfrierungsareal nicht anhauchen („warmhauchen"): Es entsteht Verdunstungskälte, die den Schaden vergrößert.
- Rauchen ist selbstverständlich verboten: Die vermeintlich „wärmende Zigarette" verengt die Blutgefäße und verstärkt die Minderdurchblutung des kältegeschädigten Körperteils.
- Nicht direkt am offenen Feuer oder Heizstrahler aufwärmen wegen der Gefahr einer Verbrennung aufgrund der eingeschränkten Sensibilität im kältegeschädigten Bereich. Auch bei einer Wärmflasche besteht Verbrennungsgefahr.
- Oft wird empfohlen, dem Betroffenen ein warmes Getränk zu reichen (aber: kein Alkohol, kein Kaffee, kein schwarzer Tee!). Dies sollte aber auch nur dann geschehen, wenn der Verletzte bei Bewusstsein ist, außerdem keine Operation erforderlich ist – z.B. wegen eines gleichzeitig bestehenden Knochenbruchs bei einem gestürzten Skifahrer; für die Narkose ist es besser, wenn der Sportler nüchtern ist.
- Medikamente nur auf ärztliche Anordnung!

Sicherheitshalber sollte auch bei einer leichten Erfrierung ein Arzt kontaktiert werden. Die weitere Behandlung richtet sich nach dem Ausmaß der Erfrierung, die therapeutischen Prinzipien sind denen bei einer Verbrennung ähnlich. So bleibt bspw. bei einer drittgradigen Erfrierung leider nur die Amputation.

Das **primäre Raynaud-Syndrom** ist meistens harmlos. Das Auftreten der Symptome wird durch Warmhalten der Finger (oder Füße) vermieden oder zumindest gemildert. Dann erübrigt sich meistens eine Therapie. Die Behandlung beim **sekundären Raynaud-Syndrom** ist schwierig und muss die Grunderkrankung berücksichtigen; in manchen Fällen kann es zum Gewebetod (Nekrose) der Fingerkuppen bzw. Finger oder Zehen kommen, dann ist eine Amputation unumgänglich. In jedem Fall sollten Sportler mit einem Raynaud-Syndrom in kühler Umgebung ihre Hände und Füße warmhalten.

30.3.2 Unterkühlung

Eine Unterkühlung, auch als **Hypothermie** bezeichnet, liegt vor, wenn die Körpertemperatur unter einen bestimmten Wert sinkt. Dieser Grenzwert wird in der medizinischen Literatur unterschiedlich angegeben, meistens etwa 36–37 °C. I.d.R. ist mit der Körpertemperatur die Körper*kern*temperatur gemeint, das ist die Temperatur lebenswichtiger innerer Organe, die vorzugsweise rektal (im Enddarm) gemessen wird.

Ursachen einer Unterkühlung beim Sport sind bspw. der Aufenthalt im Gebirge (z.B. beim Klettern oder Bergwandern), im Schnee (z.B. Skilaufen), die Verschüttung durch eine Schneelawine, das Einbrechen durch zu dünnes Eis auf einem See (z.B. Schlittschuhlaufen) oder ein zu langer Aufenthalt im Wasser beim Tauchen. Oftmals spielen unangemessene Sportausrüstung und falsche oder feuchte Kleidung eine zusätzliche Rolle, widrige Windverhältnisse, Feuchtigkeit, ebenso leider auch gleichzeitiger Alkoholeinfluss. Bedeutung hat auch der individuelle Allgemeinzustand, z.B. das Fettpolster, Erschöpfung, Bewusstlosigkeit oder zusätzliche Verletzungen. Besonders schnell kühlen Kinder aus. Nicht selten ist die Kombination einer Unterkühlung mit einer umschriebenen **Erfrierung**, z.B. an den Fingern (s. Kap. 30.3.1). Bei der Unterkühlung infolge eines Tauchunfalls besteht zusätzlich die Problematik der Dekompressionskrankheit (Caissonkrankheit, Taucherkrankheit, s. Kap. 37.4).

Diagnose. Die Symptome einer Unterkühlung sind abhängig von der Körperkerntemperatur. Zunächst fröstelt und zittert der Betroffene, der Puls wird schneller, die Atmung tief und die Haut blass. Bei weiterem Absinken der Körpertemperatur wird der Patient schläfrig und ist erschöpft, er atmet flacher, es kommt zum Blutdruckabfall. Der Herzschlag wird langsamer und unregelmäßig. Schließlich, im sog. Lähmungsstadium der Unterkühlung bei einer Körperkerntemperatur unter 30 °C, kommt es zum Bewusstseinsverlust sowie Atem- und Kreislaufstillstand, z.B. infolge lebensbedrohlicher Herzrhythmusstörungen.

Zur Diagnostik bei einer Unterkühlung gehört natürlich die Messung der Körperkerntemperatur, am besten im Enddarm (rektal) oder in der Mundhöhle (oral); der in der Achselhöhle gemessene Wert ist zu ungenau.

> Je niedriger die Körpertemperatur ist, desto gefährlicher ist die Situation für den unterkühlten Sportler!

Die Bewusstseinslage muss beobachtet werden, wichtige Hinweise für eine Unterkühlung sind starke Müdigkeit oder Verwirrtheit („redet dummes Zeug"). Puls und Blutdruck müssen kontrolliert werden. Das Elektrokardiogramm (EKG: „Herzschrift"), also die Registrierung der elektrischen Aktivität des Herzens, gibt Auskunft bspw. über den Herzrhythmus. Mit der Blutgasanalyse lassen sich z.B. die Abnahme des Sauerstoffgehalts sowie eine Übersäuerung des Bluts feststellen. Bei der Ganzkörperuntersuchung des Patienten wird auch auf umschriebene Erfrierungen geachtet.

Therapie. Wichtigstes Behandlungsziel ist die schonende Wiedererwärmung des Körpers unter Berücksichtigung des Allgemeinzustands des Sportlers (Bewusstsein, Kreislauf, Atmung).

> Das plötzliche Aufwärmen eines unterkühlten Sportlers, z.B. in einem heißen Bad, ist sehr gefährlich, es kann zum Kreislaufkollaps, zu Herzrhythmusstörungen oder sogar zum Tode führen (sog. Wiedererwärmungsschock)!

Erste-Hilfe-Maßnahmen vor Ort und Empfehlungen bei Unterkühlung:

- Die schonende Aufwärmung des Organismus hat oberste Priorität vor der Behandlung von evtl. gleichzeitig bestehenden umschriebenen Erfrierungen (s. Kap. 30.3.1).
- Den Verletzten möglichst in eine warme Umgebung bringen
- Erschütterungen beim Transport aus dem Gefahrenbereich vermeiden: Gefahr des „Bergungstods" durch Herzrhythmusstörungen!

- Feuchte, nasse oder durchgefrorene Kleidung entfernen
- Versorgung mit trockener, warmer Kleidung bzw. Decken
- Eine Rettungsdecke ist eine dünne, reißfeste, wasserdichte und Wärmestrahlen reflektierende Folie, die mit einer gold- und silberfarbenen Metallschicht überzogen ist. Sie wird als kleines Päckchen geliefert. Die Wärmedecke nicht direkt auf die Haut legen! Durch Kleidung oder – falls Kleidung nicht vorhanden – zumindest lockeres Auflegen muss ein Luftpolster erhalten bleiben, welches die vom Körper abgegebene Wärme speichert. Die silberne Seite wird zum Patienten gelegt.
- „Biologische" Wärme, d.h. Körperkontakt
- Messung der Körpertemperatur (im Enddarm oder in der Mundhöhle)
- Aktive Bewegung ist sinnvoll, sofern der Verletzte nicht zu schwach ist.
- Langsames, schonendes Aufwärmen bei angenehmer Zimmertemperatur
- Kein heißes Bad!
- Oft wird empfohlen, dem Betroffenen ein warmes Getränk zu reichen (aber: kein Alkohol, kein Kaffee, kein schwarzer Tee!). Dies sollte aber auch nur dann geschehen, wenn der Verletzte bei Bewusstsein ist, außerdem keine Operation erforderlich ist – z.B. wegen eines gleichzeitig bestehenden Knochenbruchs bei einem gestürzten Skifahrer; für die Narkose ist es besser, wenn der Sportler nüchtern ist.
- Medikamente nur auf ärztliche Anordnung!

Bei Bewusstlosigkeit gelten die Richtlinien der Ersten Hilfe, die entsprechenden Maßnahmen sind zu ergreifen (z.B. stabile Seitenlage). Der Rettungsdienst bzw. der Notarzt sollten alarmiert werden. Die Infusionstherapie mit erwärmten Lösungen ist wesentlicher Bestandteil der ärztlichen Behandlung, ggf. Sauerstoffgabe oder sogar Beatmung. Im Rahmen der Überwachung (Monitoring) ist das EKG („Herzschrift") eine besonders wichtige technisch-diagnostische Methode.

Jeder Sportler mit einer Unterkühlung gehört zunächst ins Krankenhaus! Nur der Arzt entscheidet dann, ob evtl. eine ambulante Weiterbehandlung möglich ist.

30.3.3 Prävention von Kälteschäden

Vorbeugen ist besser als frieren, das bedeutet:

- Vernünftig verhalten!
- Wetterbericht in den Medien (z.B. Deutscher Wetterdienst) beachten
- Angemessene Ausrüstung und Kleidung
- Ankleiden nach dem sog. Zwiebelschalenprinzip, also mehrere Teile übereinander anziehen
- Realistische Einschätzung der körperlichen Belastungsfähigkeit: kein Alkohol, keine Medikamente oder Drogen, die dies verhindern!
- Regelmäßige medizinische Vorsorgeuntersuchungen
- Folgeschäden bei eingetretener Unterkühlung oder Erfrierung können durch fachkundige Erste Hilfe verhindert werden!

31 Amputationen

31.1 Amputationen – Definitionen und Ursachen speziell beim Sport

Eine Amputation ist die **Abtrennung** bzw. **der Verlust eines Körperteils**. Grundsätzlich kann zwischen der Amputation als **operative Maßnahme** und der Amputation als **Unfallfolge** (traumatische Amputation) unterschieden werden. Bei Letzterer ist zu unterscheiden zwischen einer totalen (kompletten) und einer subtotalen (inkompletten) Amputation. Die **totale Amputation** ist durch eine vollständige Gliedmaßenabtrennung gekennzeichnet. Von einer **subtotalen Amputation** spricht man, wenn eine Gliedmaße nahezu vollständig abgetrennt ist und die wichtigsten anatomischen Strukturen unterbrochen sind, v.a. die Blutgefäße. Das Amputat hängt dann nur noch an einer schmalen Weichteilbrücke; diese kann aber das Überleben des betroffenen Körperteils nicht sichern, weil die Durchblutung nicht ausreichend ist (s. Abb. 31.1). In Deutschland werden pro Jahr etwa 50 000 Amputationen allein an der unteren Extremität durchgeführt. **Ursachen** sind Unfälle, arterielle Durchblutungsstörungen, bösartige Erkrankungen, Diabetes mellitus („Zuckerkrankheit") und Infektionen, auch als Folge einer Verletzung.

Glücklicherweise sind Amputationen als Folge eines Sportunfalls zwar selten, aber eben doch tragische Ereignisse, nicht zuletzt deshalb, weil oft junge Sportler davon betroffen sind.

Dabei entstehen traumatische Amputationen an der unteren Extremität, also an den Beinen bzw. Füßen, v.a. durch Unfälle bei Sportarten, in denen hohe Geschwindigkeiten eine Rolle spielen, z.B. Motorsport, alpiner Skilauf und Radsport. Eine weitere Ursache sind Erfrierungen von Körperteilen bei Bergsportlern, z.B. Finger, Zehen, Ohren, wobei die Amputation dann sekundär als chirurgischer Eingriff notwendig wird, weil es zum Gewebstod (Nekrose) kommt. Amputationsverletzungen entstehen bspw. auch bei Reitern, die sich den Zügel um den Daumen oder die Finger wickeln; diese werden abgetrennt, wenn das Pferd scheut. Bei Joggern, die mit ihrem Hund an der Leine laufen, ist ein ähnlicher Unfallmechanismus möglich, wenn bei dem Tier z.B. plötzlich der Jagdinstinkt durch eine Katze geweckt wird oder ein anderer Hund ins Spiel kommt. Ebenso kann es beim Wasserski durch die mit dem Motorboot verbundene Halteleine zur Amputation kommen, dies gilt auch für die Leinen beim Kite-Surfen. Eine nicht zu unterschätzende Ursache für eine Fingeramputation bei Sportlern ist auch das Tragen von Ringen, mit denen der Finger bspw. an einer Sportplatzbegrenzung (Zaun) hängenbleiben und abgetrennt werden kann.

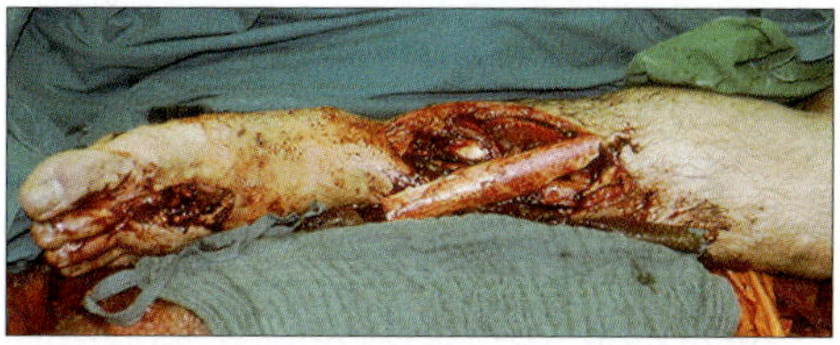

Abb. 31.1: Subtotale Amputation des Unterschenkels und schwerste Quetschung des Fußes bei einem Radfahrer, der unter ein Auto geriet.

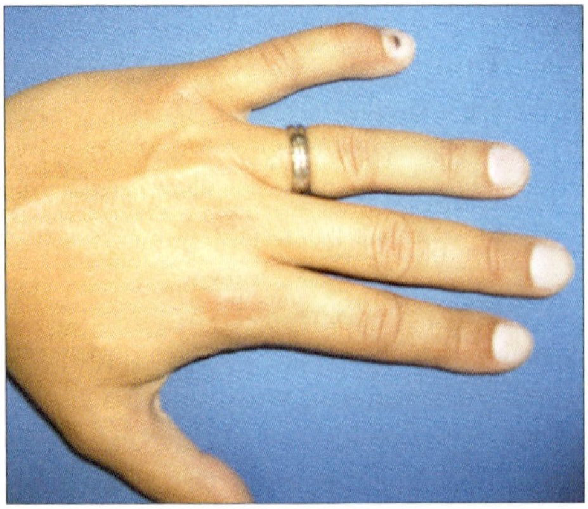

Abb. 31.2: Strangulation und Durchblutungsstörung des Ringfingers durch einen Fingerring bei einer Hobbysportlerin, die sich beim Volleyballspiel das Mittelgelenk des Ringfingers verletzte. Aufgrund der starken Gelenksschwellung konnte das Schmuckstück erst nach Durchtrennung mit einer speziellen Ringsäge entfernt werden.

Ringe dürfen beim Sport nicht getragen werden, weder an den Fingern noch an anderen Körperteilen, z.B. den Ohren. Das Verletzungsrisiko ist zu hoch, und zwar sowohl für andere Sportler als auch für den „Geschmückten"! Es besteht die Gefahr des Hängenbleibens am bzw. mit dem Ring. Außerdem kann ein Ring bei einer Fingerverletzung und nachfolgender Schwellung den Finger strangulieren (s. Abb. 31.2).

31.2 Erste Hilfe bei einer Amputation – wie es weitergeht

Die Behandlung beginnt unmittelbar am **Unfallort** bzw. an der Sportstätte. Der Notarzt sollte informiert werden, wenn es sich um eine Makroamputation, also die Abtrennung eines größeren Körperteils (z.B. eines Arms), oder aber um ein Polytrauma handelt, das bedeutet mehrere Verletzungen (griech.: *poly*: viele), von denen eine oder die Kombination der Verletzungen potenziell tödlich ist (s. Kap. 37.2).

Der **Amputationsstumpf** wird **steril** verbunden, bei einer stärkeren Blutung wird ein Druckverband angelegt. Keine Reinigungsversuche, keine Desinfektionsmaßnahmen, keine Blutstillung durch Unterbindung von Blutgefäßen oder durch Klemmen! Kein Abbinden des Arms oder des Beins!

Auch das **Amputat** muss sachgemäß behandelt werden:

Das Amputat wird durch einen lockeren Verband mit sterilen Kompressen oder Tüchern versorgt. Anschließend fest in einen Plastikbeutel verschließen, dann möglichst in einen weiteren Plastikbeutel mit einem Eiswürfel-Wasser-Gemisch geben.
Oder: Aufbewahrung in einem mit Eiswürfel-Wasser-Gemisch gefüllten Spezialbeutel, einem doppelwandigen Replantationsbeutel – Amputat immer getrennt vom Eiswasser.

- Keine Reinigungsversuche am Amputat!
- Keine Desinfektionsmaßnahmen!
- Keine Konservierung in Lösungen!
- Kein direkter Kontakt mit Eis oder Schmelzwasser!
- Keine Aufbewahrung im Gefrierfach!
- Keine Kühlung bei subtotaler Amputation!

! Achtung: Eine Amputation sieht immer dramatisch aus. Es kann aber sein, dass andere Verletzungen eine höhere Priorität haben, z.B. ein Schädel-Hirn-Trauma. Grundsätzlich gelten die Richtlinien der Ersten Hilfe, auch zur Vorbeugung oder Behandlung des Unfallschocks. Die Sicherung der Vitalfunktionen (Atmung, Kreislauf) hat Vorrang (s. Kap. 2.6).

In der Klinik wird nach Erfassung des gesamten Verletzungsmusters des verunfallten Sportlers die **frühzeitige Operation** angestrebt. Es ist zu entscheiden, ob eine Replantation, also das Wiederannähen abgetrennter Gliedmaßen, durchgeführt werden kann. Ggf. müssen die Kontaktaufnahme mit einem Replantationszentrum und eine Verlegung erfolgen.

Eine **Replantation** ist nicht in jedem Fall technisch möglich bzw. sinnvoll. Es gilt der Grundsatz, dass das Überleben wichtiger als das Körperglied ist (engl.: *life before limb*). Das Wiederannähen einer abgetrennten Gliedmaße ist eine stundenlange Operation, bei der Knochen und Weichteile wie Sehnen, Nerven und v.a. die Blutgefäße wiederhergestellt werden. Eine derartige operative Maßnahme stellt eine erhebliche Belastung für den menschlichen Körper dar, evtl. sogar eine Gefährdung. Deshalb müssen ärztlicherseits verschiedene Faktoren in die Überlegungen einbezogen werden, u.a. das gesamte Verletzungsmuster sowie Begleiterkrankungen (z.B. Herz-Kreislauf-System). Darüber hinaus ist zu berücksichtigen, dass das funktionelle Ergebnis mit einigen wenigen Ausnahmen (z.B. bei Kindern) niemals so sein wird wie vor dem Unfall. Außerdem können im Gefolge einer Replantation lebensgefährliche Komplikationen auftreten, bspw. eine Infektion oder ein Nierenversagen durch Muskelzerfall nach der Replantation eines Makroamputats (z.B. des Unterschenkels). Dies sind einige Gründe, warum manchmal eine fachgerechte operative Stumpfversorgung – und evtl. späterem Anpassen einer Prothese – die bessere und sinnvollere Alternative ist.

Selbstverständlich ist der Gliedmaßenverlust für den betroffenen Sportler außerordentlich tragisch. Es gibt aber eine Vielzahl von Sportlern, die nach einer Amputation „zurückkommen" und ihr Leben meistern, auch in sportlicher Hinsicht, wenn auch unter anderen Voraussetzungen. Diesbezüglich sei auf das Kapitel über den Behindertensport verwiesen (s. Kap. 36.5).

31.3 Vorbeugung kann den Körperteilverlust verhindern

Naturgemäß können Sportverletzungen – und damit auch Amputationen – nicht mit absoluter Sicherheit verhindert werden. Jedoch lassen sich die Risiken durch geeignete Sicherungsvorrichtungen und -maßnahmen verringern. Bspw. sollten Leinen nicht um die Finger gewickelt werden.

Eine weitere wichtige vorbeugende Maßnahme ist es, **keine Fingerringe** beim Sport zu tragen. Leider wird gegen diese Regel immer wieder verstoßen. Sofern auf den Ring bewusst nicht verzichtet wird (Talisman), sollte er zumindest durch einen Tape-Verband überklebt werden. Es ist außerordentlich wichtig, dass unvernünftigerweise vorhandene Ringe unmittelbar von einer verletzten Hand entfernt werden, sofern dies schmerzfrei möglich ist: Bei einer Hand- oder Fingerverletzung kann es nach dem Unfall sehr rasch zur Schwellung kommen – mit der Gefahr der Fingerstrangulation durch den oder die Ringe. Im Falle der Schwellung ist dann die Ringentfernung nur mit spezieller Erfahrung möglich, evtl. muss der Ring dann mit einer Ringsäge durchtrennt werden (s. Abb. 31.2).

32 Stress, lass nach – wenn der Knochen „ermüdet“ und bricht

32.1 Von der Stressreaktion des Knochens bis zur Fraktur – eine logische Entwicklung?

Eine spezielle Form der Fraktur beim Sport ist der **Ermüdungsbruch**. Er ist die Folge einer chronischen Überbeanspruchung des Knochens über einen längeren Zeitraum. Die Fraktur „entwickelt“ sich also langsam – daher auch der Begriff **„schleichende Fraktur“**. Sinngemäß sprechen Sportmediziner auch von der Stressreaktion des Knochens oder der **Stressfraktur**. Nach einer präziseren Definition ist die **Stressreaktion** die reversible Umwandlung des Knocheninneren (Schwammknochen; lat. *Spongiosa*: Schwamm), die als drohender Bruch zu interpretieren ist. Bei der **Stressfraktur** kommt es zusätzlich zu einer Unterbrechung der äußeren Knochenschicht (Kortikalis; lat. *Cortex*: Rinde).

> ! Achtung: Der Ermüdungsbruch stellt eine besondere Form von Stress beim Sport dar. Bei **Erwachsenen** ereignen sich die meisten Stressfrakturen an der unteren Extremität.

Knapp 70% aller Stressfrakturen treten bei Läufern auf. Sportbedingte Ermüdungsfrakturen gibt es bspw. bei Joggern (nicht nur Marathonläufer!) im Bereich des Oberschenkelhalses, des Schienbeins (s. Abb. 32.1) oder am Fußskelett (s. Abb. 32.2), jedoch können ebenfalls z.B. Ballsportler, Balletttänzerinnen, Gymnastinnen (rhythmische Sportgymnastik) oder Radfahrer betroffen sein. Stressfrakturen kommen selten auch an der oberen Extremität vor, so an der handgelenknahen Speiche und Elle bei Tennisspielern und am Ellenhaken bei Baseball-Pitchern und Speerwerfern. Langjähriger wirbelsäulenbelastender Sport, z.B. Geräteturnen, Turm- und

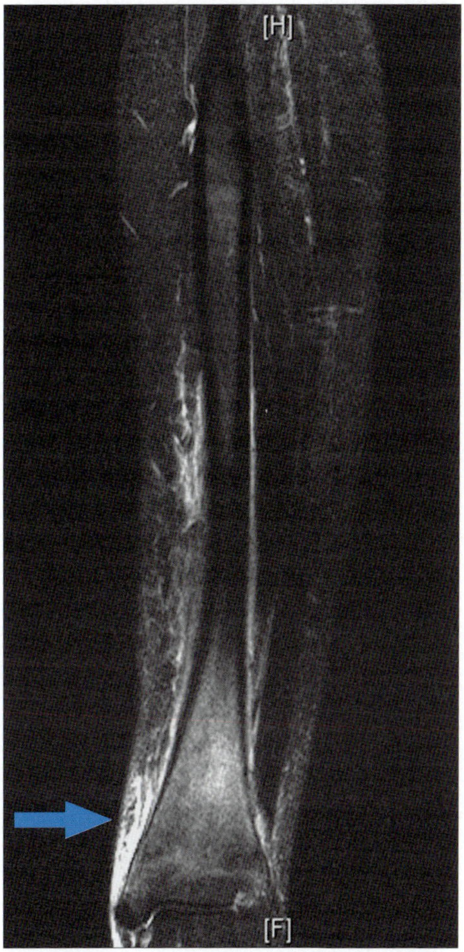

Abb. 32.1: Kernspintomografie des Unterschenkels einer Langstreckenläuferin mit deutlichem Knochenödem des unteren Drittels des Schienbeinknochens im Sinne einer Stressreaktion des Knochens mit umgebender Weichteilschwellung (Weichteilödem) – drohender Ermüdungsbruch

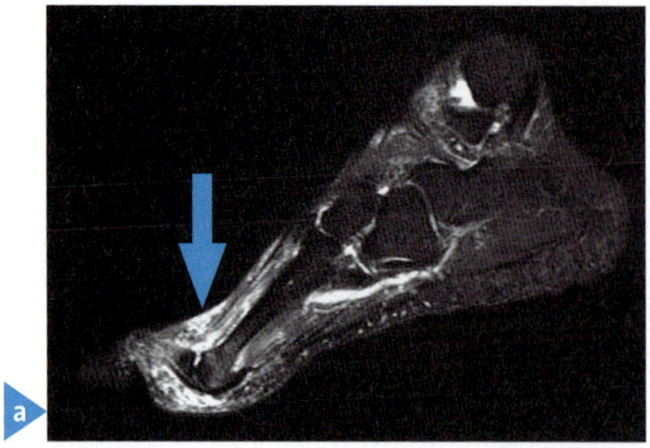

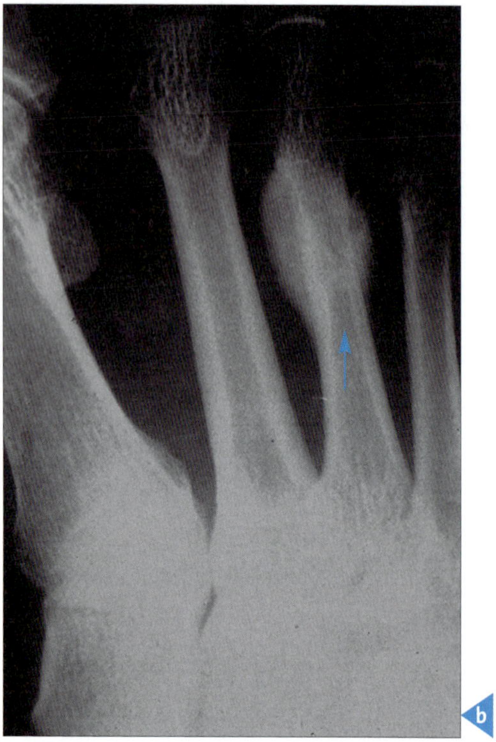

Abb. 32.2: Stressfraktur des 3. Mittelfußknochens bei einer Marathonläuferin. **a)** Die Kernspintomografie des Fußes zeigt im Schnittbild in der seitlichen Ansicht das sog. Knochenödem sowie die Weichteilschwellung. Die Röntgenuntersuchung ergab zu diesem Zeitpunkt noch keinen Frakturnachweis. **b)** Erst einige Wochen später war im Röntgenbild ein „Kugelkallus" als Zeichen der Knochenbruchheilung sichtbar.

Trampolinspringen, Delfinschwimmen oder Gewichtheben, kann an der Wirbelsäule zur Ermüdungsfraktur des Wirbelbogens und zum Wirbelgleiten (Spondylolisthese) führen.

Stressfrakturen verteilen sich in ihrer Häufigkeit auf Schienbein (49%), Fuß (34%), Oberschenkel (7%), Wadenbein (7%) und sonstige Körperregionen (3%), z.B. das Becken. Die Lokalisation hängt aber auch von der betriebenen Sportart ab; bspw. finden sich bei Golfspielern besonders häufig Ermüdungsfrakturen an den Rippen. Bei bis zu 25% der betroffenen Sportler treten mehrere Frakturen auf.

Im Wachstumsalter, also bei **Kindern** und **Jugendlichen**, betreffen die Stressfrakturen häufig die (eigentlichen) Wachstumsfugen der Knochen (Epiphysenfugen) oder die Apophysen. Letztere sind Knochenkerne, die bei Jüngeren zunächst noch aus Knorpel bestehen und Muskeln bzw. Sehnen als Ansatz dienen.

Dementsprechend werden Apophysen auch als Wachstumsfugen im Bereich von Sehnenansätzen definiert.

Bspw. kann es bei jungen Leistungsturnern zur **Schädigung der Wachstumsfuge** (Epiphysenfuge) der handgelenknahen Speiche oder der Elle kommen. Ähnliche Schäden werden bei jungen Sportkletterern an den Fingerknochen im Bereich der Fingermittelgelenke festgestellt: Bei ihnen kann es durch eine regelmäßige und dauerhafte Mikrotraumatisierung zu einer schleichenden Epiphysenablösung kommen (die Epiphyse ist das gelenknahe „Endstück" eines Röhrenknochens, in diesem Fall des Fingerglieds). Apophysenausrisse werden insbesondere am Becken sowie hüftnahen Oberschenkel beobachtet (s. Abb. 32.3). Weitere Lokalisationen sind der Ellenbogen sowie der Ansatzbereich der Kniescheibensehne am vorderen Oberrand des Schienbeins (Schienbeinrauigkeit, lat.: *Tuberositas tibiae*).

Bzgl. der Entstehung von Stressfrakturen ist es bis heute nicht gelungen, ein individuelles Risikoprofil zu erstellen. Angeschuldigt werden unter anderem mechanische und hormonelle Faktoren, v.a.

- Übermäßige Trainingsfrequenz, d.h. zu häufige Wiederholung eines an sich normalen Bewegungsablaufes
- Unangepasste Trainingsintensität
- Zu hohe Wettkampfbelastung
- Individuelle Schwächen am Halte- und Bewegungsapparat, z.B. muskuläre Schwäche mit frühzeitiger muskulärer Ermüdung und die damit verbundene Reduktion der „stress protection“
- Falscher Bodenbelag bzw. Untergrund
- Schlechte Ausrüstung, z.B. falsches Schuhwerk
- Veränderungen im Hormonhaushalt, Menstruationsstörungen
- Auffällige Essgewohnheiten und Essstörungen (v.a. weibliche Athleten)
- Knochenstoffwechselstörungen und Osteoporose

Eine besondere Gefährdung ergibt sich bei Jugendlichen in der Pubertät, v.a. bei Mädchen mit Essstörungen (sog. Anorexia athletica; Magersucht), außerdem bei älteren Frauen (Wechseljahre, Osteoporose).

32.2 Die Diagnose einer Stressfraktur – nicht immer einfach zu stellen

Die betroffenen Sportler haben einen belastungsabhängigen **Schmerz**, der bei fortgesetzter Belastung in einen Ruhe- bzw. Dauerschmerz übergeht. Meist findet sich auch ein lokaler Druckschmerz. Bei einem Ermüdungsbruch sind die Beschwerden i.d.R. auch nicht so akut und ausgeprägt wie bei einer frischen, unfallbedingten Fraktur. Zwischen Beschwerdebeginn und weitgehender Belastungsunfähigkeit der betroffenen Körperregion können

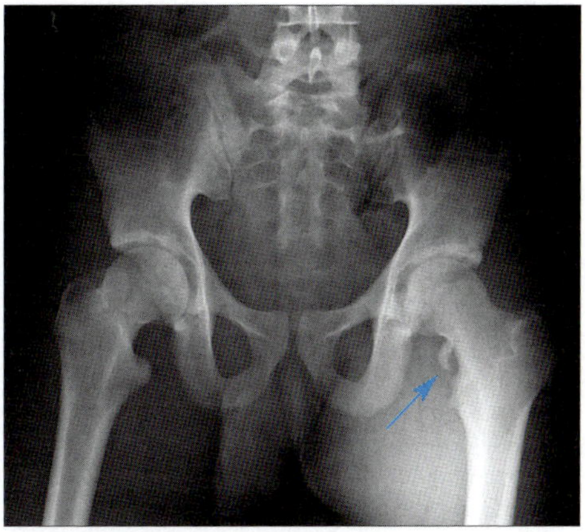

Abb. 32.3: Apophysenabriss an der Innenseite des hüftnahen Oberschenkels links (kleinerer Knochenhöcker, lat.: *Trochanter minor*) bei einem 17-jährigen Fußball-Auswahlspieler. An dem abgerissenen Knochenvorsprung setzt die Sehne des kräftigen Hüftbeugemuskels an. Diese Stressfraktur trat bei intensivem Torschusstraining auf und wurde konservativ behandelt: zunächst Entlastung an Unterarmgehstützen, Sportpause für 6 Wochen, volle Belastung nach 3 Monaten.

Stunden oder Tage, aber auch Wochen oder gar mehrere Monate vergehen. Akute Verläufe mit relativ plötzlichem Beschwerdebeginn sind zwar die Ausnahme, aber möglich; in diesen Fällen ist das angeschuldigte Ereignis aber eher als „der Tropfen, der zum Überlaufen des Fasses führt“, zu interpretieren.

> ! Achtung: Die betroffenen Sportler gehen oft zunächst von einer Verstauchung oder Prellung aus, weil die Beschwerden bspw. nach einem leichten Jogging ohne echten Unfall aufgetreten sind. Auch Ärzte vermuten oftmals zunächst keine Stressfraktur, gängige Fehldiagnosen sind „Sehnenscheidenentzündung“, „Überlastung“ oder „Knochenhautentzündung“.

Außerdem ist die Diagnose eines Ermüdungsbruchs, der ja kein akutes Geschehen, sondern eine chronische Stressreaktion am Knochen darstellt, primär mittels einer **Röntgenuntersuchung** schwierig und oft erst in Verlaufskontrollen möglich, wenn Umbau-

und Heilungsvorgänge des Knochens sich im Röntgenbild darstellen. Eine frühzeitige Diagnose gelingt mit der **Kernspintomografie** oder der **Knochenszintigrafie**; diese Verfahren werden bei unklaren Schmerzen und Schwellungszuständen, bspw. bei Langstreckenläufern an den Füßen, empfohlen.

Meistens wird der Kernspintomografie, auch aus Strahlenschutzgründen, der Vorzug gegeben. Bei dieser Untersuchung sieht man bei Stressreaktionen bzw. Stressfrakturen schon relativ frühzeitig eine Knochenreaktion, die als Ödem („Wasser"-Einlagerung) oder „bone bruise" bezeichnet wird. Für eine Szintigrafie wird dem Sportler eine radioaktive Substanz (Radiopharmakon) gespritzt, die sich dann in der geschädigten Knochenregion anreichert; die Methode empfiehlt sich bspw. auch zur Erfassung bei polytopen Stressfrakturen, wenn also Ermüdungsbrüche bei einem Sportler an mehreren Stellen innerhalb kurzer Zeit auftreten. In bestimmten Fällen ist auch eine Computertomografie sinnvoll (s. Kap. 3.2).

Im Rahmen der Diagnostik wird oft auch eine Ultraschalluntersuchung zum Ausschluss einer Muskel- und Weichteilverletzung bzw. einer Thrombose durchgeführt.

> Die Röntgenuntersuchung ist beim Verdacht auf eine Stressfraktur der diagnostische Standard. Ob zusätzlich Kernspintomografie, Szintigrafie oder Computertomografie sinnvoll sind, entscheidet der in der Diagnostik erfahrene Arzt. Es ist **nicht** erforderlich, grundsätzlich immer alle Verfahren einzusetzen! Außerdem muss immer im Rahmen der Diagnostik auch an andere Knochenveränderungen gedacht werden, z.B. Durchblutungsstörungen (sog. Osteonekrosen, s. Kap. 23.5.2), Tumoren oder eine Knochenentzündung! Durch Laboruntersuchungen können Erkrankungen des Knochenstoffwechsels und hormonelle Störungen aufgedeckt werden.

32.3 Therapie – den „Hilfeschrei" des Knochens hören

Bei **Ermüdungsfrakturen** erfolgt die Therapie **meistens konservativ**: Vermeidung der sportartspezifischen lokalen Belastung für mehrere Wochen bei normaler Alltagsaktivität – manchmal für mehrere Monate – und anschließend langsame Belastungssteigerung. In Ausnahmefällen kann eine Ruhigstellung im Gips- oder Kunststoffverband erfolgen, jedoch wird dies heute viel seltener als früher getan.

Ebenso sind Operationen die Ausnahme: Jedoch gibt es Frakturen mit schlechter Heilungstendenz, bei denen man dem betroffenen Sportler frühzeitig die operative Stabilisierung empfehlen sollte; darauf wird in den jeweiligen speziellen Kapiteln eingegangen. Beispiele dafür sind der Bruch an der Basis des fünften Mittelfußknochens, die sog. Jones-Fraktur (s. Kap. 28.2.6), und die Kahnbeinfraktur des Fußes (s. Kap. 28.2.3).

> Bei Ermüdungsbrüchen genügt in vielen Fällen die konservative Therapie. Denn: Bei einer Stressfraktur hat sich der Knochen „selbst geholfen", weil der Sportler ihn überlastet hat. Der Ermüdungsbruch zwingt den Sportler, seine Aktivitäten eine Zeit lang einzustellen. Dieser „Hilfeschrei" des Knochens bedeutet für die Behandlung, dass die Trainings- und Wettkampfpause von entscheidender Bedeutung ist, damit der Bruch heilen kann. Oft muss die Stressfraktur nicht operiert werden, es gibt aber Ausnahmen!
>
> Ebenfalls wichtig ist natürlich die Behandlung von Ursachen außerhalb des Sports, bspw. von hormonellen Störungen, einer Magersucht sowie einer Osteoporose.

32.4 Prävention – Risiken für Ermüdungsbrüche erkennen

Viele Fragen zur Entstehung von Stressfrakturen sind noch nicht wissenschaftlich geklärt. Dementsprechend sind Empfehlungen zur Vorbeugung nur unvollständig möglich. Bisher gibt es auch noch keine Möglichkeit, „Schwachstellen" bei Sportlern vor Eintreten einer Stressfraktur zu diagnostizieren. Man kennt aber gewisse Risiken, wobei man zwischen intrinsischen (inneren) und extrinsischen (äußeren) Risikofaktoren unterscheiden kann. Dies bedeutet natürlich auch, dass sich bei einer bereits eingetretenen Stressfraktur der betroffene Sportler, der Trainer und der behandelnde sportmedizinisch erfahrene Arzt zusammensetzen müssen, um die möglichen Ursachen zu erkennen.

Als **potenzielle extrinsische Risikofaktoren**, die eine „Schuld" an der Entstehung von Stressfrakturen haben sollen, werden bspw. neben der Ausstattung (Schuhtyp) und der Trainingsart (hohe Intensität) auch die Trainingsoberflächen wie Asphalt oder Tartan genannt. Als **intrinsische Risiken** gelten z.B. anatomische Faktoren wie Hohlfuß, X-Bein oder ein Beinlängenunterschied. Als Risikofaktoren sind auch Rauchen, ferner Dickleibigkeit, aber auch Magersucht (Anorexie) und weibliches Geschlecht zu nennen. In diesem Zusammenhang gilt es im Übrigen die „female athletic triad" abzugrenzen, die Dreierkombination von Magersucht mit dadurch bedingtem Ausbleiben der Regelblutung (Amenorrhoe) und Osteoporose.

Zusammenfassend besteht die Vorbeugung von Stressfrakturen aus einer Vielzahl von Komponenten, z.B. – ohne Anspruch auf Vollständigkeit – die Analyse des Trainingsprogramms und des Trainings- und Bewegungsverhaltens, die Optimierung der Koordination, gute muskuläre Stabilisierung von Knochen und Gelenken, angemessenes „Sportgerät" wie z.B. gut sitzende Sportschuhe und nicht zuletzt die sorgfältige sportmedizinische Untersuchung zur Erkennung und Behandlung von Risikofaktoren – wie bspw. die Verordnung von individuellen Fußbettungseinlagen. Umstritten ist in diesem Zusammenhang die Hormonbehandlung bei Sportlerinnen mit hormonellen Auffälligkeiten, nicht nur wegen der Doping-Problematik. Nicht zuletzt ist im Übrigen auch die Prävention von Ess- und Ernährungsstörungen wichtig, insbesondere bei gewichts- bzw. figurbetonten Sportarten wie z.B. dem Eiskunstlauf.

> Eines steht fest: Ein „Patentrezept" zur Verhütung einer Ermüdungsfraktur gibt es nicht.

33 Osteoporose und Sport – ein Thema nicht nur für die Älteren

33.1 Was ist eigentlich Osteoporose?

Im menschlichen Knochengewebe finden ständig Knochenaufbau- und Knochenabbauprozesse statt. Etwa bis zum 30. bis 35. Lebensjahr überwiegt der Knochenaufbau, die Bilanz ist positiv. Der Knochen erreicht in diesem frühen Erwachsenenalter seine höchste Knochendichte. Letztere ist bei Frauen um etwa 30% geringer als bei Männern. Der natürliche Vorgang des Alterns ist mit einem langsamen, aber kontinuierlichen Knochenabbau bzw. Verlust an Knochen verbunden, wenn nicht Gegenmaßnahmen ergriffen werden, bspw. körperliche Belastung bzw. sportliche Betätigung oder Medikamente (s.u.).

Die **Osteoporose**, umgangssprachlich auch als **Knochenschwund** bezeichnet, ist gekennzeichnet durch einen allgemeinen oder lokal begrenzten krankhaften **Verlust an Knochenmasse** sowie **Strukturveränderungen des Knochens.**

Insgesamt handelt es sich bei der Osteoporose um die **häufigste Skeletterkrankung**. In Europa soll mindestens jede **3. Frau** und jeder **5. Mann betroffen** sein, weltweit sind es mehr als 200 Mio. Menschen. Der jährliche Verlust an Knochenmasse beträgt bei Frauen ab dem 35. Lebensjahr etwa 1%, bei Männern ab dem 45. Lebensjahr etwa 0,5%. Dementsprechend steigt mit zunehmendem Alter die Osteoporose-Rate; dies wiederum wirkt sich auf die Knochenfestigkeit aus, die Frakturanfälligkeit des Skeletts steigt. Durch ein Bagatelltrauma, aber auch spontan ohne einen Unfall, kann es zum Knochenbruch kommen. Besonders häufig sind Wirbelkörperbrüche, hüftgelenknahe Oberschenkelbrüche (z.B. Schenkelhalsfraktur), handgelenknahe Speichenbrüche, Oberarmkopfbrüche, Rippen- und Beckenbrüche. Einzelheiten zu diesen Frakturen werden in den jeweiligen Kapiteln dieses Buchs dargestellt.

- Bei etwa 95% aller Osteoporosen handelt es sich um eine **primäre Osteoporose**, deren Ursachen nicht vollständig bekannt sind. Man spricht auch von einem multifaktoriellen Geschehen, weil dabei eine Vielzahl von Faktoren mitspielen, z.B. hormonelle Veränderungen, Ernährung, vermehrter Alkoholkonsum, körperliche Inaktivität und Bewegungsmangel, Rauchen. Der bei Frauen mit der letzten Regelblutung (Menopause) einsetzende Knochenschwund wird als **postmenopausale Osteoporose** bezeichnet und zu den primären Osteoporoseformen gezählt, ebenso die **Altersosteoporose** ab dem 70. Lebensjahr.
- Bei einer **sekundären Osteoporose** gibt es eine konkrete Ursache für den erhöhten Verlust an Knochenmasse: Krankheiten wie Rheuma, Schilddrüsenüberfunktion oder bösartige Tumoren, Medikamente wie Kortison (z.B. bei Asthma, Rheuma, chronischer Darmentzündung) oder Präparate gegen Krebs (Chemotherapie), Ruhigstellung im Gips bei Knochenbrüchen bzw. fehlende Belastung oder längere Bettlägerigkeit (Inaktivitätsosteoporose). Dies bedeutet:

Die sekundäre Osteoporose kann auch bei jungen Menschen auftreten. Sportmedizinisch von Bedeutung ist bspw. die Tatsache, dass extremer Leistungssport bei jungen Frauen – insbesondere bei gleichzeitiger Mangelernährung (Magersucht!) – zu einer Störung des Hormonhaushalts führen kann (Ausbleiben der Regelblutung!) mit Verminderung der Knochendichte; festgestellt wurde dies bspw. bei Marathonläuferinnen.

Diagnose. Zunächst verläuft die Osteoporose **unbemerkt**. Wenn durch Abnahme der Knochendichte das Skelett den mechanischen Belastungen des täglichen Lebens nicht mehr standhält, haben die Betroffenen Beschwerden und man spricht von einer manifesten Osteoporose. Im Vordergrund stehen **Rückenschmerzen** im Bereich der Brust- und Lendenwirbelsäule, und zwar bereits in Ruhe oder bei geringen Belastungen. **Wirbelkörpereinbrüche** sind mit starken Schmerzen verbunden. Durch Wirbelkörperverformungen entwickelt sich eine zunehmende **Rundrückenbildung** („Witwenbuckel", „Altersrundrücken"), die Bauchdecke erschlafft („Fußballbauch", „Osteoporose-Bäuchlein"). Die Sitzhöhe und die Körpergröße nehmen ab. Die durch die Größenabnahme bedingten typischen Hautfalten am Rücken erinnern beim Anblick von hinten an einen Tannenbaum und werden daher als **Tannenbaumphänomen** bezeichnet. Kompensatorisch verstärken sich die Krümmungen der Hals- und Lendenwirbelsäule (Hyperlordosierung), das Becken kippt nach vorne. Im Extremfall stützen sich die unteren Rippen auf den Beckenkämmen ab. Die Hyperlordosierung kann im Bereich der Lendenwirbelsäule zu einem schmerzhaften Kontakt der Dornfortsätze führen (Baastrup-Phänomen), weitere Komplikationen sind Nervenwurzelreizungen oder eine Spinalkanalstenose; diesbezüglich wird auf die entsprechenden Kapitel dieses Buchs verwiesen.

Darüber hinaus haben die Patienten oft **Muskel-** und **Gelenkschmerzen. Osteoporotische Frakturen anderer Skelettabschnitte**, bspw. am Oberschenkelhals, können – wie erwähnt – aus „nichtigem" Anlass ohne größere Gewalteinwirkung entstehen, bspw. durch ein „banales" Stolpern. In Deutschland erleiden mehr als 100 000 Menschen einen Schenkelhalsbruch; die unmittelbaren Kosten werden mit 2–3 Mrd. € veranschlagt.

Die Diagnostik – und auch die Therapie (s.u.) – der Osteoporose ist eine interdisziplinäre ärztliche Aufgabe, an der verschiedene medizinische Fachrichtungen beteiligt sind, bspw. Orthopädie, Unfallchirurgie, Gynäkologie, Innere Medizin, Allgemeinmedizin und Radiologie.

Bei der **Röntgenuntersuchung des Knochens**, die bspw. bei Knochenschmerzen oder dem Verdacht auf eine osteoporotische Fraktur erfolgt, ist die Minderung des Kalksalzgehalts deutlich zu erkennen: Die Strahlendurchlässigkeit ist erhöht, deshalb wirkt die äußere Knochenschicht (Kortikalis) dünn und zart, wie mit einem Bleistift gezeichnet. Das Knocheninnere ist durch einen Strukturverlust gekennzeichnet. Manchmal sind die normalerweise vorhandenen Knochenbälkchen kaum noch zu erkennen, bspw. im Bereich des Schenkelhalses oder der Wirbelsäule, wo die Wirbelkörper immer mehr ihre Stabilität verlieren und sich verformen bzw. einbrechen, sodass sog. Keil-, Fisch- oder Plattwirbel entstehen (s. Abb. 33.1a). Die meisten osteoporotischen Wirbelkörperfrakturen finden sich im Bereich der unteren Brustwirbelsäule bzw. der oberen Lendenwirbelsäule; andere bevorzugte Lokalisationen für Knochenbrüche sind, wie erwähnt, die Rippen, das Becken, die handgelenknahe Speiche, der Oberschenkelhals und der Oberarmkopf. Je nach Notwendigkeit werden für die Bildgebung die **Computertomografie**

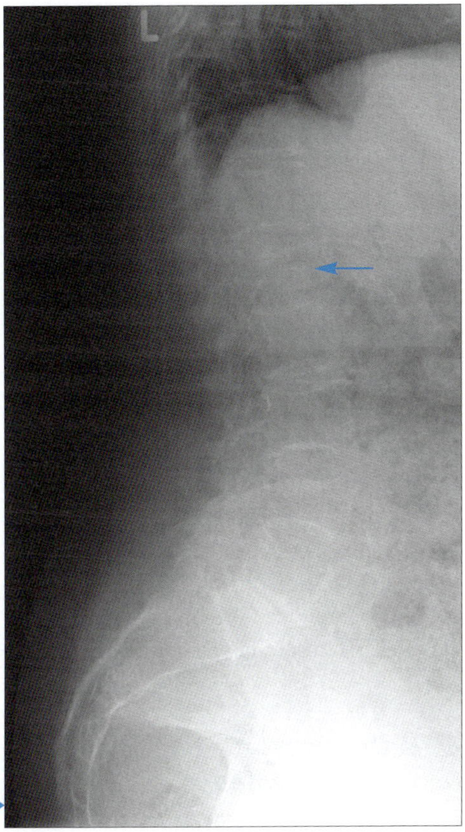

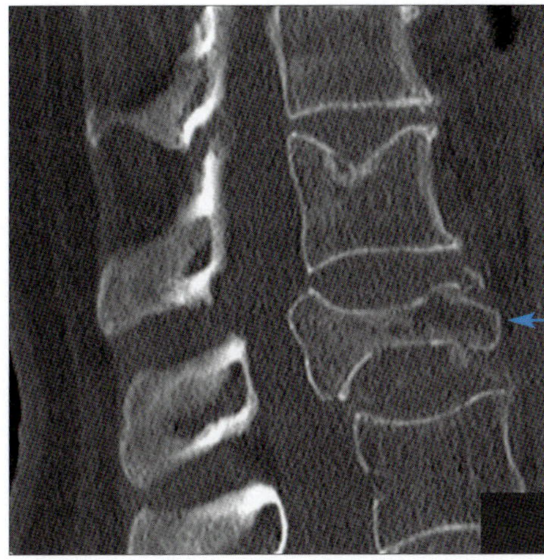

Abb. 33.1: Osteoporotische Fraktur des 1. Lendenwirbels. **a)** Im Röntgenbild der Wirbelsäule ist die Deformierung des 1. Lendenwirbelkörpers lediglich zu erahnen. Wegen der erhöhten Strahlendurchlässigkeit ist die Wirbelsäule insgesamt nur sehr schlecht zu erkennen. **b)** Deutlicher wird diese Fraktur in der Computertomografie, hier in der seitlichen Rekonstruktion. Man sieht auch, dass die Hinterkante des zusammengestauchten 1. Lendenwirbelkörpers den Wirbelkanal einengt. Auch die Deckplatte des zwölften Brustwirbelkörpers ist eingedellt.

(s. Abb. 33.1b), die **Kernspintomografie** (s. Abb. 33.2) sowie seltener die **Szintigrafie** eingesetzt.

> ! Achtung: Die Strahlendurchlässigkeit ist erst ab einem Verlust von 30–50% der Knochenmasse erhöht, deshalb ist die Osteoporose im Röntgenbild erst spät zu erkennen. Wichtig ist aber die Frühdiagnose!

Weil eine zuverlässige Messung der Knochendichte sowie eine exakte Bestimmung des Schweregrads einer Osteoporose auf dem Röntgenbild nicht möglich sind, werden andere Verfahren zur **Knochendichtemessung (Osteodensitometrie)** eingesetzt:

- Die **DXA** (**DEXA**, duale Photonenabsorptiometrie, Dual-Röntgen-Absorptiometrie; engl.: *Dual Energy X-ray Absorptiome-*

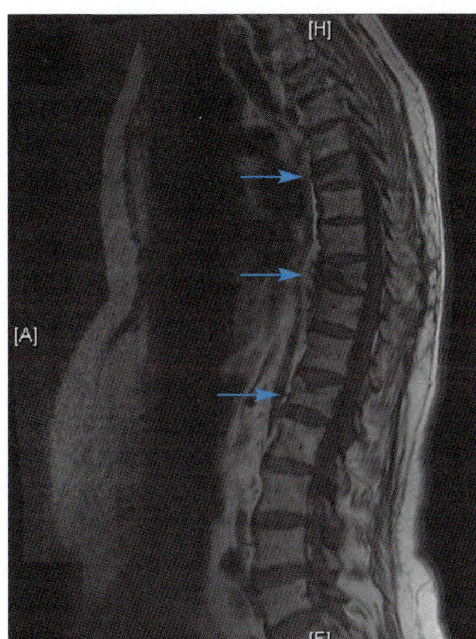

Abb. 33.2: Kernspintomografie der Wirbelsäule mit osteoporotischen Frakturen des 7. und des 10. Brustwirbels sowie einer älteren Fraktur des 1. Lendenwirbels

try) von Lendenwirbelsäule und Hüfte ist relativ strahlenarm und derzeit die einzige von der Weltgesundheitsorganisation zugelassene bzw. anerkannte Messmethode.

- Die **quantitative Computertomografie (QCT)** ist ebenfalls ein zuverlässiges Verfahren, hat aber den Nachteil der etwa 100-fach höheren Strahlenbelastung.
- Die Aussagekraft einer Knochendichtemessung mittels **Ultraschall** (quantitative Ultraschalltransmissionsgeschwindigkeitsmessung, QUS), z.B. am Fersenbein, ist zwar umstritten; allerdings besteht bei dieser Methode keine Strahlenbelastung, sodass sie bspw. bedenkenlos auch bei jungen Frauen im gebärfähigen Alter, bei denen eine sportbedingte Osteoporose vermutet wird, eingesetzt werden kann.

Über weitere evtl. erforderliche Untersuchungen wie Labordiagnostik (z.B. Kalziumbestimmung, Hormonwerte) oder Entnahme einer Knochenprobe vom Beckenkamm wird individuell entschieden, je nachdem, ob eine primäre oder sekundäre Osteoporose vermutet wird.

Therapie. Die Behandlungsziele bei einer Osteoporose sind das Erreichen einer positiven Knochenbilanz, die Stabilisierung der Knochenstruktur mit Verminderung des Frakturrisikos sowie die Linderung von Beschwerden.

> Schmerzen führen zu Inaktivität, die wiederum die Osteoporose verstärkt – mit zunehmenden Schmerzen; dieser Teufelskreis muss durchbrochen werden!

Ein bereits eingetretener Knochenbruch wird je nach Lokalisation therapiert, z.B. Stabilisierung eines handgelenknahen Speichenbruchs mit einer Platte und Schrauben. Ein ganz wichtiger Baustein in der Behandlung ist aber auch die Vorbeugung. Die Grundzüge der Therapie der Osteoporose sind in der Tabelle 33.1 zusammenfassend dargestellt.

33.2 Osteoporose und Sport – Knochenschwund muss nicht sein

Knochenschwund ist eine Erkrankung, die irgendwann, d.h. mit zunehmendem Alter,

Tab. 33.1: Orientierender Überblick zur Behandlung der Osteoporose

Wenn möglich Ausschaltung ursächlicher Faktoren
Bewegungstherapie, Krankengymnastik und Sport
Rückenschule (s. Kap. 19.16)
Vermeidung einer Ruhigstellung, die zu einer weiteren Entkalkung des Knochens führt (Inaktivitätsosteoporose)
„Knochenbewusste" Ernährung, z.B. kalziumhaltige Nahrungsmittel wie Milch. Rauchen und übermäßiger Alkoholgenuss sind „Knochenräuber"
Medikamente, z.B. Schmerzmittel, Antiphlogistika, Kalzium, Vitamin D, Hormone, Bisphosphonate
Orthopädietechnische Maßnahmen, z.B. Rückenorthese (s. Abb. 33.3), Sturzprotektoren
Sturzprophylaxe
Therapie osteoporotischer Frakturen
Alternative Behandlungsmethoden, z.B. Magnetfeldtherapie, Vibrationstraining (umstritten)
Verbesserung der Lebensqualität
Prävention der Osteoporose

praktisch jeden Menschen bedroht. Körperliche Aktivität schützt vor Osteoporose und macht den Knochen fit fürs Alter! Durch Bewegung werden die knochenbildenden Zellen angeregt und die Muskeln gekräftigt. Physiotherapie, Gymnastik und Sport haben einen außerordentlich hohen Stellenwert nicht nur im Rahmen der Behandlung, sondern auch für die Vorbeugung.

Weitere Säulen der Prävention sind

- ausgewogene Ernährung, u.a. mit genügend Mineralien, Eiweiß und Vitaminen,
- Ausschaltung der „Knochenkiller" Rauchen und übermäßiger Alkoholkonsum,
- frühzeitige Knochendichtemessung bei Osteoporoseverdacht, auch in jungem Alter (z.B. stark untergewichtige Leistungssportlerinnen oder Marathonläuferinnen),
- nicht zuletzt Aufklärung über das Wesen der Osteoporose.

> Das Osteoporoserisiko sinkt, wenn bereits im Kindes- und Jugendalter damit begonnen wird, eine optimale Knochenmasse aufzubauen. Denn die Vorbeugung ist viel leichter und effektiver als die Behandlung der Osteoporose!

Die Knochendichte wird durch sportliche Aktivitäten beeinflusst. **Sport** hat meistens einen **positiven Einfluss** auf die Knochenmasse und die Knochenarchitektur. Messungen der Knochendichte haben erhöhte Werte u.a. bei Gewichthebern, Turnern, Tennis- und Squashspielern, Eishockeyspielern, Volleyballspielerinnen und Balletttänzerinnen nachgewiesen. Neuere Untersuchungen zeigen, dass sog. High-impact-Sportarten wie Ballspiele oder Aerobic, welche die Knochen und Muskeln stark belasten, besonders gut vor Osteoporose schützen; auch Jogging, Walking, Bergwandern, Leichtathletik, Rudern oder Tanzen liefern messbare Erfolge. Dagegen soll Schwimmen die Knochendichte nicht wesentlich erhöhen, weil der Auftrieb des Wassers die Belastung des Skeletts reduziert; Entsprechendes gilt für das Radfahren und das Reiten.

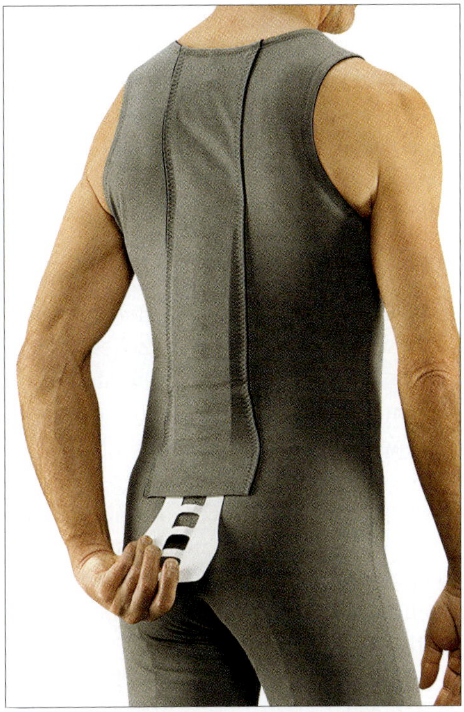

Abb. 33.3: Eine aktive Rückenorthese ist kein „Korsett", sondern soll bei Osteoporose-Patienten ein rückengerechtes Verhalten mit aktiver Aufrichtung der Wirbelsäule durch die eigene Muskulatur bewirken (Spinomed active, Fa. Medi/Bayreuth).

Die Anpassungen des Skelettsystems finden auch noch bei älteren oder alten Menschen statt. Dies bedeutet, dass es nie zu spät ist, mit Sport anzufangen. Besonders sinnvoll scheint die Kombination von Kraft-, Koordinations- und Ausdauertraining zu sein. Die Auswahl geeigneter Sportarten sollte dabei immer individuell erfolgen – unter Berücksichtigung des Alters und des Geschlechts, der sportlichen Neigung sowie von Risikofaktoren, Erkrankungen und Verletzungsrisiko; ganz wichtig ist auch der aktuelle Zustand des Knochens, ob bspw. bereits eine Osteoporose besteht.

Wenn eine Minderung der Knochenmasse bekannt ist oder bereits eine Osteoporose besteht bzw. gesichert ist (bspw. durch Knochendichtemessung), dann sollten, insbesondere im Alter, Sportarten mit einem Sturz- und Stauchungsrisiko nicht bzw. nicht mehr betrieben werden; dies gilt z.B. für Ballspiele, Radsport, Skiabfahrtslauf, Reiten, Kontaktsportarten wie Fußball oder Handball, Kampfsport und Geräteturnen.

Hinweis: In vielen Orten gibt es heute Osteoporose-Sportgruppen, in denen die Aktivitäten unter therapeutischer Anleitung möglich sind. Eine Teilnahme ist nicht erst dann sinnvoll, wenn man unter der Osteoporose leidet.

Durch gezieltes körperliches Training im Sinne einer kontrollierten Bewegungstherapie ist es möglich,

- die Motorik und die Koordination zu verbessern,
- die Reaktion und die Geschicklichkeit zu schulen,
- die Muskeln zu kräftigen und damit auch positive Effekte auf den Knochen und insbesondere auch die Wirbelsäule auszuüben,
- Schmerzen zu lindern,
- das Risiko eines Sturzes mit der Gefahr eines Knochenbruchs zu verringern, u.a. auch durch Fallschulung.

Nicht zuletzt sind die Knochen im Falle eines Sturzes kräftiger und brechen nicht so leicht.

! Achtung: **Sport** kann aber auch einen **negativen Einfluss** auf den **Knochenstoffwechsel** haben, und zwar sowohl Leistungs-, aber auch Breitensport!

Dies gilt bspw. für Sportarten, in denen ein niedriges Körpergewicht ein leistungsfördernder Faktor sein kann, bspw. Langstreckenlauf, Ballett und Eiskunstlauf. Es gibt dazu zahlreiche wissenschaftliche Untersuchungen bzw. Veröffentlichungen, dass es z.B. bei Sportlerinnen mit Störungen des Menstruationszyklus bzw. des Essverhaltens (Magersucht, Bulimie) zum Knochenschwund kommen kann; dies wiederum erhöht dann die Gefahr von Ermüdungsbrüchen (s. Kap. 32).

34 Sportverletzungen und sportbedingte Überlastungsschäden bei Kindern und Jugendlichen – zu früh, zu schnell, zu viel?

34.1 Körperliche Entwicklungen im Wachstum und Sport

Sport im Wachstumsalter hat eine Vielzahl von positiven Aspekten, bspw. Verbesserung der allgemeinen Geschicklichkeit und koordinativer Fähigkeiten, Förderung der Gesundheit und der Lebensfreude über den natürlichen Bewegungsdrang, Entwicklung von sozialer Kompetenz und Selbstbewusstsein (s. Abb. 34.1).

Allerdings entstehen etwa 20–40% aller Verletzungen im Wachstumsalter durch Sportunfälle. In den letzten Jahren haben Sportverletzungen und ihre Folgen sowie Überlastungsschäden bei Kindern und Jugendlichen zugenommen. Die Ursachen dafür sind vielfältig, bspw. die erhöhte Risikofreude in dieser Altersgruppe, das Gefahrenpotenzial moderner Trendsportarten, der Verzicht auf Schutzkleidung, ungeeignete Ausrüstung bzw. Schuhwerk, ferner die gestiegenen Anforderungen und höheren Trainingsintensitäten sowie Wettkampfhäufigkeit im Leistungssport, aber auch Koordinationsstörungen und Übergewicht. Das Verletzungsrisiko ist bei Jungen – je nach Statistik – etwa 7–8-fach höher als bei Mädchen.

In diesem Kapitel sollen schlagwortartig einige Besonderheiten über den wachsenden Organismus im Zusammenhang mit sportlichen Aktivitäten und sportmedizinischen Aspekten dargestellt werden. Weitere Informationen zu den aufgeführten Verletzungen und Erkrankungen finden sich darüber hinaus in den speziellen Kapiteln dieses Buchs, jeweils bezogen auf die betroffene Körperregion.

> Kinder und Jugendliche sind keine kleinen Erwachsenen!

Der menschliche **Knochen** hat im Wachstumsalter eine größere plastische Verformbarkeit, sodass es auch zu einer unfallbedingten Verbiegung des Knochens kommen kann, im Gegensatz zum Erwachsenenalter. Es reicht aber eine geringere Krafteinwirkung bis zum Knochenbruch. Besondere Schwach-

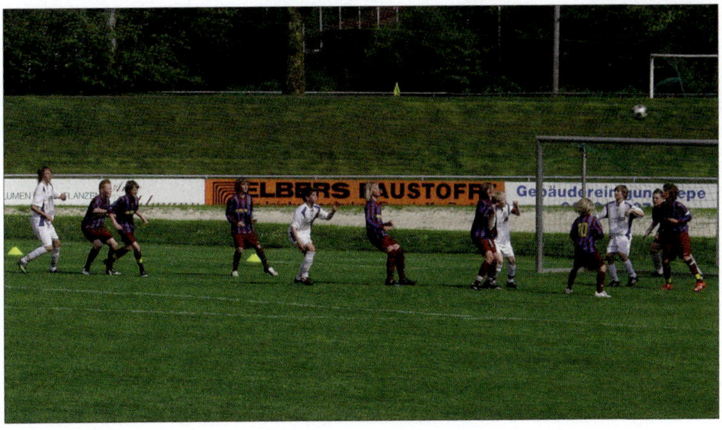

Abb. 34.1: Eine wichtige Voraussetzung für gesundes Heranwachsen ist regelmäßige körperliche Aktivität. Nach einer Studie des Robert-Koch-Instituts in Berlin treiben 95% der Kindern und Jugendlichen im Alter zwischen 4 und 17 Jahren Sport, davon fast 60% im Verein. Fußball ist eine der beliebtesten Sportarten – und zwar nicht nur bei Jungen.

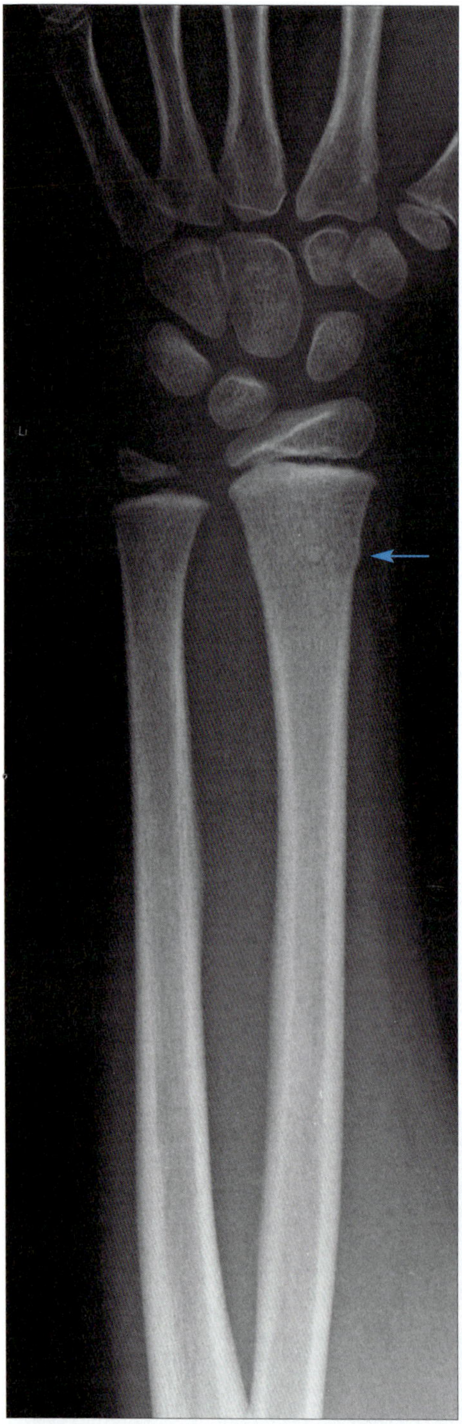

Abb. 34.2: Wulstbruch der handgelenknahen Speiche bei einem 7-jährigen Mädchen. Eine Gips- oder Kunststoffschiene, angelegt für etwa 3 Wochen, führt zur problemlosen Ausheilung.

stellen des Knochens beim Kind sind die Wachstumszonen (Wachstumsfugen: Epiphysen), die sich bei Röhrenknochen wie bspw. dem Oberschenkel oder der Speiche in Gelenknähe befinden.

Insgesamt werden bei Kindern und Jugendlichen – neben dem vollständigen Knochenbruch wie beim Erwachsenen – einige besondere Frakturformen beobachtet: Wie bereits erwähnt, kann es zu einer **elastischen Verbiegung des Knochens** kommen, ohne dass man im Röntgenbild einen Bruchspalt sieht. Während diese Art der Fraktur eher selten ist, handelt es sich beim Wulstbruch und beim Grünholzbruch um häufige Frakturformen im Wachstumsalter. Der **Wulstbruch** entsteht durch Krafteinwirkung entlang der Knochenachse, im Röntgenbild zeigt sich nur eine Knickbildung (Aufwulstung, s. Abb. 34.2) der äußeren Knochenschicht, der Kortikalis. Beim **Grünholzbruch** knickt der kindliche Knochen wie ein frischer „grüner Ast", ohne komplett durchzubrechen; die Grünholzfraktur entsteht durch eine Zunahme der Biegekräfte und ist durch eine Stauchung der Kortikalis auf der einen Knochenseite und einen Bruch der gegenüberliegenden Kortikalis bei intakter Knochenhaut gekennzeichnet. Am häufigsten findet sich der Grünholzbruch im Bereich der handgelenknahen Speiche entsprechend einem der häufigsten Unfallmechanismen beim Sport, dem Sturz auf die ausgestreckte Hand.

Wie bereits erwähnt, kann es im Wachstumsalter gelenknah zu **Verletzungen im Bereich der Wachstumsfuge des Knochens** kommen (s. Abb. 34.3). Dabei gibt es verschiedene Verletzungstypen, bspw. die Lockerung oder Abscherung der Wachstumsfuge, die Fraktur durch die Wachstumsfuge und die Stauchung dieser Zone (engl.: *crush*). Besonders bei einer Fraktur, die durch die Wachstumsfuge verläuft, und bei einer Crush-Verletzung ist die Prognose zweifelhaft; als Verletzungsfolge ist dann eine Störung des Knochenwachstums möglich.

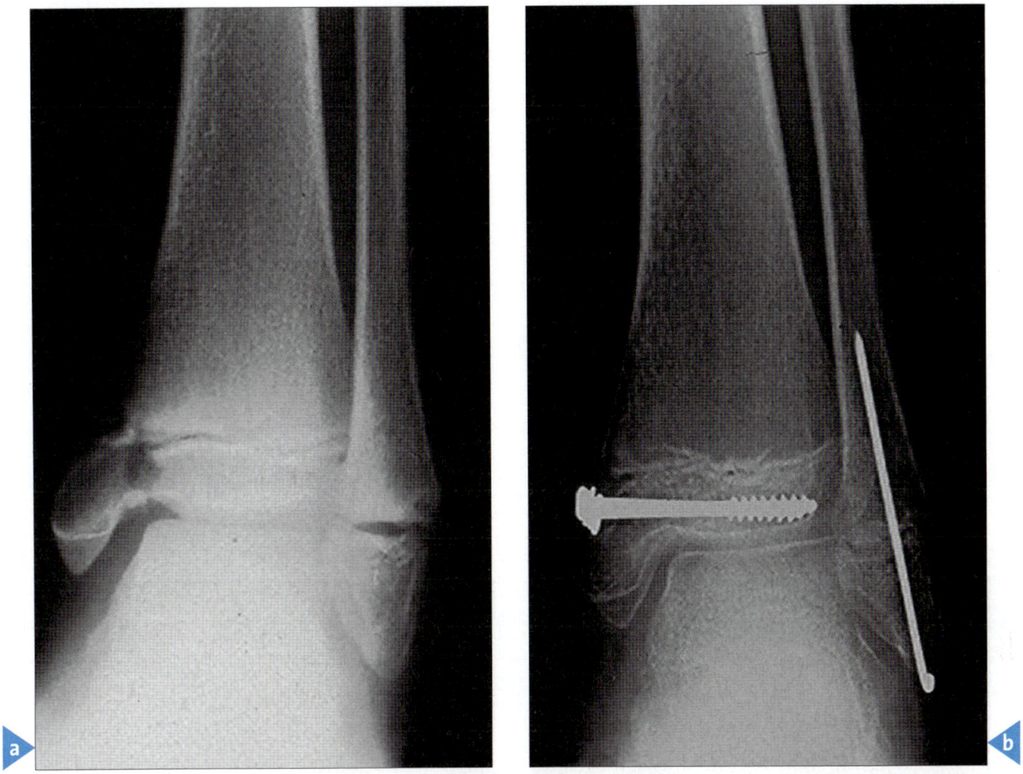

Abb. 34.3: Verschobene Frakturen im Bereich der Wachstumsfugen des Schienbeins und des Wadenbeins am Sprunggelenk, also Brüche des Innen- und Außenknöchels, bei einem 12-jährigen Jungen. **a)** Unfall-Röntgenaufnahme in der Ansicht von vorne. **b)** Am Innenknöchel „wasserdichte" Verschraubung des Bruchbereichs durch 2 Schrauben mit Unterlegscheiben, um das Risiko einer Wachstumsstörung des Knochens zu minimieren. Außenknöchelstabilisierung mit einem sog. Kirschner-Draht

Auch im Wachstumsalter werden beim Sport zunehmend **Ermüdungsfrakturen** beobachtet, besonders häufig am Schienbein, am Wadenbein, an der Wirbelsäule sowie am Fuß und am Oberschenkel. Dabei handelt es sich um Überlastungsreaktionen des Knochens. Als ursächlich für diese Stressfrakturen kommen bspw. Laufen, Turnen, Eislaufen, Basketball und Fußball in Betracht.

Für die Entwicklung der **Muskulatur** gelten ebenfalls Besonderheiten. Das Thema „Muskel- und Krafttraining bei Kindern und Jugendlichen" wird unter Experten im Hinblick auf Nutzen und Risiken heftig diskutiert. Eine kategorische Ablehnung ist heute sicherlich nicht mehr gerechtfertigt. Die ausführliche Diskussion dieses Themas würde an dieser Stelle zu weit führen, daher nur einige sportorthopädische Hinweise:

Bis zum Eintritt in die Pubertät ist die Entwicklung der Kraft bei Mädchen und Jungen annähernd gleich. In diesem Zeitraum ist bei einem Krafttraining mit Zusatzlasten die Gefahr für eine Schädigung der Wachstumsfugen nach Meinung vieler Sportmediziner besonders groß. Dies wurde bspw. bei jungen Gewichthebersportlern nachgewiesen, wobei falsche Hebetechniken – zum Teil über Kopfhöhe – in Verbindung mit sehr hohen Gewichten als negative Verstärker hinzukamen. Keine Anwendung finden darf das Bodybuilding-Prinzip „No pain, no gain" (ohne Schmerz keinen Nutzen)!

Die Skelettentwicklung geht dem Muskelwachstum, das in der Pubertät bei Jungen unter dem Einfluss des Geschlechtshormons Testosteron stärker ausgeprägt ist als bei Mädchen, zeitlich voraus; dabei entwickeln sich verschiedene Muskelgruppen nicht zeitgleich, sondern zeitversetzt. Diese Entwicklungsverschiebung führt in der Pubertät zu ausgeprägten muskulären Dysbalancen und Koordinationsstörungen bei einem unharmonischen Körperbau. Dies wiederum hat insbesondere bei Heranwachsenden, die Sportarten mit komplexen Bewegungsabläufen und technischen Anforderungen betreiben, einen Leistungsabfall zur Folge. Dann ist das Verständnis von Eltern, Trainern, Sportlehrern und Betreuern gefordert, die den jungen Sportlern über diese kritische Zeit hinweghelfen müssen.

Der **Gelenkknorpel** ist im Wachstumsalter elastischer und regenerationsfähiger als bei Erwachsenen, sodass mit einer besseren Regeneration von Knorpelschäden und Knorpeldefekten gerechnet werden darf. Bei einer Knorpelabscherung, bspw. am Kniegelenk, bestehen nach einer Refixierung (die mit speziellen selbstauflösenden Stiften vorgenommen werden kann, s. Abb. 34.4) bei Kindern und Jugendlichen sehr gute Chancen, dass das Knorpelstück wieder einheilt.

Wenn ein Knorpelbezirk geschädigt ist, dann ist die Mikrofakturierung ein operatives

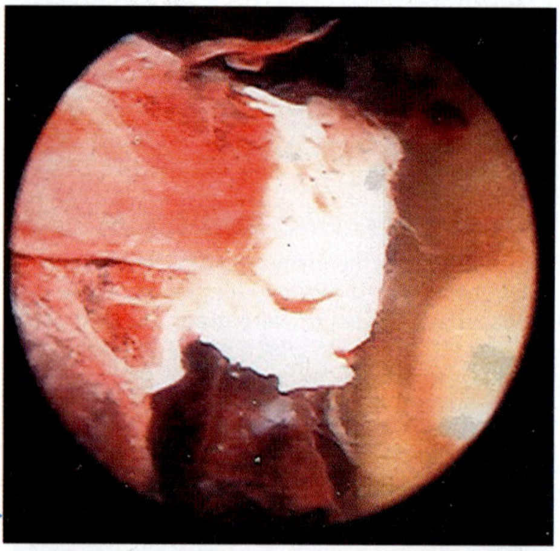
a

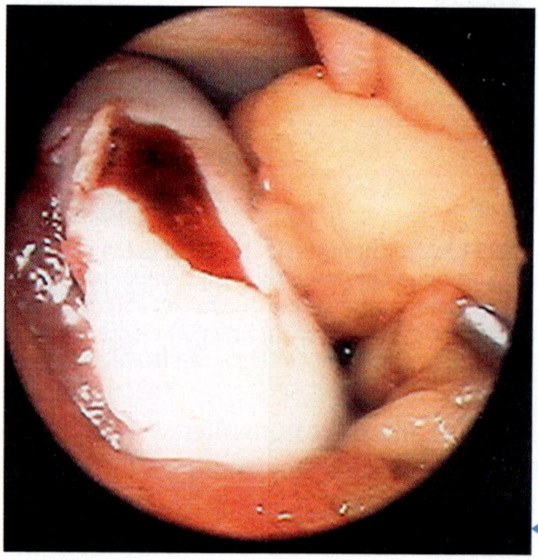
b

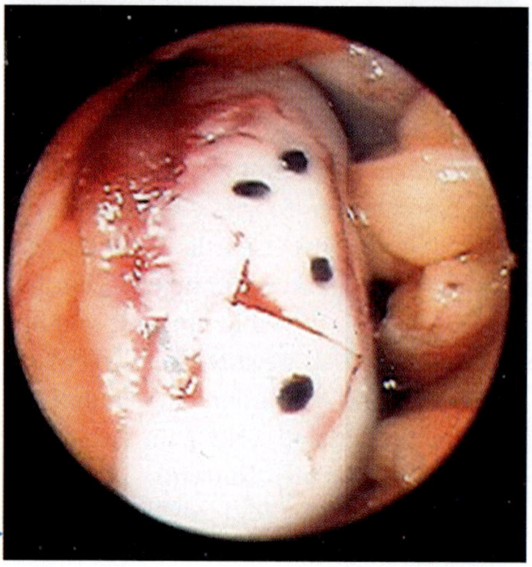
c

Abb. 34.4: Knorpel-Knochen-Absprengung (Osteochondralfraktur) vom äußeren Oberschenkelknorren (Kondyle) im Bereich des Kniegelenks bei einer 14-jährigen Hockeyspielerin. **a)** Bei der Arthroskopie wurde nach Ausspülung des blutigen Gelenkergusses das Knorpel-Knochen-Stück entdeckt. **b)** Blick auf den Defektbereich, der in der Hauptbelastungszone des Kniegelenks liegt. **c)** Die Knorpel-Knochen-Absprengung wurde mit 4 „Stiften“, die später vom Körper abgebaut werden (Ethipin) wieder an Ort und Stelle fixiert.

Verfahren, das zum Ziel hat, einen „Ersatzknorpel“ zu produzieren. Dabei wird bei einer Arthroskopie der knorpelfreie Knochenbezirk mit speziellen, in das Gelenk eingebrachten kleinen Meißeln aufgebrochen. Es entsteht ein „Blutkuchen“, aus dem sich durch Zellumwandlung und Reparaturprozesse Faserknorpel entwickelt. Diese Methode ergibt bei Kindern und Jugendlichen bessere Ergebnisse als bei Erwachsenen (s. Kap. 8.5).

Bänder und **Sehnen** haben im Wachstumsalter eine größere Elastizität als bei Erwachsenen. Bänder- und Sehnenrisse sind daher selten. Viel häufiger kommt es bei einem Unfall zu einem Ausriss dieser Strukturen mit einem anhaftenden Knochen- oder Knorpel-

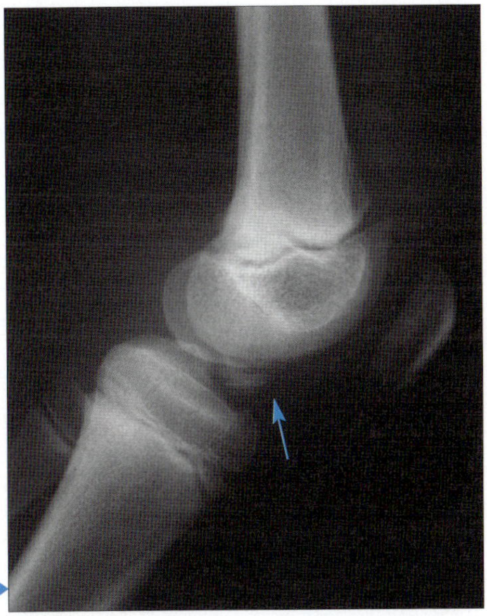

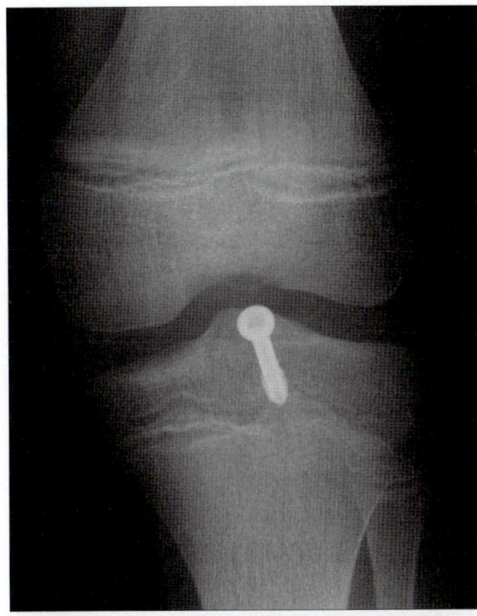

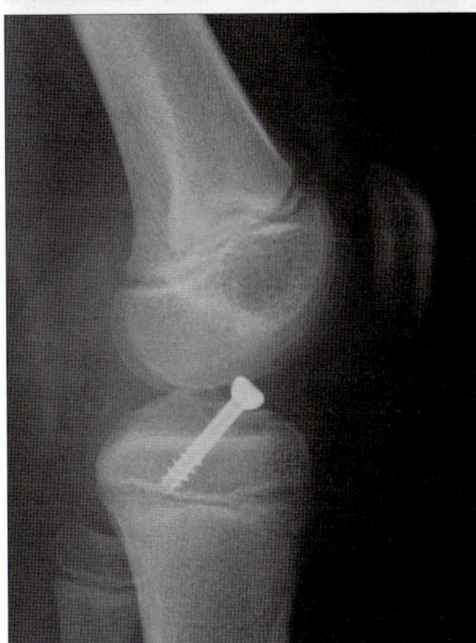

Abb. 34.5: Knöcherner Ausriss des vorderen Kreuzbands bei einem 9-jährigen Mädchen. **a)** Seitliches Röntgenbild des Kniegelenks nach dem ursächlichen Skiunfall. **b)** und **c)** Das Bruchstück wurde im Rahmen einer arthroskopischen Operation wieder angeschraubt. Metallentfernung ebenfalls arthroskopisch nach 6 Wochen

stück aus dem Ansatzbereich, weil diese Übergangszone mechanisch nicht so stabil ist wie das Band oder die Sehne selbst (s. Abb. 34.5).

So weit zu den wachstumsbedingten Veränderungen im Bereich des Bewegungsapparats. Natürlich spielt für die Sporteignung und Sporttauglichkeit bei Kindern und Jugendlichen auch die **psychische Entwicklung** eine ganz entscheidende Rolle. In diesem Zusammenhang sei nur darauf hingewiesen, dass oftmals in einem bereits erwachsen wirkenden Körper noch ein Kind steckt.

Zusammenfassung: Die Belastbarkeit des Bewegungsapparats ist abhängig vom biologischen und nicht vom kalendarischen Alter des Kindes bzw. Jugendlichen („Frühentwickler", „Spätentwickler"). Sportliche Aktivitäten und Training müssen dem jeweiligen körperlichen Entwicklungsstadium und auch der Psyche angepasst werden. Für Kinder und Jugendliche ist die Übernahme von „bewährten" Erwachsenen-Trainingsprogrammen nicht sinnvoll.
Es ist eine der wesentlichen Aufgaben der Sportmedizin, vorbeugend auf Verletzungsrisiken hinzuweisen und Überlastungen im Training und Wettkampf frühzeitig zu erkennen. Dazu gehört auch, in psychologisch gut durchdachter Weise auf die Zweckmäßigkeit von Schutzausrüstungen hinzuweisen, bspw. Helm, Brille, Zahnschutz, Tiefschutz, Brustschutz, Handschuhe, Handgelenk-, Ellenbogen-, Knie- und Schienbeinschützer sowie gut sichtbare Kleidung. Bei Erkrankungen, Verletzungen oder Behinderungen sollten den betroffenen Kindern und Jugendlichen die Grenzen, aber auch die Möglichkeiten sportlicher Aktivitäten aufgezeigt werden. Für den Schulsport bedeutet dies im Übrigen, dass nicht voreilig generelle „Befreiungen" ausgesprochen werden, sondern eine individuelle Beratung erfolgt in Bezug auf geeignete und ungeeignete Sportarten.

34.2 Verletzungen, sportbedingte Überlastungen und Krankheiten der wachsenden Wirbelsäule

Die **Wirbelsäule** verfügt bis etwa zum 18. Lebensjahr noch über aktive Wachstumszonen. Sie ist im Kindes- und Jugendalter gegenüber akuten Belastungen, wie dies bspw. bei Sportunfällen der Fall ist, relativ widerstandsfähig, sodass es i.d.R. nur zu Prellungen und Verstauchungen der Wirbelsäule kommt. Schwere Verletzungen sind die Ausnahme, aber durchaus möglich. Bspw. kommen Querschnittlähmungen bis zum 16. Lebensjahr am häufigsten bei Mädchen und hier im Reitsport vor. Beim Judo und Ringen können starke Biegemomente im Bereich der Halswirbelsäule auftreten mit der Gefahr einer Verletzung, insbesondere auch dann, wenn die jungen Sportler geworfen werden und unglücklich landen. Entsprechendes gilt beim Turmspringen und beim Wasserspringen, insbesondere auch bei Sprüngen in seichtes Wasser oder bei der Kollision von Springern mit Schwimmern.

Wenig widerstandsfähig ist die wachsende Wirbelsäule gegenüber monotonen Dauerbelastungen, und zwar insbesondere dann, wenn eine Wirbelsäulenverkrümmung besteht; daher kann eine für Kinder und Jugendliche ungeeignete Sportart wie Gewichtheben mit der Langhantel, insbesondere bei großen Gewichten und falscher Technik, zur Wachstumsstörung von Wirbelkörpern führen.

Rückenschmerzen sind im Wachstumsalter häufig; bei etwa 50% der Jugendlichen ist die fehlerhafte Körperhaltung die Ursache für die Beschwerden, also **Haltungsschäden**, die durch Muskelschwäche und Bewegungsarmut bedingt sind: typische Kennzeichen sind der Rundrücken (verstärkte Krümmung der Brustwirbelsäule nach vorn), vorstehende Schultern, Beckenkippung nach vorn und Vorwölbung des Bauchs bei schlaffer Bauchdecke. Während bei einer **Haltungsschwäche** die volle Aufrichtung des Körpers zumindest noch für kurze Zeit gelingt, ist beim **Haltungsverfall** die muskuläre Leistungsfähigkeit so schlecht, dass der Körper aus der Ruhehaltung nicht vollständig aufgerichtet werden kann.

Bei Rückenbeschwerden im Wachstumsalter können aber auch Wirbelsäulenerkrankungen wie Morbus Scheuermann, Skoliose, Spondylolyse und Spondylolisthese die Ursache sein. An dieser Stelle erfolgen dazu nur einige orientierende Hinweise, ausführliche Informationen finden sich im Wirbelsäulen-Kapitel dieses Buchs (s. Kap. 19).

Die **Spondylolyse** ist eine Wirbelbogenschädigung (s. Abb. 19.14, Abb. 19.15), die zu einem Abgleiten des betroffenen Wirbels über den darunter liegenden Wirbel nach vorne führen kann. Dies wird als **Spondylolisthese** (Spondylolisthesis, s. Abb. 19.16) bezeichnet und erfolgt i.d.R. zwischen dem fünften Lendenwirbel und dem Kreuzbein. Im Rahmen der sportmedizinischen Untersuchung und Beratung von Kindern und Jugendlichen muss darauf hingewiesen werden, dass wirbelsäulenbelastender Sport diese Erkrankung bewirken kann. Als Risikosportarten gelten bspw. Turnen, Gewichtheben, Stabhochspringen, Speerwerfen, Diskuswerfen, Kugelstoßen, Turm- oder Trampolinspringen; bei diesen Disziplinen kommt es im Rahmen der sportartspezifischen Bewegungsabläufe bzw. Techniken zu einer vermehrten und wiederholten Hohlkreuzbildung in Kombination mit einer Stauchung sowie Verdrehung der Lendenwirbelsäule.

Bei der **Scheuermann-Krankheit (Morbus Scheuermann**, s. Abb. 19.17) handelte es sich um eine Wachstumsstörung der jugendlichen Brustwirbelsäule, die unbehandelt zu einer starken „Buckelbildung" führen kann. Diesen Rundrücken, der im späteren Leben gehäuft zu Bandscheibenschäden führt, gilt es zu verhindern. Neben einer Verhaltens- und Haltungsschulung ist das Hauptaugenmerk auf eine konsequente Kräftigung der Muskulatur zu lenken, und zwar nicht nur der Rückenmuskeln, sondern auch der Bauch- und Gesäßmuskeln.

Die **Skoliose** (s. Abb. 19.18) ist eine fixierte seitliche Verbiegung nach rechts oder links mit Verdrehung einzelner Wirbelkörper (Torsion) und damit der Wirbelsäule (Rotation). Diese sehr häufige Fehlstellung, deren Ursache i.d.R. ungeklärt bleibt, kann bereits bei Säuglingen, Kindern und Jugendlichen vorkommen. Oft ist die Brustwirbelsäule betroffen, durch die einseitige Verkrümmung ist ein sog. Rippenbuckel sichtbar, wenn man den Betroffenen auf den Rücken blickt. Die Prognose bei einer Skoliose ist abhängig von ihrer Ursache und dem Zeitpunkt der Diagnose, also dem Alter des Kindes oder Jugendlichen. Eine dauerhafte Fehlstellung der Wirbelsäule beschleunigt ihre Abnutzung und begünstigt bspw. die Entstehung von Bandscheibenschäden, aber auch anderer Gelenke, z.B. der Hüfte. Deshalb ist die Früherkennung wichtig. Dazu können auch Eltern beitragen, indem sie durch den Vorbeugetest die Haltung ihrer Kinder überprüfen: Die Wirbelsäule sollte in einer geraden Linie verlaufen, wenn das Kind sich mit freiem Oberkörper und locker herunterhängenden Armen vornüber beugt. Im Vordergrund der Behandlung einer Skoliose steht eine Übungsbehandlung unter krankengymnastischer Anleitung. Manchmal wird im Wachstumsalter zusätzlich ein Korsett verordnet, die operative Korrektur der Wirbelsäulenfehlstellung ist nur bei schweren Skolioseformen angezeigt.

Der Verzicht auf Sport und die Befreiung vom (Schul-)Sport sind für Kinder und Jugendliche mit Rückenproblemen i.d.R. keine Lösung.

Grundsätzlich gilt, diesen Heranwachsenden und auch ihren verständlicherweise besorgten Eltern klarzumachen, dass geeignete sportliche Aktivitäten in den meisten Fällen die Beschwerden reduzieren oder oft sogar verschwinden lassen. Darüber hinaus müssen die Regeln und Prinzipien sowie der Nutzen der Rückenschule (s. Kap. 19.16) altersgerecht vermittelt werden. Dies alles erfordert viel Aufklärungsarbeit von Eltern, Sportlehrern, Trainern, Krankengymnasten und Ärzten. Beliebte passive Maßnahmen wie Hinlegen und Ausruhen sowie Massagen sind nicht sinnvoll. Auch gut gemeinte Hinweise wie „Sitz gerade!" oder „Geh gerade!" helfen nicht wirklich. Kinder und Jugendliche finden „wirbelsäulenfreundliche" Sportarten wie Rückenschwimmen, Wandern oder Skilanglauf langweilig und nicht „cool". Dagegen sind bspw. Ballspiele wie Basketball oder Tischtennis, Tanzen, ansprechende Gymnastik (z.B. Aerobic) oder Schwimmen für diese Altersgruppe nicht nur wesentlich attraktiver, sondern gleichzeitig günstig für die Wirbelsäule.

Die sportärztliche Beratung im Wachstumsalter muss individuell erfolgen. Nur bei erheblichen Strukturveränderungen der Wirbelsäule sind einzelne wirbelsäulenschädliche Sportarten verboten, bspw. Turm- und Trampolinspringen bei einem ausgeprägten Wirbelgleiten.

Zusammenfassung: Die Therapie von Kindern und Jugendlichen mit Rückenschmerzen setzt eine exakte Diagnose voraus. Sport und Gymnastik gehören zum Behandlungskonzept, das eigenständige Aktivitäten zugunsten der wachsenden Wirbelsäule fördern muss. Die generelle Befreiung vom Sport bzw. Schulsport wegen Rückenbeschwerden ist die absolute Ausnahme, weil sie die Passivität fördert und den Weg für chronische Rückenschmerzen im Erwachsenenalter bahnt! Je nach Diagnose sollte der Orthopäde besser von einzelnen ungeeigneten Sportarten abraten. Sofern dem Kind bzw. Jugendlichen z.B. ein Korsett verordnet wurde, darf dies beim (Schul-)Sport abgenommen werden, auch deshalb, weil andernfalls bei Unfällen juristische Probleme möglich sind.

34.3 Beckenverletzungen und -erkrankungen im Wachstumsalter und ihr Zusammenhang mit sportlichen Aktivitäten

Typische Sportverletzungen des Beckens im Wachstumsalter sind die **Apophysenabrisse**: Apophysen sind Knochenvorsprünge bzw. Knochenkerne, die bei Jüngeren zunächst noch aus Knorpel bestehen, und Muskeln – oder genauer gesagt ihren Sehnen – als Ansatz dienen. Dementsprechend werden Apophysen auch als Wachstumsfugen im Bereich von Sehnenansätzen definiert. Durch plötzliche Muskelanspannung und Muskelzug kann es zu diesen Abrissfrakturen kommen. Am Becken sind davon meist die Apophysen des vorderen oberen Darmbeinstachels (Ansatz des Schneidermuskels vom vorderen Oberschenkel, lat.: *Musculus sartorius*, s. Abb. 34.6, Abb. 22.1) oder des vorderen unteren Darmbeinstachels (Ansatz des geraden Oberschenkelmuskels, lat.: *Musculus rectus femoris*) betroffen. Zu den typischen Unfallmechanismen gehören bspw. ein plötzlicher Sprint oder eine Grätsche beim Fußballspielen. Diese relativ harmlosen Verletzungen werden nicht selten als „Leistenzerrung" fehlinterpretiert, lassen sich aber im Röntgenbild eindeutig diagnostizieren. I.d.R. wird konservativ behandelt mit Schonung und Sportpause für einige Wochen.

Die Apophysenabrisse, die zu den **Beckenrandverletzungen** zählen (s. Kap. 22.2.1), sind im Wachstumsalter vergleichsweise häufig und i.d.R. unproblematisch.

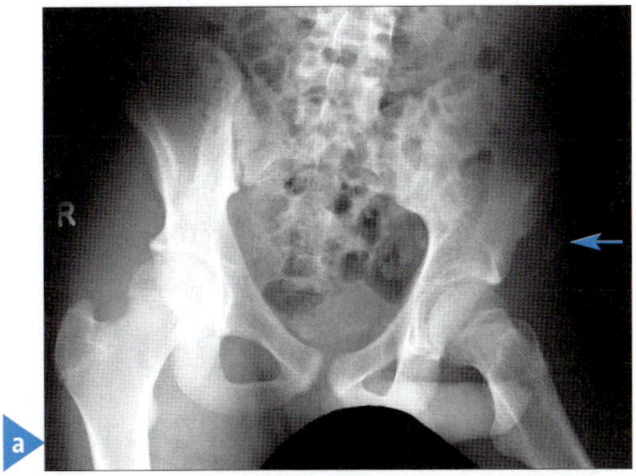

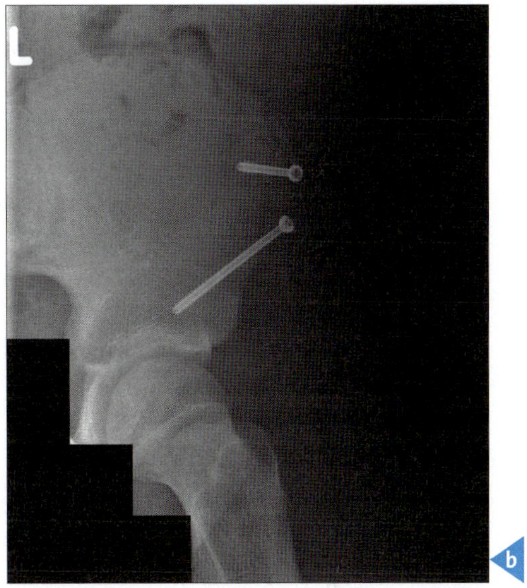

Abb. 34.6: Apophysenabriss des vorderen oberen Darmbeinstachels links. **a)** Unfall-Röntgenaufnahme des Beckens. **b)** Ausnahmsweise wurde bei diesem jugendlichen Leistungssportler eine Verschraubung durchgeführt. Das Bruchstück hatte eine Länge von 10 cm, es wirkt im Röntgenbild kleiner, weil die knorpeligen Anteile beim Röntgen nicht dargestellt werden.

Dagegen sind die anderen Formen einer Beckenverletzung, nämlich die des Beckenrings oder der Hüftpfanne, zwar die Ausnahme, ihre Prognose ist aber dann nicht selten zweifelhaft. Die Entstehung der **Beckenringverletzungen** (s. Abb. 34.7, Kap. 22.2.2) oder der **Hüftpfannenbrüche** (Kap. 23.2.2) bei Kindern und Jugendlichen setzt eine hohe Gewalteinwirkung voraus. Unfallmechanismen sind bspw. Stürze aus größerer Höhe (Klettern, Reiten) oder mit hoher Geschwindigkeit (alpiner Skilauf, Snowboarden) bzw. Kollisionen, z.B. beim Radfahren mit einem Pkw. Ein Sturz beim Reiten ist dann besonders gefährlich, wenn der Reiter unter das Pferd gerät und es zur Beckenverletzung kommt.

Beckenringverletzungen bzw. **Beckenringfrakturen** sind, da sie – wie erwähnt – oft die Folge von Rasanztraumen sind, nicht selten mit schwerwiegenden Begleitverletzungen kombiniert, z.B. der Harnröhre oder der Harnblase. Auch eine lebensbedrohliche Blutung ist möglich. Eine Besonderheit ist die große Elastizität des kindlichen Beckenskeletts; diese ist die Ursache dafür, dass im Wachstumsalter große Kräfte auf die Weichteile im Beckeninneren übertragen werden können und dort massiven Schaden anrichten, ohne dass die Beckenknochen erheblich in Mitleidenschaft gezogen werden.

Hüftpfannenbrüche können zu einer Schädigung der Wachstumszone der Pfanne, der sog. Y-Fuge, führen. Auch bei adäquater Behandlung sind Langzeitfolgen möglich bis hin zum vorzeitigen Verschleiß, der Arthrose des Hüftgelenks.

Neben diesen Verletzungen gibt es auch **Krankheiten im Bereich des Beckens** bzw. **der Hüfte**, an die gedacht werden muss, wenn Kinder oder Jugendliche über Schmerzen in dieser Körperregion klagen. Wichtig ist in diesem Zusammenhang auch die Fest-

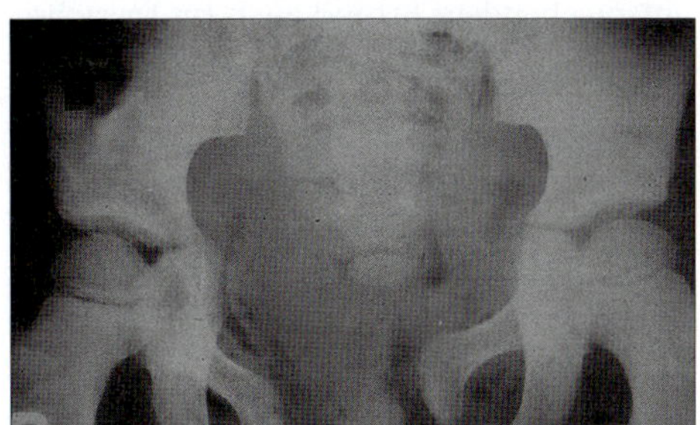

Abb. 34.7: Beckenringverletzung mit Sprengung der Schamfuge (Symphyse) bei einem 8-jährigen Jungen, der beim Inline-Skating unter ein Auto geriet.

stellung, dass Hüftbeschwerden auch in die Leiste und sogar bis zum Knie ausstrahlen können und dort Schmerzen verursachen.

> ! Achtung: Es ist ein weit verbreiteter Irrtum, spontan oder unter Belastung auftretende körperliche Beschwerden im Wachstumsalter als „Wachstumsschmerzen" zu erklären. In diesen Fällen muss eine exakte ärztliche Untersuchung erfolgen. „Wachstumsschmerzen" gibt es nicht!

Die **Hüftdysplasie** ist eine angeborene Entwicklungsstörung (s. Abb. 23.11). Diese geht mit einer ungenügenden Ausbildung der Hüftpfanne einher, die dazu führt, dass die Überdachung des Hüftkopfs nicht ausreicht. Durch Vorsorgeuntersuchungen und Ultraschalldiagnostik sind heute eine Frühdiagnose und damit auch eine frühzeitige Therapie möglich. Verbleibt allerdings eine sog. Restdysplasie, so kann die sportliche Belastbarkeit des Hüftgelenks eingeschränkt sein. Außerdem kann es im pubertären Wachstumsschub noch einmal zu einer Wachstumsverzögerung im Bereich der Hüftpfanne kommen, mit Ausbildung einer Spätdysplasie. Aus diesen Gründen sind bei den betroffenen Kindern und Jugendlichen regelmäßige orthopädische Untersuchungen erforderlich, die – wie auch bei den folgenden Krankheitsbildern – zumindest bis zum Wachstumsabschluss erfolgen sollten, bei entsprechendem Befund auch im Erwachsenenalter.

Eine weitere Ursache für akute oder sich langsam entwickelnde Schmerzen im Bereich der Hüfte ist die sog. **jugendliche Hüftkopflösung (Epiphyseolysis capitis femoris**, s. Abb. 23.14). Aus bisher nicht eindeutig geklärter Ursache kommt es zu einer Lösung der Wachstumsfuge (Epiphysenfuge) und Verschiebung des Hüftkopfs. Die Krankheit tritt nicht selten beidseitig auf, etwa zwischen dem 9. Lebensjahr und dem Wachstumsabschluss, und zwar häufiger bei Jungen als bei Mädchen. Leider kann es trotz frühzeitiger – ausschließlich operativer – Therapie zu einer Deformierung des Hüftkopfs kommen, welche die sportliche Belastbarkeit des Hüftgelenks einschränkt und außerdem schon im frühen Erwachsenenalter zur Arthrose führen kann.

Der **Morbus Perthes** (s. Abb. 23.13) ist eine Durchblutungsstörung des Hüftkopfs unbekannter Ursache, die häufiger Jungen als Mädchen betrifft. Die meisten Kinder sind im Alter zwischen 4 und 8 Jahren, also in einer Altersgruppe, in der Sport üblicherweise spielerisch betrieben wird. Im Rahmen der Diagnostik werden, ebenso wie bei den beiden vorgenannten Erkrankungen, die Röntgenuntersuchung, die Ultraschalldiagnostik und die Kernspintomografie eingesetzt. Entscheidend ist die Frühdiagnose. Je nach Patientenalter und Befund erfolgt die Therapie entweder konservativ oder operativ. Sportliche Aktivitäten werden meistens für einen relativ langen Zeitraum, manchmal Jahre, untersagt (Ausnahme evtl. Schwimmen).

Außerdem muss bei Hüftbeschwerden im Wachstumsalter an **Entzündungen** gedacht werden, z.B. den sog. „Hüftschnupfen", eine bakterielle Infektion, oder Rheuma.

Ein charakteristisches Überlastungsphänomen im Tanzsport, v.a. bei jungen Tänzerinnen, ist die **schnappende Hüfte**, die im Wesentlichen 2 Ursachen haben kann. Eine mögliche Ursache ist das „Springen" des Tractus iliotibialis, der eine flächige Verstärkung der Oberschenkelmuskelhülle ist und als „Bahn" vom Beckenkamm bis zum kniegelenknahen Schienbein verläuft (s. Abb. 23.10). Bei bestimmten Bewegungen, z.B. beim Tanzen, beim Gehen, bei Hüftbeugung oder beim Wiederaufrichten aus der Kniebeuge, kommt es zu einem ruckartigen, oft schmerzhaften Springen des Tractus über einen Knochenvorsprung an der Außenseite des hüftnahen Oberschenkels. Über diesem

Knochenvorsprung, dem großen Rollhügel (lat.: *Trochanter major*), befindet sich ein Schleimbeutel, der sich durch die ständige Reibung entzünden kann. Eine weitere mögliche Ursache der Schnapphüfte ist die Sehne des Iliopsoasmuskels (Hüftbeuger), wenn diese ruckartig über den vorderen Beckenring bzw. den Schenkelhals- und Hüftkopfbereich gleitet. Die Sehne zieht zu einem Knochenvorsprung am hüftnahen Oberschenkel, dem kleinen Rollhügel (lat.: *Trochanter minor*). Weitere Details, auch zur Therapie, finden sich ebenso wie zu den vorgenannten Erkrankungen im Hüftgelenk-Kapitel dieses Buchs (s. Kap. 23).

34.4 Sportverletzungen und Krankheitsbilder an den Extremitäten bei Kindern und Jugendlichen

Die meisten Sportverletzungen und Überlastungsschäden im Kindes- und Jugendalter betreffen die Arme oder Beine.

Zunächst einige altersspezifische Informationen zur **oberen Extremität** (s. Abb. 34.8):

- Sportbedingte **Knochenbrüche** sind i.d.R. die Folge eines Sturzes, bspw. bei Trendsportarten wie Inline-Skating, Kontaktsportarten, Eislaufen, alpiner Skilauf und Snowboarden sowie Radfahren. Besonders häufig sind Frakturen im Bereich

a
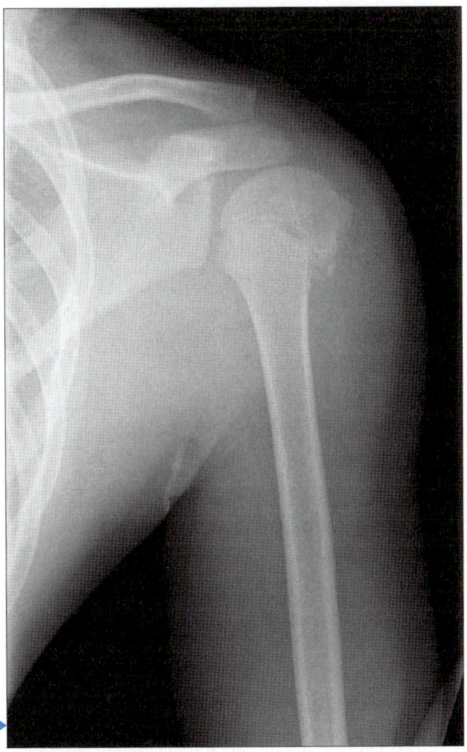

b
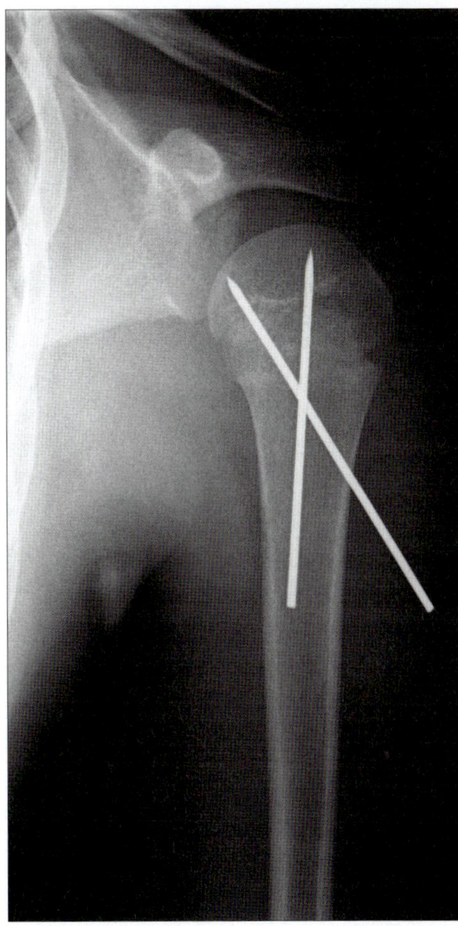

Abb. 34.8: Oberarmbruch im Schulterbereich mit Ablösung des Oberarmkopfs im Bereich der Wachstumsfuge bei einem 12-jährigen Skater nach Sturz in der Halfpipe. **a)** Unfall-Röntgenaufnahme. **b)** Operative Einrichtung (Reposition) und Stabilisierung mit 2 Kirschner-Drähten, die 7 Wochen später wieder entfernt wurden.

des Ellenbogen- bzw. Handgelenks. Fingerfrakturen entstehen z.B. beim Basketball, Handball oder Volleyball; bei diesen Sportarten werden auch Fingergelenkverletzungen beobachtet, bspw. Verrenkungen oder Bänderrisse, auch im Sinne von knöchernen Kapselbandausrissen.

- Relativ selten, aber durchaus möglich sind überlastungsbedingte **Wachstumsfugenschäden**. Bekannt sind bspw. Stressreaktionen an der schulternahen Wachstumsfuge (Epiphysenfuge) des Oberarmknochens bei heranwachsenden Baseballspielern (*little leager's shoulder*); ähnliche Probleme gibt es auch am Ellenbogen (*little leaguer's elbow*, s. Kap. 15.5.2). Bei jungen Leistungsturnern kann es zur Schädigung der Wachstumsfuge der handgelenknahen Speiche oder der Elle kommen, was wiederum ein Minderwachstum des einen bei ungestörtem Wachstum des anderen Knochens bewirken kann; Letzterer muss dann evtl. operativ verkürzt werden, um die Proportionen am Handgelenk wiederherzustellen und die Beweglichkeit zu verbessern. Ähnliche Schäden werden bei jungen Sportkletterern an den Fingerknochen im Bereich der Fingermittelgelenke festgestellt: bei ihnen kann es durch eine regelmäßige und dauerhafte Mikrotraumatisierung, ähnlich wie bei einer Stressfraktur, zu einer schleichenden Epiphysenablösung kommen (die Epiphyse ist das gelenknahe „Endstück" eines Röhrenknochens, in diesem Fall des Fingerglieds). Derartige Veränderungen sind Risikofaktoren für die Entstehung eines vorzeitigen Gelenkverschleißes (Arthrose).
- Die **Überlastung im Bereich des Ellenbogengelenks** äußert sich in einer Überdehnung des Innenbands, gleichzeitig wird auf der gegenüberliegenden Seite des Gelenks der Speichenkopf gegen den außenseitigen Anteil des Oberarmknochens (lat.: *Capitulum*) gestaucht. Dieser Mechanismus wird als eine mögliche Ursache der sog. **Osteochondrosis dissecans** angesehen; dabei kommt es zur Demarkierung eines Knorpel-Knochen-Stücks aus der Gelenkfläche, die als freier Gelenkkörper („Gelenkmaus", Dissekat) abgestoßen werden kann und dann evtl. zur Gelenkblockierung durch Einklemmung führt. Diesbezüglich gelten im Wachstumsalter bspw. Turnen, Tennis und Baseball als Risikosportarten; in Amerika gibt es den Begriff *„little leaguer's elbow"*, dazu gehört neben anderen Ellbogenerkrankungen des jugendlichen Baseballspielers auch die Osteochondrosis dissecans (s. Kap. 15.6). Aus sportmedizinischer Sicht ist, um derartige Schäden zu vermeiden, eine Trainingsreduktion zu fordern bei gleichzeitiger Muskelkräftigung zur besseren muskulären Führung des Ellenbogens. Beim Tennis wird empfohlen, Rückhandschläge während des Wachstumsalters beidhändig zu erlernen, um die Schlagarmbelastung dieses Teils des Ellenbogengelenks zu reduzieren. Auch der **Tennisellenbogen** (s. Kap. 15.5.1) wird bereits im Wachstumsalter beobachtet; dabei handelt es sich um eine Überlastungsreaktion im Bereich des Ursprungs der Hand- und Fingerstreckmuskeln. Als potenzielle Ursachen beim Tennis werden u.a. eine schlechte Schlagtechnik, ein zu schwerer oder unausgewogener Schläger oder eine falsche Griffstärke, eine verkrampfte Haltung von Arm und Schläger sowie eine sehr harte Bespannung angeschuldigt. Der Tennisellenbogen wird aber ebenfalls bei jungen Golfern beobachtet, die auch einen sog. **Golferellenbogen** (s. Kap. 15.5.2) haben können; dieser ist eine Überlastungsreaktion auf der Innenseite des Ellenbogengelenks am Ursprung der Hand- und Fingerbeugemuskeln. Tennis- und Golferellenbogen kommen insbesondere bei Golfspielern vor, die den Schläger ver-

krampft halten und noch keine korrekte Schlagtechnik beherrschen oder häufig mit dem Schläger in den Boden schlagen.

- Auch **Schulterprobleme** werden bereits bei Jugendlichen beobachtet, die bspw. Überkopfsportarten wie Volleyball, Handball oder Tennis betreiben, ebenso bei jungen Schwimmern. Die sog. Schwimmerschulter kann Folge einer Hypertrophie (Vergrößerung, Verdickung) der Rotatorenmanschettenmuskulatur der Schulter sein (s. Kap. 13.4). Dadurch entsteht eine Einklemmungsproblematik (Impingement, s. Kap. 13.5) mit schmerzhafter Bewegungseinschränkung. Die Behandlung besteht in Trainingsreduktion, häufigem Wechsel des Schwimmstils und Krankengymnastik zur Kräftigung auch anderer Muskeln im Bereich des Schultergelenks und zum Ausgleich des muskulären Ungleichgewichts.
  - Verrenkungen des Schultergelenks (Schulterluxation, s. Kap. 13.2) sind oft die Folge eines Sturzes mit Verdrehung des Arms und sollten im Wachstumsalter operativ stabilisiert werden (i.d.R. arthroskopisch), weil andernfalls das Risiko einer erneuten Auskugelung sehr groß ist. Diese traumatische Schulterluxation, die also durch einen echten Unfallmechanismus bedingt ist, muss von der atraumatischen Schulterluxation unterschieden werden; die davon betroffenen Jugendlichen können ihre Schulter – oft beide Schultergelenke – willkürlich auskugeln, bedingt durch eine sog. Kapsel- bzw. Bandhyperlaxizität („Kapsel-Band-Schwäche"). Diese Heranwachsenden sollten nicht operiert werden, notwendig sind Krankengymnastik und eine Verhaltensänderung der Patienten.

Im Wachstumsalter gibt es natürlich auch Sportverletzungen und Überlastungsschäden an der unteren Extremität:

- Unter den **Gelenkverletzungen** dominieren diejenigen des Knie- und Sprunggelenks. Am **Sprunggelenk** handelt es sich meistens um Außenbandverletzungen, die durch Umknicken des Fußes nach innen entstehen, bspw. beim Fußball, Tennis oder bei der Landung nach einem Sprung beim Volleyball, Handball oder Basketball. Wie bereits erwähnt, kommt es bei Heranwachsenden aufgrund der größeren Bandelastizität häufiger als bei Erwachsenen zu knöchernen Bandausrissen, d.h. das Band bleibt intakt und reißt mit einem anhaftenden Knochen- oder Knorpelstück aus dem Ansatzbereich aus. Am **Kniegelenk** ist es ähnlich, meist erst jenseits des 10. Lebensjahres werden „erwachsenentypische" Kapselbandverletzungen häufiger beobachtet, z.B. Risse des vorderen Kreuzbands. Langzeitstudien haben gezeigt, dass Kinder und Jugendliche mit Kreuzbandverletzungen aufgrund der chronischen Gelenkinstabilität sehr häufig Meniskus- und Knorpelschäden entwickeln, wenn sie nicht frühzeitig operiert werden. Daher ergibt sich auch in dieser Altersgruppe die Notwendigkeit der Kreuzbandersatzplastik. Riskant für das Kniegelenk sind v.a. Kontaktsportarten wie Fußball oder Handball, außerdem Snowboarden oder alpiner Skilauf, insbesondere bei nicht fachgerecht eingestellter Bindung.
- **Knochenbrüche** betreffen v.a. das Sprunggelenk und die langen Röhrenknochen Oberschenkel und Schienbein, außerdem kommen auch an der unteren Extremität Ermüdungsfrakturen vor. Bei den Sprunggelenkbrüchen ist die sog. **Übergangsfraktur** des Schienbeins im Gelenkbereich typisch (s. Abb. 34.9): Gemeint ist damit ein Knochenbruch bei einem Jugendlichen, der noch nicht ganz ausgewachsen ist, aber das Wachstum fast beendet hat. Die Fraktur ereignet sich also am „Übergang" der Entwicklung

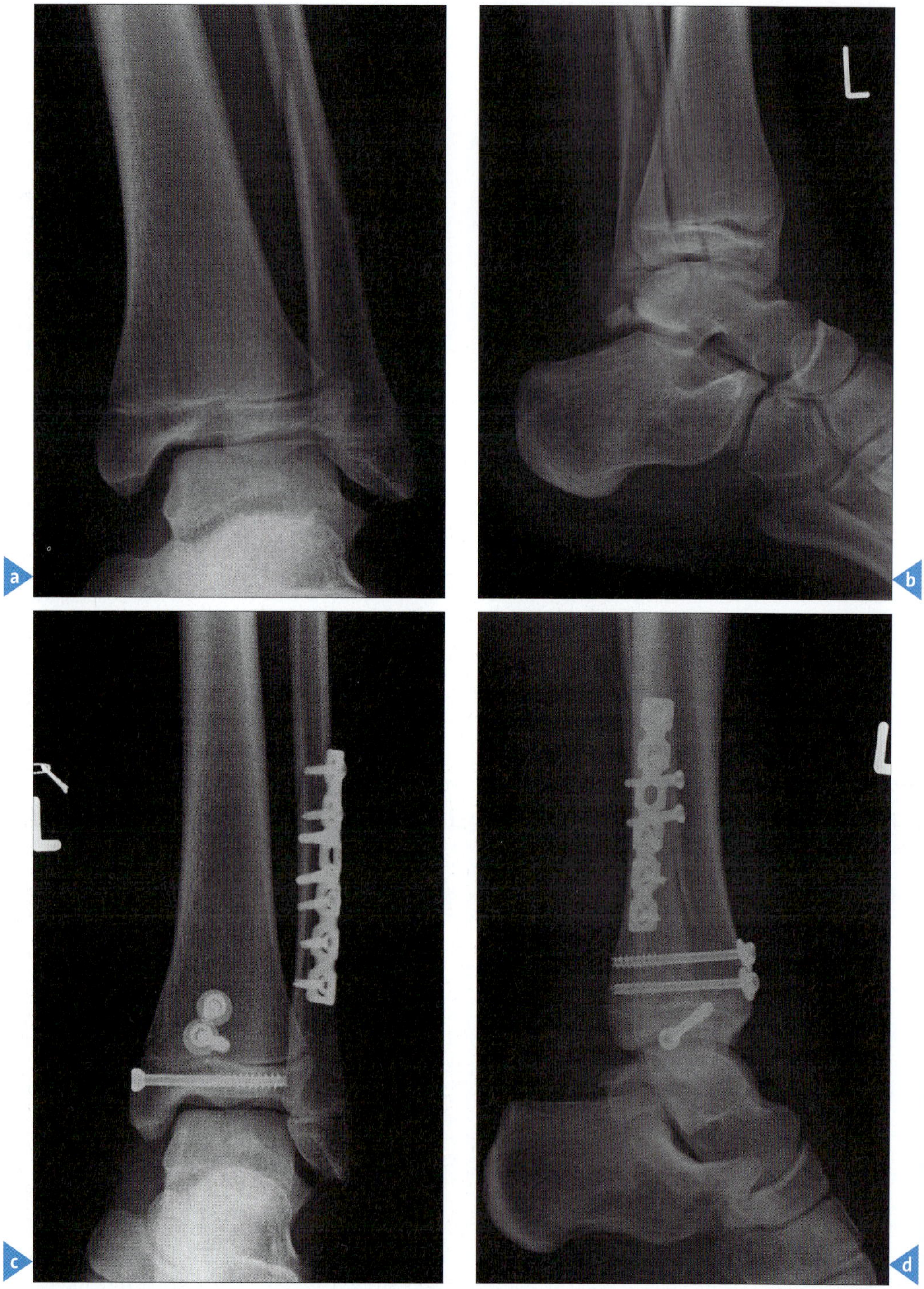

Abb. 34.9: Übergangsfraktur des Schienbeins im Bereich des Sprunggelenks und Wadenbeinbruch bei einem 16-jährigen Skater. **a)** und **b)** Unfall-Röntgenaufnahmen. **c)** und **d)** Im Rahmen der Operation wurden die Frakturen eingerichtet (reponiert), Stabilisierung des Schienbeins mit Schrauben und des Wadenbeins mittels Platte und Schrauben.

vom Jugendlichen zum Erwachsenen. Hier ist die Wachstumsfuge (Epiphysenfuge) teilweise noch offen, teilweise aber schon verschlossen. Exakt in diesem Bereich ist der Knochenbruch lokalisiert.

- **Schaftfrakturen eines langen Röhrenknochens** (bspw. Oberschenkel oder Schienbein) entstehen nur bei erheblicher Gewalteinwirkung (große Geschwindigkeit, Sturz aus größerer Höhe), es sei denn, der Knochen ist durch einen Tumor vorgeschädigt und geschwächt – auch daran muss im Wachstumsalter gedacht werden! I.d.R. handelt es sich aber um ein adäquates Trauma, entstanden bspw. beim Rodeln, alpinen Skilauf, Radsport, Reiten oder Fußball (gestrecktes Bein!). Meistens ist eine operative Stabilisierung erforderlich, dabei haben sich elastische Nägel bewährt (s. Abb. 34.10).

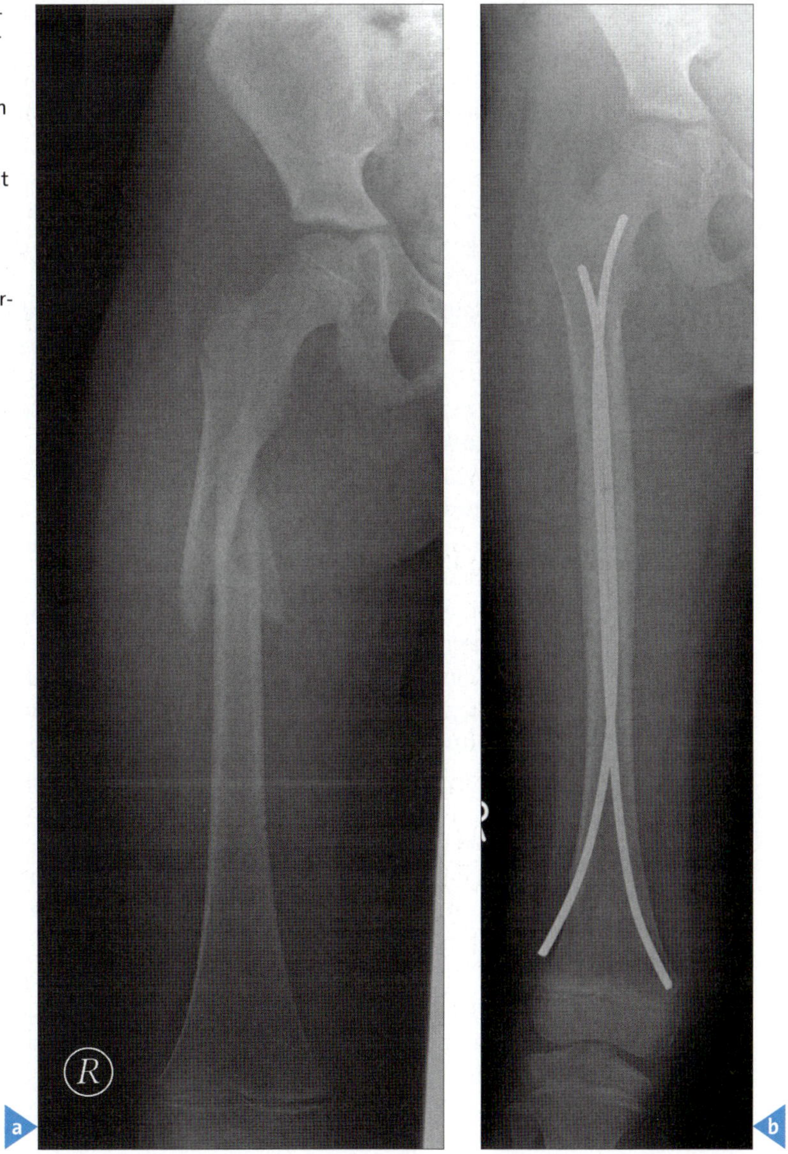

Abb. 34.10: Oberschenkelfraktur bei einem 7-jährigen Mädchen. **a)** Unfall-Röntgenaufnahme nach Sturz vom Pferd. **b)** Vollständige knöcherne Heilung nach Stabilisierung mit 2 elastischen Nägeln. Das Bild wurde 3 Monate nach dem Unfall vor der geplanten Metallentfernung angefertigt.

- Wichtig ist, dass nach Schaftfrakturen eines langen Röhrenknochens an der unteren Extremität im Wachstumsalter für etwa 2 Jahre danach regelmäßig die Beinlänge kontrolliert wird. Es kann sowohl zu einer Wachstumsverzögerung als auch zu einer Wachstumsbeschleunigung des gebrochenen Knochens kommen, dann entsteht ein **Beinlängenunterschied**. Beträgt diese Differenz mehr als 5–10 mm, dann ist ggf. ein Ausgleich erforderlich, z.B. durch Einlagen oder eine Schuherhöhung (meist nur vorübergehend), um negative Auswirkungen bspw. auf die wachsende Wirbelsäule zu vermeiden.

- Zunehmend finden sich auch bei sporttreibenden Kindern und Jugendlichen **Ermüdungsbrüche** an der unteren Extremität; verursachende Sportarten sind v.a. das Laufen, Turnen, Eislaufen, Basketball und Fußball. Die häufigste Lokalisation ist das Schienbein (48%), daneben sind auch das Wadenbein (28%), der Fuß (8%) und der Oberschenkelknochen (3%) betroffen, außerdem die Wirbelsäule (15%, s. Kap. 34.2). Da diese Stressfrakturen aus einem Missverhältnis zwischen Beanspruchung und Belastbarkeit des Knochens resultieren, sind ein Stopp der Überforderung und Schonung die wichtigsten Behandlungsmaßnahmen: dazu gehören u.a. Sportpause, Trainingsumstellung (Umfang, Intensität usw.) und Wettkampfreduktion.

Neben den Ermüdungsbrüchen gibt es im Wachstumsalter weitere krankhafte Veränderungen, die oft als **Überlastungsschäden** interpretiert werden können, bspw. an Sehnenansätzen:

- Die **Osgood-Schlatter-Krankheit** ist ein schmerzhafter Reizzustand im Ansatzbereich der Kniescheibensehne (Patellarsehne) am vorderen Oberrand des Schienbeins (Schienbeinrauigkeit, lat.: *Tuberositas tibiae*, s. Abb. 25.24). Diese Wachstumsstörung wird oft durch Sprungbelastungen verursacht, bspw. in Ballsportarten oder in der Leichtathletik. Betroffen sind meistens Jungen im Alter zwischen 10 und 16 Jahren. Ähnliches gilt für die **Sinding-Larsen-Johansson-Krankheit** (Morbus Sinding-Larsen-Johannsson, s. Abb. 25.22), die im Wachstumsalter meist bei Jungen zwischen 10 und 14 Jahren auftritt, und als Sonderform des sog. Patellaspitzensyndroms (Kniescheibenspitzensyndrom) anzusehen ist (s. Kap. 25.8).
- Die beiden genannten Erkrankungen werden unter dem Begriff des **femoropatellaren Schmerzsyndroms** zusammengefasst. Als weitere Ursachen von Schmerzen im Kniescheibenbereich bei Heranwachsenden sind bspw. eine erhöhte Spannung (Muskeltonus) bzw. Verkürzung der Oberschenkelmuskulatur oder eine schlechte Zentrierung der Kniescheibe in ihrem Gleitlager zu nennen (s. Kap. 25.9).
- **Morbus Sever** (Sever'sche Krankheit) ist ein schmerzhafter Überlastungsschaden an der Fersenbeinapophyse im Ansatzbereich der Achillessehne, besonders häufig verursacht durch Sportarten wie Laufen, Springen, Aerobic, Fußball, Rugby, Tanzen und Kampfsport. Therapeutisch können die Weichbettung der Ferse und eine vorübergehende Sporteinschränkung Abhilfe schaffen.
- Die **Osteochondrosis dissecans** (s.o.) findet sich nicht nur am Ellenbogen, sondern kommt auch an der unteren Extremität vor, entweder im Knie- oder Sprunggelenkbereich. Durch Demarkierung eines Knorpel-Knochen-Stücks aus der Gelenkfläche kann ein freier Gelenkkörper („Gelenkmaus“, Dissekat) entstehen mit zeitweiliger Gelenkblockierung durch Einklemmung.

In zunehmendem Maße werden im Wachstumsalter auch **muskuläre Probleme** beobachtet. So kann es bspw. beim Fußball zu Überlastungen der Oberschenkelmuskulatur kommen oder zu muskulären Ungleichgewichten (Muskelverkürzungen) bzw. Muskelfaserrissen, speziell durch einseitiges Schusstraining und Verwendung zu schwerer oder auch nasser Bälle.

34.5 Kopf, Brustkorb und Bauch bei Sport im Wachstum

Die Häufigkeit von **Kopfverletzungen** bei Kindern und Jugendlichen schwankt in Abhängigkeit von der jeweiligen Sportart. Besonders risikoreich sind in diesem Zusammenhang Trendsportarten wie Inline-Skating oder Skateboarding, Fußball (Kopfballduell, Kopfballspiel), alpiner Skilauf und Snowboarden, Eislaufen, Rodeln, Radfahren und Reiten; beim Reitsport betreffen bis zu 31% der Verletzungen den Kopf. Zum Verletzungsspektrum gehören v.a. Schädelprellung und Gehirnerschütterung, aber auch Knochenbrüche bis hin zur lebensgefährlichen Hirnblutung.

Die schützende Wirkung eines Helms kann gar nicht oft genug betont werden.

Bspw. ist seit der Einführung der gesetzlichen Radhelmpflicht für Kinder in Australien die Anzahl neurochirurgische Notfalleingriffe wegen schwerer Schädel-Hirn-Verletzungen in dieser Altersgruppe drastisch zurückgegangen. Ziel einer systematischen Aufklärungsarbeit muss es sein, dass Kinder und Jugendliche einen Schutzhelm als sinnvoll und selbstverständlich empfinden; dies setzt allerdings voraus, dass auch die Erwachsenen den Helm nicht als lästige Kopfbedeckung, sondern als potenziell lebensrettend verstehen und tragen!

Beim Fußball kann es nicht nur zu akuten Kopfverletzungen kommen: Durch das Kopfballspiel sind bleibende Beeinträchtigungen des besonders empfindlichen wachsenden Gehirns möglich, deshalb sollten Kinder und Jugendliche möglichst wenig „köpfen". Wegen des Risikos von nicht vorhersehbaren Langzeitschäden am Gehirn halten Kritiker den Boxsport im Wachstumsalter für problematisch, auch wenn ein Kopfschutz getragen wird.

Nach einer Gehirnerschütterung bei Sportlern unter 18 Jahren kann die Genesung länger dauern. Dies verlangt eine angemessene Pause speziell im Wachstumsalter. Das reifende Gehirn ist anfälliger für das sog. Second-impact-Syndrom durch eine weitere Gehirnerschütterung innerhalb weniger Stunden bis Wochen nach der ersten, was das Risiko von Langzeitfolgen wie Kopfschmerzen etc. erhöhen kann.

Noch ein wichtiger Hinweis: Wird ein Kind beim Sport plötzlich bewusstlos, so kann es sich auch um eine Unterzuckerung bei einem – möglicherweise bisher nicht bekannten – Diabetes mellitus („Zuckerkrankheit") handeln.

Sportbedingte **Brustkorbverletzungen** sind bei Kindern und Jugendlichen die Ausnahme. Meistens handelt es sich um harmlose Prellungen, bspw. bei Kontaktsportarten oder im Rahmen eines Sturzes. Rippenbrüche sind aufgrund der Elastizität des Brustkorbes im Wachstumsalter selten; sie können aber nach innen spießen und zu einem Pneumothorax führen. Dabei handelt es sich um einen Kollaps der Lunge auf der betroffenen Seite, die Lunge kann sich nicht mehr ausdehnen, was zu einer erheblichen Behinderung der Atmung führt. In seltenen Fällen, beim sog. Spannungspneumothorax, besteht sogar Lebensgefahr. An einen Pneumothorax muss auch bedacht werden, wenn ein Heranwachsender über spontane Schmerzen in der Brust und Atemnot klagt; dies kann bspw. auch nach Fangen eines stramm geschossenen Fußballs auftreten (plötzliches Pressen mit Druckerhöhung im Brustkorb). Während unkomplizierte Rippenbrüche keiner speziellen Behandlung außer einer Schmerztherapie bedürfen, ist bei einem Pneumothorax die ärztliche Intervention notwendig (s. Kap. 20).

Bauchverletzungen beim Sport sind im Wachstumsalter ebenfalls selten, erst recht im Vergleich zu Verletzungen an den Armen oder Beinen. Diesbezüglich gibt es aber durchaus Ausnahmen: Beim Reiten macht das Bauchtrauma 15% aller sportbedingten Verletzungen aus. Fast immer handelt es sich um ein stumpfes Bauchtrauma, bei dem äußerlich nichts oder nur ein kleiner Bluterguss an der Bauchwand sichtbar ist. Dahinter kann sich aber eine schwere Organverletzung verbergen!

> ! Achtung: Das klassische Beispiel bzw. der typische Hinweis mit Signalwirkung für ein schwerwiegendes stumpfes Bauchtrauma ist die Prellmarke im Oberbauch, verursacht durch den Fahrradlenker im Rahmen eines Sturzes; dieser Unfallmechanismus kann z.B. auf der linken Seite zu einer lebensgefährlichen Verletzung der Milz führen.

Im Zweifelsfall sollte beim Bauchtrauma neben der notwendigen Diagnostik, u.a. Ultraschalluntersuchung des Bauches, eine stationäre Beobachtung im Krankenhaus erfolgen (s. Kap. 21).

35 Sportverletzungen und Überlastungsschäden bei Senioren

35.1 Sportverletzungen in der zweiten Lebenshälfte – Alter schützt vor Torheit nicht?

In den letzten Jahrzehnten hat sich die Lebenserwartung kontinuierlich verlängert. In Deutschland betrug sie im Jahr 2008 bei neugeborenen Jungen durchschnittlich 76,9 Jahre, bei neugeborenen Mädchen 82,3 Jahre. Die Lebenserwartung steigt um 2 Monate pro Jahr – auch dank der Fortschritte der Medizin. Ebenso beeinflusst der individuelle Lebensstil die Lebenserwartung: Während bspw. das Rauchen und das Übergewicht Negativfaktoren sind und das Leben verkürzen, gehören eine gesunde Ernährung, körperliche Aktivität und Sport zu den Positivfaktoren. Körperlich aktive Menschen sind in der Jugend leistungsfähiger und im Alter länger selbständig.

Immer mehr ältere Menschen betreiben Sport. Nach Angaben des statistischen Bundesamts kann für das Jahr 2010 in Deutschland mit über 20 Mio. potenziell Sporttreibenden, die älter als 60 Jahre sind, gerechnet werden; dies entspricht mehr als 25% der Bevölkerung. Und, um die in der Überschrift dieses Kapitels aufgeworfene Frage vorweg zu beantworten, das Alter schützt doch, zumindest bezogen auf sportliche Aktivitäten, vor Torheit: Senioren bevorzugen i.d.R. Sportarten, die ihrem Gesundheitszustand entgegenkommen. Ältere Menschen üben meistens eher risikoarme Sportarten aus wie bspw. Walking, Radfahren, Golf oder Kegeln. Außerdem betreiben Senioren den Sport mit geringerer Intensität und Schnelligkeit als Jüngere. Dies sind die wesentlichen Gründe, warum **Ältere viel seltener Sportverletzungen** erleiden als junge Erwachsene. Nach US-amerikanischen Statistiken erleiden Jugendliche bis zu 15-mal häufiger behandlungsbedürftige Sport- bzw. Freizeitunfälle als über 45-Jährige.

Dies bedeutet, dass die Angst vor Verletzungen kein Argument gegen Sport im Alter ist. Sportmuffel haben also keine Ausrede. Auch Späteinsteiger profitieren! Die gesundheitlichen Vorteile, die (maßvoller) Sport den Senioren bringt, sind höher zu gewichten als die Verletzungsgefahr. Im Gegenteil, Sport kann sogar vor den Folgen eines Unfalls schützen: Wie im Osteoporose-Kapitel dieses Buchs ausgeführt, hat Sport einen positiven Einfluss auf die Knochenmasse und die Knochenarchitektur; Sport erhöht die Knochendichte und wirkt einem Knochenschwund entgegen. Im Falle eines Sturzes sind die Knochen stabiler und brechen nicht so leicht (s. Kap. 33).

Aber: Ab dem fünften Lebensjahrzehnt kommt es zu einer kontinuierlichen Abnahme der sportlichen Leistungsfähigkeit. Ein wichtiger Grund dafür ist die Reduktion der aktiven Muskelmasse im Alter. Hinzu kommt die objektiv nachgewiesene längere Regenerationszeit nach einer sportlichen Belastung. Im Gegensatz zum Sport in jungen Jahren spielen bei älteren Sportlern außerdem die individuellen gesundheitlichen Voraussetzungen bzw. Einschränkungen eine viel größere Rolle, bspw.:

- Schäden an den Gelenken, Arthrose und Gelenkprothesen
- Sehnenprobleme und Rheuma
- Rückenschmerzen (z.B. durch Spinalkanalstenose, s. Kap. 19.4)

- Osteoporose mit Frakturrisiko (s. Abb. 35.1, s.a. Kap. 33)
- Überlastungsschäden nach jahrzehntelangem (Leistungs-)Sport oder Folgen von Sportverletzungen aus der Vergangenheit
- Gangstörungen sowie Nachlassen der Koordinations- und Reaktionsfähigkeit
- Erkrankungen des Herz-Kreislauf-Systems, Stoffwechselkrankheiten und Tumorleiden

Derartige Veränderungen setzen den sportlichen Möglichkeiten bei Senioren natürliche Grenzen. Nicht selten fällt es den Betroffenen schwer, mit dem Älterwerden diese Grenzen zu akzeptieren.

a

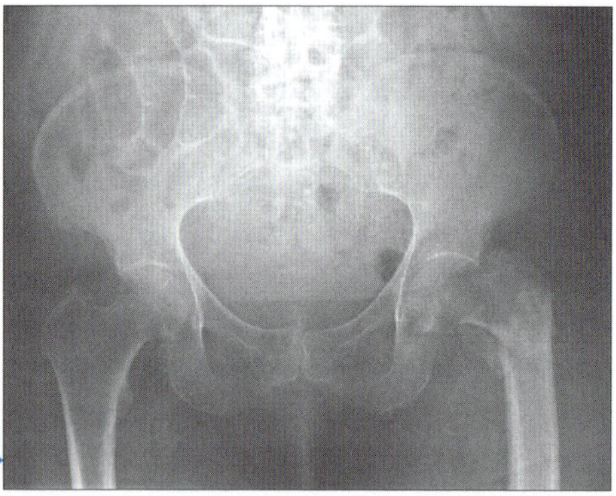

Abb. 35.1: Fraktur der Trochanterregion (pertrochantere Oberschenkelfraktur) beim alten Menschen. **a)** Bei dieser Seniorin bestand eine erhebliche Osteoporose, die sich schon auf der Röntgenaufnahme des Beckens erahnen lässt. **b)** Versorgung mit einem sog. proximalen Oberschenkelnagel

35.2 Was ist eigentlich Seniorensport? Welche Sportarten sind „seniorentauglich“?

Die Auswahl geeigneter Sportarten sollte immer individuell erfolgen unter Berücksichtigung der sportlichen Neigungen, des Geschlechts und des Alters. Zum Faktor „Alter“ ist festzustellen, dass nicht das kalendarische, sondern das biologische Alter zählt; ein 75-Jähriger kann vitaler sein als ein 60-Jähriger. Dementsprechend müssen Risikofaktoren, Begleiterkrankungen und das individuelle, aber auch das sportartspezifische Verletzungsrisiko beachtet werden. Ganz wichtig ist auch der aktuelle Zustand des Knochens, ob bspw. bereits eine Osteoporose besteht;

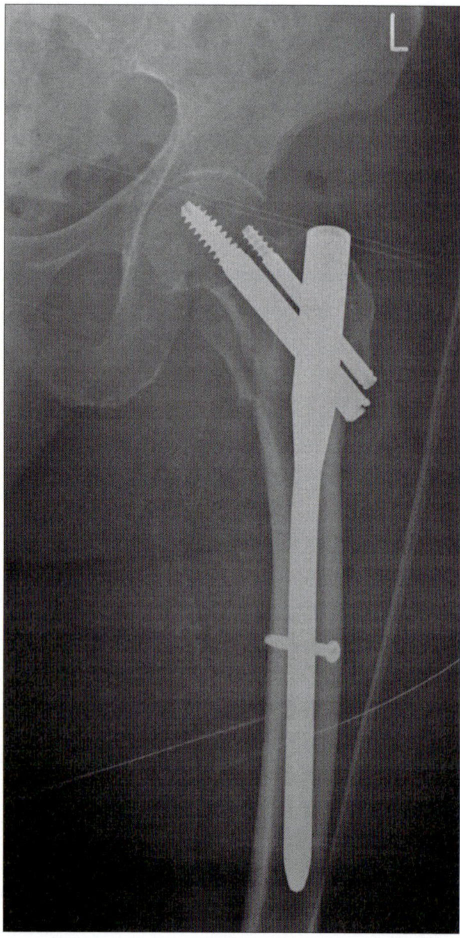

b

diese Thematik wird in einem separaten Kapitel dieses Buchs dargestellt.

> ! Achtung: Gerade ältere Menschen, die Sport treiben oder (wieder) mit Sport beginnen möchten, sollten sich regelmäßig ärztlich untersuchen und beraten lassen!

I.d.R. sind allgemeines Fitnesstraining, dosiertes Krafttraining bzw. kraftbetonte Gymnastik und die Rückenschule für Senioren **empfehlenswert**. Die Ausdauerfähigkeit ist im Alter am besten trainierbar; durch Sportarten wie Jogging, Walking, Nordic Walking, Wandern oder Radfahren wird die Ausdauer, aber auch die Koordination geschult. Sinnvoll ist es, beim Ausdauertraining die Intensität anhand der Herzfrequenz zu kontrollieren, bspw. mit einer Pulsuhr. Sofern darauf verzichtet wird, gilt als Faustregel das „Wohlfühl-Tempo": Bei einer angemessenen Belastung ist eine entspannte Unterhaltung mit einem Trainingspartner noch möglich; beim Solotraining sollten ältere Sportler nicht „aus der Puste kommen".

Sportarten mit fließenden Bewegungen wie Tai Chi oder Qigong sind ebenfalls für Senioren geeignet, außerdem Schwimmen, Volleyball, Wassergymnastik, Aqua-Jogging, Tanzen oder Golf. Insbesondere das Golfspiel, das als bandscheibenfeindlich gilt, wird für Senioren positiv beurteilt; weil es meistens zur („wohltätigen") Teilversteifung der Wirbelsäule gekommen ist, hat der Bandscheibenfaktor keine Bedeutung mehr (s. Kap. 19.3).

> Alterssport sollte im schmerzfreien Bereich erfolgen.

Gerade wegen der Teilversteifung sollten aber auch wirbelsäulenmobilisierende Übungen und Dehnungen vermieden werden, ebenso Sportarten, die mit erheblichen Verdrehungen und Verbiegungen der Wirbelsäule verbunden sind. Ebenfalls **nicht empfehlenswert** sind Sportarten mit einem erhöhten Sturz- und Stauchungsrisiko, z.B. Ballspiele, Squash, Radsport, Skiabfahrtslauf, Reiten, Kontaktsportarten wie Fußball oder Handball, Kampfsport, Eislaufen und Geräteturnen. Dies gilt insbesondere bei einer Osteoporose.

Sinnvoll sind dagegen die Schulung des Gleichgewichts, der Reaktionsfähigkeit und der Koordination sowie ein spezielles Falltraining, das bei Stürzen die Knochen schützen kann. Ebenso müssen die Rahmenbedingungen stimmen. Die Auswahl eines geeigneten Bodenbelags und des Schuhwerks ist für den Sport von großer Bedeutung, weil es altersbedingt zu einem Verlust der Dämpfungseigenschaften der körpereigenen Gewebe kommt. Bei kalter Witterung ist eine längere Aufwärmphase wegen der reduzierten Anpassungsfähigkeit des Organismus erforderlich; bei höheren Außentemperaturen sollte auf sportliche Aktivitäten verzichtet bzw. an einem kühleren Ort (Halle, Fitnessstudio) trainiert werden.

Abschließend aber noch folgende Feststellung:

> Die Auswahl der geeigneten Sportart ist von der individuellen Erfahrung und Eignung abhängig. Ausnahmen bestätigen immer wieder die Regel: Wer mit 70 Jahren noch fit ist und bspw. immer alpinen Skisport betrieben oder Fußball gespielt hat, der kann auch mit diesen „seniorenuntauglichen" Sportarten weitermachen und sollte sich nicht die Freude daran vermiesen lassen. Altersentsprechendes Augenmaß wird dabei vorausgesetzt! Und noch eins gilt nach Völker [2008]: „Jede Treppe ist auch Training!"

36 Sport mit Handicap – Behindertensport

36.1 Sport trotz oder wegen einer Behinderung – eine Einführung

Eine körperliche, geistige bzw. seelische Behinderung kann sich direkt oder indirekt auf die Möglichkeiten bzw. Fähigkeiten auswirken, Sport zu betreiben. Was sind die **Ursachen** und **Folgen einer Behinderung**?

- Die Behinderung kann zu **Verletzungen** beim Sport **prädestinieren**, bspw. zu sturzbedingten Schäden bei einer Sehbehinderung oder Erblindung, bei einer Funktions- oder Bewegungsstörung an den Beinen oder bei Querschnittgelähmten, die auf den Rollstuhl zur Sportausübung angewiesen sind. Beim Rollstuhl-Sport sind sturzbedingt auch bei geringer Gewalteinwirkung Frakturen z.B. an der unteren Extremität möglich, weil der Knochen wegen der fehlenden Belastung eine Osteoporose aufweist (s. Kap. 33). Hinzu kommt, dass ein Knochenbruch bei einem Querschnittgelähmten übersehen werden kann, weil keine Schmerzen empfunden werden. Bei Rollstuhl-Ballsportarten, z.B. Basketball, können sich die Athleten beim Kampf um den Ball die Hände oder Finger zwischen den Rollstühlen klemmen. Rücken- und Schulterprobleme sind bei Menschen, die auf den Rollstuhl angewiesen sind, keine Seltenheit.
- Eine **Verletzung** oder **Erkrankung** einer Körperregion wirkt sich indirekt auf die Funktion eines **anderen Körperteils** aus. Dafür gibt es zahlreiche Beispiele. Ursächlich können Bewegungsstörungen sein, die auf Hirn- oder Rückenmarkschädigungen zurückzuführen sind, welche wiederum bedingt sein können durch Verletzung, Tumoren, Schlaganfall oder Sauerstoffmangel während der Geburt; dabei kommt es durch den Ausfall der adäquaten zentralnervösen Steuerung zu Störungen des funktionellen Gleichgewichts zwischen einzelnen Muskeln oder Muskelgruppen, verbunden mit Muskelkrämpfen oder -ausfällen. Ein fehlverheilter Knochenbruch im Bereich des Ellenbogens oder des Unterarmes kann die Umwendbewegungen der Hand und damit ihre sportliche Leistungsfähigkeit bspw. beim Tennis oder Basketball behindern. Eine Nervenschädigung am Bein ist eine mögliche Ursache für eine Gangstörung; so führt die Verletzung des Wadenbeinnervs durch den Ausfall der Fußhebermuskulatur zu einem sog. Steppergang (Fallfuß). Bei einer Querschnittlähmung ist oftmals eine künstliche Harnableitung erforderlich, dadurch besteht das Risiko einer Infektion z.B. der Blase.
- Ein **Körperteil** als solches ist **verändert** und behindert, und zwar durch eine **Erkrankung** (z.B. Rheuma), einen **erworbenen Schaden** (z.B. Arthrose) oder eine **Verletzung** (z.B. Sehnendurchtrennung, Amputation).
- Ein **Körperteil**, z.B. die Hand, ist durch eine **angeborene Fehlbildung** behindert (s. Abb. 36.1).
- **Innere Erkrankungen** können ebenfalls Auswirkungen auf die sportliche Leistungsfähigkeit haben, z.B. Krankheiten des Herzen und der Atmungsorgane, Diabetes mellitus („Zuckerkrankheit") oder Störungen der Blutgerinnung.

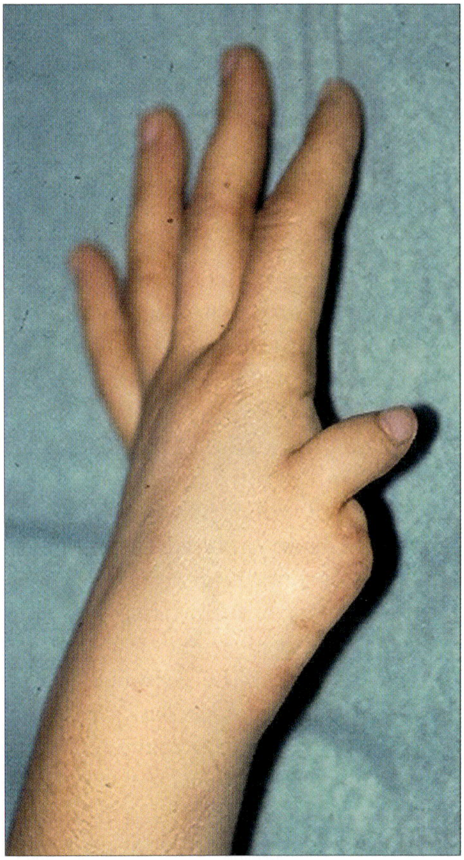

Abb. 36.1: Angeborene Fehlbildung der Hand mit unvollkommener Ausbildung des Daumens

- Durch die **Anwendung von Hilfsmitteln** wie Gehstützen, Rollstuhl, künstlichen Gliedmaßen (Prothesen) oder Korsetten kann es zu Druckstellen und Blasen mit der Entwicklung einer Infektion kommen.

Die **positiven Aspekte sportlicher Aktivitäten** haben auch – oder vielleicht sogar gerade – für Menschen mit einer körperlichen bzw. geistigen Behinderung einen großen Stellenwert. Sport bedeutet auch für Behinderte Überwindung der sozialen Isolation und die Möglichkeit der Kommunikation, der sozialen Integration und der Motivationsförderung. Sport kann Menschen mit einem Handicap ein positive(re)s Lebensgefühl vermitteln und das Selbstbewusstsein stärken: Er bietet die Chance auf Anerkennung und Erfolg. Weitere günstige Auswirkungen des Sports sind die Verbesserung der Koordination und der Konzentration. Nicht zuletzt kann der Sport einen individuellen Beitrag im Rahmen der Behandlung, Rehabilitation und Prävention bei Erkrankungen und Verletzungen leisten.

Die **Betreuung** und **medizinische Behandlung behinderter Sportler** richtet sich nach dem individuellen Befund und der Grunderkrankung bzw. des zugrunde liegenden Verletzungsmusters, dem Leidensdruck der Patienten, ihren Ansprüchen und nicht zuletzt nach den medizinischen Möglichkeiten. Der Arzt, der einen behinderten Sportler betreut, muss über Kenntnisse der Sportart, aber auch der Behinderung verfügen; nur dann sind eine individuelle Beratung und Betreuung möglich.

Evtl. operative Maßnahmen haben sich nicht nur nach dem technisch Machbaren zu richten, sondern nach dem funktionell Sinnvollen und menschlich Zumutbaren. In nicht wenigen Fällen sind relativ einfache Hilfsmittel oder Veränderungen am Sportgerät besser als aufwendige und risikoreiche Operationen; bspw. kann der Griff eines Tennisschlägers für eine Behinderung an der Hand modifiziert werden.

Behindertensport im weitesten Sinne hat zahlreiche Aspekte zu berücksichtigen. Sport kann bei einer Behinderung einerseits ungeeignet, andererseits aber auch gerade wegen der Behinderung eine positive Möglichkeit sein. Der Sport bietet dem Behinderten die Möglichkeit, seine „Restfunktionen“ optimal zu nutzen. Ganz wichtig ist dabei, dass Menschen mit einer Behinderung die Vorteile des Sports aus eigenem Antrieb nutzen wollen. I.d.R. lassen sich die Risiken sowohl des Breiten- als auch des Leistungssports mit ärztlicher Hilfe auf ein vertretbares Maß eingrenzen. Dementsprechend sollten Behinderte ärztlicherseits motiviert und bestärkt werden, sich sportlich zu betätigen.

Eine **Sportart ist** – entsprechend einer Definition von Zimmer [2006] – **behindertengerecht**, wenn

- der spezifische Bewegungsablauf sich auf die erhaltene Funktion bezieht und im Wesentlichen physiologisch ist,
- Restfunktionen gestärkt und Ausgleichsbewegungen trainiert werden,
- das Verletzungsrisiko sportartspezifisch normal, durch die Behinderung nicht wesentlich erhöht und eine Verstärkung der Behinderung unwahrscheinlich ist.

Das Thema ist also sehr komplex und muss für den betroffenen Sportler viele individuelle Faktoren berücksichtigen, z.B. die motorischen Fähigkeiten, aber auch das soziale Umfeld sowie das jeweilige geografische Sportangebot. Daher können und sollen die folgenden Abschnitte lediglich einige Anregungen geben. Speziellere Empfehlungen und Unterstützung können bspw. Behindertensportgruppen oder Experten geben, oder auch die Sektion „Rehabilitation und Behindertensport" der Deutschen Gesellschaft für Sportmedizin und Prävention, außerdem diverses Schriftmaterial sowie verschiedene Internetportale, z.B. des Deutschen Behindertensportverbands (www.dbs-npc.de). Von wesentlicher Bedeutung ist im Behindertensport eine enge und interdisziplinäre Zusammenarbeit vieler Berufsgruppen, bspw. von Ärzten, Pflegepersonal, Krankengymnasten, Ergotherapeuten, Orthopädietechnikern, Sozialarbeitern, Psychologen und – nicht zuletzt – Menschen mit einer (ähnlichen) Behinderung, die als „Gleichgesinnte" z.B. in einer Gruppe wertvolle Motivation für den Einzelnen sind.

Heutzutage bestehen für Menschen mit einer körperlichen, geistigen oder seelischen Behinderung zahlreiche Möglichkeiten, sportlich aktiv zu sein. Es gibt eine Vielzahl von Sportarten, die individuell, teils unter dem Einsatz von Hilfsmitteln, behindertengerecht sein können, und zwar auch Marathon, Mountainbiken und Sprintwettbewerbe sowie Ballsportarten und Tauchen. Den Betroffenen sollte Mut gemacht werden, neue Wege zu finden. Zahlreiche Beispiele zeigen, wie zufrieden und auch glücklich ein sportliches Leben mit Handicap aussehen kann. Es ist faszinierend mitanzusehen, zu was für grandiosen Leistungen diese Sportler fähig sind.

36.2 Sport mit Arthrose

Unter einer Arthrose versteht man den „Gelenkverschleiß" infolge Knorpelabnutzung. Nach der Definition der Weltgesundheitsorganisation WHO ist die Arthrose eine „nicht entzündliche Erkrankung mit entzündlichen Episoden" an der Gelenkinnenhaut, was dann als aktivierte Arthrose bezeichnet wird (s. Kap. 8.4). Letztendlich führt die Arthrose als chronische Gelenkerkrankung zu einer fortschreitenden Schädigung des Gelenks mit Deformierung der Gelenkflächen. Grundsätzlich können alle Gelenke des Körpers betroffen sein. Meistens entwickelt sich eine Arthrose aber an den Beingelenken, die schon durch das Körpergewicht stark belastet sind, also Hüft-, Knie- und Sprunggelenk.

Arthrose ist eine Volkskrankheit, die – je nachdem, welches Gelenk in welchem Ausmaß betroffen ist – mit mehr oder weniger ausgeprägten Beschwerden verbunden ist, z.B. Schmerzen, Schwellung, Bewegungseinschränkung und Kraftverlust. Dies führt zu einer Beeinträchtigung der allgemeinen und sportlichen Leistungsfähigkeit. Für einen

Menschen mit einer Arthrose, der gerne Sport treibt, stellt sich die Frage, **welche Sportart(en) trotz des geschädigten Gelenks** noch geeignet ist (sind).

In diesem Abschnitt sollen einige allgemeine Empfehlungen gegeben werden, spezielle Hinweise finden sich in den jeweiligen Gelenk-Kapiteln dieses Buchs.

> ! Achtung: Es gilt grundsätzlich, dass das Gelenk v.a. bei einer aktivierten Arthrose nicht zusätzlich durch Sport „gereizt" werden darf. Die sportlichen Ambitionen sollten grundsätzlich **mit dem behandelnden Arzt** in Hinblick auf die individuelle Verträglichkeit abgesprochen werden. Von Bedeutung ist nicht nur die Auswahl einer geeigneten Sportart; die sportlichen Vorerfahrungen, der aktuelle Trainingszustand, das Alter sowie evtl. Begleiterkrankungen (z.B. Leistungsfähigkeit des Herz-Kreislauf-Systems) sind ebenfalls zu berücksichtigen.

Weitere wichtige Voraussetzungen für Sport mit Arthrose sind trainierte Muskeln, die das Gelenk führen und stützen können. Dies darf aber nicht zur pauschalen Aussage verleiten, dass Muskelkraft die Gelenke entlastet. Jede Aktivierung der Muskulatur bedeutet zunächst einmal eine Gelenkbelastung. Jedoch sind arthrotische Gelenke mit gut entwickelter Muskulatur funktionell besser, weil durch moderate und muskulär harmonisierte Bewegungen der Gelenkstoffwechsel positiv angeregt werden kann. Dabei spielt auch eine gute Koordination eine ganz wichtige Rolle. In diesem Zusammenhang ist ebenfalls die Frage zu beantworten, ob evtl. eine krankengymnastische Behandlung vor Sportaufnahme sinnvoll ist.

Ein arthrotisches Gelenk sollte gezielt bewegt werden, ohne es zu überlasten. Gefordert wird also ein **gelenkschonendes Verhalten beim Sport („Gelenkschutz")**, was Sportler mit ehemals hohem Aktivitätsniveau oft nicht akzeptieren (können oder wollen), weil die geliebte Sportart nicht „arthrosetauglich" ist.

Grundsätzlich sind sog. „Low-impact-Sportarten" zu bevorzugen. Extrembelastungen und unkontrollierte Bewegungen müssen vermieden werden. Schädlich bei einer Arthrose sind plötzliche Stoßeinwirkungen, Stauchungen, starke Drehbewegungen und extreme Bewegungsausschläge, außerdem starke Abbremsung und abrupte Richtungswechsel. Zu beachten ist außerdem, dass ein geschädigtes Gelenk nicht „normal" reagiert, was das Verletzungsrisiko vergrößert. Bspw. kann bei einer Kniegelenkarthrose, die wegen einer Instabilität des vorderen Kreuzbands entstanden ist, die Sturzgefahr erhöht sein.

> Die sportliche **Belastung** darf nicht zu einer übermäßigen **Beanspruchung** des geschädigten Gelenks führen. Bei einer Arthrose sind **Sportarten mit gleichmäßig fließenden Bewegungen** und **geringer Kraftentfaltung auf das betroffene Gelenk** empfehlenswert. Wettkampforientierter Sport ist wegen des Verletzungsrisikos problematisch. Ungünstig sind Disziplinen mit ruckartigen Bewegungen wie bspw. „Stop-and-go-Sportarten" bei einer Arthrose an der unteren Extremität. Bei einigen Sportarten, z.B. Sprungdisziplinen, werden die Gelenke mit einem Mehrfachen des Körpergewichts belastet (beim Weitsprung durchaus Faktor 10!). In manchen Fällen kann eine ungünstige Sportart für einen bestimmten Patienten durch individuelle Abwandlung der Technik geeignet oder geeigneter „gemacht" werden. Das kann im Zweifelsfall besser sein als eine mit Widerwillen betriebene empfehlenswerte Sportart, die i.d.R. nur kurzzeitig ausgeübt wird. Wichtig ist auch ein gut angeleitetes Training.

Einige Beispiele für **gelenkschonende Sportarten**:

Aqua-Jogging und **Schwimmen** sind empfehlenswert, weil viele Muskelgruppen gleichzeitig belastet werden. Außerdem wird der Auftrieb des Wassers genutzt, die Bewegungsabläufe werden erleichtert. Bei einer Arthrose des Kniegelenks sollte beim Schwimmen allerdings nur der Kraul-Beinschlag verwendet werden. Rückenschwimmen entlastet die Wirbelsäule.

Radfahren ist bei einer Arthrose an der unteren Extremität oder der Wirbelsäule günstig, weil es die Eigengewichtsbelastung reduziert, gut dosiert werden kann und eine geführt zyklische Bewegung fordert. Bei manchen Patienten ist ein Ergometer-Training (Heimtrainer) günstiger als die Fahrt im Freien, für die sicheres Bremsen sowie koordiniertes Auf- und Absteigen – auch in brenzligen Situationen – absolut notwendige Voraussetzungen sind. Räder ohne Holm („Damenräder") oder mit niedrigem Holm sind zu bevorzugen, da man leichter auf- und absteigen kann. Das Gelände sollte nicht zu uneben und bergig sein, um Erschütterungen zu vermeiden. Patienten, die auf einem normalen Rad nicht mehr sicher fahren können, sollten auf ein Dreirad umsteigen; das Fahren damit ist aber zunächst auch ungewohnt und muss gelernt werden. Zur Kraftreduzierung wird eine Gangschaltung empfohlen. Bei einer Arthrose an der oberen Extremität (z.B. Schulter oder Handgelenk) ist eine korrekte Sitzposition mit adäquater Höheneinstellung der Lenkstange bzw. des Sattels wichtig, damit nicht zu viel Körpergewicht auf die Armgelenke übertragen wird, wenn Radfahrer zu weit vorne lehnen.

Auch **Nordic Walking** bei einer Arthrose an der unteren Extremität ist empfehlenswert, die Technik will aber gelernt sein. Die Stöcke müssen richtig eingesetzt werden und die passende Höhe haben. Ebene Wegstrecken auf weichem Boden in übersichtlichem Gelände sind günstiger als bergauf und bergab, weil dabei die Beingelenke insbesondere beim Abbremsen bergab erheblich belastet werden. Wenn die Arthrose ein Armgelenk betrifft (z.B. die Schulter), sollte auf den Stockeinsatz verzichtet und **Walking** betrieben werden.

Skilanglauf gilt als relativ gelenkschonende Sportart für die untere Extremität. Auf die Auswahl der Loipen, gut gespurt, muss geachtet werden, starke Steigungen und Gefälle sind zu vermeiden werden.

Beim **Krafttraining** oder beim **Rudern** sind die Bewegungen und die Belastung genau abzustimmen. Langsame, nicht ruckartige Hin- und Rückbewegungen müssen gewährleistet sein.

Golf ist bei einer Arthrose an den Beingelenken (v.a. Knie) oder an der Schulter bedingt geeignet, weil sich Rotations- und Scherkräfte auf das geschädigte Gelenk übertragen, aber in gewissem Maß durch kontrollierte Bewegungsabläufe vermieden werden können. Notwendig ist auf alle Fälle eine besondere Anpassung des Schwungs.

Zusammenfassung: Die Arthrose bedeutet nicht das sportliche Aus, erfordert aber eine Neuorientierung. Manchen Arthrosepatienten hilft es, sich einer Selbsthilfegruppe anzuschließen. Ganz wichtig für sportliche Aktivitäten mit einem Gelenkverschleiß ist die richtige Ausrüstung, bspw. geeignetes Schuhwerk bei einem geschädigten Beingelenk. Die Schuhe müssen einen festen Halt geben und eine gute Dämpfung haben, das bedeutet u.a. nicht zu harte Sohlen. Ebenso sollte der Sportler ein normales Körpergewicht anzustreben.

36.3 Bedeutet die Gelenkprothese das sportliche Aus?

Allein in Deutschland werden pro Jahr schätzungsweise mehr als eine halbe Mio. künstliche Gelenke eingebaut, v.a. Hüft- und Knieprothesen. Der häufigste Grund dafür ist der „Gelenkverschleiß", die Arthrose. Die davon Betroffenen waren v.a. durch Schmerzen und Einschränkung der Mobilität in ihrer Lebensqualität so stark eingeschränkt, dass sie sich für ein „neues" Gelenk entschieden haben. Nicht wenige Menschen haben sogar mehrere Prothesen.

Hinweis: Eine **Prothese** (griech./lat. *pro*: für; griech. *thesis*: setzen) ist der künstliche Ersatz für ein Körperteil. Bei einer Prothese im Zusammenhang mit einem Gelenk handelt es sich – korrekt ausgedrückt – um eine **Endoprothese**, die dauerhaft in (griech.: *endo*) den Körper eingesetzt (implantiert) wird. Daher spricht man auch von einem **Implantat**; allerdings wird dieser Begriff auch bspw. für Platten, Schrauben oder Nägel verwendet, die einen gebrochenen Knochen stabilisieren.

Die Tendenz zum Gelenkersatz ist steigend, v.a. auch deshalb, weil die Lebenserwartung gestiegen ist und wir immer älter werden. Jedoch werden auch bei jungen Patienten Prothesen eingesetzt, wenn es bspw. durch einen Unfall zu einer Gelenkzerstörung gekommen ist. Eine Prothese bedeutet für die Betroffenen, sofern nicht zusätzlich andere Erkrankungen wie bspw. eine Herzschwäche einschränkend sind, wieder aktiv im Alltag und auch in der Freizeit handeln zu können.

In den folgenden Kapiteln sollen die wichtigsten Fragen zum Thema beantwortet werden:

- Wie sind Gelenkprothesen aufgebaut, aus welchen Werkstoffen bestehen sie?
- Wie werden Gelenkprothesen im Knochen verankert?
- Was geschieht bei der Operation, welche anatomischen Strukturen müssen durchtrennt werden?
- Welche Risiken und Komplikationen gibt es beim künstlichen Gelenkersatz?
- Wie lange hält die Prothese?

Und zuletzt, aber für Sportler ganz wichtig: Viele Menschen mit einer Prothese waren vor der Operation sportlich aktiv bzw. mussten durch die Gelenkschädigung auf Sport verzichten. In den meisten Fällen befreit ein künstliches Gelenk von Schmerzen und schafft wieder Lebensqualität. Diese „neue" Lebensqualität ermöglicht, sofern nicht andere Erkrankungen wie bspw. eine Herzschwäche vorliegen, ein aktives Handeln, verbunden mit dem Wunsch nach sportlicher Betätigung. **Welche Sportarten** sind **geeignet**, welche Disziplinen **verboten**?

Es sei aber bereits an dieser Stelle vorweggenommen, dass diese Frage unter Medizinern sehr kontrovers diskutiert wird. Die Empfehlungen sind auch nicht immer wissenschaftlich begründet, sondern werden manchmal, je nach Einstellung des Arztes zum Sport bzw. zu einer Sportart, „aus dem Bauch heraus" oder „nach dem gesunden Menschenverstand" gegeben!

36.3.1 Die Hüftprothese und Sport

Pro Jahr werden allein in Deutschland etwa 190 000 Hüftprothesen eingesetzt, die Tendenz ist steigend: Während früher überwiegend ältere und alte Menschen eine Prothese erhielten („wenn nichts mehr ging"), sind die Patienten heute, aufgrund der Erfolge der prothetischen Versorgung, immer häufiger zwischen 40 und 60 Jahren. Der Einbau der Prothese erfolgt über einen operativen Zugang im vorderen, seitlichen oder hinteren Hüftbereich, bei dem die Weichteile, v.a. die das Hüftgelenk umgebende Muskulatur, sorgfältig geschont werden sollten; es nützt dem Patienten nämlich nicht, wenn die Prothese zwar optimal sitzt, aber die Muskeln geschädigt sind und das Bein nicht normal bewegt werden kann. Deshalb gibt es eine Tendenz zur sog. minimalinvasiven Operationstechnik, die den Anspruch hat, möglichst gewebeschonend vorzugehen und nachhal-

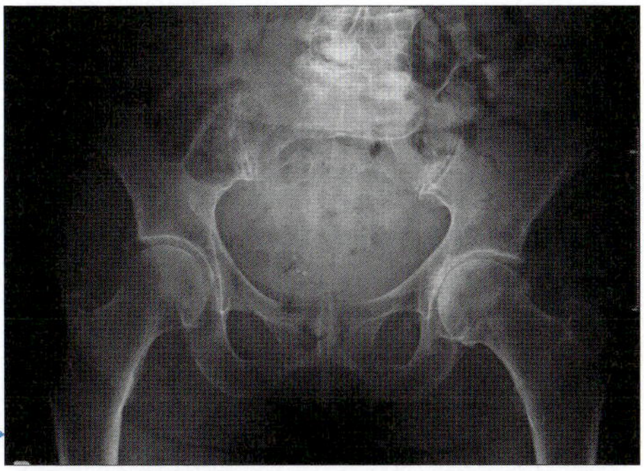

a

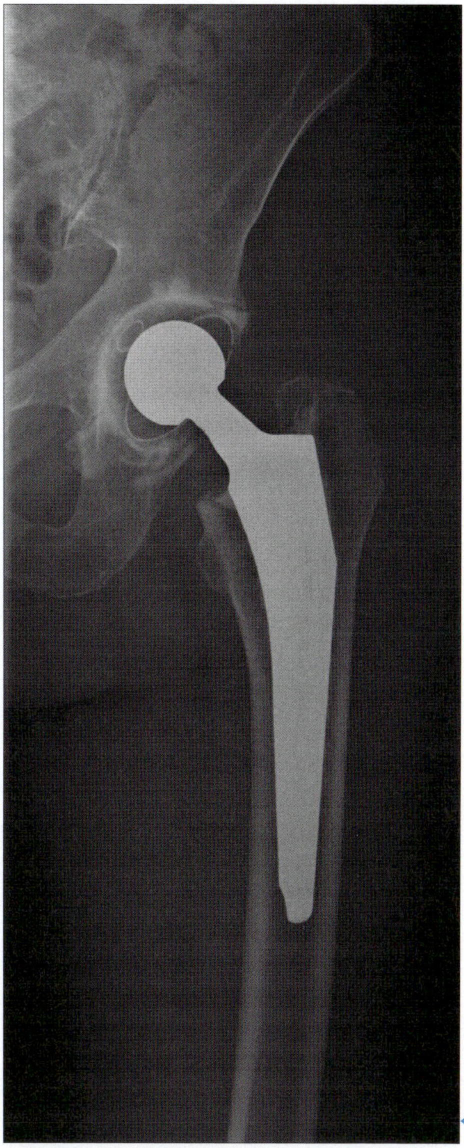

b

Abb. 36.2: Arthrose des Hüftgelenks links bei einer 79-jährigen Patientin. **a)** Die Beckenaufnahme zeigt, dass die rechte Hüfte noch in relativ gutem Zustand ist. **b)** Versorgung durch eine zementierte Hüftprothese; der Knochenzement ist als „Randschatten" sowohl an der Pfanne als auch am Prothesenschaft zu erkennen.

tige Muskelschäden zu vermeiden. Minimalinvasiv bedeutet also nicht nur, dass der Hautschnitt klein ist! Andererseits ist die Übersicht bei dieser Vorgehensweise nicht so gut, sodass das Risiko einer ungünstigen Prothesenplatzierung steigt. Hier kann die Navigation weiterhelfen (s.u.).

Es gibt eine auch für den Fachmann kaum zu überblickende Zahl verschiedener Hüftprothesenmodelle, nach Schätzungen weit mehr als 500. Aus diesem Grund erhält ein Patient mit einer Prothese auch einen Endoprothesenausweis, in dem die wichtigsten Daten „seines" Modells dokumentiert sind. Meistens werden sowohl die Hüftpfanne als auch der Oberschenkelkopf ersetzt, dies wird als **Totalendoprothese (TEP)** bezeichnet (im Gegensatz zur Hemiprothese, bei der nur der Kopf entfernt wird und die z.B. bei Schenkelhalsfrakturen zur Anwendung gelangt, s. Kap. 23.2.4). Die Totalendoprothese besteht aus einer Pfanne sowie einem im Oberschenkel platzierten Schaft (Stiel), auf dessen Konus der Prothesenkopf gesteckt wird.

Die Verankerung von Schaft und Pfanne im Knochen kann mit **Knochenzement** vorgenommen werden (s. Abb. 36.2). Der Zement ist eine Plastikmasse (Polymethylmetacrylat), die aus einem Pulver und einer Flüssigkeit bei der Operation zusammengemischt wird und innerhalb von etwa 10 min aushärtet. Die zementierte Fixierung erfolgt eher beim älteren Patienten (über 65–70 Jahre) und hat den Vorteil, dass die Prothese sofort voll belastet werden kann; nachteilig ist, dass bei einer Prothesenlockerung die Zemententfernung nicht unproblematisch ist.

Bei einer **zementfreien Implantatverankerung** soll die Prothese in den Knochen einheilen bzw. der Knochen in die poröse Oberfläche der Prothese einwachsen (s. Abb. 36.3). Je jünger ein Mensch ist, desto eher muss er aufgrund seiner noch zu erwartenden Lebensjahre (im Vergleich zum alten Menschen) mit einem Prothesenwechsel rechnen, der deutlich aufwändiger ist als die Erstoperation. Daher wird bevorzugt bei jüngeren, aktiven Menschen auf Knochenzement verzichtet – wobei letztendlich das biologische Alter zählt: Dies bedeutet, dass auch ein 70-jähriger vitaler Mensch durchaus zementfrei versorgt werden kann. Nach der Operation dürfen diese Patienten meistens für etwa 6 Wochen nur eine Teilbelastung an Gehstützen durchführen, die Prothese benötigt eine gewisse „Schonung", um einzuwachsen. Es gibt auch die Möglichkeit, die Komponenten unterschiedlich zu fixieren, z.B. die Kombination von zementfreier Pfanne und zementiertem Schaft, auch **Hybridprothese** genannt.

Zu den **Werkstoffen**: Meisten wird ein **Prothesenschaft** aus einer Stahllegierung oder aus Titan benutzt, dieser i.d.R. zur zementfreien Verankerung. Die zementfreie **Pfanne** ist ebenfalls aus Titan und enthält meist einen Einsatz (engl.: *inlay*) aus dem Kunststoff Polyäthylen, aus Metall oder Keramik. Zementierte Pfannen bestehen meist aus Polyäthylen. Der **Prothesenkopf** wird auf einen Konus oben am Prothesenschaft aufgesteckt und besteht aus Metall oder Keramik. Die sog. Gleitpaarung, das sind die aufeinander gleitenden Flächen von Kopf und Pfanne, ist von wesentlicher Bedeutung für den mechanisch bedingten Abrieb einer Prothese: Bspw. verursachen Bewegung und Belastung bei einem Stahlkopf in einem Polyäthylen-Inlay einen Abrieb von 0,1–0,3 mm pro Jahr. Dieser Kunststoffabrieb hat wiederum eine Bedeutung bei der Prothesenlockerung (s.u.), weil die feinen Abriebpartikel langfristig eine Entzündungsreaktion auslösen.

Um eine anatomiegerechte Position der Prothese mit optimaler Platzierung im Kno-

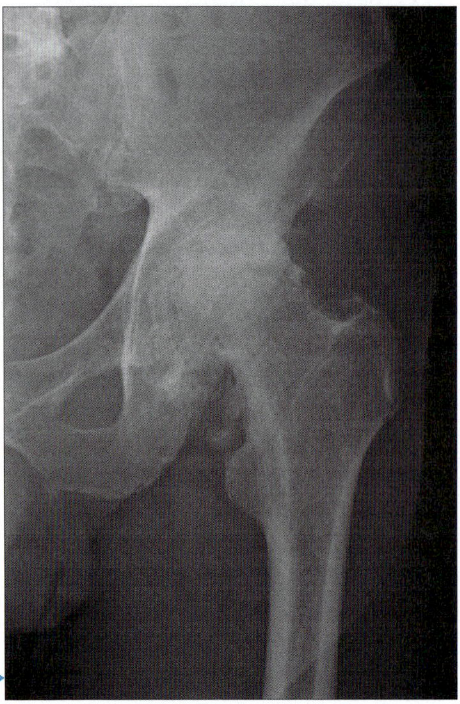

a

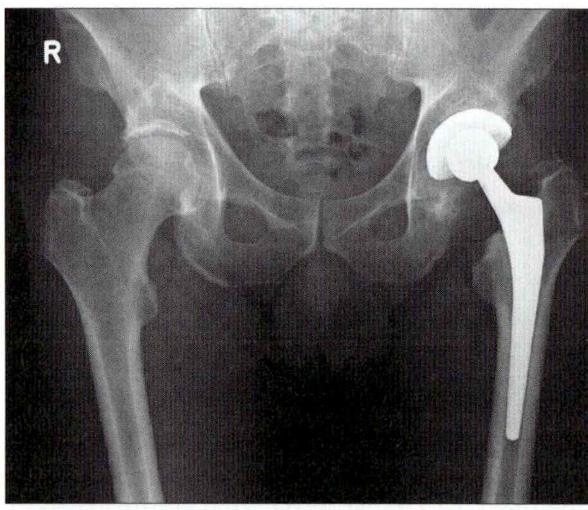

b

Abb. 36.3: Massive Arthrose des linken Hüftgelenks eines 57-jährigen Tennis- und Golfspielers. **a)** Präoperative Röntgenaufnahme. **b)** Versorgung durch eine zementfreie Hüftprothese chen zu erreichen, bedienen sich manche Operateure der computergestützten **Navigation** (s. Kap. 8.6). Auf diese Weise werden alle entscheidenden Operationsschritte überprüft und präzisiert. Die Technologie wird wegen ihrer hohen Anschaffungskosten bisher nur an relativ wenigen Kliniken eingesetzt. Durch die Optimierung der Operationstechnik sollen die Patienten von einer längeren Lebensdauer der Prothese profitieren. Im Gegensatz zur Roboterchirurgie, die sich in der Hüftprothetik als Irrweg (längere Operationsdauer, erhöhter Blutverlust, erhöhte Infektionsgefahr) erwiesen hat, ist bei der Navigation der Operateur „Herr der Lage" – und nicht der Operationsroboter. Abweichungen der Realität von der Planung können insofern unmittelbar bei der Operation berücksichtigt werden.

Es gibt Navigationssysteme, die entweder eine Computertomografie vor der Operation oder eine Röntgendurchleuchtung bei der Operation erfordern. Eine weitere – röntgenstrahlenfreie – Technologie beruht auf einem intraoperativen Datenmodell, bei dem während der Operation die wichtigen knöchernen Orientierungspunkte mit einem navigierten „Zeigestab" eingelesen werden, z.B. das dreidimensionale Navigationssystem „VectorVision". Dabei wird die Patientenanatomie dreidimensional am Monitor dargestellt. Diese 3-D-Darstellungen werden anhand anatomischer Landmarken, also ohne Strahlenbelastung für den Patienten, während der Operation errechnet. Dann wird die optimale Prothesengröße und -position ermittelt. Während des operativen Eingriffs werden die vom Chirurgen durchgeführten Operationsschritte und -schnitte mit dem Computer überprüft. Mögliche Positionierungsfehler können auf diese Weise korrigiert werden. Damit wird das Risiko einer Fehlpositionierung durch die Navigationstechnik reduziert. Erscheint der vom System vorgeschlagene Behandlungsplan nicht plausibel, so kann der Operateur den Operationsablauf individuell für den Patienten anpassen.

Ein wesentliches Problem in der Hüftprothetik ist die **Überlebensdauer einer Hüftprothese**, die durchschnittlich 15–20 Jahre beträgt: Damit ist nicht gemeint, dass das Implantat nach einer gewissen Zeit „kaputtgeht" im Sinne eines Materialbruchs, der heutzutage sehr selten ist, aber vorkommen kann, z.B. Keramikbrüche. Verantwortlich für das Versagen einer Prothese ist meistens eine Lockerung derselben im Knochen, was nach etwa 15–20 Jahren der Fall sein kann, manchmal aber leider auch früher. Über diese „Standzeit" gibt es je nach Prothesenmodell und Klinik unterschiedliche Daten, wobei auch andere Faktoren bei der Lockerung eine Rolle spielen, z.B. Positionierung und Belastung der Prothese sowie Übergewicht. Etwas verallgemeinernd kann festgestellt werden, dass nach 10 Jahren etwa 95% der Totalendoprothesen weiterhin funktionstüchtig sind und nach 15 Jahren ca. 90%.

Vereinfacht betrachtet ist die Standzeit einer Hüftprothese abhängig von ihrer mechanischen Beanspruchung; beim Sport hat damit auch die ausgewählte Sportart einen entscheidenden Einfluss auf die Überlebensdauer der Prothese (s.u.).

Für den Patienten ist die Lockerung schmerzhaft und der Prothesenwechsel belastender als die Erstimplantation. Und: Wechseloperationen werden mit jedem Eingriff schwieriger.

Um den erforderlichen Prothesenwechsel zu erleichtern, gibt es **neuere Prothesenmodelle**, für die bei der Implantation weniger Knochensubstanz entfernt werden muss. Beispiele für diese Modelle sind die sog. Schenkelhalsprothesen mit kurzem Schaft bzw. Stiel, die Druckscheibenprothese sowie der Hüftoberflächenersatz, die McMinn- oder Hüftkappen-Prothese (engl.: *resurfa-*

cing). Letztere besteht aus einer zementfreien Pfanne sowie einer zementierten Hüftkappe, für die lediglich die Oberfläche des knorpelgeschädigten Hüftkopfs entfernt und durch diese Metallkappe ersetzt wird (Metall-Metall-Gleitpaarung). Das Konzept wurde auch von anderen Herstellern aufgegriffen. Ein weiteres neueres Modell ist die ebenfalls von McMinn entwickelte Mid-Head-Resection-Prothese, bei der ein Teil des Kopfs entfernt wird, z.B. bei einer Knochenzyste.

Obwohl die Versorgung mit einer Hüftprothese ein Standardeingriff ist, sind **Risiken** und **Komplikationen** nie ganz auszuschließen, z.B.:

- Verletzung von Nerven und Blutgefäßen
- Nachblutung und Bluttransfusion, daher in vielen Fällen vor der Operation Eigenblutspende
- Wundheilungsstörung und Infektion
- Thrombose und Lungenembolie, deshalb: Thromboseprophylaxe in den ersten Wochen nach der Operation (s. Kap. 3.3.4)
- Beinlängenunterschied
- Schmerzen, Gangstörung, muskuläre Schwäche und dauerhafte Notwendigkeit von Gehhilfen wie Gehstock, Gehstützen („Krücken“) oder Rollator
- Ausrenken der Prothese (Luxation)
- Oberschenkelfraktur

Spezielle Komplikationen der McMinn-Prothese sind v.a. die Schenkelhalsfraktur (1–3%) und, weniger häufig, die primäre Pfanneninstabilität. Bei einer Nierenschädigung soll die Prothese nicht eingesetzt werden, direkt postoperativ sollte eine Schwangerschaft nicht eintreten, weil in der Einlaufphase die Metallionenspiegel erhöht sind. Befürchtete Nachteile durch einen erhöhten Spiegel an Chrom- und Kobaltionen wie Mutagenität (Veränderung des Erbguts), Hypersensibilisierung (Auslösung von Allergien) und Kanzerogenität (Verursachung von Krebs) sind bis jetzt nicht nachgewiesen. Letztendlich lassen sich die Auswirkungen des Metallabriebs auf die menschliche Gesundheit noch nicht abschließend beurteilen.

Grundsätzlich bleibt eines der Hauptprobleme aller Prothesen die Lockerung; Ursachen dafür können die ausbleibende knöcherne Einheilung, eine Infektion oder die sog. aseptische Lockerung sein, bei der Abriebpartikel eine wichtige Rolle spielen (s.o.). Je geringer der Knochenverlust in dieser Situation ist, desto einfacher ist der Prothesenwechsel. Ist sehr viel Knochensubstanz verlorengegangen, muss auf Spenderknochen zurückgegriffen werden, was nicht unproblematisch ist. Langfristig bleibt abzuwarten, ob diesbezüglich die „knochensparenden“ Primärprothesen entsprechend ihrem theoretischen Konzept Vorteile bieten; es gibt dazu durchaus auch kritische Stimmen.

Der Bruch einer Hüftprothese als Folge einer Materialüberlastung ist glücklicherweise selten.

Die **entscheidende Frage** für sportlich ambitionierte Menschen mit einer (oder gar 2) Hüftprothese ist, **welche Sportarten** möglich und welche weniger geeignet oder gar verboten sind.

Grundsätzlich ist eine gezielte und nicht übertriebene sportliche Beanspruchung wünschenswert, weil die Beweglichkeit verbessert und die Muskulatur gekräftigt wird. Letzteres dient der Gelenkstabilität und der Widerstandsfähigkeit des Knochenlagers der Prothese. Durch Bewegungsmangel erhöht sich die Gefahr einer Osteoporose, die wiederum wahrscheinlich das Lockerungsrisiko erhöht. Allerdings dürfen spektakuläre Einzelleistungen von Prothesenträgern als Bezwinger des zweithöchsten Berges der Erde, des K2, oder als professionelle Baseballspieler oder Balletttänzer nicht den Blick für die Realität vernebeln. Eine Prothese wird bei manchen sportlichen Aktivitäten mit dem **Mehrfachen des Körpergewichts** belastet! Dazu gibt es bereits seit 1989 Messungen von Bergmann, der wiederholt über diese Problematik berichtet hat. Nach seinen Untersuchungen beträgt die tatsächliche mittlere Belastung des Hüftgelenks bzw. einer Hüftprothese, ausgedrückt in Prozent des individuellen Körpergewichtes:

- Beim Liegen 10%
- Beim Sitzen 40%
- Beim Stehen 60%
- Beim Anheben des gestreckten Beines 160%
- Beim Gehen mit 2 Gehstützen unter scheinbarer „Entlastung“ 180%
- Beim Gehen ohne Hilfe (6 km/h) 450% des Körpergewichtes

! Achtung: **Sport ist verboten** bei einer Infektion der Hüftprothese, bei instabilem Prothesensitz mit Gefahr der Ausrenkung (Luxation) oder bei einer Prothesenlockerung; ausreichend für das Verbot ist bereits der Verdacht! Auch bei einer Fraktur im Bereich der Prothese ist Sport nicht erlaubt.

Außerdem gilt: Die sportlichen Ambitionen sollten grundsätzlich mit dem Arzt, v.a. dem Operateur, Orthopäden, Unfallchirurgen oder Sportmediziner abgesprochen werden. Für die Sporterlaubnis bei Prothesenträgern spielen nicht nur die beabsichtigte Sportart, sondern auch das Alter, das Gewicht sowie die Vorerkrankungen (z.B. Leistungsfähigkeit des Herz-Kreislauf-Systems) eine wesentliche Rolle. Ganz wichtig sind auch die sportlichen Vorerfahrungen und der aktuelle Trainingszustand sowie insbesondere die muskuläre und die koordinative Sicherheit. In diesem Zusammenhang ist auch die Frage zu beantworten, ob evtl. vor Sportaufnahme eine krankengymnastische Behandlung empfehlenswert ist. Ebenso wichtig ist die ärztliche Information, ob die Prothese „ideal“ eingebaut werden konnte oder ob es Probleme gibt, bspw. wegen einer stark veränderten Anatomie beim Patienten.

Nicht wenige Menschen mit einer Hüftprothese, die keine Schmerzen mehr haben, vergessen, dass sie ein künstliches Hüftgelenk haben. Dann besteht die Gefahr der Überlastung, die ebenso schlecht ist wie übertriebene Schonung. Damit die Hüftprothese lange „hält“, sind sog. „Low-impact-Sportarten“ zu bevorzugen. Extrembelastungen und unkontrollierte Bewegungen müssen vermieden werden. Potenziell gefährlich sind alle (Schnellkraft-)Sportarten mit plötzlichen Stoßeinwirkungen, Sprungelementen, Stauchungen, starken Drehbewegungen oder Sturzgefahr, z.B. auch durch Kontakt mit einem Gegenspieler. Wettkampforientierter Sport ist problematisch. Riskant sind auch Bewegungen des Beins zum Körper hin (Adduktion) oder überkreuzte Beinstellungen, weil dabei eine erhöhte Luxationsgefahr besteht – oder mit anderen Worten: Die Prothese kann ausrenken! Dieses Risiko besteht insbesondere in den ersten Wochen bzw. Monaten nach der Operation. Besonders große Vorsicht ist auch geboten, wenn die Prothese bereits gewechselt werden musste.

Wie bereits oben erwähnt, spielt die **Gleitpaarung** (die aufeinander gleitenden Flächen von Prothesenkopf und Pfanne) eine wesentliche Rolle für den mechanisch bedingten Abrieb einer Prothese, der wiederum von Bedeutung für die Prothesenlockerung ist. So konnten bei Marathonläufern mit einer Prothese (!) erhöhte Metallspiegel im Blut und Urin, bedingt durch einen eindeutigen Anstieg von Abrieb, festgestellt werden. Ein gesundheitsschädigender Einfluss konnte aber bisher nicht bewiesen werden. Manche Experten gehen davon aus, dass andere Gleitpaarungen, wie z.B. ein Keramik-Kopf in einer Pfanne aus gehärtetem Polyäthylen, günstiger und damit auch sportlich belastbarer sind. Ferner erscheinen „eingeheilte" zementfreie Hüften für sportliche Aktivitäten günstiger als Prothesen, die mit Knochenzement fixiert sind. Auch von neueren Techniken, z.B. der Navigation sowie der muskelschonenden minimalinvasiven Hüftchirurgie (s.o.), erhofft man sich eine Erweiterung der sportlichen Möglichkeiten.

Die meisten Mediziner teilen die Sportarten für Hüftprothesenträger in die Kategorien „geeignet", „bedingt geeignet" und „ungeeignet" ein, vergleichbar einer Verkehrsampel, die auf Grün, Gelb oder Rot steht (s. Tab. 36.1). Die Auflistung der Sportarten in diese 3 Kategorien birgt das Risiko einer kritiklosen Anwendung in beiden Richtungen. Bspw. kann eine ungünstige Sportart für einen bestimmten Patienten durch individuelle Abwandlung der Technik durchaus geeignet sein. Es müssen dabei aber große Stoßbelastungen, extreme Bewegungsausschläge und abrupte Richtungswechsel vermieden werden. Empfehlenswert sind gleichmäßig fließende Bewegungen mit geringer Kraftentfaltung auf das Kunstgelenk. Von besonderer Bedeutung ist im Übrigen auch ein gut angeleitetes Training.

Ganz wichtig für sportliche Aktivitäten mit einer Hüftprothese ist die richtige Ausrüstung, v.a. geeignetes Schuhwerk. Die Schuhe müssen einen festen Halt geben und eine gute Dämpfung haben, das bedeutet u.a. nicht zu harte Sohlen. Größere Beinlängenunterschiede sollten ausgeglichen werden.

Über einzelne Sportarten und ihre Wertigkeit für Prothesenträger wird besonders heftig gestritten, bspw. über die Sportart **„alpiner Skilauf"**. Viele Experten lehnen diese für Prothesenträger strikt ab. Manche Ärzte erlauben Ski alpin unter gewissen Einschränkungen, und zwar in Abhängigkeit von der Erfahrung mit diesem Sport bereits vor der Operation: Wer nie in seinem Leben vor der Hüftoperation auf den Brettern gestanden hat, sollte damit auch auf keinen Fall beginnen, nachdem er die Prothese erhalten hat. Die Befürworter sprechen gerne vom „Schonskilaufen für Erfahrene" mit Abfahrten lediglich auf präparierten Pisten bei griffigem Schnee, aber nicht auf Buckelpisten oder im Tiefschnee. Allerdings lassen sich auch bei angepasster Geschwindigkeit kritische Bewegungen und Stürze nicht mit 100%iger Sicherheit vermeiden; ebenso bleibt das Risiko, durch Fremdeinwirkung zu Fall gebracht zu werden, bspw. durch „Pisten-Rowdys".

Darüber hinaus sind die Empfehlungen für oder gegen Ski alpin wie bei kaum einer anderen Sportart davon abhängig, wie der gefragte Arzt selbst zu dieser Sportart steht; so ist bspw. bekannt, dass Mediziner aus Süddeutschland, Österreich oder der Schweiz den alpinen Skilauf häufiger befürworten als Ärzte aus dem norddeutschen Raum („Flachlandtiroler").

Skilanglauf (Diagonalschritt) wird als gelenkschonende Sportart von manchen Ärzten in die Kategorie „geeignet" einge-

Tab. 36.1: Sport mit Hüftprothese (Die Tabelle kann nur als Orientierung gelten, da die Thematik in der Sportmedizin sehr stark diskutiert wird.)

Geeignet:	Gymnastik, Schwimmen/Aqua-Jogging, Radfahren/Fahrradergometer, Walking/Nordic Walking, Wandern, Crosstrainer, Stepper, Tanzen, Rudern/Paddeln
Bedingt geeignet:	Jogging, Golf, Kegeln/Bowling, Segeln, Tennis/Squash/Tischtennis, Skilanglauf, Prellball, Schlagball, Krafttraining
Ungeeignet:	Ballsportarten (z.B. Fußball, Handball, Volleyball, Basketball), Kampfsportarten, Turnen, Eislauf, alpiner Skilauf, Reiten, Sprungsportarten, Mountainbiken, Inline-Skating, Klettern

stuft, von anderen wegen des Sturzrisikos als „bedingt geeignet“ angesehen. Auf die Auswahl der Loipen muss geachtet werden, starke Steigungen und Gefälle sind zu vermeiden. Zur Verbesserung der Standfähigkeit wird von manchen Befürwortern ein breiterer Ski empfohlen.

Beim **Tennis** wird eine erhöhte Prothesenlockerungsrate diskutiert, andererseits kommt es auch zu einer Kräftigung der Muskulatur im Hüftbereich. So – und auch wegen der Gefahr eines Sturzes – kommt es, dass Tennis manchmal für „bedingt geeignet“ gehalten wird, manchmal aber auch für „nicht geeignet“. Wenn überhaupt, sollte auf einem Sandplatz gespielt werden, und dann evtl. nur als Doppel, weil dabei die Zahl der schädigenden Stopps und Antritte reduziert werden. Weiterhin werden eine Regeländerung (Ball darf zweimal den Boden berühren) und das Spielen mit einem großen Schläger empfohlen.

Auch **andere Ballspiele**, insbesondere auch Mannschaftssportarten, gelten als ungeeignet, weil es dabei zu abrupten Bewegungen und Änderung der Bewegungsrichtung kommt. Außerdem besteht Verletzungs- und Sturzgefahr durch Fremdeinwirkung oder eigenen Übereifer. Durch Regeländerungen, etwa ein kleineres Spielfeld oder weichere Bälle, kann evtl. das Tempo aus dem Spiel genommen werden.

Beim **Tanzen** sind logischerweise keinesfalls alle Tänze geeignet; bspw. ist Rock'n Roll verboten.

Radfahren ist geeignet, weil es die Eigengewichtsbelastung reduziert, gut dosiert werden kann und eine geführt zyklische Bewegung fordert. Zunächst muss der Patient auf dem Ergometer (Heimtrainer) trainieren; ins Freie darf er sich erst wagen, wenn er sicher bremsen sowie koordiniert auf- und absteigen kann, auch in brenzligen Situationen. Stärkere Steigungen und Gefälle sollten vermieden werden. Räder ohne Holm („Damenräder“) oder mit niedrigem Holm sind zu bevorzugen, da man leichter auf- und absteigen kann. Die Sattel-Pedal-Höhe muss beachtet werden. Patienten, die auf einem normalen Rad nicht mehr sicher fahren können, sollten auf ein Dreirad umsteigen; das Fahren damit ist aber zunächst auch ungewohnt und muss gelernt werden. **Mountainbiken** ist ungeeignet!

Nordic Walking ist empfehlenswert, die Technik will aber gelernt sein, speziell dann, wenn mit dieser Sportart erst nach dem Einbau der Prothese begonnen wird; andernfalls resultiert bspw. ein „Passgang“ wie bei den Kamelen. Die Stöcke müssen richtig eingesetzt werden und die passende Höhe haben. Ebene Wegstrecken auf weichem Boden in übersichtlichem Gelände sind günstiger als bergauf und bergab, weil man nicht davon ausgehen kann, dass durch den Stockeinsatz das Nordic Walking gelenkschonender als das reine **Walking** ist. Ganz wichtig ist geeignetes, dämpfendes und gut stützendes Schuhwerk.

Nicht gut geeignet sind lang andauerndes **Laufen (Joggen)**, Wald- oder Geländeläufe oder Intervalltraining.

Schwimmen ist für Menschen mit einer Hüftprothese sehr empfehlenswert, weil viele Muskelgruppen gleichzeitig belastet werden. Außerdem wird der Auftrieb des Wassers genutzt, die Bewegungsabläufe werden erleichtert. Beim **Schwimmen** mit Hüftprothese sollte der Kraul-Beinschlag bevorzugt werden.

Beim **Kegeln/Bowling** besteht die Gefahr großer Ausfallschritte, von Bremsbewegungen und starker Hüft- und Kniebeugung beim Aufsetzen der Kugel. Die Sportart ist allenfalls bedingt geeignet, wenn auf das Anlaufen verzichtet oder dies zumindest eingeschränkt wird.

Segeln gilt als bedingt geeignet, nicht zuletzt wegen des Sturzrisikos: In kleinen Booten ist es gefährlich wegen der Gefahr von Extrembewegungen, in großen Booten mit rutschfestem Schuhwerk akzeptabel.

Beim **Krafttraining** für die untere Extremität und beim **Rudern** sind die Bewegungen und die Belastung (Gewichte) genau abzustimmen. Langsame, nicht ruckartige Hin- und Rückbewegungen müssen gewährleistet sein.

Vom **Reiten** ist schon wegen der großen Sturzgefahr abzuraten; manche Ärzte „gestatten" diese Sportart sehr guten Reitern mit langjähriger Reiterfahrung und hoffen, dass diese ihren Reitstil „prothesenadäquat" modifizieren können.

Zusammenfassung: Hüftprothese und Sport sind kein Widerspruch, sondern möglich und – mit Augenmaß ausgeführt – sinnvoll. Allerdings ist eine Prothese ein künstliches, vermindert beanspruchbares Gelenk. Die Prothese reagiert nicht wie ein normales Gelenk unter vermehrter Beanspruchung mit einer physiologischen Belastungsreaktion, sondern mit vermehrter Abnutzung. Eine vermehrte Beanspruchung der Kontaktflächen zwischen lebendem Gewebe und künstlichem Material kann zur Prothesenlockerung führen. Andererseits kann regelmäßig und moderat betriebener Sport die „Lebensdauer" eines Kunstgelenks verlängern: Ursachen dafür sind eine Verbesserung des muskulären Schutzes der Prothese sowie die Stärkung des knöchernen Prothesenlagers durch Anregung der Knochenneubildung.
Ein Mensch mit einer Hüftprothese, der auf „Nummer sicher" gehen will, sollte beim Sport schädigende Stopps und Antritte vermeiden, also keine „Stop-and-go-Sportarten" betreiben, ebenso keine Kontakt- oder Risikosportarten! Positiv ist abschließend auf alle Fälle auch noch zu vermerken, dass eine Hüftprothese für sportliche Aktivitäten besser geeignet ist als bspw. eine Knie- oder Sprunggelenkprothese, u.a. deshalb, weil die Hüfte muskulär besser geführt und stabilisiert wird.
Um eine Prothesenlockerung frühzeitig zu erkennen, sind v.a. regelmäßige Untersuchungen und Röntgenkontrollen erforderlich. Wird eine Wechseloperation rechtzeitig vorgenommen, kann eine Schädigung des Knochens durch die gelockerte Prothese vermieden werden, sodass die Einheilungschancen für das gewechselte Kunstgelenk deutlich besser sind.

36.3.2 Die Knieprothese und Sport

In Deutschland werden jährlich ca. 140000 Knieprothesen wegen einer Arthrose des Kniegelenks eingebaut. Der Einbau der Prothese erfolgt über einen operativen Zugang im vorderen Kniebereich, bei dem die Weichteile, v.a. die vordere Oberschenkelmuskulatur, sorgfältig geschont werden sollten; es nützt dem Patienten nämlich nicht, wenn die Prothese zwar optimal sitzt, aber die Muskeln geschädigt sind und das Bein nicht normal bewegt werden kann. Deshalb gibt es, ebenso wie in der Hüftprothetik, eine Tendenz zur sog. minimalinvasiven Operationstechnik, um die Knieprothese möglichst gewebeschonend einzusetzen. Minimalinvasiv bedeutet also nicht nur, dass der Hautschnitt klein ist! Andererseits ist die Übersicht bei dieser Vorgehensweise nicht so gut, so dass das Risiko einer ungünstigen Prothesenplatzierung steigt. Hier kann die Navigation weiterhelfen (s.u.).

Jeder Patient mit einer Knieprothese erhält einen Endoprothesenausweis, in dem die wichtigsten Daten „seiner" Prothese dokumentiert sind. Es gibt nämlich eine auch für den Fachmann kaum zu überschauende Zahl von Knieprothesenmodellen, die aber nach einigen wenigen Prinzipien aufgebaut sind (s. Abb. 36.4, Abb. 8.14).

Meistens handelt es sich um sog. **Gleitflächenprothesen** (s. Kap. 8.6). Dabei werden die Gelenkflächen des Oberschenkels und des Schienbeins mithilfe von Schablonen passend abgesägt. Dann werden die **Oberschenkelkomponente** und die **Schienbeinkomponente** der Prothese am bzw. im Knochen befestigt. Diese beiden Anteile bestehen aus Chrom-Nickel-Metall-Legierung. Bei Patienten mit einer Allergie, meistens auf Nickel, kommt Titan als Prothesenmaterial zum Einsatz.

Die Befestigung der beiden Prothesenanteile wird, wie auch beim künstlichen Hüftgelenk, mit **Knochenzement** vorgenommen. Der Zement ist eine Plastikmasse (Polymethylmetacrylat), die aus einem Pulver und einer Flüssigkeit bei der Operation zusammengemischt wird und innerhalb von etwa 10 min aushärtet. Die zementierte Fixierung erfolgt eher beim älteren Patienten (> 65–70 Jahre) und hat den Vorteil, dass die Prothese sofort voll belastet werden kann; nachteilig ist, dass bei einer Prothesenlockerung die Zemententfernung nicht unproblematisch ist.

Bei einer **zementfreien Implantatverankerung** soll die Prothese in den Knochen einheilen bzw. der Knochen in die poröse Oberfläche der Prothese einwachsen. Je jünger ein Mensch ist, desto eher muss er aufgrund seiner noch zu erwartenden Lebensjahre (im Vergleich zum alten Menschen) mit einem Prothesenwechsel rechnen, der deutlich aufwändiger ist als die Erstoperation. Daher wird bevorzugt bei jüngeren, aktiven Menschen auf Knochenzement verzichtet, wobei letztendlich das biologische Alter zählt, was wiederum bedeutet, dass auch ein 70-jähriger vitaler Mensch durchaus zementfrei versorgt werden kann. Nach der Operation dürfen diese Patienten meistens für etwa 6 Wochen nur eine Teilbelastung durchführen, die Prothese benötigt eine gewisse „Schonung", um einzuwachsen. Es gibt auch die Möglichkeit, die eine Komponente zu zementieren, die andere zementfrei zu verankern, evtl. zusätzlich anzuschrauben.

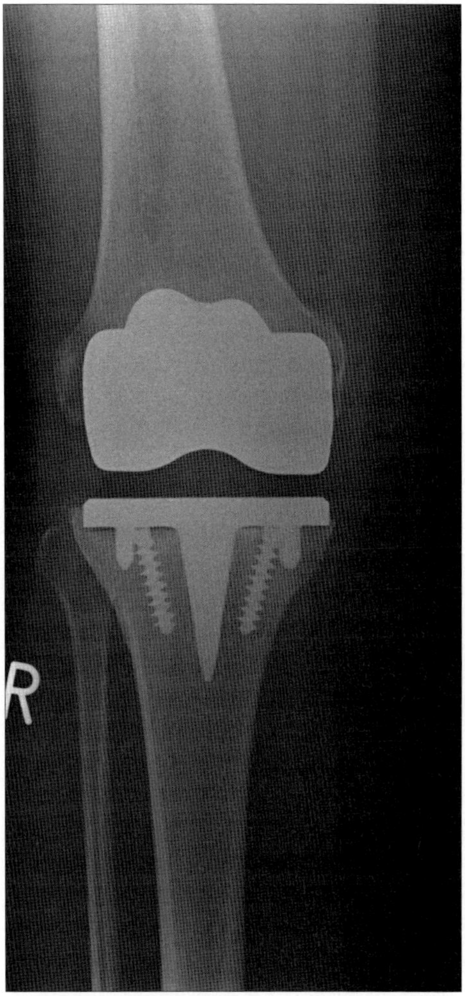

Abb. 36.4: Ungekoppelte, bikondyläre Knieprothese

Voraussetzung für den Einbau einer Gleitflächenprothese sind stabile Knieseitenbänder; bei der Operation wird das vordere Kreuzband i.d.R. entfernt, das hintere bleibt erhalten. Oberschenkel- und Schienbeinteil der Gleitflächenprothese sind nicht miteinander verbunden (man nennt dies **„ungekoppelt"**) und können frei gegeneinander bewegt werden. Dazwischen befindet sich ein Einsatz (engl.: *inlay*) aus dem Kunststoff Polyäthylen. Das Inlay gleicht zum einen die Gelenkflächen aus, wirkt aber auch als Stoßdämpfer und ist Voraussetzung für die Verwendung einer Gleitflächenprothese. Meistens ist das Inlay fest in die Schienbeinkomponente der Prothese eingesetzt, es gibt aber auch bewegliche Inlays.

Bekanntlich besteht das menschliche Knie erstens aus der gelenkigen Verbindung zwischen Oberschenkel und Schienbein und zweitens dem Gelenk zwischen Oberschenkel und Kniescheibe. Grundsätzlich ist es möglich, bei einer Knieprothese auch die Rückfläche der Kniescheibe durch eine Kunststoffkomponente (meist aus Polyäthylen) zu ersetzen; meistens wird dies aber nicht gemacht, weil durch diese Maßnahme das funktionelle Ergebnis nicht zwangsläufig verbessert wird und Probleme seitens der **Kniescheibenkomponente** einer Prothese nicht selten sind.

In den meisten Fällen werden **bikondyläre Gleitflächenprothesen** (kurz bikondyläre Knieprothesen) eingebaut. Dabei werden sowohl die Gelenkflächen des Oberschenkels und des Schienbeins komplett ersetzt, es handelt sich um eine Totalendoprothese. Die Indikation dafür ergibt sich bei komplettem Verschleiß des Kniegelenks.

Die **unikondyläre Gleitflächenprothese** (kurz unikondyläre Knieprothese, ungekoppelt) ersetzt nur einen Teil der Gelenkfläche, und zwar meistens die Innenseite des Kniegelenks, seltener die Außenseite. Dabei werden 2 Implantate am Schienbeinkopf und an der jeweiligen Oberschenkelrolle eingebracht, man spricht auch von einer **Schlittenprothese**. Die Indikation ist gegeben, wenn die Arthrose nur den inneren oder äußeren Teil des Kniegelenks betrifft, sodass der noch intakte Anteil des Kniegelenks, der noch nicht ersatzbedürftig ist, weiter genutzt werden kann.

Gekoppelte Prothesen sind **Scharnierprothesen**, die eine Achse haben, um die sich Oberschenkel und Schienbein bewegen: Oberschenkel- und Unterschenkelteil der Prothese sind durch ein Scharnier miteinander verbunden. Sie werden bei instabilen Kniegelenken eingesetzt. Zu dieser Gruppe sind auch die sog. Revisionsprothesen zu zählen, die beim Wechsel einer gelockerten Prothese zum Einsatz kommen. Bei Rotationsprothesen können sich die Schienbein- und Oberschenkelkomponente um eine horizontale und eine vertikale Achse bewegen.

In manchen Fällen reicht es aus, statt einer gekoppelten eine **teilgekoppelte Prothese** zu implantieren, wenn bspw. die Seitenbänder intakt sind, aber das hintere Kreuzband fehlt. Dies ist dann eine Indikation für das sog. PS-Knie (Posterior stabilisierte Prothese).

Eine wichtige Voraussetzung für eine lange Lebensdauer der Knieprothese (s.u.) ist eine möglichst anatomiegerechte Position der Prothese mit optimaler Platzierung im Knochen. Um dies zu erreichen, besteht, wie auch in der Hüftprothetik, die Möglichkeit der computergestützten **Navigation**. Diese funktioniert ähnlich wie beim Auto, alle entscheidenden Operationsschritte werden vom Computer überprüft, der Operateur bleibt aber „Herr der Lage“ (s. Kap. 8.6, s.a. Abb. 8.15, Abb. 8.16).

Obwohl die Versorgung mit einer Knieprothese heute ein Standardeingriff ist, sind **Risiken** und **Komplikationen** nie ganz auszuschließen, z.B.:

- Verletzung von Nerven und Blutgefäßen
- Thrombose und Lungenembolie (deshalb: Thromboseprophylaxe in den ersten Wochen nach der Operation, s. Kap. 3.3.4)
- Nachblutung und Bluttransfusion (daher ggf. vor der Operation Eigenblutspende)
- Beinlängenunterschied
- Wundheilungsstörung und Infektion
- Schmerzen, Bewegungseinschränkung, Gangstörung, muskuläre Schwäche und dauerhafte Notwendigkeit von Gehhilfen wie Gehstock, Gehstützen („Krücken“) oder Rollator
- Instabilität oder gar Ausrenken der Prothese (Luxation)
- Oberschenkelfraktur (s. Abb. 36.5)

Eines der Hauptprobleme in der Knieprothetik ist die **Überlebensdauer einer Knieprothese**, die durchschnittlich 12–15 Jahre beträgt und damit kürzer ist als bei einer Hüftprothese. Verantwortlich für das Versagen einer Prothese ist meistens ein Auslockern der Prothese aus der Knochenverankerung. Über diese „Standzeit" gibt es unterschiedliche Daten, wobei auch andere Faktoren für die Lockerung eine Rolle spielen, z.B. Positionierung und Belastung der Prothese, Übergewicht und Prothesenmodell: So ist bspw. die Standzeit einer unikondylären Prothese (Schlittenprothese) nur halb so lang wie bei einer bikondylären Prothese.

Prothesenwechseloperationen werden mit jedem Eingriff schwieriger. Vereinfacht betrachtet ist die Standzeit einer Knieprothese abhängig von ihrer mechanischen Beanspruchung; beim Sport hat damit auch die ausgewählte Sportart einen entscheidenden Einfluss auf die Überlebensdauer der Prothese.

Die **entscheidende Frage** für sportlich ambitionierte Menschen mit einer (oder gar 2) Knieprothese ist, **welche Sportarten** möglich und welche weniger geeignet oder gar verboten sind.

Grundsätzlich ist eine gezielte und nicht übertriebene sportliche Beanspruchung wünschenswert, weil die Beweglichkeit verbessert und die Muskulatur gekräftigt wird. Letzteres dient der Gelenkstabilität und der Widerstandsfähigkeit des Knochenlagers der Prothese. Durch Bewegungsmangel erhöht sich die Gefahr einer Osteoporose, die wiederum wahrscheinlich das Lockerungsrisiko erhöht. In diesem Zusammenhang ist auch die Frage zu beantworten, ob evtl. vor Sportaufnahme eine krankengymnastische Behandlung sinnvoll ist.

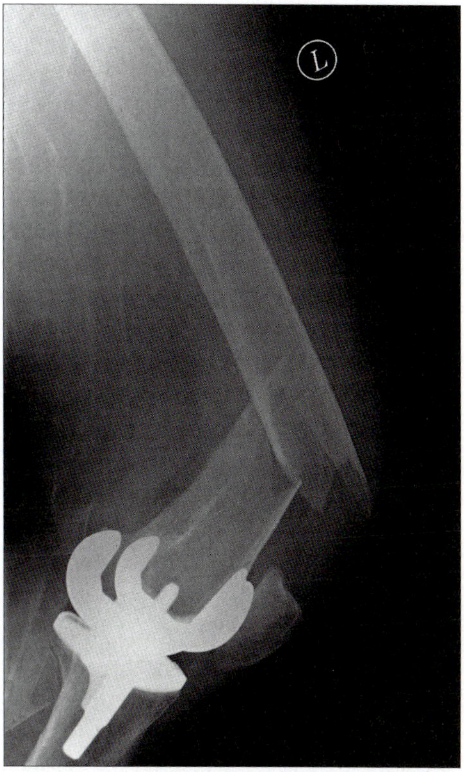

Abb. 36.5: Oberschenkelbruch bei liegender Knieprothese nach Sturz beim Radfahren

Achtung: **Sport ist verboten** bei einer Infektion der Knieprothese, bei instabilem Prothesensitz mit Gefahr der Ausrenkung (Luxation), bei einer Prothesenlockerung oder einer Fraktur im Bereich einer Prothese; ausreichend für das Verbot ist bereits der Verdacht!

Außerdem gilt: Die sportlichen Ambitionen sollten grundsätzlich mit dem Arzt, v.a. dem Operateur, Orthopäden, Unfallchirurgen oder Sportmediziner abgesprochen werden. Für die Sporterlaubnis bei Prothesenträgern spielen nicht nur die beabsichtigte Sportart, sondern auch das Alter, das Gewicht sowie die Vorerkrankungen (z.B. Leistungsfähigkeit des Herz-Kreislauf-Systems) eine wesentliche Rolle. Ganz wichtig sind auch die sportlichen Vorerfahrungen und der aktuelle Trainingszustand sowie insbesondere die muskuläre und die koordinative Sicherheit. Ebenso wichtig ist die ärztliche Information, ob die Prothese „ideal“ eingebaut werden konnte oder ob es Probleme gibt, bspw. wegen einer stark veränderten Anatomie beim Patienten.

> ! Achtung: Nicht wenige Menschen mit einer Knieprothese, die keine Schmerzen mehr haben, vergessen, dass sie ein künstliches Kniegelenk haben. Dann besteht die Gefahr der Überlastung, die ebenso schlecht ist wie übertriebene Schonung. Damit die Knieprothese lange „hält“, sind sog. „Low-impact-Sportarten“ zu bevorzugen. Extrembelastungen und unkontrollierte Bewegungen müssen vermieden werden. Potenziell gefährlich sind alle (Schnellkraft-)Sportarten mit plötzlichen Stoßeinwirkungen, Sprungelementen, Stauchungen, starken Drehbewegungen oder Sturzgefahr, z.B. auch durch Kontakt mit einem Gegenspieler. Wettkampforientierter Sport ist problematisch. Besonders große Vorsicht ist geboten, wenn die Prothese bereits gewechselt werden musste.

Die meisten Mediziner teilen die Sportarten für Knieprothesenträger in die Kategorien „geeignet“, „bedingt geeignet“ und „ungeeignet“, vergleichbar einer Verkehrsampel, die auf Grün, Gelb oder Rot steht (s. Tab. 36.2). Die Auflistung der Sportarten in diese 3 Kategorien birgt das Risiko einer kritiklosen Anwendung in beiden Richtungen. Bspw. kann eine ungünstige Sportart für einen bestimmten Patienten durch individuelle Abwandlung der Technik durchaus geeignet sein. Es müssen dabei aber große Stoßbelastungen, extreme Bewegungsausschläge, starke Abbremsung und abrupte Richtungswechsel vermieden werden. Empfehlenswert sind gleichmäßig fließende Bewegungen mit geringer Kraftentfaltung auf das Kunstgelenk. Wichtig ist im Übrigen auch ein gut angeleitetes Training.

> Grundsätzlich ähnelt zwar die Bewertung der Sportarten für Knieprothesenträger derjenigen für Menschen mit einer Hüftprothese, jedoch mit größeren Einschränkungen. Das menschliche Kniegelenk ist komplizierter aufgebaut als das Hüftgelenk. Dies hat auch Bedeutung für die Prothesenkonstruktion: Knieprothesen vertragen Dreh- und Stoßbewegungen schlechter als Hüftprothesen.

Eine künstliches Knie wird bei manchen Sportarten mit dem Mehrfachen des Körpergewichts belastet! Die sportliche Belastung nach Implantation einer Knieprothese ist aber als wesentlich problematischer einzustufen als nach Einsetzen einer künstlichen Hüfte. Eine Hüftprothese kann man (fast) „vergessen“, ein ersetztes Kniegelenk nicht, sagen viele erfahrene Operateure. Damit ist eben auch gemeint, dass eine Knieprothese

Tab. 36.2: Sport mit Knieprothese (Die Tabelle kann nur als Orientierung gelten, da die Thematik in der Sportmedizin sehr stark diskutiert wird.)

Geeignet:	Gymnastik, Schwimmen/Aqua-Jogging, Radfahren/Fahrradergometer, Walking/Nordic Walking, Wandern, Crosstrainer, Stepper, Rudern/Paddeln,
Bedingt geeignet:	Jogging, Golf, Kegeln/Bowling, Segeln, Skilanglauf, Tanzen, Tennis/Tischtennis, Krafttraining
Ungeeignet:	Ballsportarten (z.B. Fußball, Handball, Volleyball, Basketball, Squash), Kampfsportarten, Turnen, Eislauf, alpiner Skilauf, Reiten, Sprungsportarten, Mountainbiken, Inline-Skating, Klettern

für sportliche Aktivitäten nicht so gut geeignet ist wie eine Hüftprothese, die von einem viel besseren Muskelkorsett umgeben ist, welches zusätzliche Stabilität verleiht.

Ganz wichtig für sportliche Aktivitäten mit einer Knieprothese ist die richtige Ausrüstung, v.a. geeignetes Schuhwerk. Die Schuhe müssen einen festen Halt geben und eine gute Dämpfung haben, das bedeutet u.a. nicht zu harte Sohlen. Größere Beinlängendifferenzen sollten ausgeglichen werden.

Es folgen einige **Anmerkungen zu einzelnen Sportarten**, wobei hier bzgl. deren Tauglichkeit für Knieprothesenträger ähnliche, aber tendenziell strengere, Einschätzungen gelten wie für Menschen mit einer Hüftprothese. Daher sind einige Ausführungen in diesem Kapitel auch teilweise deckungsgleich mit denen im Abschnitt „Hüftprothese und Sport" (s. Kap. 36.3.1):

Schwimmen ist für Menschen mit einer Knieprothese sehr empfehlenswert, weil viele Muskelgruppen gleichzeitig belastet werden. Außerdem wird der Auftrieb des Wassers genutzt, die Bewegungsabläufe werden erleichtert. Knieprothesenträgern sollten allerdings nur den Kraul-Beinschlag verwenden.

Über die Wertigkeit des **alpinen Skilaufens** wird unter Experten sehr kontrovers diskutiert: Viele Ärzte halten die Sportart für ungeeignet, manche Ärzte erlauben sie mit gewissen Einschränkungen im Sinne eines „Schonskilaufens für Erfahrene" mit Abfahrten lediglich auf präparierten Pisten bei griffigem Schnee, aber nicht auf Buckelpisten oder im Tiefschnee. Allerdings lassen sich auch dabei kritische Bewegungen und Stürze (auch durch Fremdeinwirkung) nicht mit 100%iger Sicherheit vermeiden.

Skilanglauf (Diagonalschritt) könnte als relativ gelenkschonende Sportart in die Kategorie „geeignet" eingestuft werden, ist jedoch wegen des Sturzrisikos nur als „bedingt geeignet" anzusehen. Auf die Auswahl der Loipen muss geachtet werden, starke Steigungen und Gefälle sind zu vermeiden. Zur Verbesserung der Standfähigkeit wird von manchen Befürwortern ein breiterer Ski empfohlen.

Tennis ist wegen abrupter Bewegungen und der Gefahr eines Sturzes allenfalls „bedingt geeignet". Wenn überhaupt sollte auf einem Sandplatz gespielt werden, und dann evtl. nur als Doppel, weil dabei die Zahl der schädigenden Stopps und Antritte reduziert werden. Weiterhin werden eine Regeländerung (der Ball darf zweimal den Boden berühren) und das Spielen mit einem großen Schläger empfohlen.

Auch **andere Ballspiele**, insbesondere auch Mannschaftssportarten, gelten als ungeeignet, weil es dabei zu abrupten Bewegungen und Änderung der Bewegungsrichtung kommt. Außerdem besteht Verletzungs- und Sturzgefahr durch Fremdeinwirkung oder eigenen Übereifer. Durch Regeländerungen, wie etwa kleineres Spielfeld oder weichere Bälle, kann evtl. das Tempo aus dem Spiel genommen werden.

Golf ist bedingt geeignet, weil sich Rotations- und Scherkräfte auf das Knie übertragen, aber in gewissem Maß durch kontrollierte Bewegungsabläufe vermieden werden können. Notwendig ist auf alle Fälle eine besondere Anpassung des Schwungs. Dabei gibt es Variationen, je nachdem, ob man Rechts- oder Linkshänder ist und auf welcher Seite die Knieprothese eingesetzt wurde.

In der ersten Zeit nach der Operation steht ein Chip- und Put-Programm, bevor wieder 9 oder 18 Löcher gespielt werden. Das Gehen beim Golf ist mit dem Wandern vergleichbar. Jedoch sollte nach der Operation zunächst ein Golfcart genutzt werden, die Gehbelastung ist langsam zu steigern. Sinnvoll ist ein Caddy bzw. Wagen für den Golfbag: Das Tragen der Golfschläger auf der Schulter erhöht die Scherkräfte, die auf das künstliche Knie wirken.

Bei Regen und feuchten Bodenverhältnissen sollte aus Sicherheitsgründen nicht gegolft werden: Es besteht erhöhte Gefahr eines Sturzes, damit steigt auch das Risiko eines Knochenbruchs im Prothesenbereich (periprothetische Fraktur). Schuhe mit Spikes sind heute auf den meisten Golfanlagen verboten und für Spieler mit einem neuen Knie ohnehin nicht sinnvoll, weil der Stand beim Schwung fixiert wird und sich die Rotations- und Scherkräfte auf das Kunstgelenk erhöhen.

Beim **Kegeln/Bowling** besteht die Gefahr großer Ausfallschritte, von Bremsbewegungen und starker Hüft- und Kniebeugung beim Aufsetzen der Kugel. Die Sportart ist allenfalls bedingt geeignet, wenn auf das Anlaufen verzichtet oder dies zumindest eingeschränkt wird.

Radfahren ist geeignet, weil es die Eigengewichtsbelastung reduziert, gut dosiert werden kann und eine geführt zyklische Bewegung fordert. Zunächst muss der Patient auf dem Ergometer (Heimtrainer) trainieren; ins Freie darf er sich erst wagen, wenn er sicher bremsen sowie koordiniert auf- und absteigen kann, auch in brenzligen Situationen (s. Abb. 36.5). Stärkere Steigungen und Gefälle sollten vermieden werden. Räder ohne Holm („Damenräder") oder mit niedrigem Holm sind zu bevorzugen, da man leichter auf- und absteigen kann. Die Sattel-Pedal-Höhe muss beachtet werden. Zur Kraftreduzierung wird eine Gangschaltung empfohlen. Patienten, die auf einem normalen Rad nicht mehr sicher fahren können, sollten auf ein Dreirad umsteigen; das Fahren damit ist aber zunächst auch ungewohnt und muss gelernt werden. **Mountainbiken** ist ungeeignet!

Nordic Walking ist empfehlenswert, die Technik will aber gelernt sein, speziell dann, wenn mit dieser Sportart erst nach dem Einbau der Prothese begonnen wird; andernfalls resultiert bspw. ein „Passgang" wie bei den Kamelen. Die Stöcke müssen richtig eingesetzt werden und die passende Höhe haben. Ebene Wegstrecken auf weichem Boden in übersichtlichem Gelände sind günstiger als bergauf und bergab, weil dabei die Knieprothese insbesondere beim Abbremsen bergab erheblich belastet wird. Außerdem ist Nordic Walking trotz des Stockeinsatzes nicht gelenkschonender als **Walking**. Ganz wichtig ist geeignetes, dämpfendes und gut stützendes Schuhwerk.

Abzuraten ist Sportlern mit einer Knieprothese von lang andauerndem **Laufen (Joggen)**, Wald- oder Geländeläufen oder Intervalltraining.

Beim **Tanzen** muss das Drehen des Oberkörpers auf das festgestellte Bein mit der Knieprothese vermieden werden. Selbstverständlich sind auch keinesfalls alle Tänze geeignet; bspw. ist Rock'n Roll verboten.

Segeln gilt als bedingt geeignet, nicht zuletzt wegen des Sturzrisikos: In kleinen Booten ist es gefährlich wegen der Gefahr von Extrembewegungen, in großen Booten mit rutschfestem Schuhwerk akzeptabel.

Beim **Krafttraining** für die untere Extremität und beim **Rudern** sind die Bewegungen und die Belastung (Gewichte) genau abzustimmen. Langsame, nicht ruckartige Hin- und Rückbewegungen müssen gewährleistet sein.

Vom **Reiten** ist schon wegen der großen Sturzgefahr abzuraten; manche Ärzte „gestatten" diese Sportart sehr guten Reitern mit langjähriger Reiterfahrung und hoffen, dass diese ihren Reitstil „prothesenadäquat" modifizieren können.

Zusammenfassung: Knieprothese und Sport sind kein Widerspruch, sondern möglich und – mit Augenmaß ausgeführt – sinnvoll. Allerdings ist eine Prothese ein künstliches, vermindert beanspruchbares Gelenk. Die Prothese reagiert nicht wie ein normales Gelenk unter vermehrter Beanspruchung mit einer physiologischen Belastungsreaktion, sondern mit vermehrter Abnutzung. Eine vermehrte Beanspruchung der Kontaktflächen zwischen lebendem Gewebe und künstlichem Material kann zur Prothesenlockerung führen. Andererseits kann regelmäßig und moderat betriebener Sport die „Lebensdauer" eines Kunstgelenks verlängern: Ursachen dafür sind eine Verbesserung des muskulären Schutzes der Prothese sowie die Stärkung des knöchernen Prothesenlagers durch Anregung der Knochenneubildung.

Ein Mensch mit einer Knieprothese, der auf „Nummer sicher" gehen will, sollte beim Sport schädigende Stopps und Antritte vermeiden, also keine „Stop-and-go-Sportarten" betreiben, ebenso keine Kontakt- oder Risikosportarten!

Um eine Prothesenlockerung frühzeitig zu erkennen, sind v.a. regelmäßige Untersuchungen und Röntgenkontrollen erforderlich. Wird eine Wechseloperation rechtzeitig vorgenommen, kann eine Schädigung des Knochens durch die gelockerte Prothese vermieden werden, sodass die Einheilungschancen für das gewechselte Kunstgelenk deutlich besser sind.

36.3.3 Die Schulterprothese und Sport

Im Vergleich zu Hüft- und Knieprothesen wird das Schultergelenk sehr viel seltener ersetzt, etwa 12 000-mal pro Jahr. Gründe für eine Schulterprothese sind v.a. die Arthrose des Schultergelenks („Verschleiß", Omarthrose), auch nach einem Gelenkbruch, oder nicht zu rekonstruierende Frakturen des Oberarmkopfs, v.a. bei älteren Menschen, ebenso Rheuma. Weitere Erkrankungen, bei denen ein künstliches Schultergelenk notwendig werden kann, sind die Minderdurchblutung des Oberarmkopfs mit Zerstörung von Knochensubstanz (Oberarmkopfnekrose) sowie die sog. Defektarthropathie bei einem länger zurückliegenden Riss der Rotatorenmanschette: dabei kommt es durch die fehlende Zentrierung des Oberarmkopfs zu einem vorzeitigen, schmerzhaften Gelenkverschleiß mit Bewegungseinschränkung.

Bei der Operation einer Schulterprothese wird manchmal nur der Oberarmkopf ersetzt; dann spricht man von einer **Hemiprothese**, wobei der Prothesenschaft im Oberarmknochen meist mit einem Stiel verankert wird. Letzterer erschwert allerdings einen evtl. notwendigen Prothesenwechsel, bspw. bei einer Lockerung oder bei einer Fraktur im Prothesenbereich als Folge eines Sturzes. Deshalb wurden in den letzten Jahren auch Prothesen ohne Stiel im Sinne eines Oberflächenersatzes (Kappenprothese) entwickelt. Bei einer **Totalendoprothese** wird die Gelenkpfanne am Schulterblatt ebenfalls erneuert im Sinne eines totalen Gelenkersatzes. Ganz wichtig für eine gute Funktion des künstlichen Gelenks ist die Situation der umgebenden Weichteile, v.a. der Rotatorenmanschette, also der Muskel-Sehnen-Hülle der Schulter (s. Kap. 13.4).

Die Behandlungsziele sind eine Verringerung der Schmerzen sowie die Verbesserung der Schulterfunktion. In Abhängigkeit vom Ausgangsbefund lässt sich nicht immer eine vollständige Schmerzfreiheit sowie freie Beweglichkeit erreichen. Probleme ergeben sich insbesondere dann, wenn vor dem Einbau des künstlichen Gelenks die Rotatorenmanschette bereits einen erheblichen Schaden hatte (s. Abb. 36.6). In diesen Fällen wird eine spezielle Variante der Totalendoprothese empfohlen, die sog. inverse Prothese. Diese ist im Gegensatz zu einer herkömmlichen Schulterprothese umgekehrt (invers) konstruiert: Auf der ehemaligen Schulterpfanne sitzt eine Kugel, während auf dem Oberarmknochen nach Entfernung des Oberarmkopfs eine Pfanne platziert wird. Diese Spezialprothese (auch Deltaprothese genannt) ist dann nur auf eine funktionstüchtige Deltamuskulatur angewiesen (s. Abb. 13.2, Abb. 14.2), nicht aber auf die Rotatorenmanschet-

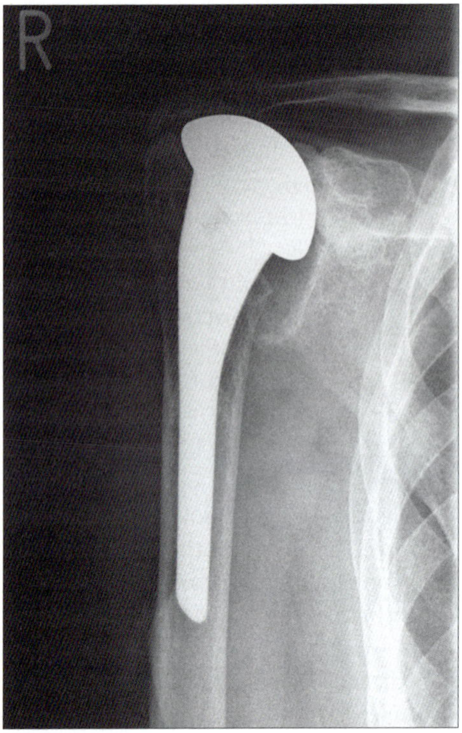

Abb. 36.6: Schulterprothese, bei der ein Ersatz des Oberarmkopfs vorgenommen wurde (Hemiprothese). Die Funktion ist nicht gut, weil die das Gelenk umgebenden Weichteile, also Sehnen, Muskeln und Bänder, bereits vor der Operation in einem schlechten Zustand waren. Deshalb besteht ein Hochstand des Prothesenkopfs, der nicht gut in der Schultergelenkpfanne zentriert ist – mit Einschränkung der Beweglichkeit.

te. Die durchschnittliche „Standzeit" bis zur Prothesenlockerung wird heute meist mit 10–15 Jahren angegeben.

Bezüglich der **Sportfähigkeit mit einer Schulterprothese** gilt wie bei jedem Gelenkersatz, dass die Empfehlungen nicht generell gelten, sondern grundsätzlich individuell sein müssen. Die sportlichen Ambitionen sollten grundsätzlich mit dem Arzt, v.a. dem Operateur, Orthopäden, Unfallchirurgen oder Sportmediziner abgesprochen werden. Wichtige Kriterien sind der Funktionszustand der das Gelenk stabilisierenden Muskulatur, v.a. der Rotatorenmanschette, aber auch Alter, Motivation und Trainingszustand des Patienten. Ebenso wichtig ist die ärztliche Information, ob die Prothese „ideal" eingebaut werden konnte oder ob es Probleme gibt, bspw. wegen einer stark veränderten Anatomie infolge ungünstiger Weichteilverhältnisse. Besonders große Vorsicht ist geboten, wenn die Prothese bereits gewechselt werden musste.

Grundsätzlich sind nicht schulterbelastende Disziplinen, also Sportarten ohne spezifische Anforderung an die obere Extremität, zu bevorzugen. Bei „Schulter-Sportarten" sind solche mit fließenden, harmonischen und nicht ruckartigen oder stauchenden Bewegungen und geringer Kraftentfaltung auf das Kunstgelenk günstig. Wichtig ist auch, ob bereits Erfahrungen in dem entsprechenden Sport bestehen. Außerdem muss das Risiko eines Unfalls bzw. Sturzes gering sein, z.B. auch durch Kontakt mit einem Gegenspieler. Dementsprechend ist wettkampforientierter Sport problematisch. Ziel der sportlichen Aktivitäten sollte eine angepasste Intensität sein, um die „Lebensdauer" der Schulterprothese zu verlängern. Vollkontakt- und hohe Kraftimpaktionssportarten sind ungeeignet.

Die nachfolgenden Hinweise sowie die Tabelle 36.3 orientieren sich u.a. an den Empfehlungen der Gesellschaft für Orthopädisch-Traumatologische Sportmedizin (GOTS).

Es folgen noch einige **Anmerkungen zu einzelnen Sportarten**:

- **Schwimmen** ist für Menschen mit einer Schulterprothese empfehlenswert, weil viele Muskelgruppen gleichzeitig belastet werden. Kraulen, Rückenkraulen und Schmetterlingsschwimmen können wegen der Überkopfbewegungen schädlich sein.
- **Walking** ist günstig, während Nordic Walking wegen möglicher negativer Auswirkungen des Stockeinsatzes auf die Schulterprothese nicht zu empfehlen ist.
- **Radfahren** ist geeignet. Zunächst muss der Patient auf dem Ergometer (Heimtrainer) trainieren; ins Freie darf er sich erst wagen, wenn er sicher bremsen sowie koordiniert auf- und absteigen kann, auch

Tab. 36.3: Sport mit Schulterprothese (Die Tabelle kann nur als Orientierung gelten, da die Thematik in der Sportmedizin sehr stark diskutiert wird.)

Geeignet:	Schwimmen/Aqua-Jogging, Radfahren/Fahrradergometer, Walking, Wandern, Gymnastik
Bedingt geeignet:	Fitness („Low-impact-Aerobic"), dosierte Kräftigungsübungen, Reiten, Golf, Kegeln/Bowling, Segeln, Rudern, Skilaufen, Leichtathletik, Schießen
Wenig geeignet:	Tennis, Badminton, Volleyball, Turnen, Fußball, Handball, Klettern
Ungeeignet:	Kampfsportarten, Schnellkraftdisziplinen, Bodybuilding, Geräteturnen, Eishockey, Mountainbiken, Inline-Skating

in brenzligen Situationen. Stärkere Steigungen und Gefälle sollten wegen der Sturzgefahr sowie vermehrten Zug- und Stützbelastungen für die Schulter vermieden werden. **Mountainbiken** ist ungeeignet!

- **Fitness**, **Gymnastik** und **Kräftigungsübungen** sind bedingt geeignet und bedürfen einer erfahrenen Anleitung. Die Belastungsintensität sollte gering sein, lange Hebel sind zu vermeiden. Bodybuilding ist verboten.
- **Golf** ist bedingt geeignet, erfordert aber kontrollierte Bewegungsabläufe und eine Anpassung des Schwungs. Schläge in den Boden müssen vermieden werden. Bei Regen und feuchten Bodenverhältnissen ist das Sturzrisiko zu berücksichtigen.
- **Tennis**, **Badminton** und andere **(Überkopf-)Ballsportarten** können wenn überhaupt, abgesehen vom Risiko des Sturzes, nur mit Einschränkungen empfohlen werden, weil Belastungsspitzen und große Bewegungsausschläge auftreten. Beim Tennis sollten die Bälle nicht zu hart sein, Entsprechendes gilt für die Bespannung des Schlägers. Das Doppel-Spiel ist zu bevorzugen.
- Beim **Rudern**, **Segeln** und **Reiten** sowie Sportarten mit vermehrter **Zug-** und **Haltearbeit** für das Schultergelenk müssen die Bewegungen harmonisch sein, bei niedriger Belastungsintensität. Dann hat bspw. Rudern einen positiven Trainingseffekt.

36.3.4 Andere Gelenkprothesen und Sport

Im Vergleich zu Hüft-, Knie- und Schulterprothesen werden andere Gelenke nur selten „ersetzt". Die Versorgung mit einer **Sprunggelenkprothese** wurde im Jahre 2008 in Deutschland nur etwa 1000-mal durchgeführt. Grund für die geringe Anzahl sind die bisher nicht befriedigenden Ergebnisse sowie eine relativ hohe Komplikationsrate, v.a. auch die relativ frühe Lockerung, d.h. die geringe „Lebensdauer" der Prothese. Nur bei einem guten Prothesensitz können die Patienten etwa 8–10 Jahre von der Prothese profitieren. Im Rahmen der Operation werden sowohl die Gelenkflächen des Schienbeins als auch des Sprungbeins ersetzt, es handelt sich also um eine Totalendoprothese. Die häufigste Indikation für den Gelenkersatz ist die schmerzhafte Arthrose des oberen Sprunggelenks („Verschleiß"), auch als Folge eines Gelenkbruchs.

Die Empfehlungen für **sportliche Aktivitäten mit einer Sprunggelenkprothese** ähneln denen für Menschen mit einem künstlichen Knie, wobei aber noch sehr viel schonender und vorsichtiger agiert werden muss! Alle (Schnellkraft-)Sportarten mit plötzlichen Stoßeinwirkungen, Sprungelementen, Stauchungen, starken Drehbewegungen oder Sturzgefahr sind verboten. Schwimmen, Wandern, Radfahren und Golf sind geeignet. Sportarten wie Skifahren, bei denen das Gelenk verkantet, sind nicht unbedingt empfehlenswert. Ungeeignet sind Kampf- und Kontaktsportarten sowie „Stop-and-go-Disziplinen" wie Fußball oder Tennis.

Der **künstliche Gelenkersatz** am **Ellbogengelenk**, an der **Hand** bzw. am **Handgelenk** sowie am **Fuß** ist bis heute, mit Ausnahme der v.a. bei Rheumatikern eingesetzten Fingergelenkprothesen sowie der Radiuskopfprothese bei einer Trümmerfraktur des Speichenkopfs, die absolute Ausnahme. Bei diesen Prothesen müssen aber schwere Belastungen sowie Stöße und Stauchungen beim Sport unbedingt vermieden werden, da die dauerhafte Verankerung dieser Kunstgelenke bis heute nicht befriedigend gelöst ist.

36.4 Rheuma und Sport

Die **rheumatoide Arthritis**, umgangssprachlich „Rheuma" genannt, ist die häufigste nicht bakteriell bedingte entzündliche Gelenkerkrankung. Der medizinische Fachbegriff ist **„chronische Polyarthritis"** (griech. *poly*: viel; *Arthritis*: Gelenkentzündung), wobei zahlreiche Gelenke (z.B. Hüfte, Schulter, Knie), die Wirbelsäule (s. Abb. 36.7), die Hände (s. Abb. 18.41) und Füße, Knochen, Sehnen, Sehnenscheiden, Muskeln, die Haut (sog. Rheumaknoten) oder auch innere Organe (z.B. Herz, Lunge) erkranken können.

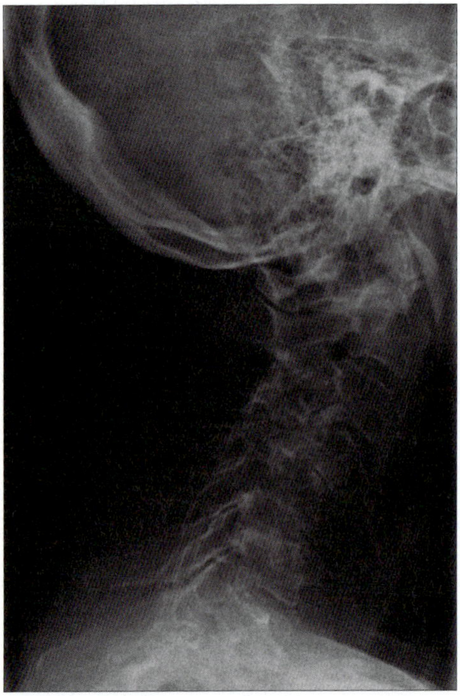

Abb. 36.7: Erhebliche rheumatische Schädigung der Halswirbelsäule

Die Ursache dieser Systemerkrankung ist auch heute immer noch nicht genau bekannt. Angenommen wird eine Autoimmunerkrankung, also ein Vorgang, bei dem der Körper fälschlicherweise „gegen sich selbst" reagiert und körpereigenes Gewebe zerstört. Mögliche Symptome sind leichtes Fieber, wechselnde Gelenkschwellung mit Ergussbildung und Bewegungseinschränkung. Bereits Kinder und Jugendliche können erkranken, meistens handelt es sich aber um Erwachsene, Frauen häufiger als Männer.

Das Krankheitsgeschehen beeinflusst v.a. die berufliche und soziale Situation der Betroffenen in erheblichem Ausmaß, aber auch die sportliche Leistungsfähigkeit.

Diagnose. Die Diagnose einer chronischen Polyarthritis ergibt sich im Wesentlichen aus der körperlichen Untersuchung, der Röntgendiagnostik (z.B. eines Gelenks), Laborwerten (u.a. der sog. Rheumafaktor) sowie der feingeweblichen Untersuchung von Material, das bspw. durch eine Punktion oder bei einer Operation gewonnen wurde.

Bei typischer Ausprägung ist die Krankheit allein schon aufgrund des Untersuchungsbefundes zu diagnostizieren. Bei nicht eindeutiger Diagnose muss auch an andere Erkrankungen gedacht werden. Gelenkentzündungen können auch durch eine Infektion auftreten, außerdem bei einer Gicht durch Ablagerung von Harnsäurekristallen. Die Schuppenflechte kann zu ähnlichen Gelenkzerstörungen führen. Arthrosen sind ebenfalls abzugrenzen.

Therapie

> Die Behandlung von Patienten mit Rheuma ist eine medizinische Herausforderung und erfordert frühzeitige und enge Kooperation verschiedener Ärzte, z.B. von Hausarzt, Orthopäden und Rheumatologen, also einem entsprechenden Spezialisten nicht nur für die Probleme seitens des Bewegungsapparats, sondern auch für die möglichen Begleiterkrankungen an den inneren Organen.

Zum Behandlungsspektrum der rheumatischen Gelenkentzündung gehören Medikamente, Kühlung bei Entzündungsschub, physikalische Therapie und evtl. auch Akupunktur. In manchen Fällen erfolgt eine Radiosynoviorthese, das ist die Entfernung der Gelenkinnenhaut durch Einspritzen einer radioaktiven Substanz. Die Gelenkinnenhautentfernung kann an manchen Gelenken auch im Rahmen einer Arthroskopie oder einer offenen Operation erfolgen, am besten im Frühstadium, wenn die Entzündung noch nicht die Gelenkstrukturen, v.a. den Knorpel, zerstört hat. In weit fortgeschrittenen Fällen muss auch an den Einbau einer Prothese gedacht werden, bspw. am Hüft- oder Kniegelenk (vgl. auch die entsprechenden Gelenkkapitel), evtl. auch an eine Gelenkversteifung in funktionsgerechter Stellung.

Weitere evtl. erforderliche operative Maßnahmen sind die Entfernung von entzündetem Sehnenscheidengewebe zur Prophylaxe von Sehnenrissen, die Wiederherstellung von gerissenen Sehnen oder die Korrektur von Fehlstellungen.

Prognose. Bei der chronischen Polyarthritis werden oft viele Gelenke befallen und zerstört. Hier verläuft der Entzündungsprozess im Gegensatz zur Arthrose zwar etwas anders, aber der Endzustand beider Formen ist vergleichbar, der Gelenkknorpel ist zerstört. Dabei kann sich ein fortschreitender, schmerzhafter Verlust der Gelenkfunktion entwickeln. Einerseits kann eine erhebliche Bewegungseinschränkung resultieren, jedoch auch ein instabiles Schlottergelenk, also eine völlige Haltlosigkeit des Gelenks. Weitere mögliche Folgen am Bewegungsapparat sind die Deformierung der Hände und Füße.

Prävention. Es gibt bis heute nicht die Möglichkeit, das Auftreten der Krankheit zu verhindern. Daher müssen die Betroffenen „das Beste daraus machen", was zugegebenermaßen nicht einfach ist. Dies bedeutet auch, dass der Patient seine Lebensgewohnheiten ändert und bspw. bei Übergewicht abnimmt.

> Ein wichtiges Ziel – vielleicht sogar das wichtigste – von Menschen mit Rheuma ist, sich ein Höchstmaß an Mobilität zu erhalten.

Dazu ist oftmals **Krankengymnastik** erforderlich, aber auch ein ärztlich und physiotherapeutisch überwachtes **selbständiges Übungsprogramm**. Ziele dieses Trainingsprogramms sind u.a. die Verhinderung einer Bewegungseinschränkung, die gezielte Kräftigung zur Vermeidung einer Muskelminderung sowie von muskulären Ungleichgewichten, ferner Geh- und Haltungsschulung. Darüber hinaus möchten sich nicht wenige Rheuma-Patienten sportlich betätigen. Damit stellt sich die Frage nach **geeigneten Sportarten**:

> Grundsätzlich sollten die sportlichen Aktivitäten bei Rheuma mit dem behandelnden Arzt im Hinblick auf die individuelle Verträglichkeit abgesprochen werden.

Von Bedeutung ist nicht nur die Auswahl einer geeigneten Sportart; die sportlichen Vorerfahrungen, der aktuelle Gesundheits- und Trainingszustand, Muskelkraft, koordinative

Fähigkeiten, das Alter sowie evtl. vorhandene rheumatische Organerkrankungen (z.B. Leistungsfähigkeit des Herzkreislaufsystems) sind ebenfalls zu berücksichtigen.

Rheumatiker sollten sich gezielt bewegen, ohne die Gelenke zu überlasten. Gefordert wird also ein **gelenkschonendes Verhalten beim Sport** („**Gelenkschutz**"), was Sportler mit Rheuma und ehemals hohem Aktivitätsniveau oft nicht akzeptieren (können oder wollen), weil die geliebte Sportart nicht „rheumatauglich" ist.

> ! Achtung: **Beim akuten rheumatischen Schub**, also in ganz akuten Krankheitsphasen, ist **Sport tabu**! Ansonsten sind grundsätzlich, wie bei einer Arthrose (s. Kap. 36.2), sog. „Low-impact-Sportarten" mit gleichmäßig fließenden Bewegungen und geringer Kraftentfaltung auf die Gelenke zu bevorzugen.

„Stop-and-go-Sportarten", Extrembelastungen und unkontrollierte Bewegungen müssen vermieden werden. Schädlich sind plötzliche Stoßeinwirkungen, Stauchungen, starke Drehbewegungen und extreme Bewegungsausschläge, außerdem starke Abbremsung und abrupte Richtungswechsel. Von wettkampforientiertem Sport ist wegen des Verletzungsrisikos abzuraten.

In manchen Fällen kann eine ungünstige Sportart für einen bestimmten Patienten durch individuelle Abwandlung der Technik geeignet oder geeigneter „gemacht" werden. Letztendlich geht es für den Patienten ja auch um Lebensqualität, und eine mit Widerwillen betriebene empfehlenswerte Sportart wird i.d.R. nur kurzzeitig ausgeübt. Wichtig ist außerdem ein gut angeleitetes Training, bspw. auch in einer Rheumagruppe; Anschriften vermitteln Selbsthilfeorganisationen wie die Rheumaliga.

Ganz wichtig für sportliche Aktivitäten bei Rheuma ist die **richtige Ausrüstung**, bspw. geeignetes Schuhwerk bei einem geschädigten Beingelenk. Die Schuhe, evtl. mit Einlagen beim rheumatischen Fuß, müssen einen festen Halt geben und eine gute Dämpfung haben, das bedeutet u.a. nicht zu harte Sohlen. In manchen Fällen sind Bandagen, z.B. für das Handgelenk, sinnvoll. Ebenso sollte der Sportler ein normales Körpergewicht anzustreben.

Einige Beispiele für **geeignete Sportarten bei Rheuma**:

- **Aqua-Jogging** und **Schwimmen** sind empfehlenswert, weil viele Muskelgruppen gleichzeitig belastet werden. Außerdem wird der Auftrieb des Wassers genutzt, die Bewegungsabläufe werden erleichtert. Bei rheumatischen Kniegelenkproblemen sollte nur der Kraul-Beinschlag verwendet werden. Rückenschwimmen entlastet die Wirbelsäule. Wichtig ist, dass das Wasser nicht zu kalt ist. Optimal sind etwa 28–32 °C. Bei einer Beteiligung des Herzens ist es wichtig, die Kreislaufwirkungen des Wassers zu berücksichtigen.
- **Radfahren** ist günstig, weil es die Eigengewichtsbelastung reduziert, gut dosiert werden kann und eine geführt zyklische Bewegung fordert. Bei manchen Patienten ist ein Ergometer-Training (Heimtrainer) günstiger als die Fahrt im Freien, für die sicheres Bremsen sowie koordiniertes Auf- und Absteigen – auch in brenzligen Situationen – absolut notwendige Voraussetzungen sind. Das Gelände sollte nicht zu uneben und bergig sein, um Erschütterungen zu vermeiden. Räder ohne Holm („Damenräder") oder mit niedrigem Holm sind zu bevorzugen, da man leichter auf- und absteigen kann. Zur Kraftreduzierung wird eine Gangschaltung empfohlen. Wichtig ist eine korrekte Sitzposition mit adäquater Höheneinstellung der Lenkstange bzw. des Sattels, damit nicht zu viel Körpergewicht auf die Armgelenke übertragen wird, wenn Rad-

fahrer zu weit vorne lehnen. Patienten, die auf einem normalen Rad nicht mehr sicher fahren können, sollten auf ein Dreirad umsteigen; das Fahren damit ist aber zunächst auch ungewohnt und muss gelernt werden. Für Rheumatiker, die sich nicht mehr auf einem Lenker abstützen können, gibt es individuell anpassbare Spezialfahrräder.

- Auch **Nordic Walking** ist empfehlenswert, die Technik will aber gelernt sein. Die Stöcke müssen richtig eingesetzt werden und die passende Höhe haben. Ebene Wegstrecken auf weichem Boden in übersichtlichem Gelände sind günstiger als bergauf und bergab, weil dabei die Beingelenke insbesondere beim Abbremsen bergab erheblich belastet wird. Wenn das Rheuma ein Armgelenk betrifft (z.B. die Schulter), sollte auf den Stockeinsatz verzichtet und **Walking** betrieben werden.
- **Skilanglauf** gilt als relativ gelenkschonende Sportart für die untere Extremität. Auf die Auswahl der Loipen, gut gespurt, muss geachtet werden, starke Steigungen und Gefälle sind zu vermeiden werden.
- Beim **Krafttraining** oder beim **Rudern** sind die Bewegungen und die Belastung genau abzustimmen. Langsame, nicht ruckartige Hin- und Rückbewegungen müssen gewährleistet sein.
- **Golf** ist bei Rheuma nur bedingt geeignet, weil sich Rotations- und Scherkräfte v.a. auf Knie und Schulter übertragen, aber in gewissem Maß durch kontrollierte Bewegungsabläufe vermieden werden können. Notwendig ist auf alle Fälle eine besondere Anpassung des Schwungs.

Zusammenfassung: Außer im akuten rheumatischen Schub ist Sport bei der chronischen Polyarthritis sinnvoll, sofern es sich um eine geeignete Sportart handelt, die das Kriterium „Gelenkschutz“ gewährleistet. Der Rheumatiker muss – noch mehr als ein gesunder Sportler – auf seinen Körper hören: Schmerzen, die sich beim Sport oder danach entwickeln, können durch eine Überlastung bedingt sein, die vermieden werden muss.

36.5 Amputation und Sport – „der Schnellste ohne Beine“

Bei sportlichen Aktivitäten nach einer Amputation, also nach Abtrennung bzw. Verlust eines Körperteils, sind eine Vielzahl von Aspekten zu berücksichtigen (s. Kap. 31). Im Folgenden sollen stichpunktartig, ohne Anspruch auf Vollständigkeit, einige wesentliche Gesichtspunkte dargestellt werden:

- Oftmals erfolgt nach einer Amputation die Versorgung mit einer Prothese. Diese sollte von einem Team angepasst werden, das u.a. aus entsprechend spezialisierten Orthopäden, Orthopädietechnikern und – an der unteren Extremität – Orthopädieschuhmachern mit sportmedizinischer Erfahrung, evtl. auch Ingenieuren besteht. Wichtig ist, dass enge Absprache nicht nur mit dem Sportler, sondern auch mit seinem Trainer erfolgt, um den Bewegungsablauf zu optimieren.
- An der unteren Extremität werden Prothesen mit prothesengerechten Maßschuhen, auch für sportliche Aktivitäten, angepasst.
- Sportler mit einer Prothese am Bein können Beschwerden auf der gesunden Seite entwickeln, bspw. im Ansatzbereich der Achillessehne. In derartigen Fällen ist die Modifikation an der Prothese wesentlicher Bestandteil, um eine schmerzfreie Vorbelastung zu ermöglichen.
- Die prothetische Versorgung hat in der Vergangenheit rasante Fortschritte gemacht (s. Abb. 36.8). Früher galt eine Sportprothese, z.B. in der Leichtathletik,

grundsätzlich als Behinderung; heute wird sogar diskutiert, ob Sportler mit einer neuartigen Unterschenkelprothese gegenüber Nicht-Amputierten bspw. beim Sprint im Vorteil sind. Für Aufsehen sorgte dabei der Fall des auf Prothesen laufenden südafrikanischen Sprinters Oscar Pistorius, der sich selbst „der Schnellste auf keinen Beinen" nannte: Ihm wurden im Kleinkindesalter beide Unterschenkel amputiert. Die International Association of Athletics Federation (IAAF, Dachverband aller nationalen Sportverbände für Leichtathletik) verbot im Jahre 2007 Pistorius die Teilnahme an Wettkämpfen mit nicht behinderten Sportlern. Im Mai 2008 erklärte das Internationale Sportschiedsgericht in Lausanne diese Sperre für rechtswidrig und hob sie auf. Der IAAF war es nicht gelungen nachzuweisen, dass Pistorius durch seine Prothesen einen Vorteil gegenüber Spitzenläufern mit natürlichen Beinen hat.

- Diese Diskussion darf aber nicht darüber hinwegtäuschen, dass eine Prothese letztendlich immer nur ein Ersatzteil bleibt.
- Nachteil jeder Prothese ist die fehlende sensible Empfindung.

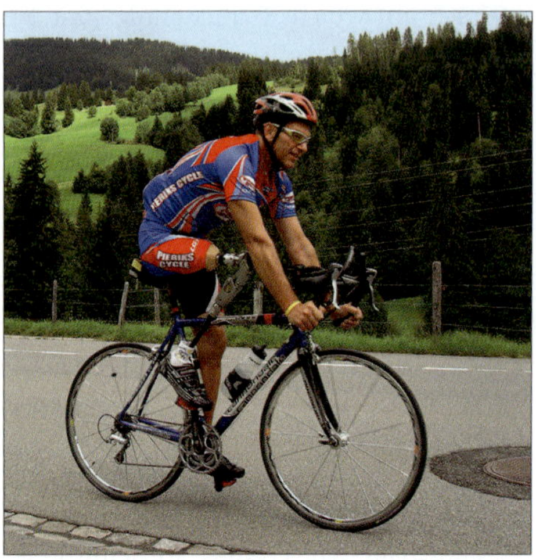

Abb. 36.8: Nach einem Gliedmaßenverlust ist mit einer gut angepassten Prothese auch Spitzensport möglich (Bellmann-Prothese, Sonderanfertigung).

- Die Versorgung mit einer „High-Tech-Prothese" bedeutet nicht, dass der Patient diese auch nutzt. Bspw. gibt es für die obere Extremität nach einer Handamputation die sog. myoelektrische Prothese, die über Signale der Stumpfmuskulatur gesteuert wird. Oftmals wird eine derartige Prothese nicht genutzt, wenn der andere Arm noch funktionsfähig ist.
- Nach Amputationen am Fuß sind spezielle Einlagen oder orthopädische Schuhzurichtungen, auch für den Sport, oftmals sinnvoller als eine prothetische Versorgung.
- Die Gang- und Laufbandanalyse kann wertvolle Informationen für die Trainingsgestaltung liefern. Die Bewegungsanalyse wird auch zur Optimierung von Prothesen und Sportgeräten, nicht nur der Schuhe, sondern z.B. des Handgriffs eines Tennis- oder Badmintonschlägers, oder zur Überwachung der Rehabilitation nach einer Amputationsverletzung eingesetzt.
- Ein besonderes Problem stellt der **Phantomschmerz** dar, der bei manchen Patienten nach einer Amputation auftreten kann: Der Betroffene verspürt Missempfindungen und Schmerzen in dem Körperteil, das er gar nicht mehr besitzt. Die Ursachen für dieses Phänomen sind letztendlich noch nicht geklärt. Eine mögliche Erklärung ist, dass es bei der Amputation zur Schädigung von Nerven kommt, die Signale an das Gehirn weiterleiten; dieses interpretiert diese Informationen als Schmerzen aus dem amputierten Körperteil. Die Behandlung des Phantomschmerzes ist schwierig. Das Therapiekonzept stützt sich auf mehrere Säulen, z.B. Physiotherapie, psychologische Betreuung, Modifikation der Prothese oder operative Revision des Amputationsstumpfes. Medikamente kommen ebenfalls zum Einsatz, wobei deren Nebenwirkungen wie Müdigkeit oder das Risiko

einer Abhängigkeit zu berücksichtigen sind.

- Selbstverständlich hat die Hilfsmittelversorgung nicht nur Bedeutung für sportliche Aktivitäten, sondern natürlich auch für den Alltag des Behinderten – je nach Lokalisation der Amputation also bspw. für Essen, Trinken, Hygiene, Schreiben oder Arbeitsabläufe.

Zusammenfassung: Der Gliedmaßenverlust ist heute **kein Hindernis** mehr, Sport zu treiben. Die Entwicklung geeigneter Amputationstechniken zur Schaffung belastbarer Stümpfe sowie die Fertigung belastbarer sporttauglicher Prothesen erlauben heute die verschiedensten sportlichen Aktivitäten. Diese Ausführungen sind in mancherlei Hinsicht auf **Menschen mit angeborenen Fehlbildungen**, bspw. der Hand, bzw. angeborenem Fehlen einer Gliedmaße übertragbar.

37 Lebensgefährlicher Sport

37.1 Ist Sport doch Mord?

Die bisherigen Kapitel dieses Buchs haben eine Vielzahl von sportbedingten Verletzungen und Schäden behandelt, die zur Beeinträchtigung der Gesundheit führen. Leider kann beim Sport auch die Grenze des Menschenmöglichen unwiderruflich überschritten werden und der Tod eintreten. Mit dieser deprimierenden Erkenntnis, ihren Ursachen, aber auch Vorbeugungsmöglichkeiten setzen sich die folgenden Abschnitte auseinander.

37.2 Polytrauma – höchste Gefahr

Jährlich ereignen sich etwa 1,5 Mio. Sportunfälle, bei denen i.d.R. „nur“ eine Körperregion verletzt wird; durch ein **Trauma**, also ein äußeres Ereignis wie einen Sturz, kommt es bspw. zum Handgelenkbruch. Glücklicherweise selten ist beim Sport das **Polytrauma** mit mehreren Verletzungen (griech. *poly*: viele), von denen eine oder die Kombination der Verletzungen potenziell tödlich ist. Diese Definition des Polytraumas beinhaltet sowohl die unmittelbare Bedrohung durch die Verletzungen selbst als auch die indirekte Gefahr durch das Versagen der normalen Abwehrmechanismen (z.B. Immunsystem) oder der lebenswichtigen Organe des menschlichen Körpers.

Bei den Sportarten mit einer erhöhten Polytrauma-Gefährdung handelt es sich oft um Hochgeschwindigkeits- und Risikosportarten. Unfallursache sind Stürze oder Kollisionen, bspw. beim Reiten, Ski alpin, Snowboarden, Skispringen, Klettern, Parcours, Radsport, Turnen, Motocross und Luftsportarten wie Paragliding oder Fallschirmspringen.

> Entscheidendes Kriterium für das **Polytrauma**, nicht nur beim Sport, ist definitionsgemäß die **Lebensgefahr** und nicht die Tatsache, dass mehrere Körperregionen oder Organsysteme verletzt sind.

Dazu einige Beispiele:

- Erleidet ein Rennradfahrer bei der Kollision mit einem anderen Knochenbrüche des Handgelenks, des Schlüsselbeins sowie der Kniescheibe, so ist weder jeder Knochenbruch für sich noch die Kombination der Frakturen lebensgefährlich, es handelt sich um eine Mehrfachverletzung.
- Falls dieser Sportler bei besagtem Unfall mit dem Bauch auf den Fahrradlenker stürzt und zusätzlich einen Milzriss erleidet, dann handelt es sich um ein Polytrauma; die Verletzung der Milz kann nämlich innerhalb weniger Minuten, auch als isolierte Verletzung, zum Tod führen.
- Entsprechendes gilt, wenn dieser Radfahrer auf den Kopf stürzt und neben den genannten Frakturen ein schweres Schädel-Hirn-Trauma erleidet, welches schon für sich allein tödlich sein kann.
- Eine Oberschenkelfraktur ist eine schwerwiegende Verletzung, die aber für einen ansonsten gesunden Sportler normalerweise nicht akut lebensbedrohlich ist; wenn dagegen beide Oberschenkelknochen gebrochen sind, dann summiert

sich der Blutverlust, die Kombination beider Frakturen ist potenziell tödlich.

Noch ein Hinweis: In der Unfallchirurgie gibt es für die Einschätzung der Verletzungsschwere bei einem Patienten verschiedene Punktsysteme (Trauma-Score-Systeme). Dabei wird für jede Verletzung und noch andere Faktoren wie bspw. das Alter eine bestimmte Anzahl von Punkten vergeben; je größer die Summe ist, desto höher ist die vitale Gefährdung des Patienten bei einem Polytrauma.

Diagnose und Therapie

Nach Erhebungen der Deutschen Gesellschaft für Unfallchirurgie beträgt die Sterblichkeit (Gesamtletalität) bei einem Polytrauma etwa 20%. Entscheidende Faktoren für das Überleben des Verletzten sind die Zeit und ein gezieltes, kompetentes Handeln. Diagnostik und Therapie erfolgen sowohl am Unfallort als auch in der Klinik in der akuten Phase simultan und nicht zeitversetzt.

Die Behandlung beim Polytrauma beginnt an der Sportstätte mit der **Ersten Hilfe**: Ist der Sportler bei Bewusstsein, dann wird er auf dem Rücken möglichst bequem gelagert (Schocklagerung, s. Kap. 2.6). Mit einer Decke, einem Handtuch oder Trainingskleidung von Sportkameraden wird eine Auskühlung verhindert. Wann immer möglich, sollte die Therapie eines polytraumatisierten Sportlers bereits am Unfallort durch einen **Notarzt** erfolgen. Dessen Aufgaben sind u.a. die

- Beurteilung der lebenswichtigen Körperfunktionen (z.B. Kreislauf, Atmung),
- rasche Ersteinschätzung des Verletzungsmusters und der Verletzungsschwere,
- lebensrettenden Sofortmaßnahmen wie z.B. Beatmung nach Intubation (Einbringen eines Schlauchs durch den Mund in die Luftröhre), Infusionstherapie, Schockbekämpfung (s.u.),
- Herstellung der Transportfähigkeit des Verletzten, z.B. auch Schienung von Frakturen, bei nicht beherrschbarer Situation „load and go", d.h. vorzeitiger Transport unter Einschränkung oder Verzicht auf weitere Maßnahmen,
- Auswahl des Rettungsmittels (z.B. bodengebunden oder Hubschrauber),
- Auswahl des Zielkrankenhauses (s. Abb. 37.1).

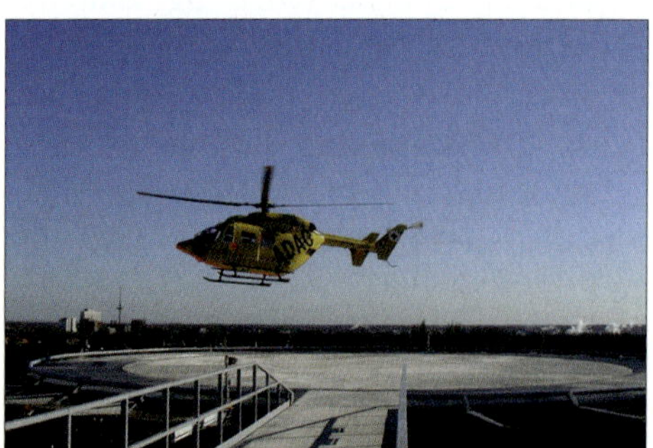

Abb. 37.1: Moderne Unfallkliniken verfügen über einen Hubschrauberlandeplatz auf dem Dach (hier: Clemenshospital Münster).

Wesentlich ist die Zusammenarbeit mit der Rettungsleitstelle und dem Rettungsdienst bzw. der Feuerwehr. Je nach Unfallhergang wird auch die Polizei eingeschaltet, die z.B. die Unfallstelle und die Retter sichert, Folgeunfälle verhindert, Schaulustige (!) fernhält und Ermittlungen zum Geschehen anstellt.

In der **Klinik** muss es ein standardisiertes Konzept für die Polytrauma-Versorgung geben. Nach dem Eintreffen im sog. Schockraum laufen Diagnostik und Therapie in dieser Phase weiterhin parallel ab (s. Abb. 37.2). Sofern es aber die individuelle Situation des Polytraumatisierten erfordert, muss die Diagnostik jederzeit abgebrochen und durch notfalltherapeutische Maßnahmen abgelöst werden, z.B. Notoperation bei schwerster Schädel-Hirn-Verletzung oder massiver Blutung.

Abb. 37.2: Behandlung eines Polytraumas im sog. Schockraum (schwerstverletzter Motocross-Fahrer)

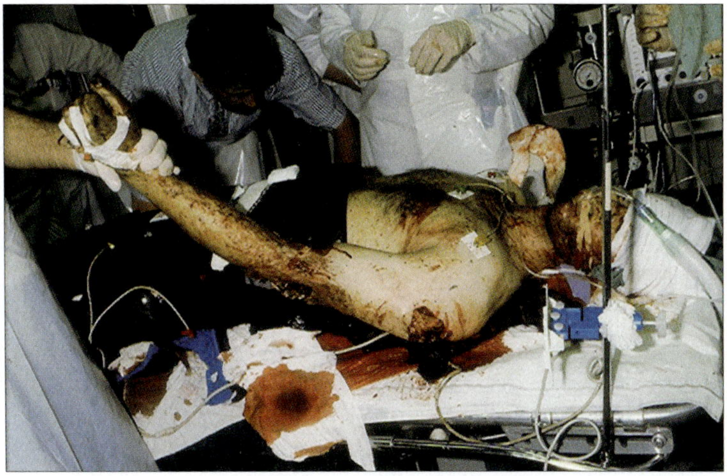

Polytraumaversorgung im Krankenhaus ist **Teamarbeit** von verschiedenen Berufsgruppen, z.B. Ärzten, Pflegepersonal sowie medizinisch-technischem Personal (z.B. Röntgen, Labor). In Abhängigkeit vom Verletzungsmuster ist eine interdisziplinäre Zusammenarbeit von mehreren medizinischen Fachrichtungen gefordert, z.B. Unfallchirurgie, Anästhesie, Radiologie, Bauchchirurgie, Neurochirurgie, Urologie, Augenheilkunde. Wichtig sind Kenntnisse zum Unfallhergang und dessen Analyse sowie eine rasche und systematische Ganzkörperuntersuchung, um das gesamte Verletzungsmuster zu erfassen.

Ganz entscheidend beim Polytrauma ist die frühzeitige Erkennung des Schocks (s. Kap. 2.6). Dabei handelt es sich nicht etwa um einen psychischen Zustand des Verletzten als Reaktion auf das Unfallgeschehen. Der **Schock beim Polytrauma** ist ein **akutes, lebensgefährliches Kreislaufversagen** und i.d.R. Folge des inneren oder äußeren Blutverlusts. Der Blutverlust in die umgebenden Weichteile kann z.B. beim geschlossenen Oberschenkelbruch 2–3 l betragen; bei der offenen Oberschenkelfraktur ist der Verlust noch größer, weil das Blut ungehindert „auslaufen" kann. Bei einer Beckenfraktur kann ein Mensch sogar 3–6 l verlieren. Dies ist ohne rasche medizinische Hilfe lebensbedrohlich: Beim Erwachsenen rechnet man etwa 70 ml Blut/kg Körpergewicht, das sind bei 75 kg ungefähr 5 l Blutvolumen! Es droht das Versagen lebenswichtiger Organe aufgrund der Minderversorgung mit Blut und damit des Fehlens von lebenswichtigem Sauerstoff.

Mögliche **Symptome** bzw. **Warnsignale des Schocks** sind z.B. die blasse, kalte, feuchte Haut (kalter Schweiß!) und ein schneller, schlecht zu tastender Puls. Der Patient, sofern er noch nicht beatmet wird, ist unruhig und ängstlich. Sein Bewusstsein ist evtl. gestört oder nicht mehr vorhanden. Der Blutdruck ist erniedrigt.

Lebensgefahr! Die durch den Blutverlust verursachte blasse Haut ist möglicherweise durch Sonnenbräune oder durch dunkle Hautfarbe maskiert. Der Körper eines polytraumatisierten Sportlers kann die lebensbedrohliche Situation eine gewisse Zeit kompensieren, bis sich dann plötzlich der Allgemeinzustand verschlechtert und die Behandlung evtl. erfolglos bleibt. Die Weichen für das Überleben werden innerhalb der ersten Stunde nach dem Unfall gestellt, in der „goldenen Stunde des Schocks" (engl.: *golden hour of shock*).

Zur **Diagnostik** gehört die Bestimmung von Laborwerten. Es wird eine Blutuntersuchung durchgeführt, dabei wird auch die Blutgruppe des verletzten Sportlers bestimmt, falls bei erheblichem Blutverlust eine Bluttransfusion erforderlich wird. Der Urin wird ebenfalls untersucht, er kann z.B. bei einer Nierenverletzung rote Blutkörperchen (Erythrozyten) enthalten, manchmal ist das Blut im Urin auch mit bloßem Auge sichtbar. Im Rahmen der bildgebenden Diagnostik ist die **Ultraschalluntersuchung (Sonografie)**, die bereits im Schockraum der Unfallklinik durchgeführt wird, absoluter Standard. Damit können innerhalb weniger Minuten Verletzungen im Bauchraum (z.B. Leber, Milz, Niere) erfasst werden.

Die **konventionelle Röntgendiagnostik** gibt wichtige Informationen z.B. über mögliche Frakturen oder eine Verletzung des Brustkorbs. Detaillierte Informationen kann aber nur die **Computertomografie (CT)** liefern; die **Ganzkörper-CT** spielt heute beim Polytrauma eine immer größere Rolle, weil damit auch Verletzungen innerer Organe (z.B. Gehirn, Lunge, Leber, Milz, Nieren) exakt beurteilt werden können. Bei speziellen Fragestellungen, z.B. Blutgefäßverletzungen, wird eine **Angiografie** durchgeführt, bei der mithilfe eines Kontrastmittels die Gefäßdarstellung in einer Röntgenbildserie möglich ist.

Die Kernspintomografie ist in der akuten Polytrauma-Phase keine geeignete diagnostische Methode, da der Zeitaufwand für diese Untersuchung zu groß ist; sie bleibt speziellen Fragestellungen vorbehalten, wenn es dem Verletzten wieder besser geht.

In der Klinik richtet sich die Behandlung beim Polytrauma nach der Verletzungsschwere sowie der Dringlichkeit der zu versorgenden Verletzungen. Es handelt sich um ein Stufenkonzept; dessen Ziel ist es nicht, den Patienten innerhalb der ersten Stunden nach dem Unfall (welcher der „erste Treffer" ist; engl.: *first hit*) „rundum fertig" zu operieren. Dies wäre eine viel zu hohe Belastung für den menschlichen Organismus, sozusagen dann der „zweite Treffer" (engl.: *second hit*), der unbedingt zu vermeiden ist.

In der sog. Akut- oder Reanimationsphase werden lebensrettende Sofortmaßnahmen und Operationen durchgeführt, ohne die der Tod innerhalb kürzester Zeit einträte (z.B. Notoperation bei einer massiven Blutung im Bauchraum). Nach primärer Stabilisierung der Vitalparameter des Patienten erfolgen dringliche operative Maßnahmen, bspw. die Stabilisierung einer Oberschenkelfraktur oder einer instabilen Beckenringverletzung (s. Kap. 22.2.2). In großen Kliniken mit entsprechender Logistik können manche Verletzungen simultan durch 2 Operationsteams versorgt werden, z.B. gleichzeitige Operationen einer schweren Kopfverletzung und der Oberschenkelfraktur.

Die Weiterbehandlung richtet sich nach der Schwere der Gesamtverletzung. Die Patienten werden zunächst auf der **Intensivstation** überwacht und therapiert. Je nach Verletzungsmuster und ergänzender Diagnostik müssen, wenn sich der Allgemeinzustand verbessert hat, weitere Operationen durchgeführt werden: Dazu gehören z.B. Maßnahmen mit aufgeschobener Dringlichkeit wie die Rekonstruktion komplizierter Gelenkverletzungen, die Stabilisierung von Fingerfrakturen oder die Hauttransplantation nach Verbesserung der Weichteilsituation bei einer offenen Fraktur. Im Behandlungsverlauf sind zahlreiche Komplikationen möglich, u.a. Organversagen, Thrombose und Embolie (s. Kap. 3.3.4), Infektionen und Sepsis („Blutvergiftung“, s. Abb. 37.3).

Prognose. Geht es beim **Polytrauma** zunächst nur ums **Überleben**, so tritt im weiteren Verlauf die **Rehabilitation** in den Vordergrund. Rehabilitationsmaßnahmen beinhalten u.a. Physiotherapie, psychologische Betreuung sowie die Wiedereingliederung in den Alltag und Beruf. Ein weiteres Ziel ist natürlich die Rückkehr zum Sport. Ob sich diese Ziele verwirklichen lassen, hängt von zahlreichen Faktoren ab, u.a. von der Verletzungsschwere und vom Verletzungsmuster, vom Alter des Patienten und seinen Vorerkrankungen, außerdem von der Qualität der medizinischen Versorgung sowie dem Auftreten oder Fernbleiben möglicher Komplikationen.

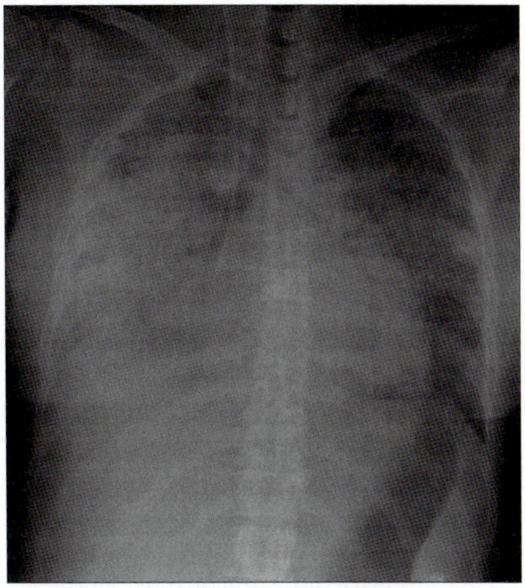

Abb. 37.3: Lungenentzündung im Rahmen einer Sepsis bei einer polytraumatisierten Radsportlerin. Beide Lungenhälften sind auf dem Röntgenbild massiv verschattet.

37.3 Todesarten beim Sport – Ursachen und Definitionen

Jährlich sterben in Deutschland rund 5000 Menschen bei Verkehrsunfällen. Eine bundesweite Erfassung der Todesopfer beim Sport gibt es zwar nicht. Jedoch werteten Parzeller und Raschka [2003] 2969 Todesfälle im Vereinssport innerhalb eines 20-Jahre-Zeitraums aus; diese sog. SAUDIS-Studie (engl. *Sudden And Unexpected Death In Sports*: plötzlicher und unerwarteter Tod beim Sport) hat wichtige Informationen geliefert.

Die Todesart beim Sport kann als natürlich, nicht natürlich sowie ungeklärt eingestuft werden. Auf 10 natürliche Todesfälle beim Sport kommen 1 bis 2 nicht natürliche.

- Der **natürliche Tod** ist Folge einer Krankheit bzw. einer inneren Ursache ohne Fremdverschulden. Beispielhaft seien der tödliche Herzinfarkt bzw. Durchblutungsstörungen des Herzens (koronare Herzkrankheit) genannt, die bei den über 35-Jährigen die häufigsten Todesursachen beim Sport sind. Das jährliche Risiko bzw. die Häufigkeit (Inzidenz) eines tödlichen Herz-Kreislauf-Zwischenfalls beim Sport beträgt ca. 1 pro 100 000 männliche Sportler. Wegen der besonderen Bedeutung ist der Problematik des Herzstillstands beim Sport ein eigenes Kapitel in diesem Buch gewidmet (s. Kap. 38).
- Der **nicht natürliche Tod** tritt durch einen Unfall bzw. durch sonstige Einwirkung von außen ein. Auch die tödliche Lungenembolie (s. Kap. 3.3.4), die als Folge einer Bein- oder Beckenvenenthrombose nach einer Verletzung nicht selten Tage oder Wochen später auftritt, ist in dieser Gruppe einzuordnen. Das jährliche Risiko eines traumatischen Todesfalls beim Sport beträgt ca. 0,3 pro 100 000 männliche Sportler; dies bedeutet, dass innerhalb eines Jahres etwa 1 Toter bei 300 000 männlichen Sporttreibenden zu beklagen ist. Selbsttötung sowie eine rechtswidrige Tat sind ebenfalls nicht natürliche Todesarten, die aber beim Sport keine Rolle spielen.
- Bei **ungeklärter Todesursache** kann diese nicht hinreichend ermittelt werden.

37.4 Todesfall und Sportart – welche besonders risikoreich sind

Es folgen einige Fakten zu tödlichen Zwischenfällen beim Sport in Beziehung zur ausgeübten Disziplin.

- Wettereinflüsse oder bestimmte örtliche Gegebenheiten können bei allen Sportarten, die **im Freien** ausgeübt werden, zum nicht natürlichen Tod führen. Bspw. erleiden Golfer besonders häufig einen tödlichen Blitzschlag, Fallschirmspringer können durch Kontakt mit einer Starkstromleitung sterben.
- Bei **Mannschaftssportarten** kann es durch unglücklichen Körperkontakt zwischen den Spielern oder mit dem Sportgerät zum traumatischen Todesfall kommen. Tödliche Verletzungsmechanismen bei Ballsportarten sind z.B. der Zusammenprall mit einem anderen Spieler, mit dem Pfosten bzw. der Bande oder der Kopfballstoß. Auch ein direkter Balltreffer, unvermittelt aus nächster Nähe und mit hoher Geschwindigkeit, an den Kopf oder den Oberkörper im Bereich des Herzens kann tödlich sein: Ursachen sind das tödliche Schädel-Hirn-Trauma oder die Erschütterung des Herzens mit fataler Durchblutungs- oder Herzrhythmusstörung. Auslöser kann aber nicht nur ein Ball sein (z.B. beim Fußball, Golf, Baseball, Softball, Handball), sondern auch der Puck im Eishockey, der durch seine kleine Aufschlagfläche und die dadurch bedingte Konzentration der Gewalteinwirkung besonders gefährlich ist. Häufigste Todesursachen beim kampfbetonten American Football bzw. Rugby sind Verletzungen des Gehirns und der Halswirbelsäule.
- Tödliche Ereignisse bei **Individualsportarten** wie Tennis, Tischtennis, Squash oder Leichtathletik, hier insbesondere Jogging, sind nur ausnahmsweise durch Verletzungen bedingt; fast immer handelt es sich um plötzliche natürliche Todesfälle, meistens ein Herzversagen.
- Etwa ein Viertel aller tödlichen Sportunfälle in Deutschland ereignen sich im **Reitsport**! So starben bspw. im Sommer 2007 innerhalb von einer Woche 2 deutsche Vielseitigkeits-Reiterinnen im Rahmen eines Sturzes. Statistisch betrachtet sind bei Kindern und Jugendlichen insbesondere Mädchen gefährdet, im höheren Lebensalter v.a. Männer. Am häufigsten führt ein Schädel-Hirn-Trauma zum Tod. Die Untersuchung von Risikofaktoren konnte zeigen, dass nur knapp 40% der verunfallten Kinder einen Helm trugen und nur 23% zum Zeitpunkt des Unfalls beaufsichtigt wurden. Außerdem ist die Wahrscheinlichkeit eines tödlichen Unfalls größer, wenn junge Pferde geritten werden.
- Beim **Skilaufen** beträgt der Anteil natürlicher Todesfälle je nach Statistik 25–50%, meistens aufgrund eines tödlichen Herzversagens. Unfallbedingte Todesursachen sind vor allem Schädel-Hirn-Verletzungen sowie Rückenmarkverletzungen, weil die häufigsten Unfallabläufe der Sturz kopfüber oder die Kollision mit einem feststehenden Hindernis (z.B. einem Baum) sind. Gerade im Wintersport spielt der Alkoholeinfluss eine nicht zu unterschätzende Rolle, auch bei Todesfällen durch Unterkühlung.
- Im **Luftsport**, z.B. Segelfliegen, Fallschirmspringen, Drachen- und Gleitschirmfliegen, besteht gegenüber dem Gesamtdurchschnitt aller Sportarten ein 20–40-fach höheres Risiko eines tödlichen Unfalls, wenn man die relativ geringe Zahl der Luftsportler bei der Kalkulation berücksichtigt. Fußball weist bspw. eine 100-fach geringere Gefährdung gegenüber dem Luftsport auf, bei welchem menschliches Fehlverhalten (z.B. verspätetes Ziehen der Reißleine beim Fallschirmspringen) und widrige Wetterver-

hältnisse wichtige Einflussfaktoren bei tödlichen Unfällen sind.

- Beim **Boxen** ist die Gehirnblutung, und zwar das sog. subdurale Hämatom (Bluterguss unter der harten Hirnhaut), die wesentliche Ursache tödlicher Zwischenfälle; heute geht man davon aus, dass die Blutung nicht die Folge eines einzigen Schlags, sondern wiederholter Punches ist. Auch bei anderen Kampfsportarten sind Menschen zu Tode gekommen, z.B. beim **Judo** durch Würgetechniken. Es soll an dieser Stelle nicht diskutiert werden, ob das besonders verletzungsträchtige **Ultimate Fighting**, bei dem 2 Menschen in einem Käfig fast ohne Regeln kämpfen, als Sportart einzustufen ist.
- Nach Angaben der DLRG (Deutsche Lebens-Rettungs-Gesellschaft) verloren im Jahr 2008 mindestens 475 Menschen bei Wasserunfällen ihr Leben, das waren 12,3% mehr als 2007. Der Tod beim **Wassersport** kann verschiedene Gründe haben: Vom **Ertrinkungsunfall** sind der **plötzliche Tod im Wasser aus natürlicher Ursache** (z.B. durch einen Herzinfarkt) sowie der sog. **Badetod** abzugrenzen. Letzterer ist ein plötzliches Untertauchen mit Todeseintritt infolge von im Wasser ausgelösten unwillkürlichen Reflexen, z.B. durch den Kontakt der Gesichtshaut mit kaltem Wasser oder einen Kehlkopfkrampf. Häufigste Todesursache beim Tauchen ist eine Bewusstlosigkeit unter Wasser, der ein Ertrinken folgt. Besonders tückisch ist der sog. **Schwimmbad-Blackout**: Unerfahrene Wassersportler sind der falschen Meinung, durch mehrfaches kräftiges Atmen (Hyperventilation) vor dem Tauchen den Körper besser mit Sauerstoff zu versorgen. Der Atemantrieb des Menschen entsteht, außer durch Sauerstoffmangel, v.a. durch eine Erhöhung des Kohlendioxidgehalts im Blut. Bei der Hyperventilation wird jedoch Kohlendioxid abgeatmet, und dass ist gefährlich, weil der Atemreiz evtl. zu spät kommt. Dann erhält das Gehirn nicht mehr genügend Sauerstoff, der Taucher wird plötzlich und ohne Vorankündigung bewusstlos.

Kräftiges Ein- und Ausatmen vor dem Tauchen (Hyperventilation) bringt nichts und ist potenziell lebensgefährlich!

Weitere Todesursachen im Wasser sind z.B. Trommelfellrisse im Ohr mit Störung des Gleichgewichtssinns und Verlust der Orientierung unter Wasser, Unterkühlung, Hitzschlag im Tauchanzug oder Bissverletzungen durch giftige Wasserlebewesen. Im April 2008 wurde im Pazifik bei Solana Beach (Kalifornien) ein Triathlet durch einen Hai getötet – nur wenige Meter von der Küste entfernt. Beim Gerätetauchen kann es zur lebensgefährlichen **Dekompressionskrankheit (Caissonkrankheit, Taucherkrankheit)** kommen: Infolge zu rascher Druckentlastung am Ende eines Tauchgangs – zu schnelles Auftauchen aus der Tiefe – kommt es zum Auftreten stickstoffhaltiger Gasblasen im Blut bzw. im Gewebe. Dieser Vorgang ist mit dem Aufschäumen beim Öffnen einer Sprudelflasche vergleichbar. Der ausperlende Stickstoff kann milde Symptome wie Hautjucken („Taucherflöhe“) auslösen, kann aber auch zur Unterbrechung der Sauerstoffversorgung mit tödlichen Gasembolien im Herzen und in der Lunge bzw. im Gehirn führen.

Die Überlebenschancen nach einem Tauchunfall werden durch die Sauerstoffbehandlung in einer Druckkammer erheblich verbessert (sog. hyperbare Sauerstofftherapie, wird in speziellen Zentren durchgeführt), sodass dieses Verfahren als Standard gilt, auch zur Verhinderung von Langzeitschäden, z.B. am Gehirn.

Lebensgefährliche Verletzungen können durch Bootskollisionen beim Rudern mit anderen Booten oder Binnenschiffen entstehen, ebenso sind Schwimmer durch Boote oder (Kite-) Surfer potenziell gefährdet. Beim Sprung ins Wasser kann es zur tödlichen Halswirbelsäulen- oder Schädel-Hirn-Verletzung kommen, insbesondere – aber nicht ausschließlich – bei zu geringer Wassertiefe; nicht selten spielt dabei Alkoholeinfluss eine fatale Rolle. Auch die Auskugelung des Schultergelenks (Schulterluxation, s. Kap. 13.2), z.B. beim Kite-Surfen oder als wiederholte Luxation bei einem chronisch instabilen Gelenk, kann im Wasser ohne fremde Hilfe tödlich sein.

- Tödliche Unfälle im **Rad- und Motorsport** ereignen sich v.a. bei Stürzen oder Kollisionen. Todesursache ist oft ein Schädel-Hirn-Trauma oder ein Polytrauma mit Schädel-Hirn-Verletzung.
- Einzelfälle sind Verletzungen mit tödlichem Ausgang beim **Fechten** oder **Bogenschießen**.
- Eine besondere Problematik in nahezu allen Sportarten stellen die potenziell fatalen Risiken für die Gesundheit durch **Doping** dar. Zahlreiche Todesfälle sind in diesem Zusammenhang zu beklagen, weshalb dieses Thema wegen seiner großen Bedeutung in einem eigenen Kapitel dieses Buchs dargestellt wird.

37.5 Empfehlungen zur Prävention eines tödlichen Zwischenfalls beim Sport

Eine absolute Sicherheit beim Sport gibt es nicht. In der Tabelle 37.1 sind abschließend. ohne Anspruch auf Vollständigkeit. präventive Aspekte zur Verringerung der Risiken für Gesundheit und Leben dargestellt.

Tab. 37.1: Empfehlungen zur Prävention eines tödlichen Zwischenfalls beim Sport

Eigenverantwortliches und umsichtiges Handeln ist oberstes Gebot für jeden Sportler!

Vorbildfunktion von Spitzenathleten!

Enge Zusammenarbeit zwischen Sportler, Trainer, Physiotherapeut und Arzt, z.B.:

- Regelmäßige medizinische Vorsorgeuntersuchungen
- Guter individueller Trainings- bzw. Fitnesszustand
- Gesunde Lebensführung, u.a. ausgewogene Ernährung, ausreichend trinken, Übergewicht möglichst reduzieren, kein Rauchen
- Überlastungen vermeiden, kein Sport bei Übermüdung oder Erkältung
- Kein blinder Ehrgeiz (z.B. trainingswütiger Fitness-Anfänger oder „weekend warrior")
- Kein Sport bei einer Infektion oder bei Fieber
- Verletzungen oder Krankheiten auskurieren (soweit möglich), bei chronischen Erkrankungen Absprache von sportlichen Aktivitäten mit dem behandelnden Arzt
- Medikamentöse Thromboseprophylaxe bei Verletzungen und Krankheiten oder nach Operationen, sofern dies ärztlicherseits als notwendig erachtet wird
- Warnsignale des Körpers beachten, z.B. Brustschmerzen oder Erschöpfung
- Keine Medikamenteneinnahme ohne ärztliche Verordnung
- Kein Alkohol vor oder bei sportlicher Aktivität
- Kein bewusstes oder unbewusstes Doping

Geeignete Kleidung bzw. Ausrüstung, u.a. Schutzhelm, z.B. beim Radfahren, im Wintersport, beim Inline-Skating

Technisch einwandfreie Sportstätten und -geräte mit geeigneten Sicherungsmaßnahmen und -vorrichtungen

Unfallverhütungsvorschriften, Schutzmaßnahmen und Warnungen beachten, Informationen über potenzielle Gefährdungen einholen, aus gefährlichen Ereignissen bei anderen Sportlern lernen

Bei ungünstigen äußeren Bedingungen auf Sport verzichten, z.B. keine Aktivität im Freien bei Gewitter

Training unter geschulter Aufsicht, z.B. ausgebildete Sportlehrer, Trainer

Kenntnis der Regeln der jeweiligen Sportart

Fairness und Achtung des sportlichen Gegners (insbesondere auch dann, wenn er besser ist!)

Ggf. Änderung des Regelwerks zur Vermeidung einer Gefährdung (z.B. Polsterung der Torpfosten beim Fußball oder Handball)

Mit Erste-Hilfe-Maßnahmen vertraute Sportler, Trainer und Betreuer (Eltern!), auch um Fehler im Rahmen der Erstversorgung vermeiden und eine Verschlimmerung durch falsche Erstmaßnahmen zu verhindern

Angemessene Erste-Hilfe-Ausrüstung an der Sportstätte, z.B. auch ein Defibrillator (s. Kap. 38)

Medizinische Versorgung an der Sportstätte (idealerweise ein Arzt, nicht nur bei Wettkämpfen)

Auf bedrohliche Situationen bzw. den Ernstfall einstellen: mentale Vorbereitung, umsichtiges Handeln (gilt für Sportler, Trainer, Betreuer!)

Gefahren und (potenziell) gefährliche Situationen nicht bagatellisieren oder ins Lächerliche ziehen: sog. Spaßvideos sind bedenklich

38 Der Herzstillstand beim Sport – kein Herz für den Sport?

38.1 Kardiale Zwischenfälle, plötzlicher Herztod und Synkope – Definitionen, Ursachen und Häufigkeit

Heute gilt als gesichert, dass regelmäßiger Sport und körperliche Aktivität das Herz wirksam stärken und schützen können. Dennoch können, wenn auch glücklicherweise selten, infolge zahlreicher angeborener und erworbener Ursachen bei jüngeren und älteren Sporttreibenden sog. **kardiale** (das Herz betreffend) **Zwischenfälle** auftreten bis hin zum plötzlichen Herztod.

> Der Begriff **„plötzlicher Herztod"** beschreibt den unerwarteten kardiovaskulär (das Herz-Kreislauf-System betreffend) bedingten Bewusstseinsverlust mit dem Eintritt des Todes innerhalb einer Stunde.

Verschiedene lebensbedrohliche Ereignisse kommen hierfür ursächlich infrage: Dazu gehört das akute Herzversagen (Herzinsuffizienz: Fehlen einer ausreichenden Pumpfunktion), häufig infolge hochgradiger maligner (bösartiger) Herzrhythmusstörungen. Diese treten u.a. bei vorbestehenden strukturellen Herzmuskelerkrankungen, als Komplikation eines Herzinfarkts (Absterben von Herzmuskelgewebe nach Verstopfung oder Verschluss eines Herzkranzgefäßes, s.u.), als Folge angeborener Reizleitungsstörungen, im Rahmen akut und schwer verlaufender Herzmuskelentzündungen oder auch bei akuten Herzklappenfehlfunktionen auf. Bei ausgiebigen Elektrolytverschiebungen, z.B. nach extremen Ausdauerbelastungen wie beim Marathonlauf mit Übersäuerung und Verschiebung von Kalium aus den Zellen ins Blut oder bei Blutzuckerentgleisungen bei Zuckerkranken (Diabetikern) können Herzstillstände und lebensbedrohliche Herzrhythmusstörungen ebenfalls vorkommen.

Meist tritt beim Sportler der Tod während oder nach der körperlichen Belastung ein. Ein plötzlicher Herztod ist bei Sportlern auch in Körperruhe und sogar während des Schlafs möglich.

> Der plötzliche Herztod ist in Deutschland die Todesursache Nummer 1!

Er kommt in der Allgemeinbevölkerung bei ca. 1–2 Todesfällen pro 1000 Einwohner pro Jahr vor. Bei Personen unter 30 Jahren liegt die Rate bei 0,5–1 auf 100 000. Bei US-amerikanischen Schülern rechnet man 1 Todesfall auf 200 000–300 000 Einwohner pro Jahr. In einigen Studien liegt die Häufigkeit etwas höher (2–7/100 000). Todesfälle unter Belastung treten bei Herzkranken naturgemäß häufiger auf. Zwischen 30 und 40% der akuten Todesfälle sollen im Zusammenhang mit körperlicher Belastung stehen.

> ! Achtung: Allein in Deutschland sollen etwa 900 Sportler pro Jahr den Herztod erleiden. Der plötzliche Herztod beim Sport betrifft Herzkranke, Untrainierte und Trainierte, auch vermeintlich herzgesunde junge Spitzensportler!

Einige traurige Beispiele aus dem Fußball:

- **Phil O'Donnell**, Kapitän des schottischen Fußball-Erstligisten FC Motherwell, brach im Dezember 2007 beim Punktspiel gegen Dundee United zusammen. Auf etwaige gesundheitliche Probleme hatte während des Spiels oder vorher überhaupt nichts hingedeutet. Der Mittelfeldspieler wurde noch auf dem Spielfeld minutenlang mit Wiederbelebungsversuchen behandelt und verstarb schließlich auf dem Weg ins Krankenhaus. Als Todesursache wurde ein Herzinfarkt genannt.
- Der Spanier **Antonio Puerta** von UEFA-Cup-Sieger FC Sevilla erlitt im August 2007 im Liga-Spiel gegen den FC Getafe einen Herzstillstand. Er konnte den Platz gehend verlassen, erlitt in der Kabine aber einen erneuten Herzstillstand und starb 3 Tage später. Todesursache war der durch Sauerstoffmangel hervorgerufene Hirntod infolge der Herzstillstände.
- Der französische Verteidiger **David di Tommaso** erlag im Dezember 2005 nach dem Spiel seines niederländischen Klubs FC Utrecht gegen Ajax Amsterdam im Schlaf den Folgen eines Herzinfarkts.
- Ungarns Nationalspieler **Miklos Feher** von Benfica Lissabon erlitt im Januar 2004 bei einem Spiel der portugiesischen Meisterschaft einen Herzinfarkt und starb wenig später.
- Im Juni 2003 brach Kameruns Nationalspieler **Marc-Vivien Foe** im Halbfinale des Konföderationen-Cups gegen Kolumbien in Lyon zusammen und starb kurz darauf. Als Todesursache wurde ein Herzfehler angegeben.
- Im Juni 2002 erlitt der 32-jährige **Michael Michel** (Zypern) einen Herzinfarkt, nachdem der Schiedsrichter ein Foul gepfiffen hatte.
- Im August 2000 brachen im hessischen Kreis Waldeck innerhalb von 2 Wochen 3 Amateurspieler auf dem Platz zusammen. Ein 16-Jähriger starb beim Training, ein 30-Jähriger und ein 42-Jähriger während eines Spiels.
- Im Juli 1999 verstarb **Stefan Vrabioru** vom rumänischen Erstligisten Astra Ploiesti im Alter von 23 Jahren nach einem Zusammenprall mit einem Gegenspieler an einem Herzstillstand.
- **Axel Jüptner** brach im Jahre 1998, 2 Tage vor seinem 29. Geburtstag, beim Training mit dem Zweitligisten Carl-Zeiss Jena bewusstlos zusammen und starb später an den Folgen eines Herzinfarktes, der durch eine unerkannte Herzmuskelentzündung hervorgerufen worden war.

Diese dramatischen Ereignisse sind aber keineswegs spezifisch für den Fußball, auch bei anderen Sportarten kommt es immer wieder zu plötzlichen Herztodesfällen. Im November 2007 starb der US-Star **Ryan Shay** bei der Olympia-Qualifikation der Marathonläufer in New York an einem Herzstillstand. Zu den traurigen „Spitzenreitern" zählen zwar Fußball und Joggen (nicht nur bei Marathonläufen!), dies liegt aber an der weiten Verbreitung dieser Sportarten. Im Oktober 2008 starb im Alter von nur 19 Jahren das russische Eishockeytalent **Alexej Tscherepanow**, genannt der „Sibirien-Express", während eines Spiels. Todesursache soll eine Erkrankung der den Herzmuskel ernährenden Herzkranzgefäße gewesen sein. Bei einem WM-Vorbereitungsspiel im März 2009 erlag der Handball-Juniorennationalspieler **Sebastian Faißt** einem Herzversagen. Trotz sofortiger medizinischer Hilfe konnte der tragische Tod des 20-jährigen Nachwuchs-Talents nicht verhindert werden.

Folgende **Faktoren** begünstigen das Auftreten eines plötzlichen Todes beim Sport:

- Neubeginn einer sportlichen Aktivität, besonders nach längerer Pause, mit plötzlichem und sehr intensivem Beginn
- Alter über 40 Jahre, besonders gefährdet sind Sportler zwischen 40 und 50 Jahren

- Vorbestehende kardiale Grundkrankheit, insbesondere strukturelle oder „elektrische" Anomalien des Herzens (s.u.)

Bei jüngeren Sportlern beruht das lebensbedrohliche Ereignis meist auf angeborenen strukturellen Herzerkrankungen (z.B. Herzmuskelerkrankungen wie das sog. Brugada-Syndrom) bzw. erblich bedingten Veränderungen im „elektrischen" Reizbildungs- oder Reizleitungssystem des Herzens, das dafür verantwortlich ist, dass das menschliche Herz normalerweise rhythmisch schlägt. Ursache kann auch eine Herzmuskelentzündung nach einem nicht auskurierten („verschleppten") grippalen Infekt sein. Bei den über 35-jährigen Sporttreibenden steht die koronare Herzkrankheit als Ursache für einen kardialen Zwischenfall im Vordergrund, also die durch „Arterienverkalkung" bedingte Verengung der den Herzmuskel versorgenden Herzkranzgefäße (Koronargefäße).

Ein **akuter Herzinfarkt** ist das Absterben bzw. der Gewebsuntergang (Infarkt) von Teilen des Herzmuskels aufgrund einer Durchblutungsstörung. Der Herzinfarkt ist auch während des Sports, aber ebenfalls danach, möglich. Zu beachten ist, dass viele Sportler die Symptome einer koronaren Herzkrankheit häufig falsch deuten oder die Warnzeichen des Herzens ignorieren.

> ! Achtung: Sportler, v.a. Ausdauertrainierte, halten sich mitunter für „immun" gegen Herzkrankheiten. Bspw. wird die Angina pectoris (Engegefühl in der Brust wegen einer Durchblutungsstörung des Herzmuskels) manchmal als Schulterschmerz oder „Rückenbeschwerden" fehlgedeutet und sogar entsprechend orthopädisch behandelt.

Heftige Stöße gegen den Brustkorb mit Einwirkung auf die Herzgegend durch einen Baseball, Puck oder Stoß mit der Hand (Boxen), dem Arm oder Ellbogen können ebenfalls lebensbedrohliche Rhythmusstörungen auslösen durch die Erschütterung des Herzens (sog. **Commotio cordis** in Anlehnung an die Commotio cerebri: Gehirnerschütterung, s. Kap. 20). An der Halsschlagader, im sog. **Karotissinus**, findet sich ein winziger biologischer „Messfühler", eine Art Nervenzentrum, das Blutdruck und Puls reguliert; ein Schlag auf diese Region kann zum Blutdruckabfall oder sogar Herzstillstand führen.

Eine weitere Ursache kardialer Zwischenfälle beim Sport ist das **Marfan-Syndrom**, eine Bindegewebserkrankung mit einer Instabilität aller Bindegewebsstrukturen des Körpers. Die Häufigkeit dieser Erkrankung, die nicht immer in voller Ausprägung auftreten muss, wird mit 1:5000 bis 1:10000 angegeben. Es handelt sich oft um hochwüchsige Menschen, die sehr „gelenkig" sind, also eine Hyperlaxizität der Gelenke (Überstreckbarkeit) haben. Weitere Symptome sind Augenveränderungen, Verkrümmung der Wirbelsäule und Herzfehler. Todesursache beim Sport ist ein Riss der bindegewebsschwachen Aorta, der Hauptschlagader des Menschen.

Auch die **Einnahme von Substanzen** oder **Medikamenten**, die vom Athleten aus verschiedenen Gründen nicht mitgeteilt wird, kann Ursache kardialer Zwischenfälle sein, z.B. auch Doping durch die Einnahme von Anabolika. Schließlich ist daran zu denken, dass ein vermeintlicher kardialer Zwischenfall auch eine ganz **andere Ursache** haben kann, z.B. ein Krampfleiden oder eine spontane oder unfallbedingte Hirnblutung (s. Kap. 11.2).

> Noch ein Hinweis: Nicht zwangsläufig, aber potenziell lebensbedrohlich ist die **Synkope**. Darunter versteht man eine vorübergehende, kurz dauernde, reversible Bewusstlosigkeit infolge Minderdurchblutung des Gehirns mit Verlust der Haltungskontrolle und häufig daraus resultierendem Sturz. Die möglichen Ursachen für Synkopen sind vielfältig. Eine

Synkope kann in Abhängigkeit von ihrer Ursache, wenn bspw. ein Herzinfarkt mit Herzrhythmusstörungen, eine Unterzuckerung bei Diabetes mellitus (Zuckerkrankheit) oder eine allergische Reaktion die Ursache darstellt, und von der Situation, in der sie eintritt, zum Tod führen, z.B. bei Risikosportarten wie Fallschirmspringen, beim Tauchen oder Schwimmen im Meer.

38.2 Diagnostische Maßnahmen im Überblick

Die Anamnese (medizinische Vorgeschichte), eine sorgfältige körperliche Untersuchung und eine gezielte apparative Diagnostik sind entscheidend. Ein Kollaps oder eine Synkope müssen immer sorgfältig abgeklärt werden. Bei der Untersuchung ist auf mögliche Symptome eines Marfan-Syndroms zu achten sowie auf mögliche Herzklappenfehler, die beim Abhören des Herzens mit dem Stethoskop (Auskultation) erkannt werden können.

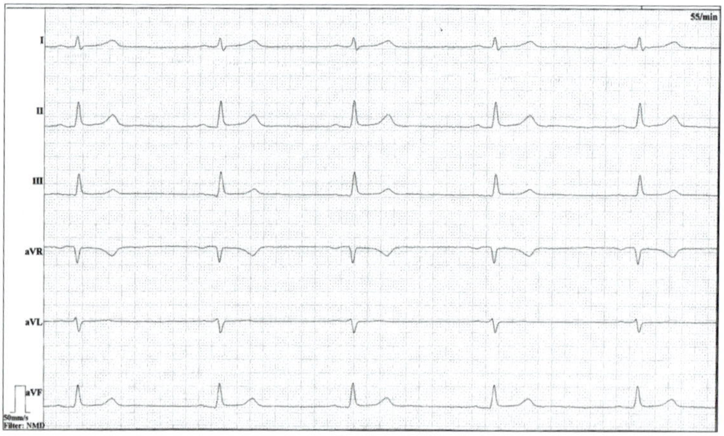

Abb. 38.1: Normales EKG

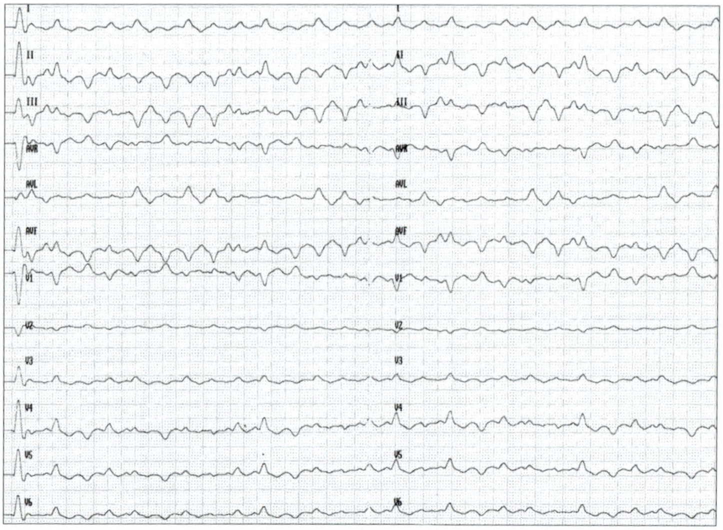

Abb. 38.2: EKG beim Kammerflimmern. Dabei handelt es sich um eine lebensbedrohliche Herzrhythmusstörung, bei der keine geordnete Herzaktion mehr besteht, sondern ein Kreislaufstillstand. Unbehandelt führt das Kammerflimmern rasch zum Tod. Defibrillator!

Ein **Elektrokardiogramm** (EKG: „Herzschrift“; Registrierung der elektrischen Aktivität des Herzens, s. Abb. 38.1, Abb. 38.2) in Ruhe ist Standard und sollte durch ein Belastungs-EKG (Fahrradergometer) ergänzt werden. Weitere mögliche apparative Untersuchungsmethoden sind je nach Fragestellung und individueller Ausgangslage bspw. die Herzultraschall- und Herzkatheteruntersuchung. Welches Verfahren zu wählen ist, wird der betreuende Arzt entscheiden, wobei dies sowohl sportmedizinische als auch kardiologische Erfahrung erfordert.

38.3 Behandlung – Sekunden entscheiden

Die Erstmaßnahmen bei kardialen Zwischenfällen im Sport haben nach den gleichen Regeln wie bei entsprechenden Notfällen im Alltag und Beruf zu erfolgen, und zwar rasch und kompetent.

Jede Sekunde zählt! „Zeit ist Herzmuskel!“

Es gelten die aktuellen Empfehlungen der Bundesärztekammer, die auf den Leitlinien nationaler und internationaler Experten basieren.

Dies ist kein Erste-Hilfe-Buch! An dieser Stelle werden nur einige Hinweise gegeben, die nicht als „Gebrauchsanweisung“ missverstanden werden dürfen, sondern als Motivation, dass jede Sportlerin und jeder Sportler sich mit dem wichtigen Thema der Wiederbelebungsmaßnahmen (kardiopulmonale Reanimation) praktisch auseinandersetzen (s.u.).

- Beim Herzstillstand muss eine kardiopulmonale Reanimation mit Beginn der ABC-Maßnahmen gestartet werden.
- ABC-Maßnahmen sind Sofortmaßnahmen zur Wiederbelebung: Freimachen der Atemwege (engl.: *airway*), Beatmung (*breathing*) und Wiederherstellung des Kreislaufs (*circulation*).
- Die Entscheidung zum Start von Reanimationsmaßnahmen fällt, sobald ein Patient nicht ansprechbar ist und nicht normal atmet.
- Zur Durchführung der Herzdruckmassage werden die Hände in der Mitte des Brustkorbes, d.h. auf die untere Hälfte des Brustbeines aufgesetzt.
- Sofort nach Eintreten des Kreislaufstillstandes wird beim Erwachsenen mit der **Herzdruckmassage** begonnen. Für Erwachsene mit Kreislaufstillstand beträgt das Verhältnis von Kompressionen zu Beatmungen **30 : 2**, das bedeutet, auf 30 Herzdruckmassagen folgen 2 Beatmungen. Dasselbe Verhältnis soll auch bei Kindern angewendet werden, wenn die Reanimation von einem Laienhelfer begonnen wird.
- Jede Notfall-Beatmung dauert 1 s.
- Eine wichtige Rolle spielt die **Defibrillation**. Damit soll bei lebensbedrohlichen Herzrhythmusstörungen mit einem speziellen Gerät, dem Defibrillator („Defi“, s.

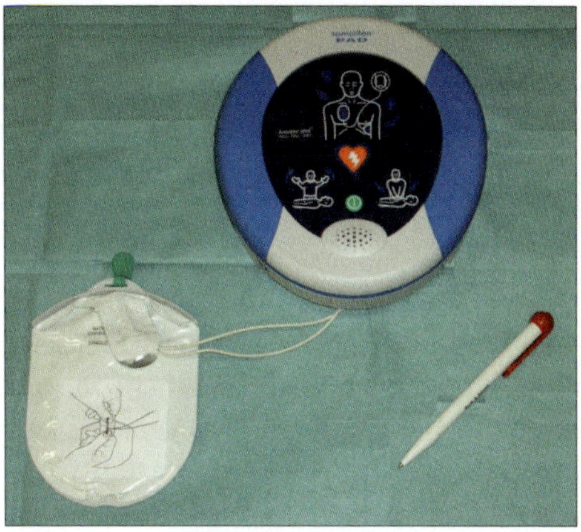

Abb. 38.3: Defibrillator mit den beiden zugehörigen Elektroden, die auf den Brustkorb geklebt werden (zum Größenvergleich ist auf dem Bild ein Kugelschreiber beigelegt).

Abb. 38.3), durch starke Stromstöße die normale Herzaktivität wiederhergestellt werden. Für die Durchführung ist eine spezielle Schulung erforderlich, auch weil der Stromstoß bei Nichtbeachtung von Vorsichtsmaßnahmen für Beteiligte potenziell lebensgefährlich ist, auch für schaulustige Gaffer!

- Zu den Wiederbelebungsmaßnahmen gehört abhängig von der Ursache des Notfalls auch die ärztliche Gabe von Medikamenten wie Adrenalin.
- Im Kindesalter sind bis auf wenige Ausnahmen die Reanimationsmaßnahmen mit denen bei Erwachsenen identisch.

Hat ein Sportler ein Ereignis glücklicherweise überlebt, so muss die weitere ärztliche Behandlung, falls möglich, die Ursache angehen. Beispielsweise können manche Erkrankungen, bei denen lebensbedrohliche Herzrhythmusstörungen auftreten, vom Herzspezialisten durch eine sog. Katheterablation beseitigt werden, dadurch ist eine Heilung möglich. Bei diesem Verfahren wird dort im Herzen eingegriffen, wo die Rhythmusstörungen ausgelöst werden, die verantwortlichen Muskelfasern des „elektrischen" Systems werden durchtrennt.

38.4 Prävention – individuelle und allgemeine Vorbeugung

Grundsätzliche Hinweise zur Prävention eines tödlichen Zwischenfalls beim Sport finden sich an anderer Stelle dieses Buchs (s. Kap. 37.5). Speziell im Hinblick auf das Herz kann in vielen Fällen eine Gefährdung durch eine sorgfältige sportärztliche Vorsorgeuntersuchung frühzeitig aufgedeckt werden. Diesbezüglich gibt es bspw. Empfehlungen der Deutschen Gesellschaft für Sportmedizin und Prävention. Im Rahmen der Vorsorgeuntersuchung sollte z.B. nach Herzerkrankungen der Eltern oder Geschwister gefragt werden oder nach Schmerzen in der Brust bzw. Schulter unter Belastung. Bei einer Körperlänge über 190 cm (Ruderer, Basketballspieler) muss immer auf Symptome und Befunde eines Marfan-Syndroms geachtet werden. Bei verdächtigen Befunden oder Ereignissen sollten die möglichen kardialen Untersuchungsmethoden ohne Einschränkung eingesetzt werden. So muss bspw. eine Synkope bei Sportlern, insbesondere auch bei Jugendlichen, immer eingehend durch einen Spezialisten abgeklärt werden.

> Nicht zuletzt ist zur Prävention auch ein eigenverantwortliches Verhalten jedes Sportlers gefragt. Niemand darf bei einer Infektion oder fieberhaften Erkrankung, z.B. einem grippalen Infekt oder einer Mandelentzündung, Sport treiben. Gefahr der Herzmuskelentzündung!

Darüber hinaus sollten Sportler, Trainer und Betreuer (Eltern!) in regelmäßigen Abständen an **Kursen zur Reanimation** teilnehmen und Notfallmaßnahmen beherrschen. Es gibt heute sog. **Public Access Defibrillations-Projekte** (PAD: Defibrillation mit öffentlich zugänglichen automatisierten externen Defibrillatoren – AED). Zumindest in größeren Sportarenen sollte ein automatischer externer Defibrillator vorhanden sein, ähnlich wie in den USA. Zur Fußball-Weltmeisterschaft 2006 in Deutschland wurden alle WM-Stadien und Nationalmannschaften mit einem solchen Elektroschock-Gerät ausgestattet. Auch beim Training könnte ein tragbarer Defibrillator zur Ausrüstung der medizinischen Versorgung gehören. Der Fußballbundesligist FC Schalke 04 war einer der ersten Sportvereine, der dies realisierte. Obligat ist das Gerät bei Sportangeboten für ältere oder herzkranke Menschen. Bisher sind aber leider erst einige wenige medizinische Laien am AED ausgebildet.

39 Abseits des Sports – Doping

Das letzte Kapitel dieses Buchs thematisiert eine der dunklen Seiten des Sports bzw. eher ein Thema im Zusammenhang mit Sport, nämlich Doping. Darunter versteht man die unrechtmäßige Leistungsmanipulation im Sport, wobei das englische „to dope" mit „aufpulvern" oder „künstlich anreizen" übersetzt werden kann. Für die Herkunft dieses Wortes gibt es 2 unterschiedliche Erklärungen. Entsprechend der ersten Ableitung stammt der Begriff aus der südafrikanischen Bantu-Sprache; bei den Bantu war „dop" eine Schnapsart, die bei rituellen Handlungen als Stimulans für Kreislauf und Nervensystem verwendet wurde. Nach der zweiten Erklärung leitet sich das Wort „dop" aus der Sprache der Buren ab, den niederländischen Einwanderern in Südafrika, und bezeichnet einen Wein.

Im Folgenden sollen die wichtigsten Fragen zum Thema „Doping" beantwortet werden.

39.1 Was ist Doping?

Es gibt keine allgemein anerkannte Definition für Doping, sodass die folgende Begriffsbestimmung nur der Versuch einer möglichst umfassenden Beschreibung ist.

Im engeren Sinne ist Doping die beabsichtigte, oder nach dem Internationalen Olympischen Komitee (IOC) auch unbeabsichtigte, Anwendung von Substanzen aus verbotenen Wirkstoffgruppen oder die Anwendung verbotener Methoden, die eine unfaire, nicht trainingsbedingte Leistungssteigerung bewirken. Dazu gehören im weiteren Sinne auch der Versuch der Anwendung, der Besitz, der Handel sowie sonstige direkte Beteiligung an diesen Taten, also die Verabreichung verbotener Substanzen bzw. Anstiftung zum Doping. Verboten sind auch alle Versuche, Doping zu vertuschen.

Die **Welt-Anti-Doping-Agentur WADA** definiert als Doping die folgenden 8 Zustände und Handlungsweisen:

1. Vorhandensein eines verbotenen Wirkstoffs, seiner Stoffwechselprodukte oder Marker im Körpergewebe oder in der Körperflüssigkeit des Sportlers, also chemische Veränderungen im Körper, die einen Hinweis auf Doping geben
2. Anwendung oder Versuch der Anwendung eines verbotenen Wirkstoffs oder einer verbotenen Methode
3. Verweigerung oder Versäumnis einer Dopingkontrolle
4. Verstoß gegen die Vorschriften einschließlich der Angaben zum Aufenthaltsort bei Kontrollen außerhalb der Wettkämpfe
5. Heimliche Beeinflussung der Dopingkontrolle
6. Besitz eines verbotenen Wirkstoffs/Hilfsmittels oder einer verbotenen Methode auch durch das Hilfspersonal des Sportlers
7. Verkauf oder Weitergabe von verbotenen Wirkstoffen oder verbotenen Methoden

8. Verabreichung/Anwendung oder versuchte Verabreichung/Anwendung von verbotenen Wirkstoffen oder verbotenen Methoden

In der jährlich aktualisierten Verbotsliste der WADA sind die entsprechenden Wirkstoffe und Methoden aufgeführt.

39.2 Ist Doping heute wirklich ein Problem?

Ganz sicher ja! Doping betrifft nicht nur den Leistungssport, sondern hat längst auch den Breitensport erfasst, und zwar jede Altersklasse, vom Kind bis zum Rentner! Allein in Deutschland sollen Schätzungen zufolge pro Jahr für mehr als 100 Mio. Euro illegale Dopingmittel gekauft werden. Bereits 1996 berichtete der „Focus" über eine Studie mit 5500 Schweizer Schülern im Alter von 11–16 Jahren, von denen 1,6% dopten! Nach Untersuchungen in den USA und anderen Ländern sollen etwa 5% der Jungen und 2,5% der Mädchen im Alter zwischen 14 und 18 Jahren zumindest zeitweilig Anabolika und andere Substanzen einnehmen. Und in Deutschland gaben im Jahre 2007 von 800 Jugendlichen 7% die Einnahme von Anabolika in den vergangenen 12 Monaten zu, also jeder 15. Schüler!

Nach einer von den Bundesländern in Auftrag gegebenen und bereits im Jahre 1999 vorgestellten Studie nehmen in Deutschland zwischen 200 000 und 300 000 Menschen in **Fitness-** und **Bodybuildingstudios** regelmäßig Dopingmittel. Oft wird dabei im Kollektiv gedopt. Eine 2002 veröffentlichte Studie in 4 EU-Ländern (Deutschland, Belgien, Italien und Portugal) kam zu dem Ergebnis, dass sich durchschnittlich 5,7% aller Sportlerinnen und Sportler in kommerziellen Fitnessstudios Medikamente zur Verbesserung ihrer Leistungen verabreichen. In einer Umfrage aus dem Jahr 2006 unter 113 deutschen Fitnessstudios gaben 13,5% derer, die geantwortet haben, Doping zu. Die Dunkelziffer ist wahrscheinlich höher: Schätzungen zufolge sollen rund 20% aller Nutzer von Fitnesscentern Anabolika und andere verbotene Präparate zum Muskelaufbau oder zur Leistungssteigerung nehmen. In einer Befragung der Hochschule Lübeck in 24 Studios gestanden 24% der Männer und 8% der Frauen, schon Anabolika verwendet zu haben; die Präparate wurden meistens auf dem Schwarzmarkt erworben, 14% sollen aber von Ärzten verschrieben worden sein. Der Sportwissenschaftler Krüger hat 2007 angegeben, dass europaweit fast 6% der 16 Mio. Kunden von Fitnessstudios Anabolika einnehmen.

Betroffen sind aber auch andere Sportarten: Der **Radsport** ist nicht erst seit der Tour de France 2006 wegen Blutdopings sowie der positiven Testosteron-Testung des Tour-Siegers Floyd Landis, dem der Sieg aberkannt wurde, in Verruf geraten. Bei der Tour de France 1998 wurden im Auto des Masseurs des Festina-Teams, Willy Voet, verbotene Dopingmittel aller Art entdeckt, vornehmlich Erythropoetin (EPO, s. Abb. 39.1) und Amphetamine. Im Jahre 2007 gestanden zahlreiche Radsportstars Doping mit EPO. Die Tour de France geriet in den Jahren 2007 und 2008 wegen weiterer Dopingskandale zur Farce. Doch nicht nur die Profis betrügen; Dopingkontrollen in Belgien haben Schockierendes zu Tage gefördert: Von etwa 400 im Jahre 2003 getesteten Amateurfahrern waren 10% gedopt, Tendenz steigend. Der „pot belge" ist ein beliebter Doping- und Drogencocktail in der belgischen Radlerszene und enthält u.a. Kokain, Heroin, Amphetamine und Vitamine.

Die **Leichtathletik** hat immer wieder für Doping-Gerüchte und Skandale gesorgt. Bei den Olympischen Spielen 1988 in Seoul erzielte der Leichtathlet Ben Johnson eine Sieg über 100 m in der bisher nie wieder erreichten Weltrekordzeit von 9,79 s; 2 Tage später wurde er des Anabolika-Dopings überführt und disqualifiziert. Bereits beim olympischen Marathonrennen von 1908 in London erreichte der Italiener Dorando Pietri taumelnd das Stadion, stürzte und wurde disqualifiziert, weil ihm über die Ziellinie geholfen wurde. Er war aber nicht aufgrund von Erschöpfung zusammengebrochen, sondern weil Strychnin als Stimulanz im Spiel war. Weltrekorde im Kugelstoßen der Männer (1990) und im Diskuswerfen der Männer (1986) und Frauen (1988) wurden durch nachweislich gedopte Sportlerinnen bzw. Sportler erzielt. Marion Jones, die ehemals schnellste Frau der Welt und mehrfache Olympia- und Weltmeisterschaftssiegerin, legte im Oktober 2007 ein Doping-Geständnis ab. Sie räumte die Verwendung des unter dem Namen „the Clear" bekannten anabolen Designer-Steroids THG (Tetrahydrogestrinon) ein. Jones gab ihre Medaillen zurück und wurde im Januar 2008 zu einer sechsmonatigen Haftstrafe verurteilt. In seiner Autobiographie „Race against me" hat der britische Sprinter Dwain Chambers 2009 enthüllt, seine Leistungen mit über 300 verschiedenen Substanzen bzw. Cocktails illegal stimuliert zu haben: „Ich war ein wandelnder Junkie".

Auch **in anderen Sportarten** wird gedopt, bspw. beim Sportschießen, beim Biathlon, beim Rudern, beim Gewichtheben oder im Fußball: Der spanische Fußball-Profi Josep Guardiola wurde 2005 als erster Spieler in Italien wegen Nandrolon-Dopings zu einer Haft- und Geldstrafe verurteilt. Der ehemalige US-amerikanische Tennis-Profi John McEnroe soll 2004 den jahrelangen Konsum von Steroiden zugegeben haben. Im Jahre 2008 wurde Tennisstar Martina Hingis vom Internationalen Tennis-Verband ITF für 2 Jahre gesperrt; sie war im Juni 2007 beim Turnier in Wimbledon positiv auf Kokain getestet worden.

Insgesamt ist unklar, wie viele Leistungssportler dopen. Weniger als 1% der jährlich ca. 140 000–150 000 im Auftrag der Welt-Anti-Doping-Agentur untersuchten Proben ist positiv; Entsprechendes gilt für ca. 8000 Proben der Nationalen Anti-Doping-Agentur Deutschland von deutschen Kaderathleten. Im Kontrast dazu stehen die Zahlen einer 2005 publizierten sportwissenschaftlichen Studie der Universität Saarbrücken. Darin wurden 448 Datensätze deutscher Kaderathleten ausgewertet, danach ergab sich ein Anteil dopender Sportler von mindesten 26%, Schätzungen liegen mit 48% fast doppelt so hoch. Zur Diskussion steht die Behauptung von Clasing [2004], einem bekannten deutschen Doping-Experten: „In bestimmten Kraft- und Ausdauersportarten, z.B. dem Radsport, hat im Verlauf seiner Laufbahn fast jeder gedopt."

39.3 Warum wird gedopt?

Die Motive sind vielfältig: Der Sport hat heute einen sehr hohen gesellschaftlichen Stellenwert. Sportliche Erfolge führen zu sozialer Anerkennung und Wertschätzung sowie Aufmerksamkeit in den Medien, zu Ruhm und Ehre. Hinzu kommt aber außerdem, dass wir entsprechend einem Kommentar von Heflik [2008] die Leistungsgesellschaft hinter uns gelassen haben und längst in der Erfolgsgesellschaft stecken, in der nur der Sieg zählt. Dies bedeutet, dass Platz 2 den ersten Verlierer charakterisiert. Das geradezu klassische Beispiel ist Jan Ullrich als 5-facher Tour-de-France-Zweiter gegenüber dem Tour-Sieger Lance Armstrong.

Mit Doping wird versucht, die sportliche Leistungsfähigkeit zu steigern, um diesen Zielen vermeintlich leichter näher zu kommen. Manche Sportler nehmen Dopingmittel in dem irrigen Glauben, sich auf diese Weise ein strapaziöses Training zu ersparen. Doping kann durch falschen Ehrgeiz verursacht werden und ist Folge eines übertriebenen Leistungsdrucks. Trainer, Betreuer, der

Verein, Fans, aber oft auch Eltern machen Druck. Doping vermittelt seinen „Anwendern" ein (falsches) Gefühl von Vitalität, Fitness und „Power". Den Sportlern ist entweder das Risiko für die Gesundheit durch Doping nicht bewusst, oder die Gefahr wird in Kauf genommen, „wenn Medaillen und Moneten winken" – wie Müller es 2004 formuliert hat.

Ebenso spielen wirtschaftliche Gründe und Kommerz eine Rolle beim Doping. Siege im Spitzensport bedeuten bares Geld. Erfolgreichen Sportlern winken lukrative Werbeverträge. Im Gegenzug wollen Sponsoren und Fans ausschließlich Gewinner sehen, sie haben schließlich bezahlt, es ist ihr „gutes Recht". Viele Menschen sind als vermeintlich „Sportbegeisterte" letztendlich Voyeure; ihnen ist das „Spektakel Sport" wichtiger als ein Problembewusstsein dafür, dass durch Doping erzielte Leistungen keine echten Erfolge sind und das Doping gesundheitsschädigend ist. Bemerkenswert ist in diesem Zusammenhang das Ergebnis einer Umfrage während einer Sendung des Hessischen Rundfunks, bei der mehr als die Hälfte der Zuschauer für eine Freigabe des Dopings plädierten! Dazu hat der Philosoph Hastedt [2007] festgestellt: „Das System dopt mit!"

Die Motivation bei Breitensportlern zum Doping ist keine finanzielle wie im Spitzensport, sondern i.d.R. eine psychologische: Streben nach Anerkennung und (vermeintlich) schönem Körperbau bzw. Unterwerfung unter gruppendynamische Zwänge („Jeder im Studio nimmt etwas!"), um nur einige Gründe zu nennen. Darüber hinaus führt bspw. die Einnahme von Muskelaufbaupräparaten auch zu einer gewissen psychischen Abhängigkeit im Sinne einer zwanghaften Eitelkeit (Adonis-Komplex).

Nicht zuletzt spielt bei der Anwendung verbotener Substanzen auch eine Rolle, dass manche Präparate vermeintlich die Regeneration und die Rehabilitation nach Sportverletzungen beschleunigen sollen; dabei werden dann potenziell gesundheitsschädigende Nebenwirkungen bewusst oder unbewusst in Kauf genommen.

39.4 Womit wird gedopt?

Seit der Antike ist Doping bekannt. Im dritten Jahrhundert v.Chr. sollen Athleten Stierhoden gegessen haben, um die Leistungsfähigkeit zu steigern. Auch das Herz eines Löwen sollte Kraft verleihen. In der heutigen Zeit wurde die Doping-„Taktik" mit Raffinesse und krimineller Energie „verfeinert". Präparate werden auf dem Schwarzmarkt beworben und gehandelt. Das Internet bietet ein breites Forum.

Die nachfolgende Aufzählung nennt die **wichtigsten verbotenen Substanzen** und **Methoden**, die Liste ist aber keineswegs vollständig und wird regelmäßig aktualisiert:

- **Anabolika (anabole androgene Steroide)** sind künstlich hergestellte männliche Sexualhormone (z.B. Stanozolol oder Nandrolon) ebenso wie körpereigene Steroide (z.B. Testosteron). Die eiweißaufbauende (anabole) Wirkung führt zum Muskelaufbau, außerdem Körperfettabbau. Daher Anwendung in der Bodybuilding- und Fitness-Szene, aber auch bei vielen anderen Sportarten, die Kraft erfordern, z.B. Kugelstoßen. Anabolika sind die am **häufigsten verwendeten** Dopingmittel und der „Renner" unter den Leistungsverstärkern.
  Nebenwirkungen, Risiken und Gesundheitsschäden: Leberschäden, Leberkrebs, Aggressivität, unkontrollierter Zornausbruch, wahnhafte Gewalttätigkeit („roid rage"), depressive Phasen, Veränderung der Cholesterinwerte mit Verminderung des HDL-Cholesterins („gutes Cholesterin") und Erhöhung des LDL-Cholesterins

(„schlechtes" Cholesterin, spielt eine Rolle bei der Entstehung der Arteriosklerose), Herzschäden, Herzinfarkt, plötzlicher Herztod (s. Kap. 38), Akne („Steroidakne"), Veränderung des Geschlechtstriebs, bei Jugendlichen Wachstumsstopp. Beim männlichen Geschlecht Haarausfall, Entwicklung von Brüsten, Hodenschrumpfung, niedrige Spermienproduktion, Potenzstörungen. Beim weiblichen Geschlecht Vermännlichung, tiefere Stimme, Bart- und Körperhaarwuchs, Klitorisvergrößerung, Zyklusunregelmäßigkeiten, Aussetzen der Regel, Unfruchtbarkeit.

- **Wachstumshormon** hat ebenfalls einen muskelaufbauenden Effekt und fördert, wie sein Name sagt, das Wachstum. Es wirkt u.a. auf das Skelett, innere Organe und die Haut, außerdem soll es die Regeneration beschleunigen und den Fettanteil des Körpers reduzieren. Anwendung vorwiegend in Kraftsportarten.
  Nebenwirkungen, Risiken und Gesundheitsschäden: Vergrößerung der Extremitäten, auch des Kiefers (Zahnspangen bei erwachsenen Sportlern!), Leberschäden, Blutzuckererhöhung, Diabetes mellitus (Zuckerkrankheit), Herzveränderungen, Tumoren.
- **Erythropoetin** (**EPO**, s. Abb. 39.1) ist ein körpereigenes Hormon, das die Bildung roter Blutkörperchen (Erythrozyten) im Knochenmark anregt. Erythrozyten binden in der Lunge Sauerstoff und transportieren diesen zur Versorgung aller Zellen unseres Körpers. EPO kann künstlich hergestellt werden. Es verbessert die Sauerstoffaufnahmekapazität des Blutes und wird bevorzugt im Ausdauersport zum Doping missbraucht (z.B. Radsport, Leichtathletik-Langstrecken, aber auch Skisport und Fußball).
  Nebenwirkungen, Risiken und Gesundheitsschäden: EPO kann aufgrund der starken Mehrbildung von Erythrozyten zur Bluteindickung mit nachfolgender Thrombose (Verklumpung des Blutes) bzw. zum Kreislaufversagen durch Herzschwäche, Herzinfarkt oder Lungenembolie führen.
- **Insulin** ist ein sehr wichtiges körpereigenes Hormon, das in der Bauchspeicheldrüse hergestellt wird. Seine Hauptaufgabe ist die Regulation des Glukose-Stoffwechsels; Insulin senkt den Blutzuckerspiegel, beschleunigt die Glukoseaufnahme in die Muskelzellen. Sein Mangel bzw. Fehlen führt zur Zuckerkrankheit (Diabetes mellitus); für die Behandlung dieser Erkrankung gibt es heute zahlreiche Insulinpräparate. Insulin wird bspw. von Bodybuildern missbraucht, um die Wirkung von Anabolika oder Wachstumshormon zu unterstützen und den Muskelaufbau zu fördern. Ausdauersportler (z.B. Laufen, Radsport) dopen mit einer Mischinfusion von Insulin und Glukose, weil dies die Ausdauer durch Steigerung der Glukoseaufnahme in die Muskeln und vermehrte Einlagerung des Speicherzuckers Glykogen in die Muskelzellen fördern soll.
  Nebenwirkungen, Risiken und Gesundheitsschäden: Insulindoping ist potenziell lebensgefährlich, weil eine schwere Unterzuckerung zu Krampfanfällen oder zum tödlichen Koma führen kann. Wird dies überlebt, sind bleibende Hirnschäden möglich. **Wichtiger Hinweis**: Sporttreibende Diabetiker sind durch ihre Krankheit keineswegs im Vorteil, weil sie Insulin spritzen müssen und dürfen. Die Behandlung mit Insulin ist nach den Doping-Regeln meldepflichtig.
- **β-2-Agonisten** (z.B. Salbutamol, Clenbuterol) werden eigentlich beim Asthma verordnet. Als Dopingmittel werden sie zur Verbesserung der (Schnell-)Kraft eingesetzt. Die Präparate wirken teilweise wie Anabolika, sollen die Koordination und Konzentration verbessern und werden zum Körperfettabbau beim Bodybuilding in der „Definitionsphase" vor dem Wettkampf eingesetzt.

Nebenwirkungen, Risiken und Gesundheitsschäden: Sinnesstörungen, unkontrollierbares Zittern, erhöhte Herzfrequenz, Kopfschmerzen.

- **Wirkstoffe mit antiöstrogener Wirkung** sind verboten; sie werden in der Medizin bspw. zur Behandlung von bösartigen Erkrankungen wie Brustkrebs eingesetzt. Beim Doping sollen Nebenwirkungen der Anabolika wie z.B. Gynäkomastie (unnatürliches Brustwachstum) eingeschränkt werden.
- **Diuretika** bewirken eine erhöhte Flüssigkeitsausscheidung über die Nieren, sie werden als segensreiche Medikamente bei Herzschwäche und Wassereinlagerungen (Ödemen) eingesetzt. Als Dopingmittel werden sie zum „Abkochen" in Sportarten mit Gewichtsklassen missbraucht, um das Körpergewicht zu reduzieren, ferner in der „Definitionsphase" beim Bodybuilding, damit die Muskulatur unter der Haut besser sichtbar ist. Außerdem werden sie eingesetzt, um die Einnahme anderer verbotener Substanzen zu verschleiern.
  Nebenwirkungen, Risiken und Gesundheitsschäden: Entwässerung des Körpers mit extremem Flüssigkeitsverlust kann zu lebensbedrohlichen Veränderungen des Elektrolythaushalts mit Muskelkrämpfen und tödlichen Herzrhythmusstörungen führen, die Bluteindickung kann Thrombosen verursachen.
- Auch andere **maskierende Substanzen** sind verboten, die eine Ausscheidung verbotener Präparate verändern oder ihr Vorhandensein bei Dopingkontrollen verdecken sollen.
- **Blutdoping** ist die Verabreichung von Eigen- oder Fremdblut bzw. von Zubereitungen, die rote Blutkörperchen enthalten. Durch diese Maßnahme wird ebenso wie durch EPO die Zahl der roten Blutkörperchen erhöht, sodass die Sauerstofftransportkapazität verbessert wird. Beim Eigenblutdoping wird den Athleten Blut entnommen und aufbewahrt. Durch körpereigene Blutbildung wird der „Blutverlust" ausgeglichen. Das entnommene Blut wird dem Athleten vor dem Wettkampf wieder verabreicht. Der Vorwurf bzw. Verdacht des Blutdopings führte bspw. bei Jan Ullrich im Jahre 2006 zum Ausschluss von der Tour de France.
  Nebenwirkungen, Risiken und Gesundheitsschäden: Insbesondere bei einer Fremdbluttransfusion allergische Reaktionen und Hämolyse (Zerfall roter Blutkörperchen) mit Nierenschädigungen, auch wenn falsch gekennzeichnetes Blut verwendet wird. Ferner Fieber, Gelbsucht, Infektionen (auch Virus-Leberentzündung und AIDS!), Überlastung des Herz-Kreislauf-Systems, Stoffwechselversagen, Atemstillstand.

Anmerkung: Das Trainieren in großer Höhe führt wegen der Sauerstoffarmut der Luft ebenfalls zu einer Vermehrung der roten Blutkörperchen. Höhentraining ist kein Doping, ist also auch nicht verboten!

- Auch die **Anwendung künstlicher Sauerstoffträger** oder von **Plasmaexpandern**, die bspw. bei schwerem unfallbedingten Blutverlust medizinisch eingesetzt werden, ist verboten. Als Doping werden die Präparate missbraucht, um bspw. die Risiken von EPO durch Verbesserung der Blutzirkulation zu verringern oder zur Dopingverschleierung.
  Nebenwirkungen, Risiken und Gesundheitsschäden: ähnlich wie beim Blutdoping.
- Verboten sind **intravenöse Infusionen**, außer bei chirurgischen Verfahren, medizinischen Notfällen oder klinischen Untersuchungen.
- Beim **Gendoping**, das schwer nachweisbar ist, werden Veränderungen an menschlichen Zellen bzw. am Erbgut vor-

genommen statt körperfremde Substanzen zuzuführen. Potenzielle Dopingziele, die heute noch als Science Fiction anmuten mögen, sind Mutanten mit größerer Muskelmasse, Riesen als Basketballspieler, Schwimmer mit Schwimmhäuten oder Kiemen, Schützen mit Adleraugen oder die Vermeidung von Nebenwirkungen des Doping wie bspw. die Steroidakne oder die großen Ohren durch Wachstumshormone.

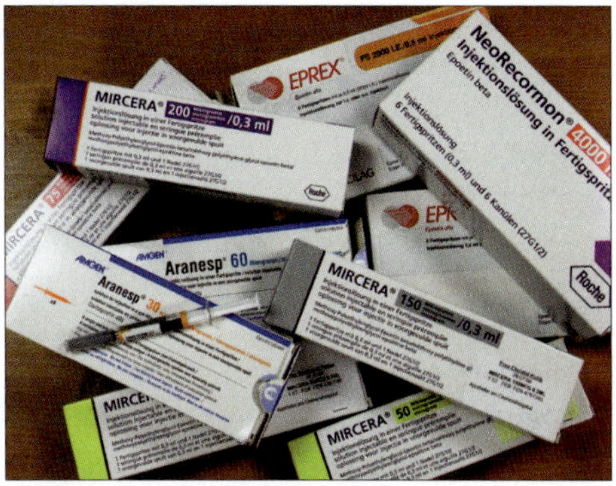

Abb. 39.1: Erythropoetin (EPO) ist ein Hormon, das für die Blutbildung von Bedeutung ist. In der Medizin wird es bspw. häufig bei Menschen mit Nierenversagen, die auf die Dialyse („künstliche Niere") angewiesen sind, eingesetzt. Dialysepatienten haben nämlich regelmäßig eine Blutarmut. Schätzungen zufolge sollen aber bis zu 3/4 des Erythropoetin-Verbrauchs für nicht medizinische Zwecke erfolgen: EPO wird v.a. im Ausdauersport zu Dopingzwecken missbraucht („Radfahrerdroge").

Außerdem gibt es **Wirkstoffgruppen**, die im Wettkampf verboten bzw. nur mit gewissen Einschränkungen zugelassen sind, z.B.:

- **Stimulanzien** (z.B. Amphetamin, Ephedrin, Kokain) sind Aufputschmittel und heben die Ermüdungsschwelle an. Sie erhöhen die Leistungsbereitschaft, weil der Körper auf autonom geschützte Reserven zurückgreifen kann, die normalerweise nur im Extremfall (z.B. Lebensgefahr) freigegeben werden. Anwendung in Ausdauer- und Spielsportarten.
  Nebenwirkungen, Risiken und Gesundheitsschäden: Ausschaltung des körpereigenen Warnsystems, Halluzinationen, Schlafstörungen, Bluthochdruck, Herzinfarkt, Abhängigkeit, Überbelastung bis zum Tod. **Hinweis**: In die Gruppe der Stimulanzien gehört auch Koffein; es stand bis vor einigen Jahren auf der Doping-Liste, wurde dann aber von der Liste genommen, weil es Probleme beim Nachweis gegeben hatte. Koffein kann in hoher Dosierung das körpereigene Warnsystem ausschalten und damit zu schwerster Überanstrengung des Körpers führen, in Kombination mit anderen Präparaten sogar zum Tod. Nicht wenige Experten werten die Streichung des Koffeins von der Verbotsliste als Resignation der Doping-Fahnder.
- **Narkotika** wie Heroin, Morphin und Codein sind starke Schmerzmittel und werden beim Sport als Doping eingesetzt, wenn starke Schmerzen beim Training oder Wettkampf erwartet werden oder bei körperlicher Dauerbelastung. Je nach Präparat stehen Euphorie oder Beruhigung im Vordergrund.
  Nebenwirkungen, Risiken und Gesundheitsschäden: Sucht, Verwirrung, Atemlähmung, Kreislaufschaden, Pupillenverengung, Schwindel, Übelkeit.
- **Cannabinoide** kommen in der Hanfpflanze (Cannabis) bzw. deren Harz vor. Sie können als psychoaktive Substanzen im Sport zur Anregung, Stärkung des Selbstvertrauens, Entspannung oder Verschleierung anderer Dopingmittel missbraucht werden, z.B. in Spielsportarten. Haschisch ist gepresstes Cannabisharz, bei Marihuana handelt es sich um getrocknete weibliche Blütenstände.
  Nebenwirkungen, Risiken und Gesundheitsschäden: Konzentrationsstörungen, Abhängigkeit, Wahrnehmungsstörungen, Appetitlosigkeit, Infektanfälligkeit, Schlafstörungen, Herzrhythmusstörungen, Herzinfarkt.
- **Glukokortikosteroide (Kortikoide)** sind Hormone aus der Gruppe des Kortisons,

deren entzündungshemmende Wirkung medizinisch genutzt wird. Die äußerliche Anwendung am Auge oder Ohr ist erlaubt, ebenso die Inhalationsbehandlung beim Asthma oder der allergischen Nasenschleimhautentzündung. Außerdem sind örtliche Injektionen (z.B. beim Tennisarm) oder ins Gelenk (z.B. „Reizknie") gestattet, müssen aber angezeigt werden. Verboten sind die intramuskuläre, die intravenöse, die rektale (lat. *Rectum*: Enddarm) und die orale Kortikoid-Anwendung, die als Doping zur Erhöhung der Willenskraft in sportlichen Stresssituationen v.a. bei Ausdauersportarten (z.B. Radsport) missbraucht werden.
Nebenwirkungen, Risiken und Gesundheitsschäden: Störung der Immunabwehr und des körpereigenen Hormonhaushalts, Gewebezerstörung, gesteigerter Proteinabbau, Knochenabbau, Blutzuckererhöhung (Kortisondiabetes), Bluthochdruck.

- Der „Genuss" von **Alkohol** soll beim Sport zur Entspannung führen, Angst und Zittern reduzieren. Alkohol ist zwar nicht grundsätzlich verboten, jedoch gibt es bei bestimmten Sportarten Grenzwerte, z.B. Karate, Bogenschießen, Motor(rad)sport oder Moderner Fünfkampf (für Disziplinen, bei denen Schießen eingeschlossen ist).
- **Betablocker (Betarezeptorenblocker, β-Blocker**) sind Arzneimittel, die in der Medizin bspw. gegen Bluthochdruck oder zur Senkung der Pulsfrequenz eingesetzt werden können. Die Betablocker hemmen die Wirkung von Stresshormonen wie Adrenalin; sie reduzieren die Herzfrequenz, Zittern und Angst. Dies wird bei manchen Sportarten „genutzt" und hat zum Verbot im Wettkampf bspw. beim Schießen oder Bogenschießen geführt.
  Nebenwirkungen, Risiken und Gesundheitsschäden: zu niedriger Puls oder Blutdruck, Verengung der Bronchien.
- **Lokalanästhetika** sind örtliche Betäubungsmittel, die zur Behandlung akuter oder chronischer Schmerzen eingesetzt werden können. Die Verwendung muss der Wettkampfleitung angezeigt werden. Kokain, das ebenfalls zu diesen Präparaten gehört, ist grundsätzlich verboten.
  Nebenwirkungen, Risiken und Gesundheitsschäden: Steigerung der Atmung (Hyperventilation), Herzrhythmusstörungen; in Verbindung mit Sport evtl. erhöhte Verletzungsgefahr wegen Schmerzausschaltung.

Unter Sportmedizinern wird kontrovers diskutiert, ob die Aufnahme von **Kreatin**, das zum Muskelaufbau von manchen Athleten teilweise exzessiv konsumiert wird, als Doping zu werten ist. Bisher steht Kreatin, eine Verbindung der Aminosäuren Arginin, Methionin und Glycin, aber nicht auf der Doping-Liste. Die Substanz, die in natürlicher Form im Fleisch vorkommt und überwiegend in der menschlichen Skelettmuskulatur gespeichert wird, ist keineswegs als risikolos einzustufen, insbesondere nicht in der von manchen Anwendern gewählten hohen Dosierung. Dies scheint mit einer erhöhten Verletzungsanfälligkeit der Muskulatur verbunden zu sein.

Eine Grauzone der medikamentösen Beeinflussung sportlicher Leistungen ist die **prophylaktische Einnahme von Antiphlogistika** wie Diclofenac oder Ibuprofen. Diese Präparate stehen bisher nicht auf der Dopingliste, sie wirken schmerzlindernd und entzündungshemmend. Antiphlogistika werden, wie in vorausgegangenen Kapiteln mehrfach dargestellt, bei zahlreichen Verletzungen, Erkrankungen und Schäden sinnvoll therapeutisch eingesetzt (z.B. Muskelfaserriss, Gelenkverletzungen, Arthrose, Rheuma). Nicht wenige Sportlerinnen und Sportler schlucken diese Präparate aber regelmäßig zur Vorbeugung, quasi „wie Bonbons". Dies ist **abzulehnen**! Die routinemäßige prophylaktische Einnahme, besonders vor einem Wettkampf oder sogar vor einem Training, nimmt dem Körper nicht nur das Warnsignal des Schmerzes. Es drohen gefährliche Nebenwirkungen, z.B. Magen- und Zwölffingerdarmgeschwüre oder Nierenschäden (s. Kap. 2.7).

39.5 Wie wird gedopt?

Die Doping-Substanzen werden dem Körper auf unterschiedliche Weise zur „Verfügung" gestellt: Die Präparate werden geschluckt, gespritzt, gesalbt, inhaliert, gesprayt, gepflastert oder infundiert. Die Dosierungen bei „Sportlern" sind bei manchen Präparaten und Medikamenten teilweise 10–100-mal höher als bei der Behandlung von Kranken. Details werden in diesem Buch bewusst nicht genannt, damit die Ausführungen nicht als Anleitung zum Doping missverstanden werden.

39.6 Wie gefährlich ist Doping?

Das Paradebeispiel für die Bagatellisierung des Dopings ist immer noch die Stellungnahme eines DDR-Trainers bei den Olympischen Spielen 1976 zu den sichtbaren und hörbaren Nebenwirkungen bei den haushoch überlegenen DDR-Schwimmerinnen. Auf die Frage eines Reporters [Der Spiegel 1976], warum diese alle so tiefe Stimmen hätten, antwortete der Trainer: „Unsere Mädchen sind hier zum Schwimmen und nicht zum Singen."

Die spezifischen Nebenwirkungen, die Dopingsubstanzen haben, wurden bereits aufgeführt und werden von den „Anwendern" unterschätzt oder ignoriert. Dies erklärt bspw. die irrsinnig hohen Dosierungen bei einzelnen Präparaten. Hinzu kommt, dass dopende Breitensportler dies meist ohne jegliche ärztliche Überwachung tun – im Gegensatz zu dopenden Spitzensportlern. Darüber hinaus ergeben sich Risiken ähnlich dem illegalen Drogenhandel durch Schwarzmarktpräparate, die gefährliche Beimischungen zur Wirkungsverstärkung enthalten können oder abhängig machen. Die Dosierungsangaben sind teilweise falsch, ebenso die Wirkstoffe, die nicht immer der Deklaration entsprechen. Oder es handelt sich um Wirkstoffe, die gar nicht zugelassen sind, weil ihre Wirkungen und Risiken noch ungenügend erforscht sind; so werden Sportler zu Versuchskaninchen und spielen unfreiwillig „russisches Roulette". Und noch eine weitere Gefahr droht: Durch die Verwendung unsteriler Spritzen ist es zu Infektionen gekommen, bspw. zur Leberentzündung oder zu AIDS durch Übertragung des Erregers HIV.

Leider setzen sich manche Ärzte, die Sportler betreuen, mit dem Thema Doping wenig auseinander. Sie halten Doping ausschließlich für ein Problem des Spitzensports und neigen dazu, die Nebenwirkungen zu unterschätzen. Damit liegen sie dann auf einer Linie mit vielen „Anwendern", Trainern, Betreuern oder Besitzern von Fitnessstudios.

Besonders problematisch und riskant beim Doping und Medikamentenmissbrauch ist die sog. Polymedikation, die gleichzeitige Verwendung von mehreren Medikamenten. Im Jargon wird dies auch „Stacking" genannt (engl. *to stack*: stapeln). Auf diese Weise kommt es zur Potenzierung der Gefahr. Die Polymedikation dient im Übrigen nicht nur dazu, „optimale" Dopingergebnisse zu erzielen; sie muss auch angewendet werden, um Nebenwirkungen der jeweiligen Dopingmittel zu kaschieren, bspw. Sildenafil (Viagra) bei Impotenz oder Minoxidil bei Haarausfall.

Doping ist lebensgefährlich!
Eine risikolose Dosierung ohne schädliche Nebenwirkungen ist unmöglich!

Für die Fehleinschätzung der Risiken zahlen Sportler immer wieder mit dem Leben. Zahlreiche **Todesfälle** sind im Zusammenhang mit Doping bekannt geworden, z.B.:

- Bei den Olympischen Spielen in Rom 1960 war die gesamte dänische Radsportmannschaft gedopt. Das Teammitglied Knut Enemark Jensen starb an den Folgen eines Hitzschlags, seine Körpertemperatur betrug 42 °C! Spätere Untersuchungen ergaben, dass er Amphetamine (Aufputschmittel) genommen hatte.
- In glühender Hitze bei der Tour de France 1967 fuhr der englische Radprofi Tom Simpson auf einer Bergetappe Schlangenlinien, fiel vom Rad, stieg nochmals auf, brach kurz danach zusammen und starb. In seinem Trikot fanden sich Amphetamine (s.u.), außerdem hatte er Alkohol getrunken – eine tödliche Mischung.
- In der fünfzehnten Runde beim Kampf um die Europameisterschaft im Mittelgewicht am 12. Juni 1968 wurde der Kölner Boxer Jupp Elze vom Titelverteidiger Carlos Duran schwer am Kopf getroffen. Bis zu diesem Zeitpunkt führte er nach Punkten. Elze taumelte durch den Ring und sackte bewusstlos zusammen. Aus dem Koma wachte er nicht mehr auf, am 20. Juni 1968 starb er an den Folgen einer Gehirnblutung. Bei seiner Obduktion stellte sich heraus, dass er verschiedene Präparate eingenommen hatte, darunter das Aufputschmittel Pervitin. Ohne Doping hätte er die schweren Treffer, allein über 150 am Kopf, kaum so lange aushalten können.
- Die Mehrkämpferin Birgit Dressel starb 1987 qualvoll auf der Intensivstation an einem Multiorganversagen, ebenfalls nach Medikamentenmissbrauch von angeblich mehr als 100 (!) Präparaten. Sie wurde nur 26 Jahre alt.
- Im Jahre 1996 starb der Bodybuilder Andreas Münzer mit nur 31 Jahren. Bei der Obduktion fanden sich – als Anabolikafolge – Lebergeschwülste (Adenome) „so groß wie Tischtennisbälle“. Eines dieser Adenome hatte eine Blutung verursacht mit tödlichem Multiorganversagen.
- Die Weltrekord-Sprinterin Florence Griffith-Joyner starb 1998 mit 38 Jahren („Schnell wie der Tod“ laut „Tagesspiegel“) an den Folgen eines Schlaganfalls bzw. epileptischen Anfalls, der in Verbindung mit Doping gebracht wurde, u.a. mit Anabolika.
- Im Jahre 1998 starb Ralf Reichenbach mit 47 Jahren. Der ehemalige deutsche Meister und Vize-Europameister im Kugelstoßen 1974 wurde Bodybuilder und hatte nach eigener Aussage Anabolika geschluckt „wie andere Menschen Gummibärchen“.
- Diuretika-Missbrauch lag vor beim Leichtgewicht-Ruderer Bertini. Dieser starb im Jahre 2001 bei der Ruder-WM am Multiorganversagen. Er wollte durch Diuretika und ein schweißtreibendes Training sein Gewicht vermindern, also „abkochen“. Bertini hatte beim Lauftraining, bekleidet mit Neoprenanzug, mehreren Pullovern, Handschuhen und Wollmütze bei sommerlichen Temperaturen, einen Hitzschlag erlitten. Seine Körperkerntemperatur überstieg 43 °C!
- Die italienische Radsportlegende Marco Pantani starb im Jahre 2004 in einem Hotel in Rimini. Bei der Leiche des 34-Jährigen wurden mindestens 10 Medikamentenpackungen gefunden, darunter 4 verschiedene Antidepressiva. Der mehrfach wegen Dopings angeklagte und verurteilte Radstar litt nicht nur an Depressionen, sondern soll auch drogenabhängig gewesen sein.

Diese Aufzählung der Doping-Todesfälle stellt nur einen Bruchteil der Opfer dar, die (bedauerlicherweise) eine traurige Prominenz erlangt haben. Die Dunkelziffer ist sicher hoch, weil tote Breitensportler für die Medien wenig spektakulär erscheinen im Gegensatz zu Todesfällen im Spitzensport, wo meistens intensive Nachforschungen erfolgen. Beispielsweise gab es in den 1990er-Jahren in den Benelux-Ländern eine nicht genau zu beziffernde Zahl von ambitionierten Hobbyradfahrern, die im Schlaf verstorben sind. Der Einsatz von EPO, das zur Bluteindickung führt, hatte damals seine Blütezeit. Auch der niederländische Profi und Bahn-Olympiasieger Bert Oosterbosch gehörte übrigens zu den sog. „Eingeschlafenen", die den nächtlichen Herztod starben.

39.7 Was wird gegen Doping unternommen? Was kann jeder selbst dagegen tun?

Heute gibt es eine Vielzahl von Aktivitäten gegen Doping im Sport. Die Medizinische Kommission des Internationalen Olympischen Komitees (IOC) und verschiedene Sportverbände und Organisationen haben Listen über verbotene Präparate und Methoden erstellt und systematische Kontrollen, wenn auch nur für den Leistungssport, veranlasst. Die Welt-Antidoping-Agentur **WADA** (engl.: *World Anti-Doping Agency*) ist heute *die* internationale Organisation, die seit 2002 weltweit die Maßnahmen gegen das Doping im internationalen Leistungssport organisiert. Die WADA gibt einen weltweit einheitlichen Anti-Doping-Kodex heraus, dem die internationalen Sportverbände und die vertretenden Regierungen zugestimmt haben.

Die **Nationale Anti-Doping-Agentur Deutschland (NADA)** ist eine selbständige privatrechtliche Stiftung. Sie hat einen Vorstand, eine Geschäftsstelle und ein Kuratorium, bestehend aus Vertretern der Wirtschaft, des Bundesinnenministeriums und des organisierten Sports. Zur Organisationsstruktur gehören auch Arbeitsgruppen mit externen Experten für Medizin, Prävention und Recht. Aufgabe der NADA ist die Bündelung der Kräfte im Kampf gegen Doping. Die NADA ist eine unabhängige Einrichtung und ausschließlich dem Ziel der Dopingbekämpfung verpflichtet. Sie ist gegenüber den Sportverbänden, der Wirtschaft und dem Staat weisungsunabhängig. Andererseits bindet die NADA, entsprechend den Ausführungen auf der Homepage, „alle maßgebenden gesellschaftlichen Kräfte in die Verfolgung des Stiftungszwecks ein, die an der Erhaltung der kulturellen und gesellschaftlichen Rolle des Sports ein Interesse haben".

Für den deutschen Sport ist das Anti-Doping-Regelwerk der NADA („NADA-Code") das wichtigste sportartenübergreifende Regelwerk im Bereich des Dopings. Außerdem existieren teilweise noch in manchen Sportfachverbänden eigene Anti-Doping-Ordnungen, die den NADA-Code beinhalten, jedoch in Einzelfällen darüber hinausgehen können. Der NADA-Code selber basiert auf dem Welt-Anti-Doping-Code und den für die Praxis relevanten sog. „International Standards" der WADA. Die NADA beschränkt ihre Aktivitäten auf Dopingkontrollen außerhalb des Wettkampfes (Out-of-Competition). Grundsätzlich gehören zum Kreis der zu kontrollierenden Aktiven alle potenziellen Teilnehmer an nationalen und internationalen Meisterschaften. Die Kontrollen bei Wettkämpfen werden vom jeweiligen Fachverband in Zusammenarbeit mit dem Veranstalter organisiert.

Bei den **Dopingkontrollen** gibt es dementsprechend **Wettkampfkontrollen** und (angemeldete und unangemeldete) **Trainingskontrollen**. Untersucht werden meistens Urin und Blut, wobei der Hauptanteil der Doping-Analysen zurzeit mit Urin gemacht wird. Im Zusammenhang mit Dopingkontrollen fallen immer wieder die Begriffe **„A-Probe"** und **„B-Probe"**: Bei einer Wettkampf- oder Trainingskontrolle wird vom Athleten Urin unter Aufsicht in einem speziellen Behälter „gesammelt". Die Urinprobe wird in 2 Flaschen aufgeteilt, die A-Probe und die B-Probe, diese sind gekennzeichnet und werden dann versiegelt. Ein

Rest des Urins verbleibt im Becher zur Bestimmung des pH-Wertes und der Urinkonzentration. Die A- und B-Probe werden in einen speziellen Container gestellt, der ebenfalls versiegelt wird. Im Dopinglabor wird die A-Probe analysiert, die B-Probe gesichert und gekühlt. Bei einer „positiven“ A-Probe (Nachweis einer verbotenen Substanz) erfolgt die Testung der B-Probe. Sind beide Proben positiv, so führt dies zu Sanktionen, z.B. Wettkampfsperre des Athleten.

Es wäre allerdings wünschenswert, wenn mehr Geld zur Bekämpfung des Dopings zur Verfügung stände. Während Firmen und Konzerne jährlich viele Mio. Euro in das Sponsoring des Sports investieren, steht nur ein vergleichsweise kleiner Etat zur Verfügung, um den Sport sauber zu halten. Im Jahre 2007 betrug der Etat der NADA 2,3 Mio. Euro. Viele Funktionen im Kampf gegen Doping werden ehrenamtlich oder für eine nur geringe Bezahlung durchgeführt. Ein positiver Ansatz ist, dass für 2008 eine Erhöhung auf 3,9 Mio. Euro erfolgte; ferner wurden 1,6 Mio. Euro für die IOC-Labore in Köln und Kreischa sowie 300 000 Euro für Prävention zur Verfügung gestellt. Den Großteil der Mittel stellt das deutsche Bundesinnenministerium zur Verfügung, je über eine halbe Mio. stammen vom Deutschen Olympischen Sportbund (DOSB) und aus der Privatwirtschaft.

Zahlreiche Gesetze regulieren und reglementieren Doping und Machenschaften im Zusammenhang mit Doping, und zwar auf internationaler sowie nationaler Ebene, in Deutschland z.B. das Arzneimittelgesetz (AMG), das Betäubungsmittelgesetz (BtMG) und das Strafgesetzbuch (StGB). Details dazu würden den Rahmen dieses Buchs sprengen.

Ebenso wichtig und bedeutend wie die bisher aufgeführten Aktivitäten im Kampf gegen Doping im Sport ist aber die Bewusstseinsbildung in der Öffentlichkeit und bei allen (potenziell) Beteiligten, z.B. neben den Sportlern auch bei Ärzten, Eltern, Trainern und insbesondere bei Jugendlichen. Hier sind die Arbeit und die Aufklärung an der Basis gefragt und äußerst sinnvoll, z.B. im Sportunterricht in Schulen. Ein Bewusstsein für das Thema schaffen auch Werbekampagnen der verschiedenen Verbände, z.B. „Athletics without Doping“ (2006). Hingewiesen sei auch auf die Aktivitäten der Deutschen Sportjugend (dsj) im Deutschen Sportbund. Zur Bewusstseinsbildung in der Öffentlichkeit können auch die Medien beitragen. Journalisten haben ein hohes Maß an Verantwortung; sie können bspw. Bilder von unnatürlich mit Muskeln „bepackten“ Sportlern aufklärend kommentieren (und nicht glorifizieren!) oder gar nicht erst publizieren.

„Saubere“ Sportler, die Doping-Veränderungen bei ihren Trainingspartnern vermuten (z.B. kurzfristiger Muskelaufbau, Akne, Verhaltensauffälligkeiten, Bartstoppeln oder tiefe Stimme bei Frauen), sollten diese sachlich zur Rede stellen und eine kompetente ärztliche Untersuchung und Beratung empfehlen.

39.8 Was haben Dopingbetrüger für Verschleierungstaktiken?

Der Begriff „Dopingbetrüger“ ist der eher verharmlosenden Bezeichnung „Dopingsünder“ vorzuziehen. Die zahlreichen Verschleierungstaktiken von Dopingbetrügern könnte man mit den Stichworten **„tarnen, tricksen, täuschen“** zusammenfassen. Hier nur einige Beispiele:

- Dopingbetrüger und Dopingfahnder befinden sich in einem ständigen Wettstreit; die Betrüger sind oft – manche Sachverständige behaupten: immer – **einen Schritt voraus**. Es werden immer neue Substanzen bzw. Methoden entwickelt bzw. auf eine mögliche Nutzung zum Doping getestet. Immer häufiger kommen Mittel zum Einsatz, die einzig zum Ziel des Dopings entwickelt wurden und ausschließlich den „Anwendern" zur Verfügung gestellt werden, also weitgehend unbekannt sind. Aber erst, wenn eine Dopingsubstanz bekannt und auf dem „allgemeinen" Markt ist, kann eine Nachweismethode entwickelt werden. Solange aber der analytische Nachweis einer Dopingsubstanz nicht möglich ist, wird es immer Sportler geben, die dies zum Erreichen ihrer Ziele ausnutzen.

- Manche Präparate sind besonders schwierig nachzuweisen. Einige Experten behaupten, dass es heute ein **„Zweiklassensystem"** im Doping gibt: nämlich Anwender, die sich schwer nachweisbare, aber teure Mittel leisten, und diejenigen, die billige, jedoch leichter aufzuspürende Substanzen nehmen.
- Eine andere Taktik ist das **Herandopen an den Grenzwert**: Es ist für die Wissenschaftler in den Kontrolllabors schwierig, einen Missbrauch nachzuweisen, wenn zwischen körpereigener und körperfremder Produktion einer Substanz nicht unterschieden werden kann. Deshalb wird ein Grenzwert festgelegt, wie viel von der entsprechenden Substanz im Analysegut (z.B. Urin) enthalten sein darf. Damit Sportler nicht zu Unrecht des Dopings beschuldigt werden, wird der Grenzwert relativ hoch angesetzt. Dies missbrauchen manche Sportler und dopen sich bis an den Grenzwert heran, bspw. bei Testosteron oder EPO.
- **Insulin** ist ein anderes Beispiel für eine Dopingsubstanz, die der Körper selbst bildet, die aber auch künstlich hergestellt wird. Wie erwähnt soll Insulin, zusammen mit Glukose verabreicht, die Energiereserven im Körper erhöhen. Ist die Aminosäuresequenz des verwendeten Humaninsulins absolut identisch mit der des körpereigenen, wird es für die Dopingspezialisten schwierig.
- **Grenzwerte** sind im Übrigen auch ein Dauerbrenner in Diskussionen darüber, wann Doping vorliegt. Wie erwähnt, führt EPO zu einer Vermehrung der roten Blutkörperchen, was sich an einer Erhöhung des Hämoglobin-Werts im Blut (Hämoglobin ist der für den Sauerstofftransport verantwortliche eisenhaltige rote Blutfarbstoff in den roten Blutkörperchen) zeigt. Die maximal erlaubten Werte sind bei Sportlerinnen 16 g Hb/dl, bei Sportlern 17 g Hb/dl. Diese Grenzwerte sind umstritten, weil es individuelle Unterschiede zwischen Menschen gibt. Zwar kann man exogenes EPO direkt nachweisen, dies ist jedoch sehr aufwändig und kann nicht standardmäßig bei allen Proben angewandt werden.
- Die Infusion von **Eigenblut** ist im Gegensatz zum Fremdblut nicht nachweisbar. Liegt der Grenzwert für Hämoglobin höher als erlaubt, kann dies Folge von Eigenblutdoping, aber auch genetisch bedingt sein, was zu dem gerade dargestellten Abgrenzungsproblem führt.
- Es gibt verschiedene Formen der **Urinmanipulation** zur Vermeidung einer positiven Dopingkontrolle, z.B. Einführen von Fremdurin in die vorher entleerte Blase, Aufbewahren von Fremdurin in einem Kondom im After, Urinieren über den mit einem „Waschmittel" präparierten Finger (Waschpulver soll in der Probe Substanzen abbauen) oder direktes Einbringen des „Waschmittels" in den Harntrakt vor der Kontrolle.
- Diuretika und andere **Maskierungsmittel** sollen die Einnahme verbotener Substanzen verschleiern (s.o.).
- In die Kategorie „tricksen und täuschen" gehören sicherlich auch manche Sportler, die sich mithilfe eines ärztlichen Attests eine **Ausnahmegenehmigung** verschaffen und dann eigentlich verbotene Präparate nehmen dürfen; ein Beispiel dafür ist das anabol wirkende Asthmamittel Clenbuterol, ein β-2-Agonist. In manchen Sportarten scheint es über-

durchschnittlich viele Asthmatiker zu geben. 82% der Medaillengewinnerinnen und -gewinner im Skilanglauf bei den Olympischen Winterspielen 1994 hatten ein ärztliches Attest. Im Jahre 1999 waren bei den Schwimmweltmeisterschaften 100% der britischen und 50% der amerikanischen Teilnehmerinnen und Teilnehmer laut Attest Asthmatiker!

Allerdings sind die Dopingfahnder nicht auf den Kopf gefallen und haben auch ihre „Tricks". Dazu ein Beispiel: Es ist ein bekanntes Täuschungsmanöver, dass den Kontrolleuren Fremdurin untergeschoben wird (s.o.). Es gibt heute die Möglichkeit, den Betrug mit vertauschten Harnproben aufzudecken, und zwar mit sog. Markersubstanzen. Der zu testende Sportler muss eine gewisse Zeit vor der Urinabgabe eine unbekannte Markersubstanz schlucken, die sich dann auch bei der Analyse wiederfinden muss.

39.9 Wie kann sich ein Sportler vor ungewolltem bzw. unbewusstem Doping schützen?

Auch wenn ein Sportler die künstliche Leistungssteigerung bzw. den Leistungsbetrug ablehnt, sollte er sich mit der Doping-Problematik auseinandersetzen, um vor einem ungewollten bzw. unbewussten Doping geschützt zu sein. Dafür an dieser Stelle einige **Regeln** und **Empfehlungen für Breiten- und Leistungssportler**:

- Jeder Sportler sollte sich mit dem Thema Doping zumindest in den Grundzügen auseinandersetzen und ein **Basiswissen** haben.
- Grundsätzlich sollten bei einer akuten oder chronischen Erkrankung bzw. Verletzung sportliche Aktivitäten nur **nach ärztlicher Rücksprache und Genehmigung** erfolgen. Dies gilt sowohl für das Training als auch den Wettkampf. Manchmal braucht der Körper die Schonung und Erholung und keinen zusätzlichen Stress durch Sport!
- Wer krank oder verletzt ist, gehört in **ärztliche Behandlung** und muss erforderlichenfalls auch mit Medikamenten behandelt werden.
- Bei einer notwendigen **Medikamenteneinnahme** darf Sport nur nach ärztlicher Rücksprache und Genehmigung betrieben werden. Dem Arzt sollte auch die Problematik des Dopings bzw. der Medikamenteneinnahme im Sport vertraut sein. Vorsicht: In manchen Salben gegen Hauterkrankungen ist bspw. Kortison. Einige Asthmamittel enthalten, wie erwähnt, β-2-Agonisten, Schmerzmittel können Narkotika enthalten.
- **Grippe- oder Schnupfenmittel** können dem Körper eine falsche Fitness vorgaukeln, in Verbindung mit Sport kann der Gesundheit zusätzlicher Schaden zugefügt werden. Einige häufig bei Erkältung und Husten eingesetzte Präparate enthalten Stimulanzien, z.B. Ephedrin.
- Bei Sportlern kann es evtl. erforderlich sein, fehlende oder verausgabte Stoffe zu ersetzen, um die körperlichen Reserven „aufzufüllen" bzw. nicht zu niedrig werden zu lassen und um Erholungsphasen abzukürzen. Zu diesem Zweck werden dann bspw. Nährstoffe, Energie liefernde Präparate oder Proteine, Aminosäuren, Vitamine, Mineralien und Spurenelemente eingenommen. Hier ist **ärztlicher Rat** gefragt und genau auf die Zusammensetzung zu achten, um nicht ungewollt zu dopen.
- Aus diesem Grund ist höchste Vorsicht geboten bei Nährstoffkonzentraten und Zusatzernährung, erst recht bei Präparaten unbekannter Herkunft oder aus dem Internet. Insbesondere in ausländischen Produkten können sich bspw. Beigaben von nicht deklarierten Hormonen wie Anabolika befinden. In einer Untersu-

chung des biochemischen Labors der Sporthochschule Köln fand sich in etwa 15% der analysierten „Nahrungsergänzungsmittel" eine **Verunreinigung** mit auf der Dopingliste stehenden Substanzen.

- Im Übrigen ist eine **ausgewogene Ernährung** i.d.R. besser als die meisten „Ergänzungsmittel". Exzessiver Gebrauch dieser Präparate kann zu gesundheitlichen Schäden führen. Bspw. können die vermeintlich „gesunden" Vitamine durchaus überdosiert werden!
- Hohe Leistungen werden zwar auch durch eine gewisse „Veranlagung" erreicht, in erster Linie aber durch ein **systematisches Training** unter geschulter Aufsicht.
- Mangelhafte Kondition, fehlendes Training und nachlassende Leistungsfähigkeit – kein Sportler wird jünger! – können **nicht durch Medikamente** ausgeglichen werden.
- Leistungssportler, bei denen regelmäßige Dopingkontrollen im Training und Wettkampf durchgeführt werden, müssen damit rechnen, dass ihnen **verbotene Substanzen „untergejubelt"** werden. Bspw. sollten in Diskotheken und Gaststätten zur Vermeidung einer Beimischung die Getränke nicht im Glas, sondern in der verschlossenen Flasche geliefert werden. Das Motto lautet: „Nichts ist unmöglich!". Der Olympiasieger Dieter Baumann, einer der erfolgreichsten deutschen Sportler, wurde positiv getestet auf das Anabolikum Nandrolon, dessen Vorstufe Norandrostendion in seiner Zahnpasta gefunden wurde.
- Sportler sollten (vermeintlich) erlaubte Medikamente, Nahrungsergänzungsmittel und sonstige Präparate wie Vitamine, Mineralien und Spurenelemente nur von **Menschen ihres Vertrauens** annehmen.
- Im Zweifelsfall: „Vertrauen ist gut, Kontrolle ist besser." In der ehemaligen DDR sind zahlreiche Kadersportler **unwissentlich** von ihren Trainern und „Betreuern" gedopt worden. Dies war flächendeckend staatlich organisiert entsprechend einem Beschluss der Leistungssportkommission beim ZK der SED. Ein ganz dunkles Kapitel ist in diesem Zusammenhang das systematische Doping von Kindern und Jugendlichen.
- Und nicht zuletzt: Ein Sportler, der nicht dopt, aber dennoch Veränderungen an sich feststellt bzw. vermutet, sollte sich vertrauensvoll an einen in der Doping-Problematik **erfahrenen Arzt** wenden.

39.10 Wo gibt es weitere Informationen zum Thema Doping?

Die Nationale Anti-Doping-Agentur NADA aktualisiert ständig ihre Informationen im Internet unter www.nada-bonn.de. Sie ist Auskunftsstelle für Sportler und Sportverbände in Dopingfragen. Die NADA erstellt und verbreitet Aufklärungs- und Schulungsmaterial zur Problematik des Dopings im Sport. Die offizielle Homepage der World Anti-Doping Agency (WADA) ist www.wada-ama.org. Das deutsche IOC-akkreditierte Labor für Dopinganalytik der Deutschen Sporthochschule Köln informiert umfangreich unter www.dopinginfo.de. Weitere Informationen zum Thema „Doping" gibt es bspw. bei den Fachverbänden der jeweiligen Sportarten und anderen Organisationen, z.B. www.dopinginfo.ch oder www.cycling4fans.com. Außerdem gibt es zahlreiche gute Bücher zur Dopingproblematik.

39.11 Was bleibt als Fazit?

Solange es Sport gibt, wird es auch Doping geben. Sportler dürfen aber nicht unter „Generalverdacht" gestellt werden nach dem Motto, dass Höchstleistungen nur durch Doping zu erzielen sind. Doping im Sport ist kein Kavaliersdelikt, sondern auch ein gefährlicher Strafbestand. Es muss systematisch geächtet und bekämpft werden, um die hohe soziale Bedeutung des Sports nicht zu schädigen und die Fairness im Wettkampf zu gewährleisten:

Der Ehrliche darf nicht der Dumme sein, weil „die anderen dopen"! Außerdem müssen die Sportler vor den Gefahren des Dopings für ihre Gesundheit geschützt werden. Die Kosten für die Gesundheitsschäden durch Doping trägt die Allgemeinheit, der auch klar gemacht werden muss, dass die „Bewunderung" von durch Doping erzielten sportlichen Erfolgen nur ein menschenverachtender Voyeurismus ist.

Epilog

40 No sports? Es lebe der Sport!

Die große soziale Bedeutung des Sports und seine herausragende Rolle in unserer Gesellschaft sind unbestritten. Zweifellos stellt der Sport zuweilen aber auch ein Gesundheitsrisiko dar. Andernfalls hätte es keinen Grund gegeben, dieses Buch zu schreiben. Gegner des Sports bemühen wegen seiner potenziellen Gefahren daher gerne die Worte „No sports!", die der britische Staatsmann Winston Churchill gesagt haben soll.

Insgesamt betrachtet hat der Sport aber bei weitem mehr positive als negative Aspekte für Körper, Geist und Seele (s. Abb. 40.1). Zu den positiven Auswirkungen auf die Gesundheit gehören u.a. die Verbesserung der Koordination, der Konzentration und der Vitalität sowie die Stärkung des Immunsystems, ferner die Vorbeugung von Verletzungen und Krankheiten. Regelmäßige sportliche Aktivitäten verringern sogar das Krebsrisiko. Außerdem hat der Sport auch einen hohen Stellenwert im Rahmen der Behandlung und Rehabilitation von Verletzungen bzw. Erkrankungen.

Und deshalb will dieses Buch eines ganz sicher nicht: von sportlichen Aktivitäten abhalten. Vielmehr ist es die Absicht des Autors, auf ein gewisses Augenmaß beim Sport hinzuweisen und vorbeugende Empfehlungen zu geben, damit es gar nicht erst zum Schaden kommt. Ein weiteres Ziel dieses Buchs ist es, bei eingetretener Verletzung Hinweise für deren Behandlung zu geben – mit dem Ziel einer möglichst vollständigen Wiederherstellung der Gesundheit.

In diesem Sinne: Lassen Sie sich die Freude am Sport nicht nehmen!

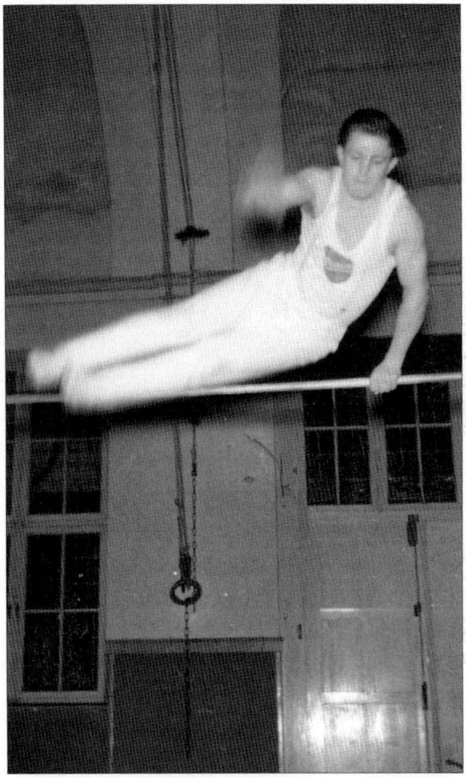

Abb. 40.1: Der Sport hat die Menschen seit jeher begeistert. Immer wieder hat er ihnen Kraft gegeben, auch oder gerade in schweren Zeiten. Das Foto unterstreicht diese Aussage und entstand 1952, wenige Jahre nach dem Zweiten Weltkrieg in der Zeit des Wiederaufbaus. Der Turner musste mit seinen Sportkameraden im Saal einer Gastwirtschaft üben – mangels Verfügbarkeit einer anderen Trainingsmöglichkeit. Die Höhe des Recks betrug damals schon 2,40 m (heute bei Wettkämpfen 2,55 m ab Mattenoberkante).

Anhang

Literaturverzeichnis

Bücher

Arndt N, Singler A, Treutlein G (Hrsg) (2004) Sport ohne Doping! Argumente und Entscheidungshilfen für junge Sportlerinnen und Sportler sowie Verantwortliche in deren Umfeld. Deutsche Sportjugend im Deutschen Sportbund, Frankfurt

Baumgartner R, Botta P (2007) Amputationen und Prothesenversorgung der Extremitäten. Thieme, Stuttgart

Biener K, Fasler S (1978) Sportunfälle: Epidemiologie und Prävention. Huber, Bern

Böhler L (1953/1954/1957) Die Technik der Knochenbruchbehandlung, Band 1 und 2. Maudrich, Wien

Buck-Gramcko D, Hoffmann R, Neumann R (1989) Der handchirurgische Notfall. Hippokrates, Stuttgart

Bühren V, Trentz O (2005) Checkliste Traumatologie. Thieme, Stuttgart

Bunnell S, Böhler J (1959) Die Chirurgie der Hand, 2. Teil. Maudrich, Wien

Castro, WHM (Hrsg) (2001) Beurteilung und Begutachtung von Gelenkschäden. Steinkopff, Darmstadt

Castro WHM, Jerosch J, Grossmann TW (Hrsg) (2001) Examination and diagnosis of musculoskeletal disorders. Thieme, Stuttgart

Castro WHM, Schilgen M (2003) Kreuzschmerzen – Ursachen, Behandlung, Vorbeugung. Verlag Bertelsmann Stiftung, Gütersloh

Clasing D, Siegfried I (Hrsg) (2001) Sportärztliche Untersuchung und Beratung, 3. Auflage. Spitta, Balingen

Clasing D (Hrsg) (2004) Doping und seine Wirkstoffe, verbotene Arzneimittel im Sport. Spitta, Balingen

Deutsche Gesellschaft für Orthopädie und Orthopädische Chirurgie und Berufsverband der Ärzte für Orthopädie (Hrsg) (2002) Leitlinien der Orthopädie, 2. Auflage. Deutscher Ärzte-Verlag, Köln

Dickhuth H-H, Mayer F, Röcker K, Berg A (Hrsg) (2007) Sportmedizin für Ärzte. Deutscher Ärzte-Verlag, Köln

Engelhardt M (Hrsg) (2006) Sportverletzungen – Diagnose, Management und Begleitmaßnahmen. Elsevier, Urban & Fischer, München

Fanghänel J, Pera F, Anderhuber F, Nitsch R (Hrsg) (2003) Waldeyer Anatomie des Menschen, 17. Auflage. De Gruyter, Berlin

Feldmeier C (1988) Verletzungen und Schäden der Hand. Zuckschwerdt, München

Franke K (1986) Traumatologie des Sports, 3. Auflage. Thieme, Stuttgart

Franke W, Ludwig U (2007) Der verratene Sport. Zabert Sandmann, München

Frisch H (2008) Programmierte Untersuchung des Bewegungsapparates. Springer, Berlin

Geldmacher J, Köckerling F (Hrsg) (1992) Sehnenchirurgie. Urban & Schwarzenberg, München

Graf C, Höher J (2009) Fachlexikon Sportmedizin. Deutscher Ärzte-Verlag, Köln

Gray M (1985) Verletzungen im Fußballsport. Deutscher Ärzte-Verlag, Köln

Green DP, Hotchkiss RN, Pederson WD (Hrsg) (1999) Green's Operative hand surgery, Band 1, 4. Auflage. Churchill Livingstone, New York

Grifka J, Dulien S (2009) Knie und Sport. Empfehlungen und Sportarten aus orthopädischer und sportmedizinischer Sicht. Deutscher Ärzte-Verlag, Köln

Haarer-Becker R, Schoer D (1998) Checkliste Physiotherapie in Orthopädie und Traumatologie. Thieme, Stuttgart

Habermeyer P (2002) Schulterchirurgie. Urban & Fischer, München

Heisel J (2005) Physikalische Medizin. Thieme, Stuttgart

Heisel J, Jerosch J (2007) Schmerztherapie der Halte- und Bewegungsorgane. Springer, Berlin

Hess H (1987) Sportverletzungen, 4. Auflage. Luitpold, München

Hoffmann R (1999) Checkliste Handchirurgie, 4. Auflage. Thieme, Stuttgart

Hunter JM, Schneider LH, Mackin EJ, Callahan AD (Hrsg) (1990) Rehabilitation of the Hand: Surgery and therapy. Mosby, St. Louis

Imhoff A, Baumgartner R, Linke RD (2006) Checkliste Orthopädie. Thieme, Stuttgart

Jerosch J, Heisel J (Hrsg) (2009) Operative Therapie von Fuß und Sprunggelenk. Fußchirurgie in Klinik und Praxis. Deutscher Ärzte-Verlag, Köln

Jerosch J, Steinleitner W (Hrsg) (2009) Minimal invasive Wirbelsäulen-Intervention. Deutscher Ärzte-Verlag, Köln

Kanavel AB (1912) Infections of the hand. Lea & Febiger, Philadelphia

Kessler MA, Kuster MS (2006) Verletzungen und Erkrankungen des Schultergelenkes. Marseille, München

Krämer J (2006) Bandscheibenbedingte Erkrankungen, 5. Auflage, Thieme, Stuttgart

Krämer J, Wilcke A, Krämer R (2005) Wirbelsäule und Sport. Deutscher Ärzte-Verlag, Köln

Krüger T (2007) Doping und Sport – Warum gibt es Doping im Sport? Institut für Sportwissenschaft der Universität Potsdam

Lajtai G, Snyder SJ, Applegate GR, Aitzetmüller G, Gerber C (2003) Shoulder arthroscopy and MRI techniques. Springer, Berlin

Lampe EW (1969) Die chirurgische Anatomie der Hand. Ciba, Wehr

Lobenhoffer P, Agneskirchner JD, Galla M (2006) Kniegelenknahe Osteotomien. Thieme, Stuttgart

Maibaum S, Braun M, Jagomast B, Kucera K (2001) Therapielexikon der Sportmedizin. Springer, Berlin

Mann RJ (1988) Infections of the hand. Lea & Febiger, Philadelphia

Masquelet AC, Gilbert A (1998) Atlas der Lappenplastiken in der Chirurgie der Extremitäten. Deutsche Übersetzung von M. Langer und J. Grünert. Enke, Stuttgart

McGregor IA (1992) Plastische Chirurgie – Grundlagen und klinische Anwendungen. Springer, Berlin

McLatchie G (1986) Verletzungen im Kampfsport. Deutscher Ärzte-Verlag, Köln

Mehrhoff F, Meindl RC, Muhr G (Hrsg) (2005) Unfallbegutachtung. De Gruyter, Berlin

Middeke M, Pospisil E, Völker K (2005) Bluthochdruck senken ohne Medikamente. TRIAS, Stuttgart

Montag HJ, Asmussen PD (2001) Taping-Seminar, 4. Auflage, Spitta, Balingen

Müller RK (2004) Doping. Methoden, Wirkungen, Kontrolle. Beck, München

Müller-Wohlfahrt HW, Montag HJ (2004) Verletzt ... Was tun? Wero press, Pfaffenweiler

Muth CM, Radermacher P (2007) Kompendium der Tauchmedizin. Deutscher Ärzte-Verlag, Köln

Mutschler W, Haas N (Hrsg) (2007) Praxis der Unfallchirurgie, 2. Auflage. Thieme, Stuttgart

Nebelung W, Wiedemann E (Hrsg) (2002) Schulterarthroskopie. Springer, Berlin

Netter FH (1995) Farbatlas der Medizin. Band 8, Bewegungsapparat II. Thieme, Stuttgart

Nigst H, Buck-Gramcko D, Millesi H (Hrsg) (1981) Handchirurgie, Band 1. Thieme, Stuttgart

Nigst H, Buck-Gramcko D, Millesi H (Hrsg) (1983) Handchirurgie, Band 2. Thieme, Stuttgart

Nigst H (1988) Frakturen der Hand und des Handgelenkes. Hippokrates, Stuttgart

Peterson L, Renström P (2001) Sports injuries. Their prevention and treatment, 3. Auflage. Martin Dunitz, London

Pförringer W, Rosemeyer B, Bär H-W (Hrsg) (1985) Sport – Trauma und Belastung. Perimed, Erlangen

Pollmer U, Frank G, Warmuth S (2005) Lexikon der Fitness-Irrtümer. Pieper, München

Prokop L, Jelinek R, Suckert R (1980) Sportschäden. Fischer, Stuttgart

Renström PAFH (Hrsg) (1997) Sportverletzungen und Überlastungsschäden – Prävention, Therapie, Rehabilitation. Deutscher Ärzte-Verlag, Köln

Rieger H, Grünert J, Brug E (1990) Kapsel-Band-Verletzungen der Finger beim Sport. Beiträge zur Sportmedizin, Band 35. Perimed, Erlangen

Rieger H, Brug E (1992) Das Panaritium. Die pyogenen Infektionen der Hand – Diagnose, Differentialdiagnose und Therapie. Marseille, München

Rieger H, Grünert J (2003) Handverletzungen beim Sport. Spitta, Balingen

Rieger H, Strobel M, Brug E (Hrsg) (vorauss. 2010) Ambulante Chirurgie – Lehrbuch und Atlas für das ambulante Operieren. 4. Auflage. Deutscher Ärzte-Verlag, Köln

Rote Liste 2009: Arzneimittelverzeichnis für Deutschland (2009). Rote Liste Service GmbH, Frankfurt/Main

Rudigier J (2006) Kurzgefasste Handchirurgie. 5. Auflage. Hippokrates, Stuttgart

Rüter A, Trentz O, Wagner M (Hrsg) (2004) Unfallchirurgie. 2. Auflage. Elsevier, Urban & Fischer, München

Schicha H, Schober O (2000) Nuklearmedizin – Basiswissen und klinische Anwendung. Schattauer, Stuttgart

Schink W (1960) Handchirurgischer Ratgeber. Springer, Berlin

Schmidt H-M, Lanz U (1992) Chirurgische Anatomie der Hand. Hippokrates, Stuttgart

Schmit-Neuerburg K-P, Towfigh H, Letsch R (Hrsg) (2001) Tscherne Unfallchirurgie, Hand. Springer, Berlin

Schomaker R (2007) Erste Hilfe bei Sportunfällen. LandesSportBund Nordrhein-Westfalen

Singler A, Treutlein G (2006) Doping im Spitzensport. Sportwissenschaftliche Analysen zur nationalen und internationalen Leistungsentwicklung. Meyer & Meyer, Aachen

Stein V, Greitemann B (Hrsg) (2005) Rehabilitation in Orthopädie und Unfallchirurgie – Methoden, Therapiestrategien, Behandlungsempfehlungen. Springer, Berlin

Strobel M (1998) Arthroskopische Chirurgie. Springer, Berlin

Strobel M, Weiler A (2008) Hinteres Kreuzband – Anatomie, Diagnostik, Operationstechnik. Endopress, Tuttlingen

Tscherne H, Pohlemann T (Hrsg) (1998) Tscherne Unfallchirurgie, Becken und Acetabulum. Springer, Berlin

Tsuge K (1991) Atlas der Handchirurgie. Hippokrates, Stuttgart

Tubiana R (Hrsg) (1988) The hand, Vol. 3. Saunders, Philadelphia

Tubiana R, McCullough CJ, Masquelet AC (1990) An atlas of surgical exposures of the upper extremity. Martin Dunetz, London

Tubiana R, Thomine J-M, Mackin E (1996) Examination of the hand and wrist. Martin Dunitz, London

Valderrabano V, Engelhardt M, Küsters HH (Hrsg) (2009) Fuß & Sprunggelenk und Sport. Empfehlungen aus sportorthopädischer Sicht. Deutscher Ärzte-Verlag, Köln

Vogt L, Neumann A (Hrsg) (2007) Sport in der Prävention. Deutscher Ärzte-Verlag, Köln

von Laer L (2007) Frakturen und Luxationen im Wachstumsalter, 5. Auflage. Thieme, Stuttgart

von Lanz T, Wachsmuth W (1959) Praktische Anatomie, Band 1/Teil 3. Springer, Berlin

Warnke K, Phieler M (2006) Trendsportarten – Belastungsprofile, Verletzungsmuster, Therapien. Deutscher Ärzte-Verlag, Köln

Wegner, U (2002) Sportverletzungen – Symptome, Ursachen, Therapie. Schlütersche Verlagsgesellschaft, Hannover

Weigel B, Nerlich M (Hrsg) (2005) Praxisbuch Unfallchirurgie. Springer, Berlin

Weineck J (2002) Sportanatomie, 18. Auflage. Spitta, Balingen

Werner G, Diehl R, Klimczyk K, Rude J (2000) Checkliste physikalische und rehabilitative Medizin. Thieme, Stuttgart

William, JPG (1983) Farbatlas der Sportverletzungen. Schlüter, Hannover

Wirth CJ, Zichner L (Hrsg) (2002) Orthopädie und Orthopädische Chirurgie: Fuß. Thieme, Stuttgart

Wülker N (2005) Taschenlehrbuch Orthopädie und Unfallchirurgie. Thieme, Stuttgart

Wülker N, Stephens M, Cracchiolo A III. (Hrsg) 2006) Operationsatlas Fuß und Sprunggelenk, 2. Auflage. Thieme, Stuttgart

Zwipp H (1994) Chirurgie des Fußes. Springer, Wien

Fachzeitschriften mit Beiträgen zur Sportmedizin

Ambulante Chirurgie. Urban & Vogel, München

Archives of Orthopaedic and Trauma Surgery. Springer, Berlin

Arthroscopy. Elsevier, New York

Arthroskopie. Springer, Berlin

Chirurgische Praxis. Marseille, München

Der Chirurg. Springer, Berlin

Der Orthopäde. Springer, Berlin

Der Unfallchirurg. Springer, Berlin

Deutsches Ärzteblatt. Deutscher Ärzte-Verlag, Köln

Deutsche Zeitschrift für Sportmedizin. Süddeutscher Verlag onpact GmbH, München

Ergotherapie & Rehabilitation. Schulz-Kirchner, Idstein

European Journal of Trauma and Emergency Surgery. Urban & Vogel, München

European Spine Journal. Springer, Berlin

Fuß & Sprunggelenk. Elsevier, Urban & Fischer, München

Handchirurgie, Mikrochirurgie, Plastische Chirurgie. Thieme, Stuttgart

International Journal of Sports Medicine. Thieme, Stuttgart
International Orthopaedics. Springer, Berlin
Journal of Bone and Joint Surgery (American Volume). JBJS, Needham
Journal of Bone and Joint Surgery (British Volume). JBJS, London
Journal of Shoulder and Elbow Surgery. Elsevier, Amsterdam
Journal of Trauma. Lippincott, Williams & Wilkins, Philadelphia
Knee Surgery Sports Traumatology Arthroscopy. Springer, Berlin
Medical Tribune. Medical Tribune Verlagsgesellschaft, Wiesbaden
Notfall + Rettungsmedizin. Springer, Berlin
Operative Orthopädie und Traumatologie. Urban & Vogel, München
Op-Journal. Thieme, Stuttgart
Orthopädie und Unfallchirurgie up2date. Thieme, Stuttgart
Orthopädische Praxis. Medizinisch Literarische Verlagsgesellschaft, Uelzen
Physikalische Medizin. Thieme, Stuttgart
Schmerz & Akupunktur. Verlag für medizinische Kommunikation, München
Sport-Orthopädie – Sport-Traumatologie. Elsevier, Urban & Fischer, München
Sportverletzung/Sportschaden. Thieme, Stuttgart
Trauma und Berufskrankheit. Springer, Berlin
Zeitschrift für Orthopädie und Unfallchirurgie. Thieme, Stuttgart
Zeitschrift für Physiotherapeuten. Pflaum, München

Internet-Adressen

Arbeitsgemeinschaft der Wissenschaftlichen Medizinischen Fachgesellschaften www.awmf.org
Bundesärztekammer www.bundesaerztekammer.de
Bundesärztekammer. Eckpunkte für die Reanimation 2006 basierend auf den ERC-Leitlinien für die Wiederbelebung 2005 www.bundesaerztekammer.de
Bundesinstitut für Risikobewertung www.bfr.bund.de
Bundesinstitut für Sportwissenschaft www.bisp.de
Clemenshospital Münster www.clemenshospital.de
Deutscher Ärzte-Verlag, Köln www.aerzteverlag.de
Deutscher Behindertensportverband www.dbs-npc.de
Deutsche Gesellschaft für Handchirurgie: Leitlinien www.awmf-leitlinien.de
Deutsche Gesellschaft für Neurologie: Leitlinien www.awmf-leitlinien.de
Deutsche Gesellschaft für Orthopädie und Orthopädische Chirurgie www.dgooc.de
Deutsche Gesellschaft für Orthopädie und Orthopädische Chirurgie und Berufsverband der Ärzte für Orthopädie (BVO): Leitlinien www.awmf-leitlinien.de
Deutsche Gesellschaft für Sportmedizin und Prävention www.dgsp.de
Deutsche Gesellschaft für Sportmedizin und Prävention: Leitlinien www.awmf-leitlinien.de
Deutsche Gesellschaft für Unfallchirurgie www.dgu-online.de
Deutsche Gesellschaft für Unfallchirurgie: Leitlinien www.awmf-leitlinien.de
Deutscher Olympischer Sportbund www.dosb.de
Deutsche Vereinigung für Sportwissenschaft www.sportwissenschaft.de
European Federation of Sports Medicine Associations www.efsma.net
Fédération Internationale de Médicine du Sport www.fims.org
Gesellschaft für Orthopädisch-Traumatologische Sportmedizin www.gots.org
Institut für Sportmedizin, Universitätsklinikum Münster www.sportmedizin.klinikum.uni-muenster.de
International Olympic Committee www.olympic.org
Labor für Dopinganalytik der Deutschen Sporthochschule Köln www.dopinginfo.de
Leitlinien der medizinischen Fachgesellschaften www.awmf-leitlinien.de
Nationale Anti-Doping-Agentur www.nada-bonn.de
Nationale Herz-Kreislauf-Konferenz www.nhkk.de
World Anti-Doping Agency www.wada-ama.org

Stichwortverzeichnis

A

B

C

D

F

G

H

I

J

K

L

M

N

O

P

Q

R

S

W

Z